Eric Rahne

Thermografie

Eric Rahne

Thermografie

Theorie, Messtechnik, Praxis

WILEY-VCH

Autor

Dipl. Ing. Eric Rahne

Bibliografische Information der Deutschen Nationalbibliothek
Die Deutsche Nationalbibliothek verzeichnet diese Publikation in der Deutschen Nationalbibliografie; detaillierte bibliografische Daten sind im Internet über http://dnb.d-nb.de abrufbar.

Print ISBN 978-3-527-41371-3
ePDF ISBN 978-3-527-82071-9
ePub ISBN 978-3-527-82073-3
Mobi ISBN 978-3-433-82072-6
oBook ISBN 978-3-433-82074-0

Umschlaggestaltung Adam-Design
Titelseitengrafik Eric Rahne
Druck und Bindung Bell and Bain Ltd, Glasgow

Gedruckt auf säurefreiem Papier.

B090897_180222

Vorwort

Der berührungslosen Temperaturmessung begegnet man heutzutage auf allen Gebieten des täglichen Lebens - von industriellen und medizinischen Anwendungen über Forschung und Entwicklung bis hin zu militärischen und behördlichen Überwachungsaufgaben. Für die weite Verbreitung der bildgebenden berührungslosen Temperaturmessung - der Thermografie - können unzählige Beispiele erwähnt werden. Am bekanntesten sind die Bewertung der Wärmeisolation von Gebäuden, Heizwasser- und Dampfleitungen sowie Kühlhäusern, die Kontrolle von elektrischen Anlagenkomponenten, Leitungen und Kontakten. Verbreitet hat sich auch die wartungsunterstützende Zustandsbewertung von Maschinen und Industrieanlagen, die Überwachung von Produktionsabläufen und Technologien oder von Kühl- und Heizvorgängen, sowie die in die Herstellung eingebundene Qualitätskontrolle (beispielsweise von Glühlampen und Solarzellen). Die Thermografie findet auch vielseitige Verwendung für Aufgaben der Forschung und Entwicklung, beispielsweise in der Leistungselektronik, für biologische und chemische Experimente, sowie für medizinische Untersuchungen. Es ist offensichtlich, dass es nur wenige messtechnische Verfahren gibt, die so vielseitig sind, wie die Thermografie.

Die Nutzung der verbreiteten Strahlungsthermometer erscheint auf den ersten Blick kinderleicht, die Einfachheit der Bedienung moderner Thermokameras ist durchaus mit der einer üblichen Videokamera zu vergleichen. Nur sollte aber niemand glauben, dass die korrekte - messtechnisch richtige - berührungslose Temperaturmessung und damit die Erstellung auswertbarer Thermogramme genauso einfach wäre, wie die Bedienung der genannten Messgeräte. Theoretisches Grundlagenwissen, Kenntnisse der physikalischen Zusammenhänge und viel Erfahrung, sowie durchdacht vorbereitete Messanordnungen sind notwendig, damit die Messungen die tatsächlichen Temperaturen wiedergeben und statt „bunter Bilder" auswertbare Thermogramme entstehen. Das Buch bemüht sich deswegen, Theorie und Praxis der Thermografie von den grundlegendsten physikalischen Zusammenhängen ausgehend, über die messtechnischen Grenzen und die notwendigen Messbedingungen hin bis zu praktischen Hinweisen im Zusammenhang mit konkreten Anwendungen und sogar Speziallösungen zu präsentieren.

Das vorliegende Buch hat allerdings nicht das Ziel, das riesige Fachgebiet der Thermografie mit jeder einzelnen Gesetzmäßigkeit und mit jedem Zusammenhang bis ins letzte Detail (bis zur tiefsten theoretischen Grundlage) auszudiskutieren. Mit diesem Anspruch wäre der Umfang des Buches unüberschaubar geworden und auch die leichte Lesbarkeit und Verständlichkeit wäre verloren gegangen. Angestrebt war, nicht nur professionellen Thermografen, sondern auch Anfängern oder gar nur allgemein Interessierten Hilfe geben zu können. Selbstverständlich wurde dabei auch darauf geachtet, dass bei den - wegen der leichteren Verständlichkeit in einigen Abschnitten verwendeten - Vereinfachungen die (leider in etlichen Veröffentlichungen vorzufindenden) inhaltlichen, fachlichen Fehler oder eindeutig falschen Formulierungen nicht auftreten. Wo notwendig, findet der Leser auch Hinweise auf im allgemeinen Sprachgebrauch verwendete falsche Begriffe, ungenaue Beschreibungen von Zusammenhängen oder gar auf fachlich unvertretbare „Praxistricks".

Ich habe die Hoffnung, dass für praktizierende Thermografen wie auch für alle weiteren Nutzer von thermografischen Aufnahmen schon alleine das Durchblättern des Buches hilfreich sein wird, da es das Verständnis bezüglich der Möglichkeiten und Grenzen der Thermografie fördert. Aber auch wer tieferes Wissen anstrebt, findet detaillierte Antworten auf seine Fragen und Problemstellungen in den folgenden Kapiteln. Vielleicht gelingt es sogar, auch den in diesem Fachgebiet noch unerfahrenen Investoren, Einkäufern und Unternehmern Unterstützung zu geben beim Abwägen, ob und wie eine gegebene Aufgabe mittels Thermografie sinnvoll gelöst werden kann. Da sicher viele Leser zu den mathematischen Gleichungen auch deren Ergebnisse visuell betrachten mögen, wurden unzählige Farbgrafiken und durch mich erstellte Thermogramme in die Abhandlungen eingefügt. Ich bin zuversichtlich, mit diesem Buch meine in zweieinhalb Jahrzehnten gesammelten Erfahrungen leicht verständlich weitergeben zu können.

Bedanken möchte ich mich an dieser Stelle bei Jürgen Fiebig, dem leider viel zu früh verstorbenen Kollegen der Infratec GmbH, der mir am Anfang meiner thermografischen Tätigkeit (meist weit nach Arbeitszeitende) stundenlange fachliche Konsultation leistete. Ganz besonderer Dank gilt István Lovák für seine Unterstützung beim Start meiner ungarischen Aktivitäten, für die vielen gemeinsam durchgeführten Thermografieschulungen und für die präzise Lektorierung der ersten, ungarischsprachigen Ausgabe dieses Buches.

Eric Rahne
Dipl.-Ing. Elektrotechnik (TU Budapest)
Fachexperte für Maschinendiagnostik
Zertifizierter Thermograf (Stufe 3)
Vereidigter Gerichtssachverständiger

Inhaltsverzeichnis

1. Physikalische Grundlagen

1.1. Wärmelehre, Thermodynamik

Für die fachliche Betrachtung der auf Infrarotstrahlungsmessung beruhenden Temperaturbestimmung ist es notwendig, allem vorausgehend die thermodynamischen und physikalischen Gesetzmäßigkeiten bzw. Zusammenhänge zu behandeln. In diesem Kapitel werden daher die wichtigsten, mit der Temperatur in Beziehung stehenden Begriffe definiert, darauf achtend, dass nur die notwendigsten Aspekte diskutiert werden. Der Schwerpunkt liegt insbesondere auf den Zusammenhängen, welche den größten Einfluss auf die thermografischen Messungen bzw. deren Auswertung ausüben.

1.1.1. Temperatur, Atommodell von Bohr

Die Temperatur ist eine thermodynamische Maßzahl für die innere Energie von Materie, unabhängig des Aggregatzustandes derselben. Materie mit über der absoluten Nullpunkttemperatur (-273,15 °C bzw. 0 K) liegenden Temperaturen haben eine innere Energie über Null, welche als die Summe der Schwingungsenergie der Atome und Moleküle, sowie der Bewegungsenergie der Elektronen (also als durchschnittliche kinetische Gesamtenergie aller Teilchens) zu verstehen ist. Die stark vereinfachte Erklärung des Zusammenhanges ist die Erhöhung der Frequenz und Amplitude der Atom- und Molekülschwingungen, sowie ein Anwachsen der Bewegungsgeschwindigkeit und des (nicht unbedingt kreisförmigen) Bahndurchmessers der Elektronenbewegung gemeinsam mit dem Ansteigen der Temperatur.

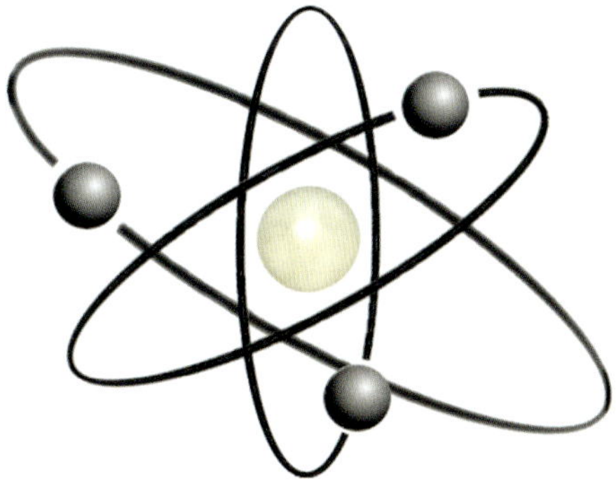

Abb. 1: Atommodell von Bohr

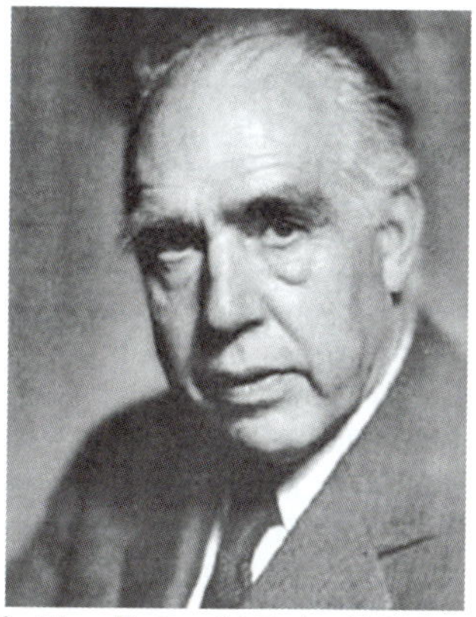

Abb. 2: Niels Henrik David Bohr (1885 - 1962)
Dänischer Physiker und Nobel-Preisträger
(mit freundlicher Genehmigung des Niels Bohr Archive, Kopenhagen [A1])

Unter den vielen existierenden und wissenschaftlich akzeptierten Atommodellen gibt das Modell von Bohr die einfachste Erklärung für die innere Energie und das Entstehen der elektromagnetischen Strahlung. Diesem Atommodell entsprechend sind die Bahnen der Elektronen um den Atomkern (Protonen) jeweils an ein bestimmtes Energieniveau gebunden. Die Energie auf diesen Bahnen ist konstant, die Elektronen haben demnach einen energetisch stabilen Bewegungszustand. Diese stabilen Zustände können nur durch den Sprung auf eine Bahn mit höherem oder niedrigerem - wiederum stabilen - Energieniveau verlassen werden. Wird die Materie erwärmt (also Energie zugeführt), springen die Elektronen auf ein höheres Energieniveau. Verlässt dagegen ein Elektron seine derzeitige Bahn auf ein niedrigeres Energieniveau, dann wird der Energieunterschied als elektromagnetische Welle (entsprechend klassischer Wellenlehre) oder als Wellen- und Massencharakter besitzendes Photon (nach der modernen Quantenphysik) abgegeben. Die abgegebene Energie entspricht dem Unterschied zwischen dem Energieniveau der beiden Bahnen. (Energieerhaltungsgesetz = 1. Hauptsatz der Thermodynamik)

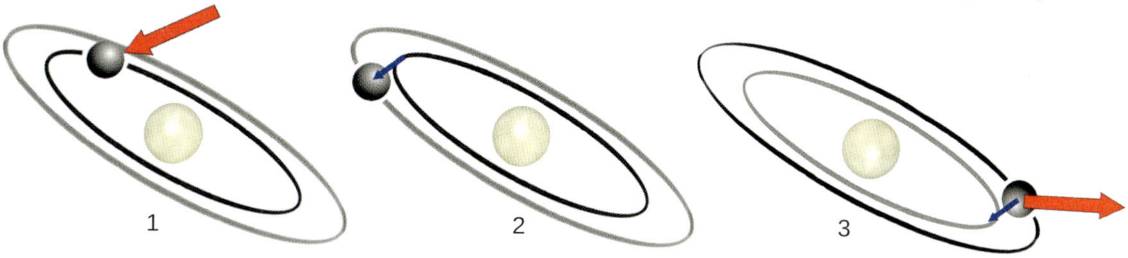

1 - Energiezufuhr „von Außen" (Erwärmung) **2** - Elektronensprung auf höheres Energieniveau
3 - Elektronensprung auf höheres Energieniveau mit Energieabgabe (elektromagnetische Welle bzw. Photon)

Abb. 3: Erklärung der Strahlungsaufnahme und -abgabe mittels des Atommodells von Bohr

Thermografie, 1. Auflage. Eric Rahne.

1.1.2. Grundgesetze und Zusammenhänge der Wärmelehre

1.1.2.1. Aggregatzustände

Theoretisch kann jede Materie in allen 4 Aggregatzuständen (fest, flüssig, gasförmig und als Plasma) auftreten. Es gibt jedoch feste Materialien, die sich schon bei einer Temperatur unter ihrem (theoretischen) Schmelzpunkt bereits chemisch umwandeln. Aus dem gleichen Grund gibt es auch viele Substanzen, die in gasförmigem Zustand nicht auftreten.

Festkörper - fester Aggregatzustand

Feste Substanzen umfassen kristalline und amorphe Materialien, und es gibt auch solche, die unterschiedliche Strukturen aufweisen können. Letztere weisen aufgrund ihrer strukturellen Unterschiede auch in ihren physikalischen Eigenschaften signifikante Abweichungen auf. Der feste Aggregatzustand ist durch Körper mit einer beständigen Form und einem bestimmten Volumen gekennzeichnet. Bei festen Materialien können Form- und Volumenänderungen nur durch Krafteinwirkung erreicht werden. Zur Beschreibung der Materialeigenschaften werden daher Zug- und Druckfestigkeit, Härte und Elastizität als stoffspezifische Eigenschaften verwendet.

Bei steigenden Temperaturen verringern die meisten Festkörper ihre Druckfestigkeit und Härte, erhöhen dabei ihre Elastizität. Im Allgemeinen wird durch Erhöhen der Temperatur auch das Volumen erhöht, dessen Grad durch den Wärmeausdehnungskoeffizienten quantifiziert wird. Beim Erreichen der sogenannten Schmelztemperatur gehen die Materialien in einen flüssigen Zustand über.

Flüssigkeiten - flüssiger Aggregatzustand

Flüssige Stoffe (Flüssigkeiten) haben ein konstantes Volumen, sind aber in ihrer Form unbestimmt (variabel). Durch eine Kraft (z.B. Gravitations- oder Zentrifugalkraft) nimmt die Flüssigkeit die Form des Behälters an. (Anmerkung: Unter gravitationsfreien Bedingungen wird aufgrund der Oberflächenspannung eine Kugelform auf Grund der in der Flüssigkeit auftretenden Adhäsionskräfte eingenommen.)

Die Anziehungskraft zwischen den Molekülen der Flüssigkeiten ist wesentlich geringer als die der Festkörper, so dass diese nur noch zum (schwachen) Zusammenhalt der Materie ausreichend ist. Eine Formbeständigkeit ist dagegen nicht vorhanden, da die freie Bewegung von Atomen bzw. Molekülen zueinander möglich ist. Als Materialmerkmal wird bei Flüssigkeiten daher die Viskosität anstelle der Festigkeit bei festen Körpern verwendet. Die Zu- bzw. Abnahme des Volumens bei Temperaturänderung verhält sich ähnlich wie bei den festen Stoffen.

Bei Erreichen der Verdampfungstemperatur wird die Oberflächenspannung der Flüssigkeiten praktisch aufgehoben, so dass bei dieser Temperatur die Flüssigkeit zu Dampf und bei weiterer Temperaturerhöhung - die kritische Temperatur überschreitend - dann zu einem Gas wird.

Dampf- und gasförmiger Aggregatzustand

Ungeachtet der Form oder des Volumens der gasförmigen Medien wird der verfügbare Raum gleichmäßig ausgefüllt. Es gibt praktisch keine Anziehungskraft zwischen den Molekülen in diesem Aggregatzustand. Drehung, Schwingung und makroskopische Bewegung der Partikel führt zu „Zusammenstößen" zwischen diesen und so bewegen sie sich voneinander weg. Gasförmige Materien füllen daher den zur Verfügung stehenden Raum gleichmäßig und mit überall gleichem Druck aus. (Anmerkung: Dies ist natürlich nur der Fall, wenn äußere Kräfte - z.B. Gravitation - das Gas nicht beeinflussen.)

Im gasförmigen Zustand heißen die Materialien unterhalb der kritischen Temperatur Dampf und darüber dann Gas. Dämpfe können zu Flüssigkeiten verdichtet (komprimiert) werden, Gase dagegen können bei keinem - noch so hohen Druck - verflüssigt werden. Dies wäre nur möglich, wenn es vorher unter seine kritische Temperatur abgekühlt worden wäre, also in Dampf umgewandelt würde.

Aufgrund der minimalen Viskosität der gasförmigen Materialien und ihrer - verglichen mit Flüssigkeiten und Festkörpern um Größenordnungen - höherer Kompressibilität können ihre Form und ihr Volumen schon mit relativ geringen Kräften verändert werden.

Plasma - ionisierter Aggregatzustand

Gasförmige Substanzen können bei sehr hohen Temperaturen aufgrund von Strahlung oder starken elektromagnetischen Feldern mittels Ionisierung der Atome und Moleküle in den Plasmazustand übergehen. Hierbei werden Elektronen von den Atomen getrennt, so dass Ionen und Elektronen entstehen, die sich im Plasmazustand frei bewegen können. Wegen der „freien" Elektronen leitet Plasma den Strom gut.

Theoretisch können alle Materialien bei einer ausreichend hohen Temperatur, die auch als thermische Ionisation bezeichnet wird, in den Plasmazustand gebracht werden. Für die sogenannte Totalionisation werden mehrere zehntausend Kelvin hohe Temperaturen benötigt (kaltes Plasma), die Temperatur von „heißem" Plasma beträgt sogar mehrere Millionen Kelvin.

Der Plasmazustand selbst ist überraschend häufig, beispielsweise befindet sich das Universum (Sterne und interstellare Materialien) in der überwiegenden Mehrheit (99%!) in diesem Zustand. Auch die Luft zeigt Plasmazustände, z.B. in Blitz-, Elektro- oder Koronaentladungen, und wird in Bogenlampen und in Gasentladungsröhren gezielt ausgenutzt.

Änderungen des Aggregatzustandes

Die Änderungen der Temperatur und/oder des Drucks der Substanzen führen bei Erreichen eines entsprechenden Temperatur- bzw. Druckwertes zu Veränderungen des Aggregatzustandes. Diese Änderung ist ein reversibler Prozess, solange sich die Substanz nicht auf thermischer Basis chemisch verändert. Es ist auch eine wichtige Erkenntnis, dass bei der Änderung des Aggregatzustandes stets eine bedeutende Energiezufuhr notwendig oder eine große Energieabgabe (-freisetzung) zu beobachten ist.

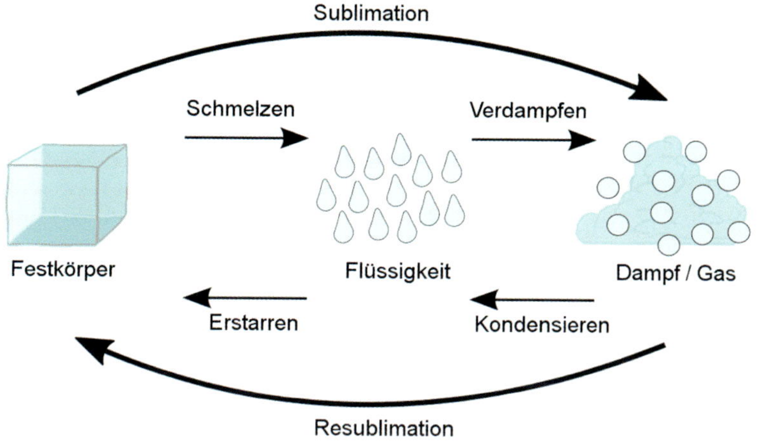

Abb. 4: „Traditionelle" Aggregatzustände, Phasen und Übergänge

Die Umwandlung von Feststoffen durch Wärmeenergie in eine Flüssigkeit (Schmelzen) erfolgt bei einer gegebenen Temperatur, die man Schmelzpunkt nennt. Hierbei werden die Kräfte zwischen den Atomen bzw. Molekülen reduziert, weshalb diese nunmehr relativ frei zueinander beweglich sind (anstelle der bisherigen starren Anordnung). Der umgekehrte Prozess (Gefrieren, Erstarren oder Kristallisation) erfolgt unter Abgabe von Wärmeenergie. Diese Temperatur nennt man Gefrierpunkt, Erstarr- oder Kristallisationstemperatur. Der genaue Name hängt von der Struktur des Festkörpers ab, der am Ende des Vorganges gebildet wird. Ein interessantes Phänomen ist, dass einige Feststoffe auch verdampfen können (so wie Flüssigkeiten). Diese Vorgang wird als Sublimation bezeichnet, und kann u.a. bei Eis beobachtet werden.

Die Umwandlung von Flüssigkeiten in die Dampfphase wird Verdampfung genannt. Findet der Vorgang am Siedepunkt der Flüssigkeit statt, siedet oder kocht die Flüssigkeit. Verdampfung unter dem Siedepunkt nennt man Verdunstung. In der Gasphase sind die Kohäsionskräfte zwischen den Atomen und/oder Molekülen praktisch eliminiert. Der umgekehrte Prozess wird üblicherweise als Kondensation bezeichnet und geschieht bei Temperaturen unter dem Taupunkt. Geht der Dampf direkt in einen festen Zustand über, ist dies die sogenannte Resublimation.

Plasma (ionisiertes Gas) entsteht durch die Verringerung der elektrostatischen Anziehungskräfte innerhalb der Atome von Gasen bei extrem hohen Temperaturen. Hierbei werden einige (oder sogar alle) Elektronen vom Kern losgelöst. Dieser Prozess wird Ionisierung genannt, der Umkehrvorgang Reionisierung.

Prozesse, die sich bei Energieeintrag abspielen (Temperaturanstieg und / oder Druckabfall):

Festkörper	→ *Schmelzen* → Flüssigkeit → Verdampfen → → *Sublimation* →	Dampf / Gas → *Ionisierung* → Plasma

Zustandsänderungen, die mit Energieabgabe ablaufen (Temperaturabfall und / oder Druckerhöhung):

Plasma → *Reionisierung* → Gas / Dampf	→ *Kondensieren* → Flüssigkeit → *Erstarren* → → *Resublimation* →	Festkörper

Stoff	*Schmelzwärme*	*Schmelzpunkt*	*Verdampfungswärme*	*Verdampfungspunkt*
Eisen	289,0 kJ/kg	1536,0 °C	6260 kJ/kg	2861,0 °C
Blei	24,5 kJ/kg	327,5 °C	871 kJ/kg	1750,0 °C
Quecksilber	11,3 kJ/kg	-38,8 °C	295 kJ/kg	356,7 °C
Wasser	333,7 kJ/kg	0,0 °C	2260 kJ/kg	100,0 °C
(Äthyl)alkohol	108,0 kJ/kg	-114,0 °C	855 kJ/kg	78,4 °C
Kohlendioxyd	197,0 kJ/kg	-78,5 °C	274 kJ/kg	-57,0 °C
Sauerstoff	13,9 kJ/kg	-218,8 °C	213 kJ/kg	-182,9 °C
Stickstoff	25,7 kJ/kg	-210,0 °C	200 kJ/kg	-196,0 °C
Wasserstoff	58,0 kJ/kg	-259,0 °C	455 kJ/kg	-253,0 °C
Helium	3,5 kJ/kg	-271,0 °C	20 kJ/kg	-268,9 °C

Tabelle 1: stoffspezifische Parameter bei Phasenänderung

1.1.2.2. Spezifische Wärmekapazität

Unabhängig vom Aggregatzustand eines Stoffes, steigt dessen Temperatur bei Zufuhr von (Wärme-) Energie an. In welchem Maße die Temperatur durch den Energieeintrag zunimmt, hängt vom jeweiligen Material ab. Mit anderen Worten: Unterschiedliche Materialien gleicher Menge (genauer: gleicher Masse) wärmen sich bei gleicher zugeführter Wärmemenge unterschiedlich stark auf.

Als erster Schritt kann festgestellt werden, dass die Temperaturerhöhung des Materials, bezogen auf sein Einheitsgewicht, direkt proportional zur eingebrachten Wärmemenge ist. Der Proportionalitätsfaktor ist jedoch von Material zu Material unterschiedlich. Wenn also ein Stoff mit einer Masse von 1 kg von der Temperatur ϑ_1 auf die Temperatur ϑ_2 erwärmt wird, kann für die dafür notwendige Wärmemenge Q folgender Zusammenhang beschrieben werden:

$$Q = c \cdot m \cdot (\vartheta_2 - \vartheta_1) \qquad \text{Gl. 1}$$

Legende:
Q ... Wärmemenge (Wärmeenergie) [J = Joule]
c ... spezifische Wärmekapazität [J/kg·K]
ϑ ... Temperatur [K]
m ... Masse des Stoffes [kg]

Die spezifische Wärmekapazität „c" ist eine auf eine Masseneinheit des Materials bezogene materialspezifische Eigenschaft, welche die Wärmemenge in Joule ausdrückt, die notwendig ist, damit die Temperatur von 1 kg Material um 1 K ansteigt. Sie ist gleich der spezifischen Enthalpie je Kelvin.

Spezifische Wärmekapazität [J / kg K]

Festkörper

Eis	2110

Metalle	
Aluminium	900
Titan	523
Eisen	450
Kupfer	385
Bronze	380
Zink	380
Silber	230
Wolfram	135
Platin	133
Blei	130
Gold	127

Baustoffe	
Holz (trockene Fichte)	2700
Schaumpolystyrol	1460
Marmor / gebrannte Ziegel	880
Granit / Steinwolle	840
Glas / Glaswolle	670
Beton	653

Sonstige Materialien	
Papier	1510
Plexiglas / Acryl	1448
Porzellan	800
Kohlenstoff (Diamant)	510
Kohlenstoff	500

Flüssigkeiten	
Wasser	4186
Meerwasser	3900
Ethanol (Alkohol)	2390
Paraffin	2100
Öl (Terpentin)	1760
Kohlendioxyd	1260
Quecksilber	140

Gase	
Wasserstoff	14300
Wasser (Dampf)	2080
Stickstoff	1040
Sauerstoff	918
Kohlendioxyd	844

Tabelle 2: spezifische Wärmekapazität einiger Stoffe

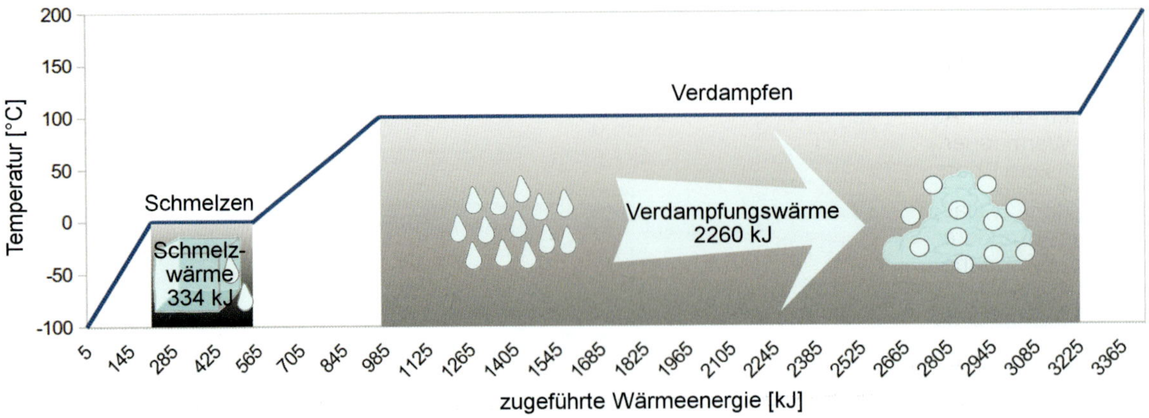

Abb. 5: Wärmeenergiebilanz für die Erwärmung von 1 kg Wasser

1.1.2.3. Hauptsätze der Thermodynamik

0. Hauptsatz der Thermodynamik

Der 0. Hauptsatz - entsprechend des durch den Physiker Ralph H. Fowler zuerst genutzten Begriffes - ist in Wirklichkeit nicht nur ein einziges (und auch nicht das zuerst entdeckte bzw. formulierte) Gesetz. Da dieser Hauptsatz aber durch die Einführung der Temperatur als physikalische Zustandsgröße grundlegend für die gesamte Thermodynamik und die anderen Hauptsätze ist, wurde er mit der Nummerierung „0" an den Anfang gestellt.

- In jedem geschlossenen (von äußeren Einflüssen abgegrenzten) thermodynamischen System stellt sich nach einer gewissen Zeit ein thermisches Gleichgewicht ein. Mit anderen Worten: überall stellt sich eine gleiche Temperatur ein.
- Der thermische Gleichgewichtszustand ist stabil, d.h. ohne äußeren Einfluss ändert er sich nicht.
- Das thermodynamische Gleichgewicht ist transitiv, d.h. stehen zwei Systeme jeweils mit einem dritten im thermodynamischen Gleichgewicht, so stehen sie auch untereinander im Gleichgewicht.

I. Hauptsatz der Thermodynamik

Die Energie eines abgeschlossenen Systems ist konstant. Dies ist das Energieerhaltungsgesetz geschlossener (isolierter) thermischer Systeme, eine spezielle Form des Energieerhaltungsgesetzes der Mechanik. Anhand physikalischer Vorgänge können Energien zwar ineinander umgewandelt werden, können aber nicht gebildet, bzw. vernichtet werden. Geht also ein geschlossenes System auf irgendeine Weise von einem Zustand in den anderen über, dann bleibt hierbei die Summe der Werte für Arbeit W und Wärmemenge Q konstant. Diese, mit der sogenannten inneren Energie U gekennzeichnete Summe, ist jederzeit gleich groß, unabhängig vom Verteilungsverhältnis zwischen Arbeit und Wärmemenge.

Das Energieerhaltungsgesetz - auf die thermischen Vorgänge angewandt - wird als 1. Hauptsatz der Thermodynamik bezeichnet und dem Physiker Rudolph Clausius zugeschrieben.

$$dU = dQ + dW \qquad \text{Gl. 2}$$

Legende:
dU ... Änderung der inneren Energie [Ws oder J]
dQ ... Änderung der Wärmeenergie [J]
dW ... verrichtete Arbeit [Nm]

Der 1. Hauptsatz der Thermodynamik sagt damit aus, dass Wärme und mechanische Arbeit adäquat zueinander sind und damit eine bestimmte Wärmemenge einer bestimmten mechanischen Arbeit entspricht.

Die unterschiedlichen Energieformen sind also miteinander ersetzbare physikalische Größen, weshalb auch die physikalischen Einheiten für Energie, Wärme und mechanische Arbeit gleichgesetzt werden können. Die Umrechnung zwischen den Teilgebieten der Physik - Wärmelehre, Kinematik und Energetik - lauten dementsprechend wie folgt:

$$1\ J = 1\ N \cdot m = 1\ kg \cdot m^2 / s^2 = 1\ W \cdot s$$

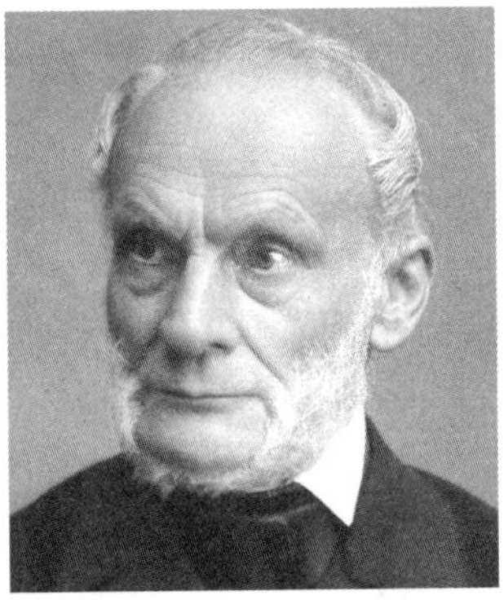

Abb. 6: Rudolf Julius Emanuel Clausius
deutscher Physiker und Mathematiker (1822 - 1888)
(Wikipedia, gemeinfrei [A2], Ausschnitt durch Autor bearbeitet)

II. Hauptsatz der Thermodynamik

Der 2. Hauptsatz der Thermodynamik beschreibt die thermische „Richtung" der Zustandsänderungen. Ebenfalls durch Rudolph Clausius formuliert, lautet dieser in seiner klassischen Form:

„Ohne äußere Einwirkung geht keine Wärme von einem kälteren Körper in einen wärmeren Körper über."

Daraus ergibt sich zwangsläufig, dass der umgekehrte thermische Prozess (d.h. die Erwärmung eines wärmeren Körpers durch einen kälteren Körper) nur durch die Verrichtung von Arbeit hervorgerufen werden kann. Als technisches Beispiel hierfür ließe sich die Wärmepumpe erwähnen, in welcher neben der Wärmeenergie des kalten Mediums mechanische Arbeit (über die Kompression eingebrachte elektrische Energie) für die Temperaturerhöhung notwendig ist.

Aus dem 2. Hauptsatz der Thermodynamik folgt weiterhin, dass thermische Energie nicht in beliebigem Maße in andere Energiearten umwandelbar ist. Dies schließt als Schlussfolgerung auch die mögliche Existenz von thermodynamischen Perpetuum Mobile aus.

III. Hauptsatz der Thermodynamik

Der 3. Hauptsatz der Thermodynamik lautet: „Der absolute Nullpunkt der Temperatur ist unerreichbar."

Als Nullpunkttemperatur wird die Temperatur (-273,15 °C bzw. 0 K) bezeichnet, wo die Körper keine innere Energie mehr besitzen (also U = 0 ist).

1.1.3. Wärmeübertragung - Wärmeleitung, Konvektion, Wärmestrahlung

Thermische Energie - in der Umgangssprache Wärmeenergie - kann auf verschiedene Arten übertragen werden. Nach dem 2. Hauptsatz der Thermodynamik kann Wärme nur von einem Medium mit höherer Temperatur auf ein Medium mit niedrigerer Temperatur übertragen werden. Für das Zustandekommen eines Wärmeübertragungsprozesses ist also das Vorhandensein einer Temperaturdifferenz notwendig. Es werden hierbei die folgenden - voneinander unabhängig, aber auch gemeinsam (gleichzeitig) auftretenden - Übertragungsarten unterschieden:

- Wärmeleitung (in Festkörpern und in ruhenden Gasen bzw. Flüssigkeiten)
- Konvektion (zwischen strömenden Flüssigkeiten bzw. Gasen und festen Körpern)
- Wärmestrahlung (elektromagnetische Welle bzw. Photon, benötigt kein Übertragungsmedium)

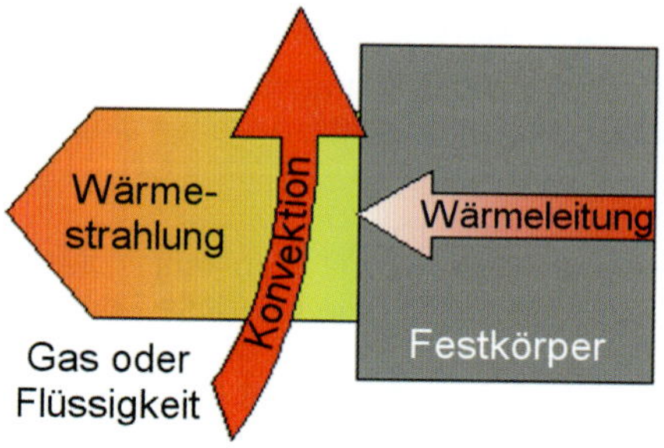

Abb. 7: Formen der Wärmeübertragung: Wärmeleitung, Konvektion und Wärmestrahlung

1.1.3.1. Wärmeleitung (in festen Körpern*)

Wärmeleitung tritt auf, wenn innerhalb eines festen Körpers eine Temperaturdifferenz auftritt oder wenn Körper (feste Medien) mit unterschiedlichen Temperaturen in direktem Kontakt miteinander stehen. In diesem Fall übergeben die Teilchen des Mediums mit höheren Temperaturen, also mit höherer kinetischer Energie, einen Teil ihrer Energie auf die sie umgebenden Teilchen mit niedrigerer Temperatur. Die Energie und damit die Temperatur der Letzteren nimmt zu. Als stationärer Zustand der Wärmeleitung wird der Gleichgewichtszustand bezeichnet, der dann erreicht ist, wenn sich die Körpertemperaturverteilung über die Zeit nicht mehr ändert (also konstant ist).

Der Vorgang der Wärmeleitung lässt sich am leichtesten mit dem bereits erwähnten Bohrschen Atommodell erklären: Die Elektronen bewegen sich auf einem Energieniveau, das der örtlichen Körpertemperatur entspricht. Beim Verlassen der Bahn von höherem zu niedrigerem Energieniveau wird eine elektromagnetische Welle (Photon) freigesetzt, was aber gleich von einem der auf einem niedrigeren Energieniveau befindlichen Elektronen eines nächstliegenden Atoms aufgenommen wird. Dieses Elektron wird dabei auf eine Bahn mit höherem Energieniveau angehoben. Auch dieses Elektron wird (im Falle einer Umgebung mit niedrigerem Energieniveau) die Bahn mit höherem Energieniveau wieder verlassen, seine Energie dabei an eines der nächstliegenden Elektronen weitergeben - und so weiter ...

Die mathematische Beschreibung der Wärmeleitung erfolgt mittels der Fourier-Gleichung, welche im Falle des stationären Zustandes gültig ist:

$$\Phi = \frac{Q}{t} = \frac{\Delta\vartheta}{\Delta d} \cdot \lambda A \qquad \text{Gl. 3}$$

Legende:
Φ ... Wärmestrom (Wärmemenge je Zeiteinheit) [W = Watt]
Q ... Wärmeenergie (Wärmemenge) [J = Joule]
t ... Zeit [s]
A ... Querschnittsfläche des wärmeleitenden Stoffes [m^2]
λ ... Wärmeleitfähigkeit [W/(m·K)]
ϑ ... Temperatur [K]
d ... Materialstärke [m]

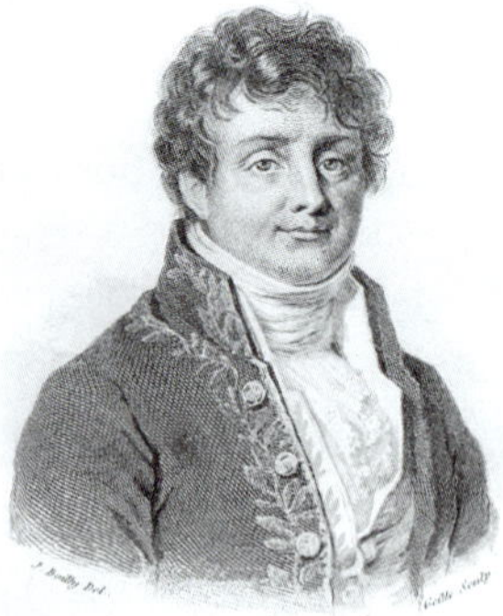

Abb. 8: Jean Baptiste Joseph Fourier (1768 - 1830), französischer Mathematiker und Physiker (Wikipedia, gemeinfrei [A3])

Als Vorbereitung der Abhandlung der theoretischen Grundlagen der Gebäude- und Industriethermografie folgen auf den nächsten Seiten die Anwendung der Fourier-Gleichung für die Wärmeleitung in homogenen (einschichtigen) bzw. mehrschichtigen Wänden.

** Hinweis: Es tritt Wärmeleitung auch in Gasen und Flüssigkeiten auf, deren Größenordnung (von wenigen Ausnahmen - z.B. Quecksilber - abgesehen) wegen der sehr geringen Wärmeleitfähigkeit von Gasen und Flüssigkeiten (im Vergleich zur Wärmeleitung in Festkörpern) äußerst gering ist.*

Wärmeleitung homogener Wände (stationärer Zustand)

Ausgehend von einer Wand mit einer Stärke d aus homogenem Material, dessen Wärmeleitfähigkeit λ überall gleich ist, entsteht bei unterschiedlicher (zeitlich aber jeweils konstanter) Temperatur (ϑ_1, ϑ_2) an den jeweiligen Außenflächen in der Wand ein Temperaturabfall (Gradient) in Richtung der Flächennormalen x.

Somit ergibt sich ein lediglich eindimensionales Temperaturfeld und die Isothermen (Flächen gleicher Temperatur) werden zu planparallele Ebenen, welche wiederum parallel zu den Oberflächen und damit senkrecht zu x liegen. Innerhalb der Wand ist jede Schicht in der Tiefe Δx an ihrer Oberfläche durch zwei isotherme Oberflächen begrenzt. Der Wärmefluss durch die Schichten ist für jede Schicht gleich.

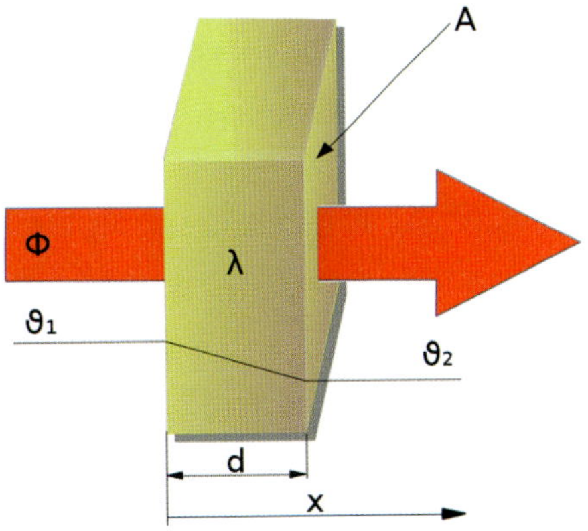

Abb. 9: stationäre Wärmeleitung in homogener Wand

Im Falle einer homogenen Wand mit gleichbleibendem Querschnitt sind λ und A Konstanten, somit auch die Quotienten Δϑ/Δx konstant. Daraus ergibt sich, dass ϑ(x) eine lineare Funktion sein muss, d.h. der Wärmestrom in der gesamtem Materialstärke (d) mit folgender Gleichung ausgedrückt werden kann:

$$\Phi = (\vartheta_1 - \vartheta_2) \cdot \frac{\lambda A}{d} \qquad \text{Gl. 4}$$

Dem obigen Zusammenhang zufolge wächst die Wärmeleitung (übertragene Wärmemenge) der Wand mit einem Querschnitt A, der Wärmeleitfähigkeit λ und dem zwischen den Außenflächen bestehenden Temperaturunterschied Δϑ, ist aber umgekehrt proportional zur Wandstärke d.

Wichtige Begriffe:

Wärmedurchlasskoeffizient: $\Lambda = \frac{A \cdot \lambda}{d}$ [W/m²K] Gl. 5

Hinweis: Der in der Gebäudephysik üblicherweise genutzte Wärmedurchgangskoeffizient „U" (früher „k") ist nicht gleich dem Wärmedurchlasskoeffizient Λ, da der Wert U den gesamten Wärmetransport beschreibt. Letzterer umfasst also außer dem Wärmedurchlasskoeffizienten des Bauteils auch die Wärmeübergangswiderstände α_1 und α_2 zwischen den Wandoberflächen und der jeweils angrenzenden Luft.

Wärmedurchlasswiderstand: $R = \frac{1}{\Lambda} = \frac{d}{\lambda \cdot A}$ [m²K/W] Gl. 6

Es ist noch zu erwähnen, dass die Annahme λ = *konstant* eine für vielen Anwendungen vertretbare Vereinfachung ist, in der Wirklichkeit dieser Parameter jedoch temperaturabhängig ist. Damit ergibt sich auch in der Wand kein linearer Temperaturgradient. Weiterhin darf keinesfalls vergessen werden, dass der hier behandelte Zusammenhang nur für die stationäre Wärmeleitung gilt, also nur dann, wenn ϑ_1 und ϑ_2 zeitlich unveränderlich sind. Auf Grund der Temperaturschwankungen (z.B. zwischen Tag und Nacht) ist also anzunehmen, dass die oftmals propagierte „Thermografische Bestimmung von U-Werten" schon aus theoretischer Sicht nicht in der Lage sein kann, korrekte U-Werte zu liefern. (Siehe hierzu das Kapitel 5.1.8. „Bestimmung des U-Wertes durch Thermografie".)

Wärmeleitung in mehrschichtigen Wänden (stationärer Zustand)

In der Praxis kommen viele mehrschichtige Wände vor, deren einzelne Schichten unterschiedliche Wärmeleitfähigkeit besitzen. Ein typisches Beispiel sind Gebäudewände (Wandaufbau: Innenputz, Mauerstein, Außenputz oder sonstige Verkleidung bzw. Wärmedämmung) oder Kessel- bzw. Reaktorwände (hitze- bzw. chemikalienbeständige Auskleidung, Tragwand, eventuelle Wärmeisolation).

Auch bei mehrschichtigen Wänden kann die Wärmeleitung anhand der Fourier-Gleichung bestimmt werden. Es kann hierbei davon ausgegangen werden, dass im stationären Zustand die durch die gesamte Wand geleitete Wärme gleich der der jeweils durch die einzelnen Schichten geleiteten Menge sein muss.

In einer dreischichtigen Wand hat die Schicht 1 (mit ϑ_1 in Berührung) eine Dicke d_1, die mittlere Schicht 2 eine Dicke d_2, die Schicht 3 (mit ϑ_4 in Berührung) die Dicke d_3. Die Wärmeleitfähigkeiten betragen λ_1, λ_2 und λ_3. Weiterhin werden die äußeren Temperaturen mit ϑ_1 und ϑ_4 bezeichnet, die beiden „inneren" Temperaturen an den jeweiligen Schichtgrenzen ϑ_2 und ϑ_3 sind vorerst noch unbekannt.

Nach Gleichung 2 ergibt sich folgender Zusammenhang für die Wand und derer einzelnen Schichten:

$$\Phi = (\vartheta_4 - \vartheta_1) \frac{\lambda_{res} \cdot A}{d_{ges}} = (\vartheta_2 - \vartheta_1) \frac{\lambda_1 \cdot A}{d_1} = (\vartheta_3 - \vartheta_2) \frac{\lambda_2 \cdot A}{d_2} = (\vartheta_4 - \vartheta_3) \frac{\lambda_3 \cdot A}{d_3} \qquad \text{Gl. 7}$$

Hieraus ableitend können die bisher unbekannten Temperaturen ϑ_2 und ϑ_3 leicht bestimmt werden:

$$\vartheta_2 = \vartheta_1 + \frac{(\vartheta_4 - \vartheta_1)}{1 + \frac{d_1 \cdot \lambda_2}{\lambda_1 \cdot d_2} + \frac{d_1 \cdot \lambda_3}{\lambda_1 \cdot d_3}} \quad \text{Gl. 8}$$

$$\vartheta_3 = \vartheta_4 - \frac{(\vartheta_4 - \vartheta_1)}{\frac{d_3 \cdot \lambda_1}{\lambda_3 \cdot d_1} + \frac{d_3 \cdot \lambda_2}{\lambda_3 \cdot d_2} + 1} \quad \text{Gl. 9}$$

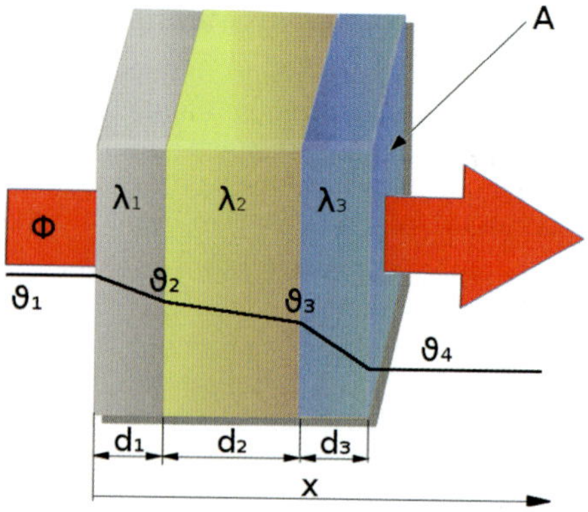

Abb. 10: stationäre Wärmeleitung in mehrschichtigen Wänden

Im Falle einer Wand aus n Schichten ist die Wärmeleitung nach obiger Logik folgendermaßen definiert:

$$\Phi = (\vartheta_n - \vartheta_0)\frac{\lambda_{res} A}{d_{ges}} = (\vartheta_1 - \vartheta_0)\frac{\lambda_1 A}{d_1} = (\vartheta_2 - \vartheta_1)\frac{\lambda_2 A}{d_2} = \ldots = (\vartheta_{n-1} - \vartheta_{n-2})\frac{\lambda_{n-1} A}{d_{n-1}} = (\vartheta_n - \vartheta_{n-1})\frac{\lambda_n A}{d_n} \quad \text{Gl. 10}$$

Da die Gleichungen 5 und 6 auch auf de Wärmedurchlasskoeffizienten bzw. die Wärmewiderstandswerte der einzelnen Schichten bezogen werden können, ergibt sich, dass die Summe der Wärmewiderstände der einzelnen Schichten gleich des Wärmewiderstandes der gesamten Wand ist. Im Falle einer Wand aus n Schichten kann anhand Gleichung 10 für den Wärmeleitwiderstand der Wand geschrieben werden:

$$\frac{1}{\Lambda_{Wand}} = \frac{d_1}{\lambda_1 \cdot A_1} + \frac{d_2}{\lambda_2 \cdot A_2} + \ldots + \frac{d_{n-1}}{\lambda_{n-1} \cdot A_{n-1}} + \frac{d_n}{\lambda_n \cdot A_n} \quad \text{Gl. 11}$$

Nach obiger Gleichung hängt der Gesamtwärmewiderstand der Wand nur von den Wärmewiderständen der einzelnen Schichten und derer Dicke ab, da ja die Querschnitte A_1 ... A_n alle gleich groß sind.

Der resultierende Wärmedurchlasskoeffizient ergibt sich also zu:

$$\Lambda_{Wand} = \frac{A}{\frac{d_1}{\lambda_1} + \frac{d_2}{\lambda_2} + \ldots + \frac{d_{n-1}}{\lambda_{n-1}} + \frac{d_n}{\lambda_n}} \quad \text{Gl. 12}$$

Hinweis: Die obige, für mehrschichtige Wände geltende Gleichung setzt nicht nur einen thermisch stationären Zustand voraus, sondern auch einen vollständigen Kontakt zwischen den Schichten. Diesem zufolge besitzen dank des idealen Wärmeübergangs die Grenzflächen der aneinander liegenden Flächen jeweils die gleiche Temperatur. In der Praxis ist das oft nicht so (z.B. wegen Oxydation, Luftzwischenschichten bei rauen Oberflächen).

Wärmedurchlasskoeffizient [W/m²K]					
Festkörper					
Metalle		Baustoffe		Sonstige Festkörper	
Stahl	49 ... 55	Schaumpolystyrol	0.04	Papier	0.13
Titan	22	Glaswolle	0.46	Plexiglas / Acryl	0.18
Bronze	62	Holz (trockene Fichte)	0.13	Porzellan	1.03
Platin	71	Marmor / gebrannte Ziegel	0.4...0.6	Kohlenstoff	140
Eisen	81	Glas	0.7...0.9	Kohlenstoff (Diamant)	2300
Zink	121	Beton	1.3		
Wolfram	173	Granit	2.9	**Gase**	
Aluminium	237			Chlor	0.009
Gold	316			Kohlendioxyd	0.002
Blei	353	**Flüssigkeiten**		Stickstoff	0.026
Kupfer	399	Öl (Terpentin)	0.14	Sauerstoff	0.027
Silber	427	Ethanol (Alkohol)	0.17	Helium	0.148
		Wasser	0.58	Wasserstoff	0.181
Eis	2.25	Quecksilber	8.70	Luft	0.026

Tabelle 3: Wärmedurchlasskoeffizienten einiger typischer Materialien

1.1.3.2. Konvektion (Wärmeströmung, Wärmeübergang)

Den Wärmetransport durch an Festkörperflächen vorbeiströmende Flüssigkeiten und Gase nennt man Konvektion. Die von der Oberfläche des Körpers abgeführte Wärmemenge (je Zeiteinheit) hängt in erster Linie von der Wärmekapazität und der Strömungsgeschwindigkeit der Flüssigkeit bzw. des Gases ab. Je höher Masse und Wärmekapazität der Teilchen des strömenden Mediums sind, und je höher die Anzahl der mit dem Festkörper (je Zeiteinheit) in Berührung kommenden Teilchen ist, desto mehr Wärmeenergie wird abgeleitet. Vorausgesetzt natürlich, es besteht zwischen Festkörper und strömendem Medium ein Temperaturunterschied. Auch die Art der Strömung (laminare oder wirbelnde Strömung) spielt eine Rolle für die Höhe der Konvektion. Es werden weiterhin natürliche (oder freie) Strömung (Schwerkraftströmung, durch den Dichteunterschied bei sich erwärmenden strömenden Medien entstehend) und erzwungene Strömung (durch äußere Krafteinwirkung erzeugt) unterschieden.

Isaac Newton stellte fest, dass die Konvektion von der Größe der Festkörperoberfläche, vom Temperaturunterschied zwischen Festkörper und strömendem Medium, sowie der Zeit abhängig ist. Als Gleichung ausgedrückt:

$$Q = \alpha \cdot A\,(\vartheta_1 - \vartheta_2) \cdot t \qquad \text{Gl. 13}$$

Legende:
Q ... Wärmemenge, Wärmeenergie [J = Joule]
A ... umströmte Festkörperoberfläche [m^2]
α ... Wärmeübergangszahl [W/m^2K]
ϑ ... Temperatur [K]
t ... Zeit [s]

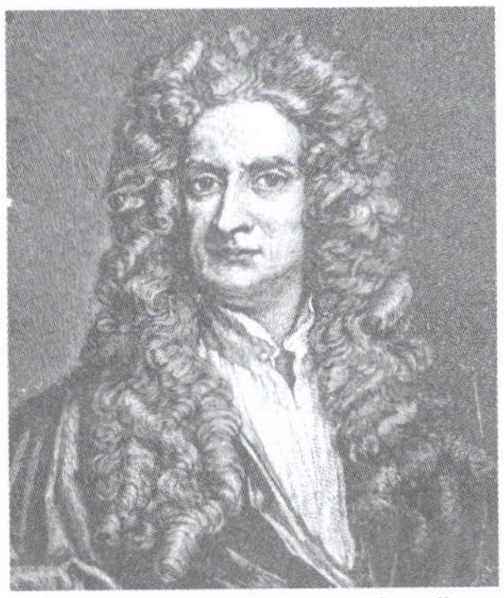

Abb. 11: Sir Isaac Newton, englischer Physiker, Astronom, Philosoph, Alchimist, Mathematiker (1642 - 1727) (flickr.com, ohne Copyright-Einschränkung [A4], Ausschnitt durch Autor editiert)

Die Wärmeübergangszahl α hängt hierbei von drei Faktoren ab: von den Eigenschaften der Wand (Wärmekapazität, Wärmeleitfähigkeit), von der Strömung (Geschwindigkeit, laminar oder wirbelnd), sowie von den Eigenschaften des strömenden Mediums (Wärmekapazität, Wärmeleitfähigkeit). Die Wärmeleitfähigkeit spielt in erster Linie in der Grenzschicht zwischen Festkörper und strömendem Medium eine Rolle, da hier die Strömungsgeschwindigkeit gegen Null konvergiert und somit überwiegend Wärmeleitung auftritt.

Die die Konvektion beeinflussenden material- und strömungstechnischen Parameter und derer Abhängigkeiten sind daher:

- Art und Parameter des strömenden Mediums (Gas, Flüssigkeit),
- Charakter und Intensität der Strömung (Zwangsströmung, natürliche oder Übergangsströmung),
- geometrische Abmessungen (Größenverhältnisse),
- Form und Oberflächenbeschaffenheit der Festkörperfläche(n),
- thermische Materialkonstanten der Festkörperfläche

Wegen der Vielzahl der beeinflussenden Parameter und deren Abhängigkeiten voneinander ist es allerdings schwer, für jeden Fall die genaue Wärmeübergangszahl α zu bestimmen. Daher werden für grundlegende technische Betrachtungen im Allgemeinen Näherungswerte verwendet. Die in der folgenden Tabelle als Beispiel aufgeführten Werte sind typische Zahlenwerte zur Berechnung von Heizungssystemen.

Prozess / Medium	*α [W/m^2K]*
Gas - natürliche Strömung	6 ... 35
Gas - in Rohren strömend	10 ... 350
Wasser - natürliche Strömung	110 ... 1100
Wasser - in Rohren strömend	600 12000

Tabelle 4: Wärmeübergangszahlen zur Bemessung von Heizungssystemen [T55]

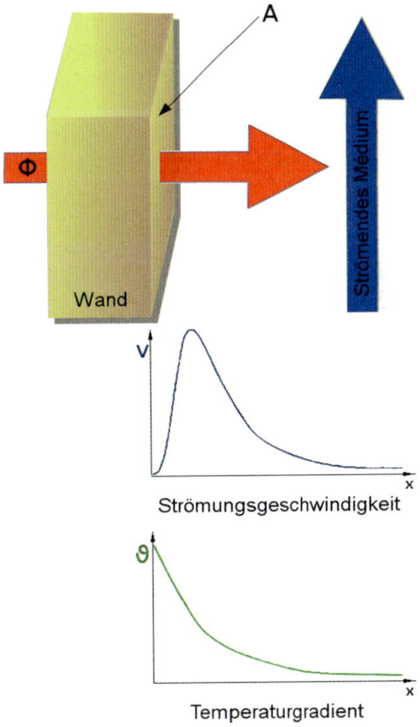

Abb. 12: Konvektion bei freier Strömung

In der technischen Praxis wird häufig Wärmeenergie eines wärmeren strömenden Mediums an eine Festkörperwand übergeben, in dieser per Wärmeleitung weitergeleitet und dann auf der anderen Seite der Wand an eine anderes - kälteres - strömendes Medium übergeben. Dieser Vorgang trägt den Namen Wärmedurchgang.

1.1.3.3. Wärmestrahlung

Über die bisher beschriebenen Arten der Wärmeleitung hinaus kann Wärmeenergie auch durch Strahlung übertragen werden. Grundlage hierfür ist die Tatsache, dass jeder Stoff mit einer Temperatur über 0 K (absolute Nulltemperatur, -273,15°C) elektromagnetische Strahlung aussendet, z.B. Radiowellen, Licht und Wärmestrahlung. Besonderheit zu den anderen Übertragungsformen: es bedarf hierfür keines Übertragungsmediums.

Entstehung der Wärmestrahlung

Das Entstehen der Wärmestrahlung lässt sich mittels des bereits erwähnten Bohrschen Atommodells leicht erklären: Diesem Atommodell entsprechend bewegen sich die Elektronen auf Bahnen mit dem der Stofftemperatur entsprechenden Energieniveau. Verlässt ein Elektron seine derzeitige Bahn auf ein niedrigeres Energieniveau, dann wird der Energieunterschied als elektromagnetische Welle (entsprechend klassischer Wellenlehre) oder als Wellen- und Massencharakter besitzendes Photon (nach der modernen Quantenphysik) abgegeben. Insofern sich das diesen Bahnwechsel absolvierende Elektron an der Oberfläche (Grenze) des Stoffes befand, dann wird die Welle (Photon) in den umgebenden Raum abgegeben. Deren weitere Ausbreitung bzw. Bewegung geschieht dann geradlinig - im Vakuum mit maximaler, also Lichtgeschwindigkeit.

Wärmestrahlungsabgabe in Abhängigkeit von der Temperatur

Das mit den Namen zweier Physiker benannte Stefan-Boltzmann-Gesetz beschreibt für den idealen Strahler (den sogenannten schwarzen Körper), das dessen alle Wellenlängen umfassende Gesamtstrahlung direkt proportional zur vierten Potenz der Temperatur ist. (Den Zusammenhang fand bereits im Jahr 1879 Jožef Stefan. Die theoretischen Grundlagen schuf Ludwig Boltzmann im Jahr 1884.)

$M = \sigma \cdot T^4$ Gl. 14

Legende:
M ... Gesamtstrahlungsleistung (alle Wellenlängen umfassend) [W/m^2]
σ ... Stefan–Boltzmann-Konstante (σ = 5,67$\cdot$10^{-8} W/m^{2}K^4)
T ... absolute Temperatur [K]

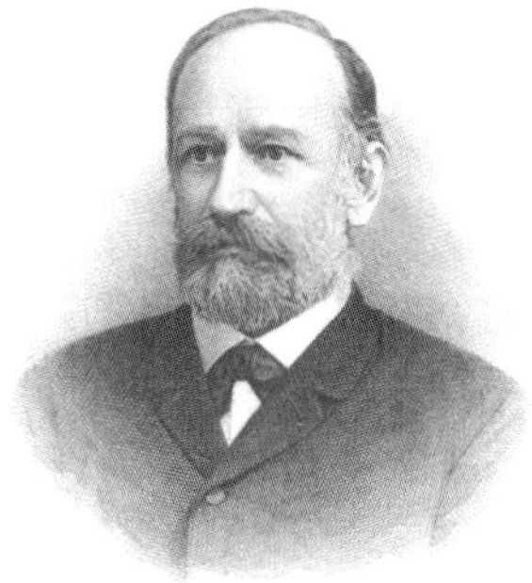

Abb. 13: Jožef Stefan, österreichischer Physiker (slowenische Nationalität) (1835 - 1893) (Wikipedia, gemeinfrei [A5])

<u>Zahlenbeispiel zum Stefan-Boltzmann-Gesetz</u>

Die Strahlung eines schwarzer Körpers mit $\vartheta = 0$ °C ($T = 273$ K) beträgt
$M = \sigma \cdot 273^4\ K^4 \quad (M = 5{,}67 \cdot 10^{-8} \cdot 5{,}57 \cdot 10^9\ W/m^2 = 316\ W/m^2)$

Eine Verdopplung der der Temperatur auf $\vartheta = 273$ °C ($T = 2 \cdot 273$ K $= 546$ K) erhöht die Strahlung des schwarzen Körpers auf:

$M = \sigma \cdot (\mathbf{2} \cdot 273)^4\ K^4 = \sigma \cdot 2^4 \cdot 273^4\ K^4 = \sigma \cdot \mathbf{16} \cdot 273^4\ K^4$
$(M = 5{,}67 \cdot 10^{-8} \cdot 89{,}1 \cdot 10^9\ W/m^2 = 5050\ W/m^2)$

*Die elektromagnetische Strahlung (Strahlungsintensität) beträgt demnach bei 273 °C das **16**-fache der Strahlung bei 0 °C. Schon bei einer Temperatur von $\vartheta = 52$ °C verdoppelt sich die Strahlungsintensität gegenüber der bei einer Objekttemperatur von $\vartheta = 0$ °C!*

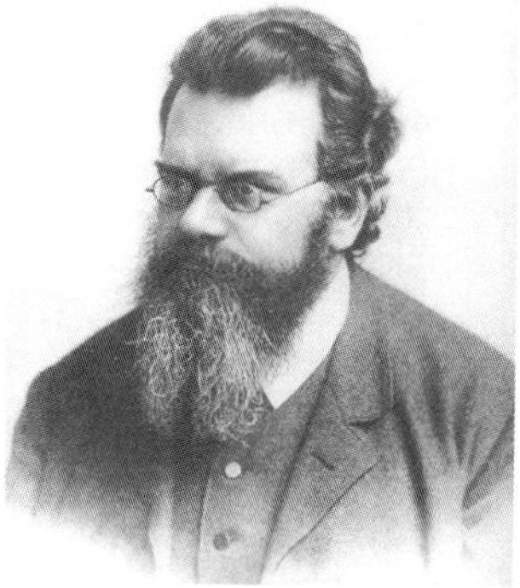

Abb. 14: Ludwig Boltzmann, österreichischer Physiker und Philosoph (1844 - 1906) (Wikipedia, gemeinfrei [A6])

Dieser mathematische Zusammenhang müsste eigentlich (gerade wegen seiner Einfachheit) die Idee für die berührungslose Temperaturmessung darstellen: durch Erfassung der Strahlungsdichte, derer Division mit der Stefan-Boltzmann-Konstante und der nachfolgenden Wurzelziehung (zur 4. Potenz natürlich) ergibt sich doch die absolute Objekttemperatur! Oder?

Es ist leider in der Realität nicht so einfach. Zum Einen ist das obige Gesetz nur für ideale Strahler (sogenannte schwarze Körper) gültig, zum Anderen ist die Detektion aller Wellenlängen von 0 ... ∞ technisch keine einfache Aufgabe, da Sensoren und Messgeräte typischerweise in ihrer Sensibilität Wellenlängenbereichsgrenzen aufweisen. Und obendrauf ist die Übertragungsstrecke - also das Medium zwischen Messobjekt und Detektor - praktisch nie ein ideales Fenster, welches alle Wellenlängen verlustfrei hindurch lässt (wie es beispielsweise bei Vakuum der Fall wäre). Dementsprechend sind bei der berührungslosen Temperaturmessung die Strahlungseigenschaften des Messobjektes, sowie die Transmissionseigenschaften der Übertragungsstrecke und die Kennlinie des Messsystems ebenfalls in Betracht zu ziehen.

Infrarot-Strahlung (Wärmestrahlung) im Spektrum der elektromagnetischen Strahlung

Als Infrarot-Strahlung (Wärmestrahlung) wird nur ein relativ schmaler Bereich aus dem Spektrum der elektromagnetischen Strahlung genannt, welcher zwischen dem tiefroten sichtbaren Licht bei 760 nm und den 1 mm Wellenlänge überschreitenden Mikrowellen liegt.

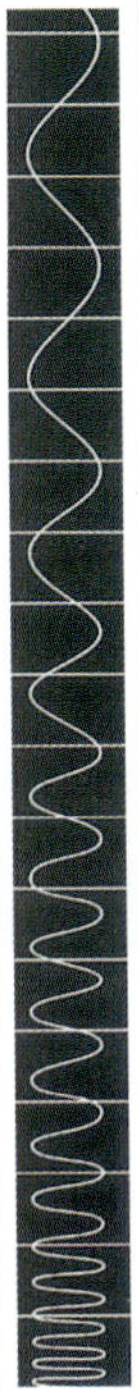

Wellenlänge	Bereichsbezeichnung
1000 km 100 km	Langwellen
10 km 1 km 100 m 10 m	Radiowellen
1 m 10 cm 1 cm	Mikrowellen
1 mm 100 µm 10 µm	Infrarot-Strahlung (Wärmestrahlung)
1 µm 100 nm	Sichtbares Licht
10 nm	Ultraviolette Strahlung
1 nm 0,1 nm 0,01 nm	Röntgenstrahlung
0,001 nm 0,0001 nm 0,00001 nm	Gammastrahlung

Tabelle 5: elektromagnetisches Spektrum

Aus Sicht der technischen Verwirklichung der berührungslosen Temperaturmessung ist der Wellenlängenbereich bis 20 µm von Bedeutung, der folgendermaßen weiter untergliedert wird:

Wellenlänge	Teilbereich der Infrarot-Strahlung
0,8 µm ... 2 µm	kurzwellige Wärmestrahlung = nahes Infrarot (short wave infrared = near infrared)
2 µm ... 6 µm	mittelwellige Wärmestrahlung (middle wave infrared)
6 µm ... 20 µm	langwellige Wärmestrahlung = fernes Infrarot (long wave infrared = far infrared)

Tabelle 6: Untergliederung des infraroten Wellenlängenbereiches

Hinweise:

- *Die Synonyme „nahes" und „fernes" Infrarot sind wahrscheinlich auf die durch die Übertragungseigenschaften der Atmosphäre begründeten praktischen Aspekte der infrarot-basierenden Temperaturmessung zurückzuführen. Die detaillierte Behandlung der Eigenschaften der Atmosphäre erfolgt im Kapitel 1.4.4. „Einfluss der Übertragungsstrecke".*
- *Die Wellenlängenbereiche nach der obigen Unterteilung stimmen nicht mit den Grenzen der atmosphärischen Fenster und damit auch nicht mit den Wellenlängengrenzen der allgemein üblichen thermografischen Systeme überein.*

1.1.3.4. Wärmestrahlung - wichtige Begriffe und Definitionen

Da die in der Literatur - und insbesondere in den unzähligen unlektorierten, unwissenschaftlichen Internetpublikationen - verwandten Begriffe oftmals voneinander abweichen (oder sich gar widersprechen), soll die nachfolgende Aufzählung der physikalischen Fachausdrücke etwas Klarheit schaffen. Auch wenn bei einigen Begriffen das Vorwort „Wärme-" nicht aufgeführt wurde, geht es hier natürlich ganz speziell um die Definitionen aus der Strahlungsphysik, welche praktisch gleichlautend statt für den gesamten Wellenlängenbereich auch für den als Wärmestrahlung eingegrenzten Bereich gültig sind.

Alle hier aufgeführten physikalischen Einheiten sind mit ihrer - im stationären Zustand gültigen - Definition aufgeführt. Bei zeitlichen oder im Raum veränderlichen Vorgängen sind entsprechende Differentialgleichungen notwendig.

Wärmestrahlung $\boldsymbol{Q}$ [J = Ws] (Joule oder Watt · Sekunde)
Wärmestrahlung ist die in Form elektromagnetischer Strahlungsenergie vorkommende Wärmeenergie. Ebenfalls oft verwandtes Symbol: E

Wärmefluss (Wärmestrom) $\boldsymbol{\Phi} = Q / t$ [W = Watt = J/s] (Joule per Sekunde) Gl. 15
Der Wärmefluss ist die Strahlungsleistung (abgegebener Strahlungsfluss), also die je Zeiteinheit ausgestrahlte Wärmeenergie.

Spezifische Ausstrahlung $\boldsymbol{M} = \Phi / A$ [W/m²] (Watt per Quadratmeter) Gl. 16
Die spezifische Ausstrahlung ist die flächenspezifische Wärmestromdichte, d.h. die flächenbezogene Strahlungsleistung, welche dem von einer Flächeneinheit abgegeben Strahlungsfluss entspricht. Ebenfalls vorkommendes Symbol: q

Flächenspezifischer Bestrahlungsfluss $\boldsymbol{E} = \Phi / A$ [W/m²] (Watt per Quadratmeter) Gl. 17
Die flächenspezifische Bestrahlung ist die flächenbezogene Strahlungsleistung, die dem Strahlungsfluss je bestrahlte Flächeneinheit entspricht. Manchmal wird auch der Begriff Bestrahlungsstärke hierfür verwendet, was allerdings der räumlichen Definition der Strahlstärke widerspricht.

Bestrahlung $\boldsymbol{H} = E \cdot t$ [J/m²] (Joule per Quadratmeter) Gl. 18
Die Bestrahlung ist die flächenbezogen eintreffende Strahlungsenergie, welche sich aus dem Produkt der flächenspezifischen Bestrahlung und der Zeit ergibt.

Strahlstärke $\boldsymbol{I} = \Phi / \Omega$ [W/sr] (Watt per Steradiant) Gl. 19
Die Strahlstärke beschreibt den von einem Strahler in einen bestimmten Raumwinkel abgegebenen Strahlstrom, also die raumwinkelbezogene Strahlungsleistung.

Strahldichte $\boldsymbol{L} = \Phi / (A \cdot \Omega \cdot \cos\varphi)$ [W/(m² sr)] (Watt per Quadratmeter und Steradiant) Gl. 20
Die Strahldichte definiert den von einem Strahler in einen bestimmten Raumwinkel abgegebenen Strahlstrom bezogen auf die zu der betreffenden Richtung senkrechten Projektion der Bezugsfläche.

Bezugsgrößendefinitionen für Strahlstärke und Strahldichte

Ebener Winkel $\boldsymbol{\varphi} = b / r$ [rad] (Radiant im Bogenmaß) Gl. 21
Der ebene Kreiswinkel wird definiert durch den Quotienten aus Kreisbogen und Kreisradius.

Raumwinkel $\boldsymbol{\Omega} = A / r^2$ [sr] (Steradiant) Gl. 22
Der Raumwinkel ergibt sich aus dem ausgeschnittenen Teil der Kugeloberfläche, geteilt durch den Kreisradius zum Quadrat.

Wichtige strahlungsphysikalische Konstanten

Boltzmann-Konstante	k	=	$1{,}380662 \cdot 10^{-23}$ J/K
Lichtgeschwindigkeit im Vakuum	c_0	=	$2{,}99792458 \cdot 10^{8}$ m/s
Stefan-Boltzmann-Konstante	σ	=	$5{,}67032 \cdot 10^{-8}$ W/(m²K⁴)
Strahlungskonstanten im Planckschen Strahlungsgesetz			
	c_1	=	$3{,}741832 \cdot 10^{-16}$ Wm²
	c_2	=	$1{,}438786 \cdot 10^{-2}$ Km (Kelvin · Meter)

1.2. Eigenschaften des idealen Strahlers

1.2.1. Physikalisches Modell des schwarzen Körpers

Reale Körper weisen unterschiedlichste Strahlungseigenschaften auf. Für die Handhabung der Eigenschaften realer Objekte hat sich die Verwendung vereinfachter Beziehungen im Vergleich zum Modell des idealen Strahlers als praktische Lösung bewährt. Der in der Strahlungsphysik genutzte ideale Vergleichskörper (Bezugsnormal) ist der sogenannte „schwarze Körper". Dieser Körper hat die höchstmögliche Wärmestrahlungsabgabe im Vergleich zu jedem anderen Körper derselben Temperatur. Weiterhin ist für diesen kennzeichnend, dass er über alle Wellenlängen und in allen Raumrichtungen die maximale Strahlungsintensität aufweist. (Der ideale Strahler wird nach dem - später behandelten - Planckschen Strahlungsgesetz auch Planckscher Strahler genannt.)

Die Wärmestrahlungsabgabe von realen Materialien (Körpern) ist stets geringer als die des idealen Strahlers. Die Beziehung zwischen tatsächlicher Strahlungsabgabe und der theoretischen maximalen (also idealen) Emission kann durch eine Verhältniszahl - dem sogenannten Emissionsgrad - beschrieben werden. Eine detaillierte Beschreibung hierzu folgt im Kapitel 1.4.2. „Eigenschaften realer Messobjekte".

Die idealen Strahlungseigenschaften des Modells „schwarzer Körper" können in der Praxis zwar angenähert, aber zu 100% nie erreicht werden. Ein möglicher Lösungsansatz beruht auf der Tatsache, dass in einem Hohlkörper (dessen Wände alle die gleiche Temperatur haben) sogenannte „schwarze Strahlung" aufritt, welche gleich der der Körpertemperatur entsprechenden maximale Strahlung ist. Wenn in einen solchen hohlen Körper ein Loch mit minimalem Durchmesser gebohrt wird (dessen Abmessung also im Vergleich zur Hohlraumgröße vernachlässigbar ist), wird durch dieses Loch die erwähnte „schwarze Strahlung" emittiert. Diese aus dem kleinen Loch austretende Strahlung entspricht damit der von einem idealen Strahler emittierten Strahlung, das Loch wird zum „schwarzen Strahler".

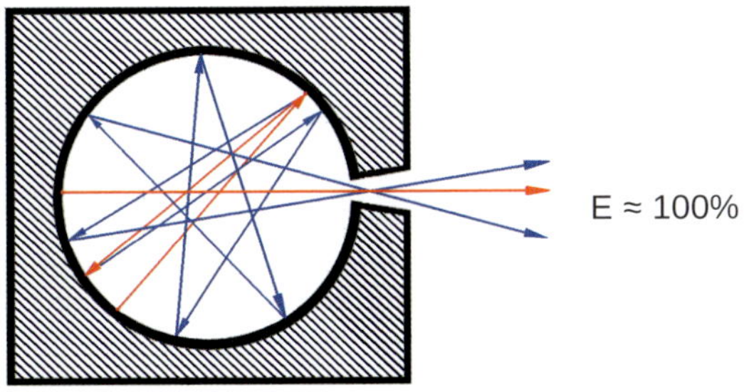

Abb. 15: physikalisches Prinzip des Hohlraumstrahlers als „schwarzer Strahler"

Wie die obige Abbildung zeigt, gibt die innere Oberfläche (mit überall gleichmäßiger Temperatur) Wärmestrahlung gemäß ihrem eigenen Emissionsgrad ab (rot), reflektiert aber gleichzeitig die von der gegenüberliegenden Wand abgestrahlte Strahlung aufgrund ihrer Reflexionsfähigkeit (blau). Diese Strahlungen addieren sich jederorts auf, so dass ihr Gesamtwert (durch Mehrfachreflexion und -addition) schließlich 100% erreicht. Ein mögliches technisches Design wird durch die folgenden zwei Abbildungen gezeigt.

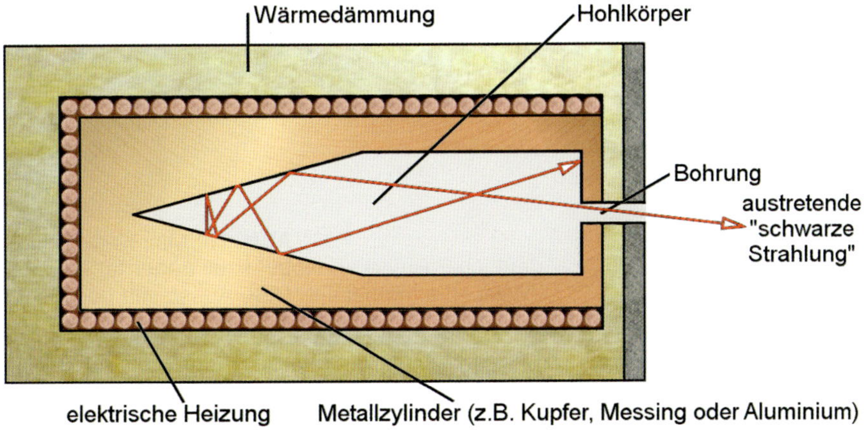

Abb. 16: möglicher Aufbau eines Hohlraumstrahlers

Am Ende des Hohlkörpers befindet sich ein Loch mit minimalen Durchmesser. Entsprechend der Temperatur der gleichmäßig erhitzten Körperwände (und damit der Temperatur im Innern des Hohlraumes), tritt „schwarze Strahlung" entsprechend dieser Temperatur aus der Bohrung aus, als ob das Loch ein idealer Strahler wäre. Natürlich muss der Durchmesser der Bohrung in Bezug auf die Größe der Innenfläche des Hohlkörpers vernachlässigbar klein sein, denn nur in diesem Fall kann die Abweichung vom Idealfall „schwarzer Strahler" ignoriert werden.

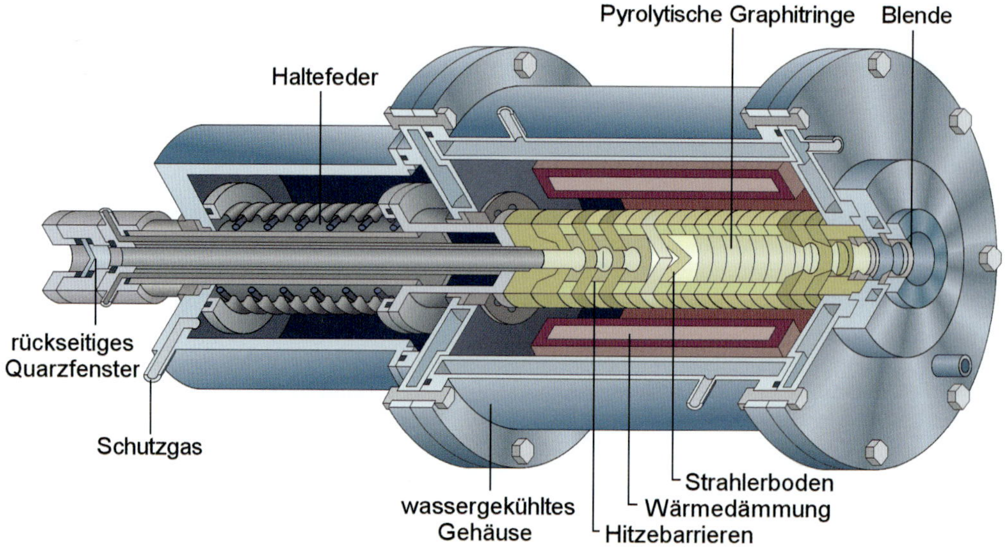

Abb. 17: Schnittdarstellung des Hochtemperatur-Kalibrierstrahlers BB3200pg (erstellt in Anlehnung an [A7])

Geeignete Beschichtungen mit hoher Emission (hohem Emissionsgrad) können verwendet werden, um Messinstrumente oder Messanordnungen grob zu überprüfen. Es gibt einige Materialien (z.B. Kunststofffarben), die Emissionswerte von 92 bis 97% in bestimmten Wellenlängenbereichen erreichen. Wenn der mit Farbe geschaffene Emissionsgrad ausreichend genau bekannt ist, können neben diesen Werten auch relativ exakte Kalibrierungen durchgeführt werden. (Einzelheiten zur Größenordnung der zu erwartenden Messfehler sind im Kapitel 4.2 „Quantitative Bewertung der Messfehler" zu finden.)

1.2.2. Plancksches Strahlungsgesetz

Die berührungslose Temperaturmessung basiert auf den elektromagnetischen Wellen (Infrarotstrahlung, Wärmestrahlung), die von dem zu messenden Körper abgestrahlt werden. Um auf die Temperatur des Messobjektes schließen zu können, muss die Relation zwischen der Körpertemperatur und der abgegebenen Strahlung bekannt sein. Diese Beziehung wird im Planckschen Strahlungsgesetz für den Spezialfall des idealen Strahlers (schwarzen Körpers) als spektrale Verteilung der vom Körper emittierten Strahlung beschrieben. Das Gesetz lautet als Gleichung:

$$M_\lambda = \frac{c_1}{\lambda^5 \cdot \left(\exp\left(\frac{c_2}{\lambda \cdot T}\right) - 1 \right)} \qquad \text{Gl. 23}$$

wobei: $c_1 = 3{,}74 \cdot 10^{-16}\ Wm^2$
$c_2 = 1{,}44 \cdot 10^{-2}\ Km$

Legende:

M_λ ... spektrale spezifische Ausstrahlung [W/m²]
(= spektrale flächenspezifische Wärmestromdichte)
c_1, c_2 ... Plancksche Strahlungskonstanten
T ... absolute Temperatur [K]
λ ... Wellenlänge [µm]

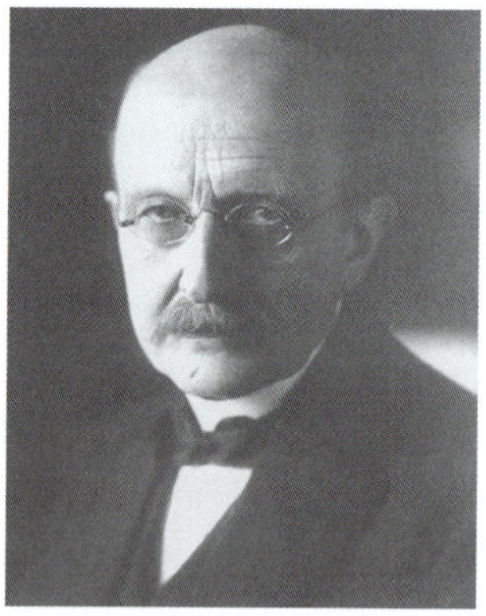

Abb. 18: Max Karl Ernst Ludwig Planck
deutscher Physiker, Nobel-Preisträger für Physik (1858 - 1947)
(Wikipedia, gemeinfrei [A8], Ausschnitt durch Autor bearbeitet)

Aus der graphischen Darstellung des Planckschen Strahlungsgesetzes für einen idealen Strahler bei verschiedenen Temperaturen ist leicht zu erkennen, dass sich neben der quantitativen Zunahme der emittierten Strahlung auch dessen spektrale Zusammensetzung mit der Objekttemperatur ändert. Im Fall von tiefen Körpertemperaturen wird nur langwellige Strahlung in detektierbarer Intensität ausgesandt, mit zunehmender Temperatur erhöht sich der Anteil der kürzeren Wellenlängen. Beispielsweise emittieren Objekte mit Temperaturen über 500 °C außer der Wärmestrahlung auch Strahlung im Wellenlängenbereich des sichtbaren Lichts.

Das Anwachsen der Strahlungsdichte bei einem idealen Strahler mit steigender Temperatur wird auch durch ein anderes - bereits genanntes Gesetz - beschrieben: das Stefan-Boltzmann-Gesetz. Die Fläche unterhalb der jeweiligen Kurven (also die Integration der spektralen Strahlungsstromdichten) zeigt genau die Zunahme zur vierten Potenz der Temperatur auf!

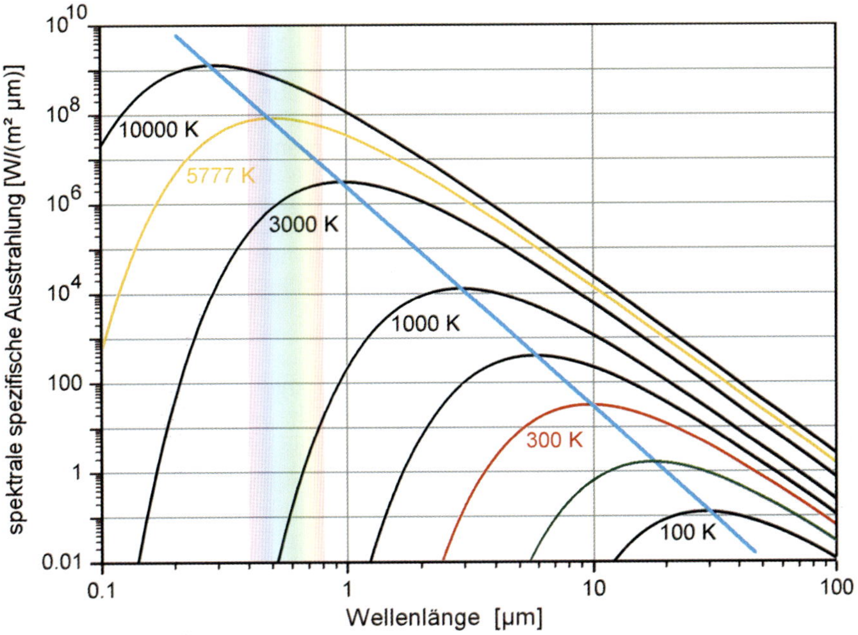

Abb. 19: Plancksche Strahlungsspektren für ideale Strahler bei verschiedenen Temperaturen (erstellt unter Verwendung von [A9] aus Wikipedia)

Es gibt anhand obiger Darstellung (Abb. 19) noch einige weitere interessante Fakten und Zusammenhänge:

- Ein schwarzer Strahler gibt Strahlungsenergie ab, deren Viertel (25%) mit Wellenlängen kürzer als die Wellenlänge λ_{max} der intensivsten Strahlung (höchste spektrale spezifische Ausstrahlung) auftritt. Dreiviertel (75%) der abgestrahlten Strahlungsenergie besitzt dagegen Wellenlängen, die länger als λ_{max} sind.
- Für jeden beliebigen - noch so engen - Wellenlängenteilbereich gilt im Falle eines schwarzen Strahlers, dass mit der Temperatur ein Anstieg der Strahlungsmenge (der spektralen spezifischen Ausstrahlung) im jeweiligen betrachteten Teilbereich zu verzeichnen ist.

1.2.3. Wiensches Verschiebungsgesetz

Die obige Grafik des Planckschen Strahlungsgesetzes stellt die spektrale spezifische Strahlung dar, die von dem schwarzen Körper bei einer gegebenen Temperatur emittiert wird. Die Wellenlänge mit der höchsten Strahlungsintensität (bei der gegebenen Temperatur) ist der Scheitelpunkt der jeweiligen Verteilungskurve. Dieser Scheitelpunkt (und damit diese Wellenlänge) verschiebt sich mit der Temperatur in Richtung der kürzeren Wellenlängen. Dieses Phänomen wird im Wienschen Verschiebungsgesetz beschrieben, welches sich aus der Differenzierung des Planckschen Strahlungsgesetzes ableiten lässt.

$\lambda_{max} \cdot T = 2896\ \mu m \cdot K$ Gl. 24

In der Abbildung 12 (Plancksches Strahlungsgesetz) wurde das Wiensche Verschiebungsgesetz mittels einer hellblauen Linie dargestellt.

Zur weiteren Veranschaulichung folgen hier einige „gewöhnliche" Objekte aus dem täglichen Leben als Beispiele für die Wellenlänge der intensivsten spektralen Strahlung in Abhängigkeit von der Temperatur:

Strahlender Körper	*Temperatur*	*Wellenlänge des Strahlungsmaximums*
Tiefkühlgut	-18 °C	11,4 µm
Menschliche Haut	32 °C	9,5 µm
Kochendes Wasser	100 °C	7,8 µm
Tiefrot glühendes Eisen	600 °C	3,3 µm
Weißglühendes Eisen	1200 °C	2,0 µm

Tabelle 7: Strahlungsmaximum in Abhängigkeit von der Temperatur [T167]

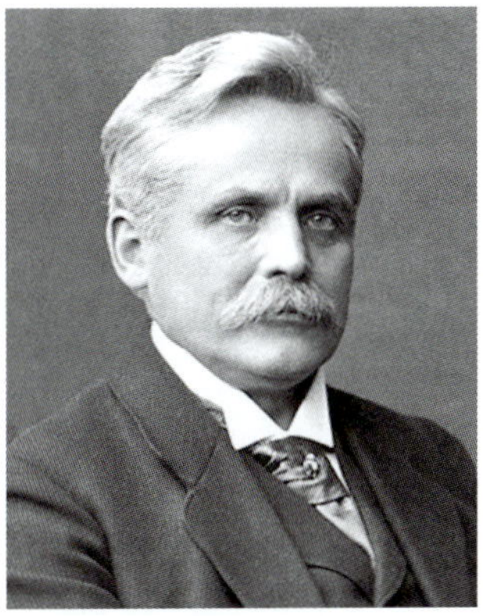

Abb. 20: Wilhelm Carl Werner Otto Fritz Franz Wien deutscher Physiker, Nobel-Preisträger (1864 - 1928) (Wikipedia, gemeinfrei [A10])

Es soll hierbei aber unbedingt betont werden, dass die vorherige Tabelle nur die Zahlenwerte der Wellenlängen mit maximaler Intensität enthält. In Abhängigkeit von der Temperatur und des Emissionsgrades der Körper werden über die angegebenen Wellenlängen hinaus auch kürzere und längere Wellenlängen emittiert. Es ist leicht zu erkennen, dass im Fall von dunkelrot-glühendem Eisen die maximale Wellenlänge eindeutig im Infrarotbereich liegt, wie es auch für weißglühendes Eisen gilt. Wir sehen diese Körper in den zu ihrer Charakterisierung verwendeten „Farben", weil bei 600 °C neben der Infrarotstrahlung auch die Wellenlänge des sichtbaren roten Lichtes, bei 1200 °C dagegen alle Wellenlängen des sichtbaren Lichtes ausgestrahlt werden. (Unser Auge addiert diese zu Weiß auf.) Der im Dunkeln beobachtbare „Farbwechsel" beim Erhitzen von Eisen (nicht sichtbar --> tiefrot --> hellrot --> orange --> gelblich weiß) spiegelt - sehr anschaulich - genau den Zusammenhang des Wienschen Verschiebungsgesetzes wieder, obwohl unsere Augen nur die Wellenlängen des sichtbaren Lichtes detektieren.

1.2.4. Lambertsches Kosinusgesetz

Der ideale Strahler ist ein Lambertscher, also diffuser Strahler, ohne bevorzugte Strahlungsrichtung. Also ein solcher Körper, der in jede Richtung des halbkugelförmigen Raumes die gleiche Strahldichte abgibt.

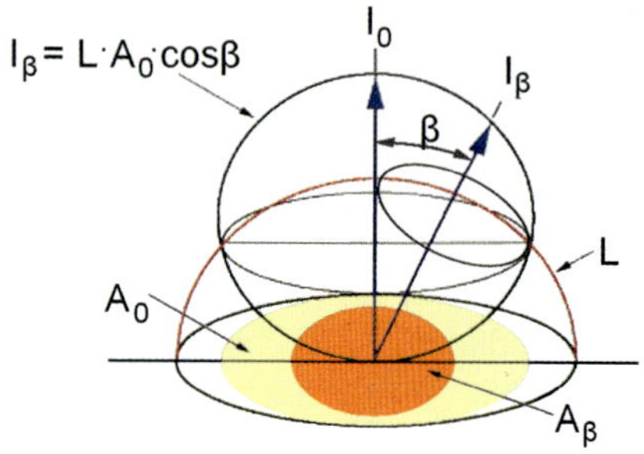

Abb. 21: Lambertscher Strahler

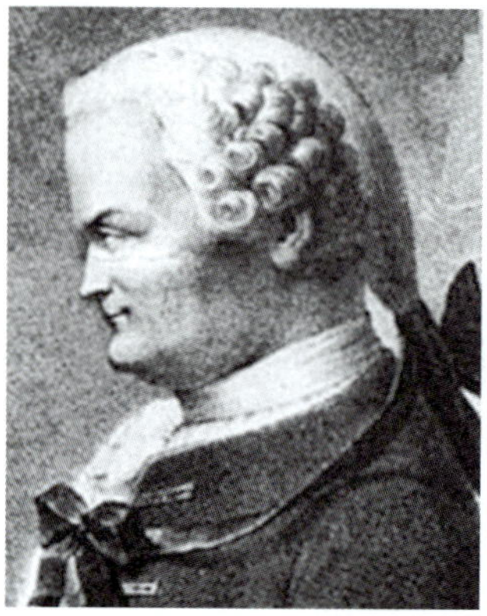

Abb. 22: Johann Heinrich Lambert, schweizer Mathematiker, Philosoph und Schriftsteller (1728 - 1777) (Wikipedia, gemeinfrei [A11])

$$L = \frac{I_0}{A_0} = \frac{I_\beta}{A_\beta} = \frac{I \cdot \cos\beta}{A \cdot \cos\beta} = konstant$$ Gl. 25

Legende:
L ... Strahldichte (flächenprojizierter Strahlstrom je Raumwinkel) [W/m^2 sr]
I ... Strahlstrom (raumwinkelbezogene Strahlungsleistung) [W/sr]
A_0 ... strahlende Fläche [m^2]
β ... Winkel der Strahlung [°]

Im Falle eines Lambertschen Strahlers ist die Strahldichte L, d. h. der Strahlungsfluss durch eine, in einer bestimmten Entfernung befindlichen, Fläche im Raum stets gleich groß, unabhängig von der Strahlungsrichtung im Raum.

Die von einer Fläche dA ausgehende Strahlstärke hängt dagegen vom Strahlungswinkel β ab, da in Strahlrichtung nur die projizierte - auf dem Strahl senkrecht stehende - Fläche dA_β statt der Fläche dA wirkt. In Richtung der Flächennormalen auf dA ist die Strahlstärke am größten, da hierbei die projizierte Fläche gleich der strahlenden Fläche dA ist.

$$dA_\beta = dA \cdot \cos\beta$$ Gl. 26

Dementsprechend verringert sich der Strahlstrom I mit dem Kosinus des Winkels zwischen der Flächennormalen und der Strahlungsrichtung. (Somit ist der Maximalwert des Strahlstromes senkrecht zur Oberfläche gegeben, bei 60° halbiert sich derselbe, parallel zur Oberfläche liegt das Minimum vor.)

Es kann festgestellt werden, dass die von einem Oberflächenelement zu einem anderen Oberflächenelement emittierte Energie gleich dem Produkt der ausgestrahlten Energie des Strahlerflächenelements in Richtung seiner Flächennormale und des Kosinus des Raumwinkels der Strahlungsrichtung relativ zur Flächennormalen des bestrahlten Oberflächenelements ist.

$$dE_\phi = dE_n \cdot \beta_\phi \cdot \cos\phi \cdot d\Omega$$ Gl. 27

Hierzu ein Beispiel aus dem täglichen Leben: Der Winkel zwischen Erdoberfläche und Sonne bestimmt die sich vormittags verstärkende, ab Mittag wieder abnehmende Bestrahlung (und damit Erwärmung) der Erdoberfläche. Der Neigungswinkel der Erdachse zur Bahn der Erde um die Sonne dagegen verursacht den Wechsel zwischen den Jahreszeiten.

1.3. Fotometrisches Grundgesetz

Es ist die Frage zu beantworten, ob sich bei der auf Strahlungsdetektion basierenden berührungslosen Temperaturmessung nicht etwa der Messwert in Abhängigkeit von der Messentfernung ändert. Um diese Frage beantworten zu können, ist - vorerst unter Vernachlässigung der Strahlungsverluste durch das übertragende Medium - zu bestimmen, wieviel Strahlung von einer Fläche dA_s (Strahler) mit einer Strahlstärke L auf eine bestrahlte Fläche dA_E (Empfänger) übertragen wird.

Als erstes werden hierfür einige wichtige strahlungsphysikalische und optische Einheiten und Zusammenhänge definiert. Den Beginn macht der Raumwinkel Ω, welcher in der Optik (z.B. für die Beschreibung des Leuchtkegels einer Taschenlampe) genutzt wird.

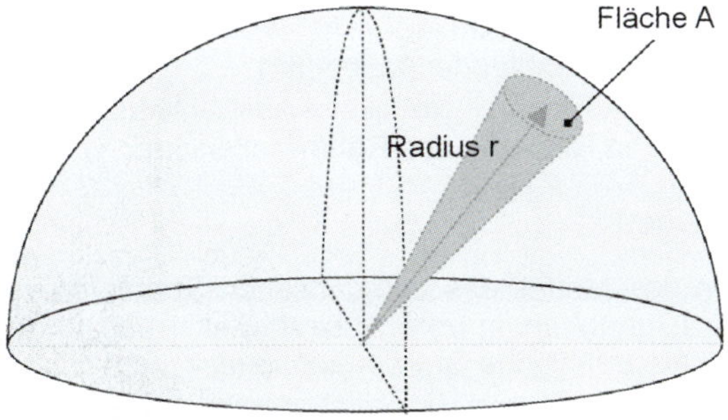

$$\Omega = \frac{A}{r^2}$$ Gl. 28

Legende:
Ω ... Raumwinkel [sr = Steradiant]
A ... Fläche [m^2]
r ... Radius [m]

- Kugel: $4\,\pi \cdot r^2/r^2 = 4\,\pi$ *[sr]*
- Halbkugel: $2\,\pi \cdot r^2/r^2 = 2\,\pi$ *[sr]*

Abb. 23: Raumwinkel

Während für einen Punktstrahler die in den gesamten Raum (Vollkugel) abgegebene Strahlungsleistung mittels des Wärmeflusses (Strahlstromes) Φ in der Einheit W (Watt) beschrieben werden kann, gibt die Strahlstärke I in W/sr (Watt/Steradiant) an, wie viel Wärmestrom in einen Raumwinkel Ω abgegeben wird.

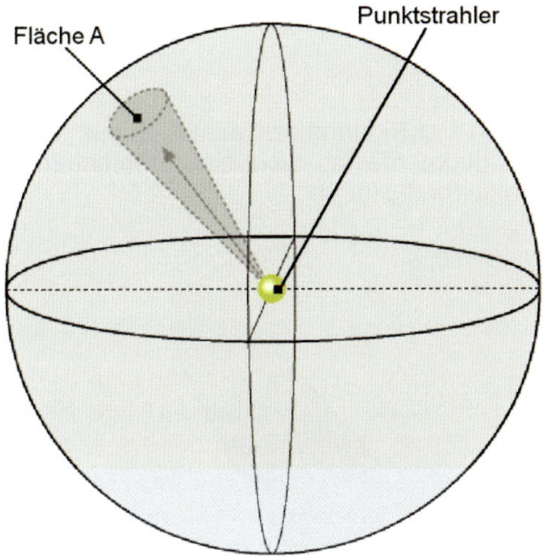

$$I = \frac{\Phi}{\Omega}$$ Gl. 29

Legende:
I ... Strahlstärke [W/sr]
(= raumwinkelbezogene Strahlungsleistung)
Φ ... Strahlstrom (hier = Wärmefluss) [W]
Ω ... Raumwinkel [sr]

Abb. 24: Strahlstärke

Wird anstelle des Punktstrahlers ein flächig ausgedehnter Strahler mit einer Fläche A_s betrachtet, so hat dieser eine spezifische Ausstrahlung M in der Einheit W/m^2, welche sich folgendermaßen berechnen lässt:

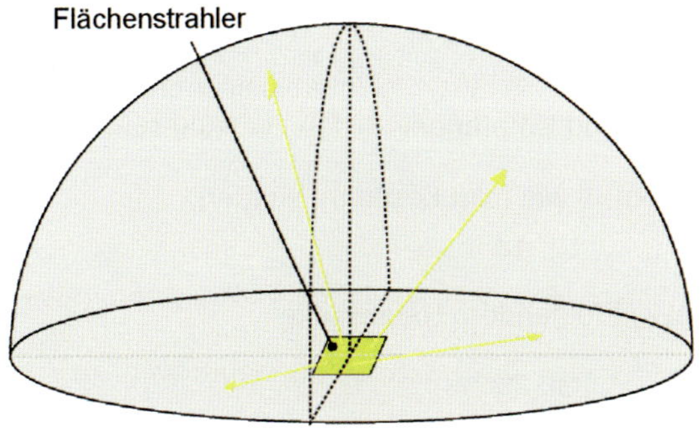

$$M = \frac{\Phi}{A_S}$$ Gl. 30

Legende:
M ... spezifische Ausstrahlung [W/m^2]
(= strahlflächenbezogene Strahlungsleistung)
Φ ... Strahlstrom (hier = Wärmefluss) [W]
A_S ... abstrahlende Fläche [m^2]

Abb. 25: spezifische Ausstrahlung

Der von einem Flächenstrahler in einen bestimmten Raumwinkel abgegebene Strahlstrom, also die Strahldichte L hat die Einheit W/m²sr und wird mit folgender Gleichung bestimmt:

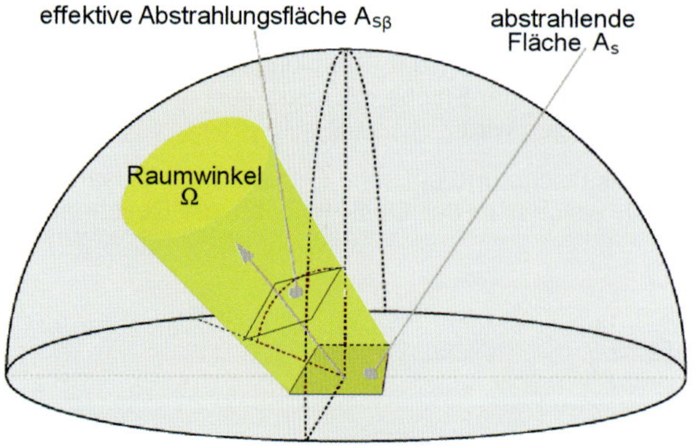

$$L = \frac{\Phi}{\Omega \cdot A_S \cdot \cos\beta_S} \qquad \text{Gl. 31}$$

Legende:
L ... Strahldichte [W/m²sr]
Φ ... Strahlstrom (hier = Wärmefluss) [W]
Ω ... Raumwinkel [sr]
A_S ... abstrahlende Fläche [m²]
$A_{S\beta} = A_S \cdot \cos \varepsilon_\beta$ ... effektive Abstrahlungsfläche in Richtung des Raumwinkels [m²]

Abb. 26: Strahldichte (raumwinkelbezogener Wärmestrom)

Zwecks Vereinfachung der Betrachtung wird im Weiteren das Modell des Lambertschen Strahlers verwendet, in dessen Falle gültig ist, dass die Strahldichte L unabhängig vom Abstrahlwinkel und unabhängig von der Lage der partiellen Teilfläche innerhalb der Abstrahlfläche ist. ($L = konstant = L_0$).

Hieraus ergeben sich folgende Zusammenhänge und Schlussfolgerungen:

$$I = L_0 \cdot A_S \cdot \cos\beta_S = L_0 \cdot A_{S\beta} \qquad \text{Gl. 32}$$

$$I(\beta) = I_0 \cdot \cos\beta_S \qquad \text{Gl. 33}$$

Legende:
I ... Strahlstärke (= raumwinkelbezogene Strahlungsleistung) [W/sr]
L ... Strahldichte [W/m² sr]
$A_{s\beta}$ ... effektive Abstrahlungsfläche in Richtung des Raumwinkels [m²]

Von diesen Definitionen und Abhängigkeiten ausgehend, kann die Eingangs erwähnte Frage, wie viel Strahlung einer mit Strahldichte L strahlenden Fläche dA_s aus geometrischer Sicht eine Empfängerfläche dA_E erreicht. Die zu betrachtende Anordnung nimmt hierbei folgende Form an:

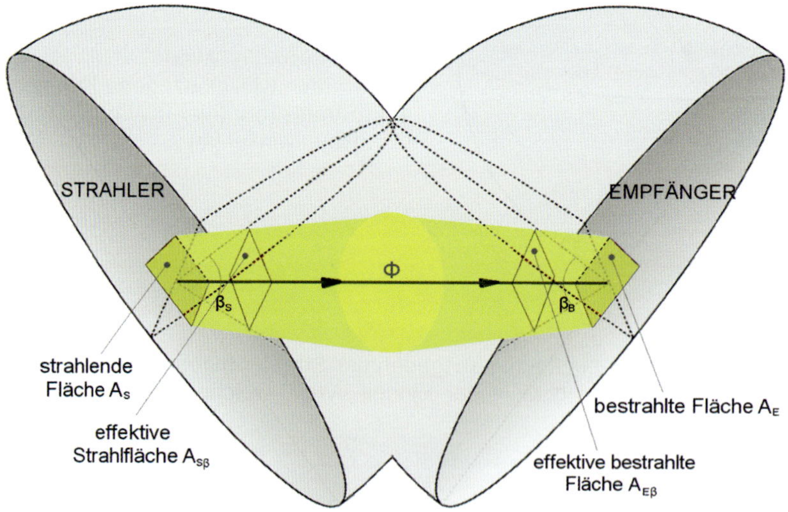

Abb. 27: Anordnung von Sender und Empfänger

Vom Lambertschen Strahler ausgehend, kann der Strahlstrom Φ wie folgt bestimmt werden:

$$\Phi = L \cdot \Omega \cdot A_S \cdot \cos\beta_S \qquad \text{Gl. 34}$$

Der Empfänger befindet sich - vom Strahler aus betrachtet - in folgendem Raumwinkel:

$$\Omega = \frac{A_E \cdot \cos\beta_E}{r^2} \cdot \Omega_0 \qquad \text{Gl. 35}$$

Aus den vorherigen Gleichungen ergibt sich nunmehr das sogenannte **Fotometrische Grundgesetz**:

$$\Phi = L \cdot \frac{A_E \cdot \cos\beta_E \cdot A_S \cdot \cos\beta_S}{r^2} \cdot \Omega_0 \qquad \text{Gl. 36}$$

Wegen der Symmetrie der Gleichung könnten Sender und Empfänger auch vertauscht werden. Die auf eine Flächeneinheit des Empfängers einfallende, von einer Flächeneinheit des Senders ausgehende Strahlungsenergie nimmt zwar mit dem Quadrat der Entfernung r ab, jedoch wächst auf Grund des unveränderlichen „Sichtwinkels" des Empfängers die durch jede der Flächeneinheiten desselben empfangene Senderfläche (die Anzahl der „betrachteten" Senderflächeneinheiten) dagegen mit dem Quadrat der Entfernung.

Dank dieses Zusammenhanges gleicht sich also die quadratische Abnahme der auf eine Empfängerflächeneinheit wirkende Strahlungsintensität genau durch die gleichzeitige quadratische Zunahme der betrachteten Empfängerfläche aus. Umgedreht gilt auch, dass zwar die von einem Strahler auf eine Flächeneinheit des Empfängers ausgesandte Strahlung in ihrer Intensität quadratisch mit dem Abstand abnimmt, sich aber die Größe der bestrahlten Fläche in gleichem Maße erhöht.

Damit kann auch ausgesagt werden, dass im Falle eines endlos großen Strahlers und ebenfalls unendlich großen Senders die Summe der übertragenen Strahlung unabhängig vom Abstand zwischen Sender und Empfänger ist. (Wieder unter der Voraussetzung der verlustfreien Übertragung über ein ideales Fenster zwischen Sender und Empfänger.) Aus dem Sichtwinkel des Energieerhaltungsgesetzes ist das natürlich auch so zu erwarten gewesen.

Hinweis: *Insofern Sender und / oder Empfänger nur endliche Abmessungen besitzen, dann gilt der oben genannte Zusammenhang nur bis zu einer bestimmten maximalen Entfernung zwischen Sender und Empfänger. Nämlich bis zu der Entfernung, bei der sich die gesamte Strahlung des Senders noch vollständig auf der Fläche des Empfängers abbildet, bzw. keine andere Strahlung (außer der des betrachteten Senders) auf die Empfängerfläche trifft. Überschreitet die räumliche Ausbreitung der Abstrahlung des Senders die Empfängerfläche (d.h. die Abbildungsfläche der Senderstrahlung auf der Empfängerfläche) oder überschreitet die räumliche Abmessung des Empfängersichtfeldes die Senderfläche (d.h. die Abbildung des Sichtfeldes des Empfängers auf der Senderfläche), dann gilt die obige Gesetzmäßigkeit natürlich nicht mehr. (Grund dafür ist die nicht erfasste oder aus einer anderen Quelle stammende - mit erfasste - Strahlung. Je nachdem, ob die Sender- oder die Empfängerfläche überschritten wurde.)*

Wegen der Wichtigkeit dieses Themas und dessen Auswirkungen aus Sicht der Optik, wird das photometrische Gesetz im Kapitel 2.1.4. „Fotometrisches Grundgesetz bei Messsystemen mit Sammellinsen" speziell für die messtechnischen Lösungen der berührungslosen Temperaturmessung weiter behandelt.

Erklärendes Praxisbeispiel

Viele - die theoretischen Grundlagen nicht kennende - Thermografieanwender würden ohne viel Nachdenken die am Anfang des Kapitels gestellte Frage nach der Änderung des zu erwartenden Messwertes in Abhängigkeit vom Messabstand in völliger Allgemeingültigkeit mit „ja" beantworten. Auch unter den Voraussetzungen der Einhaltung der geometrischen Auflösung und der verlustfreien Übertragung. Andere würden wahrscheinlich den vermuteten Zusammenhang mit der abstandsabhängigen Beleuchtung eines Objektes durch eine Taschenlampe erklären. Mit Sicherheit wird aber wird fast niemand standfest aussagen, dass der Abstand unter Einhaltung der geometrischen Auflösung und bei verlustfreier Übertragung keinen Einfluss auf das Messergebnis hat.

Um den Zusammenhang leichter verständlich zu machen, folgt hier also ein Beispiel, welches sich gerade (mit Absicht!) auf die soeben erwähnte Beleuchtung eines Objektes durch eine Taschenlampe stützt. Für unsere Beispielbetrachtung wird allerdings die Taschenlampe auf ein Fernrohr montiert, so dass der Lichtkegel der Taschenlampe und der Beobachtungsraumwinkel (ebenfalls ein Kegel) des Fernrohres in exakt die gleiche Richtung ausgerichtet sind. (Hierbei wird jetzt geflissentlich vernachlässigt, das die optischen Achsen beider Geräte natürlich nicht aufeinander, sondern mit einem gegebenen Abstand parallel zueinander liegen.)

Mit der Taschenlampe wird nun eine Reflexionsleinwand (Projektionsleinwand) beleuchtet, deren Reflexionseigenschaft für dieses Beispiel mit 100% angenommen wird. Es entsteht (bei rechtwinkliger Anordnung) auf der Leinwand eine kreisrunde beleuchtete Fläche. Diese wird mittels des Fernrohres betrachtet, wobei das Fernrohr so eingestellt wird, dass exakt die durch die Taschenlampe beleuchtete Fläche erfasst wird (nicht mehr, aber auch nicht weniger). Viele Erklärungen sind hier sicher nicht notwendig, um klarzustellen: die Lichtstärke im Fernrohr entspricht genau der Gesamtstrahlungsleistung der Taschenlampe.

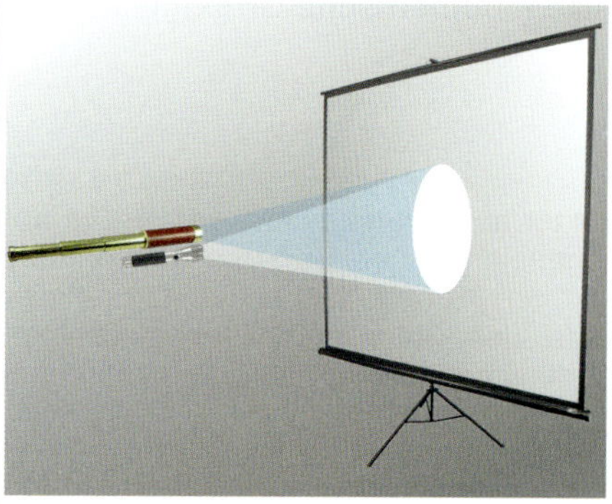 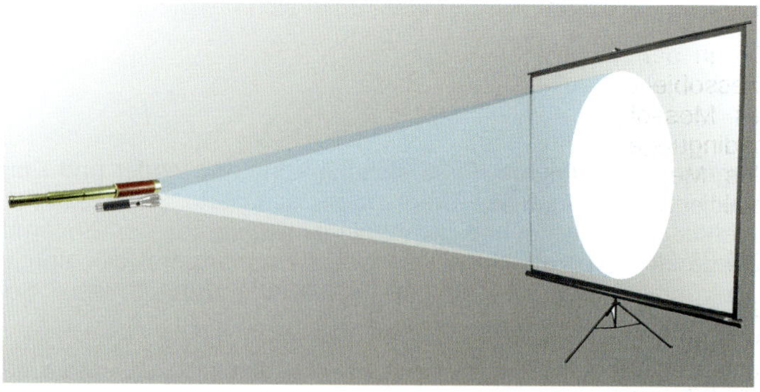

Abb. 28 und **29:** Betrachtung einer durch Taschenlampe beleuchteten Kreisfläche mittels eines Fernrohres (die rechte Abbildung stellt die Situation bei verdoppeltem Abstand zur Leinwand dar)

Bei der Verdopplung des Abstandes zwischen Leinwand und Taschenlampe (und damit auch zwischen Leinwand und Fernrohr) vergrößert sich natürlich der Radius der beleuchteten Fläche auf der Leinwand auf das Doppelte. Dies entspricht einer Vervierfachung der Fläche, genau der quadratischen Regel des photometrischen Gesetzes entsprechend. Da sich die auf die Leinwand projizierte Gesamtstrahlungsleistung hierbei natürlich nicht geändert hat, verringert sich die auf eine Flächeneinheit entfallende Strahlungsleistung - und damit die flächenspezifische Bestrahlung - auf ein Viertel, verglichen mit dem Wert der vorherige (kürzeren) Entfernung. Aber auch die Beobachtungsfläche des Fernrohres wächst durch die Verdopplung der Entfernung an, und zwar auf den doppelten Radius. Damit wird wiederum genau die durch die Taschenlampe beobachtete Fläche betrachtet und weiterhin genau die Gesamtstrahlungsleistung der Taschenlampe erfasst. Damit ändert sich also die im Fernrohr zu beobachtende Lichtstärke nicht - welche damit also unabhängig vom Abstand Taschenlampe/Fernrohr und Leinwand ist!

Mit anderen Worten: mit der Verdoppelung des Abstandes zwischen Taschenlampe/Fernrohr und Leinwand verringert sich zwar die Lichtintensität auf ein Viertel bei einer gleichzeitigen Vervierfachung der beleuchteten Fläche, zur selben Zeit wird aber auch eine vierfache Fläche (mit der geviertelten Leuchtstärke) beobachtet. Aufgrund dieses Umstandes ist also die im Fernrohr beobachtet Lichtstärke unabhängig von der Entfernung.

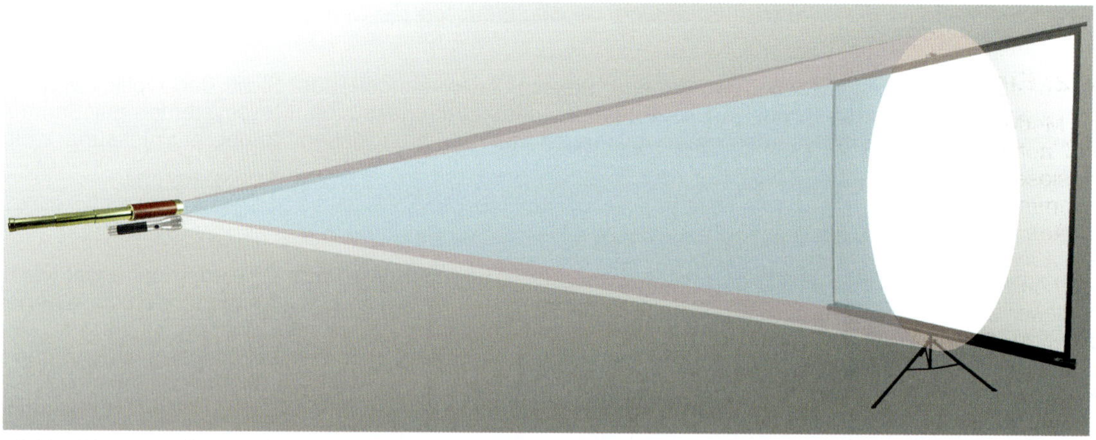

Abb. 30: Betrachtung einer durch Taschenlampe beleuchteten Kreisfläche mittels eines Fernrohres (Darstellung der die Leinwandabmessung überschreitenden Beleuchtung)

Die obige Darstellung dagegen beschreibt die Grenzen des photometrischen Gesetzes: den Fall nämlich, wo der zu große Abstand zur Leinwand eine die Abmessung der Leinwand überschreitende Beleuchtungsfläche erreicht. Hierbei kann das Fernrohr nur noch einen Teil der von der Taschenlampe ausgestrahlten Energie empfangen, die über den Rand der Leinwand hinausgehende Beleuchtungsfläche wird nicht von der Leinwand reflektiert und damit nicht erfasst. (Bei dieser Betrachtung wird die aus dem Raum neben der Leinwand stammende Strahlungsenergie der Einfachheit halber vernachlässigt.) Damit entspricht also die beobachtete Strahlungsenergie nicht mehr der durch die Taschenlampe ausgesandten Menge!

Dieses Problem führt zu den Messfehlern der Infrarot-Strahlungsthermometer bei mangelnder Ausfüllung des Messfleckes (siehe Absatz 3.1.2.1. „Pyrometeroptiken - Messfläche (Messfleck) und Lasermarker"), bzw. zu den Messfehlern bei Nichteinhaltung der Anforderungen an die geometrische Auflösung bei Thermokameras (siehe Absatz 3.2.11.2. „Geometrische Auflösung thermografischer Systeme").

1.4. Tatsächliche Messbedingungen und Besonderheiten

Die in den vorhergehenden Kapiteln beschriebenen Zusammenhänge gelten ausschließlich für ideale Messobjekte und ideale Messbedingungen, u.a. für das Modell des idealen Strahlers (schwarzer Körper) als Messobjekt und das ideale Fenster als Übertragungsstrecke. Die tatsächlichen, unter Praxisbedingungen auftretenden und die Messergebnisse beeinflussenden Umstände - z.B. die Eigenschaften des Messobjektes und der Übertragungsstrecke - wurden bisher nicht behandelt. Aus Sicht der praktischen - berührungslosen - Temperaturmessung sind allerdings auch diese zu beachten.

1.4.1. Messanordnung der berührungslosen Temperaturmessung / Thermografie

Bei der berührungslosen Temperaturmessung und der quantitativen Thermografie ist es notwendig alle sich aus den physikalischen und messtechnischen Grundlagen ergebenen Besonderheiten in Betrachtung zu ziehen. Da es sich hierbei um optische Messverfahren handelt, muss zum einen das Messobjekt (für Infrarotstrahlung) „sichtbar" sein, zum anderen müssen die strahlungsphysikalischen Eigenschaften des Messobjektes, der Messstrecke sowie die Störstrahlungen (Umgebung, Hintergrund) beachtet, und auch die messtechnischen Parameter des Messsystems mathematisch erfasst und korrigiert werden.

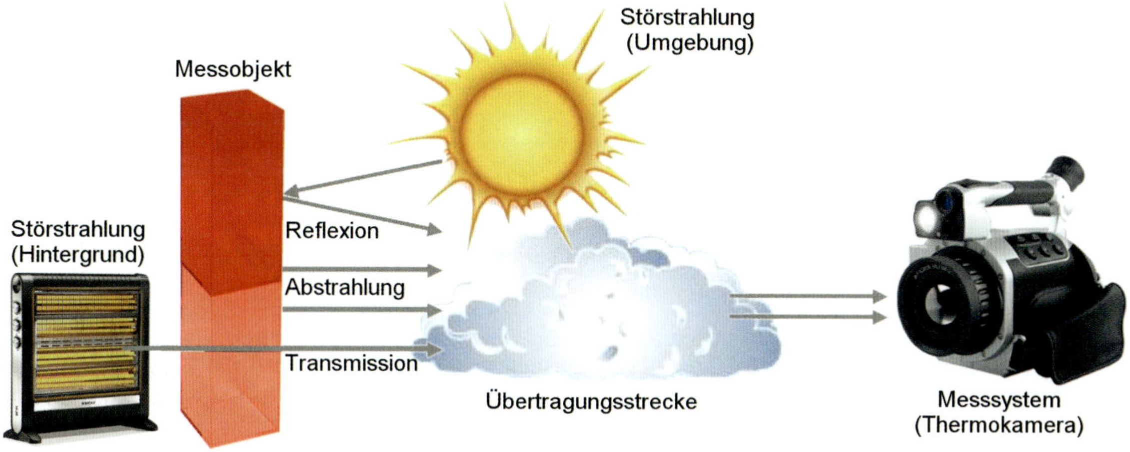

Abb. 31: Messanordnung der berührungslosen Temperaturmessung (Thermografie)

1.4.2. Eigenschaften realer Messobjekte

Das Modell des idealen Strahlers (des schwarzen Körpers) wurde in den bisherigen Kapiteln als zwingend notwendiges Modell der theoretischen Abhandlung der auf Infrarotstrahlung basierenden berührungslosen Temperaturmessung (und damit auch der Thermografie) behandelt. Die in der Praxis vorkommenden Materialien (und damit Messobjekte) weichen in ihren strahlungsphysikalischen Eigenschaften - teilweise sogar wesentlich - von den Eigenschaften dieses Modells ab. Es ist daher wichtig, diese Eigenschaften und deren Auswirkungen auf die Messergebnisse zu prüfen. Zur Beschreibung des Unterschiedes in den Abstrahlfähigkeiten dient der sogenannte **Emissionsgrad (ε)**, welcher als dimensionsloser Zahlenwert beschreibt, in welchem Maße (im Vergleich zum idealen Strahler) der jeweilige Körper zur Strahlungsabgabe fähig ist. Der ideale Strahler hat als Referenz 100% Emissionsfähigkeit und damit einen Emissionsgrad von 1. Dies bedeutet, dass seine Strahlungsabgabe entsprechend seiner Temperatur genau den Kurven des Planckschen Strahlungsgesetzes entspricht. Alle anderen Körper emittieren nur weniger Strahlung als der ideale Strahler, damit ist deren Emissionsgrad stets kleiner 100% (d.h. $\varepsilon<1$).

Der Emissionsgrad selber hängt von mehreren Parametern ab, welche zum Teil stoffspezifisch sind, zum anderen aber auch temperaturabhängig sein können. Im Einzelnen sind dies:

- Oberflächenmaterial (bei für Infrarotstrahlung undurchsichtigen Oberschichten, ansonsten Material der darunterliegenden Schicht)
- Wellenlänge (stoffspezifische Eigenschaft)
- Oberflächenrauigkeit
- Mess- bzw. Beobachtungswinkel
- Temperatur

Da der Emissionsgrad in erster Linie vom Oberflächenmaterial (bzw. dessen strahlungsphysikalischen Eigenschaften) und der Oberflächenrauigkeit, sowie vom Messwinkel (Betrachtungswinkel) abhängt, werden diese im Folgenden detailliert behandelt.

Hinweis: Der Emissionsgrad beschreibt als Verhältniszahl, in welchem Maße (im Vergleich zum idealen Strahler mit $\varepsilon = 1$) der jeweilige Körper zur Strahlungsabgabe fähig ist. Daher kann der Emissionswert nie einen Zahlenwert größer 1 annehmen.

Abhängigkeit des Emissionsgrades vom Oberflächenmaterial

Die realen Messobjekte sind (fast) ausschließlich keine idealen Strahler, es werden unter diesen die Kategorien graue Strahler und selektive Strahler unterschieden. Die folgenden Darstellungen (Abb. 32 und 33) geben die typischen Eigenschaften dieser Kategorien wieder.

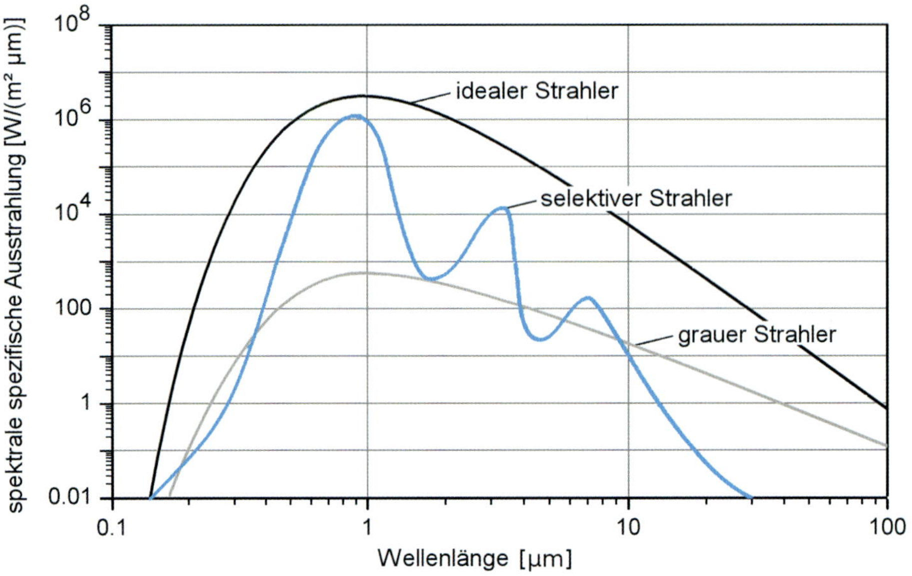

Abb. 32: spektrale spezifische Ausstrahlung verschiedener Strahler als Funktion der Wellenlänge

Insofern die spektrale spezifische Ausstrahlung der obigen Darstellung durch den wellenlängenabhängigen (spektralen) Emissionsgrad ersetzt wird, ergibt sich die nachfolgende - die Eigenschaften der verschiedenen Strahlerkategorien leicht verständlich beschreibende - Grafik:

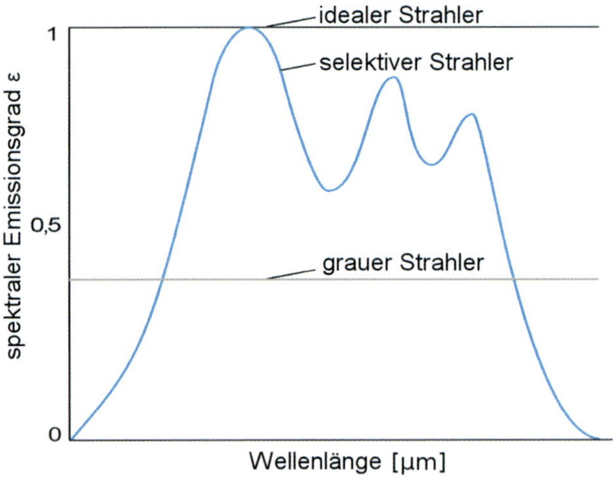

Abb. 33: wellenlängenabhängiger (spektraler) Emissionsgrad verschiedener Strahler

Graue Strahler

Als graue Strahler werden Körper bezeichnet, bei denen alle Wellenlängen - verglichen mit einem idealen Strahler - prozentual gleichermaßen verringert abgestrahlt werden. Diese Eigenschaft kommt der eines idealen Strahlers relativ nahe, da es keine Wellenlängen gibt, die stärker oder schwächer als die übrigen emittiert werden. Der spektrale Emissionsgrad ε_λ ist bei grauen Strahler über alle Wellenlängen gleich.

$\varepsilon_{\lambda 1} = \varepsilon_{\lambda 2} = \varepsilon_{\lambda n-1} = \varepsilon_{\lambda n} = \varepsilon < 1$ Gl. 37

Selektive Strahler

Selektive Strahler nennt man solche Körper, deren spektraler Emissionsgrad wellenlängenabhängig ist. Es gibt hierbei also Wellenlängen, die stärker (aber höchstens mit ε_λ=1) oder schwächer als die übrigen emittiert werden. Es kann auch Wellenlängen geben, die überhaupt nicht emittiert werden.

$\varepsilon_\lambda = f(\lambda) < 1$ Gl. 38

Spektraler Emissionsgrad, Banden- und Gesamtemissionsgrad

Die in der täglichen Praxis am häufigsten vorkommenden Strahler sind als selektive Strahler zu betrachten. Deren Emissionsgrad als einen einzigen Zahlenwert anzugeben reicht nicht aus, um die Strahlungseigenschaften dieser Materialien ausreichend genau zu definieren. Aus diesem Grunde werden für je eine Wellenlänge geltende spektrale oder für abgegrenzte Wellenlängenbereiche gültige Bandenemissionsgrade verwandt. Um diese richtig anwenden zu können, folgen hier die Definitionen.

Der ***spektrale Emissionsgrad*** ε_λ stellt die Verhältniszahl zwischen der tatsächliche Strahlungsabgabe und der Emission des idealen Strahlers für die Wellenlänge λ dar. Als Gleichung ausgedrückt:

$$\varepsilon_\lambda = L_\lambda / L_{\lambda i} \qquad \text{Gl. 39}$$

Die in der Gleichung aufgeführte spektrale Strahldichte L_λ gilt allerdings nur für die Abstrahlung in eine bestimmte Richtung, typisch ist die Anwendung in Richtung der Flächennormalen. (Die Strahlungswerte des idealen Strahlers wurden mit dem Index i gekennzeichnet.)

Der ***Bandenemissionsgrad*** ε_B ist das Verhältnis des Mittelwertes der Strahldichte des realen Strahlers zum idealen Strahler in einem bestimmten Wellenlängenbereich (sogenanntem Strahlungsband) zwischen λ_1 und λ_2.

$$\varepsilon_B = \frac{\int_{\lambda_1}^{\lambda_2} L_\lambda \, d\lambda}{\int_{\lambda_1}^{\lambda_2} L_{\lambda i} \, d\lambda} \qquad \text{Gl. 40}$$

Werden die Grenzen des Wellenlängenbereiches auf $\lambda_1 = 0$ und $\lambda_2 = \infty$ erweitert, dann stellt das Ergebnis den ***Gesamtemissionsgrad*** ε_G dar.

$$\varepsilon_G = \frac{\int_{0}^{\infty} L_\lambda \, d\lambda}{\int_{0}^{\infty} L_{\lambda i} \, d\lambda} \qquad \text{Gl. 41}$$

Die obige Gleichung ist das Verhältnis der Strahldichte des Körpers im Vergleich zur Strahldichte des idealen Strahlers unter Betrachtung aller Wellenlängen.

Für den idealen Strahler (schwarzer Körper) gilt $\varepsilon_\lambda = \varepsilon_B = \varepsilon_G = 1$, für graue Strahler gilt $\varepsilon_\lambda = \varepsilon_B = \varepsilon_G < 1$, für selektive Strahler dagegen ist $\varepsilon_\lambda \neq \varepsilon_B \neq \varepsilon_G$ und $\varepsilon_\lambda = f(\lambda)$ gültig.

Typische Emissionsgrade

Wegen der bei vielen Materialien anzutreffenden starken Wellenlängenabhängigkeit des Emissionsgrades wird allgemein kategorisierend zwischen Metallen und Nichtmetallen unterschieden. Bei letzteren ist auch noch eine weitere Differenzierung zwischen hellen und dunklen Nichtmetallen üblich.

Über einen breiten Wellenlängenbereich im langwelligen Infrarot weisen vielen **Nichtmetalle** einen überwiegend hohen, von der Oberflächenrauigkeit praktisch unabhängigen Emissionsgrad auf. Beispiele hierfür sind die menschliche Haut, viele Mineralien, Holz, Papier, Kunststoffe und wegen letzterem auch mit Kunststofffarben überzogene Oberflächen.

Ergänzend ist noch festzustellen, dass dunkle Nichtmetalle typischerweise über fast den gesamten langwelligen Wellenlängenbereich einen ausgesprochen hohen - oft sogar über 0,9 betragenden - beinahe gleichbleibenden Emissionsgrad besitzen. Bei hellen Nichtmetallen ist der Emissionsgrad bis zur Wellenlänge von etwa $\lambda = 10$ µm spürbar niedriger, folgt dann aber zu den längeren Wellenlängen hin dem Emissionsgrad der dunklen Nichtmetalle.

Hinweis: Helle und dunkle Nichtmetalle haben bei Zimmertemperatur (hier beträgt die Wellenlänge des Strahlungsmaximums nach dem Wienschen Verschiebungsgesetz $\lambda = 10$ µm) und noch tieferen Temperaturen fast gleiche Emissionsgrade. So ist z.B. Schnee bei 0°C (>10 µm) ein guter Strahler (ε >0,9).

Metalle haben dagegen im Allgemeinen - von den ganz kurzen Wellenlängen abgesehen - im infraroten Wellenlängenbereich ausgesprochen niedrige, mit anwachsender Wellenlänge fast stetig abnehmende Emissionsgrade, die noch dazu stark von der Oberflächenbeschaffenheit (Rauigkeit) abhängen.

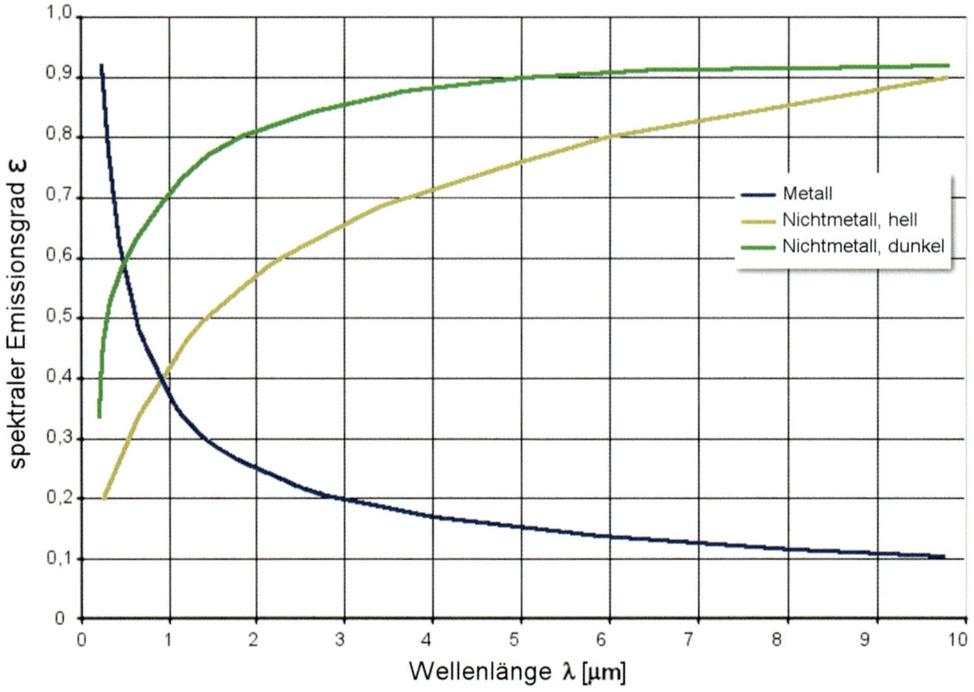

Abb. 34: typische Emissionsgrade realer Strahler in Abhängigkeit von der Wellenlänge (kategorisiert)

Als Untermauerung der obigen Kategorisierung folgen nunmehr einige häufige Materialien und derer spektraler Emissionsgrade. Die folgende Darstellung zeigt die Wellenlängenabhängigkeit der Emissionsgrade von Nichtmetallen.

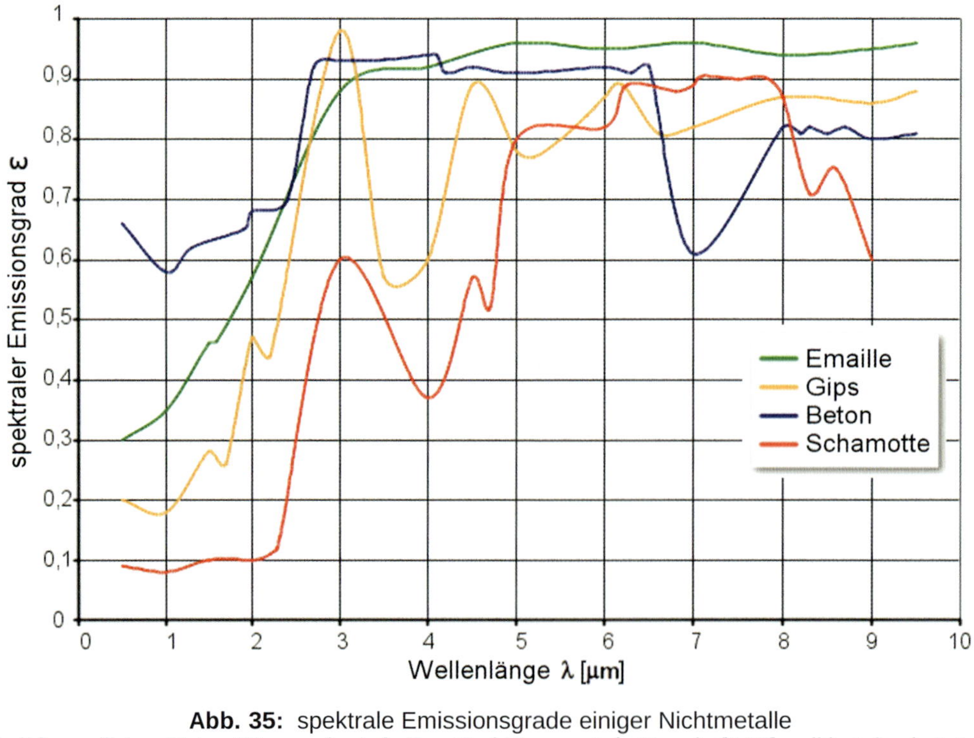

Abb. 35: spektrale Emissionsgrade einiger Nichtmetalle
(mit freundlicher Unterstützung der InfraTec GmbH, www.InfraTec.de [A12], editiert durch Autor)

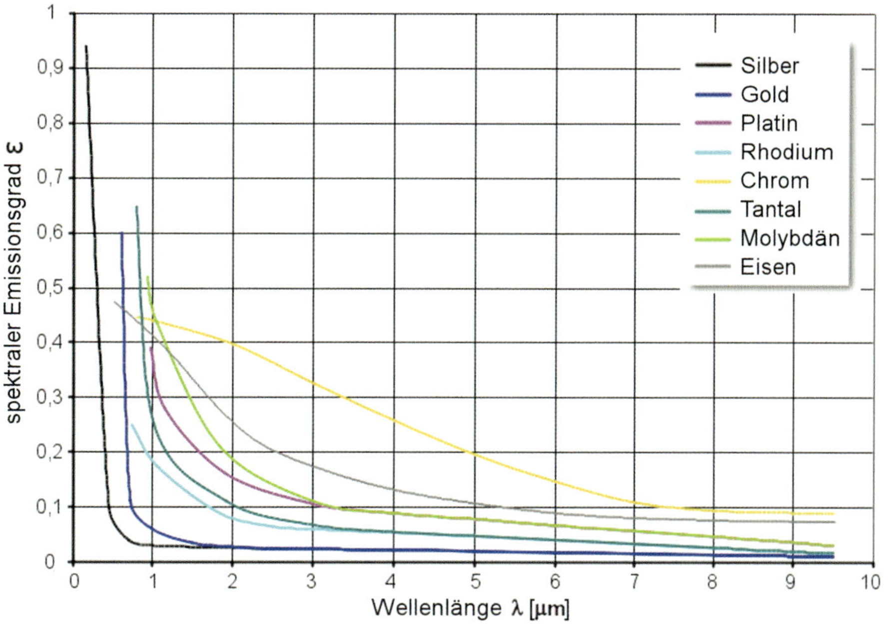

Abb. 36: spektrale Emissionsgrade einiger Metalle
(mit freundlicher Unterstützung der InfraTec GmbH, www.InfraTec.de [A13], editiert durch Autor)

In der Praxis ist die Übernahme von Emissionsgraden aus der Fachliteratur im Falle von Metallen sehr schwierig, schon alleine deswegen, da durch die atmosphärische Einwirkung viele Metalloberflächen sofort oxidieren und damit als oberste Schicht die nichtmetallischen strahlungsphysikalischen Eigenschaften der Oxidschicht ebenfalls Einfluss üben. Es ist also fast ausgeschlossen, Emissionsgrade in der Literatur zu finden, die sich genau auf die gerade zu messende Metalloberfläche und die aktuellen Messbedingungen (Spektralbereich, Oberflächenrauigkeit, Oxidation) beziehen. Es ist daher sinnvoller und genauer, den Emissionsgrad experimentell selbst zu bestimmen.

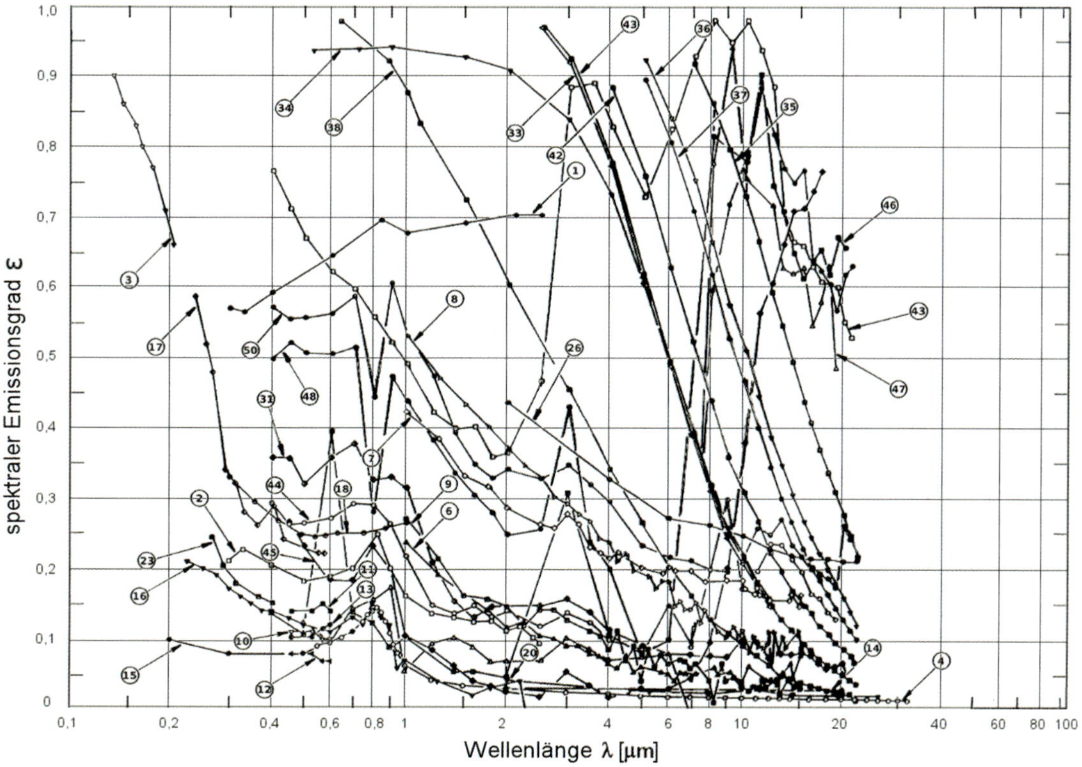

Abb. 37: spektrale Emissionsgrade verschiedener Aluminiumoberflächen
(unterschiedliche Legierungen, Bearbeitungszustände und Oberflächenbehandlungen)
(erstellt in Anlehnung an die Darstellung der Reflexion von Aluminium in [T167])

Abhängigkeit des Emissionsgrades von der Oberflächenrauigkeit

Je rauer die Oberfläche des Messobjektes ist, desto größer ist dessen Emissionsgrad. Dieser Effekt ist bei Nichtmetallen (auf Grund derer ohnehin hoher Emissionsgrade) relativ unbedeutend, bei Metallen dagegen ist dieser ausschlaggebend für den tatsächlichen Emissionsgrad. Erklärt werden kann der Einfluss der Rauigkeit dadurch, dass bei glatten (spiegelnden) Oberflächen eine gerichtete Spiegelung der Strahlung auftritt. Raue Oberflächen weisen nur eine diffuse Reflexion auf, während die strahlungsabgebende (bzw. aufnehmende) Fläche um Größenordnungen größer ist als bei glatten Oberflächen. Noch dazu tritt bei rauen Oberflächen der bereits im Kapitel des schwarzen Strahlers beschriebene Vorgang der Mehrfachreflexion und Aufsummierung in den Mikroriefen und -grübchen auf, welcher den Emissionsgrad (und natürlich den Absorptionsgrad gleichermaßen ebenfalls) erhöht.

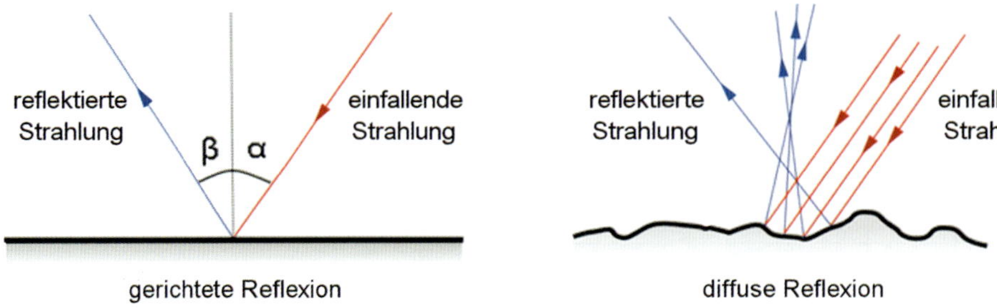

Abb. 38: Arten der Reflexion

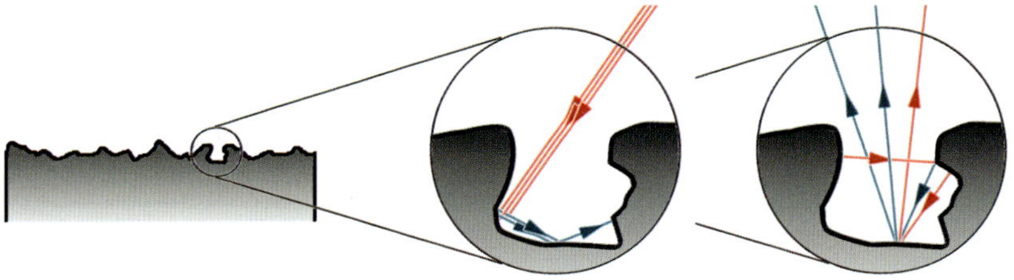

Abb. 39: Erhöhung der Absorption (links) und der Emission (rechts) bei rauen Oberflächen

Abhängigkeit des Emissionsgrades von der Körpertemperatur

Auch die Temperatur hat Einfluss auf den Emissionsgrad einer Körperoberfläche, was auf die Änderung der Materialeigenschaften (z.B. Kristallstruktur) zurückzuführen ist. Selbstverständlich führt auch der Übergang in einen anderen Aggregatzustandes zur Änderung des Emissionsgrades. Im Allgemeinen ist gültig, dass der Emissionsgrad (innerhalb eines Aggregatzustandes) mit der Temperatur ansteigt.

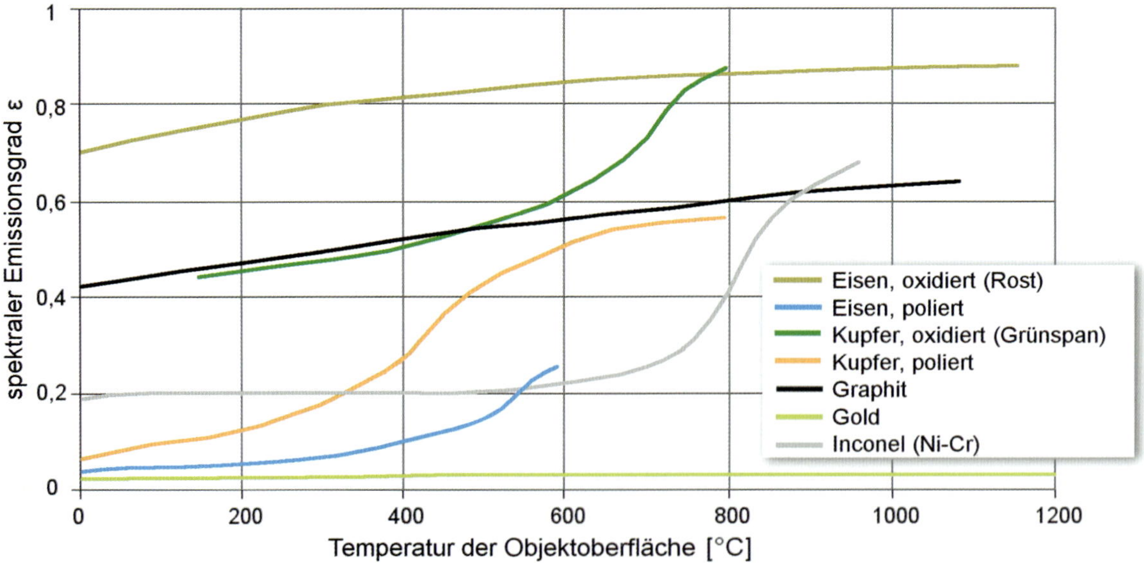

Abb. 40: Abhängigkeit des Emissionsgrades von der Körpertemperatur bei Metallen (Beispiele)

Diese Änderungen haben meistens nur bei hohen Temperaturen signifikante Auswirkungen. Bei Raumtemperatur sind die temperaturabhängigen Änderungen des Emissionsgrades typischerweise vernachlässigbar (von den wenigen Materialien abgesehen, die gerade in diesem Temperaturbereich eine Änderung ihres Aggregatzustandes aufweisen).

Abhängigkeit des Emissionsgrades vom Beobachtungswinkel

Ein schwarzer Strahler (Lambertscher idealer Strahler) spielt der Beobachtungswinkel keine Rolle. Egal aus welcher Richtung er betrachtet wird, der Emissionsfaktor ist überall und aus allen Richtungen immer gleich. Bei realen Strahlern hat der Beobachtungswinkel jedoch auch einen signifikanten Einfluss auf den Emissionsfaktor. Von der Oberflächennormalen um +/- 30° abweichende Beobachtungswinkel spielen eine vernachlässigbare Rolle. Der Emissionsfaktor von nichtmetallischen (isolierenden) Materialien nimmt jedoch für „flachere" Beobachtungswinkel (kleiner 50°) zuerst allmählich, schließlich drastisch ab. Bei Metallen (elektrischen Leitern) steigt der Emissionsfaktor bei „flacheren" (unter 50° betragenden) Beobachtungswinkeln bis auf einen oberflächennahen Betrachtungswinkel von 10° stark an. Bei noch flacheren Beobachtungswinkeln fällt er dann jedoch plötzlich wieder extrem ab.

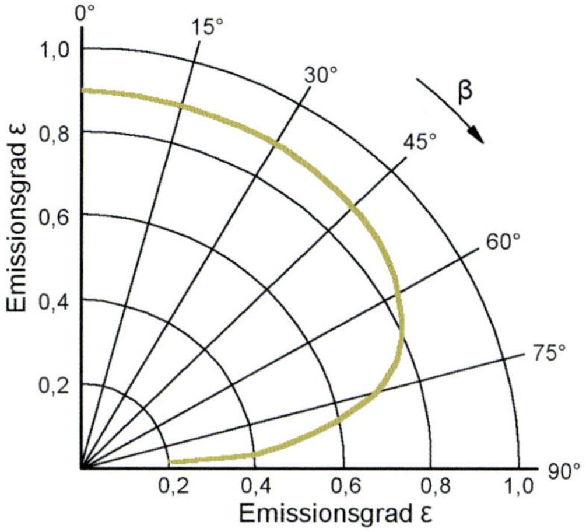

Abb. 41: Abhängigkeit des Emissionsgrades vom Betrachtungswinkel bei Nichtmetallen (Nichtleitern)

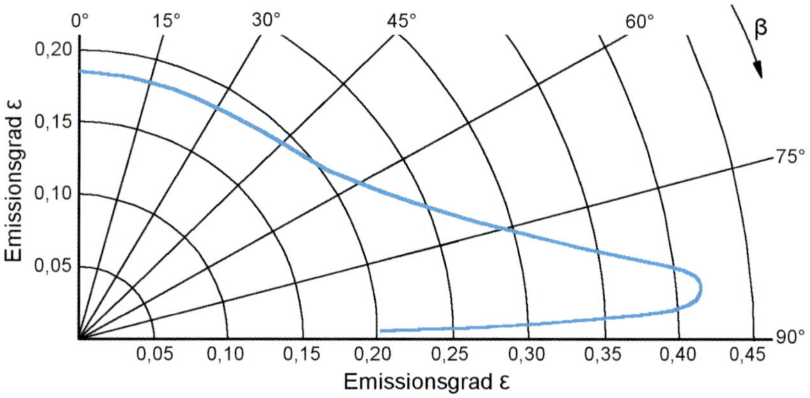

Abb. 42: Abhängigkeit des Emissionsgrades vom Betrachtungswinkel bei Metallen (elektrischen Leitern)

Bei elektrisch leitenden Materialien (z.B. Metallen) gilt:

$$\varepsilon_\beta = 0{,}5 \cdot \varepsilon_n \cdot \left(\cos\beta + \frac{1}{\cos\beta} \right) \qquad \text{Gl. 42}$$

(Der Index n kennzeichnet den Emissionswert in Richtung der Oberflächennormalen.)

Für elektrisch isolierende Materialien gilt der folgende Zusammenhang:

$$\varepsilon_\beta = \varepsilon_n \cdot \left(1 - (1 - \cos\beta)^6 \right) \qquad \text{Gl. 43}$$

Mittels obiger Gleichungen kann der für die Flächennormale einer Oberfläche bestimmte Emissionsgrad auf den für einen gewählten Beobachtungswinkel geltenden Wert umgerechnet werden. Hierbei ist zu beachten, dass der Winkel β die Winkelabweichung zur Flächennormalen und nicht der einschließende Winkel zur Objektoberfläche ist.

Hinweis: Bei der berührungslosen Temperaturmessung ist wegen der genannten Zusammenhänge damit zu rechnen, dass bei gekrümmten (z.B. zylindrischen) Körpern aus Metallen zu deren „Rändern" hin scheinbar höhere Temperaturen auftreten, bei Körpern aus Nichtmetallen dagegen ist eine scheinbar sinkende Temperatur zu beobachten. Streng betrachtet erfordert dieser Zusammenhang also eine Korrektur des jeweiligen örtlichen Emissionsgrades entsprechend der Körpergeometrie.

Achtung: Weiterhin ist zu beachten, dass die Emissionsgrade aufführenden Tabellen und Veröffentlichungen meistens nur die für die Flächennormale geltenden Emissionsgrade enthalten.

Scheinbare Emissionsgrade an tiefen Bohrungen

Aus der Sicht der praktischen Ausführung der berührungslosen Temperaturmessung ist die bei tiefen Bohrungen zu beobachtende Mehrfachreflexion (siehe Kapitel 1.2.1. „Physikalisches Modell des schwarzen Körpers"), welche zu hohen Emissionsgraden führt. Die Strahlung in der Bohrung ergibt sich aus der Aufsummierung der jeweiligen Emission und Reflexion an den Bohrlochwänden. Im Falle nicht-transparenter Materialien und ausreichend tiefer Bohrung ergibt dieser Effekt einen einem idealen Strahler nahekommenden Emissionsgrad. Noch dazu ist dies ab einem bestimmten Verhältnis von Bohrungstiefe zu Bohrlochdurchmesser praktisch unabhängig vom Objektmaterial. Der zu erwartende Emissionsfaktor - basierend auf den Bohrungsdimensionen und dem Emissionsgrad des Materials - ist in den folgenden Abbildungen (Abb. 43 und 44) dargestellt.

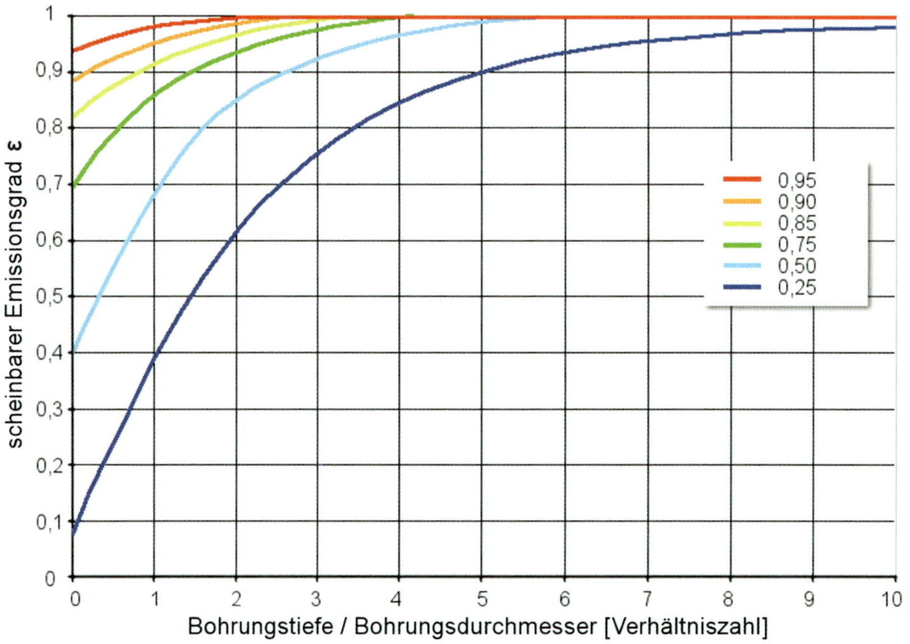

Abb. 43: scheinbarer Emissionsgrad in Abhängigkeit von Bohrlochtiefe/Durchmesser, sowie in Abhängigkeit vom Emissionsgrad des Objektmaterials (nach Buckley)

Obigem zufolge kann - unabhängig vom Objektmaterial - mit einem erreichbaren scheinbaren Emissionsgrad von über 85% gerechnet werden, wenn die Bohrung mindestens viermal so tief ist, wie ihr Durchmesser. In der Praxis können solche Bohrlöcher daher dazu verwendet werden, um die Objekttemperatur unabhängig vom Emissionsgrad des Objektmaterials zu messen oder den Emissionsgrad des Objektmaterials zu bestimmen. Speziell für metallische (auch polierte) Oberflächen mit besonders niedrigen Emissionsfaktoren ist dies oftmals die einzige Möglichkeit, berührungslos Temperaturen zu messen, ohne eine Emissionsgrad erhöhende Veränderung der Objektoberfläche (z.B. durch Farbüberzug oder Bekleben) vorzunehmen.

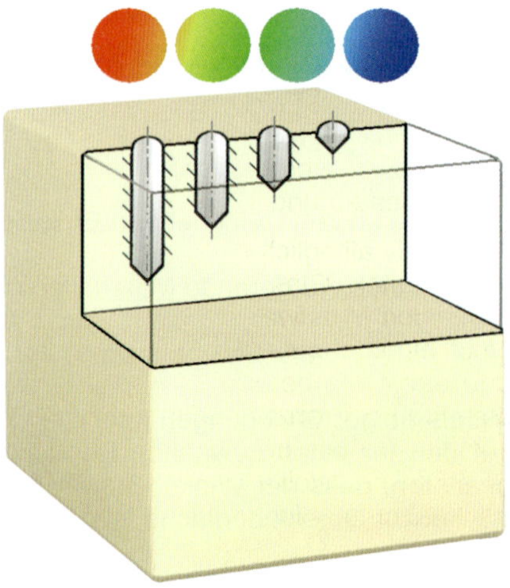

Abb. 44: Zusammenhang zwischen dem Verhältnis Bohrlochtiefe zu Durchmesser und erzieltem Emissionsgrad

1.4.3. Zusammenhänge zwischen Emission, Absorption, Reflexion und Transmission

Über den bereits behandelten Emissionsgrad hinaus gibt es für jeden Körper (jede Materie) weitere drei strahlungsphysikalische Größen. Diese alle sind immer als Maßzahl, relativ zu den Eigenschaften eines idealen Strahlers, Absorbers, Spiegels bzw. idealen Fensters zu verstehen.

Emissionsgrad ε	Maßzahl der Fähigkeit zur Aussendung von Strahlung (0 ... 1 bzw. 0 ... 100%)
Absorptionsgrad α	Maßzahl der Fähigkeit zur Aufnahme von Strahlung (0 ... 1 bzw. 0 ... 100%)
Transmissionsgrad τ	Maßzahl der Durchlassfähigkeit für Strahlung (0 ... 1 bzw. 0 ... 100%)
Reflexionsgrad ρ	Maßzahl der Fähigkeit zur Spiegelung von Strahlung (0 ... 1 bzw. 0 ... 100%)

Nach dem **Kirchhoffschen Strahlungsgesetz** gilt, dass der spektrale Emissionsgrad eines Körpers stets gleich seinem spektralen Absorptionsgrad ist.

$\alpha_\lambda = \varepsilon_\lambda$ Gl. 44

Der schwarze Körper als idealer Strahler ($\varepsilon = 1$) ist damit also zugleich auch ein idealer Absorber mit $\alpha = 1$.

Das klingt erst einmal verblüffend, ist es aber in Wirklichkeit nicht. Jeder Körper emittiert Strahlung entsprechend seiner eigenen Temperatur (siehe Kapitel 1.1.1 "Temperatur, Atommodell von Bohr") und nimmt gleichzeitig Strahlung aus seiner Umgebung auf. Die zwei Prozesse finden gleichzeitig statt, die Summe der Strahlungsabsorption oder -freisetzung hängt allein davon ab, ob der Körper oder eben seine Umgebung die höhere Temperatur besitzt (siehe Kapitel 1.1.2.3. „Hauptsätze der Thermodynamik"). Emissions- und Absorptionsfaktoren beschreiben nur den „Wirkungsgrad" des Prozesses. Der schwarze Körper absorbiert daher verlustfrei die Strahlung der Umgebung (wenn diese wärmer ist) und emittiert ebenso ohne Verluste „seine" Strahlung (wenn die Umgebung kälter ist).

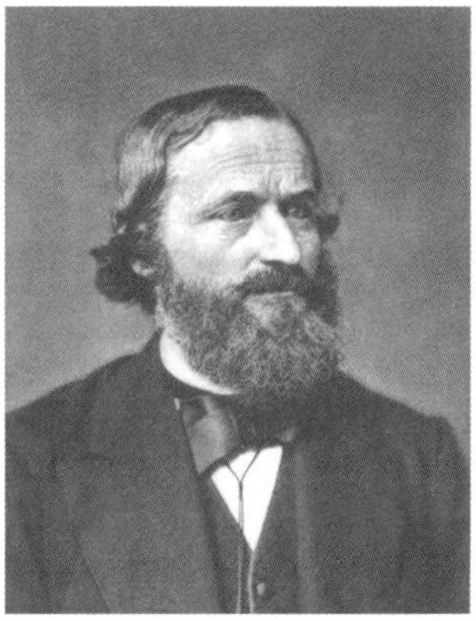

Abb. 45: Gustav Kirchhoff, deutscher Physiker (1824 - 1887) (Wikipedia, gemeinfrei [A14])

Dem **Energieerhaltungsgesetz** zufolge besteht zudem der folgende weitere Zusammenhang zwischen den strahlungsphysikalischen Maßzahlen:

$\varepsilon_\lambda + \tau_\lambda + \rho_\lambda = 1$ Gl. 45

Aus diesen Zusammenhängen lassen sich folgende - für die Betrachtung der berührungslosen Temperaturmessung äußerst wichtigen - Spezialfälle herleiten:

Theoretischer Körper	*Kennzeichen*	*Folgerungen*
Schwarzer Körper (idealer Strahler)	ε = 1	τ = 0, ρ = 0
Idealer Spiegel	ρ = 1	ε = 0, τ = 0
Ideales Fenster	τ = 1	ε = 0, ρ = 0
Nicht-transparenter Körper	τ = 0	ε + ρ = 1

Tabelle 8: strahlungsphysikalische Eigenschaften einiger (theoretischer) Körper

Aus der obigen Tabelle (Tabelle 8) ist ersichtlich, dass weder die Temperatur idealer Spiegel, noch die der idealen Fenster anhand der Erfassung von Strahlungswärme gemessen werden kann, da diese keine Wärmestrahlung emittieren. (Es gibt bei diesen Körpern keine Strahlung, die im Zusammenhang mit ihrer Temperatur steht, damit kann also aus der Strahlungsmessung nicht auf die Temperatur dieser Körper geschlossen werden.) Diese Körper sind dennoch sehr wichtig in der Thermografie: es sind typische Komponenten und Zubehöre von Infrarot-Thermometern und Thermokameras.

Als relativ alltägliches, aber außergewöhnliches Material soll Glas im Folgenden besondere Aufmerksamkeit erhalten. Glas lässt bekannterweise das sichtbare Licht sehr gut durch. Die Infrarotstrahlung wird im Kurz- und Mittelwellenbereich nur teilweise (bis 3,5 µm) und im Langwellenbereich allerdings überhaupt nicht hindurchgelassen. Dadurch ist die Detektion von Wärmestrahlung durch Fensterglas (Quarzglas) und damit die berührungslose Temperaturmessung auf den Kurz- und Mittelwellenbereich der Infrarotstrahlung begrenzt. Während sich das Glas im mittleren Wellenbereich (über 4,5 µm) fast wie ein idealer Strahler verhält, beträgt der durchschnittliche langwellige Emissionsgrad nur ca. 85%. Dementsprechend ist in diesem Wellenlängenbereich eine erhebliche Reflexion (bei 9,5 µm sogar ca. 30%) zu erwarten. Die spektralen strahlungsphysikalischen Parameter sind in der folgenden Grafik dargestellt.

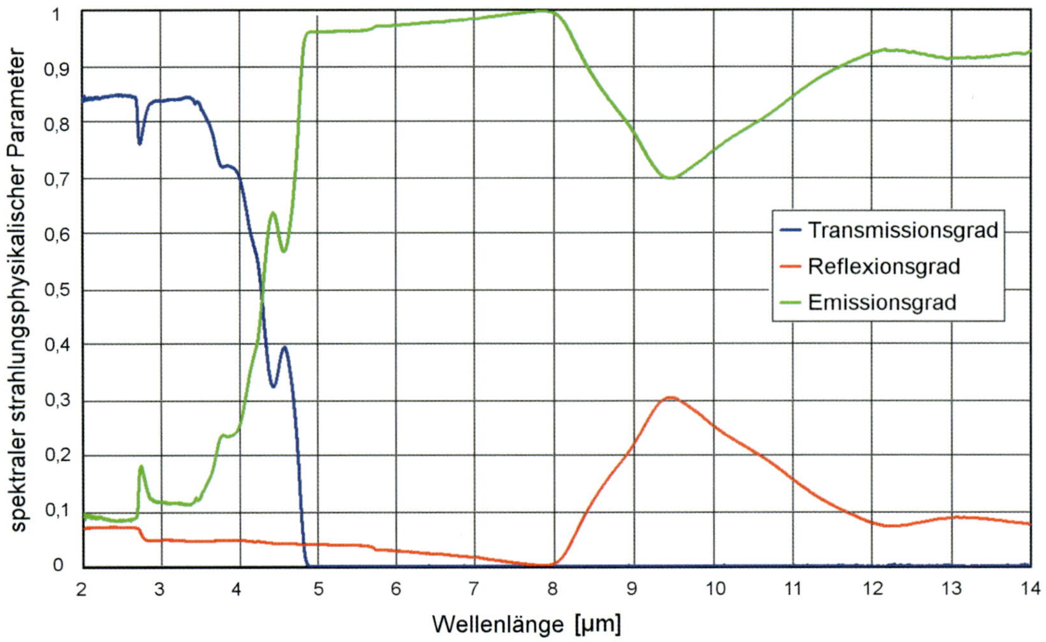

Abb. 46: spektrale strahlungsphysikalische Eigenschaften von Fensterglas (Quarzglas)
(mit freundlicher Unterstützung der InfraTec GmbH, www.InfraTec.de [A15], durch Autor bearbeitet)

1.4.4. Einfluss der Übertragungsstrecke

Da es sich bei der Infrarot-Temperaturmessung und der Thermografie um berührungslose Messverfahren handelt, muss die zugrundeliegende (zu detektierende) Wärmestrahlung (abgesehen von Messungen im Vakuum) durch ein Medium vom Messobjekt bis zum Messsystem gelangen. Die strahlungsphysikalischen Eigenschaften des Übertragungsmediums beeinflussen natürlich die übertragene Strahlungsmenge (und deren Zusammensetzung), und damit gleichzeitig auch das angestrebte Messergebnis. In den meisten Fällen ist dieses Medium Luft, es können jedoch auch andere Materialien (z. B. spezielle - Infrarotstrahlung-durchlässige - Messfenster) in der Messstrecke vorhanden sein. Im Fall von Luft ist die Übertragung der Infrarotstrahlung hauptsächlich durch die mit höchster Konzentration vorhandenen Bestandteile der Atmosphäre - also durch Stickstoff, Sauerstoff, Wasserdampf und Kohlendioxid - und derer spektraler Absorptionseigenschaften beeinflusst. (Natürlich beeinflussen Verschmutzung und Temperatur der Luft auch die Übertragungseigenschaften!)

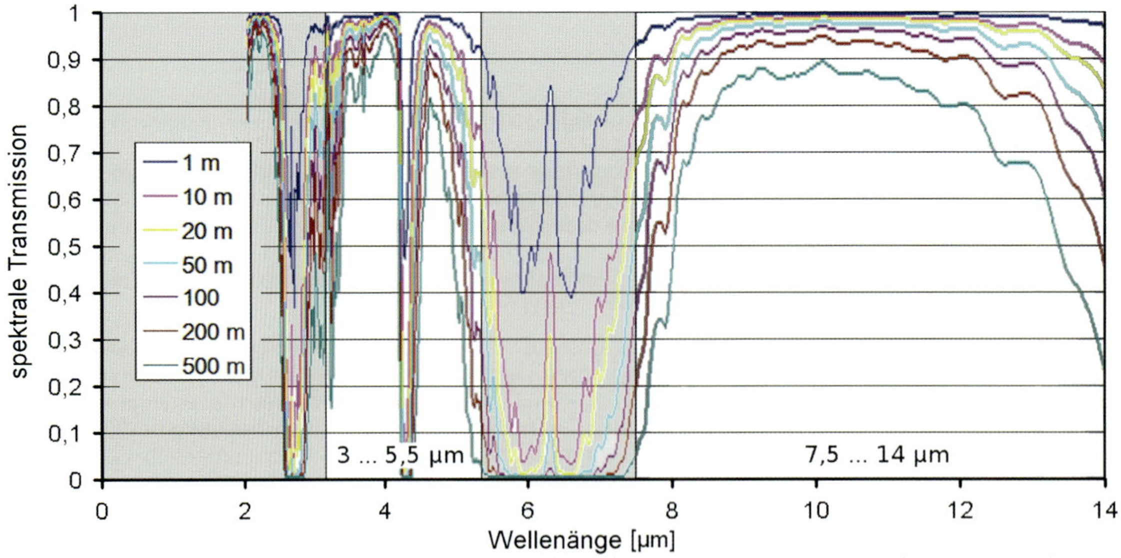

Abb. 47: spektrale Transmission der Atmosphäre (1 ... 500 m, 25 °C, 1013 mbar, 85 % r.F.)
weiße Flächen: links mittelwelliges, rechts langwelliges atmosphärisches Fenster
(mit freundlicher Genehmigung von Prof. Dr. Lutz Bannehr [A16])

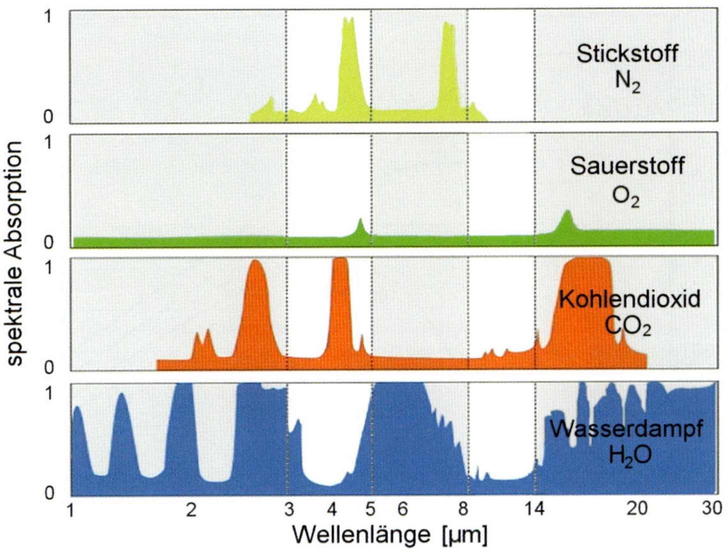

Abb. 48: spektrale Absorption der Hauptbestandteile der Atmosphäre (>100 m, 25 °C)
weiße Flächen: links mittelwelliges, rechts langwelliges atmosphärisches Fenster

Die obige Abbildung (Abb. 48) zeigt, dass die Transmission der Luft - abhängig von der Wellenlänge der zu übertragenden Strahlung - sehr unterschiedlich ist. Neben Bereichen mit starken Übertragungsverlusten können auch gut übertragende Bereiche (mit weißer Hintergrund hervorgehoben) beobachtet werden. Letztere werden auch als atmosphärische Fenster bezeichnet. Während der Transmissionsgrad im *langwelligen atmosphärischen Fenster* im Bereich von 7,5 bis 14 µm eine nahezu perfekte Übertragung über große Entfernungen ermöglicht (daher auch der Name „fernes Infrarot"), gibt es im Wellenlängenbereich von 3 bis 5,5 µm - dem *mittelwelligen atmosphärischen Fenster* - durch die Atmosphäre verursachte messbare Verluste schon in Entfernungen von einigen zehn Metern. Speziell für Hochtemperaturmessungen und für Messungen an Metallen wird auch das *kurzwellige atmosphärische Fenster* zwischen 0,8 und 2 µm verwendet. Letzteres wird oft auch mit dem Synonym „nahes Infrarot" benannt.

In vielen Veröffentlichungen ist das langwellige atmosphärische Fenster begrenzt auf 8 ... 14 µm oder auf nur 8 ... 13 µm. Diese Unterschiede sind darauf zurückzuführen, wie streng das Fenster auf die höchstmögliche Transmission begrenzt wird, welche zwischen 8 und 12 µm sogar fast 100% beträgt. Eine Erweiterung der Bereichsgrenzen (d.h. Erweiterung des spektralen Erfassungsbereiches) führt zu einer höheren Empfindlichkeit des Messgerätes. Dies ist besonders nützlich, wenn niedrige Temperaturen gemessen werden, da nur wenig Strahlung emittiert wird und daher das Signal-Rausch-Verhältnis relativ ungünstig ist. In diesem Fall wird üblicherweise eher der störende Einfluss der Atmosphäre akzeptiert, statt das messbare Signal einzuschränken. Details hierzu sind im nächsten Abschnitt zu finden.

1.4.5. Wellenlängenbereiche der Messsysteme

Da bei der berührungslosen Temperaturmessung die Luft das häufigste und (von den seltenen Messungen im Vakuum abgesehen) immer vorhandene Übertragungsmedium ist, können auf Wärmestrahlung basierende Messungen nur mit Wellenlängenbereichen entsprechend der atmosphärischen Fenster vorgenommen werden. Andernfalls würde es keine eindeutige Korrelation zwischen der gemessenen Strahlung und der Temperatur des Objekts geben, da dem Wienschen Verschiebungsgesetz zufolge die sich in ihrer Wellenlänge ändernde intensivste Objektstrahlung durch die absorbierenden oder eben gut übertragenden Wellenlängenbereiche der Luft temperaturabhängig unterschiedlich zum Messsystem übertragen werden würde. Somit würde die vom Messinstrument erfasste Strahlungsintensität nicht nur von der Temperatur des Objekts abhängen, sondern auch von den wellenlängenabhängigen Übertragungseigenschaften der Luft.

Außerdem würde die Luft nach dem Kirchhoffschen Strahlungsgesetz aufgrund ihrer Emissionsfähigkeit in ihren Absorptionsbändern entsprechend auch eine ihrer Temperatur entsprechende „eigene" Strahlung emittieren. Dieser Umstand, sowie die vorgenannte wellenlängenabhängige Absorption, stellen die Strahlungsmessung beeinflussende Faktoren dar, die ohne eine Erfassung der spektralen Zusammensetzung der Strahlung nicht einmal mathematisch ausreichend korrigiert werden könnten.

Um dieses Problem zu überwinden, werden thermografische Systeme entweder für das langwelligen atmosphärische Fenster (Wellenlängenbereich 8 ... 14 µm) oder für das mittelwellige atmosphärische Fenster (Wellenlängenbereich 3 ... 5 µm) ausgelegt. Ihre Bezeichnung ist dementsprechend „langwellige" oder „mittelwellige" Wärmebildkamera. Thermokameras in kurzwelligen Wellenlängen (0,8 ... 2 µm) kommen ebenfalls zum Einsatz, sind allerdings weniger verbreitet.

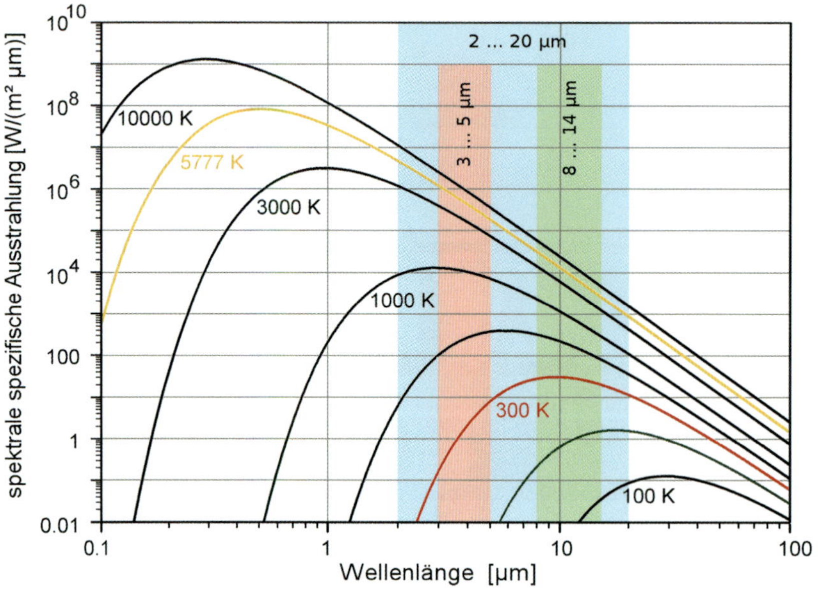

Abb. 49: Darstellung der atmosphärischen Fenster im infraroten Strahlungsspektrum

Der spektrale Messbereich der berührungslosen Temperaturmessgeräte deckt somit stets nur einen (schmalen) Teil des gesamten, vom Objekt emittierten Strahlungsspektrums ab. Die Auswirkung dieser Eingrenzung auf die Empfindlichkeit der Messsysteme ist in der folgenden Abbildung für die genannten - den atmosphärischen Fenstern entsprechenden - Wellenlängenbereiche dargestellt.

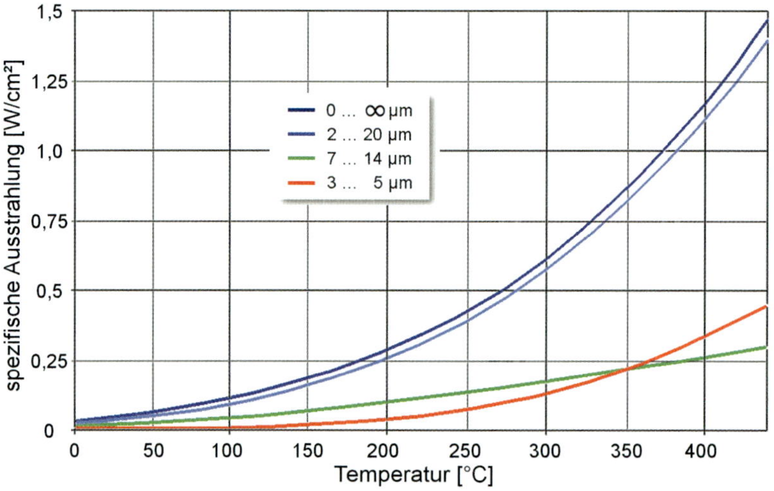

Abb. 50: detektierbarer Strahlungsfluss bei Begrenzung der Wellenlängenbereiche
(mit freundlicher Unterstützung der InfraTec GmbH, www.InfraTec.de [A17], durch Autor bearbeitet)

Es ist leicht zu erkennen, dass der Mittelwellenbereich (3 ... 5 µm) für niedrige Temperaturen relativ unempfindlich ist. Über 350 °C ist dagegen die Empfindlichkeit dieses Wellenlängenbereiches höher als die des langwelligen Bereiches (8 ... 14 µm). Grund dafür ist, dass sich die intensivste Strahlung dem Wienschen Verschiebungsgesetz entsprechend immer mehr in Richtung der kürzeren Wellenlängen verschiebt. Für die Tieftemperaturerfassung (z.B. Industrieanlagen, Tanks, Kühlhäuser) ist der langwellige Bereich am besten geeignet. (Hinweis: Hohe Temperaturen können mit langwelligen Systemen vergleichbar gut wie mit mittelwelligen Messgeräten erfasst werden, da typischerweise große Strahlungsmengen emittiert werden, so dass ein günstiges Signal-Rausch-Verhältnis auch im langwelligen Bereich vorliegt).

Die Übertragung der Infrarotstrahlung wird im Mittelwellenbereich schon auf kurze Entfernungen (bereits auf wenigen Metern) stark durch die in der Atmosphäre enthaltenen Medien Wasserdampf und Kohlendioxid abgeschwächt. Was als Nachteil erscheint, hat auch Positives: die Temperatur von Flammen und Verbrennungsgasen kann im Mittelwellenbereich aufgrund der großen Menge an vorhandenem Wasserdampf und Kohlendioxid bestimmt werden. (Diese sind jedoch im langwelligen Bereich durchsichtig, also nicht messbar.)

Hinweis: Weiteren Einfluss auf die Detektierbarkeit haben die Transmissionsbanden eventuell vorhandener infrarot-durchlässiger Messfenster, sowie die spektralen Emissionseigenschaften des Messobjektes selber.

1.5. Pyrometrische (thermografische) Grundgleichung

Nachdem die bisherigen Kapitel die die berührungslose Temperaturmessung beeinflussenden Faktoren beschrieben haben, wird nunmehr die Möglichkeit der mathematischen Korrektur derselben untersucht.

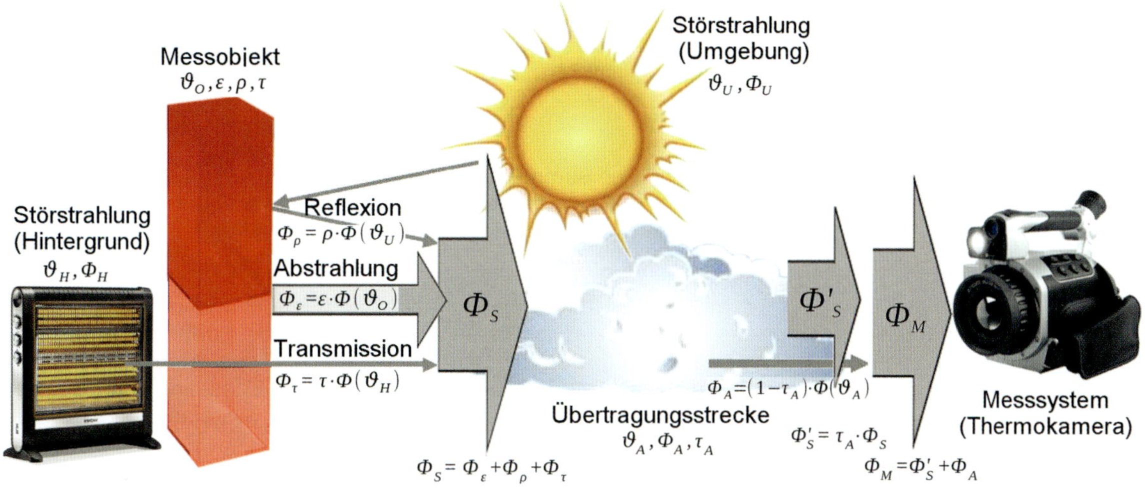

Abb. 51: Zusammensetzung der gemessenen Strahlung Φ_M aus Teilstrahlungen

Die durch einen Körper mit Emissionsgrad ε bei einer Eigentemperatur (Objekttemperatur) ϑ_O emittierte Strahlung Φ_ε, kann folgendermaßen bestimmt werden:

$$\Phi_\varepsilon = \varepsilon \cdot \Phi(\vartheta_O) \qquad \text{Gl. 46}$$

Hierbei ist $\Phi(\vartheta_O)$ die von einem idealen Strahler mit gleicher Temperatur ausgesandte (emittierte) Strahlung. Von der Objektoberfläche können noch zwei weitere Strahlungen ausgehen:

$$\Phi_\rho = \rho \cdot \Phi(\vartheta_U) \qquad \text{Reflexion} \qquad \text{Gl. 47}$$

$$\Phi_\tau = \tau \cdot \Phi(\vartheta_H) \qquad \text{Transmission} \qquad \text{Gl. 48}$$

Hierbei ist ϑ_U die strahlungsproportionale Durchschnittstemperatur der Objekte, deren Strahlung sich auf der Objektoberfläche in Richtung des Messsystems spiegelt. Die sich hinter dem Objekt befindlichen Körper, deren Strahlung vom Objekt durchgelassen und damit ebenfalls in Richtung des Messsystems übertragen wird, werden mit ihrer Temperatur ϑ_H in Betracht gezogen.

Durch Addition dieser beiden Teilstrahlungen aus Gleichungen 47 und 48 zu der vom Messobjekt emittierten Strahlung aus Gleichung 46, so ergibt sich daraus die in die Übertragungsstrecke eintretende Strahlung Φ_S.

$$\Phi_S = \Phi_\varepsilon + \Phi_\rho + \Phi_\tau \qquad \text{Gl. 49}$$

Im Falle von undurchsichtigen Körpern (was in der Praxis für Wärmestrahlung häufig auftritt) ist der Transmissionsgrad des Objektes τ = 0, weshalb sich das Energieerhaltungsgesetz

$$1 = \varepsilon + \rho + \tau \qquad \text{Gl. 45 (aus Kapitel 1.4.3.)}$$

folgendermaßen vereinfacht:

$$1 = \varepsilon + \rho \qquad \text{Gl. 50}$$

Damit kann die vom Messobjekt ausgehende, in die Übertragungsstrecke eintretende Strahlung mit folgender - vereinfachter - Gleichung ausgedrückt werden:

$$\Phi_S = \varepsilon \cdot \Phi(\vartheta_O) + (1-\varepsilon) \cdot \Phi(\vartheta_U) \qquad \text{Gl. 51}$$

Obige Strahlung erfährt entsprechend der Transmissionseigenschaften τ_A der Übertragungsstrecke (in den meisten Fällen ist dies die Atmosphäre) einen Übertragungsverlust:

$$\Phi'_S = \tau_A \cdot \Phi_S \qquad \text{Gl. 52}$$

Nach dem Kirchhoffschen Gesetz gibt aber auch die (nicht ideale) Übertragungsstrecke eine - mit ihrer eigenen Temperatur im Zusammenhang stehende - Strahlung ab, welche ebenfalls vom Messsystem empfangen wird. Die gemessenes Strahlung setzt sich daher wie folgt zusammen:

$$\Phi_M = \Phi'_S + \Phi_A \qquad \text{Gl. 53}$$

Die von der Übertragungsstrecke selbst abgegebene Strahlung kann - unter der Voraussetzung, dass diese keine Reflexion ausübt - mit folgender Gleichung bestimmt werden:

$$\Phi_A = (1-\tau_A)\cdot\Phi(\vartheta_A) \qquad \text{Gl. 54}$$

Damit setzt sich die messbare Strahlung aus der Summe der in der Übertragungsstrecke gedämpften - vom Objekt stammenden - Strahlung und aus der Eigenstrahlung der Strecke zusammen:

$$\Phi_M = \tau_A\cdot\Phi_S + (1-\tau_A)\cdot\Phi(\vartheta_A) \qquad \text{Gl. 55}$$

Durch Einsetzen der Gleichung 51 für in die Übertragungsstrecke eintretende, mit den Strahlungseigenschaften und der Temperatur des Messobjektes in Zusammenhang stehende Strahlung, ergibt sich die sogenannte **Pyrometrische** bzw. **Thermografische Grundgleichung**. Diese bildet das mathematische Modell für die berührungslose Temperaturbestimmung anhand der Erfassung von Wärmestrahlung, beispielsweise mittels Strahlungsthermometern oder thermografischen Systemen:

$$\Phi_M = \tau_A\cdot\left(\varepsilon\cdot\Phi(\vartheta_O) + (1-\varepsilon)\cdot\Phi(\vartheta_U)\right) + (1-\tau_A)\cdot\Phi(\vartheta_A) \qquad \text{Gl. 56}$$

Durch Umstellen nach der Objekttemperatur ϑ_O entsteht der nachfolgende Term, welcher in einer Thermokamera für jeden Bildpunkt und jede Bildauffrischung anhand der aktuellen Messwerte (und den Angaben für ε, τ_A, ϑ_U und ϑ_A) immer wieder neu berechnet wird:

$$\vartheta_O = \Phi^{-1}\left(\frac{\dfrac{\Phi_M - (1-\tau_A)\cdot\Phi(\vartheta_A)}{\tau_A} - (1-\varepsilon)\cdot\Phi(\vartheta_U)}{\varepsilon}\right) \qquad \text{Gl. 57}$$

In der obigen Gleichung sind die Strahlungswerte Φ_M, $\Phi(\vartheta_U)$ und $\Phi(\vartheta_A)$ die im durch die Sensitivität des Messsystems (siehe Abbildung 38) begrenzten Wellenlängenbereich detektierten Strahlungen, Φ^{-1} bedeutet inverse oder Umkehrfunktion. Wie der mathematische Zusammenhang aufzeigt, sind zur Berechnung der Objekttemperatur außer der Erfassung der Strahlung Φ_M weitere Parameter notwendig. Diese sind im Falle der hier getroffenen Vereinfachung für Infrarot-undurchsichtige Messobjekte:

ε . . . Emissionsgrad des Messobjektes
ϑ_U . . . Umgebungstemperatur (Durchschnittstemperatur der Gegenstände, deren Strahlung sich auf der Objektoberfläche in Richtung des Messsystems spiegelt)
τ_A . . . Transmissionsgrad der Übertragungsstrecke
ϑ_A . . . Temperatur der Übertragungsstrecke

Oftmals ist die atmosphärische Übertragungsstrecke (ohne weitere Materialien in der Übertragungsstrecke) so kurz, dass deren Einfluss (Dämpfung) auf die übertragene Wärmestrahlung so gering ist, dass diese vernachlässigt werden kann. Die Gleichung 57 vereinfacht sich daher auf:

$$\vartheta_O = \Phi^{-1}\left(\frac{\Phi_M - (1-\varepsilon)\cdot\Phi(\vartheta_U)}{\varepsilon}\right) \qquad \text{Gl. 58}$$

Bei kurzen atmosphärischen Übertragungsstrecken spielen also nur noch die Umgebungstemperatur und der Emissionsgrad des Messobjektes eine Rolle. Bei den meisten Praxisanwendungen ohne Messfenster - insbesondere im langwelligen Infrarotbereich - kann diese Vereinfachung angewendet werden!

Im Falle von Idealen Strahlern vereinfacht sich die Gleichung wegen $\varepsilon = 1$ noch weiter. Selbst die Umgebungstemperatur verliert ihren Einfluss, da keine Reflexion auftritt.

$$\vartheta_T = \Phi^{-1}(\Phi_M) \qquad \text{Gl. 59}$$

Hinter diesem Zusammenhang verbirgt sich nichts anderes, als das Stefan-Boltzmann-Gesetz. Vorausgesetzt natürlich, dass Messobjekt und Übertragungsstrecke ideale Eigenschaften aufweisen und die Strahlungsmessung alle Wellenlängen von 0 bis unendlich umfassen muss.

2. Messtechnische Betrachtung

2.1. Optische Gesetze

Ausgehend von der Tatsache, dass alle Geräte der berührungslosen Temperaturmessung (Pyrometer, Strahlungsthermometer, Wärmebildkameras) optische Messgeräte sind, sind also auch die optischen Gesetze näher zu betrachten. Zur Vereinfachung dieser Betrachtungen ist es hierbei sinnvoll, die Gesetze der geometrischen Optik anzuwenden:

- der Wellencharakter der Strahlung (z.B. Beugung) wird nicht berücksichtigt.
- der Lichtstrahl breitet sich in homogenen Medien geradlinig mit konstanter Geschwindigkeit aus
- der Lichtstrahl wird an den Grenzen verschiedener Medien gebrochen und / oder reflektiert
- der Weg (Strahlengang) des Lichtes ist umkehrbar

Mittels obiger Definitionen ist die geometrische Optik für die Beschreibung der optischen Abbildungsgesetze - natürlich auch im Falle der Wärmestrahlung - gut geeignet.

2.1.1. Gaußsche Optik (paraxiale Optik)

Weitere Vereinfachungen bieten die Zusammenhänge der Gaußschen Optik, welche dann gültig ist, wenn nur Strahlen nahe der optischen Achse betrachtet werden. Unter dieser Bedingung schließen diese nur in einem minimalen Winkel zur optischen Achse ein, so dass es zulässig ist, die Winkelfunktionen direkt durch die Winkel selbst zu ersetzen.

$$\sin\alpha \approx \alpha \qquad \tan\alpha \approx \alpha \qquad \cos\alpha \approx 1 \qquad \text{Gl. 60}$$

Trotz obiger Definitionen werden im Folgenden die Erläuterungen zur geometrischen Optik mit großen Winkeln und großen Abständen zur jeweiligen optischen Achse dargestellt, um das Erkennen der grundlegenden Zusammenhänge zu erleichtern.

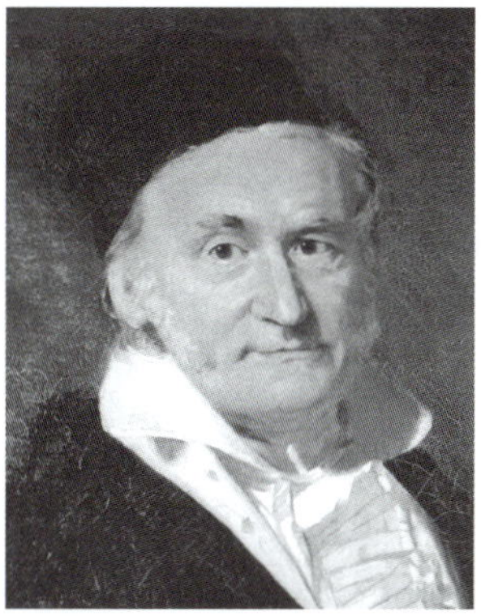

Abb. 52: Johann Carl Friedrich Gauß (1777 - 1855), deutscher Mathematiker, Astronom, Geologe und Physiker (Wikipedia, gemeinfrei [A18])

2.1.2. Grundtypen und Eigenschaften optischer Linsen

Optische Linsen sind kreissymmetrische transparente Körper mit konvexen oder konkaven Oberflächen, oder einer Kombination dieser Formen untereinander oder mit einer ebenen Fläche. Nachstehend werden sogenannte dünne Linsen diskutiert, also Linsen deren Dicke im Vergleich zum Linsendurchmesser vernachlässigbar ist. Beim Durchgang durch die Linse wird der Lichtstrahl - dem Brechungsgesetz folgend - auf der Vorder- und Rückseite der Linse (also zweimal) gebrochen. Der einfallende Strahl steht senkrecht zur Linsenoberfläche. Die Symmetrieachse der Linse wird als optische Achse, der Schnittpunkt zwischen der optischen Achse und dem Linsenkörper wird als optischer Mittelpunkt bezeichnet.

Im Weiteren werden nur Sammellinsen näher betrachtet, da Streulinsen bei Messsystemen der berührungslosen Temperaturmessung typischerweise keine Anwendung finden.

2.1.2.1. Sammellinsen

Sammellinsen bündeln parallel zu ihrer optischen Achse einfallende Lichtstrahlen auf einen Punkt der gegenüberliegenden Seite. Dieser Punkt wird Brennpunkt der Linse genannt. Typischerweise hat jede Sammellinse zwei Brennpunkte, die beidseitig des Linsenkörpers zu finden sind (natürlich auf der optischen Achse). Die im Brennpunkt parallel zum Linsenkörper stehende Fläche wird als Brennebene bezeichnet.

Gruppierung von Sammellinsen entsprechend ihrer Geometrie:

- doppelt konvexe (bikonvexe) Linsen
- plan-konvexe Linsen
- konkav-konvexe Linsen

Für Sammellinsen kennzeichnender Strahlengang:

- parallel zur optischen Achse einfallende Lichtstrahlen werden auf den gegenüberliegenden Brennpunkt gebündelt
- durch den Brennpunkt einfallende Lichtstrahlen werden doppelt gebrochen und verlaufen parallel zur optischen Achse
- durch den optischen Mittelpunkt eingehende Lichtstrahlen passieren die Linse ohne jegliche Richtungsänderung
- schräg zur optischen Achse einfallende, jedoch zueinander parallele Lichtstrahlen werden auf einen Punkt gebündelt, welcher auf der Brennebene liegt

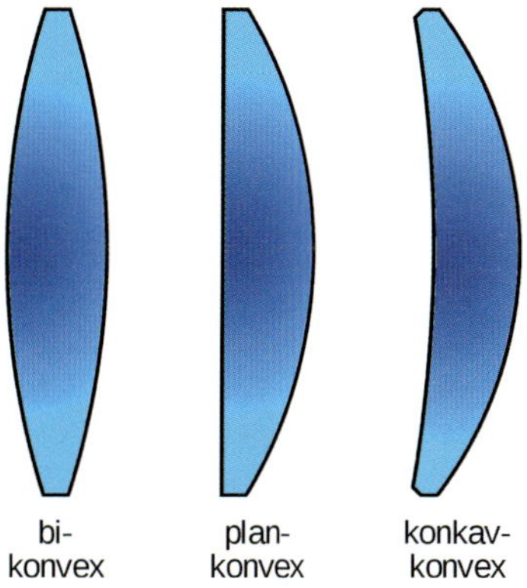

Abb. 53: Geometrie von Sammellinsen

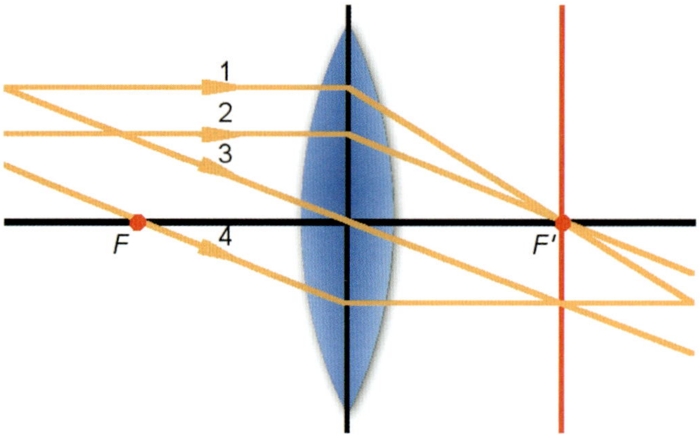

Abb. 54: Strahlengang bei Sammellinsen (vereinfacht)

Legende zur Abbildung 54:

F, F' ... Brennpunkte (senkrechte Linie auf der rechten Seite: Brennebene)
1, 2 ... mit der optischen Achse parallele Lichtstrahlen (Parallelstrahl)
4 ... durch den Brennpunkt einfallende Lichtstrahlen (Brennpunktstrahl)
3 ... durch den optischen Mittelpunkt eingehende Lichtstrahlen (Mittelpunktstrahl)
3, 4 ... schräg zur optischen Achse einfallende, zueinander parallele Lichtstrahlen

Brennweite von Sammellinsen

Die Brennweite von dünnen Sammellinsen hängt ab von:

- den Oberflächenradien der Außenflächen
- der optischen Brechzahl des Linsenmaterials

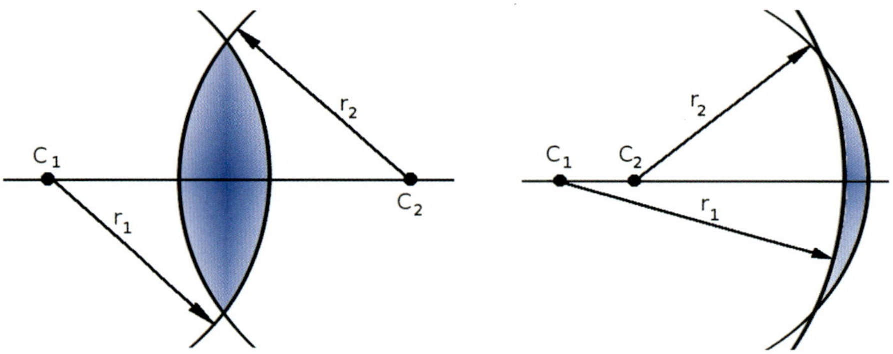

Abb. 55: Radien bei Sammellinsen

Die Berechnung der Brennweite von Sammellinsen ist anhand folgender Gleichung möglich:

$$\frac{1}{f} = (n-1) \cdot \left(\frac{1}{r_1} + \frac{1}{r_2} \right) \qquad \text{Gl. 61}$$

Legende:
f ... Brennweite
n ... optischen Brechzahl des Linsenmaterials
r_1, r_2 ... Radien der Linsenaußenflächen

In der obigen Gleichung wird die konvexe Linsenoberfläche mit positivem Vorzeichen, die konkave Oberfläche mit negativem Vorzeichen verwendet.

2.1.2.2. Optische Abbildung bei Sammellinsen

Ähnlich wie bei der für das sichtbare Licht weit verbreiteten Fotografie oder Videoaufnahme wird auch in der Praxis der Thermografie die optische Abbildung des realen Objekts (auf die Detektoroberfläche) verwendet. Der nächste Absatz konzentriert sich darauf, die grundlegenden Begriffe und Beziehungen aus der abbildenden Optik zu klären und speziell die Zusammenhänge bei Sammellinsen zu betrachten.

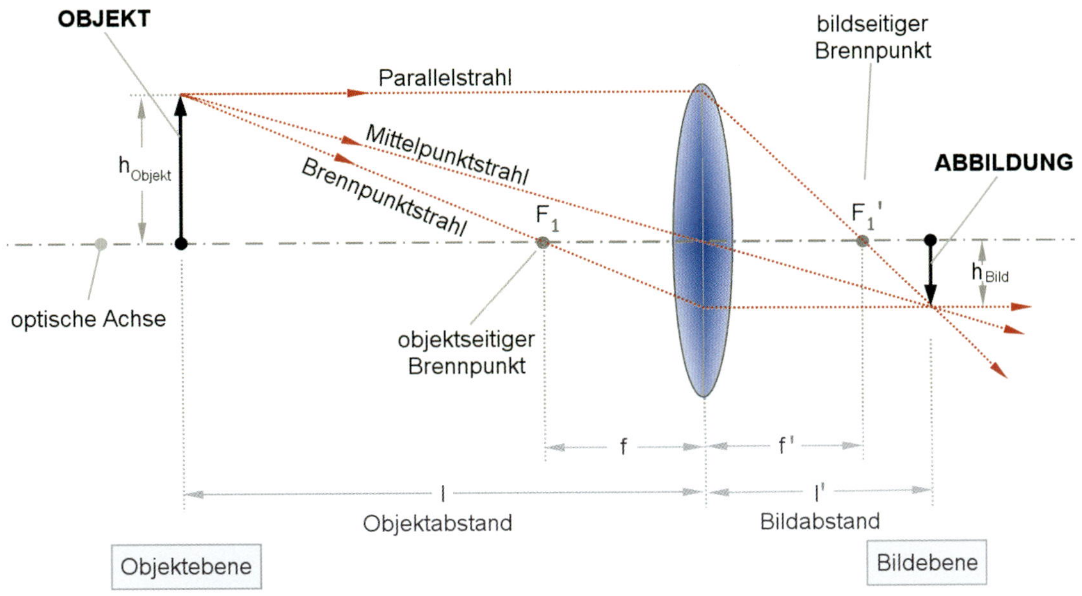

Abb. 56: Übersicht der Begriffe aus der abbildenden Optik

Die obige Darstellung verdeutlicht sehr anschaulich die notwendigen Begriffe und gleichzeitig die mittels einer Sammellinse erzeugte Abbildung eines Objektes. Je nach Entfernung des Objektes entstehen allerdings unterschiedliche virtuelle und reelle Bilder. Hierbei wird das von der Objektseite her mit unserem Auge wahrnehmbare - allerdings mit einem Sensor nicht detektierbare - Bild als virtuelles Bild, die auf der gegenüberliegenden Seite der Linse entstehende - messbare - Abbildung als reelles Bild bezeichnet. Die folgenden Abbildungen und Erklärungen sollen diese Zusammenhänge (für Sammellinsen) detailliert erläutern.

Vom Objektabstand abhängige optische Abbildung

Objekt außerhalb der doppelten objektseitigen Brennweite:

- reelle, umgekehrte (kopfstehende) Abbildung
- verkleinerte Abbildung (Anwendung z.B. bei Fotoapparat, Videokamera, Thermokamera)

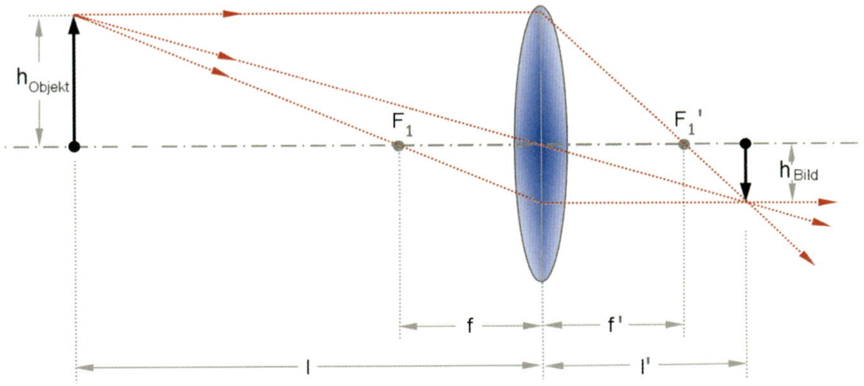

Abb. 57: Abbildung eines außerhalb der doppelten Brennweite befindlichen Objektes

Objekt genau auf der doppelten objektseitigen Brennweite:

- reelle, umgekehrte (kopfstehende) Abbildung
- Abmessung der Abbildung entspricht der Objektgröße

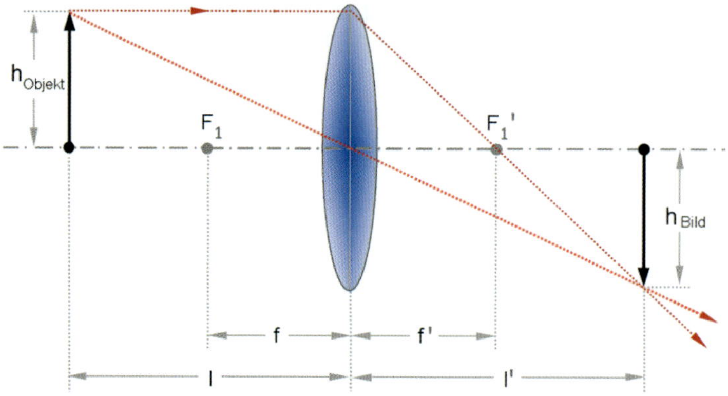

Abb. 58: Abbildung eines genau in doppelter Brennweite befindlichen Objektes

Objekt zwischen der einfachen und der doppelten objektseitigen Brennweite:

- reelle, umgekehrte (kopfstehende) Abbildung
- Abmessung der Abbildung ist vergrößert (Anwendung z.B. in Diabetrachtern oder Projektoren)

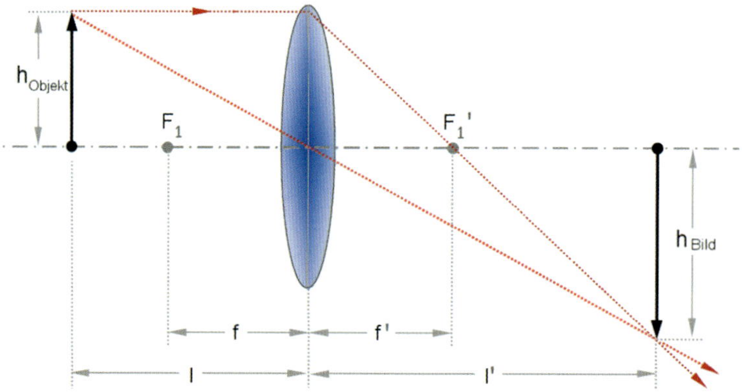

Abb. 59: Abbildung eines zwischen der einfachen und der doppelten Brennweite befindlichen Objektes

Objekt genau auf der objektseitigen Brennweite:

- keine Abbildung, die Strahlen verlaufen parallel

Objekt innerhalb der objektseitigen Brennweite:

- virtuelle, aufrecht stehende Abbildung
- Abmessung der Abbildung ist vergrößert (Anwendung z.B. bei traditionellen Lupen)

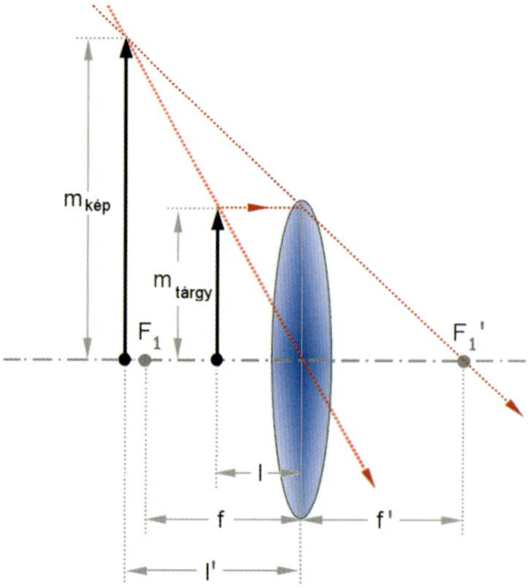

Abb. 60: Abbildung eines innerhalb der Brennweite befindlichen Objektes

Anhand der Darstellungen der vorigen Seiten kann zusammengefasst werden, dass für Objekte außerhalb der doppelten objektseitigen Brennweite bei Sammellinsen die Abbildung folgenden Gesetzmäßigkeiten entsprechend entsteht:

- die Abmessung der Abbildung verkleinert sich mit dem Anwachsen des Objektabstandes
- je größer der Objektabstand, umso mehr nähert sich die Abbildung dem Brennpunkt
- umso größer die Brennweite einer Sammellinse, desto größer ist die minimale Objektentfernung
- bei Objektiven mit Sammellinsen ist die Brennweite der kleinstmögliche Objektabstand

2.1.3. Gesetzmäßigkeiten optischer Systeme

2.1.3.1. Brennweite, Feldblende, Aperturblende

Im Folgenden werden die für die berührungslose Temperaturmessung verwendeten Objektive und die mit diesen im Zusammenhang stehenden physikalischen Bedingungen und Beschränkungen unter Anwendung der Vereinfachungen aus der geometrischen Optik behandelt.

Im ersten Schritt wird ein gegebener Detektor (mit unveränderlicher Größe) vorausgesetzt, vor dem das Objektiv ausgetauscht wird. Hierbei kann - unter der Voraussetzung der vollständigen Ausnutzung der Detektorfläche - festgestellt werden:

- ein Objektiv mit kleiner Brennweite ergibt einen kleinen Abbildungsmaßstab über ein großes Sichtfeld
- ein Objektiv mit großer Brennweite ergibt einen großen Abbildungsmaßstab über ein kleines Sichtfeld

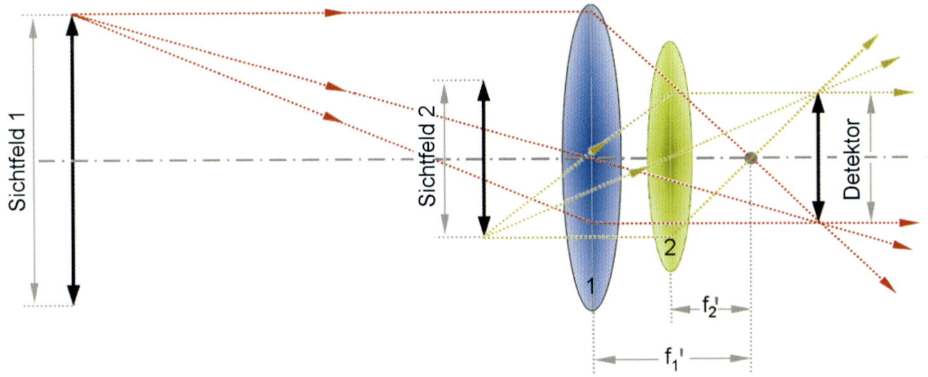

1: „Standardobjektiv" mit Brennweite f_1 2: „Teleobjektiv" mit Brennweite f_2

Abb. 61: Zusammenhang zwischen Brennweite und Sichtfeld bei gegebenem Detektor

Die Objektive optischer Messsysteme bestehen natürlich (meistens) nicht nur aus einer einzigen Sammellinse. Im Fall von Mehrlinsenstrukturen müssen neben den bisher diskutierten geometrischen Zusammenhängen einige weitere optische Merkmale berücksichtigt werden, die die Fähigkeiten unseres Messgerätes beeinflussen. Vor allem allen Faktoren, die die Größe des Sichtfeldes und die quantitative Menge der auf den Detektor treffenden Strahlung beeinflussen. Es versteht sich, dass der erste Aspekt die Verwendbarkeit des Messsystems, der zweite (von einem Sensor mit einer gegebenen Empfindlichkeit ausgehend) die möglichen Messbereiche sowie das erreichbare Signal-Rausch-Verhältnis (und damit die verfügbare thermische Auflösung) beeinflusst.

Grundsätzlich besitzen alle optischen Geräte (wie auch die Messsysteme) zwei strahlbegrenzende Komponenten: die Gesichtsfeldblende und die Bildfeldblende (Aperturblende). Die wichtigsten Merkmale und Wirkungen dieser beiden optischen Elemente können wie folgt zusammengefasst werden:

Gesichtsfeldblende (Feldblende, Bildrahmen)

Anordnung: - im Strahlengang auf Objekt-, Zwischenbild- oder Bildebene
Aufgabe: - begrenzt die Abmessung des abgebildeten Sichtfeldes
- gibt der Abbildungen eine scharfe Abgrenzung (Bildrahmen)
Beispiele: - innerer Bildrahmen, Filmrahmen beim traditionellen Fotoapparat
- Detektorfläche bei digitaler Fotografie und in thermografischen Systemen

Bildfeldblende (Aperturblende, Irisblende)

Anordnung: - im Strahlengang, jedoch nicht auf Objekt-, Zwischenbild- oder Bildebene
Aufgabe: - begrenzt die eingehende Strahlungsmenge
- hat Auswirkung auf die Auflösung
- beeinflusst die Schärfentiefe
Beispiele: - Durchmesser bzw. Einfassung der Linse selber
- Irisblende beim Fotoapparat
- Messbereichsblende in thermografischen Systemen (wenn vorhanden)

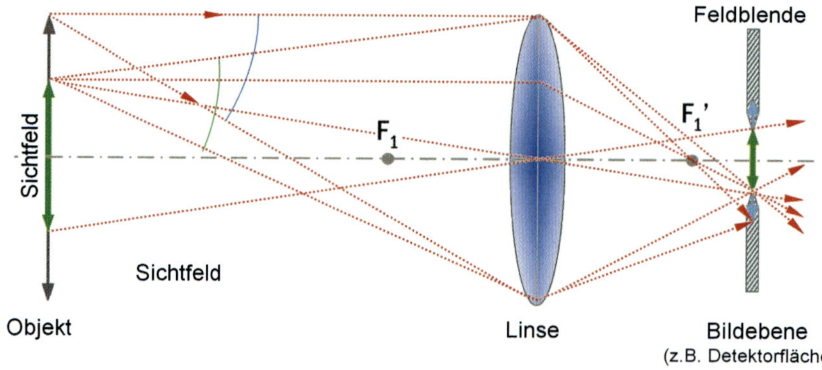

Abb. 62: Wirkung der Gesichtsfeldblende

Die Gesichtsfeldblende wirkt wie ein Bildrahmen: bei Verkleinerung wird das Sichtfeld (die zur Abbildung gelangende Objektfläche) kleiner, aber Strahlungsintensität und Schärfentiefe ändern sich hierbei nicht.

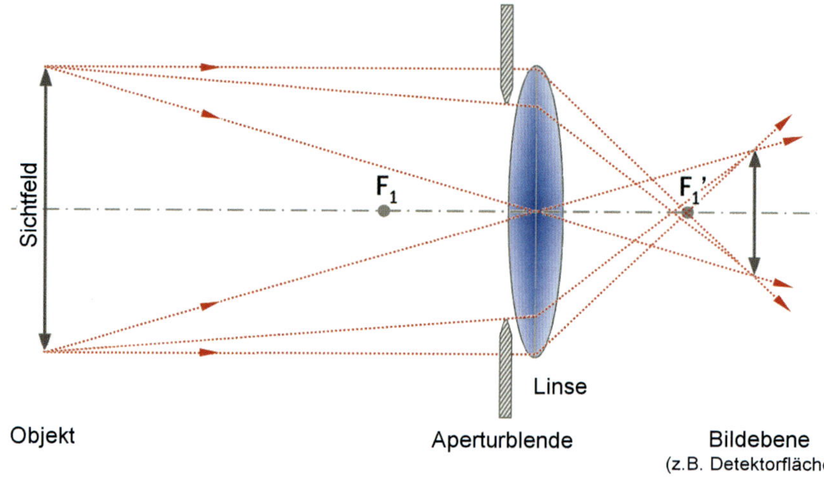

Abb. 63: Wirkung der Aperturblende

Die Aperturblende (Irisblende) begrenzt die eingehende Strahlungsmenge: mit ihrer Verkleinerung verringert sich die auf den Detektor einfallende Strahlungsintensität und damit auch die Auflösung. Gleichzeitig verbessert sich (erhöht sich) allerdings die Schärfentiefe. Die Größe der detektieren Objektoberfläche bleibt dabei unverändert.

Die Auswirkung der Aperturblende - deren Strahlungsintensität begrenzende Wirkung - wird mittels der Blendenzahl *k* beschrieben. Deren Definition lautet:

$$k = \frac{f'}{d_{AB}} \qquad \text{Gl. 62}$$

Legende:
f' ... abbildungsseitige Brennweite
d_{AB} ... Durchmesser der Aperturblende

Die Blendenzahl ist demzufolge genau umgekehrt proportional zur Lichtdurchlässigkeit (Strahlungsdurchlässigkeit) - der sogenannten Lichtstärke - des Objektives. Linsen mit großem Aperturdurchmesser (kleiner Blendenzahl) werden üblicherweise auch als schnelle Objektive bezeichnet.

Je kleiner die Blendenzahl ist, desto größer ist offensichtlich der Linsendurchmesser und damit die Strahlungsintensität, welche auf den Sensor übertragen wird. Dies führt natürlich zu größerer Empfindlichkeit und Auflösung. Je größer der Durchmesser der Linse ist, desto mehr weichen jedoch deren optische Eigenschaften vom Modell des idealen optischen Systems - der Gaußschen Optik - ab, was zu Abbildungsfehlern führt (z.B. zu Bildverzerrung).

Die Abhängigkeit zwischen Linsendurchmesser und Schärfentiefe muss ebenfalls erwähnt werden. Die Schärfentiefe gibt den Abstandsbereich (vor und hinter dem Objekt) eines gegebenen Objektabstandes an, von dem noch eine scharfe Abbildung entsteht. Je kleiner die Blendenzahl, desto geringer ist auch die damit verbundene Schärfentiefe. Der nächste Abschnitt befasst sich mit der Definition und messtechnischen Wichtigkeit der Schärfentiefe.

2.1.3.1. Schärfentiefe

Die Schärfentiefe gibt in Abhängigkeit von der Brennweite der Linse und des Aperturdurchmessers die kleinste und größte Objektentfernung an, welche (ohne Änderung der Fokussierung) eine scharfe (genauer: als scharf empfundene) Abbildung der Objektszenerie sichert. Als „scharf" wird bezeichnet, was aus Sicht der humanen Augenauflösung nur marginal „verschwommen" erscheint. Die Auflösung der menschlichen Augen ist endlich (ca. 1500 Bildpunkte bei unverändert steter Sicht auf die Betrachtungsfläche). Auf dieser Grundlage wird in herkömmlichen optischen Systemen als „Unschärfe" eine Verwischung (Zerstreuung) Z von einem Durchmesser kleiner 1/1500 der Bilddiagonalen d akzeptiert. In optischen Systemen, die auf Matrixsensoren mit diskreten Pixeln basieren (genau wie die Thermokameras), wird die Größe eines Einzelpixels des Detektors anstelle des obigen Werts verwendet. (Solange ist die Abbildung „scharf", bis der Durchmesser der Zerstreuung die Größe eines Einzelpixels erreicht.)

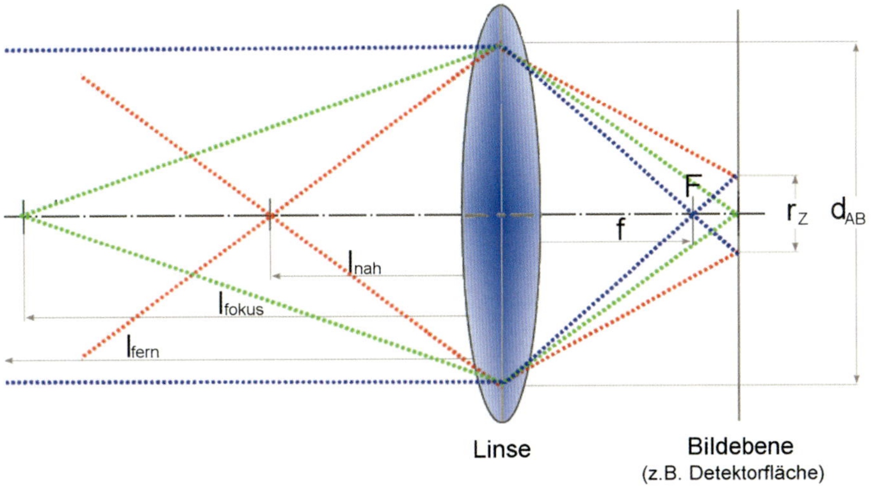

Abb. 64: Schärfentiefe bei hyperfokaler Fokussierung

1. Bei Fokussierung auf die sogenannte hyperfokale Objektentfernung reicht die Schärfentiefe bis ins Unendliche - wie das auch die obige Abbildung belegt. Die hyperfokale Entfernung selbst kann mit folgender Gleichung bestimmt werden:

$$l_{hf} = l_{fokus} = \frac{f^2}{k \cdot r_Z} + f = f \cdot \left(\frac{d_{AB}}{r_Z} + 1 \right) \qquad \text{Gl. 63}$$

Legende:

l_{hf} ... hyperfokale Fokuslänge
f ... Brennweite der Linse
d_{AB} ... Durchmesser der Aperturblende
k ... Blendenzahl
r_Z ... Durchmesser eines Einzelpixels (hier: Durchmesser des Zerstreuungskreises)

Da im Allgemeinen gilt

$$\frac{f^2}{k \cdot r_Z} >> f \quad \text{und} \quad f \cdot \frac{d_{AB}}{r_Z} >> f$$

ist folgende Näherung akzeptabel:

$$l_{hf} = l_{fokus} \approx \frac{f^2}{k \cdot r_Z} = f \cdot \frac{d_{AB}}{r_Z} \qquad \text{Gl. 64}$$

Der hyperfokale Abstand wird somit durch die Brennweite f und die Blendenzahl k der Linse bestimmt, und hängt weiterhin von der Größe eines Einzelpixels des verwendeten Matrixdetektors ab.

Es ist weiterhin zu beachten, dass beim Fokussieren auf Objekte, die sich näher am optischen System befinden als die hyperfokale Entfernung, die Schärfentiefe nicht mehr bis ins Unendliche reicht. Hierzu soll nunmehr der minimale und maximale Objektabstand des „Schärfenbereichs" bestimmt werden.

Als erstes folgt die Berechnung der maximalen Entfernung der Schärfentiefe. Solange diese bei der Fokussierung auf die hyperfokale Distanz unendlich ist, verringert sich diese Entfernung bei Fokuseinstellung auf nähere Objektabstände auf einen endlich Wert. (Siehe auch die folgende Abbildung.)

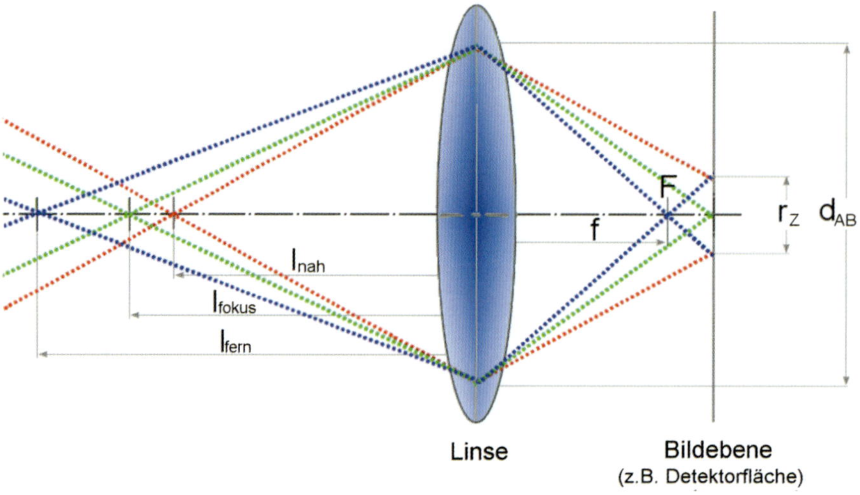

Abb. 65: Schärfentiefe bei Fokussierung auf kürzeren Abstand als die hyperfokale Entfernung

Die Bestimmung der fernen Grenze des Schärfentiefebereiches im Falle der Fokussierung kürzer als die hyperfokale Entfernung $l_{fokus} < l_{hf}$ ist anhand folgender Gleichung möglich:

$$l_{fern} = \frac{l_{fokus} \cdot (l_{hf} - f)}{(l_{hf} - f) + (f - l_{fokus})} = \frac{l_{fokus}}{\frac{f - l_{fokus}}{l_{hf} - f} + 1} \qquad \text{Gl. 65}$$

Da in der Praxis allgemein gültig ist, dass $l_{fokus} >> f$, kann die obige Gleichung in folgender Weise vereinfacht werden:

$$l_{fern} \approx \frac{1}{\frac{1}{l_{fokus}} - \frac{1}{l_{hf}}} \qquad \text{Gl. 66}$$

Hiernach folgt nun die Bestimmung der nahen Grenze des Schärfentiefebereiches für die Fälle, bei denen die Fokussierung kürzer als die hyperfokale Entfernung $l_{fokus} < l_{hf}$ ist:

$$l_{nah} = \frac{l_{fokus} \cdot (l_{hf} - f)}{(l_{hf} - f) + (l_{fokus} - f)} = \frac{l_{fokus}}{\frac{l_{fokus} - f}{l_{hf} - f} + 1} \qquad \text{Gl. 67}$$

Da auch hierfür die Allgemeingültigkeit von $l_{fokus} >> f$ vorausgesetzt werden kann, vereinfacht sich auch die voranstehende Gleichung:

$$l_{nah} \approx \frac{1}{\frac{1}{l_{fokus}} + \frac{1}{l_{hf}}} \qquad \text{Gl. 68}$$

Wird allerdings genau auf die hyperfokale Entfernung fokussiert, dann gilt $l_{fokus} = l_{hf}$. Demzufolge ergibt sich aus der Gleichung 68, das in diesem Falle die nahe Grenze des Schärfentiefe die Hälfte der hyperfokalen Entfernung ist:

$$l_{nah} = \frac{l_{hf}}{2} \qquad \text{Gl. 69}$$

Hinweis: Der Schärfentiefebereich erstreckt sich jeweils über die für die aktuelle Fokusentfernung berechenbare Nahgrenze bis zur Ferngrenze. Der Umfang des Bereichs verringert sich bei Fokussierung kürzer als der hyperfokalen Entfernung ungefähr quadratisch entsprechend des Quotienten aus hyperfokalem Abstand und aktueller Fokusdistanz.

2.1.4. Fotometrisches Grundgesetz bei Messsystemen mit Sammellinsen

In der vorangehenden theoretischen Abhandlung dieses Gesetzes (im Absatz 1.3. „Fotometrisches Grundgesetz") wurden nur die räumlichen Grundzusammenhänge betrachtet. Basierend auf den nunmehr diskutierten optischen Zusammenhängen können jetzt auch konkrete Berechnungen für eine Linse mit endlicher Größe und auch für optische Systeme mit einer endlichen Sensorfläche angestellt werden. Auch hier stellt sich die Frage, wie viel Strahlung von einer emittierenden (endlich großen) Oberfläche dA_S mit einer gegebenen Strahlungsdichte L auf einer bestrahlten Oberfläche dA_E (Sensor mit endlicher Oberfläche) ankommt, noch dazu durch eine Sammellinse.

Im Vergleich zu den Berechnungen im Kapitel 1.3. ist die bestrahlte Oberfläche daher keine durch die „Gesichtsblende" (= Sensorfläche) definierte Fläche, sondern eine durch die Aperturblende (bzw. des Linsenrahmens) begrenzte Fläche. Daher muss die Strahlung pro Flächeneinheit auf den Sensor in zwei Schritten definiert werden: als erstes die Strahlung auf der Linsenoberfläche und dann die „projizierte" Bestrahlung der Sensoroberfläche durch diese Linse. In beiden Berechnungen sollten jedoch die signifikanten Winkel ($-\alpha_{max}$ .... $+\alpha_{max}$) aus der geometrischen Optik aufgrund der endlichen (aber nicht vernachlässigbaren) Größe der Linse und des daraus resultierenden - nicht vernachlässigbaren - Unterschiedes zwischen den ortsbezogenen Strahlungsdichten ebenfalls in Betracht gezogen werden.

Die fotometrische Grundgleichung (Gleichung 36) ist daher für den Fall der Bestrahlung durch eine Sammellinse mit folgenden Bestimmungen zu ergänzen bzw. zu modifizieren:

$A_B = A_{AB}$

$\varepsilon_B = \varepsilon_S = \varepsilon_{AB} = \alpha$ --> $\cos \varepsilon_B = \cos \varepsilon_S = \cos \varepsilon_{AB} = \cos \alpha$

und

$r'^2 = r^2/\cos^2\alpha$ Gl. 70

Als Ergebnis lautet die Gleichung des Strahlstromes für jeden Punkt der Linse:

$$d\Phi = L \cdot \frac{A_S \cdot \cos^2\alpha}{r'^2} \cdot \Omega_0 \cdot dA_{AB}$$ Gl. 71

Der Gesamtstrahlstrom ergibt sich aus der Integration der Strahlungswerte für jeden Punkt der Fläche. Hierzu können wegen der Kreissymmetrie der Linse können jeweils Ringe gleicher Strahlströme integriert werden. (Innerhalb eines Ringes weisen alle Punkte genau den gleichen Strahlstrom auf.)

$dA_{AB} = 2 \cdot \pi \cdot r \cdot dr$ Gl. 72

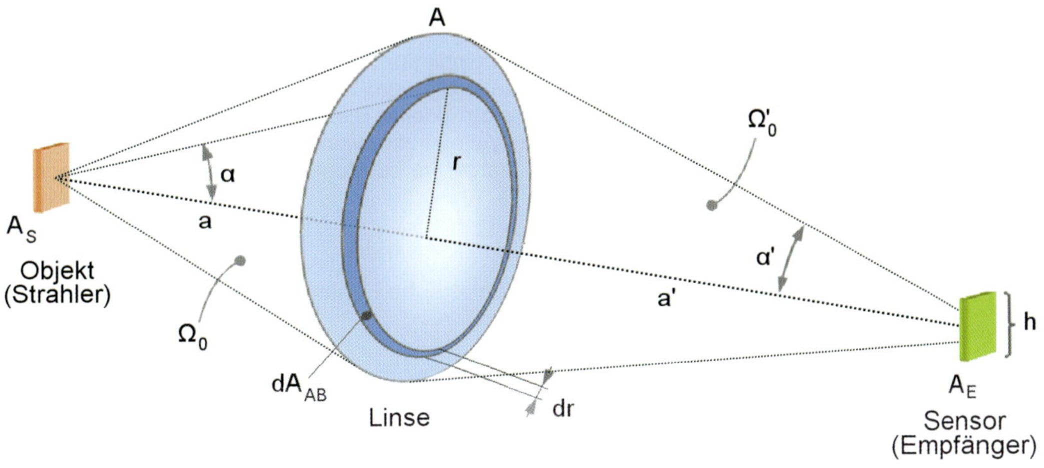

Abb. 66: Strahlstrom durch eine Sammellinse

Den geometrischen Bedingungen der obigen kreissymmetrischen Linse entsprechend stellt sich die Integralgleichung wie folgt dar:

$$\Phi_{AB} = L \cdot A_S \cdot \Omega_0 \cdot \pi \cdot 2 \cdot \int_0^{\alpha_{max}} \sin\alpha \cdot \cos\alpha \cdot d\alpha$$ Gl. 73

Als Ergebnis der Integration ist es möglich, den Strahlstrom von einer kleinen Strahlerfläche zu der durch die Linsenabmessung definierten Aperturblende zu berechnen:

$$\Phi_{AB} = L \cdot A_S \cdot \Omega_0 \cdot \pi \cdot \sin^2 \alpha_{max} \qquad \text{Gl. 74}$$

Um den auf die Oberfläche des Sensors „projizierten" Strahlungsstrom zu berechnen, wird ein optisch korrigiertes System (entsprechend des Abbe'schen Sinusgesetzes) angenommen. Dementsprechend ist folgende Gleichung gültig:

$$A_S \cdot \sin^2 \alpha = A_E \cdot \sin^2 \alpha' \qquad \text{Gl. 75}$$

Der Strahlstrom auf den Sensor kann nunmehr wie folgt bestimmt werden:

$$\Phi_E = \frac{\Phi_{AB}}{A_E} = \frac{L \cdot A_S \cdot \Omega_0 \cdot \pi \cdot \sin^2 \alpha_{max}}{A_E} \qquad \text{Gl. 76}$$

Die Gleichung zeigt, dass der Strahlfluss auf den Sensor davon abhängt, wie weit die Objektstrahlung von der Mitte der optischen Achse der Linse verschoben ist und wie groß die durch den Durchmesser der Linse gebildete Aperturblende ist.

Für entfernte Objekte ist die Situation etwas einfacher, da die Abbildung nahe der Brennebene liegt und dementsprechend die gesamte Oberfläche der Linse gleichzeitig auch die Aperturblende bildet. Die Abbildungsgrenze wird dann durch die Größe der Sensoroberfläche gebildet. Dementsprechend treten die folgenden Beziehungen auf:

$$\Phi_E = L \cdot A_E \cdot \Omega'_0 \qquad \text{Gl. 77}$$

$$\Phi_E = L \cdot A_E \cdot \frac{A_L}{f'^2} \qquad \text{Gl. 78}$$

$$\Phi_E = L \cdot A_E \cdot \frac{\pi}{k^2} \qquad \text{Gl. 79}$$

Somit hängt der Strahlstrom pro Sensorflächeneinheit nur vom Durchmesser der Linse (genauer: dem Durchmesser der Aperturblende) und der Blendenzahl ab.

2.1.5. Optische Abbildungsfehler

Unter der Voraussetzung der Gültigkeit der Gaußschen Optik dürften keine Abbildungsfehler auftreten. In der Praxis verwendete Optiken haben jedoch einen wesentlich größeren Durchmesser, insbesondere für große Betrachtungswinkel und / oder höhere Lichtstärken (kleine Blendenzahlen). Dementsprechend ist klar, dass nicht nur solche Strahlen „projiziert" werden, die einen minimalen Winkel zur optischen Achse aufweisen. Diese Tatsache zwingt daher dazu, die hiermit verbundenen möglichen Fehler ebenfalls zu analysieren.

Die optischen Abbildungsfehler* können wie folgt kategorisiert werden:

- **geometrische Abbildungsfehler (monochromatische Fehler)**
  - sphärische Aberration
  - Astigmatismus
  - Bildfeldwölbung, Verzeichnung
  - Koma (Asymmetriefehler)
- **Farbfehler (chromatische Aberration)**
  - Farbquerfehler
  - Farblängsfehler

Im Folgenden wird ausführlich auf die Ursachen der aufgeführten Fehler und der Möglichkeiten zur Vermeidung oder Verringerung derselben eingegangen - natürlich nur soweit, wie dass für die Behandlung der optischen Eigenschaften der thermografischen Systeme (und die daraus resultierenden messtechnischen Einschränkungen) notwendig ist.

* *Hinweis: Die Aufzählung enthält nicht alle vorkommenden Abbildungsfehler.*

Sphärische Aberration

Dieser Abbildungsfehler tritt unabhängig von der Art und Wellenlänge der Strahlung auf. Der Grund ist die Tatsache, dass die Strahlen, die eine streng konvexe Sammellinse nahe des Randes passieren, stärker abgelenkt werden, als die Strahlen, die näher zur Mitte der Linse (näher an der optische Achse) die Linse passieren. Somit ist die Brennweite der Linse auf den von der optischen Achse weiter entfernten Radien zum Rand hin immer kürzer, auf der optischen Achse dagegen am längsten. Die Abbildung wird hierdurch unscharf.

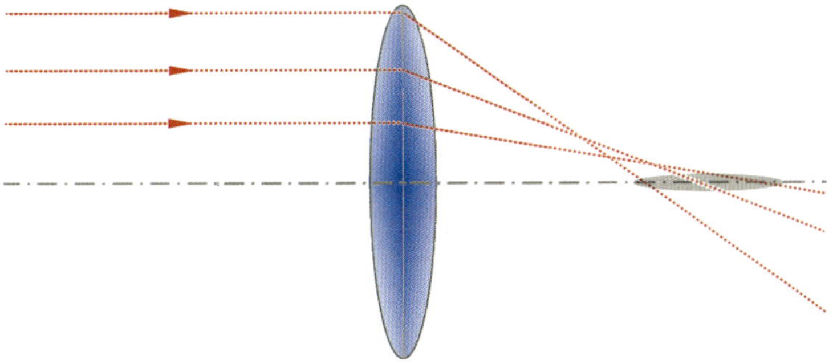

Abb. 67: sphärische Aberration an einer Sammellinse (unscharfer Brennpunkt)

Die sphärische Aberration kann durch die Verwendung solcher Linsengeometrien verringert (beseitigt) werden, bei denen die Schnittweite der Strahlen an allen Radien über die Linsenfläche gleich ist. Dazu sind solche Linsen notwendig, deren Oberfläche statt einer Kugelgeometrie einen von innen nach außen abnehmenden Radius besitzt. Solche Linsen nennt man asphärische Linsen.

Astigmatismus

Objektpunkte, welche sich in einem größeren Abstand zur optischen Achse befinden, werden Im Falle schräg zur optischen Achse eintreffender Strahlen mit astigmatischem Fehler abgebildet. Je weiter die Objektpunkte von der optischen Achse entfernt sind, (also desto größer die Winkel der bildgebenden Hauptstrahlen zur optischen Achse sind), desto größer ist dieser Abbildungsfehler. Im Ergebnis wird der Objektpunkt statt einem Punkt als zwei aufeinander senkrecht stehende Linien abgebildet.

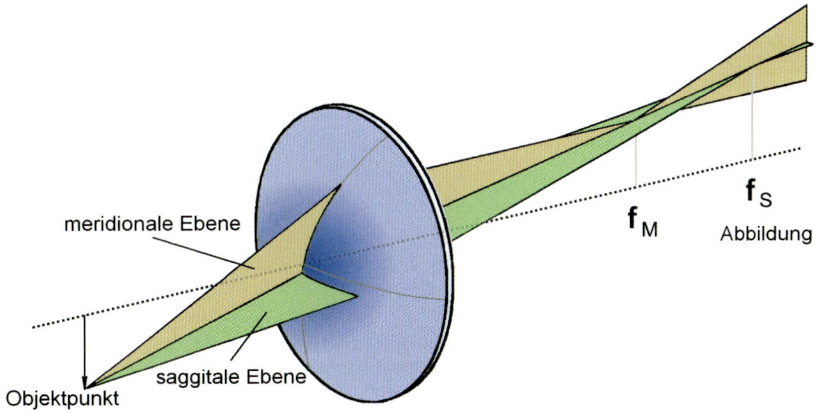

Abb. 68: astigmatischer Abbildungsfehler

Für die Erklärung des Fehlers unterscheiden wir zwischen der tangentialen (meridionalen) Ebene und der dazu senkrecht stehenden Sagittalebene. Während die Meridionalebene durch die optische Mitte der sphärischen Linsenoberfläche verläuft, liegt die Saggitalebene daneben, so dass der Strahlengang in dieser Ebene kürzer ist und damit die Brennweite von der Meridionalebene abweicht. Wenn das Linsensystem keine astigmatische Korrektur besitzt, dann wird entweder im Brennpunkt der Meridional- oder Sagittalebene die Abbildung der jeweiligen Ebene als Punkt, die der anderen aber als Linie dargestellt. Zwischen den beiden Brennpunkten werden zwei, zueinander senkrechte Linien abgebildet.

Verzeichnung

Die sogenannte Verzeichnung bewirkt, dass sich große - senkrecht zur optischen Achse der Linse befindlich - Objektflächen verformen, da deren Strahlen auf unterschiedlichen Krümmungsradien der Linse gebrochen wurden. Die Darstellung des Objekts bildet somit eine gekrümmte Oberfläche. Da jedoch die Darstellungsebene (z.B. Sensor) ebenflächig ist, entsteht eine Verzerrung der Abbildung. Diese bedeutet, dass der Abbildungsmaßstab (Vergrößerung) abhängig ist von der Lage des Objektpunktes zur optischen Achse: bei sogenannter Tonnenverzerrung nimmt er zum Rand hin ab, bei der sogenannten Kissenverzerrung vergrößert sich der Maßstab zum Linsenrand hin.

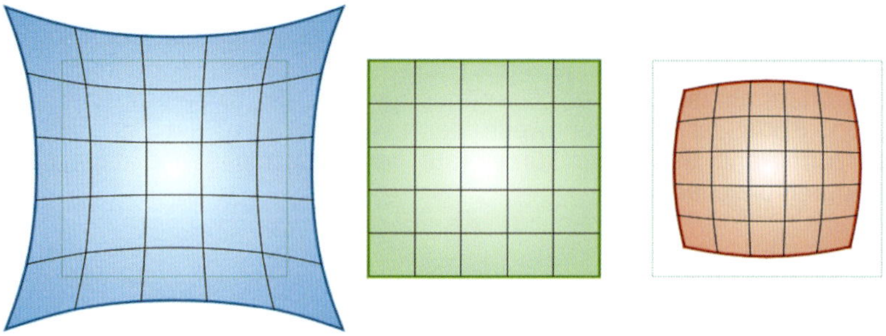

links: Kissenverzeichnung   Mitte: unverzerrte Darstellung   rechts: Tonnenverzeichnung

Abb. 69: Verzeichnung (von Fantagu auf Wikipedia, gemeinfrei [A19])

Koma (Schweif)

Dieses Phänomen ist ein Spezialfall der sphärische Aberration, kombiniert mit dem Astigmatismus im Falle schräg einfallender Strahlen. Die Koma ist dadurch bemerkbar, dass ein Objektpunkt an der Peripherie des Sehfeldes mit ovalen, unscharfen Kanten (mit einem Schweif ähnlich eines Kometen) abgebildet wird. Die Koma entsteht, weil bei dem geneigten Strahl die sphärische Aberration asymmetrisch zunimmt. Das Ausmaß dieses Fehlers hängt wesentlich ab vom Abstand zwischen dem Objektpunkt und der optischen Achse.

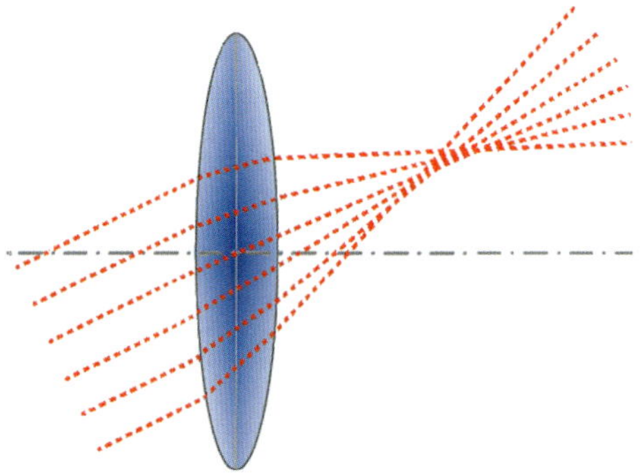

Abb. 70: Koma (Schweif)

Chromatische Aberration

Bei unkorrigierten Linsen ist zu beobachten, dass die Abbildung von „weißem" Licht unterschiedlich gefärbt ist, oder einen Farbschweif aufweist. Dies liegt an der Tatsache, dass der Brechungsindex der Linse von der Wellenlänge des Lichts abhängt (siehe prismatische Lichtbrechung in die Spektralfarben). Die Abhängigkeit des Brechungsindexes von der Wellenlänge wird Dispersion genannt. Und natürlich ist dieses Phänomen auch im infraroten Wellenlängenbereich zu beobachten, da auch bei den hierbei verwendeten Linsen der Brechungsindex wellenlängenabhängig ist.

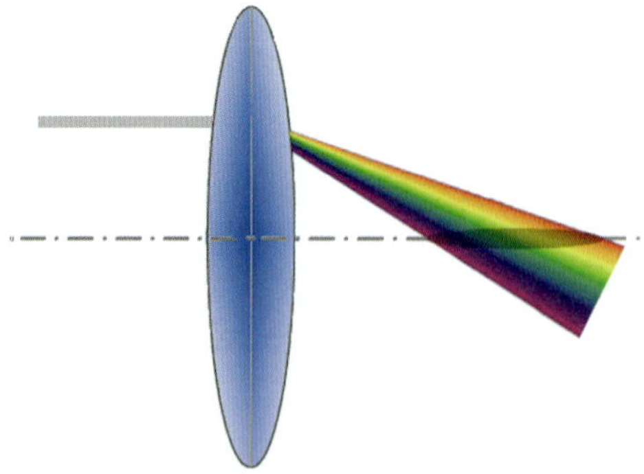

Abb. 71: chromatische Aberration bei Sammellinsen

In erster Linie verursachen hierbei die wellenlängenabhängige Brennweiten die größten Probleme, da kürzere Wellenlängen näher an der Linse, längere Wellenlängen dagegen nur in größerer Entfernung eine scharfe Abbildung entsprechend ihrer Wellenlänge besitzen. Als Ergebnis gibt es also keinen Brennpunkt, auf dem alle Wellenlängen gleichzeitig scharf abgebildet werden.

2.1.6. Minderung der Strahlstärke zum Linsenrand hin

Die Grundlage der bisherigen Berechnungen waren die optischen Gesetze entsprechend der Gaußschen Optik. In der Wirklichkeit jedoch - wie das auch das vorherige Kapitel beweist - treten nicht nur Strahlen nahe der optischen Achse auf, weshalb es also auch nicht ausreicht, nur diese zu betrachten.

Hierzu ist das photometrische Grundgesetz notwendig. Für die Anwendung von Sammellinsen gilt der im Kapitel 2.1.4. behandelte Zusammenhang mit folgender Gleichung bezüglich des auf einen Punkt der Linse eingehenden Strahlstrom:

$$d\Phi = L \cdot \frac{A_S \cdot \cos^2 \alpha}{r'^2} \cdot \Omega_0 \cdot dA_{AB}$$ Gl. 71 (aus dem Kapitel 2.1.4.)

Allerdings ist nicht nur der Strahlstrom winkelabhängig (hier: gegenüber der optischen Achse), sondern auch der Abstand r' zwischen Strahler und Linsenoberfläche. Für diesen Abstand gilt folgende Gleichung:

$r'^2 = r^2/\cos^2\alpha$ Gl. 80

Durch Einsetzen dieses Zusammenhanges in die Gleichung 71 ergibt sich:

$$d\Phi = L \cdot \frac{A_S \cdot \cos^4 \alpha}{r^2} \cdot \Omega_0 \cdot dA_{AB}$$ Gl. 81

Das Phänomen als einfachen Zusammenhang formuliert, wird auch als $\cos^4$-Lichtstärkeeffekt bezeichnet:

$E(\varphi) = E_0 \cdot \cos^4(\varphi)$ Gl. 82

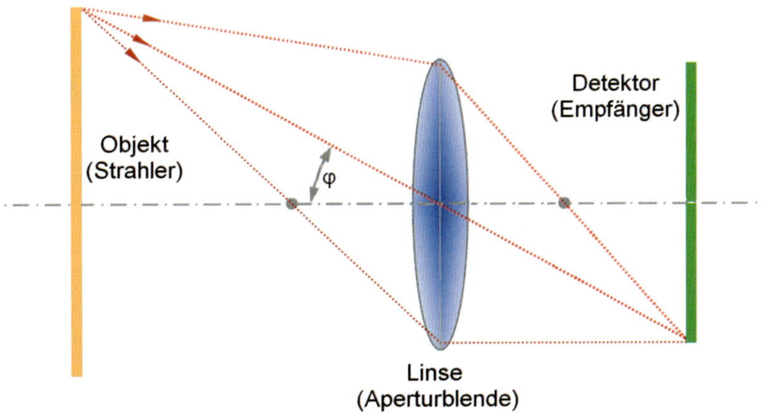

Abb. 72: Minderung der Strahlstärke zum Bildrand hin - geometrische Zusammenhänge

Obige Gleichung sagt aus, dass der Strahlstrom in der Nähe der optischen Achse den maximalen Wert aufweist, zum Rand der Linse (damit zum Rand des Sichtfeldes) hin jedoch der 4. Potenz des Cosinus des einschließenden Winkels zwischen Strahl und optischer Achse entsprechend abfällt. Je größer der Sichtwinkel des Objektives (also der Durchmesser der Einlassöffnung) ist, desto stärker ist dieser optische Effekt.

Bei der Beobachtung von Objekten, die weit außerhalb der doppelten Brennweite liegen, kann das Phänomen jedoch (für die betrachtete Linse) als konstant betrachtet werden. Infolgedessen kann seine Wirkung mathematisch im Rahmen der Kalibrierung der Sensibilität des Sensors über dessen Fläche korrigiert werden.

2.1.7. Auflösungsgrenze durch Beugung (Diffraktion)

In den vorherigen Kapiteln wurde die Welleneigenschaften der Licht- und Infrarotstrahlung ignoriert, die diese aber wegen ihrer Natur als elektromagnetische Welle besitzen. (Einzige Ausnahme ist die Erwähnung der chromatischen Aberration im Abschnitt 2.1.5. „Optische Abbildungsfehler", welche ein erster Hinweis darauf ist, dass im Rahmen der Diskussion der Wärmestrahlung zwingend auch die sich aus der Welleneigenschaft ergebenden physikalischen Phänomene in Betracht zu ziehen sind.)

Bei der Beleuchtung eines sehr kleinen Loches, durch das die Lichtstrahlen eine Abbildungsebene (Schirm, Detektor) erreichen, ist ab einer bestimmten Verkleinerung des Loches zu beobachten, dass statt der beleuchteten Kreisfläche in sich geschachtelte Ringe auf dem Schirm sichtbar werden. Dessen Ursache ist die Beugung.

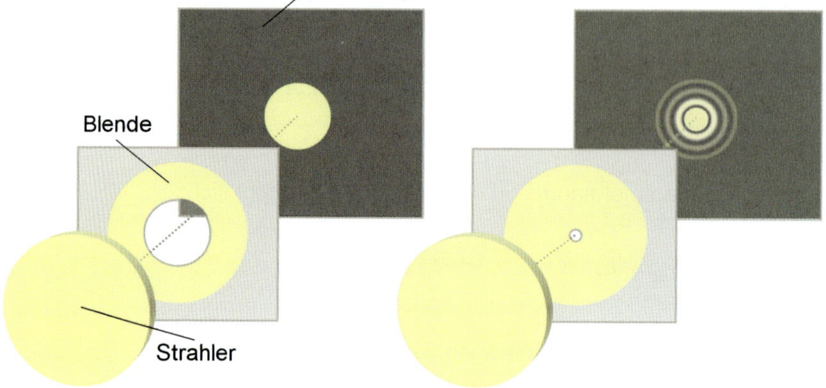

Abb. 73: Versuch zur Darstellung der Beugung
(mit freundlicher Genehmigung von Dr. Bernd Schönbach [A20], durch Autor bearbeitet)

Die Beugung (auch Diffraktion genannt) wird durch die elektromagnetische Welleneigenschaft des Lichtes verursacht, und tritt natürlich auch bei Infrarotstrahlung auf. Antwort auf die Frage der Entstehung dieser Ringe geben die sich gegenseitig ergänzenden Forschungen des englischen Nobelpreisträgers John William Strutt, bekannt unter seinem Adelsnamen Lord Rayleigh, und des deutschen Physikers Ernst Abbe.

Beide Forscher beschäftigten sich (unter anderem) mit den Grenzen der optischen Abbildung und der optischen Auflösung. Sie fanden einstimmig heraus, dass die optischen Einschränkungen aufgrund der Beugung mit der Wellenlänge der beobachteten elektromagnetischen Strahlung zusammenhängen.

Die Beugung selbst kann am einfachsten damit beschrieben werden, dass entlang der Wellenfront aufgrund des „Hindernisses" nach der Huygens-Fresnel-Regel neue Wellen entstehen. Ist die Größe des Hindernisses vergleichbar mit der Wellenlänge der Strahlung (oder wesentlich kleiner), so führt die Überlagerung der neuen Wellen auch zu Interferenzen, d.h. (periodischer) Aufsummierung und Löschung.

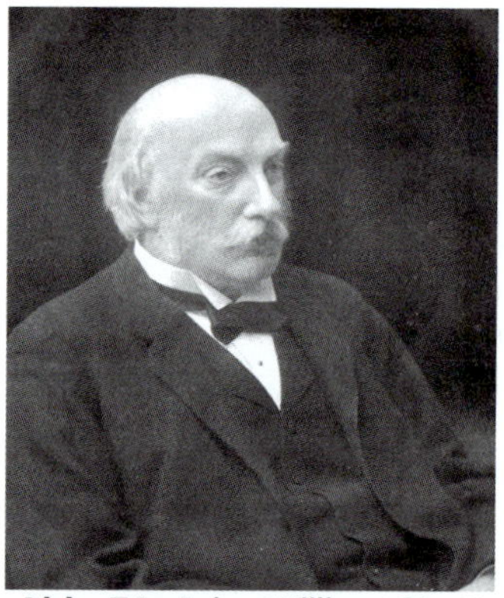

Abb. 74: John William Strutt, 3. Lord Rayleigh (1842 - 1919) englischer Physiker, Nobelpreisträger (Wikipedia, gemeinfrei [A21])

Diese Wellenfronten entstehen natürlich nicht nur am oben erwähnten Loch, sondern auch an allen anderen geometrischen Formen. Es ist üblich, zwischen der Beugung von Parallelwellen bei ausreichend entfernten Wellenquellen (Frauenhofer-Beugung) und der Beugung von divergierenden Punktstrahlungsquellen (Fresnel-Beugung) bei nahe gelegenen Quellen zu unterscheiden.

Vereinfachender Weise wird hier nur die Frauenhofer-Beugung näher behandelt, welche wegen der Voraussetzung weit entfernter Strahlquellen geeignet ist, die Grenzen des Auflösungsvermögens von Thermokameras zu bestimmen. Dies kann auf zwei Wegen erfolgen: durch die Methode von Abbe mittels Feststellen des kleinsten noch unterscheidbaren Linienabstandes eines durchleuchteten Gitters oder durch Rayleighs Methode der Bestimmung des kleinsten noch erkennbaren Abstandes zweier punktförmiger Lichtquellen. Natürlich sind die Ergebnisse deckungsgleich.

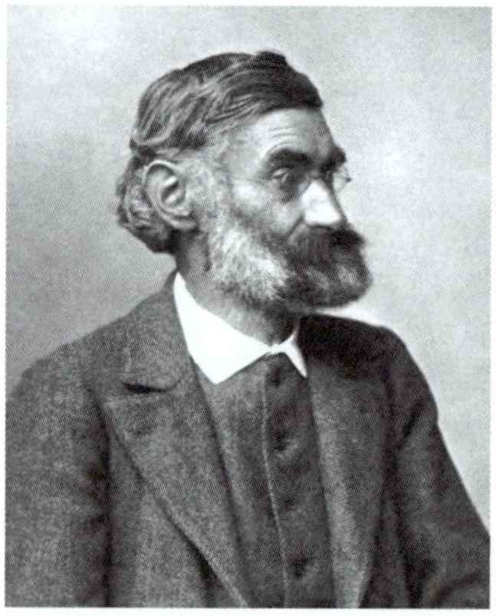

Abb. 75: Ernst Karl Abbe (1840 - 1905) deutscher Physiker, Mathematiker und Optiker (von Emil Tesch auf Wikipedia, gemeinfrei [A22])

Beugung an Lochblenden

Für die abbildenden optischen Systeme ist der im Allgemeinen wesentlichste Beugungseffekt der durch die Aperturblende (oder eben die Linseneinfassung) auftretende Frauenhofer-Beugung.

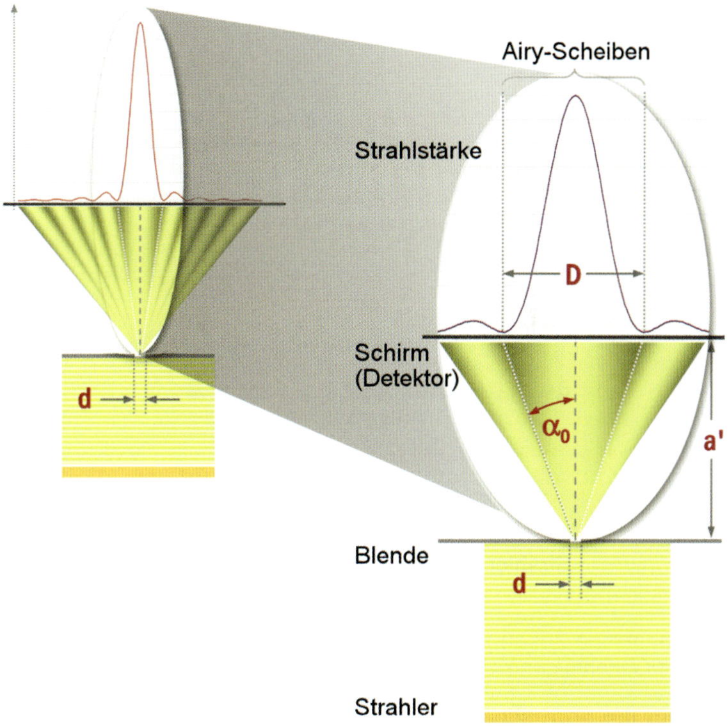

Abb. 76: Frauenhofer-Beugung paralleler Wellenfronten einer fernen Strahlquelle
(mit freundlicher Genehmigung von Dr. Bernd Schönbach [A23], durch Autor bearbeitet und ergänzt)

Im Fall der obigen Abbildung kann der Winkelabstand (einschließend zur optischen Mittelachse) der ersten Airy-Scheibe mit der höchsten Strahlungsintensität durch die folgende Gleichung bestimmt werden:

$$\alpha = arcsin\left(1{,}22 \cdot \frac{\lambda}{d}\right) \qquad \text{Gl. 83}$$

Unter Voraussetzung ausreichend kleiner Winkel (sin α ≈ α) kann folgende Näherung genutzt werden:

$$\alpha \approx 1{,}22 \cdot \frac{\lambda}{d} \qquad \text{Gl. 84}$$

Der Durchmesser der Scheibe ist damit folgendermaßen bestimmbar:

$$\sin \alpha = \frac{D/2}{a'} \qquad \text{Gl. 85}$$

Unter nochmaliger Voraussetzung kleiner Winkel (sin α ≈ α) kann wieder vereinfacht werden:

$$D \approx 2{,}44 \cdot \lambda \cdot \frac{a'}{d} \qquad \text{Gl. 86}$$

Wird die hier betrachtete großflächige (weit entfernte) Lichtquelle durch zwei (gleichfalls weit entfernte) - jedoch zueinander naheliegende - Punkt-Lichtquellen ersetzt, dann ergibt sich die durch Rayleigh untersuchte Situation, deren Darstellung auf der folgenden Seite zu sehen ist.

Das Rayleigh-Kriterium selber definiert (auf heuristischer Grundlage), dass zwei Lichtquellen dann noch als getrennt zu erkennen sind, wenn derer Abstand s_{min} gleich oder größer dem Abstand des ersten Minimums vom Zentrum des Beugungsmusters (Airy-Scheiben) ist.

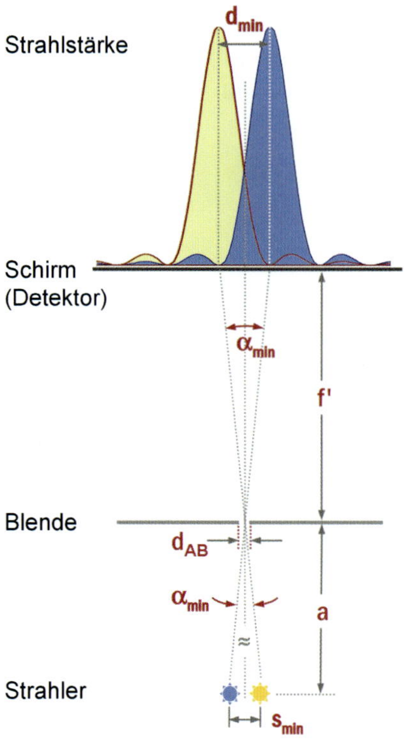

Abb. 77: Geometrische Zusammenhänge der Rayleighschen Auflösungsbestimmung (mit freundlicher Genehmigung von Dr. Bernd Schönbach [A24], durch Autor bearbeitet)

Da das Rayleigh-Kriterium nur anwendbar ist, insofern das Auflösungsvermögen tatsächlich nur durch Beugung begrenzt ist und das zur Identifizierung genutzte Beugungsmuster ein (erkennbares) Minimum aufweist, werden häufig andere Kriterien angewandt.

Beispielsweise bei Mikroskopen wird neben (statt) dem Rayleigh-Kriterium das Abbesche Verfahren zur Bestimmung der Auflösungsgrenze genutzt. Aufgrund der numerischen Apertur NA des Mikroskops und der Beleuchtungswellenlänge kann nämlich der Abstand zwischen zwei - gerade noch unterscheidbaren - Objektpunkten bereits anhand dieser bestimmt werden. Als Gleichung ausgedrückt:

$$\alpha = 1{,}22 \cdot \frac{\lambda}{2 \cdot NA} = 0{,}66 \cdot \frac{\lambda}{N} \qquad \text{Gl. 87}$$

Hinweis: Die numerische Apertur NA bezieht sich auf den Linsenradius, weshalb also hier ein Faktor 2 steht, während in die Rayleighschen Gleichung der Linsendurchmesser eingeht.

Die Berechnung der kleinsten auflösbaren Objektstruktur (der kleinste noch unterscheidbare Abstand von zwei Punkten) kann unter Verwendung der oben beschriebenen Gleichungen und der obigen Abbildung wie folgt durchgeführt (bzw. genähert) werden:

$$\alpha_{min} \approx 1{,}22 \cdot \frac{\lambda}{d} \quad \text{und} \quad s_{min} = a \cdot \alpha_{min} \quad \text{-->} \quad s_{min} \approx a \cdot 1{,}22 \cdot \frac{\lambda}{d} \qquad \text{Gl. 88}$$

Bei beispielsweiser Annahme eines Linsendurchmessers (= Aperturblende) von 40 mm und eines Abstandes des zu messenden Objektes von 25 mm, erhält man die in der Tabelle 9 aufgeführten Werte für die Auflösungsgrenze:

Optisches Instrument	***Wellenlänge λ_{mittel}***	***Auflösungsgrenze s_{min}***
optisches Mikroskop (sichtbares Licht)	0,3 µm	0,23 µm
kurzwellige Thermokamera mit Mikroskoplinse	3,5 µm	2,67 µm
langwellige Thermokamera mit Mikroskoplinse	10 µm	7,62 µm

Tabelle 9: durch Beugung verursachte (theoretische) Auflösungsgrenzen

Aufgrund der obigen Ausführungen kann festgestellt werden, dass die durch die Beugung in der Thermografie verursachte Auflösungsbegrenzung selbst im Falle mikroskopischer Messungen nur sehr selten auftritt. Die bereits erwähnten übrigen optischen und sensortechnischen Bedingungen begrenzen die Auflösung schon lange, bevor die Beugung eine Einschränkung verursachen würde.

2. 2. Signalverarbeitung, Signaldigitalisierung

Die auf Erfassung von Infrarotstrahlung basierende berührungslose Temperaturbestimmung erfordert eine numerische Verarbeitung des gemessenen Strahlungsintensitätswerts. Dies basiert auf dem mathematischen Modell, welches im theoretischen Kapitel als thermodynamische Grundgleichung diskutiert wurde. Dazu erforderlich ist natürlich vorab die Digitalisierung der analogen Detektorsignale, wobei die hierfür gültige theoretischen (mathematischen und messtechnischen) Regeln einzuhalten sind. Diese Regeln haben gleichzeitig einen starken Einfluss auf die Richtigkeit der Messergebnisse des berührungslosen Temperatur-Messgerätes (Infrarot-Thermometer und / oder Thermokamera) oder auch generell auf die messtechnische Anwendbarkeit des Gerätes.

2.2.1. Erzeugung zeitdiskreter Signalfolgen aus kontinuierlichen Signalen

Die Zeitkonstante periodischer Temperaturänderungen des Messobjekts (besser die Temperaturprozessfrequenz) stellt aufgrund des Funktionsprinzips der Thermokameras strenge Anforderungen bei der Signalbearbeitung dar. Wärmebildkameras (wie auch alle anderen digitalen Messsysteme) müssen die Signalabtastung dem **Nyquist-Shannon-Abtasttheorem** (von Wladimir Kotelnikow schon früher, bereits 1933 formuliert) entsprechend durchführen. Dieses Theorem besagt, dass mindestens die doppelte Frequenz der höchstfrequenten analogen Signalkomponente als Abtastfrequenz benötigt wird, um die für die korrekte Rekonstruktion des Signals erforderlichen Stützwerte zu erhalten. Wenn dieses Gesetz nicht eingehalten wird, tritt die sogenannte Unterabtastung (Aliasing) auf, welche bei einer periodischen Temperaturschwankung dazu führen würde, dass die Temperaturänderung als wesentlich langsamerer Vorgang (mit niedriger Frequenz) abgebildet würde, als der tatsächliche Prozess. (Siehe auch die folgende Abbildung.) Dies würde in vielen Fällen zu völlig falschen Schlussfolgerungen führen.

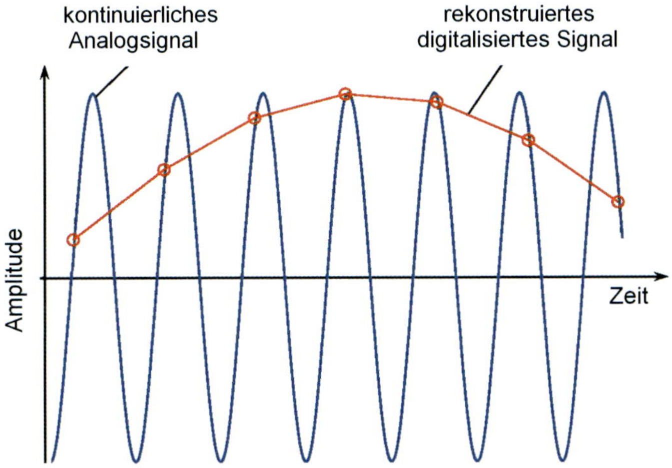

Abb. 78: Signalverfälschung durch Unterabtastung (Verletzung des Abtasttheorems)

Daher ist bei jeder Messaufgabe in der Thermografie die Bildwiederholrate ein kritischer Parameter, sobald (auch bei der Annahme, dass keine beweglichen Objekte erfasst werden) Temperaturänderungen zum Zeitpunkt der Messung auftreten. Wenn beispielsweise die Temperaturänderung mit 1/10 Sekunden Zeitkonstante (Periodizität) abläuft, erfordert die obige Regel eine Bildwiederholfrequenz von mindestens 20 Hz (besser noch 25 Hz). Dies ist auf den ersten Blick keine kritische Anforderung für die meisten modernen Wärmebildkameras. Betrachten wir jedoch ein Messobjekt aus der Leistungselektronik, wo Aufheiz- und Abkühlvorgänge sogar mit bis zu 300 Hz vorkommen können, dann ist zu dessen korrekter Erfassung eine 600 Hz überschreitende Bildwiederholfrequenz erforderlich. Dies ist nur mit extrem schnellen, auf Photonendetektor basierenden Thermokameras lösbar!

Die Einhaltung dieser messtechnischen Grenze ist natürlich nur für unbewegliche Objekte ausreichend. Wenn sich das Objekt und die Kamera relativ zueinander bewegen, muss darüber hinaus die sich aus der Bewegung ergebende Verlängerung (Verzerrung) der einzelnen Pixel ebenfalls berücksichtigt werden. Dies wird detailliert im Absatz 3.2.11 „Bildwiederholrate (Bildfrequenz) von Thermokameras" erläutert.

2.2.2. Erzeugung diskreter Pegelwerte durch Quantisierung analoger Signale

In der technischen Spezifikation eines jeden ernsthaften digitalen Instruments ist sicher eine Angabe zur digitalen Auflösung zu finden, da diese die Qualität (Rauschpegel) und den möglichen Dynamikbereich der Digitalisierung beeinflusst. Üblicherweise wird diese als Auflösung in Bit, also basierend auf dem binären Zahlensystem angegeben. 8 Bit bedeuten, dass das analoge Eingangssignal in 2^8 Schritten quantifiziert wird, so dass der Signalbereich also in $2^8 = 256$ Stufen unterteilt ist. Bei einem 10 V Spannungseingang bedeutet dies, dass dieser mit 10 V / 256 = 0,0391 V Schritten digitalisiert wird, was gleichzeitig auch die kleinste quantifizierbare Signaländerung definiert.

Vorausgesetzt, dass unser analoges Signal an einer Grenze zwischen zwei Schritten „schwebt", ist unser numerisches Ergebnis entweder ein um 0,0391 V niedrigerer oder höherer Wert. Diese „Unsicherheit" wird auch als Quantisierungsrauschen oder digitales Rauschen bezeichnet.

Um eine akzeptable Qualität bei der Digitalisierung gemäß unserem Messziel zu erreichen, wird die digitale Auflösung unter Berücksichtigung des Dynamikbereichs (ohne Änderung des Eingangsbereich erfassbarer Signalbereich) und der erforderlichen Abtastfrequenz ausgewählt. Digitalisieren mit höherer Auflösung kostet typischerweise mehr Zeit (und benötigt mehr Hardware). In den letzten Jahren haben sich die Digitalisierungstechniken (sowohl mathematisch als auch elektronisch) enorm weiterentwickelt, so dass nun Auflösungen von 24 Bit (= 16.777.216 Quantisierungsstufen) selbst bei einigen Hundert kHz zur Verfügung stehen.

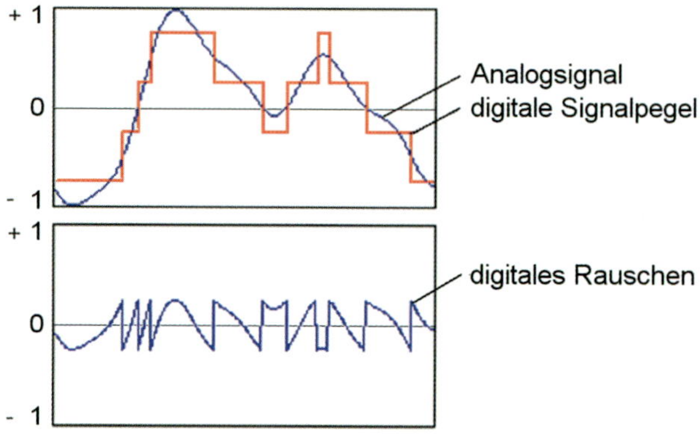

Abb. 79: Entstehung des digitalen Rauschens

Bei Thermokameras sind aufgrund des relativ begrenzten dynamischen Bereichs der Sensoren und der enormen Datenmenge, die ohnehin schon durch die (im nächsten Abschnitt näher behandelte) zweidimensionale Rasterung erzeugt wird, Auflösungen von 12 Bit, 14 Bit bzw. max. 16 Bit üblich. Das bei diesen Auflösungen zu erwartende Quantisierungsrauschen ist (als Temperaturrauschen) in der folgenden Tabelle aufgeführt. Es ist ersichtlich, dass der aus der Digitalisierung resultierende Rauschpegel schon bei 12 Bit Auflösung relativ zu den - für thermografische Messanordnungen typischen - Messfehlern (z.B. aufgrund einer Ungenauigkeit bezüglich der Angabe des Objektemissionswertes) praktisch vernachlässigbar ist. Das digitale Rauschen kann jedoch (insbesondere bei Messung niedriger Temperaturen und engen Anzeigebereichen) die visuelle Erkennbarkeit der Temperaturzusammenhänge nachteilig beeinträchtigen.

Messbereich	***12 Bit***	***14 Bit***	***16 Bit***
-40 °C ... 120 °C	+/- 0,04 °C	+/- 0,01 °C	+/- 0,002 °C
0 °C ... 300 °C	+/- 0,07 °C	+/- 0,02 °C	+/- 0,004 °C
100 °C ... 600 °C	+/- 0,12 °C	+/- 0,03 °C	+/- 0,007 °C
500 °C ... 1200 °C	+/- 0,17 °C	+/- 0,04 °C	+/- 0,01 °C

Tabelle 10: digitales Rauschen in einigen typischen Messbereichen

2.2.3. Zweidimensionale Rasterung - geometrische Diskretisierung

Auch über die Objektfläche betrachtet erfolgt eine „Abtastung" - noch dazu zweidimensional. Egal, ob es um auf Matrixsensoren (FPA-Sensor = FocalPlaneArray-Sensor) oder auf dem Scannerprinzip basierende Thermokameras geht, bei allen wird die Strahlung von der Oberfläche des zu messenden Objekts in diskreten Teilflächen entsprechend der geometrischen Form des jeweiligen Einzeldetektors erfasst. Der Erfassung der jeweiligen Strahlungsdurchschnittswerte für die so definierten Teilflächen folgt die Verarbeitung derselben nach den bereits behandelten Regeln und Schritten. (Es ist wichtig hier zu betonen, dass die Sensoren - unabhängig von ihrer Theorie und ihrem Design - nur ein Signal abgeben können, das proportional zur durchschnittlichen Strahlung ist, der sie ausgesetzt sind. Es gibt absolut keine Möglichkeit, die minimalen oder maximalen Werte innerhalb eines Einzeldetektors „auszulesen". Die Auswirkungen dieses Umstandes werden im Kapitel 3.2.10.2. „Geometrische Auflösung thermografischer Systeme" ausführlich diskutiert.)

Die Signalverarbeitung in einer Thermokamera besteht also - die Abläufe der beiden vorherigen Unterkapitel mit einschließend - aus mehreren Schritten. Sie beginnt mit der „zweidimensionalen" flächigen und zusätzlich noch zeitlich diskreten Erfassung der Strahlungsintensität der Objektoberfläche, setzt sich dann mit der pixelweisen Quantisierung fort und wird durch die Umrechnung der numerischen Strahlungsintensitätswerte in Temperaturwerte messtechnisch beendet. Anschließend erfolgt noch die Umwandlung der numerischen Temperaturwerte in Farbkode zwecks „visueller" (graphischer) Darstellung dieser Daten.

Die Schritte der Signalverarbeitung in einer Thermokamera sind in der folgenden Grafik selbsterklärend und anschaulich für die Erfassung eines einzelnen Thermogrammes (also für nur einen einzigen diskreten Zeitpunkt) zusammengefasst:

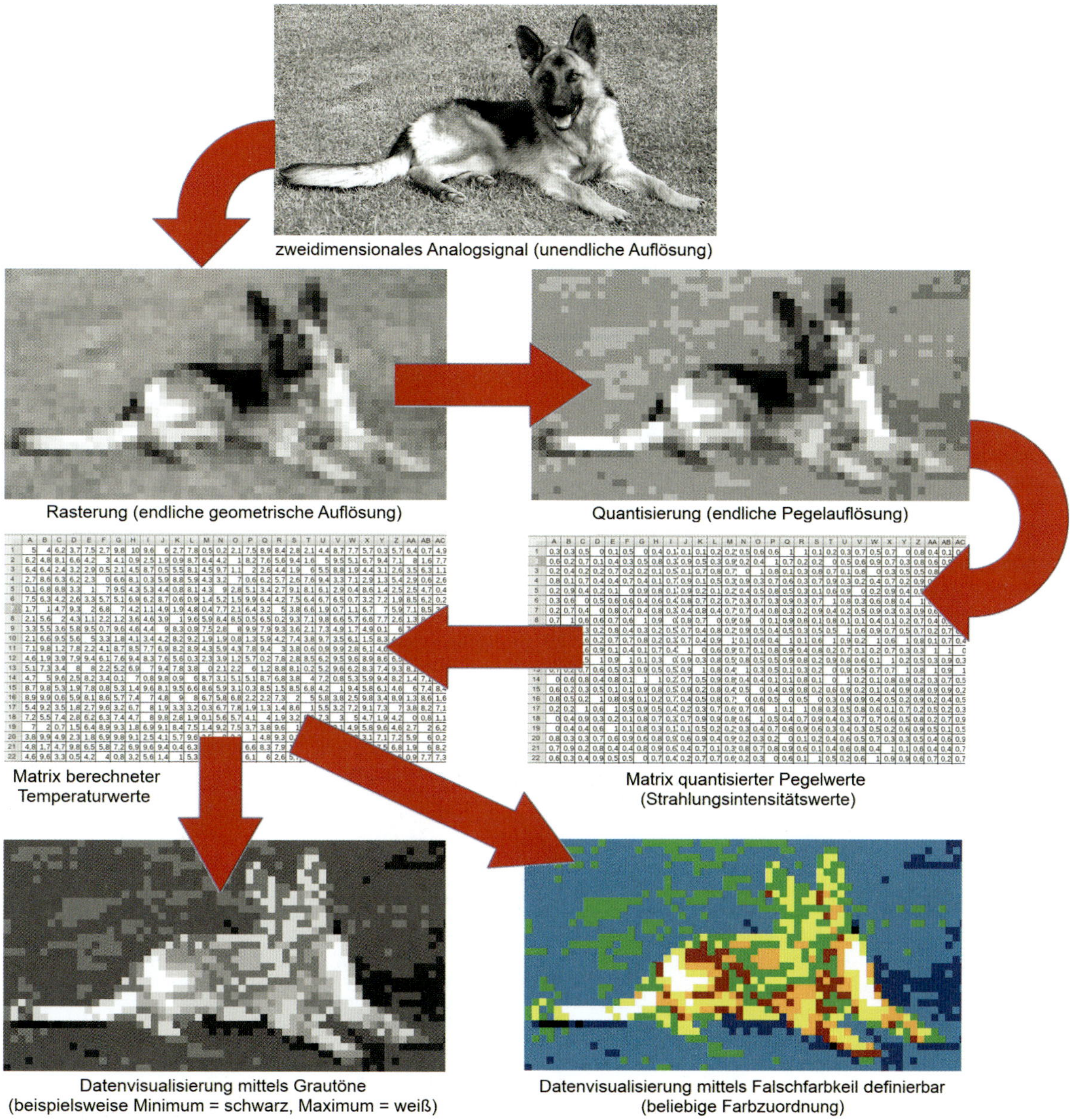

Abb. 80: Rasterung, Quantisierung, Werteberechnung und visuelle Darstellung für einen diskreten Zeitpunkt

Somit kann der Prozess zweimal mit schwerwiegendem Informationsverlust einhergehen, wenn das thermografische System nicht die geeignete Auflösung besitzt. Zuerst bei der geometrischen Aufteilung der zweidimensionalen Fläche (mit unendlicher Auflösung) auf diskrete Pixel (damit auf endliche Auflösung), dann bei der Quantisierung der Signalpegel (endliche Pegelauflösung) jedes einzelnen Pixels. Anhand obiger Darstellung ist auch erkennbar, dass die visuelle Farbdarstellung von mathematisch verarbeiteten Daten aus einem Zahlenfeld keinen Informationsverlust verursacht, wenn eine „Farbskala" verwendet wird, welche ein klare (und eindeutige) Zuordnung von Farbkode für jeden Signalpegel enthält. Eine sorgfältige Wahl der Farbkodierung beeinflusst lediglich den Kontrast, der von unseren Augen wahrgenommen werden kann (und damit die Erkennbarkeit des Thermogrammes). Die Graustufenanzeige liegt natürlich näher am physikalischen Inhalt der Daten, gut gewählte Farbskalen können jedoch an das physiologische Wärmegefühle des Betrachters appellieren. (Beispiel: warmes Wasser = rote Kennzeichnung, kaltes Wasser = blaue Farbmarkierung). Somit können auch ungeschulte Betrachter leichter ein Thermogramm auf dessen Temperaturwerte hin interpretieren.

3. Aufbau und Eigenschaften von Strahlungsthermometern

Schon kurz nach der Entdeckung der Infrarotstrahlung wurden bereits die ersten Instrumente zur Nutzung und Visualisierung der Wärmestrahlung realisiert - so etwa die auf Wärmestrahlung beruhende Zielführung von Waffensystemen oder die Bildgebung in Nachtsichtgeräten. (Von hier stammt auch der Name eines der bekannten Hersteller militärischer Infrarot-Detektorsysteme: forward looking infrared = FLIR.) Berührungslose Temperaturmessgeräte (Infrarot-Thermometer, Pyrometer, später Thermokameras) wurden zu den oben genannten Technologien parallel, jedoch mit etwas Verzögerung entwickelt. Die relative Verzögerung ist in erster Linie darauf zurückzuführen, dass für die Temperaturmessung einerseits eine Analog/Digital-Signalkonvertierung und andererseits eine numerische Werteberechnung anhand der gemessenen Strahlungsmengen auf Grundlage der pyrometrischen Grundgleichung notwendig ist.

Da die Infrarot-Temperatursensoren, Pyrometer und Strahlungsthermometer praktisch auch als eine „Ein-Pixel-Thermokamera" angesehen werden könnten, wird die Betrachtung der berührungslosen Messgeräte (der Einfachheit halber) mit der ausführlichen Diskussion der allgemeinen technischen Lösungen für Strahlungsthermometer begonnen.

3.1. Infrarot-Thermometer und Pyrometer

Strahlungsthermometer (Infrarot- oder IR-Thermometer, IR-Sensoren), je nach Sprachgebiet leider oft auch irreführend als „Laserthermometer" bezeichnet, gibt es in unzähligen Varianten - mit unterschiedlichsten Optiken, Signalausgängen oder Messwertanzeige, bzw. Messbereichen. Als Ausführungen stehen Hand-gehaltene oder installierte Geräte zur Auswahl. Was jedoch für alle gleich ist, ist die grundlegende Signalverarbeitung: die Analog/Digital-Konvertierung der durch den Sensor als elektrisches Messsignal detektierten Infrarot-Strahlungsintensität und derer numerischen Umrechnung auf Temperaturwerte.

Der Aufbau der Infrarot-Thermometer ist obigem zufolge immer sehr ähnlich, ja praktisch fast gleich: die Wärmestrahlung des Messobjektes wird durch eine Sammellinse auf den Infrarot-Detektor gebündelt. Dieser erzeugt ein mit der Strahlungsintensität proportionales elektrisches Messsignal, welches nach der A/D-Wandlung mathematisch (anhand der pyrometrischen Grundgleichung) in Temperaturwerte umgerechnet wird. Dieses Ergebnis wird dann entweder numerisch (als Ziffernfolge) auf einer Digitalanzeige dargestellt, bzw. als Digitalsignal oder (nach DA-Wandlung) als Analogsignal ausgegeben.

Oft werden die Strahlungsthermometer auch als „Punkt"-Thermometer verstanden, was allerdings wegen der trigonometrischen „Abbildung" der Sensorfläche auf dem Messobjekt als (wenn auch unter Umständen nur sehr kleine) Fläche nicht akzeptabel ist. Richtiger wäre die Sichtweise als Thermometer, welches einen Flächendurchschnittswert liefert. („Fleck"-Thermometer)

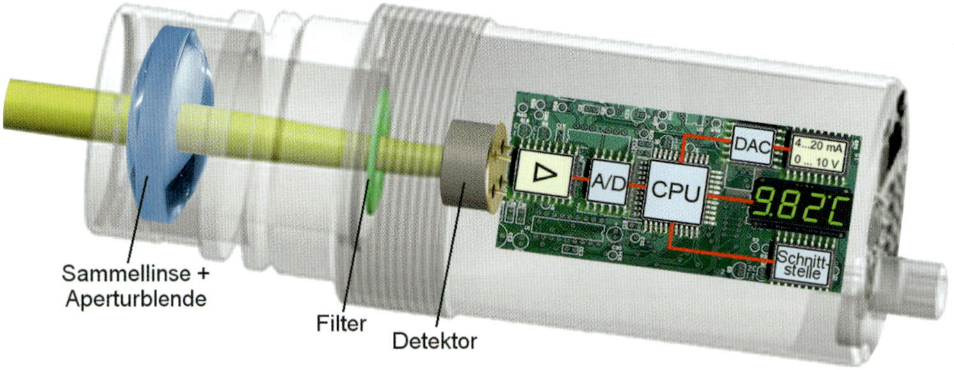

Abb. 81: allgemeiner Aufbau von Strahlungsthermometern (hellblau: digitale Signalverarbeitung)

Die wesentlichsten messtechnische Schritte der Temperaturbestimmung sind:

1. Detektion der Objektwärmestrahlung als elektrisches Signal proportional zur Strahlungsintensität
2. Detektorsignal-Normalisierung, Messsystem-spezifische Kompensation, sowie Digitalisierung
3. Berechnen der Temperaturwerte unter Beachtung der Objektemission und der reflektierten Strahlung anhand der Messsystem-Kalibrationskurve sowie der Pyrometrischen Grundgleichung
4. Zahlenwertige Anzeige des Temperaturwertes oder Ausgabe als analoges bzw. digitales Signal

Viele Infrarot-Handthermometer geben in ihren Beschreibungen den Hinweis auf eine integrierte „automatische" Kompensation der Umgebungstemperatur, dessen Grundlage ein in das Gehäuse eingebauter Temperatursensor ist. Selbstverständlich ist die Geräteinnentemperatur (und auch die der Eintrittslinse) zu kompensieren. Diese Kompensation ersetzt aber keinesfalls die Korrektur der durch das Messobjekt reflektierten Umgebungsstrahlung (deren Intensität typisch keinerlei Bezug zur geräteinternen Temperatur hat). Oft fehlt aber (auf die automatische Kompensation berufend) jedwede Einstellbarkeit zur Umgebungstemperatur-abhängigen Reflexionskompensation in diesen Handgeräten, weshalb deren Anwendbarkeit für korrekte Temperaturmessungen grundsätzlich in Frage zu stellen ist. Hierzu empfiehlt sich ein Rückblick auf das Kapitel 1.5. „Pyrometrische (thermografische) Grundgleichung".

Thermografie, 1. Auflage. Eric Rahne.

3.1.1. Grundlegende Arten von Strahlungsthermometern

Auch wenn traditionell der Begriff Pyrometer nicht für ein heutiges Strahlungsthermometer auf Basis eines Infrarotsensors steht, wird diese Benennung im Folgenden als Synonym des Begriffes Strahlungsthermometer genutzt. Kurz zum technischen Hintergrund der Pyrometer: die schon seit ca. 1930 in der Stahlindustrie genutzten berührungslosen Thermometer waren sogenannte ***Glühfadenpyrometer***, bei dem die Helligkeit eines glühenden Wolframfadens mit der des Messgegenstandes visuell verglichen wurde. Man bezeichnete diese Geräte auch als Verhältnispyrometer, da das Messergebnis auf dem Verhältnis der Strahlungsintensität eines Messobjektes zu der Strahlung einer bekannten Referenz basiert.

Die Strahlungsthermometer werden nach dem jeweils erfassten Wellenlängenbereich unterschieden.

Gesamtstrahlungspyrometer

Diese Infrarot-Thermometer erfassen den gesamten Wellenlängenbereich, wodurch die Gesamtstrahlung des zu messenden Objekts detektiert wird. Das führt zwar einerseits zu einer hohen Empfindlichkeit, die Eigenschaften des Übertragungsmediums (Atmosphäre) und dessen Temperatur beeinflussen jedoch stark das Messergebnis. U.a. müssen bei der Temperaturberechnung auch der selektive Emissionsgrad des Messobjektes korrigiert werden. Insbesondere ist dies kritisch, wenn sich das Strahlungsmaximum wegen des Wienschen Verschiebungsgesetzes bei sich ändernder Objekttemperatur gerade über Bereiche unterschiedlichster spektraler Emissionsgrade verschiebt. Die Anwendung dieser Pyrometer ist daher meist auf Labor- und Weltraummessungen beschränkt und es ist zweckmäßig, diese möglichst nur bei schwarzen oder grauen Strahlern (mit gleicher Emission über alle Wellenlängen) zu nutzen.

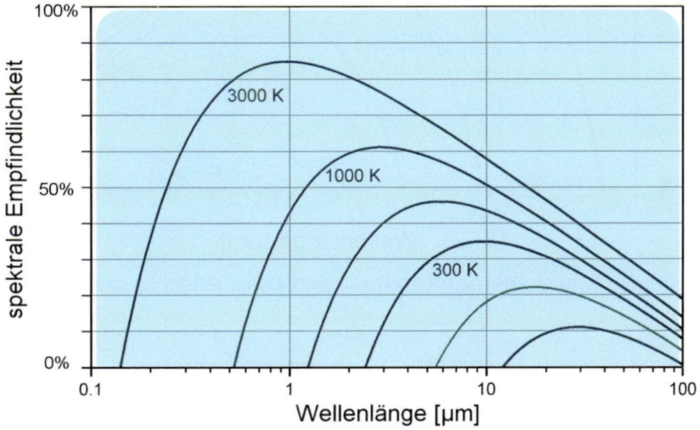

Abb. 82: Empfindlichkeitsbereich von Gesamtstrahlungspyrometern

Spektralpyrometer oder Schmalband-Pyrometer

Diese Kategorie umfasst diejenigen Pyrometer, deren Wellenlängenbereich sehr eng begrenzt ist, meistens +/- 0,15 µm um eine gegebene Wellenlänge λ. Obwohl durch dieser Begrenzung die Gesamtmenge der detektierbaren Strahlung stark reduziert wird, ist der Vorteil eine leichtere Korrektur der Wellenlängenabhängigkeit der Transmission der Übertragungsstrecke, sowie der Reflexion und Emission des Messobjekts. (Anstelle der Wellenlängenbeziehungen reicht ein einziger Zahlenwert aus.) Die Anwendbarkeit hängt allerdings sehr stark von den spektralen Emissionseigenschaften des Messobjektes und dem zu erfassenden Temperaturbereich ab (Plancksches Strahlungsgesetz). Es ist also wesentlich, ob niedrige oder hohe Temperaturen von Metall-, Glas- oder Kunststoffgegenständen gemessen werden sollen.

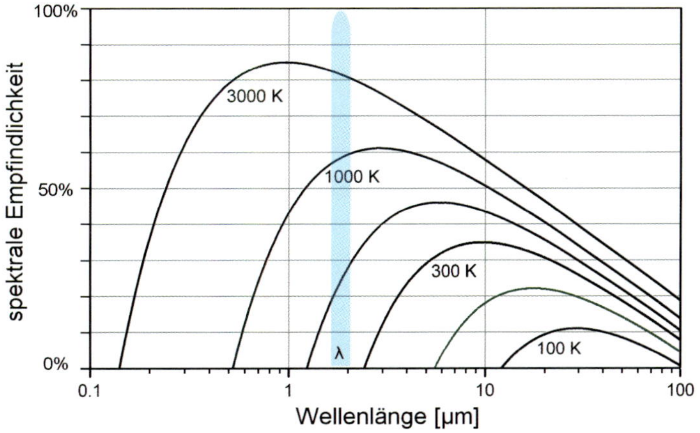

Abb. 83: Empfindlichkeitsbereich von Schmalband-Pyrometern (kurzwelliges Beispiel)

Bandstrahlungspyrometer

Diese Infrarot-Thermometer erfassen ein breites Wellenlängenband der Wärmestrahlung. Selbstverständlich kann damit ein großer Teil der Strahlung des Messobjekts detektiert werden, was sich positiv auf die Empfindlichkeit des Pyrometers auswirkt. Wenn die Grenzen des Bandes auf ein atmosphärisches Fenster ausgerichtet sind, minimiert sich auch der Einfluss der Luft (als Übertragungsmedium) auf das Messergebnis. Nachteilig ist jedoch hierbei, dass bei der Temperaturbestimmung die - für die meisten Messobjekte und Übertragungsstrecken typischen - selektiven Strahlungseigenschaften beachtet werden müssen, insbesondere, wenn der wellenlängenabhängige Emissions- oder Transmissionsgrad gerade im erfassten Wellenlängenbereich stark variiert. Als Vereinfachung ist es üblich, dieses Problem durch die Verwendung eines einzigen Emissionsgradwertes (bzw. für die Transmission eines einzigen Transmissionsgradwertes) zu umgehen, welcher zwischen den Bandengrenzen λ_1 und λ_2 auf den gewichteten „Effektivwert" λ_{eff} fällt. Das begrenzt natürlich die erreichbare Messgenauigkeit.

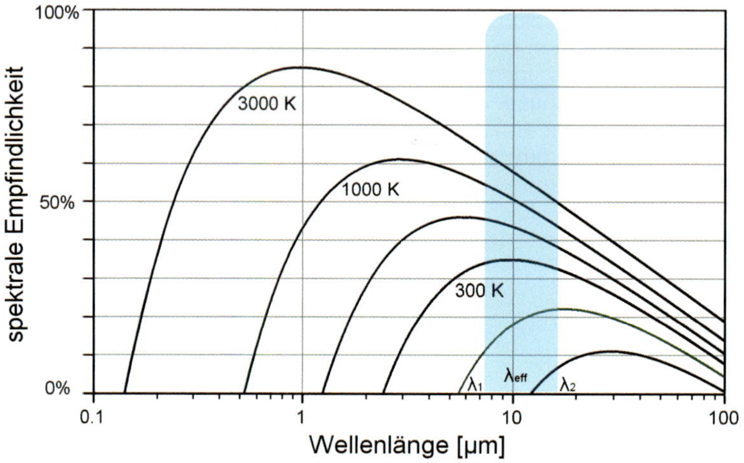

Abb. 84: Empfindlichkeitsbereich von Breitband-Pyrometern (langwelliges Beispiel)

Quotientenpyrometer, 2-Farben-Pyrometer, Verhältnispyrometer

Dies ist eine spezielle Art von Infrarot-Thermometern, die aufgrund der verwendeten zwei Wellenlängen einzigartige Eigenschaften besitzt. Die Detektion von Wärmestrahlung erfolgt hierfür in zwei, zueinander sehr nahen und sehr engen Wellenlängenbändern mit λ_1 und λ_2, als ob zwei „benachbarte" Spektralpyrometer mit λ_1 bzw. λ_2 verwendet würden. Die Berechnung der Temperatur des Objekts wird durch das Verhältnis der zwei erfassten Strahlungsdaten bestimmt. Wenn der Emissionsgrad des Messobjekts auf den zwei detektierten Wellenlängen gleich ist, dann ist das so erzielte Messergebnis unabhängig vom Emissionsgrad!

Mit den herausragenden Fähigkeiten der Quotientenpyrometer beschäftigt sich im Detail der gesonderte Abschnitt 3.1.3. „Besondere Infrarotthermometer".

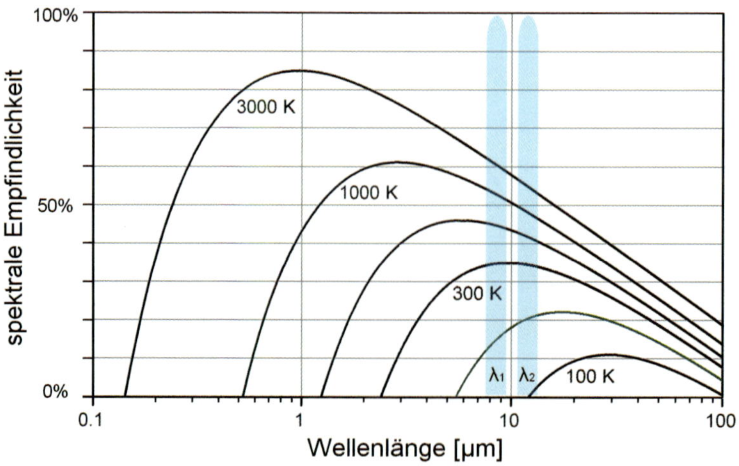

Abb. 84: Empfindlichkeitsbereich von Quotientenpyrometern

3.1.2. Komponenten der Strahlungsthermometer

3.1.2.1. Pyrometeroptiken - Messfläche (Messfleck) und Lasermarker

Den Anfang der Messkette bildet die Optik, die meistens eine einzige Sammellinse mit dem Anwendungsbereich des Pyrometers (Wellenlängenbereich, Messbereich, Sichtwinkel) entsprechenden Parametern ist. Die Optik kann aber auch aus mehreren Linsen, Aperturblende und Wellenlängenfiltern bestehen. Ihre Aufgabe ist es, die Objektstrahlung in korrekter Intensität auf den Detektor zu fokussieren.

Einer der wichtigsten messtechnischen Parameter eines Infrarot-Thermometers ist die Größe des erfassten Messfeldes, welche natürlich von der Messentfernung abhängt. Unter der Annahme einer kreissymmetrischen Linse (Apertur) und der senkrechten Betrachtung des Objekts ist der Messfleck kreisförmig rund. Üblicherweise wird ein Verhältnis angegeben, das die Größe der Messfläche zum Messabstand definiert. Diese Angabe - z.B. 30:1 - heißt, das ein 1 m großer Messfleck aus 30 m Entfernung erfasst wird. Abhängig von der Optik ist dieses Verhältnis jedoch keine konstante Zahl, so dass es für nahe und ferne Messabstände nur selten gleich ist, wie es auch die folgenden Abbildungen zeigen.

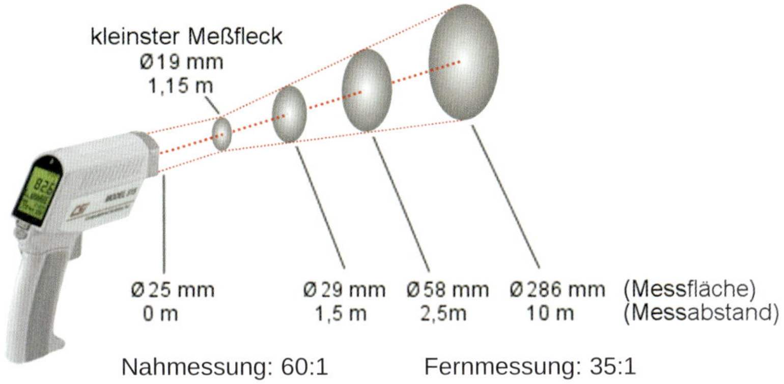

Abb. 86: Messfläche eines Strahlungsthermometers in Abhängigkeit vom Messabstand

Der zum Brennpunkt der Optik gehörende Messabstand wird aufgrund des dort kleinsten Messfleckdurchmessers auch als „Scharfpunkt" bezeichnet. Bei kürzerer Entfernung wird der Durchmesser des Messflecks nicht mehr kleiner. Es gibt auch „umschaltbare" Optiken, die die Möglichkeit bieten, einen relativ kleinen Fernmessfleck oder aber einen „Scharfpunkt" von nahezu minimaler Größe zu erzielen. Damit können mit einer Optik verschiedene Messanforderungen erfüllt werden. Ein Beispiel für den Betrachtungswinkel einer solchen Zwei-Positionen-Optik zeigt die folgende Abbildung.

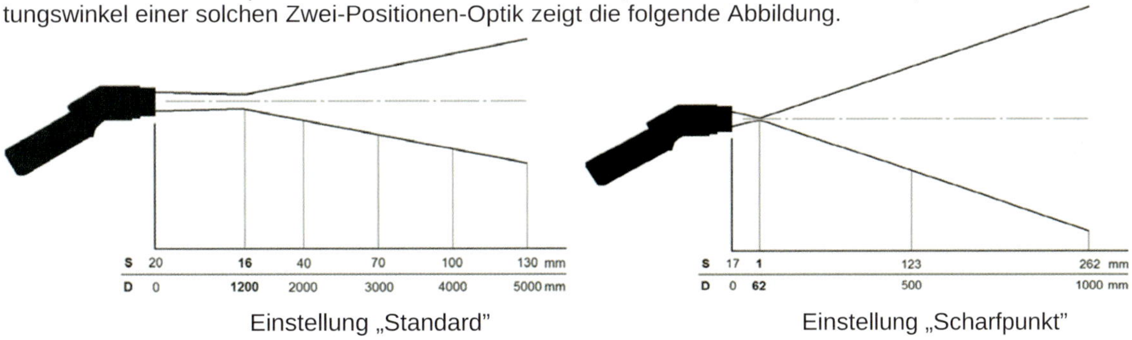

Abb. 87: Strahlungsthermometer mit Zwei-Positionen-Optik
(mit freundlicher Genehmigung der Optris GmbH, www.optris.de [A25])

Es ist unbedingt zu beachten, dass die richtige Temperaturerfassung bei Strahlungsthermometern - mit Ausnahme der Quotientenpyrometer - nur dann garantiert ist, wenn das Messobjekt den Messfleck vollständig ausfüllt. Mit anderen Worten: abhängig von der Messdistanz kann der Messfleck nicht größer als das Messobjekt sein und darf auch auf keiner Seite darüber hinausragen. In diesen Fällen würde die durch den Detektor erfasste Strahlung außer der Objektstrahlung auch Strahlung aus der Umgebung neben dem Messobjekt enthalten. Der Detektor zeigt immer den Durchschnitt der auf ihn projizierten Strahlung an, egal, ob dies Strahlung der Objektumgebung oder des Objektes ist. Die Temperatur der Objektumgebung kann deren Emissionsgrad entsprechend natürlich extremen Einfluss auf die detektierte Gesamtstrahlung haben und daher zu sehr großen Abweichungen des Messergebnisses von der tatsächlichen Objekttemperatur führen.

Zur Unterstützung des Benutzers wird typischerweise ein Lasermarker verwendet, der seiner Ausführung entsprechend mehr oder weniger genau die erfasste Oberfläche des Objekts markiert. (Diese Lasermarkierung hat zu dem Begriff „Laserthermometer" geführt, was völlig falsch ist, da die Temperatur nicht durch den Laser gemessen wird, sondern durch Erfassung der Infrarotstrahlung.) Die in der folgenden Tabelle aufgeführte Lasermarker sind allgemein üblich:

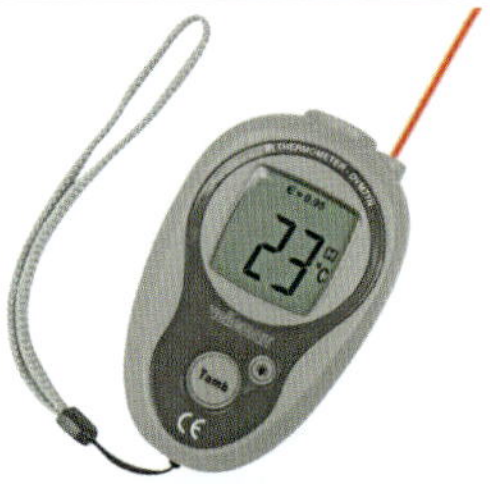 Abb. 88 (mfG Velleman [A26])	**Einpunkt-Lasermarker** • kostengünstigste, aber anspruchslose Lösung • markiert nur einen Punkt im Messfleck • zeigt wegen seitlicher Verschiebung nicht die wirkliche Fleckmitte (abweichende optische Achsen) • gibt keine Information über Abmessung • und Form des tatsächlichen Messfleckes Eher irreführend, statt hilfreich.
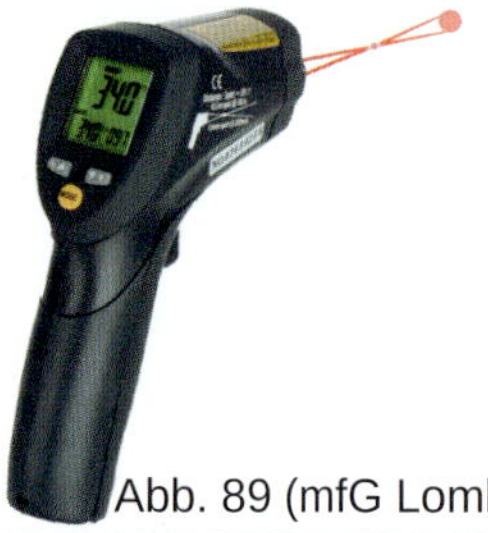 Abb. 89 (mfG Lombik Kft [A27])	**Zweipunkt-Lasermarker** • kostengünstigste, nützliche Lösung • markiert die Grenzen des Messfleckes mit zwei Laserpunkten, damit also Lage und Dimension • gibt keine Information zur Form des Messfleckes • in korrekter Ausführung ohne seitliche Verschiebung Nützlich und kostengünstig, allerdings mit groben Mängeln.
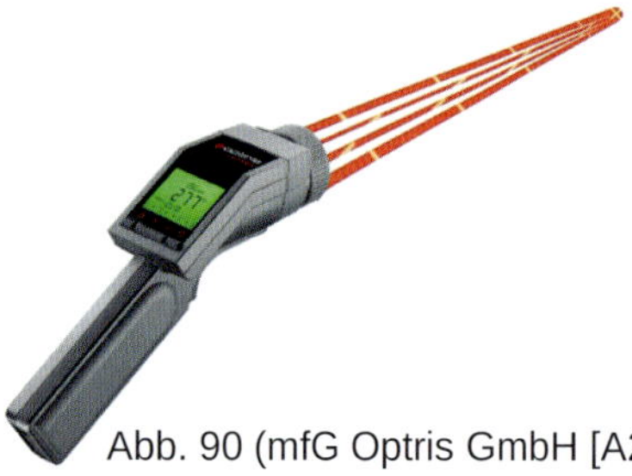 Abb. 90 (mfG Optris GmbH [A28])	**Kreuz-Lasermarker** • kostengünstige, nützliche und exakte Lösung • markiert die Grenzen des Messfleckes mit vier Laserstrichen, damit also Lage und Dimension • gibt auch Information zur Form des Messfleckes • besitzt keine seitliche Verschiebung Nützlich und kostengünstig, mit nur kleinen Mängeln.
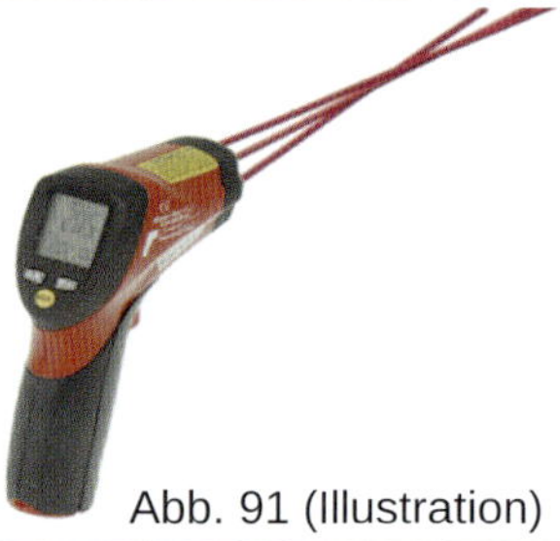 Abb. 91 (Illustration)	**Koaxialer Dreipunkt-Lasermarker** • relativ kostengünstige, nützliche und exakte Lösung • markiert die Grenzen - damit also Lage und Größe - des Messfleckes mit zwei Laserpunkten, sowie die Messfleckmitte mit einem dritten Lasermarker • gibt keine Information zur Form des Messfleckes • in korrekter Ausführung ohne seitliche Verschiebung Nützlich und kostengünstig, mit nur kleinen Mängeln.
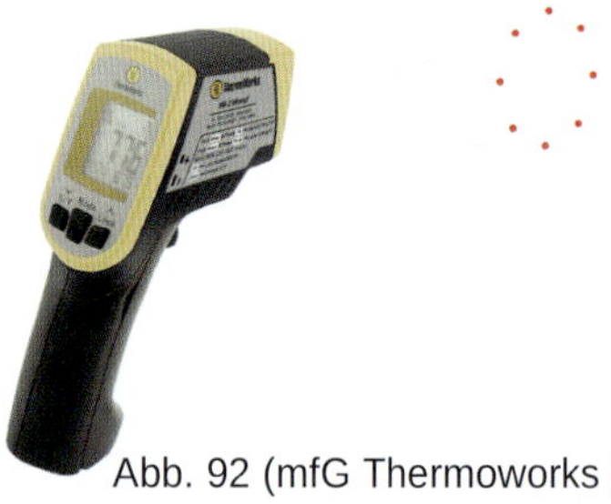 Abb. 92 (mfG Thermoworks [A29])	**Einfacher (nicht konzentrischer) Kreis-Lasermarker** • relativ kostengünstige, einfallsreiche Lösung • kennzeichnet die Grenze des Messfleckes • durch eine Vielzahl von einzelnen Laserpunkten • markiert Größe und Form des Messfleckes • wegen seitlicher Verschiebung wird zur Sicherheit größer Fleck gekennzeichnet - siehe nächste Seite Eindrucksvoll, aber wegen Ungenauigkeit nicht hilfreich.
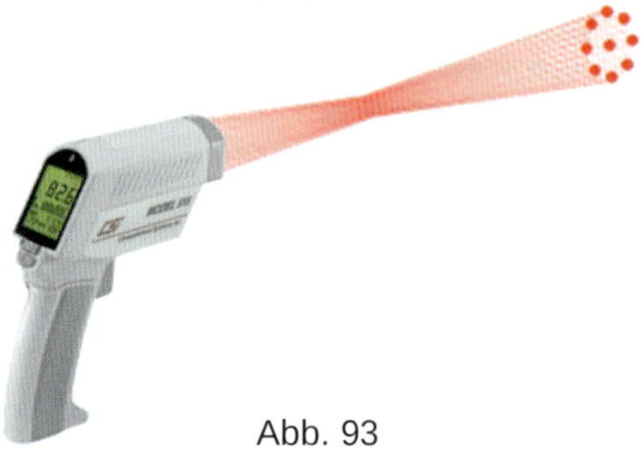 Abb. 93	**Koaxialer (true spot) Kreis-Lasermarker** • anspruchsvollste, am besten anwendbare Lösung • technische Verwirklichung sehr kostenintensiv • kennzeichnet die Grenze des Messfleckes • durch eine Vielzahl von einzelnen Laserpunkten • markiert Größe und Form des Messfleckes • Markierung entspricht dem tatsächlichen Messfleck Anspruchsvoll und genau, allerdings auch kostenintensiv.

Tabelle 11: typische Lasermarker bei Hand-gehaltenen Strahlungsthermometern

Weitere Details zu den Lasermarkern:

Die koaxiale 3-Punkt-Lasermarkierung ist eines der genauesten Hilfsmittel zur Bestimmung des tatsächlichen Messfleckes, liefert jedoch keine Informationen über die Form desselben. In der Entfernung des „Scharfpunktes", liegen die 3 Laserpunkte am nächsten zueinander, noch dazu genau senkrecht übereinander angeordnet. Der größte Vorteil eines solchen Lasers besteht darin, dass er in beliebiger Entfernung genau den Mittelpunkt und die Grenzen des Messflecks anzeigt. Aufbau und Funktionsweise sind in der folgenden Abbildung dargestellt:

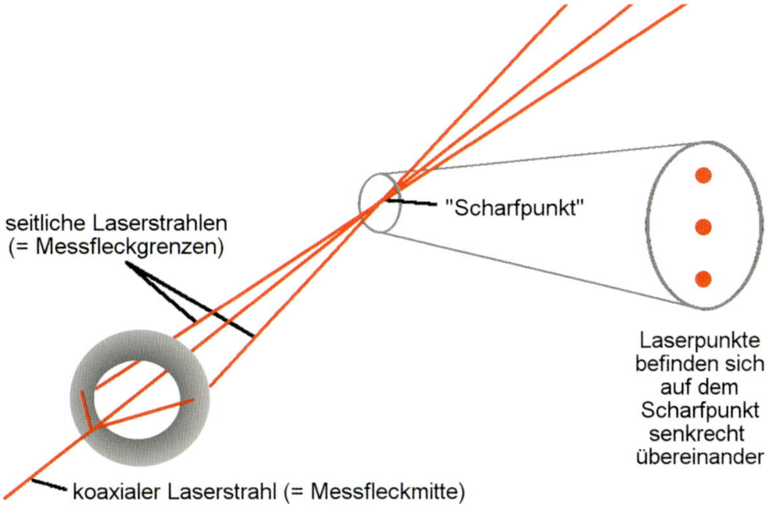

Abb. 94: Aufbau und Funktion des koaxialer Dreipunkt-Lasermarkers

Der einfache (nicht konzentrische) Kreislasermarker ist natürlich eine sehr gut aussehende (und damit verkaufsfördernde) Lösung, hat aber zwei schwerwiegende Nachteile aufgrund seiner nicht-koaxialen Ausführung:

- der reale Messfleck befindet sich nur ab einer bestimmten Entfernung innerhalb des mit einem Laser markierten Kreises (dadurch können Messfehler in kleineren Entfernungen bei strikter Ausnutzung der Lasermarkierung vorkommen, da sich der reale Messfleck von der Markierung abweichend teilweise auch außerhalb der markierten Fläche befindet)
- die durch den Laser markierte Fläche ist in den meisten Entfernungen (eventuell sogar bedeutend) größer als der eigentliche Messfleck, so dass die Möglichkeiten der Optik nicht ausgenutzt werden können

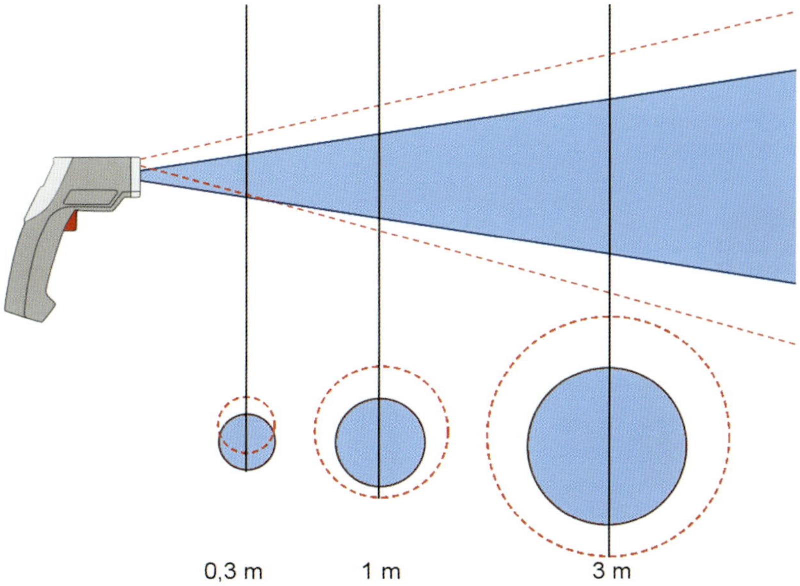

Abb. 95: Markierung und tatsächlicher Messfleck (blau) bei nicht konzentrischem Kreis-Lasermarker

3.1.2.2. Pyrometeroptiken - infrarot-durchlässige Linsenmaterialien

Das optische Design des verwendeten Objektives (oder Linsensystems) und das dazu notwendige Linsenmaterial (bzw. Materialien) hängen vom Wellenlängenbereich des Infrarot-Thermometers, dem gewünschten Verhältnis zwischen Messfleck und Messabstand und der geforderten Genauigkeit (thermische Auflösung) ab. Bei einfachen, preiswerten Geräten ist es durchaus akzeptabel, auf Kunststoffe (z.B. Polyethylen, Polypropylen) mit geringerer Infrarot-Durchlässigkeit zurückzugreifen, um preiswerte Linsen herzustellen. Für präzise Messgeräte mit hoher Empfindlichkeit müssen im Interesse möglichst hoher Transmission (Lichtwert) der Optiken teuere Materialien (Halbleiter- oder Mineralkristalle) verwendet werden.

Die kurz- und mittelwelligen Strahlungsthermometer zur Messung hoher Temperaturen stellen hierbei allerdings eine Ausnahme dar, da für diese vergleichsweise günstige Quarzgläser (oder auch Glasfaseroptiken) ebenfalls verwendet werden können. Weiterhin existieren über die hier aufgeführten kristallinen Materialien hinaus noch viele andere, auch Chalcogen-Gläser und mehrschichtige Kompositmaterialien, die insbesondere für Thermokameras von großer Bedeutung sind und daher im Kapitel 3.2.8.1. „Linsenmaterialien für thermografische Objektive" diskutiert werden.

Polypropylen (PP)

Polypropylen ist ein weit verbreiteter polymerer Kunststoff, der aufgrund seiner guten mechanischen und chemischen Beständigkeit, guten Zerspanbarkeit und akzeptablen Alterung als Ausgangsmaterial für Präzisionskomponenten verwendet werden kann. Aus Sicht der Wärmestrahlung kann theoretisch die ca. 30 % hohe Transmission im mittelwelligen Bereich um 5 µm, sowie die am Rand des langwelligen atmosphärischen Fensters liegende - sogar 50% erreichende Durchlassfähigkeit - im Wellenlängenbereich von 13 bis 18 µm genutzt werden.

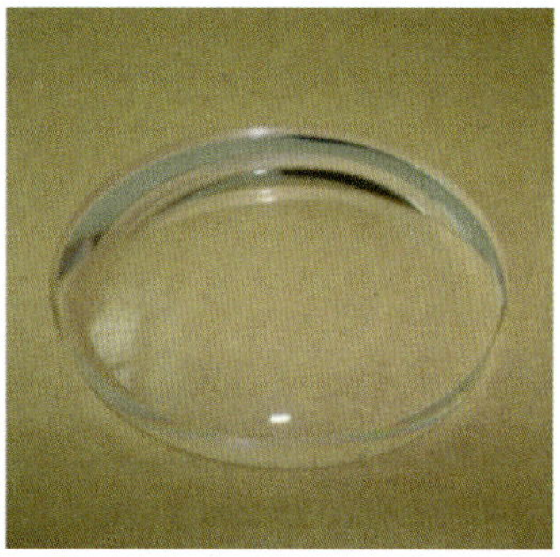

Abb. 96: Kunststofflinse (Illustration)

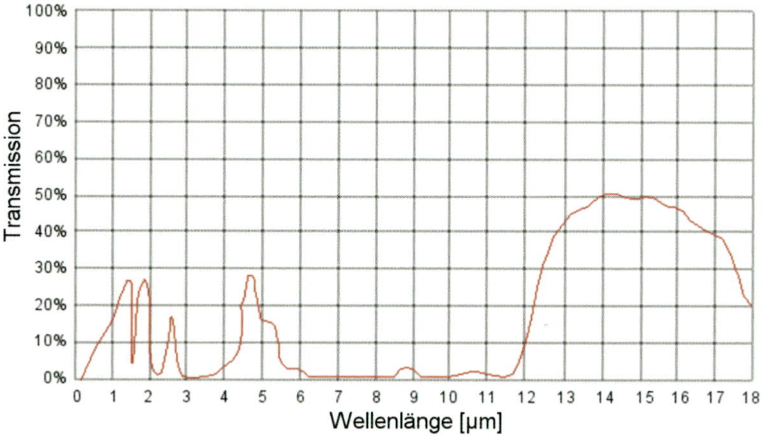

Abb. 97: Transmission von 2 mm dickem Polypropylen

Zinkselenid (ZnSe)

Zinkselenid ist ein künstlich hergestellter - hellorangener - Kristall. Er zeichnet sich durch eine hohe Transmission über einen sehr breiten Wellenlängenbereich vom sichtbarem Licht (0,7 µm) bis zur langwelligen Infrarotstrahlung (15 µm) aus. Die für Infrarotoptiken notwendige Transmission wird durch eine Antireflexbeschichtung nach dem optischen Polieren erreicht. Zinkselenid ist feuchtigkeitsunempfindlich, chemisch stabil und mechanisch fast so fest wie Germanium, so dass es in Labor- und Industrieanwendungen eingesetzt werden kann.

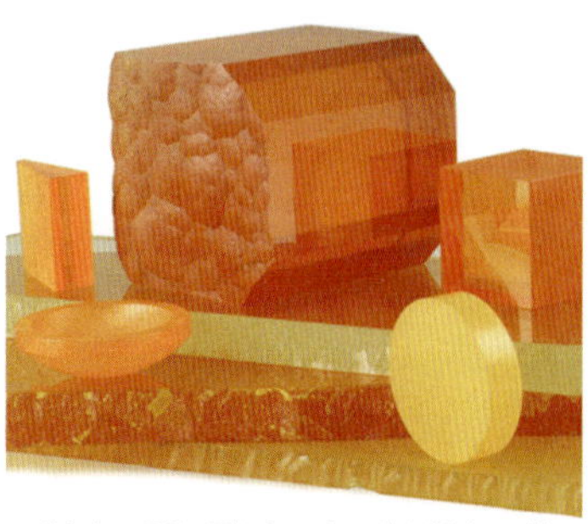

Abb. 98: Zinkselenid-Kristall
(mit freundlicher Genehmigung der II-VI GmbH, www.ii-vi.com [A30])

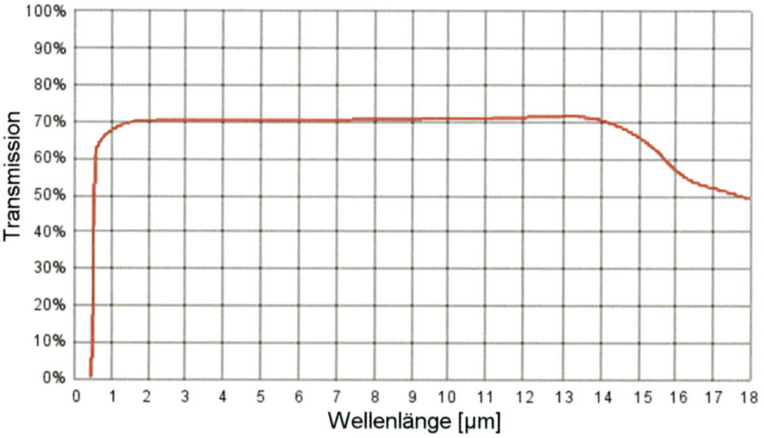

Abb. 99: Transmission von Zinkselenid
(mit freundlicher Genehmigung der II-VI GmbH, www.ii-vi.com [A31], Neuzeichnung durch Autor)

Quarzglas (Siliziumdioxid SiO_2)

Quarzglas wird in der Optik sehr häufig verwendet, jedoch im Hinblick auf die Infrarotstrahlung stellt die sich ab 3,5 µm auf ein Minimum (praktisch ab 5 µm auf Null) verringernde Transmission ein ernsthafte Einschränkung dar. Für die Temperaturmessung von Metalloberflächen über 75 °C mit Pyrometern im Wellenlängenbereich zwischen 2 ... 2,6 µm bzw. 2 ... 2,8 µm ist Quarzglas das perfekte Linsenmaterial: unempfindlich gegenüber Feuchtigkeit, chemisch und mechanisch stabil - und auch kostengünstig. Für extreme Hochtemperaturmessungen spielt Quarzglas ebenfalls eine Rolle in der Faseroptik - meist im Wellenlängenbereich 0,9 ... 1,7 µm.

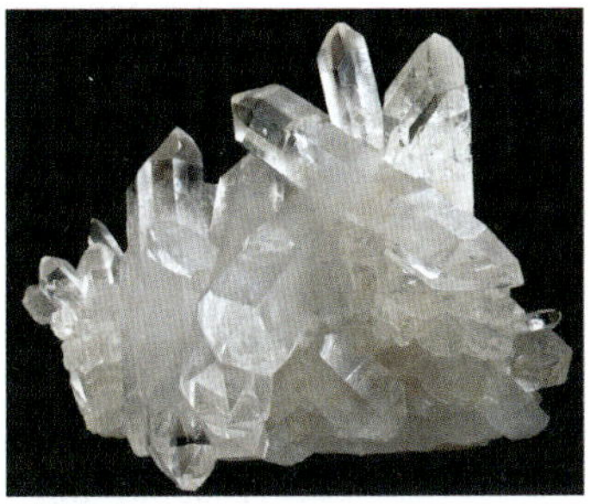

Abb. 100: Siliziumdioxid-Kristall (von Didier Descouens auf Wikipedia, frei verwendbare Lizenz [A32])

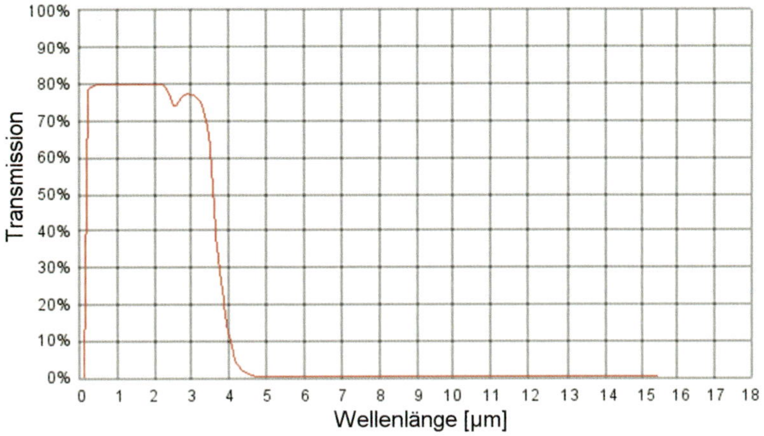

Abb. 101: Transmission von Quarzglas (Siliziumdioxid)

Kalziumfluorid (CaF_2)

In der Natur liegt dieses Material (genauer benannt: Kalziumdifluorid) in kristalliner Form - als Fluorit oder Flussspat bezeichnet - vor. Kalziumfluorid ist ein farbloses, leicht bläuliches Material mit ausgesprochen hohem Transmissionsgrad im kurzen und mittleren infraroten Wellenlängenbereich. Da es allerdings bei hohen Temperaturen brüchig wird und ab 500 °C sogar oxidiert, kann es nur zu einer Verwendung bis maximal 150 °C empfohlen werden. Typischerweise wird es für Messungen bei 3,43 µm verwendet, um die Temperatur von dünnen Plastikfolien, beispielsweise aus Polybutylen, Polyurethan, Polystyrol, Nylon oder Vinyl zu bestimmen.

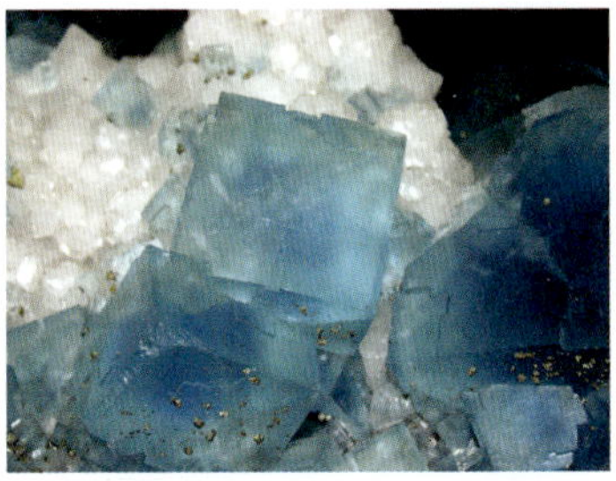

Abb. 102: Kalziumfluorid-Kristall (von Giovanni Dall'Orto auf Wikipedia, frei verwendbare Lizenz, mit freundlicher Genehmigung von Giovanni Dall'Orto [A33])

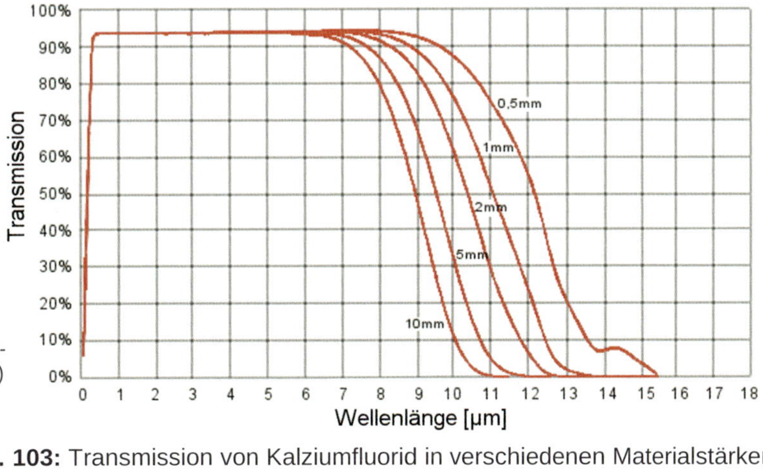

Abb. 103: Transmission von Kalziumfluorid in verschiedenen Materialstärken

Saphir und Germanium

Diese Materialien werden hauptsächlich in der Optik von Thermokameras (Wärmebildkameras) verwendet. Ihre detaillierte Beschreibung ist daher im Absatz 3.2.9.1 „Linsenmaterialien für thermografische Objektive" zu finden.

3.1.2.3. Detektoren der Strahlungsthermometer

Die in Infrarotthermometern verwendeten Sensoren können in zwei Gruppen unterteilt werden: thermische Sensoren und Photonendetektoren. _Thermische Detektoren_ können aus Thermoelementen oder pyroelektrischen Kristallen hergestellt werden, oder als Wärmewiderstand (Bolometer) ausgeführt werden. Thermische Detektoren eignen sich für weite Wellenlängenbereiche einschließende Messungen. _Photonendetektoren_ (auch photovoltaische oder photoelektrische Sensoren genannt) nutzen entweder den äußeren photovoltaischen Effekt (Photozelle) oder den inneren fotoelektrischen Effekt als Photoleiter (Photowiderstand) oder als Photoelement (Photodiode, Phototransistor).

Wenn keine hohen Empfindlichkeits- oder Reaktionszeitansprüche bestehen und auch keine „speziellen" Wellenlängenbereiche benötigt werden, dann werden hauptsächlich thermische Detektoren (Thermoelemente, pyroelektrische Sensoren) aufgrund ihres breiten Wellenlängenbereiches, ihrer Einfachheit, kleinen Energieverbrauchs und ihrer niedrigen Kosten verwendet. (Anmerkung: Obwohl im allgemeinen Sprachgebrauch nicht zwischen dem Oberbegriff Infrarot-Thermometer oder Strahlungsthermometer und denen innerhalb dieser eine Teilmenge bildenden Pyrometern unterschieden wird, sind streng genommen nur die Geräte Pyrometer, in denen ein pyroelektrischer Sensor verwendet wird.)

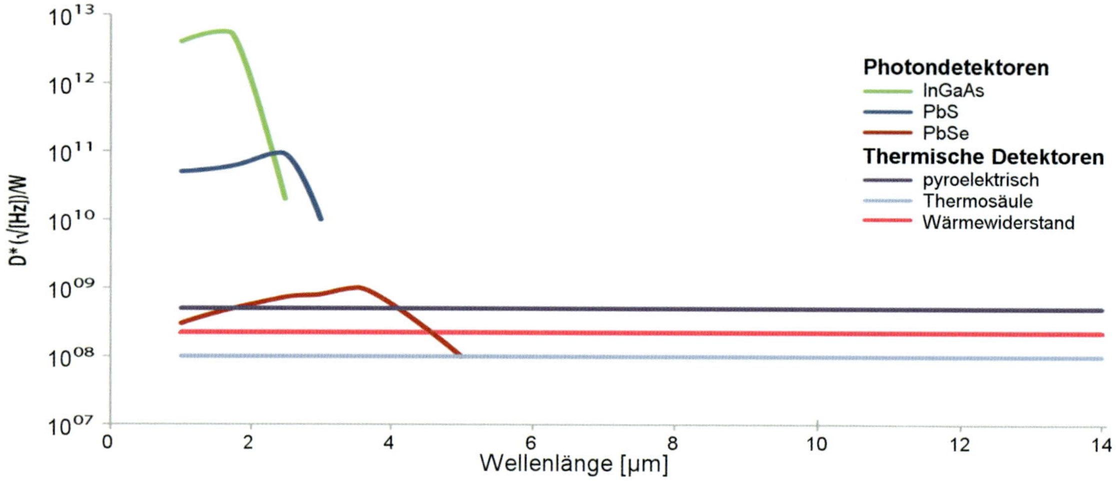

Abb. 104: Wellenlängenabhängigkeit der Empfindlichkeit verschiedener Detektortypen

Die folgende Tabelle (Tabelle 12) enthält die Eigenschaften der der in der obigen Grafik (Abb. 104) dargestellten Detektortypen inklusive derer Reaktionszeiten (Zeitkonstanten).

Physikalisches Prinzip		***Name/Material***	***D [cm/(√Hz W)]***	***Zeitkonstante [ms]***	***Wellenlänge [µm]***
äußerer Photoeffekt		Photozelle	$5 \cdot 10^{15}$	$< 15 \cdot 10^{-6}$	0,16 ... 0,7
innerer Photoeffekt	Photodiode (Halbleiterdioden als photovoltaischer Generator oder Photoleiter)	Si	$3 \cdot 10^{13}$	$5 \cdot 10^{-4}$	0,3 ... 1,1
		Ge	$1 \cdot 10^{12}$	$5 \cdot 10^{-3}$	0,8 ... 1,7
		InGaAs	$1 \cdot 10^{12}$	$40 \cdot 10^{-6}$	0,8 ... 1,7
		InSb (77K)	$1 \cdot 10^{12}$	$100 \cdot 10^{-6}$	0,5 2,5
		HgCdZnTe	$5 \cdot 10^{10}$	$100 \cdot 10^{-6}$	2 ... 12
	Photoleiter (Halbleiter ohne Bandlücke)	PbS	$5 \cdot 10^{11}$	0,4	0,7 ... 3,5
		PbSe	$1 \cdot 10^{10}$	$3 \cdot 10^{-3}$	1 ... 6
		HgCdTe (MCT)	$5 \cdot 10^{8}$	$5 \cdot 10^{-3}$	2 ... 11
thermisch	thermoelektrischer Effekt	Thermosäule	$2 \cdot 10^{8}$	50 ... 1000	0,7 ... 100
	pyroelektrischer Effekt	Li-Tantalat	$1 \cdot 10^{8}$	$5 \cdot 10^{-4}$	2 ... 50
		DTGS	$5 \cdot 10^{8}$	$5 \cdot 10^{-4}$	2 ... 50
	Wärmewiderstand	Bolometer	$3 \cdot 10^{8}$	5 ... 500	2 ... 100

Tabelle 12: Empfindlichkeit, Zeitkonstante, Wellenlängenbereich verbreiteter Detektortypen (blau: Photonendetektoren, rot: thermische Sensoren) (erstellt unter Verwendung von Angaben aus [T99])

Im Folgenden werden die einzelnen Detektortypen detailliert betrachtet.

Thermische Detektoren

Die thermischen Detektoren absorbieren im ersten Schritt die Wärmestrahlung aufgrund derer Wellenenergie und erfahren damit eine Temperaturerhöhung. Die Temperaturänderung des Detektors führt zu einer Änderung einer seiner temperaturabhängigen elektrischen Eigenschaften oder zu einem physikalischen Phänomen, dessen Auswertung als elektrischer Parameter einen zur absorbierten Wärmeenergie proportionalen Wert liefert.

Thermoelement (Thermosäule)

Das Thermoelement besteht aus zwei verschiedenen Leitern, die durch Verlötung, Verschweißung oder Pressung an einem ihrer Enden miteinander verbunden. Zwischen den Kontaktflächen verschiedener Metalle oder Halbleiter tritt eine Potentialdifferenz (sogenannte galvanische Spannung) auf, die durch den Seebeck-Effekt (auch: thermoelektrischen Effekt) hervorgerufen wird.

Diese elektrische Potentialdifferenz ist temperaturabhängig, daher hat sie auch den Namen Thermospannung erhalten. Die am häufigsten verwendeten Thermoelemente sind die Metallpaarungen Eisen/Kupfer-Nickel (Typ J) und Nickel-Chrom/Nickel (Typ K). Beim Typ J beträgt die Spannungserhöhung bei Anhebung der Temperatur des Kontaktpunkts um 1 °C fast 54 µV, beim Typ K verursacht diese Temperaturänderung eine Spannungserhöhung von ca. 41 µV.

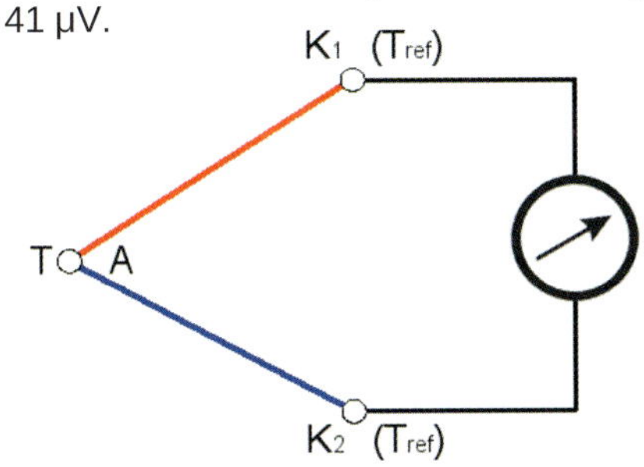

Abb. 105: Funktionsprinzip von Thermoelementen

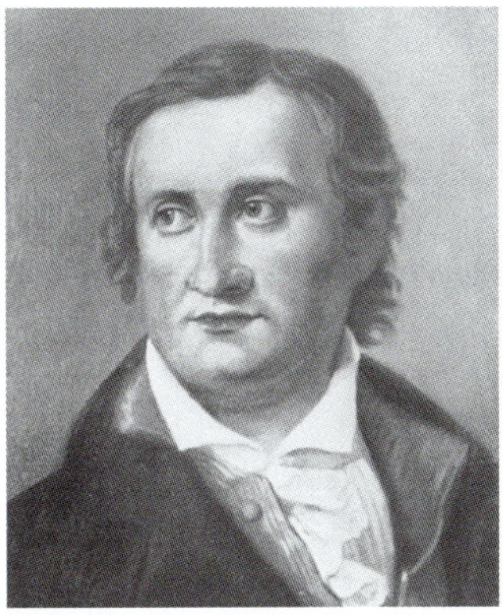
Abb. 106: Thomas Johann Seebeck deutscher Physiker (1770 - 1831) (Wikipedia, gemeinfrei [A34], Ausschnitt)

Natürlich kann dieser Effekt nicht nur bei der Kontakttemperaturmessungen, sondern auch bei der berührungslosen Temperaturbestimmung basierend auf Wärmestrahlungsdetektion verwendet werden. Zu diesem Zweck erhält das Thermoelement an der Kontaktstelle eine Wärmestrahlung absorbierende Beschichtung, dank derer es sich durch die Wellenenergie der Strahlung erwärmt. Der so entstandene Sensor wird als strahlungsmessendes Thermoelement bezeichnet. Die erzeugte Spannung ergibt sich aus:

$$\Delta U = (\alpha_{s1} - \alpha_{s2}) \cdot (T_1 - T_2) = (\alpha_{s1} - \alpha_{s2}) \cdot \Delta T \qquad \text{Gl. 89}$$

Legende:
U ... Spannung [µV]
T ... Temperatur [K]
α_s ... stoffspezifische Seebeck-Konstante [µV/K]

Im Hinblick auf den nur kleinen Wert der temperaturabhängigen Spannungsänderung, den das Thermoelement bei Erwärmung durch die Strahlungswärme erzeugen kann, ist es notwendig, mehrere dieser Elemente in Reihe zu schalten, um die Empfindlichkeit zu erhöhen. Die so erzeugte Struktur wird unabhängig von der geometrischen Anordnung der Ausführungsform als eine Thermosäule oder Thermokette bezeichnet. In diesem Fall addieren sich die Spannungen aller Thermoelemente, der Sensor liefert somit ein höheres Ausgangssignal und eine größere Empfindlichkeit.

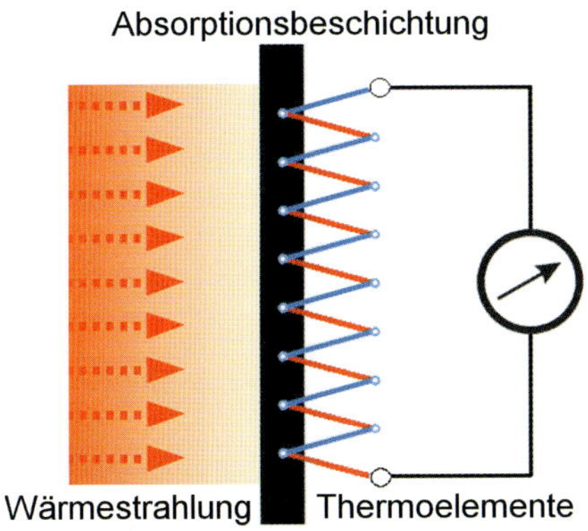

Abb. 107: Funktionsprinzip von Thermosäulen

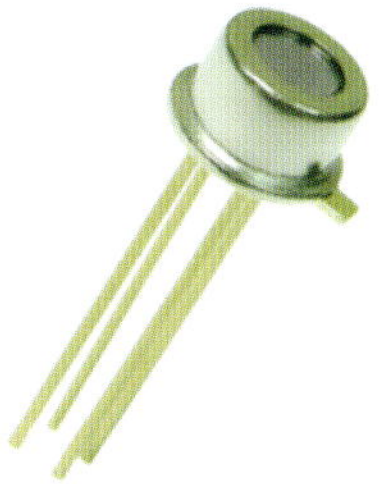
Abb. 108: Thermosäule in TO46-Gehäuse

Bei dem hier abgebildeten Thermosäulen-Sensor sind die einzelnen (in Reihe geschalteten) Thermoelemente fächerförmig um die Absorptionsfläche (schwarzer Bereich in der Mitte) angeordnet.

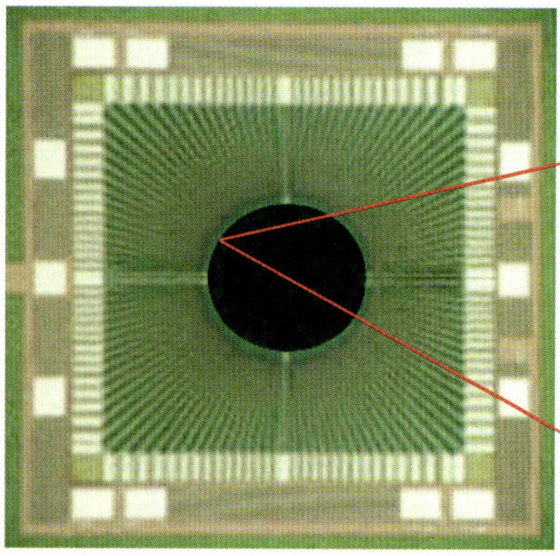

Abb. 109: Thermosäule-Sensor (Illustration)

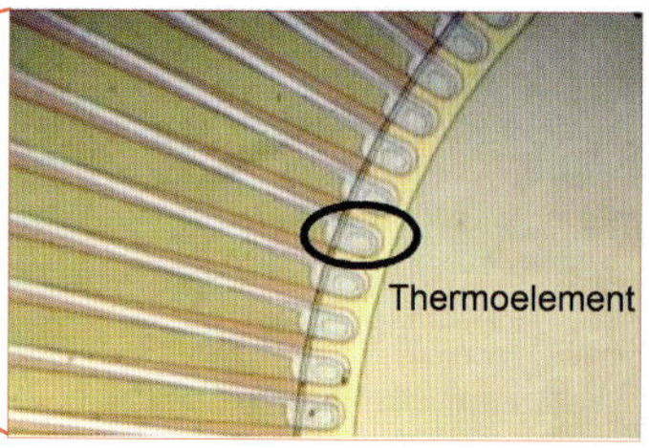

Abb. 110: vergrößertes Detail (mit freundlicher Genehmigung von Vaisala Oyj, www.vaisala.com [A35])

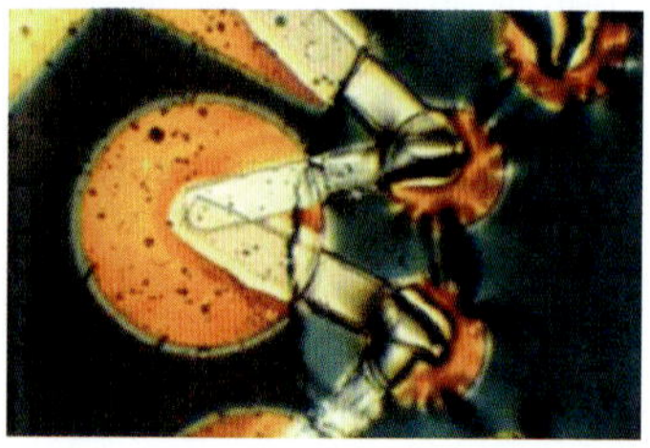

Abb. 111: Mikroskopaufnahme (mit freundlicher Genehmigung von Leibniz-IPHT, www.leibniz-ipht.de [A36])

Pyroelektrische Sensoren

Pyroelektrische Sensoren basieren natürlich auf der Ausnutzung des pyroelektrischen Effekts. Sie bestehen aus Materialien mit permanentem Dipolmoment (ferroelektrische Kristalle oder Keramiken mit asymmetrischer Gitterstruktur), die auf zwei (gegenüberliegenden) Seiten mit Metallflächenkontakten versehen wurden. Typische Materialien sind Turmalin, Triglycinsulfat, Polyvinylfluorid, Lithiumtantalat.

Aufgrund der Absorption von Infrarotstrahlung ändert sich die Temperatur des Detektors, was zu einer Polarisationsänderung in der Kristallstruktur führt (pyroelektrischer Effekt). Dadurch wird eine Ladung auf der Oberfläche des Kristalls erzeugt, die durch die Kontakte als elektrisches Signal abgegriffen werden kann. Dieses Signal ist proportional zur Temperaturänderung des Detektors und damit zur Änderung der Strahlungsintensität.

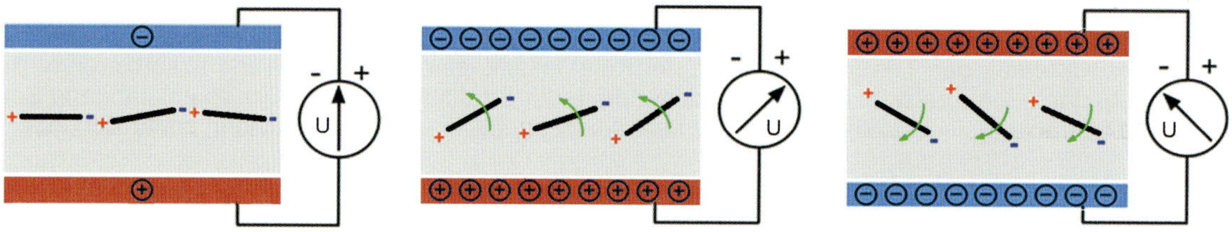

konstante Temperatur | Erwärmung | Abkühlung

Abb. 112: pyroelektrischer Effekt bei Erwärmung und Abkühlung

Als Ergebnis der dynamischen Erwärmung verursacht die Änderung des Dipolmomentes eine mit der Temperaturänderung proportionale zusätzliche Ladung auf den Oberflächen, welche als positive Spannungsspitze gemessen werden kann. Beim Abkühlen ändern sich die Dipolmomente entgegengesetzt, somit kehrt die Ladungsverteilung in den stationären Zustand zurück, was als negative Spannungsspitze angezeigt wird. Aufgrund dieser Art der Ladungserzeugung ist eine kontinuierliche Änderung der Strahlung erforderlich. Der Spitzenwert des temperaturabhängigen Spannungssignals ist proportional zur Energie der einfallenden Strahlung (gemessen vom Gleichgewichtsniveau). Die Größe des Signals kann durch die folgenden Beziehungen bestimmt werden:

$$\Delta Q = p \cdot A \cdot \Delta T \qquad \text{Gl. 90}$$

Legende:
ΔQ ... Ladungsänderung [pC]
ΔT ... Temperaturänderung [K]
p ... pyroelektrische Materialkonstante [$pC/(cm^2 \cdot K)$]
A ... Detektorfläche (cm^2)

Anhand der Detektorkapazität $C_d = \varepsilon_0 \cdot \varepsilon_r \cdot A / d$ und der elektrischen Zeitkonstante $\tau_d = r_d \cdot C_d$ kann die bei einer Temperaturänderung mit der Frequenz ω auftretende Spannungsänderung bestimmt werden:

$$\Delta U = \frac{\omega \cdot p \cdot A \cdot r_d}{\sqrt{1+\omega^2 \cdot \tau_d^2}} \cdot (\Delta T)_\omega \qquad \text{Gl. 91}$$

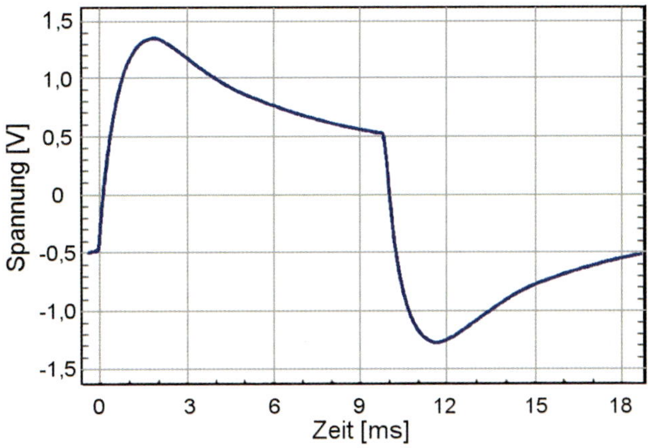

Abb. 113: pyroelektrischer Effekt (Sensorantwort auf 10 ms andauernden Temperaturimpuls)

Problematisch ist, dass alle pyroelektrischen Materialien auch piezoelektrische Eigenschaften haben, was zu einer Empfindlichkeit gegenüber mechanischen Schwingungen führt. Um die unerwünschte Vibrationsabhängigkeit zu kompensieren, können zwei Detektoren (in einem Gehäuse) verwendet werden, von denen einer mit einer strahlungsabsorbierenden Schicht zur Temperaturmessung und der andere zur „Schwingungsmessung" genutzt wird (also hierfür abgedeckt ist). Das Signal des letzteren wird von dem temperatur- und schwingungsabhängigen (also zusammengesetzten) Signal des beschichteten Temperatursensors subtrahiert, womit nur noch das Temperatursignal übrig bleibt.

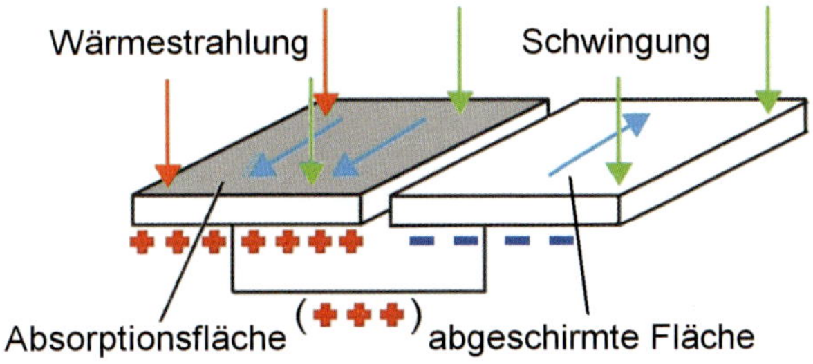

Abb. 114: Methode zur Kompensation der piezoelektrische Eigenschaften von pyroelektrischen Materialien

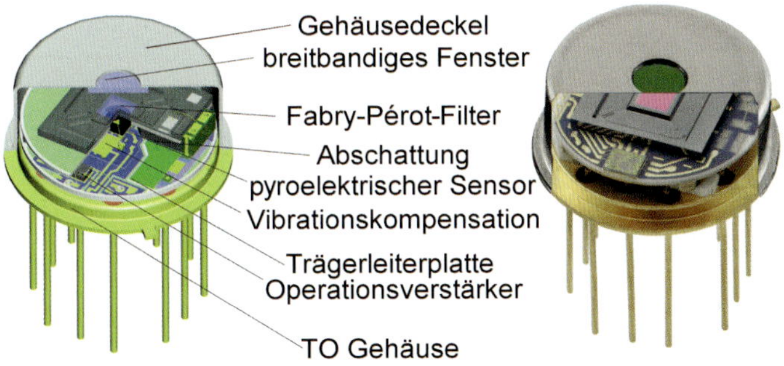

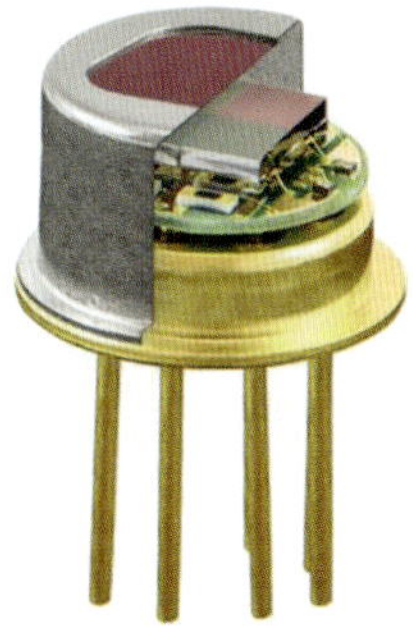

Abb. 115: pyroelektrischer Sensor mit Fabry-Pérot-Filter - Prinzip und Verwirklichung (erstellt unter Verwendung von [A37] + [P35])

Abb. 116: vierkanaliger Detektor LRM-254 für Gasanalyse [A38]

(genannte Quellen mit freundlicher Unterstützung der InfraTec GmbH, www.InfraTec.de)

Die Absorptionsschicht selbst kann für diese Sensoren mit einem breiten, sehr homogenen Absorptionsbereich gefertigt werden. Die spektrale Empfindlichkeit kann aber auch je Bedarf mit Bandfiltern unterschiedlichster Wellenlängenbereiche begrenzt werden. Für spezielle Anwendungen können pyroelektrische Sensoren durch Anwendung eines Fabry-Pérot-Filters auch einen durchstimmbaren Spektralbereich erhalten und stellen damit praktisch ein sehr kostengünstiges Spektrometer mit geringstem Platzbedarf (TO8-Gehäuse) dar.

Pyroelektrische Sensoren können je nach Filter im Wellenlängenbereich von 2,5 bis sogar 25 µm verwendet werden, die Unterbrechungsfrequenz (Chopper-Frequenz) liegt typischerweise im Bereich von 0,5 bis 400 Hz. Im Vergleich zu Thermosäulensensoren sind pyroelektrische Detektoren wesentlich schneller und empfindlicher, wodurch ein höheres Nutzspannungssignal mit besserem Signal-Rausch-Verhältnis erreicht wird. (Der höhere technische Aufwand verursacht natürlich im Falle der pyroelektrischen Sensoren auch höhere Herstellungskosten.)

Bolometer (Wärmewiderstand)

Bolometer nutzen die Temperaturabhängigkeit des elektrischen Widerstandes verschiedener Materialien aus. Diese Detektoren selbst sind also nichts anderes, als ein mit einer Infrarotstrahlung absorbierenden Schicht beschichteter Wärmewiderstand. Für die Herstellung werden entweder Metalle mit hohem temperaturabhängigem Widerstand (z.B. als Dünnfilmschichten ausgeführt) oder Halbleitermaterialien verwendet. Die Widerstandsänderung kann unter der Annahme einer konstanten Stromversorgung als eine direkt zur Temperatur des Wärmewiderstandes proportionale Spannungsänderung ausgedrückt werden. Die zu erwartende Signalspannung wird durch die folgende Gleichung beschrieben:

$$\Delta U = I \cdot R = I \cdot \alpha_r \cdot R \cdot \Delta T$$ Gl. 92

Legende:
U ... Spannung [mV]
I ... Strom [mA]
T ... Temperatur [K]
α_r ... temperaturabhängiger Widerstandskoeffizient [µV/K]

Verwendbare Materialien:

Metallfolien:	Au, Bi, Pt
Metalloxidschichten:	NiO, Mn_3O_4, MgO, CoO
Halbleiterschichten:	Ge, Si
Supraleiter:	Sn, Al, Ti (auf tiefe Temperaturen - wenige K - abgekühlt)

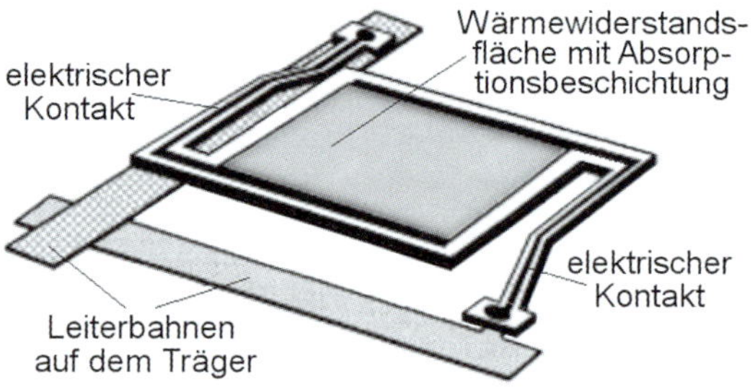

Abb. 117: Aufbau eines Bolometers

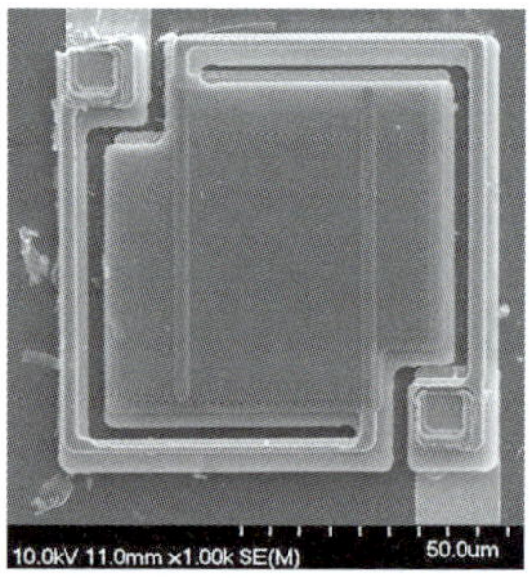

Abb. 118: Mikroskopaufnahme (mit freundlicher Genehmigung von Heetae Kim [A39])

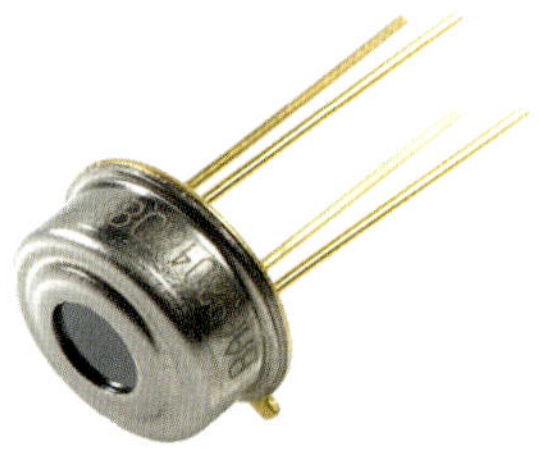

Abb. 119: Bolometer in TO-Gehäuse (mit freundlicher Genehmigung von SparkFun Electronics [A40])

Um größere Nutzsignale (aus Gründen der größeren Empfindlichkeit) zu erreichen, läge es nahe, den Widerstand durch Vergrößerung der Sensorfläche zu erhöhen. Dies ist jedoch nicht so einfach, da mit einer Erhöhung der Sensorfläche (aufgrund der mechanisch zwingend notwendigen minimalen Materialdicke) auch die Wärmekapazität des Sensors anwächst. Dies würde aufgrund der Zunahme der daraus folgenden thermischen Zeitkonstante zu einer längeren Reaktionszeit führen, was nicht unbedingt wünschenswert ist. Außerdem ist es auch nicht möglich, den Strom zu erhöhen (um höhere Signalspannungen zu erreichen), da dies wiederum zur Selbsterwärmung der Sensoroberfläche führen würde.

Praktisch angewandte Lösungen sind daher über die entsprechende Materialauswahl hinaus eher die Minimalisierung der Schichtdicke, eine bestmögliche Wärmeisolierung (Vakuumkapselung des Sensors), sowie eine Spiegelfläche auf dem Träger zwecks Reflexion der Abwärme der Widerstandsflächenrückseite. Schließlich bleibt noch eine möglichst rauscharme Signalverstärkung bei minimaler Strombelastung der Sensorfläche.

Alternativ ist es möglich, das Bolometer mit flüssigem Helium auf wenige Kelvin abzukühlen, was in Abhängigkeit von der Supraleitfähigkeit des Sensorflächenmaterials zu einer wesentlich größeren Abhängigkeit des Widerstandswertes von der Temperatur führt. Bei diesem sogenannten „kryogenen" Bolometern gibt es praktisch keine Eigenerwärmung mehr und die Wärmekapazität der Sensorfläche ist ebenfalls ausgesprochen gering. (Abgesehen von einigen Laborgeräten ist diese Lösung nicht sehr verbreitet, was sicher auf die immensen Produktions- und Betriebskosten zurückzuführen ist.)

Da Bolometer (Mikrobolometer) bei Matrixsensoren moderner Infrarotmesssysteme (also in der Gerätetechnik der Thermografie) eine sehr wichtige Rolle spielen, wird diese Technologie im Kapitel 3.2.6.1 „Thermische Detektoren" mit weiteren theoretischen und messtechnischen Details ausführlich behandelt.

Photonendetektoren

Bei Photonensensoren (auch Quantendetektoren genannt) führt nicht die Erwärmung des Sensors durch die Wärmeenergie der detektierten Strahlung zum gewünschten Messsignal, sondern diese erfassen die Quantität der Wärmestrahlung eigenen Photonen. Photonensensoren auf Halbleiterbasis (z.B. InGaAs, PbS, PbSe, HgCdTe, InSb), die bei Raumtemperatur bis zu einer Wellenlänge von 3 µm arbeiten, haben typischerweise eine mehrfache, sogar um Größenordnungen höhere Empfindlichkeit im Vergleich zu den thermischen Sensoren. Im Gegensatz zu den thermischen Sensoren sind die Photonensensoren weiterhin dadurch gekennzeichnet, nur Strahlung eines bestimmten (engen) Wellenlängenbereiches zu detektieren. Die folgende Abbildung zeigt die wellenlängenabhängige Absorptionskoeffizienten einiger Halbleitermaterialien.

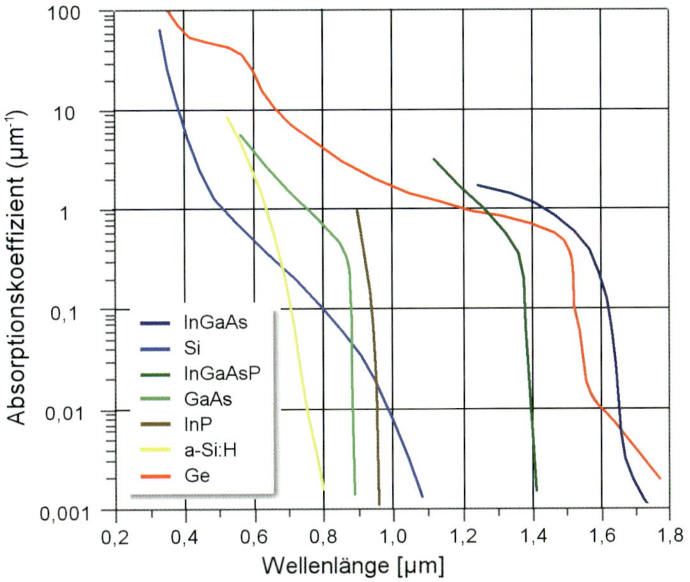

Abb. 120: wellenlängenabhängige Absorptionskoeffizienten einiger Halbleitermaterialien

Die Funktionsweise der Photonensensoren erklärt sich grundlegend dadurch, dass durch die Energie von Photonen der einfallenden Infrarotstrahlung freie Elektronen (oder Ladungspaare) im inneren elektrischen Feld des Halbleiters erzeugt werden. Dieser Vorgang wird als *innerer photoelektrischer Effekt* bezeichnet, da (im Gegensatz zum Photoeffekt bei der Photozelle) die freien Elektronen im Inneren des Halbleiters verbleiben. Infrarotstrahlung kann durch die folgenden technischen Lösungen detektiert werden:

- Photodiode (Schottky-Diode oder Diode mit pn-Übergang)
- Photowiderstand
- QWIP-Photonendetektor

Im Folgenden werden die oben genannten Typen im Einzelnen betrachtet.

Photodiode

Die Photodiode basiert auf dem inneren photoelektrischen Effekt, wobei die Tatsache ausgenutzt wird, dass die pn-Grenzschicht des Halbleiters ein inneres elektrisches Feld besitzt, welches in der Lage ist, die Ladungsträgerpaare zu trennen. Wenn Photonen mit ausreichend hoher Energie auf die n-Schicht treffen, werden „freie" Ladungsträgerpaare in der Nähe des pn-Übergangs gebildet, die durch den elektrischen Feldeffekt getrennt werden. Das Elektron lädt die n-Schicht, die positive Ladung zugleich die p-Schicht.

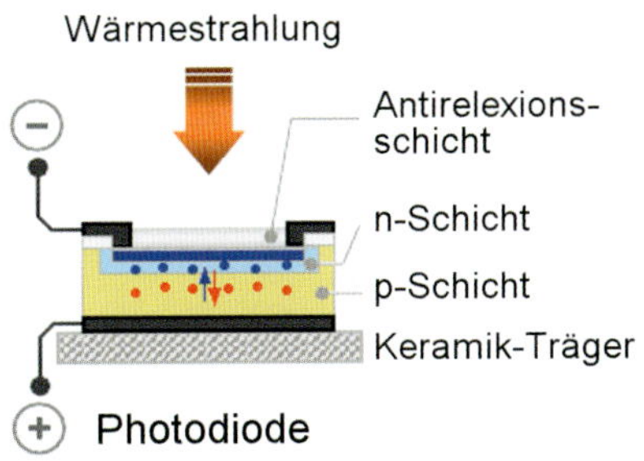

Abb. 121: Aufbau und Funktionsprinzip einer Photodiode

Wird die Diode in Sperrrichtung an eine externen DC-Spannungsquelle angeschlossen (d.h. die n-Schicht wird zum Pluspol), dann ist der Kurzschlussstrom der Diode direkt proportional zur Menge der empfangenen Photonen. (Hinweis: Die Diode kann natürlich auch ohne externe Stromquelle als Photoelement betrieben werden, sie wird jedoch auf diese Weise nur ein geringes Nutzsignal erzeugen.)

Der an der Diode messbare Strom ergibt sich aus der Summe des in Sperrrichtung auftretenden Photostromes und aus dem - von der Diodentemperatur abhängigen - in Öffnungsrichtung auftretenden Dunkelstromes. Der Dunkelstrom ist ein thermisches „Rauschen", welches unabhängig vom Photostrom auftritt und folgendermaßen bestimmt werden kann:

$$I_s = I_t(e^{q \cdot U/k \cdot T} - 1) \qquad \text{Gl. 93}$$

Legende:
I_s ... Dunkelstrom [mA]
I_t ... Sättigungsstrom [mA]
T ... absolute Temperatur [K]
U ... externe Spannung [mV]
q ... Elektronladung [pC]
k ... Boltzmann-Konstante [J/K]

Der Photostrom kann dagegen mit folgender Gleichung berechnet werden:

$$I_f = \eta \cdot q \cdot \Phi_f \qquad \text{Gl. 94}$$

Legende:
I_f ... Photostrom [mA]
η ... Quantum-Wirkungsgrad (≤1)
q ... Elektronladung [pC]
Φ_f ... Anzahl der je Zeiteinheit eingehenden Photonen

Da jedoch das Halbleitermaterial der Diode nur zum Nachweis eines begrenzten Wellenlängenbereichs geeignet ist, muss die vorherige Gleichung für die detektierten Wellenlängen spezifiziert werden. Für jede der detektierten Wellenlängen gilt:

$$I_{f\lambda} = \eta \cdot q \cdot \Phi_\lambda \cdot \frac{\lambda}{h \cdot c} \qquad \text{Gl. 95}$$

Legende:
$I_{f\lambda}$ ... Photostrom der Wellenlänge λ [mA]
η ... Quantum-Wirkungsgrad (≤1)
q ... Elektronladung [pC]
Φ_λ ... Anzahl der je Zeiteinheit mit Wellenlänge λ eingehende Photonen
λ ... Wellenlänge [µm]
h ... Plancksches Quantenmoment [Js]

Die Beziehung zum Wellenlängenbereich selbst kann durch Integrieren der Wellenlängenbandgrenzen der vorherigen Gleichung erstellt werden:

$$I_{f(\lambda 1 \ldots \lambda 2)} = \int_{\lambda 1}^{\lambda 2} \eta \cdot q \cdot \Phi_\lambda \cdot \frac{\lambda}{h \cdot c} \qquad \text{Gl. 96}$$

Basierend auf der obigen Gleichung und ausgehend vom Widerstand R_0 der Diode im Arbeitspunkt $U_0=0$, sowie der Größe der bestrahlten Oberfläche A kann die theoretische maximale Empfindlichkeit der Photodiode (für eine Wellenlänge) mittels folgender Gleichung bestimmt werden:

$$D_{Uo,\lambda} = \frac{\eta \cdot \lambda \cdot q}{2 \cdot h \cdot c} \cdot \sqrt{\frac{R_0 \cdot A}{k \cdot T}} \qquad \text{Gl. 97}$$

Durch Integration über den detektierten Wellenlängenbereich entsteht nunmehr der endgültige mathematische Zusammenhang:

$$D_{(Uo,\lambda 1 \ldots \lambda 2)} = \int_{\lambda 1}^{\lambda 2} \frac{\eta \cdot \lambda \cdot q}{2 \cdot h \cdot c} \cdot \sqrt{\frac{R_0 \cdot A}{k \cdot T}} \qquad \text{Gl. 98}$$

Die letzten beiden Gleichungen erfordern, dass die Diodenfläche nur durch Photonen aus der Strahlung des zu messenden Objektes erreicht wird. Dies ist jedoch technisch nicht realisierbar, da die Linse und das Gehäuse ihrer Temperatur und Emissionsgrad entsprechend selbst ebenfalls Photonen emittieren.

Um das Problem zu lösen, ist es üblich, das Sichtfeld des Detektors mit einer gekühlten Blende zu begrenzen und / oder den Wellenlängenbereich mit Filtern auf den Wellenlängenbereich des Messobjekts zu verringern.

Da die Empfindlichkeit von Photodioden durch den temperaturabhängigen Dunkelstrom begrenzt ist, kann durch Kühlung der Dioden auf eine tiefere Temperatur ein verbessertes Signal-Rausch-Verhältnis (und damit bessere Sensitivität) erreicht werden. Zusätzlich wird durch die Abkühlung auch die Empfindlichkeit auf längere Wellenlängen verschoben.

Die folgende Tabelle enthält typische Merkmale einiger häufiger Infrarot-Photodioden.

Detektor-material	***Detektor-temperatur***	***Sensibilität [cm/(√Hz W)]***	***λ_{max} Wellenlänge***	***Nutzbarer Spektralbereich***	***Zeitkonstante***
PtSi	< 70	$8 * 10^{9}$	n.a.	0,8 ... 4,6 µm	10 ... 50 ns
PtSi (Schottky)	77 K	$8 \cdot 10^{10}$ (4,6 µm)	0,9 µm	0,8 ... 5,5 µm	10 ns
HgCdTe	295 K 210 K 195 K 195 K 77 K 77 K	$4 \cdot 10^{8}$ $5 \cdot 10^{10}$ $7 \cdot 10^{10}$ $1 \cdot 10^{11}$ $1 \cdot 10^{11}$ $4 \cdot 10^{10}$	5 µm 5 µm 5 µm 4,5 µm 5 µm 11 µm	2 ... 5 µm 2 ... 5 µm 2 ... 5 µm 2 ... 5 µm 2 ... 5 µm 2 ... 12 µm	0,1 ... 10 µs 2 µs 2 µs 200 ns 1 µs 10 ns
Si	295 K 77 K	$2 \cdot 10^{14}$ $1 \cdot 10^{12}$	0,9 µm 4,5 µm	0,4 ... 1,1 µm 0,4 ... 5 µm	100 ps 1 µs ... 10 µs
Ge	295 K 240 K 77 K	$5 * 10^{11}$ $2 * 10^{12}$ $5 * 10^{13}$	1,5 µm 1,6 µm 1,8 µm	0,9 ... 1,8 µm 0,8 ... 2 µm 0,8 ... 2,2 µm	100 ps 500 ps 500 ps
InGaAs	295 K 185 K	$2 \cdot 10^{12}$ $5 \cdot 10^{12}$	1,5 µm 2,1 µm	0,9 ... 1,6 µm 0,7 ... 2,3 µm	1 ns 10 ns
InAs	196 K 77 K	$2 \cdot 10^{11}$ $6 \cdot 10^{11}$	3,6 µm 3,4 µm	1 ... 4 µm 1 ... 3,1 µm	1 µs 0,5 µs
InSb	77 K	$1 \cdot 10^{11}$	5,1 µm	1 ... 5,5 µm	0,1 ... 2 µs
PbSnTe	77 K	$4 \cdot 10^{10}$	15 µm	2 ... 12 µm	0,2 µs

Tabelle 13: Empfindlichkeit, Zeitkonstante und Wellenlängenbereich von Photodioden

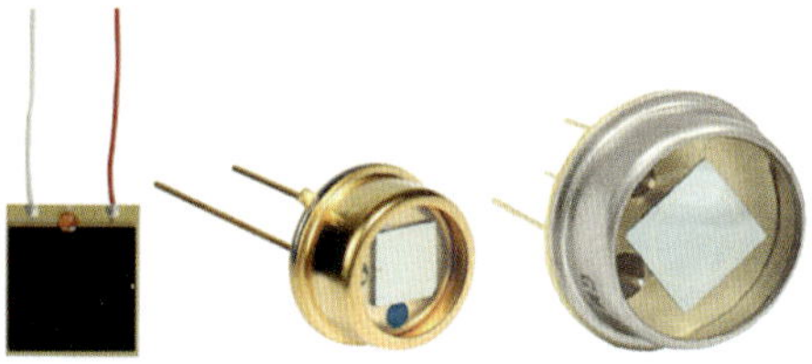

max. bis 1,6 µm

Abb. 122: Beispiele für GE-Photodioden

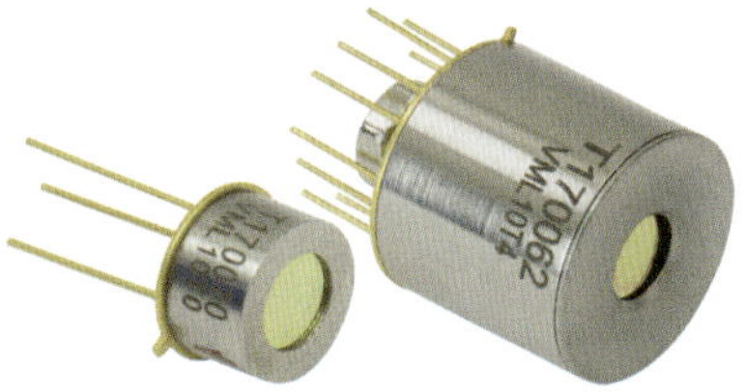

ohne Kühlung: bis max. 3 µm
mit Kühlung auf 77K: bis max. 12 µm

Abb. 123: HgCdTe-Photodioden (mit freundlicher Genehmigung der Thorlabs GmbH, www.thorlabs.com [A41])

Vorteile von Photodioden gegenüber den anderen Detektortypen:

- hohe Empfindlichkeit in genau definierten Wellenlängenbereichen
- kurze Zeitkonstante (kürzeste Reaktionszeit)
- minimaler Wärmeverlust und Selbsterwärmung
- kleine Baugröße, einfache Herstellungstechnologie
- hohe Langzeitstabilität
- unempfindliche gegenüber mechanische Vibrationen und Stößen

Nachteile von Photodioden:

- die Empfindlichkeit ist wellenlängenabhängig (und sogar sehr begrenzt)
- Wellenlängen länger als 5 µm können nur mit tiefgekühlten Dioden gemessen werden

Photowiderstand

Die Photowiderstände beruhen auf dem internen Photoeffekt, wobei die Tatsache ausgenutzt wird, dass freie Ladungspaare erzeugt werden, wenn der Halbleiter Photonen mit einer Mindestenergie $h \cdot c / \lambda > \Delta W$ ausgesetzt wird. Die hierbei auftretende Leitfähigkeit G ist proportional zur Bestrahlungsintensität E.

$$G \sim E \cdot \gamma \qquad \text{Gl. 99}$$

wobei $\gamma = 0{,}7 \ldots 1$

Fotowiderstände sind jedoch auch keine „perfekten Sensoren", deren Ausgangssignal nur von den eintreffenden Photonen abhängen würde. Es gibt einen sogenannten Dunkelwiderstand (typisch 1 ... 100 MΩ), welcher in Bezug auf die im jeweiligen Empfindlichkeitsbereich erreichbaren Widerstandswerte um einige 100 Ω nahezu vernachlässigbar ist. Obwohl die sehr langsame Regeneration der durch die Photonen erzeugten Ladungspaar-Fehlstellen eine hohe Empfindlichkeit hervorruft, führt dies aber auch zu einer relativ langen Zeitkonstante der Photowiderstände.

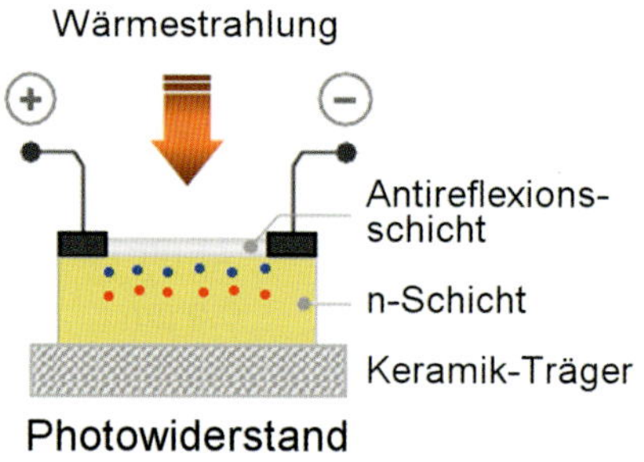

Abb. 124: Aufbau und Funktionsprinzip von Photowiderständen

Verwendbare Materialien:

Halbleiter-Kombinationen: PbS, PbSe, InSb, HgCdTe
Dotierte Halbleiter: Si:Ga, Si:As, Ge:Cu

Die folgende Tabelle enthält typische Merkmale einiger häufiger Infrarot-Photowiderstände.

Detektor-material	Detektor-temperatur	Sensibilität [cm/(√Hz W)]	λ_{max} Wellenlänge	Nutzbarer Spektralbereich	Zeitkonstante
PbS	295 K 193 K 77 K	$1 \cdot 10^{11}$ $7 \cdot 10^{11}$ $2 \cdot 10^{11}$	2,4 µm 2,7 µm 3,1 µm	1,5 ... 3,5 µm 1,5 ... 3,5 µm 1,4 ... 3,8 µm	0,3 ms 1 ... 3 ms 2 ... 5 ms
PbSe	295 K 210 K 77 K	$8 \cdot 10^{9}$ $2 \cdot 10^{10}$ $3 \cdot 10^{10}$	3,9 µm 4,6 µm 4,5 µm	1 ... 5 µm 1 ... 5,4 µm 2 ... 5,8 µm	1 ... 5 µs 10 ... 50 µs 50 ... 200 µs
HgCdTe	295 K 77 K 77 K 77 K	$5 \cdot 10^{6}$ $5 \cdot 10^{10}$ $4 \cdot 10^{10}$ $2{,}5 \cdot 10^{9}$	10,6 µm 11 µm 14 µm 22 µm	8 ... 11 µm 2 ... 12 µm 2 ... 16,6 µm 2 ... 26 µm	400 ps 200 ps 300 ps 80 ps
Si:Ga	4,2 K	$2 \cdot 10^{10}$	15 µm	1 ... 11 µm	50 ns

Tabelle 14: Empfindlichkeit, Zeitkonstante, Wellenlängenbereich von Photowiderständen

Photowiderstände sind relativ einfach (und günstig) herzustellen, nachteilig sind aber ihre lange Reaktionszeit (hohe Zeitkonstante) und ihre lineare Wellenlängenabhängigkeit.

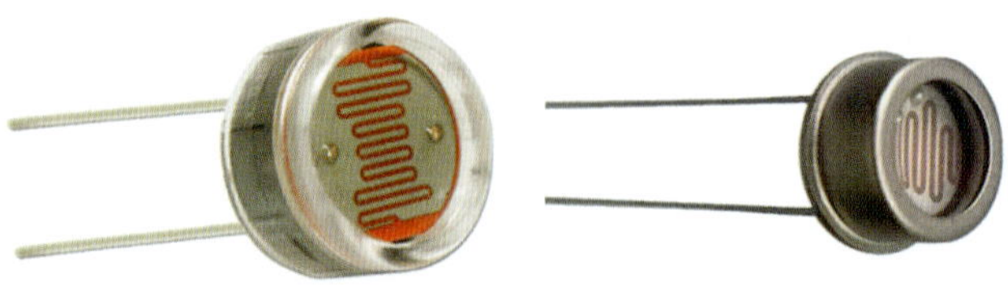

Abb. 125: Beispiele für Photowiderstände (Illustration)

3.1.3. Besondere Strahlungsthermometer

Glasfaserpyrometer

Für Messungen in Hochtemperaturumgebungen oder in der Nähe starker elektromagnetischer Felder ist die fehlerfreie Funktion der Detektor-Auswerteelektronik schwierig zu lösen oder gar unmöglich. Da Glas auch als Linsenmaterial für kurze Wellenlängen der Infrarotstrahlung in Frage kommt, ist die Verwendung einer Glasfaseroptik eine durchaus praktische Lösung. Während Detektor und Elektronik typischerweise keinen Betriebstemperaturen von über 50 bis 70 °C ausgesetzt werden sollten, können Glasfaseroptiken ohne Kühlung bis zu 200 °C eingesetzt werden (einige Sondertypen sogar bis 300 °C).

Typische Anwendungen sind die Überwachung von Technologien mit Induktionsheizung, insbesondere Induktionsschweißen und -schmelzen sowie die Erfassung der Wärme von Radiosendern oder anderen starke elektrische bzw. elektromagnetische Felder verursachenden technischen Einrichtungen. Diese Strahlungsthermometer erfassen aufgrund der Übertragungseigenschaften der Glasfaser natürlich nur Wärmestrahlung im Wellenlängenbereich von 0,9 ... 1,7 µm, weshalb ihre Anwendbarkeit auf die Messung von Temperaturen oberhalb von 250 °C beschränkt ist.

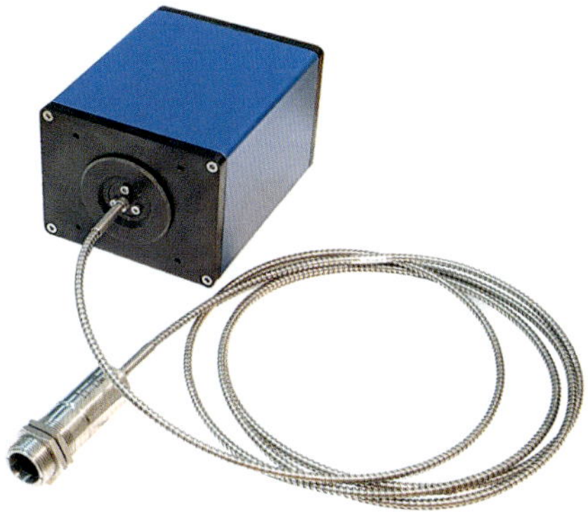

Abb. 126: Glasfaserpyrometer für Hochtemperaturmessungen
(mit freundlicher Genehmigung von Accurate Sensors Technologies Ltd., www.accuratesensors.com [A42])

Quotientenpyrometer, 2-Farben-Pyrometer, Verhältnispyrometer

Dies ist eine spezielle Art von Infrarot-Thermometern, die aufgrund der verwendeten zwei Wellenlängen einzigartige Eigenschaften besitzt. Die Detektion von Wärmestrahlung erfolgt bei diesen speziellen Strahlungsthermometern gleichzeitig in zwei, zueinander sehr nahen und sehr engen Wellenlängenbändern mit λ_1 und λ_2, als ob zwei „benachbarte" Spektralpyrometer mit λ_1 bzw. λ_2 verwendet würden. Die Berechnung der Temperatur des Objekts wird durch das Verhältnis der zwei erfassten Strahlungswerte bestimmt. Es ist also keine der beiden Strahlungsintensitäten an sich die Grundlage für die Bestimmung der Objekttemperatur, sondern die Beziehung der Werte aus den zwei Wellenlängenbändern zueinander.

Die Erfassung der zwei Wellenlängenbereiche ist auf verschiedene Weise möglich, die üblichen (am häufigsten verwendeten) technischen Lösungen sind folgende:

- Aufspaltung der eingehenden Strahlung (z.B. durch einen halbdurchlässigen Spiegel) in zwei Teilstrahlungen, welche mit unterschiedlichen Lochfiltern auf je einen anderen (engen) Wellenlängenbereich begrenzt werden (Lochfilter lassen nur einen extrem engen Spektralbereich durch)
- Strahlablenkung mittels eines rotierenden optischen Elements auf zwei separate Detektoren mit je einem Filter anderer „Wellenlänge". (Der rotierende Spiegel liefert gleichzeitig die für die Nutzung von pyroelektrischen Detektoren notwendige regelmäßige Strahlungsunterbrechung.)
- Strahlungsfilterung durch einen rotierenden Zwei-Wellenlängen-Filter auf einen einzigen Detektor
- Anordnung von zwei Detektoren hintereinander, so dass der vordere (mit spektraler Durchlassfähigkeit) den Spektralfilter für den zweiten Detektor bildet.

Der Nachteil der vorgenannten Technologien mit rotierendem Element (Spiegel bzw. Zwei-Wellenlängen-Filter) besteht darin, dass das Messergebnis der zwei Wellenlängen nicht gleichzeitig bestimmt wird. Bei bewegten Objekten bedeutet dies, dass die beiden Daten nicht vom selben Punkt des Objekts stammen, was wiederum zu einem nicht-korrigierbaren Messfehler führt.

Die Temperaturbestimmung des Messobjektes anhand des Verhältnisses der bei zwei Wellenlängen gemessenen Strahlungsintensität basiert auf der Idee, dass bei ausreichender Nähe der beiden Wellenlängen zueinander davon ausgegangen werden kann, dass der Emissionsgrad des Messobjektes für diese beiden Wellenlängen gleich ist. Unter dieser Bedingung kann das Objekt als ein grauer Strahler für die gemessenen Wellenlängen betrachtet werden. Dieser hat zwar einen niedrigeren Emissionswert als der ideale Strahler hat, aber seine Strahlungskurve hat eine dem Planckschen Strahlungsgesetz entsprechende Form. Wird also das Verhältnis der zwei Strahlungsintensitäten betrachtet, kann anhand dessen die Steigung der Kurve und somit die Temperatur des Objekts bestimmt werden.

Die Bedeutsamkeit dieses Verfahrens ist leicht zu erkennen: Wenn nämlich der Emissionsgrad des Messobjekts auf den zwei detektierten Wellenlängen tatsächlich gleich ist, dann ist das so erzielte Messergebnis unabhängig vom Emissionsgrad. Und das gilt auch im Falle niedriger Emissionsgrade!

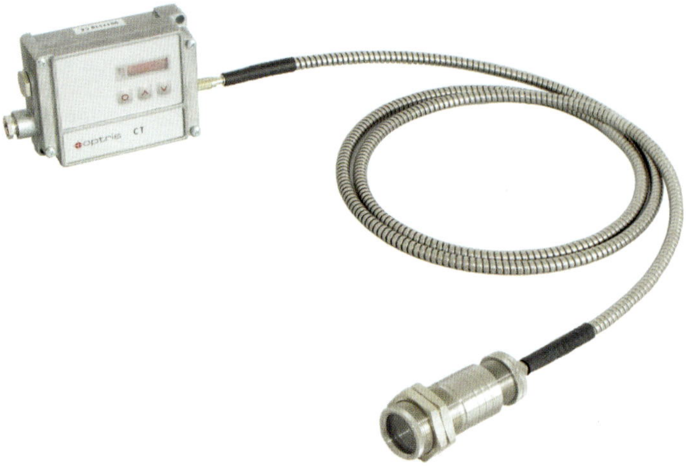

Abb. 127: Glasfaser-Quotientenpyrometer (mit freundl. Genehmigung der Optris GmbH, www.optris.de [A43])

Die Bestimmung der Objekttemperatur geschieht anhand des folgenden Zusammenhanges:

$$r(T_O) = \frac{\varepsilon_2 \cdot L_\lambda(\lambda_2, T_O)}{\varepsilon_1 \cdot L_\lambda(\lambda_1, T_O)} \qquad \text{Gl. 100}$$

Legende:
$r(T_O)$ ... relativer Messwert in Abhängigkeit von der Objekttemperatur
T_O ... Objekttemperatur [°C]
ε_1, ε_2 ... Emissionsgrad für Ellenlänge 1 und 2
λ_1, λ_2 ... Wellenlänge 1 und 2 [µm]

Insofern der Emissionsgrad des Messobjekts auf den zwei detektierten Wellenlängen gleich ist, dann gilt $\varepsilon_1 = \varepsilon_2 = \varepsilon$ und die Gleichung wird unabhängig vom Emissionsgrad:

$$r(T_O) = \frac{L_\lambda(\lambda_2, T_O)}{L_\lambda(\lambda_1, T_O)} \qquad \text{Gl. 101}$$

Diese Gleichung lässt erkennen, dass die Temperatur des Objekts durch das vom Emissionsgrad unabhängige Verhältnis der zwei Strahlungswerte statt durch die absoluten Strahlungsintensitätswerte bestimmt werden kann. Das macht nicht nur eine Temperaturbestimmung bei Objekten mit unbekanntem und/oder niedrigen Emissionsgraden möglich, sondern es kann auch die korrekte Temperatur für Objekte ermittelt werden, die die Sensorsichtfläche nicht vollständig ausfüllen. Letzteres unter der Voraussetzung, das das Objekt wärmer als der Hintergrund ist, so dass die mathematische Bestimmung der Objekttemperatur anhand der maximalen Steigung der Planckschen Strahlungsintensitätskurve erfolgen kann.

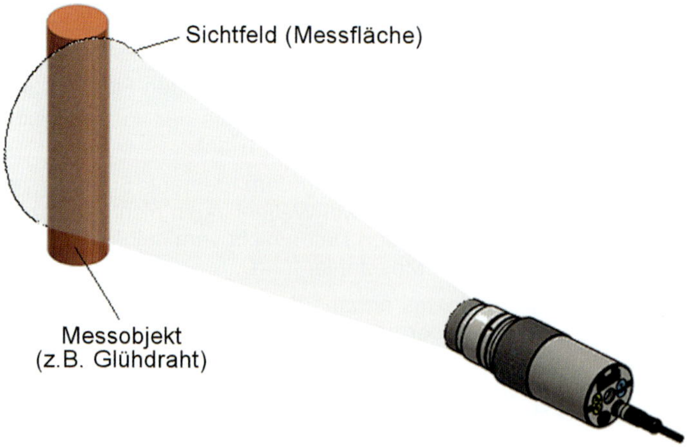

Abb. 128: nur bei Quotientenpyrometern gestattete teilweise Ausfüllung des Sensorsichtfeldes

Die nachfolgende Darstellung zeigt ein Quotientenpyrometer, welches genau diese Möglichkeiten ausnutzend sogar zur Messung von haardünnen Glühdrähten geeignet ist, obwohl diese von ihren Abmessungen her die Sichtfläche des Pyrometers nicht einmal zu 10% abdecken.

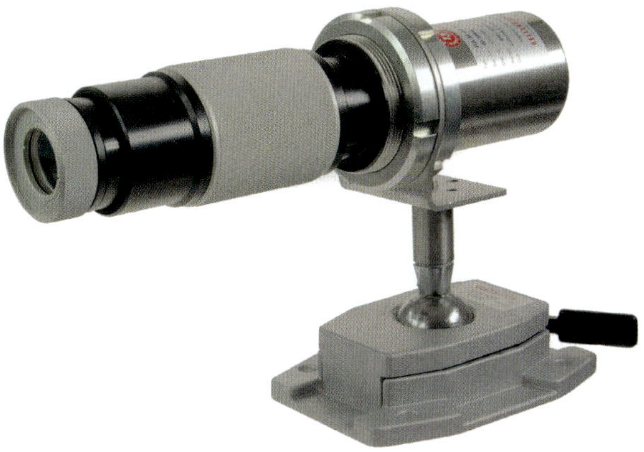

Abb. 129: Quotientenpyrometer zur Messung an haardünnen Glühdrähten
(mit freundlicher Genehmigung der Keller HCW GmbH, www.keller.de [A44])

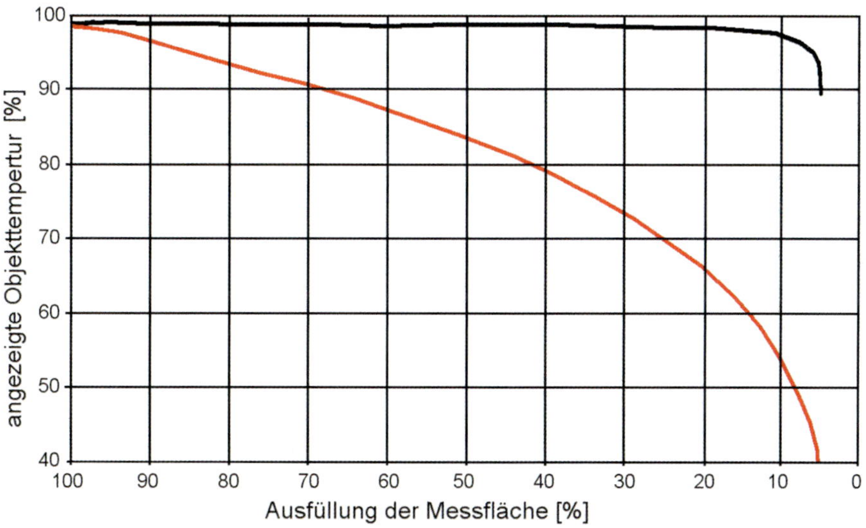

rot: Teilstrahlungspyrometer schwarz: Quotientenpyrometer

Abb. 130: Objekttemperaturanzeige in Abhängigkeit von der Messflächenausfüllung

Zusammenfassend ist festzuhalten, dass die Vorteile der Quotientenpyrometer darin bestehen, dass sie auch dann eingesetzt werden können, wenn folgende (die Anwendung anderer Strahlungsthermometer ausschließenden) Umstände eintreten:

- das zu messende Objekt ist teilweise verdeckt (durch ein Gitter, Blende etc.)
- das zu messende Objekt füllt nicht das Sichtfeld des Strahlungsthermometers
- das zu messende Objekt hat einen unbekannten bzw. niedrigen Emissionsgrad
- die Transmission der Übertragungsstrecke ist aufgrund von schwebendem Staub, Rauch oder Nebel beeinträchtigt

Selbstverständlich können die Auswirkung der schlechten Transmission der Übertragungsstrecke nur bis zur Grenze der Empfindlichkeit des Sensors kompensiert werden. Sinkt die Höhe der übertragenen Objektwärmestrahlung bis zum Rauschwert des Sensors, dann verhindert das ungenügende Signal-Rausch-Verhältnis eine weitere Auswertung.

3.2. Thermografische Systeme - bildgebende Infrarot-Thermometer

Thermografische Messsysteme (weitere Bezeichnungen: Thermokamera, Infrarotkamera, IR-Kamera, Wärmebildkamera) bestimmen berührungslos Temperaturen auf Basis der detektierten (vom Messobjekt abgegebenen) Wärmestrahlung, anhand derer Temperaturwerte berechnet werden, die dann als zweidimensionale grafische Verteilungsdarstellung in Form eines Wärmebildes zur Darstellung kommen. Der richtige messtechnische Name des Wärmebildes wäre übrigens die „thermogrammetrische Darstellung" (abgekürzt Thermogramm). In der Umgangssprache werden aber auch viele andere Begriffe genutzt (einige eher falsch): Wärmefoto, Infrarotbild, Thermobild, Thermofoto etc. Das Wärmebild bzw. IR-Bild und das Thermogramm werden im Buch als die drei fachlich akzeptabelsten Begriffe verwendet, wobei dem Thermogramm der Vorrang gegeben wird. Auch wird für das messtechnische Verfahren der Begriff Thermografie statt Thermovision verwendet, um dem Vergleich mit Television (Fernsehen) zu entgegnen.

Als Mess- und Prüfverfahren verbreitet sich die Thermografie rasant. Dies ist auf die schnelle Entwicklung der Wärmebildkameras und derer immer günstigeren Preise sowie auf den allgemeinen hohen Bedarf an Temperaturmessungen zurückzuführen. Die Einsatzgebiete der Thermokameras sind daher auch nahezu unendlich vielseitig - von Gebäudeuntersuchung, Fehlersuche an elektrischen und mechanischen Geräten und Anlagen, Prüfung von Wärmedämmungen, Heiz- und Kühlsystemen über technologische Überwachung, Qualitätskontrolle, zerstörungsfreie Werkstoffprüfung bis hin zu Forschung & Entwicklung.

Immer dann wird die berührungslosen Temperaturmessung - insbesondere die Thermografie - eingesetzt, wenn deren Fähigkeiten Vorteile gegenüber berührenden Messverfahren bieten, zum Beispiel:

- eine visuelle Darstellung ist erforderlich, um die Wärmeverteilung zu erkennen
- Temperaturmessungen sind an vielen Orten (oder flächig verteilt) gleichzeitig erforderlich
- das Messobjekt ist zwar sichtbar, aber unzugänglich oder steht unter Hochspannung
- schnell bewegtes oder rotierendes Messobjekt, hochdynamischer thermischer Prozess
- Messobjekt mit nur geringer Wärmekapazität oder Berühren des Messobjektes nicht gestattet

Die Anforderungen an thermografische Systeme sind je nach Aufgabenstellung sehr unterschiedlich. Für die meisten Anwendungen ist zusätzlich zur Temperaturmessung und Visualisierung eine sofortige (Echt-Zeit-)Auswertung oder nachträgliche Analyse der Daten erforderlich. In vielen Fällen wird neben dem grafischen Verteilungsdiagramm der Temperaturunterschiede auch eine exakte (absolute, quantitative) Bestimmung der Temperaturwerte erwartet.

3.2.1. Wärmestrahlung detektierende Instrumente ohne Temperaturmessung

Vergessen wir nicht zu erwähnen, dass es Infrarot-Strahlung detektierende Systeme gibt, die nicht für die berührungslose Temperaturmessung geeignet sind. Es gibt bei diesen oft auch keine Notwendigkeit dafür, wie beispielsweise in Nachtsichtgeräten und Infrarot-Beobachtungssystemen für Objektüberwachung oder für Umwelt- und Grenzschutz. Die Vorgänger der messtechnischen Anwendungen sind jedoch genau hier zu suchen, ohne sie gäbe es heute keine berührungslose Temperaturmessung. Eines dieser frühen, weit verbreiteten Geräte ist die Vidicon-Röhre, die hier kurz angesprochen werden soll.

Vidicon Wärmebildsystem - zur Temperaturbestimmung leider unfähig

Diese Technologie ist für die berührungslose Temperaturmessung nicht geeignet. Da jedoch in der Geschichte der Thermografie diese Infrarot-Anzeigegeräte, die unter Verwendung von wärmeempfindlichen Vidicon-Röhren (auf Infrarotstrahlung empfindliche Kathodenstrahlröhren) hergestellt wurden, die praktisch erste weitverbreitete Wärmebild-darstellende technische Lösung bedeuteten, sollten sie nicht vergessen werden.

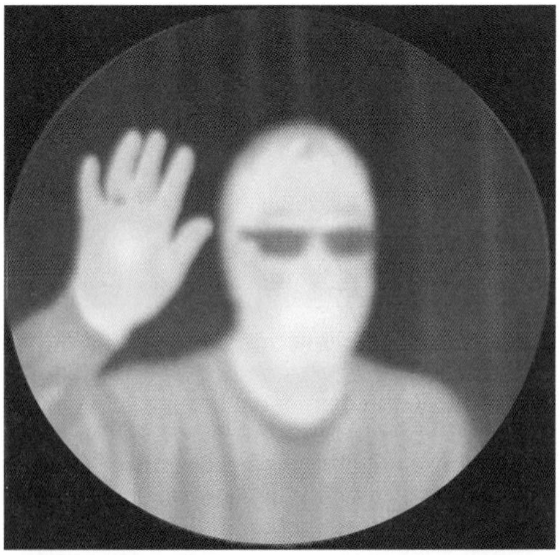

Abb. 131: Vidicon-Aufnahme (Illustration)

Diese Geräte sind vom Aufbau her mit den Vakuumröhren aus der Frühgeschichte der Fernsehkameras vergleichbar. Der Unterschied ist der Überzug des Röhreninneren, der statt auf Licht auf Infrarotstrahlung empfindlich ist (z.B. aus Triglyceridsulfat). Ihr Betrieb erfordert keine Detektorkühlung, bietet jedoch auch keine ausreichende Stabilität zur Temperaturmessung. Weiterhin enthalten sie weder Signaldigitalisierung noch mathematische Verarbeitung, sind also nur als Beobachtungsinstrument ohne Fähigkeit zur Temperaturmessung nutzbar.

Heute wird diese Technologie kaum noch weiterentwickelt, wird aber dennoch weiterhin eingesetzt (beispielsweise zum Zielen beim nächtlichen Schießen), da sie wenig Platz einnimmt und billig ist.

Wärmestrahlung detektierende Geräte ohne Temperaturmessung (Beispiele)

Eine unglaubliche Vielfalt an Infrarot-Strahlungsdetektoren umgibt uns im täglichen Leben, ohne dass es uns überhaupt bewusst wird. Hier ein paar Beispiele:

A) mit Punktdetektor
- Infrarot-Fernbedienung (Fernseher, Garagentor)
- IR-Interface bei Handys, Notebooks, Druckern
- Bewegungssensoren für Objektschutz und Zugangskontrollsysteme
- Gas- und Rauchmelder
- Gasanalysatoren

B) mit Matrixdetektor
- Infrarotkamera (Polizei, Objekt- und Katastrophenschutz, Wettervorhersage)
- Nachtsicht / IR-Teleskop (Polizei, Armee, Grenzschutz, Jagd, Naturschutz)
- Sichtunterstützende Systeme für Flugzeuge, Schiffe und Landfahrzeuge
- militärische Anwendungen (Raketen- und Luftraumüberwachung, Schusswaffen)
- Weltraumforschung von der Erde aus und im Weltall
- Hilfsmittel für Restaurierung und Archäologie

Zum Zwecke der Beispielgebung folgen hiermit einige Wärmestrahlung erfassende und auf deren visueller Darstellung basierende Systeme. Im Detail werden solche Anwendungen im Kapitel 5.13. „Anwendung der Infrarotdetektion ohne Temperaturmessung" behandelt.

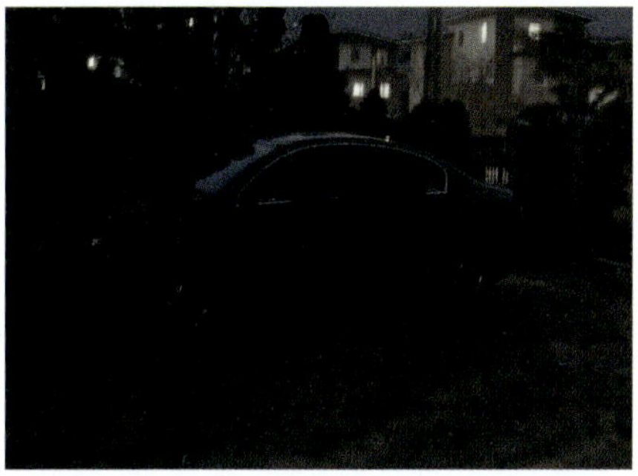

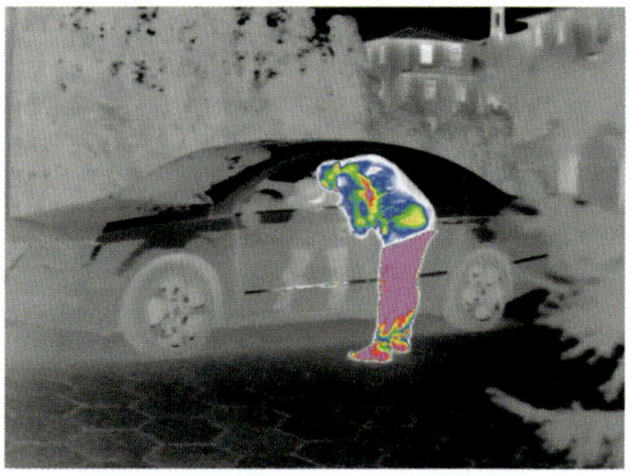

Abb. 132: visuelle Darstellung zu rechtem IR-Bild **Abb. 133:** Objektschutz mit IR-Kamera
(mit freundlicher Unterstützung der PIM GmbH, www.pim-ltd.hu [A45] / [A46])

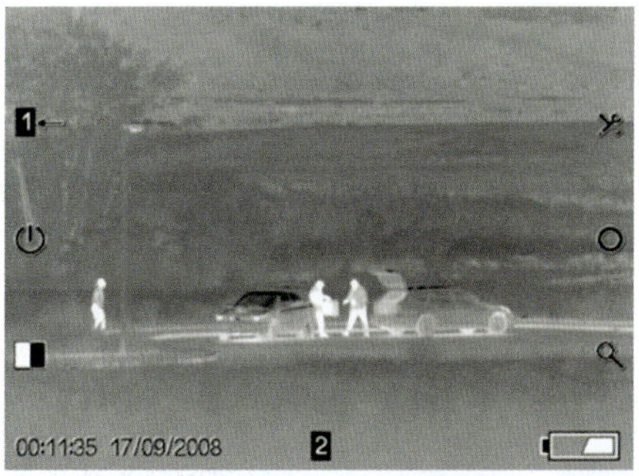

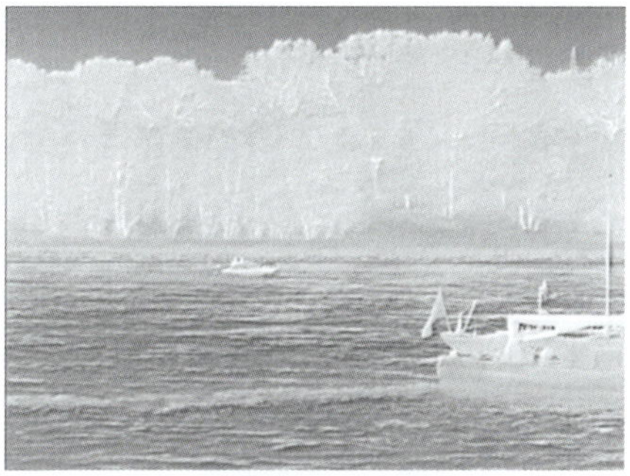

Abb. 134 und **135:** IR-Aufnahmen für Strafverfolgung und Grenzschutz
(mit freundlicher Unterstützung der InfraTec GmbH, www.InfraTec.de [A47] / [A48])

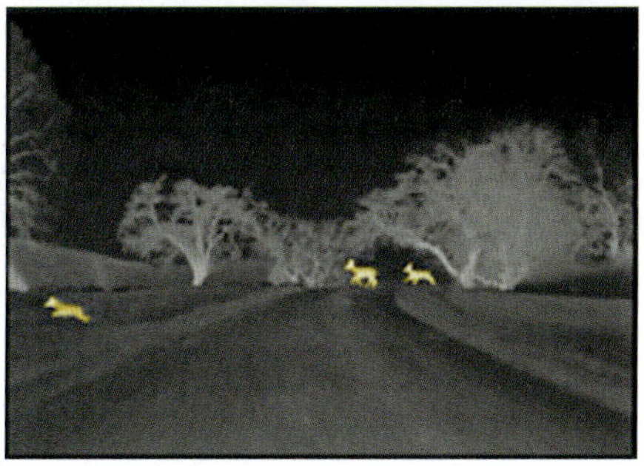

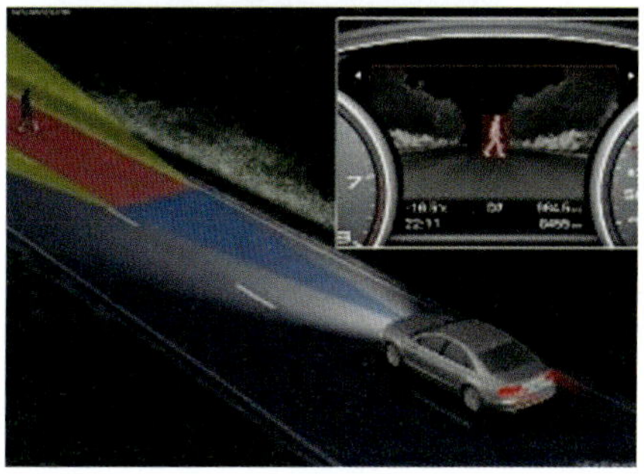

Abb. 136 und **137:** IR-Darstellung intelligenter sichtunterstützender Systeme für Fahrzeuge
(mit freundlicher Genehmigung der BMW Group, www.bmwgroup.com [A49])
(mit freundlicher Genehmigung von Veoneer, www.veoneer.com [A50])

3.2.2. Kategorisierung der radiometrischen Wärmebildkameras

Thermokameras sind in so vielen Varianten und Ausführungen verfügbar, dass es sinnvoll ist, sie zu kategorisieren. Es gibt hierfür jedoch unendlich viele Aspekte: von den angewandten technischen Lösungen (z.B. Sensortyp, Kühlung), über den Spektralbereich (kurz-, mittel- oder langwellig), über das Anwendungsgebiet (Labor, Industrie, Forschung, sonstiges), bis hin zur Preisspanne oder noch viele andere Unterscheidungsmerkmale. Da die technischen Lösungen und die Anwendungsbereiche in den folgenden Abschnitten des Buches ausdiskutiert werden, werden hier nur vier solcher Kategorisierungen behandelt, die eng mit den allgemeinen Eigenschaften der Thermokameras im Zusammenhang stehen.

Kategorisierung entsprechend der Ausführung: stationär <--> mobil

Bei Betrachtung der Abbildung zum allgemeinen Aufbau der Thermokameras in Kapitel 3.2.4. „Grundlegender Aufbau von radiometrischen Systemen" ist leicht zu erkennen, dass die Existenz vieler wesentlicher Komponenten am ehesten davon abhängt, ob es sich um eine tragbare (mobile, Hand-gehaltene) oder stationäre (fix montierte) Wärmebildkamera handelt.

Bei stationärer Nutzung von Thermokameras haben natürlich die Bedienelemente, das Display und die Batterie keinen Sinn - sie werden nicht verwendet und **stationäre Thermokameras** haben deswegen solche auch nicht. Dafür sind sie jedoch mit ihrer (im Vergleich zu mobilen Kameras) kleineren, kompakteren (und geometrisch einfacheren) Bauform leichter in gekühlte bzw. beheizte oder mechanische Schutzgehäuse einbaubar oder mit Abdeckungen, Bewegungsmechanismen bzw. Linsenfreiblasvorrichtungen zu versehen. (Meistens bieten die Kamerahersteller solches Zubehör für stationäre, aber nicht für mobile Kameramodelle an.)

Im Interesse der leichten Applikation sind die Schnittstellen und Stromversorgungen allgemein standardisiert. Typisch sind für die Versorgung (5 ... 12 ... 24V DC oder sogar 230V AC). Der Signalausgang ist zumeist analog und/oder digital, bietet Kabelübertragung von Videosignalen (z.B. S-Video, C-Video) und/oder Daten (z.B. über Firewire, Ethernet, USB). Digitale Videosignale werden häufig als DVI-D, VGA, neuerdings als HDMI bzw. GigE-Vision ausgegeben. Für die Fernsteuerung haben sich die Schnittstellen RS232/RS485, USB2.0, Ethernet (IEEE 802.3 mit 10 Mb/s, 100 Mb/s oder 1 Gb/s und TCP/IP IPv4 oder IPv6 Protokoll), sowie FireWire (IEEE1394), weiterhin WiFi und Bluetooth bewährt. Mit Ausnahme der (zunehmend selteneren) RS232/RS485 sind die aufgezählten Schnittstellen (je nach Kameramodell) auch zur Echtzeit-Datenübertragung fähig.

Insofern ein interner Speicher integriert ist, kann die Thermokamera je nach Typ auch als autonomes System thermografische Daten erfassen und speichern. Häufiger ist jedoch der Zwang zur ständigen Verbindung mit einem externen Steuer- und Datenerfassungsgerät (PC, Notebook, Tablett-PC oder Smartphone), schon alleine wegen der extremen Datenmenge bei Thermokameras mit hohen Bildraten.

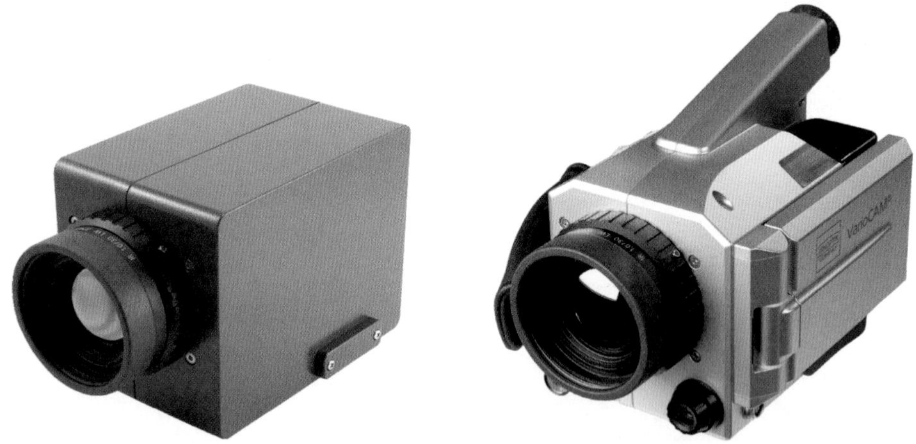

Abb. 138 und **139:** stationäre bzw. mobile Thermokamera mit messtechnisch gleichen Parametern (VarioCAM® hr) (mit freundlicher Unterstützung der InfraTec GmbH, www.InfraTec.de [A51] [A52])

Bei **mobilen (tragbaren) Thermokameras** (oder auch Hand-gehaltenen Thermokameras) sind die wichtigsten Aspekte die Bedienbarkeit, die autarke Nutzung (ohne ständige Anbindung an einen PC), sowie die Unabhängigkeit von der Netzversorgung. Dementsprechend haben diese Kameramodelle optische Sucher und/oder eine grafische Anzeige, sowie Bedienelemente wie Touch-Screen, Tasten, Joystick oder Auslöser, weiterhin integrierte interne Speicher bzw. wechselbare Speichermedien, sowie eine die entsprechende Betriebszeit sichernde integrierte Stromversorgung mittels Batterien oder Akkumulator. Ergänzend hierzu gibt es Handgriff, Handlasche, Gelenkband etc. zur besseren Handhabung. (Hinweis: Der an stationären Thermokameras befindliche Handgriff dient nicht derer mobiler Anwendung, sondern dem leichteren Transport. [Bösen Zungen nach zum leichteren Wegwerfen nach Ablauf der Lebensdauer.])

Die meisten mobilen Thermokameras besitzen auch eine ganze Anzahl an Signalausgängen (wie die stationären Thermokameras). Die typischen Signalausgänge sind entweder analog und/oder digital, meistens ist die kabelgebundene Übertragung von Videosignalen (z.B. S-Video, C-Video) und/oder Daten (z.B. über Firewire, Ethernet oder USB) integriert. Immer öfter gibt es auch drahtlose Datenübertragung (z.B. über WiFi oder Bluetooth).

Digitale Videosignale werden am häufigsten als DVI-D, VGA, neuerdings als HDMI bzw. GigE-Vision ausgegeben. Für die Fernsteuerung haben sich die Schnittstellen RS232, USB2.0, Ethernet (IEEE 802.3 mit 10 Mb/s, 100 Mb/s oder 1 Gb/s und TCP/IP IPv4 oder IPv6 Protokoll), sowie FireWire (IEEE1394), weiterhin WiFi und Bluetooth bewährt. Mit Ausnahme der (immer selteneren) RS232 sind die aufgezählten Schnittstellen (je nach Kameramodell) auch zur Echtzeit-Datenübertragung fähig.

Für mobile Thermokameras bieten viele Hersteller auf Ni-Cd, Ni-MH, Li-Ion oder Li-Polymer basierende Akkumulatoren in kameraspezifischen Sonderausführungen. Diese haben allgemein den Vorteil, bei minimalem Gewicht und kleinster Abmessung die höchstmögliche Betriebsdauer zu sichern. Nachteilig dagegen ist, dass diese Akkumulatoren ausschließlich nur durch von den Kameraherstellern oder deren Distributoren (allgemein stark überteuert und mit bedeutenden Lieferzeiten) angebotenen Ersatzakkumulatoren ersetzt werden können. Noch ärgerlicher, wenn eventuell der Kameratyp nicht mehr produziert oder vertrieben wird oder gar der Kamerahersteller vom Markt verschwunden ist. Dann kann unter Umständen ein Nachkauf dieser Spezialakkumulatoren sogar unmöglich werden. Auch eine „Reparatur" durch inneren Zellentausch ist nicht immer erfolgreich durchführbar. Damit könnte im schlechtesten Fall schließlich die Thermokamera im Ganzen unbrauchbar werden.

Aus dieser Sicht stellt die Verwendung von Standardbatterien oder in der Konsumgüterbranche allgemein üblicher Akkumulatoren eine bessere Lösung dar, obwohl diese meistens mit einem Kompromiss aus Sicht von Gewicht und Abmessung einhergehen. Dafür sind sie aber langfristig und jederzeit (sowie vielerorts) zu moderaten Preisen erreichbar. Als Beispiel wären hier die Camcorder- oder Videokamera-akkumulatoren, die Ni-Cd oder Ni-MH Akkumulatoren im Standardformat AA oder eben die Normal-batterien im Format AA zu erwähnen. Ein weiterer Pluspunkt für die Standardakkumulatoren ist, dass für diese auch externe Ladestationen / Ladegeräte einfach zu erhalten sind. Mit 2 ... 3 Akkumulatorsätzen kann also bei Bedarf auch ununterbrochen mit der Thermokamera gearbeitet werden: während der eine Satz in der Thermokamera verbraucht wird, kann der zweite (oder dritte) extern aufgeladen werden.

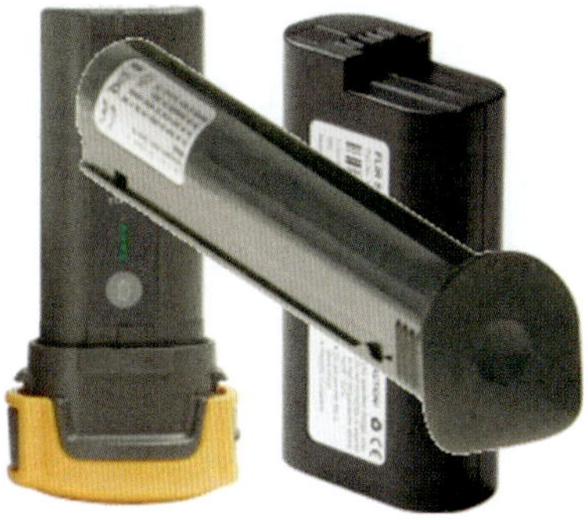

Abb. 140: Akkumulatoren in Sonderbauformen

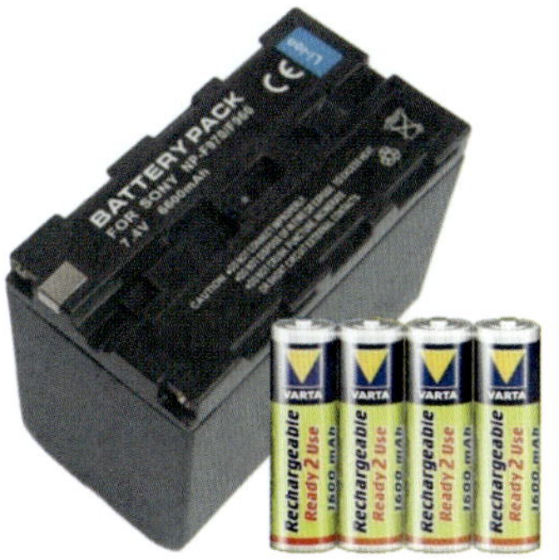

Abb. 141: Standardisierte (handelsübliche) Akkumulatoren

Wichtig ist zu beachten, dass Staub- und Hitzeschutzgehäuse für alle Arten von industriellen Anwendungen leicht für installierte Wärmebildkameras konstruiert und hergestellt werden können (oder von vornherein bereits verfügbar sind). Bei tragbaren Wärmebildkameras fehlen solche optionalen Zubehöre oder Ausstattungsmöglichkeiten typischerweise. Aufgrund der integrierten Bedienelemente (die aber bei installierten Anwendungen unnötig sind, daher also umsonst beim Kamerakauf bezahlt wurden) machen das Display, Batterie oder Akkumulator und das geometrische Design an sich die eventuellen Schutzabdeckungen sehr kostspielig. Die stationäre (insbesondere industrielle) Installation von Handgehaltenen (mobilen) Thermokameras ist daher nicht sinnvoll.

Auch die Idee, ein tragbares Gerät aus einer kostengünstigeren stationären Thermokamera selbst zu schnitzen, ist unwirtschaftlich. Die notwendigen ergänzenden Zubehöre wie Display, Bedienelemente, Akkumulator sind einzeln betrachtet teuer und kaum sinnvoll montierbar. Eine mobile Tätigkeit mit einem stationären Kamerakopf in der einen Hand und einem Laptop in der anderen ist sicher auch eher nur belustigend, als wirklich praktisch.

Hinweis: Aufgrund des Eigengewichts und der für die Kühlung von Photonendetektoren benötigten Energie, werden Photonendetektor-Thermokameras meistens als stationäre Version hergestellt. Dies schließt natürlich die „mobile" Funktionalität nicht aus, aber in Ermangelung eines eigenen Akkumulators und eigener Bedienelemente ist eine externe Versorgung und Computerverbindung (einschließlich Speicherung, Anzeige und Steuerung) notwendig. Ohne diese sind sie typischerweise funktionsunfähig.

Kategorisierung nach technischen Parametern: Echtzeit <--> „langsam"?

Eine andere verbreitete Kategorisierung von Thermokameras basiert auf derer vorhandenen oder fehlenden Fähigkeit der Echtzeit-Erfassung und Darstellung von thermischen Vorgängen. Diese Kategorisierung hinkt allerdings schon von vornherein, und sollte daher nur als eine „relative" Unterscheidung betrachtet werden. Verglichen mit den berührenden Temperaturmessverfahren, deren Zeitkonstante von einigen Zehntelsekunden bis zu vielen Sekunden reichen können, sind nämlich selbst die weiter unten erwähnten scannenden Thermokameras als Echtzeit-Messsysteme zu bezeichnen.

Aus der Sicht des Thermokameravertriebes sieht die Situation natürlich etwas anders aus. Insbesondere bei der Markteinführung der damals noch mit sehr mäßigen messtechnischen Parametern (Pixelanzahl, thermische Auflösung, radiometrische Fähigkeiten) ausgestatteten Matrixdetektor-Kameras wurde (als Schlagwort gegen die messtechnisch höhere Qualität bietenden scannenden Thermokameras) die Unterscheidung bezüglich der Echtzeitfähigkeit ins Felde geführt. Dabei müsste doch auch ein Unterschied zwischen den zu 9 Hz, 15 Hz bzw. 30 Hz und den zu über 1 kHz (eventuell gar zu 9 kHz) Bildrate fähigen Thermokameras gemacht werden. Diese unterscheiden sich sogar noch wesentlicher voneinander, als die 9 Hz Matrixkameras von den 1 Hz „langsamen" scannenden Kameras. Und nicht zuletzt sollte auch in Betracht gezogen werden, dass die Zeitkonstante des thermischen Vorganges ebenso entscheidend dafür ist, ob dessen Erfassung und Auswertung in „Echtzeit" erfolgt ist, oder eben nicht.

Bei den scannenden Thermokameras darf weiterhin nicht vergessen werden, dass viele dieser Modelle auch im Linienscanner- bzw. Punktscanner-Betriebsmode arbeiten konnten. In letzterem sind bei so einigen scannenden Kameras sogar bis zu 3 kHz Messfrequenz für die Erfassung, Berechnung und Abspeicherung der Temperaturwerte eines ausgewählten Objektpunktes möglich. Es stellt sich also wieder die Frage, wo ist denn nun die Grenze zwischen Kameratypen mit oder ohne Echtzeit-Fähigkeit?

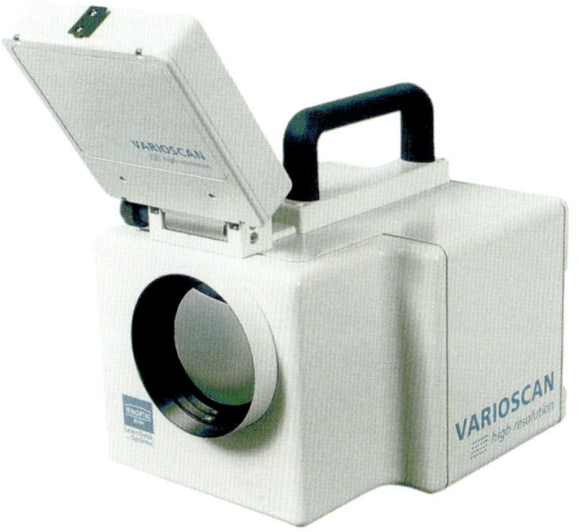

Abb. 142: scannende IR-kamera (Jenoptik VarioSCAN)
(mit freundlicher Unterstützung der InfraTec GmbH, www.InfraTec.de [A53]

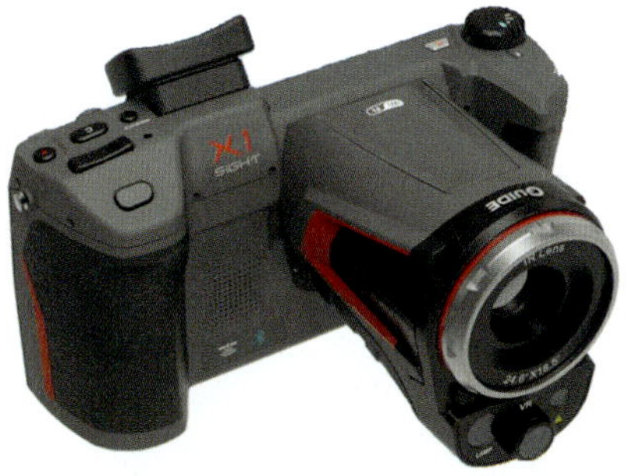

Abb. 143: Matrixdetektor-Thermokamera (Guide C640)
(mit freundlicher Genehmigung von GUIDE Infrared, www.guideir.com [A54])

Kategorisierung nach technischen Parametern: gekühlt <--> ungekühlt

Ebenso oft sieht man auch die Kategorisierung nach gekühlten und ungekühlten Kameratypen, nicht selten mit dem Hinweis darauf, dass gekühlte Systeme veraltet seien. Diese Unterscheidung und gerade dieser Zusatz lässt durchaus Mängel in der fachlichen Qualifikation vermuten, da auf Grund strahlungsphysikalischer und messtechnischer Zusammenhänge die Existenz beider Systemausführungen wegen der zu verwendenden Detektoren unumgänglich ist - auch für die einsehbare Zukunft.

Da ein ausführliches Kapitel zu gekühlten bzw. ungekühlten Detektoren folgt, werden hier nur die allgemeinen Unterschiede zwischen den auf diese Technologien aufbauenden Messsystemen aufgezählt:

- gekühlte Kameras basieren auf Photonendetektoren, welche für alle Infrarotwellenlängen existieren
- ungekühlte Thermokameras haben meistens einen Mikrobolometer-Detektor, welcher zumeist nur für langwellige Applikationen geeignet ist (von wenigen Hochtemperaturmessungen in anderen Wellenlängenbereichen abgesehen)
- wegen Gewicht und Energiebedarf der Kühlung werden Photondetektorsysteme meistens in stationärer Ausführung angeboten (es gibt natürlich Ausnahmen)
- auf Grund der herausragenden Eigenschaften der Photonendetektoren haben gekühlte Thermokameras wesentlich bessere messtechnische Parameter (höhere Genauigkeit und thermische Auflösung, weniger Rauschen, höhere Stabilität, wesentlich kürzere Integrationszeiten)
- ungekühlte Thermokameras sind gegenüber den Gekühlten leichter, kleiner, benötigen weniger Energie, sind kostengünstiger und haben allgemein keine Lebensdauergrenze
- bei gekühlten Kameras mit Stirling-Kühler ist wegen mechanischer Ermüdung / Abnutzung des Kühlers mit einer Lebensdauergrenze (Betriebszeitlimit) zu rechnen

Kategorisierung nach wirtschaftlichen Parametern: LowCost (billig, einfach) <--> professionell

Auch diese Kategorisierung ist häufig vorzufinden, welche sogar tatsächlichen technischen Hintergrund haben kann. Allerdings verschieben sich einerseits die Grenzen ständig durch die technische Weiterentwicklung, andererseits versuchen in erster Linie die Hersteller und Vertreiber der LowCost-Kameras die Grenzen fortlaufend zu verwischen. (Am ehesten durch Benennung ihrer Produkte als „professionell".) Fakt ist jedoch, dass es hier um zwei tatsächlich voneinander unterscheidbare Kategorien geht, deren Unterschied nicht nur im Preis, sondern auch in den angewandten Entwicklungsschwerpunkten liegt.

Die **LowCost Thermokameras** werden schon bei der Entwicklung auf minimalisierte Kosten ausgelegt, damit eine größtmögliche Anzahl dieser Geräte an eine breite Schicht von Anwendern verkauft werden kann. Als Mittel zur Kostenreduzierung können aufgezählt werden: kleinere (über geringere Pixelzahl verfügende) ungekühlte Mikrobolometer-Detektoren, kleinstmögliche Optiken (kleiner Durchmesser, kostengünstige Materialien, einfache Linsengeometrie), die Vereinfachung des Signalverstärkers und geringere digitale Auflösung, die typisch geringe Bildrate und thermische Auflösung, weiterhin die Vereinfachung der Bedienelemente und die Verwendung von Plastikgehäusen.

Natürlich haben diese Vereinfachungen auch ihren Preis: die kleinere Pixelanzahl verringert die Anwendbarkeit aus Sicht von komplexen (viele wesentliche Details umfassenden) Objekten wegen der geringen geometrischen Auflösung oder des zu kleinen Sichtfeldes. Ebenso stellt der langwellige Bereich in bestimmten Anwendungsfällen eine weitere, oft sogar ausschließende Beschränkung dar. Die Minimalisierung der Optik mindert die auf den Detektor fallende Strahlung und somit die thermische Auflösung und Messgenauigkeit.

Da all diesem noch ein „abgespeckter" Vorverstärker und eine geringe digitale Auflösung folgt, ist es kein Wunder, dass sich das Rauschen stark erhöht und die thermische Auflösung noch weiter verschlechtert wird. Daher wird die durch die minimalisierte Optik verursachte schlechte Sensibilität oftmals durch eine längere Integrationszeit ausgeglichen. Das führt aber bei den auf diese Weise entstehenden LowCost-Kameras mit 9 ... 15 Hz Bildrate in der Handgehaltenen Ausführung sehr häufig zu verwackelten Wärmebildern.

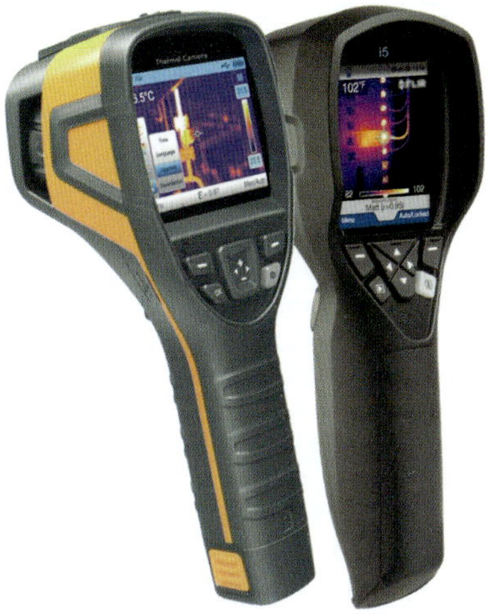

Abb. 144: „LowCost"-Thermokameras

Beim näheren Betrachten der Menüs der meisten LowCost-Kameras ist zu erkennen, dass diese viele gut klingende Funktionen besitzen (welche zwecks Marktgewinnung oftmals sogar als Alleinstellungsmerkmal hervorgehoben werden), aber doch keine echten Vorteile bringen. Dagegen fehlen in der Regel die Möglichkeiten zur sinnvollen, messtechnisch richtigen Grundeinstellung - wie z.B. die Transmission der Übertragungsstrecke! Dies bedeutet, dass diese Geräte nur verwendet werden können, wenn sich zwischen der Wärmebildkamera und dem Objekt nur die saubere, nebelfreie Atmosphäre befindet.

Ein weiteres auffallendes Phänomen ist, dass LowCost-Wärmebildkameras nicht wirklich stabil sind. Sie schwanken nicht selten sichtbar in ihrer Temperaturanzeige (besonders in den ersten 10 bis 20 Minuten nach dem Einschalten). Vor und nach NUC (Ungleichförmigkeitskorrektur) gibt es oft große Unterschiede zwischen den vorherigen und den nachfolgenden Temperaturen. Auch ist es nicht ratsam, bei stark unterschiedlichen Umgebungstemperaturen mit diesen Geräten zu arbeiten (z.B. im Winter innen und außen), ohne der Kamera Zeit zur Akklimatisierung zu sichern. Es dauert leider bei vielen Typen relativ lange, bis sich die Wärmebildkamera in der neuen Umgebungstemperatur stabilisiert hat (ihr internes thermisches Gleichgewicht erreicht hat) und wieder genaue Messergebnisse entsprechend ihrer Spezifikation anzeigt. Bis dahin muss geduldig gewartet werden und wenn die Batterie in der Zwischenzeit entladen ist, muss auch die (erneute) Stabilisierungszeit nach dem Einschalten ebenso noch abgewartet werden.

Viele LowCost-Thermokameras haben übrigens nur einen Messbereich, üblicherweise bei 0 °C beginnend. Die Geräte sind ganz einfach ungeeignet, um niedrigere Temperaturen noch akzeptabel genau zu messen! Für die Messung höherer Temperaturen dagegen ist eine der üblichen (nicht gerade eleganten) Lösungen bei LowCost-Geräten die Anwendung eines externen „grauen" Filters, der zur Reduzierung der eingehenden Strahlung vor das Objektiv gebracht wird. Dementsprechend können eventuell existierende Wechselobjektive und höhere Temperaturbereiche oftmals nicht miteinander kombiniert werden!

Es gibt noch mehr Einschränkungen, mit denen gerechnet werden muss. Eine dieser ist die Betriebstemperatur (d.h. die Lufttemperatur in der Umgebung der Kamera), die bei LowCost-Wärmebildkameras oft nur von 0 bis 45 °C reicht. Somit kann an kalten Wintertagen schnell mal der Displaykontrast verloren gehen oder die Signalverarbeitungselektronik instabil werden. In heißen industriellen Umgebungen stürzt eventuell die interne Elektronik ganz einfach ab. Der „letzte" Mangel ist das Gehäuse aus Kunststoff. Es gibt keinen Kunststoff, der im Laufe der Jahre nicht alt und zerbrechlich wird. Daher kann bei LowCost-Kameras sicher nicht von Wertbeständigkeit und „endlos langer Lebensdauer" gesprochen werden.

Bei echten **professionellen Thermokameras** (nicht bei irreführend als „professionell" bezeichneten LowCost-Geräten) gibt es ganz andere Entwicklungsaspekte. Dazu gehören Messgenauigkeit, hohe thermische Auflösung und niedrigeres Rauschen (NETD), hohe Pixelauflösung, schnelle Bildfrequenz, breiter Messbereich (mehrere Bereiche), sowie Dauer- und Betriebstemperaturstabilität. Weiterhin die vollständige Integration aller Parameter, die für die Temperaturbestimmung anhand der thermografischen Grundgleichung erforderlich sind, sowie eine große Auswahl an Wechseloptiken ... Diese Liste ist natürlich keinesfalls vollständig, aber es ist auch so schon leicht erkennbar, dass diese Ziele offensichtlich nur mit anspruchsvollen technischen Lösungen zu erreichen sind.

Um die genannten Entwicklungsziele zu erreichen, werden professionelle Thermokameras mit schnellen, rauscharmen Detektoren hergestellt. Hinzu kommen Optiken mit Blendenzahlen >=1, daher also mit großem Durchmesser bzw. mehreren - auch asphärischen - Linsen mit höchster Transmission. D.h. aus anspruchsvollen Materialien mit Antireflexionsbeschichtung. Und um eine hohe thermische Empfindlichkeit zu erreichen, basieren diese Kameras auf hoch stabilen Vorverstärkern und Digitalisierung mit hoher Bitauflösung. Zusätzlich gibt es eingebaute Filter- und Bildstabilisierungsverfahren, spezielle Fokussierung und - in einigen Modellen - Mikro-Scan zur (tatsächlichen!) Erhöhung der Pixelauflösung.

Bei professionellen Wärmebildkameras werden die verschiedenen Messbereiche über die Integrationszeit hinaus durch Auswahl der entsprechenden internen Blende realisiert, so dass alle Wechselobjektive in jedem Messbereich verwendet werden können. Über Messgenauigkeit und Stabilität der professionellen Kameras kann gesagt werden, dass selbst bei drastischen (plötzlichen) Veränderungen innerhalb der definierten Betriebstemperatur „nicht einmal die Wimpern zucken" - d.h. der angezeigte Temperaturwert ist unter allen Umständen stabil, auch schon wenige Sekunden nach dem Einschalten. Es gibt also keine Notwendigkeit zu warten, da „Weglaufen" und zeitweiliges Rauschen überhaupt nicht auftreten.

Die Qualität der eingebauten Komponenten (z.B. Display) ermöglicht den Einsatz professioneller Thermokameras in einem viel größeren Bereich von Betriebstemperaturen als LowCost Wärmebildkameras. Über den spezifizierten Arbeitstemperaturbereich von -25 ... +50 °C hinaus ist es für professionelle Thermokameras (aus eigener Erfahrung) nicht ungewöhnlich, selbst -35°C oder +75°C problemlos zu überstehen. Dies ist besonders wichtig in Kühlhäusern, unter sehr kalten klimatischen Bedingungen und im Zusammenhang mit Luftfahrzeugen (Höhenflüge) oder unter schwerindustriellen Bedingungen. Die Anzeige (meistens TFT-Display) hat besondere Bedeutung: sie bestimmt anhand ihrer Pixelauflösung und Schärfe, wie gut das Thermogramm bei der Aufnahme erkannt und die korrekte Fokussierung kontrolliert werden kann.

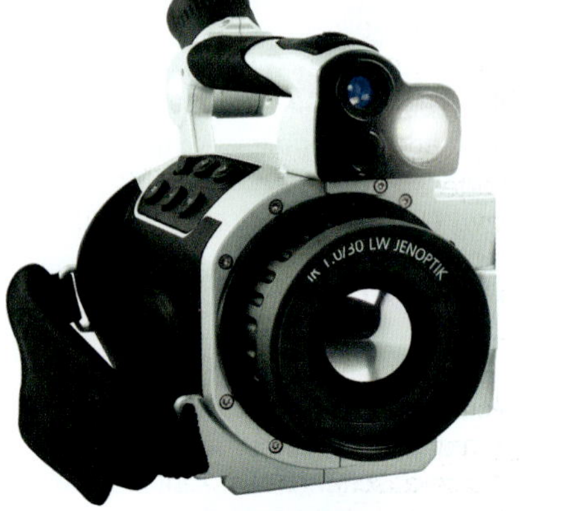

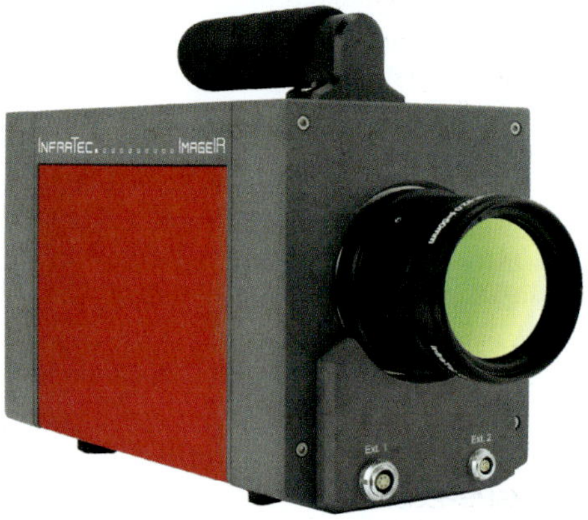

professionelle Thermokameras
Abb. 145: Jenoptik VarioCAM® HD [A55]
Abb. 146: InfraTec ImageIR® (unten) [A56]
(beide mit freundlicher Unterstützung der InfraTec GmbH, www.InfraTec.de)

Auch bei den Schnittstellen gibt es große Unterschiede zwischen LowCost-Typen und professionellen Wärmebildkameras. Die integrierten Ein-/Ausgänge umfassen bei ersteren eine Speicherkarte, ein USB-Interface und eventuell einen Videoausgang. Bei professionellen Kameras ist diese Auswahl bedeutend größer. Obwohl auch viele LowCost-Thermokameras eine (begrenzte) Fernbedienung besitzen, werden ihre Daten nur als Videosignal übertragen. Radiometrische Daten kommen also nicht Online auf den PC. In Bezug auf das scheinbar unwesentliche Kameragehäusematerial ist es wichtig darauf hinzuweisen, dass Thermokameras optische Geräte sind. Zur Aufrechterhaltung der Genauigkeit bei möglichst hoher Widerstandsfähigkeit gegenüber mechanischen oder thermischen Einwirkungen, sowie im Interesse verringerter Alterung sollten Leichtmetallgehäuse verwendet werden. Das ist bei professionellen Thermokameras üblich, obwohl solche Gehäuse im Vergleich zu Kunststoffgehäusen etwas schwerer sind.

Am Ende noch ein Hinweis: Es gibt niemanden, der nicht das kostengünstigste Produkt haben möchte. Oft wird das aber mit dem billigsten verwechselt. Der Endnutzer kann oftmals durchaus seine Anforderungen zur technischen Spezifikation angemessen untermauern. In vielen Fällen entscheidet letztlich aber doch der Einkäufer anhand des Preises: anstelle eines langfristig vielseitig nutzbaren Profi-Systems wird eine günstigere LowCost-Kamera erworben. Dies ist jedoch nur ein scheinbarer Vorteil, da letztere nur mit geringerer Auslastung und für weniger Aufgaben genutzt werden kann und sich somit die Amortisationszeit verlängert. Schon ein Dividieren des Kamerapreises durch die Pixelanzahl lässt erkennen, dass der Preis pro Pixel bei professionellen Typen wesentlich besser ist als bei der billigsten LowCost-Kamera! (Ähnlich wie bei Transportern: nicht nur, dass ein 3t-LkW 40 Tonnen nicht auf einmal transportieren kann, die Anschaffungs- und Unterhaltungskosten pro Tonne sind beim 40-Tonner sicher niedriger).

3.2.3. Vor-Ort-Auswertefunktionen mobiler Thermokameras

Die Thermografie - als bildgebende berührungslose Temperaturmessmethode - erfasst im ersten Schritt Messdaten (digitalisierte Strahlungsintensitätswerte je Pixel). Diese Werte können entweder während der Messung (in der Wärmebildkamera) oder während der nachfolgenden Auswertung verarbeitet, d.h. mathematisch korrigiert in Temperaturwerte umgerechnet und dann im dritten Schritt als bildliche Darstellung visualisiert werden. Abhängig von der spezifischen Messaufgabe sind die Anforderungen zur Auswertung von thermografischen Daten sehr unterschiedlich. Während in einigen Fällen die numerische Anzeige der exakten Temperatur eines ausgewählten Pixels (Messpunktes) ausreichend ist, ist in anderen Fällen eine Korrektur des Emissionswertes für jedes Pixel über das gesamten Wärmebild oder sogar einer ganzen Sequenz von Wärmebildern erforderlich, um die Temperaturkorrelationen (z.B. als 3D-Temperatur-Zeit-Diagramme) erkennen und auswerten zu können.

Oft werden schon während der Messung (auch in Echtzeit) die Daten ausgewertet und als Temperaturwerte angezeigt. Die sofortige - konfigurierbare - Auswertung und Anzeige ist praktisch Teil der Firmware bzw. PC-Steuersoftware der Wärmebildkamera, so das sich deren Bedienung in die „normale" Nutzung der Thermokamera integriert. Die folgende Tabelle listet (ohne Anspruch auf Vollständigkeit) für Hand-gehaltene (professionelle) Thermokameras typische Bedien-, Auswerte- und Anzeigefunktionen auf:

Funktion	*Beschreibung*
Autofokus	Fokussierung anhand des steilsten Temperaturgradienten
Automatische Messbereichswahl	Messbereichseinstellung gemäß aktueller Min/Max-Temperaturen
Automatische IR-Bildskalierung	Darstellungsskalierung gemäß aktueller Min/Max-Temperaturen
Falschfarbskala (Farbkeil)	mehrere auswählbare Farb- und / oder Graustufenskalierungen
Pixeltemperaturanzeige	Live-Anzeige der Temperatur des Mittelpixels des Wärmebildes
Cursor-Temperaturanzeige	Live-Temperaturanzeige eines oder mehrerer beweglicher Cursor
Min/Max-Temperaturanzeige	Position- und den Wertanzeige des kältesten / heißesten Pixels (live)
Flächen-Temperaturanzeige	Mittel- und Extremtemperaturanzeige definierbarer Flächen (live)
Isothermen-Darstellung	Einfarbige Hervorhebung definierter Temperaturbereiche (live)
Differenz-Thermogramm	Temperaturabweichungen im Vergleich zum Referenz-Wärmebild
Wärmebildmittelung	Mittelwert von IR-Bildern (Rauschminderung, Sensitivitätssteigerung)
Temperaturalarm	visueller/akustischer Alarm bei Überschreitung der Min/Max-Temperatur
Automatische Speicherung	automatische Speicherung bei Überschreitung der Min/Max-Temperatur
Überlagerung IR/VIS	Überlagerung von Thermogramm und visuellem Bild (Foto)
IR-Serienaufnahmen	Speicherung von Thermogramm-Folgen (ohne angeschlossenen PC)
Digitale Sprachaufnahme	Hinzufügen eines akustischen Kommentars zu den Wärmebilddaten
GPS-Daten	GPS-Markierung von fahrzeug- und fluggestützten Wärmebildern
Fernsteuerung	Fernbedienung der Thermokamera-Funktionen (mit oder ohne Kabel)

Tabelle 15: Firmware-integrierte Bedien-, Auswerte- und Anzeigefunktionen mobiler Thermokameras

Je mehr Funktionen eine Wärmebildkamera bietet, desto vielfältiger ist sie anwendbar und desto bequemer und effizienter ist die Arbeit vor Ort. Unter diesen Auswertemöglichkeiten wäre insbesondere die temperaturabhängige Speicherung von Messungen hervorzuheben, welche oft dazu beiträgt, nicht vorhersagbare thermische Ereignisse zu erfassen. Für schnelle Prozesse ist die Wärmebild-Serienspeicherung eine praktische Lösung. Hierbei wird der unschlagbare Vorteil der Thermografie ausgenutzt, dass diese thermische Prozesse flächig erfassen kann, die sogar nur in Sekundenbruchteilen auftreten.

Dank der Überlagerung von Thermogramm und visuellem Bild (bei manchen Firmen auch „Fusion" genannt) ist es nicht notwendig, die Fotos separat für die Dokumentation hinzuzufügen und zu markieren, was eine beträchtliche Zeiteinsparung darstellt. Außerdem ist es kaum möglich, die Temperaturverhältnisse des gemessenen Objekts auf andere Weise einfacher und leichter erkennbar grafisch zu dokumentieren.

(Achtung: Das Verfahren ist nicht geeignet, den Dateninhalt des Wärmebildes zu verbessern oder die Messgenauigkeit bzw. die geometrische Auflösung zu erhöhen.)

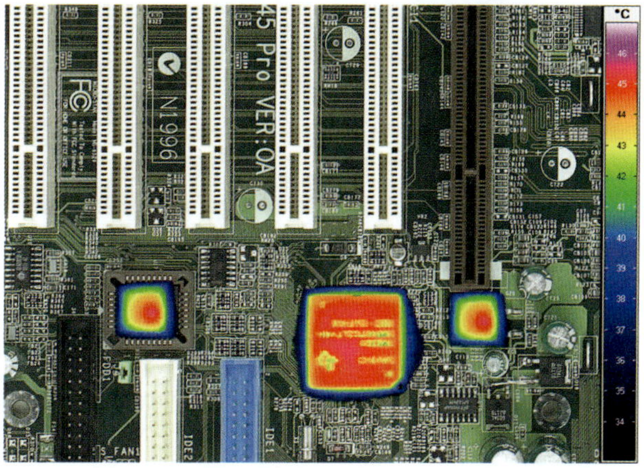

Abb. 147: Anzeige von IR-Bild und Foto (überlagerte Darstellung)

3.2.4. Grundlegender Aufbau radiometrischer bildgebender Systeme

Natürlich ist es nicht verwunderlich, dass das grundlegende Design von Wärmebildkameras, die für die kontaktlose Temperaturmessung entwickelt wurden, dem im Kapitel 3.1. „Infrarot-Thermometer und Pyrometer" besprochenen Aufbau der Strahlungsthermometer sehr ähnlich ist. Auch hier wird die Strahlung des Messobjekts durch eine Optik gesammelt, die dann durch den infrarotempfindlichen Sensor erfasst wird. Dieser gibt ein mit der eingehenden Strahlungsintensität proportionales elektrisches Signal aus, welches nach der Normierung durch den Vorverstärker digitalisiert wird. Mathematisch werden hieraus (anhand der thermografischen Grundgleichung) die Temperaturwerte bestimmt, die entweder mittels einer Farbskala als Wärmebild grafisch angezeigt oder als digitale Datenmatrix abgespeichert werden.

Die typischen Schritte der Temperaturbestimmung sind dabei folgende:

- Umwandlung der detektierten Strahlung in ein elektrisches Messsignal + pixelweise Digitalisierung
- hiernach je nach Messaufgabe, Thermokameratyp bzw. aktuellen Anforderungen/Einstellungen:
  - Ausgabe der anhand der Thermokameracharakteristik (Kalibrationsdaten) korrigierten und digitalisierten Werte der Wärmestrahlungsintensität je Pixel über Kameraschnittstelle an einen externen PC für Speicherung oder für Echtzeit-Temperaturberechnungen und -anzeige

  und / oder
  - Speicherung der anhand der Thermokameracharakteristik (Kalibrationsdaten) korrigierten und digitalisierten Werte der Wärmestrahlungsintensität je Pixel auf dem internen Speicher oder auf Wechselmedien (z. B. einer Speicherkarte) in der Thermokamera selbst

  und / oder
  - Bildschirmdarstellung der den Temperaturwerten zugeordneten Farbkodes, welche anhand der (über die Thermokamera-Kalibrationskennlinie korrigierten und digitalisierten) Wärmestrahlungsintensität je Pixel mittels Temperaturberechnung und gewählter Farbskala bestimmt wurden

Die pixelweise Temperaturberechnung erfolgt - entweder in einem PC oder in der Thermokamera - unter Beachtung des Objektemissionsgrades, der reflektierten Umgebungsstrahlung, der Transmission der Übertragungsstrecke und der Kompensation der Thermokameraeigenschaften (z.B. Detektorkennlinie).

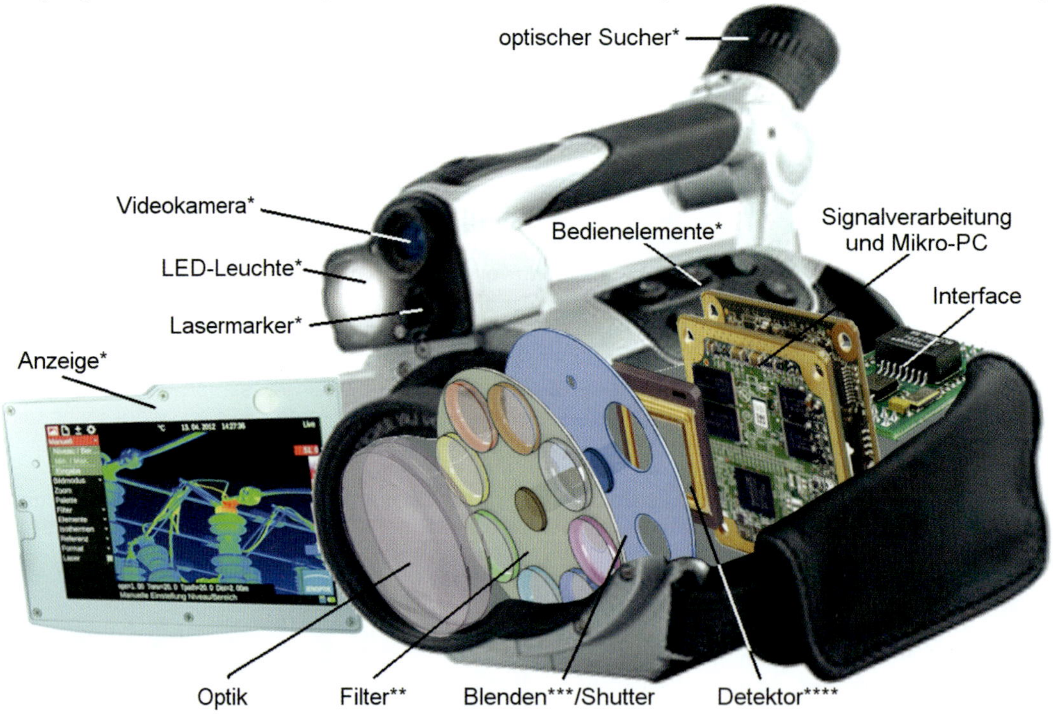

Abb. 148: grundlegender Aufbau einer Thermokamera

Viele der Elemente der allgemeinen - in der obigen Abbildung gezeigten - Konstruktion, sind selbstverständlich nur für bestimmte Typen / Ausführungen notwendig. Diese Details sind im Einzelnen:

* Diese so markierten Komponenten werden normalerweise nur in mobile Thermokameras installiert.

** Integrierte Filter sind allgemein nur bei Thermokameras mit Photonendetektor (in erster Linie für spektrale Thermografie) typisch. Bei anderen Typen sind eher (temporäre) externe Filter vorzufinden.

*** Blenden/Blendenräder sind bei Thermokameras mit mehreren Temperaturbereichen notwendig, insofern sich die Messbereiche nicht durch Reduzierung der Integrationszeit erzielen lassen.

**** Der Kühler für Photonendetektoren und die bei mobilen Thermokameras notwendigen Akkumulatoren, weiterhin die Elemente des (bei mobilen Kameras oft üblichen) Motorfokus wurden nicht dargestellt.

3.2.5. Bildaufnahmeprinzipien thermografischer Systeme

Das Herzstück der Thermografiegeräte ist der infrarotempfindliche Detektor. Er wandelt ankommende Wärmestrahlung in ein elektrisches Signal, das dann digitalisiert oder anderweitig (meist elektronisch) verarbeitet und analysiert werden kann. Die radiometrischen thermografischen Systeme basieren auf einer der folgenden Bildaufnahmeprinzipien bzw. Sensortechnologien, wobei nicht alle technischen Lösungen in jedem Spektralbereich verwendet werden können:

Thermografische Systeme nach Sensortechnologie	***Kurzwelle***	***Mittelwelle***	***Langwelle***
Scannende Infrarot-Kamera (Photonen-Punktdetektor)	x	x	x
Zeilenscannende IR-Kamera (Photonen-Zeilendetektor)	x	x	x
Gekühlte Matrixdetektor-Kamera (Photonendetektor)	x	x	x
Ungekühlte Matrixdetektor-IR-Kamera (Thermosäule)	-	-	x
Ungekühlte Matrixdetektor-Thermokamera (Bolometer)	-	(-)*	x
Ungekühlte Matrixdetektor-Thermokamera (CMOS)	x*	-	-

Tabelle 16: Thermokamera-Technologien und derer (typische) Wellenlängenbereiche

* Hinweis: seltene Anwendung, typisch nur für sehr hohe Objekttemperaturen

Die grundlegende Funktion aller Thermografiegeräte besteht darin, die Wärmeverteilung des Messobjektes für das menschlichen Auge sichtbar zu machen. Thermografische Systeme unterscheiden sich jedoch voneinander in vielerlei Hinsicht stark, so dass es Sinn macht, die große Auswahl an solchen Messsystemen weiter zu systematisieren.

Abtastende (scannende) Thermokameras, die ausgemusterte Spitzentechnologie der Anfänge

Die ersten nicht-militärischen - temperaturmessfähigen - Wärmebildkameras wurden als Scanner hergestellt. Diese Systeme verwenden nur einen einzigen Einpunktdetektor zum Umwandeln der Infrarotstrahlung in ein Messsignal. Die Messfläche (die Oberfläche des Messobjekts) wird mit mechanisch (durch bewegte Spiegel und/oder Linsen) abgetastet. Da dieser bildgebende Prozess einen Hochgeschwindigkeits-Photonendetektor und eine hochpräzise Mechanik benötigt, sind solche Systeme ziemlich teuer. Noch dazu benötigt der Detektor Kühlung und auf Grund der mechanischen Komponenten ist die Lebensdauer begrenzt.

Trotzdem hat dieses Verfahren einen großen Vorteil gegenüber allen anderen Methoden. Jedes Pixel wird durch denselben Sensor erfasst. Somit werden alle Daten des Thermogrammes in exakt gleicher Weise und bei genau gleichen Messparametern erzeugt, was zu einer sehr guten Bildhomogenität (und bis 10 mK thermische Auflösung) führt. Ein weiterer Vorteil ist die Möglichkeit einer echten „optischen" Vergrößerung durch Änderung des Abtastschrittes (dessen Winkelwertes). (Dies wird in Kapitel 3.2.9. „Objektive und Vorsatzlinsen für Thermokameras" ausführlich erläutert.) Die Langsamkeit der Bildgebung (typischerweise nur ein Bild pro Sekunde) und die anderen oben genannten Nachteile haben dazu geführt, dass diese Bildaufnahmetechnologie nur noch als gebrauchte Geräte (oder in Museen) zu finden ist.

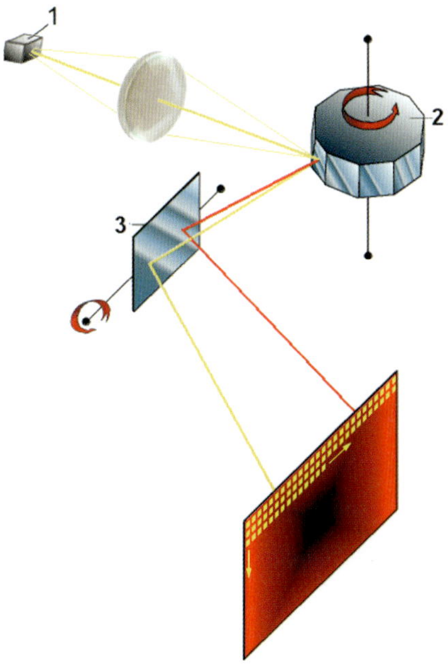

1 Punktdetektor, 2 waagerechte Ablenkung (Drehspiegel),
3 senkrechte Ablenkung (Schwingspiegel), rot: Messobjekt

Abb. 149: Aufbau und Funktion scannender Thermokameras

Eine besondere Lösung der abtastenden Systeme sind **Zeilendetektor**-basierende thermografische Scanner, die auch als Übergang zu den heute gebräuchlichen Matrixdetektor-Thermokameras interpretiert werden können. Zeilensensoren werden allerdings noch heute angewandt. Beispielsweise ist dieses Verfahren sehr wirtschaftlich bei Förderbandmessungen. Immerhin reicht es aus, das Objekt entlang einer (rechtwinklig zur Transportrichtung positionierten) Linie zu erfassen, durch seine Fortbewegung (durch das Förderband) relativ zur Thermokamera erfolgt dann die Erfassung der nächsten Linie neben der ersten, die darauffolgende dann neben dieser usw. Wenn diese Zeilen nacheinander in einen Speicher geschrieben werden, entsteht ein Datensatz, der als vollständiges (zweidimensionales) Wärmebild ausgelesen werden kann. Dessen Dimensionen entsprechen den Punkten des Zeilenscanners und der Anzahl der registrierten Zeilen). Das Prinzip ist in der Abbildung 150 auf der nächsten Seite dargestellt.

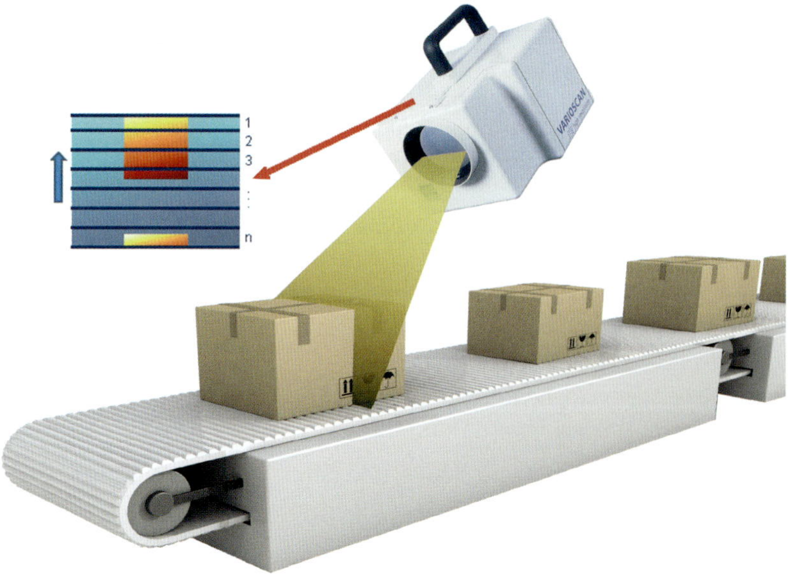

Abb. 150: Anwendung zeilenscannender Thermokameras an bewegten Objekten auf einem Förderband

Thermografische Systeme mit Matrixdetektoren - die derzeit meistverbreitete Technologie

Die Thermokameras mit Matrixdetektoren (oftmals aus dem Englischen als FPA-Detektor = Fokal-Plane-Array-Detektor übernommen) basieren auf einer ebenen Detektormatrix aus tausenden Einzelsensoren. Diese Sensoren erfassen in ihrer Anordnung die eingehende Wärmestrahlung über das gesamte Sichtfeld, so dass keine Ablenkeinheit benötigt wird. Dies macht die Kamera mechanisch einfacher, kleiner, leichter (und billiger). Obwohl dieser Geräteaufbau überraschend einfach ist, versteckt sich der Teufel im Detail. Eines der Hauptprobleme besteht darin, dass jedes Pixel der thermischen Aufnahme durch einen einzelnen - für sich einzigartigen - Sensor erfasst wird, dessen Eigenschaften zwar sehr ähnlich zu den benachbarten ist, aber sich doch messbar von diesen unterscheidet. Die Kompensation der fehlenden Übereinstimmung erfordert eine große Menge an Echtzeit-Datenverarbeitung, aber die Bildhomogenität der abtastenden Systeme bleibt unerreichbar. Da die modernen thermografischen Systeme mit Matrixdetektoren inzwischen auch eine thermische Auflösung von 30 mK (oder 20 mK) aufweisen und dies für viele Anwendungen ausreichend ist, wurde die Produktion von Scanner-Thermokameras eingestellt.

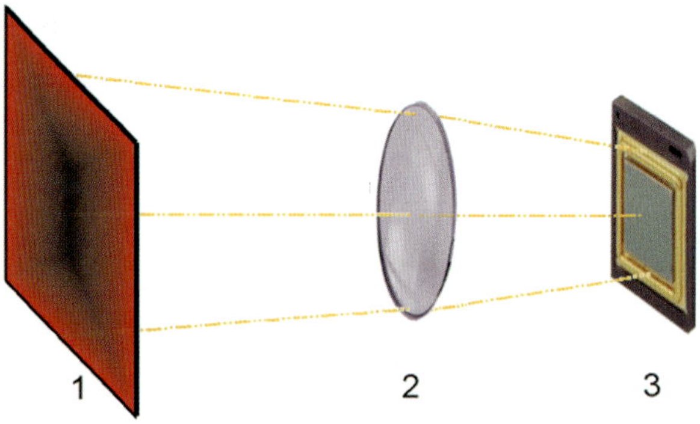

1 Sichtfeld (Messfläche = Messobjekt), 2 Objektiv (Sammellinse), 3 Matrixdetektor

Abb. 151: Aufbau und Funktion von Matrixdetektoren-Thermokameras

Um die Unterschiede zwischen einzelnen Pixeln (Einzeldetektoren) zu korrigieren, verwendet man einen Abgleich (Ungleichheits-Korrekturverfahren, englisch NUC = **N**on-**U**niformity **C**orrection). Dessen Auslösung wird üblicherweise durch die Software gesteuert, um die Messgenauigkeit für jedes Pixel (und das Thermogramm im Ganzen) zu garantieren, welche für die Thermokamera spezifiziert ist. Der Prozess beginnt mit der Detektion einer streng homogenen Fläche, dann folgt der Abgleich der Einzelpixel. Die Vergleichsfläche kann hierbei ein Shutter (geschlossene Segmentblende, eingeschwenkte Referenzfläche, geschlossenes Blendenrad) sein, oder sogar die Objektivkappe. Die Software vergleicht die von jedem Einzeldetektor erfassten Messwerte mit dem Referenzwert, kompensiert danach die Differenz und speichert schließlich die Korrekturwerte je Pixel ab. Hiernach arbeitet die Kamera unter Nutzung dieser Korrekturwerte weiter, wodurch minimale Pixeldifferenzen (geringstes Rauschen) erreicht werden. Mit der Zeit verschlechtert sich dies durch den Drift der Pixel wieder, der Vorgang muss also wiederholt werden.

Der NUC-Abgleich wird für ungekühlte Sensoren (z.B. Bolometer) häufiger benötigt, als für die durch ihre Kühlung gut stabilisierten Photonendetektoren. Für erstere sollte der NUC nach dem Einschalten der Thermokamera sehr oft (sogar halbminütig) ausgeführt werden, bis sich der Detektor (und die gesamte Kamera) intern thermisch stabilisiert hat. Dann reicht es aus, den Abgleich alle 5 bis 10 Minuten, oder nach einem eventuellen Messbereichswechsel durchzuführen. Bei gekühlten Photonendetektorsystemen erfolgt die Kompensation in der Regel nur einmal nach dem Einschalten und bei jeder Änderung des Messbereichs oder der Integrationszeit. Es ist manchmal auch bei Photonendetektoren ratsam, den NUC-Abgleich nach längeren (bis zu mehreren Stunden dauernden) Messzyklen zu wiederholen.

Während einer Sequenzaufzeichnung kann es natürlich sehr störend sein, wenn der NUC-Prozess der Thermokamera softwaregesteuert (also selbst-initiiert) zu irgendeinem „beliebigen" Zeitpunkt abläuft. Da selbiger - abhängig vom Kameratyp - 0,5 bis 3 Sekunden lang dauert, würden durch diesen (bei 50 Hz Bildfrequenz) mindestens 25 - oft sogar über 50 - Einzelthermogramme der Aufzeichnung fehlen. Um dieses Problem zu vermeiden, kann in vielen Kameras der NUC-Autostart deaktiviert werden. Nebeneffekt hiervon ist jedoch, dass das Rauschen des Detektors (wegen des unterschiedlichen Driftens der Einzeldetektoren) über die Zeit ansteigt. Aus diesem Grund sollten Serienaufnahmen ohne NUC nicht zu lange andauern. Auch darf keinesfalls vergessen werden, die automatische NUC-Funktion nach Beendigung der Serienaufnahme wieder zu aktivieren.

In vielen Handbüchern, aber auch in vielen Fachartikeln und in der einschlägigen Literatur wird der NUC-Abgleich völlig falsch als Eigenkalibrierung bezeichnet. Das ist sehr irreführend, weil es nichts mit Kalibrierung zu tun hat: Nur der Unterschied zwischen den Pixeln wird „reduziert", was als Rauschen (wie das Rauschen bei der früheren analogen Fernsehübertragung) die visuelle Wahrnehmung des Thermogrammes verschlechtert. Die absolute Messgenauigkeit der Kamera kann durch den NUC nicht selbst überprüft werden, so dass auch die korrekte Messfähigkeit weder korrigiert noch kalibriert werden kann. Zusammenfassend also: NUC ist kein Kalibrierverfahren. Die Kalibrierung dagegen ist eine Vergleichsmessung, die bei Thermokameras nur unter Verwendung von entsprechend genauen externen Referenzstrahlern durchgeführt werden kann!

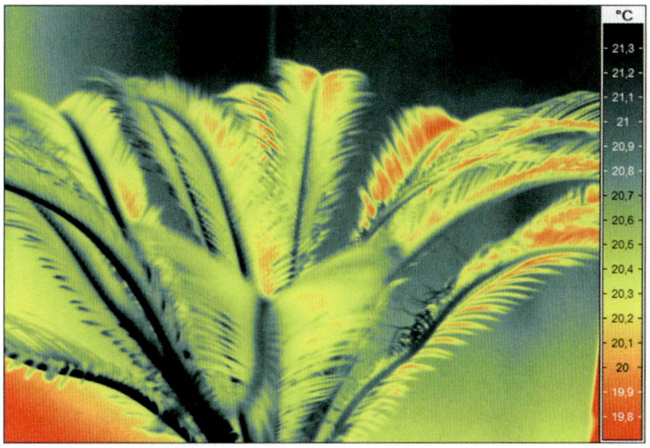

Abb. 152: Thermogramm, erstellt mittels NUC-abgeglichenem Mikrobolometer-Detektor

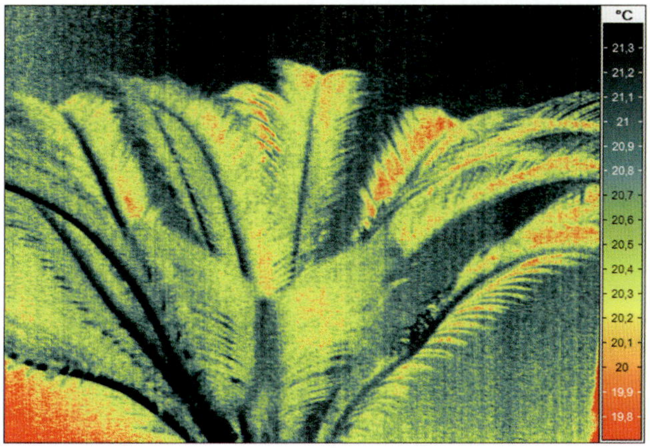

Abb. 153: Thermogramm, erstellt bei absichtlich ausgeschaltetem NUC
(also mittels unabgeglichenem Mikrobolometer-Detektor)

3.2.6. Matrixdetektoren moderner thermografischer Systeme

Bei thermografischen Systemen unterscheidet man (wie bei Strahlungsthermometern) zwei Grundtypen der Detektoren - **thermische Sensoren** und **Photonendetektoren**. Die thermischen Sensoren basieren auf ihrer Erhitzung durch die elektromagnetische Wellenenergie der Wärmestrahlung, wodurch sich mindestens einer ihrer elektrischen Parameter ändert, was wiederum als Signal ausgelesen werden kann. Photonendetektoren hingegen geben ein elektrisches Signal proportional der Anzahl der einfallenden Photonen ab, müssen dafür aber auf eine extrem niedrige Temperatur heruntergekühlt werden. (Ohne Kühlung würden stochastische Elektronenbewegungen den zu nutzenden physikalischen Effekt stören.)

3.2.6.1. Thermische Detektoren

Grundlage der Funktion dieser Detektoren ist deren Erwärmung durch die elektromagnetische Wellenenergie der Wärmestrahlung, in deren Folge sich mindestens einer ihrer elektrischen Parameter (z.B. Widerstand) ändert, welcher dann als strahlungsproportionales Messsignal ausgelesen werden kann.

Die Eigenschaften der thermische Detektoren können wie folgt zusammengefasst werden:

+ benötigen keine Kühlung (somit können leichte, energiesparende Thermokameras hergestellt werden)
+ keine „Einkühl-"Wartezeit, daher kann also sofort nach Einschalten gemessen werden
+ Massenproduktion auf Basis „üblicher" CMOS- oder MEMS-Prozesse, daher günstige Herstellung
+ sehr lange MTBF-Werte (lange zu erwartende durchschnittliche Fehlerintervallzeiten)
- geringe thermische Empfindlichkeit, hohes Rauschen
- geringe zeitliche Auflösung (hohe Zeitkonstante)
- begrenzte Langzeitgenauigkeit (Stabilität)

Bolometer / Mikrobolometer - die derzeit verbreitetste Ausführung der thermischen Detektoren

Bolometer nutzen die Temperaturabhängigkeit des elektrischen Widerstandes verschiedener Materialien aus. Diese Detektoren selbst sind also nichts anderes, als ein mit einer Infrarotstrahlung absorbierenden Schicht versehener Wärmewiderstand. Für die Herstellung werden entweder Metalle mit hohem temperaturabhängigem Widerstand (z.B. als Dünnfilmschichten ausgeführt) oder Halbleitermaterialien verwendet. Die Widerstandsänderung kann unter der Annahme einer konstanten Stromversorgung als eine direkt zur Temperatur des Wärmewiderstandes proportionale Spannungsänderung ausgedrückt werden.

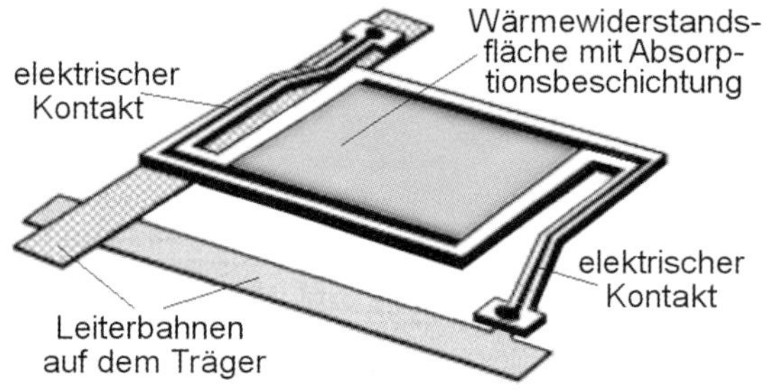

Abb. 154: Prinzipieller Aufbau von Bolometern

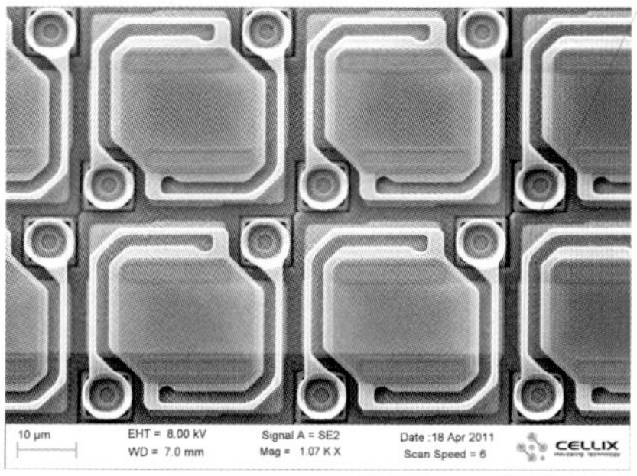

Abb. 155: Mikroskopaufnahme (35×35 µm Pixel) [A57] (aus C.Chen, L.Zhang, Y.Zhou, X.Zheng, J.Dong: „Analysis on vibrations and infrared absorption of uncooled microbolometer", open access article [T30])

Das obige Sensordesign hatte zu Beginn dieser Technologie noch über 100 µm Pixelkantenlänge, gefolgt von Detektoren mit ca. 50 µm, dann 35 µm Pixelgröße. Diese wurden im Laufe der Jahre schließlich durch 25 µm Pixelgröße abgelöst, und heute gibt es bereits Detektoren mit 17 µm bzw. 12 µm Pixelgröße. Die höchste Bildwiederholrate der auf (Mikro-)Bolometer-Sensoren basierenden modernen - radiometrischen - Thermokameras beträgt (je nach Typ und Sensorgeneration) 60, 120 oder sogar 240 Hz. (Anmerkung: Diese Frequenzen sind - wie in der Messtechnik üblich - aus der Sensor-Zeitkonstante abgeleitet, die sich aus der Zeit bis zur Erreichung von 90% der Signaländerung nach einem Einheitssprung ergibt.)

Die höchste Bildwiederholrate wird mit den neuesten Sensoren mit 17 µm bzw. 12 µm Pixelgröße erreicht. Typische Zeitkonstanten sind 13 ms (VO_x, 25 µm) und 7 ms (Si, 25 µm oder 17 µm). Für eine schnellere Bildrate (kürzere Integrationszeit bzw. kleinere Zeitkonstante) läge die Idee nahe, die Abmessung der einzelnen Sensorflächen noch weiter zu reduzieren. Dies hat jedoch (abgesehen von fertigungstechnischen Grenzen) eine weitere Folge: die kleinere Detektorfläche erzeugt proportional zur Temperaturänderung nur eine geringere Widerstandsänderung, was ein kleineres Nutzsignal (schlechteres Signal-Rausch-Verhältnis) bedeutet und damit die erreichbare thermische Auflösung reduziert.

Um eine höhere Empfindlichkeit (bessere thermische Auflösung) und Genauigkeit zu erreichen, müsste der Widerstand erhöht werden, indem die Sensoroberfläche vergrößert würde. Ein Erhöhen der Sensoroberfläche erhöht aber (auch bei minimaler Materialdicke) die Wärmekapazität, was wiederum aufgrund der Zunahme der thermischen Zeitkonstante einen langsameren Sensor ergeben würde. Auch ist es nicht möglich, alternativ hierzu den Strom zu erhöhen (um höhere Signalspannungen zu erreichen), da dies wiederum zur Selbsterwärmung der Sensoroberfläche führen würde.

Materialien für Bolometer

Zwei grundlegende Technologien sind verbreitet: eine auf dem Produktionsprozess von amorphem Silizium (a-Si) aufbauend und eine andere (ältere) auf Verwendung von Vanadiumoxid (VO_x) basierend. Natürlich sind auch andere Arten von Halbleitern und kristallinen Materialien (z.B. BiLaSrMnO, GeSiO, Ti, YBaCuO, polykristallines SiGe, BaSrTi oder BST) geeignet. Es wurden darüber hinaus auch Laborversuche mit organischen Materialien gemacht, um Ausgangsmaterialien für möglichst günstig herstellbare Sensoren zu finden. Da die Herstellung von auf a-Si und VO_x basierenden Sensoren gut in bestehende CMOS-Fertigungstechnologien der Elektronikindustrie integriert werden können, werden diese bevorzugt.

Die Vanadiumoxid-Dünnschichttechnologie ist etwas schwieriger in traditionelle CMOS-Herstellungsprozesse einzupassen als die a-Si basierende Bolometerproduktion. Auch beim Vergleich der verfügbaren elektrischen Parameter der beiden Materialien ist das a-Si die bessere Wahl, da mit diesem ausgezeichnete Werte für Empfindlichkeit, Rauschen und Widerstand erzielt werden können. Es ist wahrscheinlich, dass die a-Si-basierte Technologie zukünftig eine größere Rolle gegenüber der - bisher noch mit 70% dominierenden - auf Vanadiumoxid basierenden Sensorproduktion spielen wird.

Es ist hier noch zu bemerken, dass das amerikanische Unternehmen Raytheon durch seinen, die ferroelektrische Eigenschaft von BariumStrontiumTitanat (BST) ausnutzenden hybriden Matrixsensor bekannt geworden ist, dessen Grundlagen vermutlich auf den Erwerb des Geschäftsbereiches IR-Sensorik von Texas Instruments zurückzuführen sind. Der Erfolg der Raytheon Wärmebildkameras PalmIR 250 und Radiometric 500D ist ein Beweis für die Anwendbarkeit dieser Sensortechnologie. Dennoch ist auch Raytheon inzwischen zur Herstellung von VO_x-Mikrobolometern übergegangen.

Pixelgröße und Pixelanzahl

In den letzten 10 bis 15 Jahren haben sich die a-Si Bolometer rasant entwickelt. Der Motor der Minimierung der Abmessung besteht dabei nicht nur in der Erzielung immer schnellerer Sensoren (mit geringerer Zeitkonstante), sondern auch in der Schaffung einer möglichst kleineren Detektorgesamtfläche. Letzteres ist aus der Sicht der optischen Verzerrung sehr wichtig und bildet die Grundlage für eine korrekte Abbildung der Objektstrahlung. (Siehe hierzu auch das Kapitel 2.1.5. „Optische Abbildungsfehler".)

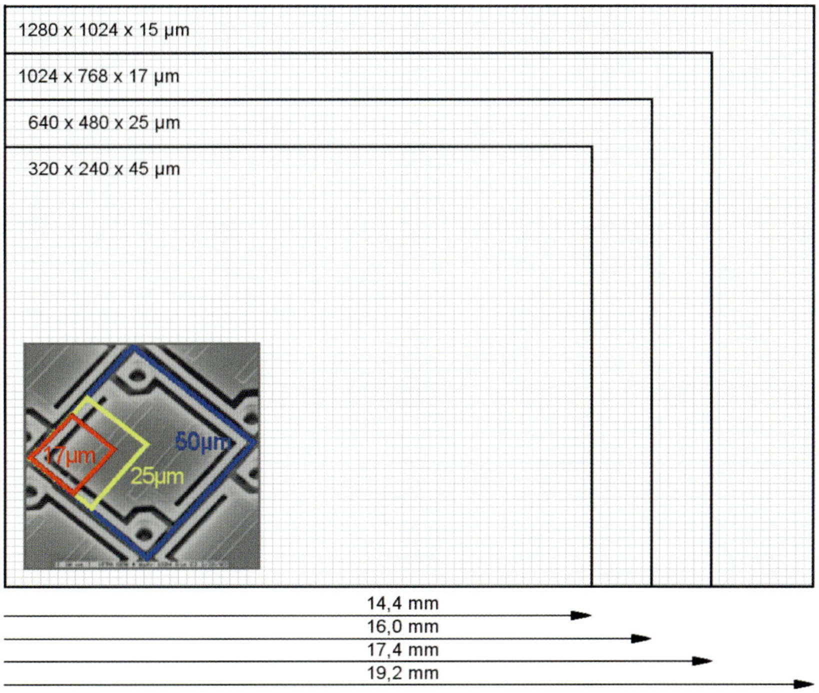

Abb. 156: Entwicklung der Bolometerdetektoren (Matrixformate und Pixelabmessungen)

Während 1996 Matrixdetektoren mit 160×120 Einzeldetektoren und 50 µm Pixelgröße, sowie auf 45 µm Pixeln basierende 320×240 Matrixdetektoren das Rückgrat der radiometrischen Thermokameras bildeten, wurden seit 2002 schon Matrixdetektoren mit 640×480 Pixeln und 25 µm Kantenlänge angeboten. Die 1024×768 Pixel umfassenden Matrixdetektoren aus dem Jahr 2012 lagen bereits bei einer Pixelgröße von 17 µm. Die neuesten Bolometer-Generationen weisen nunmehr Pixelgrößen von 15 µm oder sogar von nur 12 µm auf, was einen 1280×1024 Matrixdetektor ermöglicht. Trotz des Anwachsens der Pixelzahl konnte aufgrund der Verringerung der Pixelgrößen eine bedeutende Zunahme der Detektormatrix-Gesamtfläche vermieden werden, was die Bedingung für die verzerrungsfreie Abbildung ist.

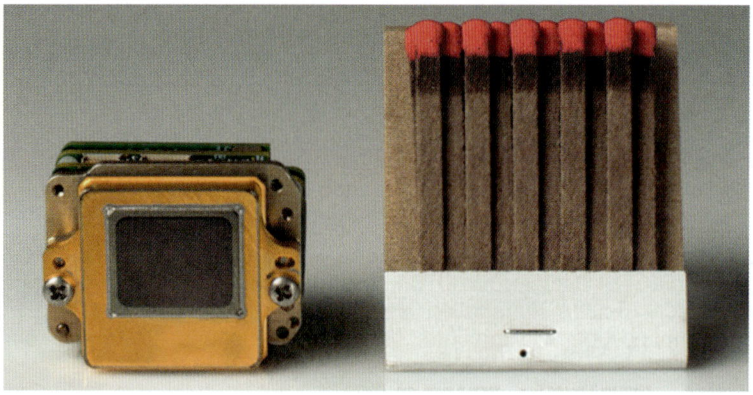

Abb. 157: BAE (USA) Thermokameramodul mit 640×480 VO_x Mikrobolometermatrix mit 12 µm Pixeln (mit freundlicher Genehmigung von BAE Systems, www.baesystems.com [A58])

Bekannte (publizierte) Mikrobolometer-Hersteller und deren (Handels-)Produkte

Hersteller	*Bolometer-material*	*Matrixgröße*	*Pixelgröße*	*NETD (bei f /1 Optik)*
BAE (früher **Honeywell**) **(USA)** www.baesystems.com	VO_x VO_x VO_x VO_x	320×240 ... 640×480 160×120 ... 640×480 1024×768 640×480	28 µm 17 µm 17 µm 12 µm	30 ... 50 mK 50 mK 50 mK 50 mK
FLIR (früher **Indigo**) **(USA)** www.flir.com	VO_x VO_x VO_x	160×120, 320×256 336×256, 640×512 640×512, 1024×768	25 µm 17 µm 12 µm	35 mK n.a. n.a.
I3 System (Korea) www.i3system.com	VO_x VO_x VO_x	384×288 640×480 1024×768	12 µm, 17 µm 12 µm, 17 µm 12 µm	50 mK 40 mK, 35 mK 45 mK
Infiray (China) www.infiray.com	VO_x VO_x VO_x VO_x	384×288, 640×512 256×192, 384×288, 640×512, 1280×1024 1280×1024	17 µm 12 µm 12 µm 12 µm	30 ... 40 mK 30 ... 40 mK 30 ... 40 mK 40 mK
INO (Kanada) www.ino.ca	VO_x	384×288	35 µm	35 mK
Leonardo DRS (USA) (früher **DRS** bzw. **Boing**, USA) www.leoardodrs.com	VO_x VO_x VO_x VO_x	320×240 ... 640×480 320×240 ... 640×480 640×480, 1024×768 640×480	25 µm 17 µm 17 µm 10 µm	35 mK 40 mK <40 mK <50 mK
LYNRED (Frankreich) (früher **Sofradir** und **ULIS**) www.lynred.com	a-Si a-Si a-Si	160×120 ... 640×480 640×480, 1024×768 1280×1024	25 µm 17 µm 12 µm	35 ... 60 mK 45 ... 50 mK 60 mK
MikroSens (Türkei) www.mikrosens.com.tr	CMOS (CIR) CMOS (CIR)	80×80 160×120	35 µm 35 ... 50 µm	100 mK 300 mK
SCD (Israel) www.scd.co.il	VO_x VO_x VO_x	384×288 640×480 1024×768	25 µm 17 µm 17 µm	20 mK 35 mK 35 mK
Raytheon (USA) www.raytheon.com	VO_x VO_x VO_x	320×240 ... 640×480 320×240 ... 640×480 1024×480, 2048×1536	25 µm 17 µm 17 µm	30 ... 40 mK 50 mK n.a.
Teledyne DALSA (Kanada) www.teledynedalsa.com	VO_x VO_x	320×240 640×480	17 µm 12 µm	50 mK 50 mK
Wuhan GST (China) www.gst-ir.com	VO_x VO_x VO_x VO_x VO_x VO_x	120×90 256×192 400×300 640×512 800×600 1280×1024	17 µm 12 µm 17 µm / 12 µm 12 µm 17 µm 12 µm	40 mK 60 mK 40 mK 40 mK 40 mK 30 mK

Tabelle 17: Mikrobolometer-Hersteller und deren Produkte (anhand veröffentlichter Informationen, Stand 2020)

(Hinweis: Die Tabelle erhebt keinen Anspruch auf Vollständigkeit, weder bezüglich der Hersteller, noch derer Produkte.)

Mikromechanisches Design von Bolometermatrizen

Natürlich ist neben der Materialauswahl auch das „mechanische Design” ein wichtiges Thema, da hiervon die Empfindlichkeit, die Zeitkonstante (aufgrund der Wärmekapazität der Struktur), und der Füllfaktor (das Verhältnis der aktiven Sensoroberfläche zu seiner Gesamtfläche), sowie die mechanische Stabilität des Sensors abhängen. Die folgenden Mikroskopaufnahmen dokumentieren als Beispiele einige Entwicklungstendenzen und konstruktive (fertigungstechnische) Veränderungen, die über die Jahre zur Reduzierung der Sensorabmessungen vorgenommen wurden.

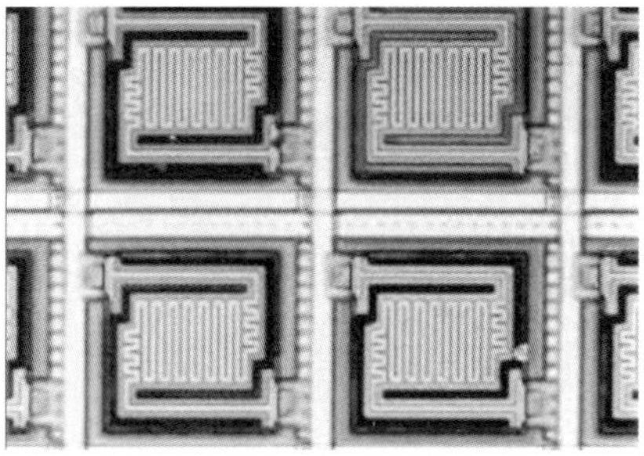

Abb. 158: 128×128µm Mikrobolometer
(mit freundlicher Genehmigung von Dr. Pavel Neužil [A59])

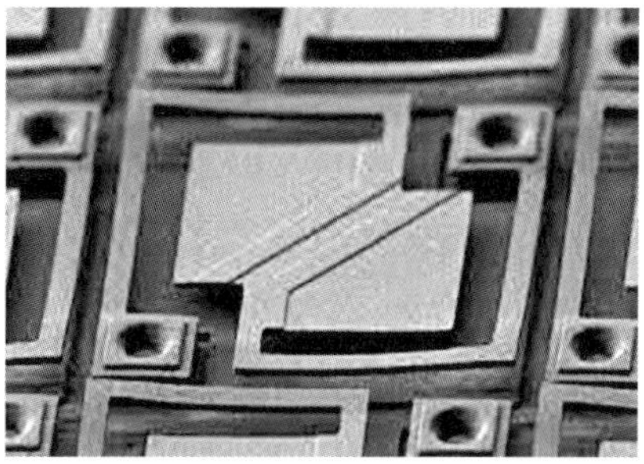

Abb. 159: Mikrobolometer von Hamamatsu
(mit freundlicher Genehmigung von Hamamatsu Photonics [A60])

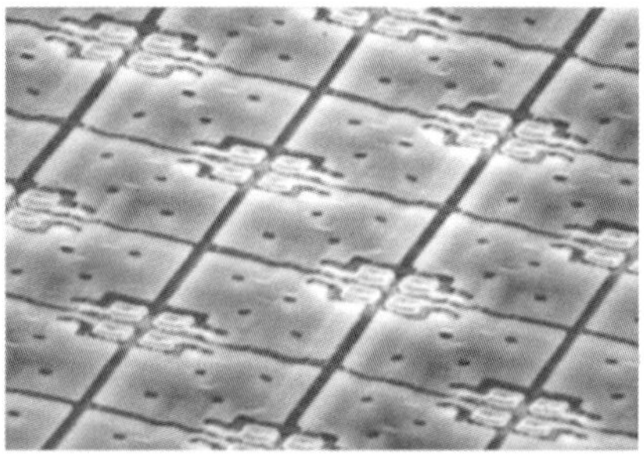

Abb. 160: 50×50µm a-Si-Bolometer von ULIS
(mit freundlicher Genehmigung von Prof. Antoni Rogalski [A61])

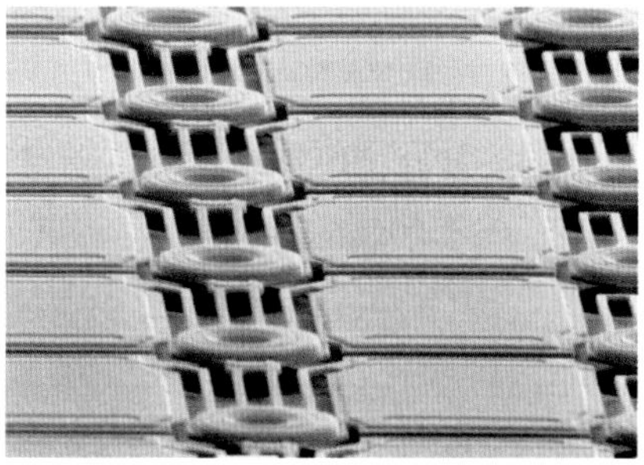

Abb. 161: 25×25µm VO_x-Bolometer von BAE
(mit freundlicher Genehmigung von Prof. Antoni Rogalski [A62])

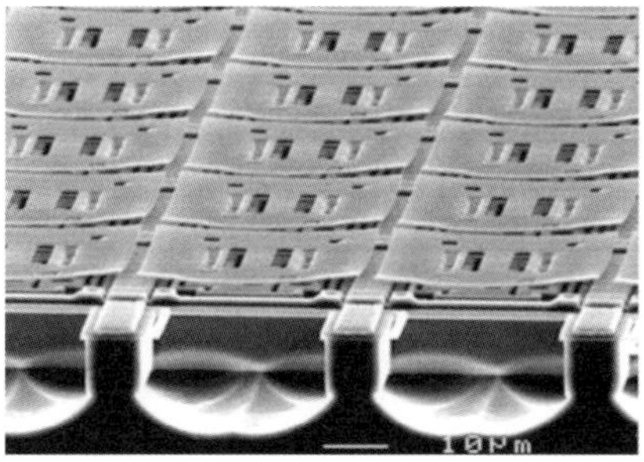

Abb. 162: 25×25µm Si-Dioden-Bolometer von Mitsubishi
(mit freundlicher Genehmigung des Wiley-VCH Verlages [A63])

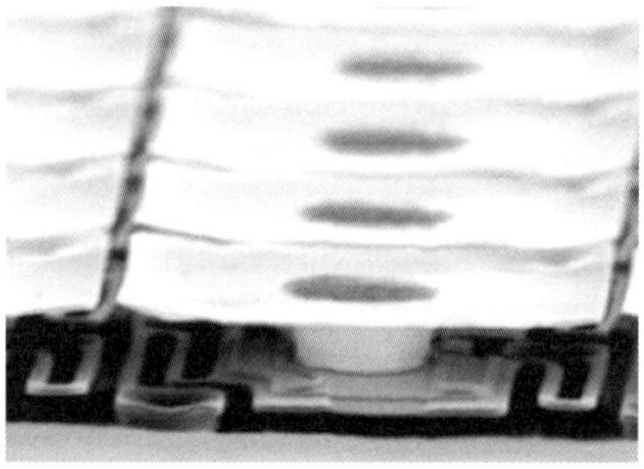

Abb. 163: 17×17µm VO_x-Bolometer von DRS
(mit freundlicher Genehmigung von Prof. Antoni Rogalski [A64])

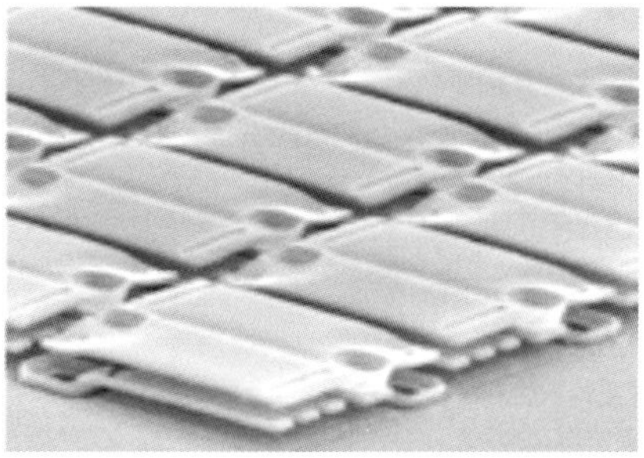

Abb. 164: 17×17µm VO_x-Bolometer von Raytheon
(mit freundlicher Genehmigung von Prof. Antoni Rogalski [A65])

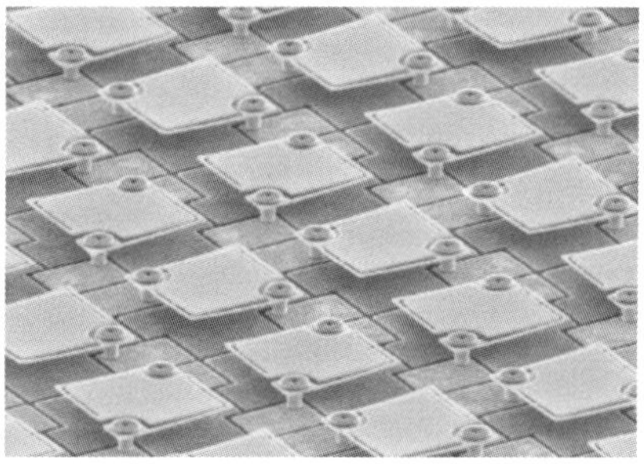

Abb. 165: 12×12µm Bolometer von LETI group
(mit freundlicher Genehmigung von SPIE, www.spie.org [A66])

Mikrobolometermatrix - „Vergangenheit“ (Gegenwart) und Zukunft

Laut der Webseite der australischen IR Sensors Pty beruht die Silizium-basierende MEMS-Technologie für passive Mikrobolometer auf der ihrerseits schon in den 1970-er Jahren entwickelten, bei der australischen Defence Science and Technology Organization (DSTO) von Kevin Liddiard vorgeführten und 1980 patentierten Technologie. Zur Verbesserung der Mikrobolometer wurden zwei weitere - ebenfalls patentierte - Lösungen erarbeitet, die aber bisher nur wenig Verbreitung in der Sensorindustrie gefunden haben.

Aktive Mikrobolometer (www.irsensors.com.au / 2016)

Das sogenannte aktive Mikrobiometer basiert ebenfalls auf den Technologien des amorphen Silizium, die jedoch mit der Dünnschichttransistor (TFT-Technologie) kombiniert werden. Auch diese Technologie liegt nahe der Technologie, die von Herstellern auf amorphem Silizium basierender Produkte (z.B. Flüssigkristallanzeigen, Photosensoren oder Solarzellen) angewandt wird. Vorteile der aktiven Bolometer sind:
- automatische Grundspannungskompensation mit Schwellenspannungskontrolle
- Modulation der Basisspannung, daher entfällt Wechsel zwischen Grundspannung- und Signalmessung
- einstellbare Empfindlichkeit nach individuellen Anforderungen (durch Änderung der Feldstromstärke)
- integrierte aktive Signalverarbeitung, Ausleseschaltung (Digitalisierung) und Selbstregulation

Darüber hinaus kann angenommen werden, dass hierfür kostengünstige Technologien - einschließlich der Ausleseschaltung - auf Grundlage der bereits weit verbreiteten TFT-Herstellungsprozesse auf Silizium, aber auch auf Glas oder anderen geeigneten Materialien basierend, entwickelt werden können.

Mikrobolometer mit Mosaik-Pixeln (www.irsensors.com.au / 2016)

Die sogenannte Mosaik-Pixel (MP-FPA)-Technologie basiert grundsätzlich auf der Unterteilung der Oberfläche der „normalen“ Bolometer-Pixel in zueinander gleich große Teilflächen (Sub-Pixel) und deren externe oder interne (über das Substrat erfolgende) elektrische Zusammenschaltung - je nach Notwendigkeit - in Parallel- oder Reihenschaltung oder in einer Kombination beider. Abhängig von der Schaltung kann damit die Empfindlichkeit erhöht, die Rauschunterdrückung optimiert oder die Zeitkonstante minimalisiert werden.

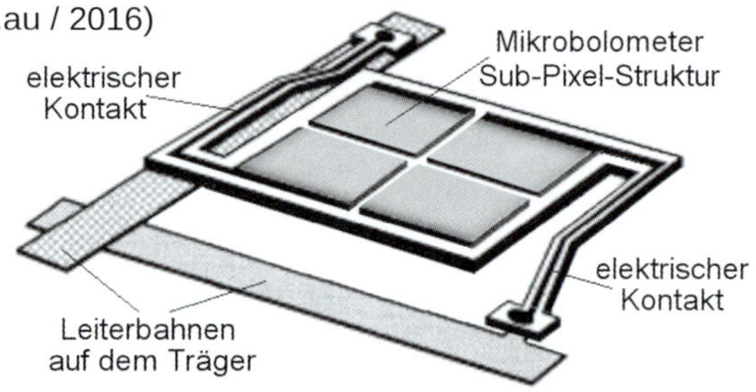

Abb. 166: Mosaik-Mikrobolometer mit 4 Subpixeln

Die Mosaik-Pixel-Technologie ermöglicht somit ein Umschalten zwischen höherer Bildwiederholungsrate und höherer thermischer Empfindlichkeit (niedrigeres Rauschen), indem der wärmeabhängige Widerstandswert der Pixel geändert wird. Laut Aussage von IR Sensors Pty wurden mit einem 25 µm Subpixel-Mikrobolometer 0,04 µW/K thermische Empfindlichkeit und ≤ 5 mK NETD (rauschäquivalente Temperaturdifferenz) bei 9 Hz Bildrate, mit f/1-Optik und unter Verwendung eines Vakuumgehäuses erreicht. Eine detaillierte Beschreibung der unter dem Begriff „Binning“ verwirklichten - diesem Grundgedanken ähnelnden - Lösung für Photondetektoren folgt im Kapitel 3.2.7. „Auslesetechniken bei Infrarot-Matrixdetektoren“.

Mikrobolometer mit Nanotubes (Fraunhofer Institut / 18. GMA/ITG-Fachtagung 2016)

Zwecks thermischer Isolation der Widerstandsfläche der Einzelpixel werden die Kontakte typischerweise als Stege in Mäanderform ausgeführt. Für eine bestmögliche Isolation ist eine möglichst hohe Länge der Mäander notwendig, was jedoch deren mechanische Stabilität verringert und von der zur Verfügung stehenden Detektorfläche mehr Platz in Anspruch nimmt. Diese Probleme begrenzen also die maximale Länge der Kontakte und damit die erreichbare thermische Isolation. Ein erfolgversprechender Lösungsansatz ist die Verwendung von Nanotubes für die Kontakte und für den Reflektor, wobei bei letzterem durch die Nanotubes realisiert werden kann, dass zur Erfüllung der Resonatorbedingung der optische Weg zwischen Reflektor und Absorber genau ein Viertel der zu detektierenden Hauptwellenlänge beträgt. Dank dieser Lösung besitzen die vom Fraunhofer Institut versuchsweise realisierten Nanotube-Mikrobolometer eine sehr hohe Absorption von etwa 91 % im Wellenlängenbereich 8 µm ... 14 µm.

Pixelzahlerhöhung / Zusammenschalten von Matrizen

In beide Entwicklungstrends dieser Überschrift investieren sowohl Forscher als auch Hersteller große Anstrengungen. Für messtechnische Anwendungen wird hauptsächlich an der Pixelzahlerhöhung innerhalb einer Matrix (bei immer kleineren Pixelabmessungen) gearbeitet. Im militärischen Bereich und in der Weltraumforschung ist die Verwendung von zusammengeschalteten Matrizen wesentlich häufiger anzutreffen. Ein interessantes Beispiel für diese Lösung ist hier zu sehen: Für einen 28-Megapixel-Detektor wurden 9 Stück Mikrobolometer-Matrixdetektoren mit je 2048×1536 Pixeln (also jeder für sich alleine schon mehr als 3 Millionen Pixel groß) auf einem 200 mm Träger zu einem Riesendetektor vereint.

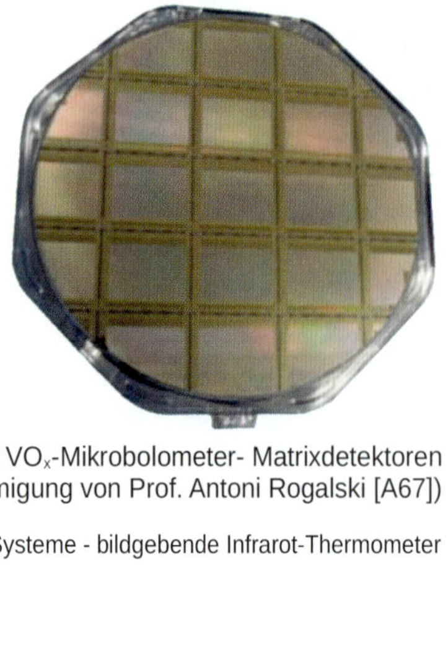
Abb. 167: 9 Stück 2048×1536 17µm VO_x-Mikrobolometer- Matrixdetektoren von Raytheon auf einem 200 mm Träger (mit freundlicher Genehmigung von Prof. Antoni Rogalski [A67])

3.2.6.2. Photonendetektoren (Quantendetektoren)

Bei Photonensensoren (auch Quantendetektoren genannt) führt nicht die Erwärmung des Sensors durch die Strahlungsenergie zum gewünschten Messsignal, sondern diese erfassen die Quantität der einfallenden Photonen. Ihre Funktion kann im Wesentlichen dadurch erklärt werden, dass innerhalb der Halbleiter durch die Energie der Photonen Elektronen bewegt oder freie Elektronen erzeugt werden. Dies kann durch den internen oder externen photoelektrischen Effekt verursacht werden.

Vom *internen photoelektrischen Effekt* spricht man, wenn Elektronen aus dem Valenzband eines Halbleiters (z.B. Silizium) durch Photonen mit ausreichend hoher Energie über die Sperrschicht bewegt werden, die Elektronen aber das Material nicht verlassen. In Halbleitern mit einer Dotierung durch Fremdatome mit einem Energieniveau nahe des Leitungsbandes, tritt der *äußere photoelektrische Effekt* auf. Da die Elektronen hierbei nur einen kleineren Sprung zum Leiterband machen müssen, erfolgt dieser Prozess bereits bei längeren Wellenlängen und niedrigerem Energieniveau (= höhere Empfindlichkeit). Beispiel hierfür ist die Dotierung von Silizium durch Phosphor, welcher die freien Elektronen bereitstellt.

Die Eigenschaften von Photonensensoren können wie folgt zusammengefasst werden:
+ hohe thermische Empfindlichkeit und Auflösung (gutes Signal-Rausch-Verhältnis)
+ kurze Zeitkonstante, nur Integrationszeiten zwischen 10 ns ... 1 ms notwendig
+ große Langzeitstabilität und Genauigkeit
- erfordern Kühlung, die kostenintensiv ist (und sogar die Lebensdauer beschränken kann)
- höherer Energieverbrauch durch Kühlung, höheres Gewicht, größere Abmessung
- teure Herstellungstechnologie im Vergleich zu thermischen Detektoren

Beide Arten der Photonensensoren sind allgemein schneller und empfindlicher als thermische Sensoren. Für thermografische Anwendung sind die häufigsten Ausführungsvarianten die folgenden:

Photodiode

Die Photodiode basiert auf dem inneren photoelektrischen Effekt, wobei die Tatsache ausgenutzt wird, dass die pn-Grenzschicht des Halbleiters ein inneres elektrisches Feld besitzt, welches in der Lage ist, die Ladungsträgerpaare zu trennen. Wenn Photonen ausreichend hoher Energie auf die n-Schicht treffen, werden „freie" Ladungsträgerpaare in der Nähe des pn-Übergangs gebildet, die durch den elektrischen Feldeffekt getrennt werden. Das Elektron lädt die n-Schicht, die positive Ladung die p-Schicht. Von Vorteil ist bei Photodioden deren hohe Empfindlichkeit und kurze Ansprechzeit, die kleinen Abmessungen und die gute mechanische Widerstandsfähigkeit.

Photowiderstand

Die Photowiderstände beruhen ebenfalls auf dem internen Photoeffekt, wobei die Tatsache ausgenutzt wird, dass freie Ladungspaare erzeugt werden, wenn der Halbleiter Photonen mit ausreichend hoher Energie ausgesetzt wird. Nachteilig ist der sogenannte Dunkelwiderstand, sowie die sehr langsame Regeneration der durch die Photonen erzeugt Ladungspaar-Fehlstellen, Diese führt zwar zu einer hohen Empfindlichkeit, bedingt aber auch die relativ lange Zeitkonstante der Photowiderstände.

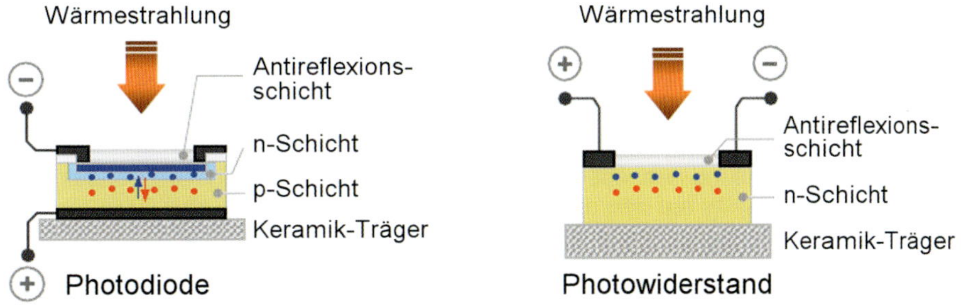

Abb. 168 und **169:** Aufbau und Funktionsprinzip von Photodioden (links) und Photowiderständen (rechts)

Eigenschaften häufig angewandter Materialien

Wegen ihrer materialspezifischen Eigenschaften können die als Ausgangsmaterialien für obige Sensoren verwendeten Halbleiter mit Ausnahme von HgCdTe nur in einem bestimmten Wellenlängenbereich verwendet werden. Kontinuierlich wird nach neuen, technologisch gut handhabbaren Materialien geforscht.

Halbleiter	*Sensorkühlung*	*Spektrale Sensitivität*	*Thermische Auflösung*
Indium-Antimon (InSb)	77 K (- 196 °C)	3 ... 5 µm	20 mK
Kadmium-Quecksilber-Tellurid (HgCdTe = MCT)	77 K (- 196 °C)	3 ... 5 µm 8 ... 12 µm	100 mK 5 mK
Platin-Silicid (PtSi)	77 K (- 196 °C)	3 ... 5 µm	80 mK

Tabelle 18: Sensitivität und thermische Auflösung häufiger Photondetektor-Materialien (typische Werte)

QWIP-Photonendetektoren

Eine relativ junge Generation der Photonendetektoren nutzt die QWIP-Technologie (QWIP = Quantum-Well-Infrarot-Photon), was auf Deutsch als „Infrarot-Quantenhindernis-Detektor" bezeichnet werden könnte. (Dies drückt sehr treffend die auf der nächsten Abbildung erläuterte Grundfunktion des Detektors aus.) Theoretisch können QWIPs (abhängig vom Material) mit spektralen Empfindlichkeiten von 3 bis 28 µm gefertigt werden. Typisch sind eher enge langwellige Bereiche (z.B. 7,5 ... 9 µm oder 8 ... 10 µm), seltener auch mittelwellige Anwendungen.

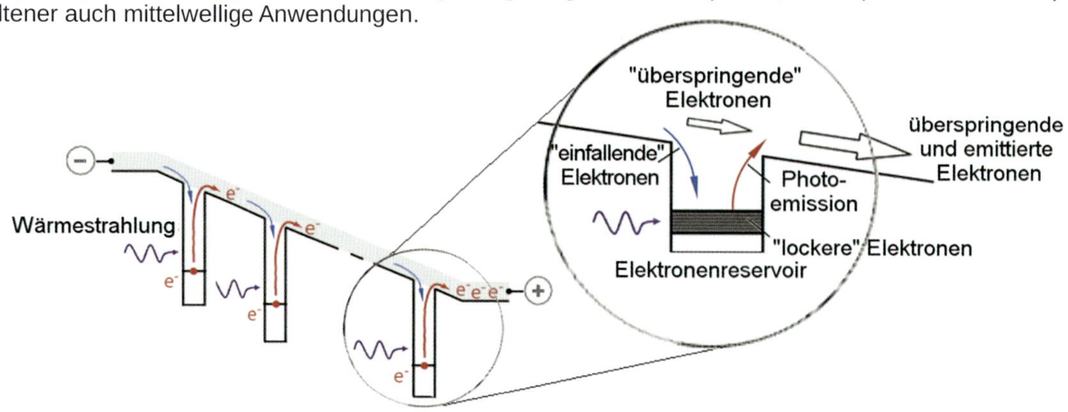

Abb. 170: Funktionsprinzip der QWIP-Photonendetektoren

Die externe Spannung verursacht eine Elektronenbewegung (Strom), welche ohne einfallende Strahlung nur auf den die Elektronenreservoir-Schichten überspringenden Elektronen beruht. Nur wenige Elektronen fallen in die Elektronenreservoirs, aus denen Elektronen durch mit entsprechender Energie einfallende Photonen (durch Photoemission) herausgelöst werden. Diese Elektronen wiederum werden durch die externe Spannung beschleunigt und ergeben einen Photostrom. Der gemessene Strom ist also die Summe aus Dunkel- und Photostrom. Der Photostrom kann demzufolge nach folgender Gleichung bestimmt werden:

$$I_{fe} = q_e \cdot \Phi \cdot \eta \cdot g_{fe} \qquad \text{Gl. 102}$$

Legende:

I_{fe} ... Photoemissionsstrom
q_e ... elementare Elektronenladung
Φ ... Photonenstromdichte (= Anzahl von Photonen je Zeiteinheit)
η ... Absorptionseffizienz
g_{fe} ... Photoemission-Verstärkungsfaktor

Die Faktoren η (Absorptionseffizienz) und g_{fe} (Photoemission-Verstärkungsfaktor) hängen von Material und Technologie des Detektors ab. Um die geeignete Effektivität (Signal-Rausch-Verhältnis) zu erreichen, muss der Dunkelstrom minimalisiert, der zur Photoemission proportionale Strom dagegen maximalisiert werden. Um dies zu erreichen, wird einerseits der Sensor gekühlt (-190 ... -205 °C) und eine niedrige externe Spannung gewählt (beides reduziert den Dunkelstrom), andererseits werden möglichst viele Elektronenreservoirs in Reihe geschaltet (zur Erhöhung des Photoemissionsstromes).

Der weitverbreitete Herstellungsprozess ist genau hierauf zugeschnitten. Abwechselnd wird eine dünne Schicht aus AlGaAs und GaAs auf den die Ausgangsschicht bildenden GaAs(Galliumarsenid)-Träger aufgebracht. Sie bilden somit die in Reihe geschalteten Photoemissionsquellen (Elektronenreservoirs) und Leitschichten. Um die Empfindlichkeit zu erhöhen, werden 20 bis 50 solcher Schichten nacheinander aufgebracht. Bei thermografischen (also Matrix-)Sensoren werden die Einzeldetektoren jeweils mit einer kleinen Indium-Kugel mit der darunterliegenden Ausleseelektronik verbunden.

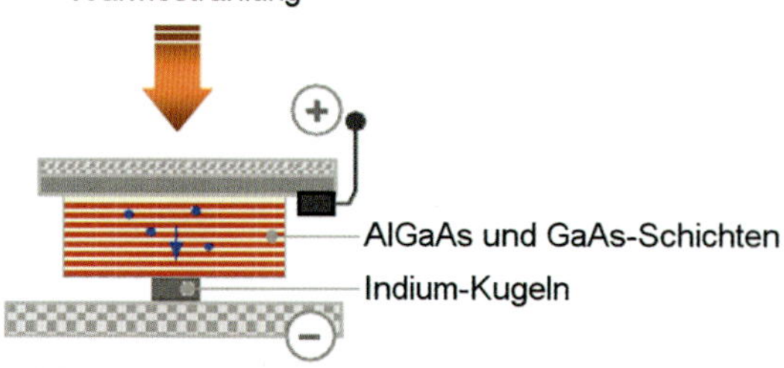

Abb. 171: Aufbau eines QWIP-Photonendetektors

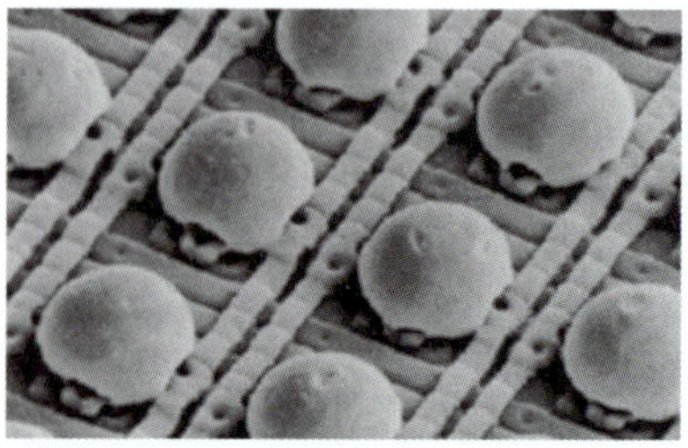

(Mittelpunktabstand der Indiumkugeln 24 µm)

Abb. 172: Mikroskopaufnahme der Indium-Kugeln (mit freundlicher Genehmigung von Leibniz-IPHT, www.leibniz-ipht.de [A68])

T2SL Photonendetektoren (type-II superlattice)

Schon Anfang der neunziger Jahre haben etliche Forschungsinstitutionen (z.B. in den USA, Frankreich Schweden und Deutschland) ihren Entwicklungsaktivitäten auf Technologien für Materialien der Halbleiterfamilie III-V ausgerichtet, um eine Alternative zu den bestehenden (aber eine Kühlung auf sehr niedrige Temperaturen erfordernden) HgCdTe-basierenden Photonendetektoren zu finden. Dank dieser Anstrengungen wurden bei der Materialentwicklung wie auch beim Detektordesign erhebliche Fortschritte erzielt. Insbesondere bei der Bandlückentechnik verschiedener III-V-Halbleiterverbindungen gab es viele Innovationen, die sogar zu generell neuen Detektorarchitekturen geführt haben.

Unter diesen Neuentwicklungen sollen hier die T2SL (vollständig ausgeschrieben: Type-II* Superlattice) oder als SLS (Strained Layer Super-lattice)** benannte Barrieren-Gitter-Detektoren hervorgehoben werden, da diese inzwischen Einzug bei den schnellen bildgebenden und auch bei den hochgenauen radiometrischen thermografischen Anwendungen gefunden haben. Außer der wegen der höheren Stabilität der verwendeten III-V-Halbleitermaterialien günstigeren Herstellungstechnologien ist der geringe (und von der Eigentemperatur weniger abhängige) Dunkelstrom dieser Barrierestruktur-Detektorkonzepte von hoher Bedeutung. Dank dieser Eigenschaft wird es nämlich möglich, diese Detektoren schon bei geringerer Kühlung - sogar schon bei Temperaturen von 140 ... 150 K (also -133 ... -123 °C) zu betreiben. Dementsprechend ist wesentlich weniger Kühlleistung notwendig, wodurch längere Lebensdauern der Stirling-Kühler möglich werden oder statt dieser die elektrische Kühlung (Peltier-Kühlung) gewählt werden kann. Diese Detektoren werden daher auch oft als „HOT" (= heiße) Detektoren bezeichnet (z.B. HOT MWIR).

** Hinweis: Bei „type-1" Gittern befinden sich die Elektronen und die Fehlstellen in der gleichen Schicht, bei „type-2" Gittern dagegen befinden sich die Elektronen und die Fehlstellen in der jeweils gegenüberliegenden Schicht.*

*** Hinweis: Der ebenfalls verbreitete Begriff T2SLS ist vermutlich eine Zusammenfügung der beiden Begriffe T2SL und SLS als Abkürzung für „Type-II Strained Layer Super-lattice").T2SLs ist dagegen nichts anderes als die Mehrzahl von T2SL im Englischen. Inhaltliche Unterschiede bestehen also nicht zwischen diesen Abkürzungen.*

Vom Grundgedanken her kann man den Aufbau und die Funktion dieser Detektoren mit einem nBn-Barrierensensor vergleichen, bei dem zwecks Erweiterung der spektralen Sensitivität statt eines n-InAsSb-Absorbers ein SLS (Strained-Layer Superlattice = Gitter mit verspannten Schichten) verwendet wird. Für dieses Gitter sind die Kombination von Schichten aus IndiumArsenide (InAs) und Gallium Antimonide (GaSb), aber auch aus Indium Gallium Arsenide (InGaAs) und Indium Antimonide (InSb) oder weitere Halbleiterkombinationen aus der III-V Halbleiterfamilie anwendbar. Die Empfindlichkeit und der Wellenlängenbereich werden hierbei durch die Energiedifferenz zwischen dem Elektronen-Miniband E1 und dem ersten Schwerlochband HH1 im Zentrum der Brillouin-Zone bestimmt. Diese wiederum ergibt sich aus der Halbleiterkombination und den verwirklichten Schichtdicken.

Theoretisch können T2SL-Detektoren (je nach Materialkombination und Gitterstruktur in Abhängigkeit von den Schichtdicken) mit spektralen Empfindlichkeiten von 3 bis 32 µm gefertigt werden. Für radiometrische Anwendungen sind jedoch eher begrenzte kurz-, mittel- oder langwellige Bereiche (z.B. 1 ... 5 µm oder 7,5 ... 12 µm) typisch. Die nächsten Abbildung erläuterte die grundlegende Funktion dieser Sensoren.

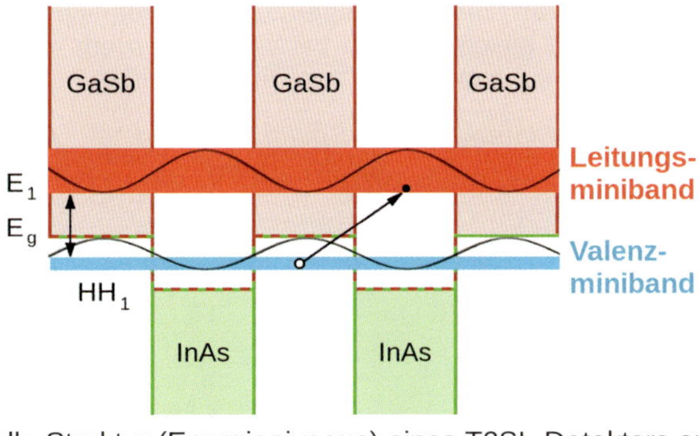

Abb. 173: funktionelle Struktur (Energieniveaus) eines T2SL-Detektors auf Basis GaSb/InAs

Das dargestellte Typ-II-Gitter aus InAs- und GaSb -Schichten ist dadurch gekennzeichnet, dass diese ein jeweils der Schichtgrenze nahe liegendes „lokales" Maximum an Elektronen bzw. Fehlstellen aufweisen. Die Annäherung der Elektronenverteilung und der „gegenüberliegenden" Fehlstellenverteilung zwischen den jeweils benachbarten InAs- und GaSb-Schichten führt zur Bildung von Elektronen- und Fehlstellenanhäufung innerhalb des Valenz- und des Leitungsbandes. Der Übergang zwischen dem Fehlstellenmaximum des Leitungsbandes und dem Elektronenmaximum des Valenzbandes wird zur Erfassung der einfallenden IR-Strahlung verwendet. Der Abstand (Energieniveau-Differenz) zwischen Valenz- und Leitungsband bestimmt hierbei die Wellenlänge und Empfindlichkeit des Detektors und ist gleichzeitig für die Höhe des Dunkelstromes verantwortlich. Mit der - auch asymmetrisch möglichen - Gestaltung der Schichtdicken können diese Parameter gezielt aufeinander abgestimmt und optimiert werden.

Typische Pixelgrößen von Photonen-Matrixdetektoren

Zum Zeitpunkt der Markteinführung hatten die häufigsten Photonendetektoren eine Matrixabmessung von 320×256 Pixel mit 30 µm Kantenlänge. Seitdem gibt es Photonendetektoren mit 384×288 oder 640×512 Pixeln bei 20 µm bzw. 1344×784 Pixeln bei 18 µm Pixelgröße. Neueste Generationen der radiometrischen Photonendetektoren besitzen bereits 1280×1024 Pixel bei 15 µm Rastermaß, oder 1920×1536 Pixel bei nur 10 µm Pixelgröße. Nicht-radiometrisch gibt es sogar bereits Detektoren mit 4096×4096 Pixeln bei 10 µm bzw. 8 µm Pixelabmessung. Kleinste bisherige Pixelabmessung ist 6 µm.

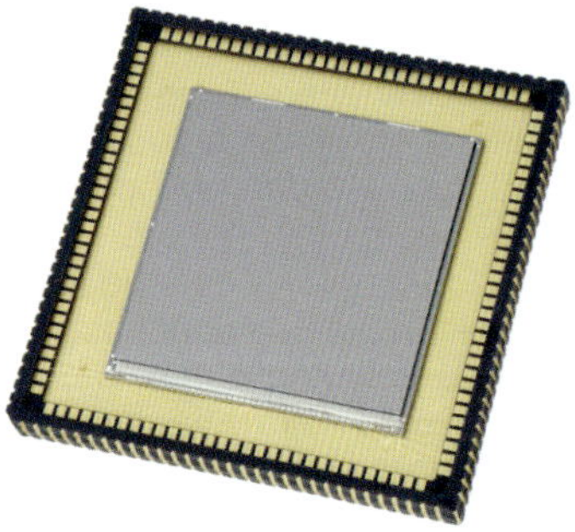

Abb. 174: 1024×1024 Pixel Si PIN SCA (Raytheon)
(mit freundlicher Genehmigung von SPIE, www.spie.org [A69])

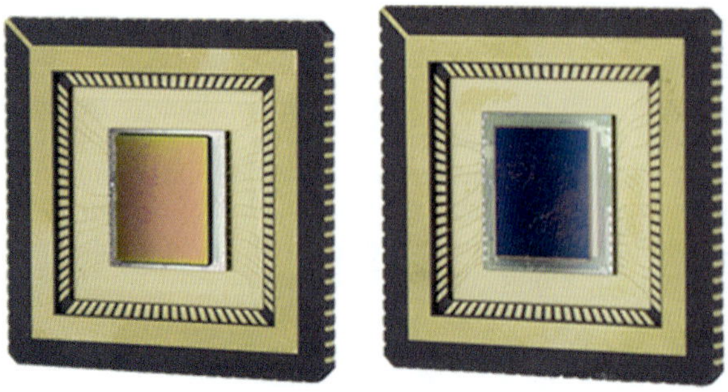

Abb. 175: 1024×1024 Pixel 15 µm InSb/InGaAs (FLIR)
(© 2019 FLIR Systems, Inc. All rights reserved. Mit freundlicher Genehmigung von FLIR Systems, Inc. [A70])

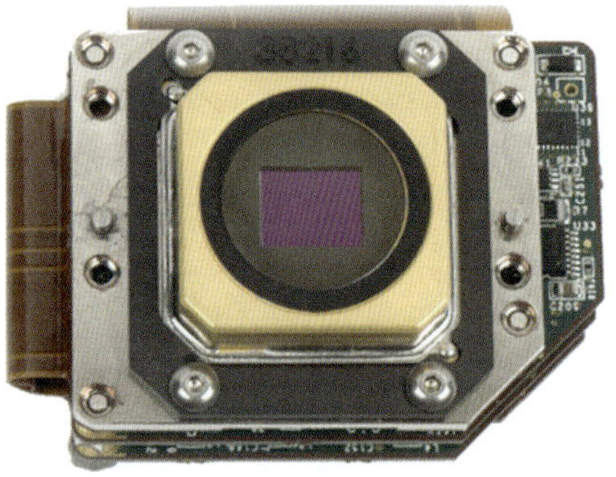

Abb. 176: 640×512 Pixel 15 µm InGaAs (SCD)
(mit freundlicher Genehmigung von SemiConductor Devices [A71])

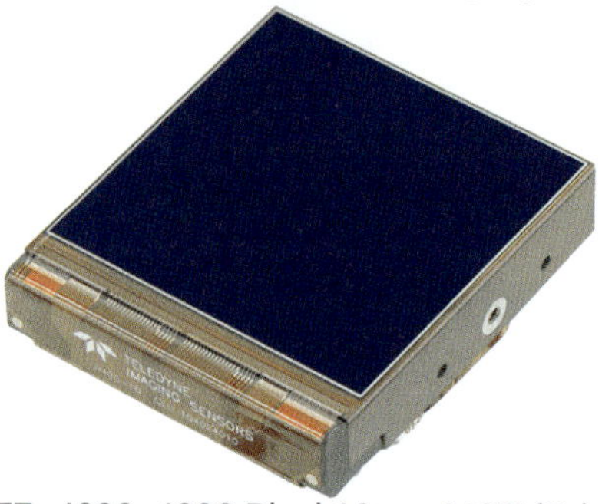

Abb. 177: 4096×4096 Pixel 10 µm MCT (Teledyne)
(mit freundlicher Genehmigung von Teledyne Imaging Sensors [A72])

Spektrale Empfindlichkeit von Infrarot-Photonensensoren

Je nach verwendetem Material können unter Ausnutzung jedes der beschriebenen physikalischen Effekte Sensoren für unterschiedliche Wellenlängenbereiche geschaffen werden, wofür allerdings bei den meisten Typen eine Kühlung auf extrem niedrige Temperaturen erforderlich ist. Einige Materialien können als Fotoelement und Fotowiderstand gleichermaßen verwendet werden, wobei sich neben der erreichbaren Empfindlichkeit auch die Ansprüche an die Kühlung unterscheiden.

Detektortyp		***Material***	***Spektralbereich [µm]***	***Arbeitstemperatur [K]***	***D [cm*Hz$^{1/2}$/W]***
Innerer Photoeffekt	*Photowiderstand*	PbS	1 ... 3,6	300	$1 \cdot 10^{9}$
		PbSe	1,5 ... 5,8	300	$1 \cdot 10^{8}$
		InSb	2 ... 6	213	$2 \cdot 10^{9}$
		HgCdTe (MCT)	2 ... 16	77	$2 \cdot 10^{10}$
	Photoelement	Ge	0,8 ... 1,8	300	$1 \cdot 10^{11}$
		InGaAs	0,7 ... 1,7	300	$5 \cdot 10^{12}$
		Ex.InGaAs	1,2 ... 2,55	253	$2 \cdot 10^{11}$
		InAs	1 ... 3,1	77	$1 \cdot 10^{10}$
		InSb	1 ... 5,5	77	$2 \cdot 10^{10}$
		HgCdTe (MCT)	0,4 ... 16	40 .... 190 *	$1 \cdot 10^{10}$
Äußerer Photoeffekt		Ge : Au	1 ... 10	77	$1 \cdot 10^{11}$
		Ge : Hg	2 ... 14	32	$8 \cdot 10^{9}$
		Ge : Cu	2 ... 30	15	$5 \cdot 10^{9}$
		Ge : Zn	2 ... 40	10	$5 \cdot 10^{9}$
		Si : Ga	1 ... 17	25	$5 \cdot 10^{9}$
		Si : As	1 ... 23	19	$5 \cdot 10^{9}$

* je nach Wellenlängenbereich: SWIR 77 ... 190K / MWIR (max. 5 µm) 70 ... 120 K / LWIR (max. 10 µm) 60 ... 90 K / LWIR (14 .. 16 µm) 40 ... 60 K

Tabelle 19: Spektralbereich, Arbeitstemperatur und Sensitivität verschiedener Photonendetektormaterialien

Die folgende Abbildung zeigt die materialspezifischen technischen Möglichkeiten und Einschränkungen sehr übersichtlich. (Die Sensorarbeitstemperaturen sind in Kelvin angegeben.)

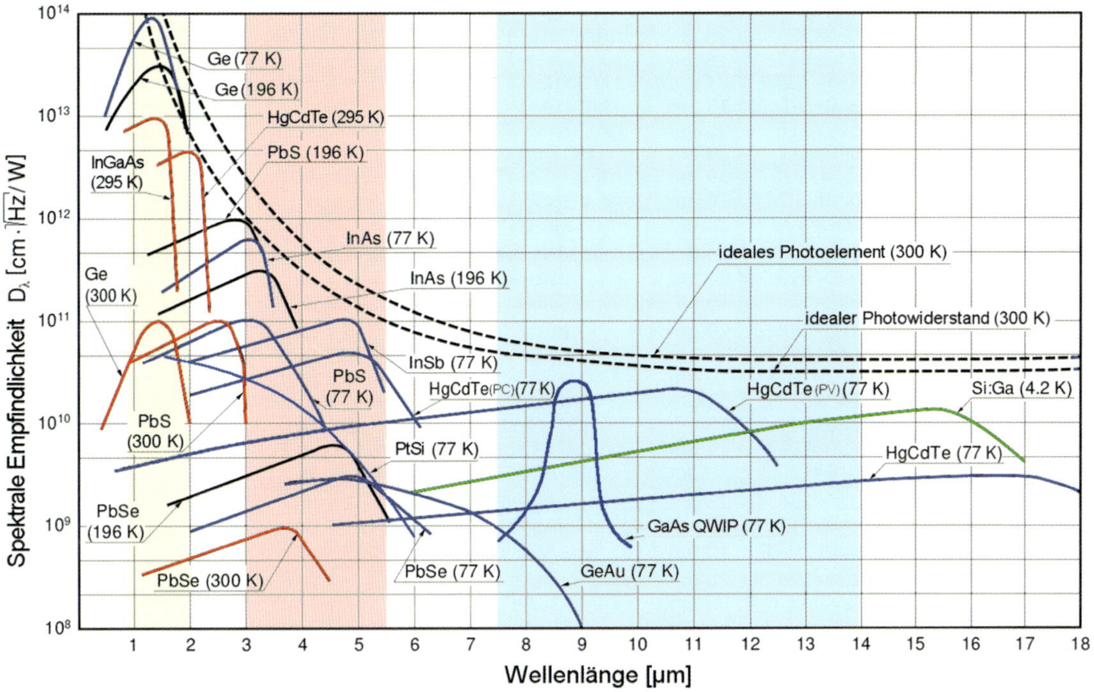

Abb. 178: Spektrale Empfindlichkeit und Sensitivität in Abhängigkeit der Kühltemperatur für verschiedene Photonendetektormaterialien

Photonensensoren für Anwendungen in der Thermografie

Es ist schwierig, zeitnahe und aktuelle Informationen über - wahrscheinlich erstaunliche technische Parameter aufweisende - Detektoren zu erhalten, die für militärische Anwendungen entwickelt wurden, so dass die neuesten technischen Errungenschaften hier kaum in glaubwürdigen Form aufgeführt werden können. Das Thema des Buches ist ohnehin die Präsentation von technischen Lösungen im Zusammenhang mit der berührungslosen Temperaturmessung, so dass die folgenden Informationen nur auf Detektoren aus der zivilen Thermografie beschränkt sind. Spezielle Sensoren, die für „optische" Geräte aus dem Bereich Nachtsichtgerätetechnik oder militärischer Beobachtung geeignet sind, kommen nicht zur Erwähnung. Alle thermografischen Geräte und Sensoren werden übrigens als Dual-Use-Produkt behandelt, da die militärische Nutzung jenseits der zivilen (metrologischen) Anwendung weder ausgeschlossen ist, noch umgekehrt. Dementsprechend gibt es ernsthafte Exportbeschränkungen aus den USA und aus der EU, sowie generell in alle Länder, die weltweit als „gefährlich" eingestuft sind.

Eine Möglichkeit zu Einhaltung der sich aus der Dual-Use-Eigenschaft ergebenden Beschränkungen, besteht darin, die Fähigkeiten der Geräte zu begrenzen, was normalerweise durch Verringern der Empfindlichkeit oder Bildwiederholrate gelöst wird. So mag es seltsam sein, dass es immer noch Wärmebildkameras mit 9 Hz Bildwiederholung gibt, obwohl selbst die Mikrobolometer-Sensoren mit 25 µm, 17 µm oder gar 12 µm Pixelgröße aufgrund ihrer kürzeren Integrationszeiten viel schnellere Bildraten bereitstellen könnten. Tatsächlich haben daher die in ihrer Bildrate begrenzten Thermokameras trotz der langsameren Bildaktualisierung keine höhere thermische Auflösung (weniger Rauschen) als ihre schnelleren (z.B. auf dem amerikanischen Binnenmarkt erhältlichen) „Geschwister". Oftmals wird die thermische Auflösung sogar noch zusätzlich begrenzt.

Ich möchte den werten Leser an dieser Stelle darauf aufmerksam machen, dass mein vorliegendes Buch nicht für sich beanspruchen kann, einen vollständigen Überblick über die bestehenden und zukünftigen Detektortechnologien darzubieten. Schon alleine deswegen, da ich keinen Zugang zu militärischen Informationsquellen oder Institutionen besitze. Ich bin jedoch der Meinung, dass die Vielzahl von Technologien und Sensoren, die für den zivilen Bereich in diesem Kapitel aufgeführt sind, dem Leser dennoch ein gutes Bild von den technischen Möglichkeiten und zukünftigen Entwicklungen geben kann. (Vielen Dank im Voraus für das mir entgegengebrachte Verständnis.)

Bekannte (publizierte) Hersteller von Photonendetektoren bzw. Photonendetektormodulen

Hersteller *(Webseite)*	***Detektor-format***	***Pixel-größe***	***Technologie (Material)***	***Spektral bereich***	***Arbeits-temperatur***	***NETD*** *(typisch)*
AIRS (USA)	320×256	30 µm	InAs/GaSb T2SL	3 ... 5 µm	130 K	25 mK
www.go-airs.com	640×512	15 µm	InAs/GaSb T2SL	2 ... 5 µm	130 K	25 mK
	384×288	24 µm	HgCdTe (MCT)	0,9 ... 2,5 µm	150 K	n.a.
	640×512	15 µm	HgCdTe (MCT)	0,9 ... 2,5 µm	180 K	n.a.
	640×512	25 µm	InAs/GaSb T2SL	2 ... 12 µm	77 K	25 mK
	640×512	25 µm	HOT InSb	1,0 ... 5,2 µm	77 K	25 mK
	1024×720	18 µm	InAs/GaSb T2SL	3 ... 10 µm	77 K	25 mK
	1024×1024	18 µm	InAs/GaSb T2SL	3 ... 10 µm	77 K	25 mK
	1280×720	12 µm	InAs/GaSb T2SL	2 ... 12 µm	140 K	25 mK
CLPT (Taiwan)	640×512	15 µm	InGaAs PIN	0,9 ... 1,7 µm	300 K	n.a.
http://en.clpt.com.tw	640×512	15 µm	InGaAs	0,9 ... 1,7 µm	n.a.	n.a.
	640×512	15 µm	InGaAs	1,2 ... 2,2 µm	n.a.	n.a.
FLIR (USA)	320×256	20 µm	InSb	2,5 ... 5,1 µm	77 K	20 mK
www.flir.com	640×512	15 µm	InSb	1,5 ... 5,1 µm	77 K	20 mK
	1024×1024	15 µm	InSb	2,5 ... 5,1 µm	77 K	25 mK
	640×512	15 µm	InGaAs	0,9 ... 1,7 µm	n.a.	n.a.
	640×512	15 µm	HOT T2SL	3,4 ... 5,1 µm	n.a.	25 ... 30 mK
	1280×1024	12 µm	InSb / T2SL	3,4 ... 5 µm	n.a.	25 mK
	2048×1536	10 µm	InSb / T2SL	3,4 ... 5 µm	n.a.	30 mK
GHOPTO (China)	320×256	15 µm	InGaAs PIN	0,4 ... 1,7 µm	190 K	n.a.
www.ghopto.com	640×512	15 µm	InGaAs PIN	0,4 ... 1,7 µm	190 K	n.a.
	1280×1024	15 µm	InGaAs PIN	0,4 ... 1,7 µm	190 K	n.a.
Hamamatsu (Japan)	128×128	20 µm	InGaAs	0,9 ... 1,7 µm	n.a.	n.a.
www.hamamatsu.com	192×96	50 µm	InGaAs	1,3 ... 2,1 µm	n.a.	n.a.
	192×96	50 µm	InGaAs	1,1 ... 1,9 µm	n.a.	n.a.
	320×256	20 µm	InGaAs	0,9 ... 1,7 µm	n.a.	n.a.
	320×256	20 µm	InGaAs	1,1 ... 1,9 µm	n.a.	n.a.
	320×256	20 µm	InGaAs	1,3 ... 2,1 µm	n.a.	n.a.
	320×256	20 µm	InGaAs	1,7 ... 2,6 µm	n.a.	n.a.
I3 System (Korea)	320×256	30 µm	InSb	3 ... 5 µm	n.a.	20 mK
www.i3system.com	640×512	15 µm	InSb	3 ... 5 µm	n.a.	20 mK
	640×512	25 µm	InGaAs	0,9 ... 1,7 µm	n.a.	n.a.
	640×512	15 µm	InGaAs	0,9 ... 1,7 µm	n.a.	n.a.
	1280×1024	15 µm	InSb	3 ... 5 µm	n.a.	20 mK
	1280×1024	10 µm	InSb	3 ... 5 µm	n.a.	25 mK
IAM (Deutschland)	640×512	10 µm	HgCdTe (MCT)	0,9 ... 2,5 µm	n.a.	n.a.
www.aim-ir.com	640×512	15 µm	HgCdTe (MCT)	0,9 ... 2,5 µm	n.a.	n.a.
	640×512	15 µm	HgCdTe (MCT)	3,4 ... 5,0 µm	140 K	20 mK
	640×512	15 µm	HgCdTe (MCT)	7,6 ... 9,0 µm	70 K	23 mK
	1024×768	10 µm	HgCdTe (MCT)	3,4 ... 4,8 µm	160 K	25 mK
	1024×768	15 µm	HgCdTe (MCT)	3,4 ... 5,0 µm	140 K	20 mK
	1280×1024	15 µm	HgCdTe (MCT)	3,4 ... 5,0 µm	120 K	25 mK
	1280×1024	15 µm	HgCdTe (MCT)	7,6 ... 9,0 µm	70 K	30 mK
Infiray (China)	320×256	30 µm	HgCdTe (MCT)	3,7 ... 4,8 µm	n.a.	25 mK
www.infiray.com	640×512	15 µm	HgCdTe (MCT)	3,7 ... 4,8 µm	n.a.	30 mK
	640×512	15 µm	InSb	3,7 ... 4,8 µm	n.a.	30 mK
IRnova (Schweden)	320×256	30 µm	QWIP	7,7 .... 9,1 µm	n.a.	20 mK
	320×256	30 µm	QWIP	10,3 .... 10,8 µm	n.a.	25 mK
	320×256	30 µm	Polarimetric QWIP	7,7 .... 9,1 µm	n.a.	20 mK
	320×256	30 µm	InAs/GaSb T2SL	3,2 ... 3,4 µm	110 K	10 mK
	320×256	30 µm	Dual Color T2SL	3,7 ... 5,1 / 4,2 ... 5,1 µm	110 K	15 mK
	320×256	30 µm	InAs/GaSb T2SL	3,7 ... 5,1 µm	110 K	15 mK
	320×256	30 µm	InAs/GaSb T2SL	3,8 ... 4,1 µm	110 K	10 mK
	320×256	30 µm	InAs/GaSb T2SL	4,2 ... 4,4 µm	110 K	10 mK
	320×256	30 µm	InAs/GaSb T2SL	4,5 ... 4,7 µm	110 K	10 mK
	640×512	15 µm	InAs/GaSb T2SL	3,7 ... 5,1 µm	110 K	20 mK
	640×512	15 µm	InAs/GaSb T2SL	10,3 .... 10,8 µm	110 K	25 mK
	640×512	15 µm	QWIP	7,7 .... 9,1 µm	n.a.	25 mK
	640×512	15 µm	InAs/GaSb T2SL	3,7 ... 5,1 µm	110 K	20 mK
L3 Harris (USA)	640×512	15 µm	HOT InSb	MW	n.a.	n.a.
*(früher **IVT**, später **L-3**)*	1280×720	8 µm	HOT InSb	MW	n.a.	n.a.
www.l3harris.com	2048×2048	15 µm	InSb oder T2SL	3,4 ... 5,1 µm	n.a.	30 mK
	4096×4096	15 µm	InSb oder T2SL	3,5 ... 5,1 µm	n.a.	34 mK
Leonardo DRS (USA)	640×480	12 µm	HgCdTe (MCT)	3,4 ... 4,8 µm	n.a.	25 mK
*(früher **DRS** bzw. **Boing**)*	1280×720	12 µm	HgCdTe (MCT)	3,7 ... 5,1 µm	n.a.	20 mK
www.leoardodrs.com	1280×960	6 µm	HgCdTe (MCT)	3,4 ... 4,8 µm	n.a.	30 mK
	2048×2048	18 µm	Si:As	5 ... 28 µm	7,8 K	n.a.
	2048×2048	18 µm	Si:Sb	5 ... 40 µm	7,8 K	n.a.

Hersteller *(Webseite)*	***Detektor-format***	***Pixel-größe***	***Technologie (Material)***	***Spektral bereich***	***Arbeits-temperatur***	***NETD*** *(typisch)*
LYNRED (Frankreich)	320×256	30 µm	HgCdTe (MCT)	7,7 ... 9,5 µm	77 K	19 mK
*(früher **Sofradir** und **ULIS**)*	320×256	30 µm	HgCdTe (MCT)	0,8 ... 11,0 µm	77 K	25 mK
www.lynred.com	320×256	30 µm	HgCdTe (MCT)	3,7 ... 4,8 µm	90 K	8,5 mK
	320×256	30 µm	InGaAs	1,0 ... 1,6 µm	270 K	n.a.
	384×288	25 µm	HgCdTe (MCT)	7,7 ... 9,5 µm	77 ... 80 K	17 mK
	384×288	25 µm	QWIP	7,5 ... 9,5 µm	< 73 K	35 mK
	384×288	25 µm	InSb	3,7 ... 4,8 µm	< 80 K	12 mK
	640×512	15 µm	HgCdTe (MCT)	0,8 ... 5,0 µm	100...110 K	20 mK
	640×512	20 µm	QWIP	8,0 ... 9,0 µm	< 73 K	15...33 mK
	640×512	20 µm	HgCdTe (MCT)	3,7 ... 4,8 µm	< 110 K	18 mK
	640×512	15 µm	HgCdTe (MCT)	7,7 ... 9,3 µm	< 100 K	22 mK
	640×512	15 µm	HgCdTe (MCT)	3,7 ... 4,8 µm	< 120 K	18...20 mK
	640×512	15 µm	HgCdTe (MCT)	3,4 ... 4,2 µm	140...150K	23 mK
	640×512	15 µm	InSb	3,7 ... 4,8 µm	80 K	18 mK
	1024×768	15 µm	InGaAs	0,9 ... 1,7 µm	270 K	n.a.
	1280×720	10 µm	HgCdTe (MCT)	3,7 ... 4,9 µm	110 K	25 mK
	1024x768	10 µm	HgCdTe (MCT)	3,7 ... 4,8 µm	110 K	20 mK
	1280×1024	10 µm	HgCdTe (MCT)	3,7 ... 4,8 µm	< 90 K	19 mK
Raytheon (USA)	1024×1024	30 µm	InSb	0,6 ... 5,0 µm	50 K	n.a.
www.raytheon.com	2048×2048	25 µm	HgCdTe (MCT)	0,6 ... 5,0 µm	32 K	23 mK
	2048×2048	20 µm	HgCdTe (MCT)	0,8 ... 2,5 µm	4 ... 10 K	n.a.
	1024×1024	25 µm	Si:As	5 ... 28 µm	6,7 K	n.a.
	2048×1024	25 µm	Si:As	5 ... 28 µm	6,7 K	n.a.
	2048×2048	15 µm	HgCdTe/Si	3,0 ... 5,0 µm	78 K	n.a.
	4096×4096	n.a.	HgCdTe (MCT)	MW/LW bi-spek.	n.a.	n.a.
Orion (Russland)	320×256	30 µm	InSb	3,0 ... 5,0 µm	82,5 K	25...30 mK
www.orion-ir.ru	320×256	30 µm	InSb	3,6 ... 4,9 µm	82,5 K	30 mK
	256×256	30 µm	HgCdTe (MCT)	7,5 ... 11,0 µm	77 ... 83 K	40 mK
	320×256	30 µm	InGaAs	0,9 ... 1,7 µm	270 K	n.a.
	640×512	15 µm	InGaAs	0,9 ... 1,7 µm	n.a.	n.a.
SCD (Israel)	640×512	20 µm	InSb	3,6 ... 4,9 µm	77 K	20 mK
www.scd.co.il	640×512	15 µm	InSb	3,6 ... 4,9 µm	77 K	20 mK
	640×512	15 µm	InSb	1,0 ... 5,0 µm	77 K	25 mK
	640×512	15 µm	InAs/GaSb T2SL	8,0 ... 9,0 µm	77 K	15 mK
	640×512	15 µm	InAsSb XBn	3,6 ... 4,2 µm	150 K	23 mK
	640×512	15 µm	InGaAs PIN	0,6 ... 1,7 µm	280 K	n.a.
	640×512	10 µm	InAsSb XBn	3,6 ... 4,2 µm	150 K	28 mK
	1024x768	10 µm	InSb	1,0 ... 5,4 µm	77 K	25 mK
	1280×1024	15 µm	InSb / HOT	3,6 ... 4,9 µm	77 K / 150 K	22 mK
	1280×1024	10 µm	InGaAs PIN	0,4 ... 1,7 µm	280 K	n.a.
	1280×1024	10 µm	InAsSb XBn	1,0 ... 4,2 µm	150 K	25 mK
	1920×1536	10 µm	InAsSb XBn	3,6 ... 4,9 µm	150 K	25 mK
	1280×1024	10 µm	InSb	3,6 ... 4,9 µm	77 K	25 mK
Teledyne (USA)	2048×2048	18 µm	HgCdTe (MCT)	1,0 ... 1,7 µm	120 K	n.a.
www.teledyne-si.com	2048×2048	18 µm	HgCdTe (MCT)	1,0 ... 2,5 µm	77 K	n.a.
	2048×2048	18 µm	HgCdTe (MCT)	1,0 ... 5,4 µm	37 K	n.a.
	4096×4096	10 ... 15 µm	HgCdTe (MCT)	1,0 ... 1,7 µm	120 K	n.a.
	4096×4096	10 ... 15 µm	HgCdTe (MCT)	1,0 ... 2,5 µm	77 K	n.a.
	4096×4096	10 ... 15 µm	HgCdTe (MCT)	1,2 ... 5,4 µm	37 K	n.a.
Wuhan GST (China)	128×128	25 µm	HgCdTe (MCT)	3,7 ... 4,8 µm	80 K	20 mK
www.gst-ir.com	320×256	30 µm	InAs/GaSb T2SL	7,7 ... 9,5 µm	80 K	25 mK
	320×256	30 µm	InAs/GaSb T2SL	3,7 ... 4,8 µm	120 K	13 mK
	320×256	30 µm	HgCdTe (MCT)	3,7 ... 4,8 µm	< 100 K	12 mK
	640×512	25 µm	HgCdTe (MCT)	3,7 ... 4,8 µm	< 100 K	13 mK
	640×512	15 µm	InAs/GaSb T2SL	7,7 ... 9,5 µm	80 K	35 mK
	640×512	15 µm	InAs/GaSb T2SL	3,7 ... 4,8 µm	120 K	20 mK
	640×512	15 µm	HgCdTe (MCT)	3,7 ... 4,8 µm	< 100 K	18 mK
	1280×1024	12 µm	HgCdTe (MCT)	3,7 ... 4,8 µm	< 100 K	20 mK
Xenics (Belgien)	320×256	30 µm	HOT InGaAs	0,5 ... 1,7 µm	280 K	n.a.
www.xenics.com	320×256	20 µm	HOT InGaAs	0,9 ... 1,7 µm	288 K	n.a.
	640×512	20 µm	HOT InGaAs	0,9 ... 1,7 µm	288 K	n.a.

Tabelle 20: Photonendetektor-Hersteller und deren Produkte
(anhand veröffentlichter Informationen, Detektorformat ab 128×128 Pixel, Stand 2020)

(Hinweis: Die Tabelle erhebt keinen Anspruch auf Vollständigkeit, weder bezüglich der Hersteller, noch derer Produkte. Irrtümer aufgrund Vermarktung von „Fremdprodukten" unter eigenem Namen können nicht ausgeschlossen werden.)

3.2.6.3. Detektoren für radiometrische Thermografiesysteme - Zusammenfassung

Es ist wichtig zu betonen, dass der Wellenlängenbereich (spektrale Empfindlichkeit) des Sensors die Anwendbarkeit der Thermokamera entscheidend beeinflusst. Da die meisten Thermokameras nur in Anwesenheit der Atmosphäre verwendet werden, können aufgrund derer Übertragungseigenschaft nur begrenzte Spektralbereiche verwendet werden. Wie bereits im theoretischen Teil (Kapitel 1.4.4. „Einfluss der Übertragungsstrecke") besprochen, kann nur innerhalb der atmosphärischen Fenster gemessen werden, weshalb also Kurz-, Mittel- bzw. Langwellen-Thermokameras verwendet werden. Anstelle der aufgeführten, detektortechnologisch möglichen Empfindlichkeitsbereiche, welche die für Weltraumforschung und andere Vakuumanwendungen nutzbaren Wellenlängenbereiche mit umfassen, werden Photonendetektoren (wie auch die Bolometer) allgemein nur mit durch Filter begrenzten spektralen Wellenlängenbereichen verwendet. Bei der Verwendung von Filtern verschlechtern sich jedoch die bisher genannten technischen Daten bezüglich Empfindlichkeit und thermischer Auflösung etwas. Die Anwendbarkeit der verschiedenen Technologien kann der folgenden Abbildung entsprechend zusammengefasst werden.

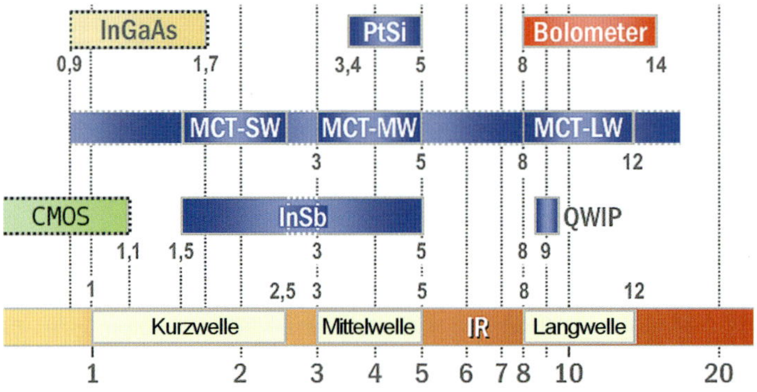

Abb. 179: Wellenlängenbereiche von in Thermokameras verwendeten Infrarotsensoren

Wie bereits im oben genannten Kapitel behandelt, sind ernste Einschränkungen aufgrund der Spektralbereiche zu beachten. Während die Mittelwellenkameras (3 ... 5 µm) die Temperaturen von tiefgekühlten Objekten (z.B. -80 °C) nicht messen können, ist es ebenso unmöglich, langwellige Thermokameras (7,5 ... 14 µm) zu verwenden, um Wärmestrahlung von Objekten hinter Glas zu erfassen. Kurzwellige Wärmekameras profitieren bei der Detektion von Strahlung metallischer Oberflächen, da diese insbesondere im kurzwelligen Spektralbereich deutlich höhere Emissionen aufweisen als im langwelligen Bereich. (Bei diesen Anwendungen werden ohnehin meist höhere Temperaturen gemessen.)

Weitere anwendungsbezogene Einschränkungen gibt es bei großen (Hunderte von Metern betragenden) Messabständen. Diese Aufgaben können nur mit langwelligen Thermokameras gelöst werden. Im Gegensatz dazu kann die Detektion der Flammentemperatur von Verbrennungsprozessen jedoch in den meisten Fällen nur mit einer Mittelwellen-Thermokamera gelöst werden. Die Umkehrung dagegen, also die Erkennung von Objekttemperaturen durch Flammen hindurch - möglichst ohne Einfluss der Flammentemperatur - kann allerdings am einfachsten im langwelligen Spektralbereich gelöst werden.

Für viele spezielle Anwendungen, z.B. die Detektion von Gasleckagen, die Messung an dünnen Folien oder für Messungen durch Fenster (z.B. Vakuumkammer, Brennofen) ist zusätzlich die Auswahl des Wellenlängenbereichs der Thermokameras an die strahlungsphysikalischen Eigenschaften dieser Körper gebunden. Das macht in den meisten Fällen die Anwendung entsprechender Infrarotfilter erforderlich. (Das Thema Filter wird im Kapitel 3.2.10. „Infrarotfilter für thermografische Systeme" detailliert behandelt.)

Pixelzahlerhöhung / Zusammenschalten von Matrizen

In beide Entwicklungstrends investieren Entwickler und Hersteller auch bei den Photonendetektoren große Anstrengungen. Für messtechnische Anwendungen wird hauptsächlich an der Pixelzahlerhöhung innerhalb der Detektormatrix (bei immer kleineren Pixelgrößen) gearbeitet. Im Militär und in der Weltraumforschung ist eher die Verwendung von zusammengeschalteten Matrizen anzutreffen. Ein Beispiel hierfür ist die Zusammenfügung von 12 Stück Matrix-Photonendetektoren mit jeweils 2048×2048 Pixeln (also je 4,2 Millionen Pixeln) zu einer Riesenmatrix mit 50 (Fünfzig!) Millionen Pixeln.

Der auf dem Bild rechts zu sehende Riesendetektor wird in der Weltraumforschung angewandt.

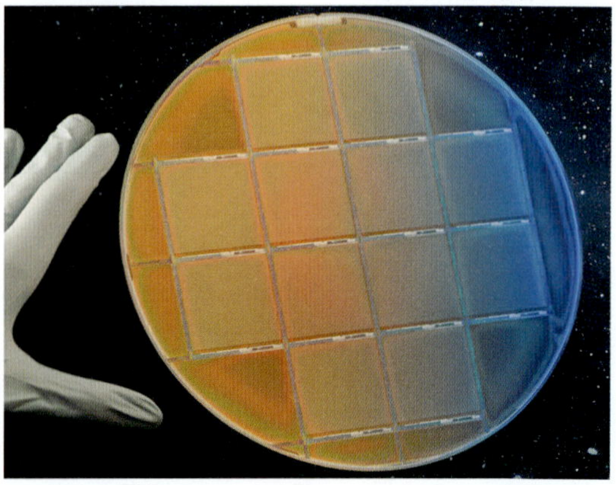

Abb. 180: Riesendetektor aus 12 Stück 2048×2048 HgCdTe Photonendetektoren
(mit freundlicher Genehmigung von Teledyne Imaging Sensors [A73])

3.2.7. Auslesetechniken bei Infrarot-Matrixdetektoren

Ein wichtiger Aspekt bei der Auswahl der Sensortechnologie ist, wie schnell die Messung durchgeführt werden soll (fachlich richtiger formuliert: wie lang die Zeitkonstante bzw. Integrationszeit sein darf). Während die schnellsten Mikrobolometer mit 7 ms (vielleicht zukünftig 5 ms) unterschreitenden Integrationszeiten keine akzeptable thermische Auflösung und Rauschpegel mehr erreichen, können Photonendetektoren dies in weniger als 1/10 ms (sogar unter 1 µs). Es gibt auch keine Alternative zu Photonendetektoren, um „schnell" bewegte Objekte oder transiente thermische Phänomene zu detektieren.

Im Falle sich bewegender oder rotierender Objekte oder bei Bewegung der Kamera relativ zum Objekt hängt die Anwendbarkeit des thermografischen Systems nicht nur von der mit dem Detektortyp erreichbaren Bildwiederholrate ab, sondern auch vom Pixeldaten-Ausleseverfahren. Es gibt hierfür zwei Lösungen: das zeilenweise Auslesen (für alle Detektortypen geeignet) und das sogenannte „Snap-Shot"-Verfahren. Letzteres basiert ausschließlich auf den spezifischen Eigenschaften schneller Photonendetektoren, da die große Zeitkonstante thermischer Detektoren (z.B. Mikrobolometer) den Einsatz dieser Technologie völlig zwecklos macht.

3.2.7.1. Zeilenweises Ausleseverfahren

Ausgehend von einem durchschnittlichen Matrixdetektor mit 320×240 Pixel bedeutet dies, dass dieser aus 78600 Einzeldetektoren besteht. Es ist sicher ratsam (zwecks Verringerung des Raum- und Energiebedarfs, sowie der Kosten), nicht jeden Einzeldetektor mit einem eigenem Ausleseschaltkreis und A/D-Wandler zu versehen, um sein analoges Ausgangssignal zu digitalisieren. Statt dessen werden nur 240 Ausleseschaltungen - also für eine komplette Zeile - genutzt, mit denen durch 320 einander folgende zeilenweise Auslesungen nacheinander alle Pixel der Matrix erfasst werden.

Hierfür wird zuerst die erste Zeile auf Null gesetzt und deren Integration neu gestartet, dann ein wenig später die zweite, dritte und die nachfolgenden Zeilen. Zwischenzeitlich läuft die Integrationszeit der ersten Zeile ab, so dass diese ausgelesen werden kann. Hiernach folgt dann die Auslesung der weiteren Zeilen, während die erste Zeile (und in Folge dann auch die übrigen) nach der jeweiligen Nullsetzung bereits erneut integriert. Dieser Kreisprozess kann auch als eine fortlaufende Integration aller Zeilen beschrieben werden, welche zyklisch durch zeilenweise Auslesung und Nullsetzung kurz unterbrochen wird.

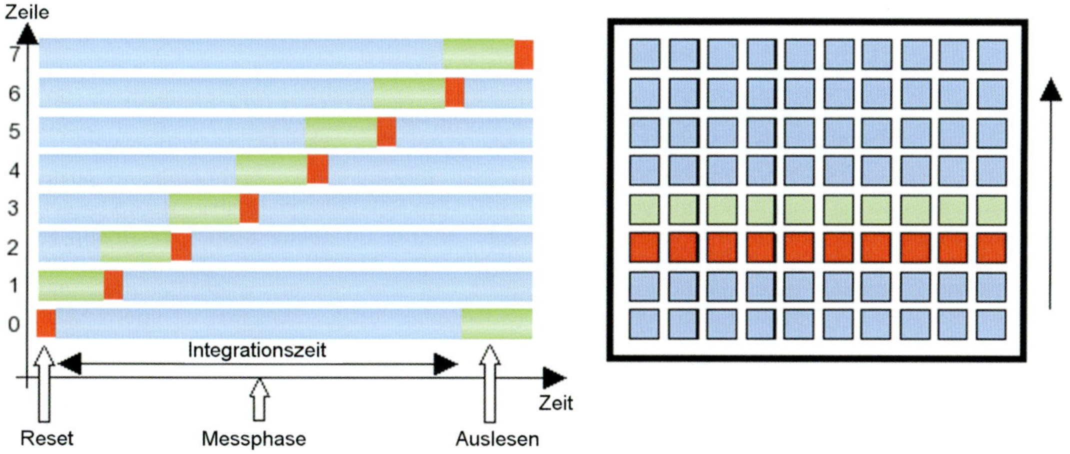

Abb. 181: Zeitdiagramm der zeilenweisen Auslesung (blau = Integrationszeit, grün = Auslesung)

Die Folge des zeilenweisen Auslesens ist, dass sich bewegende Objekte verzerrt dargestellt werden, wie in der folgenden Abbildung gezeigt. (Je schneller die Objektbewegung ist, desto höher ist die Verzerrung.) Der Grund hierfür ist die nicht zeitgleiche - sondern zeilenweise zeitversetzte - Erfassung der Einzelpixel. Dies entspricht der Signalphasenverschiebung wie bei mehrkanaligen Messsystemen mit Multiplexer.

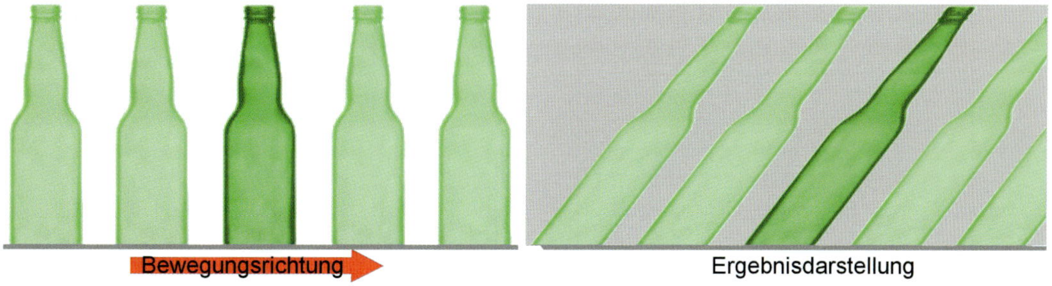

Abb. 182: Verzerrung bewegter Objekte aufgrund zeilenweisen Auslesens (hier: von unten nach oben)

3.2.7.2. „Snap-Shot"-Technologie (Moment- oder Simultanaufnahme)

Das Problem der Erfassung sich bewegender oder rotierender Objekte kann mit der „Snap-Shot"- Technologie (Blitzlichtaufnahme) gelöst werden. Dieses simultane Aufnahmeverfahren ist jedoch nur bei schnellen Photonendetektoren (mit Integrationszeiten um 10 µs oder kürzer) sinnvoll. Thermische Detektoren (z.B. Mikrobolometer) würden wegen ihrer um mehrere Größenordnungen langsamere Integration ohnehin das sich bewegende Objekt nur verschwommen bzw. verzerrt darstellen können.

Photonensensoren mit „Snap-Shot"-Fähigkeit führen die Messung (Signalintegration) an jedem Pixel gleichzeitig (also simultan) durch, dann werden die auf den Pixeln gemessenen Werte „eingefroren". Als nächstes wird dann das Auslesen und die A/D-Wandlung wiederum nur Zeile für Zeile ausgeführt. Also auch hier erspart man sich Tausende von Ausleseschaltkreisen und A/D-Wandlern, genauso wie bei der zeilenweisen Auslesung. Die Verzerrung der Abbildung bewegter Objekte wird aber dadurch vermieden, dass das von allen einzelnen Sensoren gemessene Signal von demselben Zeitpunkt stammt. Man kann daher von einem mehrkanaligen Simultan-Messsystem wie in der Messtechnik sprechen.

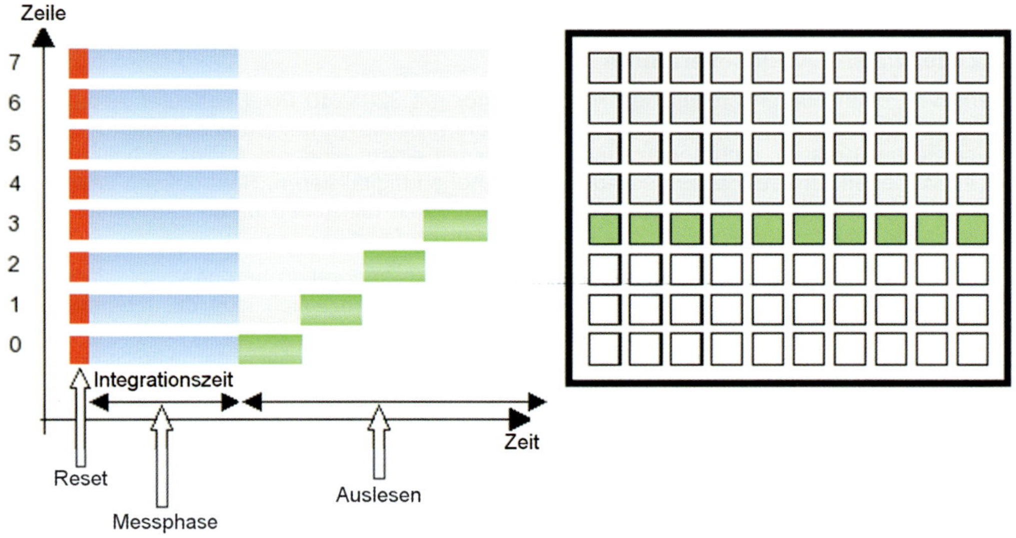

Abb. 183: Zeitdiagramm des „Snap-Shot"-Verfahrens
(blau = Integration, grün = Auslesung, grau = eingefrorener Wert, weis = bereits ausgelesen)

Moderne Photonendetektor-Thermokameras mit „Snap-Shot"-Technologie können bereits sogar über tausend Thermogramme mit einer Auflösung von 640×512 Pixel pro Sekunde (im Vollbild-Modus) aufnehmen, dabei natürlich alle Pixel simultan erfassend. Es ist jedoch am obigen Zeitdiagramm erkennbar, dass die Gesamtauslesezeit durchaus mit der Integrationszeit vergleichbar ist oder diese sogar überschreitet. Die maximale Bildrate ist daher durch die Auslesezeit begrenzt. Um eine noch schnellere Bilderfassung zu erreichen, werden statt der Gesamtmatrix nur Teilbilder (SubFrame) ausgelesen, was weniger Zeit benötigt. Leider bedeutet dies aber auch, dass nun weniger Details (weniger Pixel) angezeigt werden. Thermokameras mit gleicher Detektorgröße und dieser Teilbild-Technologie können pro Sekunde bereits bis zu 3700 Thermogramme mit 320×256 Pixeln im Viertelbild-Modus aufnehmen. Der Detektor integriert natürlich auch weiterhin auf allen Pixeln gleichzeitig und friert auch alle Daten ein. Es wurde durch das Teilbild nur das Auslesen und die Digitalisierung auf den gewählten Bereich begrenzt.

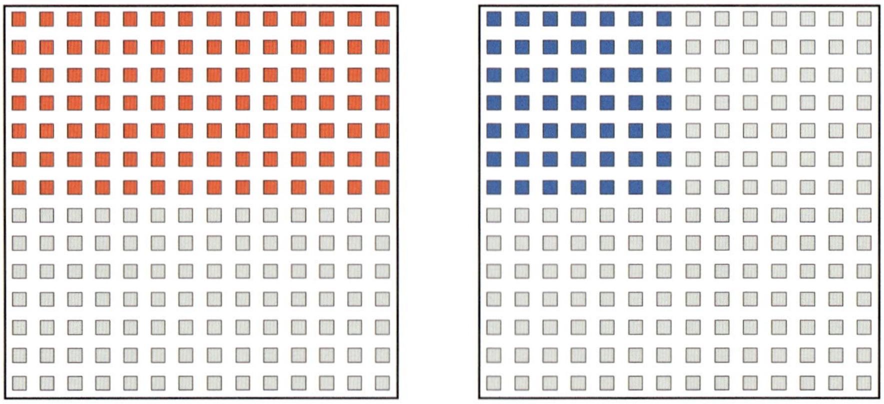

Halbbild (half-frame) Viertelbild (quarter-frame)

Abb. 184: typische Teilbilder (SubFrame) für schnelle „Snap-Shot"-Anwendungen

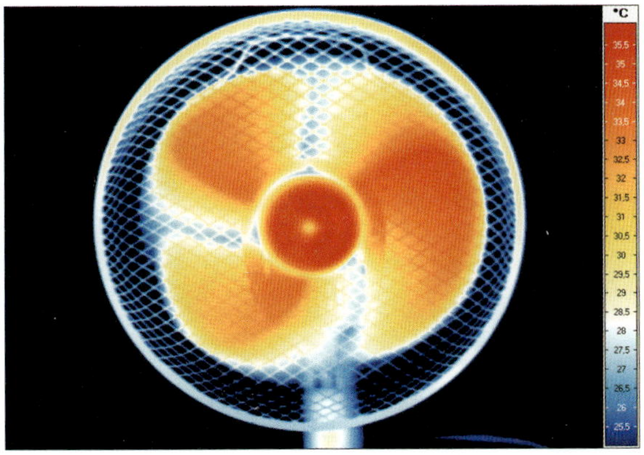

Mikrobolometer-Aufnahme (zeilenweise Auslesung)

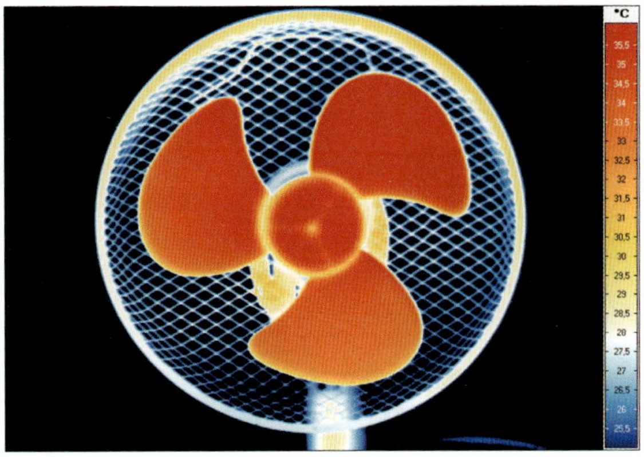

Aufnahme mit „Snap-Shot“-Photonendetektor

Abb. 185 und **186:** Vergleichsmessung von „Snap-Shot“ und zeilenweiser Auslesung

3.2.7.3. „Binning“-Technologie (Zusammenschaltung benachbarter Detektorpixel)

Die im Kapitel 3.2.6.1. „Thermische Detektoren” als zukünftige Entwicklungsmöglichkeit für Mikrobolometer erwähnte Mosaik-Pixel-Technologie ermöglicht ein Umschalten zwischen höherer Bildwiederholungsrate und höherer thermischer Empfindlichkeit (niedrigerem Rauschen) durch das Trennen bzw. Zusammenschalten von Subpixeln, jeweils innerhalb der Einzelpixel des Matrixdetektors. Eine diesem Grundgedanken ähnelnde Technologie ist das sogenannte „Binning”, welches nicht nur in der Digitalfotografie, sondern auch bei modernsten Photondetektoren in der Thermografie Anwendung findet.

Binning ist das Zusammenschalten benachbarter Detektorpixel auf der Hardware-Ebene (also nicht nachträglich per Software) zu „Großpixeln” (oder virtuellen Pixeln), wodurch eine höhere Empfindlichkeit, eine bessere thermische Auflösung und gleichzeitig eine schnellere Bildwiederholrate erreicht werden können. Nachteilig ist hierbei, dass sich die Gesamtzahl der entstehenden Messpixel entsprechend der jeweils zusammengefassten Pixelanzahl gegenüber der nativen Detektorpixelauflösung reduziert, d.h. die Pixelauflösung des Ergebnisthermogramms sowie die geometrische Auflösung des Messsystems nimmt proportional ab. (Das Sichtfeld ändert sich dagegen nicht.)

Grundlage für die Verbesserung der Empfindlichkeit ist, das die Zusammenschaltung mehrere Pixel eine Aufaddierung derer Signale und damit eine proportionale Erhöhung des auswertbaren Nutzsignals mit sich bringt. Davon ausgehend, das das Rauschen statistisch verteilt ist, kann gleichzeitig mit einer Verbesserung des Signal-Rauschabstands und damit einer höheren thermischen Auflösung gerechnet werden. Je mehr Pixel zusammengefasst werden, desto bessere Ergebnisse sind möglich.

Technisch gesehen kann das Binning analog durch elektrische Reihen- oder Parallelschaltung der benachbarten Sensorpixel oder digital durch Aufsummierung bzw. Mittelwertbildung der bereits digitalisierten Werte erfolgen. Will man die Bildwiederholrate des thermografischen Systems erhöhen, dann ist das „analoge Binning” zu wählen, da hierbei weniger Pixel ausgelesen und digitalisiert werden müssen. Selbstverständlich ist eine Kombination beider Verfahren ebenfalls realisierbar. Zusätzlich könnte auch durch einen dem Analog-Digital-Wandler folgenden digitalen Signalprozessor Binning ausgeführt werden, wobei solche Systeme dann sogar extern konfigurierbar flexible Änderungen von Bildauflösung und Bildrate möglich machen könnten. Dies ist bei thermografischen Messsystemen jedoch bisher noch nicht üblich.

Leicht sind auch die Vorteile des Binning gegenüber der vorab beschriebenen Subframe-Technologie zu erkennen. Beispielsweise erreicht die Zusammenschaltung von 2×2 Pixeln (4:1 Binning) eine Bildrate, wie sie mit dem Viertelbild-Modus erzielt werden kann. Der gravierende Unterschied ist aber folgender: Bei der Teilbild-Technologie wird nur die Bildrate erhöht, dagegen schrumpft das Sichtfeld und die Pixelauflösung des Ergebnisthermogrammes auf ein Viertel der nativen Detektorfähigkeiten. Es werden im Viertelbild-Modus praktisch 75% der Detektormesswerte nicht genutzt! Dagegen wird bei der Anwendung des Binning die Bildrate im gleichen Masse erhöht, gleichzeitig verbessern sich aber auch thermische Empfindlichkeit und thermische Auflösung bei unverändertem Sichtfeld. Alle Pixel des Detektors werden genutzt, lediglich die Pixelanzahl des Ergebnisthermogrammes und damit die geometrische Auflösung verschlechtern sich proportional zum Binning-Verhältnis.

Vorteilhaft kann auch die Anwendung des Binning zur Reduzierung der Signalbandbreite sein, insofern die native Pixelanzahl des Detektors für die konkrete Anwendung nicht notwendig ist, jedoch mit einem hohen Dynamikumfang des thermischen Prozesses zu rechnen ist, für dessen messtechnisch korrekte Erfassung ohnehin ein nachträgliches Zusammenfassen notwendig werden würde.

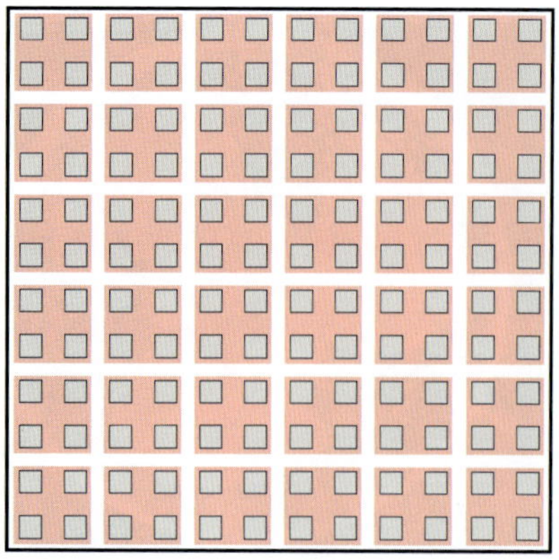

Binning 4:1

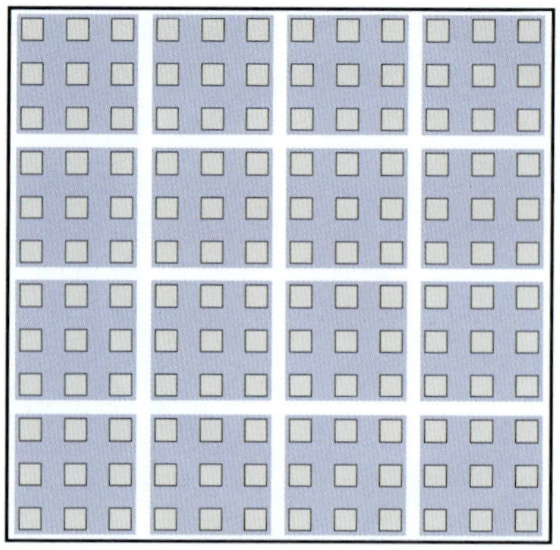

Binning 9:1

Abb. 187 und **188:** virtuelle Pixel durch Binning für schnelle Bildwiederholrate und hohe thermische Auflösung

Die folgende Abbildung stellt den Vergleich der Ergebnisbilder bei Aufnahme eines auf eine Fläche aufschlagenden Wassertropfens ohne Binning und mit 4:1 Binning dar. Zwecks besserer optischen Vergleichbarkeit wurde die Darstellung ohne Binning auf den Zeitpunkt der ersten Darstellung mit Binning vorgezogen (also auf den Zeitpunkt nach der ersten Integration über alle Pixel). Der tatsächliche Entstehungszeitpunkt der Messergebnisdarstellung ohne Binning ist gleich dem Zeitpunkt der vierten Binning-Darstellung, da ohne die Reduktion der Pixelanzahl mittels Binning viermal so viele Daten ausgelesen werden müssen und dafür bedeutend mehr Zeit benötigt wird.

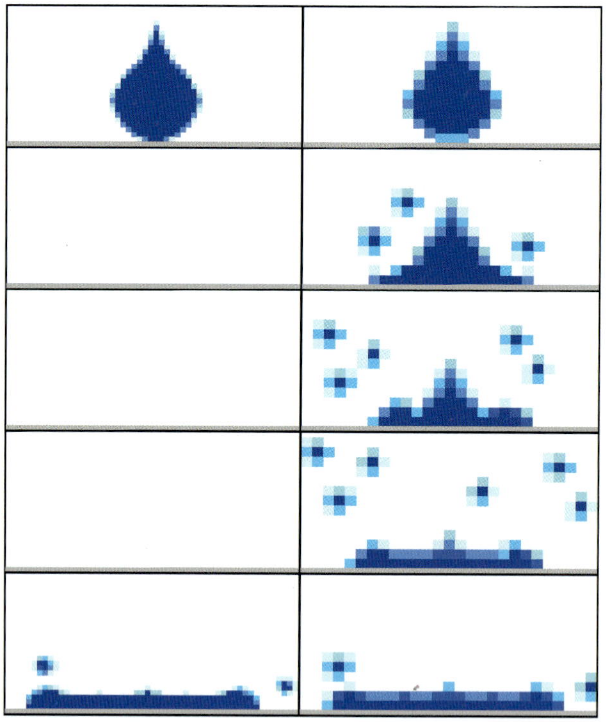

ohne Binning mit Binning 4:1

Abb. 189: Bildfolge eines aufschlagenden Wassertropfens mit und ohne Binning

Gut erkennbar ist die Verringerung der geometrischen Auflösung (wegen Viertelung der Pixelanzahl) bei unverändertem Sichtfeld. Die Bildfolge macht gleichzeitig deutlich, dass jedoch der zeitliche Ablauf des Auftreffens des Wassertropfens (und die dynamische Bewegung der entstehenden Mikro-Wasserperlen) ohne die - durch Anwendung des Binning erreichte - Erhöhung der Bildwiederholrate nicht erfasst werden kann.

Zusammenfassend: Binning erhöht die thermische Empfindlichkeit, ermöglicht gleichzeitig eine höhere Bildwiederholrate bei gleichem Blickfeld, aber geringerer geometrischer Auflösung. Die Erhöhung der erstgenannten Parameter und die Verringerung der geometrischen Auflösung stehen im Verhältnis zur Anzahl der mit Binning zusammengefassten Pixel, also dem Binning-Verhältnis.

3.2.8. Kühltechnologien für Photonendetektoren

Gegenwärtig stehen eine Vielzahl von auf ungekühlten thermischen Detektoren (hauptsächlich auf Mikrobolometern) basierenden langwellige Thermokameras zur Verfügung. Die schnellsten und genauesten Infrarotmesssysteme, sowie die Kurz- und Mittelwellenthermokameras bauen jedoch auf Photonendetektoren auf, welche (bei den derzeitigen Technologien) fast alle nur mit Kühlung funktionsfähig sind. Statt flüssiger Stickstoffkühlung werden hierzu heutzutage überwiegend zuverlässige Miniatur-Kältekompressoren (Stirling-Kühler) verwendet. Bei einige Detektoren kann auch ein thermoelektrischer Kühler (Peltier-Kühler) angewandt werden, obwohl dieser nicht so niedrige Temperaturen erreicht (was allerdings die Auswahl an möglichen Detektorkonstruktionen und Materialien verringert).

3.2.8.1. Kühlung mit Flüssigstickstoff

Diese - inzwischen nur noch sehr selten genutzte - Kühltechnologie basiert auf der Verdampfungswärme von verdampfendem flüssigem Stickstoff, wobei -196 °C erreicht werden. Die Konstruktion eines solchen Kühlsystems ist denkbar einfach: es wird nur eine offenes, mit Flüssigstickstoff gefülltes Gefäß (Dewar-Behälter) benötigt, welches zur Vermeidung unnötiger Erwärmung des Stickstoffs gut isoliert ist (wie traditionelle Thermogefäße). Dieser Behälter hat auch eine kleine Bohrung, damit der Stickstoff langsam verdunsten kann, ohne einen Überdruck im Behälter zu verursachen (der ohne Öffnung sogar explodieren könnte). Der zu kühlenden Sensor befindet sich an der Gefäßwand nahe des Bodens, wo seine Temperatur - bis zur Verdampfung des letzten Tropfens des flüssigen Stickstoffs - fortlaufend stabil (ohne jegliche Regelung) exakt -196 °C beträgt.

So einfach Aufbau und Prinzip dieser Kühlung ist, so hat sie auch ihre Nachteile. Zum einen kann die Thermokamera nur betrieben werden, wenn Flüssigstickstoff vorhanden ist (dessen Lagerung weder einfach noch verlustfrei ist), zum anderen ist die Nutzung der Kamera nicht in jeder Position gestattet. Bei höheren Neigungswinkeln kann Flüssigstickstoff aus im Dewar austreten, was aufgrund seiner sehr niedrigen Temperatur schwere gesundheitliche Gefahren (Frostschäden) verursachen kann. Wegen dieser Nachteile ist diese Kühltechnologie bei mobilen Thermokameras praktisch verschwunden und wird auch in installierten Geräten nur noch selten genutzt (höchstens für sehr spezielle Forschungsanwendungen).

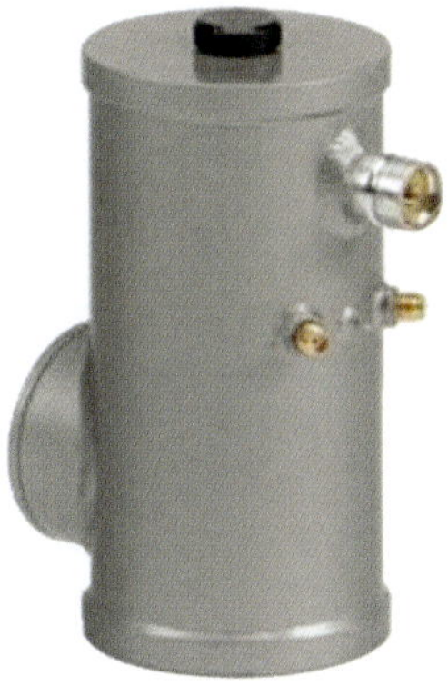

Abb. 190: Dewar-Behälter für Photonendetektoren
(mit freundl. Genehmigung von Technifab, Brazil, https://technifab.com [A74])

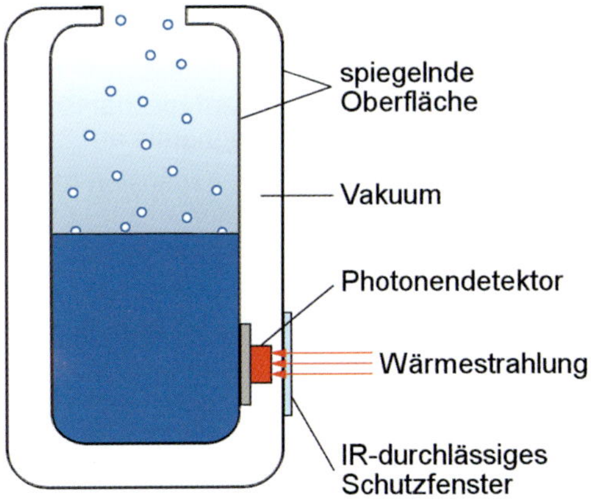

Abb. 191: Prinzip der Flüssigstickstoff-Kühlung

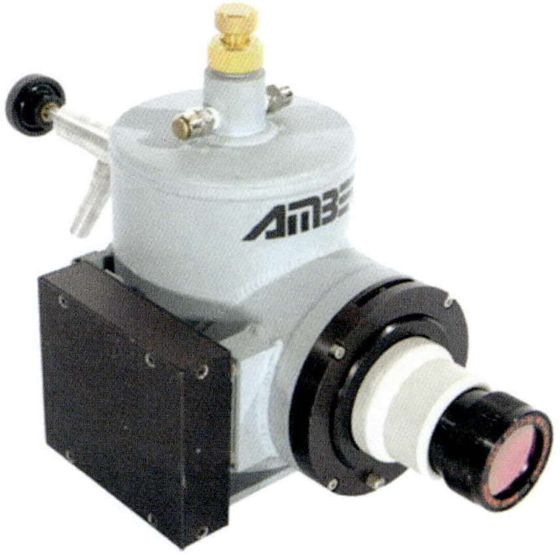

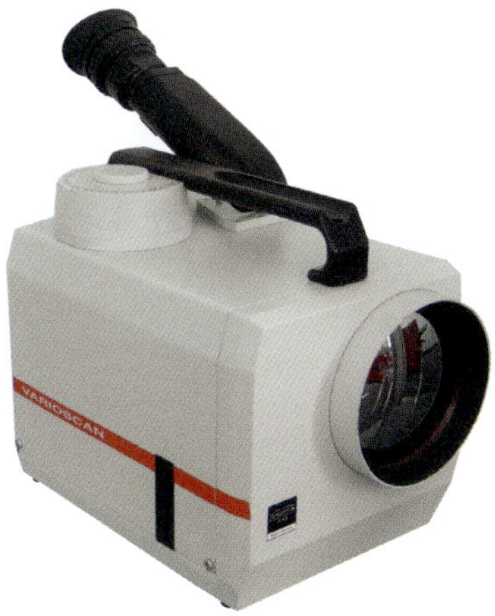

Abb. 192 und **193:** mit Flüssigstickstoff gekühlte Thermokameras (links Amber Model 4128, rechts Jenoptik VarioSCAN)
(linkes Bild mit freundlicher Genehmigung von Hofstra Group, https://hofstragroup.com [A75], rechtes Bild Fotografie des Autors [A76])

3.2.8.2. Stirling-Kühlung

Die Stirling-Kühlung basiert auf der Anwendung des (umgekehrten) Carnotschen Wärmekreisprozesses. Es wird hierfür ein Gas (meist Helium) in einem Zylinder komprimiert (dadurch erhitzt es sich), gleichzeitig jedoch durch die Umgebungsluft abgekühlt. Während der nachfolgenden Expansion (in einem anderen Zylinder) kühlt das Gas auf eine sehr tiefe Temperatur ab und kann somit Wärme von der Umgebung (hier vom Detektor) aufnehmen. Dies ist ein geschlossener Kreisprozess mit sehr gutem Wirkungsgrad.

Die Stirling-Kältemaschine - meist in Zwei-Kolben-Ausführung - beruht auf dem Funktionsprinzip der vom schottischen Pfarrer Robert Stirling im Jahr 1816 entwickelten Wärmekraftmaschine (Heißluftmotor oder Motor mit äußerer Verbrennung, allgemein bezeichnet als Stirling-Motor), jedoch mit umgekehrter Arbeitsweise. Es wird nicht durch Hinzuführen von thermischer Energie eine Volumenänderung des Gases hervorgerufen und zur Erzeugung eines Drehmomentes genutzt (als mechanische Arbeit), sondern durch Komprimieren und Expandieren des Gases wird Arbeit verrichtet und damit eine Temperaturänderung des Gases hervorgerufen.

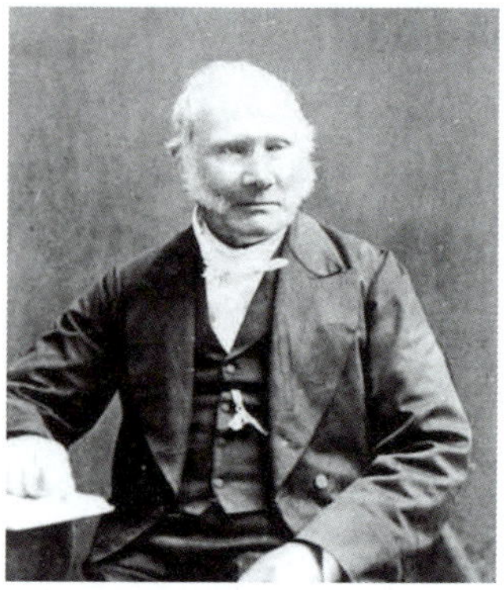

Abb. 194: Dr. Robert Stirling, schottischer Pfarrer, England (1790 - 1878) (Wikipedia, gemeinfrei [A77], Ausschnitt)

Carnotscher Kreisprozess

Es war zur Zeit der Erfindung von Stirling noch nicht möglich, die theoretischen Grundlagen des physikalischen Prozesses zu beschreiben, der in der Stirling-Maschine ausgenutzt wurde. Die physikalische Erklärung gab Jahre später der französischer Physiker Nicolas Léonard Sadi Carnot. Der sogenannte Carnot-Kreisprozess ist ein spezieller, sich periodisch wiederholender thermodynamischer Prozess, der theoretisch der idealisierten (Carnotschen) Wärmekraftmaschine zugrunde liegt. Gleichzeitig stellt dieser Kreisprozess den besten Wirkungsgrad für zyklische Prozesse dar - zur Umwandlung von Wärmeenergie in mechanische Arbeit wie auch (für Kühlzwecke umgekehrt) von mechanischer Arbeit in Wärme.

Wesentliche Phasen des Carnot-Zyklus in der Stirling-Maschine (vier reversible Zustandsänderungen):

1. Isotherme Expansion des Gases auf hoher Temperatur (isotherme Wärmeaufnahme). Während dieser Zustandsänderung wird mechanische Arbeit durch Bewegen des Kolbens ausgeführt, das Gas nimmt kontinuierlich Wärmeenergie auf, erwärmt sich aber nicht. (1 --> 2)
2. Während der adiabatischen Expansion (dank Wärmeisolation von Zylinder und Kolben ändert sich die thermische Energie des Systems nicht) expandiert das Gas weiter und verrichtet somit Arbeit. Infolgedessen fällt sein Druck, seine Temperatur erreicht den niedrigsten Wert des Kreisprozesses. (2 --> 3)
3. Während der isothermen Kompression wird das Gas durch äußere mechanische Arbeit komprimiert, während es die (isotherme) Wärme über die Kühlung abgibt und sich daher nicht aufheizt. (3 --> 4)
4. Die letzte Phase ist die adiabatische Kompression des Gases. Es wird wiederum angenommen, dass sich die thermische Energie des Systems dank der Wärmeisolierung von Zylinder und Kolben nicht ändert. Als Folge der externen Arbeit steigen Druck und Temperatur des Gases. Am Ende dieser Phase liegt das Gas wieder in seinem Ausgangszustand vor. (4 --> 1)

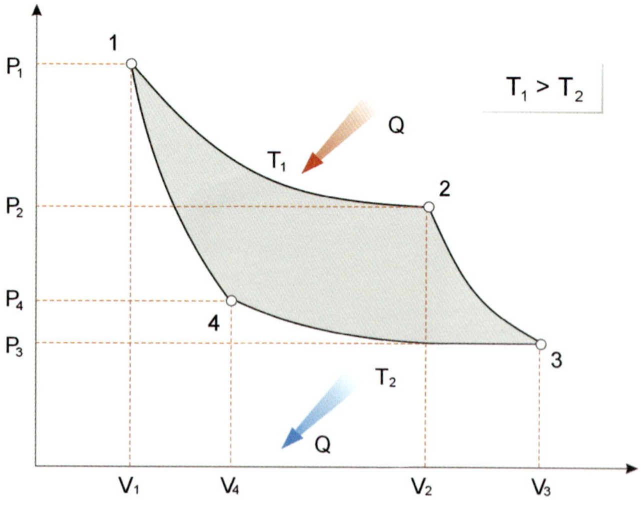

Abb. 114: Phasen des Carnot-Kreisprozesses einer idealisierten Wärmekraftmaschine

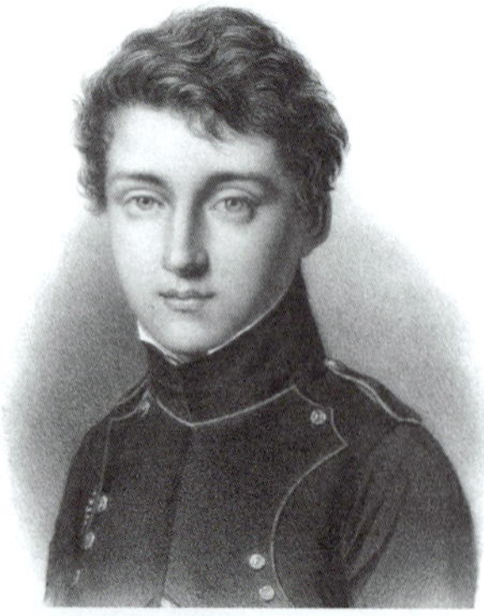

Abb. 195: Nicolas Léonard Sadi Carnot französischer Physiker, Ingenieur und Mathematiker (1796 - 1832) (von Louis-Léopold Boilly auf Wikipedia, gemeinfrei [A78], Ausschnitt)

Durch die Beschreibung und das Diagramm des Kreisprozesses ist leicht verständlich, dass mechanische Arbeit in thermische Energie durch die Umkehrung des Prozesses „umgewandelt" werden kann und damit ein mechanisches Kühlaggregat oder Kühlkompressor entsteht. Dessen Grundidee ist Carl Paul Gottfried von Linde zuzuschreiben, der dank seiner besonderen Ingenieursfähigkeiten und maschinenbau-technisch brillanten Konstruktionen die Grundlagen für die bis heute genutzten Technologien der physikalischen Trennung von Gasen mittels derer Verflüssigung, für die Kompressor-Kühlschränke und für die industrielle Produktion von Flüssiggasen sowie Kunsteis geschaffen hatte.

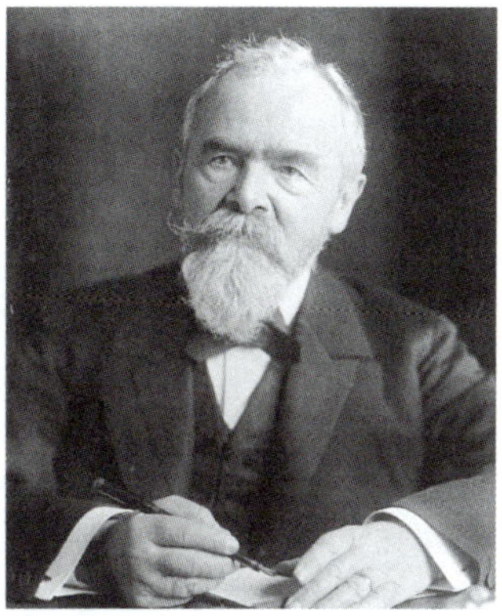

Abb. 197: Carl Paul Gottfried von Linde, deutscher Erfinder und Ingenieur (1842 - 1934) (Wikipedia, gemeinfrei [A79], Ausschnitt)

Die so funktionierenden Zwei-Kolben-Stirling-Kühler, die zur Kühlung der Photonendetektoren in Thermokameras verwendet werden, ermöglichen - gegenüber der Kühlung mit Flüssigstickstoff - den Einsatz der Kameras in jeder Position. Der Betrieb der Detektoren und die Stabilität und Genauigkeit der Strahlungsmessung kann mittels solcher Kühler in einem weiten Betriebstemperaturbereich sichergestellt werden. Nachteilig sind jedoch Größe und Gewicht dieser Kühler, so dass mit dieser Technologie keine leichten und kleinen Thermokameras geschaffen werden können. Ein noch größeres Problem (insbesondere bei kontinuierlichen Anwendungen) besteht darin, dass die Stirling-Kühler ein mechanisches System mit begrenzter Lebensdauer sind. Bei modernen Geräten kann diese Grenze bei 12.000 - neuerdings sogar 20.000 - Betriebsstunden liegen (wartungsfrei!). Die Funktionsweise wird durch folgende Bilder erklärt:

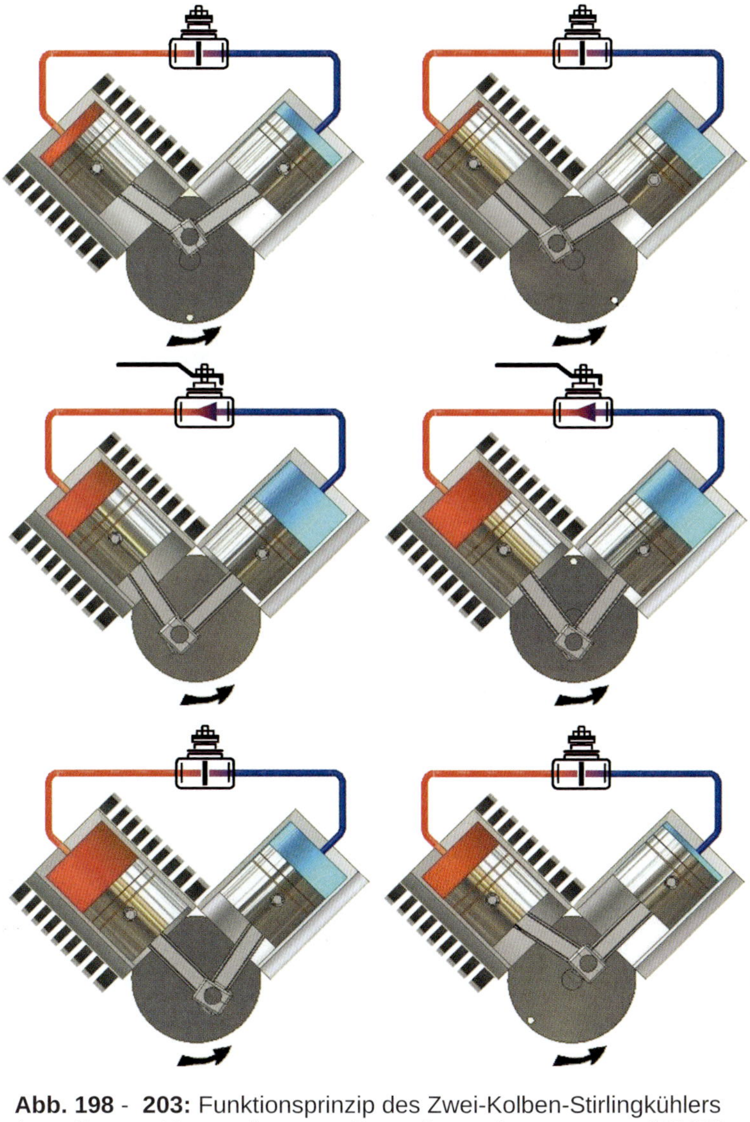

1. Ausdehnung im Kühlzylinder

- das aus dem Kompressionszylinder (rot) kommende, komprimierte, aber gekühlte Gas wird im Kühlzylinder (blau) dekomprimiert
- während der Ausdehnung kühlt sich das Gas auf tiefe Temperaturen ab (z.B. bis auf 70 K)
- während der Kühlung des Photonendetektors nimmt das Gas Wärmeenergie auf

2. Gasüberleitung

- das Gas wird aus dem Kühlzylinder (blau) in den Kompressionszylinder (rot) übergeben (das Volumen ist dabei konstant)

3. Gaskompression

- das Gas wird im Kompressionszylinder (rot) komprimiert
- das Gas wird dabei gekühlt (Wärmeabgabe durch Kühlrippen an die Umgebungsluft)

Die nun folgende **Gasübergabe** in Umkehrrichtung (= **4. Schritt)** vom Kompressionszylinder (rot) in den Kühlzylinder (blau) ist hier nicht dargestellt.

Abb. 198 - 203: Funktionsprinzip des Zwei-Kolben-Stirlingkühlers (erstellt unter Verwendung von Darstellungselementen aus [T140])

Beispiele für Stirling-Kühler zum Betrieb von Photonendetektoren

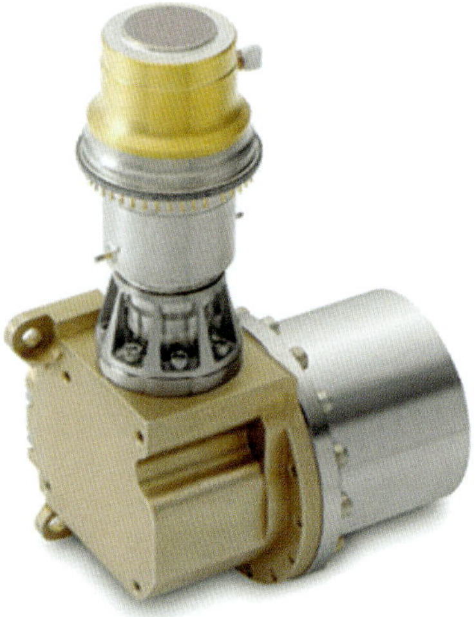

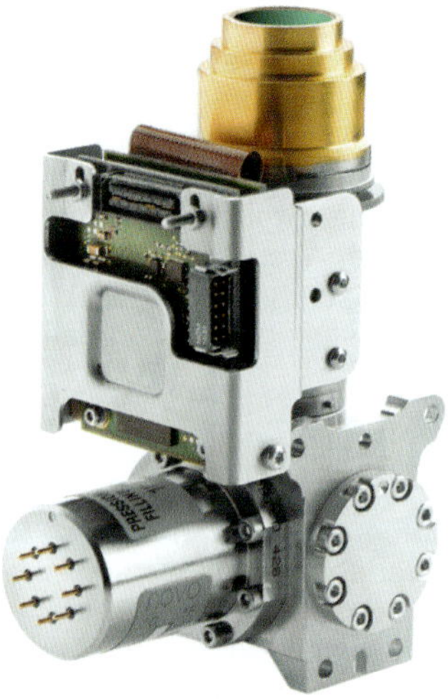

Abb. 204: Sofradir (ULIS) Mars-LW [A80] **Abb. 205:** Sofradir (ULIS) DAPHNIS-XGA MW [A81]
(beide obigen Fotos mit freundlicher Genehmigung von ULIS - SOFRADIR, www.ulis-ir.com)

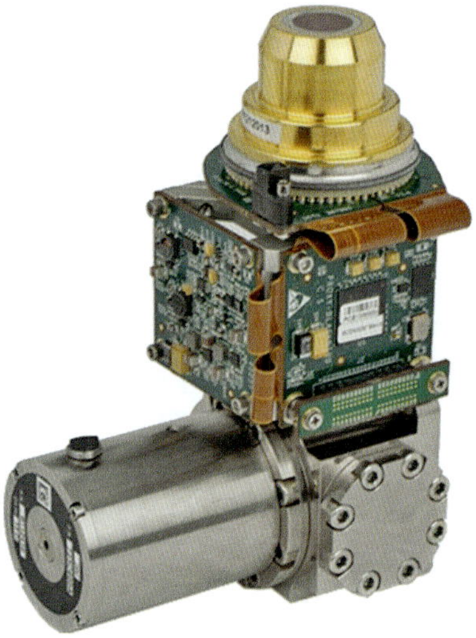

Abb. 206: SCD Blackbird
(mit freundlicher Genehmigung von
SemiConductor Devices [A82])

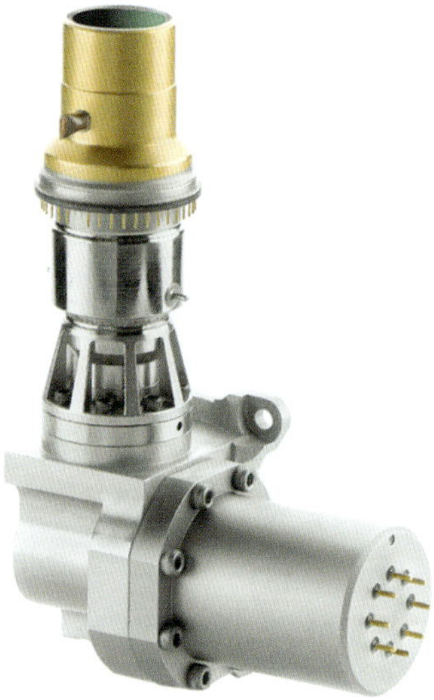

Abb. 207: Sofradir (ULIS) Scorpio-MW
(mit freundlicher Genehmigung von
ULIS - SOFRADIR, www.ulis-ir.com [A83])

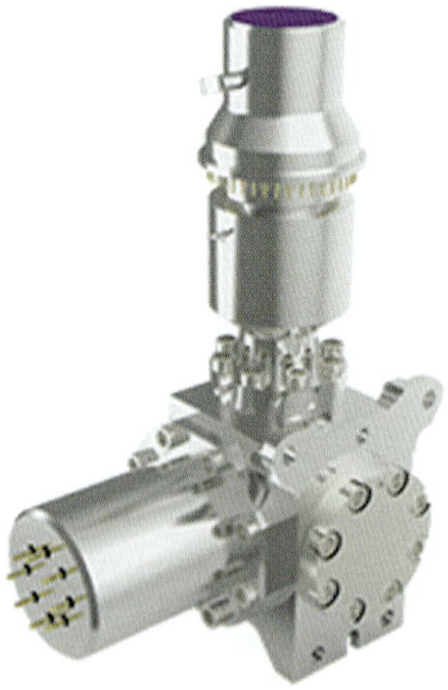

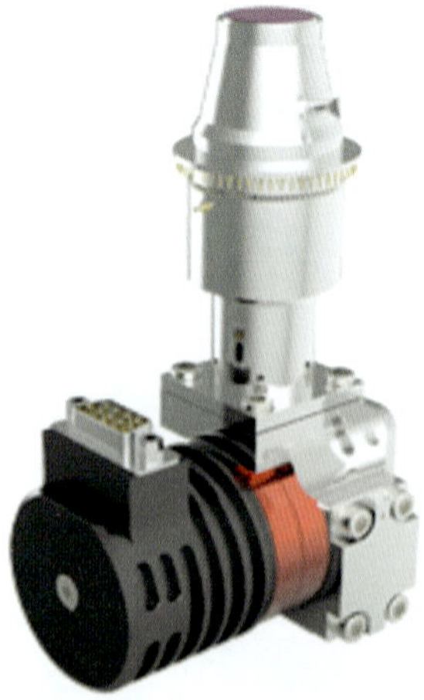

Abb. 208: Guide GST PRS046 [A84] **Abb. 209:** Guide GST PRS058 [A85]
(beide obigen Fotos mit freundlicher Genehmigung von GUIDE Infrared, www.guideir.com)

(Hinweis: Die Fotos zeigen die Kühler jeweils mit montiertem Sensor.)

3.2.8.3. Peltier-Element (thermoelektrische Kühlung)

Die auf Peltier-Elementen beruhende Kühlung (auch thermoelektrische Kühlung genannt) erreicht die für Photonendetektoren notwendigen tiefen Temperaturen in Form einer 3-stufigen Kaskade. Größter Vorteil gegenüber der Stirling-Kühlung ist, dass es keine mechanisch beweglichen Teile gibt, damit also auch kein Verschleiß auftritt und somit die Lebensdauer praktisch unbegrenzt ist. Nachteilig sind jedoch der hohe Energieverbrauch und die nur begrenzt niedrigen Temperaturen (etwa -150 °C), welche nicht für alle Arten von Photonendetektoren ausreicht.

Funktion der Peltier-Elemente

Die thermoelektrische Kühlung und Heizung basiert auf der „inversen" Nutzung der Thermospannung am Kontakt unterschiedlicher Metalle oder Metalllegierungen. Das nach ihm benannte elektrische Phänomen wurde vom deutschen Physiker Thomas Johan Seebeck beschrieben. Der Grund für den Effekt ist, dass bei Metallen und Halbleitern die Elektronenaustrittsarbeit und das freie Elektronenvolumen für jedes Material unterschiedlich sind. Bei Kontakt von Metallen und Halbleitern mit Unterschieden in den obigen Eigenschaften wandern Elektronen vom Material mit niedrigerer Austrittsarbeit (oder höherer Elektronendichte) in das andere, was von außen als Spannung gemessen werden kann.

Insofern eine Gleichspannung an die zwei Metallkontakte angelegt wird, wird der Kontaktpunkt abhängig von der Polarität der angelegten Spannung erwärmt oder gekühlt. Beim einem Peltier-Elemente mit einem Aufbau entsprechend der folgenden Abbildung wird demnach der eine Pol aufgewärmt, während der andere abkühlt. Die am häufigsten verwendete Wismut-Tellur-Legierung mit N- bzw. P-Halbleiter-dotierung erzeugt typischerweise etwa 70 ºC Temperaturunterschied (bei ausreichend hohem Strom). Werden auf der einen Seite Kühlkörper (zur Umgebungsluft) montiert, dann stellen sich auf der anderen Seite Temperaturen um -40 ... -45 °C ein.

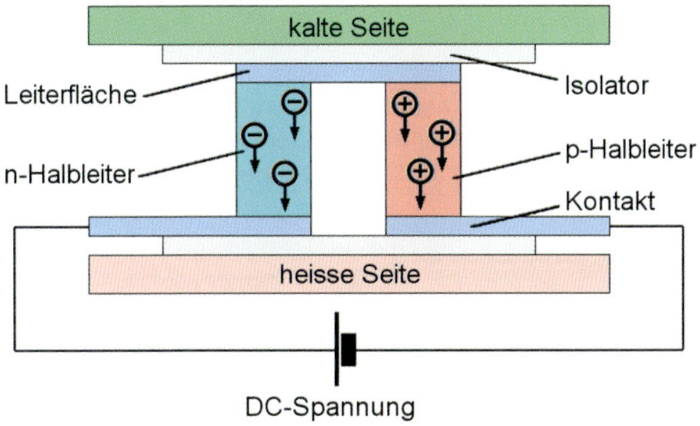

Abb. 210: Peltier-Element auf Halbleiterbasis

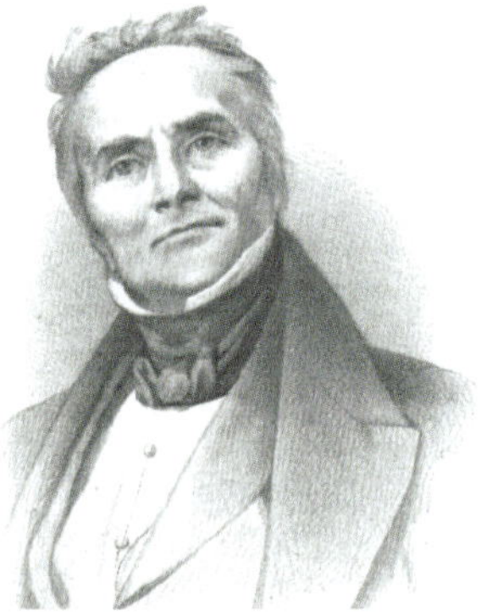

Abb. 211: Jean Charles Athanase Peltier französischer Physiker (1785 - 1845)
(Wikipedia, gemeinfrei [A86], Ausschnitt)

Von den Betriebstemperaturen der meisten Photonendetektoren ausgehend, kann die Kühlung nicht mit dem skizzierten Peltier-Element alleine erreicht werden kann. Die Lösung sind mehrstufige (als Kaskade angeordnete) Peltier-Elemente. Aus Gründen des Wirkungsgrades ist es unüblich, mehr als drei Stufen zu verwenden, aber die erzielbare Temperatur von -150 °C (= 123 K) reicht gerade aus, um einige Photonensensortypen ausreichend zu kühlen. Dafür gewinnt man „endlose" Lebensdauer, geringes Gewicht und kleine Geometrie.

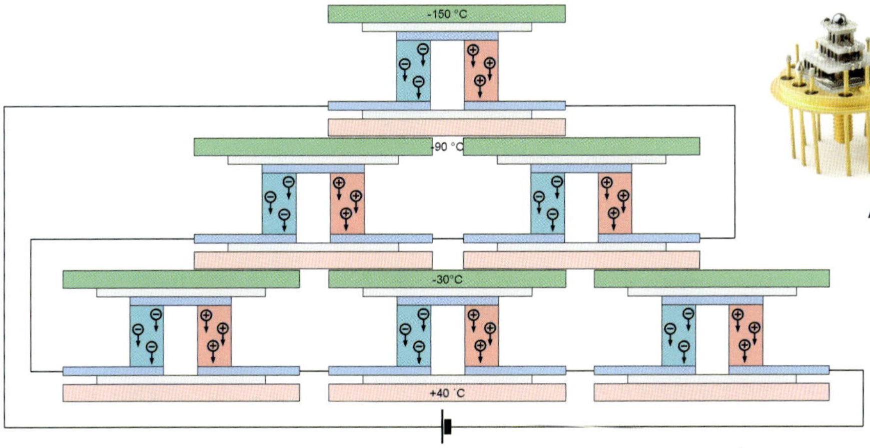

Abb. 212: 3-stufige Peltier-Element-Kaskade auf Halbleiterbasis

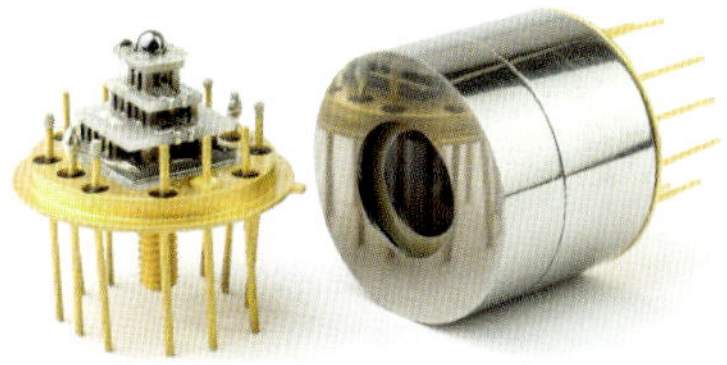

Abb. 213: MCT-detektor mit Peltier-Kühler
(mit freundl. Genehmigung von VIGO System S.A., https://vigo.com.pl [A87])

3.2.9. Objektive und Vorsatzlinsen für Thermokameras

Allem voran: Mittel- und langwellige thermografische Linsen können nicht aus Glas bestehen, sondern nur aus Materialien, die für den Wellenlängenbereich der Thermokamera transparent sind. Man kann also keine Wärmebildkamera kaufen und sie dann vor ein optisches Mikroskopobjektiv montieren, um sehr kleine Objekte zu messen. Auch kann eine langwellige Thermokamera nicht mit mittelwelligen Objektiven versehen werden (oder umgekehrt). (In beiden Fällen könnte keine Strahlung gemessen werden.) Für langwellige thermografische Systeme besteht das Linsenmaterial typischerweise aus Germanium, welches noch mit einer speziellen Antireflexionsschicht (ARC = Anti Reflection Coating) beschichtet ist, womit Transmissionsfaktoren bis über 99% erreicht werden. (Verschmutzungen dürfen von Objektiven also niemals mit aggressiven Chemikalien oder abrasiven Reinigungsmitteln entfernt werden!) Es gibt natürlich weitere optische Materialien für den langwelligen Bereich, andere dagegen haben sich im kurz- bzw. mittelwelligen Bereich bewährt. In der folgenden Betrachtung der wesentlichsten dieser Materialien werden der Vollständigkeit halber auch die unter 3.1.2.2. „Pyrometeroptiken - Infrarot-durchlässige Linsenmaterialien" bereits erwähnten Materialien erneut aufgeführt.

3.2.9.1. Linsenmaterialien für thermografische Objektive

Trotz der spektralen Beschränkungen gibt es eine beachtliche Auswahl an Materialien, die für thermografische Linsen verwendet werden können. Bei der Auswahl gilt es folgende Punkte zu beachten:

- Charakteristik und Temperaturabhängigkeit der Transmission
- Brechungsindex und dessen Temperaturabhängigkeit
- Oberflächeneigenschaften und Antireflexionsbeschichtbarkeit
- Widerstandsfähigkeit gegen aggressive Medien (Gase, Wasser, Chemikalien)
- mechanische Widerstandsfähigkeit, Bruchfestigkeit, Härte, Kratzfestigkeit
- Beständigkeit (Alterung), chemische Stabilität

Aus optischer Sicht sind natürlich Transmission und Brechungsindex am wichtigsten. Die weiteren Parameter können jedoch die optische Herstellungstechnologie der Linse oder die spätere praktische Anwendbarkeit des gesamten Messinstruments einschränken. Selbstverständlich sind auch die mechanische und chemische Beständigkeit, wie auch die Material- und Bearbeitungskosten von hoher Bedeutung.

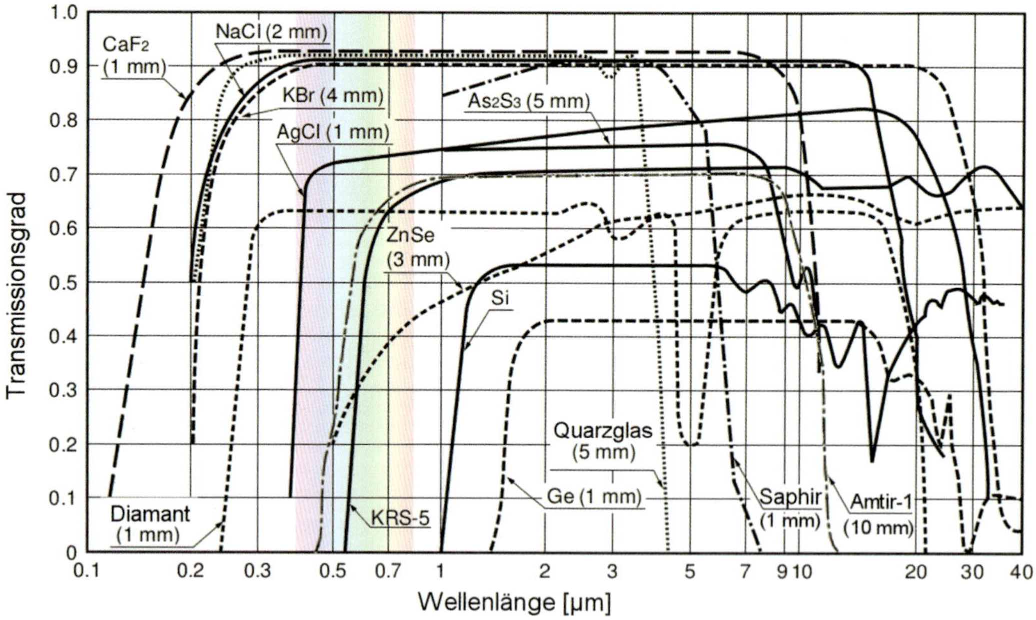

Abb. 214: Infrarotstrahlungs-durchlässige „optische" Materialien
(mit freundlicher Genehmigung von Hamamatsu Photonics K.K., www.hamamatsu.com [A88], durch Autor bearbeitet und ergänzt)

Leider sind die Materialien aus der obigen Abbildung nicht alle zur Herstellung von thermografischen Optiken geeignet. Teilweise sind ihr ungünstiger Brechungsindex, ihre übermäßige Temperaturausdehnung, ihre eventuelle Empfindlichkeit gegenüber Feuchtigkeit oder schlechte mechanische Stabilität Ursache für den Ausschluss. Im Folgenden werden einige der Materialien beschrieben, aus denen üblicherweise „optische" Linsen hergestellt werden. Dabei wird in der alphabetisch geordneten Auflistung nicht berücksichtigt, welches Material für thermografische Messsysteme häufiger oder seltener verwendet wird. (Die im Kapitel 3.1.2.2. "Pyrometeroptiken - Infrarot-durchlässige Linsenmaterialien" bereits erwähnten Materialien werden zwecks Übersichtlichkeit und Vollständigkeit hier nochmals aufgeführt).

Bariumfluorid (BaF_2)

Bariumfluorid ist eine farblose (leicht bläuliche), relativ billige Substanz, die Kalziumfluorid ähnlich ist. Allerdings ist die Beständigkeit gegenüber mechanische Belastungen und Hitze deutlich schlechter als bei Kalziumfluorid, so ist beispielsweise eine Anwendung bei hohen Druckunterschieden unmöglich. Aus Sicht der Temperatur ist die Verwendung nur bis 600 °C empfohlen, an trockener Luft bis 800 °C. Typische Wellenlängenbereiche (mit Antireflexionsbeschichtung): 0,8...2,5 µm, 3...5 µm und 7,5...11 µm.

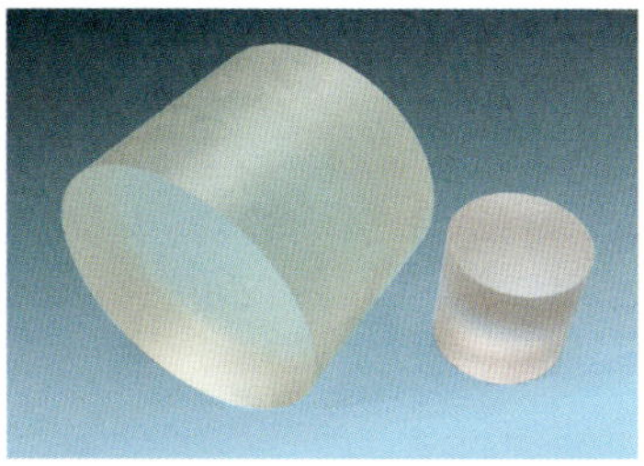

Abb. 215: Bariumfluorid-Kristall (Illustration)

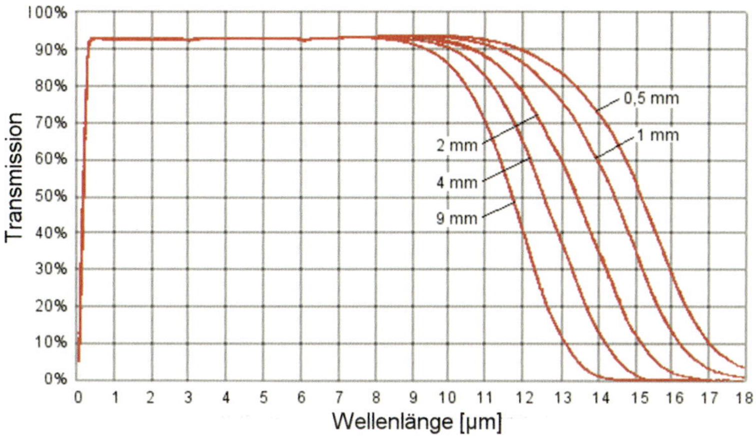

Abb. 226: Transmission von Bariumfluorid bei verschiedenen Dicken

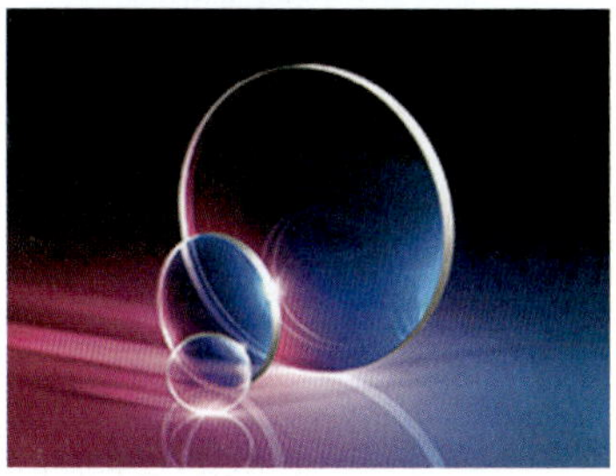

Abb. 217: Linsen aus Bariumfluorid
(mit freundlicher Genehmigung von Edmund Optics, www.edmundoptics.eu [F67])

Cadmiumtellurid (CdTe)

Das schwarze Cadmiumtellurid ist ein festes kristallines Halbleitermaterial, das bei der Herstellung von Solarmodulen von großer Bedeutung ist, aber auch für Infrarotoptiken verwendet wird. Während Cadmium toxische Eigenschaften hat, hat CdTe keine giftigen Wirkungen. Es ist ein mechanisch und chemisch resistentes Material, dessen Härte allerdings nur ein Viertel von ZnSe beträgt. Das Transmissionsband liegt bei 1 ... 25 µm, so dass CdTe abhängig vom Spektralfilter im mittleren Spektralbereich (3 ... 5 µm) oder im langwelligen Bereich (7 ... 14 µm) und sogar über 25 µm verwendet werden kann.

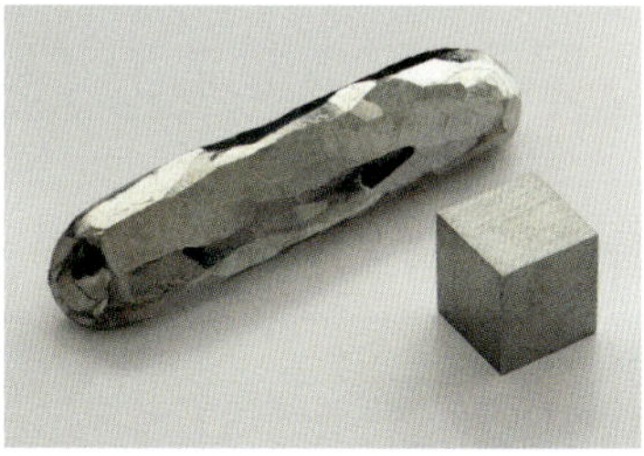

Abb. 218: Cadmiumtellurid-Barren (auf Wikipedia, (mit freundl. Genehmigung von Heinrich Pniok [A90])

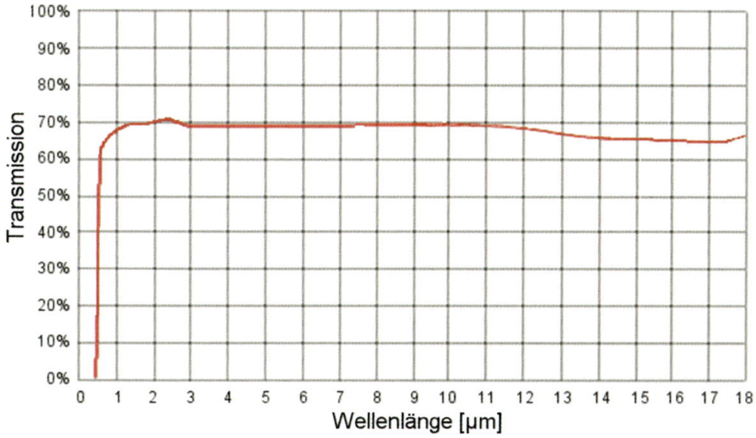

Abb. 219: Transmission von Cadmiumtellurid

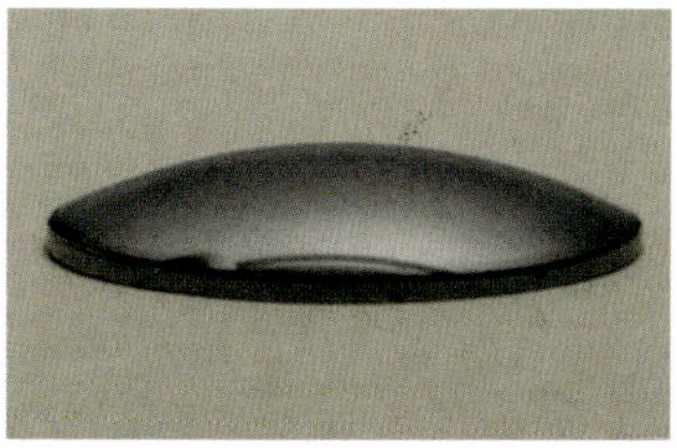

Abb. 220: Linse aus Cadmiumtellurid (Illustration)

Galliumarsenid (GaAs)

Der Halbleiter Galliumarsenid ist eine Alternative zu ZnSe oder Germanium, da er sehr hart und gegenüber Wasser und Säuren (von wenigen starken Säuren abgesehen) chemisch sehr beständig ist. Er ist auch mechanisch äußerst widerstandsfähig, selbst gegenüber abrasiven Medien. Der wichtigste Aspekt seiner Anwendung ist die gegenüber Germanium geringere Reflexion, weshalb die relativ kratzempfindliche Antireflexschicht wegfällt. Der nutzbare Übertragungsbereich liegt bei 2 ... 15 µm, so dass er typischerweise im mittleren (3 ... 5 µm) und im langen (7,5 ... 14 µm) Spektralbereich eingesetzt wird.

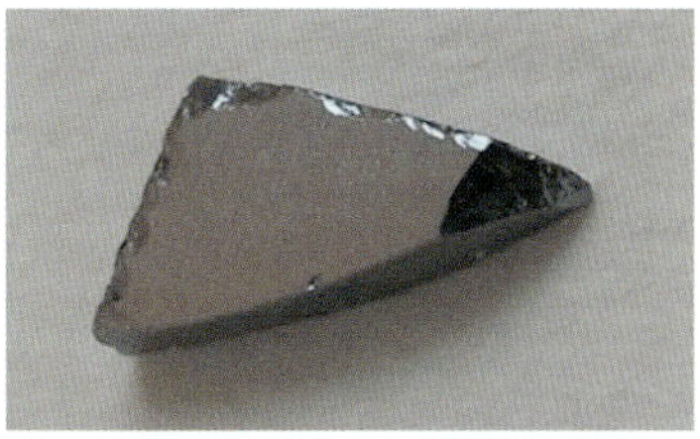

Abb. 221: Galliumarsenid-Kristall (von W. Oelen auf Wikipedia, frei verwendbare Lizenz, CC BY-SA 3.0 [A91])

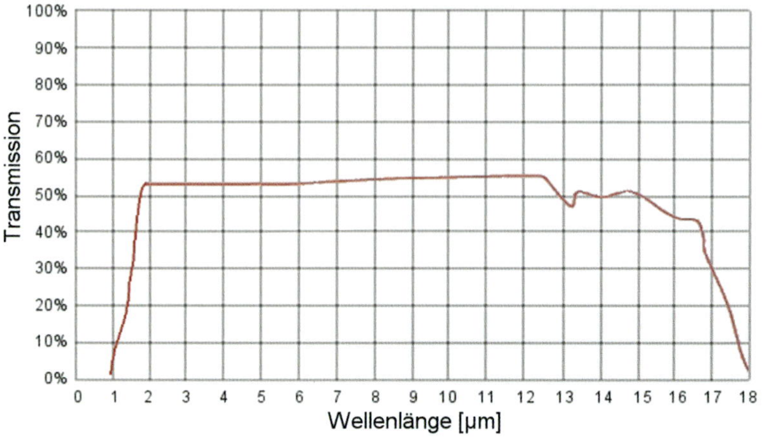

Abb. 222: Transmission von Galliumarsenid

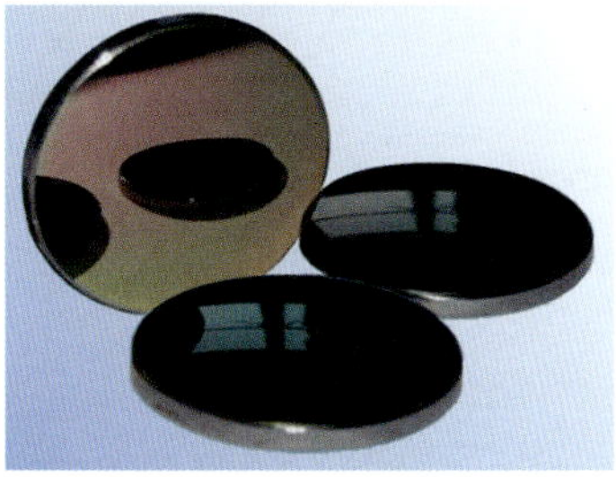

Abb. 223: Linsen aus Galliumarsenid (Illustration)

Germanium (Ge)

Germanium ist ein seltenes Metall (Halbleiter), das für fast den gesamten Spektralbereich der Infrarotstrahlung (von 2 bis 15 µm) einen hohen Transmissionsgrad aufweist. Sein Brechungsindex ist sehr hoch, wodurch Sonderoptiken erzeugt werden können. Jedoch verringert sich seine Durchlässigkeit auf 50% durch Reflexion nach dem optischen Polieren. Germaniumlinsen benötigen daher eine reflexionsmindernde (ARC) Beschichtung, die gleichzeitig auch als Spektralfilter fungiert. Germanium wird typischerweise im mittleren Spektralbereich bei 3 ... 5 µm und im langwelligen Bereich bei 7,5 ... 14 µm bis max. 300 °C Umgebungstemperatur eingesetzt.

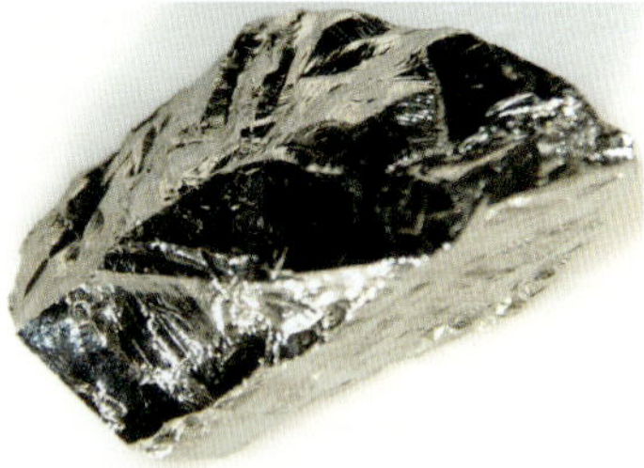

Abb. 224: reines Germanium [A92] (http://images-of-elements.com/germanium.php frei verwendbare Lizenz, CC BY-SA 3.0)

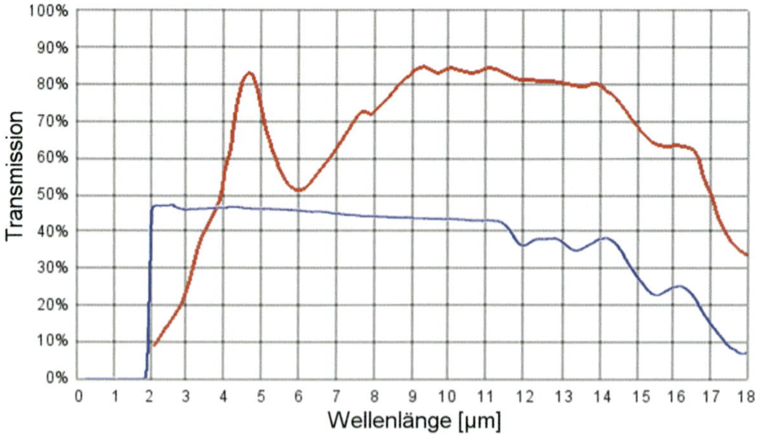

(blau: 10 mm, ohne ARC / rot: 10 mm mit ARC)

Abb. 225: Transmission von Germanium

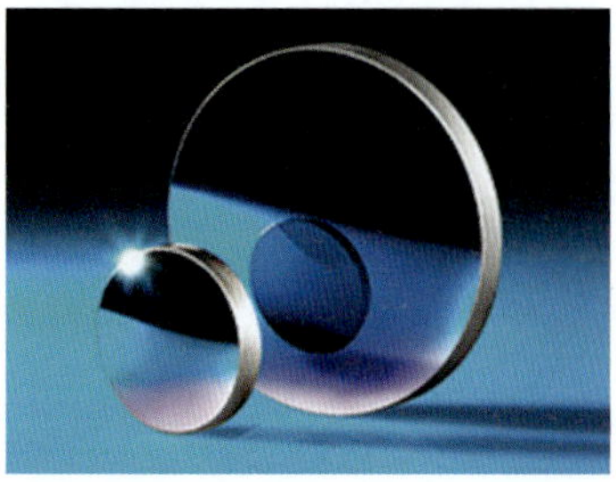

Abb. 226: Linsen aus Germanium (mit freundlicher Genehmigung von Edmund Optics, www.edmundoptics.eu [A93])

Kaliumbromid (KBr)

Kaliumbromid ist ein anorganisches Salz, ein farbloses Kristall, das in einem breiten Spektralbereich eine sehr hohe Transmission aufweist. Trotz der guten mechanischen Widerstandsfähigkeiten ist die Löslichkeit in Wasser, Methanol und Ethanol nachteilig. Es ist üblich, Kaliumbromid in solchen Fällen zu verwenden, wo die Linsen gegen Feuchtigkeit mittels einer Schutzschicht geschützt werden können. Der nutzbare Transmissionsbereich reicht von 250 nm bis 26 µm. Kaliumbromid kann daher in allen Infrarotbereichen bis zu Umgebungstemperaturen von bis zu 300 °C eingesetzt werden.

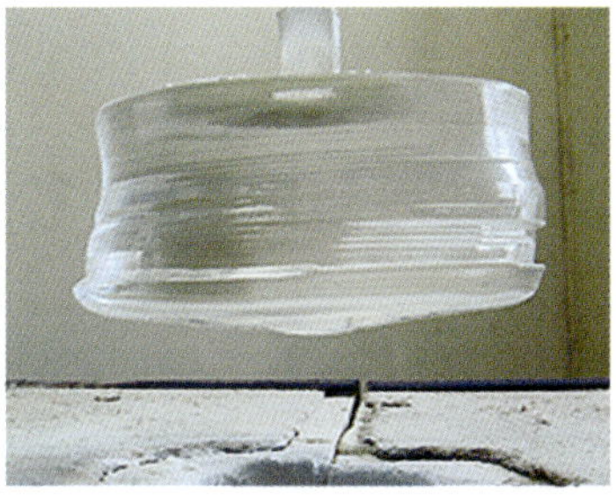

Abb. 227: Kaliumbromid-Kristall [A94] (mit freundlicher Genehmigung der ISP Optics Corp., www.ispoptics.com)

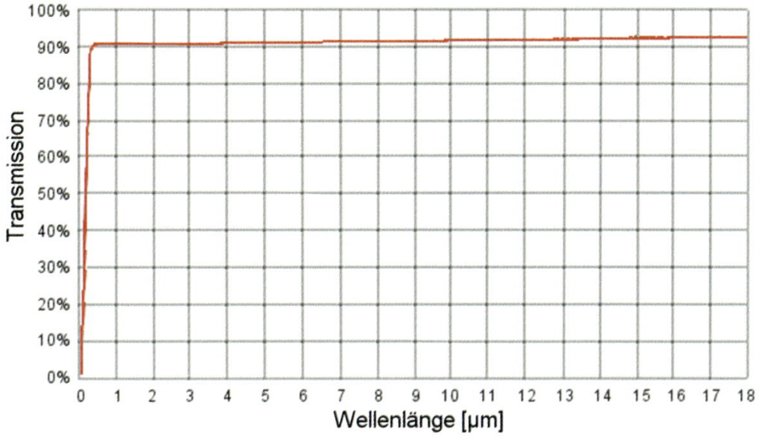

Abb. 228: Transmission von Kaliumbromid

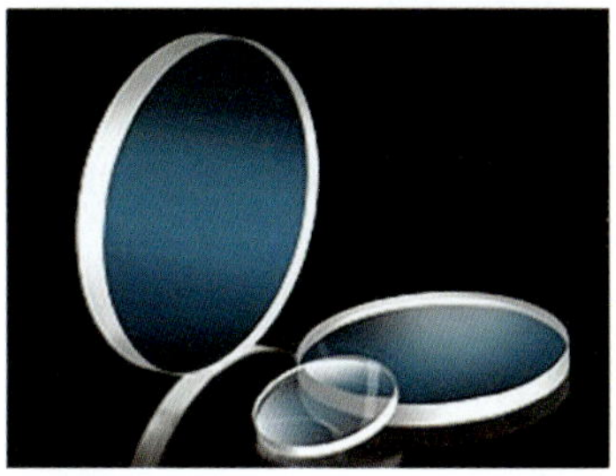

Abb. 229: Linsen aus Kaliumbromid
(mit freundlicher Genehmigung von Edmund Optics, www.edmundoptics.eu [A95])

Kaliumchlorid (KCl)

Kaliumchlorid ist eine weiße kristalline Substanz, die als Alkalimetall-Halogenid klassifiziert wird. Die Kristallstruktur von KCL ist der von NaCl (Natriumchlorid = Kochsalz) sehr ähnlich. Dank seines sehr weiten Transmissionsbereiches von 300 nm bis 20 µm ist es üblich, dieses Material für Fenster und Linsen in allen Infrarotbereichen gleichermaßen zu verwenden. Allerdings nur dann, wenn die Wasser löslichkeit von Kaliumchlorid kein Problem bedeutet. Vor Feuchtigkeit geschützt ist eine Anwendung als optisches Element bis 400 °C möglich.

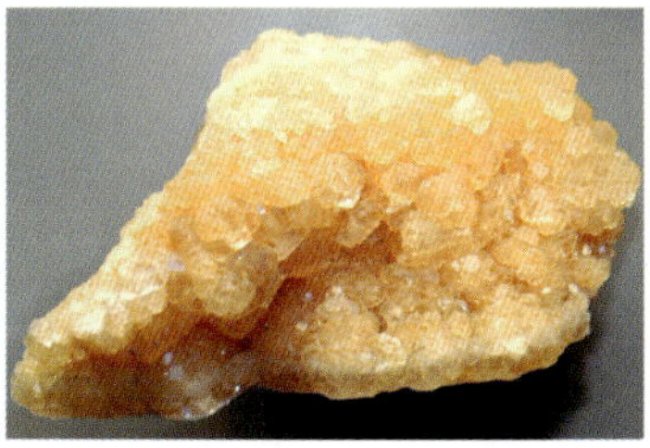

Abb. 230: Kaliumchlorid-Kristall (André Karwath auf Wikipedia, frei verwendbare Lizenz, CC BY-SA 2.5 [A96])

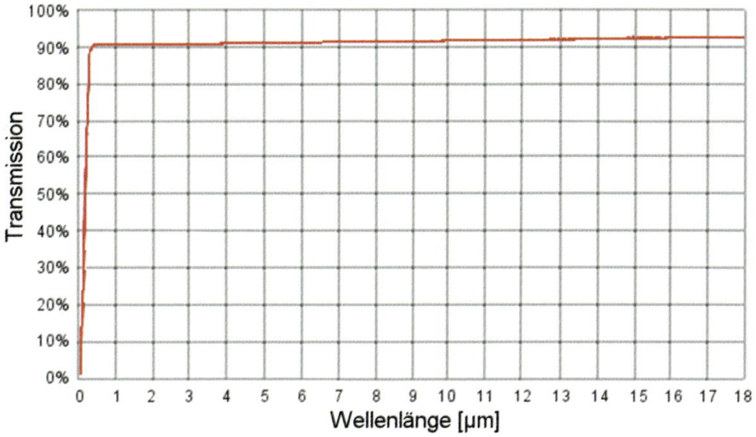

Abb. 231: Transmission von Kaliumchlorid

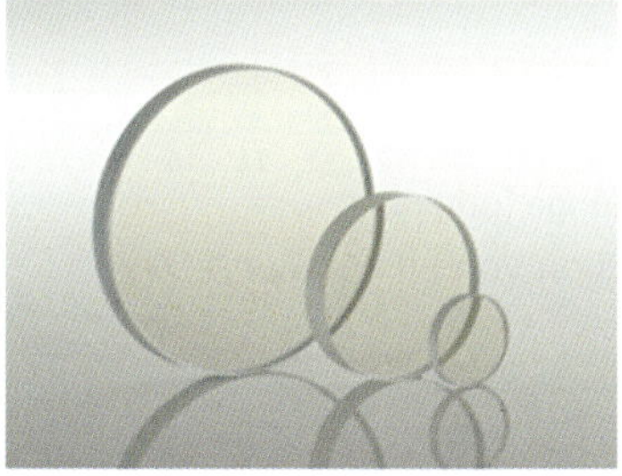

Abb. 232: Linsen aus Kaliumchlorid
(mit freundlicher Genehmigung von Knight Optical (UK) Ltd., www.knightoptical.com [A97], bearbeitet)

Kalziumfluorid (CaF_2)

In der Natur liegt dieses Material (genauer benannt: Kalziumdifluorid) in kristalliner Form - als Fluorit oder Flussspat bezeichnet - vor. Kalziumfluorid ist ein farbloses, leicht bläuliches Material mit ausgesprochen hoher Transmission im kurzen und mittleren infraroten Wellenlängenbereich. Da es allerdings bei hohen Temperaturen brüchig wird und ab 500 °C oxidiert, kann es nur zu einer Verwendung bis maximal 150 °C empfohlen werden. Linsen aus Kalziumfluorid können (mit Antireflex-Beschichtung) in allen Spektralbereichen angewandt werden, typisch sind 0,8 ... 2,5 µm, 3 ... 5 µm und 7,5 ... 9,0 µm.

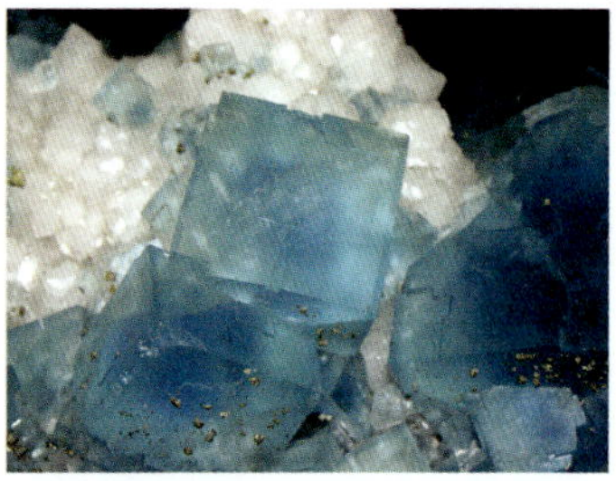

Abb. 233: Kalziumfluorid-Kristall (von Giovanni Dall'Orto auf Wikipedia, frei verwendbare Lizenz, mit freundlicher Genehmigung von Giovanni Dall'Orto [A98])

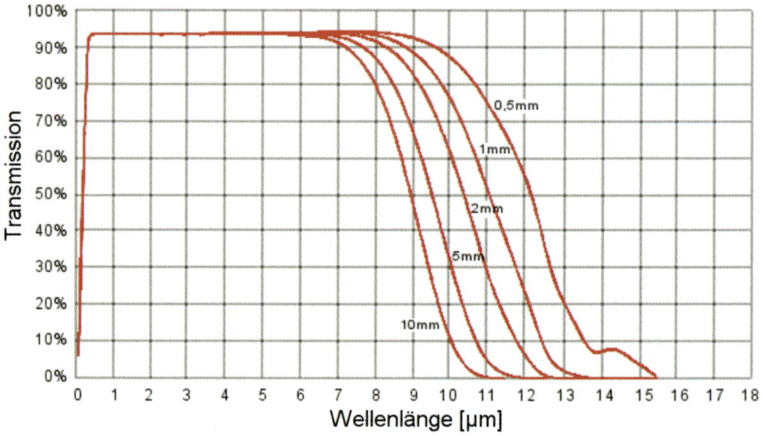

Abb. 234: Transmission von Kalziumfluorid in verschiedenen Stärken

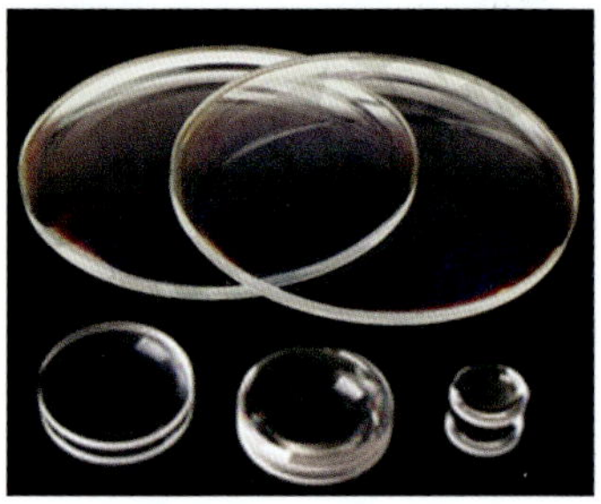

Abb. 235: Linsen aus Kalziumfluorid (Illustration)

Lithiumfluorid (LiF)

Lithiumfluorid, das Lithiumsalz der Fluorwasserstoffsäure ist eine klares, transparentes Kristall. Seine Struktur (und somit seine Eigenschaften) sind denen des NaCl (Kochsalz) sehr ähnlich. Da Lithiumfluorid die besten Ultraviolett-Transmissionseigenschaften aufweist, wird es bevorzugt als Rohmaterial für UV-Optiken genutzt. Aufgrund seiner hohen Transmission wird es jedoch auch zur Herstellung von Infrarot-Linsen im mittlerem Infrarotbereich (3 ... 5 µm) verwendet, für die dann keine Antireflexbeschichtungen erforderlich sind. (Natürlich können auch Linsen für den kurzwelligen Bereich aus LiF angefertigt werden.)

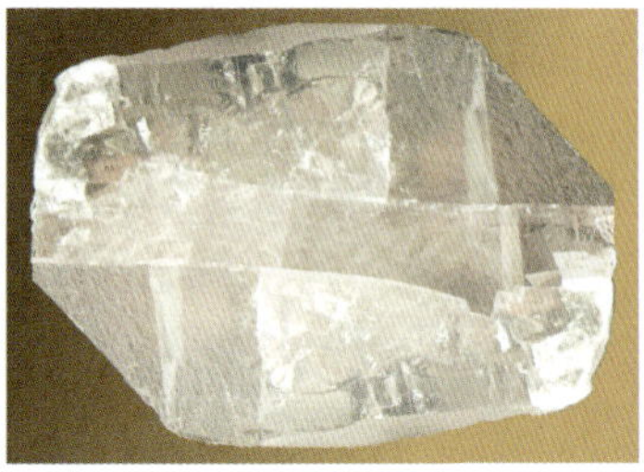

Abb. 236: Lithiumfluorid-Kristall (Illustration)

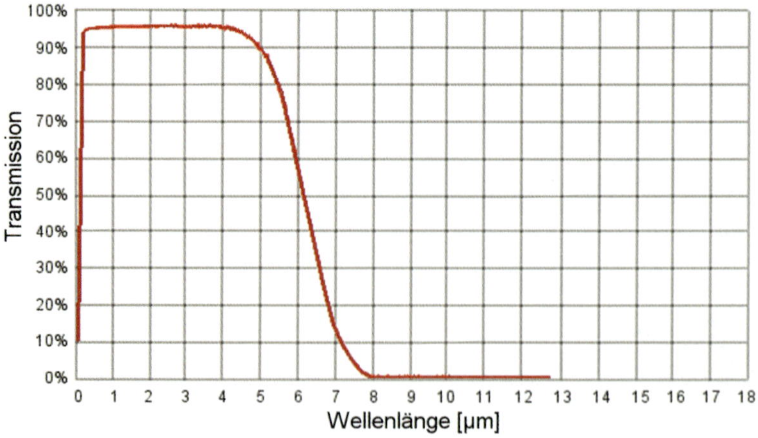

Abb. 237: Transmission von Lithiumfluorid

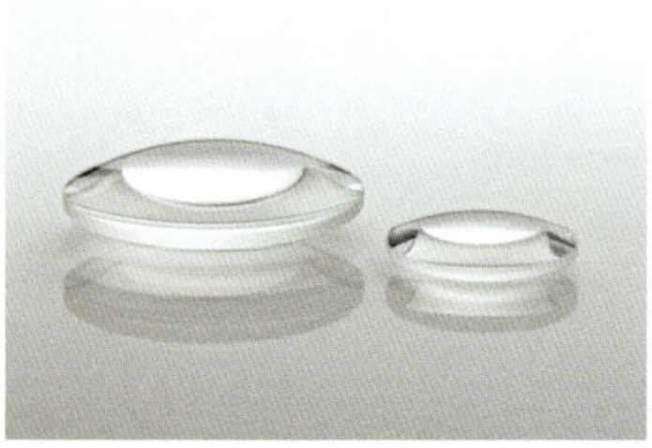

Abb. 238: Linsen aus Lithiumfluorid
(mit freundlicher Genehmigung von Knight Optical (UK) Ltd., www.knightoptical.com [A99])

Magnesiumfluorid (MgF_2)

Magnesiumfluorid ist ein selten in der Natur vorkommendes kristallines Material mit sehr hoher Transmission im Spektralbereich von 0,11 ... 7,5 µm und zeichnet sich weiterhin durch einen sehr niedrigen Brechungsindex aus. Seine Herstellung mittels Heißpress-Kristallzüchtung ist vergleichsweise kostengünstig im Vergleich zu vielen anderen Infrarotlinsenmaterialien. Es kann mechanischen und thermischen Einwirkungen gut widerstehen. Vorteilhaft ist auch, dass keine Antireflexionsbeschichtung notwendig ist. Die Anwendung von Magnesiumfluorid ist für Linsen im kurz- und mittelwelligen Spektralbereich möglich.

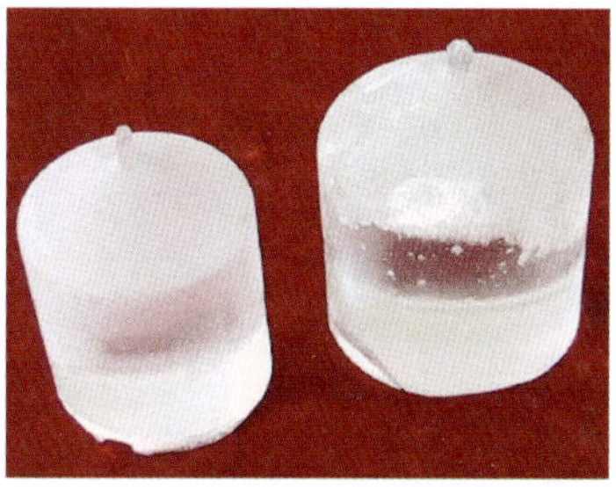

Abb. 239: Magnesiumfluorid-Kristall (mit freundlicher Genehmigung von Biotain Co. Hongkong, www.crystal-material.com [A100])

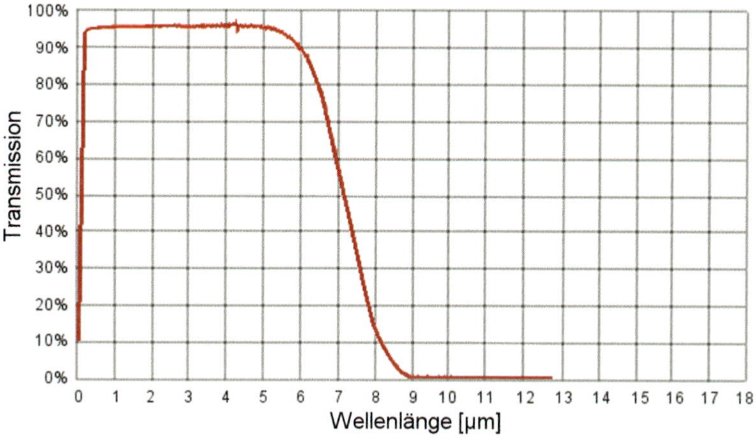

Abb. 240: Transmission von Magnesiumfluorid (in 10 mm Dicke)

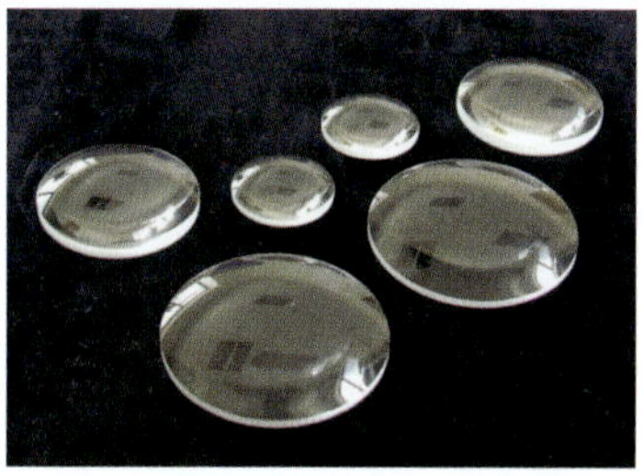

Abb. 241: Linsen aus Magnesiumfluorid (mit freundlicher Genehmigung von CRYSTRAN Ltd., www.crystran.co.uk [A101])

Natriumchlorid (NaCl)

Natriumchlorid (NaCl) - allgemein bekannt als Salz (Steinsalz, Meersalz, Kochsalz) - ist eine der lebenswichtigsten chemischen Verbindungen auf der Erde. Es ist ein farbloses kristallines Material mit einer Struktur aus kubisch zentrierten Würfeln. Für Optiken ist die Transmission von 0,2 bis 15 µm (bis 10 µm sogar über 90%) sehr günstig. Nachteilig ist aber die hohe Empfindlichkeit gegenüber Feuchtigkeit, weshalb Natriumchlorid nur mit feuchtigkeitsbeständigen Beschichtung verwendet werden kann. Es verträgt auch keine Wärmeschocks, die empfohlene maximale Umgebungstemperatur beträgt 400 °C.

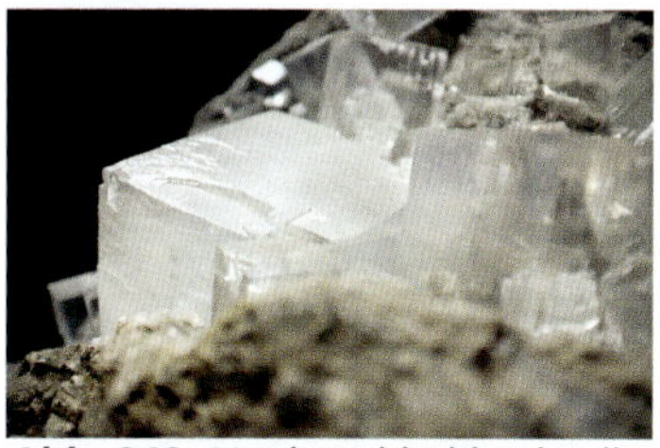

Abb. 242: Natriumchlorid-Kristall (mit freundlicher Genehmigung von Thomas Schmidt, Stadt Herne [A102])

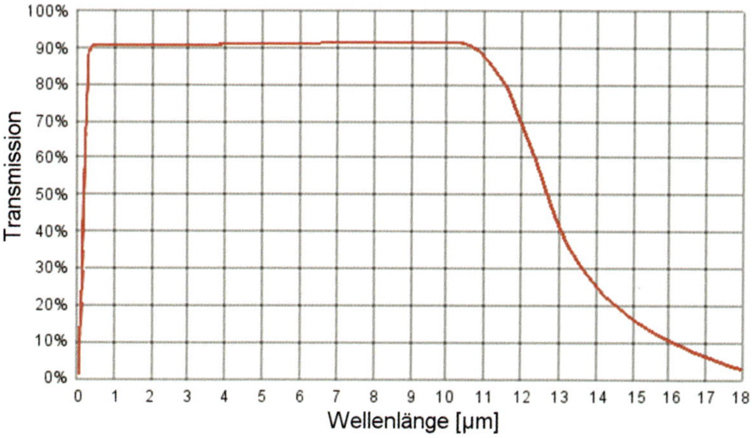

Abb. 243: Transmission von Natriumchlorid

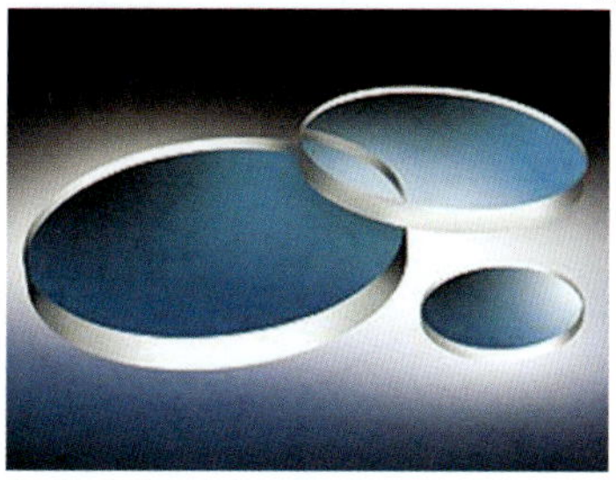

Abb. 244: Linsen aus Natriumchlorid (mit freundlicher Genehmigung von Edmund Optics, www.edmundoptics.eu [A103])

Saphir (Al_2O_3)

Saphir ist eine Unterart des Minerals Korund, ein farbloses, sehr hartes, mit 2000 kg/cm² mechanisch hochfestes Kristall, welches im Wellenlängenbereich 0,17 ... 6,5 µm einen hohen Transmissionsgrad aufweist. Sein Schmelzpunkt liegt mit 2040 °C extrem hoch, aber es hat auch zwei (schlechte) Eigenschaften: es ist in Wasser und mehreren chemischen Reagenzien löslich (wenn auch langsam) und hat einen sehr hohen Preis. Saphir wird typischerweise im infraroten Kurz- und Mittelwellenbereich von 0,2 bis 5,5 µm verwendet.

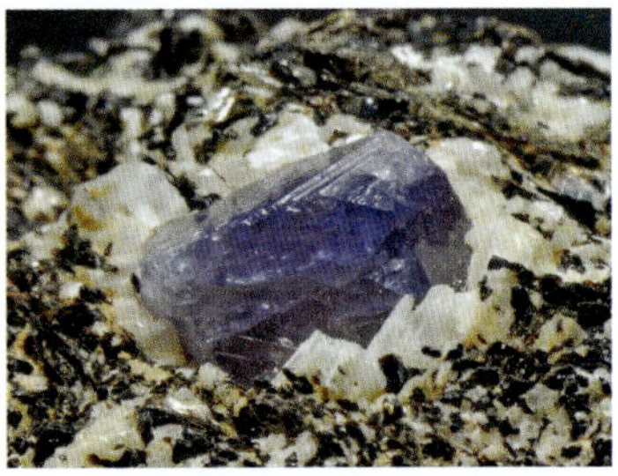

Abb. 245: Saphir-Kristall
(Parent Géry auf Wikipedia, frei verwendbare Lizenz, CC BY-SA 3.0 [A104])

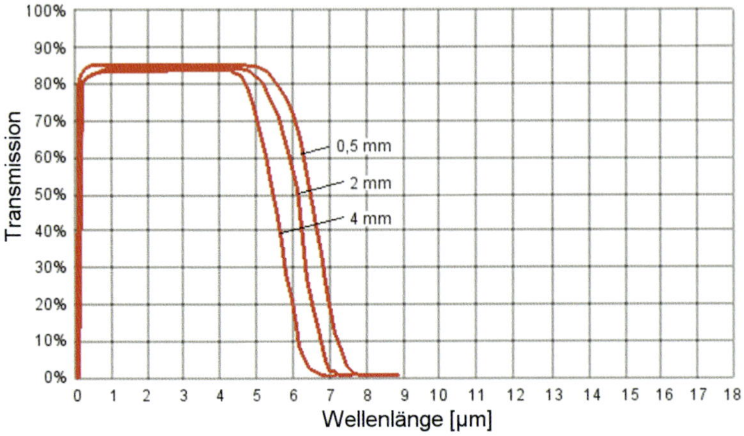

Abb. 246: Transmission von Saphir in verschiedenen Stärken

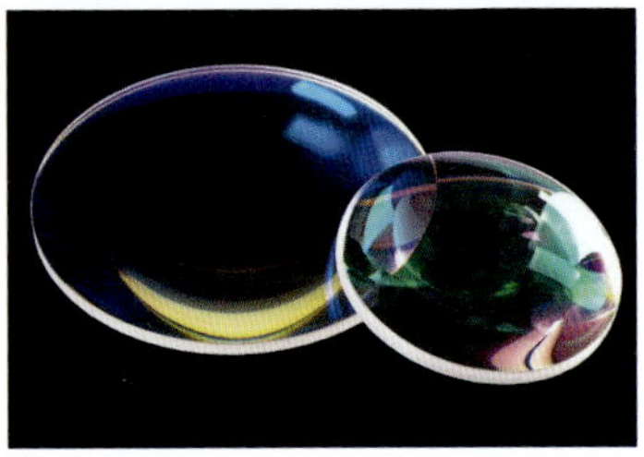

Abb. 247: Linsen aus Saphir (Illustration)

Silizium (Si)

Silizium ist eines der häufigsten Elemente des Universums, ein graues, metallisch glänzendes Halbleitermaterial. Seine chemische und mechanische Widerstandsfähigkeit, sowie seine relativ preiswerte Gewinnung sind günstig, seine außerordentliche Härte erhöht jedoch die Herstellungskosten der Linsen. Die am häufigsten verkommenden Anwendungen - mit entsprechender Antireflexionsbeschichtung (ARC) - sind auf den mittleren Wellenlängenbereich (3 ... 5 µm) beschränkt.

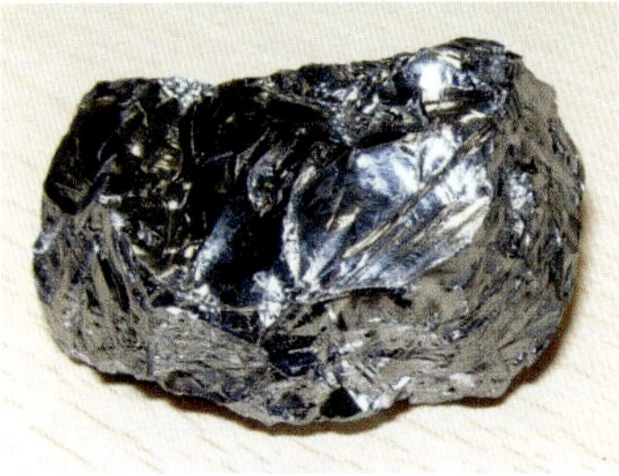

Abb. 248: reines Silizium
(Enricoros at English Wikipedia, vom Urheber als gemeinfrei veröffentlicht [A105])

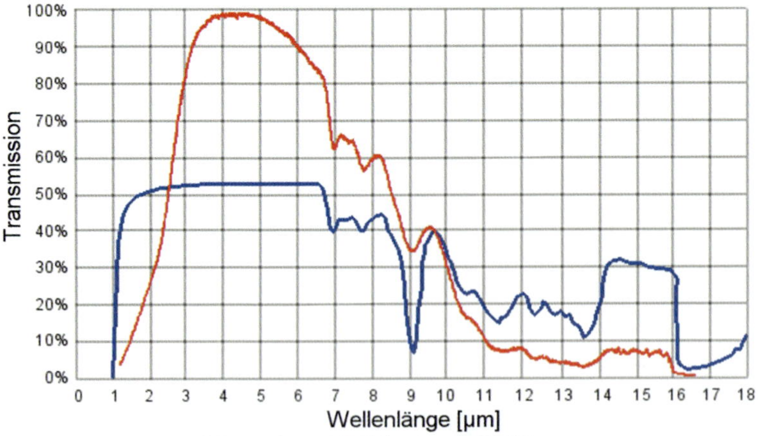

(blau: ohne ARC / rot: mit ARC)

Abb. 249: Transmission von Silizium (mit und ohne ARC)

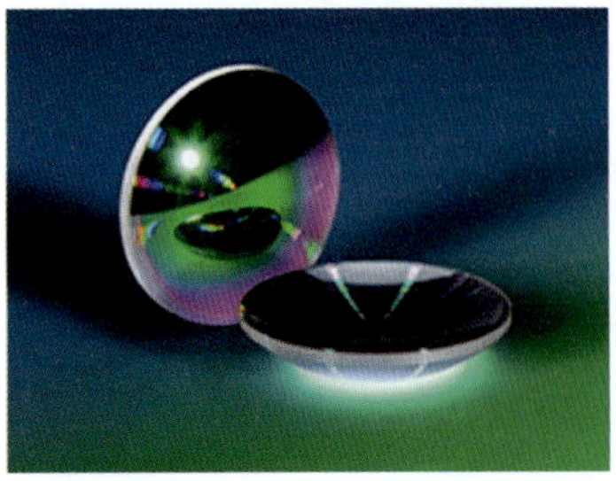

Abb. 250: Linsen aus Silizium
(mit freundlicher Genehmigung von Edmund Optics, www.edmundoptics.eu [A106])

Thalliumbromidiodid (Tl(Br,I) bzw. KRS-5)

Thalliumbromidiodid (KRS-5) ist ein Salz aus 42 % Thallium(I)-bromid und 58 % Thallium(I)-iodid. Es hat eine hohe Durchlässigkeit (>70%) für den breiten und sehr langwelligen Spektralbereich von 0,7 bis 32 µm, ist aber aufgrund seiner toxischen Eigenschaften schwierig zu handhaben. Die Antireflexions- bzw. Spektralfilterbeschichtungen stellen gleichzeitig den Toxizitätsschutz dar. Drücken kann Tl(Br,I) nicht standhalten, da es kaltfließende Materialeigenschaften aufweist.

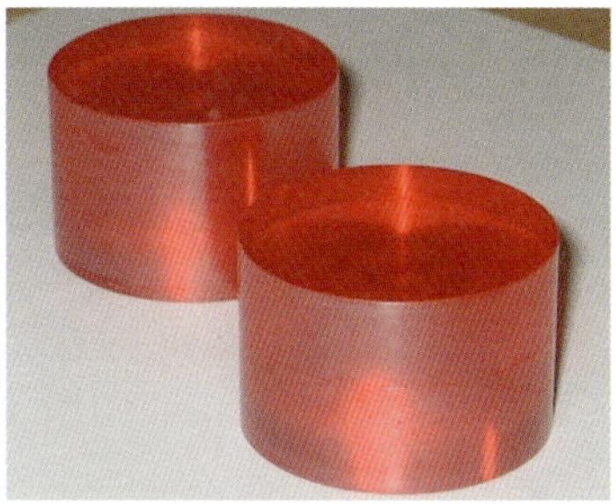

Abb. 251: KRS-5 Kristall
(mit freundlicher Genehmigung von Crystaltechno, www.crystaltechno.com [A107])

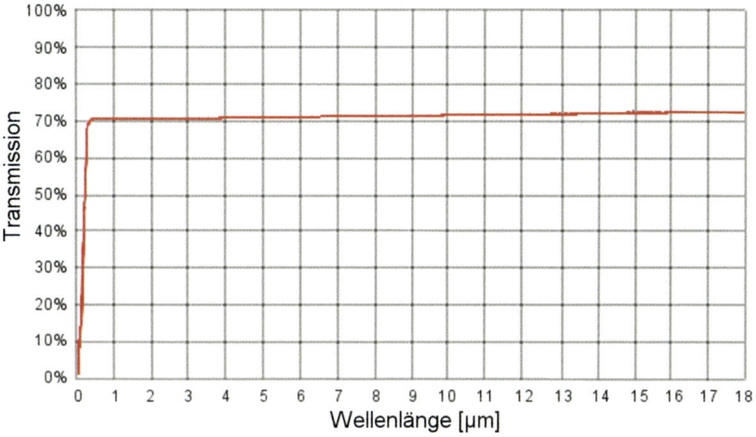

Abb. 252: Transmission von KRS-5 (10 mm)

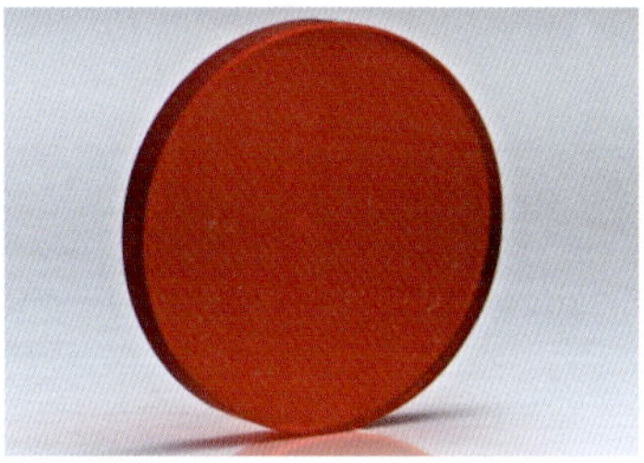

Abb. 253: Linse aus KRS-5
(mit freundlicher Genehmigung von Knight Optical (UK) Ltd., www.knightoptical.com [A108])

Zinkselenid (ZnSe)

Zinkselenid ist ein künstlich produzierter - hellorangener - Kristall. Er zeichnet sich durch eine hohe Transmission über einen sehr breiten Wellenlängenbereich vom sichtbarem Licht (0,7 µm) bis zur langwelligen Infrarotstrahlung (15 µm) aus. Die für Infrarotoptiken notwendige Transmission wird durch eine Antireflexbeschichtung nach dem optischen Polieren erreicht. ZnSe ist feuchteunempfindlich, chemisch stabil und mechanisch fast so fest wie Germanium, so dass es in Labor- und Industrieanwendungen Einsatz findet.

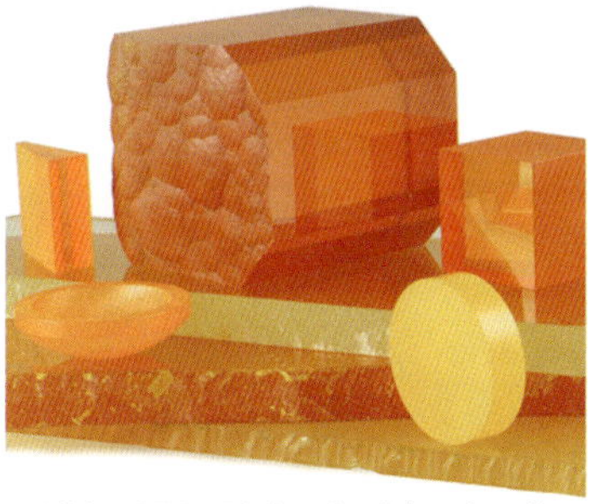

Abb. 254: Zinkselenid-Kristall
(mit freundlicher Genehmigung der II-VI GmbH, www.ii-vi.com [A30])

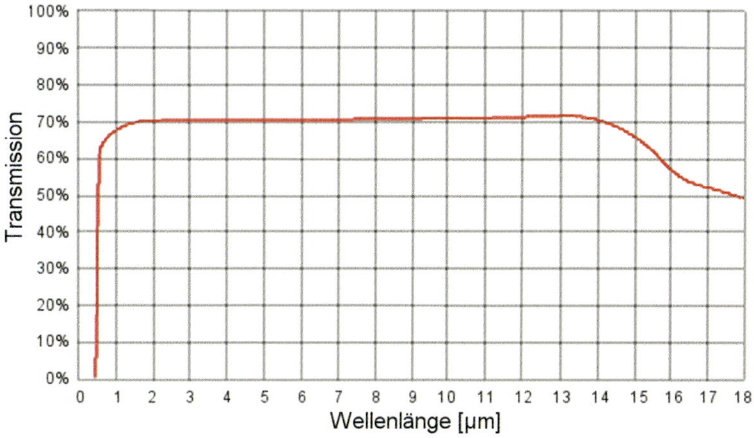

Abb. 255: Transmission von Zinkselenid

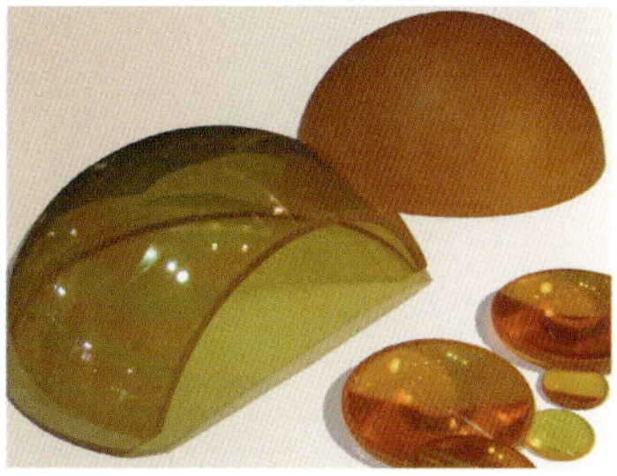

Abb. 256: Linsen aus Zinkselenid
(mit freundl. Genehmigung von Crystaltechno Ltd, www.crystaltechno.com [A109], durch Autor bearbeitet)

Zinksulfid (ZnS)

Das in der Natur vorkommende mineralische Zinksulfid wird Sphalerit, Wurtzit oder Zinkblende genannt, ist unlöslich in Wasser bzw. organischen Säuren und auch besonders bruchfest. Aufgrund seiner hervorragenden Wasserbeständigkeit und Beständigkeit gegenüber abrasiven Medien wird es häufig in Flugzeugen eingesetzt. Das polykristalline, gelbliche optische Zinksulfid (auch CVD, FLIR Grade) ist im sichtbaren Bereich opak (trübe). Das daraus herstellbare multispektrale Clear Grade Zinksulfid ist vollständig transparent, auch für sichtbares Licht. Typischerweise wird das CVD-ZnS im Bereich 8 ... 12 µm, das multispektrale ZnS dagegen auch im Spektralband 3 ... 5 µm verwendet. Die Linsen sollten mit geeigneter Bandfilterbeschichtung versehen sein.

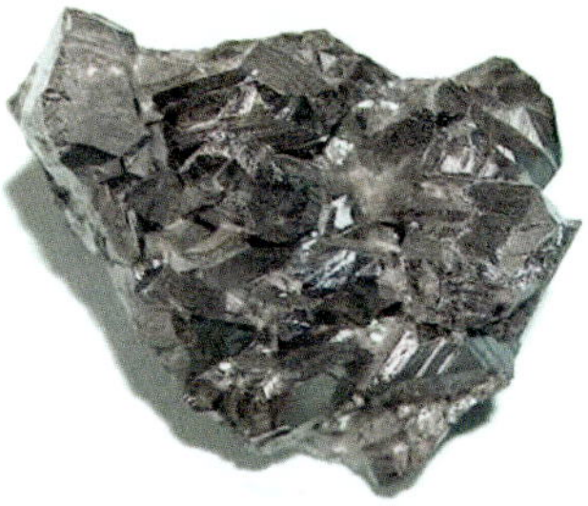

Abb. 257: Zinksulfid-Kristall [A110]
(Andreas Früh (Andel) auf Wikipedia, frei verwendbare Lizenz, CC BY-SA 3.0)

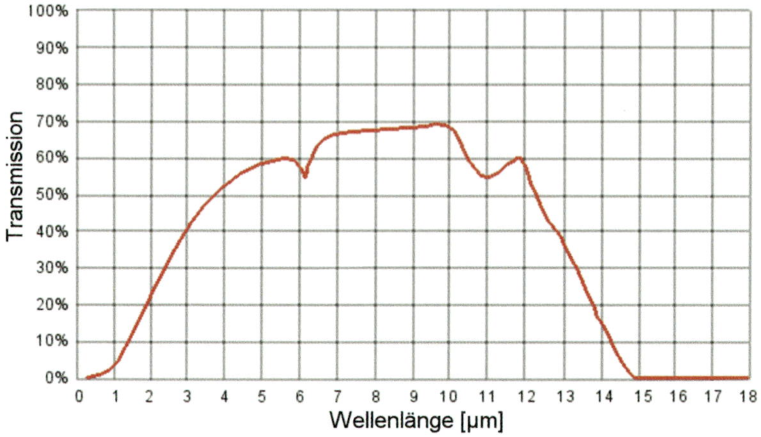

Abb. 258: Transmission von Zinksulfid

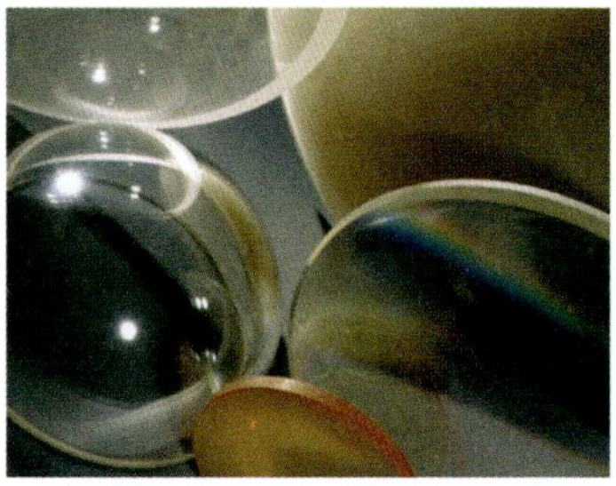

Abb. 259: Linsen aus Zinksulfid
(mit freundlicher Genehmigung der Vitron GmbH, www.vitron.de [A111])

Chalkogenid-Glas

Als Chalkogenid-Glas werden Gläser auf Basis von Sulfid (S), Selenid (Se) oder Tellurid (Te) bezeichnet. Im Vergleich zu herkömmlichem Silikatglas (auf Basis von Kieselsäure SiO_2) haben die Chalkogenide hohe Transmissionsgrade über einen breiten Spektralbereich von 0,8 µm bis zum langen Infrarot: Sulfidgläser bis 6 µm, Selenid- oder Telluridgläser bis 10 µm. Der Brechungsindex dieser Gläser ist relativ hoch (n>2), gegenüber mechanischen Einwirkungen und thermischen Schocks sind sie unempfindlich. Sie können bis zu Umgebungstemperaturen von bis zu 300 °C verwendet werden. Ihr Sortiment wird ständig erweitert, obwohl ihre Produktion nicht unbedingt günstiger ist als herkömmliches Germanium.

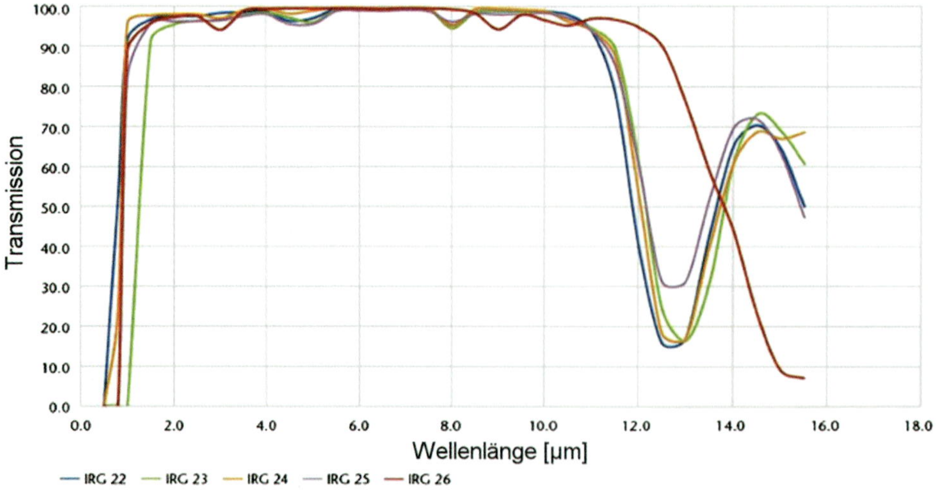

Abb. 260: Transmission von Schott IRG 22, IRG 23, IRG 24, IRG 25, IRG 26 (in 10 mm Stärke)
(mit freundlicher Genehmigung der SCHOTT AG, www.schott.com/advanced_optics [A112])

Handelsübliche Chalkogenid-Gläser

Chalkogenid-Gläser, die für Infrarot-Optiken verwendet werden, werden unter verschiedenen Markennamen angeboten, obwohl einige von ihnen fast die gleiche Zusammensetzung und Eigenschaften besitzen. Die folgende Tabelle enthält einige bekannte Typen (ohne Anspruch auf Vollständigkeit).

Markenname	***AMTIR 1 GASIR 1 IG 2 IRG 22***	***IG 3 IRG 23***	***IG 4 IRG 24***	***IG 5 IRG 25***	***IG 6 IRG 26***
Chemische Zusammensetzung	Ge 33% As 12% Se 55%	Ge 30% As 13% Se 32% Te 25%	Ge 10% As 40% Se 50%	Ge 28% Sb 12% Se 60%	As 40% Se 60%
Spektralbereich	0,9 ... 14 µm	1,1 ... 14 µm	0,9 ... 14 µm	1,0 ... 14 µm	0,9 ... 14 µm
AMTIR ist eingetragene Handelswarenbezeichnung der Amorphous Materials Inc. GASIR ist eingetragene Handelswarenbezeichnung der Unicore Electro-Optic Materials IG ist eingetragene Handelswarenbezeichnung der VITRON Spezialwerkstoffe GmbH IRG ist eingetragene Handelswarenbezeichnung der Schott Advanced Materials					

Tabelle 21: Zusammensetzung und typische Transmissionen einiger Chalkogenid-Glasmarken (erstellt anhand von Angaben aus [T105])

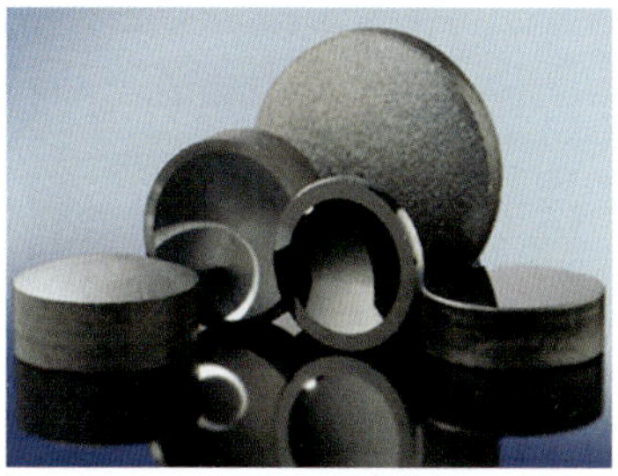

Abb. 261: Chalkogenid-Glas-Presslinge (mit freundl. Genehmigung von SCHOTT AG, www.schott.com/advanced_optics [A113])

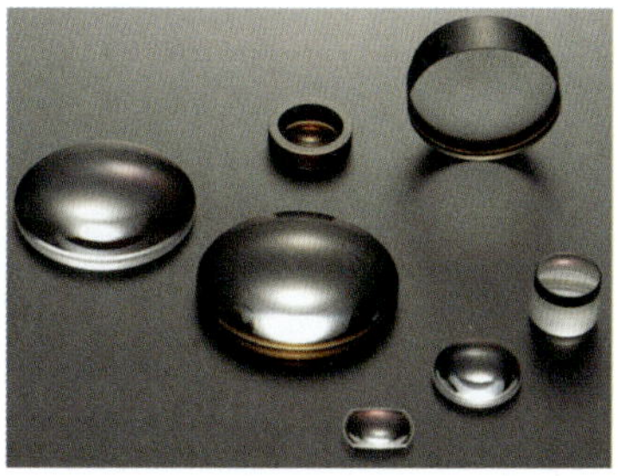

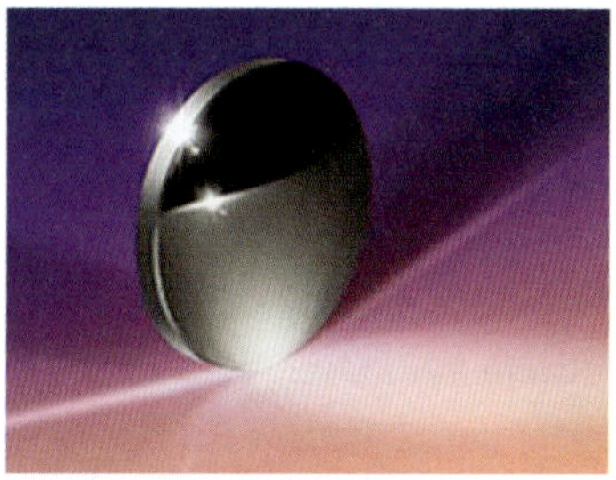

Abb. 262 und **263:** Linsen aus Chalkogenid-Glas (mit freundl. Genehmigung von AGC Inc. Tokyo, www.agc.com [A114]) (mit freundl. Genehmigung von Edmund Optics, www.edmundoptics.eu [A115])

Weitere Materialien für IR-Optiken

Für Infrarot-Prismen, Fenster und Strahlungsteiler, hauptsächlich jedoch für Infrarotmessungen von Weltraumsatelliten aus, wird die **Cäsiumiodid (CsI)**-Verbindung bevorzugt, da es von der Kristallstruktur her ein relativ flexibles Material ist. Dadurch kann es extremen mechanischen und thermischen Schocks standhalten und weist eine ausgezeichnete Permeabilität von einigen 100 nm bis 70 µm auf. Es ist jedoch sehr feuchtigkeitsempfindlich: schon 35% relative Luftfeuchtigkeit schädigt seine optisch polierte Oberfläche irreversibel.

Ein weiteres, gerade erst neu aufkommendes Material ist Galliumphosphid (GaP), das besonders für solche Anwendungen geeignet erscheint, bei denen eine „bi-spektrale" Transmission (gleichzeitige Durchlässigkeit für sichtbares Licht und den mittleren bzw. langwelligen Infrarotbereich) angestrebt wird. Es hat gute mechanische Eigenschaften wie Germaniumarsenit (GaAs), sowie gute Transmissionsfähigkeit im Bereich von 0,57 bis 11 µm.

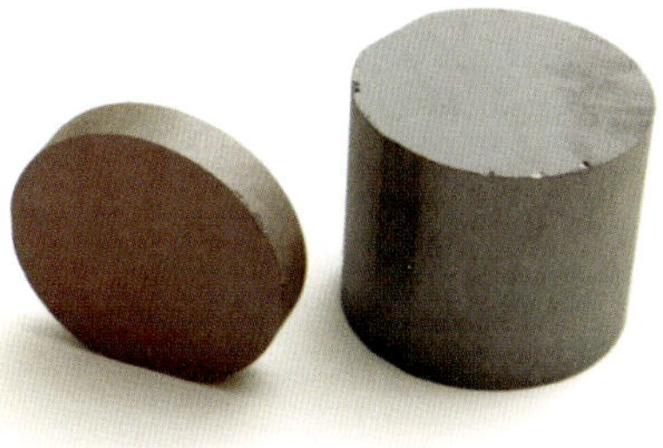

Abb. 264: Galliumphosphid-Kristalle [A116] (Fig. 1. 2" LEC GaP ingot produced by ITME)

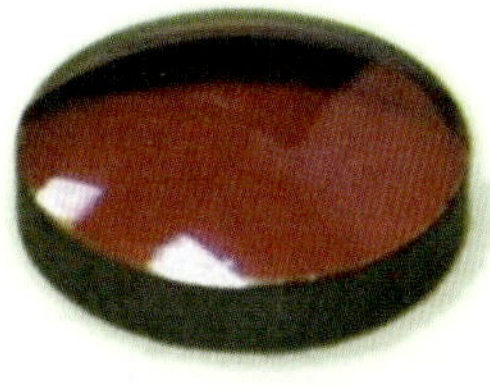

Abb. 265: Linse aus Galliumphosphid [A117] (Fig. 2. ... GaP optical elements of bichromatic lenses)

(beide Fotos aus [T100], lizenziert unter Creative Commons Attribution License)

Die folgenden zwei Tabellen belegen die Intensität der Forschung nach IR-Linsenmaterialien, welche entsprechende Transmissionseigenschaften aufweisen, wirtschaftlich erzeugbar und einfach zu bearbeiten sind, gleichzeitig aber auch mechanisch, chemisch und thermisch resistent sind. Die ersten Tabelle (Tabelle 21) und die grafische Darstellung enthalten verschiedene experimentelle Materialien (spezielle chemische Verbindungen), die zweite Tabelle (Tabelle 22) sogenannte Verbundwerkstoffe.

Besondere chemische Verbindungen für IR-Linsen

Kristall	*Transmissionsbereich*
LBO (LiB_3O_5)	0,16 ... 2,6 µm
LB4 ($Li_2B_4O_7$)	0,16 ... 3,5 µm
CLBO ($CsLiB_6O_{10}$)	0,18 ... 2,7 µm
BBO (β- BaB_2O_4)	0,19 ... 2,6 µm
KTP ($KTiOPO_4$)	0,35 ... 4,5 µm
KTA ($KTiOAsO_4$)	0,35 ... 5.5 µm
LIS ($LiInS_2$)	0,35 ... 12 µm
LISe ($LiInSe_2$)	0,43 ... 13 µm
AGS ($AgGaS_2$)	0,47 ... 13 µm
GaSe	0,62 ... 20 µm
AGSe ($AgGaSe_2$)	0,71 ... 18 µm

Tabelle 22: außergewöhnliche Kristallverbindungen

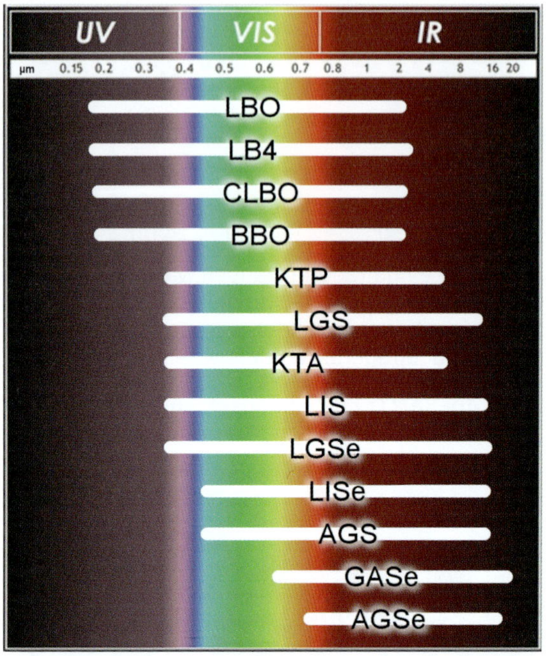

Abb. 266: Übersicht der Transmissionseigenschaften

Kompositmaterialien (Verbundwerkstoffe) für IR-Optiken

Unter den oben aufgeführten Substanzen gibt es mehrere, die entweder eine unzureichende Transmission oder einen ungünstigen Brechungsindex besitzen, oder eben eine nicht ausreichende mechanische Festigkeit, chemische oder Feuchtigkeitsbeständigkeit aufweisen, oder einen ungünstigen thermischen Koeffizienten besitzen. Um die geeigneten optischen und mechanischen Eigenschaften zu erhalten, bestehen beispielsweise die russischen IKS-Linsen aus einer Oberflächenschicht mit einer Dicke von 0,5 bis 1 mm aus aufgedampftem Zinksulfid und einem polykristallinen Zinkselenid-Linsenkörper Dies verbessert die Feuchtigkeitsbeständigkeit und die mechanischen Eigenschaften gleichermaßen. Allerdings sind die hohen Kosten dieser Materialien nachteilig.

Bezeichnung	*Transmissionsbereich*	*Maximale Umgebungstemperatur*
IKS-23	0,8…9,0 µm	100 °C
IKS-24	0,8…11,0 µm	160 °C
IKS-25	1,5…1,7 µm	100 °C
IKS-27	1,5…16,0 µm	170 °C
IKS-28	1 …12 µm	100 °C
IKS-29	1 …15 µm	110 °C
IKS-30	1…11 µm	260 °C
IKS-31	1…15 µm	240 °C
IKS-32	1,5…15,0 µm	190 °C
IKS-33	7…16 µm	100 °C

Tabelle 23: Kompositmaterialien (Verbundwerkstoffe) für IR-Optiken [W7]

Zusammenfassung

Zur besseren Übersicht über die Materialien in diesem Abschnitt fasst die folgende Abbildung die Transmissionswellenlängenbereiche für die häufigsten bzw. bedeutendsten (erwähnten) Linsenmaterialien zusammen. Während es sehr viele Materialien für den kurzen und mittleren Infrarot-Wellenbereich gibt, hat der langwellige Spektralbereich weit weniger Auswahl. Letztere Materialien haben dazu noch die meist größeren Einschränkungen bezüglich mechanischer Festigkeit, thermischer oder chemischer Beständigkeit, oder sie sind (noch dazu) äußerst kostenintensiv.

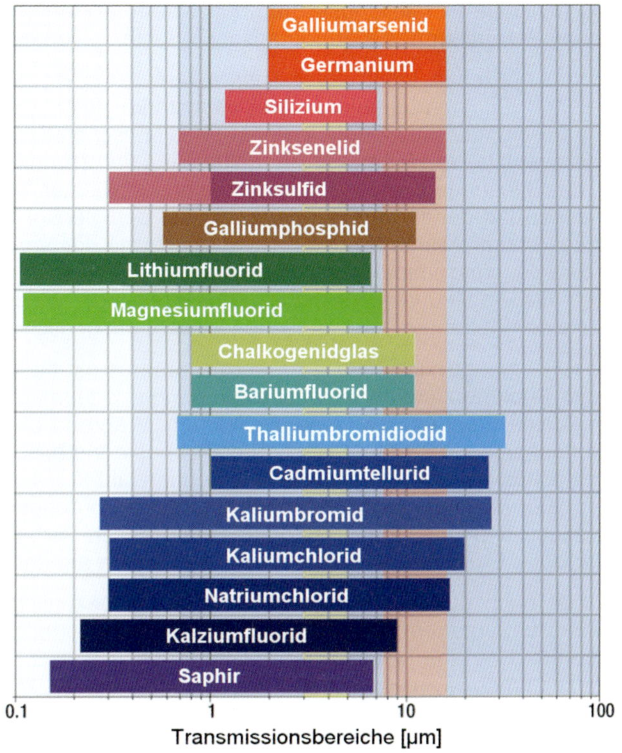

Abb. 267: Transmissionswellenlängenbereiche häufiger Linsenmaterialien

Einige bekannte Hersteller von optische Materialien und IR-Linsen

Die folgende Liste enthält in alphabetischer Reihenfolge - also ohne Bezug auf Größe oder Wichtigkeit - Unternehmen für optische Materialien und IR-Linsen und erhebt in keiner Weise Anspruch auf Vollständigkeit. Die Aufzählung dient lediglich dazu, all denen eine Informationen zu geben, die ihrer Applikation entsprechende IR-Optiken/Materialien suchen, welche aber über den Umfang des Buches hinausgehen.

Angstrom Precision Optics Inc., USA
Crystal GmbH, Deutschland
Crystaltechno Ltd., Italien
Corning NetOptix, USA
Diversified Optical Products, Großbritannien
DRS Optronics, USA
Elcan Optical Systems, Kanada
Edmund Optics, USA
General Optics (Asia) Ltd., India
Global Optics (UK) Ltd., Großbritannien
IGM, Italien
II-VI Incorporated, Kanada
Infrared Optical Products, USA
iPhysicist Ltd., Israel
ISP Optics Corp., USA
Janos Technology LCC, USA
Jenoptik Optical Systems GmbH, Deutschland
Knight Optikal, Großbritannien
Kunming Yunzhe High-Tech Co., Ltd., China
LightWorks Optical Systems Inc., Kanada
Medway Optics Ltd., Großbritannien
Nanjing Creator Optics Co., Ltd., China
Newport Corporation, USA
OASYS GmbH Optics and Systems, Deutschland
OPCO Laboratory Inc., USA
PFG Precision Optics, USA
Photonic Sense GmbH, Deutschland
PIKE Technologies Inc., USA
R'AIN Optics, Italien
Rainbow Research Optics Inc., USA
Rochester Precision Optics, USA
Rocky Mountain Instrument Co., USA
Teledyne Optimum Optical Systems , USA
Schott, Deutschland
Shanghai Optics, China
Spectros AG, Schweitz
Success Infrared, China
U-optics, China
ULO Optics Ltd., Großbritannien
Tydex, Italien
YesOptics, China
Z&Z Optoelectronics Tech. Co., Ltd., China

3.2.9.2. Auswirkung des Linsendurchmessers auf die Messfähigkeiten

Bei der Behandlung der Objektive für Thermokameras kann nicht vermieden werden, einen grundlegenden Unterschied zwischen LowCost- und professionellen Geräten zu machen. Während für die ersteren kleinstmögliche (und damit billigere), fest eingebaute Objektive typisch sind, sind die Objektive professioneller Handgeräte wesentlich größer. Bei letzteren besteht auch typischerweise die Möglichkeit, Wechselobjektive entsprechend der aktuellen Messaufgabe zu verwenden. (LowCost-Geräte mit austauschbaren Linsen werden seit einigen Jahren ebenfalls angeboten.) Kleine Objektive haben einen geringen Materialverbrauch und minimale Herstellungskosten. Mit einem großen Linsendurchmesser können jedoch die messtechnischen Parameter des thermografischen Systems verbessert werden.

Je größer der Durchmesser der optischen Linse einer Thermokamera (bzw. deren Apertur) ist, desto mehr Strahlungsenergie gelangt auf den Detektor. Die Lichtstärke (hier die einfallende Infrarot-Strahlungsintensität bei einem bestimmten Abbildungsmaßstab) des optischen Systems ist das Reziproke der Blendenzahl des Objektives, welche wiederum das Verhältnis aus der Brennweite zum Durchmesser der Aperturblende (oftmals des Linsendurchmessers) beschreibt. Je kleiner die Blendenzahl, desto größer ist der Linsendurchmesser und damit der Energieeintrag auf den Sensor, was wiederum höhere Empfindlichkeit und Genauigkeit bringt. Allerdings unterscheidet sich mit der Vergrößerung des Linsendurchmessers der optische Strahlengang immer mehr vom idealen optischen Modell - der Gaußschen Optik. Dadurch erhöhen sich die Abbildungsfehler (z.B. Bildverzerrung), welche nur durch kostenintensivere Optiken (z.B. Mehrlinsensysteme mit asphärischen Linsen) ausgeglichen werden können.

Ein weiterer wichtiger Aspekt ist Folgender: Im Falle von Thermokameras mit thermischen Detektoren ist es notwendig, deren gegenüber Photonendetektoren wesentlich geringere thermische Empfindlichkeit mit großen Linsendurchmessern (kleine Blendenzahlen) auszugleichen. Während die derzeit besten Mikrobolometer mit Optiken der Blendenzahl $k = 1$ (oder Lichtstärke $f/1$) beste thermische Auflösungen von 20 bis 30 mK erreichen, kann ein Photonendetektor bereits bei Blendenzahl $k = 4$ mit bis zu 20 mK thermischer Auflösung aufwarten. (Bei gleichem Linsenmaterial ergibt die Verdoppelung des Linsendurchmessers die vierfache Bestrahlung des Detektors, was das Signal-Rausch-Verhältnis in gleichem Maße verbessert und somit die thermische Empfindlichkeit der Wärmebildkamera auf das Vierfache erhöht.)

Obige Informationen sollen hier noch durch ein paar Zahlenangaben bezüglich der weit verbreiteten Mikrobolometer-Thermokameras untermauert werden. Low-Cost-Kameras ermöglichen bis zu 100 mK Empfindlichkeit bei 50 Hz Bildrate. Um eine bessere thermische Auflösung (z.B. 80 oder 60 mK) zu erreichen, muss die Integrationszeit erhöht werden - die Bildrate sinkt also auf 30, 25 oder sogar 9 Hz. Bei professionellen Thermokameras sind (je nach Modell) thermische Auflösungen von 30 oder sogar 20 mK bei 50 Hz, 120 oder gar 240 Hz möglich. Dafür kosten aber die kleinen Optiken der LowCost-Thermokameras auch nur bis zu 1000 EUR, bei professionellen Geräten liegen die Preise weit über 3000 EUR.

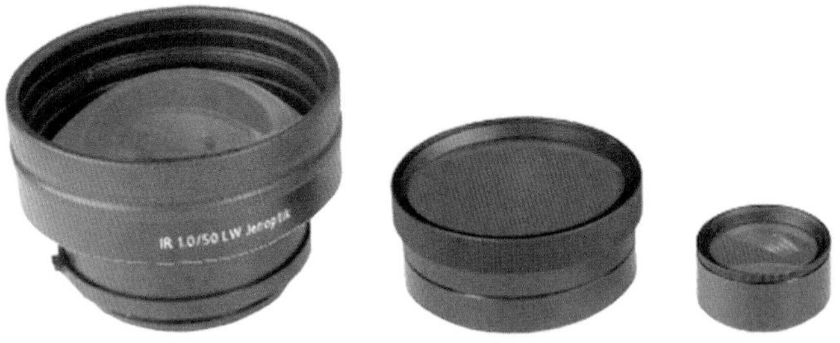

Linsen von Mikrobolometer-Thermokameras: links professionelles System, rechts LowCost-System
Mitte: Linse einer Photondetektor-Thermokamera

Abb. 268: Vergleich verschiedener thermografischer Objektive

3.2.9.3. Außergewöhnliche Infrarot-Optiken

Man kann neben einer Vielzahl von „gewöhnlichen" Infrarot-Optiken (Standard-, Tele- oder Weitwinkelobjektiv) auch einige (wenige) Sonderausführungen finden. Die folgenden zwei Objektive sind absolute Kuriositäten unter den Objektiven für radiometrische Thermokameras.

Ultra-Weitwinkel-Objektiv für die Begutachtung von Schalt- und Verteilerschränken

Für thermografische Prüfungen müssen die Türen von Schaltschränken geöffnet werden, was u.U. nicht nur zu Arbeitsschutzproblemen während des Betriebs führt, sondern oft auch die Beseitigung bestimmter Sicherheitseinrichtungen erfordert. Aus dieser Not entstand wahrscheinlich die Idee des Ultra-Weitwinkelobjektivs der amerikanischen Firma Mikron - das Objektiv SpyGlass™ - zur Untersuchung der elektrischen Anlagenteile ohne Öffnung der Schaltschranktür, lediglich durch ein kleines Loch in sicherheitstechnisch akzeptabler Größe!

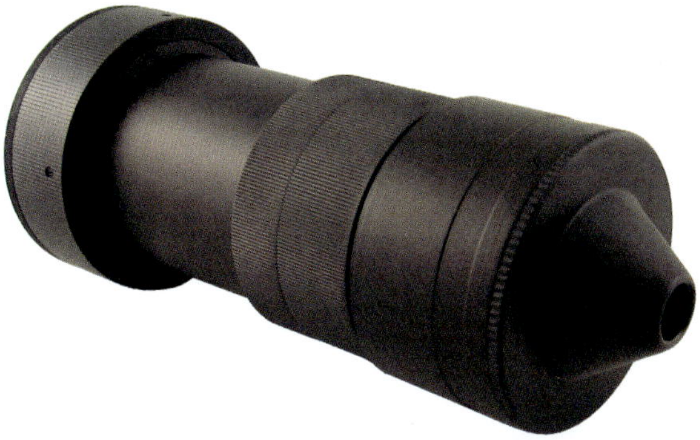

Abb. 269: Mikron SpyGlass™ Ultra-Weitwinkel-Objektiv
(mit freundlicher Unterstützung der LumaSense Technologies GmbH, www.lumasenseinc.com [A118])

Laut Produktdatenblatt des Herstellers hat das Objektiv folgende Eigenschaften:

- Prüfung von Schaltschränken durch ein 0,5" (13 mm) großes Loch
- Sichtfeld 53° (horizontal) × 40° (vertikal)
- kleinster Objektabstand 3" (76 mm), großer Schärfentiefebereich
- Gewicht 0,5 kg, Abmessung 163 × 70 mm

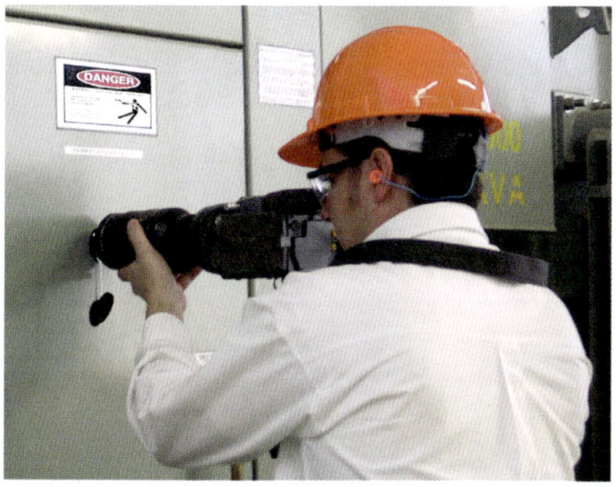

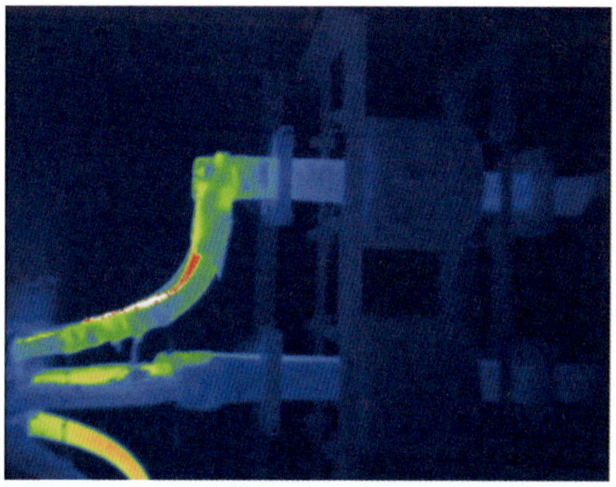

Abb. 270: Mikron SpyGlass™ in Aktion **Abb. 271:** IR-Bild mit Mikron SpyGlass™
(mit freundlicher Unterstützung der LumaSense Technologies GmbH, www.lumasenseinc.com [A119] / [A120])

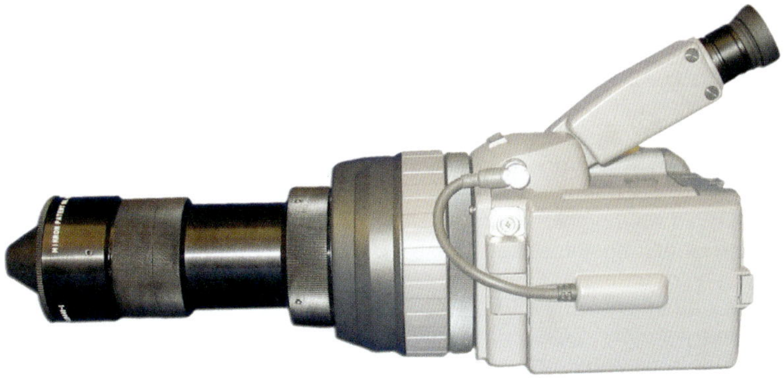

Abb. 272: Mikron 7600PRO Thermokamera mit Mikron SpyGlass™ Objektiv
(mit freundlicher Unterstützung der LumaSense Technologies GmbH, www.lumasenseinc.com [A121])

Laut Broschüre scheint alles ideal zu sein. Allerdings kann bei so einem kurzen Beobachtungsabstand nicht wirklich mit großer Schärfentiefe gerechnet werden (siehe hierzu Kapitel 3.2.14. „Optische Fokussierung und Schärfentiefebereich" und 4.2.4.1. „Messfehler durch inkorrekte Fokussierung oder Schärfentiefemangel"). Auch der Beobachtungswinkel selbst ist zum Rand des Bildfeldes hin sehr ungünstig: statt auf die Kontakte der Anlagenteile von vorne draufzusehen, werden diese in zunehmend flacherem Winkel von der Seite her betrachtet. Dadurch sind die Kontakte jedoch größtenteils optisch verdeckt, so dass sie nicht gemessen werden können. Und es ist sicherlich auch nicht möglich, durch die kleinen Löcher gekapselter Geräte hindurch zu messen. Darüber hinaus ist es bei der Prüfung von Elektroanlagen (aufgrund der reflektierenden Oberflächen) oft notwendig, die Messung aus verschiedenen Beobachtungswinkeln zu wiederholen. Das würde mehrere Löcher in der Schaltschranktür erfordern. Es ist wahrscheinlich, dass all diese Probleme den durchbrechenden Erfolg des Objektives verhinderten.

Echter optischer ZOOM für Thermokameras

Sicher muss nicht lange beschrieben werden, wie gut und bequem ein echtes optisches ZOOM-Objektiv für eine radiometrische Thermokamera wäre. Mit optimalem Sichtfeld könnte das gesamte Messobjekt erfasst werden, für Details könnte dann durch Heranzoomen die geometrischen Auflösung entsprechend der Messanforderungen erhöht werden (was mit dem digitalen ZOOM der Matrixdetektor-Wärmebild-kameras nicht möglich ist). Alles, ohne ein Wechselobjektiv nutzen zu müssen. Mit diesem Enthusiasmus wurde im Jahr 2008 von der japanischen Firma NEC AVIO die Wärmebildkamera Advanced Thermo TVS-500EXZ mit einem einzigartigen, kontinuierlichen optischen ZOOM-Objektiv vorgestellt.

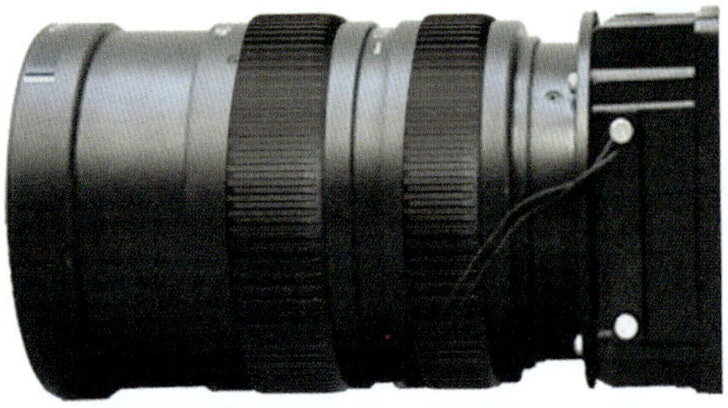

Abb. 273: NEC AVIO ZOOM-Objektiv (Illustration, Fotomontage)

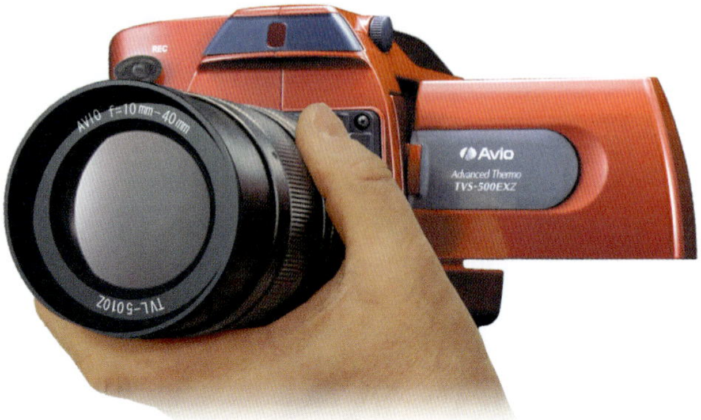

Abb. 274: Advanced Thermo TVS-500EXZ Thermokamera (Illustration, Fotomontage)

Laut den Herstellerprospekten zur Kamera und zum Objektiv sind die Eigenschaften phantastisch:

- 4-facher kontinuierlicher optischer Zoom (vom Weitwinkel- bis zum Teleobjektiv)
- Sichtfeld von 43,1 × 32,3° bis 10,8 × 8,1°
- hohe geometrische Auflösung von 2,35 mrad bis 0,59 mrad

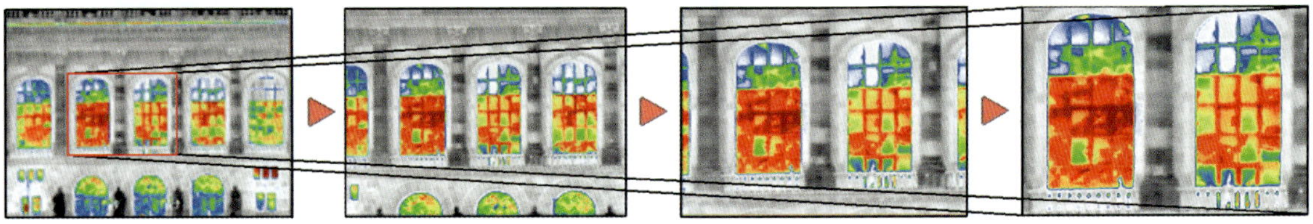

Abb. 275: Beispiel für ZOOM-Thermogramme von f = 10 mm bis f = 40 mm mit 320×240 Pixeln (Illustration, nicht mit einer NEC AVIO Advanced Thermo TVS-500EXZ erstellt)

Leider musste der Hersteller mit dieser technisch anspruchsvollen und praktischen Lösung im Falle radiometrischer Thermokameras ein ernsthaftes messtechnisches Problem (genauer: ein Thermokamera-Kalibrationsproblem) lösen. Im Falle von Zoomobjektiven ändert sich nämlich mit der Vergrößerung nicht nur das Sichtfeld, sondern auch der virtuelle Aperturdurchmesser. Als Ergebnis verändert sich die Lichtstärke des Objektives in Abhängigkeit von der Vergrößerung, damit gleichzeitig natürlich auch die auf den Detektor einfallende Strahlungsintensität. Diese Abhängigkeit kann nur durch eine mit der jeweiligen optischen Vergrößerung verbundenen Kalibrierung gelöst werden. Dies bedeutet aber bei einem kontinuierlichen Zoom eine unendliche Anzahl von Kalibrationen über den Zoombereich. Über die - wegen der geringen Anzahl hergestellter ZOOM-Objektive - hohen Material- und Fertigungskosten hinaus, verursacht dies noch einen unbezahlbaren Kalibrieraufwand. Dies umgehend, wurde die Kalibrierung nur für einige Vergrößerungsstufen durchgeführt, die Zwischenbereiche durch Interpolation „aufgefüllt".

Der erwartete Markterfolg der Wärmebildkamera blieb jedoch aus. Einerseits lag das sicher an den extremen Gesamtkosten der Kamera und des Zoomobjektivs. Andererseits ließ aber auch die radiometrische Messungenauigkeit bei Nutzung des Zoomobjektivs einige Wünsche offen. Die Erfahrung des Autors des Buches anhand eines auf einer Fachkonferenz ausgestellten Exponates dieser Kamera mit ZOOM-Objektiv war, dass bei niedrigen Objekttemperaturen, unter verschiedenen Zoomeinstellungen die Unterschiede zwischen den am gleichen Objekt gemessenen Temperaturen (bei Einhaltung der geometrischen Auflösung und korrekter Fokussierung) die spezifizierte +/- 2 °C bzw. +/- 2% Messgenauigkeitsgrenze um ein Vielfaches überschritten. Folglich war also das Zoomobjektiv für radiometrische Messungen nur begrenzt geeignet. (Ein weiterer, ebenso nicht zu vernachlässigender Nachteil des Zoomobjektives war dessen Gewicht, welches deutlich größer ist als das eines üblichen Weitwinkelobjektives, Standardobjektives oder Teleobjektives. Dies machte die Handhabung der - mit montiertem ZOOM-Objektiv stark kopflastigen - Thermokamera unbequem und ermüdend.)

3.2.10. Infrarotfilter für thermografische Systeme

Es gibt eine Menge von Messaufgaben, bei denen nicht nur die richtige spektrale Empfindlichkeit (Wellenlängenbereich) der Thermokamera auszuwählen ist, sondern auch spezielle Infrarotfilter, um die zu messende Objekttemperatur oder das physikalische Phänomen zu erfassen. Dies wird auch als spektrale Thermografie (oder Spektralthermografie) bezeichnet, da hierbei ein eingeengter spezifischer Wellenlängenbereich genutzt wird, der wesentlich schmaler ist als das jeweilige „normale" atmosphärische Fenster. (Ausnahme hiervon können Messaufgaben bei der Weltraumforschung oder an Vakuumkammern sein).

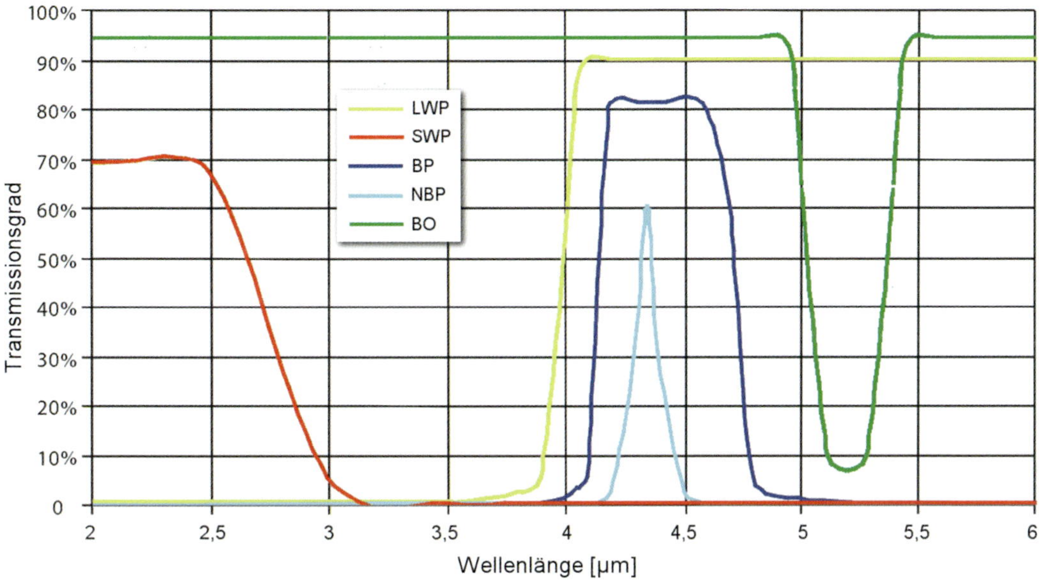

Abb. 276: Filter für spektrale Thermografie (die gezeichneten Wellenlängen dienen nur als Beispiel)

Die Verwendung von Filtern erweitert die Einsatzmöglichkeiten von thermografischen Systemen erheblich. Filter können u.a. erforderlich sein, um die Wärmebildkamera zu schützen, z.B. mit CO_2-Laserschutzfiltern oder zur Anpassung der spektralen Empfindlichkeit an spezielle Emissions- bzw. Transmissionseigenschaften des Messobjekts. Klassische Anwendungen hierzu sind die Verwendung von Filtern für Messungen an Glasflächen bzw. durch Glas hindurch (beispielsweise zur Prüfung der inneren Komponenten bei Glühlampen und Lichtbogen-Leuchtkörpern, sowie derer Glas- oder Keramikumhausung.)

Die folgende Liste enthält nur einige der häufig vorkommenden Filter:

Filter im Mittelwellenbereich (2 ... 5 µm)
BP: 3,6 ... 4 µm Verringerung der Atmosphärenwirkung
LWP: >4 µm (5,3 µm) Messung auf Glasoberfläche
SWP: 3,4 µm Messung durch (Quarz-)Glas
LWP: 3,6 µm Verringerung der Sonneneinstrahlung
NBP: 3,9 µm Messung durch Flammen
NBP: 4,25 µm Flammentemperaturmessung
NBP: 3,4 µm Messung von Polyethylen

Filter im Langwellenbereich (7,5 ... 14 µm)
NBP: 8,3 µm Messung von Teflon
LWP: 7,5 µm Verringerung der Sonneneinstrahlung (Ausschluss der kürzeren Wellenlängen)
BO: 10,6 µm CO_2 Laserschutzfilter

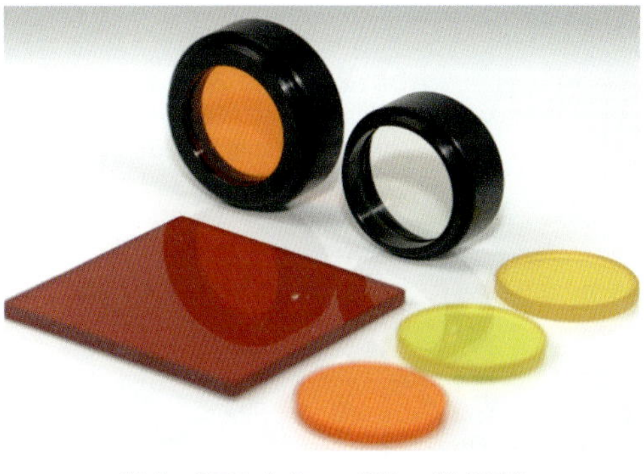

Abb. 277: Infrarotfilter [A122]
(mit freundlicher Genehmigung von Knight Optical (UK) Ltd., www.knightoptical.com)

Die Abkürzungen im obigen Diagramm und in der Liste bedeuten folgendes:

SWP (= **S**hort **W**ave **P**ass) ... Tiefpassfilter, Kurzwellenfilter (schließt längere Wellenlängen aus)
LWP (= **L**ong **W**ave **P**ass) ... Hochpassfilter, Langwellenfilter (schließt kürzere Wellenlängen aus)
BP (= **B**and **P**ass) ... Bandpassfilter (schließt Wellenlängen außerhalb des Bereichs aus)
NBP (= **N**ear **B**and **P**ass) ... Schmalbandpassfilter (Lochfilter - schließt alle anderen Wellenlängen aus)
BO (= **B**and **O**ut) ... Bandausschlussfilter (schließt Wellenlängen innerhalb des Bereichs aus)

Einbaumöglichkeiten von Infrarotfiltern (Beispiele)

Abhängig von Typ und Ausführung der Thermokamera können Infrarotfilter entweder nur außerhalb (vor das Objektiv) montiert werden (typisch z.B. für CO_2 Laserschutzfilter) oder in eine Filterwählscheibe innerhalb der Thermokamera installiert werden. Letztere Lösung ist typisch für Photonendetektor-Thermokameras, wobei die Filter durch die Steuersoftware ausgewählt werden können. Dies hat sich beispielsweise bei Messungen an und durch Glas bestens bewährt. (Typische Anwendungen sind hierfür die Prüfung der inneren Komponenten bei Glühlampen und sonstigen Leuchtkörpern, sowie Solarium-röhren, weiterhin derer Glas- oder Keramikumhausung

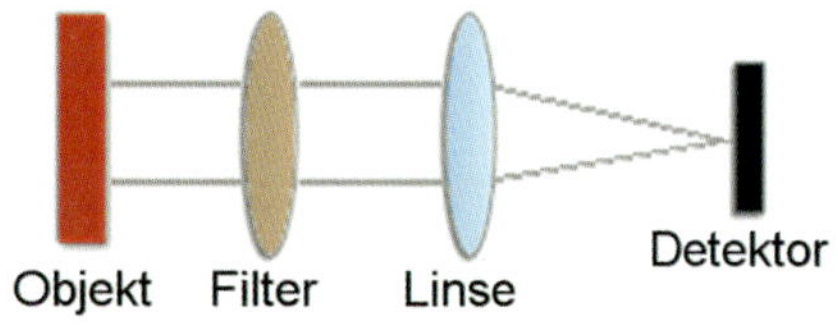

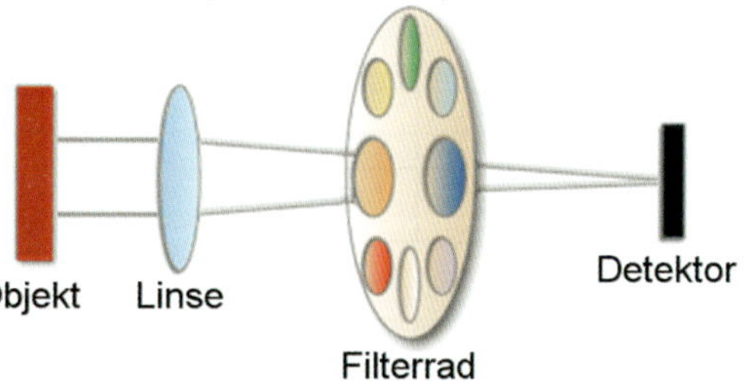

Abb. 278 und **279:** gebräuchliche Filteranordnungen (links: vor der Linse, rechts: mit Filterscheibe)

Natürlich ist die Verwendung eines „externen Filters" nicht nur preiswert, sondern auch nachträglich verwirklichbar. Das innere Filterrad kann dagegen nur in Frage kommen, wenn die Thermokamera überhaupt für diese konstruiert ist und diese Option besitzt. Dank der Investition in ein solches Filterrad ergibt sich jedoch der nicht unbedeutende Bedienkomfort, per Software schnell den Wellenlängenbereich (gefilterten Spektralbereich) wechseln zu können, ohne die Thermokamera händisch bedienen zu müs-sen oder versehentlich zu bewegen. Wie wichtig das insbesondere bei Messungen an mikroskopisch kleinen Teilen wegen derer schwieriger Fokussierung ist, muss sicher nicht näher erläutert werden.

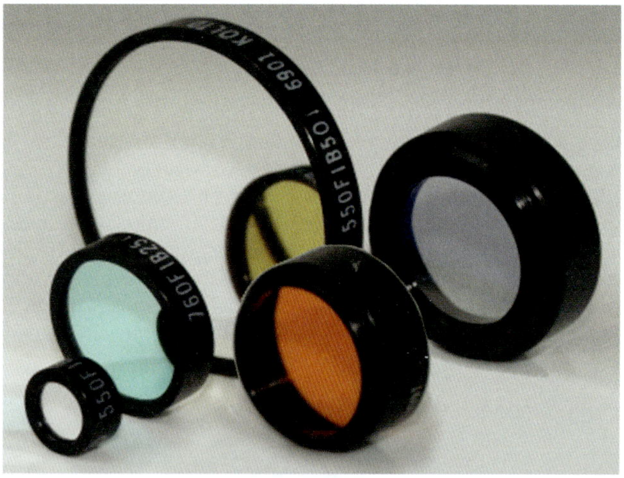

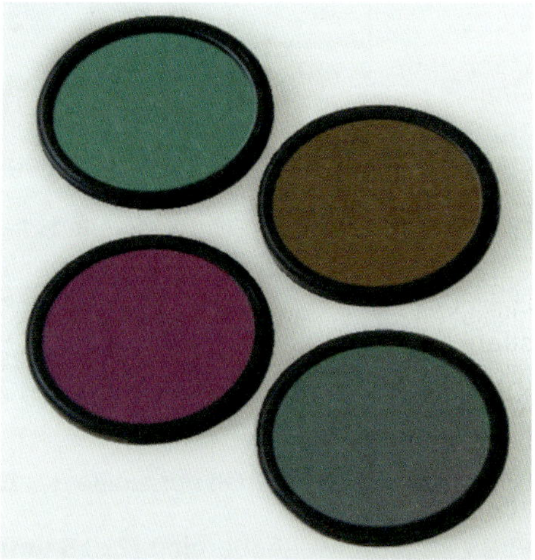

Abb. 280 und **281:** Infrarotfilter für Montage vor dem Objektiv (mit Fassung)

(mit freundlicher Genehmigung von Knight Optical (UK) Ltd., www.knightoptical.com [A123], bearbeitet)

(mit freundlicher Unterstützung der Infratec GmbH, www.InfraTec.de [A124], bearbeitet)

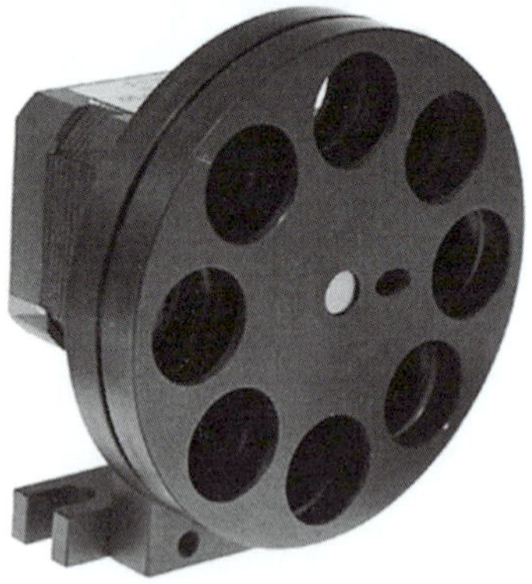

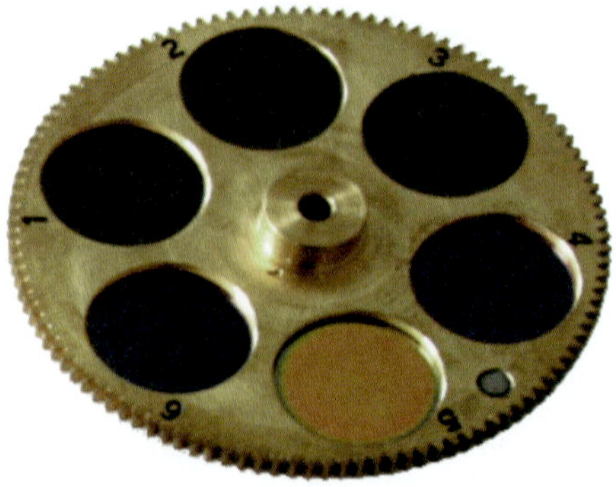

Bild 282 und **283:** eingebautes Drehmagazin oder Drehscheibe für Infrarotfilter in Thermokameras

(mit freundlicher Genehmigung von EKSMA Optics, www.eksmaoptics.com [A125], bearbeitet)

(mit freundlicher Unterstützung der Infratec GmbH, www.InfraTec.de [A126], bearbeitet)

Beispiele für Infrarotfilter benötigende Anwendungen

Messaufgaben im Zusammenhang mit *Glas* sind schon seit den Anfangsjahren der Thermografie ein bekanntes Anwendungsgebiet für Infrarotfilter. Soll die genaue Temperatur der Glasoberfläche, aber auch die (hohe) Temperatur des Objekts hinter dem Glas bestimmt werden, ist eine mittelwellige Thermokamera notwendig. Zusätzlich müssen noch Infrarotfilter genutzt werden, da ohne diese die vom Glaskörper und die durch das Glas hindurch dringende - vom dahinterliegenden Objekt abgegebene - Strahlung gemeinsam erfasst würde. Wird ein 3,5 µm Hochpassfilter (sog. Auf-Glas-Filter) genutzt, dann werden alle kürzeren (durch Glas dringenden) Wellenlängen ausgeschlossen und somit nur die Strahlung der Glasoberfläche und damit deren Temperatur detektiert. Mittels eines 3,5 µm Tiefpassfilters (sog. Durch-Glas-Filter) dagegen wird nur die vom hinter dem Glas befindlichen Objekt ausgesandte und durch das Glas hindurch transmittierte Strahlung erfasst. Der einfachste Durch-Glas-Filter ist übrigens das Glas selbst (natürlich mit entspiegelten Oberflächen), da es gleiche Wellenlängen durchlässt wie der Glaskörper, jedoch die von selbigem emittierte Strahlung dem Kirchhoffschen Strahlungsgesetz zufolge absorbiert.

Auch für alle Messaufgaben, bei denen die Temperatur brennender Gase oder die Temperatur der durch die Verbrennungsprozesse erwärmten Gegenstände bestimmt werden soll, ist ein Filter sinnvoll bzw. unbedingt erforderlich. Zur Messung der *Flammentemperatur* ist eine mittelwellige Thermokamera und ein der Wellenlänge der Verbrennungsgase entsprechender 4,25 µm Schmalbandfilter notwendig. Die Temperaturerfassung von Objekten *durch Flammen* hindurch erfordert dagegen bei einer Mittelwellenkamera einen 3,7 ... 4 µm Bandfilter, bei einer langwelligen Thermokamera ist kein Filter erforderlich. (Langwellige thermografische Systeme können dementsprechend keine Flammentemperaturen bestimmen, da sie ganz einfach „hindurch"-messen.)

Ferner kann die Temperaturmessung sehr *dünner Kunststoffe (Folien)* ohne Filter nur ungenau oder überhaupt nicht durchgeführt werden. Ist die Absorptionsbande der Folie bekannt, ist nach dem Kirchhoffschen Gesetz klar, welche Wellenlänge die Folie ihrer Eigentemperatur entsprechend aussendet. Wird nur diese Wellenlänge (z.B. 3,4 um bei Polyethylen) mit einem Schmalbandfilter selektiert, dann ist es möglich, die Temperatur der Folie unabhängig der hinter dieser befindlichen Temperaturen zu bestimmen.

Vorsicht bei *Lasern*! Viele Thermokamerahersteller verfügen schon über eine ganze Sammlung von zerstörten Detektoren, obwohl die meisten Laser gar nicht auf den Wellenlängen der Thermokameras arbeiten. Der Grund hierfür ist die enorme Energiedichte der Laser. Die Optiken der Wärmebildkameras und das Gehäuse des Detektors (Vakuumabdeckung) selbst weisen eine Transmission von nahezu 100% für den Wellenlängenbereich auf, der dem atmosphärischen Fenster der Kamera entspricht. Die außerhalb dieses Bereiches liegenden Wellenlängen werden möglichst weitgehend ausgeschlossen.

Allerdings ist auch in diesen Bereichen eine minimale Transmission vorhanden - also ist die Durchlässigkeit nicht „Null"! Daher reicht die Restintensität der bis zum Detektor durchdringenden Laserstrahlung aufgrund derer hohen Leistungsdichte immer noch aus, um den Detektor zu schädigen. Dies gilt nicht nur im Falle des direkten Laserstrahls, sondern auch für die u.U. vom Messobjekt reflektierten Laserstrahlen. Zur Abwendung dieser Gefahr gibt es sog. Laserschutzfilter. Deren Anwendung ist insbesondere Pflicht bei Messungen an CO_2-Lasertechnologien (Wellenlänge 10,6 µm) langwelligen Infrarotkameras, da hier die Wellenlänge der Laserquelle sogar genau im Wellenlängenbereich der Wärmebildkamera liegt.

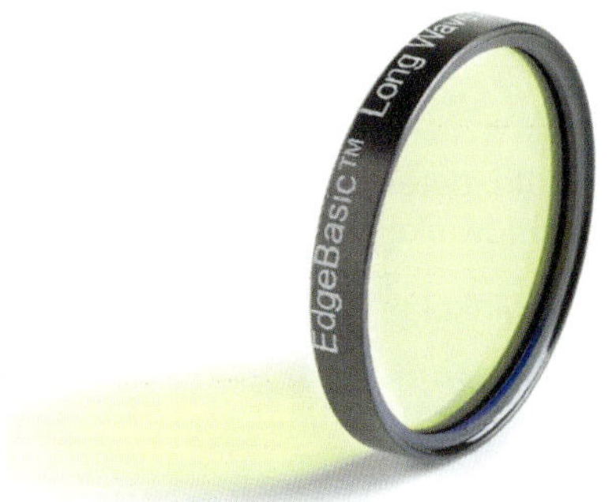

Abb. 284: Infrarotfilter (mit Fassung) für Montage vor dem Objektiv (EdgeBasic™)
(mit freundlicher Genehmigung von Semrock, www.semrock.com [A127])

Für die meisten dieser Aufgaben bieten Hersteller von Infrarotoptiken auch "Standard"-Filter mit vordefinierten spektralen (Transmissions-)Merkmalen an. Es gibt jedoch viele Spezialmessungen, die Filter mit besonderen Übertragungseigenschaften erfordern. Für solche Fälle stehen (nach genauer Einschätzung des Bedarfs) einige Entwicklungsinstitute zur Verfügung, um den geeigneten Filter experimentell zu entwickeln.

3.2.11. Optikabhängige Messfähigkeiten thermografischer Systeme

3.2.11.1. Sichtfeld (Bildfläche) von Wärmebildkameras

Für ein bestimmtes Messobjekt stellt sich die Frage, inwieweit es möglich ist, dieses mit einem einzigen Thermogramm (ausreichend detailliert) zu erfassen oder müssen eventuell mehrere Wärmebilder erstellt und montiert werden? In erster Linie hängt natürlich die Notwendigkeit zu mehreren Aufnahmen davon ab, ob aus der - das gesamte Messobjekt im Sichtfeld umfassenden - Entfernung die Einhaltung der *geometrischen Auflösung* (siehe nächstes Kapitel) noch gegeben ist, oder nicht. Das Sichtfeld einer Thermokamera ergibt sich entsprechend derer Eigenschaften (Detektor und Optik) und der Entfernung wie auf der folgenden Abbildung dargestellt.

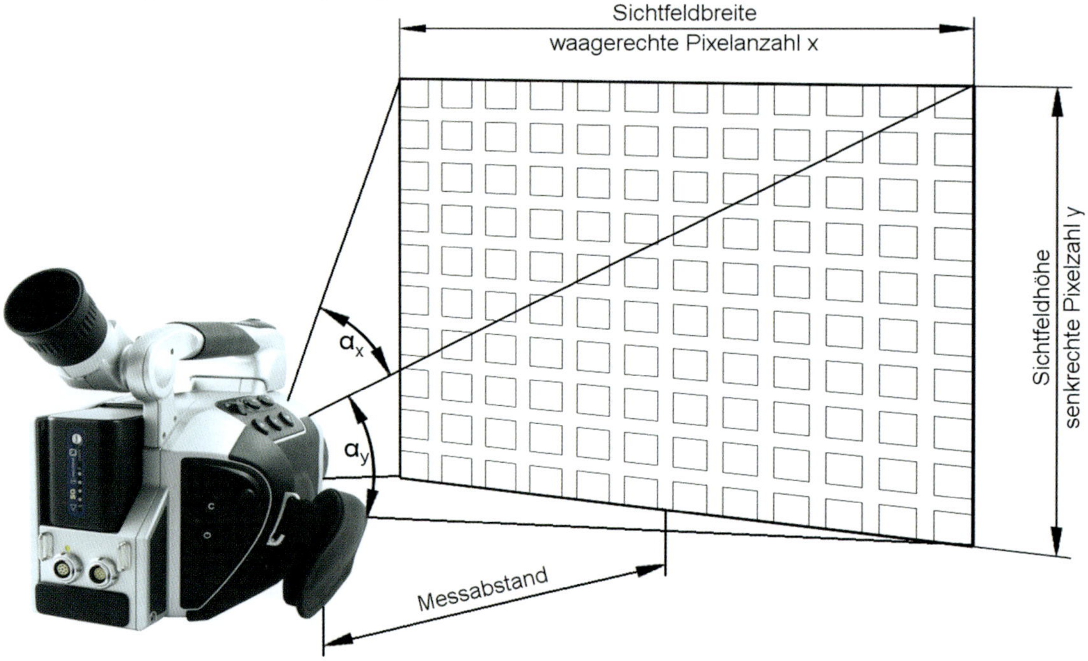

Abb. 285: geometrische Parameter des Sichtfeldes einer Thermokamera

Von der Größe des Detektors und der Brennweite der Linse ausgehend, können die Winkel des Sichtfeldes anhand der geometrischen Beziehungen aus dem Kapitel 2.1.3 „Gesetzmäßigkeiten optischer Systeme" berechnet werden:

Bestimmung des horizontalen Betrachtungswinkels:

$$\alpha_x = 2 \cdot arctan\left(\frac{d_{dx}}{2 \cdot f'}\right) \qquad \text{Gl. 103}$$

Legende:

f' ... Brennweite des Objektives [mm]

d_{dx} ... waagerechte Abmessung des Matrixdetektors [mm]

α_x ... waagerechter Sichtwinkel (Sichtfeldwinkel) [°]

Bestimmung des vertikalen Betrachtungswinkels:

$$\alpha_y = 2 \cdot arctan\left(\frac{d_{dy}}{2 \cdot f'}\right) \qquad \text{Gl. 104}$$

Legende:

f' ... Brennweite des Objektives [mm]

d_{dy} ... senkrechte Abmessung des Matrixdetektors [mm]

α_y ... senkrechter Sichtwinkel (Sichtfeldwinkel) [°]

Im Allgemeinen können auch aus der Dokumentation der Thermokamera der horizontale α_x und vertikale Winkel α_y des Sichtfeldes in Grad (°) als der Kamera und der Optik zugeordnete Daten entnommen werden. Aus diesen kann die horizontale und vertikale Ausdehnung des bei einer gegebenen Entfernung verfügbaren Sichtfeldes unter Verwendung der Gleichungen 105 und 106 berechnet werden. (Das Sichtfeld findet sich häufig in der technischen Spezifikation in der Form FOV: [horizontal]° × [vertikal] °.)

Bestimmung der waagerechten Abmessung des Sichtfeldes in einer bestimmten Entfernung:

$$l_x = 2 \cdot d \cdot \tan(\alpha_x / 2) \qquad \text{Gl. 105}$$

Legende:

l_x ... waagerechte Abmessung des Sichtfeldes (Breite) [m]
d ... Messabstand [m]
α_x ... waagerechter Sichtwinkel (Sichtfeldwinkel) [°]

Bestimmung der senkrechten Abmessung des Sichtfeldes in einer bestimmten Entfernung:

$$l_y = 2 \cdot d \cdot \tan(\alpha_y / 2) \qquad \text{Gl. 106}$$

Legende:

l_y ... senkrechte Abmessung des Sichtfeldes (Höhe) [m]
d ... Messabstand [m]
α_y ... senkrechter Sichtwinkel (Sichtfeldwinkel) [°]

Praxishinweis 1:

Da die obigen Gleichungen vor Ort weniger praktikabel sind, bieten einige Thermokamerahersteller und Distributoren Online-Hilfsmittel an, die auch vor Anschaffung einer Thermokamera als Grundlage für die Auswahl des richtigen Modells aus der Vielfalt der Produktpalette dienen können. Ein Beispiel hierfür ist die diesbezügliche eigene Anwendung des Autors, welche (auf Ungarisch) unter folgendem Link verfügbar ist: http://pim-kft.hu/szakmai-segitseg/mernoki-segedeszkozok/pixelmeret-latomezo-szamolo/

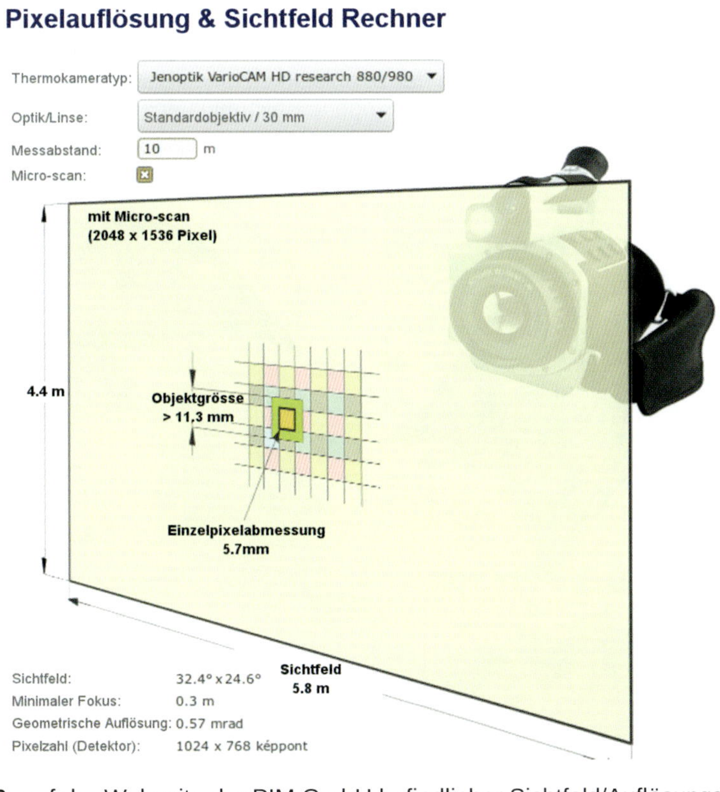

Abb. 286: auf der Webseite der PIM GmbH befindlicher Sichtfeld/Auflösungsrechner (mit freundlicher Unterstützung der PIM GmbH [A128], übersetzt)

Praxishinweis 2:

Natürlich können diese Anwendungen nur helfen, wenn eine Internetverbindung besteht. Wenn dies nicht der Fall ist, kann die unbequeme Berechnung der Winkelfunktionen im Kopf auf anderem Wege umgangen werden. Hierzu muss nur ein einziges Mal die Breite und Höhe des Sichtfeldes für eine Entfernung von 1 m (für die verwendete Optik der Wärmebildkamera) mittels eines solchen Online-Hilfsmittels oder anhand obiger Gleichungen berechnet werden. Für die jeweilige aktuelle Messentfernung ergeben sich dann die Abmessungen des momentanen Sichtfeldes durch einfache Multiplikation mit der Entfernung. Der Zusammenhang ist anhand des Strahlensatzes glücklicherweise linear proportional.

Auswahl und Anwendung von Wechsellinsen

Insbesondere bei professionellen Thermokameras gibt es eine große Auswahl an Wechselobjektiven, die in vielen Fällen statt eines Gewindes einen Bajonettverschluss für die schnelle und praktische Montage an die Kamera besitzen. Diese Objektive haben auch eine elektronische Kodierung, so dass die Thermokamera erkennt, mit welchem Objektiv gerade gearbeitet wird, und somit automatisch die notwendige objektivspezifische Kalibrationsdatei einlädt. Die Notwendig des Einlesens dieser individuellen Dateien beruht auf dem Umstand, dass die Thermokameras immer zusammen mit dem jeweiligen Objektiv kalibriert werden, um die optischen Eigenschaften und die Kamerakennlinie als komplexes Messsystem gemeinsam durch die Kalibrationsdatei zu korrigieren.

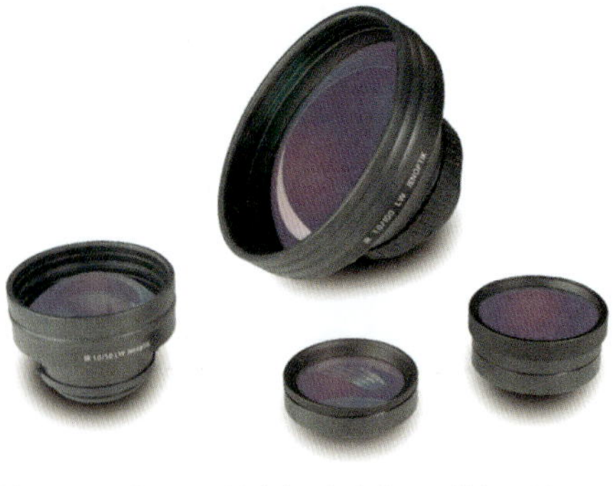

Abb. 287: Infrarot-Objektive (mit freundlicher Unterstützung der InfraTec GmbH, www.InfraTec.de [A129]

Natürlich bedeutet das obige Kalibrierverfahren auch, dass eine zusätzlich oder nachträglich erworbene Optik die Neukalibrierung der Wärmebildkamera mit diesem Objektiv durch den Hersteller erfordert. Es ist auch nicht möglich, selbst „gleiche" Objektive untereinander auszutauschen, ohne das dies Konsequenzen für die Messgenauigkeit hätte. Hierbei ist u.a. darauf hinzuweisen, dass Linsen leider auch lokale Fehler aufweisen können, die sich aus geometrischen Ungenauigkeiten oder Materialinhomogenitäten ergeben und somit die optischen Eigenschaften an individuellen lokalen Positionen beeinflussen. Auch deren Auswirkungen werden über die objektivbezogenen Kalibrationen ausgeglichen.

Die Wichtigkeit der genannten Kalibration ist auch anhand der $\cos^4$-bezogenen Verringerung der Strahlungsintensität zum Linsenrand hin zu erkennen. Für Objektive verschiedener Sichtwinkel ist diese Reduzierung nämlich zum Rand des Bildfeldes hin stark unterschiedlich. Diesen „optischen Fehler" - dessen Ursache im Kapitel 2.1.6. „Minderung der Strahlstärke zum Linsenrand hin" detailliert beschrieben wurde - korrigiert die hier beschriebene objektivbezogene Kalibration ebenfalls.

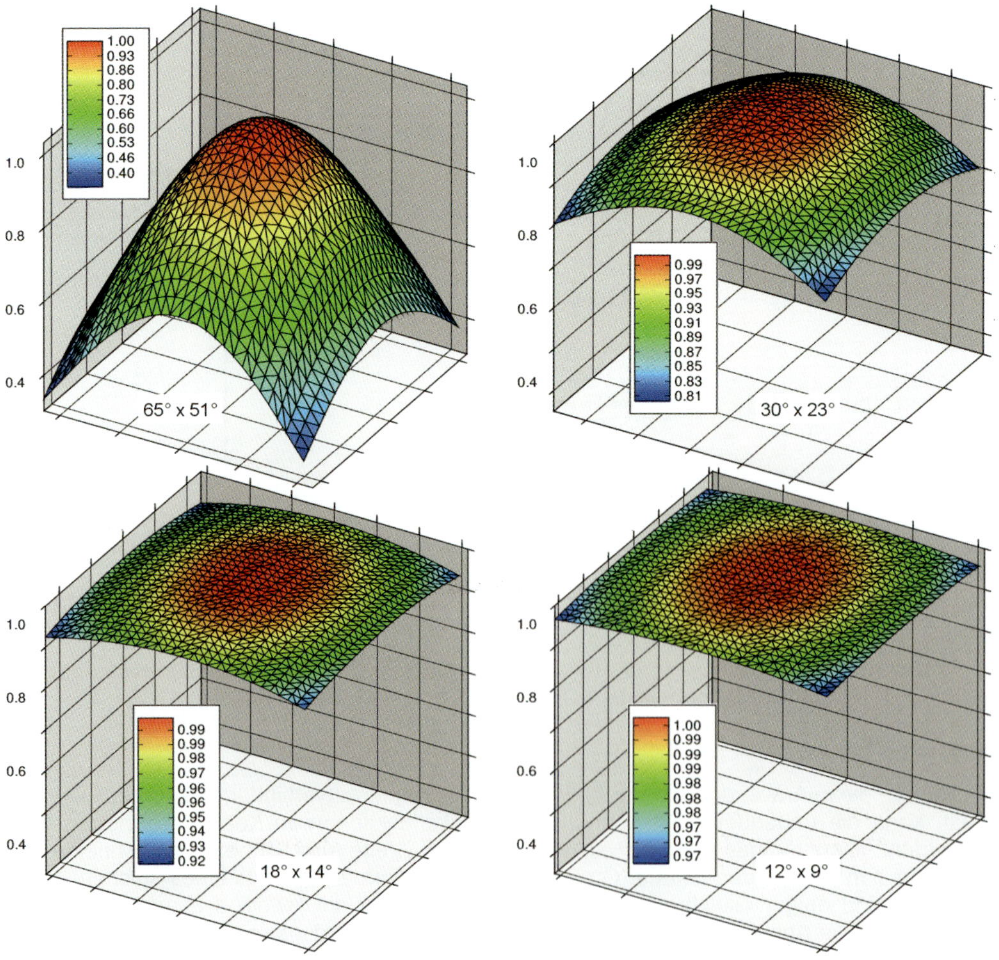

Abb. 288 - 291: Verteilung der Bestrahlungsstärke bei gängigen Linsentypen ($\cos^4$-Effekt)

Anhand der Darstellungen auf der vorhergehenden Seite ist leicht zu erkennen, dass die Objektive mit Zunahme des Sichtwinkels nicht nur zunehmend den allbekannten „Fischaugen-Effekt" aufweisen, sondern auch aufgrund des deutlich stärkeren $\cos^4$-Effektes eine zum Bildrand hin zunehmend schwächere Strahlstärke und damit schlechtere thermische Auflösung mit sich bringen. Die beste Abbildung und die beste Strahlungsintensitätsverteilung kann bei Objektiven mit kleinem Betrachtungswinkel (z.B. Teleobjektiven) beobachtet werden. (Diese kommen der idealen Gaußschen Optik am nächsten.)

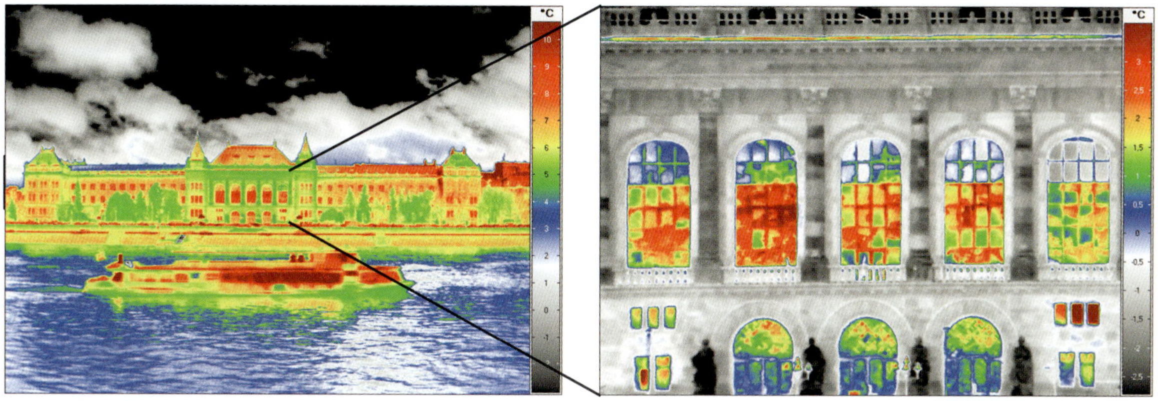

Thermogramm mittels Weitwinkelobjektiv — Aufnahme mit Teleobjektiv vom gleichen Standort

Abb. 292 und **293:** Beispiel für die durch Teleobjektiv erreichbare Thermogrammauflösung

Aus den Betrachtungen zur Kalibration ist auch leicht ableitbar, dass optische Zoom-Objektive für Themokameras eher nur bei nicht-radiometrischen Anwendungen verfügbar sind. Da sich nämlich in Abhängigkeit von der Zoomeinstellung (Vergrößerung) die virtuelle Aperturblende ändert, müsste für jede mögliche Zoomeinstellung eine separate Kalibrierung erfolgen. Kontinuierlicher Zoom würde daher eine unendliche Anzahl von Einzelkalibrierungen bedeuten, bzw. eine Interpolation über ausreichend dicht liegende "Stützstellen" erfordern. Nur sehr selten wird der sich hieraus ergebende messtechnische Aufwand einer solchen Kalibration bei radiometrischen Wärmebildkameras für Forschungsanwendungen betrieben.

Die häufigsten Infrarot-Objektive und ihre praktische Bedeutung (bzw. ihre Vor- und Nachteile) sind in der folgenden Liste aufgeführt:

- Standard-Objektiv
  Abhängig von der Pixelauflösung der Wärmebildkamera haben diese Linsen eine geometrische Auflösung von 2,4 bis 0,6 mrad bei einem Sichtfeld von 20×15° bis 30×25 °.
- Teleobjektiv
  Im Vergleich zu Standard-Objektiven verdoppeln diese typischerweise die geometrische Auflösung (halbieren also derer Zahlenwert), während sich das Sichtfeld in beiden Dimensionen halbiert. Es gibt auch „größere" Teleobjektive, die die Sichtfeldgröße in Breite und Höhe beispielsweise auf 1/3, 1/4 oder gar 1/10 verkleinern und dabei die geometrische Auflösung in gleichem Maße verbessern.
- Weitwinkelobjektiv
  Im Vergleich zu Standard-Objektiven ermöglichen Weitwinkelobjektive typischerweise, beide Dimensionen des Sichtfelds zu duplizieren. Gleichzeitig wird jedoch die geometrische Auflösung auf die Hälfte reduziert (also derer Zahlenwert verdoppelt). Es gibt auch sogenannte Super-Weitwinkel-Objektive, mit denen das Sichtfeld vervierfacht werden kann, allerdings bei gleichzeitiger Verschlechterung der geometrischen Auflösung auf den vierfachen Zahlenwert.
- Vorsatzlinsen, Makrolinsen
  Diese Linsen spielen eine Rolle bei Standard-Objektiven und Teleobjektiven im Sinne der Verringerung des minimal möglichen Objektabstandes. Im Ergebnis können sehr kleine Objekte aus kleinen Abständen gemessen werden, wobei eine entsprechende geometrischen Auflösung zur Verfügung steht. Nachteilig ist der sich im gleichen Verhältnis verringernde Schärfentiefebereich, was die Fokussierung und Messung an nicht-ebenen Objekten erschwert.
- Mikroskopobjektive
  Mikroskopobjektive werden verwendet, um extrem kleine Objekte mit entsprechender geometrischer Auflösung erfassen zu können. In der Regel werden sie nur auf Kundenwunsch hergestellt. Ihre Darstellungsmöglichkeiten sind ähnlich wie die der lichtoptischen Mikroskope (natürlich aber im infraroten Wellenlängenbereich). Ihre praktischen Nachteile sind außer hohen Abmessungen, hohem Gewicht und extremen Kosten noch der minimale Schärfentiefebereich gemäß den optischen Gesetzen. Letzteres verursacht bedeutende Probleme bei der Messung an nicht-ebenen Objekten.

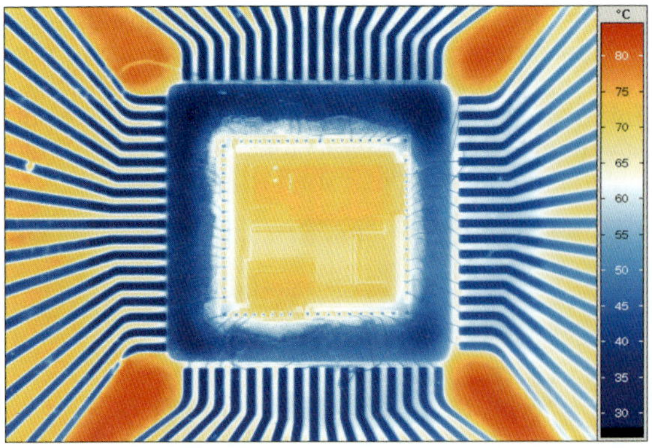

IR-Bild mit Standard-Objektiv + Makrolinse f = 0,6 mm

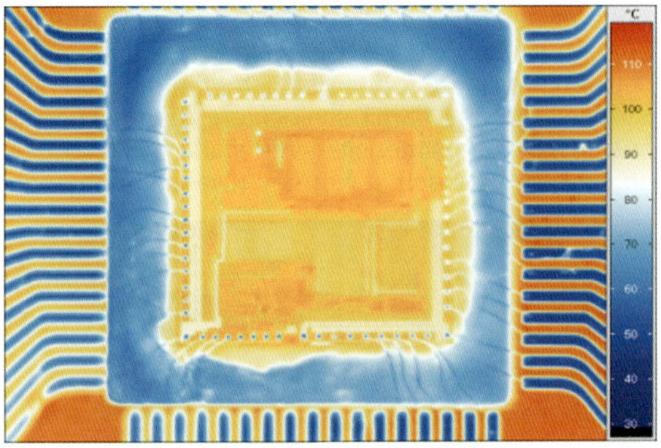

Thermogramm mit Mikroskop-Objektiv F=1mm

Abb. 294 und **295:** mit Standard-Objektiv + Makrolinse bzw. Mikroskop-Objektiv erreichbare Bildauflösung (obige Thermogramme aus [T169], mit freundlicher Unterstützung der InfraTec GmbH, www.InfraTec.de [A130] [A131])

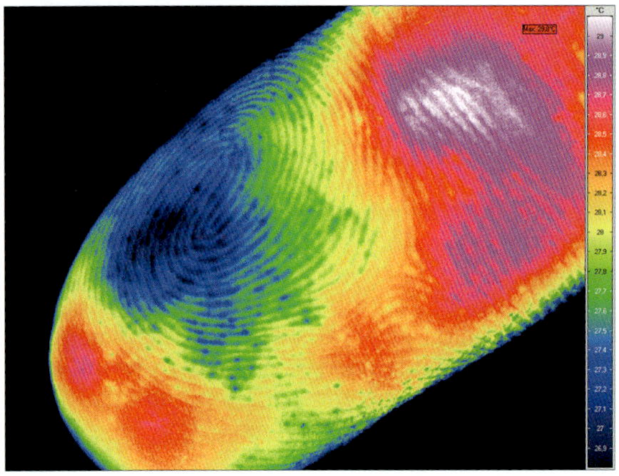

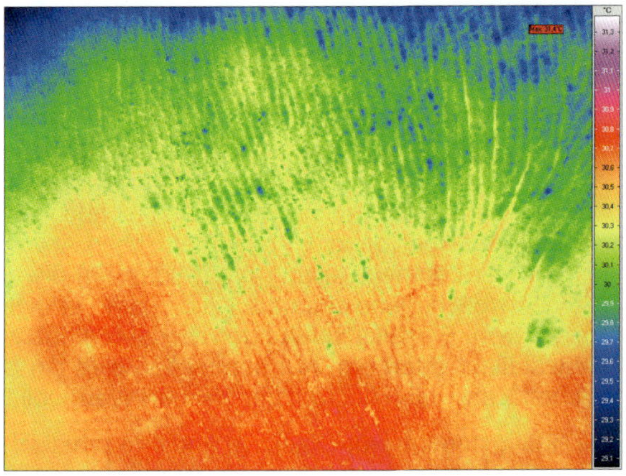

Abb. 296 und **297:** mit Standard-Objektiv bzw. Standard+Makro-Objektiv erreichbare Bildauflösung (Thermokamera mit Photonendetektor)

Besonders auf die - häufig falsche - Anwendung von Weitwinkelobjektiven soll hier noch explizit hingewiesen werden. Ein oft auftretendes Problem besteht darin, dass nur ein Teil des zu messenden Objekts (z.B. Schaltschrankes) aus der maximalen Entfernung (berechnet anhand der mindestens einzuhaltenden geometrischen Auflösung - siehe Kapitel 4.2.5. „Messfehler im Zusammenhang mit der geometrischen Auflösung") auf einem Wärmebild erfasst werden kann. Nunmehr tritt häufig der Gedanke auf, das Sichtfeld durch die Anwendung eines Weitwinkelobjektivs zu vergrößern. Hiermit löst sich allerdings das genannte Problem nicht, die Situation wird eher verschlechtert: Aufgrund der geometrischen Auflösung des Weitwinkelobjektivs, das zwar die Dimensionen des Sichtfeldes (typischerweise) verdoppelt, kann aber die Messung im Interesse der Einhaltung der geometrischen Auflösung nur noch aus der halben Entfernung durchgeführt werden.

Das Sichtfeld der Messung wächst also unter Beachtung der zwingend notwendigen Einhaltung der geometrischen Auflösung nicht (es ist genau gleich geblieben), jedoch die Objektdarstellung wird eine wesentlich stärkere geometrische Verzerrung (durch die zum Bildrand hin ziemlich schrägen Betrachtungswinkel) aufweisen, als die vorherige Aufnahme mittels Standard-Objektiv. Dies hat einen weiteren negativen Einfluss auf die Genauigkeit und Auswertbarkeit der so erstellten Aufnahme, während das Messobjekt weiterhin nicht im Ganzen auf einem einzigen Thermogramm erfasst werden kann.

Aus Praxiserfahrungen kann verallgemeinert werden, dass an Weitwinkelobjektiven vor allem bei Innenraumaufnahmen in der Gebäudethermografie ein echter und begründbarer Bedarf besteht. (Es ist die einzige Möglichkeit, bei Innenaufnahmen statt nur einer Raumecke eine umfassende Wandaufnahme zu erstellen, ohne mehrere Einzelthermogramme nachträglich montieren zu müssen.) Bevor man aber Weitwinkelobjektive in anderen Branchen verwendet, ist es notwendig, sorgfältig zu überlegen, ob neben dem erzielbaren größeren Sichtfeld nicht eventuell ein unerwünschter „Nebeneffekt" Probleme bei der Darstellung oder sogar messtechnische Nachteile mit sich bringt.

3.2.11.2. Geometrische Auflösung thermografischer Systeme

Bei thermografischen Messungen ist neben der dem Bewertungszweck entsprechenden Größe des Sichtfeldes, die wichtigste und unabdingbare Voraussetzung für die korrekte Temperaturerfassung die Einhaltung der geometrischen Auflösung. Bei einer Verletzung dieser Anforderung verschlechtert sich nicht nur die Bildqualität erheblich, sondern auch die Auswertbarkeit bzw. Gültigkeit der Temperaturdaten des Wärmebildes wird fraglich. Das Problem wurde bereits im Zusammenhang mit den Strahlungsthermometern (im Absatz 3.1.3. „Besondere Strahlungsthermometer") bei der Diskussion der Notwendigkeit erwähnt, eine vollständige Bedeckung der „Sichtfläche" durch das Messobjekt sicherstellen zu müssen. Dessen auf eine Wärmebildkamera übertragene Anwendung bedeutet, dass die von mindestens einem Einzeldetektor erfasste Messfläche garantiert und vollständig auf dem Messobjekt liegen muss.

Geometrische Auflösung (IFOV)

Der die geometrische Auflösung bestimmende Parameter ist der Sichtwinkel der jeweiligen Einzelsensoren der Detektormatrix (im Englischen IFOV = Individual Field Of View oder Instantaneous Field Of View) - also der Betrachtungswinkel jedes einzelnen Pixels. Dieser wird typischerweise nicht in Grad, sondern in der ansonsten ungewöhnliche Winkeleinheit mrad angegeben. Diese ungewöhnliche Maßeinheit erleichtert jedoch die jeder Wärmebildaufnahme vorausgehende Kopfrechnung zur geometrischen Auflösung enorm. Wichtig ist jedoch zu beachten, dass die Angabe der geometrischen Auflösung immer nur für die aktuelle Kombination aus Thermokamera und das montierte Objektiv gilt. Objektive mit unterschiedlichen Sichtwinkeln „verursachen" also auch unterschiedliche geometrische Auflösung.

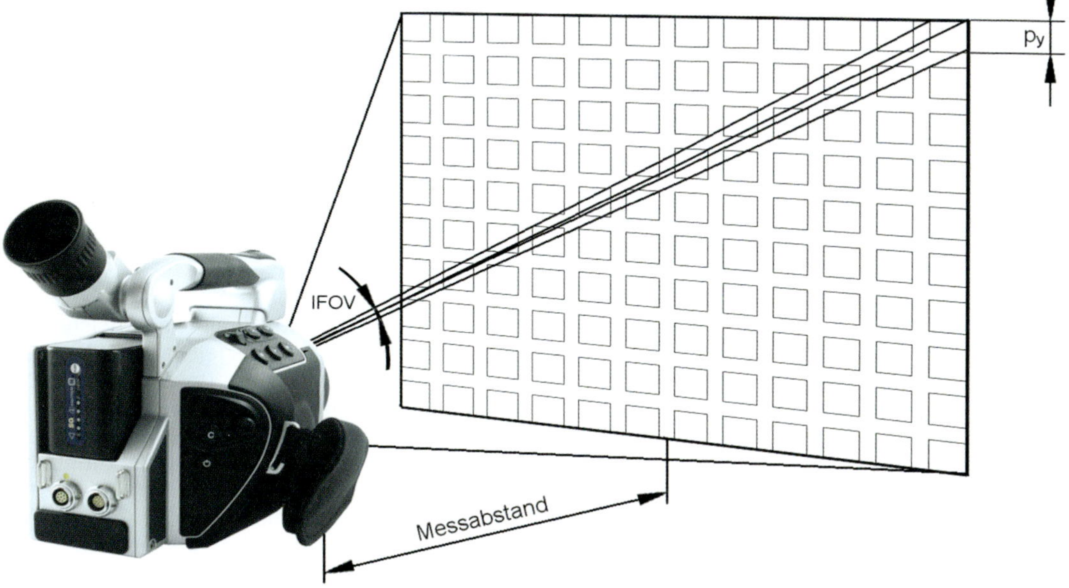

Abb. 298: geometrische Parameter des Sichtfeldes eines Einzelpixels

Auch wenn der Kamerahersteller keine Informationen zur geometrische Auflösung in der Einheit mrad spezifiziert haben sollte, ist dies kein großes Problem. Es ist möglich, das IFOV anhand der Pixelgröße des Detektors und der Brennweite des Objektives zu berechnen. Auch wenn nur der horizontale Winkel α_x oder vertikale Winkel α_y des Sichtfeldes (FOV) einer gegebenen Optik und die horizontale (x) oder vertikale (y) Pixelauflösung des Detektors der Wärmebildkamera aus derer Dokumentation bekannt (oder auf der Linse markiert) ist, kann unter Verwendung einer der folgenden Gleichungen die Größe der Objektoberfläche berechnet werden, die von einem Einzeldetektor in der gegebenen Entfernung erfasst wird. (Diese Rechnung ist eher eine Schätzung, also mit einer gewissen Ungenauigkeit behaftet.)

Berechnung anhand horizontaler Detektor-Pixelauflösung und horizontalem Optik-Sichtwinkel:

$$p_x = \frac{\mathrm{d} \cdot 2 \cdot \pi \cdot \alpha_x}{360 \cdot x} = \frac{l_x}{x} \qquad \text{Gl. 107}$$

Legende:

p_x ... Messfleckbreite eines Einzeldetektors auf dem Messobjekt in gegebener Entfernung [mm]
l_x ... Breite des optik-abhängigen Sichtfeldes in der Messentfernung [m]
d ... Messentfernung [m]
α_x ... waagerechter Sichtwinkel [°]
x ... horizontale Pixelauflösung des Detektors

Berechnung anhand vertikaler Detektor-Pixelauflösung und vertikalem Optik-Sichtwinkel:

$$p_y = \frac{d \cdot 2 \cdot \pi \cdot \alpha_y}{360 \cdot y} = \frac{l_y}{y} \qquad \text{Gl. 108}$$

Legende:

p_y ... Messfleckhöhe eines Einzeldetektors auf dem Messobjekt in gegebener Entfernung [mm]
l_y ... Höhe des optik-abhängigen Sichtfeldes in der Messentfernung [m]
d ... Messentfernung [m]
α_y ... senkrechter Sichtwinkel [°]
x ... senkrechte Pixelauflösung des Detektors

Beide dieser Gleichungen müssen grundsätzlich gleiche Ergebnisse bringen, was bei der gebräuchlichen quadratischen Geometrie der Einzeldetektoren auch logisch ist. Die Gleichungen können allerdings nur als Näherungen verwendet werden, da bekannterweise die Matrixdetektoren keinen hundertprozentigen Füllfaktor haben. Daher ist der wahre Messfleck eines Pixels (Einzeldetektors) etwas kleiner als die Berechnungsergebnisse mit den vorherigen Gleichungen. Diese Abweichung ist aber eher hilfreich, da dies die messtechnischen Folgen der eventuellen lokalen Strahlengangfehler der Optik etwas ausgleicht.

Es ist natürlich viel einfacher, die Größe der Einzelmessflecke anhand der geometrischen Auflösung (IFOV) aus der Spezifikation der Thermokamera zu berechnen. Zum Beispiel bedeutet die geometrische Auflösung von 1,5 mrad, dass die jedem Pixel zugewiesene individuelle Messfläche (detektierter Messfleck) 1,5 mm groß ist, insofern sich die Messobjektfläche in 1 m Abstand zum Messsystem befindet. Die Gleichung für die „Einzelmessflecke" (oder Pixelmessfläche) in gegebener Entfernung lautet also:

$$p_x = p_y = d \cdot IFOV \qquad \text{Gl. 109}$$

Legende:

p_x ... Messfleckbreite eines Einzeldetektors auf dem Messobjekt in gegebener Entfernung [mm]
p_y ... Messfleckhöhe eines Einzeldetektors auf dem Messobjekt in gegebener Entfernung [mm]
d ... Messentfernung [m]
IFOV ... geometrische Auflösung [mrad]

Ermittlung der kleinsten, noch messbaren Objektgröße

Den vorstehenden Absätzen nach ist es möglich, die Messfleckgröße zu bestimmen, die von je einem Pixel des Matrixdetektors bei gegebener Messdistanz betrachtet wird. Es muss aber auch sichergestellt werden, dass wenigstens ein Messfleck vollständig durch das Messobjekt ausgefüllt ist, d.h. in seiner Ganzheit auf dem Messobjekt positioniert ist. Sollte dies nicht gewährleistet sein, dann würde der Messfleck außer der Strahlung des Messobjektes auch solche aus der Umgebung (seitwärts benachbarter Objekte) enthalten. Da ein Einzeldetektor nur den Temperaturmittelwert der auf ihn einfallenden Strahlung ausgibt, wäre bei einem nicht vollständig durch das Messobjekt ausgefüllten Messfleck das Ergebnis also die mittlere Temperatur aus Messobjekt und danebenliegender Umgebung. Je nachdem, ob die Temperatur der Objektumgebung höher oder niedriger als die des Messobjektes ist, fällt auch das Messergebnis höher oder niedriger aus, als die tatsächliche Objekttemperatur. Je größer die Temperaturdifferenz ist bzw. je mehr der Messfleck auch Objektumgebungsstrahlung enthält, desto größer wird der Messfehler.

Da die Position des Einzeldetektor-Messflecks auf dem Messobjekt nicht bekannt ist, muss für die Sicherstellung der genannten Bedingung die Mathematik helfen. Ist die Größe des Messobjektes (also die zu definierende Mindestgröße des kleinsten messbaren Objekts) doppelt so groß wie ein Einzelmessfleck, so befindet sich theoretisch stets einer der eng nebeneinander liegenden Einzelmessflecke der Sensormatrix vollflächig auf dem Objekt. Da jedoch aus technologischen Gründen die Matrix nicht lückenlos ist (Füllfaktor deutlich unter 100%) und auch Abbildungsfehler der Optik vorkommen, empfiehlt sich die Mindestobjektgröße durch die Multiplikation der Messfleckgröße mit dem Faktor 3 zu bestimmen.

$$h_{min} = b_{min} = d \cdot IFOV \cdot 3 \qquad \text{Gl. 110}$$

Legende:

h_{min} ... minimale Messobjekthöhe in der gegebenen Messentfernung [mm]
b_{min} ... minimale Messobjektbreite in der gegebenen Messentfernung [mm]
d ... Messentfernung [m]
IFOV ... geometrische Auflösung [mrad]

Dieser Gleichung zufolge können mit einer Standard-Optik mit 2 mrad geometrischer Auflösung nur minimal 30 mm große Messobjekte aus einer Entfernung von 5 m zuverlässig genau gemessen werden. Zum Messen kleinerer Objekte müsste ein kleinerer Messabstand oder eine Optik mit höherer geometrischer Auflösung gewählt werden. Statt der Standard-Optik würde ein Teleobjektiv mit beispielsweise 0,5 mrad geometrischer Auflösung bei gleichem Abstand die Erfassung von Messobjekten mit mindestens 7,5 mm Größe ermöglichen.

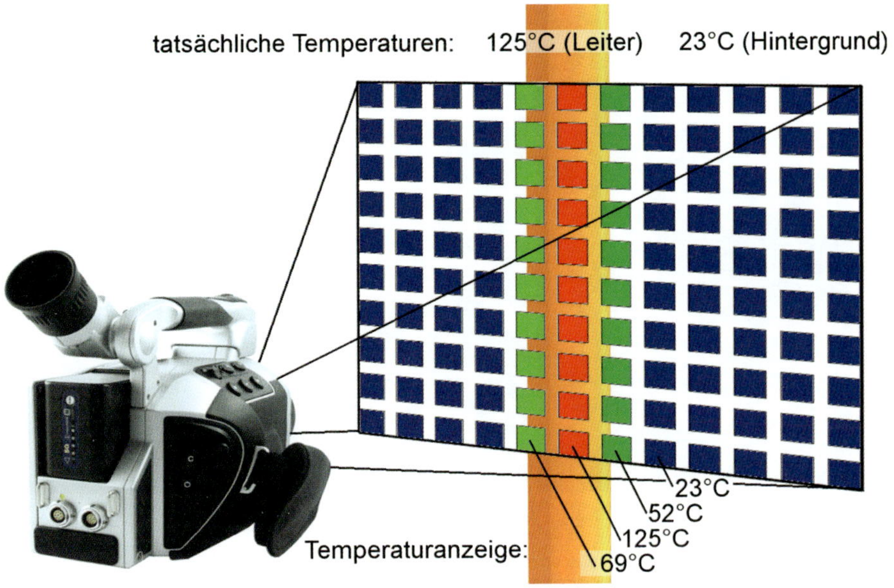

Abb. 299: bei ausreichender geometrischer Auflösung erfasste Temperatur eines Leiters (angezeigte Maximumtemperatur: 125°C)

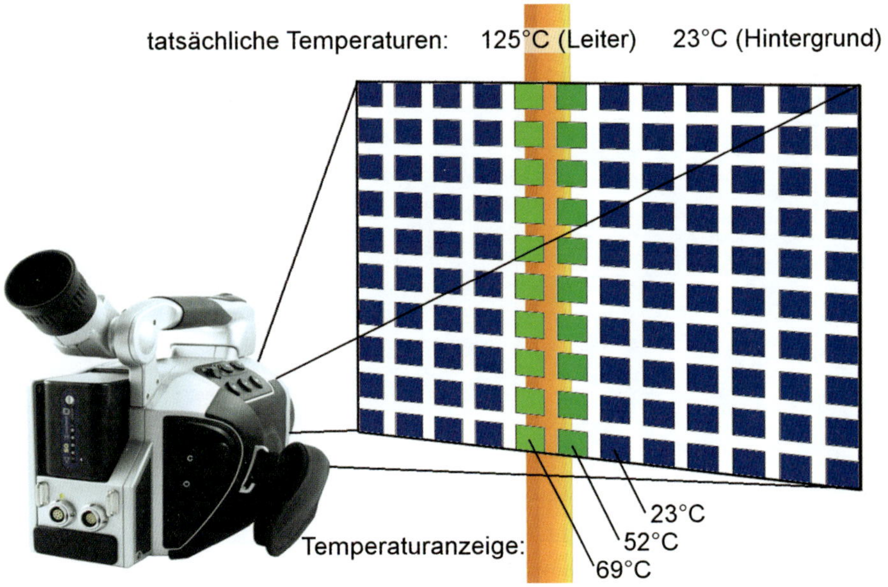

Abb. 300: bei unzureichender geometrischer Auflösung erfasste Temperatur eines Leiters (angezeigte Maximumtemperatur: 69°C)

Die obigen Darstellungen zeigen gut Ursache und Größe des Messfehlers bei unzureichender geometrischer Auflösung. Während die tatsächliche Temperatur des Leiters mit größerem Durchmesser richtig im Thermogramm erfasst wird (obige Darstellung, Maximaltemperatur 125 °C), wird die Temperatur des gleich heißen, aber dünneren Drahtes nicht mehr korrekt gemessen (untere Abbildung, Maximalwert nur 69 °C). Aus diesem Grund sollten niemals „Übersichts-Thermogramme" unter Verletzung der geometrischen Auflösung erstellt werden, um über die Notwendigkeit weiterer Aufnahmen zu bestimmen. Es wird keine „auffälligen" Temperaturmaximalwerte geben, anhand derer entschieden werden könnte, ob Thermogramme aus kleinerer Entfernung und / oder mit Teleobjekt erstellt werden müssen oder nicht.

Natürlich gilt die obige Regel nicht nur für kleine Objekte (Elektronik, dünne Drähte, Glühwendeln usw.), sondern auch für die Messung großer Objekte (wie Sammelschienen, Türen und Fenster, Industrieanlagen usw.). Während es bei kleinen Objekten mit einigen Millimeter großen Messflächen um Messabstände von wenigen zehn Zentimetern geht, für die die geometrische Auflösung der verwendeten Kamera und Optik zu beachten ist, geht es bei mehreren Metern großen Objekten auch meistens um Messabstände von mehreren (zehn) Metern. Unabhängig von den angedeuteten Dimensionen ist es ausnahmslos in allen Fällen notwendig, die Forderung der geometrischen Auflösung einzuhalten!

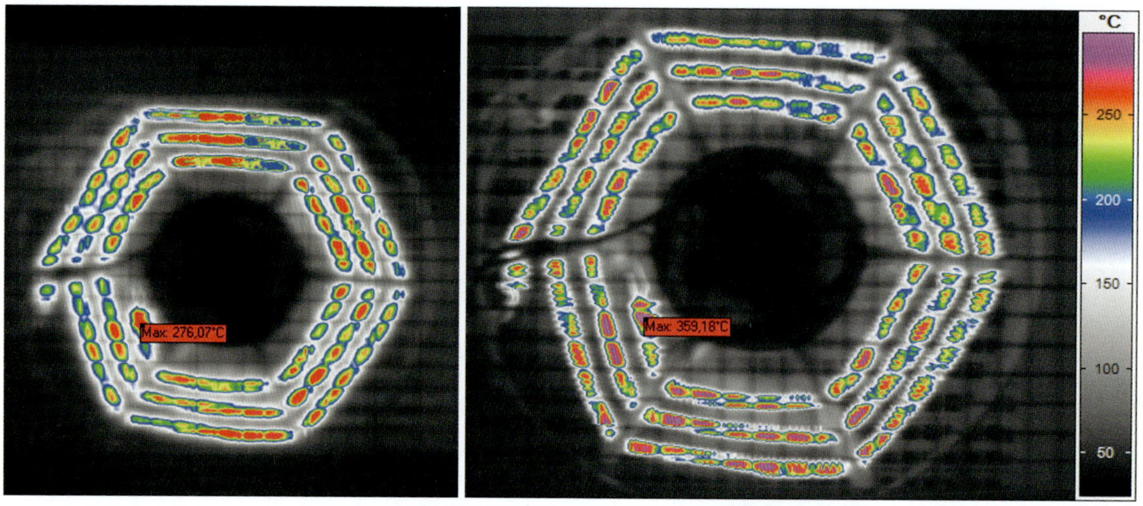

Abb. 301 und **302:** IR-Bild eines Heizlüfters - links aus 2 m Abstand (max. 276°C), rechts aus 1 m (max. 359°C)

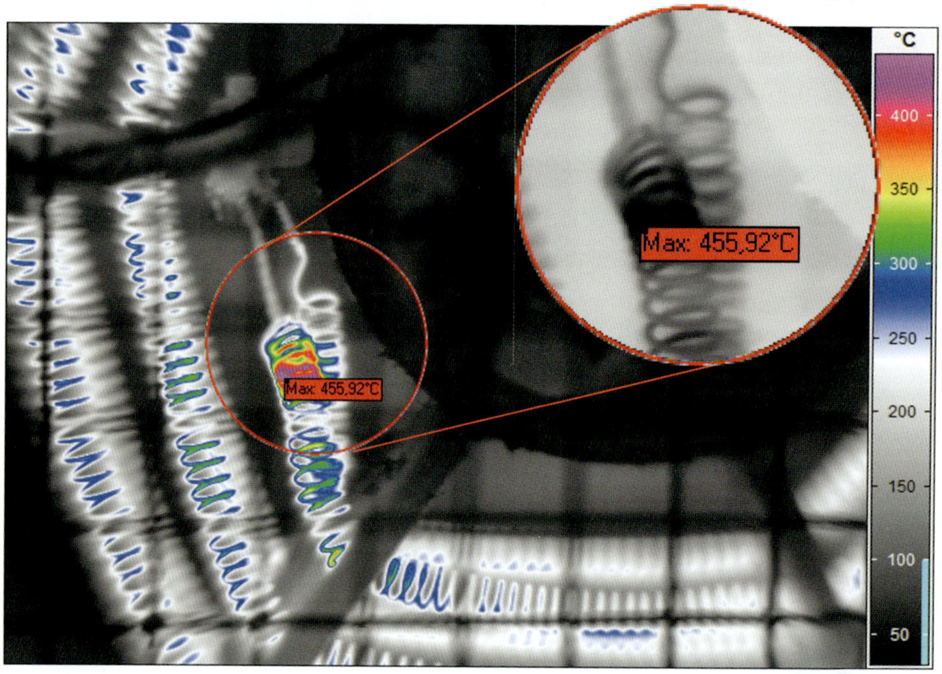

Abb. 303: Thermogramm eines Heizlüfters aus 0,2 m Abstand (max. 456 °C)

Die obigen Aufnahmen wurden mit einer Thermokamera mit einer geometrischen Auflösung von 0,8 mrad gemacht. Die erste Messung ergibt eine Pixelmessfläche von 2 m × 0,8 mrad = 1,6 mm, deren korrekte Position auf dem Messobjekt nur dann garantiert ist, wenn dieses mindestens 1,6 mm × 3 = 4,8 mm groß wäre. Da die gemessene Heizspirale einen Durchmesser von 5 mm hat, könnte sogar der Gedanke aufkommen, dass alles in Ordnung ist. Jedoch ist nicht die Durchschnittstemperatur der Spirale der Gegenstand der Messung, sondern die maximale Temperatur des Heizdrahtes (bzw. seiner Fehlerstelle). Bei der Reduzierung der Messentfernung auf 1 m, erhöht sich das Messergebnis bereits von max. 276 °C auf max. 359 °C. Da nunmehr der Einzelmessfleck statt 2,4mm nur noch 0,8 mm beträgt, ist die Position der 2,4 mm langen Fehlerstelle bereits erkenntlich, deren wahre Temperatur jedoch nicht.

Der Fehler des Heizdrahtes kann nur aus einer Entfernung von max. 0,2 m korrekt gemessen werden. Aus diesem Abstand ergibt sich anhand der geometrischen Auflösung ein 0,2 m × 0,8 mrad = 0,16 mm großer Pixelmessfleck, und damit das kleinste messbare Objekt mit 0,48 mm. Dies ist eine ausreichende geometrische Auflösung für den Heizdraht mit 0,5 mm Durchmesser. Das Ergebnis spricht für sich: aus 2 m Entfernung sind gerade nur 276 °C, aus 0,2 m jedoch die drastische Realität von 456 °C messbar.

Hinweis: Der vergrößerte Ausschnitt des obigen Wärmebildes (Abb. 303) ist aus den Messdaten des dargestellten Thermogramms erstellt worden und hat nur zwecks drucktechnisch bestmöglicher Erkennbarkeit eine abweichende Farbskalierung (schwarz-weiß statt Farbkeil) erhalten.

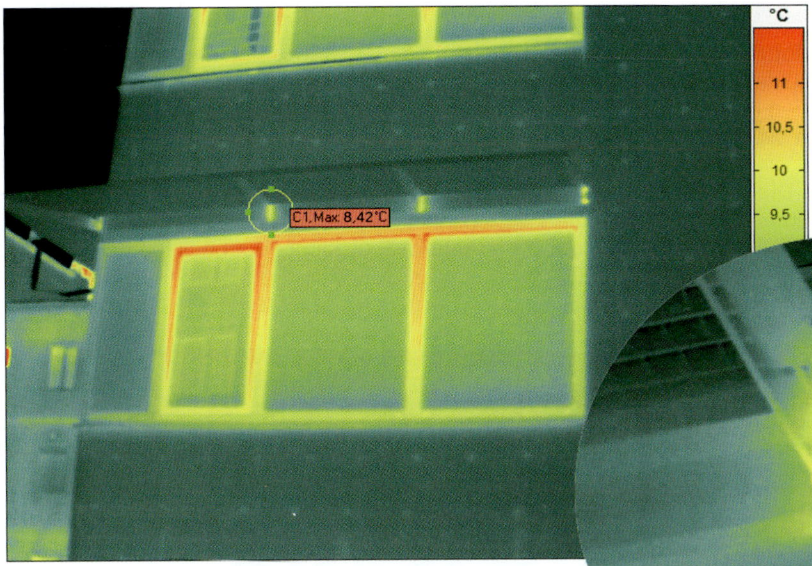

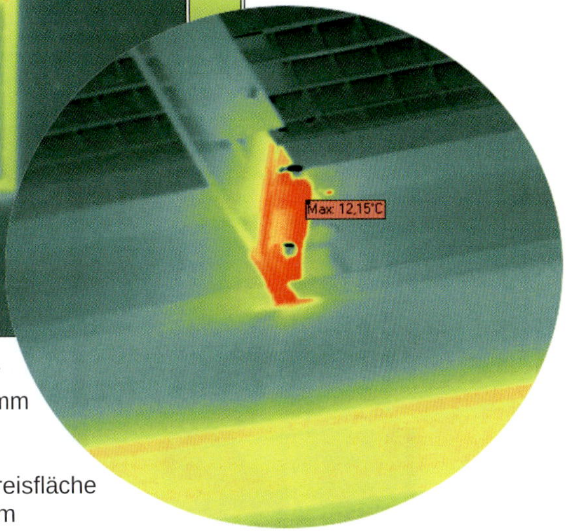

Abb. 304 (oben): Thermogramm mit Standardobjektiv
kleinstmögliches Messobjekt: 15 m × 0,8 mrad × 3 = 36 mm
maximale Temperatur: 8,4°C

Abb. 305 (rechts): Teleobjektivaufnahme der obigen Kreisfläche
kleinstmögliches Messobjekt: 5 m × 0,4 mrad x × = 4 mm
maximale Temperatur: 12,2°C

Die obigen Wärmebilder beweisen, dass auch die Bauthermografie - obwohl sie mit großen Messobjekten zu tun hat - vom Problem der geometrischen Auflösung nicht verschont ist. Die nachzuweisenden Fehler und Inhomogenitäten werden ganz einfach „unsichtbar", wenn die Anforderungen an die geometrische Auflösung ignoriert werden. Natürlich wird das viele „billige" (ungebildete) „Thermografen" leider nicht davon abhalten, auch weiterhin die im folgenden Negativbeispiel genannte Dienstleistung anzubieten:

Rechenbeispiel:

Gegeben sei ein zehnstöckiger Plattenbau (d.h. kein echter „Wolkenkratzer") dessen Eigentümer (z.B. Wohnungsgemeinschaft, Stadtverwaltung) eine Kontrolle der Wärmedämmung über alle Etagen anfragt. Unser (nur erdachter) Dienstleister würde mit nur diesem einen Auftrag glatt zu einer solchen Einnahme kommen können, mir der er eine schnell für diese Arbeit erworbene LowCost-Wärmebildkamera sofort im Ganzen bezahlen könnte. Keine Frage: er nimmt den Auftrag selbstverständlich an. Die folgende kleine Rechnung zeigt aber schnell auf, welche unnützen Ergebnisse zu erwarten sind - vor allem in Bezug auf die oberen Stockwerke.

Die 10. Etage befindet sich in ca. 30 m Höhe. Um ein einigermaßen orthogonales Thermogramm erstellen zu können (und auch nicht wegen extrem flachem Beobachtungswinkel der stärkeren Himmelsreflexion stark ausgesetzt zu sein), muss natürlich ein gewisser Abstand vom Gebäude eingenommen werden. Sind dies etwa 60 ... 65 m, dann kann mittels Pythagoras der tatsächliche Abstand zwischen Thermokamera und Messobjekt (10. Etage) ausgerechnet werden: $d_{Objekt} = \sqrt{(h^2 + l^2)} \approx 70\ m$

Hat die als Beispiel dienende LowCost-Thermokamera (ohne Wechselobjektive) 2 mrad geometrische Auflösung, dann ergeben sich für die Messungen der 10. Etage 70 m × 2 mrad = 140 mm große Pixelmessflächen. Das kleinste messbare Objekt ist der 3-fache Wert desselben, also 420 mm (= 42 cm)! Diese Zahl mit den typischen Abmessungen der allgemein kritischen Fugen oder mit der Breite der Fensterrahmen bzw. derer Wandeinfassung vergleichend wird sofort klar, dass mittels dieser so erstellten Wärmebilder weder die Qualität der Fugen, der Fenstereinbindung oder die Dichtheit selbiger bestimmt werden kann. Das Wärmebild enthält als einzige (echte) Information die Anzahl der Fenster im 10. Stock!

Natürlich könnten hier noch viele weitere Beispiele für Messungen von Elektronik bis Industrieanlagen aufgeführt werden, die die strikte Forderung der Einhaltung der geometrischen Auflösung untermauern. Da sich ein ganzes Kapitel des Buches mit den speziellen thermografischen Anwendungen beschäftigt, werden diese im Einzelnen (illustriert durch entsprechende Darstellungen und Thermogramme) separat behandelt. Im Folgenden muss lediglich noch geklärt werden, ob der angezeigte Temperaturwert des Objekts bei Verletzung der geometrischen Auflösung größer oder kleiner als sein tatsächlicher Wert ist.

Auswirkung der Umgebungs- / Hintergrundtemperatur auf den angezeigten Wert

Neben der Verletzung des Erfordernisse der geometrischen Auflösung hängt der angezeigte (falsche) Temperaturwert eines Messobjektes (Objektdetails) natürlich von der Temperatur der in der unmittelbaren Nachbarschaft (oder im seitlichen Hintergrund) des Messobjektes befindlichen Gegenstände ab. Es kann festgestellt werden, dass eine wärmere Umgebung den angezeigten Temperaturwert des Objekts zu höheren Werten hin „verfälscht", während eine kältere Umgebung zu einem Wert unter der tatsächlichen Temperatur des Objekts führt. Die folgenden zwei Darstellungen zeigen alle möglichen Kombinationen. Zwecks Vereinfachung wird hierbei angenommen, dass die Anschlüsse den Widerständen entsprechende Temperaturen aufweisen und alle Oberflächen den gleichen (hohen) Emissionsgrad besitzen.

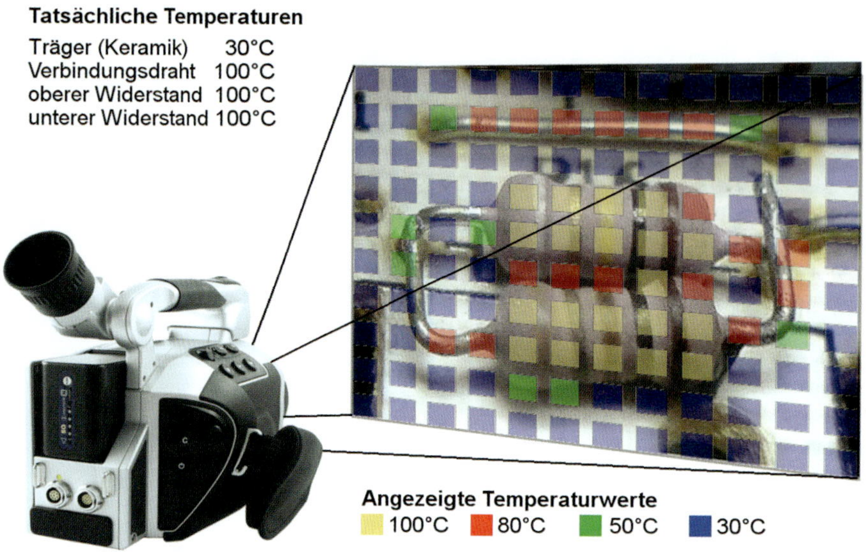

Abb. 306: Messung heißer Widerstände vor kaltem Hintergrund

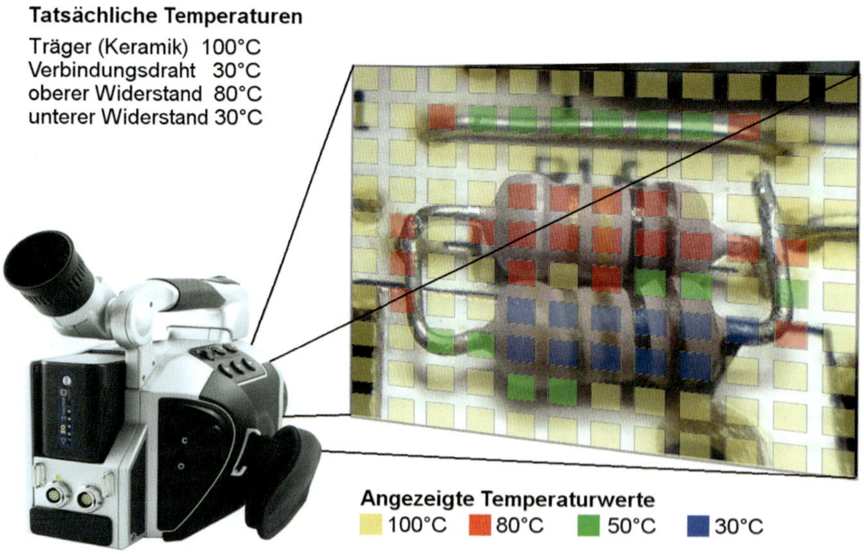

Abb. 307: Messung eines kalten und eines heißen Widerstandes vor heißem Hintergrund

Aus den obigen Darstellungen zu ziehende Schlussfolgerungen: heiße benachbarte Objekte oder heißer Hintergrund führt zu erhöhten (falschen) Ergebnissen verglichen zu den tatsächlichen Objekttemperaturen bzw. zu den Pixeln, die zur Erfassung der tatsächlichen Temperatur in der Lage sind (da bei diesen die geometrische Auflösung erfüllt ist - siehe die jeweiligen Mittelpixel auf den Widerständen). Kalte benachbarte Objekte oder kalter Hintergrund führen zu niedrigeren (ebenfalls falschen) Werten verglichen mit den tatsächlichen Objekttemperaturen. Obwohl die Größe des Fehlers höchstens im Verhältnis der von Objektfläche zu eingehender Umgebungsfläche, sowie in Abhängigkeit von der Temperaturdifferenz zwischen Objekt und Umgebung auftreten kann, ist die Bewertung des Wärmebilds schon bei der „kleinsten" Verletzung der Auflösungsbedingung unsicher und damit praktisch unmöglich.

Auswirkung der Vergrößerung (ZOOM) auf die geometrische Auflösung

Radiometrische Thermografiesysteme mit - wie in der Fotografie verbreiten - Zoom-Objektiven zu nutzen, würde bei vielen Anwendungen sehr hilfreich sein. Nur leider gibt es hierbei messtechnische Probleme, weshalb Zoom-Objektive für temperaturmessende Systeme nur extrem selten (eher überhaupt nicht) erhältlich sind. (Siehe hierzu auch das Kapitel 3.2.9.3. „Außergewöhnliche Infrarot-Optiken".) Der in Matrixdetektor-Thermokameras vorzufindende ZOOM ist nur eine digitale Vergrößerung. Daher verbessert dessen Verwendung die geometrische Auflösung nicht. Im Gegenteil: von denen (im Vergleich zur digitalen Fotografie) ohnehin nur wenigen Pixeln werden im Maße der Vergrößerung Pixel aus der Messung ausgeschlossen, so dass das Ergebnisthermogramm nur über eine begrenzte Menge der eigentlich vorhandenen Pixel und damit nur eine verringerte Pixel-Auflösung verfügt.

In der Vergangenheit der radiometrischen Wärmebildkameras gab es jedoch eine technische Lösung, die es ermöglichte, dass (innerhalb bestimmter Grenzen!) „Übersichts"-Thermogramme und tatsächlich vergrößerte Detailaufnahmen mit der gleichen (hohen!) geometrischen Auflösung und voller Pixelzahl erstellt werden konnten. Die Lösung war die sogenannte **elektro-optische Vergrößerung** der scannenden Thermokameras. Deren grundlegender Aufbau ist auf der nachfolgenden Darstellung zu sehen.

Der rotierende Spiegel (2) liefert eine horizontale Ablenkung, wobei die Winkelgeschwindigkeit dessen Rotation die horizontalen Winkelschrittweite und damit den horizontalen Pixelabstand bestimmt. Die Veränderung der Auslenkamplitude des in der Zeichnung mit (3) gekennzeichneten Schwingspiegels bestimmt die Winkelschrittweite in vertikaler Richtung und damit den Zeilenabstand. Durch Vergrößerung bzw. Verkleinerung der Rotationsfrequenz und der Schwingamplitude können also bei einer scannenden Thermokamera (ohne Änderung an Linse oder Sensor) die Abstände der (nacheinander abgetasteten) Detektormessflecken zueinander verkleinert oder vergrößert werden. Eine Abstandsverkleinerung bedeutet Bildvergrößerung (Heranzoomen), die Abstandsvergrößerung dagegen eine Bildverkleinerung.

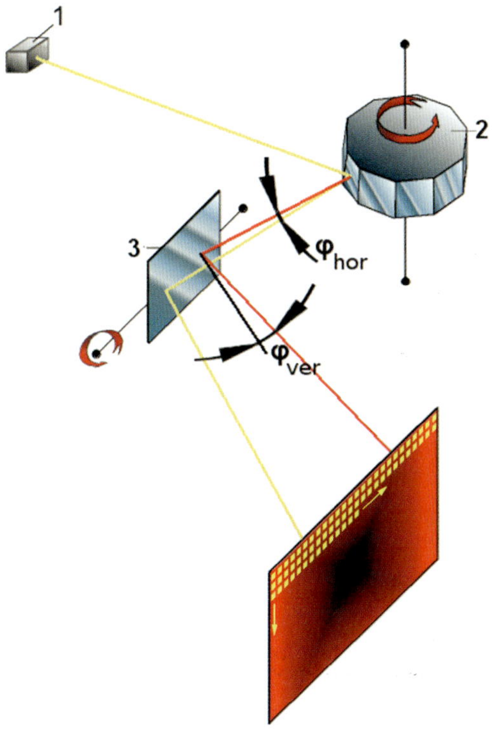

1 ... Einelementen-Photonendetektor
2 ... horizontale Ablenkung (Drehspiegel)
3 ... vertikale Ablenkung (Schwingspiegel)
φ_{hor} ... Winkelschrittweite der Horizontalablenkung
φ_{ver} ... Winkelschrittweite der Vertikalablenkung

Abb. 371: Funktion scannender Thermokameras (ohne Linsen gezeichnet)

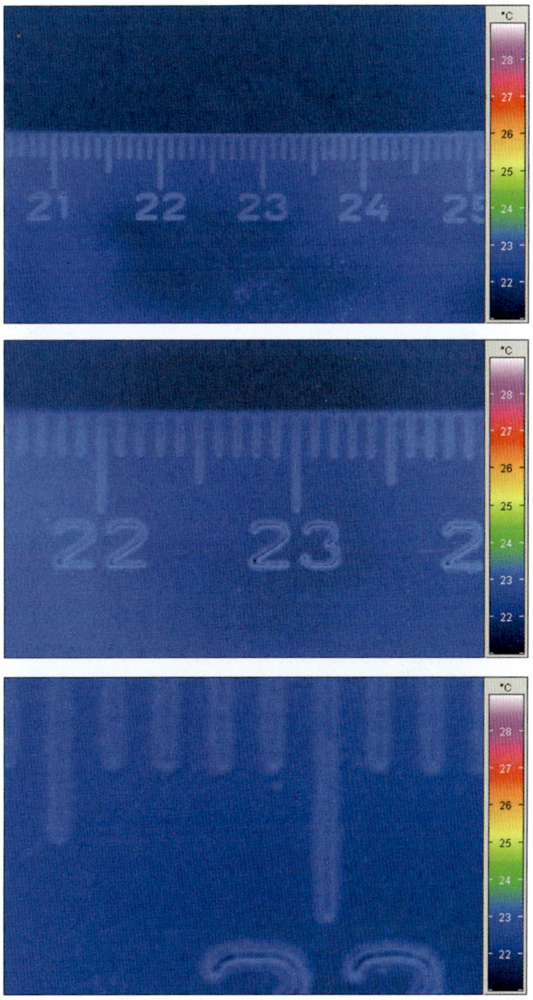

Abb. 372 - 374: Thermogramme einer Scannerthermokamera
oben: ohne Vergrößerung, Mitte: ×2 Vergrößerung, unten: ×4 Vergrößerung

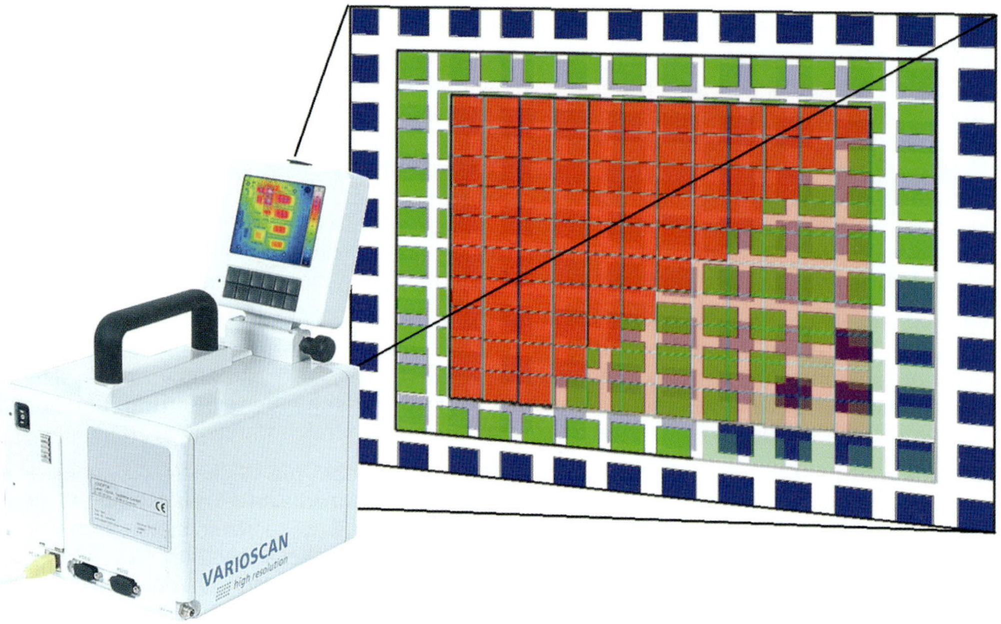

blau: ohne Vergrößerung, grün: Vergrößerungsstufe 1, rot: Vergrößerungsstufe 2

Abb. 375: elektro-optischer Zoom bei scannenden Thermokameras

Anhand obigen Abbildung ist zu erkennen, dass die einzelnen Pixelmessflecke - unabhängig von der Vergrößerung - immer die gleiche Abmessung haben. Auch die Anzahl der Pixel des Thermogrammes bleibt - horizontal und vertikal - unverändert. Was sich verändert, ist lediglich die Größe der „Lücke" zwischen den Messpunkten, die mit zunehmendem Vergrößerungsgrad immer kleiner wird und schließlich ganz verschwindet. Sobald die Matrix den Füllfaktor von 100% erreicht, kann die Größe des kleinsten messbaren Objekts unter Verwendung der Gleichung (110) berechnet werden, wobei aber nunmehr der Multiplikator 2 anstelle der bisherigen 3 gestattet ist:

$$h_{minZOOM} = b_{minZOOM} = d \cdot IFOV \cdot 2 \qquad \text{Gl. 111}$$

Insofern die Winkelschritte weiter reduziert werden, können sogar noch kleinere Objekte gemessen werden. Die kleinste messbare Objektdimension ist erreicht, wenn die einzelnen Pixel zu zwei Dritteln (d.h. bis zu 67%) überlappen. In diesem Fall muss das kleinste messbare Objekt nur noch 4/3 (etwa 133%) des Detektormessflecks überschreiten. Eine weitere Überlappung ist jedoch nicht sinnvoll, da die Auswirkung der Abbildungsfehler oder die Ungenauigkeit der Spiegel in ihrer Größe mit der weiteren Objektgrößenreduktion vergleichbar sind.

Auswirkung Pixelauflösung-erhöhender Verfahren auf die geometrische Auflösung

Es gibt einige Verfahren, die dem Thema dieses Absatzes folgend einen wirklichen Einfluss auf die geometrische Auflösung ausüben. Bei vielen anderen Verfahren wird eine solche Wirkung zwar als Vertriebsargumentation angeben, tatsächlich sind sie aber aus Sicht der geometrischen Auflösung wirkungslos (oder gar schädlich). Im Folgenden werden diese Technologien nur kurz aus Sicht derer wirklichen Auswirkung auf die geometrische Auflösung erwähnt, eine detaillierte Erklärung der Verfahren ist im Kapitel 3.2.13.1. „Pixelauflösung erhöhende Verfahren (innerhalb des Kamerabildfeldes)" zu finden.

Eine Methode zur Erhöhung der Pixelanzahl (also der Pixelauflösung des Thermogrammes) ist die *Software-basierende Interpolation*. Bei diesem Verfahren wird zwischen zwei Messpixel ein zusätzliches Bildpixel unter Verwendung des üblichen Interpolationsverfahrens erzeugt, wie es auch in grafischen Bildverarbeitungsprogrammen verwendet wird (hier werden nur nicht Farbkode, sondern Temperaturwerte interpoliert). Während hierdurch die Anzahl der dargestellten Pixel des Wärmebilds auf das Vierfache des ursprünglichen Wertes (horizontale und vertikale Duplizierung) ansteigt, ergibt das Verfahren ein Wärmebild, das zu 75% (also zu drei Vierteln!) aus berechneten - d.h. nicht gemessenen - Pixeln besteht.

Natürlich nimmt hierbei weder die Größe der Einzelpixel ab, noch werden zusätzliche Messungen zwischen den einzelnen Messflecken vollbracht, die die Lücken des Matrixdetektors füllen würden. Dadurch bleibt also die geometrische Auflösung unverändert, lediglich das Erscheinungsbild des Wärmebildes wurde für eine schönere Darstellung „verfälscht". Die Anwendung der Methode ist daher absolut bedeutungslos im Sinne einer Erhöhung der geometrischen Auflösung. Aus messtechnischer Sicht ist das Verfahren ebenfalls nicht zu empfehlen - insbesondere dann, wenn die Kamera selbst die interpolierten Pixel fälschlicherweise als Messdaten in der Messdatei speichert. (Weil es keine Messdaten sind!)

Ein anderes Verfahren zur Erhöhung der Wärmebild-Pixelauflösung bei Hand-gehaltenen Thermokameras ist das *Ausnutzen der Handbewegung* („Handverwacklung"), von einigen Kameraherstellern mit „SuperResolution" o.ä. bezeichnet. Bei dieser Methode wird davon ausgegangen, dass in einer Sensormatrix zwischen den Einzeldetektoren ein Abstand von fast einem halben Pixel (ohne Messfähigkeit) vorhanden ist. Um zu vermeiden, dass das Messobjekt aufgrund dieser Matrixeigenschaft lückenhaft erfasst wird, nutzt man die unwillkürlichen Mikrobewegungen der Hand während des Haltens der Thermokamera aus. Die kleinen horizontalen und vertikalen Sichtfeldfeldverschiebungen ausnutzend, werden nacheinander mehrere Thermogramme gespeichert, in der Hoffnung, dass sich darunter auch jeweils ein Wärmebild mit einer horizontalen und/oder vertikalen Verschiebung um je einen halben Pixel befindet.

Finden sich solche Thermogramme unter den gespeicherten, dann können die ausgewählten 4 Stück - nach unten bzw. seitlich verschoben - in die Pixelzwischenräume des ersten Thermogrammes positioniert zu einem einzigen Thermogramm montiert werden. Da durch diese Methode in den - im Originalbild vorhandenen - Leerraum zwischen zwei Pixeln je ein weiteres Pixel eingefügt wird, erhöht sich die Pixelanzahl senkrecht und waagerecht auf das Doppelte, die Pixelauflösung des entstehenden Thermogramms umfasst viermal so viele Pixel wie die Detektormatrix. Auch die geometrische Auflösung erhöht sich (um genau 33%), da ja nun die Objekterfassung lückenlos wurde (siehe Zoom scannender Kameras).

Die zur Anwendung dieses Verfahrens erforderlichen vier, zueinander passenden Wärmebilder, entstehen leider nicht immer. Die Software einiger, diese Methode anbietende - Kameras täuscht in solchen Fällen die Erhöhung der Pixelauflösung durch Anwendung der Interpolation vor, anstatt einen Hinweis über den Misserfolg der Methode anzuzeigen. In diesen Fällen wird also weder die vierfache Anzahl von wirklich gemessenen Pixeldaten erzeugt, noch erhöht sich die geometrische Auflösung! Auf Grund der fehlenden Warnung ist für den Anwender sogar unbekannt, ob das Ergebnis tatsächlich gemessene (oder nur interpolierte) Pixel enthält und ob somit die geometrische Auflösung besser wurde oder nicht. Die Verwendung dieser Methode ist daher nicht empfehlenswert.

Die Erzeugung von Thermogrammen mit der vierfachen Pixelauflösung ist nur durch eine Hardware-Lösung - der in die Matrixdetektor-Thermokamera eingebauten *Micro-Scan Technologie* zuverlässig (und garantiert) möglich. Micro-Scan (= Mikroabtastung) ändert nacheinander die Position der Strahlungsprojektion auf die Detektormatrix in horizontaler und vertikaler Richtung um je einen halben Pixel, was durch Mikrobewegung des Detektors oder durch optische Ablenkung der einfallenden Strahlung (innerhalb der Wärmebildkamera) bewirkt werden kann. Somit wird auch in der ursprünglichen Lücke zwischen den Einzelpixeln ein Messwert erfasst und für die nachfolgende Thermogrammerstellung verwendet.

Letzter Schritt zum Ergebnisthermogramm ist auch hier die Überlagerung der insgesamt 4 Wärmebilder mit jeweils einer halben Pixelverschiebung zur Seite und/oder nach unten. Der wesentliche Unterschied zur „Handbewegungsmethode" besteht darin, dass das Ergebnis in jedem Falle aus vier - mit genau definierter Position aufgenommenen und damit sicher montierbaren - Wärmebildern entsteht, somit also ausschließlich aus realen Messdaten besteht. Dadurch wird die geometrische Auflösung der Thermokamera in allen Fällen durch die lückenlose Erfassung des Objektes um 33% erhöht. Da diese Methode kein Handzittern voraussetzt, ist sie auch bei fix montierten oder auf Stativ befindlichen Kameras verwendbar.

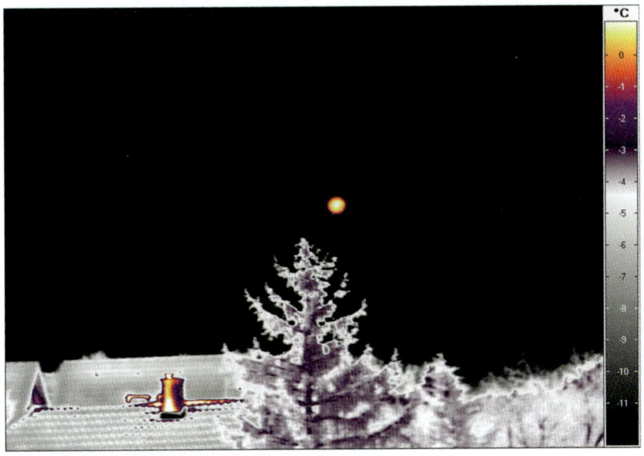

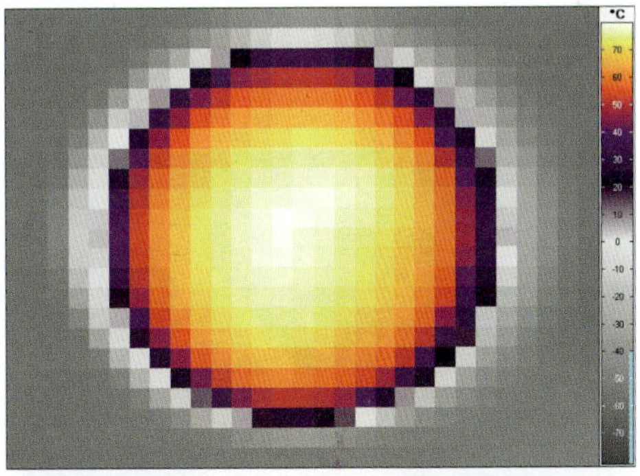

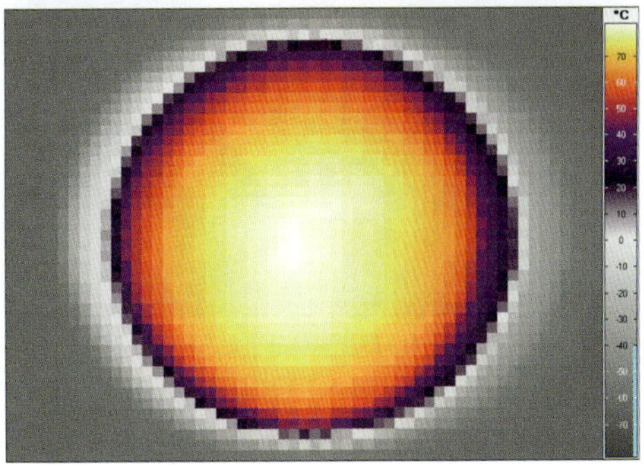

Abb. 376 -378: Supermond, Ungarn, 14.11.2016
links: Gesamtthermogramm, ohne Vergrößerung
rechts oben: Mond vergrößert, Standardthermogramm
rechts unten: Mond vergrößert, Thermogramm mit Micro-Scan

Hinweis: Für die Aufzeichnung und Grafikverarbeitung wurde keine Interpolation angewendet. Dementsprechend ist jedes hier gezeigten Pixel ein echter Messwert. Während der Messung war die Thermokamera auf einem Stativ befestigt.

3.2.12. Bildwiederholrate (Bildfrequenz) von Thermokameras

Die Wärmebildgebung mit Mikrobolometer-Matrixdetektoren erfolgt beispielsweise mit Bildwiederholraten holraten von 9, 15, 30, 50, 60, 120 Hz oder sogar 240 Hz - unabhängig davon, ob es sich um installierte oder mobile Thermokameras handelt. Mit Photonendetektor-Wärmebildkameras lassen sich deutlich höhere Bildwiederholraten (genauer: Thermogramm-Messfrequenzen) von 850 oder sogar 6.000 bzw. 9.000 Hz (= 9 kHz) erreichen. Welche Bildwiederholfrequenz benötigt wird, hängt von der Zeitkonstante der Temperaturänderung des gemessenen Prozesses ab, oder aber von der Bewegungsgeschwindigkeit des Messobjekts bzw. der Thermokamera relativ zueinander.

Die Bedeutung der Zeitkonstante („Änderungsschnelligkeit") der Temperaturänderung des zu messenden Prozesses ist in Kapitel 2. 2. „Signalverarbeitung, Signaldigitalisierung" ausreichend behandelt worden. Es soll nunmehr davon ausgegangen werden, dass die Anforderung des Shannon-Gesetzes erfüllt ist. Aber was ist mit beweglichen Objekten oder einer relativ zu diesen bewegten Wärmebildkamera? Wie können zum Beispiel die Erwärmung von Werkzeugen oder Werkstücken in Bearbeitungstechnologien, die Temperaturen der Airbag-Oberfläche, oder gar Temperaturen pyrotechnischer Vorgänge bzw. mechanischer Schockeinwirkungen (Beschuss, Schmiedevorgänge) untersucht werden?

Diese Aufzählung könnte lange fortgesetzt werden, und soll auch keinesfalls zu der falschen Schlussfolgerung führen, dass im Fall von sich langsamen ändernden (oder sogar stetigen) Temperaturen die Bildwiederholfrequenz kein kritischer Parameter in Bezug auf die Messbarkeit sein könnte. Bei bewegten Messobjekten oder bei Bewegungen der Thermokamera kann u.U. eine hohe Bildwiederholrate sogar unentbehrlich sein. Bei thermografischen Systemen begrenzt die Integrationszeit des Detektors die Bildfrequenz und damit, bis zu welcher Bewegungsgeschwindigkeit (relativ zur Kamera) Objekte noch korrekt erfasst werden können. (Im Fall der auf Mikrobolometer basierenden Thermokameras verschlechtert sich die Situation noch durch die bei diesen angewandte zeilenweise Auslesetechnologie.) Die maximale Bewegungsgeschwindigkeit liegt vor, wenn sich die von einem einzelnen Detektor innerhalb der Integrationszeit detektierte Fläche (= Einzelmessfleck) in der Bewegungsrichtung so weit verschiebt (bzw. ausdehnt), dass sie die Objektfläche teilweise oder sogar ganz verlässt.

Mit anderen Worten: nur dann entsteht wenigstens ein realer Temperaturmesswert, wenn während der Integrationszeit mindestens ein Pixel vollständig auf der Objektoberfläche verbleibt. Diese Mindestanforderung reicht jedoch nicht aus, um scharfe und damit visuell leicht verständliche Wärmebilder zu erzeugen, da die Umrisse des Objekts immer noch sehr verschwommen sind. Diese Bedingung liefert nur genügend Messdaten dafür, um die maximale (oder minimale) Temperatur eines sich bewegenden Objekts messtechnisch korrekt bestimmen zu können.

<u>Zahlenbeispiel</u>

Soll ein 15 mm breites Objekt mit einer Thermokamera mit 30 Hz Bildwiederholrate (typische Integrationszeit 25 ms) und mit einer geometrischen Auflösung von 2 mrad aus einer Entfernung von 1 m erfasst werden, so kann die maximale relative Geschwindigkeit zwischen der Kamera und dem Objekt (parallel zur Objektoberfläche) wie folgt berechnet werden:

2 mm + 25 ms × v_{rel} m/s < 15 mm, wobei v_{rel} die maximale relative Bewegungsgeschwindigkeit ist

Die maximale relative Bewegungsgeschwindigkeit beträgt demzufolge 0,52 m/s, also nur 1,87 km/h.

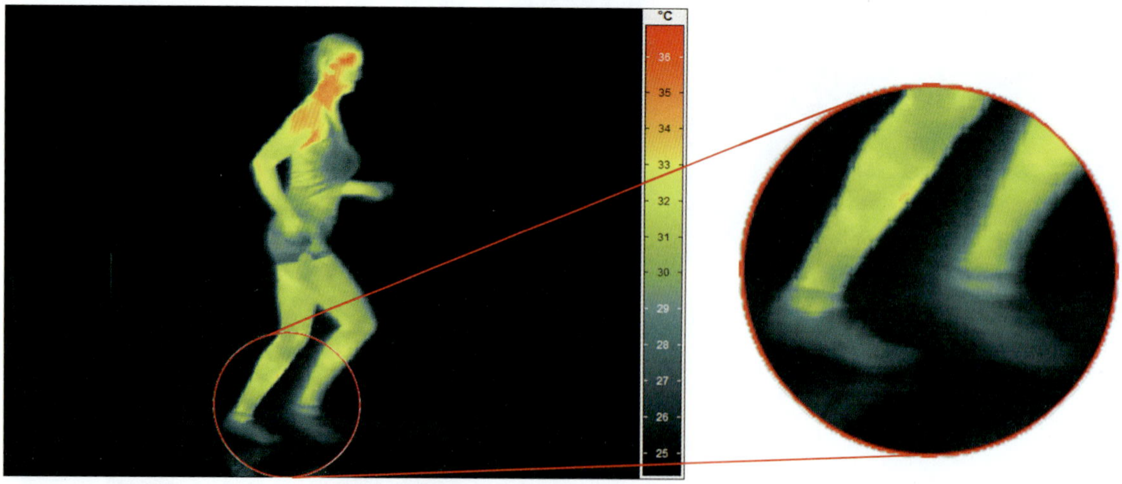

scharfe Darstellung: langsam bewegter Körper und linker Fuß (gerade auf dem Boden)
unscharfe Darstellung: Hände und rechter Fuß in schneller Bewegung

Abb. 379: Wärmebildunschärfe durch schnelle Bewegung des Objektes (Füße des Läufers vergrößert)

Es gibt auch ernsthafte Probleme, wenn eine Hand-gehaltene Wärmebildkamera verwendet werden soll, um sehr detaillierte Wärmebilder zu erzeugen oder über große Entfernungen Teleobjektiv-Aufnahmen zu machen. Es ist eine bekannte Tatsache, dass in der Fotografie ein Profifotograf noch bei einer Belichtungszeit von 1/60 [s] in der Lage ist, unverwackelte Aufnahmen ohne Stativ zu machen. Bei einem ungeübten „Amateur" ist dies eher nur bis zur Belichtungszeit von 1/125 [s] garantiert. Diese Verschlusszeiten repräsentieren eine Integrationszeit von 17 ms bzw. 8 ms. Was für eine ruhige Hand muss also ein Thermograf besitzen, um unverwackelte Thermogramme mit einer 30 Hz, 15 Hz oder sogar nur 9 Hz „schnellen" Wärmebildkamera zu erfassen! Hierzu müsste die Thermokamera 30 ... 40 ms bewegungslos gehalten werden. Daraus ergibt sich, das Hand-gehaltene Wärmebildkameras im Interesse der sicheren Aufnahme unverwackelter Thermogramme eine Integrationszeit von höchstens 10 ... 12 ms haben dürfen. Dies wird in der Regel nur durch Thermokameras mit 50 Hz und schnelleren Bildwiederholraten erreicht, langsamere Kameras sind für Aufnahmen ohne Stativ (oder anderer Fixierung) allgemein ungeeignet.

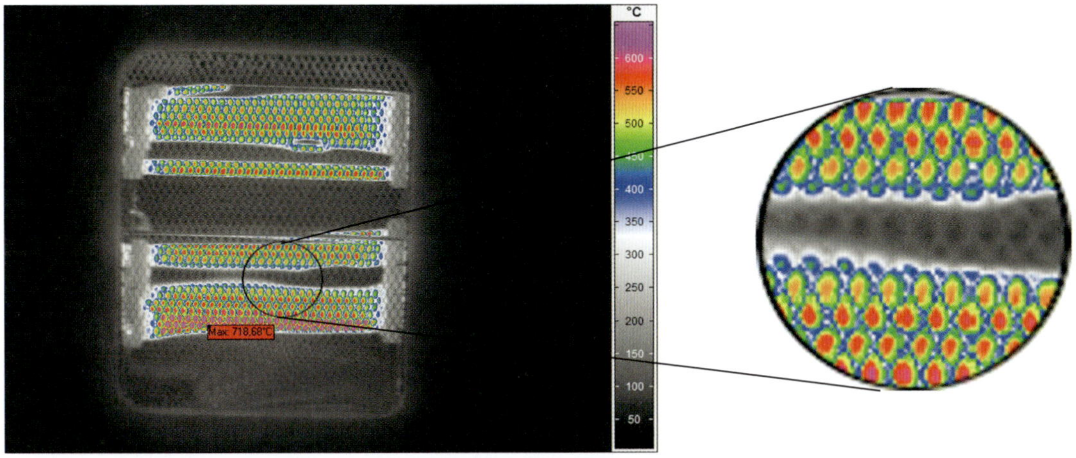

Abb. 380: richtiges (unverwackeltes) Thermogramm (maximale Temperatur: 719°C)

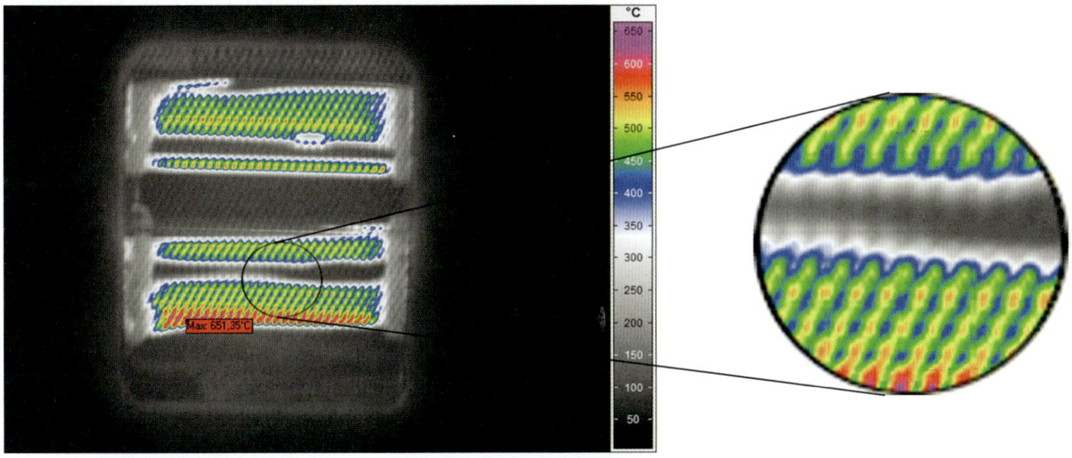

Abb. 381: durch Handbewegung während der Integrationszeit verwackeltes Thermogramm (maximale Temperatur: 651°C)

3.2.13. Pixelauflösung bei Messsystemen mit Matrixdetektor

Über die geometrische Auflösung (d.h. die Größe eines durch einen Einzeldetektors der Detektormatrix auf dem Messobjekt erfassten Fläche) hinaus wird die Detailliertheit der gespeicherten Messdaten und damit Bilddarstellungsqualität einer Thermokamera durch die Pixelauflösung (Anzahl der Pixel innerhalb eines Thermogrammes) bestimmt. Der Grund dafür ist, dass für eine grafische (visuelle) Erkennung des Objektes und der thermischen Zusammenhänge eine gewisse Mindestpixelanzahl auf das Messobjekt (bzw. dessen Teilflächen) fallen sollte, so wie es auch in der digitalen Fotografie üblich ist. Es ist leicht zu verstehen, dass mit einer größeren Pixelauflösung die Objektoberfläche in einem einzigen Wärmebild mit mehr Details oder mit ausreichender Detailliertheit auch größere Objekte angezeigt werden können. Bei geringer Pixelauflösung müssen viele Aufnahmen gemacht werden, was die Notwendigkeit nach sich ziehen kann, Thermogramme für Auswertungen und Berichte sehr zeitaufwendig montieren zu müssen.

Im Falle thermografischer Systeme ist diese Frage keinesfalls unbedeutend. Während bei Digitalkameras in der Fotografie inzwischen Bildauflösungen von 10, 12 oder sogar mehr als 20 Megapixeln (20 Millionen Pixel) verfügbar sind, beträgt die Pixelauflösung von Wärmebildkameras mit Matrixdetektor nur 320×240 (76.800), 384×288, 640×480 (307.200), 640×512 Pixel oder 1024×768 (786.432) Pixel. Es gibt sogar noch kleinere Thermokameras mit 160×120 (also 19.200) Pixel oder sogar nur 80×80 (nur 64.000) Pixeln. Diese können nur kleine Objekte oder -bereiche in akzeptabler Detailliertheit darstellen, was ihre Nutzbarkeit natürlich stark einschränkt (oder für bestimmte Aufgaben gänzlich ungeeignet macht).

Dank der stürmischen Entwicklung der Sensoren der Wärmebildkameras werden Thermokameras mit immer größerer Pixelauflösung hergestellt (siehe auch das Kapitel 3.2.6. „Matrixdetektoren moderner thermografischer Systeme"). Es ist hierbei auch interessant, dass die professionellsten, auf 640×480 oder 1024×768 großen Mikrobolometer-Matrixdetektoren basierenden Wärmebildkameras mit 50 / 60 Hz oder gar 240 Hz Bildwiederholraten aus Sicht des pixelbezogenen Preises (Anschaffungspreis/Pixelzahl) her wesentlich günstiger sind als die billigsten LowCost-Thermokameras.

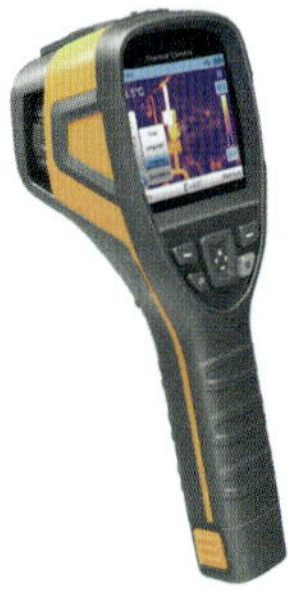

Abb. 382: LowCost-Thermokamera mit 120×160 Pixeln (mit freundlicher Genehmigung von GUIDE Infrared [A132])

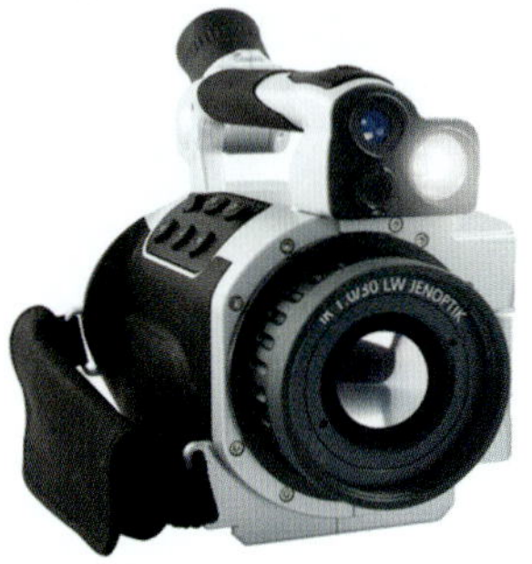

Abb. 383: professionelle Thermokamera mit 2048×1536 Pixeln (mit freundlicher Unterstützung der Infratec GmbH [A133])

Die folgende Abbildung zeigt sehr eindrucksvoll die Auswirkung der Pixelanzahl auf die Effizienz der Messung und deren Auswertung. Das rechte Thermogramm (640×480 Pixel) wird mit einem Tastendruck vor Ort erstellt. Da es die Gebäudeseite komplett enthält, kann es auch mit nur einem Klick in den Bericht eingebunden werden. Im Gegensatz dazu kann das linke Wärmebild (160×120 Pixel) nur einen kleinen Teil der Gebäudeseite mit der gleichen geometrischen Auflösung erfassen. Um Umfang und Qualität des „großen" Wärmebildes zu erreichen, müsste es 16 mal so viele Pixel enthalten, also aus so vielen einzelnen Wärmebildern zusammengesetzt werden. Da für deren Montage auch eine gewisse Überlappung notwendig ist, müssen sogar 20 bis 25 Thermogramme vor Ort gespeichert werden. Natürlich bedeutet dies einen vielfachen Zeitbedarf im Vergleich zu einer einzigen Wärmebildaufnahme mit 640×480 Pixeln.

Die wirkliche Zeitverschwendung kommt jedoch erst, wenn in extrem zeitraubender Arbeit die 20 ... 25 Einzelthermogramme zu einem einzigen - für den Bericht geeignetes - Wärmebild montiert werden. Dies kann je nach Qualität der Vor-Ort-Aufnahmen, der zur Verfügung stehenden Montagesoftware und dem Können des Bedieners 10 bis 30 Minuten (oder gar noch länger) dauern. Die durch die geringere Investition in eine Wärmebildkamera mit kleinerer Pixelauflösung erzielte Ersparnis geht also durch den extremen Arbeitszeitmehraufwand schon in kurzer Zeit verloren.

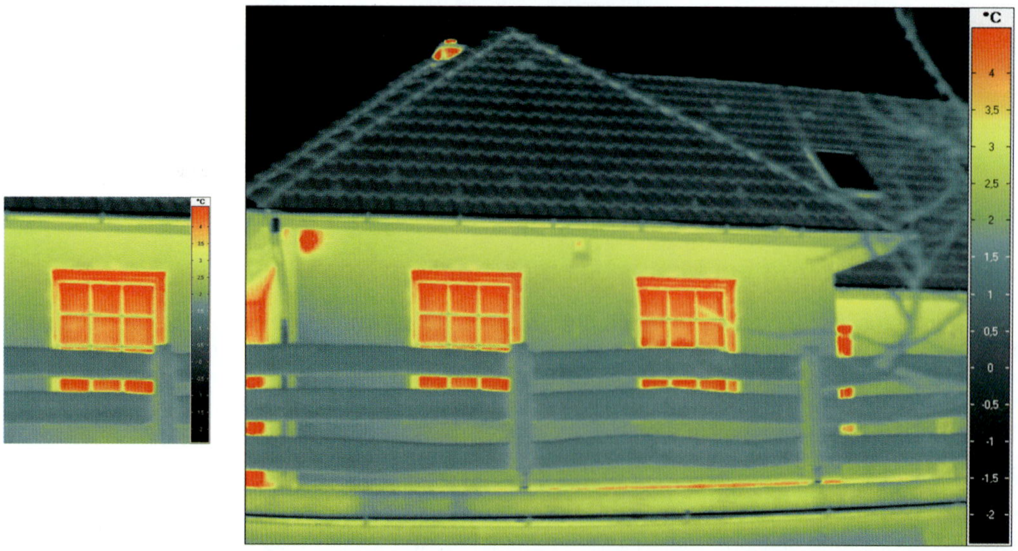

Abb. 384 und **385:** Thermogramm mit 120×160 bzw. 640×480 Pixeln (im Größenverhältnis dargestellt)

Jetzt könnte natürlich die Idee aufkommen, die gesamte Gebäudeseite mit der Thermokamera mit nur 160×120 Pixeln zu erfassen. Das würde jedoch zu einer unzureichenden geometrischen Auflösung führen, was auch die folgenden Darstellungen untermauern. Das Referenzwärmebild ist auch hier das mit 640×480 Pixel Auflösung bereits auf der vorherigen Seite abgebildete Thermogramm (nur mit einer etwas anderen Farbskalierung) und im Vergleich dazu die „Gesamtaufnahme" des gleichen Gebäudes mit nur 160×120 Pixelauflösung. Beide Wärmebilder wurden in gleicher Größe dargestellt, auch wurde exakt der gleiche Ausschnitt vergrößert, um den Unterschied (und damit die Verwendbarkeit) der mit unterschiedlicher Pixelauflösung erstellten thermografischen Aufnahmen eindeutig zu demonstrieren.

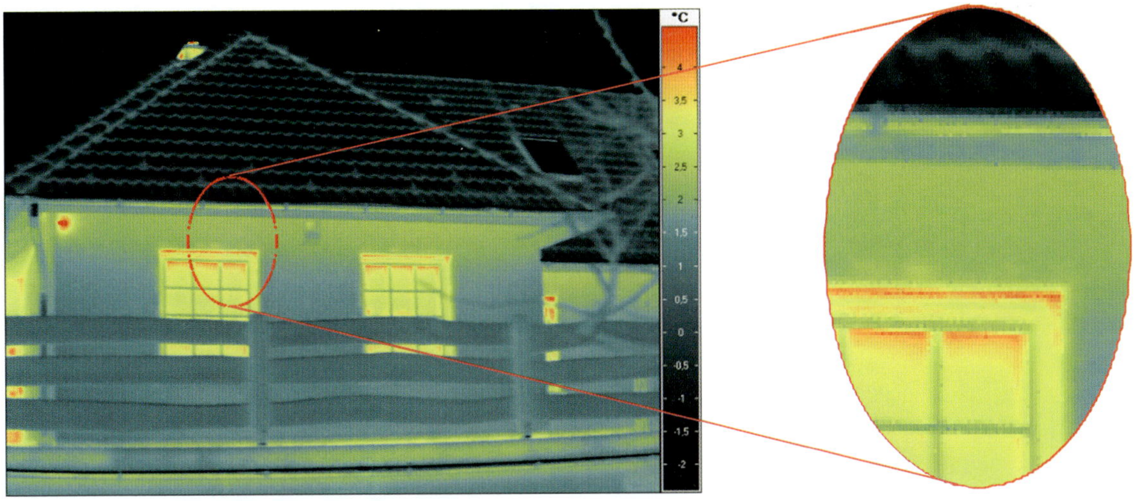

Abb. 386: Wärmebild mit 640×480 Pixelauflösung, Detailvergrößerung rechts

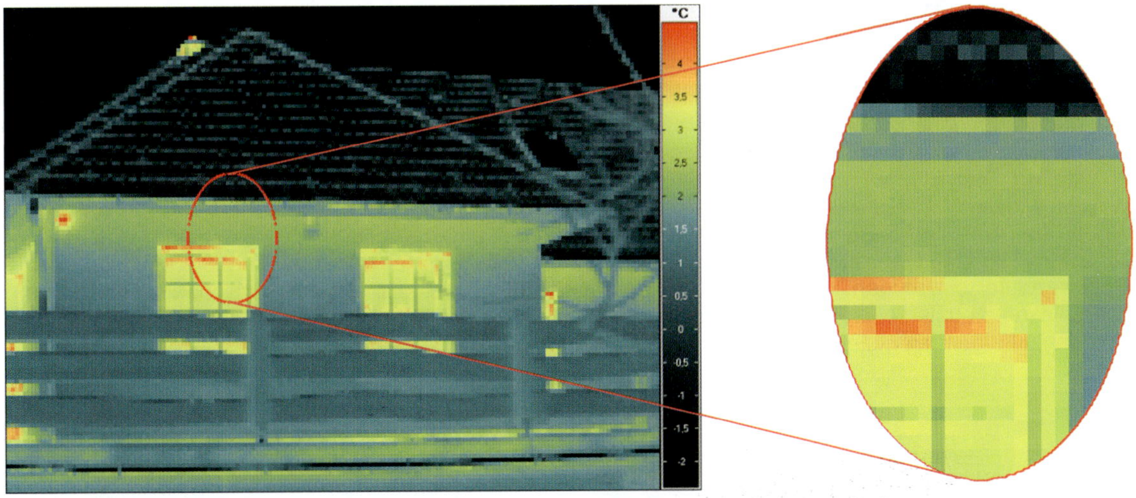

Abb. 387: Wärmebild mit 160×120 Pixelauflösung, Detailvergrößerung rechts

Ohne lange Erklärungen anführen zu wollen, ist auch für den ungeübten Betrachter sofort erkenntlich, dass das obige Thermogramm mit 640×480 Pixeln korrekte Aussagen zur Qualität des Fensterrahmeneinbaus (Wandanschlusses) und zur Dichtheit der Fenster selbst ermöglicht. Die untere Aufnahme mit nur 160×120 Pixelauflösung jedoch bietet diese Möglichkeit nicht, weshalb im hier gezeigten Fall das Ziel der thermografischen Gebäudebewertung schlicht und einfach verfehlt würde.

3.2.13.1. Pixelauflösung erhöhende Verfahren (innerhalb des Kamerabildfeldes)

Erhöhung der Pixelauflösung durch Interpolation

Da die Erzeugung aussagekräftiger Wärmebilder (und darauf basierender Berichte) aufgrund der relativ geringen Pixelauflösung von Wärmekameras (insbesondere wenn es sich um Thermokameras mit kleiner Detektormatrix handelt) schwierig zu lösen ist, verwenden einige Wärmebildkameras zur Erhöhung der Pixelauflösung die Interpolation, welche auch bei graphischen Bildbearbeitungsprogrammen üblich ist. Dieses Verfahren erzeugt ein mathematisch interpoliertes Pixel zwischen den gemessenen Pixeln des aufgezeichneten Wärmebildes, wobei sich die Pixelzahl (durch horizontale und vertikale Duplizierung) auf das Vierfache des ursprünglichen Werts erhöht. Dieses führt jedoch zu einer „Messdaten"-Datei, deren Pixel zu 75% berechnet wurden, d.h. es handelt sich nicht um reale (gemessene) Temperaturwerte. Die Verbesserung der visuellen Darstellung des Wärmebilds erfolgt also durch „Verfälschung" des Dateninhalts der Messwertedatei. Die Verwendung dieser Methode wird daher nicht empfohlen.

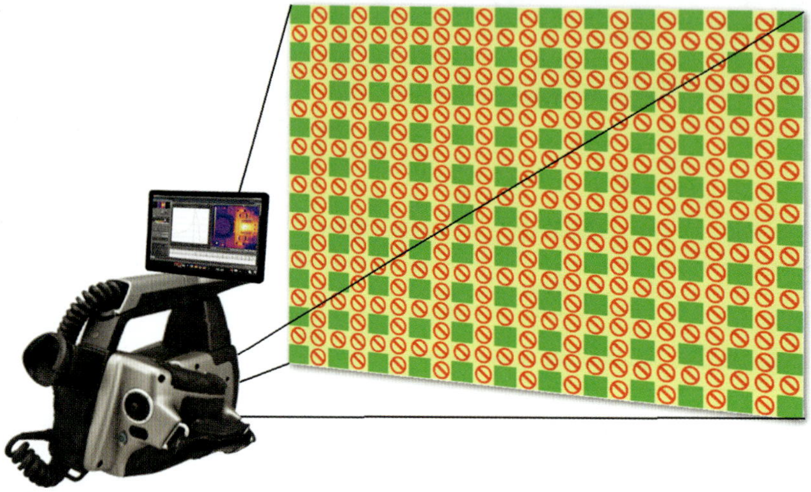

Abb. 388: „gefälschte" Daten im Ergebniswärmebild durch Interpolation (Ø)

Einige Thermokamerahersteller und Vertreiber bieten ihre LowCost-Kameras als professionelle Geräte an und vertuschen die messtechnischen Schwachpunkte (z.B. die geringe Pixelauflösung) in den Datenblättern und Handbüchern zwecks Wettbewerbsvorteil gegenüber Thermokameras mit größeren Detektoren - beispielsweise mit 320×240 Detektor - durch Angaben wie „320×240 Pixel (Interpolation)" oder „320×240 Pixel (interpoliert)", wobei sich in der Thermokamera nur ein Detektor mit 160×120 Pixeln verbirgt und dessen „Messdaten" zu 75% aus durch Interpolation erzeugten (also nicht gemessenen) Werten bestehen. Weder die Pixel- und die geometrische Auflösung, noch der Inhalt der Datendatei kann mit einer Kamera mit einem 320×240 Detektor verglichen werden! Es ist zudem völlig unzulässig, interpolierte Daten in eine Messwertdatei einzufügen, da bei der Auswertung keine Möglichkeit besteht, zwischen Messwert und Interpolation zu unterscheiden. Folglich ist eine korrekte Auswertung ausgeschlossen! Die Konsequenzen werden im Folgenden gezeigt.

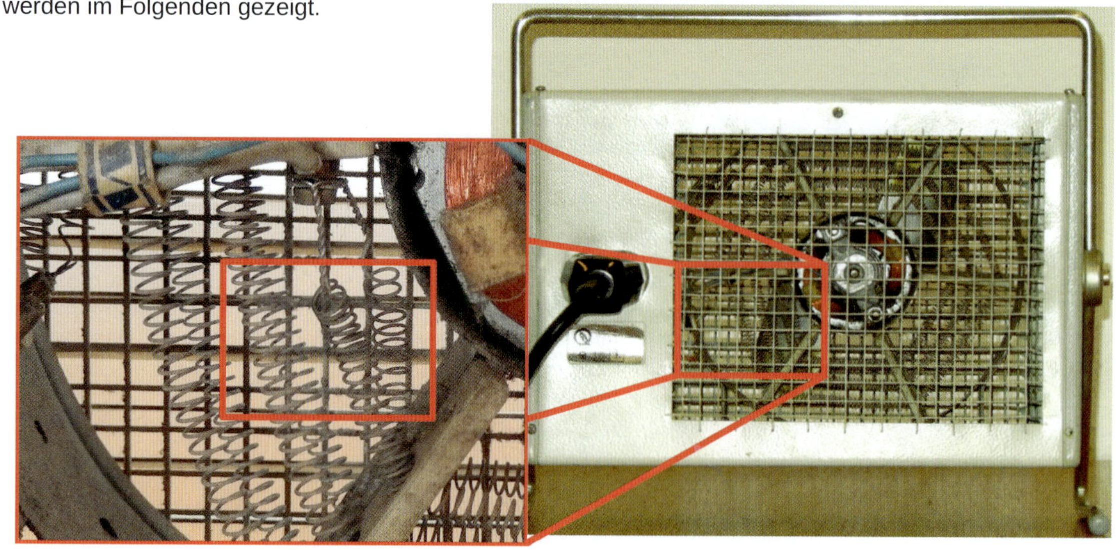

Abb. 389: gemessener Bereich des Beispielobjekts (Heizlüfter)
(im Detailbild eingerahmt die Position der vergrößert dargestellten Ausschnitte der folgenden Wärmebilder)

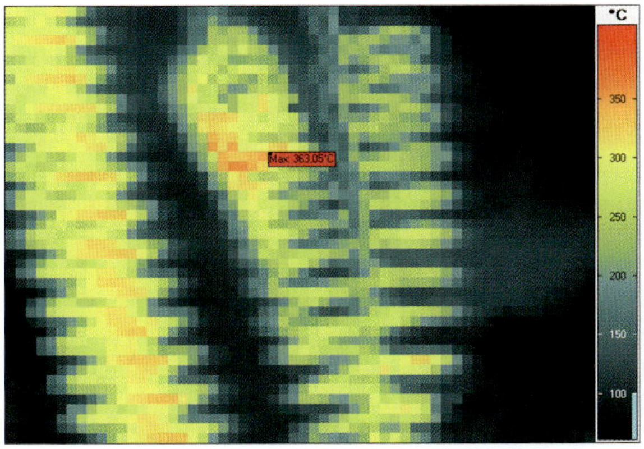

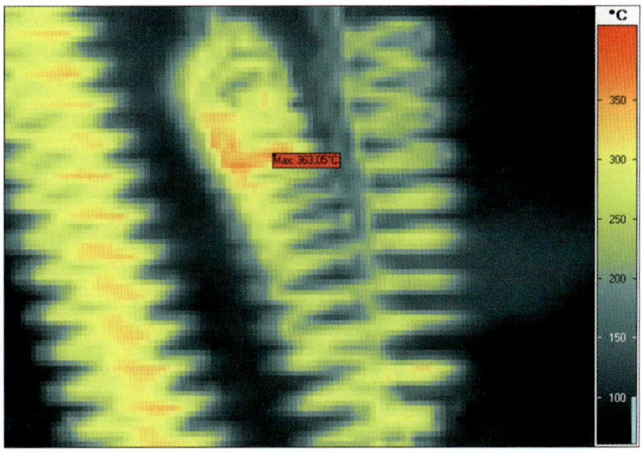

Abb. 390 und **391:** IR-Bild mit 160x120 Detektorpixeln; Original bzw. auf 320x240 Pixel interpoliert: beide max. 363°C

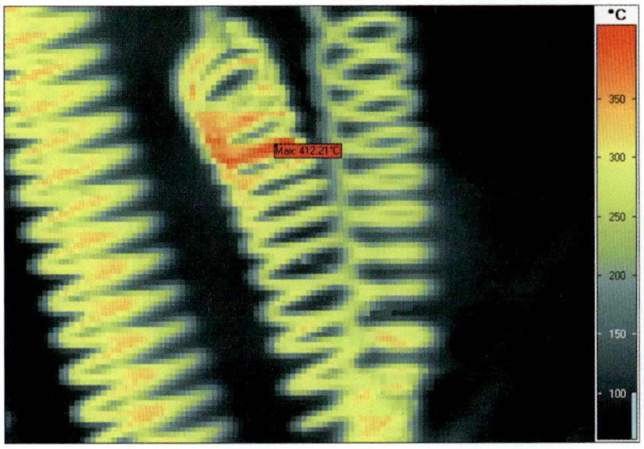

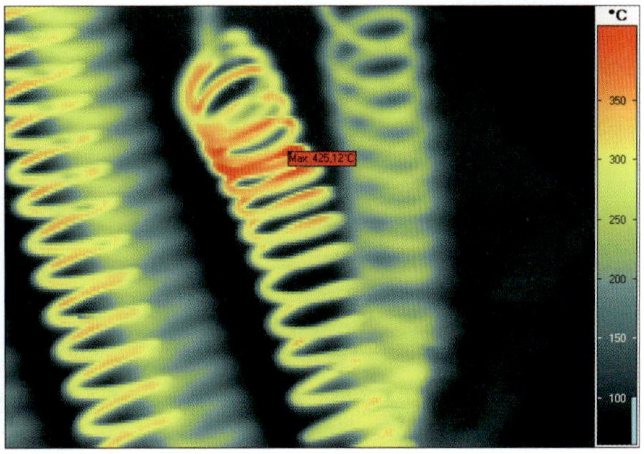

Abb. 392 und **393:** IR-Bild mit 320x240 Detektorpixeln: max. 412°C bzw. 640x480 Detektorpixeln: max. 425°C

Erhöhung der Pixelauflösung durch Ausnutzen der Handbewegung

Davon ausgehend, dass in einer Sensormatrix zwischen den Einzeldetektoren ein Abstand von fast einem halben Pixel (ohne Messfähigkeit) zwecks Platzierung der Anschlüsse und zur Vermeidung der thermischen Beeinflussung der benachbarten Pixel vorhanden ist, wird natürlich auch dass Messobjekt nur lückenhaft erfasst. Um dies zu eliminieren, hat sich anstelle der Interpolation in den letzten Jahren ein anderes Verfahren zur Verbesserung der Pixelauflösung von Thermogrammen verbreitet, welches die unwillkürlichen Mikrobewegungen der menschlichen Hand während des Haltens der Thermokamera ausnutzt. Das Verfahren wird je nach Hersteller als Dynamic Resolution Enhancement (Jenoptik /2007/), SuperResolution (Testo /2011/, Fluke /2012/, Nec Avio /Jahr unbekannt/) oder UltraMax (FLIR /2014/) bezeichnet. (Hinweis: UltraMax von FLIR ist die Kombination von SuperResolution und MSX. Bezüglich MSX werden weitere Details im Kapitel 3.2.14.2. „Wärmebilddarstellung verbessernde Verfahren" diskutiert.)

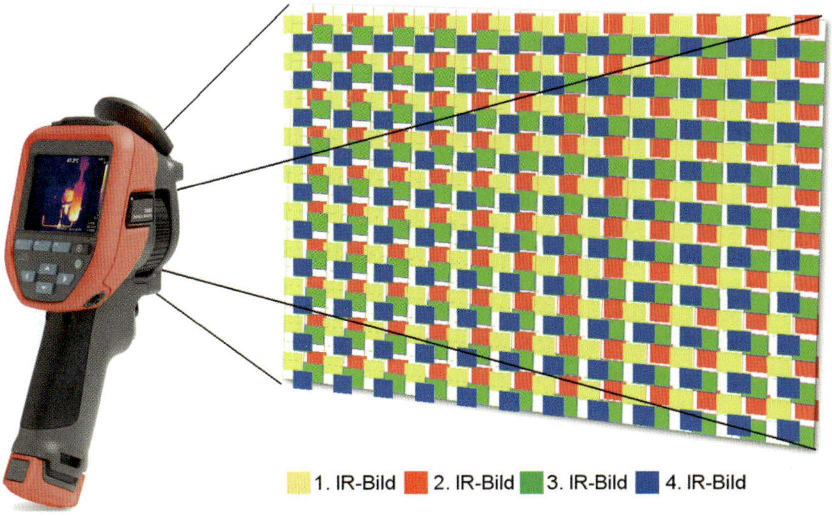

Abb. 394: Erhöhung der Pixelauflösung durch Ausnutzen der Handbewegung (4 montierbare Wärmebilder)

Die kleinen Sichtfeldfeldverschiebungen ausnutzend werden gewöhnlich 16 Wärmebilder nacheinander gespeichert, unter denen sich (hoffentlich) auch jeweils ein Wärmebild mit einer horizontalen und/oder vertikalen Verschiebung um je einen halben Pixel befindet. Die hieraus ausgewählten (zueinander passenden) 4 Wärmebilder werden nun - nach unten bzw. seitlich verschoben - in die Pixelzwischenräume des ersten Thermogrammes positioniert und so zu einem einzigen Wärmebild montiert. Da durch diese Methode in den - im Originalbild vorhandenen - Leerraum zwischen zwei Pixeln je ein weiteres Pixel eingefügt wird, erhöht sich die Pixelanzahl senkrecht und waagerecht auf das Doppelte, die Pixelauflösung des entstehenden Thermogramms umfasst viermal so viele Pixel wie die eigentliche Detektormatrix. Auch die geometrische Auflösung erhöht sich (um genau 33%), da ja nun die Objekterfassung lückenlos ist. (Prospekte enthalten oft auch andere Zahlen, die jedoch meist inkorrekt sind.)

So einfach (und preiswert) diese Methode ist, so hat sie auch viele Schwächen. So kann sie keinesfalls bei auf Stativ montierten Thermokameras verwendet werden, aber auch die notwendige Handbewegung ist nur selten ausreichend „regelmäßig", damit die Software vier zueinander passende Wärmebilder unter den gespeicherten findet, die wie oben beschrieben miteinander vereint werden können. Da der gesamte Vorgang etwa eine Sekunde lang dauert, ist in dieser Zeit typischerweise das Absinken der Hand zu beobachten, wodurch es oft keine zueinander passenden Wärmebilder gibt. Der Auswahlalgorithmus kann noch dazu keine Auswahl treffen, wenn keine starken scharfe Kontraste (ausreichend steile Temperaturgradienten) vorliegen oder in irgendeinem Teil des Sichtfeldes größere Bewegungen aufgetreten sind.

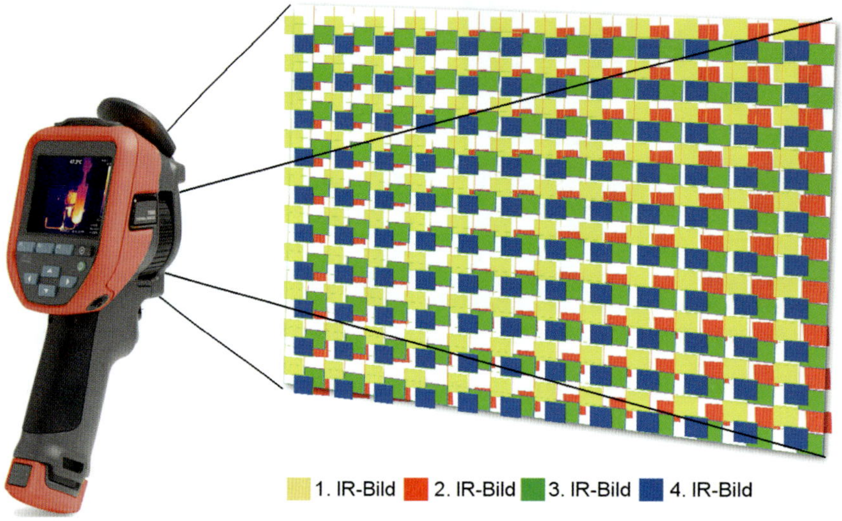

Abb. 395: Erhöhung der Pixelauflösung durch Handbewegung (Unschärfe --> Umschalten auf Interpolation)

Die zur Anwendung dieses Verfahrens erforderlichen vier - zueinander passenden - Wärmebilder entstehen also nicht immer. Einige, diese Methode anbietende Unternehmen täuschen in solchen Fällen die Erhöhung der Pixelauflösung durch Anwendung der Interpolation vor, anstatt einen Hinweis über den Misserfolg der Methode anzuzeigen (siehe hierzu Quelle [P167]). In diesen Fällen wird also nicht die vierfache Anzahl wirklich gemessener Pixeldaten erzeugt, und auch die geometrische Auflösung erhöht sich nicht! Wegen der allgemein fehlenden Warnung ist für den Anwender unbekannt, ob das Ergebnis „echte" gemessene (oder zu 75% interpolierte) Pixel enthält und ob die geometrische Auflösung besser wurde oder nicht. Die Verwendung dieser Methode wird daher nicht empfohlen.

Erhöhung der Pixelauflösung durch Mikroabtastung (Micro-Scan)

Thermogramme mit vierfacher Pixelauflösung können zuverlässig nur durch Mikroabtastung mittels einer in die Matrixdetektor-Thermokamera eingebaute Hardware, die Micro-Scan Technologie aufgenommen werden. Micro-Scan ändert nacheinander die Position der Strahlungsprojektion auf die Detektormatrix in horizontaler und vertikaler Richtung um je einen halben Pixel, was durch Mikrobewegung des Detektors oder der Optik, bzw. durch optische Ablenkung der einfallenden Strahlung (innerhalb der Thermokamera) bewirkt werden kann. Somit wird auch in der ursprünglichen Lücke zwischen den Einzelpixeln ein Messwert erfasst und für die nachfolgende Wärmebilderstellung verwendet.

Das vierfach aufgelöste Ergebnisthermogramm entsteht durch die Überlagerung der insgesamt 4 Wärmebilder mit jeweils einer Pixelverschiebung zur Seite und/oder nach unten. Der wesentliche Unterschied zur „Handbewegungsmethode" besteht darin, dass das Ergebnis in jedem Falle aus vier - mit genau definierter Position aufgenommenen und damit sicher montierbaren - Wärmebildern entsteht, somit also ausschließlich aus realen Messdaten besteht. Dadurch wird die geometrische Auflösung der Thermokamera in allen Fällen durch die lückenlose Erfassung des Objektes um 33% erhöht. Da diese Methode keine Handbewegung voraussetzt, ist sie auch bei montierten oder auf Stativ befindlichen Kameras anwendbar.

Obwohl die Mikroabtastung (Micro-Scan) kein schnelles Verfahren ist (es braucht 0,3 ... 1 Sekunde, um ein Wärmebild mit vierfacher Auflösung zu erzeugen), ist dies dennoch die einzige messtechnisch richtige Methode zur Pixelerhöhung und gleichzeitiger Verbesserung der geometrischen Auflösung. Beispiele für Thermokameras mit dieser Fähigkeit sind die Jenoptik VarioCAM® Typenfamilie, bei denen diese Funktion den Namen „Resolution Enhancement" trägt. Die VarioCAM® hr mit einem 640×480 Pixel großen Detektor kann mittels Micro-Scan 1,23 Millionen Pixel messen, die VarioCAM® HD kann mit ihrem Detektor von 1024×768 Pixeln 3,15 Millionen - ausschließlich „echte" - Messwerte enthaltende Wärmebilder erstellen.

Es ist auch interessant zu überlegen, auf welche Weise Micro-Scan technisch verwirklicht werden kann. Eine der möglichen Lösungen ist die Mikrobewegung des Detektors (z.B. mittels piezoelektrischer Aktuatoren) in seiner Ebene entlang der x- und y-Achse in der Größenordnung von nur je 5 bis 10 µm. (Die genau erforderliche Verschiebung hängt von der Pixelgröße des Detektors ab.) Alternativ dazu kann die Strahlablenkung in der x und y-Richtung in gleichen Größenordnung (auf die Ebene der Detektormatrix) durch ein schwingendes oder rotierendes optisches Element (z.B. rotierende Transmissionsscheibe mit nicht parallelen Flächen, schwingende oder rotierende Spiegel) verwirklicht werden.

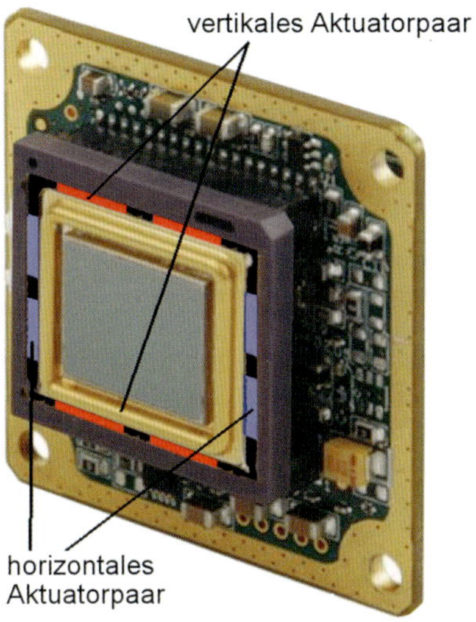

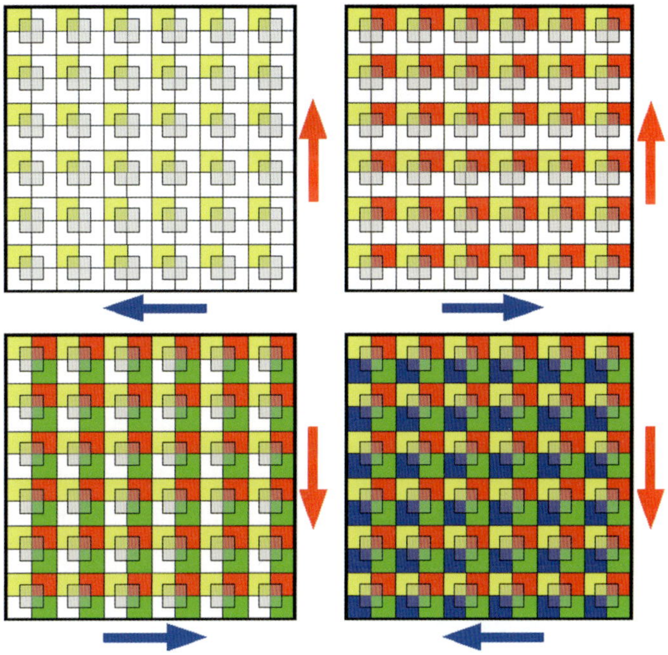

Abb. 396 und **397:** Micro-Scan durch Mikro-Bewegung des Detektors (Aufbau und Funktionsprinzip) (die Pfeile geben die paarweise Aktuatorenaktivität an)

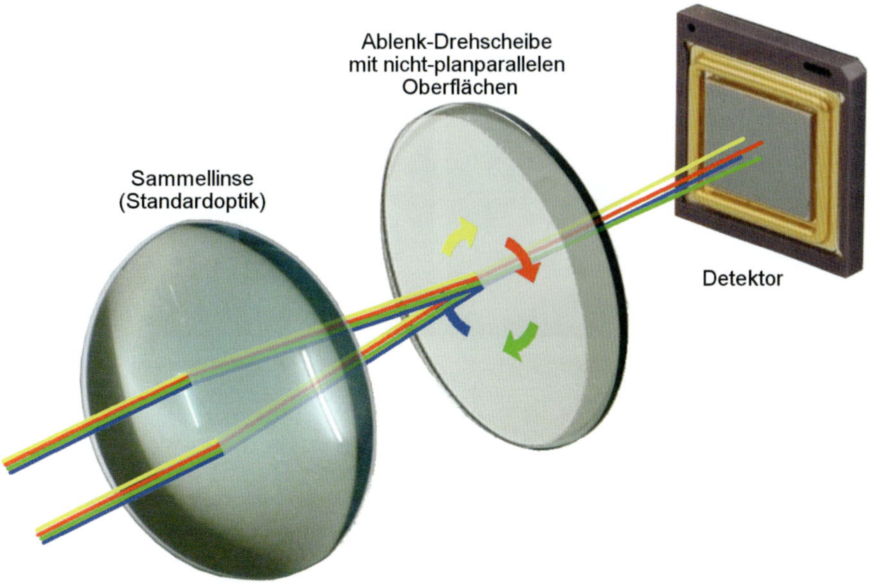

Abb. 398: Verwirklichung von Micro-Scan mittels optischer Ablenkung

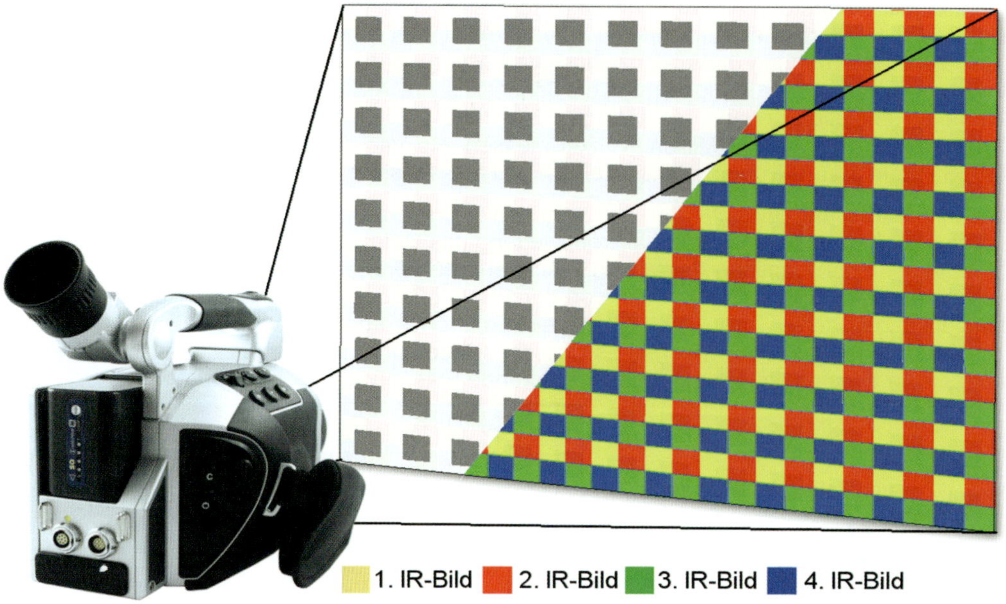

Abb. 399: Erhöhung der Pixelauflösung mittels Micro-Scan (Mikroabtastung) (4 montierbare Wärmebilder)

Unabhängig von der Weise der Erzeugung der notwendigen vier Thermogramme, ist - wie zuvor schon beschrieben - auch bei der Micro-Scan-Methode die Überlagerung der insgesamt 4 Wärmebilder mit jeweils einer Pixelverschiebung zur Seite und/oder nach unten der letzte Schritt zum Ergebnisthermogramm. Es müssen hierfür aber nicht vorher aus einer größeren Anzahl von Thermogrammen die nutzbaren Wärmebilder ausgewählt werden, da in jedem Falle vier - mit genau definierter Position aufgenommene und damit sicher montierbare - Wärmebildern hierfür vorliegen. Das entstehende Thermogramm besteht somit also auch auf jeden Fall ausschließlich aus realen Messdaten, was die geometrische Auflösung der Thermokamera durch die lückenlose Erfassung des Objektes um 33% erhöht.

Auch bei einer Hand-gehaltenen Wärmebildkamera funktioniert Micro-Scan, wofür in diesem Fall mehrere Wärmebilder (typischerweise 16) gespeichert und analog zum „Handbewegungs"-Verfahren durch Auswahl von 4 zueinander passenden Wärmebildern und deren Überlagerung zu einem einzigen Thermogramm mit vierfacher Auflösung montiert werden. Durch die zielgerichtete „Pixelverschiebung" mittels Micro-Scan besteht jedoch eine größere Wahrscheinlichkeit (verglichen mit der „Billigmethode" nur auf Basis der Handbewegung), dass 4 korrekte Bilder für die Zusammenfügung gespeichert werden konnten.

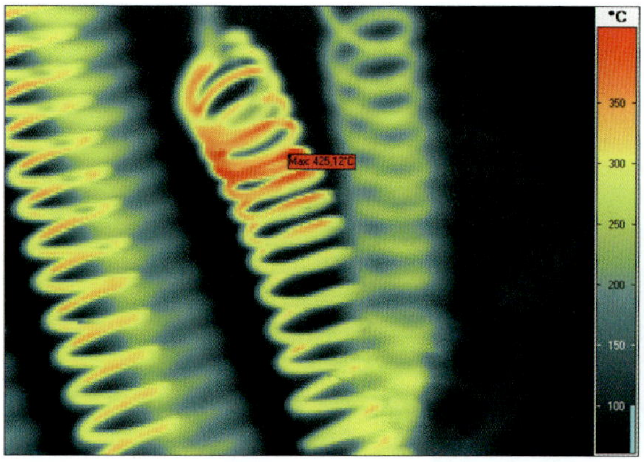

Abb. 400: IR-Bild mit 640×480 Detektorpixeln max. 425°C

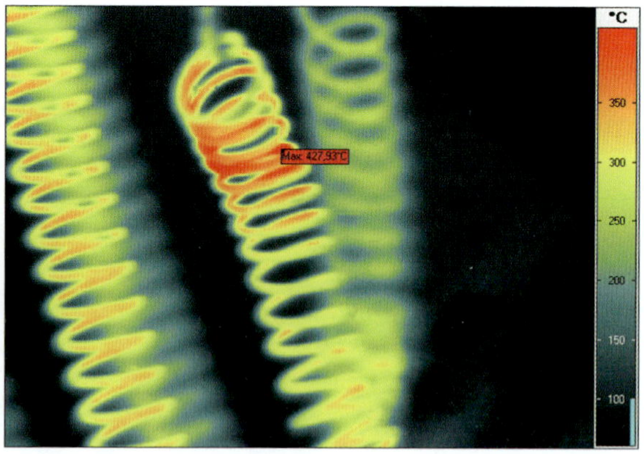

Abb. 401: IR-Bild mit 640×480 Detektor + Micro-Scan = 1280×960 Pixel: max. 428°C

Zusammenfassend kann festgestellt werden, dass die Interpolation die Pixelauflösung der Wärmebilddaten nicht verbessert (statt dessen verfälscht es den Dateninhalt des Thermogrammes). Die Auflösungsverbesserung auf Basis der Hand-Mikrobewegungen wäre zwar messtechnisch akzeptabel, aber das Risiko, die notwendigen, zusammenzusetzenden Aufnahmen nicht zu erhalten, ist zu hoch. Die einzige derzeit bekannte und implementierte korrekte Methode zur Erhöhung der Pixelauflösung von Wärmebildern ist das Verfahren auf Basis von Micro-Scan, das in jedem Fall eine vierfache Pixelauflösung und auch eine 33%-ige Verbesserung der geometrischen Auflösung gewährleistet.

3.2.13.2. Erhöhung der Pixelauflösung durch Montage von Thermogrammen

Panoramabild

Die thermografische Begutachtung großer Objekte (z.B. Industrieanlagen, öffentliche Gebäude, große Maschinen, Hochöfen usw.) ist oft mit der Notwendigkeit verbunden, das gesamte Objekt auf einem einzigen Thermogramm darzustellen, um die Temperaturverhältnisse des Objekts erkennen zu können. Dies kann jedoch nur selten mit einem einzigen Wärmebild erreicht werden, da oft selbst die mit dem Micro-Scan-Verfahren erreichbaren 3,15 Millionen Pixel nicht die notwendige geometrischen Auflösung absichern. Noch dazu sind die Vor-Ort-Bedingungen nicht selten so ungünstig, das es generell (auch visuell) nicht möglich ist, das Objekt in seiner Gesamtheit von einem einzigen Standort aus zu erfassen.

Wenn es sich um ein sich horizontal weit erstreckendes Objekt handelt, ist die bei einigen Wärmebildkameras verfügbare Panoramaaufnahme-Funktion eine praktische Lösung. Hierzu wird die Kamera horizontal geschwenkt, wobei fortlaufend (sich überlappende) Wärmebilder mittels der Kamerafirmware (oder der auf einem angeschlossenen PC laufenden Thermografiesoftware) aufgenommen werden. Diese Thermogramme werden sodann automatisch zu einem kontinuierlichen, horizontal erweiterten Wärmebild montiert. Natürlich hängt es von den Fähigkeiten der Software ab, ob das Ergebnis nur eine großformatige grafische Darstellung (nicht auswertbares Bild ohne radiometrische Daten), oder eine Thermogramm-Datendatei wird (welche mittels thermografischer Auswerteprogramme ähnlich den einzelnen Wärmebildern bearbeitet werden kann). Natürlich ist nur Letzteres empfehlenswert. Eingeschränkt ist dieses Verfahren durch die Begrenzung auf eine horizontale Bildfolge, womit also in Höhe und Breite große Abmessungen besitzende Objekte doch nicht im Ganzen auf einem Thermogramm erfasst werden können.

Zweidimensionale (automatische) Montage von Thermogrammen

Das Montieren von Thermogrammen ist für Großobjekte (Gebäude und Industrieanlagen) recht häufig erforderlich, da auch das Panoramawärmebild hierfür oft nicht ausreicht. Erfordert das Objekt nicht nur horizontal, sondern auch vertikal mehrere Wärmebilder, wächst die Anzahl der zu bearbeitenden Wärmebilder stark an, damit natürlich explosionsartig auch die Zeit für deren Bearbeitung. Welche große Hilfe hier eine Software zur automatischen Montage von Thermogrammen bedeutet, muss sicher nicht lange erklärt werden. Insbesondere, wenn auch noch das Ergebnis eine Thermogramm-Datendatei wird, welche ohne Einschränkung (wie die „kleinen" Original-Wärmebilder) ausgewertet werden kann.

Natürlich ist eine solche automatische Montage an viele Bedingungen gebunden. Die Thermogramme müssen eine übereinstimmende, ausreichend große Überlappung aufweisen, und sollten aus dem gleichen Beobachtungswinkel und gleicher Entfernung aufgezeichnet worden sein. „Pflicht" sind auch gleiche Messbedingungen und die gleichen Einstellungen der Thermokamera. All dies erfordert ein hohes Maß an Disziplin und genaue Arbeit vor Ort, was sich aber bei der weiteren Aufarbeitung mehrfach auszahlt.

Zum Beispiel mit der Software IRBIS®3 Mosaic von Infratec lassen sich mehrere zehn Thermogramme mit nur wenigen Klicks automatisch zu einem uneingeschränkt auswertbaren Riesenthermogramm montieren, ohne die Wärmebilder stundenlang händisch aneinanderfügen zu müssen. Weitere Hilfe leistet die Software durch Abgleich der thermischen Skalierung von Wärmebildern, die Korrektur der perspektivischen Verzerrung und vielfältige mathematische Methoden zur Anpassung der Thermogramme zueinander.

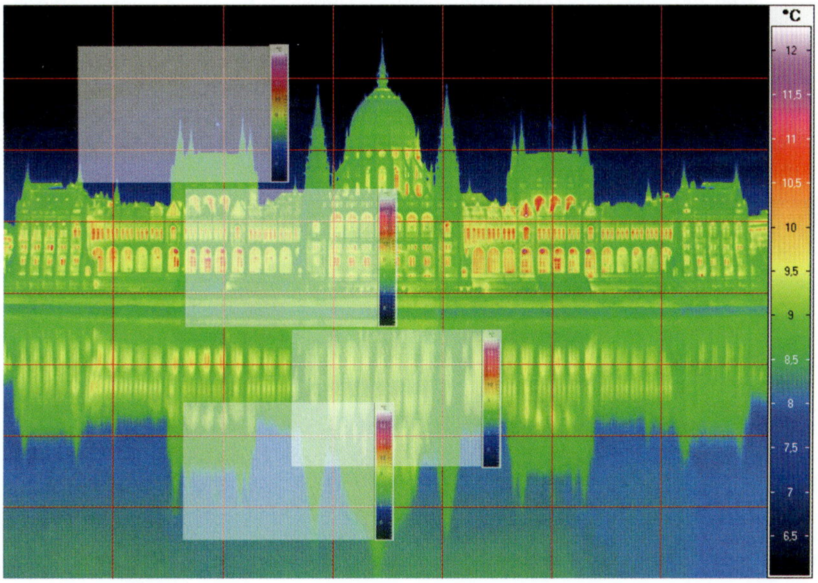

Abb. 402: aus 7×8 (=56!) Wärmebildern mit je 1,23 Mpixel erstelltes Riesenthermogramm im Format A2
(das Gitter zeigt die Anordnung, die durchsichtigen Oberflächen die Größe der Originalwärmebilder - angewandte Überlappung >40%)

3.2.14. Optische Fokussierung und Schärfentiefebereich

Für Genauigkeit und die Qualität der Wärmebilddaten sind nicht nur die Pixelauflösung und die geometrische Auflösung wichtig, sondern auch derer optische Schärfe (Fokus und Schärfentiefe). Es wäre auch falsch anzunehmen, dass durch die Überlagerung mit einem visuellen Bild die Schärfe oder sogar die Genauigkeit der Daten eines Wärmebildes verbessert werden könnten. Wärmebilder sind je Pixel gemessene Strahlungsdaten, umgerechnet in pixelweise Temperaturwerte - somit also kein grafisch aufwertbares Bild! Im Folgenden werden daher außer den optischen Zusammenhängen auch tatsächliche und angebliche „Verbesserungsverfahren" bezüglich ihrer Ergebnisse und „Nebenwirkungen" untersucht.

3.2.14.1. Fokus und Schärfentiefe bei Thermokameras

Es ist allgemein bekannt, dass die Schärfentiefe der Wärmebildkameras sehr klein ist, gut eine Größenordnung kleiner als bei der Fotografie üblich. Dies liegt an der hohen Energiemenge die wegen den relativ unempfindlichen Infrarot-Detektoren der thermografischen Systeme notwendig sind, um genaue Messwerte (ausreichende thermische Auflösung) erreichen zu können. Dies erfordert lange Verschlusszeiten und/oder große Linsendurchmesser, deren Folge jedoch die Verringerung der Schärfentiefe ist.

Wie groß das Problem ist, ist leicht zu erkennen: Schon die kleinste Ungenauigkeit der Fokussierung führt zu unauswertbaren Wärmebildern, die sogar extreme Messfehler enthalten können. Dessen Ursache ist, dass bei falschem Fokus nur ein Teil der Strahlungsmenge auf die geometrisch zugeordnete Sensoroberfläche (Einzelsensoren) trifft, die übrige jedoch auf deren Umgebung (benachbarte Einzelsensoren) projiziert wird. Dies bedeutet, dass der Temperaturmesswert für ein lokales Maximum niedriger und für lokale Tiefstwerte höher als die tatsächliche lokale Objekttemperatur ist. Je ungenauer die Fokuseinstellung ist, desto größer wird die Abweichung vom tatsächlichen Wert.

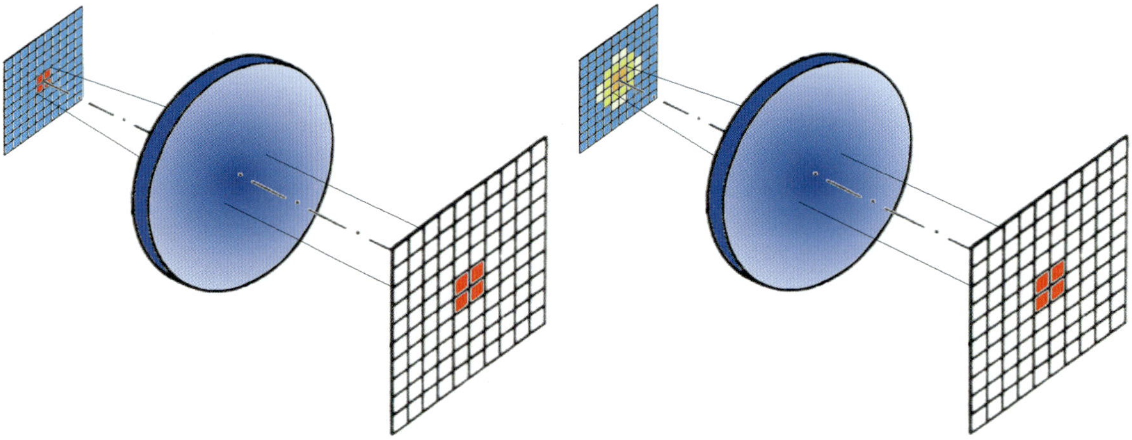

Abb. 403 und **404:** optische Abbildung eines heißen „Punktes" bei gutem oder schlechten Fokus

Die rechte Abbildung veranschaulicht, dass bei schlechter Fokussierung nur ein Teil der eintreffenden Strahlung auf die zugeordnete Teilfläche der Sensormatrix fällt, die übrige sich jedoch auf deren Umgebung verteilt. Bei ungenauer Scharfstellung gibt es also stets nur wenige extreme Minimum- und Maximum-Werte als die wirklichen Objekttemperaturen. Der durch ungenaue Fokussierung verursachte Messfehler kann sogar 20% ... 30% erreichen.

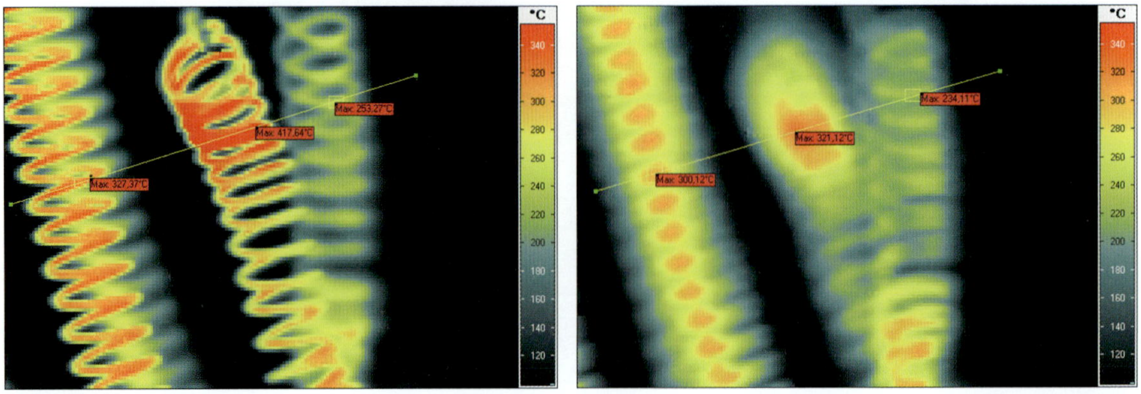

Abb. 405 und **406:** Auswirkung der Fokussierung - scharfes (max. 417 °C) bzw. unscharfes (max. 321 °C) IR-Bild

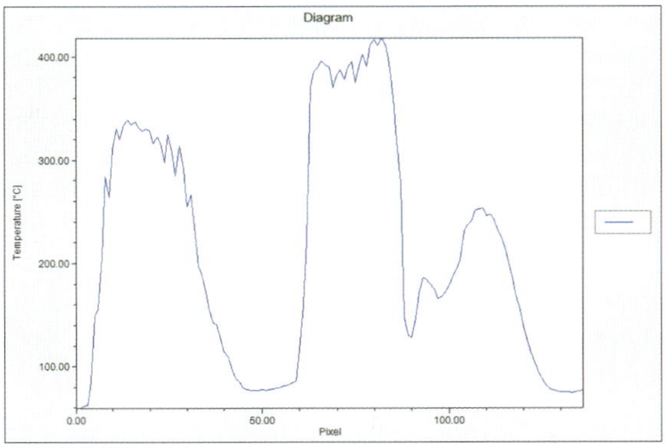

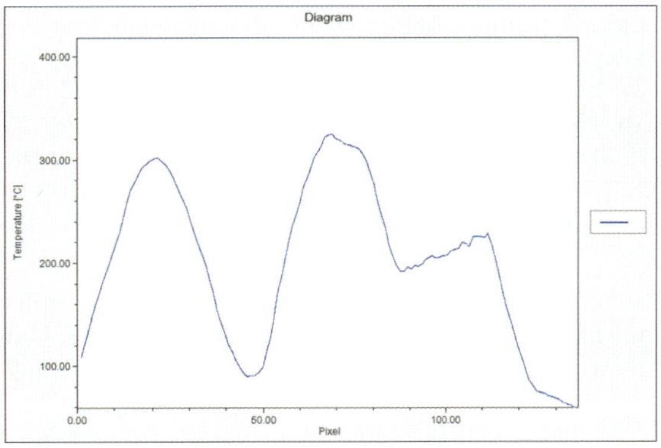

Abb. 407 und **408:** links Temperaturkurve bei scharfer Fokussierung, rechts bei unscharfer Fokussierung

Um die Qualität von Wärmebildern zu verbessern, versuchen viele Thermokamerahersteller eine Vielzahl von Lösungen anzubieten, von denen die meisten aber nur die Darstellung verbessern (verschönern), jedoch nicht die Genauigkeit der Messdaten erhöhen. Es wurde bereits gezeigt, dass die Interpolation nicht dazu geeignet ist, fehlende geometrische Auflösung zu ersetzen. Die Interpolation ist auch nicht geeignet, um schlechte Fokussierung zu vermeiden oder zu korrigieren. Allerdings sind auch viele andere Methoden nicht hierzu in der Lage, auch wenn derartiges von Kameraherstellern bzw. Distributoren beworben wird, als könnten mit derer Verwendung genauere oder schärfere Wärmebilder erzielt werden.

3.2.14.2. Wärmebilddarstellung verbessernde Verfahren

Als erstes Verfahren, welches auf Grund seiner Verbreitung und Beliebtheit auf seine Fähigkeiten untersucht werden soll, ist die Überlagerung von Wärmebild und (visueller) Fotografie. Da dieses Verfahren keine zusätzlichen Messdaten erzeugt, werden weder die Anzahl der Messdaten noch deren Genauigkeit verbessert. Die überlagerte Darstellung von Thermogramm und Foto (von einigen Anbietern „Fusion", „Fotoüberlagerung" oder „VIS+IR" genannt) ist also nur ein visuelles Werkzeug, welches lediglich die optische Darstellung, aber nicht die Messfähigkeit der Thermokamera verbessert. Statt dessen wird durch diese Art der Darstellung die Erkennbarkeit eventueller Mess- und Einstellungsfehler verschlechtert. Ungenaue Messungen (z.B. Unschärfe) und deren Konsequenzen werden also nur schwerer erkannt.

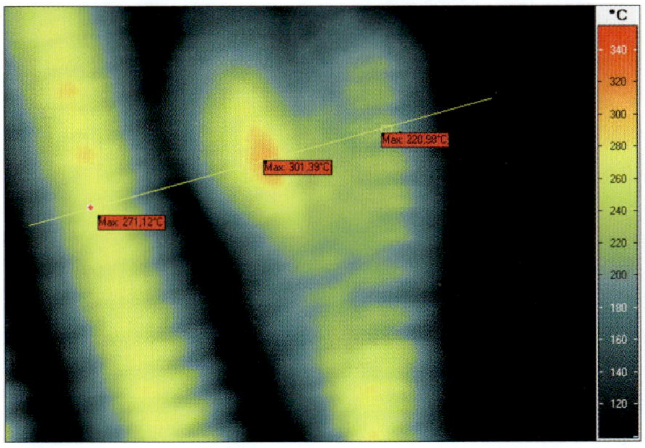

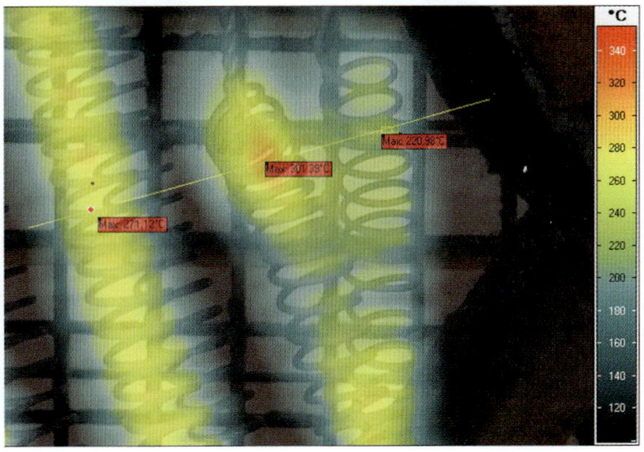

Abb. 409 und **410:** linkes IR-Bild: sehr schlechte Fokussierung (oder ungenügende geometrische Auflösung) rechtes IR-Bild: durch Fotoüberlagerung „verschönte" Darstellung der gleichen Messung, beide max. 301°C

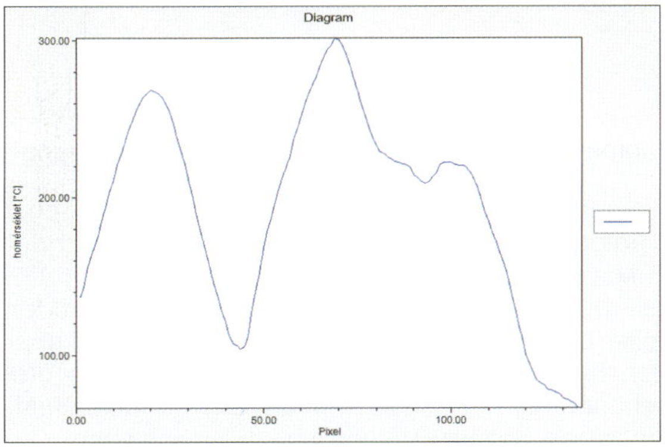

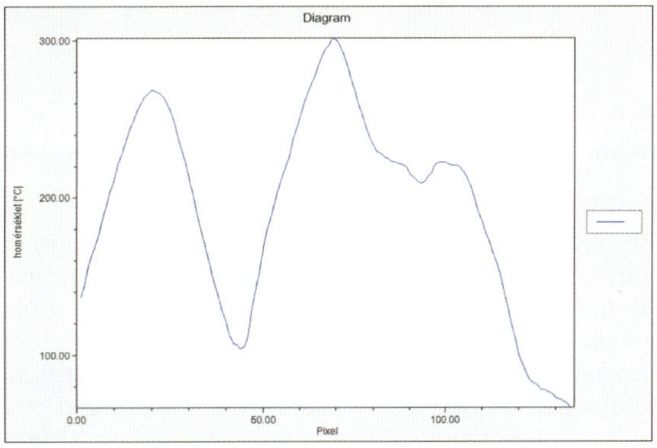

Abb. 411 und **412:** Temperaturkurve des originalen und des Foto-überlagerten Thermogrammes

Leider kommen immer wieder (nicht selten mit irreführenden Werbungen verbunden) neue und gleichzeitig „einzigartige" Methoden zur Verbesserung der Bildqualität von Thermogrammen auf den Markt. Zu den beworbenen Eigenschaften dieser Methoden gehören u.a. das Erzielen genauerer Messungen, das Erreichen schärferer und besser analysierbarer Wärmebilder und eine Reduzierung des Verlustes an Temperaturinformationen (was auch immer darunter zu verstehen sei). Jüngstes Beispiel für eine neue Methode zur grafischen Aufbesserung von Wärmebildern ohne jeglichen positiven Einfluss auf die Messgenauigkeit ist das Einblenden der Kontrastlinien des visuellen Bildes auf das Thermogramm (wie z.B. die als MSX benannte Technologie von FLIR).

Diese Methode führt angeblich zu extremer Kontrasterhöhung und schärferen Wärmebildern. Letzteres trifft aber keinesfalls zu, da ja nur die optische Darstellung aufpoliert wird, eine Verbesserung oder Verfeinerung der Messdaten und damit derer Genauigkeit (z.B. Schärfe) geschieht dagegen nicht. In der Tat sind sogar die auf einem Thermogramm ansonsten visuell wahrnehmbaren „Warnzeichen" im Falle einer schlechten Fokussierung oder unzureichender geometrischer Auflösung (oder zu kleiner Pixelauflösung) durch die Kontrastlinien verdeckt! Dieses Verfahren gibt also keinesfalls eine Unterstützung zur korrekteren und genaueren Objekttemperaturmessung.

Die Methode selbst ist nichts anderes als die Anwendung eines Kontrastlinien-Suchalgorithmus innerhalb der Fotografie und dessen überlagernde Einblendung auf das Wärmebild. Somit werden nun auch die Konturen der Messobjekte sichtbar, das Wärmebild macht deshalb einen visuell „schärferen" Eindruck. Auf diese Weise kann sogar ein völlig unbrauchbares (sprich: nicht auswertbares) Wärmebild vertuscht werden, wobei aber die Messdaten in keiner Weise zur Korrektion kommen. Die Temperaturen sind weiterhin genauso ungenau (oder gänzlich falsch), wie ohne die Einblendung der Kontrastlinien.

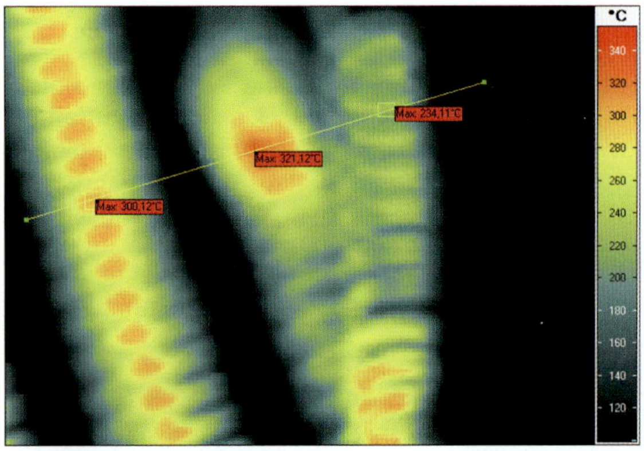

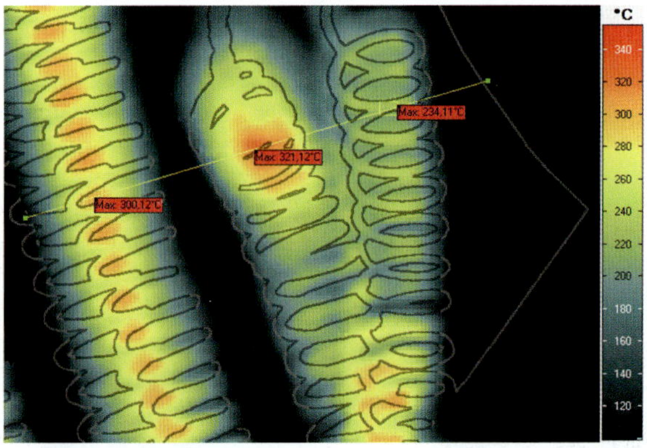

Abb. 413 und **414:** schlecht fokussiertes Wärmebild (oder ungenügende geometrische Auflösung) (links), **"**aufgebessert" durch Einblendung von Kontrastlinien (rechts): jeweils gleiche Messwerte mit max. 321°C

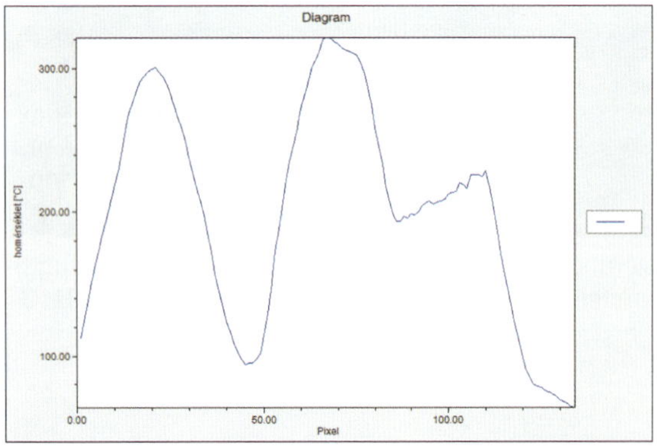

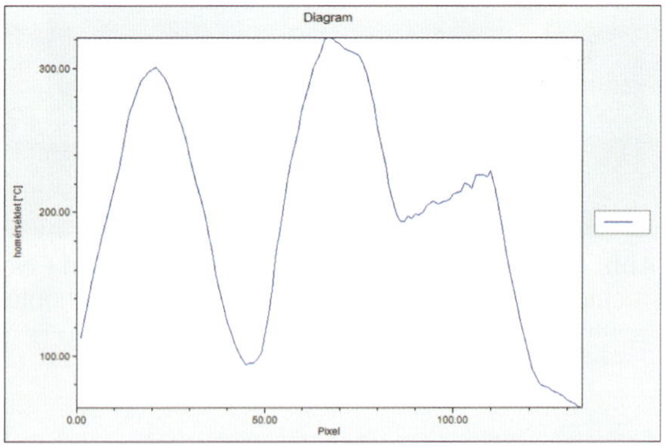

Abb. 415 und **416:** Temperaturkurve der Originalaufnahme und des IR-Bildes mit Kontureneinblendung

Vom Standpunkt der Messdaten aus verbessern weder die Interpolation noch die Fotoüberlagerung - egal ob diese durch die durchscheinende Einblendung von Fotografien und Wärmebildern (als „Fusion") oder durch Konturenübertragung erzielt wird - die Pixelauflösung (und/oder geometrische Auflösung) der Thermokamera oder die Ungenauigkeit der Fokussierung. Stattdessen erzeugen diese Methoden lediglich eine Darstellung mit scheinbar „besserer visueller Qualität", welche in Wirklichkeit dagegen eher die auf ungenaue oder unbrauchbare Temperaturdaten hinweisenden Phänomene verdeckt. Alle drei Methoden können ausschließlich zur visuellen „Verschönerung" auf Basis (hoffentlich) genauer Temperaturdaten verwendet werden. Mit diesen Methoden ist es definitiv unmöglich, die messtechnische Wärmebilderfassung zu verbessern oder gar gespeicherte ungenaue Messdaten zu korrigieren.

3.2.14.3. Autofokus, Erweiterung des Schärfentiefebereiches

In der Thermografie ist es gar nicht so einfach, zu entscheiden, ob die Fokussierung wirklich gut ist. Dies liegt an den strahlungsphysikalischen (optischen) Unterschieden zur Licht-basierenden visuellen Betrachtungsweise. Während die visuelle Sicht und Fotografie auf reflektiertem Licht beruht, wo es an der Kante eines Objektes aufgrund des sich abrupt ändernden Reflexionswinkels eine scharfe Kontur gibt, erzeugt die in der Thermografie detektierte emittierte Infrarotstrahlung auch an Körperkanten nur einen „weichen Übergang" durch die winkelbezogene Abnahme des Emissionsgrades in Messrichtung. Zur Erleichterung der Fokuseinstellung verfügen daher viele Wärmebildkameras über eine Autofokus-Funktion, die natürlich nur bei Optiken mit motorischem Fokus impliziert werden kann. Für diese Verbesserung der Handhabung müssen allerdings größere Bauform, Gewicht und Zusatzkosten in Kauf genommen werden.

Es ist jedoch auch wichtig zu wissen, dass der Autofokus von Wärmebildkameras (wie der der digitalen Fotografie) auch technische Grenzen hat. In der Thermografie sieht der Prozess so aus, dass die Firmware der Thermokamera nach den steilsten Temperaturgradienten (innerhalb des Fokusfensters) sucht, d.h. nach den Pixelgruppen, bei denen die stärkste Temperaturänderung über den kleinsten Pixelabstand zu beobachten ist. Dies ist wahrscheinlich die Kontur eines detektierten Objekts. Hiernach wird die Fokussierung durch motorische Vor- und Rückstellung der Optik optimiert, bis das der zuvor gefundene Gradient seine maximale Steigung erreicht. Dies ist dann die korrekte Fokuseinstellung für dieses Objekt.

Dies löst jedoch noch nicht alle Probleme, da die Thermokameras nur eine sehr geringe Schärfentiefe aufweisen. Infolgedessen werden Objekte, die vor oder hinter der fokussierten Entfernung liegen, nur unscharf abgebildet. Es muss daher oft entschieden werden, welcher Teil des Objektes (oder welche Objekte) aus Sicht der genauen Messung am wichtigsten sind. Die folgenden Bilder zeigen dieses Dilemma für das in diesem Kapitel bereits einmal verwendete Messobjekt (Heizlüfter). Dessen Heizspiralen befinden sich 15 mm hintereinander. Bei einer Messentfernung von 40 cm gibt es keine Fokussierung, bei der beide Spiralen gleichzeitig scharf dargestellt werden können.

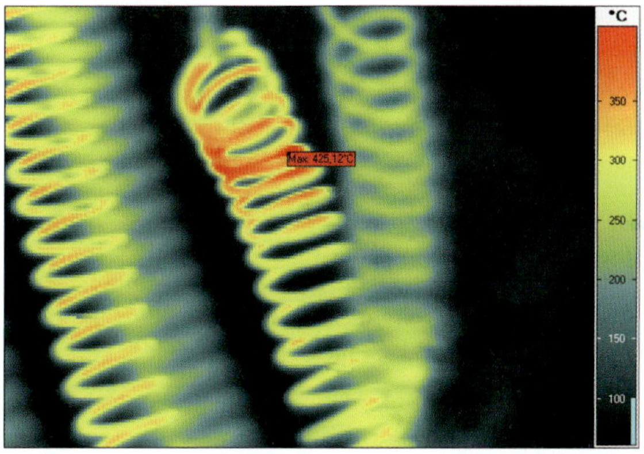

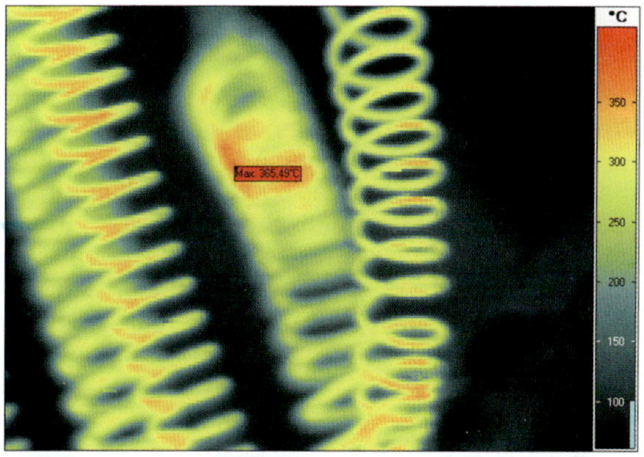

Abb. 417 u. 418: kleine Schärfentiefe - näher (links) oder entfernter fokussiertes Wärmebild (rechts)

Für eine gleichzeitige scharfe Darstellung beider Spiralen muss die Wärmebildkamera mehrere Thermogramme (der entfernteren und näheren Objektebenen) mit unterschiedlichen Fokuseinstellungen aufzeichnen. Aus diesen werden dann die jeweils scharfen Details zu einem einzigen Wärmebild vereint. Wesentlich ist hierbei, dass das Ergebnisthermogramm keine grafisch „aufpolierte" Darstellung ist, sondern eine aus über einen erweiterten Schärfentiefebereich scharf fokussierten, auswertbaren Messdaten bestehende Messdatendatei. Dieses Verfahren ist - mit kleinen Unterschieden in der technischen Verwirklichung - beispielsweise unter den Handelsnamen EverSharp oder MultiSharp™ in IR-Kameras mehrerer Hersteller vorzufinden.

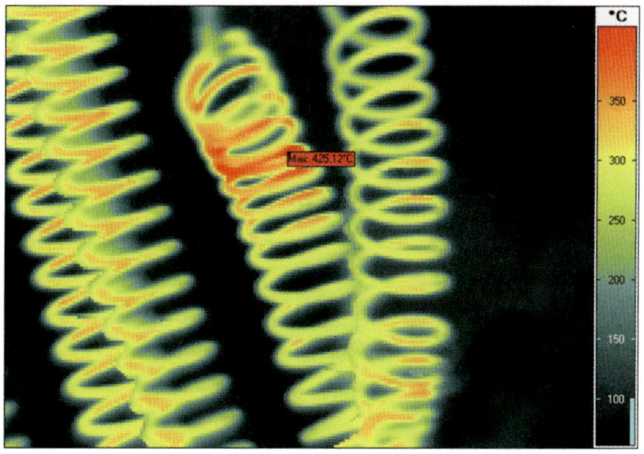

Abb. 419: mit EverSharp erzeugtes Wärmebild (aus 10 Ebenen jeweils scharf fokussierter Messdaten)

3.2.15. Thermische Auflösung radiometrischer Systeme

Insbesondere dann, wenn die zu messenden Temperaturen nahe der unteren Grenze des aktuellen Messbereichs der Wärmebildkamera liegen, wird die Bildqualität überwiegend durch die thermische Auflösung bestimmt. Der diese begrenzende (bzw. definierende) Parameter „NETD" (Noise Equivalent Temperature Difference) gibt den effektiven Wert des Eigenrauschens der Kamera an, ausgedrückt in der Objekttemperaturdifferenz, die zu gleich großem elektrischen Signal führen würde. Dieser Messfähigkeitsparameter von Thermokameras wird nach DIN EN 16714-2: 2016-11 bei 30 °C ermittelt, wobei als Referenzkörper ein idealer Strahler (schwarzer Körper = 100% Emissionsfaktor) vorausgesetzt wird.

Es ist noch wichtig zu wissen, dass dieser NETD-Wert (normalerweise als eine einzige Zahl) nicht bei allen Temperaturen gleich ist, auch nicht nur für jeden Messbereich der Wärmebildkamera und ebenso nicht für jedes Objektiv. Dennoch ist diese Zahl die üblichste und praktisch einzige allgemeine Information über den zu erwarteten Rauschpegel der Thermogramme. Es lohnt sich daher zu prüfen, was dieser Thermokamera-Messqualitätsparameter genau beschreibt, wovon er abhängt und welche Rolle er in der Praxis thermografischer Messungen spielt.

Der Unterschied in der thermischen Auflösung zwischen den Wärmebildkameras ist natürlich nicht nur auf die Qualitätskategorie der Thermokameras (LowCost oder professional) zurückzuführen. Die thermische Auflösung hängt hauptsächlich von den folgenden technischen Parametern und Bedingungen ab:

- Wellenlängenbereich (spektrale Empfindlichkeit + eventuelle Filter)
- Lichtstärke der Optik (Kombination aus Linse + Filter)
- Detektortyp (z.B. thermisch oder Photondetektor) und dessen Charakteristik
- Integrationszeit (abhängig von Bildwiederholfrequenz und Temperaturbereich)
- Blende (abhängig vom Temperaturbereich)
- Stabilität des Detektors über die Zeit / Arbeitspunktdrift / NUC
- Signaldigitalisierung / Quantisierungsrauschen

Spektrale Sensitivität

Der primäre und wichtigste Faktor, der den verfügbaren NETD beeinflusst, ist der Spektralbereich der Wärmebildkamera. Die folgende - das Plancksche Strahlungsgesetz widerspiegelnde - Abbildung zeigt anhand der Temperatur-Strahlungsintensitätskurve, dass die Empfindlichkeit von mittelwelligen thermografischen Systemen unter 500 K liegt. Aufgrund der im mittelwelligen Spektralbereich steil abfallenden spektralen Strahlungsintensität in Richtung der tiefen Temperaturen, steht bei 300 K im relativen Vergleich zum langwelligen Bereich nur noch ein Zehntel (1/10) der spektralen Strahlungsintensität zur Verfügung, während der Gesamtwert der Strahlungsintensität gegenüber dem bei 500 K selbst auch schon auf ein Fünftel (1/5) abgesunken ist. Mit anderen Worten, die mittelwellige Gesamtstrahlungsintensität beträgt bei 300 K nur noch ungefähr ein Fünfzigstel (1/50) im Vergleich zu dem bei 500 K!

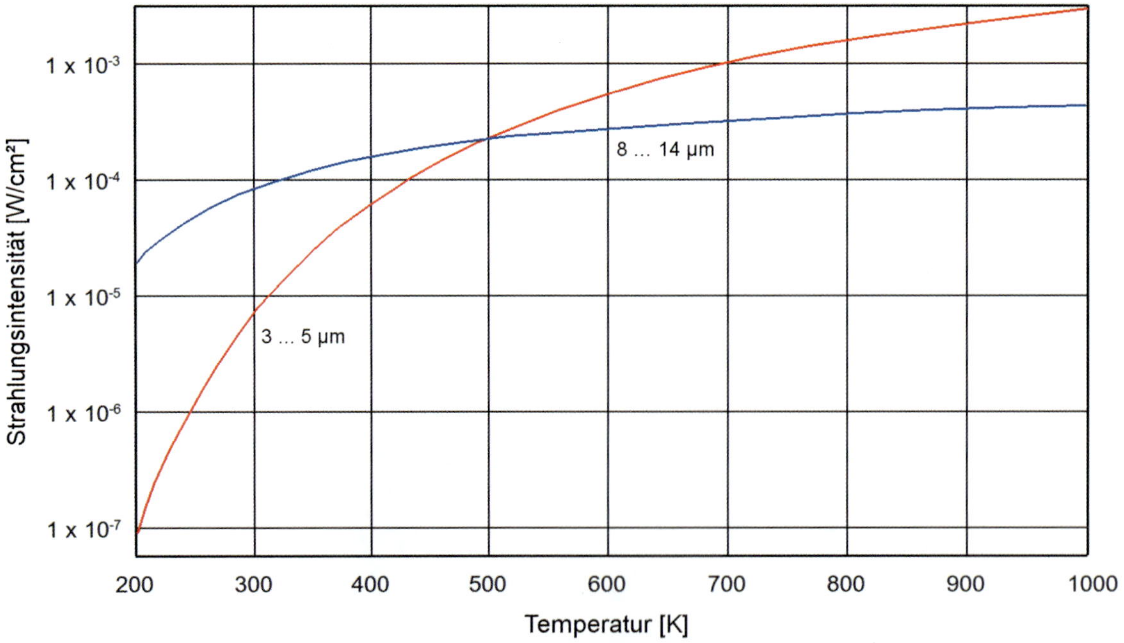

Abb. 420: Temperaturabhängigkeit der Strahlungsintensität im mittleren und langen Wellenlängenbereich

Selbst unter der vereinfachenden Annahme der linearen Übertragungseigenschaft und Empfindlichkeit der Optiken und Detektoren kann sofort geschlussfolgert werden, dass bei niedrigeren Temperaturen - bei unveränderter Signalverstärkung und -quantisierung - als Folge der oben beschriebenen Verschlechterung des Signal-Rausch-Verhältnisses, die Messergebnisse immer verrauschter werden. Dies verstärkt sich umgekehrt proportional zum Wellenlängenbereich der Thermokamera, so dass es nicht ratsam ist, extrem tiefe Temperaturen (wie z.B. -100 °C) mit mittel- oder gar kurzwelligen Systemen (selbst mit den empfindlichsten und rauschärmsten Photonendetektoren) zu messen.

Es sollte noch angemerkt werden, dass sich das genannte Rauschen mit dem Absinken der Objekttemperatur fast exponentiell erhöht (das heißt, die thermische Auflösung verschlechtert sich zusehends). Dies ist ziemlich logisch, da die Strahlungsmenge mit abnehmender Temperatur (zur 4. Potenz) abnimmt, so dass sich das Signal-Rausch-Verhältnis merklich verschlechtert. Daraus folgt, dass die bei 30 °C gegebene thermische Auflösung bei niedrigeren Objekttemperaturen nicht mehr zutrifft und sich der NETD-Wert sogar schon bei 0 °C verdoppeln kann.

Oberhalb von 500 K ist die Strahlungsintensität laut dem Planckschen Strahlungsgesetz in allen Infrarot-Wellenlängenbereichen hoch, wobei die Zunahme mit der Temperatur im mittleren und kurzen Spektralbereich steiler ist, als im langwelligen. Theoretisch basiert daher das Erfassen mittelwelliger Infrarotstrahlung oberhalb von 500 K auf besserem Signal-Rausch-Verhältnissen, als im langwelligen Spektralbereich. In der Praxis ist jedoch aufgrund der ohnehin hohen Strahlungsintensität der Unterschied in der Rauschverringerung zwischen den genannten Wellenlängenbereichen oberhalb von 500 K nicht signifikant. (Also muss für Messungen über 500K nicht automatisch zu Mittelwellenkameras gewechselt werden, insofern nicht die Eigenschaften von Messobjekt oder Übertragungsstrecke dazu zwingen sollten.)

Lichtstärke der Optik

Natürlich beeinflussen die Lichtstärke und Wellenlängencharakteristik der Optik (Linsen, Schutzfenster und Filter zusammen) auch die thermische Auflösung der Wärmebildkamera. Eine Optik mit k = 1 (oder *f*/1) sichert logischerweise beste Ergebnisse, da sich das Nutzsignal proportional zu Lichtstärke verhält. Zusätzlich zu dem gegebenen internen Rauschpegel verschlechtert sich die thermische Auflösung im Maße der Verringerung der Objektivlichtstärke. Ein auf hypothetischen Parametern und vereinfachten linearen Zusammenhängen basierendes Zahlenbeispiel zeigt die folgende Tabelle, während in der Realität noch ungünstigere - nicht lineare - Abhängigkeiten bestehen.

Lichtstärke der Optik	***k = 1***	***k = 0,75***	***k = 0,5***
Nutzsignal	100 mV	75 mV	50 mV
Interner Rauschpegel	1 mV	1 mV	1 mV
Korrekturfaktor	1	1,33	2
Referenztemperatur	30 °C	30 °C	30 °C
Anzeigewert +/- Rauschen	30 °C +/- 0,3 °C	30 °C +/- 0,4 °C	30 °C +/- 0,6 °C

Tabelle 24: Zusammenhang zwischen Lichtstärke der Optik und der thermischen Auflösung

Detektortyp und Charakteristik

Typ und Charakteristik des Detektors beeinflussen natürlich auch die thermische Auflösung der Wärmebildkamera. Dies hängt einerseits mit der spektralen Empfindlichkeit zusammen (siehe oben), andererseits aber auch damit, dass Photonendetektoren gegenüber Mikrobolometern mindestens viermal empfindlicher sind, während ihr Rauschpegel niedriger ist. Als Ergebnis zeigen bei gleicher Objektivlichtstärke Photonendetektoren einen viel besseren NETD, wie auch im Kapitel 3.2.6. „Matrixdetektoren moderner thermografischer Systeme" mit Tabellen untermauert. Die beste thermische Auflösung für Mikrobolometer beträgt derzeit 20 mK, für Photonendetektoren (abhängig vom Spektralbereich) 8,5 mK bzw. sogar 5 mK.

Temperaturmessbereich / Bildwiederholrate (Apertur und Integrationszeit)

So wie die Helligkeit der Optik die thermische Auflösung beeinflusst, wirkt sie sich auch die Messbereichsauswahl auf diese aus, da hierdurch für die Detektion höherer Temperaturen die detektierte Strahlungsintensität (Strahlungsmenge) begrenzt wird. Wird der Messbereich durch eine zusehends kleinere Blende für höhere Temperaturen erweitert, nimmt die Strahlungsmenge (also das Nutzsignal) proportional dazu ab. Zusätzlich zu dem gegebenen internen Rauschpegel verschlechtert sich also die thermische Auflösung im Maße der Blendenverkleinerung.

Einen ähnlichen Effekt verursacht die Messbereichserweiterung für höhere Temperaturen durch die Verwendung einer verkürzten Integrationszeit. Hier wird zwar nicht die Strahlungsintensität reduziert, jedoch die Empfindlichkeit des Sensors verkleinert, was wiederum zum Ansteigen des Rauschens und damit zur Verschlechterung der thermischen Auflösung führt.

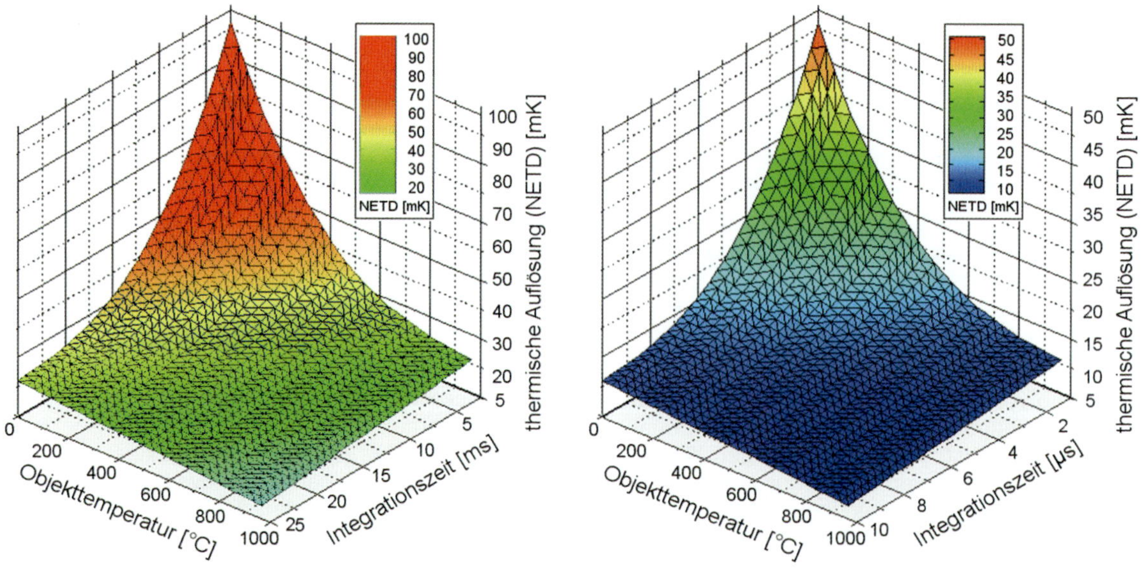

Mikrobolometer — Photonendetektor (langwellig)

Abb. 421 und **422:** Thermische Auflösung von Detektoren abhängig von Temperatur und Integrationszeit

Der Effekt gleicht dem von Blende und Belichtungszeit bei der Fotografie. Bei unveränderten Belichtungszeit führt die immer kleinere Blende zu größerer Unschärfe zu einem zunehmend verrauschten Bild. Das Verkürzen der Belichtungszeit bei unveränderter Blende führt ebenfalls zu diesem Ergebnis. Beides steht im Zusammenhang mit der Sensibilität des Sensors. Der verwendete Detektortyp (thermische oder Photonendetektoren) beeinflusst überwiegend den zu erwartenden Rauschpegel und somit die verfügbare thermische Auflösung. Die obigen Darstellungen haben daher völlig unterschiedliche Maßstäbe!

Bei Wärmebildkameras kann durch Erhöhung der Integrationszeit ein niedrigerer Rauschpegel erreicht werden. Es ist offensichtlich, dass hierdurch die Bildwiederholrate geringer wird und die Messung von sich bewegenden Objekten (und die Hand-gehaltene Kameranutzung) Probleme verursachen kann. Bei niedrigen Temperaturen ist dies jedoch oft die einzige Möglichkeit, akzeptable Rauschpegel zu erreichen, wenn die Optik dem Sensor nicht mehr ausreichende Strahlungsenergie sicherstellt.

Wird jedoch aufgrund der Optik oder der mit dem Messbereich verbundenen Blende (zur Messung höherer Temperaturen) die auf den Detektor projizierte Energiemenge (Strahlungsintensität) begrenzt, dann steigt das „Grundniveau" der obigen Darstellungen im Maße der Strahlungsverringerung an. All dies bedeutet, dass die Wärmebildkamera für die zu erfassenden Temperaturen im jeweils niedrigsten Messbereich (Kalibrierbereich) eingesetzt werden muss. Im oberen Drittel des Messbereichs wird - wie auch bei allen anderen Messgeräten üblich - immer der niedrigste Rauschpegel erreicht.

Zeitliche / thermische Stabilität des Detektors

Die zeitliche Stabilität der Infrarot-Detektoren oder das mögliche „Driften" ihres Arbeitspunktes in Abhängigkeit ihres thermischen Zustandes ist kein vernachlässigbares Problem. Dessen Eliminierung dient nicht nur der NUC-Abgleich (mit softwaregesteuerter Häufigkeit), sondern bei professionellen Thermokameras auch die zusätzliche Betriebstemperatur-abhängigen Kalibrationsnebenkurven, sowie der automatisch jeder Wärmebildspeicherung vorausgehende NUC-Abgleich. Letztere Funktion basiert darauf, dass nach dem NUC-Abgleich das Rauschen innerhalb des Thermogrammes minimal ist, also die thermische Auflösung den durch den gegebenen Detektor erreichbaren besten Wert besitzt.

Natürlich hat dieses Problem bei den gekühlten Photonendetektoren keine so hohe Bedeutung, da deren Arbeitspunkt stabil ist und ihr Rauschpegel daher nicht zeitlich schwankt. Vorausgesetzt natürlich, dass ihre Kühlung ausreichend stabilisiert ist und dass auch die Elektronik (Signalverstärker und Digitalisierung) über ähnliche Zeitstabilität und Betriebstemperaturkompensation verfügt.

Signaldigitalisierung / Quantisierungsrauschen

Im Fall von Wärmebildkameras sind wegen des relativ begrenzten dynamischen Bereiches der Sensoren und die enorme Menge an erzeugten Daten 12 Bit, 14 Bit bzw. max. 16 Bit Auflösung Standard. Die theoretischen Quantisierungsrauschwerte, die erhalten werden können, sind im Kapitel 2.2.2. "Erzeugung diskreter Pegelwerte durch Quantisierung analoger Signale" beschrieben. Der durch die Digitalisierung verursachte Rauschpegel wirkt sich negativ auf die visuelle Erkennbarkeit der Temperaturverhältnisse des Messobjektes aus, insbesondere bei niedrigen Temperaturwerten und engen Anzeigebereichen.

Als Beispiel soll eine mittelwellige Wärmebildkamera mit einer Auflösung von 12 Bit dienen, die im Kalibrationsbereich von 500 °C bis 1200 °C ein Quantisierungsrauschen von +/- 0,17 °C besitzt (siehe Kapitel 2.2.2.). Selbst bei Vernachlässigung aller weiteren, die thermische Auflösung noch verschlechternden Rauschwerte aus der Signalerfassung und -verarbeitung, kann diese Thermokamera keine thermische Auflösung besser als 170 mK erzielen. Eine andere Frage ist hierbei, wie der für 30°C definierte NETD überhaupt interpretiert werden kann, da der kalibrierte Bereich ja erst bei 500 °C beginnt.

Auswirkung der thermischen Auflösung (NETD) auf die Bildqualität

Die thermische Auflösung beeinflusst die Erkennbarkeit der Objektdetails aufgrund der kleinsten auflösbaren Temperaturdifferenz. Leider wird die Erkennbarkeit von zusammenhängenden Flächen noch durch die eingeschränkte Fähigkeit unserer Augen zur Unterscheidung von Farb- oder Graustufen, sowie durch die Notwendigkeit einer Minimalmenge flächig beieinanderliegender „gleicher" Pixel weiter verschlechtert.

Zahlenbeispiel

Eine „billige" Thermokamera mit +/- 120 mK (+/- 0,12 °C) thermischer Auflösung bei 30 °C zeigt in der Praxis bei 0 °C meist nur noch eine Auflösung von +/- 0,25 °C wird. Da dies ein für jeden Pixel (voneinander unabhängig) geltender Wert ist, beträgt die Temperaturauflösung des gesamten Wärmebildes nur 0,5 °C. (Die Pixel können lageunabhängig - sogar nebeneinander - bis zum positiven oder negativen Extremwert abweichen.) Die Temperatur einer Teilfläche, die als visuelle Einheit erkennbar sein soll, muss mindestens einen doppelt so hohen Temperaturunterschied zu den umgebenden Pixeln aufweisen, wie die thermische Auflösung des Wärmebildes. Somit beträgt die die visuelle Erkennbarkeitsgrenze darstellende minimale Temperaturabweichung in diesem Beispiel (für Objekttemperaturen um 0 °C) ca. 1 °C!

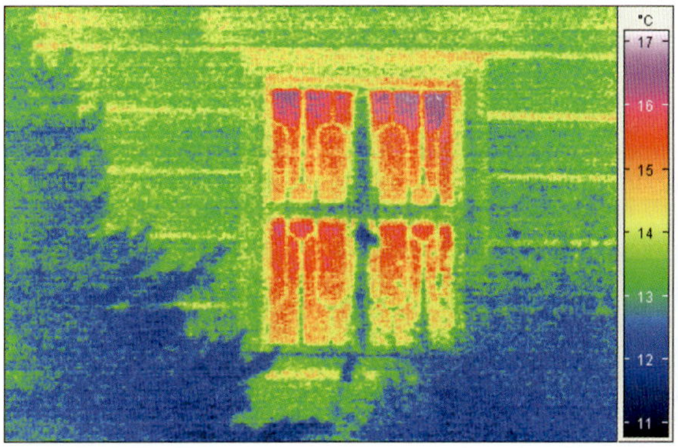

Abb. 423: IR-Bild mit ungenügender thermischer Auflösung

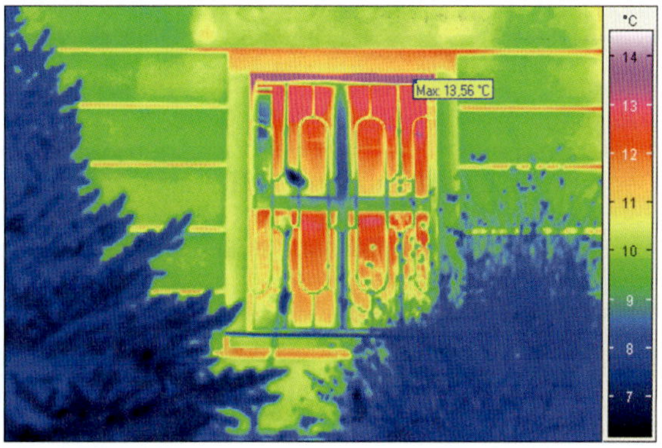

Abb. 424: IR-Bild mit ausreichender thermischer Auflösung

Obigem zufolge ist leicht zu erkennen, dass es Anwendungsbereiche gibt, in denen die thermische Auflösung der Wärmebildkamera einer der wichtigsten Qualitätsfaktoren (Messparameter) ist, in anderen Fällen dagegen kaum Bedeutung hat. Kritisch ist die thermische Auflösung für folgende Anwendungen:

- biologische (medizinische, physiologische, pharmazeutische) Messungen, Umweltbeobachtung
- Umweltschutz, Katastrophenschutz (z.B. Überwachung von Hochwasserschutzdämmen)
- Bauthermografie (Wohngebäude, Industriehallen, Kühlhäuser)
- Aufdecken verdeckter Konstruktionen und Leitungen, Feuchtigkeitsnachweis, Leckortung
- Überwachung von wärmeempfindlichen Technologien
- zerstörungsfreie Materialprüfungen, Messungen in der aktiven Thermografie
- Erfassung extrem niedriger Temperaturen

Möglichkeiten zur Verbesserung der thermischen Auflösung (NETD)

Die in der Messtechnik übliche Methoden können natürlich auch in der Thermografie verwendet werden, um den Rauschpegel von Wärmebildern und somit deren thermische Auflösung zu verbessern. Eine Möglichkeit besteht darin, mehrere Wärmebilder zu speichern und durch deren Mittelung lineare Durchschnittswerte für jeden Pixel zu bestimmen. Dies kann entweder in der Thermokamera selbst geschehen, was zu einer Messdatendatei mit einem geringen Rauschen führt. Oder es werden alle gespeicherten Thermogramme in einer PC-Software nachträglich durch pixelweise Mittelung aufgearbeitet. Bis dessen Ergebnis als eine neue Datendatei gespeichert wird, ist dies allerdings lediglich eine temporäre Anzeige.

Nachteilig ist bei beiden Verfahren, das Thermokamera und Objekt (bis zur Erstellung des letzten Einzelthermogrammes) zueinander unbeweglich sein müssen. (Aus dieser Sicht ist es etwas vorteilhafter, mit der nachträglichen Mittelung zu arbeiten, da eventuelle Bewegungen enthaltenden Thermogramme vorher ausselektiert werden können.) Auch die thermische Auflösung von Prozessen mit sich schnell ändernden Temperaturen kann auf diese Weise nicht verbessert werden.

Eine effektivere Methode zur Erhöhung der thermischen Auflösung ist - insbesondere für thermische Sensoren - die Ausführung des NUC-Abgleiches direkt vor der Datenerfassung. Dies stellt sicher, dass zum Zeitpunkt der Messung der minimale Rauschpegel der Detektormatrix (also die kleinsten Abweichungen zwischen den Einzelpixeln) gewährleistet wird. Das hat natürlich auch seinen Preis, denn die benötigte Zeit für den NUC-Abgleich beträgt (je nach Kameratyp) 0,5 bis 1,5 Sekunden. Die Aufnahme des Wärmebildes erfolgt erst nach Ablauf dieser Zeit, also verzögert nach dem Befehl (Tastendruck) zur Erfassung.

Hinweis: Keines der Verfahren zur Erhöhung der Wärmebild-Pixelauflösung oder zur visuellen „Aufbesserung" von Thermogrammen ist in der Lage, die thermische Auflösung zu erhöhen. Dies gilt für das ohnehin im Absatz 3.2.13.1. „Pixelauflösung erhöhende Verfahren (innerhalb des Kamerabildfeldes)" bereits kritisierte Interpolationsverfahren, wie auch für die Methoden der Pixelvervierfachung durch Handbewegung oder Micro-Scan gleichermaßen. Außer durch die pixelweise Mittelung mehrerer Thermogramme kann lediglich durch Binning (siehe hierzu das Kapitel 3.2.7. „Auslesetechniken bei Infrarot-Matrixdetektoren") bzw. durch die bei der aktiven Thermografie angewandten Kreuzkorrelation (siehe hierzu Kapitel 5.10.4. „Typische mathematische Auswertemethoden") eine bessere thermische Auflösung erreicht werden.

3.2.16. Temperaturmessbereiche

Häufig besteht der Anspruch, dass die Wärmebildkamera „höhere" Temperaturen messen soll. Als wäre das eine schwierige Aufgabe! Aber es ist es nicht. Die meisten (auch die billigsten) Wärmebildkameras können bis zu 120 °C Objekttemperaturen messen, aber „LowCost"- und „Standard"-Thermokameras mit „erweiterten" Bereichen bis zu 200, 250 oder 350 °C sind ebenfalls reichlich zu finden. Eine viel interessantere Frage ist, ab wie viel °C deren Messbereiche beginnen und mit welcher Auflösung (z.B. Digitalisierung) gemessen wird, bzw. wie viele wählbare Messbereiche den gesamten Messfähigkeitsbereich abdecken. In der Praxis können nur alle aufgeführten Daten gemeinsam die tatsächlichen Messfähigkeiten, die Messgenauigkeit sowie Qualität (= Rauschpegel) der gegebenen Thermokamera offenbaren.

Der erste zu erwähnende qualitative Parameter ist die Temperaturdigitalisierung. Es gibt 12 Bit, 14 Bit oder sogar 16 Bit auflösende Thermokameras, die 160, 200, 240 °C oder sogar 360 °C innerhalb des kritischen niedrigsten (oder eben einzigen) Messbereichs abdecken. Der Unterschied in der erreichbaren Genauigkeit ist extrem: eine 12 Bit LowCost-Wärmebildkamera mit einem Messbereich von -10 °C bis 350 °C hat eine Auflösung von 360K / 4096 = +/- 87,9 mK, eine professionelle Wärmebildkamera mit mehreren wählbaren Messbereichen (oder sogenannten „Kalibrationsbereichen") mit 16 Bit Auflösung und einem niedrigsten Messbereich von -40 °C bis 120 °C kann 160K / 65536 = +/- 2,4 mK auflösen. Dies ist eine völlig andere Größenordnung!

Das zweite wichtige technische Merkmal ist die untere Grenze des Wärmebildbereichs. Da nach dem Planckschen Strahlungsgesetz bei tiefen Temperatur nur eine minimale Menge an Strahlung emittiert wird, ist die Messung tiefer Temperaturen auch die messtechnisch schwierigste Aufgabe. Hier ist die thermische Auflösung (beschrieben durch den NETD = Eigenrauschen der Thermokamera) der die größten metrologischen Probleme verursachende Parameter. Dementsprechend sind die meisten LowCost-Wärmebildkameras für kalibrierte Messungen unter 0 °C ungeeignet, nur einige Modelle haben eine untere Grenze von -10 °C und ganz selten trifft man auf -20 °C als Minimalwert. Professionelle langwellige thermografische Systeme sind dagegen in der Lage, genaue (kalibrierte) Messungen schon ab -40 °C entsprechend ihrer Spezifikationen bezüglich NETD und absoluter Messgenauigkeit durchzuführen. Für viele Aufgaben (z.B. Thermografie an Gebäudeaußenseiten, biologische Forschungen unter Umweltbedingungen, Klimabeobachtung) ist dies der die Anwendbarkeit der Wärmebildkamera entscheidende messtechnische Parameter, da bei diesen Themenbereichen garantiert auch Temperaturen unter 0 °C auftreten können und kleinste thermische Auflösungen notwendig sind.

Die obere Grenze des Messbereichs der Wärmebildkameras (oder des höchsten Bereiches) ist wegen der Quantität der detektierbaren Strahlung bei Objekten mit hoher Temperatur aufgrund des schon oben genannten strahlungsphysikalischen Zusammenhanges (des Planckschen Strahlungsgesetzes) viel einfacher. Für eine geringe Erhöhung der Messbereichsobergrenze kann die Integrationszeit entsprechend verkürzt werden, eine darüber hinausgehende Erweiterung erfolgt durch Anwendung zunehmend kleinerer Blenden. Damit kann sichergestellt werden, dass die einfallende Strahlungsintensität nicht den linearen Empfindlichkeitsbereich der Sensorkennlinie überschreitet (und derselbe auch nicht überhitzt wird). Bei LowCost-Wärmebildkameras werden oftmals statt der Blenden vor die Linse montierbare Graufilter verwendet, um den Messbereich nach oben zu erweitern. Dies ist eine sehr kostengünstige, aber nur begrenzte Messgenauigkeit bietende Lösung.

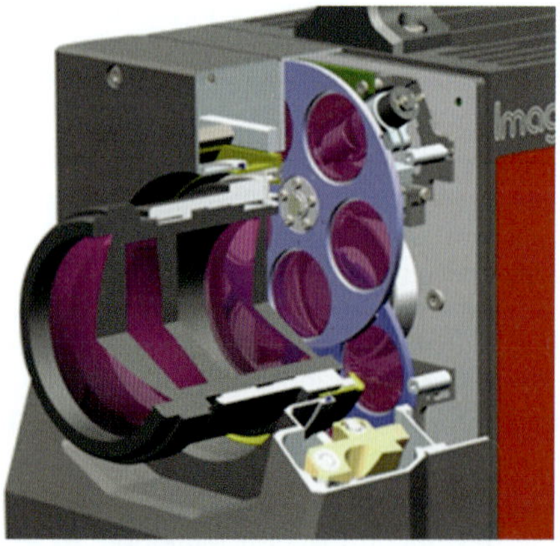

Abb. 425: Blende- und Filterrad
(mit freundlicher Unterstützung der InfraTec GmbH, www.InfraTec.de [A134])

Die Kalibrierung der Hochtemperatur-Messbereiche hat jedoch eine praktische technische Grenze. Es gibt derzeit (im Allgemeinen) max. 2000 °C (oder in Einzelfällen 2500 ... 3000 °C) Höchsttemperatur erreichende, bis zu 99,9999% Emissionsgrad aufweisende Hohlstrahler (ideale Strahler) zu Kalibrierzwecken. Eine Kalibration für noch höhere Temperaturen kann daher nur mathematisch (durch Extrapolation) erreicht werden, was leider sehr ernste Unsicherheiten mit sich bringt.

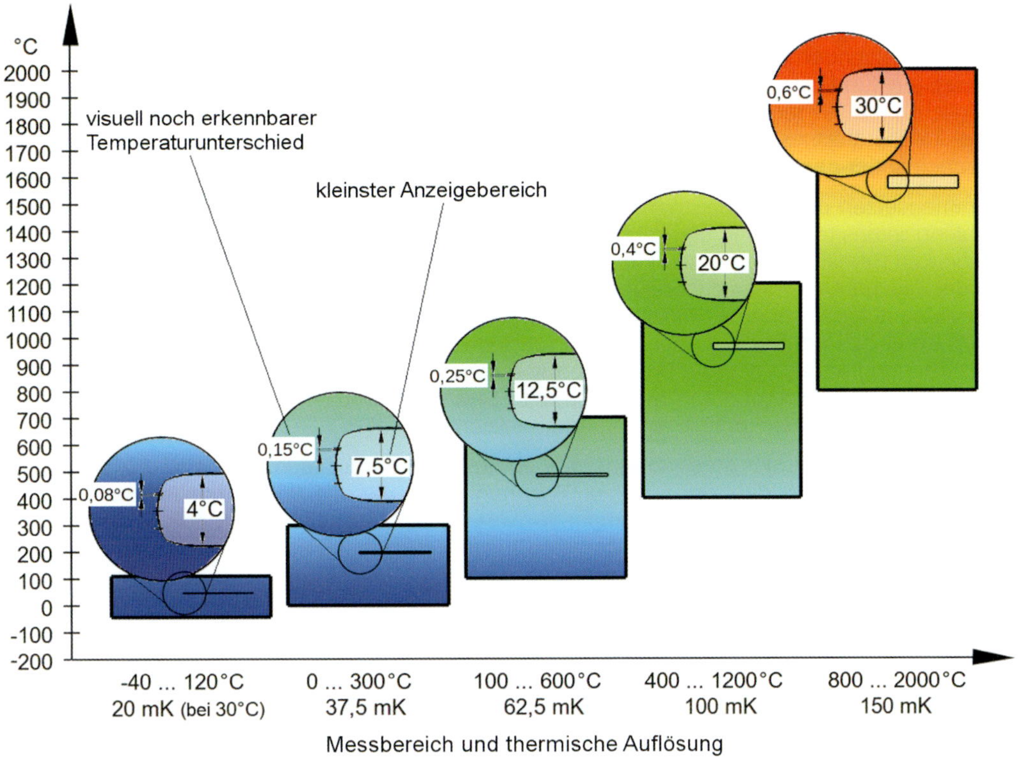

Abb. 426: typische Messbereiche und deren messtechnische Parameter

Die obige Abbildung zeigt die Messbereiche einer professionellen Thermokamera mit mehreren Kalibrationsbereichen und den entsprechenden thermischen Auflösungen. Gleichzeitig können innerhalb der Bereiche die kleinsten Anzeigebereiche (typischerweise 1/40 bis 1/50 des Umfanges des aktuellen Messbereichs) sowie der visuell noch erkennbare Mindesttemperaturunterschied abgelesen werden. Letzterer hängt - wie ersichtlich - vom gewählten Messbereich und dem Rauschpegel des Messsystems ab und liegt wesentlich über dem Zahlenwert der definierten thermischen Auflösung (= kleinster messbarer Temperaturunterschied).

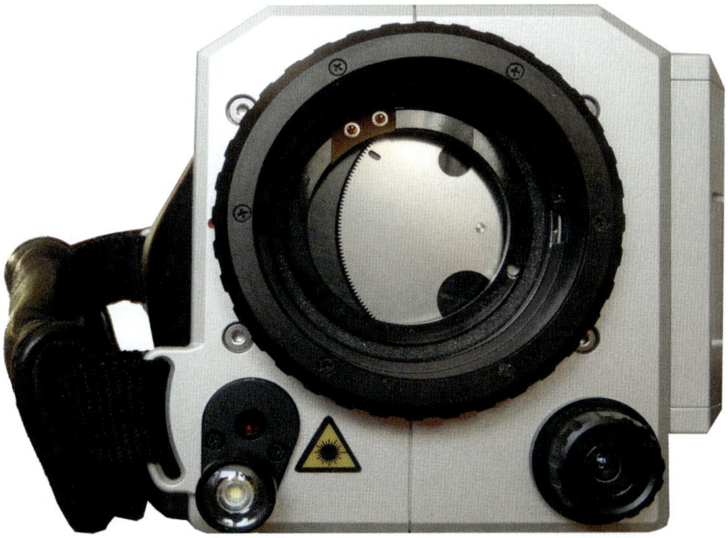

Abb. 427: Blendenrad für verschiedene Messbereiche
(in „geschlossener" Stellung zum Schutze des Detektors)

Erweiterung des Dynamikbereiches über mehrere Messbereiche (HDR = High Dynamic Range)

Nicht selten gibt es Messobjekte mit Temperaturspannen, deren Höchstwerte zur Nutzung eines höheren Messbereiches zwingen, aber gleichzeitig auch Bereiche mit solchen Tiefstwerten aufweisen, die nur in einem niedrigeren Messbereich kalibriert gemessen werden können.

Lösbar ist dieses Problem mittels Anwendung von temporären „grauen Filtern" oder unterschiedlichen Blenden zur kurzzeitigen unterschiedlichen Begrenzung der Strahlungsintensität und der mittels dieser nacheinander erfolgenden Erfassung mehrere Thermogramme. Auch die Anwendung unterschiedlicher Integrationszeiten (und damit die „Verschiebung" der Detektormessbereiche) oder die Kombination all dieser Möglichkeiten ist technisch denkbar. Als Zwischenergebnis entstehen somit so viele - unterschiedliche Temperaturmessbereiche abdeckende - Thermogramme, wie temporäre Filter, Blenden und/oder voneinander abweichende Integrationszeiten verwendet wurden.

Das Zusammensetzen des Ergebnisthermogrammes erfolgt dann nach folgender Logik: liegt die gemessene Strahlungsintensität des mit der geringsten Dämpfung aufgezeichneten Thermogrammpixels innerhalb des linearen Bereiches der Sensorkennlinie, dann wird dieses genutzt. Liegt der Wert höher als das Maximum des nutzbaren Kennlinienbereiches, dann wird das positionsgleiche Pixel des mit der nächsthöheren Dämpfung aufgezeichneten Thermogrammes geprüft. Liegt auch dessen Wert über dem Maximum des linearen Bereiches der Sensorkennlinie, dann wird das Pixel des bei noch stärkerer Dämpfung aufgenommenen Thermogrammes geprüft. Dieser Vorgang wiederholt sich, bis schließlich das Pixel mit einem innerhalb der linearen Detektorkennlinie liegenden Strahlungsintensitätswert gefunden oder das mit stärkster Dämpfung aufgezeichnete Thermogramm erreicht wurde.

Die beschriebene Methode der Messwertauswahl erfolgt natürlich für jedes einzelne Pixel des Thermogrammes. Das Ergebnis ist dann ein solches Thermogramm, das die höchstmögliche thermische Auflösung für niedrigste wie auch höchste Temperaturwerte gleichzeitig bietet. Grundlage für das hier beschriebene Verfahren ist allerdings, dass die Messung mit der geringsten Strahlungsbegrenzung keine Schädigung des Detektors verursacht und sich das Messobjekt während der Aufzeichnung der Thermogrammsequenz weder bewegt noch zeitlich schnelle Temperaturänderungen aufweist.

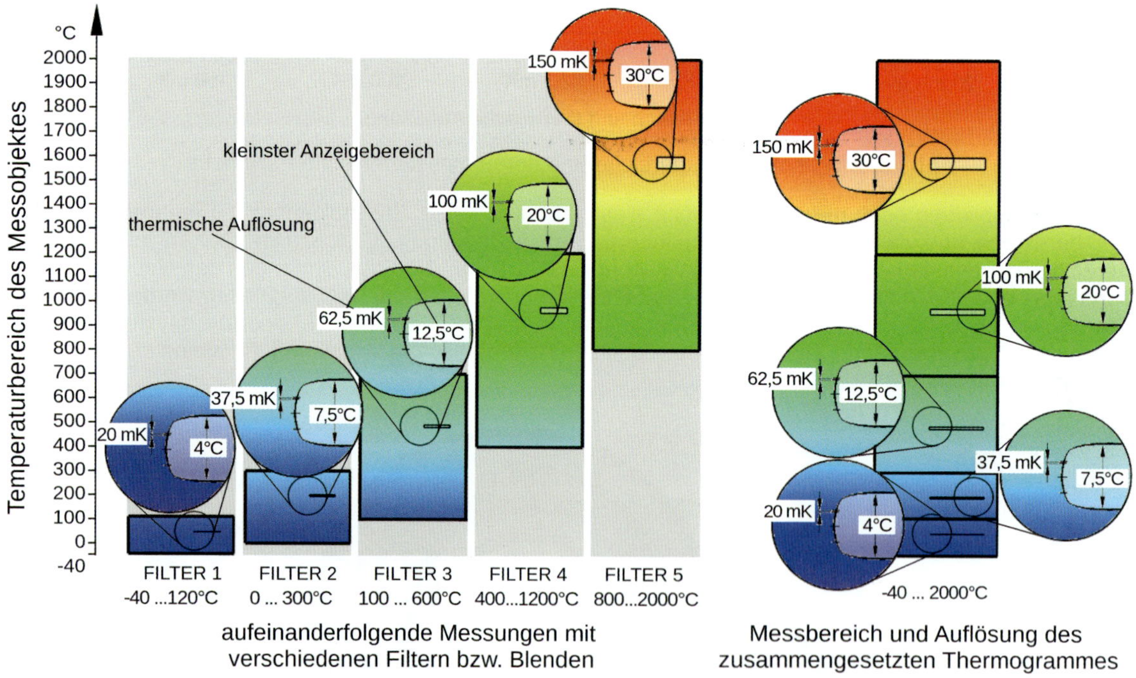

Abb. 428: durch Zusammenfügen mehrerer Messungen erzeugter Messbereich und dessen Parameter

Die obige Abbildung zeigt, dass sich der Ergebnismessbereich nicht nur dadurch auszeichnet, das er alle Temperaturwerte des Messobjektes - von den tiefsten Temperaturen bis zu den höchsten Temperaturen - umfasst. Vielmehr ist auch hervorzuheben, dass dieser Messbereich auch für jeden der Anzeigewerte die systembedingte - für den jeweiligen Teilbereich erreichbare - beste thermische Auflösung bietet. Natürlich nur dann, wenn die digitale Auflösung der Ergebnisdatei gegenüber derer der einzelnen Thermogramme der Sequenz erhöht wird. Grund hierfür ist, dass normalerweise jeder Messbereich (für sich skaliert) mit der systemeigenen digitalen Auflösung quantisiert wird. Sollen nun alle Teilbereiche mit der jeweiligen höchsten thermischen Auflösung abgespeichert werden, dann ist entweder eine Quantisierung mit Digitalisierungsstufen entsprechend des niedrigsten Messbereiches (also dessen mit der höchsten thermischen Auflösung) zu wählen oder eine nicht-lineare (z.B. logarithmische) Quantisierung zu verwirklichen.

Erstere Lösung verlangt - ja nach Umfang der Temperaturspanne des gewünschten Ergebnisthermogrammes - schnell recht hohe digitale Auflösungen. Soll gegenüber dem kleinsten Messbereichsumfang die Temperaturspanne des Ergebnisthermogrammes auf das 16-fache (beispielsweise statt 160 °C auf 2560 °C) erweitert werden, dann sind dafür statt 14 Bit ganze 18 Bit notwendig, statt 16 Bit wären es schon 20 Bit. Das lässt natürlich die zu bearbeitenden und zu speichernden Messwert-Datenmengen extrem anwachsen.*

Alternativ könnte eine - in der Thermografie aber eher unübliche - nichtlineare Quantisierung verwirklicht werden. Am Beispiel der Abbildung 177 (auf der vorherigen Seite) erklärt: die Digitalisierung müsste im Bereich -40 ... 120 °C mit Quantisierungsschritten von 20 mK, von 120 °C bis 300 °C mit 37,5 mK, im Bereich 300 ... 600 °C mit 62,5 mK, von 600 °C bis 1200°C mit 100 mK und schließlich im Bereich 1200 ... 2000 °C mit Schritten von 150 mK erfolgen. Hierfür würden statt 14 Bit ungefähr 16 Bit, bei hochauflösenden Systemen statt 16 Bit ca. 18 Bit ausreichend sein.

Behält statt dessen die originale Digitalisierung (z.B. 14 Bit) auch für das Ergebnisthermogramm bei, dann wird zwar der Messbereich über alle einbezogenen Kalibrationsbereiche gehend erweitert (und damit abgesichert, dass das Thermogramm von den tiefsten bis zu den höchsten Objekttemperatur-Messwerten nur kalibrierte Daten enthält), aber die mögliche maximale thermische Auflösung wird schlichtweg verschenkt.

** Hinweis: Der Zusammenhang wurde hier nur der Verständlichkeit halber anhand der Temperaturwerte erklärt. Korrekter wäre die Betrachtung anhand der sich zur 4. Potenz der Temperatur verhaltenden Strahlungsintensitätswerte, da ja diese noch vor der Berechnung der Temperaturwerte (anhand der thermografischen Grundgleichung) digitalisiert und gespeichert werden. Dies wäre allerdings wesentlich abstrakter und komplexer, womit die angestrebte leichte Verständlichkeit gelitten hätte.*

Um die Detailliertheit und Aussagefähigkeit solcher - in der beschriebenen Weise erweiterter - Messbereiche voll wiedergeben zu können, ist auch ein entsprechender - nicht-linearer - Farbkeil zu wählen. Er sollte von den tiefsten zu den höchsten Temperaturen hin eine abnehmende Anzahl von Farbnuancen je Temperatureinheit besitzen. Damit entfallen ausreichend viele Farbnuancen auf die tiefen Temperaturen, für die - ohnehin geringer aufgelösten - hohen Temperaturen stehen dann auch nur weniger Farbunterschiede zur Verfügung. Die beiden nachfolgenden Thermogramme (Abb. 429 und 430) zeigen die Möglichkeiten dieses Verfahrens sehr anschaulich.

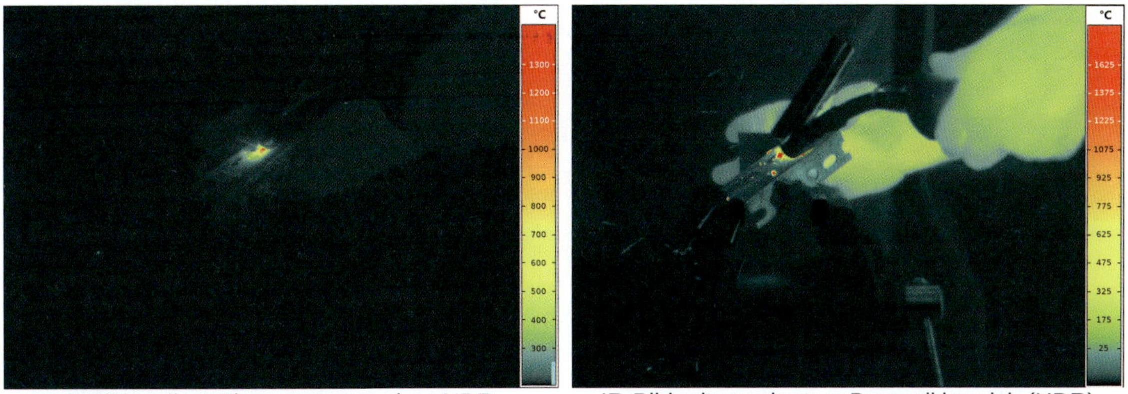

„traditionelles" Thermogramm ohne HDR — IR-Bild mit erweitertem Dynamikbereich (HDR)

Abb. 429 und **430**: Beispielthermogramme zur Dynamikbereichserweiterung mit HDR (Schweißvorgang)

Abschließend soll noch ein ergänzender Hinweis zu den obigen Thermogrammen gegeben werden: Außer der bedeutend aussagekräftigeren Darstellung des Messobjektes und dessen Umgebung auf dem mittels HDR aufgezeichneten Thermogrammes ist ein noch viel wesentlicher Unterschied ganz besonders hervorzuheben: während auf dem linken Thermogramm (ohne HDR) alle Temperaturwerte unter 300 °C thermisch nur schlecht aufgelöst und nicht-kalibriert sind, sind alle Temperaturwerte des rechten IR-Bildes (mit HDR aufgezeichnet) mit der - für die jeweiligen Teilbereiche systembedingt geltenden - höchsten thermischen Auflösung und noch dazu kalibriert erfasst worden. Die unter 300 °C liegenden Messwerte dieses Thermogrammes sind für weitere Auswertungen nutzbar, beim IR-Bild ohne erweiterten Dynamikbereich (ohne HDR) liegen in diesem Temperaturbereich nur nicht-kalibrierte - und damit nicht korrekt auswertbare - Daten vor. Hierauf weist auch die automatische hellblaue Kennzeichnung „außerhalb Kalibrierbereich" in der Farbskalierung auf dem linken Beispielthermogramm (Abbildung 429) hin.

3.2.17. Kalibration thermografischer Systeme

Da sowohl der Sensor als auch die Optik der Wärmebildkamera nichtlineare Eigenschaften besitzen sowie weitere Strahlungsintensität abhängige Faktoren die Messergebnisse beeinflussen, ist eine Korrektur über eine Kalibrierung notwendig, welche auch typischerweise der letzte Schritt im Produktionsprozess von thermografischen Systemen ist. Während der Kalibrierung müssen alle möglichen "Kombinationen" des Messsystems kalibriert werden, d.h. für jeden Messbereich, für jedes (Wechsel-)Objektiv und jeden Filter, sowie bei Detektortypen mit verschiedenen wählbaren Integrationszeiten oder Bildfrequenzen auch für alle diese. Umso mehr dieser Optionen verfügbar sind, um so mehr einzelne Kalibrierprozesse (in exponentiell ansteigender Anzahl) sind dann erforderlich.

Kalibrierverfahren

Der Kalibrationsprozess besteht darin, die von einem Referenzhohlstrahler mit einer bekannten Emission von mindestens 99,9% (bei hochgenauen Referenzstrahlern bis zu 99,9999%) emittierte Strahlung zu erfassen und das digitalisierte Detektorsignal pixelweise so lange zu korrigieren, bis der berechnete Temperaturwert (unter Berücksichtigung des Emissionswertes des Referenzstrahlers) mit der bekannten Referenztemperatur übereinstimmt. Dann wird dieser Vorgang immer wieder auf einer immer höheren Temperatur des Referenzstrahlers (mit dem der angestrebten Messgenauigkeit entsprechenden Häufigkeit der Stützpunkte) bis zum Ende des aktuellen Messbereichs wiederholt. Das Ergebnis dieser Tätigkeit ist dann eine Kalibrierdatendatei mit einer Korrekturcharakteristik für jedes einzelne Pixel des Matrixdetektors für diesen einen Messbereich und bei der aktuell verwandten Optik.

Wenn die Wärmebildkamera mehr als einen Messbereich hat, müssen diese Dateien getrennt für jeden Messbereich erstellt werden. Ebenso auch für jede Optik oder jeden eventuell vorhandenen Filter. Wenn die Wärmebildkamera mehrere (einstellbare) Integrationszeiten oder Bildwiederholraten besitzt, multipliziert sich die Anzahl der Kalibriervorgänge auch hierdurch.

Diese Datei (Dateien) werden bei Hand-gehaltenen Thermokameras in die Kamerafirmware integriert, bzw. von dieser beim Start bzw. bei einem Messbereichs- bzw. Objektivwechsel eingelesen. Bei PC-gesteuerten (stationären) Wärmebildkameras wird die Kalibrierdatendatei im Allgemeinen während des Initialisierungsprozesses der Steuerungssoftware geladen. Die Vielzahl der Prozessschritte, sowie die aufwendige mathematische Integration derer Ergebnisse erklären, warum die Kalibrierung der thermografischen Systeme (verbunden mit der Korrektur der Messfähigkeiten) immer nur vom Hersteller der jeweiligen Wärmebildkamera durchgeführt werden kann. Hierbei ist auch die Tatsache von Gewicht, dass kein Hersteller den Korrekturalgorithmus seines Systems für andere Unternehmen bereitstellt.

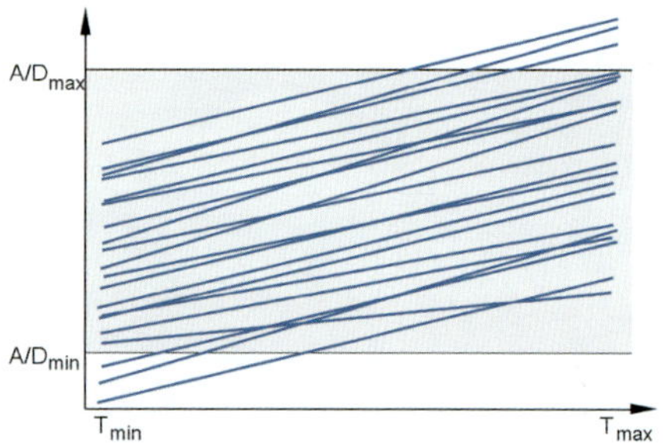

0: unkorrigierte Detektorsignale

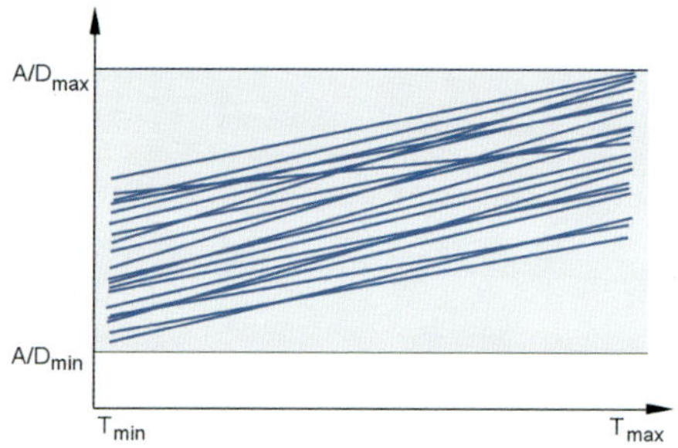

1: normalisierte Detektorsignale

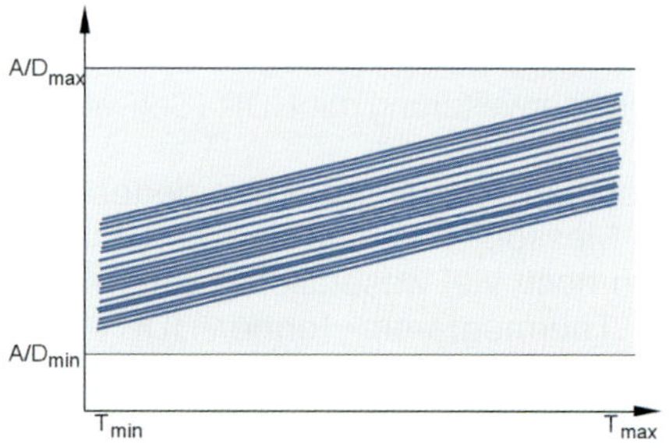

2: Detektorsignale nach Verstärkungskorrektur

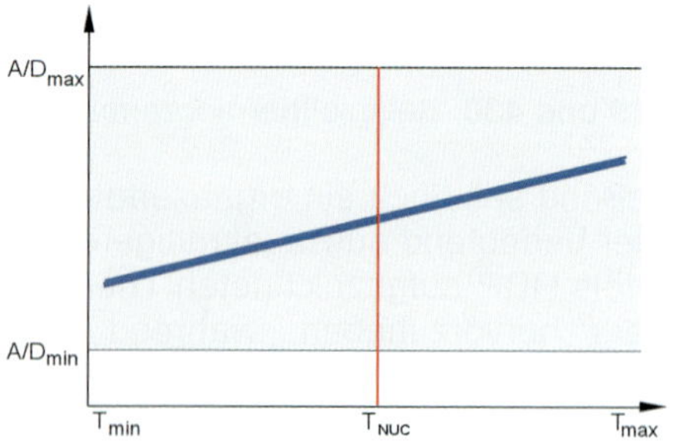

3: Detektorsignale nach Korrekturen und NUC

Abb. 431 - 434: Ergebnisse der einzelnen Kalibrierschritte

Die Kalibrierschritte sind ansonsten praktisch bei jedem Hersteller äußerst ähnlich: erst wird die Normalisierung der Detektorsignale (Einheitspegel) durchgeführt, so dass der Dynamikbereich des Detektors in den Bereich des A/D-Wandlers fällt, dem folgt die Korrektur der Verstärkungsfaktoren (genauer: Aufzeichnung der Detektorkennlinien) und schließlich eine NUC-Kompensation, um die (Offset-)Differenz zwischen den Einzeldetektoren zu eliminieren. (Ergebnisse siehe obige Darstellung.)

Inhalt und Anwendung der Kalibrierdatendatei

Die während der Kalibrierung - pro Kalibrationsbereich - erzeugte Datei ist in der Tat eine „räumliche" Matrix, die jedem Pixel eine Empfindlichkeitskurve (Detektorkennlinie) zuordnet. Die Anzahl der Stützpunkte (d.h. die Anzahl der für die Signallinearisierung benötigten Teilabschnitte) der Kurven hängt von der gewünschten Messgenauigkeit der Wärmebildkamera ab. Die Thermokamera liest aus dieser Datei, wie der vom Sensor ausgegeben „Roh"-Wert im gegebenen Messbereich und bei der aktuellen Optik zu „interpretieren" ist, um kalibrierte Strahlungsintensitätsdaten für die Temperaturberechnung zu erzeugen. Die notwendige Kalibrierdatendatei (auch Kalibrationsdatei oder Kalibrierdaten genannt) wird beim Einschalten der Kamera eingelesen, jedoch bei jedem Messbereichswechsel, Optik- oder Filtertausch, sowie (bei Kameras mit solcher Fähigkeit) bei jeder Änderung von Integrationszeit und/oder Bildwiederholfrequenz durch das Einlesen einer entsprechenden - hierfür gültigen - Kalibrationsdatei ersetzt.

Verfügt die Thermokamera über softwaregesteuerte Filter und Blenden (mit internem Filter- und Blendenrad) und/oder elektronisch kodierte Objektive, dann geschieht die Auswahl und das Einlesen der jeweiligen entsprechenden Datei völlig automatisch. Ansonsten ist dies eine Aufgabe für den Benutzer (mit großer Verantwortung). Nach dem Einlesen der Kalibrierdaten führt die Kamera immer eine automatische NUC-Kompensation durch, um Unterschiede zwischen den Einzeldetektoren im aktuellen Betriebszustand der Detektormatrix auszugleichen.

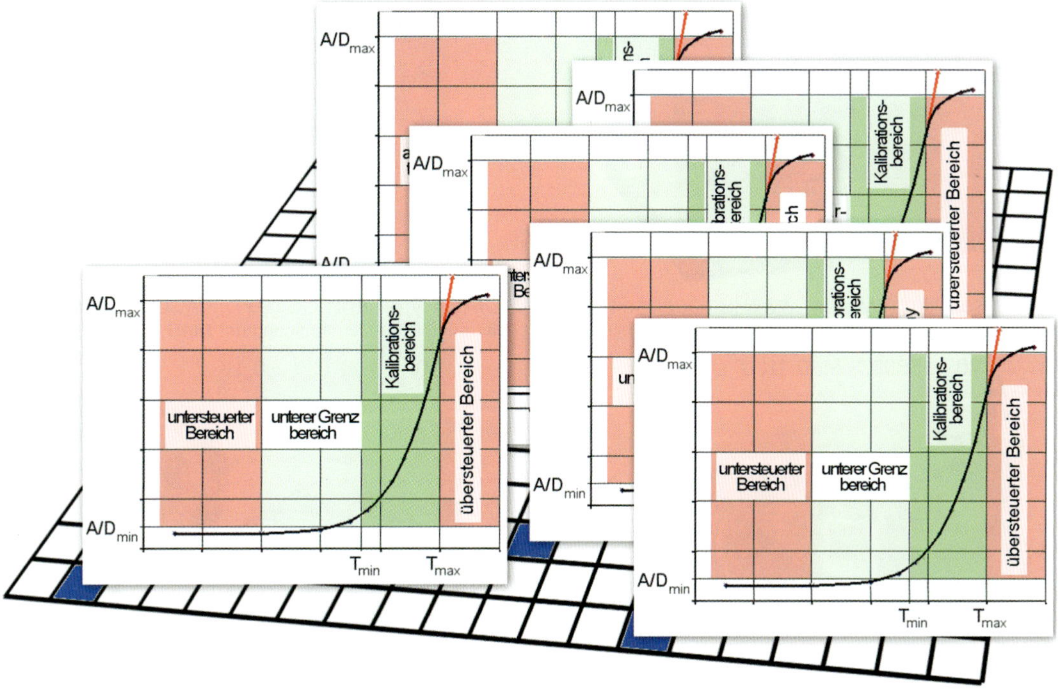

Abb. 435: Datenmatrix der Kalibrierdatendatei für einen Messbereich (je eine Kennlinie pro Pixel)

Schwierigkeiten und Lösungswege der Kalibration

Nieder- und Hochtemperaturkalibrierungen haben auch praktische technische Beschränkungen. Bei niedrigen Temperaturen müsste das Kalibrierverfahren für Wärmebildkameras mit Wellenlängenbereichen entsprechend der atmosphärischen Fenster theoretisch gleichermaßen mit einer Übertragungsstrecke aus Luft durchgeführt werden. Die normale relative Luftfeuchtigkeit bewirkt jedoch, dass der Referenzstrahler bei Abkühlung unter 0 °C relativ schnell vereist. Daher muss die Charakteristik des Referenzstrahlers durch die Einwirkung der Vereisung kompensiert werden oder die Kalibrierung in einer Umgebung mit einer sehr niedrigen relativen Luftfeuchtigkeit durchgeführt und - falls erforderlich - später in der Wärmebildkamera die Auswirkung der normalen Luftfeuchtigkeit (als Parameter der Übertragungsstrecke) korrigiert werden.

Die Hochtemperaturkalibrierung hat ebenfalls eine technisch bedingte Grenze. Es gibt durchaus etliche max. 2000 °C (oder in Einzelfällen 2500 °C) Höchsttemperatur erreichende, bis zu 99,9999% Emissionsgrad aufweisende Kalibrierstrahler (hochgenaue Hohlraumstrahler). Allerdings können nur wenige - wie der auf der übernächsten Seite vorgestellte Höchsttemperatur-Hohlraumstrahler - bis zu 3000 °C angewandt werden. Eine Kalibration der Thermokamera über 2000 °C - oder gar für noch höhere Temperaturen als die genannten 3000 °C - kann daher allgemein nur mit mathematischen Mitteln (mittels Extrapolation) erreicht werden, womit leider nur eine begrenzte Messgenauigkeit erzielt werden kann.

Einige Schwarzkörper-Hohlraumstrahler (Bereich / Genauigkeit / Emissionsfaktor)

-40 ... 150°C / ±0,01K / ε=0,98 ±0,02

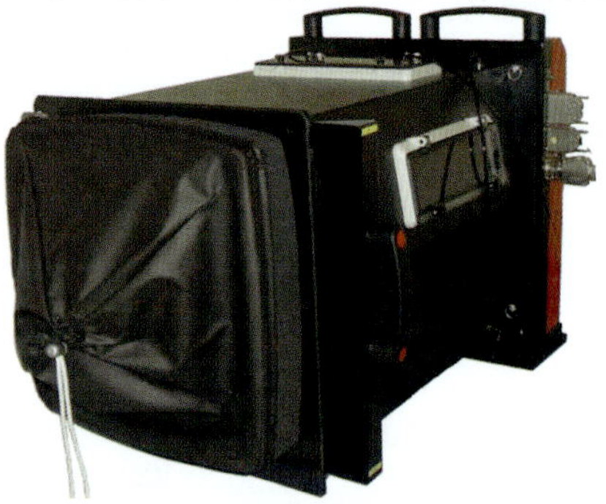

HGH Infrared Systems DCN1000L / www.hgh-infrared.com
(mit freundlicher Genehmigung von HGH Infrared System [A135])

-30 ... 150°C / ±0,4K / ε=0,95 ±0,02

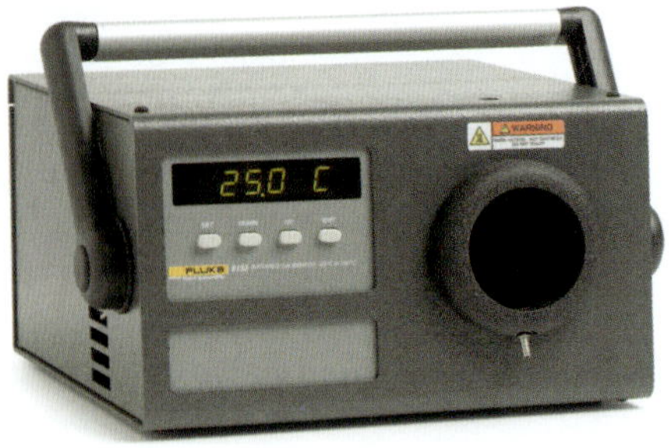

Fluke 9133 / www.us.flukecal.com
(mit freundlicher Unterstützung der Fluke Corporation, www.fluke.com [A136])

-20 ... 150°C / ±0,05K / ε=0,975

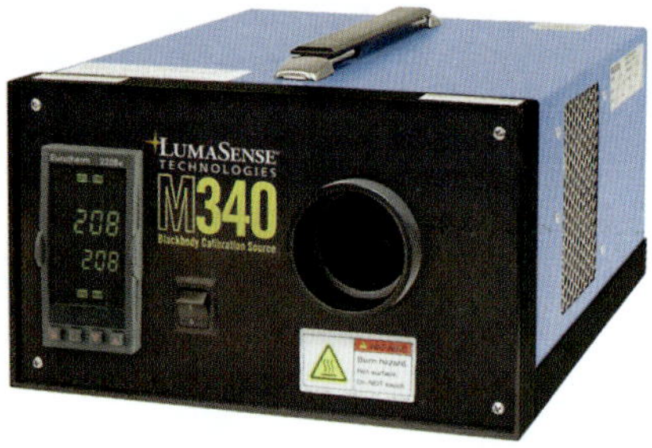

Lumasense Mikron M340 / www.lumasenseinc.com
(mit freundlicher Unterstützung der LumaSense Technologies GmbH [A137])

-15 ... 110°C / ±0,5K / ε=0,98 ±0,01

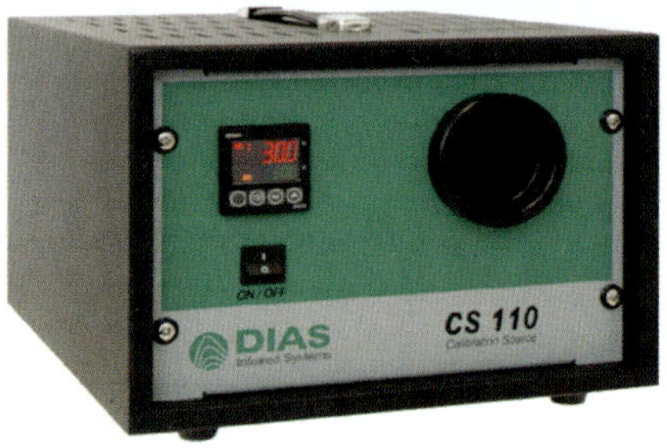

DIAS Pyrotherm CS110 / www.dias-infrared.com
(mit freundlicher Genehmigung der DIAS Infrared GmbH [A138])

30 ... 550°C / ±0,1K / ε=0,995

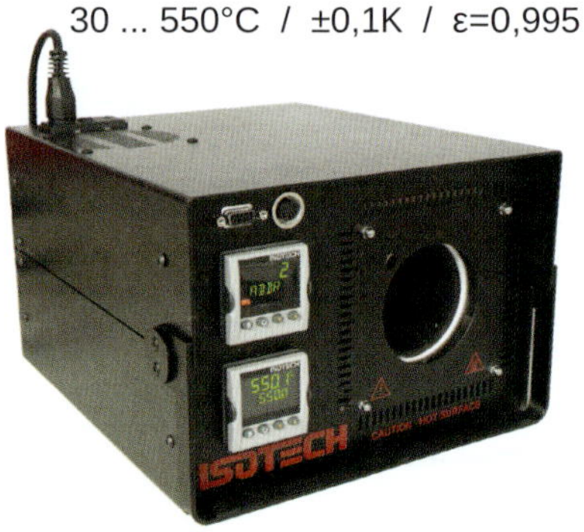

ISOTECH Gemini R Model 976 / www.isotech.co.uk
(mit freundl. Unterstützung der Isothermal Technology Limited [A139])

50 ... 400°C / ±0,1K / ε=0,99 ± 1 %

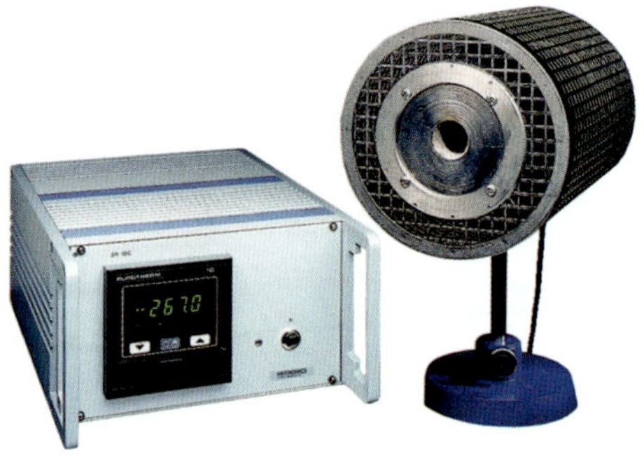

Heitronics Series SW10C / www.heitronics.com
(mit freundlicher Genehmigung der HEITRONICS Infrarot Messtechnik GmbH [A140])

50 ... 1200°C / ±0,5K / ε=0,99 ±0,01

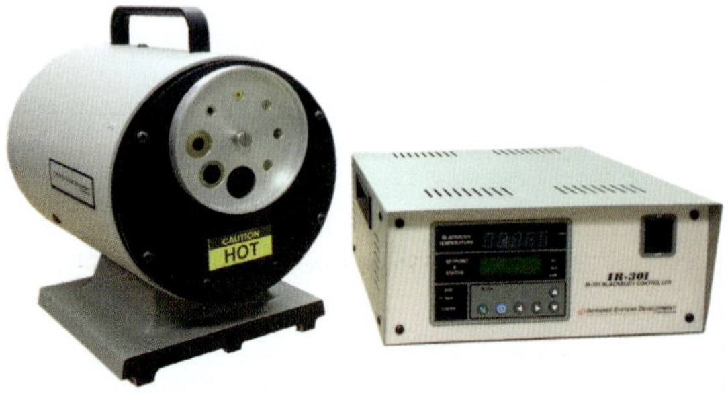

Infrared Systems Development Corp IR-564
(mit freundlicher Unterstützung der ISD Corp.,www.infraredsystems.com [A141])

500 ... 1600°C / ±0,5K / ε=0,998

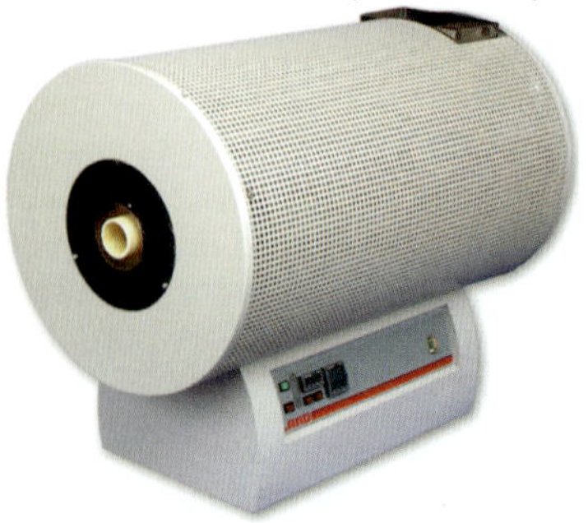

LAND AMETEK Landcal P1600B2 / www.ametek.com
(mit freundlicher Genehmigung der AMETEK, Inc. [F142])

Tabelle 25: einige Schwarzkörper-Hohlraumstrahler (nach Temperaturbereich geordnet)
Abb. 436 - 443 (Beschreibung und Quelle bzw. Genehmigung entsprechend der jeweiligen Bildunterschrift)

Als abschließendes Beispiel soll hier noch ein ganz spezieller Referenzstrahler - der Lumasense M390 - erwähnt werden, der einer der seltenen Geräte ist, die in der Lage sind, eine Schwarzkörperstrahlung bis zu 3000 °C zu erzeugen.

Das Grundelement des Strahlers ist ein mit geschlossenem Boden versehener Graphit-Hohlzylinder (150 mm Gesamtlänge, 16 oder 25 mm Innendurchmesser), der eine Temperatur von 600 bis 3000 °C ermöglicht. Der durch den Strahler erzielte Emissionsgrad liegt im Spektralbereich von 3 bis 15 µm bei 96% und bei praktisch 100% im Wellenlängenbereich von 0,6 bis 1,8 µm. Dank der empfindlichen PID-Temperaturregelung steht eine Genauigkeit von ± 0,25% (Messwert-bezogen) bzw. ± 1 °C zur Verfügung.

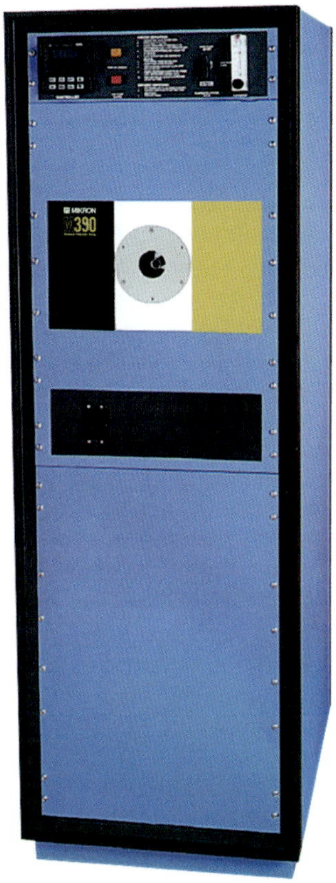

Abb. 444: Lumasense M390
(mit freundlicher Unterstützung der LumaSense Technologies GmbH, www.lumasenseinc.com [A143])

Typische Gestaltung bzw. Ausstattung von Kalibrierlaboratorien

Die Referenzstrahler benötigen eine beträchtliche Zeit, um die aktuell ausgewählte Temperatur (über ihre gesamte „innere" Oberfläche) zu erreichen und stabil einzuhalten. Um die gewünschte Kalibriergenauigkeit der Thermokamera zu erreichen, ist eine Erfassung der Kennlinie je Pixel mit einer ausreichend hohen Anzahl von Stützstellen notwendig. Dies wiederum macht es unumgänglich, die in Abhängigkeit von der Anzahl der Messbereiche und der Anzahl der optischen Kombinationen notwendigen, vielen Messungen der Strahlertemperatur in jeweils nur sehr kleinen Temperaturschritten durchzuführen. Aus diesen beiden Gründen benötigt der Kalibrierprozess eine beträchtliche Zeit, die durch die spezielle Auslegung des Labors zur Kalibration von Wärmebildkameras mittels gleichzeitiger Verwendung mehrerer Referenzstrahler kompensiert wird. Zu diesem Zweck werden die zu kalibrierenden Thermokameras (also mehrere gleichzeitig) auf einem Schienensystem oder Karussell angeordnet, ebenso die fernsteuerbaren Referenzstrahler (also ebenso mehrere gleichzeitig). Durch das „Kombinieren" von Wärmebildkameras und Referenzstrahlern zueinander entsprechend den gerade zu kalibrierenden Temperaturwerten kann der Zeitbedarf extrem reduziert werden.

Darüber hinaus werden Wärmebildkameras in Klimaanlagen platziert, um mögliche Strahlungsdetektions- und Empfindlichkeitsschwankungen aufgrund des Einflusses der Umgebungstemperatur (innerhalb des spezifizierten Betriebstemperaturbereichs) zu erkennen und zu kompensieren. In diesen Fällen wird die Hauptkennlinie der Kalibrationsdatei (pro Pixel natürlich) noch durch zwei weitere Nebenkennlinien ergänzt. Diese sehr umfangreiche Technologie wird üblicherweise nur für professionelle Thermokameras angewandt. (Als Ergebnis dessen können mit solchen Thermokameras auch dann völlig stabile Temperaturmesswerte ohne Abwarten des „Einschwingens" der Kameraeigentemperatur und damit der internen Stabilisierung erwartet werden, wenn sich die die Kamera umgebende Temperatur plötzlich stark ändert. Ein Beispiel hierfür ist der Wechsel zwischen Innen- und Außenaufnahmen bei der Bauthermografie.)

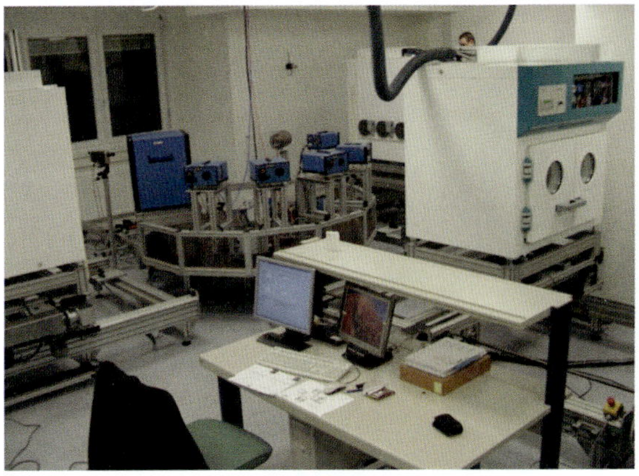

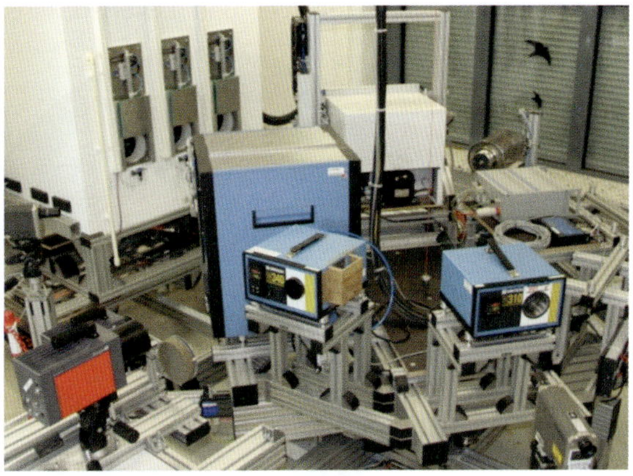

Abb. 445 und **446:** Kalibrierlabor mit Referenzstrahlerkarussell und Klimaschrank
(mit freundlicher Unterstützung der InfraTec GmbH, www.InfraTec.de [A144] / [A145])

Einige zusätzliche Informationen

1) Die Messbereiche (bzw. Kalibrationsbereiche) der Thermokameras beziehen sich immer auf die Strahlungstemperatur schwarzer Strahler. Da die in der Praxis vorkommenden Strahler grundsätzlich unter 100% liegende Emissionsgrade aufweisen, sind stets auch Objekttemperaturen über dem als durch die obere Grenze des Kalibrierbereiches definierten Temperaturwertes messbar (noch dazu mit höchster Genauigkeit!). Beispielsweise gibt ein Körper mit 50% Emissionsgrad erst bei 175 °C so viel Strahlung ab, wie ein 100 °C heiser idealer Strahler. Ein Messobjekt mit nur 25% Emissionsgrad dagegen muss sogar 260 °C heiß sein, um diese Strahlungsintensität abzugeben. (Dies sind nur die Größenordnung demonstrierenden Werte anhand des Stefan-Boltzmann-Gesetzes. Die genauen Werte hängen natürlich noch von der spektralen Charakteristik des Emissionsgrades des Objektes ab.)

2) Die Ausstattung von Wärmebildkameras mit neuen (auch Ersatzobjektiven gleichen Typs) und weiteren Wechselobjektiven zieht immer die Neukalibrierung (inklusive Erstellung einer neuen pixelweisen Kalibrationsdatei) der Kamera gemeinsam mit diesem neuen Objektiv nach sich, was aber nur der jeweilige Kamerahersteller selbst durchführen kann. Diese neue Kalibrationsdatei wird dann entweder in die Thermokamera integriert, oder als durch die Steuersoftware einzulesende Kalibrationsdatei zur Verfügung gestellt. Bei der Anwendung der Kamera werden dann diese neuen Kalibrierdaten eingelesen und zur gemeinsamen - pixelweisen - Korrektion der Kamera- und Objektivkennlinie genutzt. Das damit verbundene Know-how zur Erstellung und nachfolgenden Anwendung der Kalibrierdaten geben die Kamerahersteller allgemein Dritten nicht preis. Daher kann jeder Kamerahersteller stets nur seine eigenen Thermokameras mit den dazugehörigen Objektiven kalibrieren. Eine Kompatibilität und/oder Austauschbarkeit ist praktisch nicht gegeben (und in naher Zukunft auch nicht zu erwarten).

3) Wenn nur der Nachweis der Messfähigkeit erforderlich ist, kann dies natürlich auch durch andere Kalibrierlaboratorien ausgeführt werden, wenn sie mit ausreichend genauen Referenzstrahlern (um eine Größenordnung genauer als die Messgenauigkeit der Wärmebildkamera) ausgestattet sind. Der Kalibrieraufwand für das Labor würde für eine korrekte Kalibration jedoch sehr aufwendig und umfangreich sein, da es notwendig wäre, die Genauigkeit jedes einzelnen Pixels in ausreichend kleinen Temperaturschritten über den jeweiligen gesamten Messbereich zu dokumentieren. (Es müsste die Kennlinie jeden Pixels über alle möglichen Messbereiche der Thermokamera aufgenommen werden.)

Dieser Prozess wäre beträchtlich zeitaufwendiger als der automatisierte Kalibrierprozess der Kamerahersteller, was somit wirtschaftlich höchst fragwürdig ist. Daher wird oftmals die „Fremd"-Kalibrierung auf eine oder zwei „Referenztemperaturen" beschränkt, oder es wird nur die Temperaturmessgenauigkeit eines zentralen Wärmebildpixels als eine Ein-Punkt-Temperaturmesskurve bestimmt. Weder die eine, noch die andere Lösung ist mit einer kompletten Thermokamerakalibrierung vergleichbar.

4) Die Häufigkeit der Nachkalibrierung von Wärmebildkameras ist im Allgemeinem dem Ermessen des Nutzers überlassen, dem empfohlen wird, sich an den diesbezüglichen Hinweisen des jeweiligen Thermokameraherstellers zu orientieren. Für in stabilen, mechanisch und thermisch mäßigen Betriebsbedingungen (z.B. unter Laborbedingungen) genutzte Thermokameras liegt die Notwendigkeit der Rekalibration je nach Kameramodell zwischen 2 bis 5 Jahre. (Hersteller empfehlen zur Sicherheit grundsätzlich kürzere Intervalle.) Bei Nutzung unter rauen Bedingungen (industrielle Umgebung, extreme Temperaturschwankungen, starke mechanische Belastung) wird eine Rekalibration aller 1 bis 2 Jahre empfohlen. Bei die spezifizierten Betriebsbedingungen überschreitenden Einwirkungen (Temperatur und/oder Stoß oder Vibration) ist mit der Notwendigkeit einer zwischenzeitlichen Neukalibrierung oder Reparatur zu rechnen.

5) Kalibrierte Referenzstrahler und nationale Temperaturnormale gibt es, geeichte Thermokameras aber nicht. Derartige Hinweise einiger Thermokamerabesitzer deuten eher auf deren Unwissenheit über den Unterschied zwischen „geeicht" und „kalibriert" hin, sind daher wettbewerbsverzerrend und irreführend.

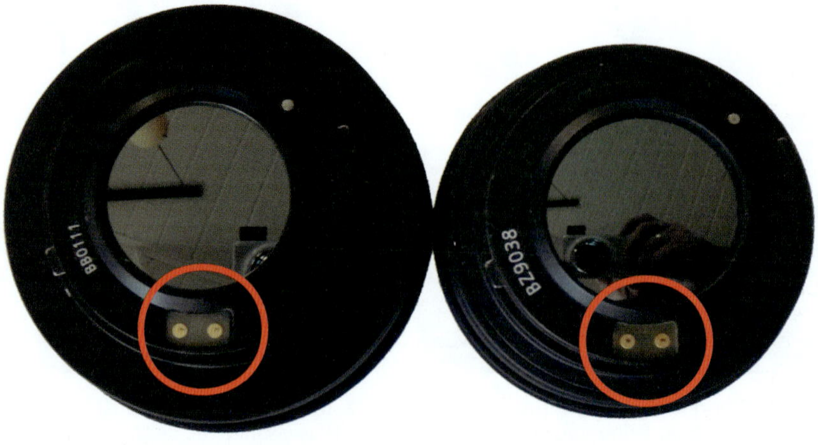

Abb. 447: Thermokameraobjektive mit Kodierung für das automatischen Laden der Kalibrierdaten

3.3. Entwicklungsgeschichte der thermografischen Systeme

Das erste „Wärmebild" entstand bereits im Jahr 1840. Den Überlieferungen nach wurde es durch Sir John Herschel, Sohn des Entdeckers der Wärmestrahlung, erstellt. Er war in der Lage Temperaturunterschiede sichtbar zu machen, indem er die (durch Verdampfung) veränderte Reflexion eines dünnen Ölfilms ausnutze. Die Papier-„Kopie" dieser öligen Oberfläche wurde dann „Thermograph" (= Wärmebild) genannt.

In den folgenden Jahren wurden für die Wahrnehmung der Wärmestrahlung immer bessere technische Lösungen hervorgebracht. Unter diesen sollen die Erfindung des Thermoelements und des Wärmewiderstandes und derer Anwendung zur Erzeugung eines elektrischen Signals zur Messung der Wärmestrahlung hervorgehoben werden. Bedeutende Arbeit leistete hierbei Samuel Pierpont Langley im Jahr 1880, was auch als Geburtsdatum des Bolometers betrachtet wird.

Ursprünglich zur Erfassung der Sonnenstrahlung durch ein besonderes „Teleskop" brachte er in dieses ein dünnes, geschwärztes Platinblättchen. Dieser Streifen (praktisch ein wärmeempfindlicher Widerstand) wurde in eine Wheatstone-Brücke eingebunden, welche mit einem hochsensiblen Galvanometer gemessen wurde. Dies führte zu einem Instrument, mit dem extrem - angeblich bis zu 0,1 mK - kleine Wärmestrahlungsunterschiede nachgewiesen werden konnten. Gerüchten zufolge war sogar die Wärmestrahlung einer 400 m entfernten Hirschkuh mit dem Messsystem wahrnehmbar.

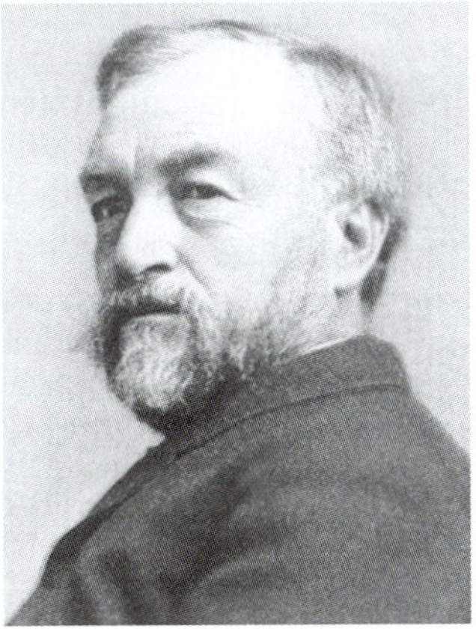

Abb. 448: Samuel Pierpont Langley (1834 - 1906), amerikanischer Physiker, Astronom und Flugpionier (Wikipedia, gemeinfrei [A146], grafisch bearbeitet)

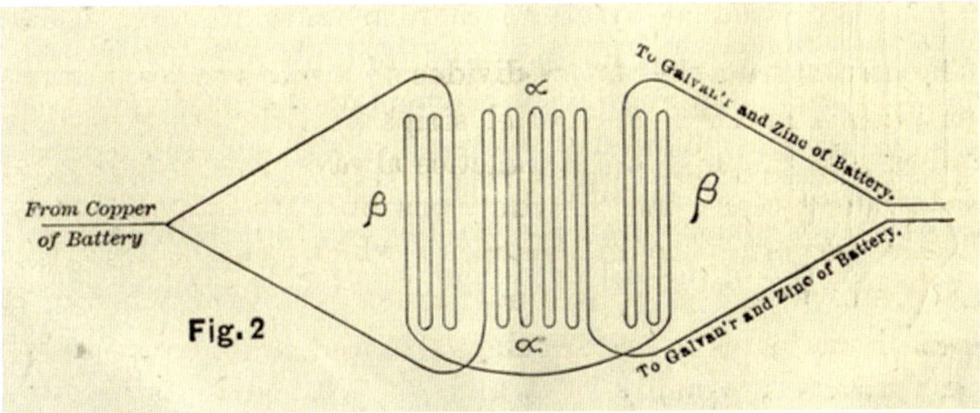

Abb. 449: Schaltplan des Bolometers aus der Vorlesung „The „BOLOMETER" von Prof. S. P. Langley, gehalten auf der Tagung der amerikanischen Metrologischen Vereinigung im Dezember 1880 (gemeinfrei [A147], grafisch bearbeitet)

Nach und nach wurden immer neue technische Lösungen für die Wahrnehmung von (Wärme-)Strahlung geschaffen. Das erste Fernsehen (genannt Television) und damit die technische Grundlage der frühesten thermografischen Systeme (Thermovision) kann auf einen ungarischen Wissenschaftler zurückgeführt werden. Im Jahr 1926 entwickelte Kálmán Tihanyi das erste vollelektronische Fernsehsystem, welches auf einer kontinuierlich Elektronen aussendenden - 1928 zum Patent angemeldeten - Kathodenstrahlröhre basierte. (Damit war dieser Antrag den Patenteinträgen von Zworykin aus 1930 und 1931 vorausgegangen. Es scheint sich inzwischen auch herauszukristallisieren, dass der ursprüngliche Erfinder Tihanyi war.)

Die Entwicklung wurde von der amerikanischen RCA, Loewe, and Fernseh AG aufgekauft und verwirklicht: es entstand das noch heute bekannte und verwendete Vidikon (oder Vidicon). Anschließend, zwischen 1929 und 1934, arbeitete Tihanyi als wissenschaftlicher Mitarbeiter des britischen Luftfahrtministeriums an der Entwicklung automatisierter Überwachungs- und Kontrollsysteme für Torpedos, Flugzeuge, Drohnen und andere Objekte, die später auch bei der italienischen Marine eingesetzt wurden. Als Ergebnis dieser Arbeiten, die alle auf der Kathodenstrahlröhren beruhten, wurde bereits im Jahr 1929 die erste Infrarotkamera entwickelt und patentiert.

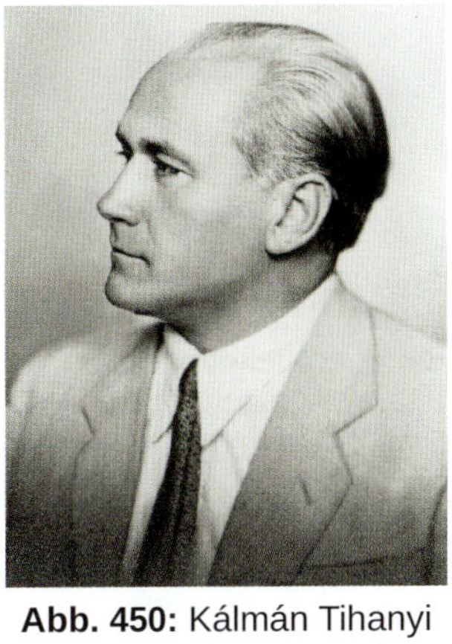

Abb. 450: Kálmán Tihanyi ungarischer Elektroingenieur, Erfinder, Physiker (1897 - 1947) (mit freundlicher Genehmigung des Postmuseum Ungarn, www.postamuzeum.hu [A148])

Die Entwicklung der Wärmebildkameras setzte sich jedoch nicht in diese Richtung fort. (Wohl auch deshalb, da es offensichtlich Rechtsverletzungen bezüglich des auf Tihanyi eingetragenen Patentes gab, und Tihanyi selbst im Jahr 1947 einem Herzinfarkt erlag.) Stattdessen traten abtastende Systeme (Scanner) in den Vordergrund, von denen ein erstes Exemplar von der US Armee gemeinsam mit der Firma Geophysical Service Inc. (heute Texas Instruments) 1947 entwickelt wurde. Es konnte leider kein überliefertes Bild oder Beschreibung gefunden werden, lediglich die Information, dass die Erzeugung eines Wärmebildes eine ganze Stunde andauerte! Dementsprechend war der wichtigste Aspekt der Weiterentwicklung die Verkürzung der Bilderstellungszeit. Einen Meilenstein hierfür bedeutete die von H. Welkers 1952 veröffentlichte InSb-basierende Detektortechnologie. Die Anwendung dieser Sensoren in ersten scannenden Systemen erfolgte - voneinander unabhängig - durch Paul W. Kruse (Honeywell) und Kirby Taylor (Texas Instruments) in den Jahren 1954 und 1955, deren Ergebnisse durch - noch recht anfängliche - Thermogramme belegt sind.

Das erste in die technische Geschichte Einzug haltende Infrarot-„Zeilen"-Scannersystem wurde in der Mitte der 1950-er Jahre in Großbritannien entwickelt und „Yellow Duckling" genannt. Bei diesem Gerät wurde das Abtasten innerhalb einer Linie durch einen kontinuierlich rotierenden Spiegel gewährleistet, das Weiterschreiten zwischen den Reihen wurde dem das System tragende Flugzeug überlassen. Obwohl sich das System für den eigentlichen Zweck - die Detektion von U-Booten - ungeeignet zeigte, wurde es für die bodengestützte Überwachung des Luftraums verwendet und hat damit im Wesentlichen den Grundstein für die militärische Anwendung von Infrarot-Scannern gelegt.

Im Jahr 1958 veröffentlichte W.D. Lawson (Royal Radar Establishment) die HgCdTe(MCT)-Sensortechnologie, in den Jahren 1961 und 1962 untersuchte J. Cooper den pyroelektrischen Effekt und seine Anwendbarkeit für den schnellen Nachweis von Wärmestrahlung. Bei den Entwicklungen der MCT-Sensortechnologie haben der oben genannte W.D. Lawson und seine Kollegen vom Royal Radar Establishment (Radarentwicklungsinstitut), M. Rodat und Kollegen vom französischen „Laboratorien de Magnetisme et de Physique Solide (Laboratorium für Magnetismus und Festkörperphysik), sowie W. Kruse und seine Kollegen vom American Honeywell Corporate Research Center (Honeywell Forschungsinstitut) eine bedeutende Rolle gespielt. Weitere erfolgreiche Forschungen wurden am Polnischen Institut für Physik sowie in der damaligen Sowjetunion und - vermutlich - auch in Ungarn durchgeführt.

Noch 1962 kündigten Paul W. Kruse (Honeywell) und ebenfalls M. Rodat (Laboratories of Magnetism and Physique Solide) an, dass die verbesserten HgCdTe (MCT) Einzellensensoren (Punktdetektoren) und Zeilensensoren (in Reihe nebeneinander angeordnete Einzeldetektoren) für Anwendungen in abtastenden (scannenden) Systemen gereift seien. Der Durchbruch erwies sich jedoch als äußerst schwierig: Der Prototyp eines zweidimensionalen Infrarot-Scanners, der 1963 von Texas Instruments gefertigt wurde, war noch im Jahr 1965 bei einem Test der US Air Force mit „ungeeignet" durchgefallen!

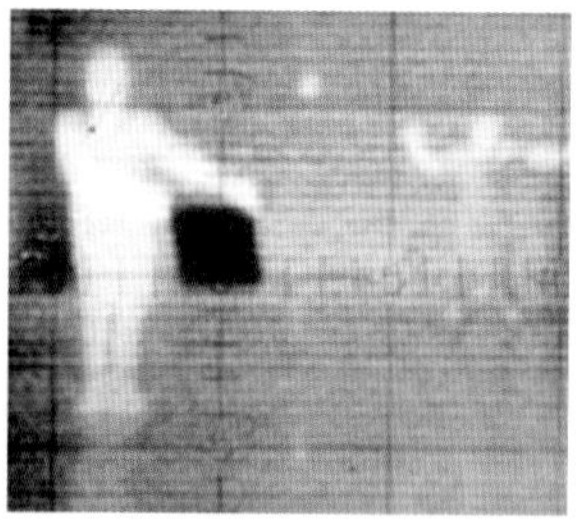

Abb. 451: Wärmebild des Texas Instruments Thermokamera-Prototyps (1965)
(mit freundlicher Genehmigung von Texas Instruments Incorporated, www.ti.com [A149])

Anfangs war nicht nur die lang andauernde Bildgebung, sondern auch die Notwendigkeit einer starken Kühlung der Sensoren ein Problem. Daher hat Honeywell mit vielen Detektormaterialien experimentiert, die eventuell keine tiefe Kühlung erfordern. Die mittels dieser verwirklichten Scannersysteme basierten alle auf mechanischen Scannern, wobei die sich aus der Mechanik ergebenden Nachteile und Einschränkungen dazu führten, dass diese Entwicklungen den auf galvanometrischem oder elektronischem Scannen basierenden Systemen unterlagen.

Hiermit fast zeitgleich, kündigte das schwedische Unternehmen AGA (Aktiebolaget Gasaccumulator) im Jahr 1965 die Markteinführung des Produkts „Värmekamera AGA 651 Thermovision®" an - der ersten zivilen Wärmebildkamera (scannendes System mit gekühltem Photonendetektor) für die Überwachung von Umspannwerken und Fernleitungen. Diese Kamera mit ihrem Gewicht von über 60 kg stellte zwar keinesfalls ein leicht zu tragendes Messgerät dar, dennoch begründete sie mit ihrer damals als große Neuheit zählenden neuen Technologie einen ganze - bis dahin nicht existente - Messtechnikbranche, ja sogar einen völlig neuen Berufsstand.

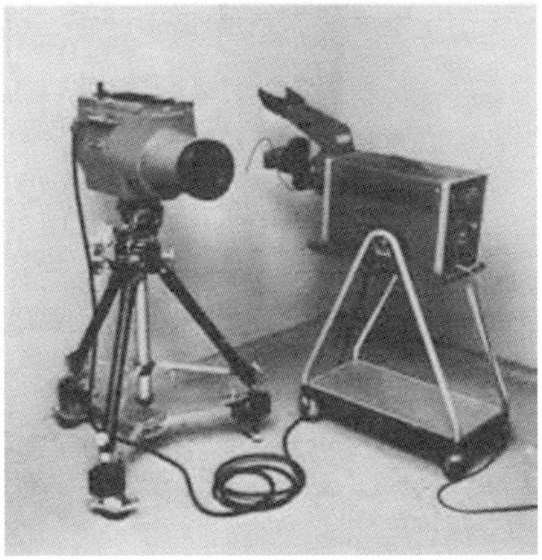

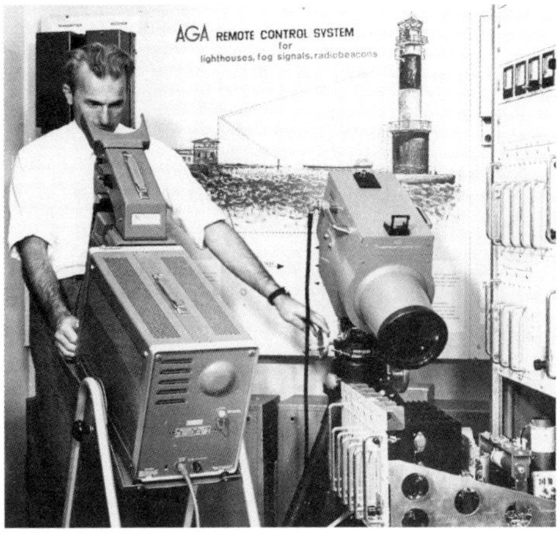

Abb. 452 und **453:** die schwedische Thermokamera AGA 651 Thermovision® aus 1965
(mit freundlicher Genehmigung von Taylor&Francis Ltd [A150]) (© 2019 FLIR Systems, Inc. All rights reserved. Mit freundlicher Genehmigung von FLIR Systems, Inc. [A151])

Im Jahr 1972 patentierte Michael Francis Tompsett von der englischen Electric Valve Company (EEV) eine pyroelektronische Scannerkamera und entwickelte später auch Vorschläge, um Matrixdetektoren herzustellen. Die ersten 32×32 und 64×64 Pixel großen (zweidimensionalen) Matrixdetektoren, die auf den Detektormaterialien InSb oder HgCdTe (= MCT) basierten, wurden 1978 verwirklicht.

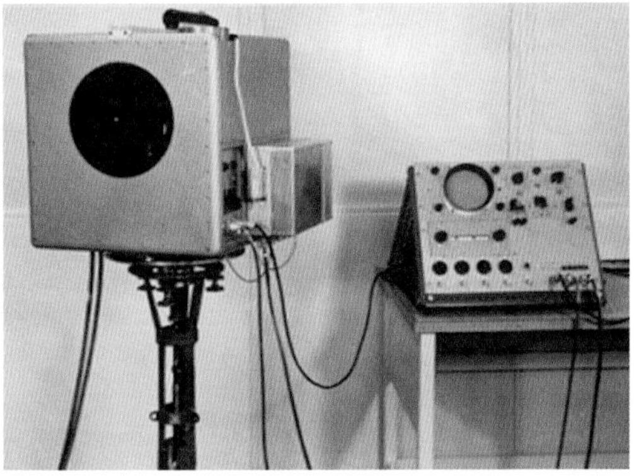

Abb. 454: Thermokamera (Typ und Hersteller unbekannt), angeblich aus dem Jahr 1958
(© 2019 FLIR Systems, Inc. All rights reserved. Mit freundlicher Genehmigung von FLIR Systems, Inc. [A152])

Die schwedische Firma AGA - später dann Agema - war allen anderen weit voraus bei der Entwicklung ziviler Thermokameras, ganz besonders auch aus der Sicht der Mobilität und Tragfähigkeit. Schon 1973 wurde die erste batteriebetriebene Infrarot-Wärmebildkamera (Agema Model 750) auf den Markt gebracht. Kurze Zeit später, im Jahr 1978, wurde der Vertrieb der ersten Bispektral-Wärmebildkamera (mit Messfähigkeit auf zwei IR-Wellenlängenbereichen) für Forschung und Entwicklung begonnen. Diese Thermokamera bedeutete auch wegen ihrer analogen Echtzeit-Aufnahmemöglichkeiten einen Meilenstein in der Entwicklung von Wärmebildkameras.

In den USA kam die Firma Inframetrics im Jahr 1975 mit seinen ersten TV-kompatiblen Wärmestrahlung darstellenden Systemen auf den Markt. (Die Kompatibilität zur TV-Technologie war lange Zeit eines der Hauptmerkmale der Inframetrics-Systeme, und es kann vermutet werden, dass diese den weit verbreiteten Begriff „Thermovision" begründete.) Alle bisher erwähnten Systeme wiesen jedoch keine oder nur begrenzte Objekttemperatur-Messfähigkeiten - sogenannte radiometrische Eigenschaften - auf. Die Wärmebildkamera ThermaCAM™ von Inframetrics kam 1995 mit einem vollständig radiometrischen Matrixdetektor auf den Markt. Diese Hand-gehaltene Kamera in Form eines Camcorders (Videokamera) wurde nicht nur wegen der radiometrischen Eigenschaft, sondern auch wegen ihres geringen Gewichtes und der ohne Akkumulatorgürtel erreichbaren langen Betriebszeit schnell zu einem beliebten Typ.

Ende der 1980-ger Jahre wurden sprunghaft viele neue Unternehmen zur Entwicklung und Herstellung thermografischer Systeme gegründet, wobei gleichzeitig auch der Marktkampf mittels gnadenloser Übernahme von Konkurrenten begann. Nicht zufällig, denn einerseits ist die Technologie seither der militärischen Geheimhaltung entgangen, andererseits sind brauchbare Sensoren günstig geworden. Gleichzeitig hat aber auch die Marktnachfrage durch die bereits erzielten Erfolge ungeahnte Ausmaße angenommen. Im Folgenden werden vor allem zivile mobile Thermokameras (ohne Anspruch auf Vollständigkeit) aufgezeigt, die an die Pioniere der thermografischen Systeme erinnern. Aufgrund der inzwischen fast unendlichen Auswahl an Thermokameras wird jedoch nur die Zeit bis zur Jahrtausendwende betrachtet.

3.3.1. Geschichtlich wesentliche Thermokamerahersteller

3.3.1.1. AGA/Agema (Schweden)

Das schwedische Unternehmen AGA (Aktiebolaget Gasaccumulator) ist der älteste und bedeutendste Pionier der zivilen Wärmebildtechnik. Mit der AGA 651 Thermovision® trat AGA 1965 auf den Markt und hat in den folgenden Jahrzehnten mit seinen Neuheiten und innovativen Lösungen immer wieder seine Fähigkeiten und Berufung unter Beweis gestellt. Der Geschäftsbereich Thermografietechnik wurde später in AGEMA Infrared Systems AB umbenannt und eine Zusammenarbeit mit der amerikanischen Firma FLIR begonnen, die AGEMA (inklusive derer Forschungsergebnisse, Produktpalette und Marktanteile) schließlich im Dezember 1997 übernahm. Einige der Produkte blieben eine Zeit lang unter der Marke AGEMA (hauptsächlich in Europa) bestehen, wurden aber bald zu einem FLIR-Produkt (teilweise mit beibehaltener Typennummer) umbenannt.

<u>**AGA Thermovision® Model 651 (1965)**</u>

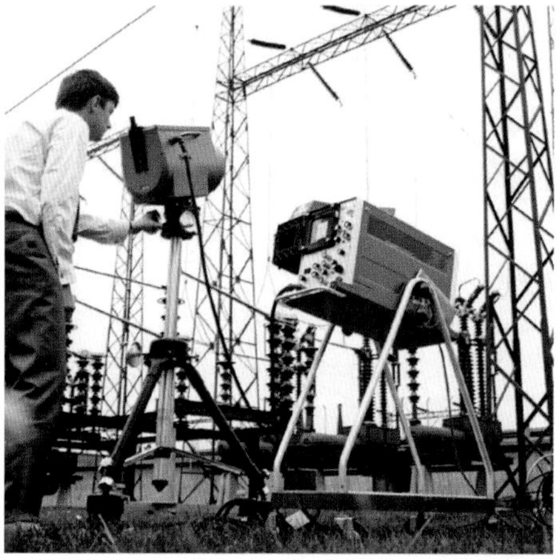

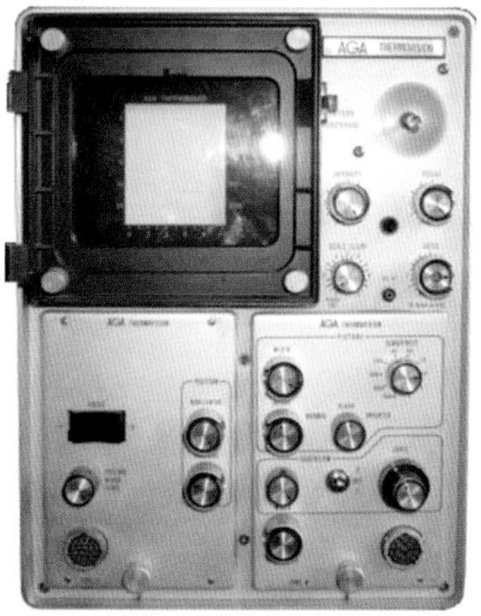

Abb. 455 und **456:** AGA Thermovision® Model 651, das rechte Bild zeigt die Frontseite der Steuereinheit
(© 2019 FLIR Systems, Inc. All rights reserved. Mit freundlicher Genehmigung von FLIR Systems, Inc. [A153]
(mit freundlicher Genehmigung des AGA Museum te Emmen, www.aga-museum.nl [A154], Ausschnitt editiert)

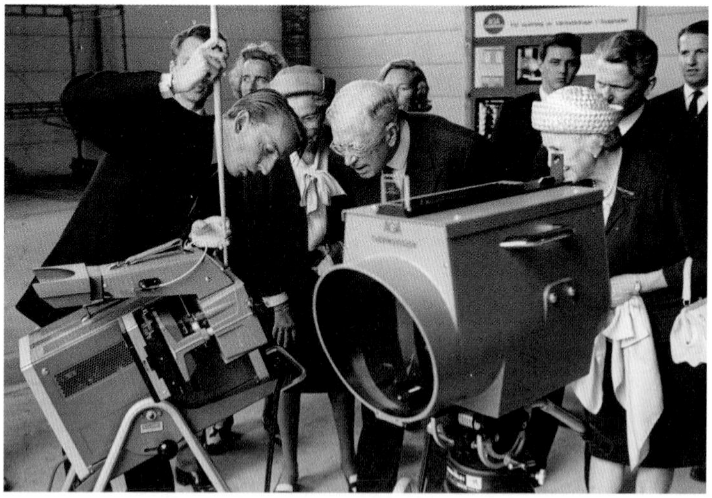

Abb. 457: König Gustaf VI Adolf von Schweden betrachtet eine AGA Thermovision® Model 651 (© 2019 FLIR Systems, Inc. All rights reserved. Mit freundlicher Genehmigung von FLIR Systems, Inc. [A155])

Leider konnten keine zuverlässigen, umfassenden Informationen zu den technischen Parametern dieser ersten Wärmebildkamera gefunden werden, so dass hier nur wenige Daten aufgeführt werden können:

Detektor:	HgCdTe Einelementdetektor
Scanner:	mechanisch
Kühlung:	Flüssigstickstoff
Spektralbereich:	3 ... 5 µm
Bildrate:	16 Bilder / Sekunde
Thermische Auflösung:	0,2 K (bei 30 °C)

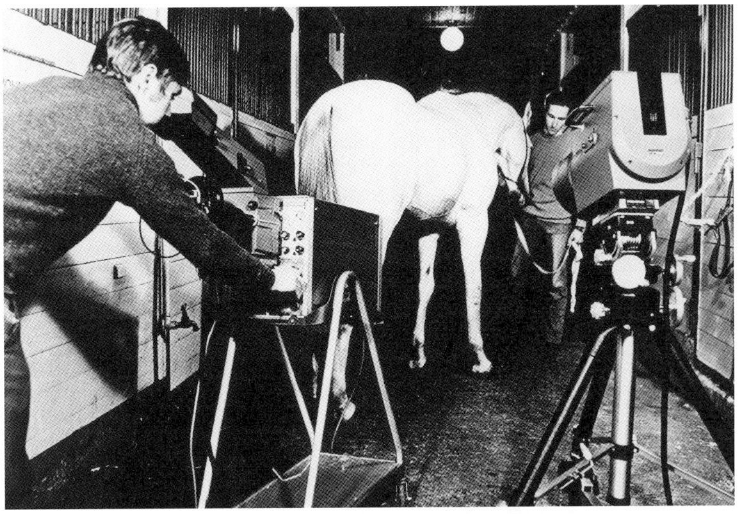

Abb. 458: zeitgenössische tierärztliche Anwendung einer AGA Thermovision® Model 651

Es kann vermutet werden, dass das obige Bild die erste veterinärmedizinische Anwendung der Wärmebild-Technologie ist. Gleichzeitig ist dies ein Beleg für die schnelle und weite Verbreitung dieser Technologie, also nicht nur wegen des Interesses seitens der Forschung und industriellen Wartung. Kein Wunder also, dass sich seitdem (bis heute) immer mehr Unternehmen mit der Entwicklung und Produktion entsprechender Infrarot-Messgeräte beschäftigen.

AGA Thermovision® Model 661 (1969)

Als eine Weiterentwicklung der Wärmebildkamera Modell 651 wurde 1969 das AGA Modell 661 auf den Markt gebracht, das aus einem 25 kg Kamerakopf, einer 20 kg Oszilloskopeinheit (Steuereinheit) und dem erforderlichen (zusätzliche 15 kg „gewichtigen") Kameraständer bestand. Daher kann dieses Kamerasystem trotz seiner mobilen Ausführung wegen seiner Gesamtmasse (> 60 kg) her kaum als tragbare Thermokamera eingestuft werden. Es musste zudem mit einer stetigen 220 V AC-Versorgung und Flüssigstickstoff zur Detektorkühlung betrieben werden. (Der Stickstoff stand in einem separaten 10-Liter-Tank zur Verfügung und erhöhte somit das Transportgesamtgewicht noch weiter).

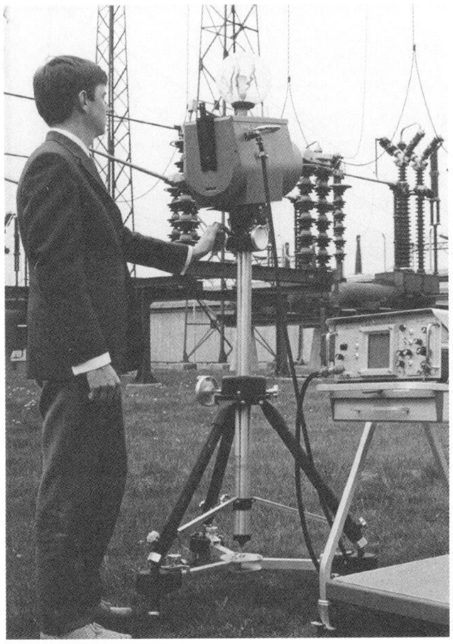

Technische Daten (Thermovision® Model 661)

Detektor:	HgCdTe Einelementdetektor
Scanner:	mechanisch
Kühlung:	Flüssigstickstoff
Spektralbereich:	3 ... 5 µm
Bildpunkte:	ca. 100 × 70 *
Bildrate:	16 Bilder / Sekunde
Messbereich:	-30 ... 200 °C
Thermische Auflösung:	0,2 K (bei 30 °C)

*) geschätzter Wert ohne Literaturnachweis

Abb. 459: Anwendung einer AGA Thermovision® Model 661 zur Überprüfung einer Umspannstation

AGA Thermovision® Model 750 (1973)

Das primäre Problem der Mobilität (Gesamtgewicht, Netzversorgung) wurden durch das im Jahr 1973 erschienene Mittelwellen-Wärmebildsystem AGA Thermovision® Model 750, das weltweit erste batteriebetriebene thermografische System, beseitigt. In Fortsetzung des zweiteiligen Systemaufbaus aus separatem Kamerakopf und getrennter Bedien-/Anzeigeeinheit sind die Ergebnisse der Größen- und Gewichtsreduzierung anhand der Fotografie offensichtlich. Was auf dem Foto nicht (zumindest nicht auf den ersten Blick) erkennbar ist, ist das für den Betrieb ein ganzer Akkupack (beispielsweise als Akkumulatorgürtel) und noch Flüssigstickstoff für die Detektorkühlung benötigt wird.

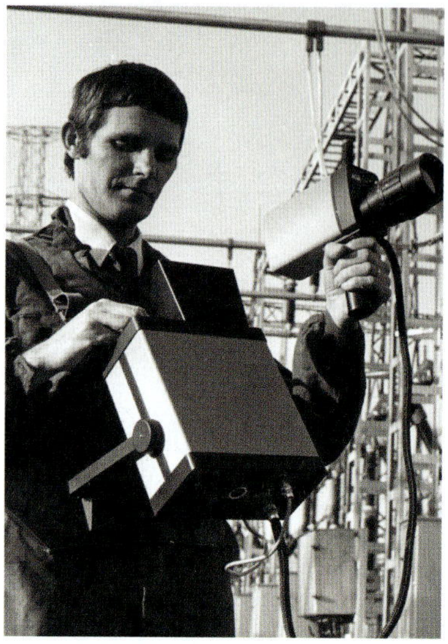

Abb. 460: AGA Thermovision® Model 750 in mobilem Einsatz (© 2019 FLIR Systems, Inc. All rights reserved. Mit freundlicher Genehmigung von FLIR Systems, Inc. [A158])

Technische Daten (Thermovision® Model 750)

Detektor:	InSb Einelementdetektor
Scanner:	mechanisch (Prisma)
Kühlung:	Flüssigstickstoff
Spektralbereich:	2 ... 5,6 µm
Bildpunkte:	100 × 70 (interpoliert: 280)
Bildrate:	25 Bilder / Sekunde
Messbereich:	-20...900°C (Option: 2000°C)
Thermische Auflösung:	0,2 K (bei 30 °C)
Versorgung:	Akkumulator 8...15 VDC, 21 W (oder Netzversorgung)
Masse:	1,7 ... 2,1 kg Kamerakopf (Objektiv-abhängig) 4,5 kg Bedien-/Anzeigeeinheit 3,3 kg Akkumulatorset

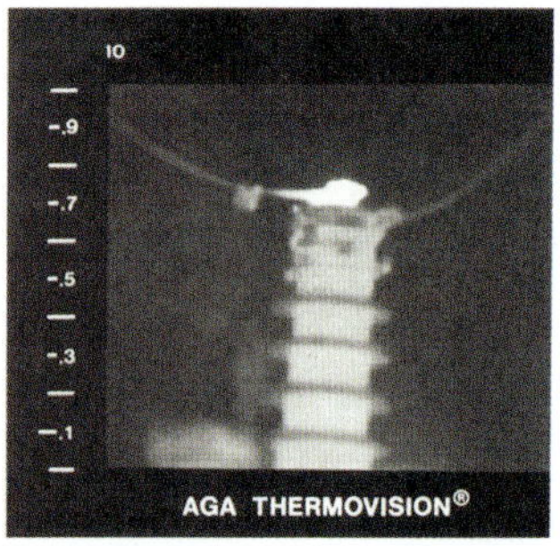

Abb. 461: Wärmebild der AGA Thermovision® Model 750 (© 2019 FLIR Systems, Inc. All rights reserved. Mit freundlicher Genehmigung von FLIR Systems, Inc. [A159])

AGA Thermovision® Model 782 LW (1978)

Diese Wärmebildkamera folgte dem Modell 750 gleich als eine ganze Familie von Modellen. Es wurde eine auf InSb-Detektor basierende Mittelwellenkamera (damals noch als SW = Short Wave = Kurzwellenbereich bezeichnet) und eine auf einem HgCdTe (MCT)-Detektor beruhende langwellige Kameraversion hergestellt, die noch durch Typen mit speziellen Filtern ergänzt wurden. Eines dieser Sondermodelle war auf 3,9 µm Wellenlänge eingegrenzt und erhielt den Namen Petroscanner™.

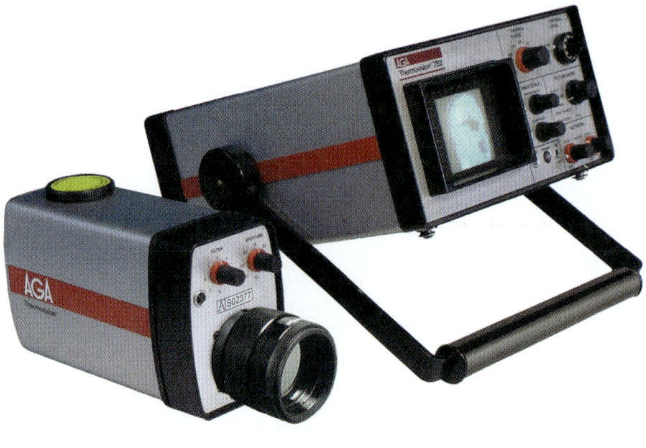

Abb. 462: AGA Thermovision® Model 782 (ohne Kabel) (Illustration, Fotomontage)

Technische Daten (Thermovision® Model 782 LW)

Detektor:	HgCdTe Einelementdetektor
Scanner:	mechanisch (Prisma)
Kühlung:	Flüssigstickstoff
Spektralbereich:	8 ... 12 µm
Bildpunkte:	100 × 70 (interpoliert: 280)
Bildrate:	25 Bilder / Sekunde
Messbereich:	-20...900°C (Option: 1600°C)
Therm. Auflösung:	0,1 K (bei 30 °C)
IR-Filter:	8 Filter, mit internem Filterrad
Versorgung:	Akkumulator 8...15 VDC, 20 W (oder Netzversorgung)
Masse:	1,6 kg Kamerakopf mit Linse 4,5 kg S/W-Bedieneinheit 14,5 kg Farbbedieneinheit + Akkumulatorset (keine Massenangabe)

Erwähnenswert ist auch, dass diese Wärmebildkamera-Familie neben der Schwarz-Weiß- und Falschfarbdarstellung des Wärmebildes mit Wechselobjektiven auch die vergrößerte Detailerfassung ermöglichte. Dank der PC-Software AGA SUPERVIEWER™ konnte während der nachträglichen Bearbeitung sogar eine überlagerte Darstellung von Wärmebild und Foto (auch "Fusion" genannt) erzeugt werden.

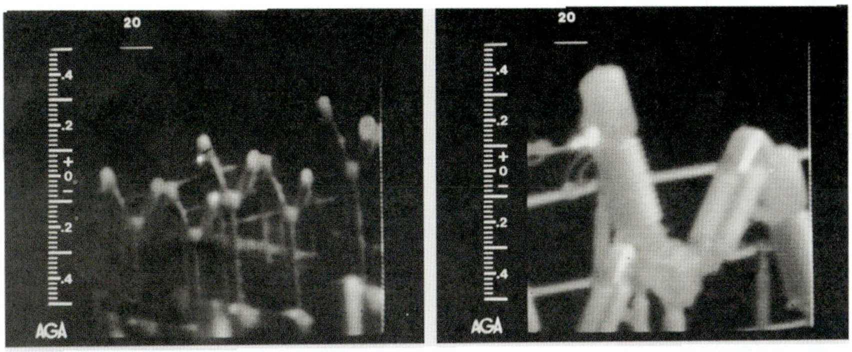

Abb. 463 und **464:** Thermogramm der AGA Thermovision® Model 750 mit 20° Standard- und 7° Teleobjektiv
(© 2019 FLIR Systems, Inc. All rights reserved. Mit freundlicher Genehmigung von FLIR Systems, Inc. [A160] [A161])

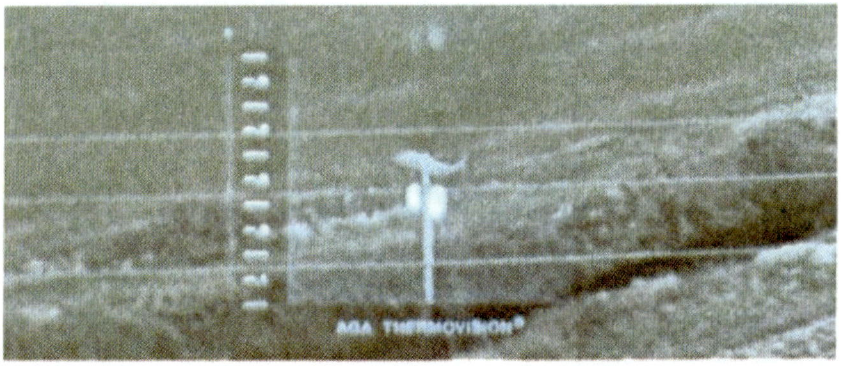

Abb. 465: überlagerte Darstellung von Wärmebild und Foto mittels AGA SUPERVIEWER™
(© 2019 FLIR Systems, Inc. All rights reserved. Mit freundlicher Genehmigung von FLIR Systems, Inc. [A162])

Darüber hinaus war diese Thermokamera-Modellfamilie noch mit einer weiteren Besonderheiten ausgestattet: für die möglichst universelle Anwendbarkeit der Wärmebildkameras gab es eine integrierte (in das Kameragehäuse eingebaute), jedoch extern angesteuerte Filterscheibe. Es konnten hierzu aus einer großen Filterauswahl (siehe auch die Liste der "Standardfilterauswahl" unten) für den Mittelwellen- und den Langwellenbereich die der aktuellen Anwendung entsprechenden Filter zusammengestellt werden.

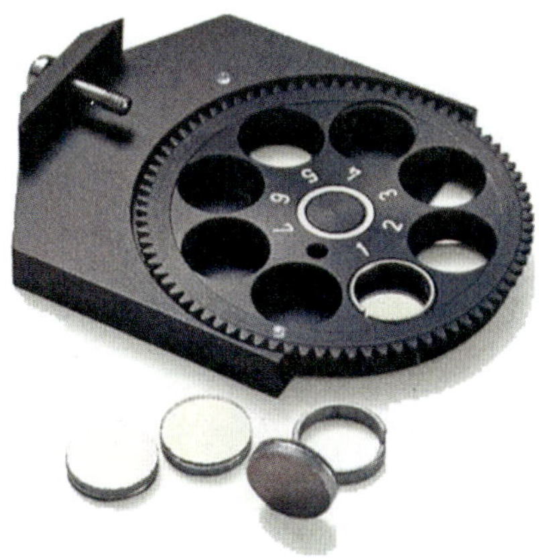

Standardfilterauswahl

* Hochtemperatur / Glas: 900 °C bis 1600 °C für heiße Objekte und Glasflächen
* Atmosphäre: um kurzwellige Laser zu visualisieren
* Flamme: für heiße Objekte (> 300 °C) bzw. zur Gasflammen-Temperaturmessung
* CO_2: zur Messung der Energie der Kohlendioxid-Absorptionsbande
* Tiefpass: für den Ausschluss von Strahlung kürzer als 7 µm aus langwelliger Strahlung
* Hochpass: zur Erweiterung des Messbereiches für heiße Objekte (>80 °C) im langwelligen Bereich
* CO_2-Laserschutz: zum Schutz vor Strahlung aus CO_2-Lasern (Ausschluss der Wellenlänge 10,6 µm)

Abb. 466: inneres Filterrad der AGA 750 Wärmebildkamera
(© 2019 FLIR Systems, Inc. All rights reserved.
Mit freundlicher Genehmigung von FLIR Systems, Inc. [A163])

AGEMA Thermovision® Model 870 (1986)

Die Wärmebild-Kamerafamilie AGEMA Thermovision® 800 ist die fünfte Generation der damals weltweit marktführenden schwedischen AGA-Wärmebildtechnik, die von hier an unter dem Namen AGEMA Infrared Systems AB vermarktet wird. Eine der größten Neuerungen gegenüber den Vorgängermodellen ist der Austausch der Flüssigstickstoff-Kühlung gegen eine elektrische (Peltier-Element-)Kühlung. Dies hat natürlich den Energieverbrauch beträchtlich erhöht (von 20 ... 21 W auf 35 W), was leider aufgrund der schwachen Batterien ein großes Problem darstellte. Um die Messzeit mit einer einzigen Ladung nicht bis zur Unbrauchbarkeit zu verkürzen, wurde das Problem mit einem Akkumulatorgürtel gelöst.

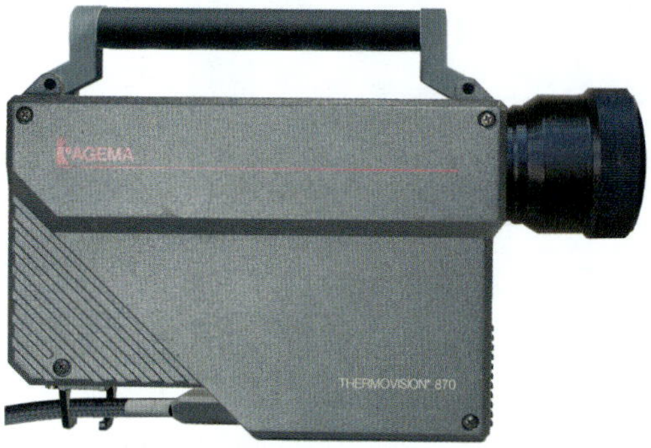

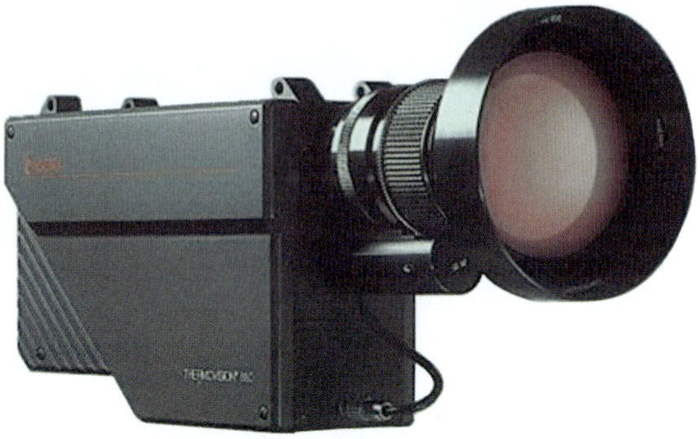

Abb. 467 und **468:** AGEMA Thermovision® 870 mit Standardobjektiv bzw. Motorfokus (rechtes Bild) (Illustration, Fotomontage)

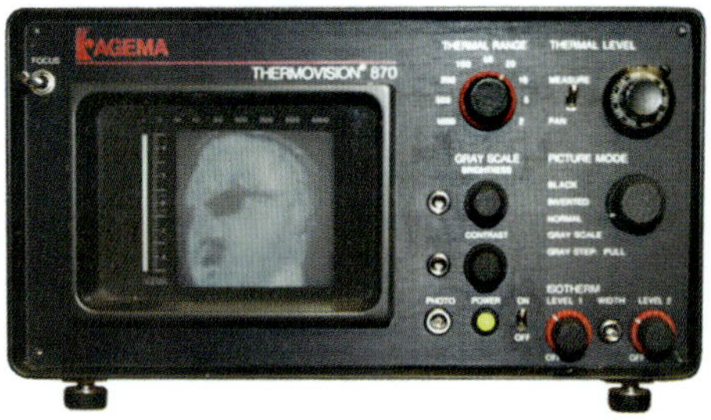

Abb. 469: AGEMA Thermovision® 870 Steuer- und Anzeigeeinheit (Illustration, Fotomontage)

Technische Daten (Model 870)

Detektor:	HgCdTe Einelementdetektor
Scanner:	mechanisch (Prisma)
Kühlung:	Peltier-Element (elektrisch)
Spektralbereich:	2 ... 5 µm
Bildpunkte:	100 × 70 (interpoliert: 280)
Bildrate:	25 Bilder / Sekunde
Messbereich:	-20 ... 500 °C (Option: 1500 °C)
Therm. Auflösung:	0,1 K (bei 30 °C)
IR-Filter:	3 Filter, mit internem Filterrad
Versorgung:	Akkumulator 12 VDC, 35W (5" Monitor)
Masse:	2,5 kg Kamerakopf ohne Objektiv
	4,5 kg S/W-Bedieneinheit
	5,7 kg Farbdisplay-Bedieneinheit

Neben der oben genannten Schwarz-Weiß-Anzeige- und Bedieneinheit gab es auch eine Farbdisplay-Bedieneinheit, die aber aufgrund ihres wesentlich größeren Gewichts und Stromverbrauchs nicht für mobile Aufgaben geeignet war.

AGEMA Thermovision® Serie 400 (1989)

Die AGEMA Thermovision® 450 und Thermovision® 470 (später hergestellt und vermarktet als FLIR 4xx) waren die ersten Kameras von AGEMA, bei denen Kamerakopf und Bedieneinheit in ein gemeinsames Gehäuse integriert wurden - daher erhielten sie auch den Namen Kompaktkamera.

Diese Kamerafamilie war sehr beliebt, langlebig und zuverlässig. Sogar noch im Jahr 1996 benannten die Unternehmen für elektrische und mechanische Wartung und industrielle Zustandsprüfung die AGEMA 450/470 zu einem der bedeutendsten Modelle dieses Marktsegments. Und dies trotz der Tatsache, dass die Markteroberung durch die wesentlich schnelleren und leichteren mobilen Thermokameras auf Basis von Matrixdetektoren (also ohne Scannereinheit) schon voll im Gange war. (In welcher auch AGEMA - mit der Thermovision® 510 - aktiv teilgenommen hat.)

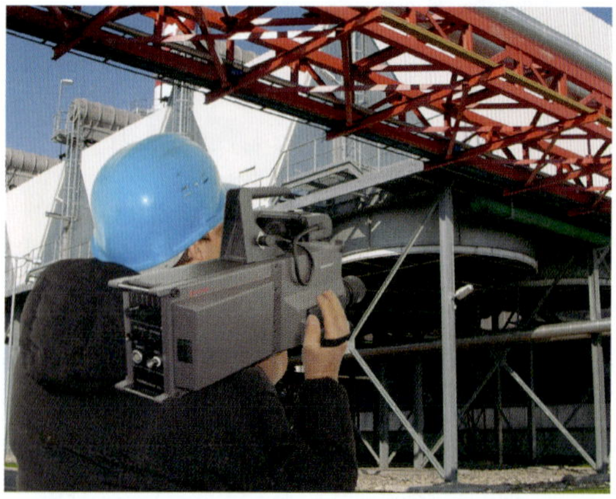

Abb. 470: AGEMA Thermovision® 450 Kompakt-Thermokamera im Einsatz (Illustration)

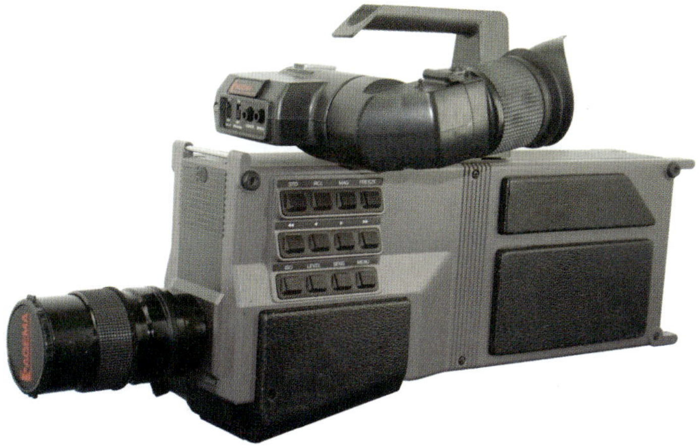

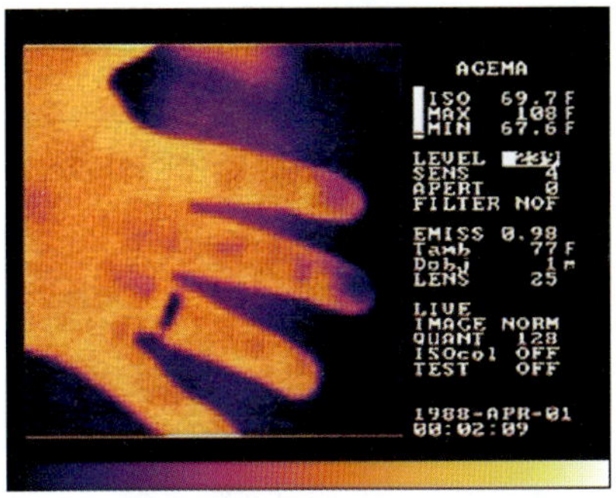

Abb. 472: Wärmebild der AGEMA 470
(mit freundlicher Genehmigung von Jaques Townsend [A166])

Abb. 471: Thermokamera AGEMA Thermovision® 470
(mit freundl. Genehmigung von Jaques Townsend [A165], durch Autor bearbeitet)

Technische Daten

	Model 450	**Model 470**
Detektor:	HgCdTe (MCT) Einelementdetektor	HgCdTe (MCT) Einelementdetektor
Scanner:	mechanisch (Prisma)	mechanisch (Prisma)
Kühlung:	Peltier-Element (elektrisch)	Peltier-Element (elektrisch)
Spektralbereich:	2 ... 5 µm	2 ... 5 µm
Bildpunkte:	100 × 140	100 × 140
Bildrate:	20 Bilder / Sekunde	20 Bilder / Sekunde
Messbereich:	-20 ... 500 °C (Option: 2000 °C)	-20 ... 500 °C (Option: 2000 °C)
Thermische Auflösung:	0,1 K (bei 30 °C)	0,1 K (bei 30 °C)
Versorgung:	NiCd-Akkumulator	NiCd-Akkumulator
Betriebszeit:	1,5 Stunden	1,25 Stunden
Masse:	7,7 kg mit Akkumulator	8,5 kg mit Akkumulator
Besonderheiten:	---	Datenspeicher 3,5" FDD Optischer Sucher (Color) viele Wechselobjektive

AGA (AGEMA) Thermovision® 110 (1983)

Inzwischen hat die Markteroberung durch die Zeilen- und Matrixdetektoren begonnen. Die neue Technologie hat offensichtlich auch die Phantasie von AGA (AGEMA), dem großen Meister der zweidimensionalen Scannersysteme, bewegt. Es wird angenommen, dass das Wärmebildsystem mit dem Namen Thermovision® 110 die erste zivile Nutzung einer Vibrationseinheit (mechanischen Ablenkeinheit) der AN/PAS-Serie (und somit dieser neuen Technologie) auf der Basis des von der US-Armee verwendeten 48-Pixel-PbSe-Zeilendetektors ist. Der Entwickler und Hersteller war (vermutlich) die amerikanische Firma Magnavox, die auch hinter der späteren AGEMA Thermovision® 210 stand.

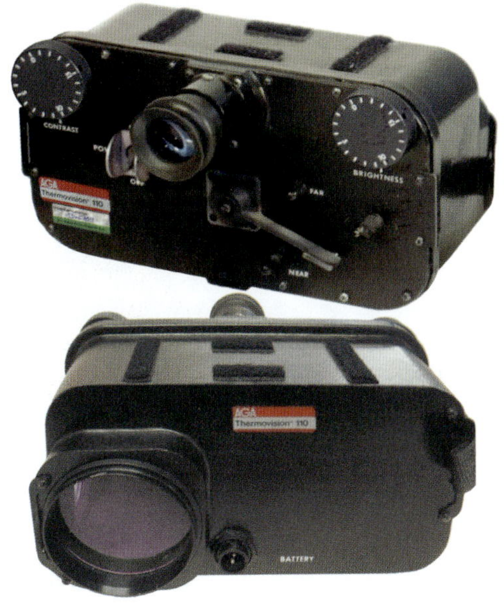

Technische Daten (Thermovision® 110)

Detektor:	48 Pixel PbSe Zeilendetektor
Scanner:	mechanisch (Schwingspiegel)
Kühlung:	Peltier-Element (elektrisch)
Spektralbereich:	3,8 ... 5.2 µm
Bildpunkte:	48 × 48
Bildrate:	30 Bilder / Sekunde
Messbereich:	30 ... 140 °C
Thermische Auflösung:	0,1 K (bei 30 °C)
Ausgang:	analoger Videoausgang
Versorgung:	Akkumulator (oder Netzteil)
Masse:	1,6 kg 9,1 kg Akkumulatorgürtel

Abb. 473 und **474:** AGEMA Thermovision® 110 Scannerkamera mit Zeilendetektor
(Fotomontage unter Verwendung von [A167], mit freundlicher Genehmigung des AGA Museum te Emmen, www.aga-museum.nl)

AGEMA Thermovision® 210 (Magnavox THV 210) (1990)

Im Falle der AGEMA Thermovision® 210 war die wirkliche Entwickler- und Produktionsfirma nicht AGEMA, sondern die US-Firma Magnavox, die wahrscheinlich auch für diese Kamera die Vibrationseinheit (mechanische Ablenkeinheit) der AN/PAS-Serie auf der Basis des von der US-Armee verwendeten 48-Pixel-PbSe-Zeilendetektors verwendete. AGEMA hatte vermutlich nur einige Details der Entwicklung beeinflusst (wohl aus Gründen der Kompatibilität zu den eigenen Produkten), um dann in der Lage zu sein, diese Kamera unter eigenem Namen als kleinen Bruder der bestehenden 400-er Kameraserie vertreiben zu können.

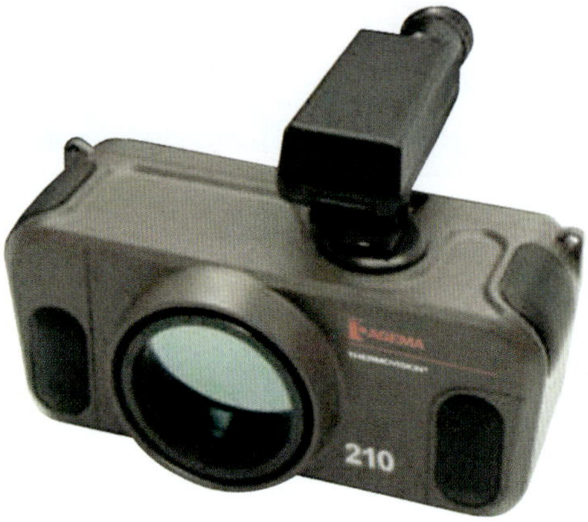

Technische Daten (Thermovision® 210)

Detektor:	48 Pixel PbSe Zeilendetektor
Scanner:	mechanisch (Schwingspiegel)
Kühlung:	Peltier-Element (elektrisch)
Spektralbereich:	2 ... 5 µm
Bildpunkte:	48 × 48
Bildrate:	15 Bilder / Sekunde
Messbereich:	-20 ... 800 °C
Thermische Auflösung:	0,1 K (bei 30 °C)
Ausgang:	analoger Videoausgang
Versorgung:	NiCd-Akkumulator (oder Netzteil)
Betriebszeit:	4 Stunden
Masse:	1,6 kg (Kamera mit Objektiv) 2,5 kg Akkumulatorgürtel

Abb. 475: AGEMA Thermovision® 210 (Magnavox THV 210) Scannerkamera mit Zeilendetektor (Illustration, Fotomontage)

AGEMA Thermovision® 510 (1995)

Gut fünf Jahre dauerte es bis zur nächsten Zeilendetektor-Scannerkamera. Dafür wurden jedoch große Fortschritte in Bezug auf die Pixelauflösung und die Einsatzbarkeit der Wärmebildkamera erzielt. Die hohe Auflösung des Wärmebildes und die schnelle Betriebsbereitschaft der Wärmebildkamera (nur 10 Sekunden ab dem Einschalten) sind bemerkenswert. Auch die übrigen technische Daten sprechen für sich!

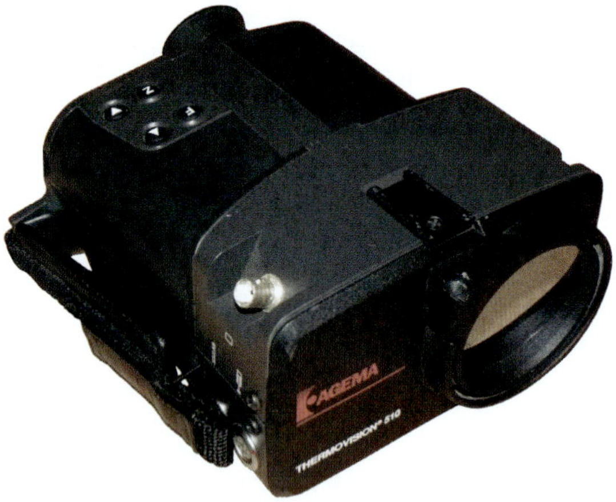

Technische Daten (Thermovision® 510)

Detektor:	160 Pixel PbSe Zeilendetektor
Scanner:	mechanisch (Schwingspiegel)
Kühlung:	Peltier-Element (elektrisch)
Spektralbereich:	3 ... 5 µm
Bildpunkte:	320 × 160
Bildrate:	30 Bilder / Sekunde
Messbereich:	-30 ... 100 °C (Option: 800 °C)
Thermische Auflösung:	0,1 K (bei 30 °C)
Ausgang:	Komposit-Videoausgang
Versorgung:	NiCd-Akkumulator (oder Netzteil)
Betriebszeit:	1 Stunde
Masse:	1,8 kg (mit Akkumulator)

Abb. 476: AGEMA Thermovision® 510 Scannerkamera mit Zeilendetektor (mit freundlicher Genehmigung von Fraser Castle [A168], durch Autor bearbeitet)

Die mit dieser Thermokamera erzielten Wärmebilder haben überraschend viele Details und hohe Bildqualität. Die radiometrische Fähigkeit (Kalibrierung und Temperaturberechnung) des Geräts wurde jedoch nicht dokumentiert. Auf dem abgebildeten Wärmebild ist auch keine Temperaturskala oder irgendeine andere Temperaturanzeige zu sehen. (Vielleicht ist dies nicht zufällig so?)

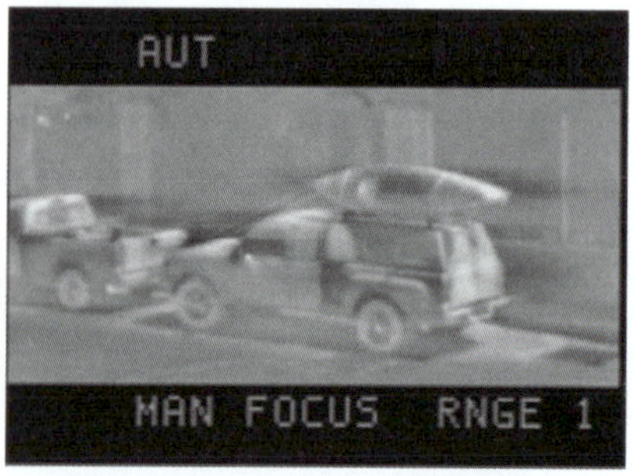

Abb. 477: Wärmebild der AGEMA Thermovision® 510 (mit freundlicher Genehmigung von American Infrared, www.americaninfrared.com [A169])

AGEMA Thermovision® 550 / 570 (1996 - 1997)

Auch AGEMA stürzte sich (u.a. neben Amber, Cincinnati Electronics, Electrophysics, Inframetrics und FLIR) mit großen Erwartungen in den Marktkampf um die Kunden für Matrixdetektoren-basierte Thermokameras. Und es scheint, dass diese Erwartungen erfüllt wurden, da die Kameras der AGEMA 500-er Serie viele Jahre (sogar noch unter FLIR) eine große Rolle auf dem Markt spielten und sich in immer mehr Fachgebieten etablieren konnten. Die späteren Modelle FLIR 575, FLIR 675 und FLIR 595 basierten ebenfalls auf dieser Serie. Zu den Vorzügen des Kameratyps gehörten das geringe Gewicht und die geringe Größe (im Vergleich zu anderen Produkten), sowie die PCMCIA-Speicherkarte.

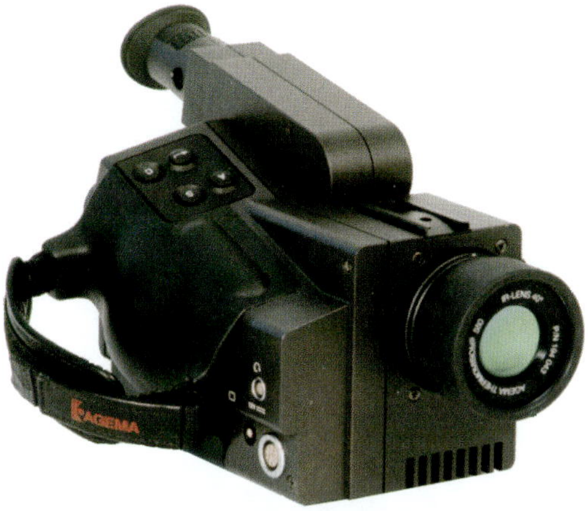

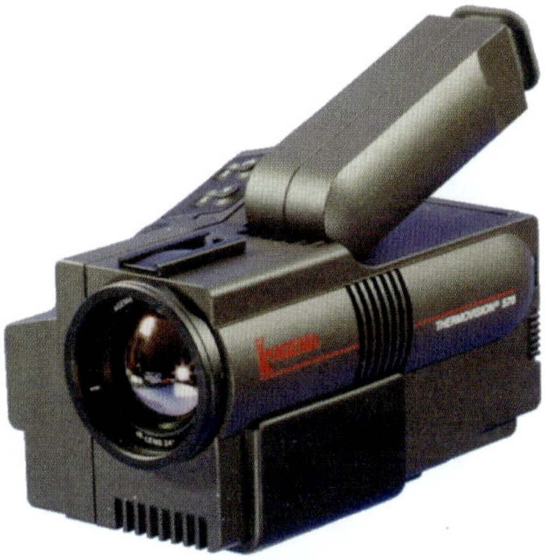

Abb. 478 und **479:** Matrixdetektor-Thermokameras AGEMA Thermovision® 550 (links) und 570 (rechts) (© 2019 FLIR Systems, Inc. All rights reserved. Mit freundlicher Genehmigung von FLIR Systems, Inc. [A170] [A171])

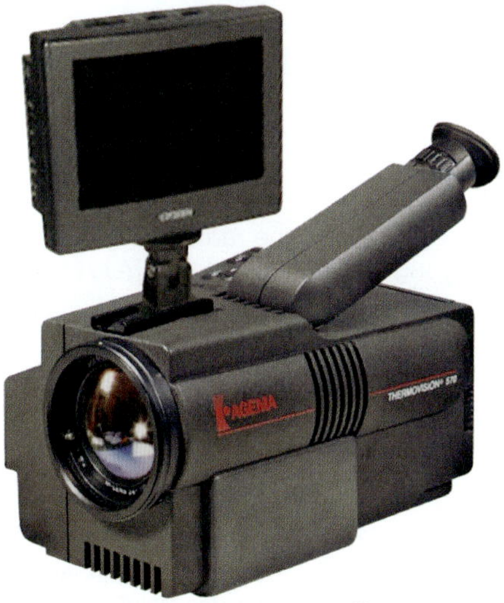

Abb. 480: AGEMA Thermovision® 570 mit Farbdisplay (Fotomontage unter Verwendung von [A172] und [A173]) (beide Quellen © 2019 FLIR Systems, Inc. All rights reserved. Mit freundlicher Genehmigung von FLIR Systems, Inc.)

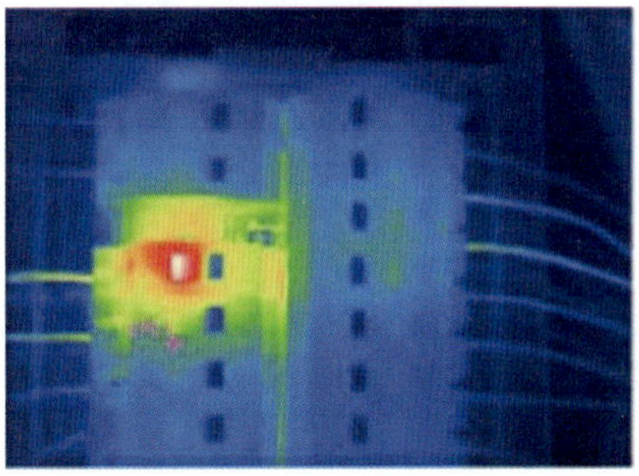

Abb. 481: Wärmebild der AGEMA Thermovision® 570 (mit freundlicher Genehmigung von American Infrared, www.americaninfrared.com [A174])

Technische Daten

	Model 550	**Model 570**
Detektor:	320 × 240 PtSi Matrixdetektor	320 × 240 Mikrobolometer-Matrixdetektor
Kühlung:	Stirling-Kühler	ungekühlt
Spektralbereich:	3,6 ... 5 µm	7,5 ... 13 µm
Bildpunkte:	320 × 240	320 × 240
Bildrate:	30 Bilder / Sekunde	50 bzw. 60 Bilder / Sekunde (PAL/NTSC)
Messbereich:	-20 ... 250°C (Option: 1500°C)	-20 ... 500°C (Option: 2000°C)
Thermische Auflösung:	0,1 K (bei 30 °C)	0,15 K (bei 30 °C)
Versorgung:	NiCad-Akkumulator	NiMh-Akkumulator
Betriebszeit:	6 Stunden (Akkumulatorgürtel)	1,5 Stunde
Masse:	2 kg (ohne Akkumulator)	2,3 kg mit Akkumulator
Besonderheiten:	Datenspeicher PCMCIA-Karte (12 Bit)	Datenspeicher PCMCIA-Karte (14 Bit) Optischer Sucher (Color)

3.3.1.2. Hughes Aircraft Company (USA)

Die Hughes Aircraft Company war zwar nur für kurzer Zeit auf dem Markt für tragbare Thermokameras tätig - aber dafür nicht nur so irgendwie: 1974 brachte sie ihre Infrarotkamera Probeye® Model 650 heraus, von denen sie mehr als 5000 Stück verkaufte! Diesem Modell ohne radiometrische Fähigkeit folgten weitere Typen mit Temperaturmessung, sowie zwei Varianten mit erweiterter technischer Spezifikation. 1985 wurde Hughes Aicraft an General Motors verkauft und dann 1997 von GM an Raytheon. Zwischenzeitlich hatte FLIR bereits 1990 die sich mit industrieller Infrarot-Visualisierung beschäftigende Abteilung des Unternehmens für sich gewonnen.

Probeye® Model 650 (1974)

Die Thermokamera Probeye® war zu ihrer Zeit durch ihre geringe Größe und kleines Gewicht überraschend mobil, was auch ihre Popularität begründete. Im Vergleich zu anderen Geräten hatte auch der niedrige Preis die Markteroberung beschleunigt. Die Bildgebung erfolgte mit einem mechanischen Scanner, basierend auf einem Rotationsspiegel und mittels eines 6-Pixel-InSb-Zeilendetektor. Gekühlt wurde der Detektor mit einem Joule-Thomson-Kühler (auf Dekomprimierung von Gasen basierend), der wiederum von einem kleinen, leicht und schnell austauschbaren Argon-Behälter gespeist wurde. Die Abbildung selbst wurde mit 6 roten LED (Leuchtdioden) realisiert. Natürlich war auf diese Weise eine radiometrische Temperaturmessung nicht möglich - trotzdem: eine einfache und brillante Lösung!

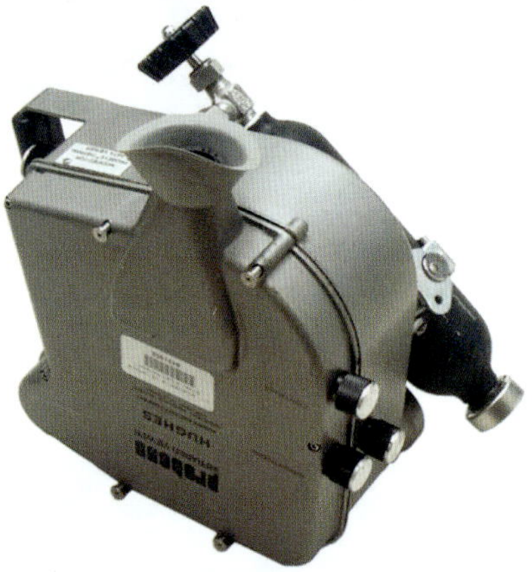
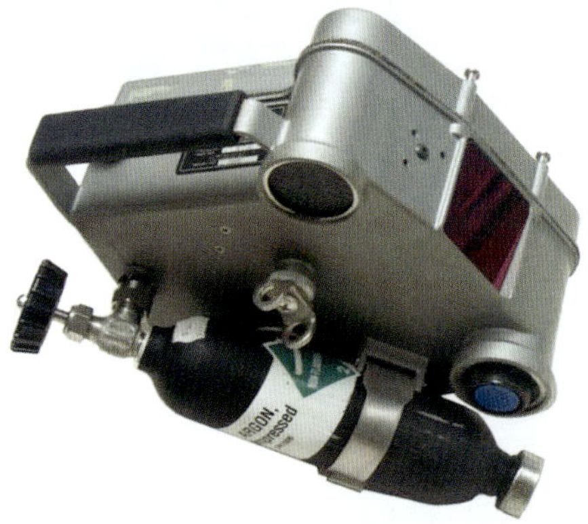

Abb. 482 und **483:** Hand-gehaltene Scannerkamera Hughes Probeye® 650 (ohne radiometrische Fähigkeit) (beide Fotos von www.PRC68.com, mit freundlicher Genehmigung von Brooke Clarke [A175] [A176])

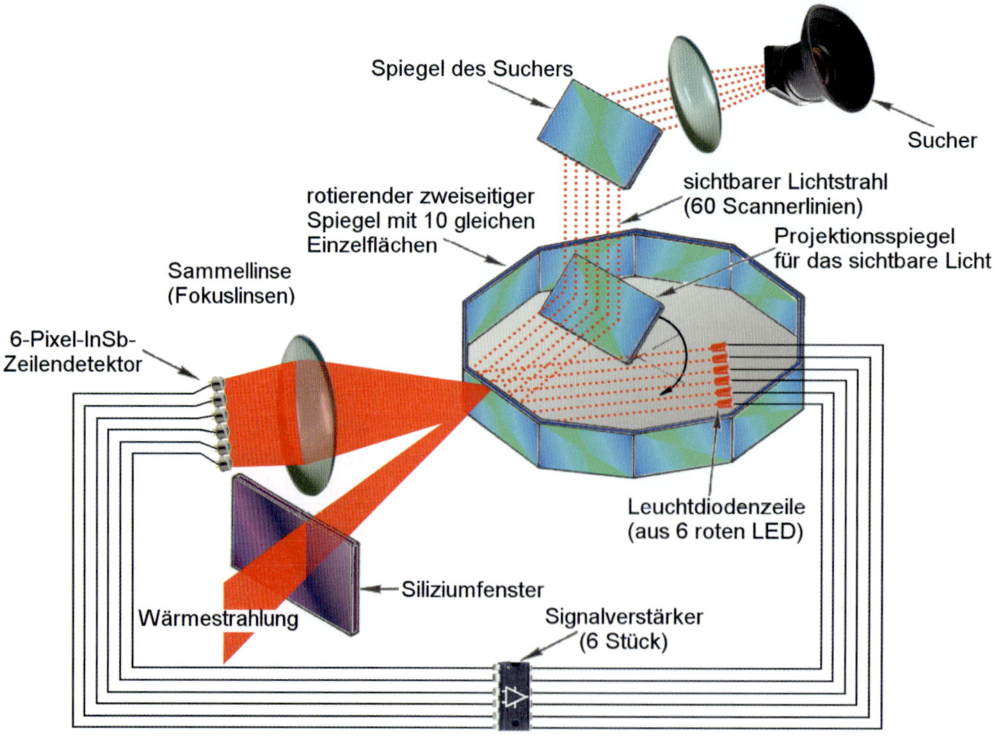

Abb. 484: Funktionsprinzip der Hughes Probeye® 650 Scannerkamera

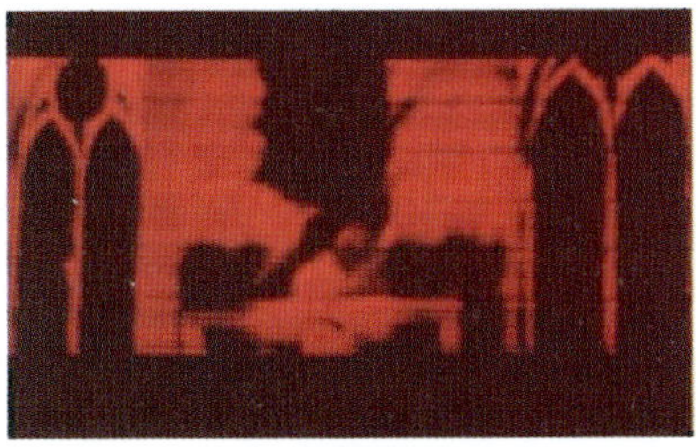

Abb. 485: Wärmebild der Probeye® 650
(© 2019 FLIR Systems, Inc. All rights reserved. Mit freundl. Genehmigung von FLIR Systems, Inc. [A177])

Technische Daten (Probeye® 650)

Detektor:	6 Pixel InSb Zeilendetektor
Scanner:	mechanisch (Rotationsspiegel)
Kühlung:	Joule-Thomson (Argon)
Spektralbereich:	3 ... 5,4 µm
Bildpunkte:	60 × 100
Bildrate:	20 Bilder / Sekunde
Messbereich:	0 ... 100 °C (Option: 725 °C)
Thermische Auflösung:	0,1 K (bei 30 °C)
Betriebszeit:	4 Stunden (mit einer Füllung)
Masse:	3,4 kg

Probeye® Model 686 / 699 (ca. 1980)

Während die Probeye® 650 keine radiometrischen Fähigkeiten hatte, wurde dieser Mangel durch die Modelle 686 bzw. 699 beseitigt. Der Temperaturwert wurde jedoch bei diesen als eine einzige projizierte Zahl angezeigt, was den konkurrierenden Systemen - die jedes Pixel mit radiometrischen Daten versehen konnten - natürlich weit unterlegen war. Auf dem Gebiet der radiometrischen Thermografieanwendungen konnte die Hughes Aircraft Company den Erfolg des Vorgängermodells Probeye® 650 daher nicht wiederholen.

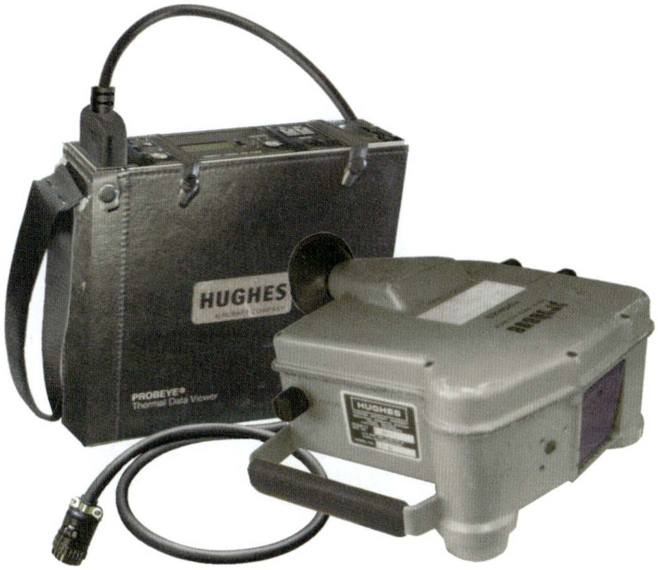

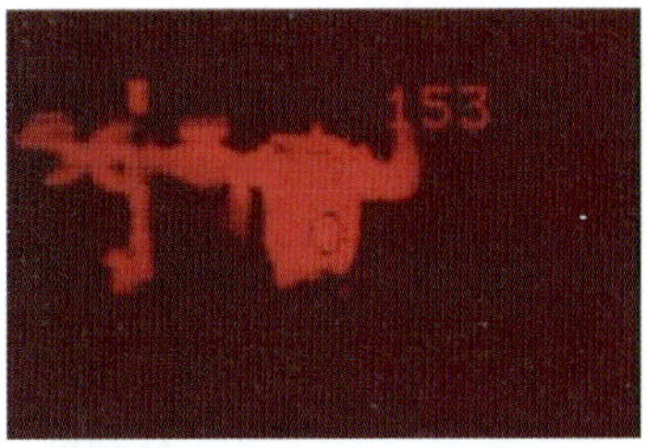

Abb. 486: Wärmebild der Probeye® 686 (© 2019 FLIR Systems, Inc. All rights reserved. Mit freundl. Genehmigung von FLIR Systems, Inc. [A178])

Abb. 487: Hughes Probeye® 686 Hand-gehaltene Scannerkamera mit radiometrischer Fähigkeit (Illustration, Fotomontage)

Technische Daten

	Probeye® Model 686	**Probeye® Model 699**
Detektor:	6 Pixel InSb Zeilendetektor	6 Pixel HgCdTe (MCT) Zeilendetektor
Scanner:	mechanisch (Rotationsspiegel)	mechanisch (Rotationsspiegel)
Kühlung:	Joule-Thomson (Argon)	Peltier-Element (elektrisch)
Spektralbereich:	3 ... 5,4 µm	3 ... 5,4 µm
Bildpunkte:	60 × 100	60 × 100
Bildrate:	20 Bilder / Sekunde	20 Bilder / Sekunde
Messbereich:	0 ... 1000 °C	0 ... 1000 °C
Thermische Auflösung:	0,1 K (bei 30 °C)	0,4 K (bei 30 °C)
Betriebszeit:	4 Stunden (mit einer Füllung)	4 Stunden
Masse:	2 kg Thermokamera 4 kg Rekorder	3,1 kg Thermokamera 5,1 kg Rekorder/Akkumulator-Set

Probeye® Model 3000 / 6000 (1986)

Hughes hat außer auf dem Markt der mobilen Geräte auch gute Ergebnisse im Bereich der stationären (zwar noch „tragbaren", aber nicht wirklich mobilen) Wärmebildkameras erzielt. Die Thermokameras der Serie Probeye® 3000 (mit Argon Gaskühlung) und Probeye® 6000 (mit Peltier-Elemente-Kühlung) waren in ärztlichen Praxen beliebt. Neben dem günstigen Preis war hierbei auch das von Hughes Aircraft Company angebotene umfangreiche Systemzubehör ausschlaggebend, da von der Thermografie bis zur gedruckten Dokumentation alles durchdacht und aufeinander abgestimmt war.

Kameraköpfe mit nahezu identischem Kühlsystem, wahrscheinlich gleichem inneren und optischen Aufbau sind auch unter den Bezeichnungen AVIO TVS 2100, AVIO TVS 3000 und AVIO TVS 5000 bekannt.

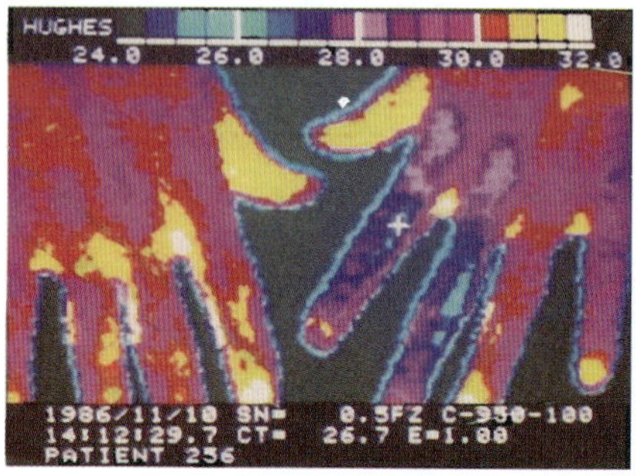

Abb. 488: Wärmebild der Probeye® 3300
(© 2019 FLIR Systems, Inc. All rights reserved. Mit freundl. Genehmigung von FLIR Systems, Inc. [A179])

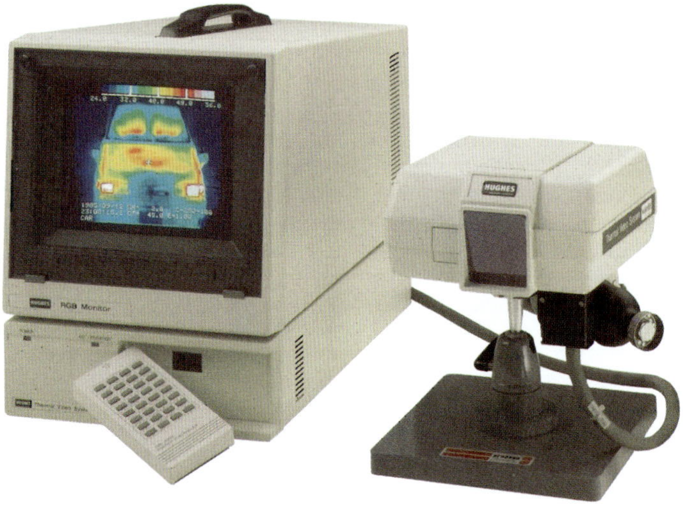

Abb. 489: Hughes Probeye® Serie 3000 Scannerkamera mit radiometrischer Fähigkeit
(© 2019 FLIR Systems, Inc. All rights reserved. Mit freundlicher Genehmigung von FLIR Systems, Inc. [A180])

Technische Daten

	Model 3100 / 3300	**Model 6000**
Detektor:	10 Pixel InSb Zeilendetektor	10 Pixel InSb Zeilendetektor
Scanner:	mechanisch (Rotationsspiegel)	mechanisch (Rotationsspiegel)
Kühlung:	Joule-Thomson (Argon)	Peltier-Element (elektrisch)
Spektralbereich:	3 ... 5,4 µm	3 ... 5,4 µm
Bildpunkte:	256 × 199 (interpoliert, 100 Messpixel)	256 × 199 (interpoliert, 100 Messpixel)
Bildrate:	20 Bilder / Sekunde	20 Bilder / Sekunde
Messbereich:	-20 ... 950°C / -20 ... 280°C	0 ... 1000°C
Thermische Auflösung:	0,5 K / 0,1 K (bei 30 °C)	0,4 K (bei 30 °C)
Betriebszeit:	4 Stunden (mit einer Füllung)	endlos
Versorgung:	Netzbetrieb	Netzbetrieb
Masse:	2,7 kg Thermokamera 7,8 kg Bedieneinheit 9,3 kg Farbbildschirm	3,1 kg Thermokamera 7,8 kg Bedieneinheit 9,3 kg Farbbildschirm

	AVIO TVS 5000
Detektor:	10 Pixel InSb Zeilendetektor
Scanner:	mechanisch (Rotationsspiegel)
Kühlung:	Joule-Thomson (Argon oder Stickstoff)
Spektralbereich:	3 ... 5,4 µm
Bildpunkte:	256 × 199 (interpoliert, 100 Messpixel)
Bildrate:	20 Bilder / Sekunde
Messbereich:	-20 ... 950 °C (Typ 5100) -40 ... 280 °C (Typ 5200) -40 ... 2000 °C (Typ 5300)
Thermische Auflösung:	0,5 K / 0,1 K (bei 30 °C)
Digitalisierung:	8 Bit
Betriebszeit:	4 Stunden (mit einer Füllung)
Versorgung:	Netzbetrieb
Masse:	2,8 kg Thermokamera

3.3.1.3. JEOL - Japan Electron Optics Laboratory Company, Limited (Japan)

Die japanische Firma JEOL wurde 1949 in Mitaka (Provinz Tokio) gegründet. Dieses Unternehmen zählt als frühzeitiger Pionier der thermografischen Instrumente, da schon in den 1970-ger Jahren die Markteinführung der Wärmebildkamera Thermoviewer JTG-MA erfolgte. Insbesondere auf Grund der extrem guten thermischen Auflösung und hohen Bildpunktezahl wurden diese (und spätere) Thermoviewer-Systeme äußerst gerne für medizinische und biologische Forschungsaufgaben eingesetzt. JEOL ist heute auf dem Gebiet der zivilen thermografischen Instrumente allerdings offensichtlich nicht mehr aktiv.

JTG-MA Thermoviewer (1970)

Als die AGA (AGEMA) ihre erste zivile Thermokamera auf den Markt brachte, ist auch JEOL mit einer Eigenentwicklung auf den Markt getreten. Und das mit phantastischen technischen Parametern: 0,1 K thermische Auflösung und 150×200 Pixel Bildauflösung. Kein Wunder also, dass aufgrund der hierauf beruhenden großen Nachfrage, diese Wärmebildkameras in Serie produziert wurden. Da aber weder ein Foto noch eine umfassende Beschreibung zu diesem Modell gefunden werden konnte, basieren die nachfolgenden technische Daten leider nur auf Vermutungen anhand indirekter Literaturhinweise.

Technische Daten (JTG-MA Thermoviewer)

Detektor (vermutet):	InSb-Einelementdetektor + mechanischer Scanner
Kühlung:	Flüssigstickstoff
Spektralbereich:	3 ... 5 µm (vermutet)
Bildpunkte:	150 × 200 (interpoliert, 100 Messpixel)
Bildrate:	weniger als 30 Sekunden
Thermische Auflösung:	0,1 K (bei 30 °C)

JEOL Thermoviewer JTG-3110 / JTG-3210 (1978)

Die nächste Produktserie waren die Thermoviewer JTG-3110 / JTG-3210. Zu deren Besonderheiten gehörten wieder die hervorragende thermische Auflösung sowie die hohe Pixelauflösung, wobei auch die Bildrate im Vergleich zu anderen Scannern sehr hoch ist. Die Wärmebildkameras JTG-3110 / JTG-3210 waren noch dazu voll radiometrisch!

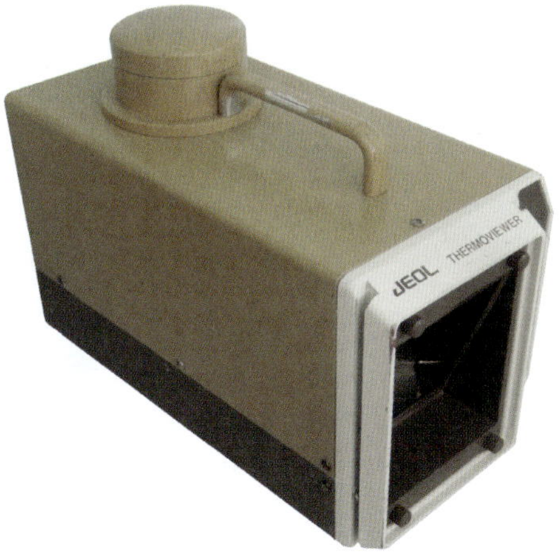

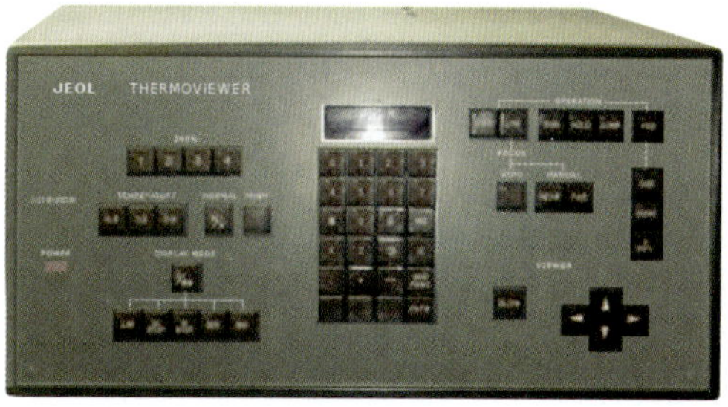

Abb. 490: JEOL JTG-3210 Thermokamera-Bedieneinheit (Illustration, Fotomontage)

Abb. 491: JEOL JTG-3210 Thermokamerakopf [A76]

Technische Daten	**JTG-3110 Thermoviewer**	**JTG-3210 Thermoviewer**
Detektor:	InSb Einelementdetektor	HgCdTe (MCT) Einelementdetektor
Scanner:	mechanisch (Schwingspiegel + Servo)	mechanisch (Schwingspiegel + Servo)
Kühlung:	Flüssigstickstoff	Flüssigstickstoff
Spektralbereich:	3,4 ... 5,6 µm / 3,6 ... 4 µm	8 ... 13 µm
Bildpunkte:	300 × 230	300 × 230
Bildrate:	1 Bild je 1,3 oder 5,3 Sekunden 300 × 115 Bildpunkte in 0,6 Sekunden	1 Bild je 1,3 oder 5,3 Sekunden 300 × 115 Bildpunkte in 0,6 Sekunden
Messbereich:	-40 ... 2000 °C	-40 ... 2000 °C
Thermische Auflösung:	0,2 oder 0,05 K (bei 30 °C)	0,2 oder 0,05 K (bei 30 °C)
Betriebszeit:	3,5 Stunden (mit einer Füllung)	3,5 Stunden (mit einer Füllung)
Versorgung:	Netzbetrieb	Netzbetrieb
Masse:	5 kg Thermokamera 14 kg Bedieneinheit 12 kg Farbbildschirm	5 kg Thermokamera 14 kg Bedieneinheit 12 kg Farbbildschirm

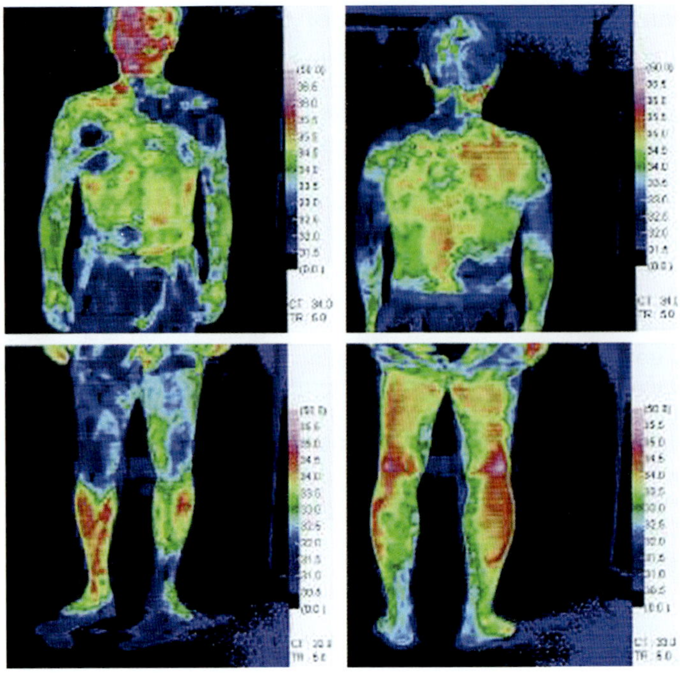

Abb. 492: Wärmebilder der Thermokamera JEOL JTG-3110
(Abdruck genehmigt durch Copyright-Lizenz 4473200252877 von Wolters Kluwer Health, Inc. [A181])

Sicher ist auf jeden Fall, dass die Produkte von JEOL eine bedeutende Rolle im Gesundheitswesen und in der durch Thermografie unterstützten biologischen Forschung gespielt haben. Ausschlaggebend hierfür war die außergewöhnlich gute thermische Auflösung, wozu auch noch die dem System eigenen Datenverarbeitungsmöglichkeiten beitrugen. Es gibt viele Hinweise hierauf, dennoch sind nirgendwo detaillierte Gerätespezifikationen oder Beschreibungen auffindbar.

Laut der aktuellen Website von JEOL sind (zivile) Thermografiegeräte nicht mehr in der Produktpalette enthalten. Der letzte Katalog, der (laut Internetsuche) noch Wärmebildkameras enthielt, kann auf das Jahr 2000 datiert werden. Folgende Thermokameras sind im Katalog aufgeführt worden:

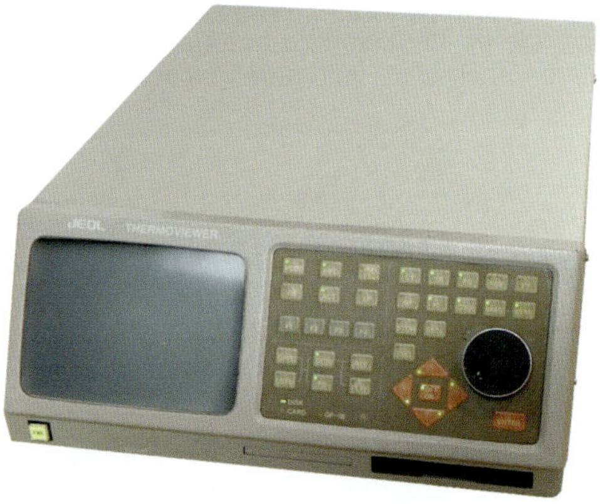

Abb. 493: JEOL Thermoviewer Bedieneinheit mit integriertem Bildschirm (Illustration, Fotomontage)

JTG-7000 Thermoviewer Serie
für Industrieanwendungen
kompakt, kleine Abmessung
Ausführung mit Akkumulator

JTG-8010 Thermal Stress Imaging
Messung minimaler Temperatur unterschiede für Belastungstests

JTG-7520/7530 Medical System
Spektralbereich 8 ... 13 µm
Auflösung 0,05 °C (0,013 °C)
kompakt, kleine Abmessung

JTG-7200HR Thermal Inspector
Spektralbereich 8 ... 13 µm
12 µm geometrische Auflösung (mit ×13 Vergrößerungslinse)
600 Hz Zeilenscanner

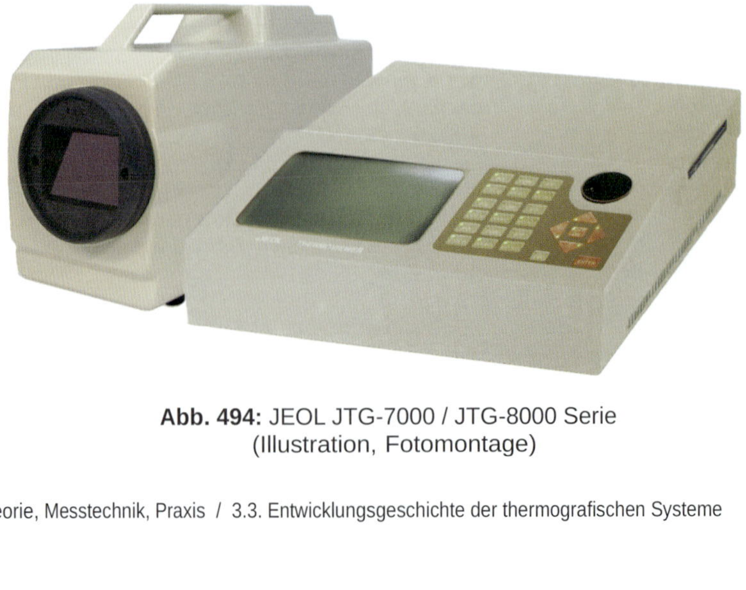

Abb. 494: JEOL JTG-7000 / JTG-8000 Serie (Illustration, Fotomontage)

3.3.1.4. Inframetrics, Inc. (USA)

Ein weiterer bedeutender und markanter Pionier der zivilen Wärmekameratechnik ist Inframetrics, Inc. aus dem USA-Bundesstaat Massachussets. Obwohl Inframetrics mit seinem ersten TV-kompatiblen Thermografiesystem bereits 1975 auf den Markt kam, begann die große Erfolgsära erst mit der Modellreihe 500 in den frühen 1980-ger Jahren. Bereits in den frühen 1990-ger Jahren beherrschten allerdings die auf dem patentierten Galvanometer-Vibrationsspiegelsystem von Inframetrics beruhenden Modellserien 600 und 700 schon 35% des industriellen Thermografiemarktes.

Der absolut große Schlager wurde die ThermaCAM™ Thermokamerafamilie, die 1995 auf den Markt kam. Diese leicht zu bedienenden radiometrischen Wärmebildkameras mit geringen Abmessungen und kleinem Gewicht konnten nicht nur den Markt erweitern, sondern auch große Marktanteile von AGEMA erobern, welche damals extrem teure Geräte anbot. Die eigenständige Firmengeschichte war dennoch recht bald vorbei, da das Unternehmen 1999 von der amerikanischen Firma FLIR aufgekauft wurde.

Inframetrics Model 520 / 525 (1983)

Wie auch die Konkurrenzprodukte dieser Zeit, konnten auch die ersten Produkte von Inframetrics nicht mit kleinen Abmessung und Gewicht aufwarten. Natürlich ist das mit einem Transportwagen und einem "Schwergewicht"-Trageriemen irgendwie gelöst worden, aber Thermografie blieb dennoch Schwerstarbeit. Die Modellreihe 500 eroberte trotzdem schnell den Markt, wobei neben der radiometrischen Fähigkeit und des günstigen Preises auch die bis zu vierfache elektrooptische Vergrößerung und die Möglichkeiten der Erfassung und Auswertung der Ergebnisse eine bedeutende Rolle gespielt haben könnte.

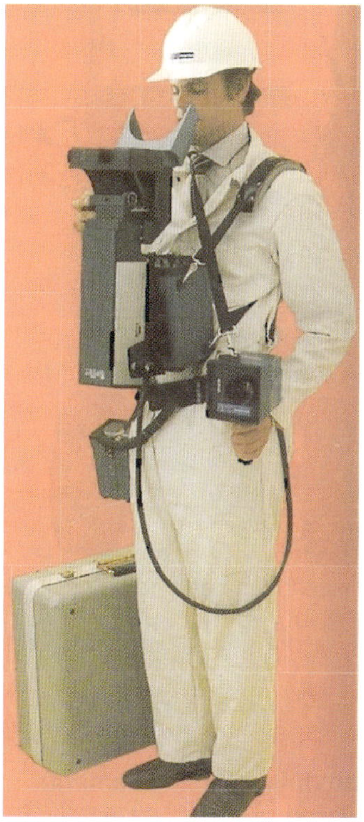

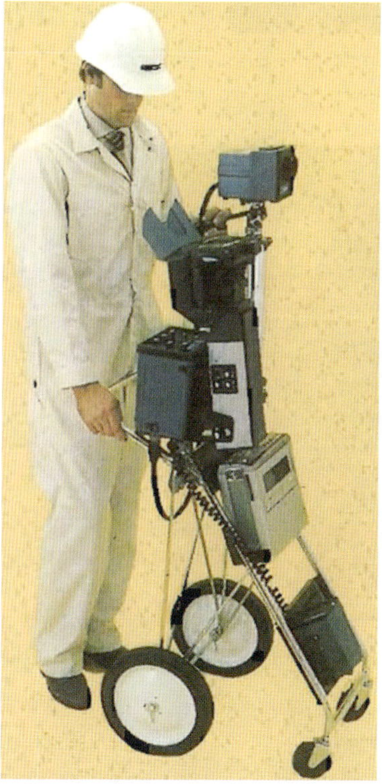

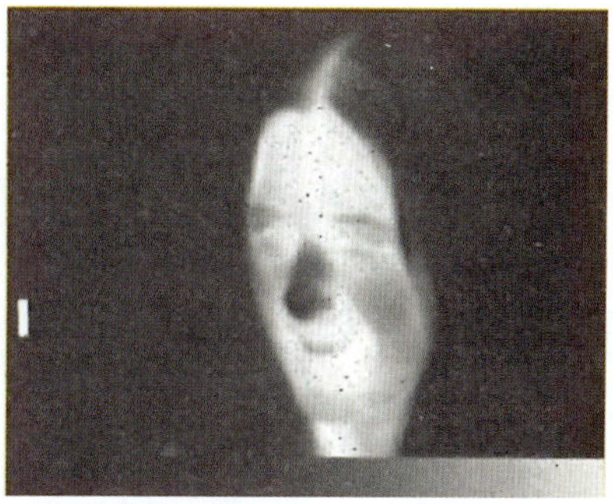

Abb. 495: IR-Bild der Inframetrics 525
(© 2019 FLIR Systems, Inc. All rights reserved. Mit freundl. Genehmigung von FLIR Systems, Inc. [A182])

Abb. 496 und **497:** radiometrische Scannerkamera Inframetrics Serie 500
(© 2019 FLIR Systems, Inc. All rights reserved. Mit freundlicher Genehmigung von FLIR Systems, Inc. [A182] [A184])

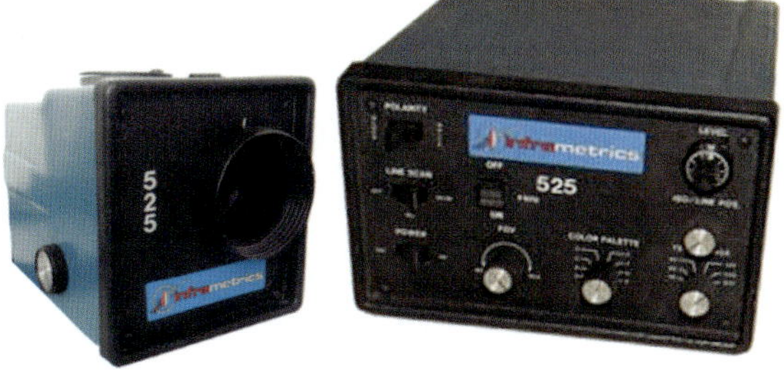

Abb. 498: radiometrische Scannerkamera Inframetrics 525 [A76]

Technische Daten (Model 525)

Detektor:	HgCdTe Einelementdetektor
Scanner:	mechanisch, Schwingspiegel
Kühlung:	Flüssigstickstoff
Spektralbereich:	8 ... 12 µm
Messbereich:	-20 ... 1300 ˘C
Bildpunkte:	130 × 200 (520) / 250 × 200 (525)
Bildrate:	15,75 Hz (30 Hz 2:1 mit Interlace)
Thermische Auflösung:	0,2 K (bei 30 °C)
Digitalisierung:	6 Bit (Option: 8 Bit)
Masse:	4,3 kg (Kamera + Bedieneinheit) (ohne Akkumulator und Monitor)

Inframetrics Model 600 / 610 (1985)

Den Thermokameras der Serie Model 500 folgten sehr schnell die Typen der Serie Model 600, welche mit der damalig schnellsten Bildrate (60 Bilder pro Sekunde) und hohen Pixelauflösungen beeindrucken konnten. Interessanterweise ist das Modell 610 dieser Serie ein bi-spektraler Typ, d.h. mit gleichzeitiger Messfähigkeit im mittleren und langen Wellenbereich (separat dargestellt und ausgewertet). Es gab Ausführungen mit Flüssigstickstoff oder Stirling-Kühlung. Die größte Verbreitung hatte die 600-er Serie wahrscheinlich bei medizinischen Anwendungen erreicht, wobei wohl die mittels Integration erreichbare thermische Auflösung bis zu 0,1 °C eine große Bedeutung spielte. Im späteren gewann Inframetrics durch seine Software ThermaGram® ein noch breiteres Spektrum an Anwendern für sich.

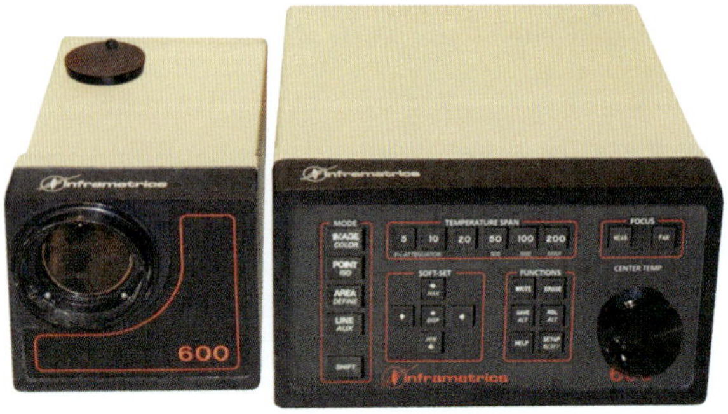

Abb. 499: Inframetrics 600 Thermokamera (Kopf + Bedieneinheit) (Illustration, Fotomontage)

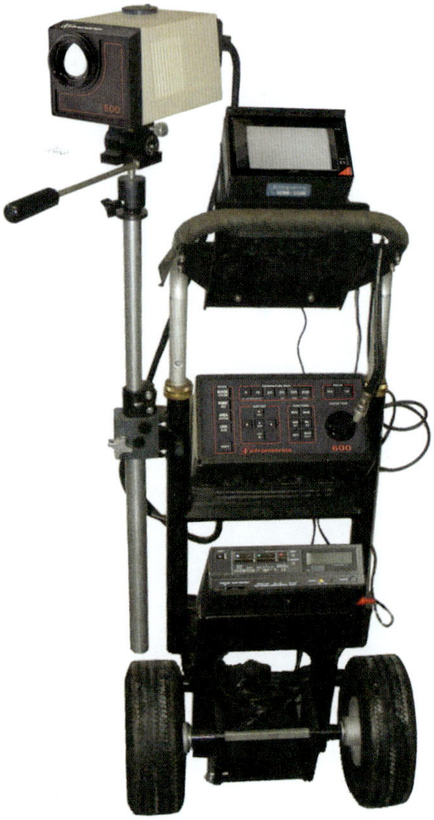

Abb. 500: Mobilanwendung der Inframetrics 600 (Illustration, Fotomontage)

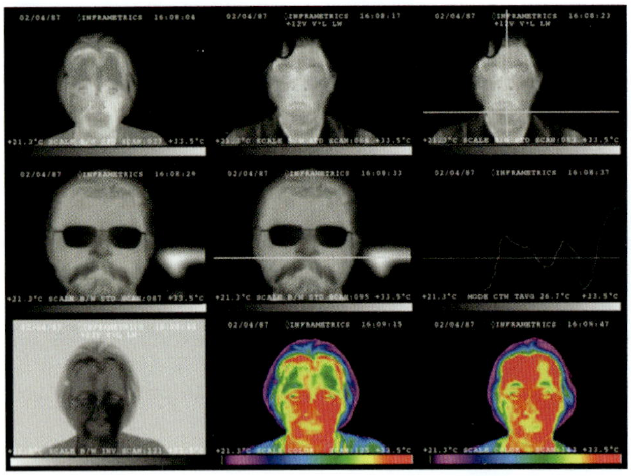

Abb. 501: Inframetrics 600 - thermografische Darstellung und Bewertung (Illustration)

Technische Daten

	Model 600 / 600L	**Model 610 (bi-spektraler Kamera)**
Detektor:	HgCdTe (MCT) Einelementdetektor	HgCdTe (MCT) Einelementdetektor
Scanner:	mechanisch, Schwingspiegel	mechanisch, Schwingspiegel
Kühlung:	Flüssigstickstoff / Stirling	Flüssigstickstoff
Spektralbereich:	8 ... 14 µm (Option: 3 ... 14 µm)	3 ... 6 µm und 8 ... 14 µm
Bildpunkte:	256 × 200	256 × 200
Bildrate:	60 Bilder / Sekunde	60 Bilder / Sekunde
Messbereich:	-20 ... 400 °C (Option: 0 ... 1500 °C)	-20 ... 400 °C
Thermische Auflösung:	0,2 K (bei 30 °C) / 0,1 K (integriert)	0,4 K bzw. 0,2 K (bei 30 °C)
Digitalisierung:	7 Bit	7 Bit
Versorgung:	Netzbetrieb	Netzbetrieb
Masse:	3,4 kg Thermokamera 4,8 kg Bedieneinheit 2,8 kg 9" Bildschirm	3,4 kg Thermokamera 4,8 kg Bedieneinheit 2,8 kg 9" Bildschirm

Inframetrics Model 740 / 760 (1990 - 1991)

In Fortsetzung der Erfolge der Thermokameraserie Model 600 wurde die 700-er Serie um 1990 ... 1991 auf den Markt gebracht, welche die Konkurrenzprodukte durch ihre hohe Bildrate (60 Bilder pro Sekunde), hohe Pixelauflösung und dem bis zu vierfachen elektrooptischen (also echten) Zoom, sowie die 8-Bit-Digitalisierung auf die Plätze verweisen konnte. Als weiterer großer Fortschritt ist zu sehen, dass die Bedieneinheit jetzt einen (herausklappbaren) TFT-Bildschirm erhalten hat, mit dem die Wärmebilder vor Ort (in Echtzeit) betrachtet werden konnten. (Das Gewicht der Bedieneinheit ist dennoch im Vergleich zur Bedieneinheit der 600-er Serie nur geringfügig gestiegen!)

Zusammen mit der 600-er Serie hat Inframetrics dank dieser beiden Thermokameraserien in den frühen 1990-ger Jahren 30 bis 35% des Marktes für industrielle (mechanische, elektrische und technologische) Wartungsanwendungen für sich erobern können, weiterhin aber auch einen bedeutenden Anteil in Forschung und Entwicklung. Zusätzlich zu den guten radiometrischen Eigenschaften der genannten Wärmebildkameras waren an diesem Erfolg die integrierten Auswertungsmöglichkeiten, die äußerst praktische Datenspeicherung auf 3,5" Floppy und auch Inframetrics' PC-Software ThermaGram® beteiligt.

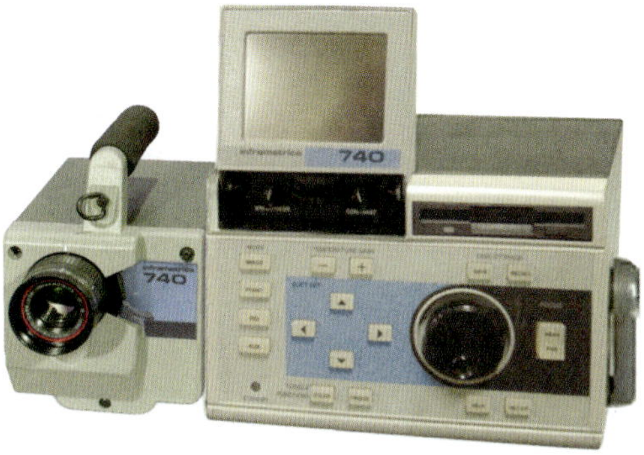

Abb. 502: Inframetrics 740 Thermokamera (Illustration, Fotomontage)

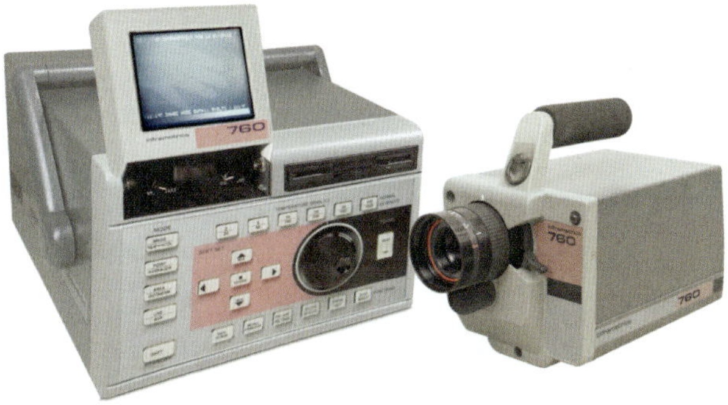

Abb. 503: Inframetrics 760 Thermokamera (Illustration, Fotomontage)

Technische Daten

	Model 740	Model 760
Detektor:	HgCdTe (MCT) Einelementdetektor	HgCdTe (MCT) Einelementdetektor
Scanner:	mechanisch, Schwingspiegel	mechanisch, Schwingspiegel
Kühlung:	Stirling-Kühler	Stirling-Kühler
Spektralbereich:	8 ... 12 µm	8 ... 12 µm bzw. 3 ... 5 µm oder 3 ... 12 µm
Messbereich:	-20 ... 400 °C (Option: bis 1500 ˇC)	-20 ... 400 °C (Option: bis 1500 ˇC)
Bildpunkte:	256 × 200 Pixel (60 Hz) 256 × 240 Pixel (50 Hz)	256 × 200 Pixel (60 Hz) 256 × 240 Pixel (50 Hz)
Bildrate:	50 bzw. 60 Bilder / Sekunde	50 bzw. 60 Bilder / Sekunde
Thermische Auflösung:	0,2 K (bei 30 °C)	0,2 K (Langwelle) / 0,4 K (Kurzwelle)
Digitalisierung:	8 Bit	8 Bit
Datenspeicher:	3,5" Floppy	3,5" Floppy
Masse:	3,4 kg Thermokamera 5,4 kg Bedieneinheit	3,4 kg Thermokamera 5,4 kg Bedieneinheit

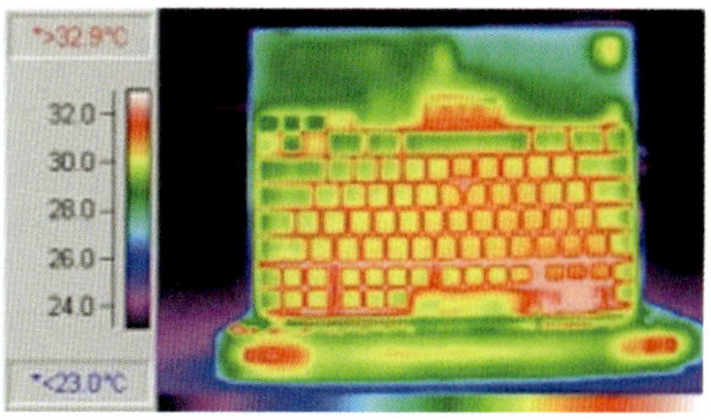

Abb. 504: Wärmebild der Inframetrics 740 (mit freundlicher Genehmigung von American Infrared, www.americaninfrared.com [A185])

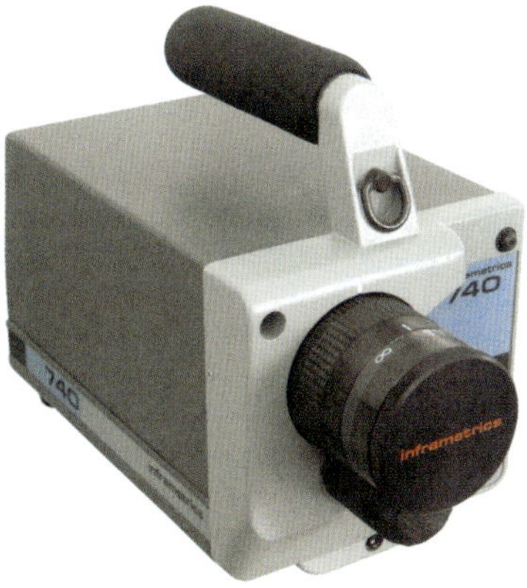

Abb. 505: Thermokamera Inframetrics Model 740 [A76]

Inframetrics ThermaCAM™ PM100, PM200 (1995)

Auf dem Markt der tragbaren Wärmebildkameras in der zweiten Hälfte der 1990-ger Jahre waren die Inframetrics ThermaCAM™ Thermokameras ein echter Meilenstein aufgrund ihres Camcorder-Designs mit energiesparendem Stirling-Kühler, 256×256 Pixel PtSi-Matrixdetektor und den vielen eingebauten Funktionen, der für alle Pixel geltenden radiometrischen Fähigkeit und der ThermaGram® PC-Software. Obwohl die Kapazität der Batterie nach dem Einschalten durch das Herunterkühlen sofort um 40% „verloren" ging, wurde eine 2-stündige Betriebszeit ohne den in den 1990-ger Jahren noch üblichen Akkumulatorgürtel erreicht. (Geübte Nutzer betrieben die Wärmebildkamera während des Herunterkühlens vom Netzteil und erst im abgekühlt Zustand dann von der Batterie. Hierdurch verlängerte sich die Akkumulatorbetriebszeit um eine halbe Stunde. D.h. hiermit konnten die genannten 2 Stunden Akkulaufzeit erreicht werden - Anmerkung vom Autor.)

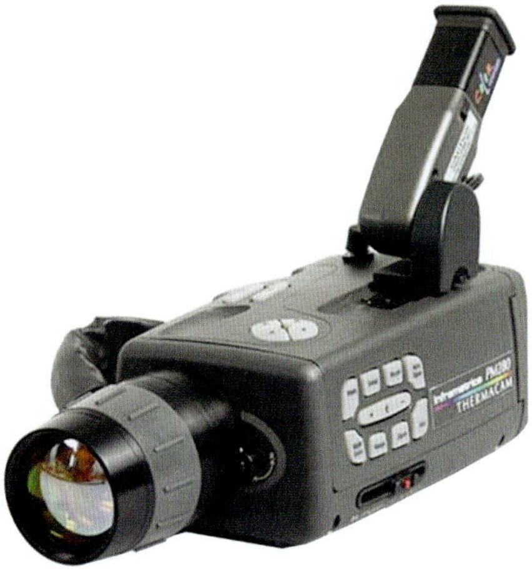

Technische Daten (ThermaCAM™ PM100, PM200)

Detektor:	256 × 256 Pixel PtSi Matrixdetektor
Kühlung:	Stirling-Kühler
Spektralbereich:	3,4 ... 5 µm
Messbereich:	-20 ... 450 ˇC (PM300: -20 ... 1500 °C)
Bildpunkte:	256 × 256
Bildrate:	50 bzw. 60 Bilder / Sekunde
Thermische Auflösung:	0,1 K (bei 30 °C)
Digitalisierung:	12 Bit (PM100: keine Digitalisierung)
Datenspeicher:	PCMCIA Speicherkarte (PM100: keine)
Anzeige:	Optischer Sucher (Color) (PM100: S/W)
Betriebszeit:	2 Stunden (NiCd Camcorder-Akkumulator)
Masse:	2,6 kg (komplett, mit Akkumulator)

Abb. 506: Inframetrics ThermaCAM™ PM100, PM200, PM300
(© 2019 FLIR Systems, Inc. All rights reserved. Mit freundlicher Genehmigung von FLIR Systems, Inc. [A186])

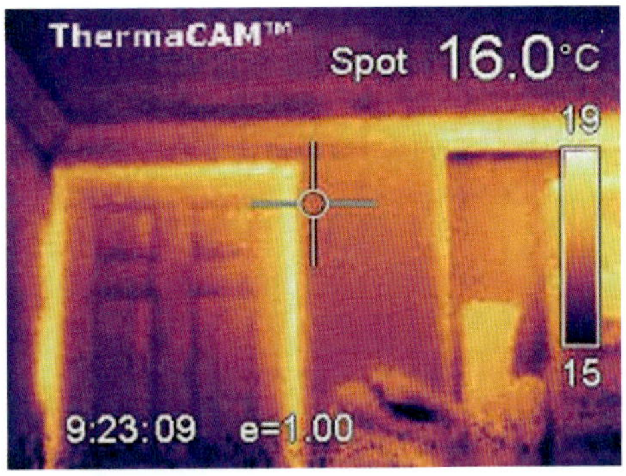

Abb. 507: Wärmebild der Inframetrics ThermaCAM™ (mit freundlicher Genehmigung von American Infrared, www.americaninfrared.com [A187])

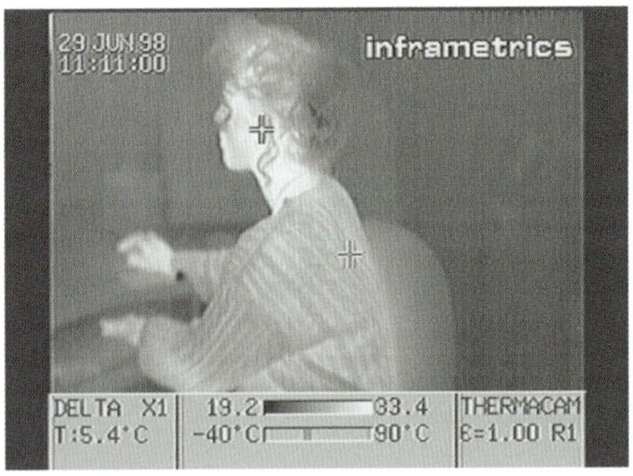

Abb. 508: Wärmebild der ThermaCAM™ ULTRA (© 2019 FLIR Systems, Inc. All rights reserved. Mit freundl. Genehmigung von FLIR Systems, Inc. [A188])

Inframetrics ThermaCAM™ ULTRA (1998)

Unter den leichten, ungekühlten Thermokameras war die Inframetric ThermaCAM™ ULTRA Thermokamera ein bedeutender „Mitspieler" auch auf dem internationalen Markt, obwohl sie sich (unter diesem Namen) nicht lange verbreiten konnte, da FLIR kurz nach ihrer Markteinführung Inframetrics (im Jahr 1999) aufkaufte. Von nun an wurden diese auf 320×240 Pixel ungekühltem Mikrobolometer-Matrixdetektor basierenden, Handgehaltenen Thermokameras im Camcorder-Design mit geringem Energieverbrauch unter dem Markennamen FLIR vermarktet. Viele eingebaute Funktionen, die für alle Pixel bestehende radiometrische Messfähigkeit und die ergonomische Form trugen neben dem geringen Gewicht zur schnellen Verbreitung diese Kameratyps bei. Das System „Condition RED®" im Bildverwaltungs- und Berichtssystem der Kamera, das auch einen Barcode-Leser unterstützt, war eine weitere Besonderheit, mit der die systematischen Datenerhebung zur industriellen Zustandskontrolle möglich wurde. Der Traum aller Maschinendiagnostik-Spezialisten, die schon zur damaligen Zeit durch Messrouten-basierende Messsysteme zur Maschinenüberwachung per Trenderfassung von Schwingungsdaten verwöhnt waren!

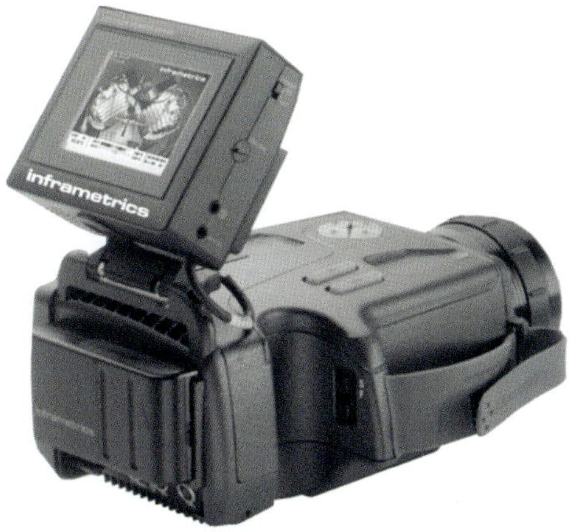

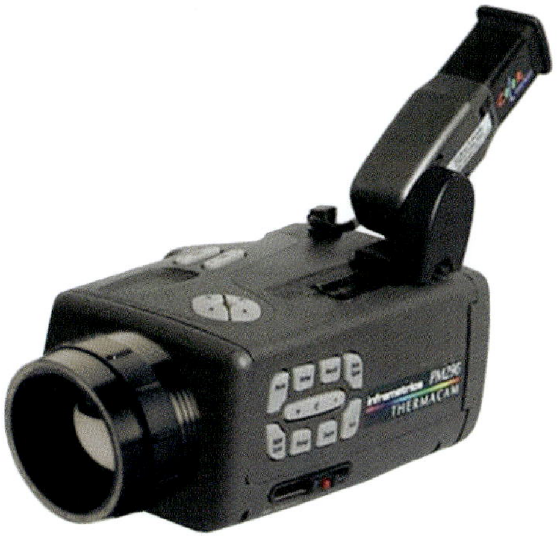

Abb. 509: Inframetrics ThermaCAM™ ULTRA PM395, SC2000
(© 2019 FLIR Systems, Inc. All rights reserved. Mit freundl. Genehmigung von FLIR Systems, Inc. [A189])

Abb. 510: Inframetrics ThermaCAM™ ULTRA PM195, PM295
(Illustration, Fotomontage)

Technische Daten (ThermaCAM™ ULTRA PM195, PM295, PM395)

Detektor:	VO_x Mikrobolometer-Matrixdetektor
Kühlung:	ungekühlt
Spektralbereich:	7,6 ... 13,5 µm
Messbereich:	-40 ... 500 °C (Option bis 1500 °C)
Bildpunkte:	320 × 240
Bildrate:	25 bzw. 30 Bilder / Sekunde
Thermische Auflösung:	0,1 K (bei 30 °C)
Digitalisierung:	14 Bit (PM195: keine Digitalisierung)
Datenspeicher:	PCMCIA Speicherkarte (PM195: keine Speicherung)
Anzeige:	Optischer Sucher (Color) (PM100: S/W) + TFT-Farbanzeige
Betriebszeit:	2 ... 3 Stunden (vom Akkumulatortyp abhängig)
Masse:	2,7 kg (komplett, mit Akkumulator)

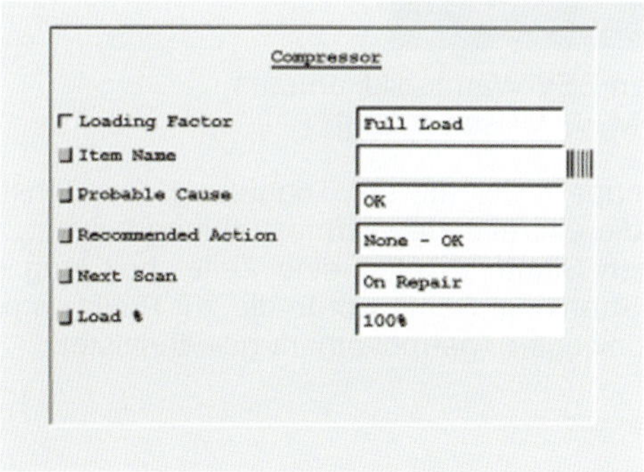

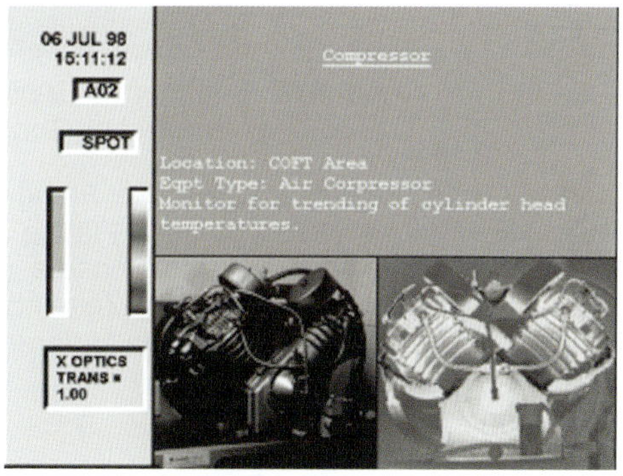

Abb. 511: Condition RED®, Anzeige Barcode-Leser **Abb. 512:** Condition RED® Ergebnisdarstellung
(© 2019 FLIR Systems, Inc. All rights reserved. Mit freundlicher Genehmigung von FLIR Systems, Inc. [A190] [A191])

Inframetrics InfraCAM™ (1999)

Leider gibt es zu dieser kleinen Wärmebildkamera praktisch so gut wie keine technischen Informationen, abgesehen davon, dass es sich um eine, einen PtSi-Matrixdetektor enthaltende, Stirling-gekühlte Wärmebildkamera mit einer spektralen Empfindlichkeit von 3 ... 5 µm handelte. Es gibt jedoch einen Fachartikel des NASA JPL (Jet Propulsion Laboratory) Labor, der beschreibt, dass eine solche Wärmebildkamera die Grundlage für die experimentelle Herstellung einer mobilen Thermokamera auf Basis der neuen QWIP-Photonendetektorentechnologie war. Weitere Informationen zur Entwicklung der QWIP-Sensoren werden etwas später im Abschnitt zur Firma Amber gegeben.

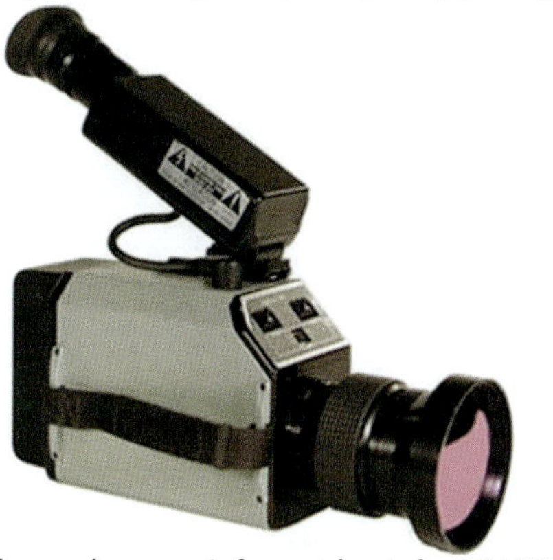

Abb. 513: Thermokamera Inframetrics InfraCAM™
(© 2019 FLIR Systems, Inc. All rights reserved. Mit freundlicher Genehmigung von FLIR Systems, Inc. [A192])

3.3.1.5. English Electric Valve (Großbritannien)

Wie auch die Probeye® Infrarotkameras der Hughes Aircraft Company aus dem Jahr 1974 keine radiometrischen Messungen durchführen konnten, war dies auch bei den auf pyroelektronischer Abtastung (d.h. auf einem Vidicon-Detektor) basierenden Systemen des Unternehmens English Electro Valve Company (EEV) nicht möglich. (Diese Geräte wurden hauptsächlich für Marineanwendungen und für Katastrophenschutz bzw. Feuerwehren hergestellt.) Die einzige Ausnahme mit gewissen Temperaturmessfähigkeiten war der Typ P4222, der aber wegen der technischen Grenzen dieser Technologie der starken Konkurrenz nicht gewachsen war. Aufgrund seiner technologischen Einzigartigkeit und starken Marktpräsenz sind dieses Produkt dennoch in diesem Kapitel erwähnenswert. Immerhin wurden von den Geräten P4221 / P4228 bis zum Jahr 1985 ein paar hundert, zwischen 1985 und 1996 jedoch mehrere tausende (mehrere zehntausende!) Geräte des Typs P4428 verkauft.

Der Vidicon-Detektor der EEV-Produkte basiert auf dem pyroelektrischen Effekt der Triglyceridsulfat (TGS) Kristalle, die aufgrund der Änderung der Strahlungsintensität eine Ladung erzeugen. Dies bedeutet wiederum, dass diese Detektoren nur ein Signal (Bilddarstellung) für dynamische Strahlungsänderungen geben können. Folglich musste die Wärmebildkamera kontinuierlich bewegt werden, damit sich das Sichtfeld ständig ändert. Bei einer bewegungslosen Wärmebildkamera ist daher ein kontinuierlich arbeitender "Chopper" (= Unterbrecher) für die Bilderstellung unerlässlich. (Es würde ohne diesen keine Änderung der Strahlungsintensität auftreten, so dass keine Ladung generiert und damit keine thermische Abbildung erstellt würde.)

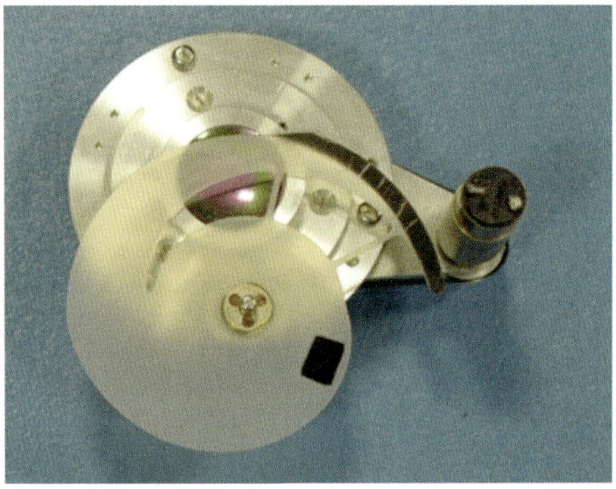

Abb. 514: Chopper der Vidicon-basierenden EEV-Wärmebildkameras (mit freundlicher Genehmigung von M. W. Wilson [A193])

Das obige Foto zeigt eine rotierende Blendenscheibe (Chopper), der mit der Triggerung des Sensors synchronisiert die schwarze schmale Fläche (Kante) durch die eintreffende Wärmestrahlung bewegt. Als Ergebnis empfängt jeder Teil des Sensors (im übertragenen Sinne "Pixel") eine Zeiteinheit lang die Objektstrahlung, danach jedoch eine Zeiteinheit lang keine Strahlung. Somit wurde die zur Funktion notwendige dynamische Strahlungspegeländerung auch bei unbewegter Thermokamera gewährleistet.

<u>EEV P4200 (1979)</u>

Diese Wärmebildkamera war die erste Kamera, die jemals von English Electric Valve gebaut wurde. Ihr Zweck war es allerdings, lediglich den Verkauf der Vidicon-Detektoren vom Typ P8092 zu fördern.

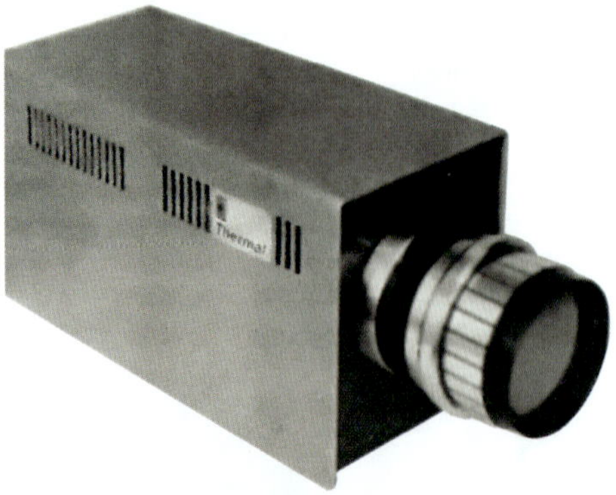

Technische Daten (EEV P4200)

Detektor:	pyroelektrisches Vidicon
Kühlung:	ungekühlt
Spektralbereich:	8 ... 14 µm
Messbereich:	n.a. (60°C Dynamikbereich mit Automatikblende)
Bildpunkte:	625 Zeilen
Bildrate:	50 Bilder / Sekunde
Ausgang:	analoger Videoausgang
Versorgung:	Netzbetrieb
Masse:	2,9 kg Thermokamera 1,0 kg Netzteil

Abb. 515: EEV P4200 pyroelektrische Vidicon-Thermokamera
(erstellt unter Verwendung von [A193], mit freundlicher Genehmigung von M. W. Wilson)

EEV P4221 / P4228 (1981)

Mit dem Typ P4221 wurde der Einsatz von Vidicon-Kameras für Brandbekämpfungsaufgaben begonnen, die auch durch dichten Rauch hindurch die Orientierung erleichtern konnten, sowie das Auffinden von Verletzten und Feuerherden ermöglichten. Die Produktversion P4228 wird (seit dem Brand auf dem Schiff HMS Sheffield während des Falkland-Krieges) hauptsächlich von der NATO eingesetzt.

Die Wärmebildkamera hatte (aufgrund der Sensoreigenschaft) zwei Betriebsmodi: Im PAN-Modus bleibt die erforderliche (fortlaufende bzw. periodische) Strahlungsänderung dem Bediener überlassen, so dass die Kamera ständig bewegt werden musste (Ausnahme: bei Beobachtung eines sich dynamisch ändernden bzw. bewegten Objekts). Im CHOP-Modus sorgte - wie auf der vorherigen Seite beschrieben - die rotierende Chopper-Scheibe für eine periodische Intensitätsänderung der auf den Sensor einfallenden Strahlung. Durch Invertieren des Videosignals sind die Objekte mit den höchsten Temperaturen weiß und die niedrigsten Strahlungswerte schwarz. Allerdings hat diese Umkehrung auch das Hintergrundrauschen der Vidiconröhre sichtbar gemacht, so das dies kompensiert werden musste. Deswegen erhielten die P4228 und nachfolgende EEV-Vidicon-Produkte eine digitale Videonachbearbeitung, welche die digitale „Pixel"-Verteilung des Hintergrundrauschens der Vidiconröhre aus dem Videosignal (aus dem jeweilig aktuellen Bild) subtrahierte.

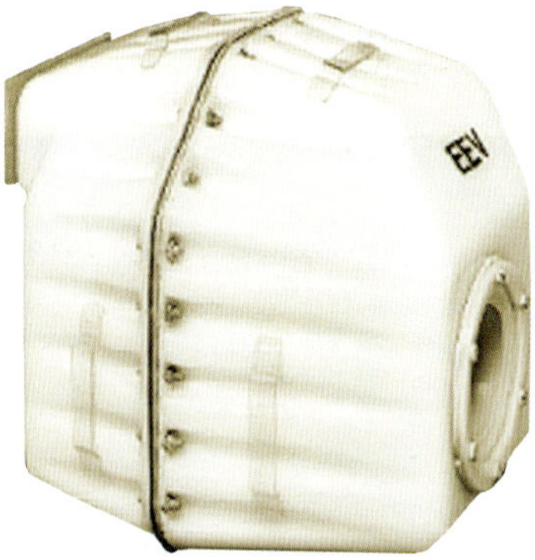

Technische Daten (EEV P4221 und **EEV P4228)**

Detektor:	pyroelektrisches Vidicon
Kühlung:	ungekühlt
Spektralbereich:	8 ... 14 µm
Messbereich:	60 °C Dynamikbereich mit Automatikblende
Bildpunkte:	525 Zeilen (bei 60Hz) oder 625 Zeilen (bei 50Hz)
Bildrate:	50 bzw. 60 Bilder / Sekunde
Thermische Auflösung:	0,5 K (bei 30 °C)
Digitalisierung:	keine, statt dessen analoger Videoausgang
Anzeige:	optischer Sucher
Betriebszeit:	1 Stunde mit 10 Stück AA-Standardbatterien
Masse:	4 kg (komplett, mit Batterien)

Abb. 516: Feuerwehr-Thermokamera P4221
(mit freundlicher Genehmigung von M. W. Wilson [A194], grafisch bearbeitet)

EEV P4222 (1981)

Die P4222 ist ein Beispiel dafür, dass sich English Electric Valve bemüht hatte, die Vidicon-Technologie auch für Temperaturmessungen geeignet zu machen. Das Gerät basierte im Wesentlichen auf der digitalen Videobearbeitung wie auch im späteren Modell P4228, nur eben mit einem anderen Gehäuse und manuell fokussierbaren Objektiven mit kleinem Sichtwinkel. Seine Spezialität ist die Temperaturmessfunktion, die auf der Schwarzsteuerung (praktisch Nullsetzung) des Videoausgangs basierte. Diese Lösung ergab jedoch nur eine ziemlich ungenaue Temperaturschätzung, die den Bedürfnissen der Benutzer praktisch nicht entsprach (so dass sie sich nicht bewährte) und somit auch zum Misserfolg der Wärmebildkamera führte.

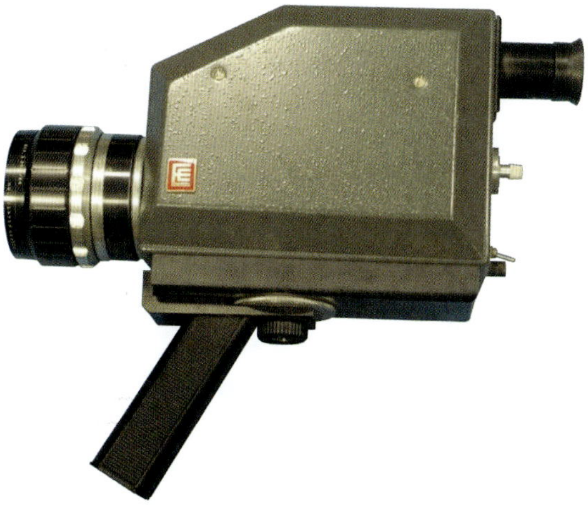

Technische Daten (EEV P4222)

Detektor:	pyroelektrisches Vidicon
Kühlung:	ungekühlt
Spektralbereich:	8 ... 14 µm
Messbereich:	n.a.
Bildpunkte:	525 Zeilen (bei 60 Hz) oder 625 Zeilen (bei 50 Hz) Temperaturmessung 200 Zeilen
Bildrate:	50 bzw. 60 Bilder / Sekunde
Thermische Auflösung:	2 K (bei 30 °C)
Digitalisierung:	keine (analoger Videoausgang)
Anzeige:	optischer Sucher
Betriebszeit:	1 Stunde (10 AA-Batterien)
Masse:	2,8 kg (komplett, mit Batterien)

Abb. 517: (quasi-)radiometrische Vidicon-Thermokamera P4222
(mit freundlicher Genehmigung von M. W. Wilson [A196])

EEV P4428 (1984)

Dieser Typ wurde der große Erfolg für English Electric Valve: nur alleine zwischen 1985 und 1996 wurden mehrere tausende (zehntausende) dieser Geräte verkauft. Das Erfolgsgeheimnis liegt wahrscheinlich in der digitalen Videoverarbeitung (siehe vorherige Seite), die das Vidicon-Hintergrundrauschen von der invertierten Anzeige im CHOP-Modus eliminierte und somit die Bildqualität bedeutend verbesserte.

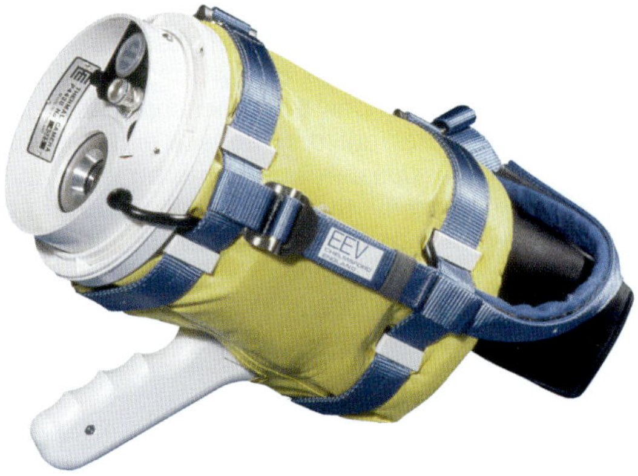

Technische Daten (EEV P4428)

Detektor:	pyroelektrisches Vidicon mit digitaler Signalbearbeitung
Kühlung:	ungekühlt
Spektralbereich:	8 ... 14 µm
Messbereich:	60°C Dynamik mit Automatikblende
Bildpunkte:	525 (60Hz) oder 625 (50Hz) Zeilen
Bildrate:	50 bzw. 60 Bilder / Sekunde
Thermische Auflösung:	0,5 K (bei 30 °C)
Digitalisierung:	keine (analoger Videoausgang)
Anzeige:	optischer Sucher
Betriebszeit:	1 Stunde (10 AA-Standardbatterien)
Masse:	4 kg (komplett, mit Batterien)

Abb. 518: Vidicon-Thermokamera P4428 für Katastrophenschutz und Marine (mit freundlicher Genehmigung von M. W. Wilson [A197], grafisch bearbeitet)

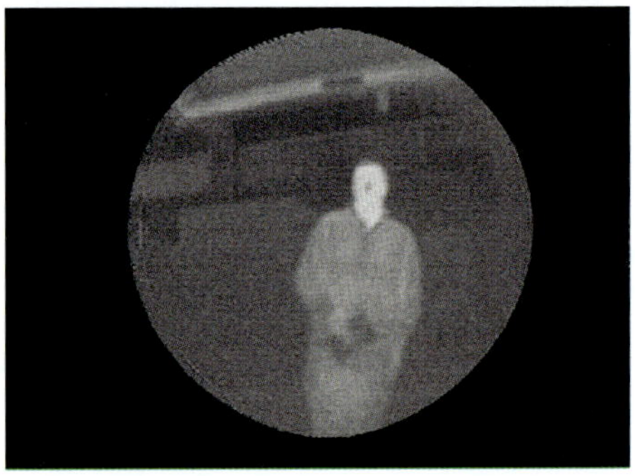

Abb. 519: Wärmebild der Vidicon-Thermokamera P4428 (mit freundlicher Genehmigung von M. W. Wilson [A198])

EEV P4448 (1990)

Für die Kunden aus dem Bereich Katastrophenschutz und Feuerwehr entwickelte und produzierte EEV deren spezifischen Bedürfnissen entsprechende Helme mit integrierter Vidicon-Wärmebildkamera.

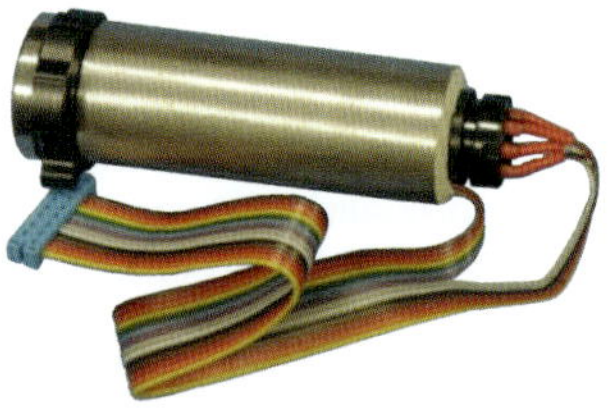

Abb. 520: Vidicon P4448 für Helmeinbau (mit freundlicher Genehmigung von M. W. Wilson [A199], grafisch bearbeitet)

Technische Daten (EEV P4448)

Detektor:	pyroelektrisches Vidicon mit digitaler Signalbearbeitung
Kühlung:	ungekühlt
Spektralbereich:	8 ... 14 µm
Messbereich:	60°C Dynamik mit Automatikblende
Bildpunkte:	25 (60 Hz) oder 625 (50 Hz) Zeilen
Bildrate:	50 bzw. 60 Bilder / Sekunde
Thermische Auflösung:	0,5 K (bei 30 °C)
Anzeige:	38 mm CRT-Bildschirm, Projektion auf Helmsichtfläche

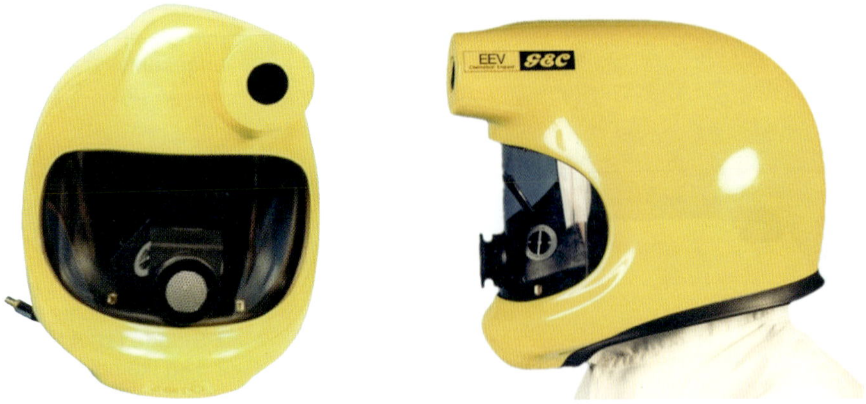

Abb. 521 und **522:** Helm mit Vidicon-Thermokamera P4448 und CRT-Bildschirm (mit freundlicher Genehmigung von M. W. Wilson [A200] [A201])

3.3.1.6. I.S.I. Group, Inc. (USA)

In den USA haben zwei Unternehmen mit ähnlichem Namen eine bedeutende Rolle auf dem Markt für tragbare thermografische Geräte gespielt, so dass es sinnvoll erscheint, explizit darauf hinzuweisen, dass Infrared Solutions Inc. und I.S.I. Group, Inc. nicht ein und dasselbe Unternehmen sind. Während die erstgenannte Firma auf Matrix-Photonendetektoren basierende Wärmekameras entwickelt und produziert hat, hat sich die I.S.I. Group, Inc. - ähnlich wie die English Electric Valve Company und (zu Beginn) auch die amerikanische Firma Electrophysics - mit Vidicon-Detektor-Wärmebildkameras beschäftigt. Natürlich sind Vidicon-basierte Wärmebildkameras nicht oder nur sehr eingeschränkt zur Temperaturmessung geeignet. Daher ist es nicht verwunderlich, dass die I.S.I. Group, Inc. wegen der angestrebten radiometrischen Fähigkeiten für die VideoTherm 2000 (bereits unter der Schirmherrschaft von MSA) keinen Vidicon-Detektor, sondern den auf Barium Strontium Titanat basierenden Bolometer-Matrix-detektor der ersten Generation von Raytheon verwendete.

ISI VideoTherm Gerätefamilie (1980)

Da technische Daten der VideoTherm-Geräte nicht mehr auffindbar sind, kann hier nur über die spektrale Empfindlichkeit informiert werden, welche im Langwellenbereich von 7 bis 13 µm lag.

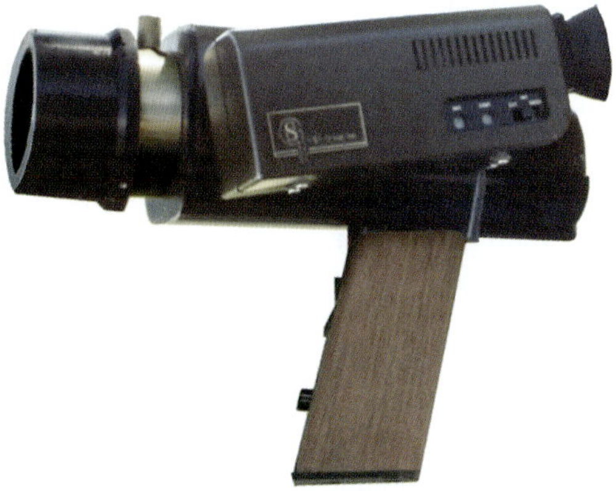

Abb. 523: VideoTherm (1980)
(Illustration, Fotomontage)

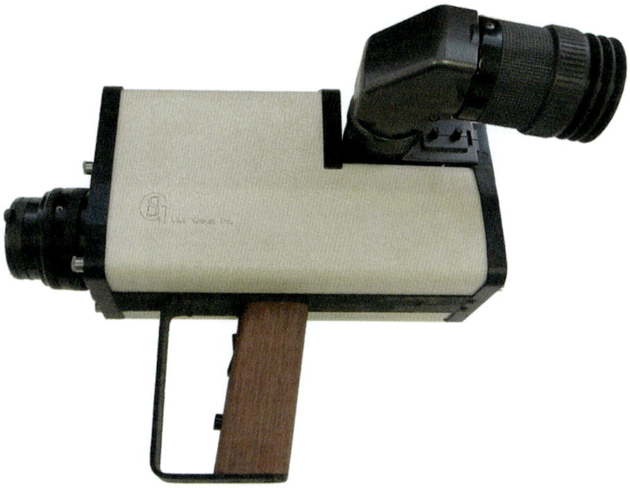

Abb. 524: VideoTherm Model 94 (1994)
(Illustration, Fotomontage)

ISI (MSA) VideoTherm Model 2000 (2000)

Die Wärmebildkamera VideoTherm Model 2000 hatte im Gegensatz zu den sonstigen VideoTherm-Modellen auch radiometrische Fähigkeiten. Zu diesem Zweck wurde ein Mikrobolometer (auf Barium Strontium Titanat basierend) anstelle des pyroelektrischen Vidicon-Sensors verwendet.

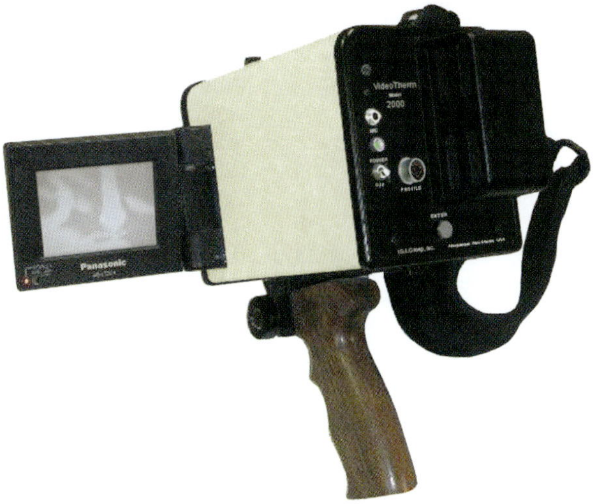

Abb. 525: ISI (MSA) VideoTherm Model 2000
(Illustration, Fotomontage)

Technische Daten (VideoTherm Model 2000)

Detektor:	320×240 Mikrobolometer
Kühlung:	ungekühlt
Spektralbereich:	8 ... 14 µm
Messbereich:	-30 ... 1100 °C
Bildpunkte:	320 × 240
Bildrate:	keine Angabe
Thermische Auflösung:	0,1 K (bei 30 °C)
Digitalisierung:	keine
Speicherung:	8 mm Videorekorder
Anzeige:	TFT-Bildschirm und optischer Sucher (Option)
Masse:	2,3 kg (mit Akkumulator)

3.3.1.7. NEC AVIO / Nippon Avionics (Japan)

Das Unternehmen wurde in den 1960-ger Jahren als Joint Venture zwischen NEC Corporation und Hughes Aircraft Company unter dem Namen Nippon Avionics Co., Ltd. gegründet. Das erste Infrarot-Videosystem TIP-1400 wurde 1978 auf den Markt gebracht. Im Jahr 1980 wurde das Unternehmen in Nippon Avionics Co., Ltd umbenannt. In den 1990-ger Jahren war auf den Typenschildern der Wärmebildkameras der Firmenname NEC San-ei Instruments, Ltd., zu lesen. Diese Firma wurde von NEC AVIO im Jahr 2006 erworben und im Jahr 2008 - mit gleichzeitiger Auslagerung des eigenen Infrarot-Geschäftszweiges - zu NEC Avio Infrared Technologies Co., Ltd umfirmiert. Heute werden Thermokameras wieder unter dem Firmennamen Nippon Avionics Co., Ltd. produziert und vertrieben.

Leider sind glaubwürdige Informationen weder über das TIP-1400, noch über das als „Thermal Video System" TVS-3000 bekannt gewordene und auch laut der Firmengeschichte von NEC AVIO als Meilenstein des Jahres 1986 hervorgehobene thermografische System aufzufinden. Zu vermuten ist, das es sich hierbei um das System Hughes Probeye® Modell 3000 handelte, welches auch mit dem GOOD DESIGN AWARD im Jahre 1986 ausgezeichnet wurde. Die hier folgende Präsentation von NEC AVIO mit Produkten bis zum Jahr 2000 ist auch wegen Ablehnung jedweder Unterstützung seitens AVIO zur Darstellung der Historie des Unternehmens und seiner bedeutenden Produkte leider nur recht lückenhaft.

In diesem Kapitel des Buches findet auch die in den gleichen Jahren ähnliche (oder eher sogar exakt gleiche) thermografische Systeme unter dem Produktnamen MikroScan in den USA verkaufende amerikanische Firma Mikron Erwähnung, neben der NEC AVIO-Produkte auch von der Cincinnati Electronics Corporation in den USA vermarktet wurden. Leider konnte anhand der aufgefundenen literarischen Hinweise und Dokumente nicht mehr eindeutig aufgedeckt werden, welche der drei Firmen nur Vertriebs- und Marketingfunktionen innehatte, oder aber an Entwicklung und Herstellung aktiv beteiligt war. (Bis heute ist es üblich, dass bestimmte Firmen zwecks Umgehung lokaler Benachteiligungen, für offizielle Ausschreibungen oder zur allgemeinen Erwirkung gewisser Marktvorteile, Produkte eines auswärtigen Herstellers - mit dessen Duldung oder gar ausdrücklicher Genehmigung - unter eigenem Namen vermarkten, als wären sie der tatsächliche lokale Hersteller.)

NEC AVIO Thermo Tracer 6T61 (1980)*

Der älteste Thermokameratyp, von dem brauchbare Daten und Fotos zu finden sind, war der NEC AVIO Thermo Tracer 6T61, der Anfang der 1980-ger Jahre hergestellt wurde und aus einem Kamerakopf und einer getrennten Bedieneinheit bestand. Aufgrund seiner Konstruktion war der Thermo Tracer 6T61 natürlich kein tragbares Gerät, genau wie all die anderen Produkte, die zu dieser Zeit erhältlich waren. Den Thermo Tracer gab es mit zwei verschiedenen Detektoren: mit HgCdTe Photonendetektor für den Wellenlängenbereich von 8 bis 13 µm oder mit InSb Photonendetektor mit einer spektralen Empfindlichkeit von 1,5 bis 5,5 µm. Das USA-Unternehmen Mikron hatte dieses NEC-Produkt vermutlich unter dem Namen Mikron 6T61 vertrieben, wie die MIKRON-Aufschrift auf dem folgenden Foto belegt. (Ein entsprechender Hinweis ist auch bei der Vorstellung der Firma Mikron zu finden.)

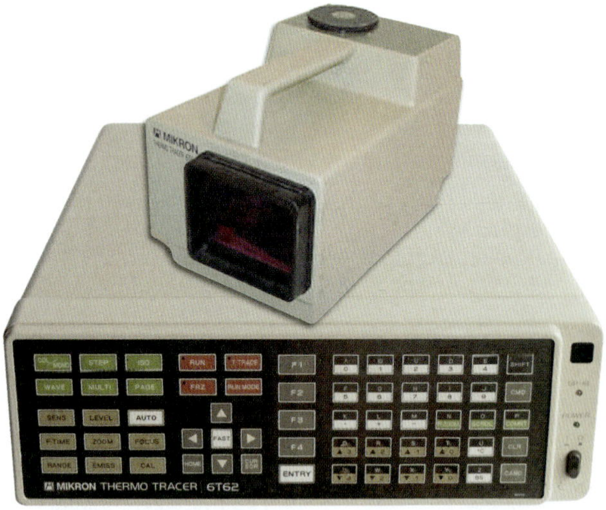

Technische Daten (Thermo Tracer 6T61)

Detektor:	HgCdTe / InSb Photonendetektor
Scanner:	mechanisch
Kühlung:	Flüssigstickstoff
Spektralbereich:	HgCdTe: 8 ... 13 µm InSb: 1,5 ... 5,5 µm
Messbereich:	-20 ... 2000 °C
Bildpunkte:	200 × 140 *
Bildrate:	4 Bilder / Sekunde *
Thermische Auflösung:	0,1 K (bei 70 °C)
Anzeige:	Bedieneinheit TV-Bildschirm
Masse:	ca. 3 kg * (nur Kamerakopf)

Abb. 526: Thermokamera Thermo Tracer 6T61 (Kamerakopf und Steuereinheit) mit Produktkennzeichnung als MIKRON-Produkt (Illustration, Fotomontage)

*) geschätzter Wert ohne Literaturnachweis

NEC AVIO Thermo Tracer TH1101 (1984)*

Durch die Weiterentwicklung des früheren Thermo Tracer wurde ein genauerer, schnellerer Typ TH1101 geschaffen, der ein wichtiger Teil der Markteroberung durch NEC AVIO gewesen sein könnte. Zu den sehr guten Eigenschaften zählten die hohe Pixelauflösung, der weite Umfang des Messbereiches und die durch das Scannerprinzip mögliche 5-fache „optische" Vergrößerung (elektro-optischer ZOOM).

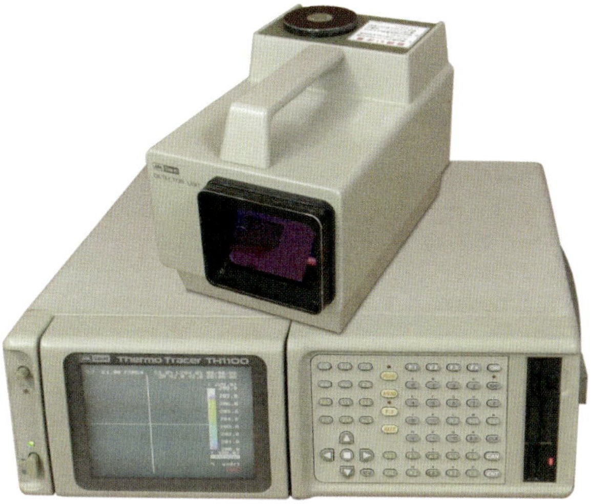

Abb. 527: Thermokamera Thermo Tracer TH1101 (Kamerakopf und Bedieneinheit, hier mit Logo NEC San-ei) (Illustration, Fotomontage)

Technische Daten (Thermo Tracer TH1101)

Detektor:	HgCdTe Photonendetektor
Scanner:	mechanisch
Kühlung:	Flüssigstickstoff
Spektralbereich:	8 ... 13 µm
Messbereich:	-50 ... 2000 °C
Bildpunkte:	344 × 207
Bildrate:	4 Bilder / Sekunde
Thermische Auflösung:	0,1 K (bei 30 °C)
Anzeige:	in der Bedieneinheit
Datenspeicher:	3,5" Floppy
Betriebszeit:	4,5 Stunden (eine Füllung)
Masse:	3,5 kg Kamerakopf 13 kg Bedieneinheit

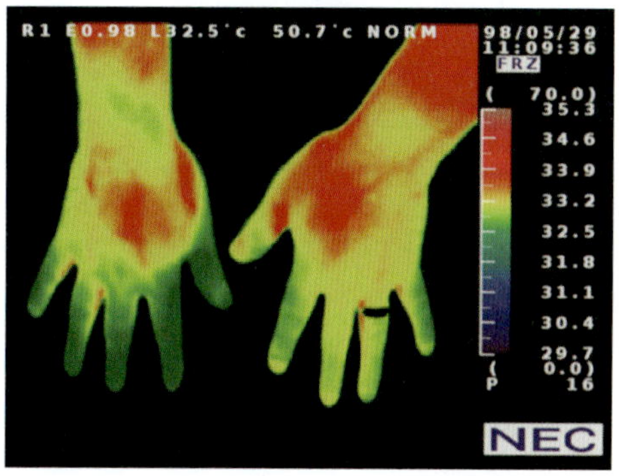

Abb. 528: Wärmebild des Thermo Tracer TH1101 (Illustration, nicht mit Thermo Tracer TH1101 erstellt)

NEC AVIO Thermo Tracer TH3100mr (1985)*

Das nächste Ergebnis der fortlaufenden Weiterentwicklungen war der Thermo Tracer TH3100mr - in langwelliger Ausführung TH3102mr, mit mittelwelliger Empfindlichkeit als TH3104mr bezeichnet. Die markanten konstruktiven Designmerkmale der späteren Geräte TVS-100 und TH5102, die speziell als portable Systeme entwickelt wurden, waren hier schon erkennbar.

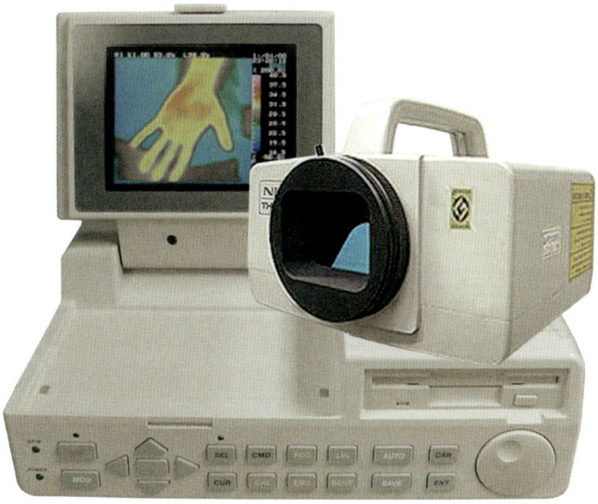

Technische Daten (Thermo Tracer TH3102mr)

Detektor:	HgCdTe Photonendetektor
Scanner:	mechanisch
Kühlung:	Stirling-Kühler
Spektralbereich:	8 ... 13 µm
Messbereich:	-50 ... 2000 °C
Bildpunkte:	344 × 207
Bildrate:	1,25 Bilder / Sekunde
Thermische Auflösung:	0,08 / 0,02 K (bei 30 °C)
Digitalisierung:	12 Bit
Anzeige:	in der Bedieneinheit
Datenspeicher:	3,5" FDD + interne HDD
Betriebszeit:	4,5 Stunden (eine Füllung)
Masse:	3,4 kg Kamerakopf 3,8 kg Bedieneinheit

Abb. 529: Thermokamera Thermo Tracer TH3100mr (Kamerakopf und Bedieneinheit mit ausklappbarem Farbmonitor) (Illustration, Fotomontage)

*) geschätzter Wert ohne Literaturnachweis

NEC AVIO TVS-2000 (1988 oder 1989)*

Neben der Entwicklung von portablen Wärmebildkameras wurden auch die installierten Geräte zusehends verbessert. Eines der deutlichsten Belege für den Einfluss der Hughes-Technologie ist die Wärmebildkamera-Familie TVS-2000, deren Kameraversionen mit unterschiedlichen Sensoren und unterschiedlicher spektraler Empfindlichkeit produziert worden sind.

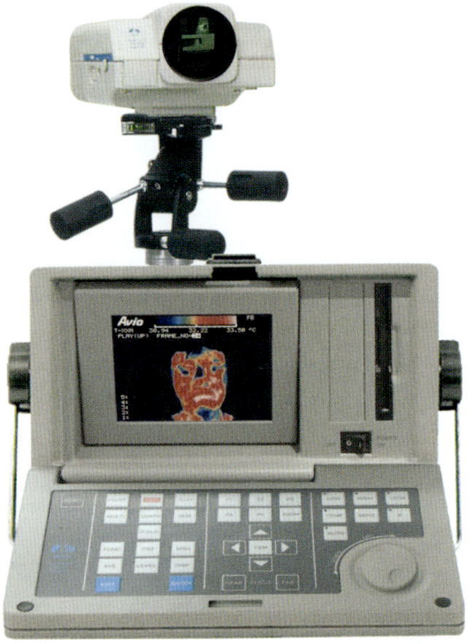

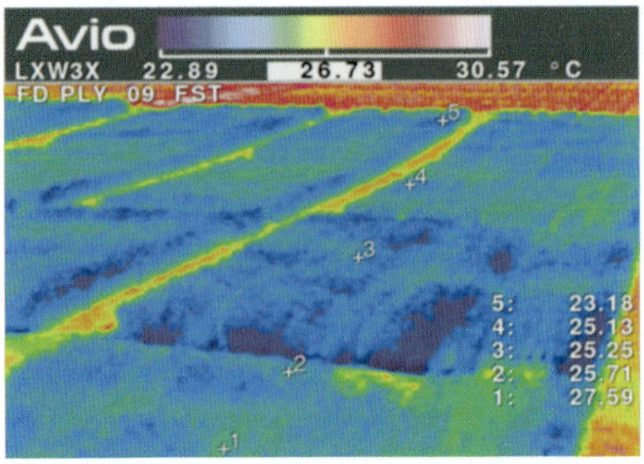

Abb. 530: Wärmebild der Thermokamera TVS-2000 (Illustration, nicht mit einer TVS-2000 erstellt)

Abb. 531: Thermokamera TVS-2000MkIILW (Kamerakopf und Bedieneinheit) (Illustration, Fotomontage)

Technische Daten

	TVS-2000 ST	TVS-2000 TE	TVS-2000MkIILW
Detektor:	10×1 InSb Zeilendetektor	10×1 HgCdTe Zeilendetektor	10×1 HgCdTe Zeilendetektor
Scanner:	mechanisch	mechanisch	mechanisch
Kühlung:	Stirling-Kühler	Peltier-Element	Stirling-Kühler
Spektralbereich:	3 ... 5,4 µm	3 ... 5,4 µm	8 ... 12 µm
Messbereich:			-40 ... 300 °C / 1500 °C
Bildpunkte:	256 × 200 (interpoliert)	256 × 200 (interpoliert)	256 × 200 (interpoliert)
Bildrate:	30 Bilder / Sekunde	15 Bilder / Sekunde	15 Bilder / Sekunde
Therm. Auflösung:	0,1 / 0,05 K (bei 30 °C)	0,5 / 0,25 K (bei 30 °C)	0,1 / 0,05 K (bei 30 °C)
Anzeige:	in der Bedieneinheit	in der Bedieneinheit	in der Bedieneinheit
Masse:	3 kg Kamerakopf 10,9 kg Bedieneinheit	2,5 kg Kamerakopf 12 kg Bedieneinheit	

NEC AVIO Handy Thermo TVS-100 (1993)

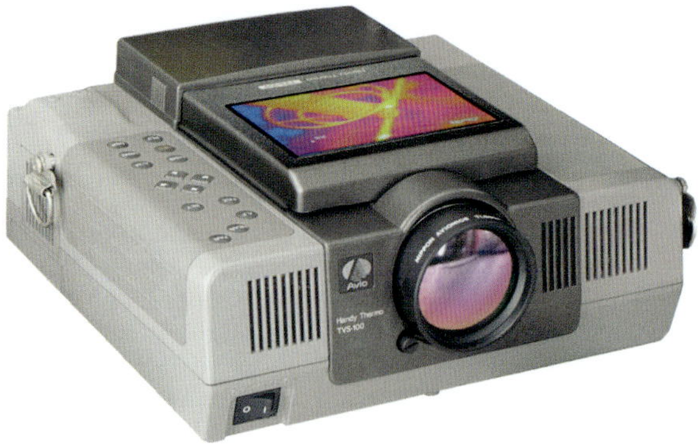

Abb. 532: Thermokamera Handy Thermo TVS-100 (Illustration, Fotomontage anhand von [A202] und [A203])

Ein weiterer Meilenstein der mobilen Thermokameras war das Handy Thermo TVS-100, das 1993 auf den Markt kam und den Kamerakopf und die Bedieneinheit als Kompaktgerät in sich vereinte. Leider sind auch für dieses Gerät nur noch wenige technische Daten auffindbar. Sicher ist, dass diese Kamera im Jahr 1994 mit dem GOOD DESIGN AWARD ausgezeichnet wurde.

Technische Daten (Thermo Tracer TVS-100)

Detektor:	HgCdTe Einelementdetektor
Kühlung:	5-stufiges Peltier-Element
Spektralbereich:	3 ... 5,4 µm
Messbereich:	-10 ... 330 °C
Bildpunkte:	160 × 120
Thermische Auflösung:	0,2 K (bei 30 °C)
Datenspeicher:	3,5" Floppy

*) geschätzter Wert ohne Literaturnachweis

NEC Avio Thermo Tracer TH5102 / TH5104R (1997)

Robust und dennoch tragbar, die Thermokameras Thermo Tracer TH5102 / TH5104R mit mittel- bzw. langwelligem Spektralbereich. Die Typenbezeichnung lautete in den USA MikroScan 5102/5104 (der Vermarktung durch die amerikanischen Firma Mikron entsprechend). Wie dauerhaft und langlebig diese Thermokameras waren, zeigt sich auch daran, dass es noch immer (ca. 20 Jahre alte) funktionsfähige Gebrauchtgeräte dieses Typs gibt.

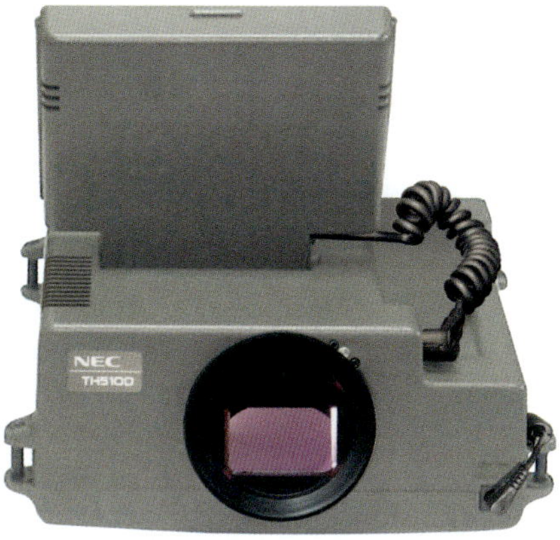

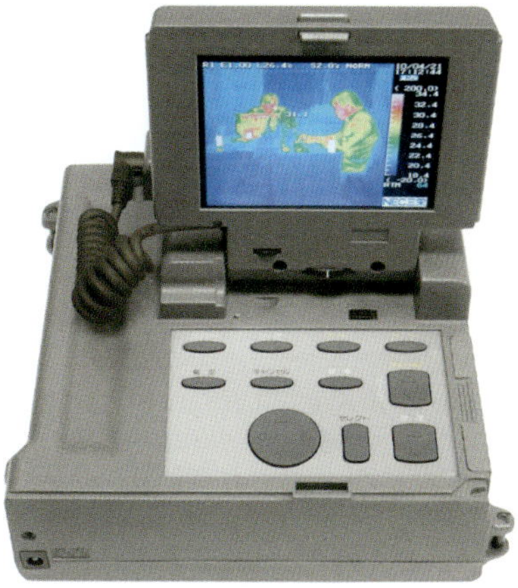

Abb. 533 und **534:** Thermokamera Thermo Tracer TH5104 (Illustration, Fotomontage)

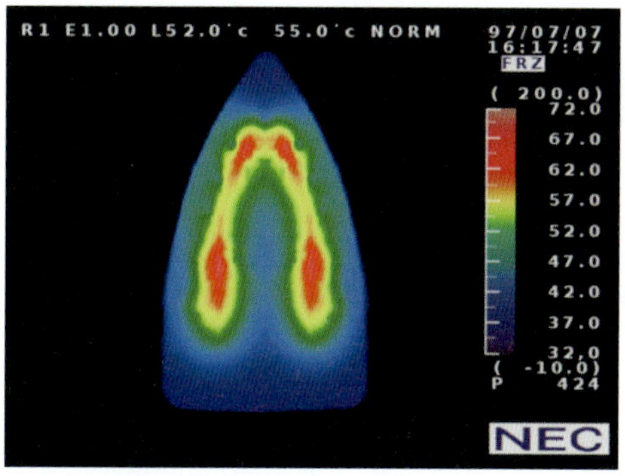

Technische Daten

	TH5102	**TH5104**
Detektor:	10×1 HgCdTe	10×1 HgCdTe
Scanner:	mechanisch	mechanisch
Kühlung:	Peltier-Element	Stirling-Kühler
Spektralbereich:	3 ... 5,3 µm	8 ... 12 µm
Messbereich:	-10 ... 800 °C	-50 ... 800 °C
Bildpunkte:	255 × 223	344 × 207
Bildrate:	1,5 Hz / 22 Hz	1,25 Hz / 22 Hz
Thermische Auflösung:	0,1 K (bei 30 °C)	0,03 K (bei 30 °C)
Digitalisierung:	12 Bit	12 Bit
Masse (mit Akku):	2,8 kg	3,4 kg

Abb. 535: Wärmebild des Thermo Tracer TH5104 (Illustration, nicht mit Thermo Tracer TH5104 erstellt)

NEC AVIO Thermo Tracer Serie TH 71 (2001)

Mit der Einführung der Thermo Tracer Serie TH 71 kam es zu einem großen technischen und designerischen Stilwechsel. Anstelle der Hughes-Technologie - auf gekühlten 10×1 Pixel Photonen-Zeilendetektoren basierend - wurden nunmehr ungekühlte Mikrobolometer-Matrixdetektoren verwendet. Das Ergebnis war eine beliebte tragbare Thermokamera, die von Mikron in den USA unter dem Produktnamen MikroScan™ 7200 vertrieben wurde.

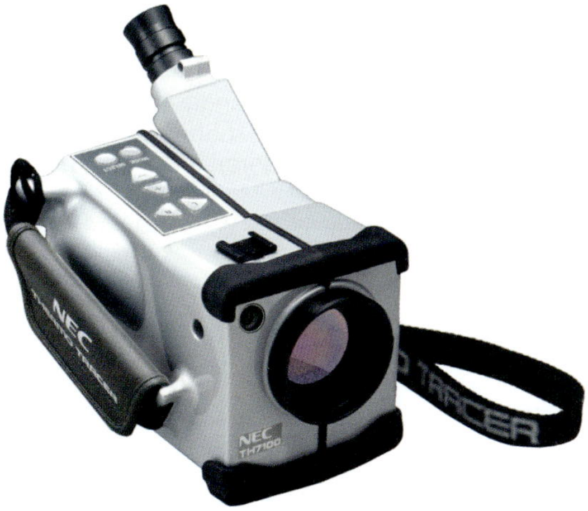

Technische Daten (Thermo Tracer TH7102WV)

Detektor:	Mikrobolometer-Matrixdetekor
Kühlung:	ungekühlt
Spektralbereich:	8 ... 14 µm
Messbereich:	-40 ... 500 °C (Option: 2000 °C)
Bildpunkte:	320 × 240
Bildrate:	7,5 Hz / 30 Hz / 60 Hz
Thermische Auflösung:	0,06 K (bei 30 °C)
Digitalisierung:	14 Bit
Datenspeicher:	CF Speicherkarte
Versorgung:	Akkumulator
Betriebszeit:	1 ¾ Stunde
Masse (mit Akku):	1,8 kg

Abb. 536: Thermokamera Thermo Tracer TH71 (Illustration, Fotomontage)

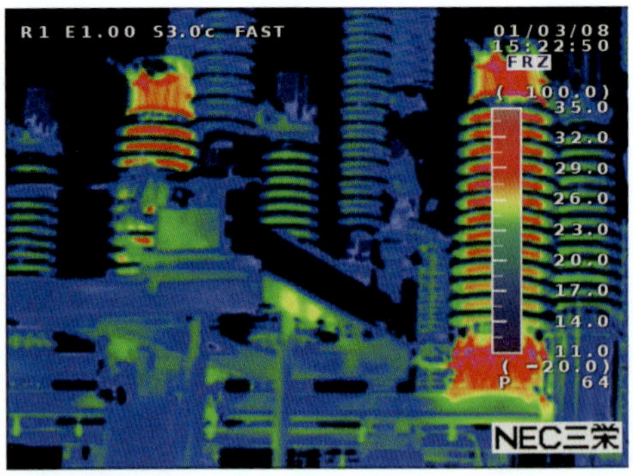

Abb. 537: Wärmebild des Thermo Tracer TH71 (Illustration, nicht mit Thermo Tracer TH71 erstellt)

NEC AVIO Advanced Thermo TVS-500EXZ (2008)

Trotz der in diesem Kapitel für noch heute aktive (oder einen direkten Nachfolger besitzende) Unternehmen des Thermografiemarktes (schon zur Vermeidung von kostenloser Reklame) beim Jahr 2000 gezogenen Grenze, soll die von NEC AVIO im Jahr 2008 auf den Markt gebrachte tragbare Wärmebildkamera TVS-500EXZ wegen ihrer einzigartigen Ausrüstung eine Ausnahme darstellen. Aufgrund der im Kapitel 3.2.9.3 "Außergewöhnliche Infrarot-Optiken" beschriebenen Schwierigkeiten sind radiometrische IR-Kameras allgemein nicht mit ZOOM-Objektiv verfügbar, die TVS-500EXZ besaß dennoch ein solches.

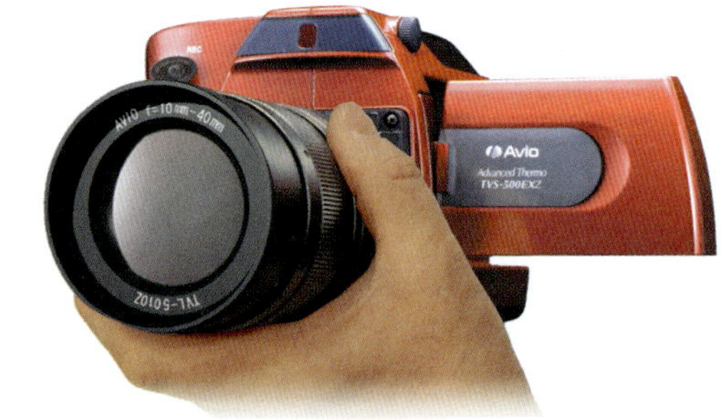

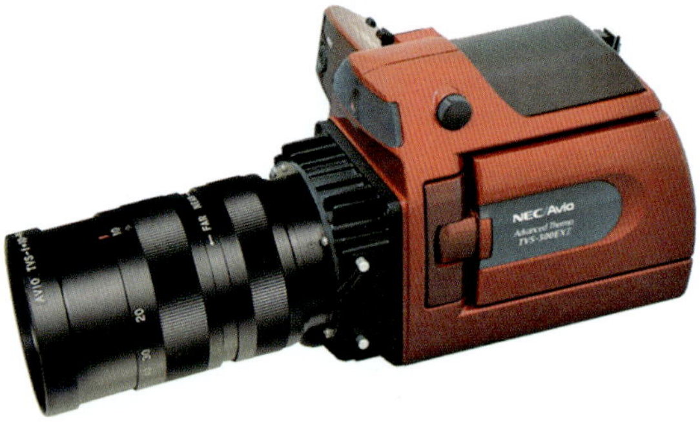

Technische Daten (Advanced Thermo TVS-500EXZ)

Detektor:	VO_x Mikrobolometer-Matrixdetekor
Kühlung:	ungekühlt
Spektralbereich:	8 ... 14 µm
Messbereich:	-40 ... 500 °C (Option: 2000 °C)
Bildpunkte:	320 × 240
Bildrate:	60 Bilder / Sekunde
Thermische Auflösung:	0,1 K / 0,06 K (bei 30 °C)
Digitalisierung:	14 Bit
Datenspeicher:	CF Speicherkarte
Ausgänge:	Videosignal NTSC / PAL, USB, IEEE (Firewire)
Versorgung:	Li-Ion Akkumulator
Betriebszeit:	2 Stunden (long life: 4 Stunden)
Masse:	1,8 kg (mit Akkumulator)

Abb. 538: TVS-500EXZ mit ZOOM-Objektiv (Illustration, Fotomontage)

Abb. 539: NEC AVIO TVS-500EXZ Seitenansicht (Illustration, Fotomontage)

Es ist ersichtlich, dass die obigen Daten nicht besonders auffällig sind. Die Besonderheit dieser Thermokamera bestand ausschließlich in der 4-fachen optischen Vergrößerung durch das ZOOM-Objektiv. Mit diesem konnte das Objekt ohne Linsenwechsel mit dem vom 43,1×32,3° großen Sichtfeld eines Weitwinkelobjektivs beginnend bis hin zu dem 10,8×8,1° engen Sichtfeld eines Teleobjektivs betrachtet werden. Die geometrische Auflösung änderte sich hierbei bei der Annäherung von 2,35 mrad auf 0,59 mrad. Der erwartete große Markterfolg dieser Thermokamera kam jedoch nicht zustande. Auf der einen Seite könnte die Ursache hierfür der extrem hohe Preis des Produkts und sein hohes kopflastiges Gewicht (und der damit verbundenen unbequeme Bedienung) gewesen sein, andererseits jedoch wohl auch die durch das ZOOM-Objektiv verursachte radiometrische Messungenauigkeit.

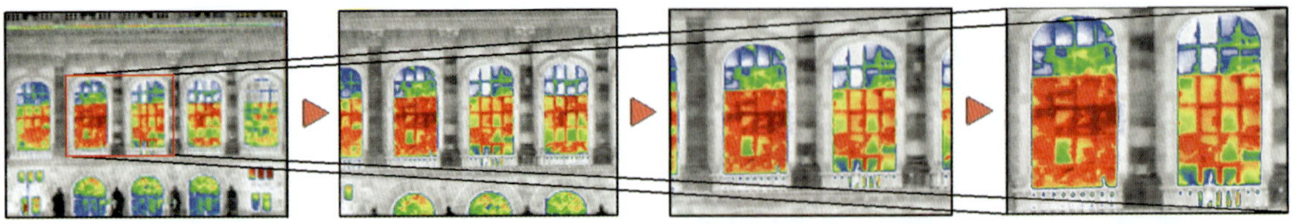

f = 10 mm f = 20 mm f = 30 mm f = 40 mm

Abb. 540: Beispiel für ZOOM-Thermogramme von f = 10mm bis f = 40 mm (320×240 Pixel)
(Illustration, nicht mit einer NEC AVIO Advanced Thermo TVS-500EXZ erstellt)

3.3.1.8. Electrophysics Corporation (USA)

Das amerikanische Unternehmen Electrophysics Corporation wurde 1969 gegründet und beschäftigte sich mit Nachtsicht- und Wärmebildgeräten, sowie Infrarotgeräten für Militär- und Sicherheitsanwendungen. Im Jahr 2008 wurde es Eigentum von Sofradir SAS und setzte seine Aktivitäten als Sofradir EC, Inc. fort.

Electrophysics PyroViewer® 5400 (1981)*

Zu den ersten Produkten gehörten die PyroViewer® Wärmebildkameras auf Basis eines (pyroelektrischen) Vidicon-Detektors. Im Laufe der Jahre wurden mehrere Geräte mit einer spektralen Empfindlichkeit von 3 ... 14 µm, 0,6 ... 25 µm oder 8 ... 14 µm auf den Markt gebracht. Natürlich waren Wärmebildkameras auf Vidicon-Basis nicht oder nur sehr eingeschränkt zur Temperaturmessung geeignet.

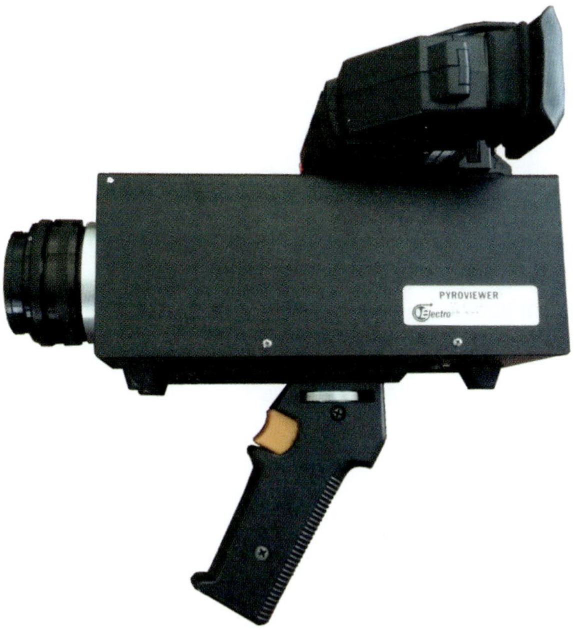

Abb. 541: Vidicon-Thermokamera PyroViewer® 5400 (Fotomontage basierend auf [A204])

Technische Daten

PyroViewer® 5400

Detektor:	pyroelektrisches Vidicon
Kühlung:	ungekühlt
Spektralbereich:	3 ... 14 µm
Bildpunkte:	300 Zeilen
Bildrate:	60 Bilder / Sekunde

PyroViewer® 5450

Detektor:	pyroelektrisches Vidicon
Kühlung:	ungekühlt
Spektralbereich:	0,6 ... 25 µm
Bildpunkte:	300 Zeilen
Bildrate:	60 Bilder / Sekunde

PyroViewer® 5480

Detektor:	pyroelektrisches Vidicon
Kühlung:	ungekühlt
Spektralbereich:	0,6 ... 25 µm
Bildpunkte:	300 Zeilen
Bildrate:	60 Bilder / Sekunde
Thermische Auflösung:	0,2 K (bei 30 °C)

Electrophysics Micronviewer Model 7290a (1990)*

Die MicronViewer Produktfamilie ist noch bis heute auf dem Markt. Der Kern dieser Produkte ist ein Blei-Oxysulfid-Vidicon, das in einem breiten spektralen Bereich eine hohe Empfindlichkeit besitzt. Hergestellt werden stationäre und auch tragbare Ausführungen.

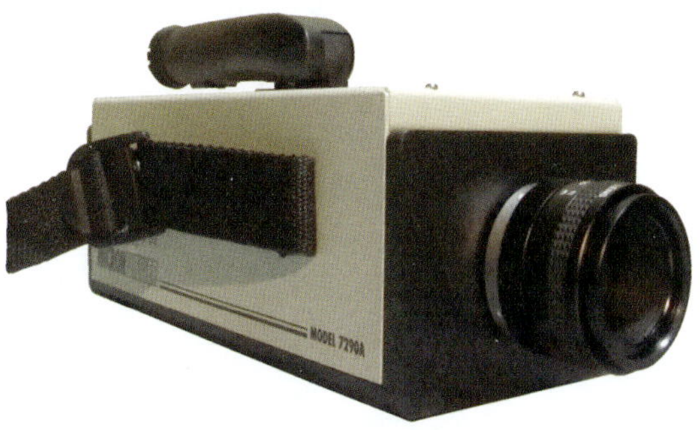

Abb. 542: Vidicon-Thermokamera MicronViewer 7290a (Illustration, Fotomontage)

Technische Daten (Micronviewer Model 7290a)

Detektor:	pyroelektrisches Vidicon
Kühlung:	ungekühlt
Spektralbereich:	0,4 ... 1,9 µm
Bildpunkte:	525 Zeilen (bei 60 Hz) × 700 Pixel oder 625 Zeilen (bei 50 Hz) × 700 Pixel
Bildrate:	50 bzw. 60 Bilder / Sekunde
Digitalisierung:	keine, nur analoger Videoausgang
Datenspeicher:	keine
Anzeige:	optischer Sucher
Versorgung:	interner Akkumulator
Masse:	1,52 kg (komplett, mit Akkumulator)

*) geschätzter Wert ohne Literaturnachweis

Radiometric 500D (Electrophysics/Raytheon/LAND) (2001)

Electrophysics' Einstieg in den Markt der radiometrischen Wärmebildkameras erfolgte durch die voll-radiometrische Modifikation und Weiterentwicklung der Thermokamera Raytheon PalmIR250D.

Die durch Electrophysics modifizierte Thermokamera wurde als Radiometric 500D benannt und durch LAND (bzw. seine europäischen Distributoren) vertrieben. Die Radiometric 500D besaß einen Mikrobolometer-Matrixdetektor auf Basis von BariumStrontiumTitanium (BST) mit 320×240 Pixeln, einen radiometrischen Temperaturmessbereich von 0 bis 500 °C und eine Genauigkeit von ± 2%. Eine detaillierte Beschreibung dieser Thermokamera wird unter der Vorstellung der Firma Raytheon präsentiert.

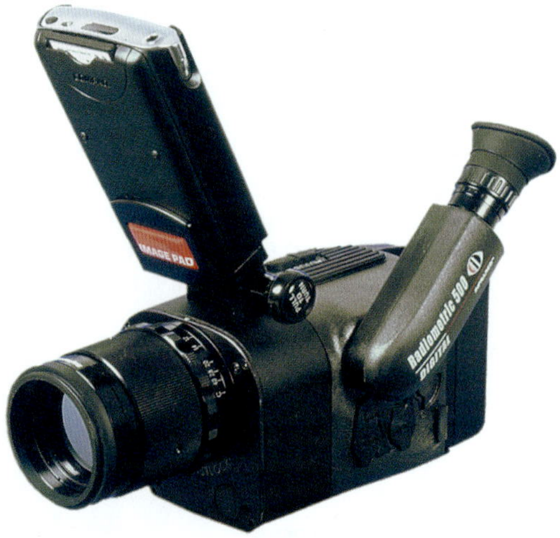

Abb. 543: radiometrische Thermokamera Radiometric 500D (mit freundlicher Genehmigung von Raytheon Space and Airborne Systems, www.raytheon.com [A205])

Electrophysics EZ THERM (2003)

Die Thermokamera EZ Therm wurde im Rahmen der Entwicklungen unter dem Firmennamen Electrophysics auf den Markt eingeführt. Vor allem die optionale optische 1,3-Megapixel-Kamera und die Bild-im-Bild-Darstellung von Thermogramm und Foto machten diesen Thermokameratyp bei Fachleuten der Elektro- und Maschinenwartung sehr beliebt. Sogar eine optionale WLAN-Verbindung und eine LED-Lampe existierten (siehe Foto unten) neben der vielseitigen (auf MS Windows basierenden) ReportIR genannten Auswertesoftware.

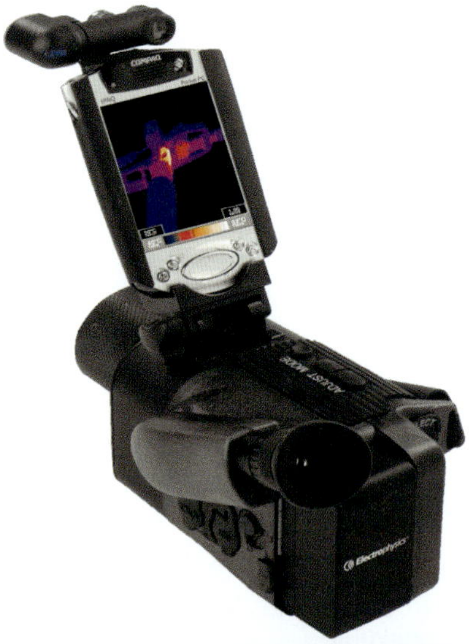

Technische Daten (EZ THERM)

Detektor:	BST Mikrobolometer-Matrixdetektor
Kühlung:	ungekühlt
Spektralbereich:	8 ... 12 µm
Messbereich:	-20 ... 500 °C
Thermische. Auflösung:	0,08 K (bei 30 °C)
Bildpunkte:	320 × 240
Bildrate:	30 Bilder / Sekunde
Digitalisierung:	12 Bit
Datenspeicher:	SD bzw. CF Speicherkarte
Anzeige:	optischer Sucher + Palmtop LCD
Versorgung:	NiMh Camcorder-Akkumulator
Betriebszeit:	2 Stunden
Masse:	2 kg (komplett, mit Akkumulator)

Abb. 544: radiometrische Thermokamera Electrophysics EZ THERM (mit freundlicher Genehmigung von Sofradir EC, www.sofradir-ec.com [A206])

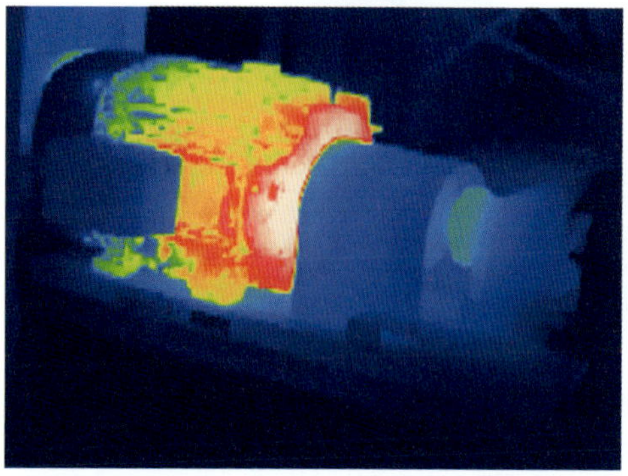

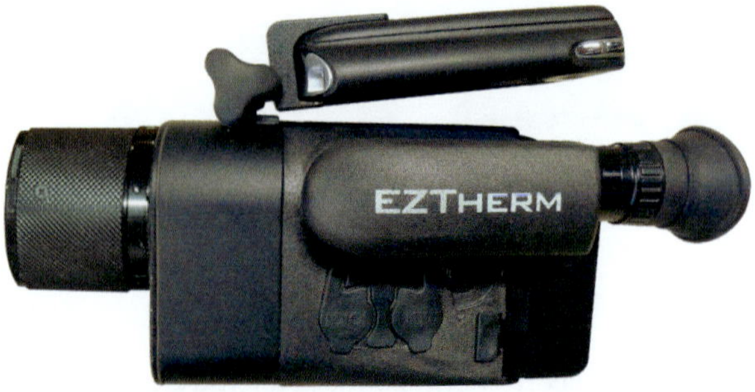

Abb. 545: radiometrische Thermokamera EZ THERM (Illustration, Fotomontage)

Abb. 546: Wärmebild der Electrophysics EZ THERM (mit freundlicher Genehmigung von Sofradir EC, www.sofradir-ec.com [A207])

Electrophysics HotShot® (2004)

Die HotShot® Thermokamerafamilie war einer der größten Erfolge von Electrophysics, da diese Thermokamera im Jahr 2005 in der USA-Fachzeitschrift „Plant Engineering" den Titel „Product of the Year" gewinnen konnte. Weil die ersten Modelle nur Bolometerdetektoren mit 160×120 Pixel hatten, war der beeindruckendste Parameter sicherlich nicht die Pixelauflösung. Statt dessen dürfte das geniale Design, die einfache Handhabung und die überraschend geringe Größe sowie das kleine Gewicht, weiterhin auch die langen Akkubetriebszeit zum Erfolg dieser Thermokamera geführt haben.

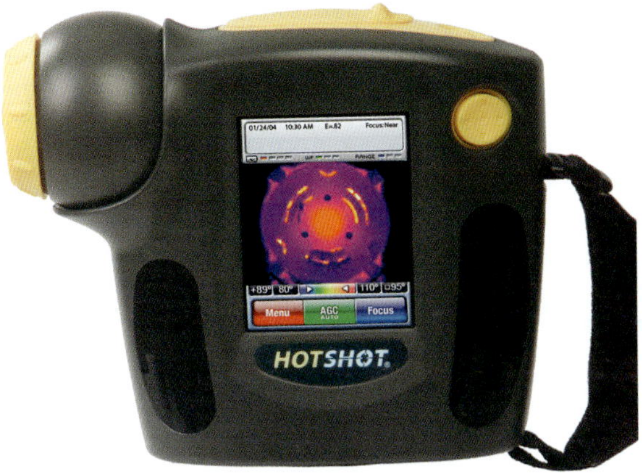

Technische Daten (HotShot® Version 2004)

Detektor:	Mikrobolometermatrix
Kühlung:	ungekühlt
Spektralbereich:	7,5 ... 14 µm
Messbereich:	-20 ... 250 °C
Thermische Auflösung:	0,1 K (bei 30 °C)
Bildpunkte:	160 × 120
Bildrate:	30 Bilder / Sekunde
Digitalisierung:	12 Bit
Datenspeicher:	64 MB interner Speicher + CF Speicherkarte
Anzeige:	Farb-LCD
Versorgung:	Li-Ion Akkumulator
Betriebszeit:	4 Stunden
Masse:	0,8 kg (komplett)

Abb. 547: Thermokamera Electrophysics HotShot® (2004)
(mit freundlicher Genehmigung von Sofradir EC, www.sofradir-ec.com [A208])

Electrophysics HotShot® HD (2007)

Electrophysics' letzte unabhängige Entwicklung vor der Fusion mit Sofradir SAS war die Thermokamera-serie HotShot® HD, die allerdings in der aktuellen Produktreihe von Sofradir EC, Inc. nicht mehr erhältlich ist. Die HotShot® HD vereint die guten Eigenschaften der früheren HotShot® Wärmebildkameras mit der Pixelauflösung des im Jahr 2007 „brandneuen" 640×480 Pixel großen Mikrobolometer-Detektors.

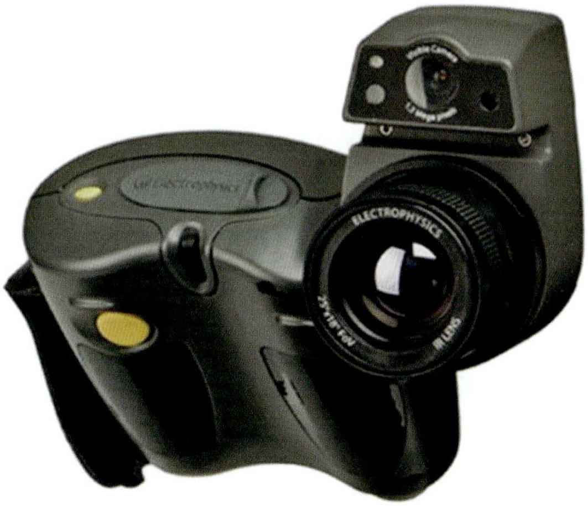

Technische Daten (HotShot® HD-S)

Detektor:	VO_x Mikrobolometermatrix
Kühlung:	ungekühlt
Spektralbereich:	7,5 ... 14 µm
Messbereich:	-20 ... 350 °C
Thermische Auflösung:	0,05 K (bei 30 °C)
Bildpunkte:	640 × 480
Bildrate:	30 Bilder / Sekunde
Digitalisierung:	12 Bit
Datenspeicher:	512 MB interner Speicher + CF Speicherkarte
Anzeige:	3,5" LCD Touch-Screen
Versorgung:	Li-Ion Akkumulator
Betriebszeit:	2,5 Stunden
Masse:	1,2 kg (komplett)

Abb. 548: Thermokamera Electrophysics HotShot® HD
(mit freundlicher Genehmigung von Sofradir EC, www.sofradir-ec.com [A209])

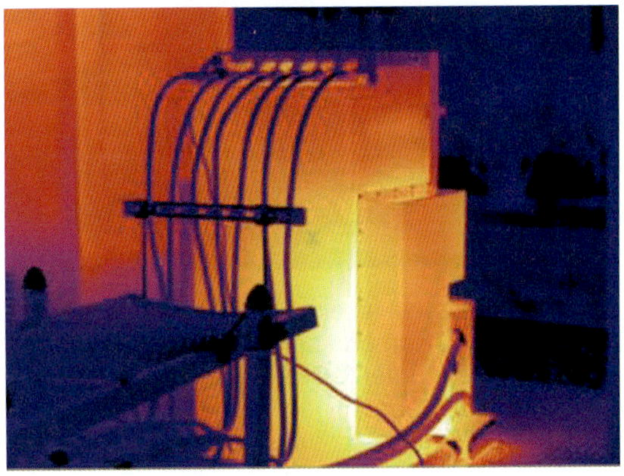

Abb. 549: Wärmebild der Thermokamera Electrophysics HotShot® HD
(mit freundlicher Genehmigung von Sofradir EC, www.sofradir-ec.com [A210])

3.3.1.9. Amber Engineering Inc. (USA)

Die amerikanische Firma Amber Engineering Inc. wurde im Jahr 1981 in der kalifornischen Stadt Goleta in den USA gegründet. Anerkennung errang dieses Unternehmens insbesondere durch die herausragenden thermischen Auflösungen und hohen Bildraten seiner Wärmebildkameras. Dennoch „lebte" Amber eigenständig nur 11 Jahre: bereits 1992 wurde es von der amerikanischen Firma Raytheon aufgekauft. Im selben Jahr erwarb Raytheon auch Hughes Defence, was zu einer Verschiebung der Marktaktivitäten und Entwicklungsschwerpunkte zu militärischen Anwendungen führte.

Amber Enterprises AE-4128 (1984)

Die vermutlich erste radiometrische Wärmebildkamera, die von Amber in Serie hergestellt und vertrieben wurde, war das Modell AE-4128, welche im Jahr 1984 auf den Markt gekommen sein dürfte. Seiner Konstruktion nach war es ein „brutal" robustes (und schweres) Gerät, hatte aber auch zwei - fast unglaubliche - technische Parameter: 6 mK thermische Auflösung und max. 109 Hz Bildwiederholrate! Auch die Digitalisierung mit 16 Bit Auflösung war allen Konkurrenzprodukten weit überlegen.

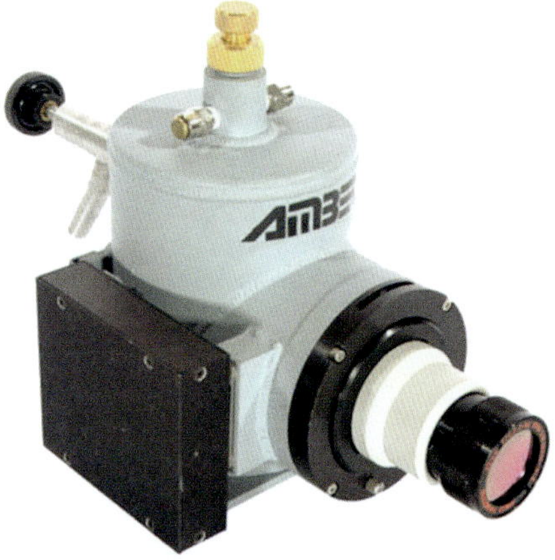

Technische Daten (Model AE-4128)

Detektor:	InSb Photonendetektormatrix
Kühlung:	Flüssigstickstoff
Spektralbereich:	3 ... 5 µm
Messbereich:	0 ... 250 °C
Thermische Auflösung:	6 mK (bei 30 °C)
Bildpunkte:	128 × 128
Bildrate:	109 Bilder / Sekunde
Digitalisierung:	16 Bit

Abb. 550: Thermokamera Amber Model 4128
(mit freundlicher Genehmigung von Hofstra Group, https://hofstragroup.com [A75])

Amber Enterprises AE-4256 (1991)*

Wenn das Jahr (tatsächlich) stimmt, welches in Verbindung mit der Wärmebildkamera AE-4256 entdeckt werden konnte, wäre dies so, als hätte die Zeit bei der Firma Amber reichlich fünf Jahre stillgestanden. (Das genannte Erscheinungsjahr muss auch anhand der nachfolgend vorgestellten Amber Radiance 1 in Zweifel gestellt werden.) Die Wärmebildkamera AE-4256 kann übrigens lediglich die Pixelauflösung des Modells 4128 (durch die größere Detektormatrix) übertreffen, in allen anderen Parametern dagegen unterlag diese den messtechnischen Fähigkeiten der Vorgängerkamera. Dennoch war auch diese Thermokamera eine der schnellsten und thermisch hochaufgelösten radiometrischen Kameras ihrer Zeit (auf dem zivilen Markt).

Technische Daten (Model AE-4256)

Detektor:	InSb Photonendetektormatrix
Kühlung:	Flüssigstickstoff
Spektralbereich:	1 ... 5,5 µm
Messbereich:	-50 ... 2000 °C *
Therm. Auflösung:	25 mK (bei 30 °C)
Bildpunkte:	256 × 256
Bildrate:	30 ... 60 Bilder / Sekunde
Digitalisierung:	12 Bit

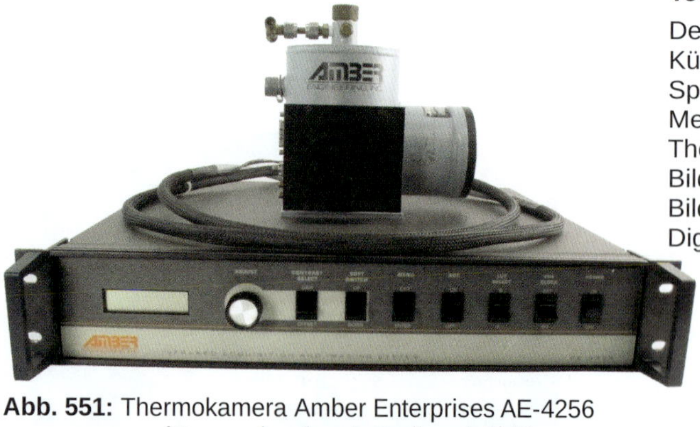

Abb. 551: Thermokamera Amber Enterprises AE-4256
(Kamerakopf und Bedieneinheit)
(erstellt unter Verwendung von [A211], mit freundlicher Genehmigung von electro-mavin auf ebay)

*) geschätzter Wert ohne Literaturnachweis

Amber Radiance 1™ (1993)

Die 1992 entwickelte und ab 1993 kommerziell erhältliche kompakte Amber Radiance 1™ stellt eine völlig neue Kategorie der Amber-Produkte dar. Bei diesem neuen Typ wurden neben dem modernen Gerätedesign (Kamerakopf und Steuereinheit zusammen als ein kompaktes Gerät) und einem anderen Kühlkonzept (Anwendung eines Stirling-Kühlers anstelle des Flüssigstickstoffs) noch weitere, sehr fortgeschrittene Messmöglichkeiten realisiert.

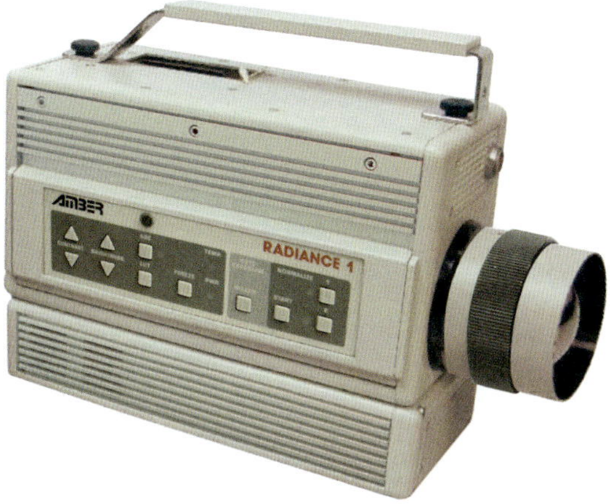

Technische Daten (Radiance 1™)

Detektor:	InSb Photonendetektormatrix
Kühlung:	Stirling-Kühler
Spektralbereich:	3 ... 5 µm
Messbereich:	-40 ... 500 °C
Thermische Auflösung:	25 mK (bei 30 °C)
Bildpunkte:	256 × 256
Bildrate:	60 Bilder / Sekunde
Digitalisierung:	12 Bit
Datenspeicher:	Flash Speicherkarte
Versorgung (extern):	11 ... 35 V DC / 110/220VAC
Akkumulator:	keine Angaben
Masse:	4,5 kg (Thermokamera)

Abb. 552: Thermokamera Amber Radiance 1™
(mit freundlicher Genehmigung von BMI Surplus Inc., www@bmisurplus.com [A212], durch Autor bearbeitet)

Amber Radiance PM® (1994)

Der Amber Radiance 1™ folgten recht schnell die Thermokameras der Serie Amber Radiance PM®, die mit höherer thermischer Auflösung (höherer Digitalisierung) bei kleinerer Baugröße und geringerem Gewicht, den Vorgängertyp ersetzten.

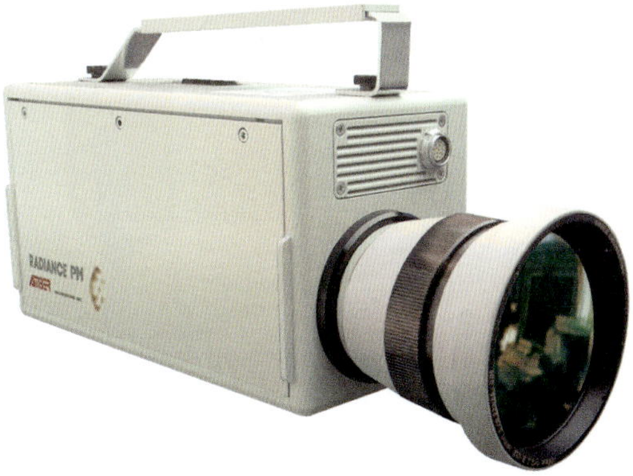

Technische Daten (Radiance PM®)

Detektor:	InSb Photonendetektormatrix
Kühlung:	Stirling-Kühler
Spektralbereich:	3 ... 5 µm
Messbereich:	0 ... 500 °C
Thermische Auflösung:	20 mK (bei 30 °C)
Bildpunkte:	256 × 256
Bildrate:	60 Bilder / Sekunde
Digitalisierung:	16 Bit
Datenspeicher:	PCMCIA Speicherkarte
Akkumulator:	keine Angaben
Masse:	3,6 kg (Thermokamera)

Abb. 553: Amber Radiance PM® Thermokamera
(Illustration, Fotomontage)

Amber Sentinel (1995 oder 1996)*

Auch unter Verwendung eines ungekühlten Mikrobolometer-Detektors wurde von Amber Engineering eine Wärmebildkamera entwickelt und hergestellt, die Thermokamera Amber Sentinel. Für dieses Gerät sind jedoch nur sich widersprechende Daten und Fotos aufzufinden, was die korrekte Beschreibung der Wärmebildkamera erschwert und zur Beschränkung auf die wichtigsten technischen Parameter zwingt:

Technische Daten (Amber Sentinel)

Detektor:	Mikrobolometermatrix	Bildpunkte:	320 × 240
Kühlung:	ungekühlt	Bildrate:	30 Bilder / Sekunde
Spektralbereich:	8 ... 14 µm	Digitalisierung:	12 Bit
Thermische Auflösung:	70 mK (bei 25 °C)	Ausgang:	NTSC

*) geschätzter Wert ohne Literaturnachweis

Hier sollen jedoch auch ein paar Worte über die QWIP Detektorentwicklung im NASA JPL (Jet Propulsion Laboratory) Labor fallen, da hierbei die Wärmebildkameras von Amber eine bedeutende Rolle gespielt hatten. Die erste QWIP-Thermokamera aus dem Jahr 1994 entstand beispielsweise aus einem Flüssigstickstoffkühler, einer Detektorkopplung-Signalverstärkerelektronik, sowie einer Bedieneinheit von Amber. Der experimentelle QWIP-Detektor hatte damals 128×128 Pixel mit 15 µm spektraler Empfindlichkeit. Schon zwei Jahre später (1996) wurde eine tragbare Thermokamera mit einem 256×256 Pixel großen QWIP-Detektor geschaffen. (Dieser wurde wahrscheinlich schon kurze Zeit später durch einen Detektor mit 320×256 Bildpunkten ersetzt.) Diese Wärmebildkamera erhielt Gehäuse, Elektronik und Kühler der Amber Radiance. Der QWIP-Detektor selbst bestand aus fünfzig $GaAs/Al_{0,3}Ga_{0,7}As$-Schichten, hatte eine Einzelpixelgröße von 35 µm und seine höchste spektrale Empfindlichkeit lag bei 8,5 µm. Bei Kühlung des Detektors auf 70 K wurde mit 12 Bit Digitalisierung eine thermische Auflösung von 15 mK erreicht.

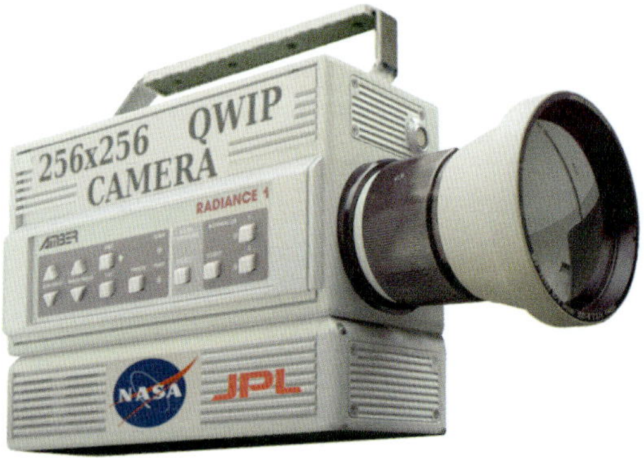

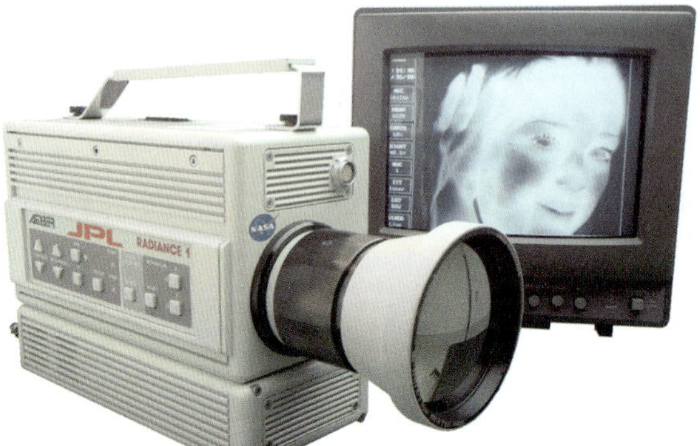

Abb. 554 und **555:** Thermokamera Amber Radiance 1™ mit 256×256 bzw. 320×256 Pixel QWIP-Detektor
(mit freundlicher Genehmigung von SPIE, www.spie.org [A213], durch Autor grafisch aufgebessert)
(mit freundlicher Genehmigung von NASA/JPL-Caltech, www.jpl.nasa.gov [A214], durch Autor grafisch bearbeitet)

Im selben Jahr wurde auch die erste QWIP-Thermokamera im Format einer kleinen Videokamera gebaut. Hierfür wurde das Germanium-Objektiv, das Kameragehäuse, die Steuerelektronik und der Stirlingkühler der Thermokamera InfraCAM von Inframetrics verwendet. Die Detektor-Ausleseelektronik basierte - wie bei den Vorgängern - auf dem Multiplexer Amber AE-166 der Thermokamera Radiance 1™.

Auf Amber-Produkten basierend wurde 1999 auch der erste 640×486 Pixel Langwellen-QWIP-Sensor und im Jahr 2000 der erste Dualband-QWIP-Sensor getestet. Beide Versuchsmodelle basierten auf der bewährten Flüssigstickstoffkühlung von Amber. Der Dual-Band-Sensor hatte eine spektrale Empfindlichkeit von 8 bis 9 µm, bzw. von 14 bis 15 µm.

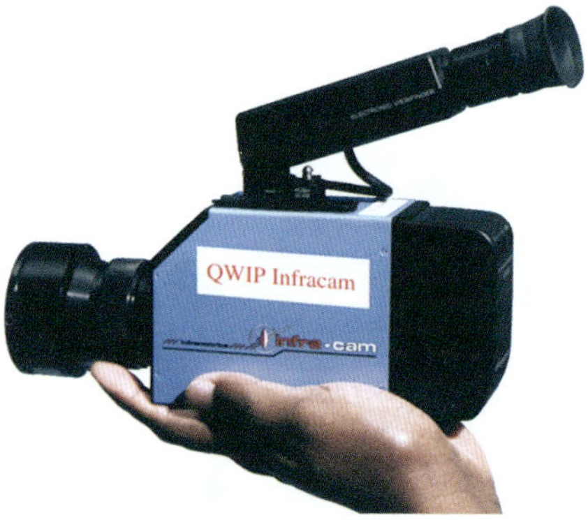

Abb. 556: Thermokamera Inframetrics InfraCAM mit 256×256 Pixel QWIP-Detektor
(mit freundlicher Genehmigung von NASA/JPL-Caltech, www.jpl.nasa.gov [A215], durch Autor grafisch bearbeitet)

Die nächste bedeutende Jahreszahl ist 2002. Damals wurde der erste 640×512 Pixel große (also VGA-Auflösung besitzende) QWIP-Sensor entwickelt und probeweise in eine Thermokamera eingebaut. Über signifikante metrologische Fortschritte wurde ebenfalls berichtet: Bei 30 Hz Bildwiederholrate und 16 Millisekunden Integrationszeit konnte eine thermische Auflösung von 20 mK erreicht werden. Die auf dem Indigo Phoenix™ Kameragehäuse und der Indigo ISC9803 Ausleseelektronik basierende Wärmekamera hatte bereits eine Digitalisierung von 14 Bit, der Spektralbereich des QWIP-Sensors lag bei 8,5 µm.

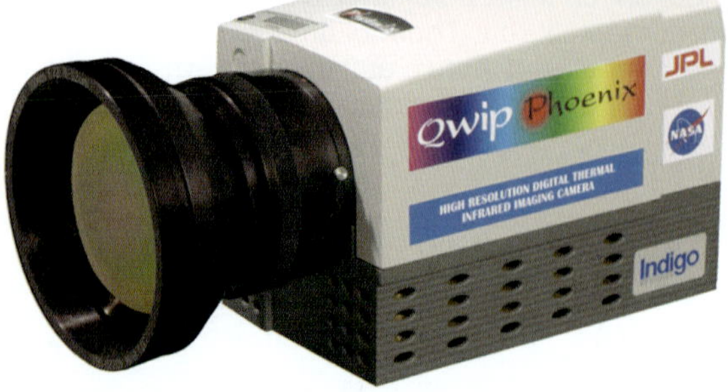

Abb. 557: Indigo Phoenix™ Thermokamera mit 640×512 Pixel QWIP-Detektor
(mit freundlicher Genehmigung von NASA/JPL-Caltech, www.jpl.nasa.gov [A216], durch Autor grafisch bearbeitet)

3.3.1.10. Robotron (PGH Elektronik Magdeburg / Fernsehelektronik Berlin) (Deutschland)

Selbstverständlich gab es zu gleicher Zeit auch im damaligen Ostblock Bedarf an Wärmebildkameras für nichtmilitärische Zwecke. Über die Entwicklungen in der Sowjetunion und deren Ergebnisse konnten leider keine verwertbaren Informationen gesammelt werden. Es ist dennoch als sicher zu betrachten, dass sich mehrere Institutionen mit der zivilen Nutzung von thermografischen Systemen beschäftigt hatten, obwohl deren Anzahl und Aktivitäten sicher weit hinter den (recht gut „getarnten") - sich mit militärischer Forschung und Entwicklung thermografischer Technologien befassenden - staatlichen bzw. staatlich geförderten Firmen und F&E-Institutionen gelegen hatte.

Am ehesten konnten die auf dem Gebiet der Thermografie erfolgten Forschungs- und Entwicklungstätigkeiten der polnischen (Warschauer) Forschungsinstitute aufgefunden werden (siehe auch Literaturquellen und das Kapitel 3.2.9.1. „Linsenmaterialien für thermografische Objektive"), aber es gab auch unter diesen keine Hinweise zu spezifischen Entwicklungen wärmebildgebender Geräte oder Systeme. Im Folgenden werden (anhand der nur spärlich gefundenen Informationen) die wenigen bekannt gewordenen, in Ost- oder Westdeutschland entwickelten und produzierten zivilen Wärmekameras vorgestellt. (Auf militärische Systeme wird aus Missbilligung jeglicher militärischer Anwendungen durch den Autor und dem daher fehlenden Zugang zu militärischen Informationsquellen oder Institutionen generell nicht eingegangen.)

PGH Elektronik THERMO-CONTROL 2-1 (1984)

Das Wärmebildsystem THERMO-CONTROL wurde im Sinne der in der DDR üblichen Firmen- bzw. Institutskooperation entwickelt und verwirklicht. Die Entwicklung wurde im Institut für Technologie und Mechanisierung der DDR (an der Bauakademie der DDR) durchgeführt, die anschließende Kleinserienfertigung erfolgte durch die zur ROBOTRON-Gruppe gehörende PGH Elektronik Magdeburg. Interessant ist auch, dass dieses thermografische System speziell für gebäudethermografische Zwecke entwickelt wurde, obwohl durch seine Größe eine Anwendung für diesen Zweck ohne ernsthafte Transportmittel praktisch nicht möglich war.

Leider gibt es derzeit keine Möglichkeit, detaillierte technische Daten zu diesem System zu benennen, da (höchstwahrscheinlich) weder technische Beschreibungen noch irgendwelche Systemkomponenten mehr verfügbar sind. Es ist nur bekannt, dass es sich um ein auf 77K (wahrscheinlich durch Flüssigstickstoff) gekühltes Photonendetektor-Scannersystem handelte, dessen Messdaten in einer Graustufenskalierung ohne jegliche Computerverarbeitung auf einem - damals weit verbreiteten - grafischen Bildschirm (Computer-Monitor) des Typs FB2010 dargestellt wurden.

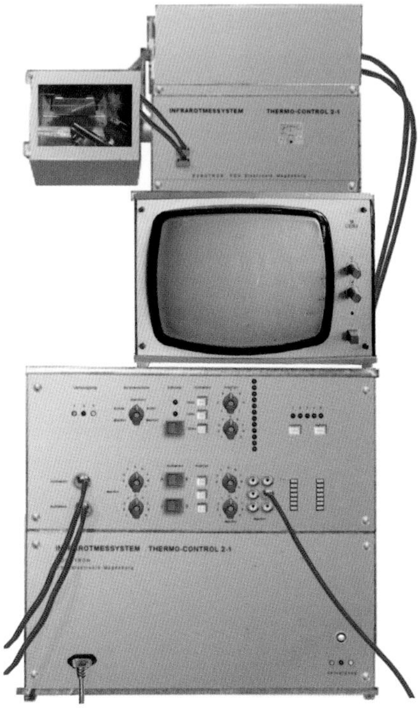

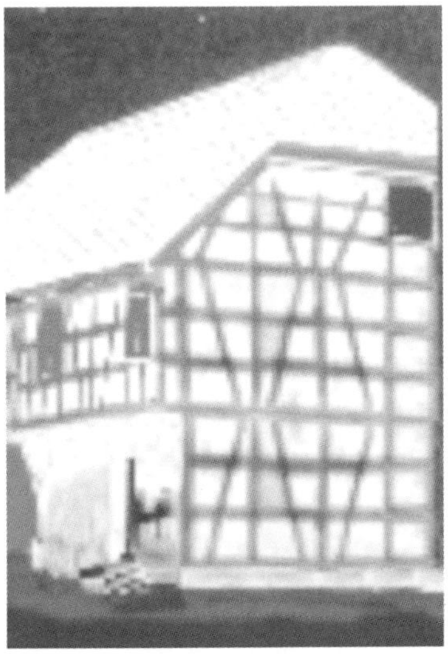

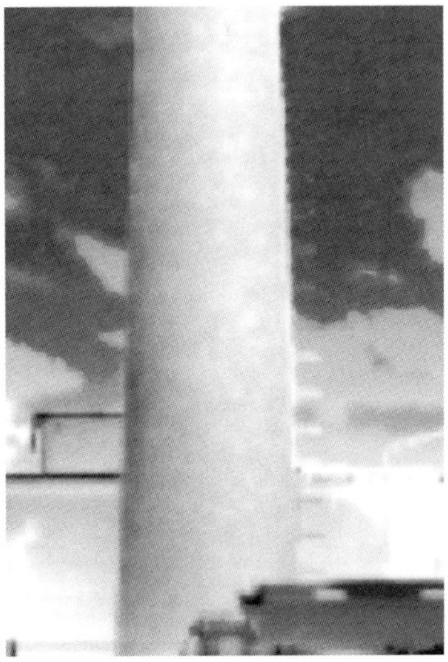

Abb. 558: IR-Bild eines Gebäudes **Abb. 559:** Industriethermogramm
(Illustrationen in ähnlicher Qualität, jedoch nicht mit THERMO-CONTROL erstellt)

Abb. 560: Thermokamera THERMO-CONTROL (PGH Elektronik Magdeburg) (Illustration, Fotomontage)

Fernsehelektronik Berlin Infrarotkamera WBS1 (1987)

Die Wärmebildkamera WBS1 (= Wärme-Bild-System) wurde - wie auch ihre Vorgängerin - vom Institut für Technologie und Mechanisierung in Berlin entwickelt, welches hierbei mit der auf die Herstellung von Fernsehelektronik ausgerichteten - zur ROBOTRON Firmengruppe gehörenden - VEB Fernsehelektronik Berlin kooperierte. Auch die Produktion des Systems wurde später vom letztgenannten Unternehmen realisiert. Die geplante Anwendung der Wärmebildkamera war die Überprüfung von Altbauten und die Qualitätskontrolle der neuen Plattenbauten, insbesondere der thermischen Integrität der Plattenfugen. Dementsprechend war das Ziel die mobile Anwendbarkeit auch in rauem Klima und feuchten Umgebungen, sowie bei Temperaturen bis zu -10 °C.

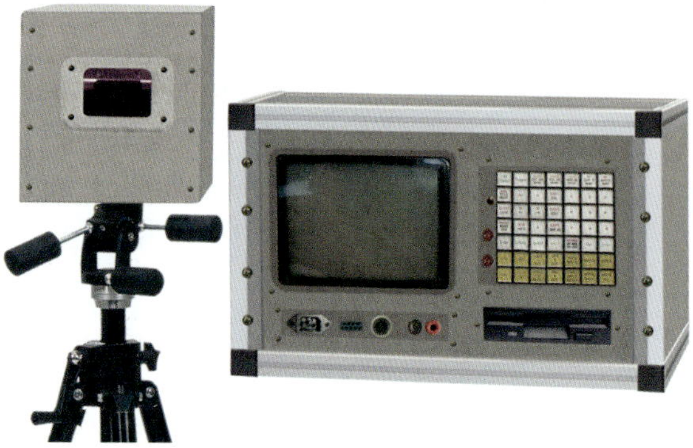

Abb. 561: Infrarotkamera WBS1 (VEB Fernsehelektronik Berlin)
(Illustration, Fotomontage)

Technische Daten (WBS1)

Detektor:	HgCdTe Einelementdetektor
Scanner:	mechanisch
Kühlung:	Flüssigstickstoff
Spektralbereich:	3,4 ... 5 µm *
Bildpunkte:	128 × 128
Bildrate:	1 Bilder / Sekunde *
Thermische Auflösung:	0,2 K (bei 30 °C)
Digitalisierung:	12 Bit
Datenspeicher:	5,25" Floppy
Anzeige:	in der Bedieneinheit
Masse:	7 kg Kamerakopf
	23 kg Bedieneinheit
	(mit Bildschirm)

*) geschätzter Wert ohne Literaturnachweis

Die radiometrische Fähigkeit der Wärmebildkamera, sowie die wählbare Grauskalierung und Falschfarbwiedergabe konnte den Bediener durch Vergrößerung, Profil- und Histogrammdarstellung, des Weiteren durch die Anzeige von Temperaturdifferenzen zwischen zwei Punkten verwöhnen. (Dies dürfte durchaus notwendig gewesen sein, um den Bediener nach dem Schleppen von insgesamt 30 kg unhandlicher Messtechnik etwas zu entschädigen.)

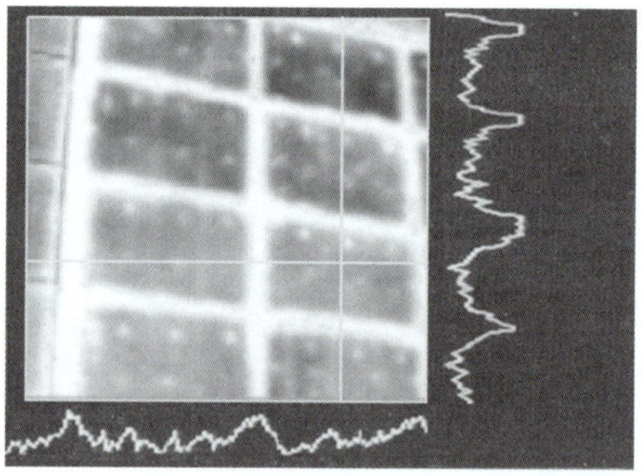

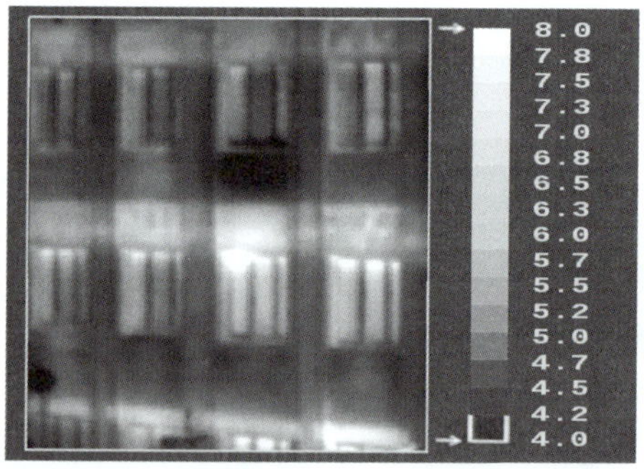

Abb. 562 und **563:** Plattenbau Seitenwand mit Histogramm, Frontseite mit Grauton-Farbskala
(Illustrationen in ähnlicher Qualität wie die der Thermogramme des WBS1, jedoch nicht mit WBS1 erstellt)

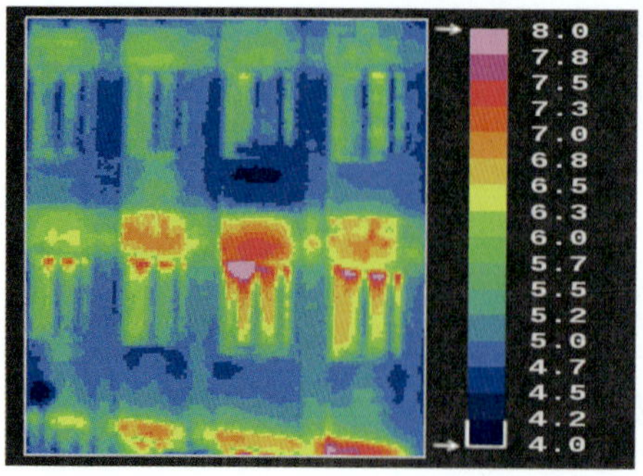

Abb. 564: Plattenbau Frontseite in Falschfarbdarstellung
(Illustration in ähnlicher Qualität wie die der Thermogramme des WBS1, jedoch nicht mit WBS1 erstellt)

Laut zeitgenössischen Unterlagen wurde dieses (schwere und klobige) System noch im Winter 1989 erfolgreich für Gebäudethermografie verwendet. Danach erfolgte aber offensichtlich dessen kurzfristige Verschrottung, ohne den Weg in eine zivile Sammlung oder in ein Museum zu finden.

3.3.1.11. ZEISS (Carl Zeiss Jena, Zeiss Oberkochen, Jenoptik GmbH) (Deutschland)

Schon 1933 fand Edgar W. Kutzscher - Forscher an der Universität Berlin - heraus, dass PbS eine Photowiderstandseigenschaft bis zu 3 µm Wellenlänge aufweist. Im Jahr 1943 war man dann in Deutschland in der Lage, aus diesem Material Detektoren herzustellen, für die während des Zweiten Weltkriegs sogleich auch etliche (militärische) Anwendungen „gefunden" wurden. Ein Beispiel dafür ist das fluggestützte Infrarotsystem Kiel IV. Produziert wurde es vom optischen Gerätehersteller Carl Zeiss in Jena. Nach dem Krieg wurde inmitten der Verschleppung der Ausrüstung des Carl Zeiss Konzerns neben dem historischen Carl Zeiss Konzern in Jena ein weiteres ZEISS Unternehmen auf dem Gebiet der BRD - in Oberkochen - ins Leben gerufen. Beide Unternehmen befassten sich fortan mit der Entwicklung und Produktion von optischen Geräten, und es gab über die Verwendung des Markennamens von 1954 bis 1971 mehrere scharfe Debatten. Mit Auflösung und Privatisierung des VEB Carl Zeiss JENA ging im Jahr 1990 der überwiegende Teil des (gegenüber dem Oberkochener Zeiss) viermal so großen historischen Carl Zeiss Jena (die Carl Zeiss JENA GmbH) in das Eigentum der Carl-Zeiss-Stiftung über und wurde damit dem Oberkochener Unternehmen untergeordnet.

Zeiss Oberkochen Ikotherm (1983)

Das scannende Thermografiesystem ZEISS Ikotherm des in Oberkochen (Baden-Württemberg) angesiedelten Zeiss-Unternehmens wurde 1983 sowohl für biomedizinische als auch für gebäudethermografische Aufgaben entwickelt. Die Zeiss Ikotherm bestand aus einem Kamerakopf, einer Steuereinheit und einem Bildschirm. Die mit Flüssigstickstoff gekühlte Wärmebildkamera arbeitete mit einer thermischen Auflösung von 0,1 K bei 1 Hz Bildrate, die spektrale Empfindlichkeit lag bei 7 bis 12 µm. Im Falle der Bauthermografie könnte die Gesamtmasse von 20 kg allerdings ermüdend gewesen sein.

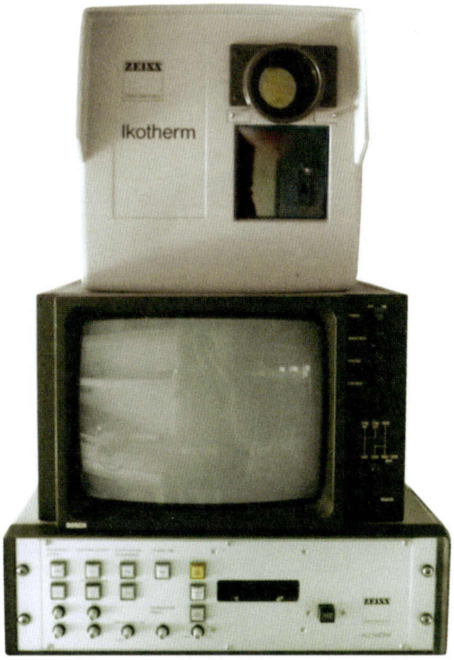

Technische Daten (ZEISS Ikotherm)

Detektor:	Einelement-Photonendetektor vermutlich HgCdTe*
Scanner:	mechanisch
Kühlung:	Flüssigstickstoff
Spektralbereich:	7 ... 12 µm
Bildpunkte:	256 × 256
Bildrate:	1 Bild / Sekunde
Thermische Auflösung:	0,1 K (bei 30 °C)
Digitalisierung:	6 Bit (Anzeige)
Ausgang:	IEEE488 Schnittstelle
Anzeige:	TV-Bildschirm
Masse:	20 kg Kamerakopf + Bedieneinheit

*) geschätzter Wert ohne Literaturnachweis

Abb. 565: Thermokamera ZEISS Ikotherm (Kamera, Bedieneinheit und TV-Bildschirm) (mit freundlicher Genehmigung von Fraunhofer WKI / Meinlschmidt [A217], grafisch bearbeitet)

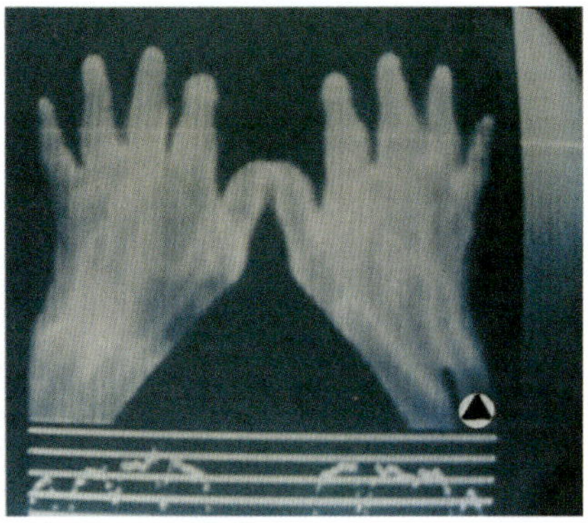

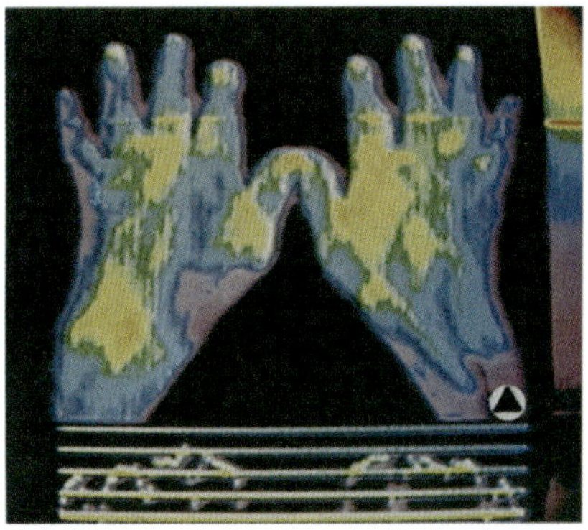

Abb. 566 und **567:** Thermogramm der ZEISS Ikotherm in Grauton- und Falschfarbdarstellung [A218] [A219] (mit freundlicher Genehmigung von Springer Nature, https://link.springer.com)

Carl Zeiss Jena / Jenoptik AG / Jenoptik LOS GmbH

Nach 1990 hat sich Carl Zeiss Jena auch der Entwicklung und Produktion von zivilen thermografischen Geräten zugewandt. Innerhalb der Unternehmensgruppe war die 1991 gegründete Jenoptik AG, später die Jenoptik Laser Optik Systeme GmbH für diese Aufgabe verantwortlich. Das erste Ergebnis waren die Scanner-Thermokameras VarioSCAN, die fast anderthalb Jahrzehnte das europäische Spitzenprodukt für thermografische Anwendungen in Medizin, Biologie und Bau darstellten. Die sich aus der Technologie ergebende Bildhomogenität, die hohe thermische Auflösung und die (im Vergleich zu anderen Produkten dieser Epoche) überdurchschnittlich hohe Anzahl an Pixeln führten in erster Linie zum Erfolg dieser Wärmebildkameras. Obwohl Gewicht und Größe unbequem hoch waren und auch die MTBF der Stirling-Kühler von 8000 Stunden eine ernste Lebensdauergrenze bedeutete, waren diese Kameras begehrt.

Jenoptik VarioSCAN 1011 / VarioSCAN 1012 (1992)

Die VarioSCAN Wärmebildkameras waren aufgebaut aus einem HgCdTe Einzelelement-Photonendetektor, einer asphärischen Optik und einem zweidimensionalen Scanner. Der vertikale - rotierende - Spiegel erzeugte die Pixel pro Zeile, der horizontale Schwingspiegel lenkte die Abtastung Zeile-für-Zeile, wodurch das Gesamtthermogramm innerhalb von 0,8 Sekunden entstand. Die interne Abgleichfläche (Chopper) trat nach jeder Bilderstellung zwecks automatischer „Kalibrierung" der Thermokamera in den Strahlengang. Hiermit wurde nicht nur eine hervorragende thermische Auflösung, sondern auch eine hohe absolute Messgenauigkeit und Stabilität gegenüber den Betriebsbedingungen (z.B. Umgebungstemperatur) der Kamera erreicht. Leider wurden keine Fotos oder Daten zu diesem ersten Typ gefunden.

Jenoptik VarioSCAN 2011 / VarioSCAN 2012 (1993)

Den VarioSCAN 1011/1012 Thermokameras mit 8 Bit Digitalisierung folgten die VarioSCAN 2011/2012 mit 16 Bit Digitalisierung und besserer thermischer Auflösung, deren gute Marktakzeptanz den Grundstein für die Zukunft von Jenoptik legte. Für den erfolgreichen Vertrieb dieser Thermokameras spielte die InfraTec GmbH (Dresden) und deren internationale Distributoren ebenfalls eine große Rolle. InfraTec hatte auch die beliebte professionelle Kamerasteuerungs- und Wärmebild-Auswertesoftware IRBIS® entwickelt.

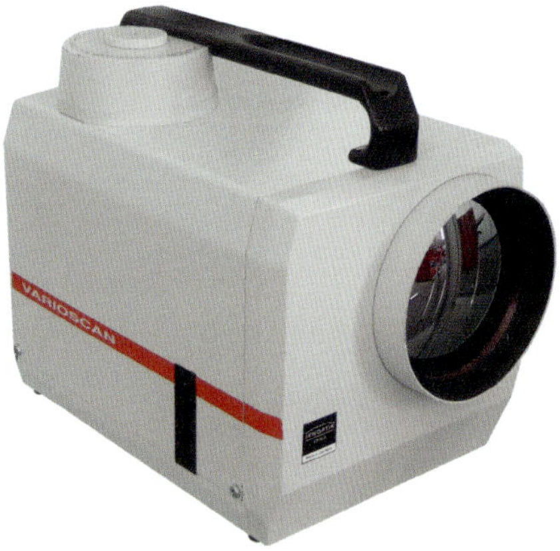

Abb. 568: Thermokamera Jenoptik VarioSCAN 1011 (Illustration, Fotomontage)

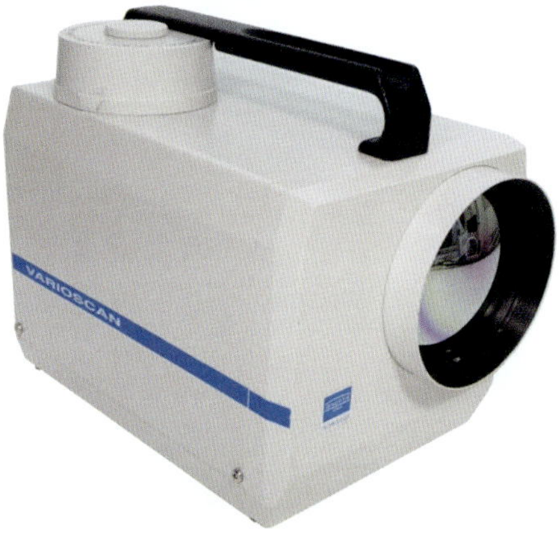

Abb. 569: Thermokamera Jenoptik VarioSCAN 2011 (Illustration, Fotomontage)

Technische Daten

	VarioSCAN 2011	**VarioSCAN 2012**
Detektor:	HgCdTe Einelement-Photonendetektor	HgCdTe Einelement-Photonendetektor
Scanner:	mechanisch, Dreh- und Schwingspiegel	mechanisch, Dreh- und Schwingspiegel
Kühlung:	Flüssigstickstoff	Flüssigstickstoff
Spektralbereich:	8 ... 12 µm	2 ... 5 µm
Messbereich:	-40 ... 1200 °C	-10 ... 1200 °C
Bildpunkte:	300 × 200	300 × 200
Bildrate:	1,2 Bilder (300 × 200) / Sekunde	1,2 Bilder (300 × 200) / Sekunde
Thermische Auflösung:	0,1 K (bei 30 °C)	0,15 K (bei 30 °C)
Digitalisierung:	8 Bit / 16 Bit	8 Bit / 16 Bit
Datenspeicher:	3,5" Floppy	3,5" Floppy
Besonderheiten:	elektro-optischer ZOOM 6:1	elektro-optischer ZOOM 6:1
Versorgung:	durch Bedieneinheit	durch Bedieneinheit
Masse:	Kamerakopf: 3,5 kg *	Kamerakopf: 3,2 kg *
	Bedieneinheit: 2,5 kg *	Bedieneinheit: 2,5 kg *

*) geschätzter Wert ohne Literaturnachweis

Jenoptik VarioSCAN 3011 / VarioSCAN 3012 (1996)

Die Wärmebildkamera VarioSCAN 3011/3012 ist zuerst als ein an einen PC anzuschließender Kamerakopf, später dann auch als kompaktes Gerät (Steuerrechner, Bedienelemente und Anzeige integriert in den Kamerakopf) für mobile Anwendungen in tragbarer Ausführung auf den Markt gebracht worden. Darüber hinaus war es möglich, zwischen verschiedenen Kühlungsarten zu wählen. Im Mittelwellenbereich wurden die VarioSCAN 3012 und 3012 compact mit Peltier-Kühler, im Langwellenbereich dagegen die VarioSCAN 3011 und 3011 compact mit Flüssigstickstoff-Kühlung oder - mit der Typenbezeichnung „ST" - auch mit Stirling-Kühler hergestellt.

Die VarioSCAN Wärmebildkameras konnten entsprechend der eben aktuellen Messaufgabe eingesetzt werden: außer dem Vollbildmodus auch mit 5 Hz Teilbild, als Zeilenscanner (beim Typ hr mit einer Frequenz von 270 Hz) zum Messen von Objekten auf Transportbändern oder rotierenden Teilen. Darüber hinaus waren sie in der Lage, auch als superschnelles Punktpyrometer mit bis zu 150 kHz Messfrequenz zu arbeiten, um die Temperatur eines zentralen Pixels superschnell zu registrieren. Ein weiteres vorteilhaftes Merkmal des elektromechanischen Scannerprinzips war der hiermit verwirklichbare elektrooptische Zoom, der eine bis zu sechsfache echte Vergrößerung durch die Änderung der Winkelschritte der Abtastspiegels möglich machte.

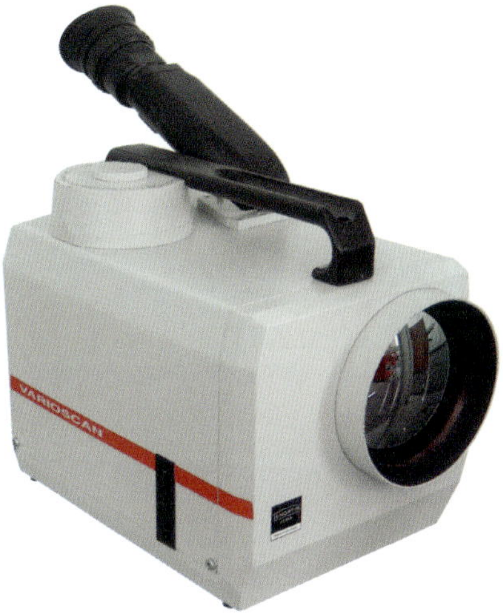

Abb. 570: Thermokamerakopf VarioSCAN 3011 Sonderversion mit optischem Sucher (noch im Gehäuse der 2. Generation) [A76]

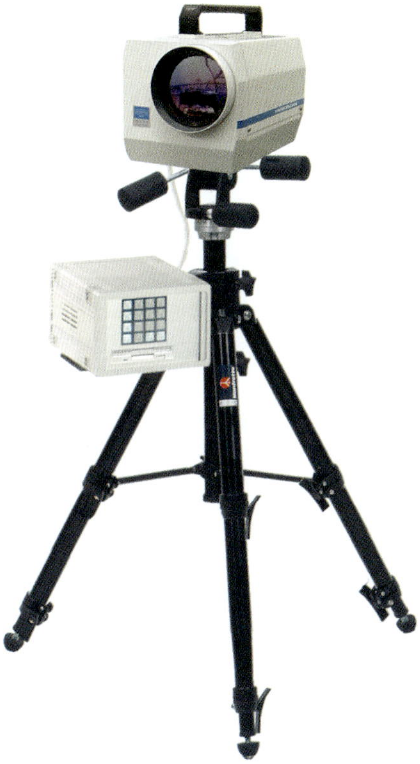

Abb. 571: Thermokamera VarioSCAN 3011 ST (PC) (Kameragehäuse der 2. Generation + Bedieneinheit) (Illustration, Fotomontage)

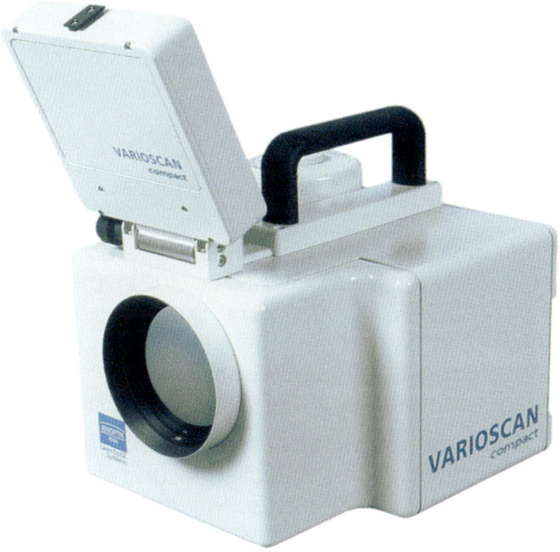

Abb. 572: Thermokamera VarioSCAN 3011 compact (im abgerundeten Gehäuse der 3. Generation)

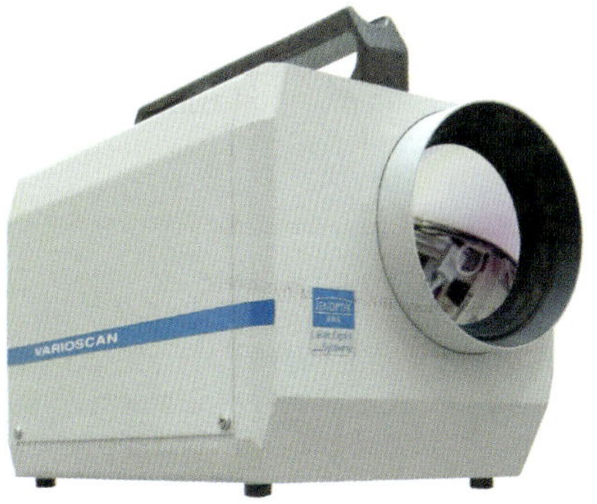

Abb. 573: Thermokamera Varioscan 3011 ST PC (noch im Gehäuse der 2. Generation) (Illustration, Fotomontage)

Technische Daten (mit getrennter Bedieneinheit)

	VarioSCAN 3011 (ST)	VarioSCAN 3012
Detektor:	Einelement-Photonendetektor auf Basis HgCdTe (MCT)	Einelement-Photonendetektor auf Basis HgCdTe (MCT)
Scanner:	mechanisch, Dreh- und Schwingspiegel	mechanisch, Dreh- und Schwingspiegel
Kühlung:	Flüssigstickstoff / ST: Stirling-Kühler	Peltier-Kühlung
Spektralbereich:	8 ... 12 µm	2 ... 5 µm
Messbereich:	-40 ... 1200 °C (Option: 2500 °C)	-10 ... 1200 °C (Option: 2500 °C)
Bildpunkte:	300 × 200	300 × 200
Bildrate:	1,2 Bilder (300 × 200) / Sekunde 300 × 100 Pixel: 2,5 Hz 300 × 50 Pixel: 5 Hz 300 × 1 Pixel: 130 Hz	1,2 Bilder (300 × 200) / Sekunde 300 × 100 Pixel: 2,5 Hz 300 × 50 Pixel: 5 Hz 300 × 1 Pixel: 130 Hz
Thermische Auflösung:	0,03 K / 0,01 K (bei 30 °C)	0,12 K (bei 30 °C)
Digitalisierung:	16 Bit	16 Bit
Datenspeicher:	3,5" Floppy	3,5" Floppy
Anzeige:	optischer Sucher (Option)	optischer Sucher (Option)
Besonderheiten:	elektro-optischer ZOOM 6:1	elektro-optischer ZOOM 6:1
Versorgung:	NiMH Notebook-Akkumulator	NiMH Notebook-Akkumulator
Masse:	Kamerakopf: 3,6 kg (Flüssigstickstoff) 3,5 kg (ST = Stirling-Kühler) Bedieneinheit: 2,5 kg *	Kamerakopf: 3,2 kg Bedieneinheit: 2,5 kg *

*) geschätzter Wert ohne Literaturnachweis

Technische Daten (kompakte Ausführung)

	VarioSCAN compact 3011 (ST)	VarioSCAN compact 3012
Detektor:	Einelement-Photonendetektor auf Basis HgCdTe (MCT)	Einelement-Photonendetektor auf Basis HgCdTe (MCT)
Scanner:	mechanisch, Dreh- und Schwingspiegel	mechanisch, Dreh- und Schwingspiegel
Kühlung:	Flüssigstickstoff / ST: Stirling-Kühler	Peltier-Kühlung
Spektralbereich:	8 ... 12 µm	2 ... 5 µm
Messbereich:	-40 ... 1200 °C (Option: 2500 °C)	-10 ... 1200 °C (Option: 2500 °C)
Bildpunkte:	300 × 200	300 × 200
Bildrate:	1,2 Bilder (300 × 200) / Sekunde 300 × 100 Pixel: 2,5 Hz 300 × 50 Pixel: 5 Hz 300 × 1 Pixel: 130 Hz	1,2 Bilder (300 × 200) / Sekunde 300 × 100 Pixel: 2,5 Hz 300 × 50 Pixel: 5 Hz 300 × 1 Pixel: 130 Hz
Thermische Auflösung:	0,03 K / 0,01 K (bei 30 °C)	0,12 K (bei 30 °C)
Digitalisierung:	16 Bit	16 Bit
Datenspeicher:	PCMCIA Speicherkarte	PCMCIA Speicherkarte
Anzeige:	4,5" Aktiv-TFT-Anzeige	4,5" Aktiv-TFT-Anzeige
Besonderheiten:	elektro-optischer ZOOM 6:1	elektro-optischer ZOOM 6:1
Versorgung:	NiMH Notebook-Akkumulator	NiMH Notebook-Akkumulator
Betriebszeit:	2 Stunden	2 Stunden
Masse:	5,0 kg (Flüssigstickstoff, mit Akkumulator) 4,8 kg (ST = Stirling-Kühler, mit Akkumulator)	4,6 kg (mit Akkumulator)

Jenoptik VarioSCAN hr 3021 / VarioSCAN hr 3022 (2000)

Die weiterentwickelten Versionen der VarioSCAN erhielten eine größere Pixelauflösung (daher die Bezeichnung hr = „high resolution") und wurden als Langwellengerät (VarioSCAN hr 3021) mit einer traditionell Flüssigstickstoff-Kühlung oder Stirling-Kühlung (VarioSCAN hr 3021 ST), sowie als Peltier-gekühlte Mittelwellenversion (VarioSCAN hr 3022) angeboten. Den vorherigen Modellen entsprechend wurden auch hier „PC"-Versionen (nur Kamerakopf zum Anschluss an einen Steuerungs-PC) oder die Versionen „uni" und „compact" (komplexe Kamera mit integrierter Steuerung und Anzeige) hergestellt.

Diese Scannerkameras wurden - dem Erscheinungsjahr nach - ziemlich spät auf den Markt gebracht. Dennoch konnten sie sich aufgrund ihrer hervorragenden messtechnischen Fähigkeiten und der durch die Carl Zeiss Unternehmensgruppe garantierten Qualität etablieren. U.a. bestachen die VarioSCAN Wärmebildkameras durch eine hohe absolute Messgenauigkeit und Stabilität auch bei extremen Betriebsbedingungen und boten gleichzeitigen eine thermische Auflösung von bis zu 10 mK. (Aus eigener Erfahrung kann berichtet werden, dass diese Kameras stundenlange Außentätigkeit bei winterlichen -20 °C genauso „locker" wegsteckten, wie das feuchtwarme Klima eines 70 °C heißen Trockners einer Ziegelfabrik oder sogar die Hitze über einem Glasschmelzofen, wo bereits die Schuhsohlen zu schmelzen begannen.)

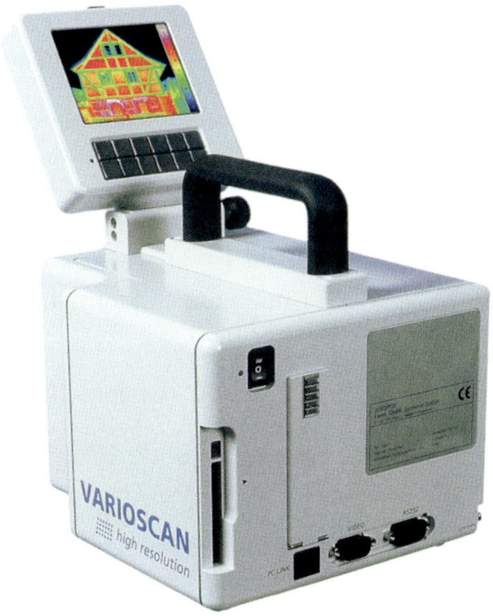

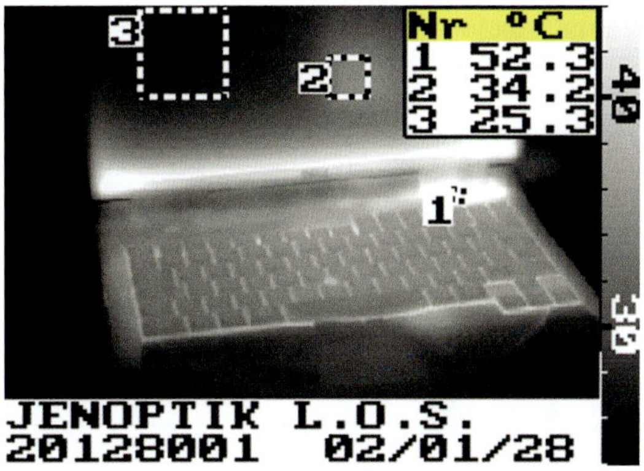

Abb. 574: Wärmebild der VarioSCAN 3021 hr
(mit freundlicher Unterstützung der InfraTec GmbH, www.InfraTec.de [A220])

Abb. 575: Thermokamera VarioSCAN 3021 hr ST compact
(mit freundlicher Unterstützung der InfraTec GmbH, www.InfraTec.de [A221])

Technische Daten („compact" Versionen)

	VarioSCAN hr 3021 (ST)	**VarioSCAN hr 3022**
Detektor:	MCT-Einelement-Photonendetektor	MCT-Einelement-Photonendetektor
Scanner:	mechanisch, Dreh- und Schwingspiegel	mechanisch, Dreh- und Schwingspiegel
Kühlung:	Flüssigstickstoff / ST: Stirling-Kühler	Peltier-Kühlung
Spektralbereich:	8 ... 12 µm	2 ... 5 µm
Messbereich:	-40 ... 1200 °C (Option: 2000 °C)	-10 ... 1200 °C (Option: 2000 °C)
Bildpunkte:	360 × 240	360 × 240
Bildrate:	1,25 Bilder (360 × 240) / Sekunde	1,25 Bilder (360 × 240) / Sekunde
	360 × 100 Pixel: 2,5 Hz	360 × 100 Pixel: 2,5 Hz
	360 × 50 Pixel: 5 Hz	360 × 50 Pixel: 5 Hz
	360 × 1 Pixel: 270 Hz	360 × 1 Pixel: 270 Hz
	1 × 1 Pixel: 150 kHz	1 × 1 Pixel: 150 kHz
Thermische Auflösung:	0,03 K / 0,01 K (bei 30 °C)	0,12 K (bei 30 °C)
Digitalisierung:	16 bit	16 bit
Datenspeicher:	PCMCIA Speicherkarte	PCMCIA Speicherkarte
Anzeige:	4,5" Aktiv-TFT-Anzeige	4,5" Aktiv-TFT-Anzeige
Besonderheiten:	elektro-optischer ZOOM 6:1	elektro-optischer ZOOM 6:1
Versorgung:	NiMH Notebook-Akkumulator	NiMH Notebook-Akkumulator
Betriebszeit:	2 ... 3 Stunde	2 ... 3 Stunde
Masse:	5,1 kg (Flüssigstickstoff, mit Akkumulator)	4,7 kg (mit Akkumulator)
	5,0 kg (ST = Stirling-Kühler, mit Akkumulator)	

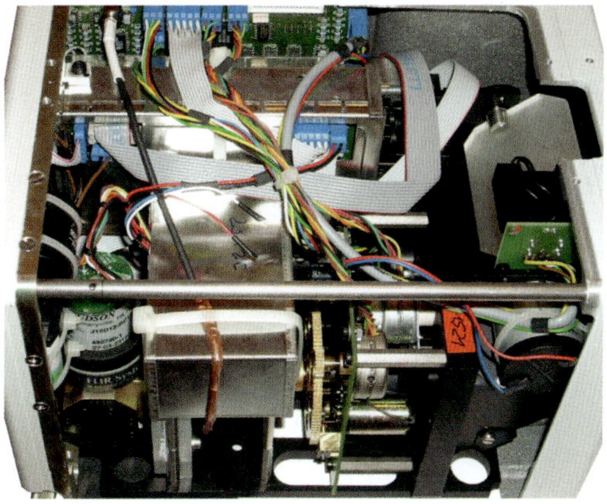

(vorn links Photonendetektor mit Kühler, rechts davon Antriebe für Blendenrad und Chopper, sowie Schwing- und Drehspiegel)

Abb. 576: Blick ins „Innere" einer VarioSCAN hr 3021 ST

Jenoptik VarioTHERM® (1998)

Jenoptik beschäftigte sich neben Scannersystemen auch mit der Entwicklung und Produktion von Wärmebildkameras auf Basis gekühlter Photonendetektormatrizen. Hierbei konzentrierte man sich hauptsächlich auf spezifische spektral-thermografische Anwendungen, z.B. wie Messungen an Glas. Die VarioTHERM® wurde zu diesem Zweck im Laufe der Jahre mit mehreren Detektorgenerationen und äußeren Designs ausgestattet. Darüber hinaus wurde das Angebot an Filtern und Spezialobjektiven sowie Mikroskopoptiken ständig modernisiert und erweitert.

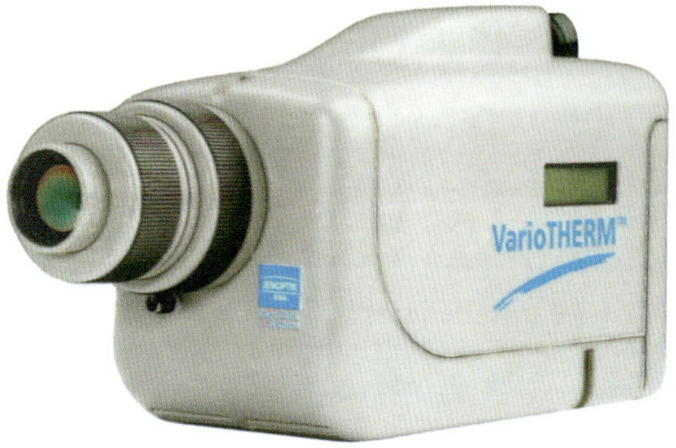

Technische Daten (VarioTHERM®)

Detektor:	PtSi Photonendetektormatrix
Kühlung:	Stirling-Kühler
Spektralbereich:	3,4 ... 5 µm
Messbereich:	-25 ... 1200 ˚C (Option: 2000 °C)
Bildpunkte:	256 × 256
Bildrate:	50 Bilder / Sekunde
Thermische Auflösung:	0,1 K (bei 30 °C)
Digitalisierung:	14 Bit / 16 Bit
Datenspeicher:	PCMCIA Speicherkarte
Ausgänge:	S-Video, RS232, Parallelport
Anzeige:	optischer Sucher (Color)
Masse:	3,9 kg

Abb. 577: Thermokamera Jenoptik VarioTHERM®
(Illustration, Fotomontage)

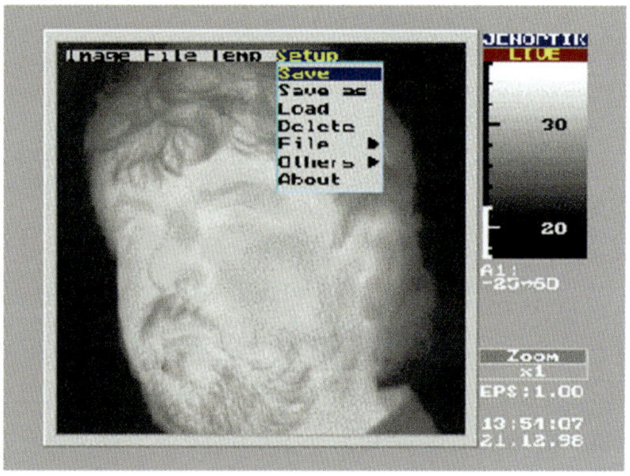

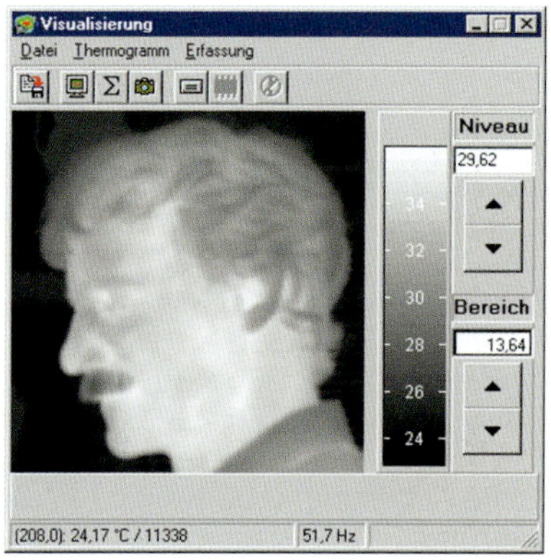

Abb. 578: Wärmebild der Jenoptik VarioTHERM® **Abb. 579:** Echtzeit-Wärmebild auf PC
(mit freundlicher Unterstützung der InfraTec GmbH, www.InfraTec.de [A222] [A223])

Jenoptik VarioTHERM® head (I) (2003)

Da die Anwendungen des ersten Modells überwiegend Festinstallationen waren, wurde in 2003 auf die Version VarioTHERM® *head* umgestellt. Den wenigen „mobilen" Nutzern wurde eine Ergänzung mit dem unten gezeigten Display-Bedienfeld angeboten. Zusätzlich zu den integrierten, per Software anwählbaren Filtern gab es eine gute Auswahl an speziellen Objektiven und Mikroskopoptiken.

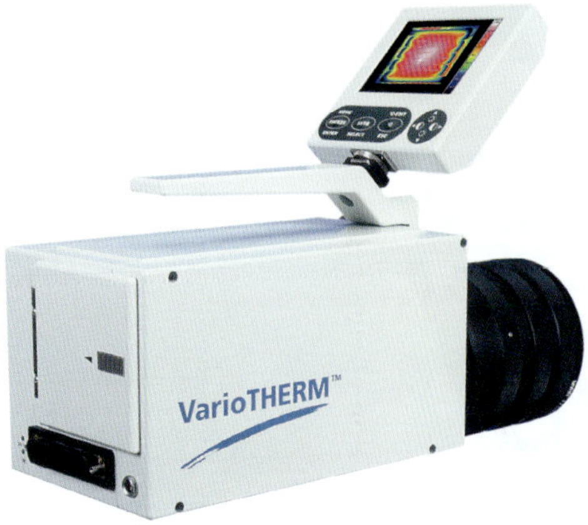

Technische Daten (VarioTHERM® head I)

Detektor:	PtSi Photonendetektormatrix
Kühlung:	Stirling-Kühler
Spektralbereich:	3,4 ... 5 µm
Messbereich:	-25 ... 1200 ˚C (Option: 2000 °C)
Bildpunkte:	256 × 256
Bildrate:	50 Bilder / Sekunde
Thermische Auflösung:	0,1 K (bei 30°C)
Digitalisierung:	16 Bit
Datenspeicher:	PCMCIA / CF Speicherkarte
Ausgänge:	S-Video, Digitalvideo, RS232
Anzeige:	TFT Farbbildschirm
Masse:	4,2 kg (mit Anzeige)

Abb. 580: Thermokamera Jenoptik VarioTHERM® head (I)
(mit freundlicher Unterstützung der InfraTec GmbH, www.InfraTec.de [A224])

Jenoptik VarioTHERM® head II (2005)

Die letzte Weiterentwicklung der Wärmebildkamera VarioTHERM® - basierend auf dem PtSi-Sensor - ist dieser Typ geworden. Der verkrampfte Versuch einer mobilen Version wurde nunmehr unterlassen. Die PC-Software für die Fernbedienung war weiterhin die bewährte IRBIS® von InfraTec.

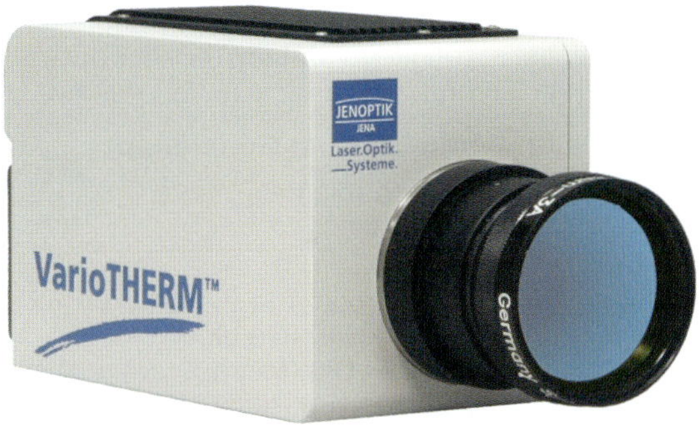

Technische Daten (VarioTHERM® head II)

Detektor:	PtSi Photonendetektormatrix
Kühlung:	Stirling-Kühler
Spektralbereich:	3,4 ... 5 µm (2 ... 5 µm)
Messbereich:	-25 ... 1200 ˇC (Option: 2000 °C)
Bildpunkte:	256 × 256
Bildrate:	50 Bilder / Sekunde
Thermische Auflösung:	0,1 K / 0,02 K (bei 30 °C)
Digitalisierung:	16 Bit
Datenspeicher:	PCMCIA Speicherkarte
Ausgänge:	FireWire (IEEE 1394)
	PAL-FBAS, S-Video, RS232
Besonderheiten:	integrierte Filter (Filterrad)
	(über Software anwählbar)
Masse:	2,6 kg

Abb. 581: Thermokamera Jenoptik VarioTHERM® head II
(mit freundlicher Unterstützung der InfraTec GmbH, www.InfraTec.de [A225])

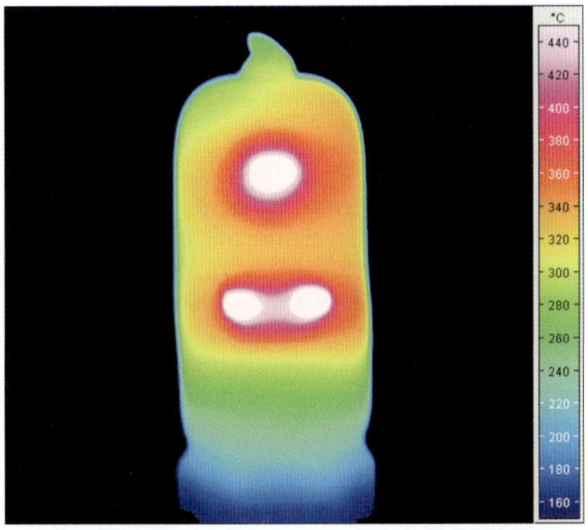

Abb. 582: VarioTHERM® IR-Bild mit Auf-Glas-Filter

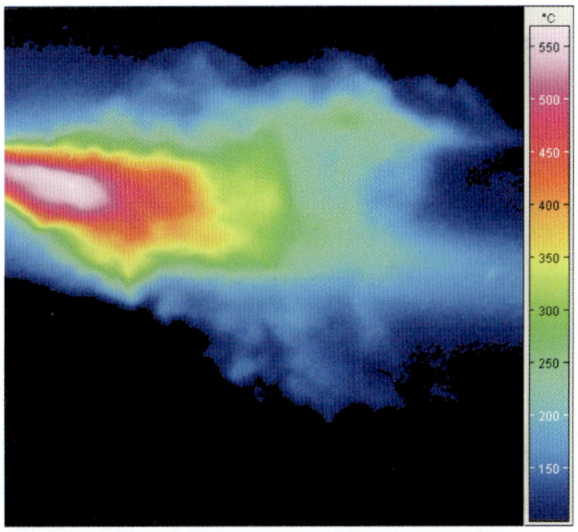

Abb. 583: VarioTHERM® IR-Bild mit Flammenmessfilter
(mit freundlicher Unterstützung der InfraTec GmbH, www.InfraTec.de [A226] [A227])

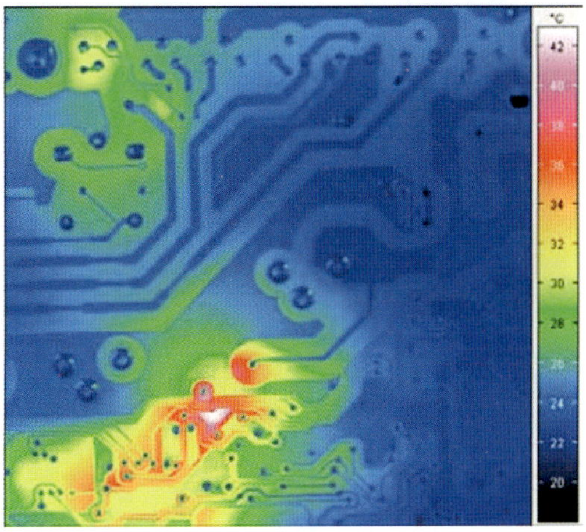

Abb. 584: VarioTHERM® IR-Bild mit Makrolinse

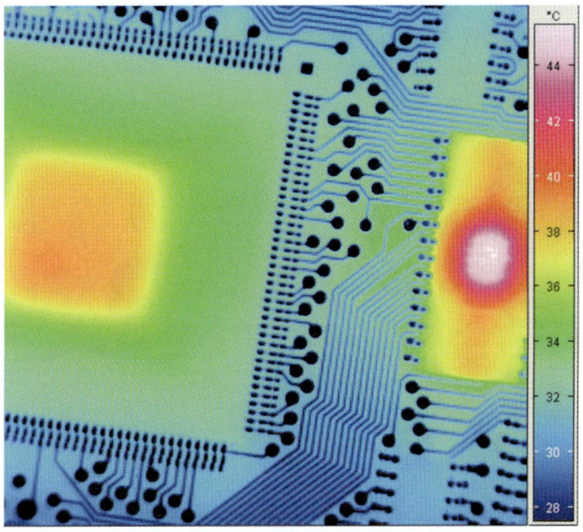

Abb. 585: VarioTHERM® IR-Bild mit Mikroskopobjektiv
(mit freundlicher Unterstützung der InfraTec GmbH, www.InfraTec.de [A228] [A229])

Jenoptik VarioCAM® (2003)

Offensichtlich wollte Jenoptik den (sehr spät erkannten) wachsenden Markt der tragbaren Wärmebildkameras auf Basis von Mikrobolometer-Matrixdetektoren doch nicht ganz verpassen. Mit Hilfe der InfraTec GmbH Dresden wurde im Jahr 2003 die Thermokamerafamilie VarioCAM® aus der Taufe gehoben, die den Ursprung des weltweit besten Mikrobolometer-Kameramodells des Jahres 2015, der 3,15 Megapixel Auflösung bietenden VarioCAM® HD darstellt. Trotz des kantigen Designs der ersten Generation der VarioCAM® und ihres relativ hohen Gewichtes gab es doch einige technische Parameter (wie zum Beispiel das Micro-Scan), welche den Marktauftritt unterstützten. Wie bei den Wärmebildkameras VarioSCAN und VarioTHERM® hat auch diesmal die von InfraTec entwickelte leistungsstarke Kamerasteuer- und Wärmebildauswerte-Software IRBIS® sowie die intensive kommerzielle Tätigkeit von InfraTec und dessen Distributoren dazu beigetragen, diesen Kameratyp (hauptsächlich in Europa) erfolgreich zu vermarkten.

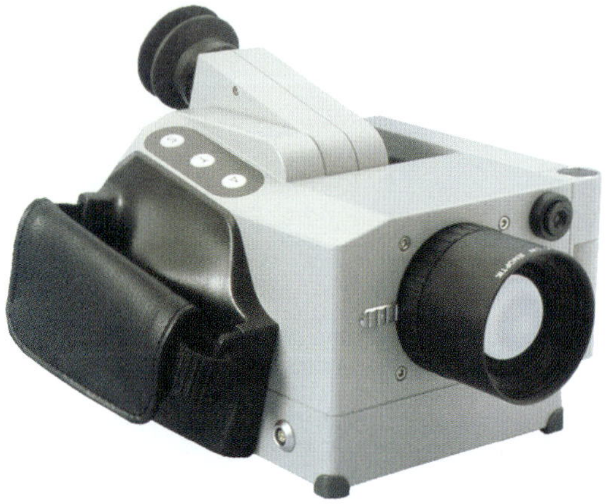

Technische Daten (VarioCAM®, 1. Generation)

Detektor:	Mikrobolometermatrix
Kühlung:	ungekühlt
Spektralbereich:	7,5 ... 14 µm
Messbereich:	-40 ... 1200 °C (Option: 2000 °C)
Bildpunkte:	320 × 240 (Detektor)
	640 × 480 (Micro-Scan)
Bildrate:	50 bzw. 60 Bilder / Sekunde
Thermische Auflösung:	0,08 K (bei 30 °C)
Digitalisierung:	16 Bit
Datenspeicher:	PCMCIA / CF Speicherkarte
Ausgänge:	RS232, FireWire, S-Video
Anzeige:	TFT-Farbbildschirm
Akkumulator:	Li-Ion Camcorder-Akkumulator
Betriebszeit:	3 Stunden
Masse:	2,2 kg (mit Akkumulator)

Abb. 586: Thermokamera Jenoptik VarioCAM® (I)
(mit freundlicher Unterstützung der InfraTec GmbH, www.InfraTec.de [A230])

Zu den Besonderheiten der Thermokamera zählte auch ein schneller interner Speicher, mit dem die radiometrischen Daten von bis zu 1.000 Wärmebildern in einer fortlaufenden Serie mit einer Frequenz von bis zu 60 Hz gespeichert werden konnten. Ein weiteres einzigartiges Merkmal der VarioCAM® war die Micro-Scan-Fähigkeit, womit die - kommerziell als „Resolution Enhancement" (= Auflösungserhöhung) benannte - Vervierfachung der Detektorauflösung möglich wurde. Wie im Kapitel 3.2.13.1. "Pixelauflösung erhöhende Verfahren (innerhalb des Kamerabildfeldes)" beschrieben, konnte durch dieses Verfahren die Pixelauflösung auf 640×480 reale Messpunkte erhöht werden, was im Jahr 2003 Weltrekord für zivile tragbare Wärmebildkameras war.

Den Kundenbedürfnissen entsprechend gab es Varianten mit TFT-Display, abnehmbarem Videorekorder und eingebauter visueller Videokamera, mit Bajonett-montierten Optiken von Weitwinkel- bis Teleobjektiv. Die Objektive wurde dank einer elektronischen Kennung von der Wärmebildkamera automatisch erkannt und die entsprechenden Kalibrierungsdaten geladen.

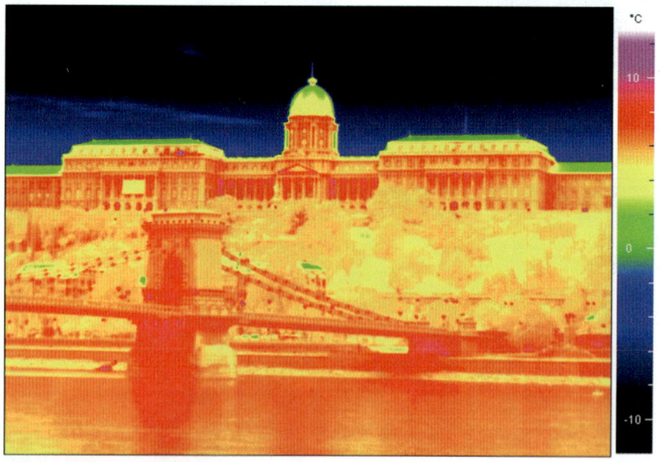

Abb. 587: VarioCAM® Micro-Scan-Wärmebild

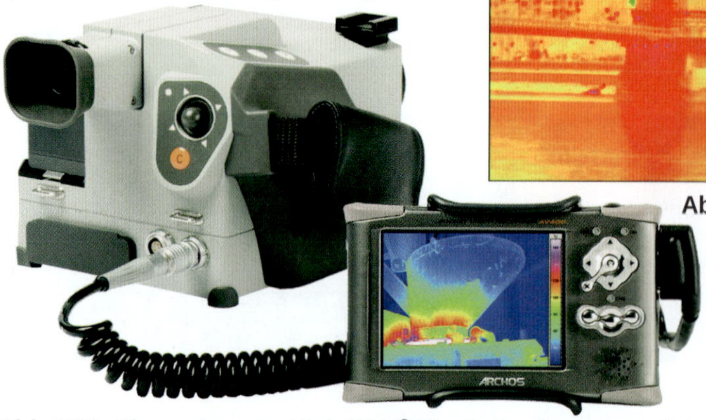

Abb. 588: Thermokamera VarioCAM® (I) mit abnehmbarem digitalen Videorekorder
(mit freundlicher Unterstützung der InfraTec GmbH, www.InfraTec.de [A231])

3.3.1.12. LAND Infrared (Großbritannien)

Das Unternehmen wurde 1947 in Sheffield (Großbritannien) unter dem Namen Land Pyrometer Ltd. gegründet. Haupttätigkeitsfeld war die Entwicklung und der Vertrieb von Strahlungsthermometern. Einen großen Aufschwung brachte in den späten 1970-ger Jahren die Kooperation mit der japanischen Firma Minolta (eigentlich hauptsächlich Hersteller von Fotoapparaten). Unter den tragbaren radiometrischen Wärmebildkameras waren die Cyclops Ti35, Radiometric 500D und Cyclops Ti814 eng mit dem Namen LAND verknüpft. Vielleicht gab es auch mehr, nur deren Spuren sind inzwischen verwischt. Das LAND Produktprofil betrachtend kommt übrigens auch der Gedanke auf, dass zwar Markenname und Herstellerbezeichnung der Cyclops-Modelle LAND war, die Thermokameras in Wirklichkeit aber von anderen Herstellern produziert wurden. Schließlich wurde LAND im Jahr 2006 der AMETEK-Gruppe angegliedert.

<u>**LAND Cyclops TI 35 (1984)**</u>

Die LAND Cyclops Thermokameras hatten schon ein halbes Jahrzehnt vor den von AGEMA 1989 auf den Markt gebrachten Thermovision® 450/470 eine kompakte Ausführung (Kamerakopf mit integrierter Steuereinheit), waren ihrer Zeit also bedeutend voraus.

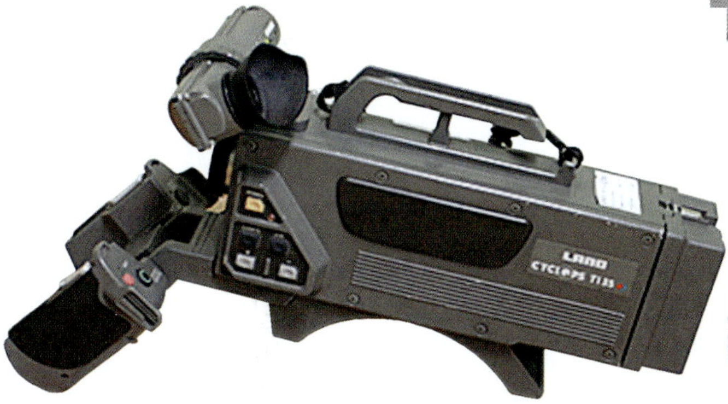

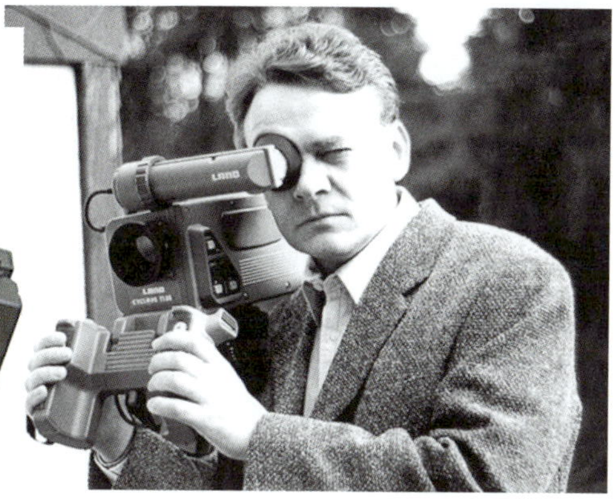

Abb. 589 und **590:** Thermokamera LAND Cyclops Ti 35
(mit freundlicher Genehmigung von Thermografie Marx, www.thermografie-dienstleistung.de [A232] [A233])

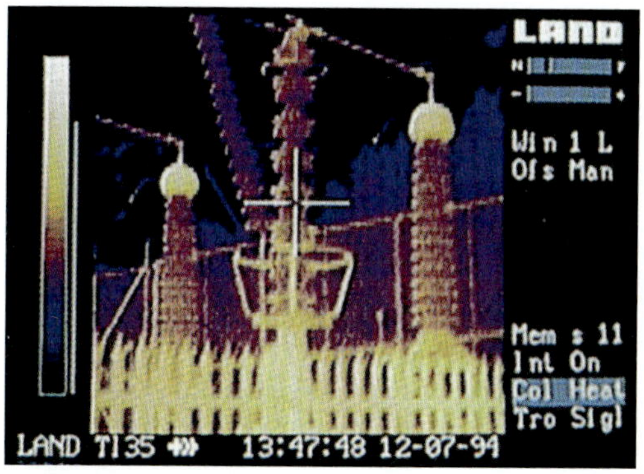

Abb. 591: Wärmebild der LAND Cyclops Ti 35
(mit freundlicher Genehmigung der AMETEK, Inc., www.ametek.com [A234])

Technische Daten (LAND Cyclops Ti 35+)

Detektor:	12 Pixel HgCdTe Zeilendetektor
Scanner:	mechanisch (Spiegel)
Kühlung:	Peltier-Element (elektrisch)
Spektralbereich:	3,5 ... 5 µm / 3,9 µm
Bildpunkte:	170 × 96
Bildrate:	25 Bilder / Sekunde
Messbereich:	-20 ... 1500 °C
Thermische Auflösung:	0,1 K (bei 30 °C)
Datenspeicher:	interner Speicher (RAM)
Versorgung:	NiCd-Akkumulator
Betriebszeit:	1 Stunde
Masse:	6,1 kg (mit Akkumulator)

<u>**Radiometric 500D (Electrophysics/Raytheon/LAND) (2001)**</u>

LAND trat mit der durch Electrophysics mit radiometrischen Fähigkeiten ausgestatteten (modifizierten) PalmIR 250D des amerikanischen Herstellers Raytheon auf den Markt der Mikrobolometer-basierenden Wärmebildkameras.

Die Kamera erhielt nach ihrer radiometrischen Modifikation den Namen Radiometric 500D und wurde von LAND weltweit vermarktet. Diese Kamera basierte auf einer 320×240 Barium Strontium Titanium (BST) Bolometermatrix und konnte mit einer Genauigkeit von ± 2% im Bereich von 0 ... 500 °C radiometrische Temperaturdaten liefern. Die detaillierte Beschreibung erfolgt unter der Vorstellung von Raytheon.

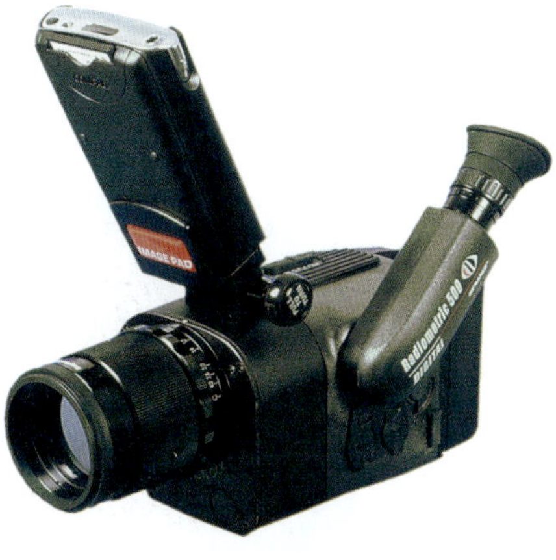

Abb. 592: radiometrische Thermokamera Radiometric 500D
(mit freundlicher Genehmigung von Raytheon Space and Airborne Systems, www.raytheon.com [A205])

Land FTI 6 (2002)

Ab 2002 vertrieb LAND die FTI 6, eine Peltier-gekühlte HgCdTe Photonendetektor-basierende stationäre Industrie-Wärmebildkamera. Deren technischen Parameter sind nicht bemerkenswert, viele Käufer wurden wahrscheinlich durch das robuste industrielle Äußere überzeugt. Die Verbreitung dieser Kamera konzentrierte sich hauptsächlich auf schwerindustrielle Anwendungen, wobei insbesondere in der Metallurgie (z.B. zur Schlackedetektion) viele solche Kameras installiert wurden.

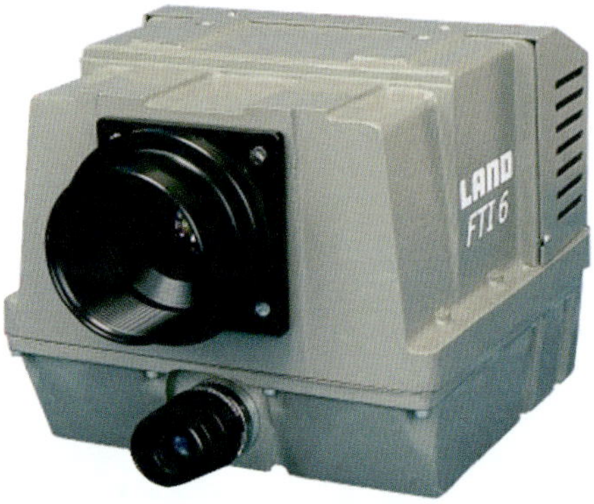

Technische Daten (Land FTI 6)

Detektor:	HgCdTe Photonendetektormatrix
Kühlung:	Peltier-Element (elektrisch)
Spektralbereich:	3,2 ... 4,2 µm oder 3,9 µm
Messbereich:	-20 ... 2000 °C (Option -5 ... 3600 °C)
Bildpunkte:	256 × 256
Bildrate:	20 Bilder / Sekunde
Thermische Auflösung:	0,1 K (bei 30 °C)
Digitalisierung:	12 Bit *
Datenspeicher:	PCMCIA Speicherkarte
Ausgang:	C-Video (PAL/NTSC)
Versorgung:	9 ... 16V DC, 2 A
Masse:	3,9 kg

Abb. 593: Thermokamera Land FTI 6
(mit freundlicher Genehmigung der AMETEK, Inc., www.ametek.com [A235], Ausschnitt grafisch bearbeitet)

Land Cyclops TI 814 (2004)

Im Jahr 2004 begann LAND mit dem Vertrieb einer Mikrobolometer-Wärmebildkamera namens Cyclops TI 814. Seine technischen Parameter sind relativ mittelwertig, seine Form zeigt in vielerlei Hinsicht Ähnlichkeiten mit dem Modell TP des chinesische Herstellers Wuhan Guide. Der erwartete Markterfolg blieb wahrscheinlich auch aus, und bis zur Übernahme des LAND-Unternehmens durch AMETEK im Jahr 2007 folgten auch keine weiteren (bekannt gewordenen) mobilen Geräte.

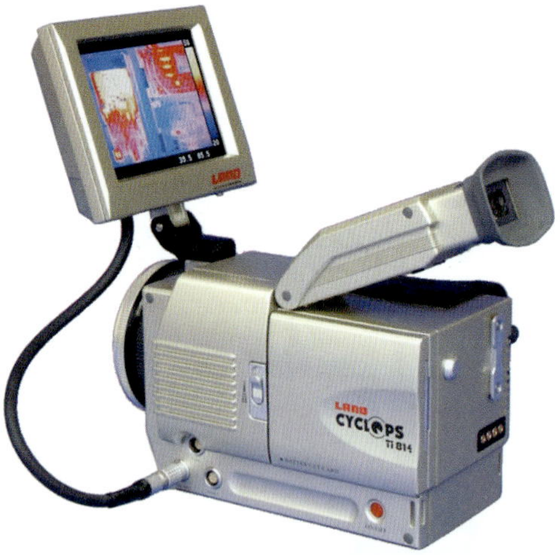

Technische Daten (Land Cyclops TI 814)

Detektor:	a-Si Mikrobolometer-Matrixdetektor
Kühlung:	ungekühlt
Spektralbereich:	8 ... 14 µm
Messbereich:	-20 ... 500 °C (Option 1500 °C)
Bildpunkte:	320 × 240
Bildrate:	25 bzw. 30 Bilder / Sekunde
Thermische Auflösung:	0,08 K (bei 3 0°C)
Digitalisierung:	14 Bit *
Datenspeicher:	CF Speicherkarte
Ausgang:	C-Video (PAL/NTSC)
Anzeige:	Optischer Sucher (Color) + TFT-Bildschirm
Versorgung:	Li-Ion Camcorder-Akkumulator
Betriebszeit:	3 Stunden
Masse:	1,5 kg (komplett, mit Akkumulator)

*) geschätzter Wert ohne Literaturnachweis

Abb. 594: Thermokamera Land Cyclops TI 814
(mit freundlicher Genehmigung der AMETEK, Inc., www.ametek.com [A236])

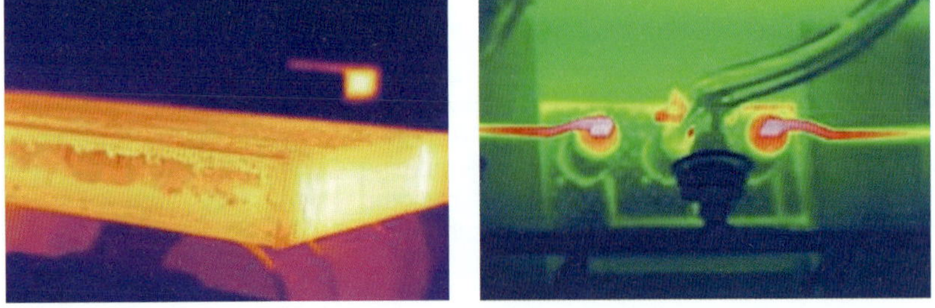

Abb. 595 und **596:** Wärmebilder der LAND Cyclops TI 814
(mit freundlicher Genehmigung der AMETEK, Inc., www.ametek.com [A237] [A238])

3.3.1.13. Raytheon Company (USA)

Die Firma Raytheon in Waltham (USA-Staat Massachusetts) blickt auf eine lange Geschichte zurück. Sie wurde 1922 unter dem Namen "American Appliance Company" in Cambridge gegründet, dann 1928 in Raytheon umbenannt. Im Zusammenhang mit dem Unternehmen können viele bedeutende Entwicklungen und Produkte erwähnt werden. Für die ersten Jahre ist die S-Gas-Elektronenröhre "Raytheon" zu erwähnen, die es ermöglichte, dass amerikanische Radios auch vom Wechselspannungsnetz, statt von teuren Batterien betrieben werden konnten. Später, während des Zweiten Weltkriegs, wurden 80% der Magnetron-Elektronenröhren der amerikanischen und englischen Radargeräte von Raytheon geliefert.

Die größte und bekannteste Entdeckung des Unternehmens ist jedoch auf einen Zufall zurückzuführen. Einer der Raytheon-Ingenieure beobachtete vor einer in Betrieb befindlichen Magnetronröhre stehend, wie die Schokolade in seiner Hosentasche schmolz. Er bestätigte seine Beobachtung mit einem weiteren Experiment mit Maiskörnern. Dies führte zum Mikrowellenofen, der im Jahr 1947 der Öffentlichkeit vorgestellt wurde und den zivilen Gebrauch der Magnetron-Elektronenröhre ermöglichte, die nach dem Krieg in der bisherigen Menge für Radaranwendung nicht mehr gebraucht wurden.

Auf dem Gebiet der Thermografie wurde der Name Raytheon einerseits aufgrund seines thermosensitiven hybriden Matrixsensors bekannt, der die ferroelektrische Eigenschaft von Barium Strontium Titanium (BST) ausnutzte. (Die Grundlage dieses Sensors war offensichtlich der Erwerb der sich hiermit beschäftigenden Division von Texas Instruments.) Andererseits fertigte das Unternehmen mit diesem Sensor seit Ende der 1990-ger Jahre nicht nur militärische Geräte, sondern auch Hand-gehaltene Wärmebildkameras für zivile Anwendungen. Hierbei spielte der Erwerb von Amber Engineering und eines Teiles von Hughes Aircraft im Jahre 1992 sicher eine bedeutende Rolle.

Raytheon verkaufte seine Geschäftslinie für zivile Infrarotsysteme im Jahr 2014 an die in Dallas (USA) befindliche L-3 Communications Corporation. Mit ungekühlten Infrarotsystemen wollte man sich nunmehr nur noch für militärische Zwecke beschäftigen. (Im Kapitel 3.4. "Aktuelle Entwicklungs- und Markttendenzen" stellt sich heraus, dass das offenbar nicht ganz so geschehen ist.)

Raytheon PalmIR 250 (1997)

Raytheon begann 1996 mit der Entwicklung und Produktion von Wärmebildkameras auf Basis des BST-Bolometers. Es wird angenommen, dass die PalmIR 250 die erste weitverbreitete - allerdings nicht-radiometrische - Hand-gehaltene Wärmebildkamera war. Zum Zeitpunkt der Markteinführung waren die Anzahl der Pixel (320×240) und die lange Akkulaufzeit herausragend. Die eingebaute Peltier-Kühlung diente übrigens nicht dazu, den Detektor auf eine tiefe Temperatur abzukühlen, sondern nur zu dessen thermischer Stabilisierung.

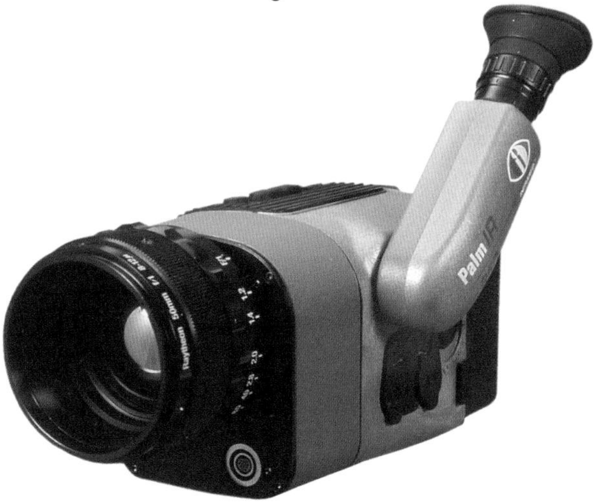

Abb. 597: Thermokamera Raytheon PalmIR 250 (mit freundlicher Genehmigung von Raytheon Space and Airborne Systems, www.raytheon.com [A239])

Technische Daten (PalmIR 250)

Detektor:	BST Mikrobolometermatrix
Kühlung:	Peltier (zur Stabilisierung)
Spektralbereich:	7 ... 14 µm
Messbereich:	-20 ... 1500 °C (nicht messend)
Bildpunkte:	320 × 240
Bildrate (PAL/NTSC):	24 bzw. 30 Bilder/Sekunde
250D:	50 bzw. 60 Bilder/Sekunde
Thermische Auflösung:	0,1 K (bei 30 °C)
Ausgang (Videosignal):	analog (250D: digital)
Anzeige:	optischer Sucher
Versorgung:	Camcorder-Akkumulator
Betriebszeit:	4 Stunden
Masse:	1,18 kg (ohne Akkumulator) 1.6 kg (mit Akkumulator)

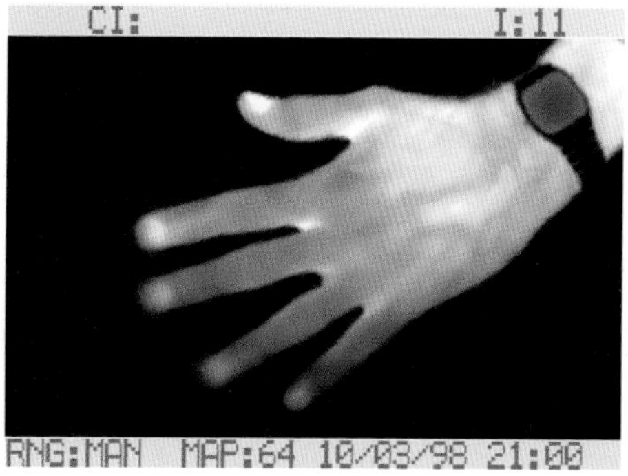

Abb. 598: Wärmebild der Raytheon PalmIR 250 (Illustration, nicht mit Raytheon PalmIR 250 erstellt)

Raytheon PalmIR 250 Pro (1998)

Eine der Verbesserungen an der PalmIR 250D war die PRO-Version, die anstelle des optischen Suchers ein TFT-Display (eher einen digitalen Videorecorder) erhielt. Abgesehen von den anderen Parametern der PalmIR 250 (D) hat diese Änderung natürlich das Gewicht der Kamera (auf ca. 1,4 kg) erhöht und die Batteriebetriebsdauer (auf ca. 2 Stunden) verringert. In der Zwischenzeit wurden für alle PalmIR-Modelle die Bildwiederholrate auf 50 bzw. 60 Bilder pro Sekunde erhöht.

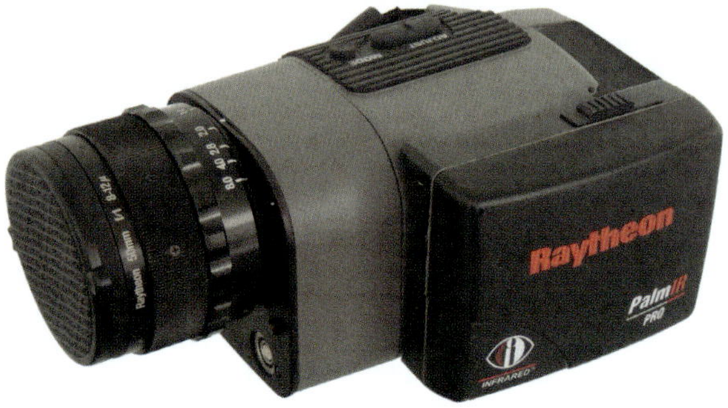

Abb. 599: Thermokamera Raytheon PalmIR 250 Pro [A76]

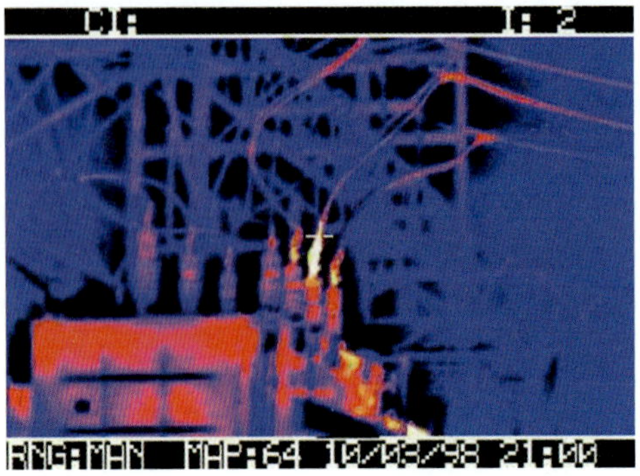

Abb. 600: Wärmebild der PalmIR 250 Pro (mit freundlicher Genehmigung von Raytheon Space and Airborne Systems, www.raytheon.com [A240])

Raytheon PalmIR 225D (1999)

Dem Erfolg der PalmIR 250 folgend wurde auch die nicht-radiometrische Thermokamera PalmIR 225D hergestellt, wobei diese eine Art digitale LowCost-Version des vorgenannten Modells war. Die geringe Pixelauflösung verhinderte jedoch den durchbrechenden Erfolg dieser Variante.

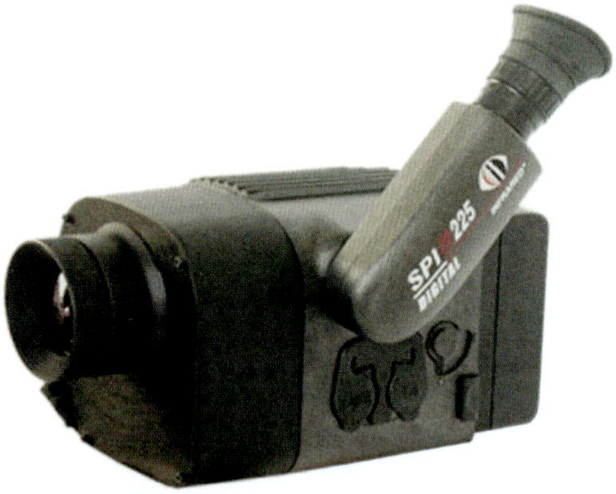

Abb. 601: Thermokamera Raytheon PalmIR 225D (mit freundlicher Genehmigung von Raytheon Space and Airborne Systems, www.raytheon.com [A241], Ausschnitt grafisch bearbeitet)

Technische Daten (PalmIR 225D)

Detektor:	BST Mikrobolometermatrix
Kühlung:	Peltier (zur Stabilisierung)
Spektralbereich:	7 ... 14 µm
Messbereich:	-20 ... 1500 °C (nicht messend)
Bildpunkte:	160 × 120
Bildrate (PAL/NTSC):	25 bzw. 30 Bilder/Sekunde
Thermische Auflösung:	0,1 K (bei 30 °C)
Digitalisierung:	8 Bit
Ausgang:	digitales Videosignal
Anzeige:	optischer Sucher
Versorgung:	Camcorder-Akkumulator
Betriebszeit:	3 Stunden
Masse:	1 kg (ohne Akkumulator)

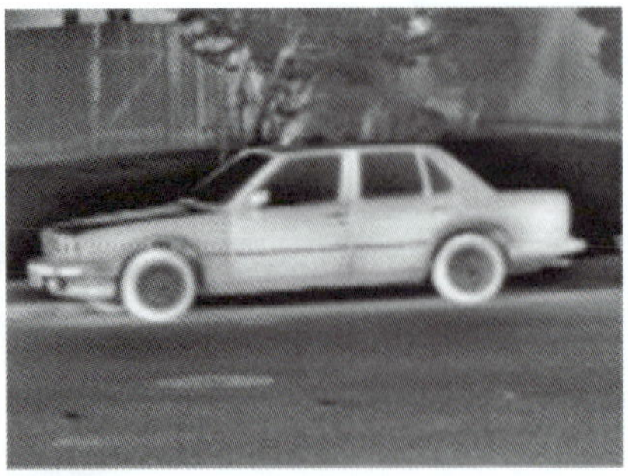

Abb. 602: Wärmebild der Raytheon PalmIR 225D (mit freundlicher Genehmigung von American Infrared, www.americaninfrared.com [A242])

Radiometric 500D (Electrophysics/Raytheon/LAND) (2001)

Der Eintritt von Raytheon in den Markt für radiometrische Wärmebildkameras erfolgte mittels der durch die Firma Electrophysics zur radiometrischen Messung modifizierten und kalibrierten Wärmebildkamera PalmIR 250D, welche dann von der Firma LAND unter dem Namen Radiometric 500 D vertrieben wurde. Unter den radiometrischen Thermokameras dieser Zeit war die mobile (und wirklich handliche), kompakte Konstruktion, das geringe Gewicht und die lange Batterienutzdauer dieser Kamera einfach einzigartig.

Die Radiometric 500D basierte wie auch ihre Vorgänger auf dem Raytheon 320×240 Pixel BST-Mikrobolometer-Matrixdetektor. Das Wärmebild wurde gleichzeitig im optischen Sucher und - über eine 16-Bit-Echtzeitschnittstelle - auch auf dem 12-Bit-Farb-Touchscreen des zur Kamera gehörenden HP iPAQ Modell 3955 PDA (Pocket-Computer) angezeigt. Die Anzeige enthielt auch Temperaturdaten, die Wärmebilder wurden auf einer CF-Speicherkarte in 12-Bit Auflösung gespeichert.

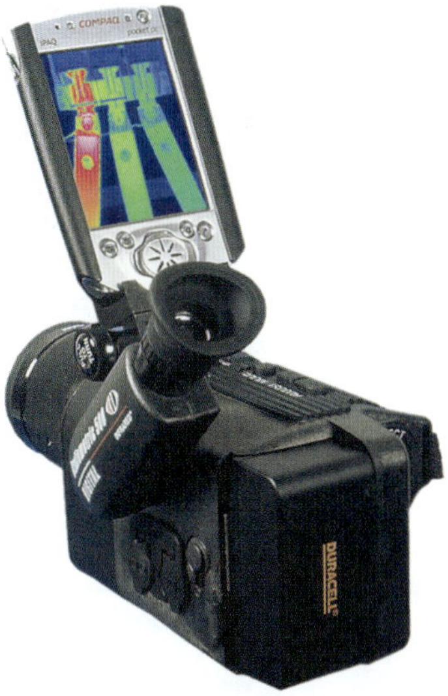

Abb. 603: Thermokamera Raytheon Radiometric 500D (mit freundlicher Genehmigung von Raytheon Space and Airborne Systems, www.raytheon.com [A243])

Technische Daten (Radiometric 500D)

Detektor:	BST Mikrobolometermatrix
Kühlung:	Peltier (zur Stabilisierung)
Spektralbereich:	7 ... 14 µm
Messbereich:	0 ... 300 °C
Bildpunkte:	320 × 240
Bildrate (PAL/NTSC):	50 bzw. 60 Bild / Sekunde
Thermische Auflösung:	0,1 K (bei 30 °C)
Digitalisierung:	12 bit
Datenspeicher:	CF Speicherkarte
Ausgang:	digitales Videosignal (NTSC / PAL)
Anzeige:	optischer Sucher + PDA
Versorgung:	Camcorder-Akkumulator
Betriebszeit:	2 Stunden
Masse:	2 kg (ohne Akkumulator)

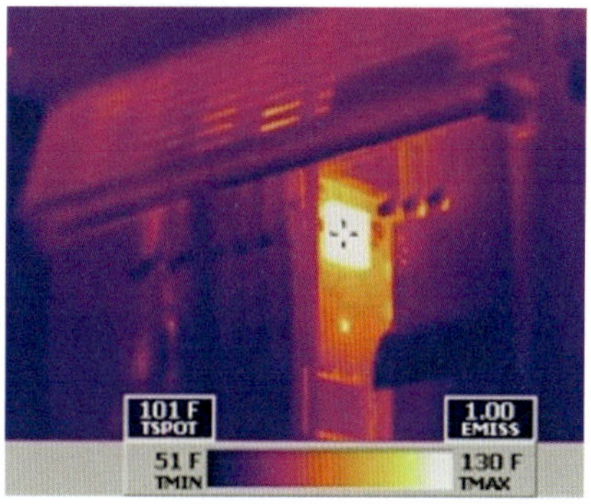

Abb. 604: Wärmebild der Raytheon Radiometric 500D (mit freundlicher Genehmigung von American Infrared, www.americaninfrared.com [A244])

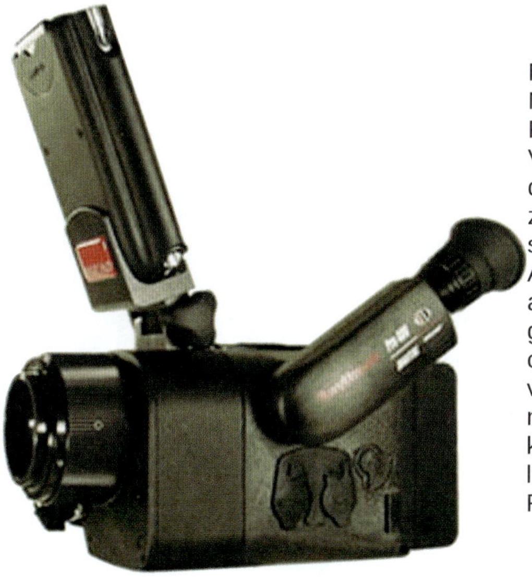

Neben der Radiometric 500D gab es auch ein weiteres Modell zu günstigerem Preis, die Palm IR 400 / 400D oder Palm IR 400D Pro. Ist den im Internet vorgefundenen Veröffentlichungen zu glauben, gelten alle drei Namen für den gleichen Typ. Der Unterschied dieser Thermokameras zur Radiometric 500D ist die auf das zentrale Pixel beschränkte Temperaturmessung und die deutlich geringere Auflösung von nur 8 Bit. Die Temperaturmessung konnte allerdings aufgrund des nicht einstellbaren Emissionsgrades nicht einmal den Objekteigenschaften entsprechend konfiguriert werden. Trotz der Tatsache, dass man von außen nicht wirklich herausfinden kann, dass es sich nicht um die 500D handelt, waren die 400D-Thermokameras laut ihrer technischen Spezifikation auch etwas leichter: sie wogen nur 1,7 kg im Vergleich zu den 2 kg der Radiometric 500D.

Abb. 605: Thermokamera Raytheon PalmIR 400D Pro (mit freundlicher Genehmigung von Raytheon Space and Airborne Systems, www.raytheon.com [A245])

3.3.1.14. FLIR Systems, Inc. (USA)

FLIR wurde 1978 in Tigard (USA-Bundesstaat Oregon) gegründet, hauptsächlich um leistungsfähige, aber kostengünstige thermografische Geräte für die luftgestützte militärische Aufklärung zu entwickeln. Seit der zweiten Hälfte der 1980-ger Jahre hat das Unternehmen seine bis dahin gesammelten Erfahrungen auch für die Entwicklung und Herstellung Hand-gehaltener Wärmebildkameras und labortechnischer (radiometrischer) Thermografiesysteme genutzt. Hierfür gab die Übernahme des thermografischen Bereiches der Hughes Aircraft Co. im Jahr 1990 sicher auch große Impulse.

Zur Erlangung der Marktvorherrschaft und des dafür erforderlichen Wissens und Kundenstammes, kaufte FLIR 1998 das schwedische Unternehmen Agema und 1999 die amerikanische Firma Inframetrics auf. Diese zwei Transaktionen bedeuteten fast den finanziellen Zusammenbruch von FLIR, bildeten aber dennoch die Grundlage für den noch einige Jahre dauernden Prozess bis zum begehrten "Titel" des Marktführers. Um dies weiter zu stärken, kaufte FLIR im Jahr 2003 auch das amerikanische Unternehmen Indigo Systems auf, welches sich mit der Entwicklung und Produktion von Infrarot-Detektoren, Kameramodulen und kompletten Thermografiesystemen beschäftigte.

Dank der Übernahmen hält FLIR alles von der Hard- und Softwareentwicklung über die Sensorproduktion bis zur Herstellung thermografischer Komponenten und Systeme in einer Hand. Umsatz und Umfang der Produktpalette (nicht unbedingt alle technischen Parameter der Produkte) übertreffen derzeit alle Konkurrenten. FLIR hat seinen Hauptsitz in Wilsonville (Oregon), Herstellung und Entwicklung erfolgt in den amerikanischen Städten Goleta (Kalifornien), Bozeman (Montana), North Billerica (Massachusetts), Stillwater (Oklahoma), Freeport (Pennsylvania), Oak Ridge (Tennessee) und West Lafayette (Indiana), sowie international in Tallinn (Estland), Täby (Schweden), sowie in Fareham und West Malling (beide in England).

In den ersten Jahren wurden die Produkte von FLIR mit dem FSI-Logo versehen, die Marke FLIR wurde erst später eingeführt. Die Thermokameras der erworbenen Hersteller wurden (zumindest in einer gewissen "Übergangszeit") vermarktet, indem gut etablierte Namen (Produktnamen und Modellbezeichnungen wie z.B. Probeye®, ThermaCAM™) beibehalten, aber mit dem eigenen Logo ergänzt wurden.

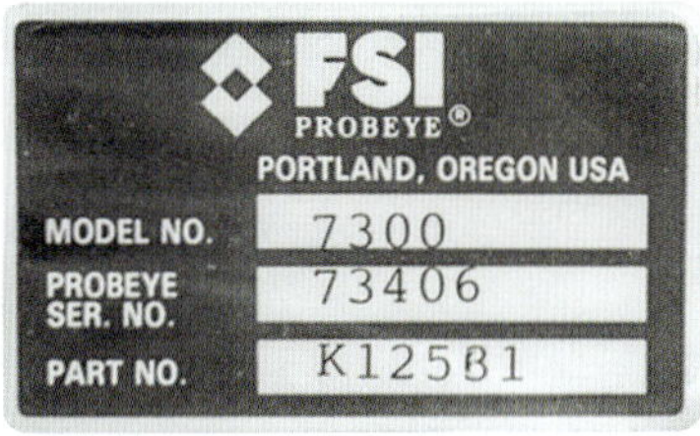

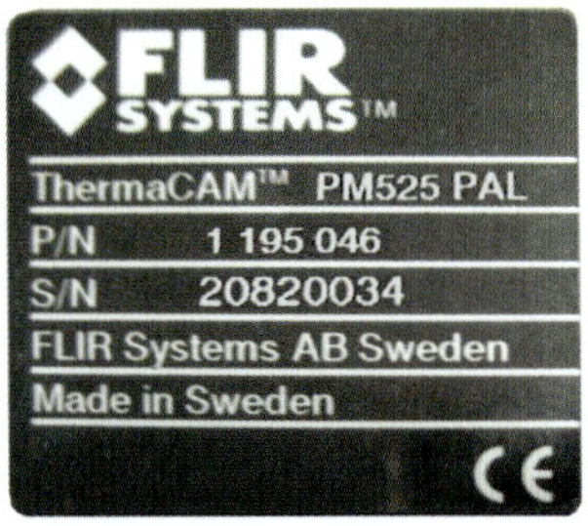

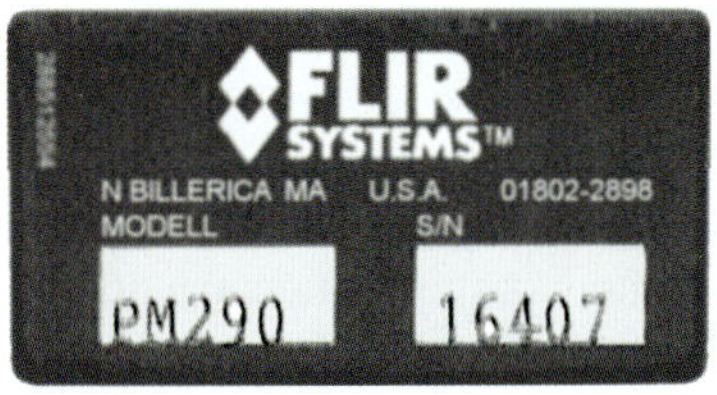

Abb. 606 - 608: Seriennummer-Etiketten FSI - Hughes / FLIR - Agema / FLIR - Inframetrics (Illustration, Fotomontage)

FSI Probeye® Model 7300 (1989)

Das Probeye® Model 7300 war eines der ersten Erfolgsprodukte von FLIR - das wegen seines robusten Kamerakopfes und separater Steuereinheit jedoch nicht zu den wirklich mobilen Thermokameras zählen konnte. Beeindruckend war die Darstellung von 30 Wärmebildern je Sekunde mit 480×512 Pixeln. Radiometrische Fähigkeiten wurden jedoch in keiner damaligen Quelle erwähnt, so dass diese vermutlich fehlten.

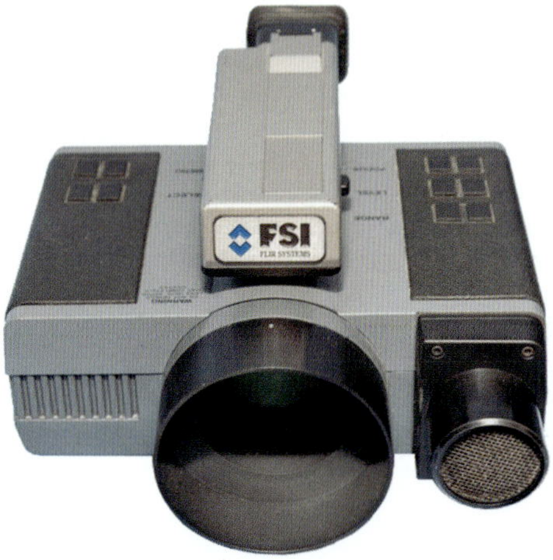

Abb. 609: FSI Probeye® 7300 Thermokamerakopf (mit freundlicher Genehmigung von Matthew Indovina [A246])

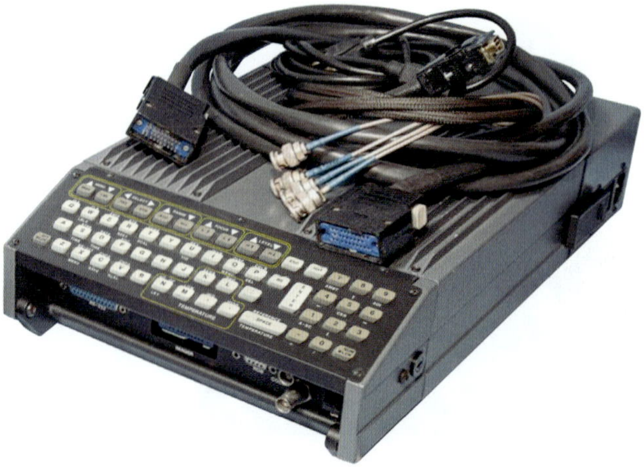

Abb. 610: FSI Probeye® 7300 Bedieneinheit (mit freundlicher Genehmigung von Matthew Indovina [A247])

Technische Daten (FSI Probeye® 7300)

Detektor:	30×1 Pixel HgCdTe Photonendetektor
Scanner:	mechanisch
Kühlung:	Peltier-Element (elektrisch)
Spektralbereich:	2 ... 5,6 µm
Messbereich:	-20 ... 1500 °C
Bildpunkte:	480 × 512
Bildrate:	30 Bilder / Sekunde
Anzeige:	optischer Sucher am Kamerakopf
Ausgang:	Standard-Videosignal
Masse:	3 kg Kamerakopf + >5 kg Bedieneinheit

FSI Prism SP / Prism DS (1995 / 1996)

Durch die Integration von Kamerakopf und Bedieneinheit und dem Ersatz der Scan-Technologie durch einen Matrixdetektor wurde die Thermokameraserie FSI Prism geschaffen. Die erste Variante war die Prism SP, welche sich mit Schnelligkeit und hoher thermischer Auflösung (niedrigem Rauschpegel) hervorhob. Diese Wärmebildkamera konnte jedoch nur auf einem Pixel radiometrisch messen. Die spätere digitale Version - die Prism DS - war in der Lage, radiometrische Messungen auf allen Pixeln durchzuführen und die thermografischen Daten konnten auf einer PCMCIA-Karte gespeichert werden. Nachteilig war der wegen des hohen Energieverbrauchs notwendige 4,3 kg schwere Batteriegürtel.

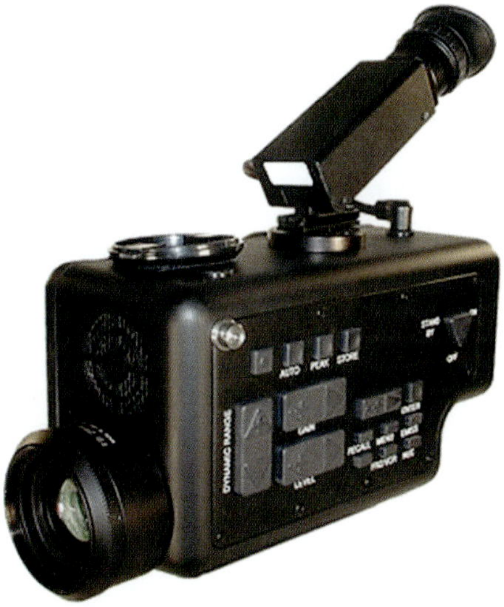

Technische Daten (FSI Prism SP / Prism DS)

Detektor:	PtSi Photonendetektormatrix
Kühlung:	Stirling-Kühler
Spektralbereich:	3,6 ... 5 µm
Messbereich:	-10 ... 450 °C (1500 °C)
Bildpunkte:	320 × 244
Bildrate:	50 Hz / 60 Hz
Thermische Auflösung:	0,1 K (bei 30 °C)
Digitalisierung:	12 Bit
Datenspeicher:	PCMCIA Karte (nur Prism DS)
Ausgang:	60 Hz NTSC Videosignal
Anzeige:	optischer Sucher / Option LCD
Versorgung:	Akkumulator / Akkumulatorgürtel
Betriebszeit:	6 Stunden (mit Akkugürtel)
Masse:	3,2 kg (Kamera ohne Akkumulator) 4,3 kg (Akkumulatorgürtel)

Abb. 611: Thermokamera FSI Prism DS

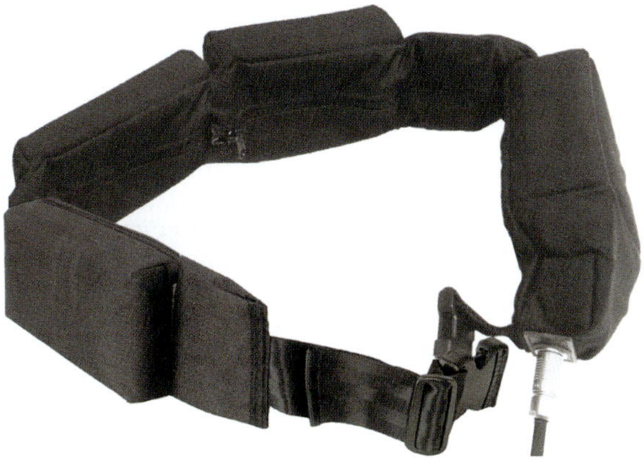

Abb. 612: Akkumulatorgürtel für die FSI Prism DS (Illustration, Fotomontage)

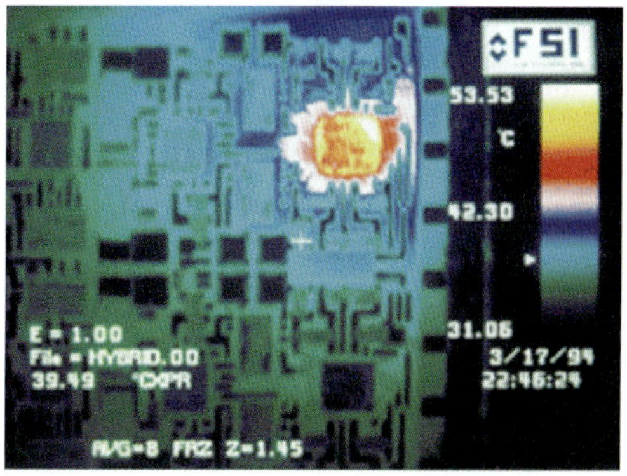

Abb. 613: Wärmebild der FSI Prism DS

FLIR ThermaCAM™ PM575 / PM595 (1999)

Die Thermokameras FLIR ThermaCAM™ PM575 / PM595 entstanden als Weiterentwicklung der erfolgreichen Mikrobolometer-Wärmebildkamera AGEMA 570 mit schnellerem Prozessor, neuem Sensor und neuer Elektronik. In erster Linie sollten mit dieser Kamera die Thermografieanwender der industriellen (elektrischen und mechanischen) Wartung angesprochen werden.

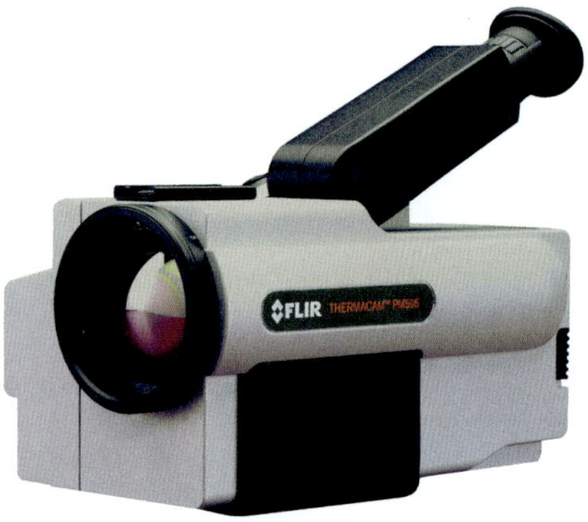

Technische Daten (ThermaCAM™ PM575 / PM595)

Detektor:	Mikrobolometer-Matrixdetektor
Kühlung:	ungekühlt
Spektralbereich:	7,5 ... 13 µm
Messbereich:	PM575: -20 ... 500°C (1000°C) PM595: -40 ... 500°C (1500°C)
Bildpunkte:	320 × 240
Bildrate:	50 Hz / 60 Hz
Thermische Auflösung:	0,1 K (bei 30°C)
Digitalisierung:	14 Bit
Datenspeicher:	PCMCIA Speicherkarte
Ausgang:	RS170 NTSC/PAL, C-Video Option: S-Video
Anzeige:	optischer Sucher / Option LCD
Videokamera:	PM595 (Option)
Versorgung:	NiMH Akkumulator
Betriebszeit:	1,5 ... 2 Stunden
Masse:	1,9 kg (ohne Akkumulator) 2,3 kg (mit Akkumulatoren)

Abb. 614: Thermokamera FLIR ThermaCAM™ PM595
(© 2019 FLIR Systems, Inc. All rights reserved. Mit freundlicher Genehmigung von FLIR Systems, Inc. [A250], Ausschnitt durch Autor grafisch bearbeitet)

FLIR ThermaCAM™ PM515 (2000)

Um auch die Thermografieanwender mit kleinerem finanziellen Rahmen zu erreichen, hatte FLIR die PM515 als die Kamera mit den kleinsten Fähigkeiten innerhalb der Thermokamerafamilie ThermaCAM™ PM entwickelt. Diese zeichnete sich durch einen kostengünstigeren 160×120 Pixel Mikrobolometer-Matrixsensor und ein sparsames 8 Bit BMP-Speicherformat aus. Offensichtlich war dieser Typ jedoch nicht gerade erfolgreich, was sicher an den günstigeren Konkurrenzprodukten mit besseren technischen Parametern lag.

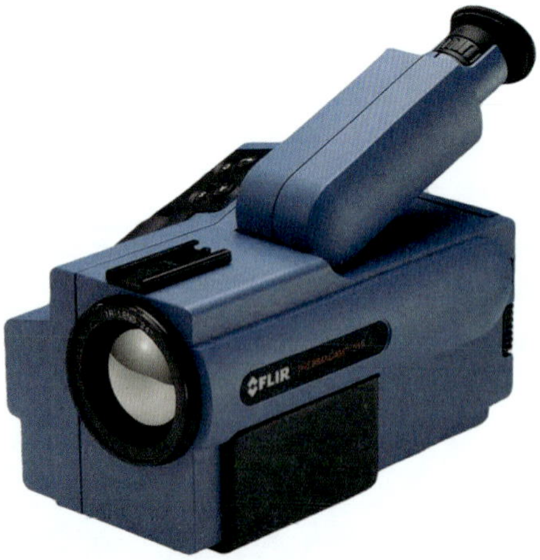

Technische Daten (ThermaCAM™ PM515)

Detektor:	Mikrobolometer-Matrixdetektor
Kühlung:	ungekühlt
Spektralbereich:	7,5 ... 13 µm
Messbereich:	-20 ... 250 °C (Option 1000 °C)
Bildpunkte:	160 × 120
Bildrate:	50 Hz / 60 Hz *
Thermische Auflösung:	0,2 K (bei 30 °C)
Digitalisierung:	8 Bit
Datenspeicher:	PCMCIA Speicherkarte
Ausgang:	RS170 NTSC/PAL, S-Video
Anzeige:	optischer Sucher / Option LCD
Versorgung:	NiMH Akkumulator
Betriebszeit:	2 Stunden
Masse:	1,9 kg (ohne Akkumulator) 2,3 kg (mit Akkumulator)

Abb. 615: FLIR ThermaCAM™ PM515 Thermokamera
(© 2019 FLIR Systems, Inc. All rights reserved. Mit freundlicher Genehmigung von FLIR Systems, Inc. [A251], Ausschnitt durch Autor grafisch bearbeitet)

*) geschätzter Wert ohne Literaturnachweis

FLIR ThermaCAM™ PM675 / PM695 / SC2000 (2000)

Das nächste Entwicklungsergebnis innerhalb der Mikrobolometer-Kamerafamilie waren die ThermaCAM PM675 / 695 und SC2000 Thermokameras, welche Ende des Jahres 2000 auf den Markt kamen. Zu große Unterschiede konnten im Vergleich zu der früheren ThermaCAM™ PM575 / 595 nicht festgestellt werden. Das SC 2000-System hatte aufgrund seiner PC-Software einen anderen kommerziellen „Paket"-namen erhalten. Für dieses System wurde die Wärmebildkamera PM 695 mit einer eingebauten visuellen Videokamera ausgestattet. Die Zielgruppe waren Spezialisten aus Forschung und Entwicklung. Diese Art einer „Ausrichtung" auf bestimmte Nutzungsbereiche bildete übrigens in den Folgejahren das Rückgrat des Produktmarketings innerhalb der FLIR Vertriebs- und Geschäftspolitik.

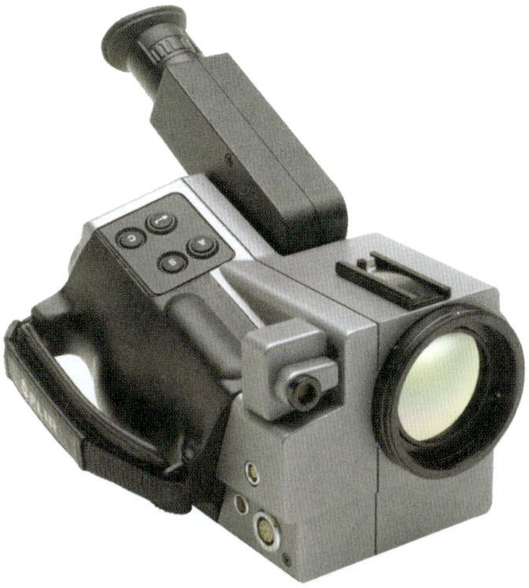

Abb. 616: Thermokamera FLIR ThermaCAM™ PM695 ([A252], Ausschnitt durch Autor grafisch bearbeitet)

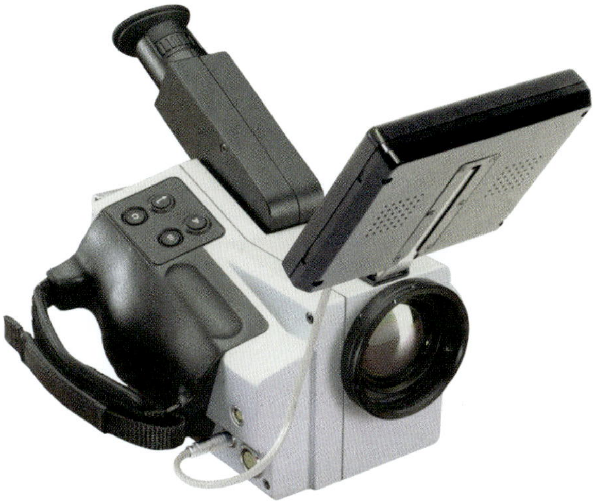

Abb. 617: FLIR PM675 mit TFT-Display (Fotomontage des Autors unter Nutzung von [A253])

(beide Quellen © 2019 FLIR Systems, Inc. All rights reserved. Mit freundlicher Genehmigung von FLIR Systems, Inc.)

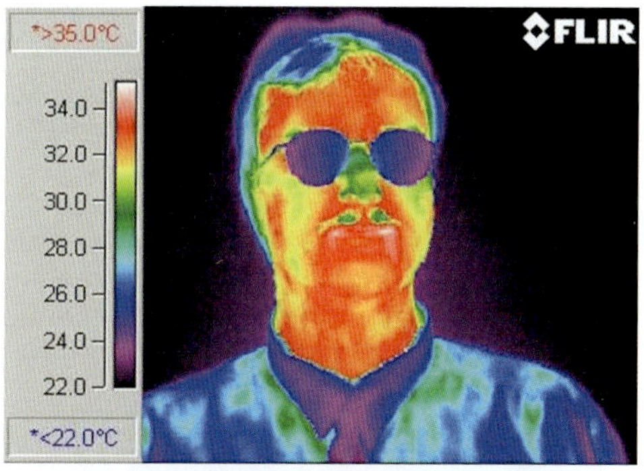

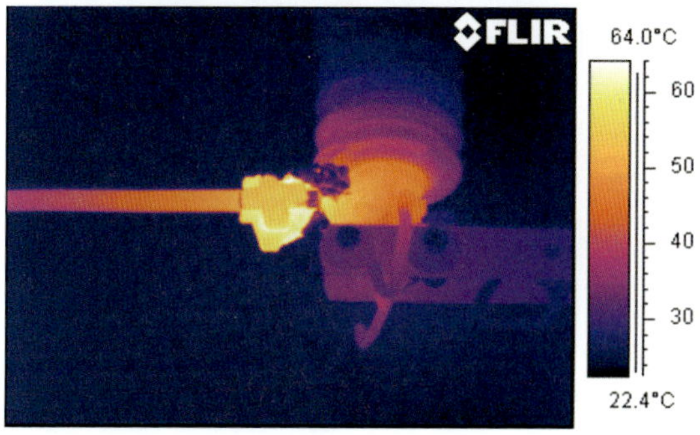

Technische Daten (ThermaCAM™ PM675/695/SC2000)

Detektor:	Mikrobolometer-Matrixdetektor
Kühlung:	ungekühlt
Spektralbereich:	7,5 ... 13 µm
Messbereich:	PM675: -40 ... 500 °C (1000 °C) PM695: -40 ... 1500 °C SC2000: -40 ... 1500 °C
Bildpunkte:	320 × 240
Bildrate:	50 Hz / 60 Hz
Thermische Auflösung:	PM675: 0,1 K (bei 30 °C) PM695/SC2000: 0,07 K (bei 30 °C)
Digitalisierung:	14 Bit
Datenspeicher:	PCMCIA Speicherkarte
Ausgang:	RS170 NTSC/PAL, S- Video
Anzeige:	optischer Sucher / Option LCD
Videokamera:	bei PM695 / SC2000
Versorgung:	NiMH Akkumulator
Betriebszeit:	2 Stunden
Masse:	2,0 kg (ohne Akkumulator) 2,4 kg (mit Akkumulator)

Abb. 618 (oben)**:** Wärmebild der Thermokamera PM695
(© 2019 FLIR Systems, Inc. All rights reserved. Mit freundlicher Genehmigung von FLIR Systems, Inc. [A254])
Abb. 619 (unten)**:** mit PC-Software dargestelltes Wärmebild
(© 2019 FLIR Systems, Inc. All rights reserved. Mit freundlicher Genehmigung von FLIR Systems, Inc. [A255])

FLIR ThermaCAM™ SC1000 (2000)

Zusätzlich zu den langwelligen thermografischen Systemen auf der Basis von Mikrobolometern wurden von FLIR auch Kurz- und Mittelwellen-Wärmebildgeräte auf den Markt eingeführt, wobei diese auf der Verwendung der mit der ThermaCAM™ durch Inframetrics erzielten Entwicklungsergebnisse beruhen. Speziell die Weiterentwicklung der ThermaCAM™ PM200 bildete den Grundstein für die praktisch gleich aussehende FLIR SC 1000. Letztere zeichnete sich durch eine sehr gute thermische Auflösung, einen großen Temperaturbereich und (im Vergleich zu anderen Stirling-gekühlten Wärmebildkameras) überraschend kleine Größe und Gewicht, sowie eine lange Akkumulatorbetriebszeit aus. (Zumindest, wenn den zeitgenössischen Datenblättern und Beschreibungen Glauben geschenkt werden kann. Diese sind jedoch zumindest bei der Akkulaufzeit etwas optimistisch gewesen - siehe hierzu auch die Anmerkungen im Kapitel 3.3.1.4. "Inframetrics, Inc. (USA)".)

Technische Daten (ThermaCAM™ SC1000)

Detektor:	PtSi Photonendetektormatrix
Kühlung:	Stirling-Kühler
Spektralbereich:	3,4 ... 5 µm
Messbereich:	-10 °C ... 450 °C (1500 / 2000 °C)
Bildpunkte:	256 × 256
Bildrate:	50 bzw. 60 Bilder / Sekunde
Thermische Auflösung:	0,07 K (bei 30 °C)
Digitalisierung:	12 Bit
Datenspeicher:	PCMCIA Speicherkarte
Anzeige:	Optischer Sucher (Color)
Ausgang:	RS170 NTSC/PAL, S-Video, Daten (12 Bit)
Besonderheiten:	interne Filter (z.B. Glasfilter, Flammenfilter)
Versorgung:	NiMH Camcorder-Akkumulator
Betriebszeit:	2 Stunden
Masse:	2,7 kg (komplett, mit Akkumulator)

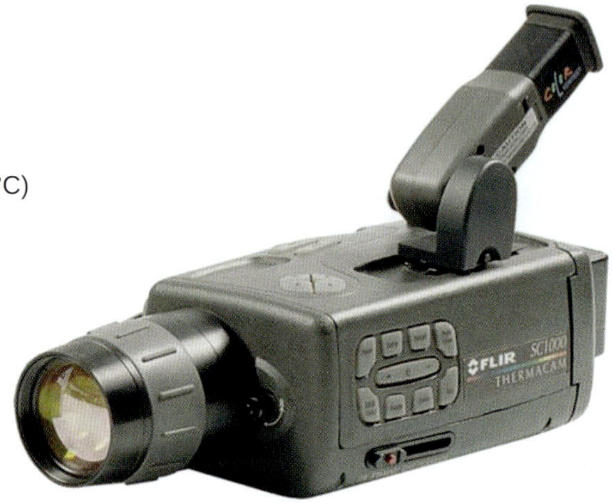

Abb. 620: FLIR ThermaCAM™ SC1000

Eine der bevorzugten Eigenschaften dieser Wärmebildkamera waren die intern platzierten kalibrierten Filter, mit denen die Wärmebildkamera Aufgaben aus der spektralen Thermografie ausführen konnte. FLIR bot beispielsweise einen "Flammenfilter" (zum Ausschluss der Beeinflussung durch brennende Gase), "Kunststoff-Filter", sowie Filter für Glasoberflächen- bzw. Durch-Glas-Messungen an.

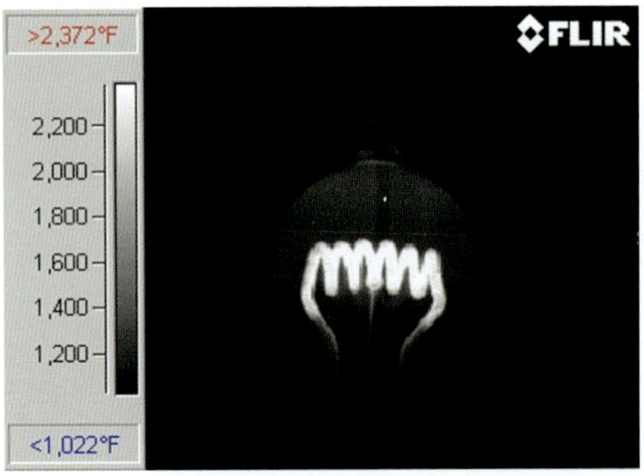

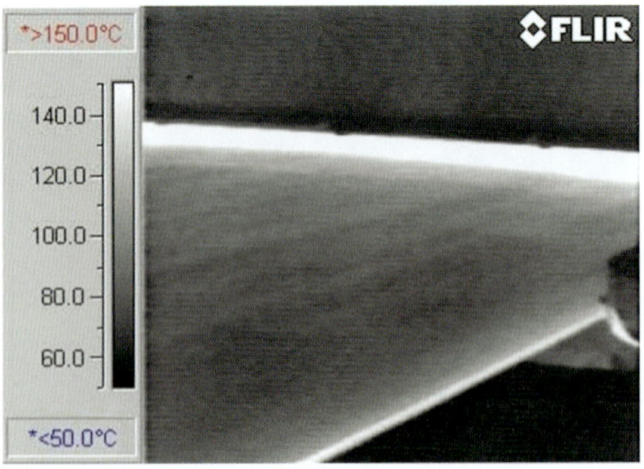

Abb. 621 und **622:** Wärmebild mit 3,9 µm "Durch-Glas-Filter" (links), sowie 3,4 µm "Kunststoff-Filter" (rechts), aufgenommen mit einer FLIR ThermaCAM™ SC1000

FLIR ThermaCAM™ SC2000 (2000)

Im Jahr 2000 gab es fast eine Sintflut an FLIR-Thermokameras, teils durch die von FLIR übernommen Unternehmen, deren Produkte lediglich die Markenkennzeichnung FLIR erhielten oder aufgebessert wurden und teils auch durch völlig neue Wärmebildkameras. Unter den mobilen Versionen war die ThermaCAM™ SC2000 Wärmebildkamera auf das Marktsegment der hochwertigen tragbaren radiometrischen Kameras ausgerichtet. Diese Thermokamera verfügte über einen sehr breiten Messbereich mit einer Digitalisierung von 14 Bit, was bei einer Bildrate von 60 Hz durchaus ein beachtlicher messtechnischer Parameter war.

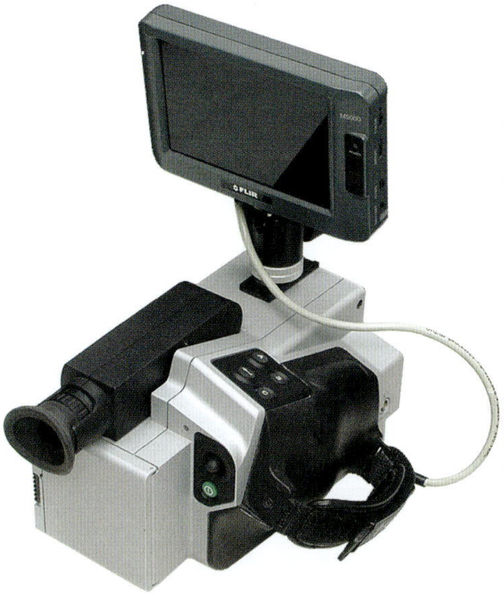

Technische Daten (ThermaCAM™ SC2000)

Detektor:	Mikrobolometer-Matrixdetektor
Kühlung:	ungekühlt
Spektralbereich:	7,5 ... 13 µm
Messbereich:	-40 ... 2000 °C
Bildpunkte:	320 × 240
Bildrate:	60 Hz
Thermische Auflösung:	0,1 K (bei 30 °C)
Digitalisierung:	14 Bit
Datenspeicher:	PCMCIA Speicherkarte
Ausgang:	RS170 NTSC/PAL, S-Video *
Anzeige:	optischer Sucher / Option LCD
Versorgung:	NiMH Akkumulator
Betriebszeit:	2 Stunden *
Masse:	2,3 kg

*) geschätzter Wert ohne Literaturnachweis

Abb. 623: Thermokamera FLIR ThermaCAM™ SC2000
(unaufklärbare Internetquelle [A259])

FLIR ThermaCAM™ SC3000 (2000)

Mit der ThermaCAM™ SC3000 Wärmebildkamera, die im Jahr 2000 auf den Markt kam, hat sich FLIR gezielt auf den Kundenstamm in Forschung und Entwicklung (Labor) konzentriert. Dieser Kameratyp ist daher eigentlich nicht als mobile Ausführung zu bezeichnen, obwohl mit einem Akkumulatorgürtel auch diese Anwendung des Systems unterstützt wurde. Die auf einem - immer noch als neuartig zählenden - QWIP-Sensor basierende Wärmebildkamera war für ihre Zeit sehr schnell, bei einer gleichzeitig erstaunlich guten thermischen Auflösung.

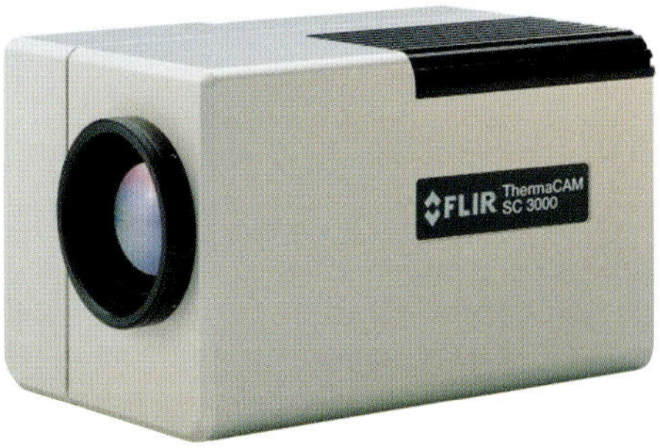

Technische Daten (ThermaCAM™ SC3000)

Detektor:	GaAs QWIP Photonendetektormatrix
Kühlung:	Stirling-Kühler
Spektralbereich:	8 ... 9 µm
Messbereich:	-20 ... 500 °C (1500 °C / 2000 °C)
Bildpunkte:	320 × 240 (Detektormatrix)
Bildrate:	320 × 240: 50 bzw. 60 Bilder / Sekunde
	320 × 80: 150 bzw. 180 Bilder / Sekunde
	320 × 48: 250 bzw. 300 Bilder / Sekunde
	320 × 15: 750 bzw. 900 Bilder / Sekunde
Thermische Auflösung:	0,02 K (bei 30 °C)
Digitalisierung:	14 Bit
Datenspeicher:	PCMCIA Speicherkarte
Ausgang:	RS170 NTSC/PAL, S-Video, Daten (14 Bit)
Versorgung (Option):	Akkumulatorgürtel
Betriebszeit:	8 Stunden (Akkumulatorgürtel)
Masse:	3,2 kg (ohne Akkumulator)

Abb. 624: Thermokamera FLIR ThermaCAM™ SC3000
(© 2019 FLIR Systems, Inc. All rights reserved. Mit freundlicher Genehmigung von FLIR Systems, Inc. [A260])

3.3.1.15. Mitsubishi Electric Corporation (Japan)

Der Tätigkeitsbereich des von der japanischen Mitsubishi-Gruppe im Jahr 1921 gegründeten Unternehmens Mitsubishi Electric erstreckt sich über eine riesige Vielzahl von Fach- und Marktbereichen. Neben vielen anderen Forschungs-, Entwicklungs- und Produktionsbereichen beschäftigte sich Mitsubishi Electric mit wegweisenden Entwicklungen von Infrarotsensoren, wie auch mit der Fertigung kompletter thermografischer Systeme. Während sich die Entwicklung von Detektoren auf die 1980-ger und den Beginn der 1990-ger Jahr konzentrierte, kann die Marktpräsenz von Mitsubishi Wärmebildkameras von 1988 bis 2015 datiert werden. Sie zeichneten sich durch hohe Pixelauflösung aus, deren Grundlage die durch Mitsubishi Electric selbst entwickelten und gefertigten PtSi-Schottky-Dioden-Photonendetektormatrixen bildeten. Beispielsweise der im Jahr 1991 auf den Markt gebrachte Sensor arbeitete im Wellenlängenbereich von 3 bis 5 μm und enthielt 1040×1040 Pixel mit einer Pixelgröße von nur 17 μm. Die thermische Auflösung erreichte bei einer Optik mit $f/1{,}2$ Lichtstärke 0,10 K bei 30 °C.

Die Präsenz von Mitsubishi Electric auf dem Thermokameramarkt begann mit der Wärmebildkamera des Typs IR-5110A, gefolgt von mehreren - fast regelmäßig jährlich erscheinenden - neuen Modellen. Es ist interessant, dass alle Wärmebildkameras seit ihrem Erscheinen jeweils bis zu 7 Jahre lang angeboten wurden. Seit dem Wärmebildsystem IR-M700, das im Jahr 2008 veröffentlicht wurde, sind jedoch keine neuen (zivilen) Thermokameratypen aus dem Hause Mitsubishi Electric bekannt.

Mitsubishi Model IR-5110A (1988)

Die erste Mitsubishi-Thermokamera - das Modell IR-5110A - bestand aus einem separaten Thermokamerakopf, einer Steuereinheit und einem Bildschirm. Der leise laufende Stirling-Kühler im Kamerakopf kühlte den Mitsubishi PtSi-Matrix-Sensor auf 80 K und hatte eine Lebensdauer von 2000 Stunden. Es war wahrscheinlich die weltweit erste Stirling-gekühlte PtSi-Matrixdetektor-basierende zivile Wärmebildkamera. Es konnten jedoch leider keine weiteren technischen Daten gefunden werden.

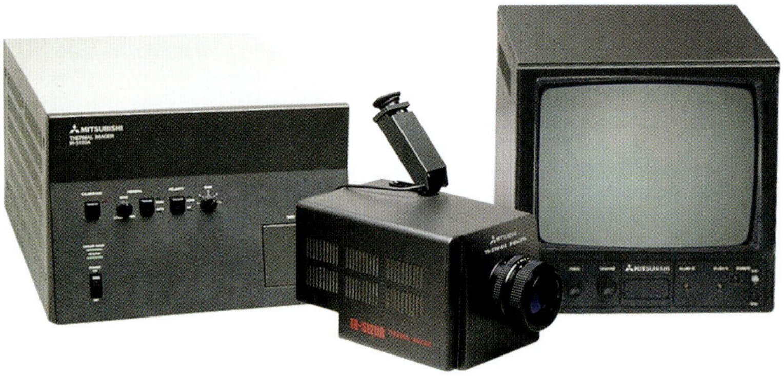

Abb. 625: Mitsubishi Model IR-5110A Thermokamera (Illustration, Fotomontage)

Mitsubishi Model IR-5120C (1989)

Mitsubishi Electric hat seine eigene Erfindung, den PtSi-Schottky-Dioden-Matrixdetektor, der auch das Rückgrat der IR-5120 war, kontinuierlich weiterentwickelt. Dieser sicherte den Mitsubishi Thermokameras die zu ihrer Zeit herausragend hohe Auflösung und Bildrate, sowie die exzellente thermische Auflösung.

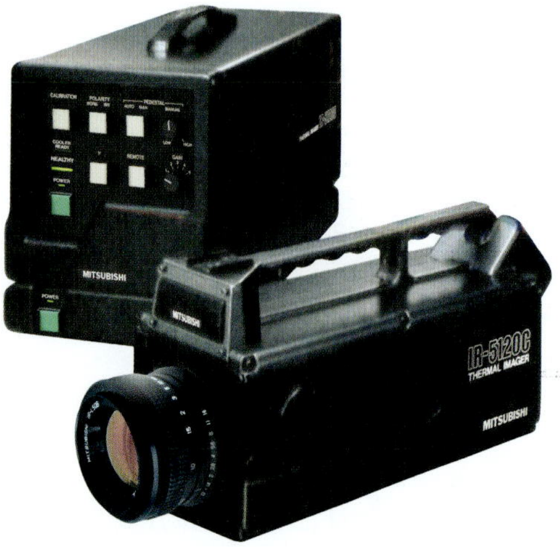

Technische Daten (Model IR-5120)

Detektor:	PtSi Schottky-Dioden Matrixdetektor
Kühlung:	Stirling-Kühler
Spektralbereich:	3 ... 5 μm
Messbereich:	nicht radiometrisch
Bildpunkte:	512 × 512
Bildrate:	50 Bilder / Sekunde
Thermische Auflösung:	0,15 K (bei 30 °C)
Ausgang:	digitales Videosignal
Masse:	7,5 kg (ohne Objektiv)

Abb. 626: Mitsubishi Model IR-5120C Thermokamera (Fotomontage auf Grundlage von [A261], Original mit freundlicher Genehmigung von SPIE, www.spie.org)

Mitsubishi Thermal Imager IR M-500 (1992)

Die Mitsubishi Wärmebildkameras profitierten stets von den neuesten Verbesserungen und Ergebnissen der eigenen Sensorentwicklung. Der Stirling-Kühler der IR M-500 brauchte zwar 10 Minuten, um den Sensor bis zur Betriebstemperatur herunter zu kühlen, aber dafür wurden ihm sensationelle 6000 Stunden Lebensdauer bescheinigt. Die Anwendungen dieser nicht-radiometrischen Wärmebildkamera reichten vor allem aufgrund ihrer hohen optischen und thermischen Auflösung von Nachtbeobachtungen, über Schiffsnavigation und Flugzeuglandung-Sichtunterstützung bis hin zu Qualitäts- und Materialtests.

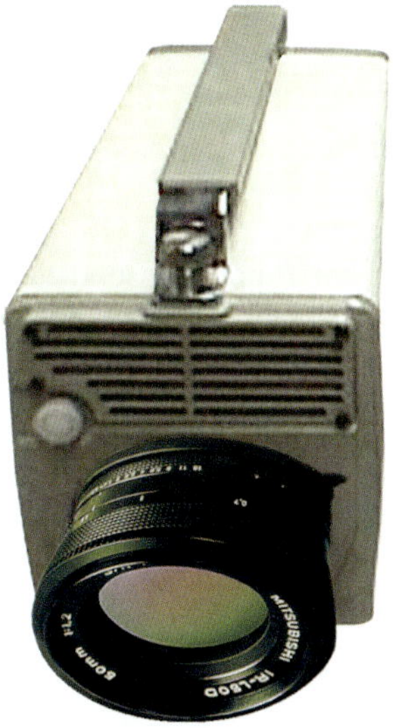

Technische Daten (Model IR-M500)

Detektor:	PtSi Schottky-Dioden Matrixdetektor
Kühlung:	Stirling-Kühler (MTBF 6000 Stunden)
Spektralbereich:	3 ... 5 µm
Messbereich:	nicht radiometrisch
Bildpunkte:	512 × 512
Bildrate:	60 Bilder / Sekunde
Thermische Auflösung:	0,15 K (bei 30°C)
Digitalisierung:	10 Bit
Ausgang:	RS170 (Video), RS422 (Daten)
Masse:	8 kg

Abb. 627: Mitsubishi Model IR-M500 Thermokamera (Illustration, Fotomontage)

Mitsubishi Thermal Imager IR M-700 (1997)

Die nächste Generation der Mitsubishi-Detektoren erreichte 801×512 Pixel, welche auch die Grundlage der Thermokamera IR M-700 bildeten. Zu seiner Zeit bedeutete dies nicht nur eine überraschend hohe Pixelauflösung, sondern auch eine ungewöhnlich hohe thermische Auflösung und Bildrate. Obwohl die Kamera keine radiometrische Fähigkeit hatte, übertraf ihre Verbreitung sogar den Typ IR M-500. (Die IR M-700 Thermokamera wurde von der InfraTec GmbH Dresden auch unter der Bezeichnung IR M-700E mit der eigenen IRBIS® Software und Kalibration als radiometrische Wärmebildkamera vertrieben.)

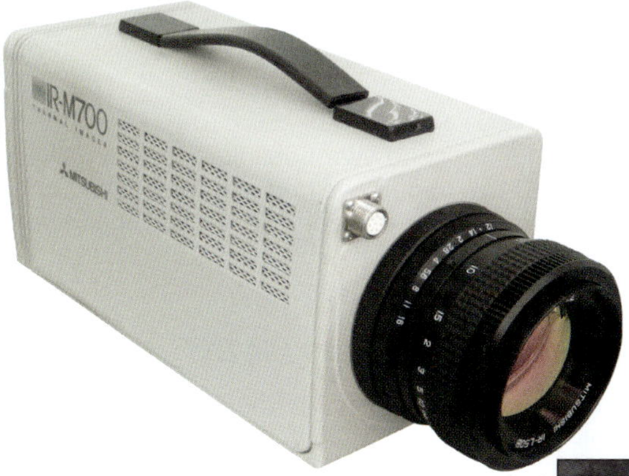

Technische Daten (Model IR-M700)

Detektor:	PtSi Schottky-Dioden Matrix
Kühlung:	Stirling-Kühler
Spektralbereich:	1,2 ... 5,9 µm / 4 ... 5,9 µm
Messbereich:	nicht radiometrisch
Bildpunkte:	801 × 512
Bildrate:	50 Bilder / Sekunde
Thermische Auflösung:	0,08 K (bei 30 °C)
Digitalisierung:	10 Bit / 12 Bit
Ausgang:	RS170 (Video), RS422 (Daten)
Masse:	5 kg (ohne Objektiv)

Abb. 628: Mitsubishi IR-M700 [A76]

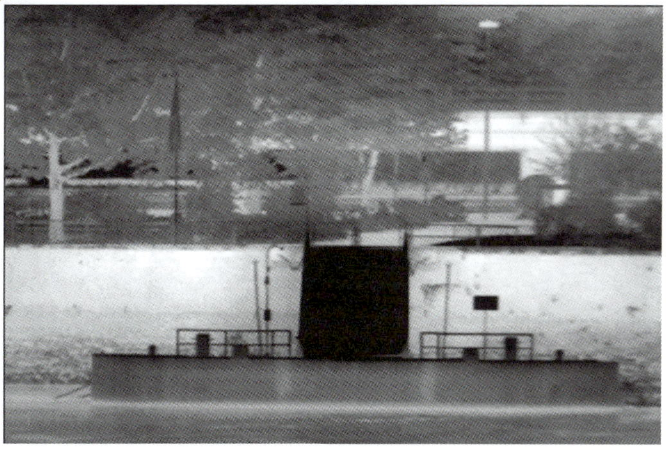

Abb. 629: Wärmebild der IR-M700 (mit freundlicher Unterstützung der InfraTec GmbH, www.InfraTec.de [A262])

3.3.1.16. Cincinnati Electronics Corporation (USA)

Der Elektronikbereich von AVCO (vormals Crosley Radio Corporation) wurde 1973 als eigenständiges Unternehmen unter dem Namen Cincinnati Electronics Corporation gegründet. Sein Entwicklungs- und Produktionsprofil umfasste eine Vielzahl von spezialisierten elektronischen Geräten in den Bereichen Kommunikation, Infrarotstrahlung und Radarwellen. Seit seiner Gründung befand sich das Unternehmen mehrfach im Eigentum anderer Unternehmen, die nach einigen Jahren Cincinnati Electronics dann an den nächsten Eigentümer weiterverkauften: den Anfang machte GEC Marconi (1981), dann folgten BAE Systems (1999) und CMC Electronics (2001), schließlich dann L-3 (2004). Zusätzlich zu seinen eigenen Entwicklungen war Cincinnati Electronics einer der USA-Distributoren der Wärmebildkameras von Nippon Avionics (später benannt als NEC AVIO).

Nightmaster Thermal Imaging Camera (1988)

In den späten 1980-ger Jahren trat Cincinnati Electronics nach vielen Jahren der Produktion und des Vertriebs von MCT-, InSb- und InAs-basierende Zeilen- und Matrixdetektoren mit seiner eigenen, nicht radiometrischen Wärmebildkamera Nightmaster auf den Markt,.

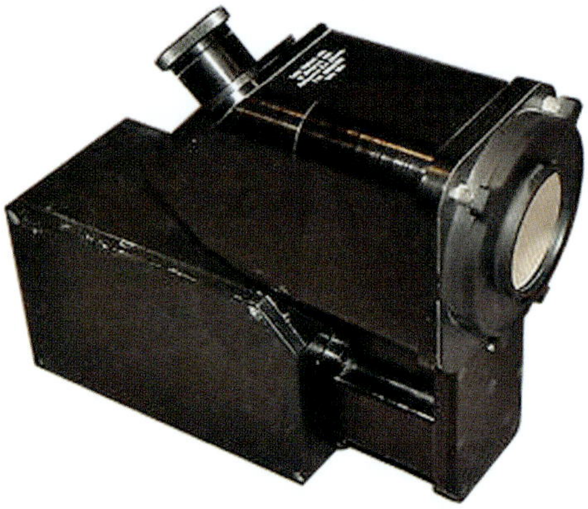

Technische Daten (Nightmaster)

Detektor:	256 × 256 InSb-Detektor
Kühlung:	Stirling-Kühler
Spektralbereich:	3 ... 5 µm
Messbereich:	n.a.
Bildpunkte:	256 × 256
Bildrate:	50 Bilder / Sekunde *
Ausgang:	n.a.
Versorgung:	Akkumulator
Betriebszeit:	2 Stunde
Masse:	2,8 kg Thermokamera

*) geschätzter Wert ohne Literaturnachweis

Abb. 630: Thermokamera Cincinnati Electronics Nightmaster (unaufklärbare Internetquelle [A263], bearbeitet)

IRC-160ST / IRRIS 160-ST infrared imager (1990)

Seit Anfang der 90-ger Jahre bietet das Unternehmen auch radiometrische Wärmebildkameras an. Unter den ersten Geräten war auch die IRC-160ST (oder IRRIS 160-ST) zu finden, welche eine mobile Wärmebildkamera mit ausgezeichneter thermischer Auflösung (mit einem sehr niedrigen NETD) war, basierend auf einem 160×120 Pixel InSb-Matrixdetektor.

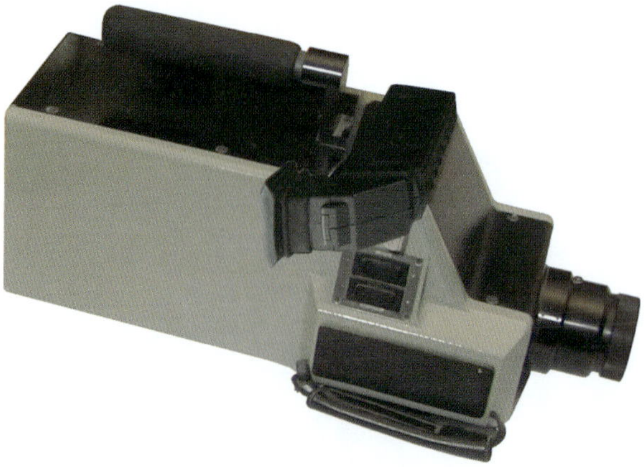

Technische Daten (IRRIS 160-ST)

Detektor:	InSb Photonendetektormatrix
Kühlung:	Stirling-Kühler
Spektralbereich:	3 ... 5 µm
Messbereich:	-45 ... 300 °C
Bildpunkte:	160 × 120
Bildrate:	50 Bilder / Sekunde
Digitalisierung:	12 Bit
Ausgang:	RS-232 / RS-422
Versorgung:	Akkumulator
Betriebszeit:	2 Stunden *
Masse:	2,4 kg * (nur Kamera)

*) geschätzter Wert ohne Literaturnachweis

Abb. 631: Thermokamera Cincinnati Electronics Model IRC-160ST mit Stirling-Kühler (Illustration, Fotomontage)

IRRIS 256-LN infrared imager (1990)

Neben der Stirling-gekühlten Wärmebildkamera mit 160×120 Pixeln war Cincinnati Electronics auch mit einer Thermokamera mit 256×256 Pixel Matrixdetektor auf dem Markt vertreten. Diese Wärmebildkamera mit ihrer ausgezeichneten hohen thermischen Auflösung wurde jedoch nur mit Flüssigstickstoffkühlung angeboten. Die Stirling-gekühlte IRRIS 256-ST wurde vermutlich erst vier Jahre später vermarktet.

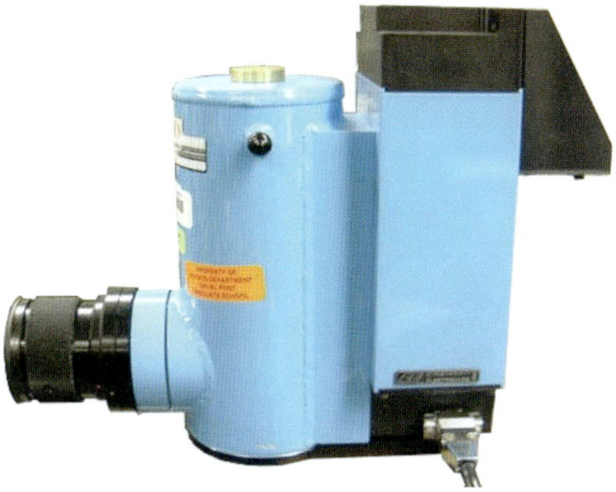

Technische Daten (IRRIS 256-LN)

Detektor:	InSb Photonendetektormatrix
Kühlung:	Flüssigstickstoff
Spektralbereich:	3 ... 5 µm
Messbereich:	-45 ... 300 °C
Thermische Auflösung:	0,025 K (bei 30 °C)
Bildpunkte:	256 × 256
Bildrate:	50 Bilder / Sekunde *

*) geschätzter Wert ohne Literaturnachweis

Abb. 632: Thermokamera IRRIS 256-LN mit Flüssigstickstoffkühlung
(erstellt unter Verwendung von [A264], mit freundlicher Genehmigung von Yew Sing Quek)

IRRIS 256-ST infrared imager (1994)

Die Rolle von Cincinnati Electronics auf dem Markt für tragbare Wärmebildkameras hatte mit dem Stirling gekühlten Modell IRRIS 256 ST ihren Höhepunkt erreicht und dürfte damit auch zu Ende gegangen sein, da zu späteren Modellen keine Informationen gefunden werden konnten. Das Modell IRRIS 256 ST hatte die gleiche (sehr) hohe thermische Auflösung, wie die vorherige Flüssigstickstoffversion IRRIS 256-LN.

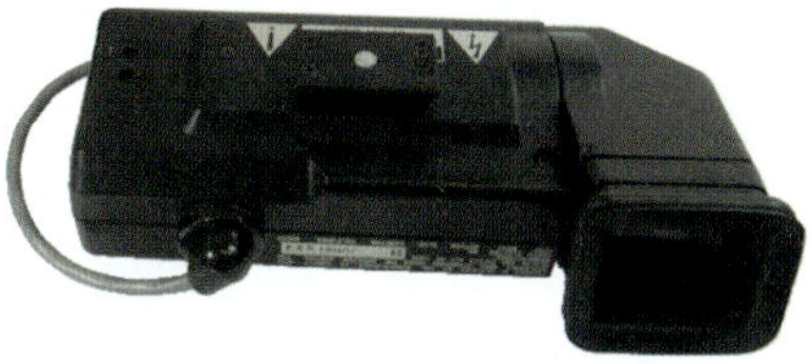

Abb. 633: optischer Sucher der mobilen Version der IR-Kamera IRRIS 256-ST (mit freundlicher Genehmigung von Chris Ahluwalia [A265]), Ausschnitt, editiert)

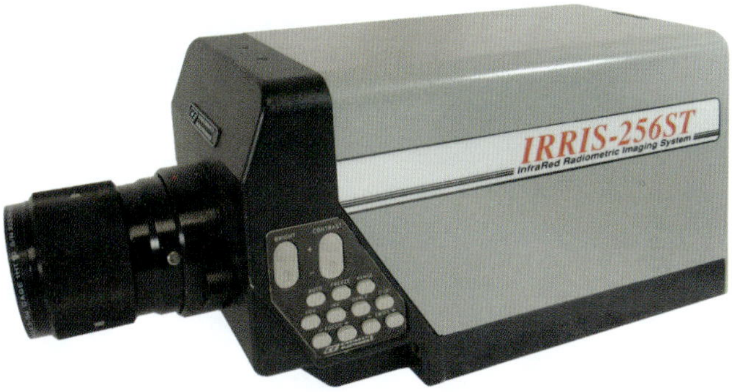

Abb. 634: Thermokamera IRRIS 256-ST mit Stirling-Kühlung (Fotomontage unter Verwendung von [A266], mit freundlicher Genehmigung von Chris Ahluwalia)

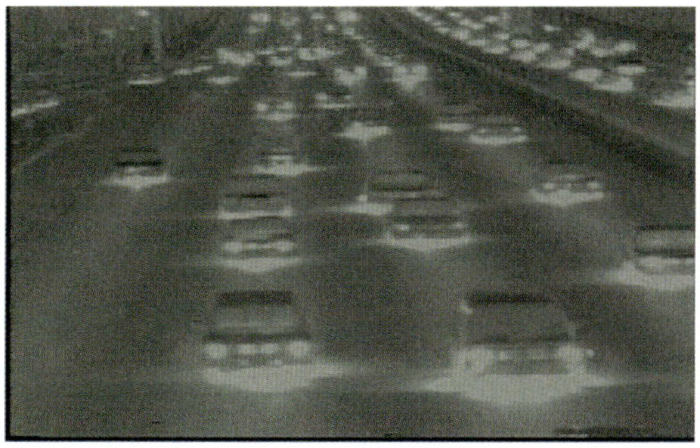

Abb. 635: Wärmebild der IRRIS 256-ST
(mit freundl. Genehmigung von Ph.D. PE C. Arthur MacCarley, California Polytechnic State University, www.calpoly.edu [A267])

Technische Daten (IRRIS 256-ST)

Detektor:	InSb Photonendetektormatrix
Kühlung:	Stirling-Kühler
Spektralbereich:	3 ... 5 µm (2,2 ... 4,6 µm)
Messbereich:	-45 ... 300 °C
Bildpunkte:	256 × 256
Bildrate:	50 bzw. 60 Bilder / Sekunde *
Digitalisierung:	12 Bit
Ausgang:	RS-232 / RS-422
Versorgung:	Akkumulator
Betriebszeit:	1 Stunde
Masse:	3,2 kg Thermokamera

*) geschätzter Wert ohne Literaturnachweis

3.3.1.17. Mikron Infrared, Inc. (USA)

Mikron wurde 1969 in Oakland, New Jersey (USA) unter dem Namen Mikron Instrument Company, Inc. gegründet. Das Unternehmen war mit Eigenentwicklungen auf dem Gebiet der Infrarot-Sensoren (Pyrometer) und thermografischen Instrumente, sowie als nordamerikanischer Distributor der japanischen NEC AVIO (Nippon Avionics) aktiv. (Es sei darauf hingewiesen, dass auch Cincinnati Electronics die Wärmebildkameras von NEC AVIO in den USA verkauft hatte.) Die von Mikron auf dem Gebiet der Thermografie vertriebenen Produkte erhielten die Typenbezeichnung MikroScan. Abgesehen vom Produktnamen (und der entsprechenden Kennzeichnung) gab es keinen signifikanten Unterschied zu den NEC AVIO Wärmebildkameras. Um Doppelungen im Buch zu vermeiden, werden mehrere dieser Wärmebildkameras im Detail nur unter dem Firmennamen NEC AVIO beschrieben, hier soll lediglich eine Liste der konformen Typen folgen. Mikron Infrared, Inc. wurde schließlich 2007 von der amerikanischen Firma LumaSense aufgekauft.

Liste der mit NEC AVIO Thermokameras vermutlich völlig identischen, bekanntesten Mikron-Produkte:

Mikron Produktname	NEC AVIO Produktname
Mikron 6T61	Thermo Tracer 6T61
MikroScan™ 5102 / 5104	Thermo Tracer TH5102 / TH5104R
MikroScan™ 7200	Thermo Tracer TH 71 Serie
MikroScan™ 7102	Thermo Tracer TH 71 Serie
MikroScan™ 7515	Thermo Tracer TH 71 Serie
MikroScan™ 7600PRO	Thermo Tracer TH9100PRO

MIKRON MikroScan 5104 (1997)

Ein gutes Beispiel für die oben erwähnte Produktübereinstimmung sind die Typen MikroScan oder Thermo Tracer 5102 und 5104. Abgesehen vom Produktnamen gibt es keinen Unterschied in der äußeren Erscheinung oder in den (bekannten) technischen Parametern.

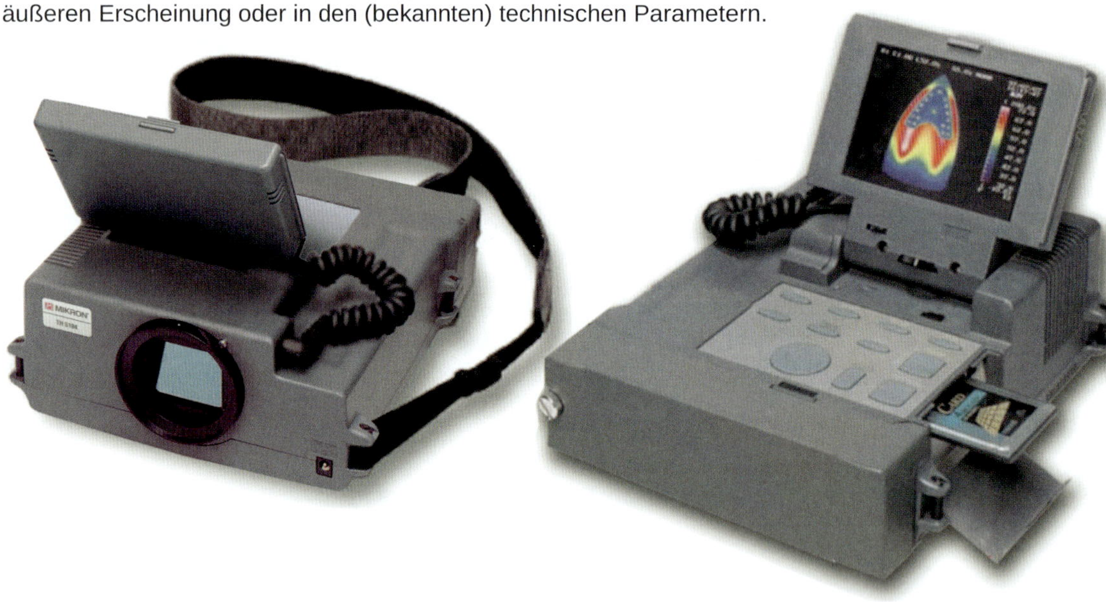

Abb. 636 und **637:** Thermokamera MikroScan TH5104
(mit freundlicher Genehmigung der LumaSense Technologies, www.lumasenseinc.com [A268] [A269])
(linke Fotografie durch Autor grafisch bearbeitet)

Technische Daten

	TH5102	**TH5104**
Detektor:	10×1 HgCdTe Zeilendetektor	10×1 HgCdTe Zeilendetektor
Scanner:	mechanisch	mechanisch
Kühlung:	Peltier-Element	Stirling-Kühler
Spektralbereich:	3 ... 5,3 µm	8 ... 12 µm
Messbereich:	-10 ... 800 °C	-50 ... 800 °C
Bildpunkte:	255 × 223	344 × 207
Bildrate:	1,5 bzw. 22 Bilder / Sekunde	2 bzw. 22 Bilder / Sekunde
Thermische Auflösung:	0,1 K (bei 30 °C)	0,03 K (bei 30 °C)
Digitalisierung:	12 Bit	12 Bit
Masse (mit Akkumulator):	2,8 kg	3,4 kg

MIKRON MikroScan 7515 (2001)

Technisch sind die Modelle der 7xxx-er Serie ein Bruch mit dem bis dahin von Mikron bevorzugten abtastenden Detektionsverfahren. Die neuen Kameratypen basierten von nun an auf Matrixdetektoren. Dem widersprechend hat Mikron für diese neuen Kamerageneration jedoch den bewährten Produktnamen MikroScan beibehalten.

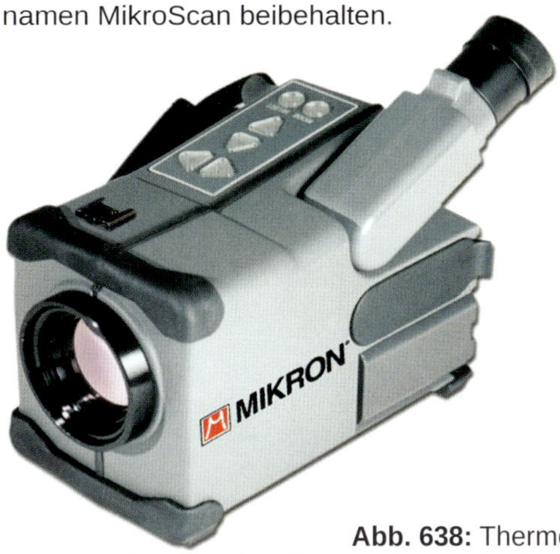

Technische Daten (MikroScan 7515)

Detektor:	Mikrobolometer-Matrixdetektor
Kühlung:	ungekühlt
Spektralbereich:	8 ... 14 µm
Messbereich:	-40 ... 500 °C (Option 2000 °C)
Bildpunkte:	320 × 240
Bildrate:	30 bzw. 60 Bilder / Sekunde
Thermische Auflösung:	0,06 K (bei 30 °C)
Digitalisierung:	14 Bit
Datenspeicher:	16 MB CF Speicherkarte
Versorgung:	Akkumulator
Masse:	1,5 kg (ohne Akkumulator)

Abb. 638: Thermokamera MikroScan 7515
(mit freundlicher Genehmigung der LumaSense Technologies, www.lumasenseinc.com [A270])

MikroScan 7600PRO Thermal Imager (2003)*

Die MikroScan 7515 wurde durch die in Form und Funktionalität verbesserten Wärmebildkamera 7600PRO abgelöst, welche mit dem NEV AVIO Thermo Tracer TH9100PRO identisch ist. Die Besonderheiten der Thermokamera sind die eingebaute visuelle Kamera und die darauf beruhende Überblendung von Thermogramm und visuellem Bild, sowie der motorische Autofokus. Erwähnenswert ist auch der schnelle interne Speicher zur Aufzeichnung von radiometrischen Daten (kompletter Wärmebilder) mit bis zu 60 Hz Bildrate.

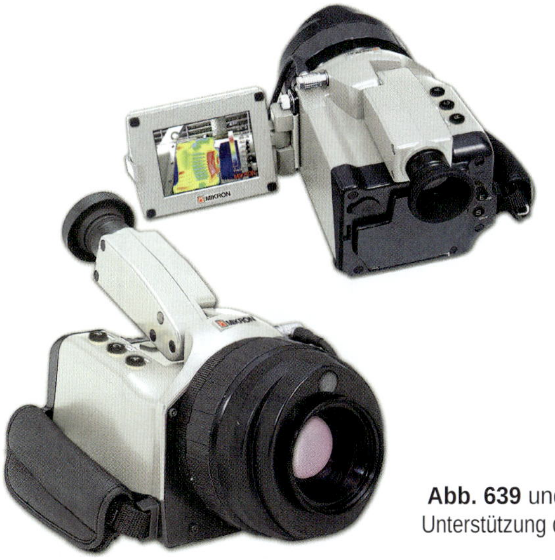

Technische Daten (MikroScan 7600PRO)

Detektor:	Mikrobolometer-Matrixdetektor
Kühlung:	ungekühlt
Spektralbereich:	8 ... 14 µm
Messbereich:	-40 ... 2000°C
Bildpunkte:	320 × 240
Bildrate:	60 Bilder / Sekunde
Thermische Auflösung:	0,06 K (bei 30 °C)
Digitalisierung:	14 Bit
Datenspeicher:	16 MB CF Speicherkarte
Anzeige:	3,5" LCD + optischer Sucher
Schnittstelle:	IEEE 1394 (Firewire)
Versorgung:	Akkumulator
Betriebszeit:	2½ Stunde
Masse:	1,4 kg (ohne Akku, ohne LCD)

Abb. 639 und **640:** MikroScan 7600PRO Thermal Imager (mit freundlicher Unterstützung der LumaSense Technologies, www.lumasenseinc.com [A271] [A272])

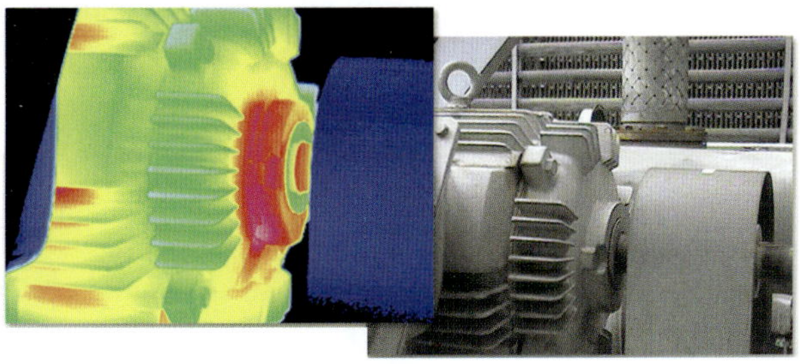

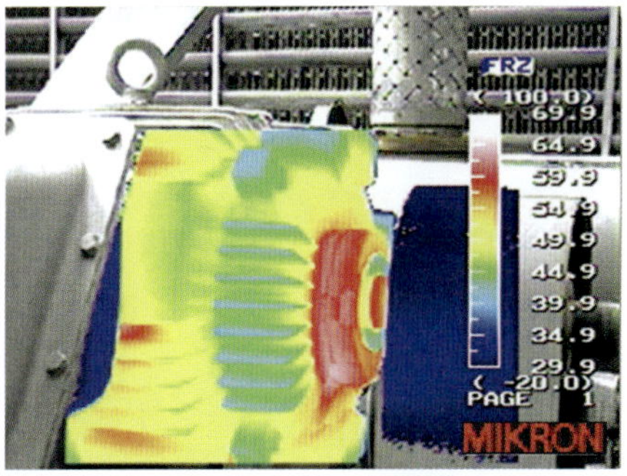

Abb. 641 und **642:** MikroScan 7600PRO Überblendung von Wärmebild und visuellem Bild
(mit freundlicher Genehmigung der LumaSense Technologies, www.lumasenseinc.com [A273] [A274])

*) geschätzter Wert ohne Literaturnachweis

MIKRON MIDAS (2004)*

Eine weitere generelle Designänderung wurde mit den Thermokameras MIDAS begonnen, die wie eine vergrößerte Kopie einer Digitalkamera aussahen. Wie groß die Kopie geraten war, kann sofort durch die geometrischen Abmessungen von 93×109×170 mm und das Gewicht von 1,7 kg verdeutlicht werden. (Es waren also nur die äußeren Gestaltungsmerkmale, die den Digitalkameras nahe kamen.)

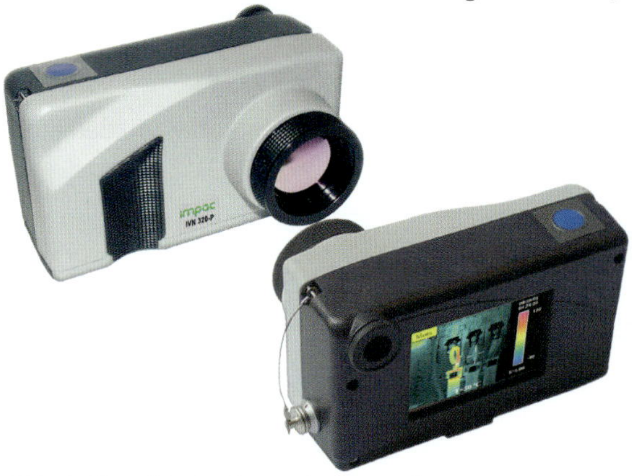

Technische Daten (Mikron Midas)

Detektor:	Mikrobolometer-Matrixdetektor
Kühlung:	ungekühlt
Spektralbereich:	8 ... 14 µm
Messbereich:	-40 ... 350 °C (Option 2000 °C)
Bildpunkte:	320 × 240
Bildrate:	60 Bilder / Sekunde
Thermische Auflösung:	0,1 K (bei 30 °C)
Digitalisierung:	14 Bit
Datenspeicher:	PCMCIA Speicherkarte
Anzeige:	LCD + optischer Sucher
Ausgang:	Video (30 Hz)
Versorgung:	Akkumulator
Masse:	1,7 kg (komplett)

Abb. 643 und **644:** Thermokamera Mikron MIDAS
(mit freundlicher Unterstützung der LumaSense Technologies, www.lumasenseinc.com [A275] [A276])

*) geschätzter Wert ohne Literaturnachweis

Mikron MikroShot™ B (2009)

Auf den gut klingenden Namen Mikron aufbauend vertrieb LumaSense die MicroShot™ Wärmebild-kamerafamilie als Nachfolger von MIDAS. (Der Hersteller der Thermokameras war höchstwahrscheinlich die japanische NEC AVIO.) Mit MikroShot™ versuchte LumaSense die digitalen Fotoapparate nicht nur in ihrem Design, sondern auch von Gewicht (nur 300 Gramm) und Benutzerfreundlichkeit her nach-zuahmen. Dementsprechend ist es ein auch sehr praktisches Gerät geworden - jedoch mit einen hohen Preis: Der Mikrobolometer-Detektor hatte nur 160×120 Pixel, die thermische Auflösung betrug nur 0,2 K und die Bildwiederholfrequenz waren gerade 8,5 Hz. Daher war das Wärmebild schnell verwackelt und unscharf, gerade für die in der Werbung angepriesene Gebäude-Thermografie war die Anwendung dieser Thermokamera in Wirklichkeit nicht so recht zu empfehlen.

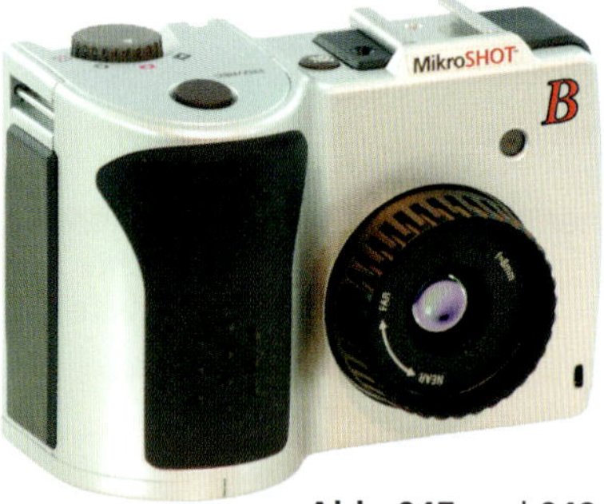

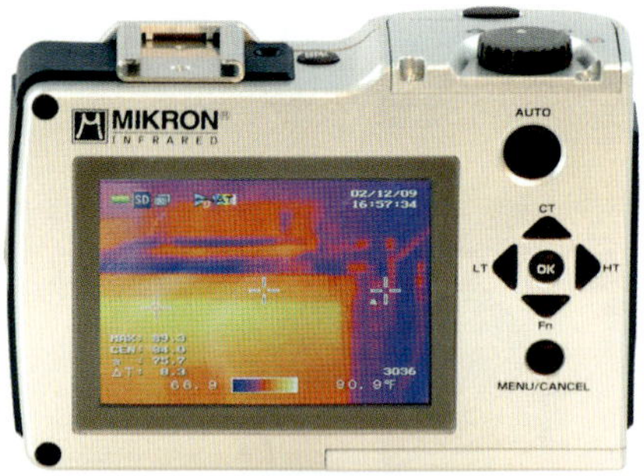

Abb. 645 und **646:** Thermokamera Mikron MikroShot™ B
(mit freundlicher Unterstützung der LumaSense Technologies, www.lumasenseinc.com [A277] [A278])

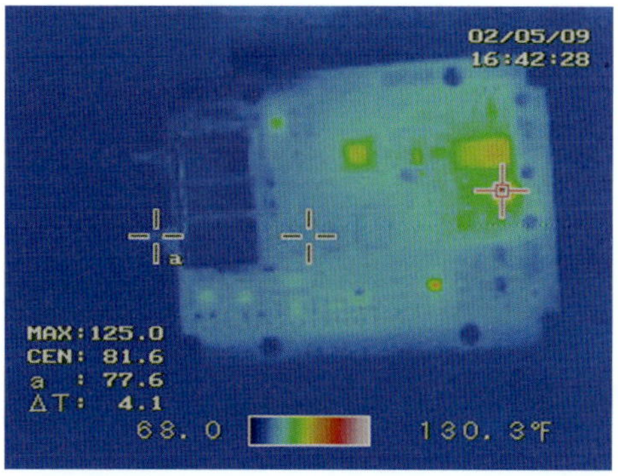

Technische Daten (MikroShot™ B)

Detektor:	Mikrobolometer-Matrixdetektor
Kühlung:	ungekühlt
Spektralbereich:	8 ... 13 µm
Messbereich:	-20 ... 100 °C
Bildpunkte:	160 × 120
Bildrate:	8,5 Bilder / Sekunde
Thermische Auflösung:	0,2 K (bei 30 °C)
Datenspeicher:	8 GB SD Speicherkarte
Anzeige:	LCD-Display
Versorgung:	3 Stk. AA NiMH Akkumulator oder AA Normalbatterien
Masse:	300 g (komplett)

Abb. 647: Wärmebild der MikroShot™ B
(mit freundlicher Unterstützung der LumaSense Technologies, www.lumasenseinc.com [A279])

3.3.1.18. Infrared Solutions Inc. (USA)

Dieses amerikanische Unternehmen wurde 1994 von einigen früheren Ingenieuren, Wissenschaftlern und Führungskräften von Honeywell in Minnesota (USA) speziell zur Entwicklung und Herstellung thermografischer Instrumente gegründet. Ein wirklich langes selbstständiges Dasein konnte die Firma jedoch nicht erreichen. Schon nach der Markteinführung der Wärmebildkameras SnapShot® (1995) und FlexCam® (2003) erfolgte die Übernahme durch FLUKE Electronics im Jahr 2005. Interessanterweise wurde genau zu diesem Zeitpunkt die neueste FlexCamPro320 mit einem 320×240 Pixel großen Mikrobolometer fertiggestellt.

<u>IR SnapShot® (1995)</u>

Zwischen den verbreiteten InSb- und MCT-Photonensensoren und den zusehends markterobernden Bolometern galt der in der von Infrared Solutions in der radiometrischen Wärmebildkamera IR SnapShot® verwendete thermoelektrische (Thermosäulen-)Matrixdetektor von Honeywell als außergewöhnliche Besonderheit. Neben dem Design einer Digitalkamera war einer der größten Vorteile des Geräts dessen günstiger Preis. Allerdings war die Bildaufnahme (Integrationszeit) extrem lang. Es ist nicht leicht, sich vorzustellen, wie eine tragbare Wärmebildkamera (ohne Stativ) mit einem Gewicht von fast 2 kg für 1,5 Sekunden so still gehalten werden konnte, dass das Wärmebild nicht unscharf (d.h. verwackelt) wurde.

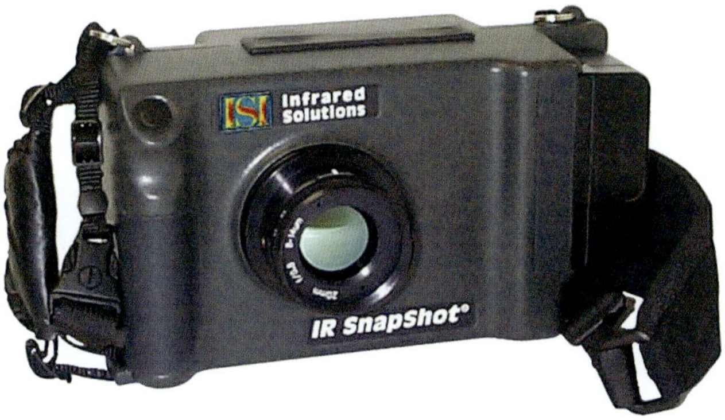

Technische Daten (IR SnapShot®)

Detektor:	Thermoelementmatrix
Kühlung:	ungekühlt
Spektralbereich:	8 ... 12 µm
Messbereich:	0 ... 350 °C
Thermische Auflösung:	0,35 K (bei 30 °C)
Bildpunkte:	120 × 120
Bildrate:	1,5 Sekunde / Bild
Digitalisierung:	16 Bit
Datenspeicher:	ATA, später PCMCIA
Ausgang:	NTSC/PAL + RS232
Versorgung:	Akkumulator
Betriebszeit:	1 Stunde
Masse:	2 kg

Abb. 648: Thermokamera IR SnapShot® mit Thermoelementmatrix
(mit freundlicher Genehmigung der Fluke Corporation, www.fluke.com [A280])

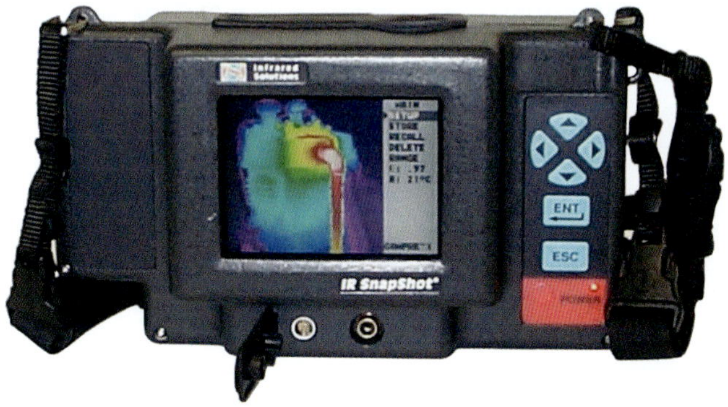

Abb. 649: Rückseite der Thermokamera Infrared Solution IR SnapShot®
(mit freundlicher Genehmigung der Fluke Corporation, www.fluke.com [A281])

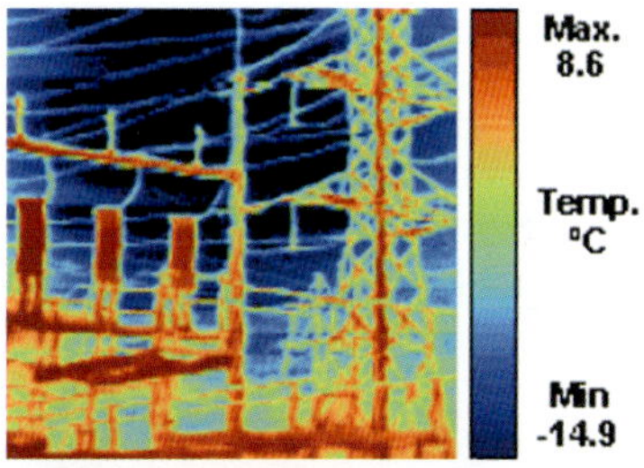

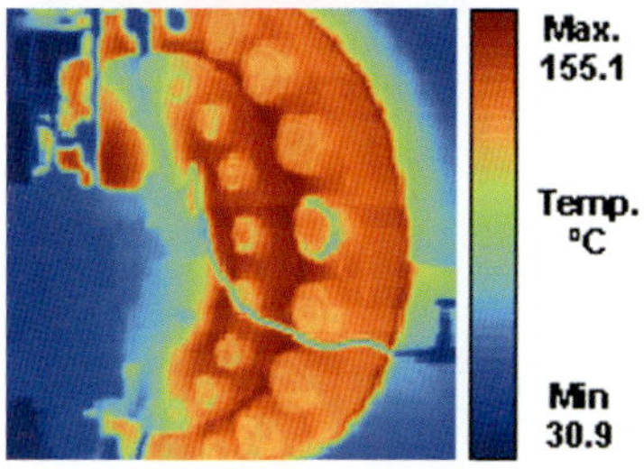

Abb. 650 und **651:** Wärmebilder der IR SnapShot®
(mit freundlicher Genehmigung der Fluke Corporation, www.fluke.com [A282] [A283])

<u>IR FlexCam® (2003)</u>

Die Wärmebildkameras IR FlexCam® von Infrared Solutions erhielten Mikrobolometer-Matrixdetektoren und wurden vor allem von Thermografie-Anwendungen in der industriellen Wartung wegen ihrer geringen Größe und Benutzerfreundlichkeit gern genutzt. Aber schon im Jahr der Markteinführung war der Detektor mit 160×120 Pixeln nicht so ganz "Stand der Technik", weshalb jegliche diesbezügliche Angabe in Broschüren, Anzeigen und sogar im Kapitel der technischen Daten des Handbuchs sorgfältig vermieden wurde. Anstelle dessen wurde unter "Display and Image Storage" nur die Größe der Anzeige mit 320×240 Pixel aufgeführt (= eine recht irreführende Angabe).

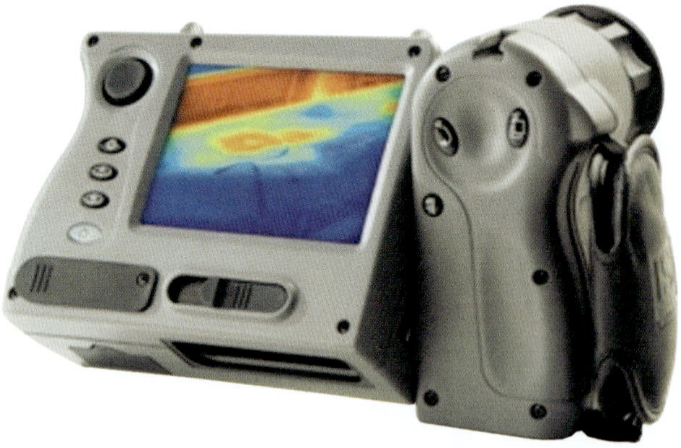

Technische Daten (IR FlexCam®)

Detektor:	Mikrobolometermatrix
Kühlung:	ungekühlt
Spektralbereich:	8 ... 12 µm
Messbereich:	0 ... 350 °C
Thermische Auflösung:	0,09 K (bei 30°C)
Bildpunkte:	160 × 120
Bildrate:	30 Bilder / Sekunde
Digitalisierung:	14 Bit
Datenspeicher:	CF Speicherkarte
Ausgang:	Video + USB
Versorgung:	Li-Ion Akkumulator
Betriebszeit:	2 Stunden
Masse:	1,95 kg

Abb. 652: Mikrobolometer-Thermokamera Infrared Solution IR FlexCam®
(mit freundlicher Genehmigung der Fluke Corporation, www.fluke.com [A284])

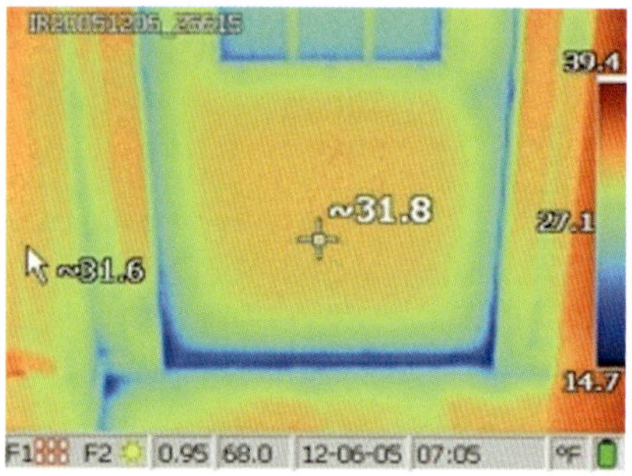

Abb. 653: Wärmebild der Infrared Solution IR FlexCam®
(mit freundlicher Genehmigung von American Infrared, www.americaninfrared.com [A285])

<u>IR FlexCam® PRO320 (2005)</u>

Abgesehen von der Tatsache, dass die FlexCam®-Serie aus drei Typen bestand (die sich nur in einigen technischen Parametern unterschieden), hat Infrared Solutions in relativ kurzer Zeit einen „großen Bruder", die auf einem 320×240 Pixel Mikrobolometer-Matrixdetektor basierende IR FlexCam® PRO320, entwickelt. Das Datum fiel in etwa mit der Übernahme des Unternehmens durch Fluke zusammen, so dass es kein Wunder ist, dass diese Wärmebildkamera bald unter dem Namen Fluke Ti40 in orangener Farbe verkauft wurde.

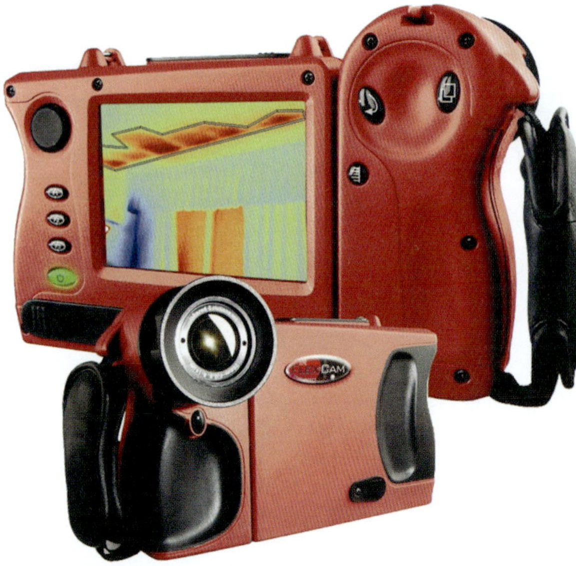

Technische Daten (IR FlexCam® PRO320)

Detektor:	Mikrobolometermatrix
Kühlung:	ungekühlt
Spektralbereich:	8 ... 12 µm
Messbereich:	-20 ... 600 °C
Thermische Auflösung:	0,07 K (bei 30°C, bei 30Hz)
Bildpunkte:	320 × 240
Bildrate:	60 Bilder / Sekunde
Digitalisierung:	14 Bit
Datenspeicher:	CF Speicherkarte
Ausgang:	Video
Versorgung:	Li-Ion Akkumulator
Betriebszeit:	3 Stunden
Masse:	1,95 kg

Abb. 654: Infrared Solution IR FlexCam® PRO 320 (in der Farbe des Typs R2)
(mit freundlicher Genehmigung der Fluke Corporation, www.fluke.com [A286])

3.3.1.19. FLUKE Corporation (USA)

Die American Fluke Corporation wurde 1948 von John Fluke gegründet. Das sich in seiner Geschichte mit sehr vielen Dingen beschäftigende Unternehmen, hat heute als Hauptprofil die Herstellung und den Vertrieb von industriellen Mess- und Prüfgeräten. Die Erweiterung der Produktpalette des Unternehmens wurde nicht immer durch eigene Entwicklung, sondern oftmals durch den Erwerb geeigneter Unternehmen (inklusive derer Produkte und Märkte) erreicht. So beschleunigte Fluke seine im Jahr 2004 begonnene Thermografiekarriere mit der Übernahme der amerikanischen Firma Infrared Solutions Inc. im Jahr 2005. Zu erwähnen ist auch, dass unter dem Namen FLUKE Process Instruments, seit 2007 Raytek und Ircon ebenfalls zu FLUKE gehören.

Fluke Ti30 (2004)

Im Jahr 2004 brachte FLUKE sein erstes thermografisches Produkt auf den Markt: die Thermokamera Ti30, ursprünglich ein Raytek-Produkt (ThermoView® Ti30). Dank seines großen Vertriebsnetzwerkes konnte Fluke dieses auch am Markt etablieren, obwohl es nur ein sehr durchschnittliches Gerät war.

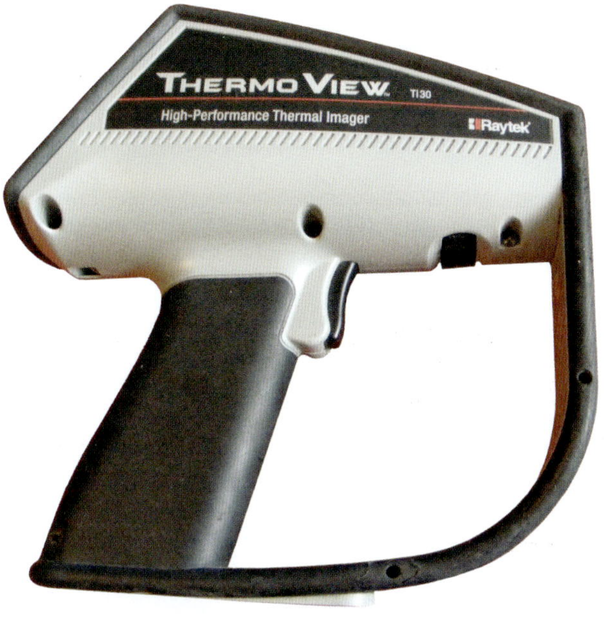

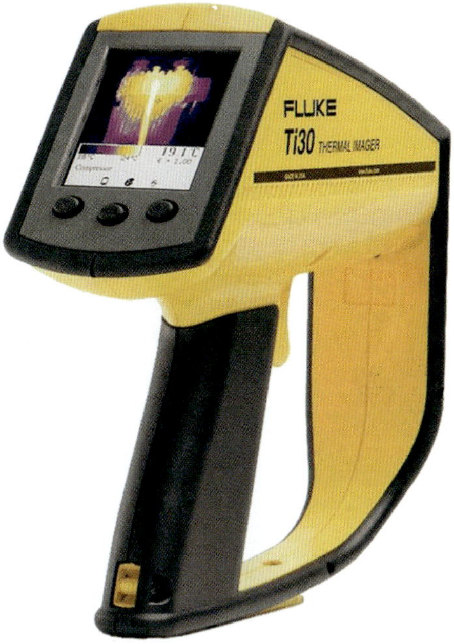

Abb. 655: Hand-gehaltene Thermokamera Raytek Ti30

Abb. 656: Hand-gehaltene Thermokamera Fluke Ti30

(mit freundlicher Genehmigung der Fluke Corporation, www.fluke.com [A287] [A288])

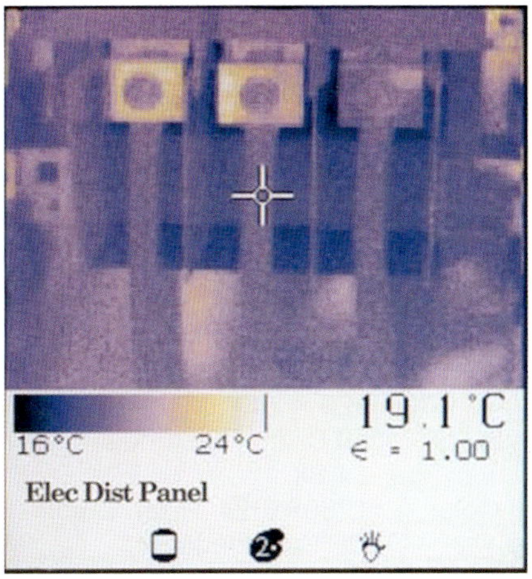

Abb. 657: Wärmebild der Fluke Ti30
(mit freundlicher Genehmigung der Fluke Corporation, www.fluke.com [A289])

Technische Daten (Fluke Ti30)

Detektor:	Mikrobolometermatrix
Kühlung:	ungekühlt
Spektralbereich:	7 ... 14 µm
Messbereich:	0 ... 250 °C
Thermische Auflösung:	0,2 K (bei 30 °C)
Bildpunkte:	160 × 120
Bildrate:	20 Bilder / Sekunde
Datenspeicher:	interner Flash Speicher
Ausgang:	USB
Versorgung:	6 Stk. AA Batterien
Betriebszeit:	5 Stunden
Masse:	1 kg

Fluke Ti40 (2006)

Mit der Übernahme von Infrared Solutions gingen auch die brandneuen FlexCam®-Thermokameras an Fluke. Bald darauf wurde die auf dem 320×240 Mikrobolometerdetektor basierende FlexCam® PRO320 in die orangene Fluke Produktpalette integriert und erhielt den Namen Fluke Ti40 / Ti45. Die technischen Parameter sind dabei praktisch unverändert geblieben.

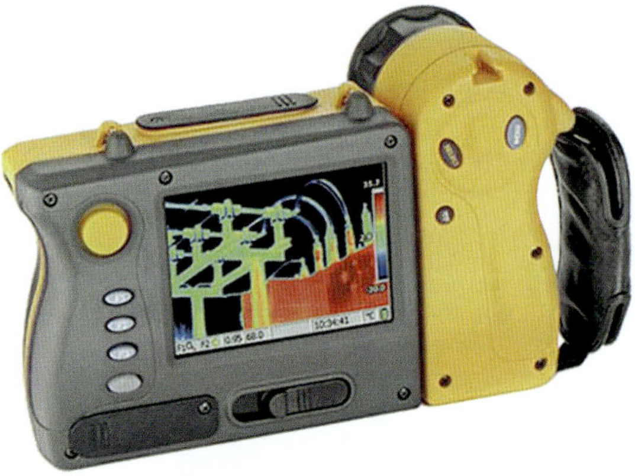

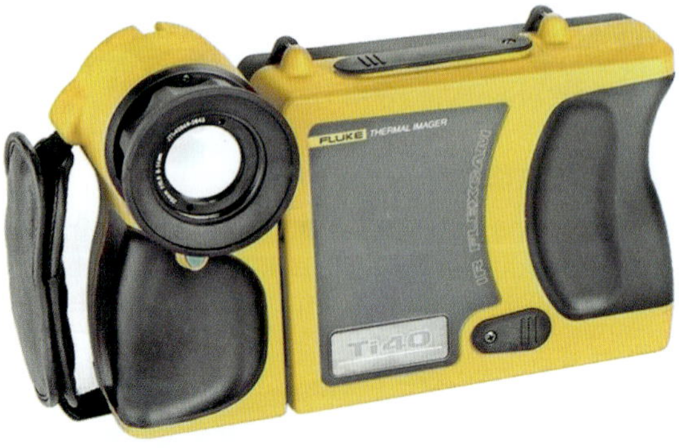

Abb. 658 und **659:** Vorder- und Rückansicht der Thermokamera Fluke Ti40/Ti45 (2006)
(mit freundlicher Genehmigung der Fluke Corporation, www.fluke.com [A290] [A291])

Im späteren wurden noch viele Nachkommen dieser Modellfamilie mit einigen verbesserten messtechnischen Parametern und/oder technischen Ergänzungen (Lasermarker, Videokamera, LED-Beleuchtung) geschaffen. Beispiele hierfür sind die Modelle Fluke TiR4 und Fluke Ti55 oder Ti55FT.

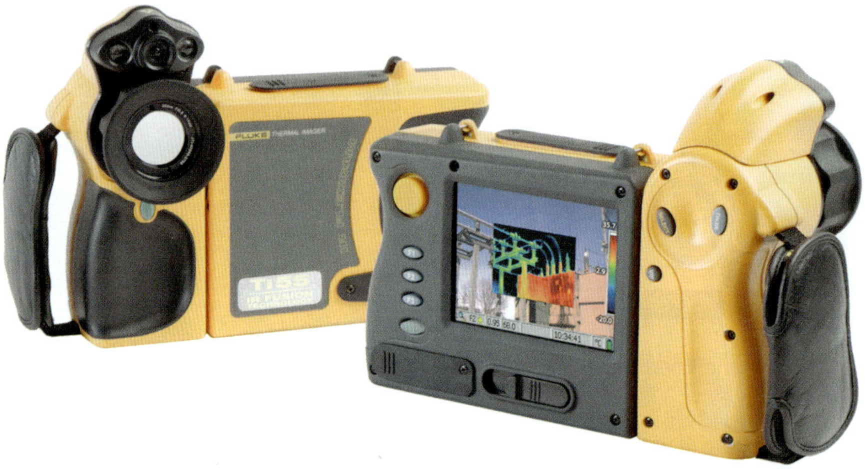

Abb. 660: Vorder- und Rückansicht der Thermokamera Fluke Ti55 (Ti55FT) (2016)
(mit freundlicher Unterstützung der Fluke Corporation, www.fluke.com [A292])

Technische Daten

	Ti40	**Ti45**	**Ti55FT**
Detektor:	VO_x Mikrobolometermatrix	VO_x Mikrobolometermatrix	VO_x Mikrobolometermatrix
Kühlung:	ungekühlt	ungekühlt	ungekühlt
Spektralbereich:	8 ... 12 µm	8 ... 12 µm	8 ... 12 µm
Messbereich:	-20 ... 350 °C	-20 ... 600 °C	-20 ... 600 °C
Thermische Auflösung:	0,09 K (bei 30 °C)	0,08 K (bei 30 °C)	0,05 K (bei 30 °C)
Bildpunkte:	160 × 120	160 × 120	320 × 240
Bildrate:	30 Bilder / Sekunde	30 Bilder / Sekunde	60 Bilder / Sekunde
Digitalisierung:	14 Bit	14 Bit	14 Bit
Videoaufnahme:	keine	1280×1024 Pixel, Color	1280×1024 Pixel, Color
Datenspeicher:	CF Speicherkarte	CF Speicherkarte	CF Speicherkarte
Ausgang:	Video	Video	Video
Versorgung:	Li-Ion Akkumulator	Li-Ion Akkumulator	Li-Ion Akkumulator
Betriebszeit:	3 Stunden	2 Stunden	2 Stunden
Masse:	1,95 kg	1,95 kg	1,95 kg

3.4. Aktuelle Entwicklungs- und Markttendenzen

Derzeit gibt es drei unterschiedliche Entwicklungstrends auf dem Gebiet der thermografischen Systeme. Eine davon ist die Miniaturisierung und Herstellung von weit verbreitbaren Massenprodukten. Der andere Trend zielt auf die Entwicklung wirtschaftlicher Instrumente für die große Zahl industrieller Nutzer ab. Die dritte Richtung besteht darin, die erforderliche Ausrüstung für hochspezialisierte Industrie-, Forschungs- und Expertenaktivitäten bereitzustellen.

3.4.1. Miniaturisierung, Massenproduktherstellung

Der Zweck dieses Entwicklungstrends ist die Erhöhung der Marktpräsenz der jeweiligen Hersteller durch die massive Eroberung der (nicht-professionellen) Anwender, die auf die Ergebnisse der Thermografie aufmerksam geworden sind. Hierzu werden Instrumente ohne messtechnisch ansprechende (oder sogar ungenügende) Parameter geschaffen - Hauptsache so billig wie möglich. Es ist gut, dass sich somit der "Ruf" und die Neuigkeiten der thermografischen Instrumente verbreiten. Schlimm ist aber dabei, dass viele (aus Unwissenheit) ernste (mess-)technische Probleme mit solchen "vereinfachten" Werkzeugen zu lösen glauben, die aber in Wirklichkeit eher mehr Fachwissen und unbedingt eine Wärmebildkamera mit entsprechenden messtechnischen - beispielsweise radiometrischen - Fähigkeiten verlangen würden. Etliche Benutzer ohne das notwendige Know-How wissen nicht einmal, das die Messaufgabe ungenügend oder überhaupt nicht gelöst wurde.

Im Folgenden betrachten wir einige Produkte, die Meilensteine auf diesem Weg darstellten.

Wuhan Guide MobIR-M4 (2005)

Die gesamte Miniaturisierung begann 2005 dank einer 1999 in Wuhan (China) gegründeten Firma namens Guide Infrared. Mit derer revolutionären kompakten Thermokamera MobIR-M4 - für industrielle Inspektion und Wartung gedacht - wurde nicht nur eine Weltinnovation verkündet, sondern auch ein bis heute dauernder Wettbewerb gestartet. Die MobIR-M4 war noch dazu eine Thermokamera mit radiometrischer Fähigkeit, hatte Mobiltelefongröße und wog gerade einmal 265 Gramm.

Diese Thermokamera, basierend auf einem ungekühlten Mikrobolometer, wurde zu einer Zeit auf den Markt gebracht, als die anderen Hersteller nur kilogramm-schwere "Großgeräte" produzierten und verkauften! Bevor nun der Gedanke aufkommen sollte, dass diese Thermokamera schwache Messparameter gehabt hätte oder von schlechter Qualität gewesen wäre, sollen hier lieber die technischen Parameter für sich sprechen:

Technische Daten (MobIR-M4)

Detektor:	Mikrobolometermatrix (35 µm)
Spektralbereich:	8 ... 14 µm
Messbereich:	-20 ... 250 ˇC
Bildpunkte:	160 × 120
Bildrate:	50 bzw. 60 Bilder / Sekunde (PAL/NTSC)
Thermische Auflösung:	0,12 K (30 °C-on)
Messgenauigkeit:	±2 °C oder ±2%
Datenspeicher:	interner Flash Speicher (8 Gbit)
Ausgänge:	USB1.1, C-Video (PAL/ NTSC)
Anzeige:	TFT-Anzeige (2,2”, Color)
Akkumulator:	Li-Ion Akkumulator
Betriebszeit:	2 Stunden
Masse:	265 g (mit Akkumulator)
Abmessung:	120 × 60 × 30 mm
Integrierte Fähigkeiten:	
Digitale Sprachaufzeichnung:	30 Sekunden / Thermogramm
Integrierte Videokamera:	CMOS, 640 × 480 Pixel, 224 Farben
Auswertefunktionen:	- Maximumanzeige (Position und Wert) - 4 bewegbare Flächen oder Messpunkte mit min/max oder Mittelwertanzeige - Anzeige von Isothermen - Temperaturprofil entlang Linie - automatischer Alarm
Integrierter Lasermarker:	Laser Klasse II.
Farbpaletten:	8 (Regenbogen, Eisen, Grautöne etc.)
Menüführung:	mehrsprachig
Digitale Vergrößerung:	×2 (Wärmebild)

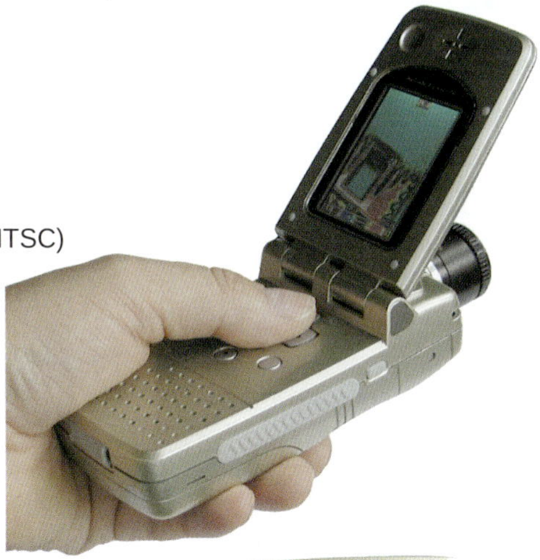

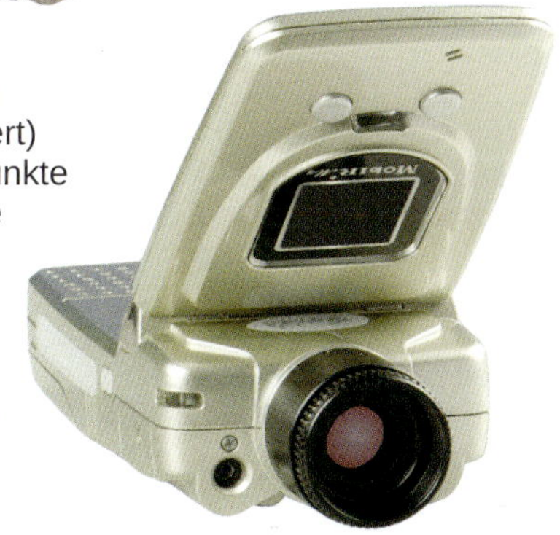

Abb. 661 und **662:** Thermokamera Wuhan Guide MobIR-M4

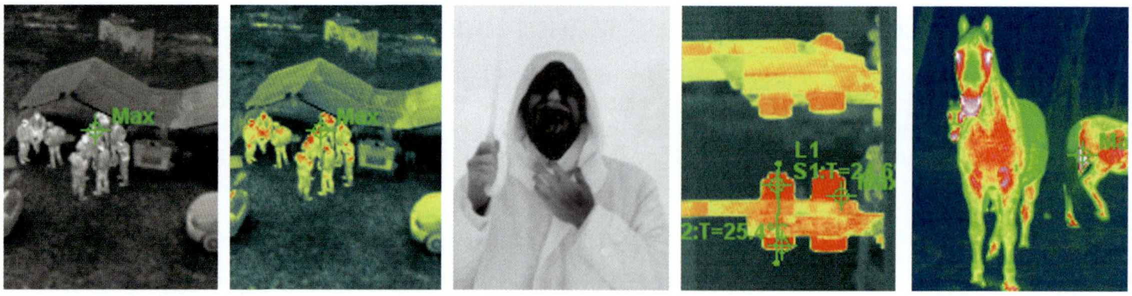

Abb. 663 - 667: Wärmebilder der Thermokamera Wuhan Guide MobIR-M4

<u>**Mikron MikroShot™ B (2009)**</u>

Nachdem die amerikanische Firma Mikron bereits im Jahr 2004 mit dem Thermokameratyp MIDAS versuchte, ein Fotoapparat-ähnliches Design zu erschaffen, war nun die Zeit reif - unter dem Dach von Lumasense - einen neuen Typ auf den Markt zu bringen, der möglichst auch in Gewicht und Abmessung dem genannten Ziel entspricht. Auch wenn der tatsächliche Hersteller vermutlich NEC AVIO gewesen sein könnte, wird diese Thermokamera detailliert im die Firma Mikron betreffenden Abschnitt beschrieben.

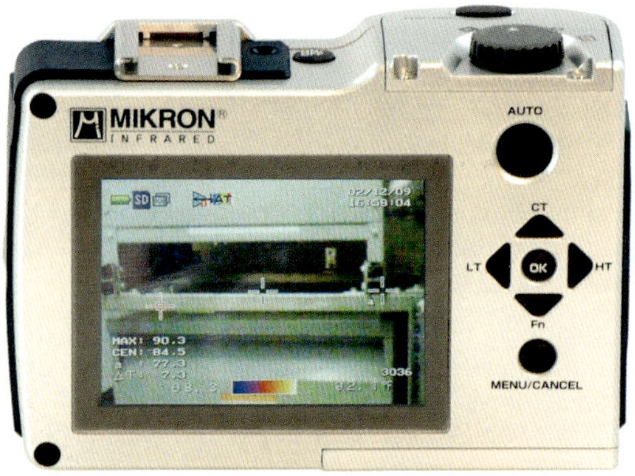

Technische Daten (MikroShot™ B)

Detektor:	Mikrobolometer-Matrixdetektor
Kühlung:	ungekühlt
Spektralbereich:	8 ... 13 µm
Messbereich:	-20 ... 100 °C
Bildpunkte:	160 × 120
Bildrate:	8,5 Bilder / Sekunde
Thermische Auflösung:	0,2 K (bei 30 °C)
Datenspeicher:	8 GB SD Speicherkarte
Anzeige:	LCD-Anzeige
Versorgung:	3 Stk. AA NiMH Akkumulator oder Standard AA-Batterien
Masse:	300 g (komplett)

Abb. 668: Thermokamera Mikron MikroShot™ B
(mit freundlicher Unterstützung der LumaSense Technologies, www.lumasenseinc.com [A293])

Anhand obiger Daten ist erkennbar, dass die MikroShot™ B der chinesischen MobIR-M4 aus dem Jahr 2005 im Messbereich, in der thermischen Auflösung und der Bildwiederholfrequenz gleichermaßen weit unterlag. Darüber hinaus übertraf die nächste portable Miniatur-Wärmebildkamera des Herstellers Wuhan Guide - die MobIR-M8 - mit Metallgehäuse und Touchscreen (fast zeitgleich zur MikroShot™ erschienen) die Fähigkeiten der (vermutlich in Tausenden Stück verkauften) MobIR-M4 noch weiter.

<u>**Wuhan Guide MobIR-M8 (2009)**</u>

Das MobIR-M8 ist als Nachfolger der MobIR-M4 auf den Markt gebracht worden und besaß eine Unzahl an integrierten - radiometrischen - Auswertemöglichkeiten, basierend auf einer Touchscreen-Anzeige.

Technische Daten (MobIR-M8)

Detektor:	Mikrobolometermatrix (35 µm)
Spektralbereich:	8 ... 14 µm
Messbereich:	-20 ... 250 ˇC (Option: 350 °C)
Bildpunkte:	160 × 120
Bildrate:	50 bzw. 60 Bilder / Sek. (PAL/NTSC)
Thermische Auflösung:	0,1 K (bei 30 °C)
Genauigkeit:	±2 °C oder ±2%
Datenspeicher:	Mini-SD Speicherkarte (2 GB)
Ausgänge:	USB2.0, C-Video (PAL/ NTSC)
Anzeige:	TFT Touchscreen (2,47")
Akkumulator:	Li-Ion Akkumulator
Betriebszeit:	4 Stunden
Masse:	350 g (mit Akkumulator)
Abmessung:	154 × 69 × 45 mm

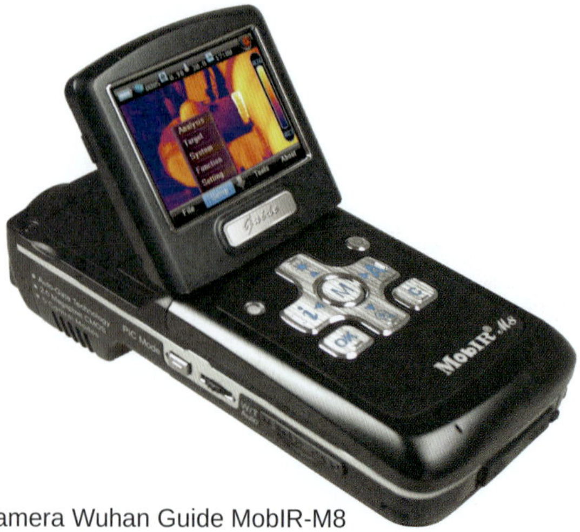

Abb. 669: Thermokamera Wuhan Guide MobIR-M8
(mit freundlicher Genehmigung von GUIDE Infrared, www.guideir.com [A294]

Integrierte Fähigkeiten:

Digitale Sprachaufzeichnung:	30 Sekunden / Thermogramm
Integrierte Videokamera:	CMOS, 1600 × 1200 Pixel, 2^{24} Farben
Anzeige:	Wärmebild, visuelles Bild, Überblendung
Wärmebildvideo:	max. 30 Minuten (mit max. 50 Hz Bildrate)
Auswertefunktionen:	- Maximumanzeige (Position und Wert) - 4 bewegbare Flächen oder Messpunkte mit min/max oder Mittelwertanzeige - Anzeige von Isothermen und Histogramm - Temperaturprofil entlang Linie - automatischer Alarm
Integrierter Lasermarker:	Laser Klasse II.
Farbpaletten:	8 (Regenbogen, Eisen, Grautöne etc.)
Menüführung:	mehrsprachig
Digitale Vergrößerung:	×2 (Wärmebild)

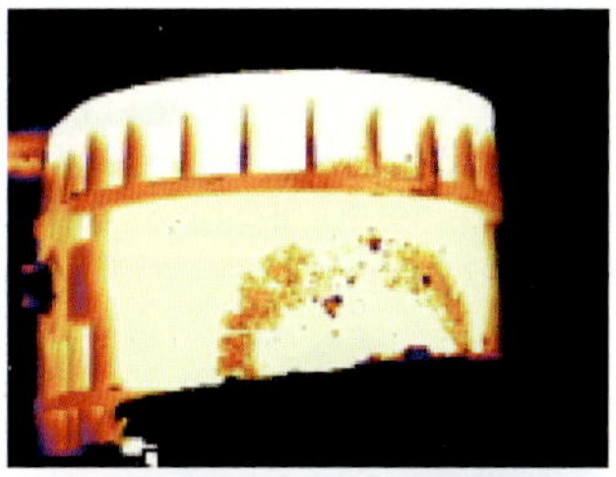

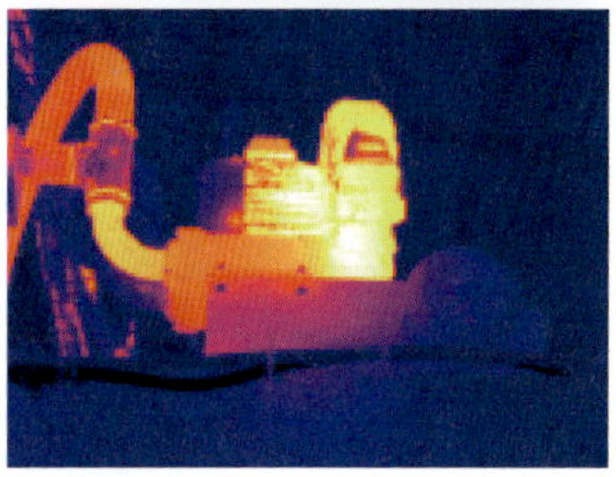

Abb. 670 und **671:** Wärmebilder der Wuhan Guide MobIR-M8

Noch kleiner, noch billiger

Nachfolgende Entwicklungen hatten offensichtlich seitens der Hersteller und Vertreiber am ehesten die massenhafte Verbreitung (sprich Marktanteilseroberung) zum Ziel. In der Tat verfügen die von unterschiedlichsten Herstellern stammenden infrarotempfindlichen Kleinstgeräte über nur schwache messtechnische Eigenschaften, meistens über nur extrem eingeschränkte oder generell keine radiometrischen Fähigkeiten. Dementsprechend sind einige von ihnen eher nur als Wärmestrahlung darstellende, denn berührungslos Objekttemperaturen messende „Instrumente" zu bezeichnen.

RH Workshop LLC: IR-Blue (2012)

Der von RH Workshop LLC im Jahr 2012 entwickelte (und seit 2013 vermarktete) „Bastelset" Infrarot-Adapter für Smartphone hat sicher die Herzen aller Bastler erwärmen können. Mit minimalem finanziellen Aufwand und ein wenig Geschick zum Löten kann mit dem IR-Blue jedermann Wärmestrahlung sichtbar machen. Akzeptable Temperaturmessung ist natürlich nicht zu erwarten, was sich unmittelbar aus den technischen Parametern ergibt. Die insgesamt 64 Pixel sind darüber hinaus auch nur zu einer sehr begrenzten bildlichen Darstellung geeignet. (Die absolute Messgenauigkeit ist grundsätzlich nicht definiert.)

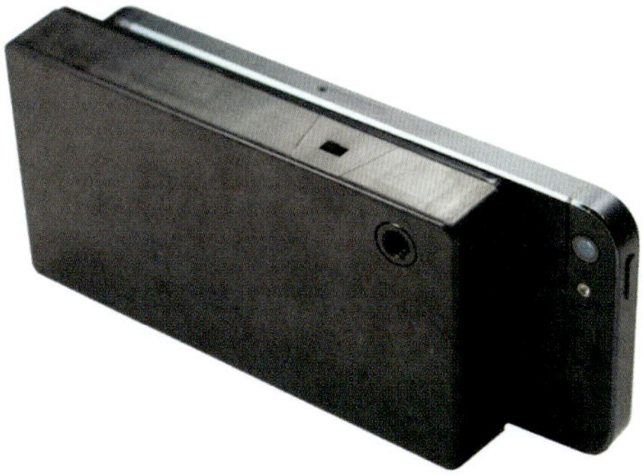

Technische Daten (IR-Blue)

Detektormatrix:	Thermoelementensäule (Thermopile)
Kühlung:	ungekühlt
Messbereich:	-20 ... 300 °C
Bildpunkte:	16 × 4 (insgesamt 64!)
Thermische Auflösung:	0,25 K (bei 30 °C)
Kommunikation:	Bluetooth
Kompatibilität:	Android™ oder iPhone® Smartphone oder PC bzw. Mac® mit Bluetooth
Versorgung:	4 Stk. AAA Standardbatterien

Abb. 672: RH Workshop IR-Blue „Thermokamera" für Android™ oder iPhone® Smartphone
(mit freundlicher Genehmigung von RH Workshop LLC, www.rhworkshop.com [A295])

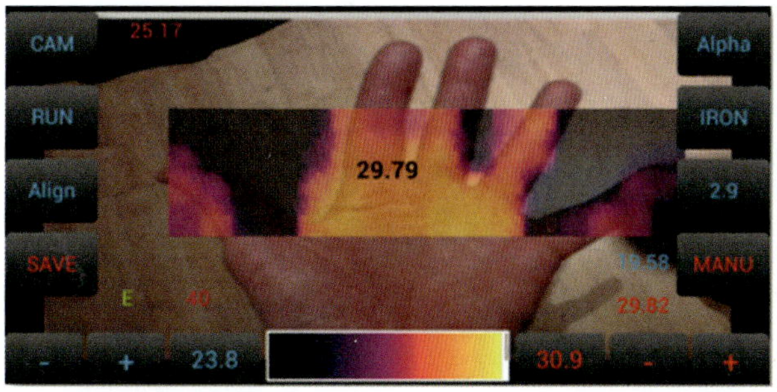

Abb. 673: Anzeige des RH Workshop IR-Blue
(mit freundlicher Genehmigung von Marcel Damhuis [A296])

FLIR Systems: FLIR ONE™ 1. Generation (2014)

2014 war das Jahr der kleinen „Wärmebild-Visualisierer". Fast gleichzeitig erschienen Therm-App, SeeK™ Thermal und FLIR ONE™ auf dem Markt. (Eventuell durch IR-Blue inspiriert?) Das Produkt von FLIR Systems ist für iPhone® Smartphone geeignet und besteht aus zwei Teilen: einer zusätzlichen Abdeckung (gleichzeitig Rückseite) für das Telefon, welches dann mit dem FLIR ONE™ verbunden werden kann.

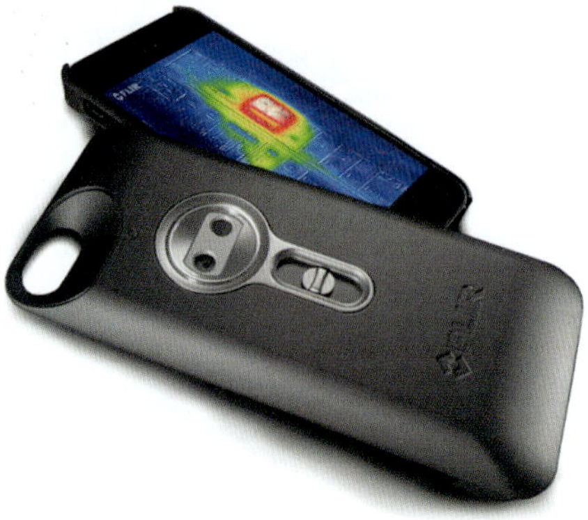

Technische Daten (FLIR ONE™ 1. Generation)

Detektor:	Mikrobolometer-Matrixdetektor
Kühlung:	ungekühlt
Messbereich:	0 ... 100 °C
Bildpunkte:	80 × 60 (Detektor) / 160 × 120 (Software)
Thermische Auflösung:	0,1 K (bei 30 °C)
Kompatibilität:	iPhone® 5 oder iPhone® 5s Smartphone
Versorgung:	eigener Akkumulator
Betriebszeit:	4 Stunden
Masse:	110 g
Abmessung:	140 mm × 61 mm × 22 mm
Besonderheiten:	640 × 480 Pixel Videokamera, MSX

Abb. 674: FLIR Systems FLIR ONE™ „Thermokamera" für iPhone® Smartphone
(© 2019 FLIR Systems, Inc. All rights reserved. Mit freundlicher Genehmigung von FLIR Systems, Inc. [A297])

Opgal Optronic Industries Therm-App™ (2014)

Opgal Optronic Industries - ein israelisches Unternehmen - hatte mit der Smartphone-Erweiterung Therm-App™ - zumindest für 2014 - das ernsthafteste Infrarotgerät in dieser Kategorie geschaffen. Das auf einer Mikrobolometermatrix mit 384×288 Pixeln (17 µm) basierende Gerät ist sogar zu 70 mK thermischer Auflösung fähig. Laut seiner Dokumentation ist es vollständig radiometrisch, es fehlt aber dennoch die Angabe der absoluten Genauigkeit aus der ansonsten überzeugenden Spezifikation. Seit 2016 ist die Therm-App mit einer Bildwiederholrate von 25 Hz verfügbar.

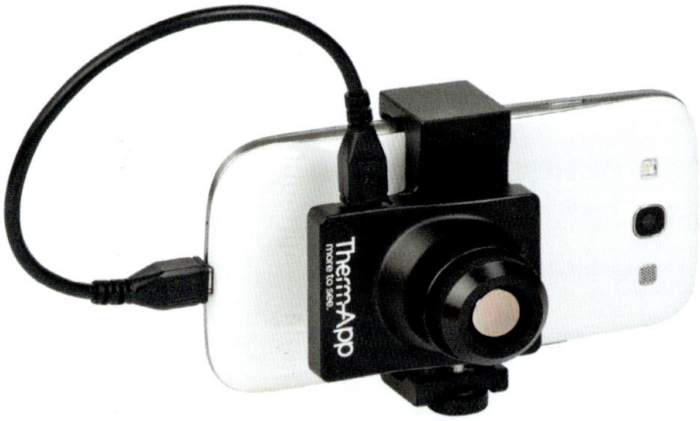

Technische Daten (Therm-App™)

Detektor:	Mikrobolometermatrix
Kühlung:	ungekühlt
Spektralbereich:	7,5 ... 14 µm
Messbereich:	5 ... 90 °C
Bildpunkte:	384 × 288 (Detektor)
Thermische Auflösung:	0,07 K (bei 30 °C)
Bildrate:	8,7 Bilder / Sekunde
	2016: 25 Bilder / Sekunde
Kompatibilität:	Android™ 4.1 Smartphone
Versorgung:	5V, 0,5W (über USB)
Masse:	138 g
Abmessung:	55 × 65 × 40 mm

Abb. 675: Therm-App™ „Thermokamera" für Android™ Smartphone
(mit freundlicher Genehmigung der Opgal Optronic Industries, www.opgal.com [A298])

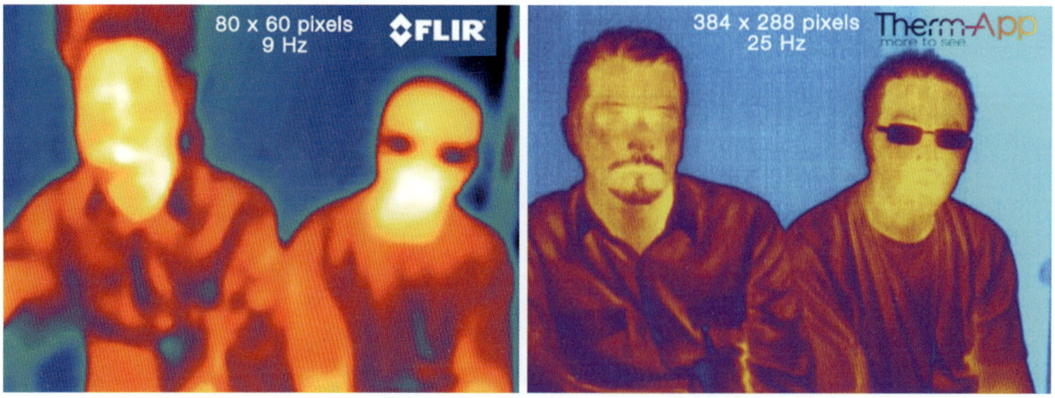

Abb. 676 und **677:** Wärmebild von FLIR ONE™ (links) und Therm-App™ (rechts)
(mit freundl. Genehmigung der Hypocenter Productions LLC, DBA Night Vision Ops, http://nightvisionops.com [A299] [A300])

SeeK™ Thermal Camera (2014)

Ebenfalls im Jahr 2014 trat die Firma SeeK Thermal, Inc. aus Santa Barbara (USA) - in Zusammenarbeit mit Raytheon - an die Öffentlichkeit. Das gemeinsame Produkt, die SeeK™ Thermal Camera, kann mit Android™- und Apple® iOS-Geräten verbunden werden. Grundbaustein ist ein VO_x-Mikrobolometer-Matrixdetektor mit 12 µm Pixelabmessung. Das gesamte Gerät selbst ist nur 45×20×15mm groß, dessen Nachteil allerdings die fehlende radiometrische Fähigkeit ist.

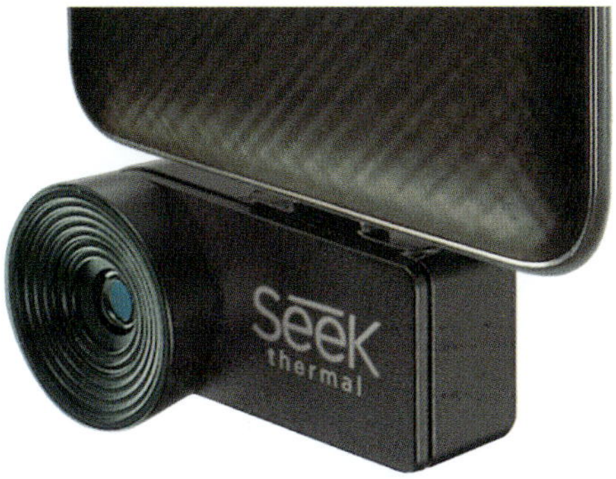

Technische Daten (SeeK™ Thermal Camera)

Detektor:	VO_x Mikrobolometermatrix
Kühlung:	ungekühlt
Spektralbereich:	7,2 ... 13 µm
Messbereich:	-40 ... 330 °C
Bildpunkte:	206 × 156
Thermische Auflösung:	~ 0,5 K (bei 30 °C)
Bildrate:	9 Bilder / Sekunde
Kompatibilität:	Android™ / Apple® (Smartphone/Tablett)
Versorgung:	durch Smartphone oder Tablett-PC
Masse:	14 g
Abmessung:	45 × 20 × 15 mm

Abb. 678: SeeK™ Thermal Camera für Android™ bzw. Apple® Geräte

SeeK™ CompactPRO (2016)

Nach der Veröffentlichung einer neuen Version (SeeK™ Thermal XR) im Jahr 2015 wurde im Jahr 2016 noch eine neue Version - die CompactPRO - mit größerer Pixelzahl und besserer thermischer Auflösung herausgebracht.

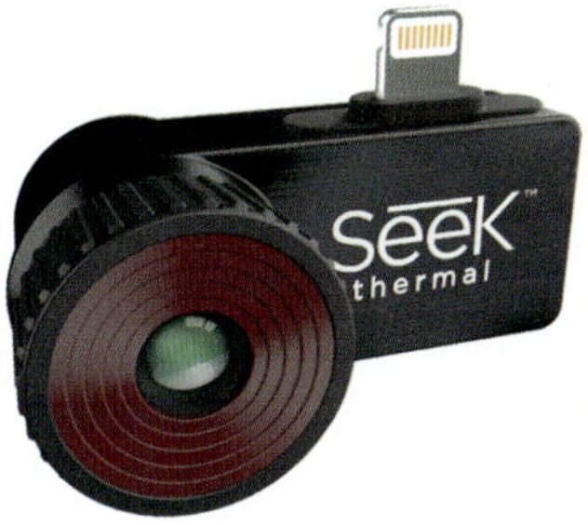

Technische Daten (SeeK™ CompactPRO)

Detektor:	Mikrobolometermatrix
Kühlung:	ungekühlt
Spektralbereich:	7,5 ... 14 µm
Messbereich:	-40 ... 330 °C
Bildpunkte:	320 × 240 (Detektor)
Thermische Auflösung:	0,07 K (bei 30 °C)
Bildrate:	15 Bilder / Sekunde
Kompatibilität:	Android™ / iPhone®
Versorgung:	durch Smartphone
Masse:	14 g
Abmessung:	45 × 20 × 15 mm

Abb. 679: SeeK™ CompactPRO für iPhone® bzw. Android™ Geräte
(mit freundlicher Genehmigung der SeeK Thermal, www.thermal.com [A301])

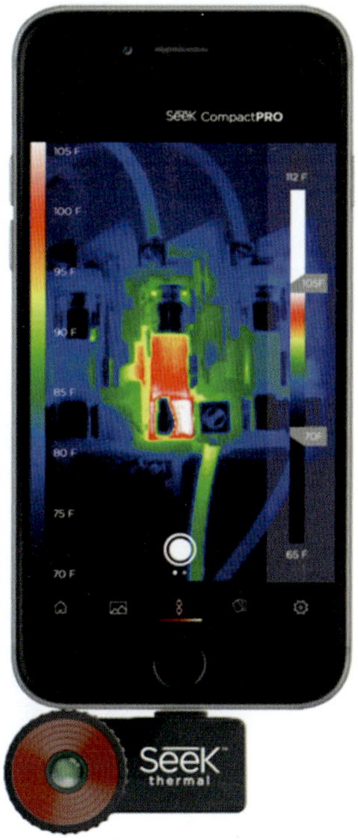

Abb. 680: Anzeige der SeeK™ CompactPRO
(mit freundlicher Genehmigung der SeeK Thermal, www.thermal.com [A302])

SeeK™ Thermal Reveal (2015)

Wird der Infrarotsensor in eine LED-Taschenlampe mit Display eingebaut, dann kommt das SeeK™ Thermal Reveal Geräteserie heraus. Es ist natürlich kein Messgerät, sondern eher ein praktisches Werkzeug für Elektriker, Nachtwächter und Jäger.

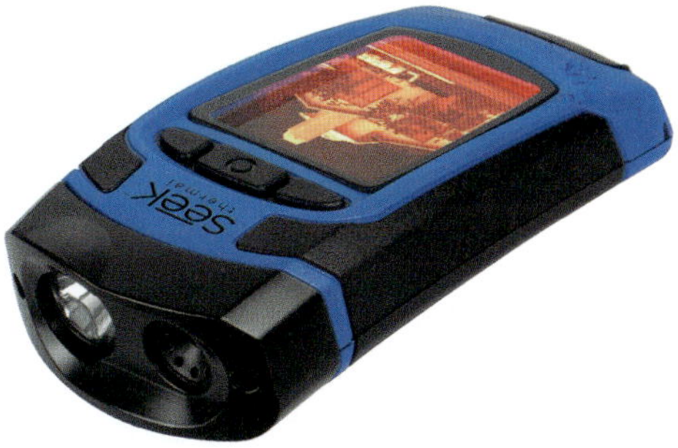

Technische Daten (SeeK™ Thermal Reveal)

Detektor:	VO_x Mikrobolometermatrix
Kühlung:	ungekühlt
Spektralbereich:	7,4 ... 14 µm
Messbereich:	-40 ... 330 °C
Bildpunkte:	206 × 156
Bildrate:	9 Bilder / Sekunde
Speicherung:	Micro-SD Speicherkarte
Versorgung:	Li-Ion Akkumulator
Betriebszeit:	10 Stunden
Masse:	525 g

Abb. 681: Wärmebildgebende „Taschenlampe" SeeK™ Thermal Reveal
(mit freundlicher Genehmigung der SeeK Thermal, www.thermal.com [A303])

FLIR Systems: FLIR ONE™ (2. Generation) (2016)

Ausgehend vom enormen Interesse an billigsten Infrarot-darstellenden Kleinstgeräten brachte FLIR Im Jahr 2016 ein neues FLIR ONE™ für Smartphone heraus, was die Schwachpunkte der Vorgängerversion ausbessern sollte. Der Nachfrage entsprechend (und zwecks größeren Kundenstammes) ist das neue Gerät nunmehr zu Android™- und iOS-Geräten kompatibel.

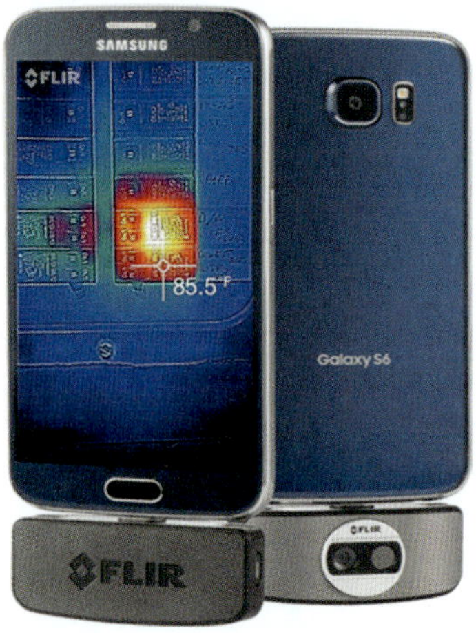

Technische Daten (FLIR ONE™ 2. Generation)

Detektor:	Mikrobolometer-Matrixdetektor
Kühlung:	ungekühlt
Spektralbereich:	8 ... 14 µm
Messbereich:	-20 ... 120 °C
Bildpunkte:	160 × 120
Bildrate:	8,7 Bilder / Sekunde
Thermische Auflösung:	0,1 K (bei 30 °C)
Kompatibilität:	Android™ bzw. iOS Smartphone
Versorgung:	eigener Akkumulator (350 mAh)
Betriebszeit:	4 Stunden
Masse:	78 g
Abmessung:	72 mm × 26 mm × 18 mm
Besonderheiten:	640 × 480 Pixel Videokamera, MSX

Abb. 682: „Thermokamera" FLIR Systems FLIR ONE™ 2. Generation zu Android™ und iOS Smartphone (© 2019 FLIR Systems, Inc. All rights reserved. Mit freundl. Genehmigung von FLIR Systems, Inc. [A304])

Caterpillar CAT S60 (2016)

Dem aufgezeigten Trend folgend ist sicher nicht überraschend, dass es auch einen Handy-Hersteller gibt, der nicht nur eine Videokamera, sondern auch eine Wärmebildkamera in seine Smartphone einbaut. Das vermutlich erste Beispiel hierfür ist das robuste CAT S60 von Caterpillar Inc. (Bullitt Mobile Ltd.), das seit 2012 mit dem Lepton-Wärmekameramodul der ersten Generation (wie auch FLIR ONE™ 1) ausgestattet ist.

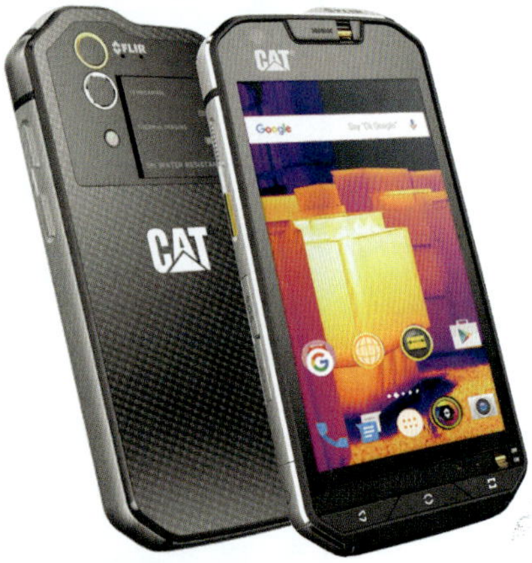

Technische Daten (CAT S60)

Detektor:	80 × 60 Mikrobolometermatrix
Kühlung:	ungekühlt
Bildpunkte:	80 × 60 (Detektor) / 160 × 120 (Software)
Messbereich:	0 ... 100 °C
Thermische Auflösung:	0,1 K (bei 30 °C)
Versorgung:	Li-Ion Akkumulator
Betriebszeit:	2 Tage
Abmessung:	147,9 × 73,4 × 12,7 mm
Besonderheiten:	Videokamera, MSX Anzeige 7" Touchscreen

Abb. 683: Caterpillar CAT S60 - Handy mit Thermokamera (Illustration, Fotomontage)

FLIR C5 (2020)

Die neueste portable Miniatur-Wärmebildkamera von FLIR Systems ist das Modell C5. Es ist eine echte Taschen-Thermokamera, mit für einfache industrielle Anwendungen knapp ausreichenden messtechnischen Fähigkeiten, da auch sie mit dem Handikap der zu niedrigen Bildrate und Fixfokus zu kämpfen hat.

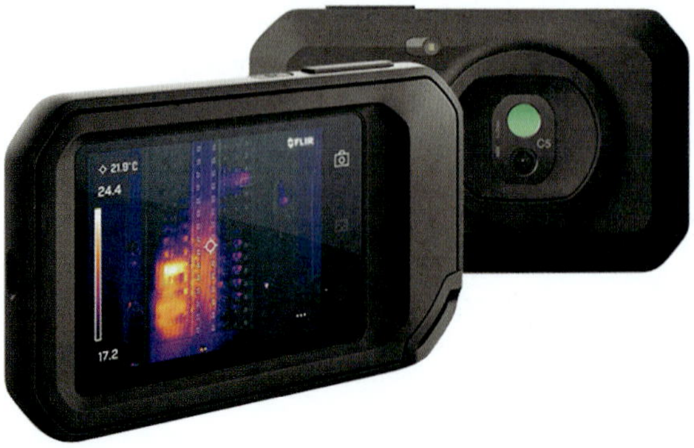

Technische Daten (FLIR C5)

Detektor:	160×120 Mikrobolometermatrix
Kühlung:	ungekühlt
Spektralbereich:	8 ... 14 µm
Bildpunkte:	160 × 120
Bildrate:	8,7 Bilder / Sekunde
Messbereich:	-20 ... 400 °C
Therm. Auflösung:	0,07 K (bei 30 °C)
Genauigkeit:	0 ... 100 °C ±3°C, darüber ±3%
Versorgung:	Li-Polimer Akkumulator
Betriebszeit:	2 Stunden
Abmessung / Masse:	138 × 84 × 24 mm / 190 g
Besonderheiten:	5 MP Video, MSX, WLAN

Abb. 684: Taschen-Thermokamera FLIR C5
(© 2020 FLIR Systems, Inc. All rights reserved. Mit freundl. Genehmigung von FLIR Systems, Inc. [A305])

Guide sensmart MobIR Air (2018)

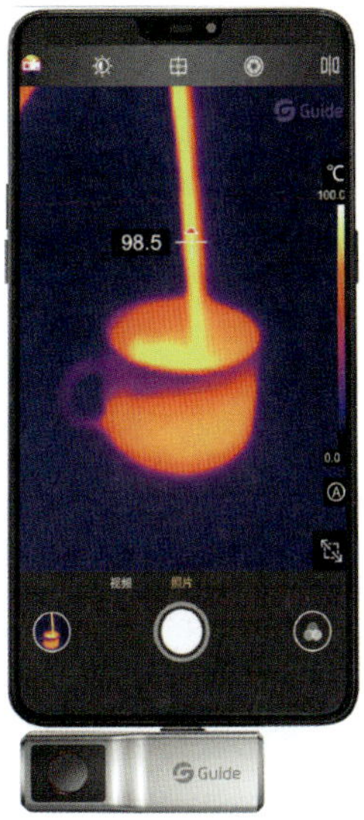

Auch der chinesische Hersteller Guide Infrared brachte mit seiner - unter eigenständigem Namen als Guide sensmart agierenden - Tochtergesellschaft ebenfalls ein dem hohen Bedarf an IR-bildgebenden Kleinstgeräten entsprechendes Zubehör für Android™ bzw. iOS basierende Smartphone heraus. Die technischen Parameter übertreffen (bis auf die Pixelauflösung) die FLIR ONE™ der 2. Generation.

Technische Daten (Guide MobIR Air)

Detektor:	120 × 90 Mikrobolometermatrix 17 µm
Kühlung:	ungekühlt
Spektralbereich:	8 ... 14 µm
Messbereich:	-20 ... 120 °C
Bildpunkte:	120 × 90
Bildrate:	15 Bilder / Sekunde
Thermische Auflösung:	0,075 K (bei 30 °C)
Kompatibilität:	Android™ bzw. iOS Smartphone
Versorgung:	150 mW (aus Smartphone USB-C)
Masse:	20 g
Abmessung:	50 mm × 14 mm × 18 mm

Abb. 685: „IR-Kamera" Guide MobIR Air für Android™ oder iOS Smartphone (mit freundl. Genehmigung von Guide Infrared, https://www.guideir.com [A306])

Guide sensmart P120V (2019)

Die portable Miniatur-Wärmebildkamera von Guide sensmart nennt sich P120V. Es ist eine ganz gut brauchbare Taschen-Thermokamera, jedoch die Fixfokus-Optik und die geringe Bildrate (max. 15 Hz) begrenzt ihre Anwendungsmöglichkeiten. Das integrierte MIF-Darstellungsverfahren (visuelle Aufbesserung des IR-Bildes durch Kontrastlinien aus dem visuellen Bild) ähnelt dem MSX-Verfahren von FLIR.

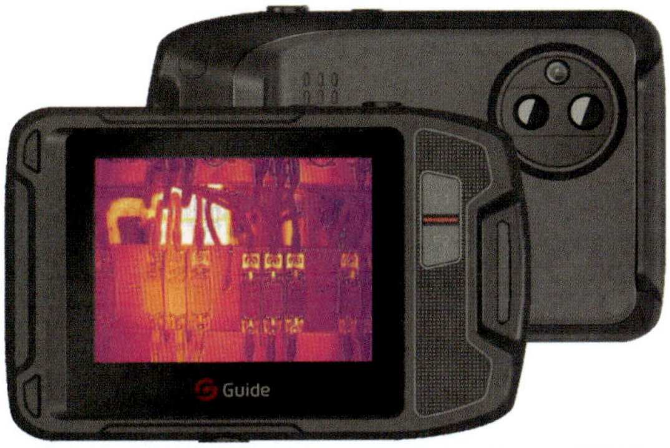

Technische Daten (Guide P120V)

Detektor:	120×90 Mikrobolometermatrix
Kühlung:	ungekühlt
Spektralbereich:	8 ... 14 µm
Bildpunkte:	120 × 90 (Bildschirm: 320×240)
Messbereich:	-20 ... 400 °C
Thermische Auflösung:	0,06 K (bei 30 °C)
Versorgung:	Li-Polimer Akkumulator
Betriebszeit:	2 Stunden
Abmessung:	133 × 87 × 24 mm
Masse:	240 g
Besonderheiten:	WiFi, USB-C, PC-Software, Mobil-App

Abb. 686: Taschen-Thermokamera Guide P120V
(mit freundlicher Genehmigung von Guide Infrared, https://www.guideir.com [A307])

KANG ATH1 (2019) / ATH1B (2020)

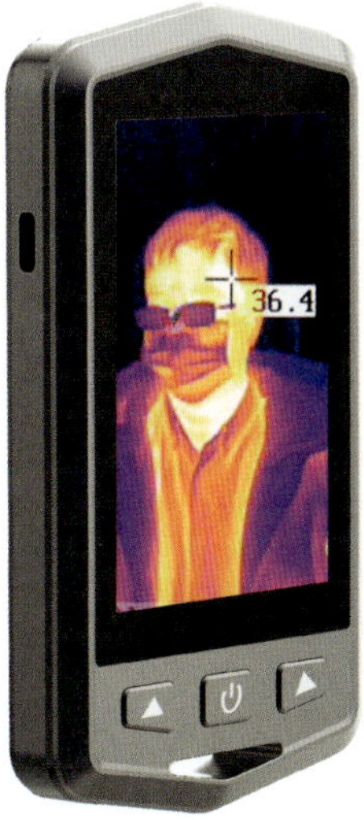

Kang Meter Technology bietet ebenfalls eine portable Miniatur-Wärmebildkamera an - die KANG ATH1. Diese ist ebenfalls eine „echte" Thermokamera, obwohl sie für ernsthaftere Anwendung mit 80×60 viel zu wenige Pixel hat und mit 9 Hz auch sehr langsam ist. Für die Fieberdetektion erschien dann im Jahr 2020 die Version ATH1B mit 160×120 Pixeln, einer thermischen Auflösung von 50 mK und einer - laut Herstellerangabe - ungewöhnlich hohen Messgenauigkeit von <± 0,5°C.

Technische Daten (KANG ATH1 / ATH1B)

Detektor:	Mikrobolometermatrix 80 × 60 / 160 × 120
Kühlung:	ungekühlt
Spektralbereich:	8 ... 14 µm
Bildpunkte:	80 × 60 / 160 × 120 (Bildschirm: 480 ×320 Pixel)
Messbereich:	-20 ... 150 °C / 25 ... 50 °C
Thermische Auflösung:	0,05 K (bei 30 °C)
Messgenauigkeit:	≤ ±2 °C ±2% / ≤ ±0,5 °C (34 ... 38 °C)
Versorgung:	Li-Polimer Akkumulator
Betriebszeit:	4 Stunden
Abmessung:	125 × 72 × 16 mm
Masse:	170 g

Abb. 687: Taschen-Thermokamera KANG ATH1 / ATH1B
(mit freundlicher Genehmigung von Kang Meter Technology, http://www.kangmeter.com [A308])

3.4.2. Kostengünstige thermografische Werkzeuge für Industrieanwender

Ein weitere Richtung in der Entwicklung der Thermokameras ist die Bereitstellung von wirtschaftlichen Werkzeugen für die Industrieanwender. In dieser Kategorie stehen die meisten Unternehmen im Wettbewerb, da es um eine extreme Zahl von Anwendern geht, die noch dazu weniger preisempfindlich sind, als die durch die im vorgehenden Abschnitt beschriebenen Miniaturgeräte ins Ziel genommenen Privatpersonen. Mit anderen Worten: von der starken Konkurrenz abgesehen, kann in diesem Markt der größte Profit erzielt werden. Dementsprechend sind viele einfache - ausgesprochen billige - Thermokameras mit 160×120 Pixeln und immer mehr kostengünstige „Mittelklassen"-Kameras mit 384×288 Pixeln auf dem Markt. Mit wachsender Tendenz können auch Hand-gehaltene Thermokameras in industrieller Ausführung mit 640×480 Pixeln zu moderaten Preisen beobachtet werden.

Die Geräte der „Extrem-Low-Cost"-Kategorie mit weniger als 120×160 Pixeln oder ohne radiometrische Fähigkeiten werden hier nicht erwähnt. Diese hätten höchstens im vorherigen Abschnitt aufgeführt werden können, was jedoch wegen derer geringem technischen Innovationsgehalt unterlassen wurde. Selbst trotz dieser Einschränkung werden im aktuellen Abschnitt wegen der schier unendlichen Vielfalt des Marktangebotes nur wenige (bedeutende) Produkte Markt-beeinflussender Hersteller aufgegriffen, weshalb keinerlei Anspruch auf Vollständigkeit erhoben werden kann. Und da für diese Thermokamera-Kategorie das einhändige Pistolen- oder Hammer-Design (Kompaktdesign mit stielartigem, senkrechten Handgriff) überwiegt, werden nur solche bis zu einer Nettopreisgrenze von ungefähr zehntausend Euro betrachtet, je (in alphabetischer Reihenfolge aufgezählten) Hersteller bis zu maximal drei Geräte.

DALI Technology (China)

DALI wurde 1984 in Hangzhou (Provinz Zhejiang) gegründet und bietet 5 Wärmebildkameras, die in diese Kategorie eingestuft werden können. Zwei sind für industrielle Messungen empfohlen, eine für die Feuerwehr und eine für die schnelle Erfassung der Körpertemperatur (0,3 °C Messgenauigkeit, eventuell für Passagierüberwachungen auf Flughäfen). Hier sollen nur die zwei für industrielle Messungen empfohlenen Typen betrachtet werden. (Hinweis: Der europäische Vertrieb eines Teils dieser Thermokameras erfolgt durch die deutsche Firma Testboy GmbH unter der Typenbezeichnung Testboy TV).

DALI T31

Das kleinste Modell der aktuellen Typenauswahl ist die T31, die ein starkes (robustes) Kunststoffgehäuse besitzt, und auf einem kleinen - 160×120 Pixel - Mikrobolometer mit 50 bzw. 60 Bildern pro Sekunde Bildrate basiert. Es gibt keine zusätzlichen Funktionen, weder Autofokus noch Wechselobjektive, auch keine eingebaute Videokamera oder digitale Sprachaufzeichnung.

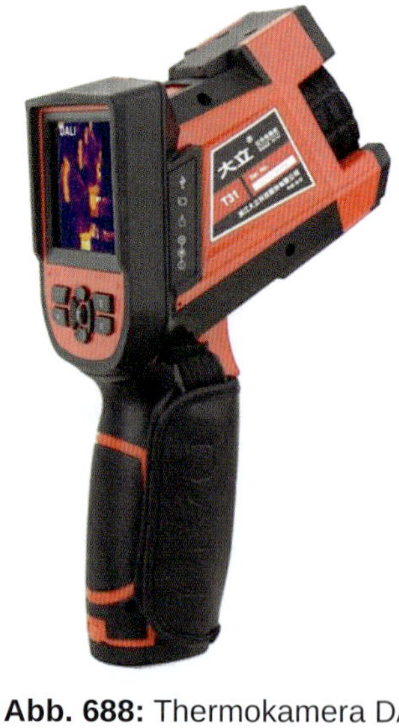

Technische Daten (DALI T31)

Detektor:	Mikrobolometer-Matrixdetektor
Spektralbereich:	8 ... 14 µm
Messbereich:	-20 ... 350 °C
Bildpunkte:	160 × 120
Bildrate:	50 bzw. 60 Bilder / Sekunde (PAL/NTSC)
Thermische Auflösung:	0,06 K (bei 30 °C)
Genauigkeit:	±2 °C oder ±2%
Datenspeicher:	SD Speicherkarte (8 GB, wechselbar)
Ausgänge:	USB2.0, C-Video (PAL/ NTSC)
Anzeige:	TFT Anzeige (3,5")
Akkumulator:	Li-Ion Akkumulator
Betriebszeit:	3 Stunden
Fokus / Wechselobjektive:	manuell / keine
Diktaphon / Videokamera:	nein / nein
Integrierter Lasermarker:	nein
Masse:	980 g (mit Akkumulator)
Abmessung:	105 × 245 × 230 mm

Abb. 688: Thermokamera DALI T31
(mit freundlicher Genehmigung von Zhejiang Dali Technology Co. Ltd., www.dali-tech.com [A309])

DALI T4 / DALI T8

Die größten Produkte der aktuellen Produktreihe sind die T4 bzw. T8, die ähnlich des Types T31 in ein starkes Kunststoffgehäuse eingehüllt sind. Dieser Typ basiert als T4 auf einem 160×120 oder als T8 auf einem 384×288 Pixel Mikrobolometer, mit einer Bildrate von 50 bzw. 60 Bildern pro Sekunde. Eine integrierte visuelle Kamera und ein digitale Sprachaufzeichnung (mit Bluetooth-Headset) ist vorhanden, es gibt jedoch keinen Autofokus und auch keine Wechselobjektive.

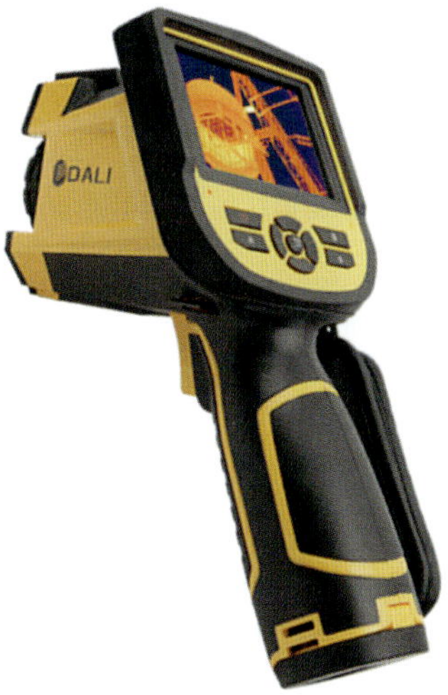

Technische Daten (DALI T8 = TestboyTV294 384 Digital)

Detektor:	Mikrobolometer-Matrixdetektor
Spektralbereich:	8 ... 14 µm
Messbereich:	-20 ... 650 °C / Option: 2000 °C
Bildpunkte:	384 × 288
Bildrate:	50 bzw. 60 Bilder / Sekunde (PAL/NTSC)
Thermische Auflösung:	0,04 K (bei 30 °C)
Genauigkeit:	±2 °C oder ±2%
Datenspeicher:	SD Speicherkarte (8 GB, wechselbar)
Ausgänge:	USB2.0, C-Video (PAL/ NTSC)
Anzeige:	TFT Anzeige (3,6")
Akkumulator:	Li-Ion Akkumulator
Betriebszeit:	3 Stunden
Fokus / Wechselobjektive:	manuell / keine
Diktaphon / Videokamera:	60 Sekunden/Wärmebild / 640 × 480 Pixel
Integrierter Lasermarker:	Class 2, 635 nm (rot)
Masse:	980 g (mit Akkumulator)
Abmessung:	105 × 245 × 230 mm

Abb. 689: Thermokamera DALI T8
(mit freundlicher Genehmigung von Zhejiang Dali Technology Co. Ltd., www.dali-tech.com [A310])

FLIR Systems (USA)

Seit einigen Jahren hat FLIR auch die industriellen Anwender (Betreiber, Instandhalter) als Entwicklungs- und Vertriebszielgruppe für sich entdeckt. Eine fast unüberschaubare Anzahl von Thermokameramodellen mit geringeren Messfähigkeiten und Stiel-Griff (Pistolen-Design) wurde inzwischen für diese Kategorie vermarktet. (Darüber hinaus wurde die FLIR-Produktpalette kürzlich um Multimeter und Videoendoskope erweitert.) Es ist daher offensichtlich, dass dieses Marktsegment für Umsatz und Gewinn bei FLIR sehr wichtig ist. Die professionelle Unterstützung ist jedoch minimal, da der Vertrieb von FLIR-Thermokameras dieser Kategorie in erster Linie von mehreren Webshop-Distributoren (mit großem Kundenstamm) statt des eigenen Vertriebsnetzes durchgeführt wird. (Gleiches gilt für die Produkte dieser Kategorie auch im Falle von FLUKE und TESTO.)

FLIR E6

Die kleinste (in diese Kategorie einzuordnende) FLIR-Thermokamera ist die E6, die ein einfaches, aber anspruchsvolles Kunststoffgehäuse besitzt, auf einem Mikrobolometer mit nur 160×120 Pixeln basiert und auch nur eine sehr niedrige Bildrate (nur 9 Bilder pro Sekunde) aufweist. (Daher muss oft mit verwackelten Aufnahmen gerechnet werden.) Anderes Zubehör, wie zum Beispiel Wechsellinsen oder digitale Sprachaufzeichnung gibt es nicht, dafür sind aber integrierte Videokamera und MSX Anzeige vorhanden. (MSX blendet die Kontrastlinien des visuellen Bildes auf das Wärmebild, wie im Abschnitt 3.2.13.2. „Wärmebilddarstellung verbessernde Verfahren" ausführlich beschrieben.) Praktisch erscheinend, aber die Bildqualität negativ beeinflussend ist die Fixfokus-Optik, die schon rein theoretisch (und daher auch in der Praxis) im Nahbereich nie ein völlig scharfes Wärmebild liefern kann.

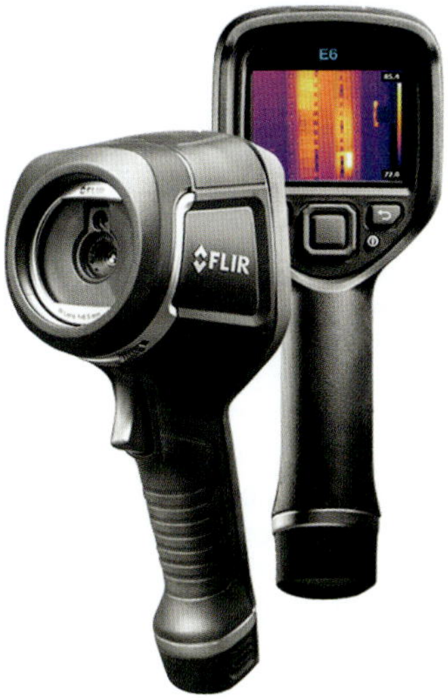

Technische Daten (FLIR E6)

Detektor:	Mikrobolometer-Matrixdetektor
Spektralbereich:	8 ... 14 µm
Messbereich:	-20 ... 250 °C
Bildpunkte:	160 × 120
Bildrate:	9 Bilder / Sekunde
Thermische Auflösung:	0,06 K (bei 30 °C)
Genauigkeit:	±2 °C oder ±2%
Digitalisierung:	14 Bit
Datenspeicher:	interner Speicher (für 500 Thermogramme)
Ausgänge:	USB 2.0
Anzeige:	TFT Anzeige (3")
Akkumulator:	wechselbarer Akkumulator
Betriebszeit:	4 Stunden
Fokus / Wechselobjektive:	Fixfokus / keine
Diktaphon / Videokamera:	nein / 320 × 240 Pixel
Integrierter Lasermarker:	nein
Masse:	575 g (mit Akkumulator)

Abb. 690: Thermokamera FLIR E6
(© 2019 FLIR Systems, Inc. All rights reserved. Mit freundlicher Genehmigung von FLIR Systems, Inc. [A311])

FLIR E85

Die mittlere (in diese Kategorie eingliederbare) FLIR-Thermokamera ist die E85, die ein einfaches, aber anspruchsvolles Kunststoffgehäuse besitzt, auf einem Mikrobolometer mit 384×288 Pixeln basiert, allerdings nur eine sehr niedrige Bildrate (max. 30 Bilder pro Sekunde) aufweist. (Daher muss oft mit verwackelten Aufnahmen gerechnet werden.) Digitale Sprachaufzeichnung, WLAN, Bluetooth, GPS, Lasermarker, UltraMax (auf Handbewegung basierende Pixelauflösung-Vervierfachung), eine integrierte visuelle Kamera sowie Bild-in-Bild- und MSX-Anzeige sind vorhanden. (Zu letzterem siehe auch die Hinweise bei FLIR E6). Optionale Wechsellinsen (Standard, Tele- und Weitwinkelobjektiv) sind ebenfalls erhältlich. Auch ein auf Laserdistanzmessung beruhender Autofokus ist integriert. Nachteilig sind die relativ kurze Batteriebetriebszeit und das hohe Gewicht.

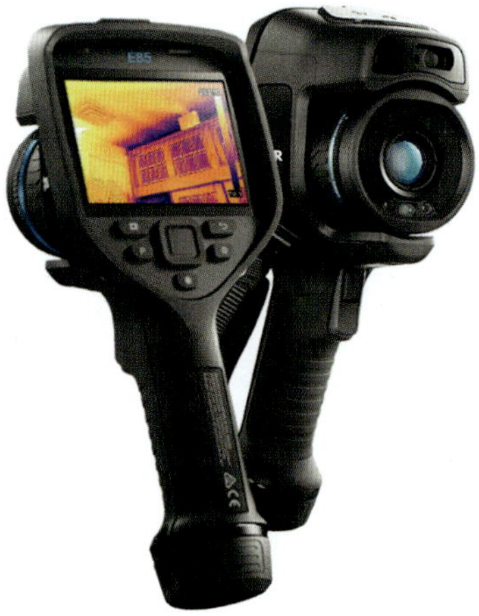

Technische Daten (FLIR E85)

Detektor:	Mikrobolometer-Matrixdetektor
Spektralbereich:	8 ... 14 µm
Messbereich:	-20 ... 120°C / 0 ... 650°C / 300 ... 1200°C
Bildpunkte:	384 × 288 (UltraMax: 768 × 576)
Bildrate:	9 bzw. 30 Bilder / Sekunde
Thermische Auflösung:	0,05 K (bei 30 °C)
Genauigkeit:	±2 °C oder ±2%
Digitalisierung:	14 Bit
Datenspeicher:	SD Speicherkarte (8 GB, wechselbar)
Ausgänge:	USB 2.0, WLAN, Bluetooth, C-Video
Anzeige:	TFT Anzeige (4", 640 × 480 Pixel)
Akkumulator:	wechselbarer Akkumulator
Betriebszeit:	4 Stunden
Fokus:	automatisch, mit Laserabstandsmessung
Diktaphon / Videokamera:	60 Sekunden/Wärmebild / 5 Mpixel
Integrierter Distanzmesser:	Laser Class 2, 635 nm (rot)
Masse:	1000 g (mit Akkumulator)

Abb. 691: Thermokamera FLIR E85
(© 2019 FLIR Systems, Inc. All rights reserved. Mit freundlicher Genehmigung von FLIR Systems, Inc. [A312])

FLIR E95

Das derzeit größte (in diese Kategorie gehörende) FLIR-Modell ist die E95, welche ebenfalls ein einfaches, aber anspruchsvolles Kunststoffgehäuse besitzt. Die Kamera beruht auf einem 464×348 Pixel Mikrobolometer mit guter thermischer Auflösung, welcher allerdings nur eine sehr niedrige Bildrate (max. 30 Bilder pro Sekunde) aufweist. (Daher muss oft mit verwackelten Aufnahmen gerechnet werden.) Digitale Sprachaufzeichnung, WLAN, Bluetooth, GPS, Lasermarker, UltraMax (auf Handbewegung basierende Pixelauflösung-Vervierfachung), eine integrierte visuelle Kamera sowie Bild-in-Bild- und MSX-Anzeige sind vorhanden. (Zu letzterem siehe auch die Hinweise bei FLIR E6). Optionale Wechsellinsen (Standard, Tele- und Weitwinkelobjektiv) sind ebenfalls erhältlich. Auch ein auf Laserdistanzmessung beruhender Autofokus ist integriert. Nachteilig sind die relativ kurze Batteriebetriebszeit und das hohe Gewicht.

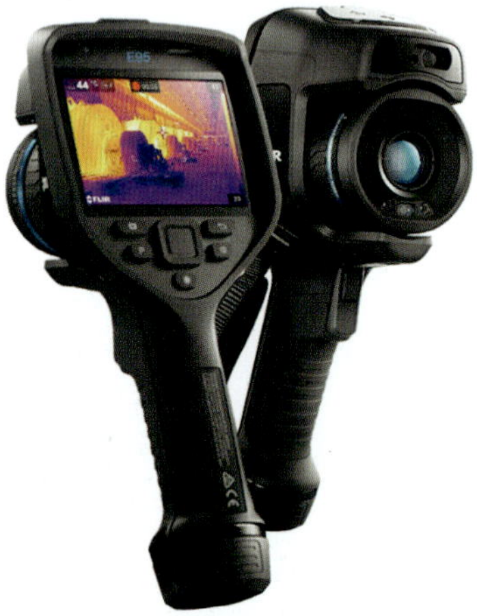

Technische Daten (FLIR E95)

Detektor:	Mikrobolometer-Matrixdetektor
Spektralbereich:	7,5 ... 14 µm
Messbereich:	-20 ... 120°C / 0 ... 650°C / 300 ... 1500°C
Bildpunkte:	464 × 384 (UltraMax: 928 × 768)
Bildrate:	9 bzw. 30 Bilder / Sekunde
Thermische Auflösung:	0,04 K (bei 30 °C)
Genauigkeit:	±2 °C oder ±2%
Datenspeicher:	SD Speicherkarte (8 GB, wechselbar)
Ausgänge:	USB 2.0, WLAN, Bluetooth, C-Video
Anzeige:	TFT Anzeige (4", 640 × 480 Pixel)
Akkumulator:	Li-Ion Akkumulator
Betriebszeit:	2,5 Stunden
Fokus:	automatisch, mit Laserabstandsmessung
Wechselobjektive:	Standard-, Tele- und Weitwinkelobjektiv
Diktaphon / Videokamera:	60 Sekunden/Wärmebild / 5 Mpixel
Integrierter Distanzmesser:	Laser Class 2, 635 nm (rot)
Masse:	1000 g (mit Akkumulator)

Abb. 692: Thermokamera FLIR E95
(© 2019 FLIR Systems, Inc. All rights reserved. Mit freundlicher Genehmigung von FLIR Systems, Inc. [A313])

FLUKE Corporation (USA)

Das 1948 gegründete Unternehmen bietet weltweit Messgeräte und Werkzeuge für industrielle Instandhalter und Installateure, sowie für die industrielle Automatisierung an. Es hat ein riesiges Handelsnetz, und kann in einigen Marktsegmenten sogar als Marktführer betrachtet werden. Seit 2004 ist Fluke auch auf dem Gebiet der Wärmebildtechnik aktiv, teilweise mit interessanten Innovationen, aber oftmals auch die Eigenschaften und Einzigartigkeit seiner eigenen Produkte etwas überbetonend. (Es gab da schon so einige FLUKE-Anzeigen mit Aussagen wie „nur bei uns", „zuerst bei uns", „einzigartig", während in Produkten anderer Firmen die gleichen technischen Möglichkeiten - nur eben unter anderen „kommerziellen" Bezeichnungen - ebenfalls verfügbar sind.)

Interessanterweise produziert FLUKE auch gar nicht alle orangefarbenen Produkte selbst. Es gibt ganz einfach auf Orange „eingefärbte" Produkte, die ohne eigene Wertschaffung vertrieben werden (z.B. einige Wärmebildkameras). Die der hier betrachteten Kategorie entsprechenden FLUKE-Thermokameras werden außer über das eigene Händler- und Distributorennetzwerk - wie auch bei FLIR und TESTO - ebenfalls auch über Webshop-Unternehmen (mit möglichst großem Kundenstamm) vertrieben.

FLUKE TiS40

Die kleinste (in diese Kategorie einzugliedernde) FLUKE-Thermokamera ist die TiS40, die ein einfaches, aber anspruchsvolles Kunststoffgehäuse mit vielen Bedientasten besitzt, auf einem Mikrobolometer mit nur 160×120 Pixeln basiert und auch nur eine sehr niedrige Bildrate (nur 9 Bilder pro Sekunde) aufweist. (Daher muss oft mit verwackelten Aufnahmen gerechnet werden.) Anderes Zubehör, wie zum Beispiel Wechselobjektive oder digitale Sprachaufzeichnung gibt es nicht, dafür sind aber integrierte Videokamera und Überblendungsanzeige (Fusion) vorhanden. Praktisch erscheinend, aber die Bildqualität negativ beeinflussend ist die Fixfokus-Optik, die schon rein theoretisch (und daher auch in der Praxis) im Nahbereich nie ein völlig scharfes Wärmebild liefern kann.

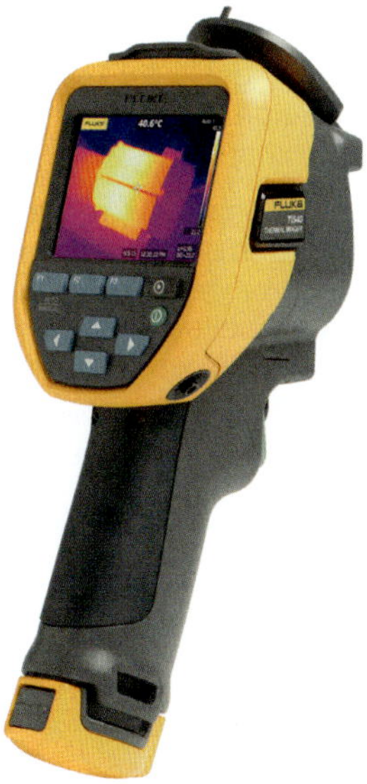

Technische Daten (FLUKE TiS40)

Detektor:	Mikrobolometer-Matrixdetektor
Spektralbereich:	7,5 ... 14 µm
Messbereich:	-20 ... 350 °C
Bildpunkte:	160 × 120
Bildrate:	9 Bilder / Sekunde
Thermische Auflösung:	0,09 K (bei 30 °C)
Genauigkeit:	±2 °C oder ±2%
Datenspeicher:	interner Speicher + SD Speicherkarte (wechselbar)
Ausgänge:	WLAN
Anzeige:	TFT Anzeige (3,5") (320 × 240 Pixel)
Akkumulator:	Li-Ion Akkumulator
Betriebszeit:	4 Stunden
Fokus / Wechselobjektive:	Fixfokus / keine
Diktaphon / Videokamera:	nein / 5 Mpixel
Integrierter Lasermarker:	nein
Abmessung:	267 × 101 × 145 mm
Masse:	720 g (mit Akkumulator)

Abb. 693: Thermokamera FLUKE TiS40
(mit freundlicher Unterstützung der Fluke Corporation, www.fluke.com [A314])

FLUKE TiS75

Die mittlere (in diese Kategorie gehörende) FLUKE-Thermokamera ist die TiS75, die ein einfaches, aber anspruchsvolles Kunststoffgehäuse mit vielen Bedientasten besitzt, auf einem Mikrobolometer mit 320×240 Pixeln basiert, jedoch nur eine Bildrate von 30 Bildern pro Sekunde aufweist. (Daher muss bei unruhiger Kamerabedienung bei größeren Messabständen mit verwackelten Aufnahmen gerechnet werden.) Zubehör - wie zum Beispiel Wechselobjektive - gibt es nicht, auch fehlt der Autofokus. Dafür sind integrierte Sprachaufzeichnung, integrierter Lasermarker, Videokamera und Überblendungsanzeige (Fusion) vorhanden. Darüber hinaus ist es möglich, kontinuierliche Thermogrammfolgen nicht nur als Videoaufzeichnung, sondern auch in Form von radiometrischen Daten aufzunehmen.

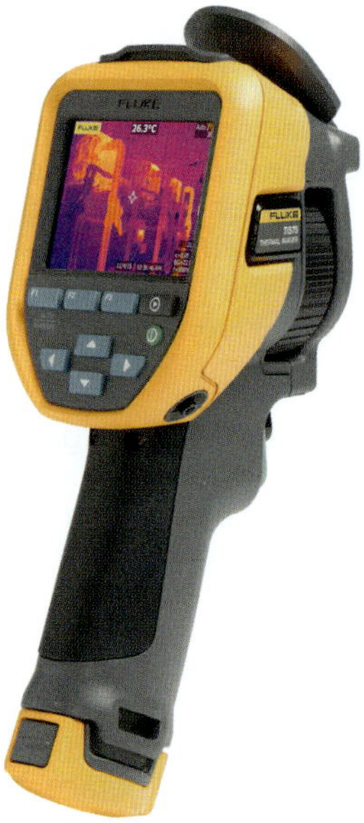

Technische Daten (FLUKE TiS75)

Detektor:	Mikrobolometer-Matrixdetektor
Spektralbereich:	7,5 ... 14 µm
Messbereich:	-20 ... 550 °C
Bildpunkte:	320 × 240
Bildrate:	9 bzw. 30 Bilder / Sekunde
Thermische Auflösung:	0,08 K (bei 30 °C)
Genauigkeit:	±2 °C oder ±2%
Datenspeicher:	interner Speicher + SD Speicherkarte (wechselbar)
Ausgänge:	WLAN
Anzeige:	TFT Anzeige (3,5") (320 × 240 Pixel)
Akkumulator:	Li-Ion Akkumulator
Betriebszeit:	4 Stunden
Fokus / Wechselobjektive:	manuell / keine
Diktaphon / Videokamera:	60 Sekunden/Wärmebild / 5 Mpixel
Integrierter Lasermarker:	Class 2, 635 nm (rot)
Abmessung:	267 × 101 × 145 mm
Masse:	770 g (mit Akkumulator)

Abb. 694: Thermokamera FLUKE TiS75
(mit freundlicher Unterstützung der Fluke Corporation, www.fluke.com [A314])

FLUKE Ti450

Das derzeit größte (in diese Kategorie einzuordnende) FLUKE-Modell ist die Ti450, welche ebenfalls ein einfaches, aber anspruchsvolles Kunststoffgehäuse mit vielen Bedientasten besitzt. Die Kamera beruht auf einem 320×240 Pixel Mikrobolometer, mit guter thermischer Auflösung und einer Bildfrequenz bis zu 60 Bildern / Sekunde. Zusätzliches Zubehör wie digitale Sprachaufzeichnung, WLAN, eingebauter Lasermarker und integrierte visuelle Kamera sowie Bild-in-Bild- und Überblendungsanzeige (Fusion) sind vorhanden. Optionale Wechsellinsen sind ebenfalls erhältlich. Auch ein Autofokus ist vorhanden.

Darüber hinaus wurden Funktionen wie „SuperResolution", „MultiSharp™" und „LaserSharp®" (= Autofokus anhand von Laser-Entfernungsmessung) integriert. Nicht dass diese Funktionen FLUKE-Erfindungen gewesen wären, aber FLUKE gab ihnen gut klingende kommerzielle Bezeichnungen, die dann auch schnell als geschützte Bezeichnungen (mit ™ oder ®) eingetragen wurden. (Einzelheiten zu diesen Verfahren sind in den Absätzen 3.2.13.1. „Pixelauflösung erhöhende Verfahren (innerhalb des Kamerabildfeldes)" und 3.2.14.3. „Autofokus, Erweiterung des Schärfentiefebereiches" zu finden.)

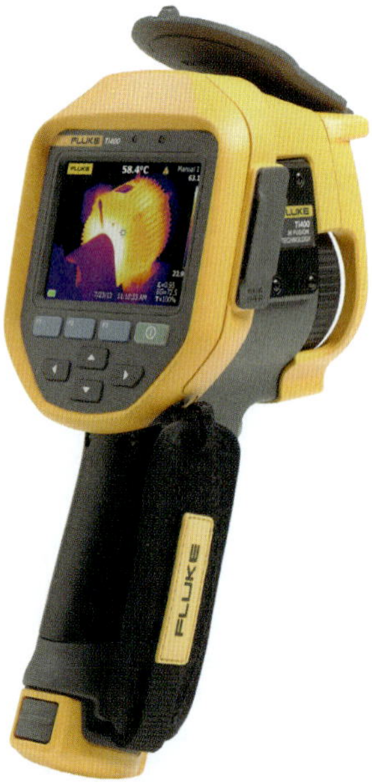

Technische Daten (FLUKE Ti450)

Detektor:	Mikrobolometer-Matrixdetektor
Spektralbereich:	7,5 ... 14 µm
Messbereich:	-20 ... 1200 °C
Bildpunkte:	320 × 240 (SuperResolution: 640 × 480)
Bildrate:	9 bzw. 60 Bilder / Sekunde
Thermische Auflösung:	0,05 K / 0,03 K (bei 30 °C)
Genauigkeit:	±2 °C oder ±2%
Datenspeicher:	interner Speicher + SD Speicherkarte
Ausgänge:	USB 2.0, WLAN, HDMI
Anzeige:	TFT Anzeige (3,5") (640 × 480 Pixel)
Akkumulator:	Li-Ion Akkumulator
Betriebszeit:	3 ... 4 Stunden
Fokus:	manuell + Autofokus
Wechselobjektive:	Standard-, Tele- und Weitwinkelobjektiv
Diktaphon :	60 Sekunden / Wärmebild
Videokamera:	5 Mpixel (+ LED-Lampe)
Entfernungsmesser:	Class 2, 635 nm (rot), gleichzeitig auch Lasermarker
Abmessung:	277 × 122 × 167 mm
Masse:	1040 g (mit Akkumulator)

Abb. 695: Thermokamera FLUKE Ti450
(mit freundlicher Unterstützung der Fluke Corporation, www.fluke.com [A315])

KANG METER (China)

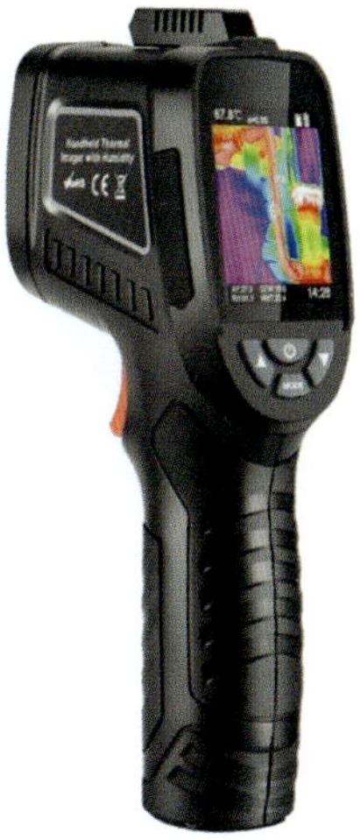

Das unter dem Namen Shijiazhuang Kang Meter Technology Co., Ltd. 2006 gegründete Unternehmen verkauft weltweit Messgeräte und Werkzeuge für Instandhalter und Installateure (ähnlich Ausrichtung wie Fluke). Es hat eine rasant wachsende Produktpalette, ein sich schnell erweiterndes Handelsnetz und damit auch einen immer bedeutenderen Umsatz. Seit seiner Gründung ist KANG auch auf dem Gebiet der Wärmebildtechnik aktiv, wobei es eventuell außer den durch KANG selbst hergestellten Thermokameras auch solche in der Produktpalette gibt, die nur unter eigenem Namen vertrieben werden. (Einige Modelle gleichen offensichtlich den DALI-Produkten.) Während die im Folgenden - in die hier behandelte Produktkategorie einzuordnenden - Thermokameras von KANG gute bis sehr gute Eigenschaften aufweisen, wird von KANG auch eine „Thermokamera" mit der Bezeichnung ATB P3 angeboten, die mit ihren gerade einmal 32×32 IR-Pixeln nicht gerade lobenswerte Bildqualität bieten kann. Ein messtechnisch geringwertiges Billigprodukt mit gut aussehendem Plastikgehäuse (siehe Abbildung rechts) und verlockender Beschreibung, zu absolutem Minimalpreis.

Abb. 696: „Thermokamera" KANG ATB P3 mit nur 32×32 Pixeln
(mit freundlicher Genehmigung von Kang Meter Technology, www.kangmeter.com [A317])

KANG ATB85

Die kleinste (zur hier betrachteten Kategorie gehörenden) Thermokamera von KANG ist die ATB85 aus der ATB8x Thermokameraserie. Diese weist ein einfaches (in schlichtem Design gehaltenes, robustes) Kunststoffgehäuse mit sechs Bedientasten auf. Die ATB85 beruht auf einem Mikrobolometer mit 160×120 Pixeln (als ATB89 auch mit 320×240 Pixeln erhältlich), welcher jedoch nur eine sehr niedrige Bildrate (nur 9 Bilder pro Sekunde) möglich macht. (Daher muss oft mit verwackelten Aufnahmen gerechnet werden.) Zubehör - wie zum Beispiel Wechselobjektive - gibt es nicht, es fehlt weiterhin jedwede Funktion zur Sprachaufzeichnung, sowie auch ein Lasermarker. Eine integrierte Videokamera mit Überblendungsanzeige (Fusion) ist vorhanden. Leicht zu handhaben, aber für die Bildqualität negativ ist die Fixfokus-Optik, die im Nahbereich schon aus theoretischen Gründen nie ein völlig scharfes Wärmebild liefern kann.

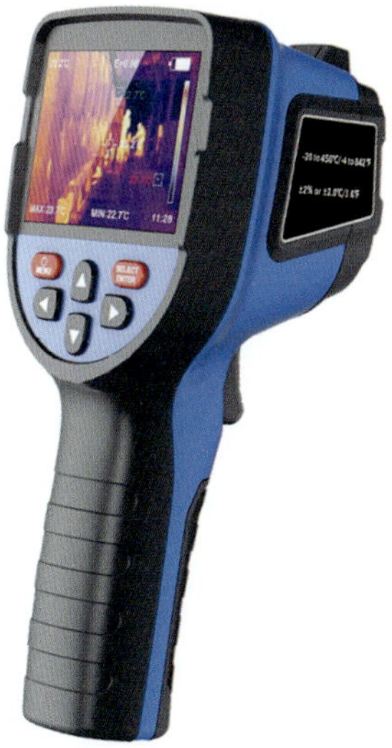

Technische Daten (KANG ATB85 / ATB89)

Detektor:	Mikrobolometer-Matrixdetektor
Spektralbereich:	8 ... 14 µm
Messbereich:	-20 ... 300 °C
Bildpunkte:	160 × 120 / 320 × 240
Bildrate:	9 Bilder / Sekunde
Thermische Auflösung:	0,07 K (bei 30 °C)
Genauigkeit:	±2 °C oder ±2%
Datenspeicher:	3 GB interner Speicher (20.000 Aufnahmen)
Ausgänge:	USB-C
Anzeige:	TFT Anzeige (3,2") (320 × 240 Pixel)
Akkumulator:	Li-Ion Akkumulator (Standardformat 18650)
Betriebszeit:	2 ... 3 Stunden
Fokus / Wechselobjektive:	Fixfokus / keine
Diktaphon / Videokamera:	nein / 0,3 Mpixel
Integrierter Lasermarker:	nein
Abmessung:	221 × 96 × 88 mm
Masse:	374 g (mit Akkumulator)

Abb. 697: Thermokamera KANG ATB85
(mit freundlicher Genehmigung von Kang Meter Technology, www.kangmeter.com [A318])

KANG ATB9

Die innerhalb dieser Kategorie als „mittlerer" Typ zu bezeichnende KANG-Thermokamera ist die ATB9. Diese weist ein einfaches und gleichzeitig robustes Kunststoffgehäuse mit einer „Joystick"-Taste und zwei weiteren Bedientasten auf. Die ATB9 beruht auf einem Mikrobolometer mit 208×156 Pixeln, welcher jedoch nur eine sehr niedrige Bildrate (nur 9 Bilder pro Sekunde) möglich macht. (Daher muss auch bei dieser Kamera oft mit verwackelten Aufnahmen gerechnet werden.) Zubehör - beispielsweise Wechselobjektive - gibt es nicht, auch Sprachaufzeichnung sowie Lasermarker sind nicht integriert. Eine 0,3 MPixel Videokamera mit Überblendungsanzeige (Fusion), sowie ein WLAN-Interface (mit Applikation für Smartphone und Tablett-PC) ist vorhanden. Leicht zu handhaben, aber für Bildqualität nachteilig ist die Fixfokus-Optik, die im Nahbereich (unter 0,5 m) kein scharfes Wärmebild liefern kann. Hervorzuheben ist der Sondermessbereich „Body Mode" 20 ... 45 °C mit ±0,5 °C absoluter Genauigkeit (zur Fieberdetektion).

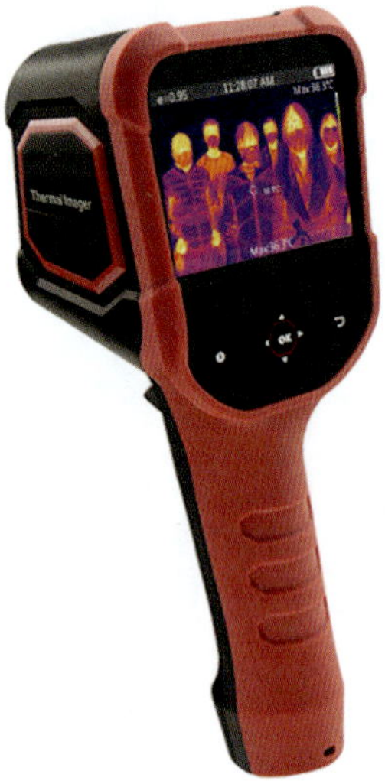

Technische Daten (KANG ATB9)

Detektor:	Mikrobolometer-Matrixdetektor
Spektralbereich:	8 ... 14 µm
Messbereich:	-20 ... 300 °C
Bildpunkte:	208 × 156
Bildrate:	9 Bilder / Sekunde
Thermische Auflösung:	0,07 K (bei 30 °C)
Genauigkeit:	±2 °C oder ±2%
Sondermessbereich:	20 ... 45 °C mit ±0,5 °C Genauigkeit
Datenspeicher:	6 GB interner Speicher (20.000 Aufnahmen)
Ausgänge:	Mikro-USB, WLAN (mit App für Smartphone)
Anzeige:	TFT Anzeige (3,5") (640 × 480 Pixel)
Akkumulator/Betriebszeit:	Li-Ion Akkumulator / 4 ... 6 Stunden
Fokus / Wechselobjektive:	Fixfokus / keine
Diktaphon / Videokamera:	nein / 0,3 Mpixel
Integrierter Lasermarker:	nein
Abmessung:	240 × 96 × 90 mm
Masse:	500 g (mit Akkumulator)

Abb. 698: Thermokamera KANG ATB9
(mit freundlicher Genehmigung von Kang Meter Technology, www.kangmeter.com [A319])

KANG AT6X

Die AT6X ist die Thermokamera mit den höchsten Fähigkeiten innerhalb der Produktpalette von Kang Meter. Diese besitzt ein einfaches, aber anspruchsvolles Kunststoffgehäuse mit wenigen Bedientasten (dafür aber eine Touchscreen-Anzeige), basiert auf einem Mikrobolometer mit 640×480 Pixeln und bietet sogar eine Bildrate von 50 Bildern pro Sekunde. (Daher können also verwackelte Aufnahmen praktisch ausgeschlossen werden.) Autofokus, digitale Sprachaufzeichnung, integrierter Lasermarker und Videokamera mit Überblendungsanzeige (Fusion) sind vorhanden. Darüber hinaus ist es möglich, kontinuierliche Thermogrammfolgen bis zu 3 Stunden lang mit 25 Hz Bildrate aufzunehmen.

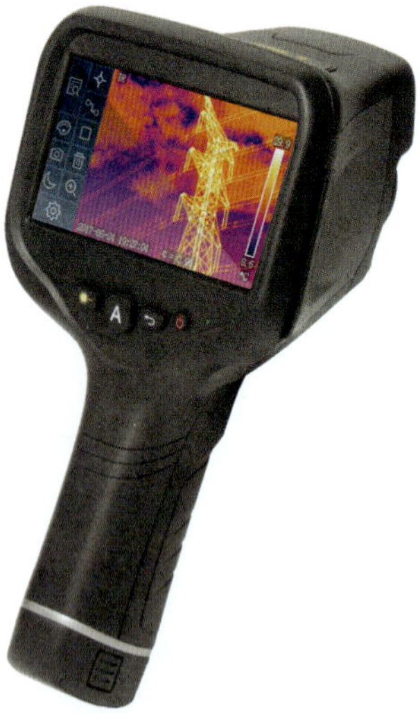

Technische Daten (KANG AT6X)

Detektor:	Mikrobolometer-Matrixdetektor
Spektralbereich:	8 ... 14 µm
Messbereich:	-20 ... 650 °C (Option: 1000 °C)
Bildpunkte:	640 × 480
Bildrate:	50 Bilder / Sekunde
Thermische Auflösung:	0,06 K (bei 30 °C)
Genauigkeit:	±2 °C oder ±2%
Datenspeicher:	interner Speicher + wechselbare micro-SD Speicherkarte (max. 32 GB)
Ausgänge:	WLAN, USB 2.0, BlueTooth
Anzeige:	TFT Touchscreen-Anzeige (4,3")
Akkumulator / Betriebszeit:	Li-Ion Akkumulator / 4 Stunden
Fokus:	manuell + Autofokus
Wechselobjektive:	Standard-, Tele- und Weitwinkelobjektiv
Diktaphon / Videokamera:	60 Sekunden/Wärmebild / 5 Mpixel
Integrierter Lasermarker:	Class 2, 635 nm (rot)
Abmessung:	245 × 125 × 120 mm
Masse:	850 g (mit Akkumulator)

Abb. 699: Thermokamera KANG AT6X

Eine bedienerfreundliche Lösung sollte hier noch hervorgehoben werden, welche wahrscheinlich aus der technischen "Not" geboren wurde, die Bedienung des nachträglich entwickelten Autofokus auf der bereits fertigen Thermokamera unterzubringen. Innerhalb des Auslösers (z.B. für „Einfrieren" und „Speichern") wurde daher ein kleiner Auslöser für den Start der Autofokusfunktion geschaffen. In der Praxis hat sich dies als ausgesprochen gut bedienbar erwiesen! (Schade, dass es so etwas nicht bei allen Kameratypen gibt.)

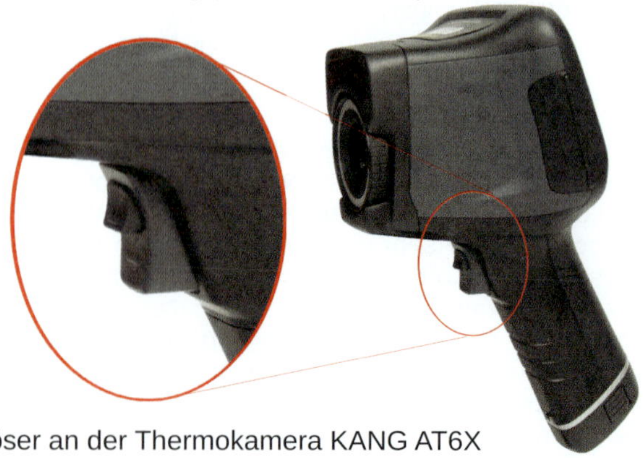

Abb. 700: doppelter Auslöser an der Thermokamera KANG AT6X

KEII Electro Optics Technology (China)

Die Firma Guangzhou Keii Electro Optics Technology Co,.Ltd. wurde 2003 in Guangzhou gegründet. Die Ausrichtung von Keii ist die Entwicklung und Herstellung von Thermokameras, als dessen Ergebnis auf eine stetig wachsende Produktpalette mit teilweise sehr guten Parametern verwiesen werden kann. Als Beispiel für das technische Niveau sind auch die handgehaltenen Thermokameras im hier betrachteten Kompaktdesign zu erwähnen, welche nicht nur mit hoher Pixelauflösung, sondern auch mit schneller Bildwiederholrate auftrumpfen können.

KEII KC320 / KEII KC640

Die kleinste (zur hier betrachteten Kategorie gehörenden) Thermokamera von KEII ist die KC320, welche ein einfaches (in schlichtem Design gehaltenes, robustes) Kunststoffgehäuse mit neun Bedientasten hat. Die KC320 beruht auf einem Mikrobolometer mit 320×240 Pixeln, welcher eine 60 Hz Bildwiederholrate aufweist und damit eine gute Grundlage für verwacklungsfreie Aufnahmen bietet. Das größere Modell - die KEII KC640 - basiert auf einem Mikrobolometer mit 640×480 Pixeln, welcher zu einer Bildrate von 50 Bildern pro Sekunde fähig ist. Selbst die thermische Auflösung beider Modelle kann sich mit 50 mK durchaus sehen lassen. Als Ausstattung sind ein Lasermarker und eine integrierte Videokamera (mit 5 Mpixel) vorhanden. Auch gibt es eine Autofokus-Funktion und optionale Wechselobjektive. Lediglich scheint (zumindest der Herstellerbeschreibung nach) eine Funktion zur Sprachaufzeichnung zu fehlen. Darüber hinaus ist es aber möglich, kontinuierliche radiometrische Thermogrammfolgen in 16 bit Auflösung aufzunehmen, bis die Speicherkarte voll ist.

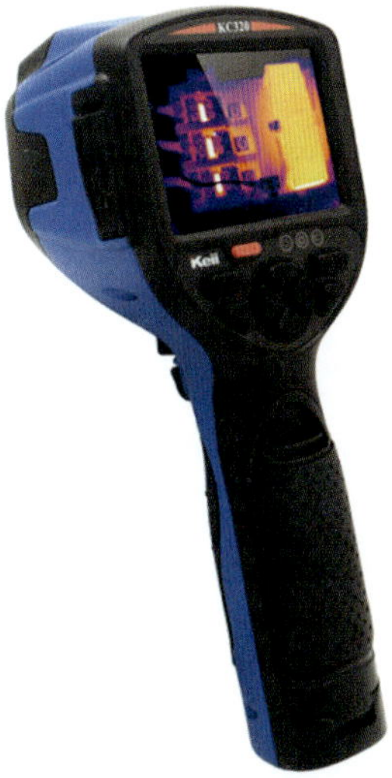

Technische Daten (KEII KC320)

Detektor:	320×240 Mikrobolometer-Matrixdetektor
Spektralbereich:	7,5 ... 14 µm
Messbereich:	-20 ... 350 °C
Bildpunkte:	320 × 240
Bildrate:	50 bzw. 60 Bilder / Sekunde
Thermische Auflösung:	0,05 K (bei 30 °C)
Genauigkeit:	±2 °C oder ±2%
Datenspeicher:	32 GB SD-Speicherkarte (wechselbar)
Anzeige:	TFT Anzeige (3,5")
Akkumulator:	Li-Ion Akkumulator (wechselbar)
Betriebszeit:	> 5 Stunden
Fokus:	manuell + Autofokus
Wechselobjektive:	Standard-, Tele- und Weitwinkelobjektiv
Diktaphon / Videokamera:	nein / 5 Mpixel
Integrierter Lasermarker:	Class 2, 635 nm (rot)
Abmessung:	262 × 97 × 119 mm
Masse:	660 g (mit Akkumulator)

Abb. 701: Thermokamera KEII KC320
(mit freundlicher Genehmigung der Guangzhou Keii Electro Optics Technology Co., Ltd., www.keii.com.cn [A320])

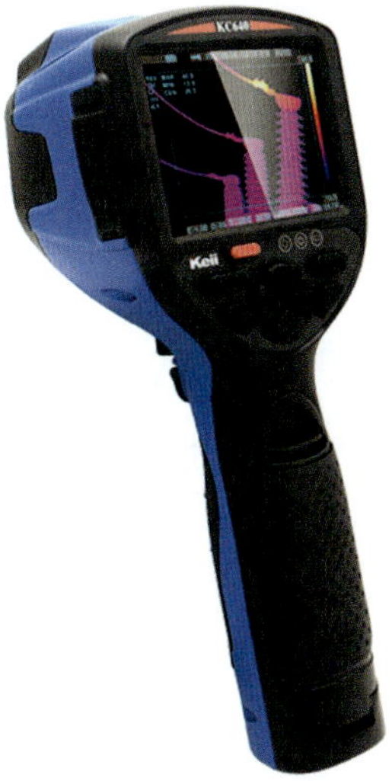

Technische Daten (KEII KC640)

Detektor:	640×480 Mikrobolometer-Matrixdetektor
Spektralbereich:	7,5 ... 14 µm
Messbereich:	-20 ... 350 °C
Bildpunkte:	640 × 480
Bildrate:	50 Bilder / Sekunde
Thermische Auflösung:	0,05 K (bei 30 °C)
Genauigkeit:	±2 °C oder ±2%
Datenspeicher:	32 GB SD-Speicherkarte (wechselbar)
Anzeige:	TFT Anzeige (3,5")
Akkumulator:	Li-Ion Akkumulator (wechselbar)
Betriebszeit:	> 5 Stunden
Fokus:	manuell + Autofokus
Wechselobjektive:	Standard-, Tele- und Weitwinkelobjektiv
Diktaphon / Videokamera:	nein / 5 Mpixel
Integrierter Lasermarker:	Class 2, 635 nm (rot)
Abmessung:	262 × 97 × 119 mm
Masse:	660 g (mit Akkumulator)

Abb. 702: Thermokamera KEII KC640
(mit freundlicher Genehmigung der Guangzhou Keii Electro Optics Technology Co., Ltd., www.keii.com.cn [A321])

KEII Electro Optics Technology (China)

Die Firma Guangzhou Keii Electro Optics Technology Co., Ltd. wurde 2003 in Guangzhou gegründet. Die Ausrichtung von Keii ist die Entwicklung und Herstellung von Thermokameras, als dessen Ergebnis auf eine stetig wachsende Produktpalette mit teilweise sehr guten Parametern verwiesen werden kann. Als Beispiel für das technische Niveau sind auch die handgehaltenen Thermokameras im hier betrachteten Kompaktdesign zu erwähnen, welche nicht nur mit hoher Pixelauflösung, sondern auch mit schneller Bildwiederholrate auftrumpfen können.

KEII KC320 / KEII KC640

Die kleinste (zur hier betrachteten Kategorie gehörenden) Thermokamera von KEII ist die KC320, welche ein einfaches (in schlichtem Design gehaltenes, robustes) Kunststoffgehäuse mit neun Bedientasten auf. Die KC320 beruht auf einem Mikrobolometer mit 320×240 Pixeln, welcher eine 60 Hz Bildwiederholrate aufweist und damit eine gute Grundlage für verwacklungsfreie Aufnahmen bietet. Das größere Modell - die KEII KC640 - basiert auf einem Mikrobolometer mit 640×480 Pixeln, welcher zu einer Bildrate von 50 Bildern pro Sekunde fähig ist. Selbst die thermische Auflösung beider Modelle kann sich mit 50 mK durchaus sehen lassen. Als Ausstattung sind ein Lasermarker und eine integrierte Videokamera (mit 5 Mpixel) vorhanden. Auch gibt es eine Autofokus-Funktion und optionale Wechselobjektive. Lediglich scheint (zumindest der Herstellerbeschreibung nach) eine Funktion zur Sprachaufzeichnung zu fehlen. Darüber hinaus ist es aber möglich, kontinuierliche radiometrische Thermogrammfolgen in 16 bit Auflösung aufzunehmen, bis die Speicherkarte voll ist.

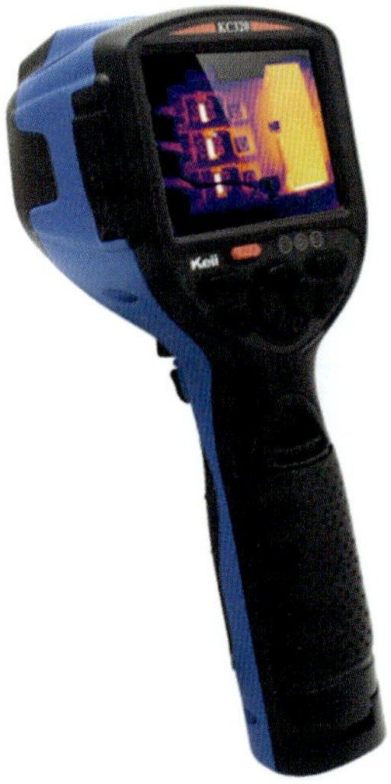

Technische Daten (KEII KC320)

Detektor:	320×240 Mikrobolometer-Matrixdetektor
Spektralbereich:	7,5 ... 14 µm
Messbereich:	-20 ... 350 °C
Bildpunkte:	320 × 240
Bildrate:	50 bzw. 60 Bilder / Sekunde
Thermische Auflösung:	0,05 K (bei 30 °C)
Genauigkeit:	±2 °C oder ±2%
Datenspeicher:	32 GB SD-Speicherkarte (wechselbar)
Anzeige:	TFT Anzeige (3,5")
Akkumulator:	Li-Ion Akkumulator (wechselbar)
Betriebszeit:	> 5 Stunden
Fokus:	manuell + Autofokus
Wechselobjektive:	Standard-, Tele- und Weitwinkelobjektiv
Diktaphon / Videokamera:	nein / 5 Mpixel
Integrierter Lasermarker:	Class 2, 635 nm (rot)
Abmessung:	262 × 97 × 119 mm
Masse:	660 g (mit Akkumulator)

Abb. 701: Thermokamera KEII KC320
(mit freundlicher Genehmigung der Guangzhou Keii Electro Optics Technology Co., Ltd., www.keii.com.cn [A320])

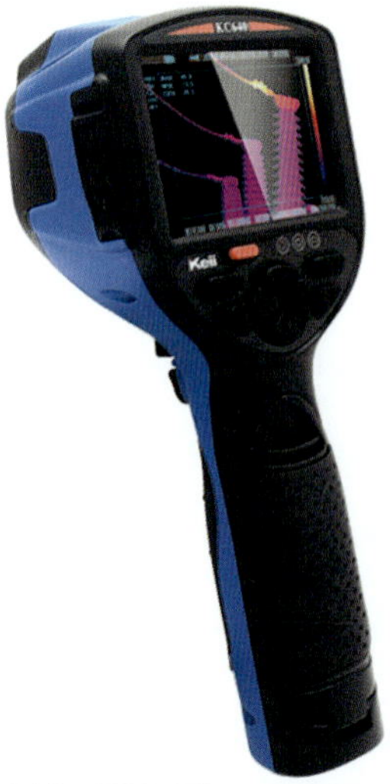

Technische Daten (KEII KC640)

Detektor:	640×480 Mikrobolometer-Matrixdetektor
Spektralbereich:	7,5 ... 14 µm
Messbereich:	-20 ... 350 °C
Bildpunkte:	640 × 480
Bildrate:	50 Bilder / Sekunde
Thermische Auflösung:	0,05 K (bei 30 °C)
Genauigkeit:	±2 °C oder ±2%
Datenspeicher:	32 GB SD-Speicherkarte (wechselbar)
Anzeige:	TFT Anzeige (3,5")
Akkumulator:	Li-Ion Akkumulator (wechselbar)
Betriebszeit:	> 5 Stunden
Fokus:	manuell + Autofokus
Wechselobjektive:	Standard-, Tele- und Weitwinkelobjektiv
Diktaphon / Videokamera:	nein / 5 Mpixel
Integrierter Lasermarker:	Class 2, 635 nm (rot)
Abmessung:	262 × 97 × 119 mm
Masse:	660 g (mit Akkumulator)

Abb. 702: Thermokamera KEII KC640
(mit freundlicher Genehmigung der Guangzhou Keii Electro Optics Technology Co., Ltd., www.keii.com.cn [A321])

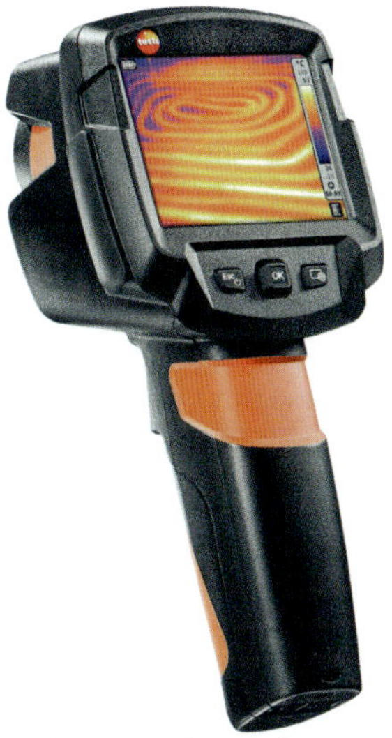

Technische Daten (testo 870-2)

Detektor:	Mikrobolometer-Matrixdetektor
Spektralbereich:	7,5 ... 14 µm
Messbereich:	-20 ... 280 °C
Bildpunkte:	160 × 120 (SuperResolution: 320 × 240)
Bildrate:	9 Bilder / Sekunde
Thermische Auflösung:	0,1 K (bei 30 °C)
Genauigkeit:	±2 °C oder ±2%
Datenspeicher:	interner Speicher
Ausgänge:	USB2.0
Anzeige:	TFT Anzeige (3,5") (320 × 240 Pixel)
Akkumulator:	Li-Ion Akkumulator
Betriebszeit:	4 Stunden
Fokus / Wechselobjektive:	Fixfokus / keine
Diktaphon / Videokamera:	nein / 3,1 Mpixel
Integrierter Lasermarker:	nein
Abmessung:	219 × 96 × 95 mm
Masse:	550 g (mit Akkumulator)

Abb. 704: Thermokamera testo 870-2
(mit freundlicher Unterstützung der Testo SE & Co. KGaA, www.testo.de [A323])

testo 882

Die derzeit größte (in diese Kategorie einzuordnende) TESTO-Thermokamera ist die testo 882, welche ebenfalls ein ausgesprochen anspruchsvolles Kunststoffgehäuse, gegenüber den vorherigen Typen jedoch mit mehreren Bedientasten besitzt. Die Kamera beruht auf einem 320×240 Pixel Mikrobolometer, mit guter thermischer Auflösung, jedoch mit einer Bildfrequenz von nur bis zu 33 Bildern / Sekunde. (Daher muss bei unruhiger Kamerabedienung bei größeren Messabständen mit verwackelten Aufnahmen gerechnet werden.) Autofokus, sowie zusätzliches Zubehör wie digitale Sprachaufzeichnung und ein eingebauter Lasermarker sind vorhanden. Eine integrierte Videokamera und Bild-in-Bild-Anzeige sowie die „SuperResolution"-Funktion (= Vervierfachung der Pixelauflösung durch Handbewegung) sind ebenfalls verfügbar. Wechselobjektive sind allerdings nicht erhältlich.

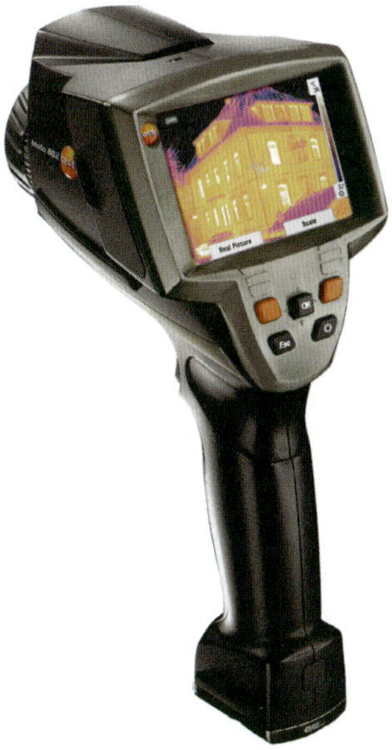

Technische Daten (testo 882)

Detektor:	Mikrobolometer-Matrixdetektor
Spektralbereich:	7,5 ... 14 µm
Messbereich:	-20 ... 350 °C / Option: 550 °C
Bildpunkte:	320 × 240 (SuperResolution: 640 × 480)
Bildrate:	33 Bilder / Sekunde
Thermische Auflösung:	0,05 K / 0,03 K (bei 30 °C)
Genauigkeit:	±2 °C oder ±2%
Datenspeicher:	SD Speicherkarte (wechselbar)
Ausgänge:	USB 2.0,
Anzeige:	TFT Anzeige (3,5") (320 × 240 Pixel)
Akkumulator:	Li-Ion Akkumulator
Betriebszeit:	4 Stunden
Fokus / Wechselobjektive:	manuell + Autofokus / keine
Sprachaufzeichnung:	digital
Integrierte Videokamera:	640 × 480 Pixel (+ LED-Lampe)
Integrierter Lasermarker:	Class 2, 635 nm (rot)
Abmessung:	152 × 108 × 262 mm
Masse:	900 g (mit Akkumulator)

Abb. 705: Thermokamera testo 882
(mit freundlicher Unterstützung der Testo SE & Co. KGaA, www.testo.de [A324])

Wuhan Guide Infrared Co., Ltd. (China)

Das chinesische Unternehmen Wuhan Guide Infrared hatte sich auf dem internationalen Markt schon vor Jahren als technologisch beachtlicher Entwickler bzw. Hersteller vorgestellt, dabei u.a. mit der MobIR-M4 im Jahr 2005 den Trend der Miniaturisierung der Wärmebildkameras eingeleitet. Seitdem spielt dieser Hersteller eine immer größere Rolle auf dem Markt für industrielle Thermografieanwender. Die Guide-Produkte sind hierbei nicht nur in einer beachtlichen Vielzahl von Versionen und Ausstattungen erhältlich, sondern sie werden weltweit noch dazu als OEM-Produkte von mehreren „Herstellern" unter eigenem Namen vertrieben. Beispiele hierfür sind Produkte der italienischen Firma HT Instruments mit dem Markennamen „THT" oder die Handelsmarke „RAZ-IR" auf dem US-Markt im Angebot der SPi infrared.

Da Guide Infrared bereits seit 2015 unter dem Namen GST (= Global Sensor Technology) eine eigene Mikrobolometer-Produktion besitzt und sich ständig (spürbar erfolgreich) um deren Weiterentwicklung und Erweiterung bemüht, ist zu erwarten, dass schon relativ kurzfristig eine ganze Reihe neuer Guide Infrared Wärmebildkameras (oder auf diesen basierende OEM-Produkte) auf dem internationalen Markt erscheinen werden. Alleine die Produktpalettenerweiterung Ende 2018 brachte (neben weiteren Thermografieprodukten) die Markteinführung von 6 neuen Hand-gehaltenen Thermokameras mit sich.

Guide Infrared BritIR (2013) --> Guide B160 / B160V (2018)

Aufgrund der ständigen Verbesserung und Weiterentwicklung soll hier nicht die frühere - sehr verbreitete - EasyIR-4, sondern die kleinste derzeit von Guide Infrared angebotene Hand-gehaltene Thermokamera - die BritIR (seit 2018: Guide B160) vorgestellt werden. Eine der unsichtbaren Konstruktionsmerkmale der Wärmebildkamera ist die innere Metallkonstruktion, so dass sie ein extrem haltbares (fast unzerstörbares) Gehäuse aufweist. Darüber hinaus ist das Kunststoffgehäuse auch ansonsten sehr anspruchsvoll. Die Kamera basiert auf einem nur 160×120 Pixel großen Mikrobolometer, verfügt aber über eine schnelle Bildwiederholfrequenz von 50 Hz. Sie hat jedoch weder ein integriertes Diktafon, noch einen Lasermarker, auch gibt es kein zusätzliches Zubehör (wie z.B. Wechselobjektive). Die Fokussierung ist zwar manuell, aber die Handhabung (wie auch die sonstige Bedienung der Kamera) ist sehr ergonomisch gelungen. Die Version B160V besitzt eine integrierte Videokamera mit 640×480 Pixeln.

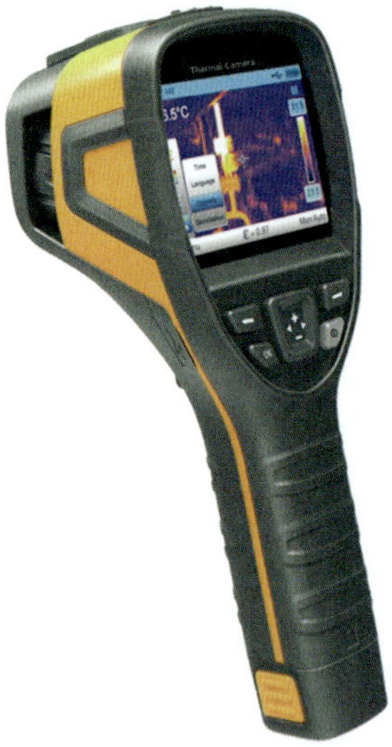

Technische Daten (Guide Infrared BritIR-B1 / B160 / B160V)

Detektor:	Mikrobolometer-Matrixdetektor (25 µm)
Spektralbereich:	8 ... 14 µm
Messbereich:	-20 ... 350°C
Bildpunkte:	160 × 120
Bildrate:	50 Bilder / Sekunde
Thermische Auflösung:	0,05 K (bei 30 °C)
Genauigkeit:	±2 °C oder ±2%
Datenspeicher:	SD Speicherkarte (wechselbar)
Ausgänge:	USB2.0 / B160V: USB + WLAN
Anzeige:	TFT Anzeige (3,5") (320 × 240 Pixel)
Akkumulator:	Li-Ion Akkumulator
Betriebszeit:	4 Stunden
Fokus / Wechselobjektive:	manuell / keine
Sprachaufzeichnung:	nein
Videokamera:	nein / B160V: 640 × 480 Pixel
Integrierter Lasermarker:	nein / B160V: ja
Abmessung:	90 × 98 × 258 mm
Masse:	740 g (mit Akkumulator)

Abb. 706: Thermokamera Guide B160 / Guide B160V
(mit freundlicher Genehmigung von GUIDE Infrared, www.guideir.com [A325])

Guide Infrared B320V (2018)

Während die EasIR-9 (basierend auf einem 384×288 Pixel Mikrobolometer von ULIS) der größte Vertreter der von 2009 bis 2016 produzierten EasyIR-Thermokamerafamilie war, wurde dieser Typ gleich durch zwei Neuentwicklungen auf Basis der eigenen Mikrobolometerproduktion abgelöst. Bereits 2016 wurde die professionelle D-Serie (mit 384×288 Pixeln) auf den Markt gebracht, welche dann 2019 durch die Ergänzung der B160 zur preisgünstigen B-Serie mit Detektoren höherer Pixelauflösung parallel erweitert wurde. Das derzeit "größte" Modell der B-Serie ist die Guide B320V. Hierbei handelte es sich um eine handliche Thermokamera mit einem Detektor mit 320×240 Pixeln, jedoch mit einer geringen Bildfrequenz von gerade 25 Hz. (Dies kann schnell zu verwackelten Aufnahmen führen.) Zu den Ausstattungsmerkmalen gehört eine kleine Videokamera. Dementsprechend können Wärmebilder, Fotografien und Überblendung dargestellt werden. Die B320V kann auch Thermogrammsequenzen (als radiometrische Daten) aufnehmen. Eine Datenübertragung und Fernbedienung ist über USB und auch über WLAN möglich. Praktisch erscheinend, aber die Bildqualität negativ beeinflussend ist die Fixfokus-Optik, die schon rein theoretisch (und daher auch in der Praxis) im Nahbereich nie ein völlig scharfes Wärmebild liefern kann.

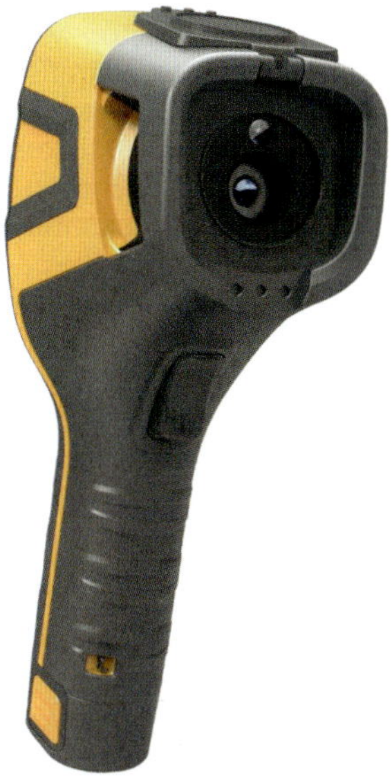

Technische Daten (Guide Infrared B320V)

Detektor:	Mikrobolometer-Matrixdetektor (17 µm)
Spektralbereich:	8 ... 14 µm
Messbereich:	-20 ... 350°C
Bildpunkte:	320 × 240
Bildrate:	25 Bilder / Sekunde
Thermische Auflösung:	0,05 K (bei 30 °C)
Genauigkeit:	±2 °C oder ±2%
Datenspeicher:	SD Speicherkarte (wechselbar)
Ausgänge:	Micro-USB, WLAN
Anzeige:	TFT Anzeige (3,6") (320 × 240 Pixel) Thermogramm, Videobild, Überblendung
Akkumulator:	Li-Ion Akkumulator
Betriebszeit:	4 Stunden
Fokus / Wechselobjektive:	fix / keine
Sprachaufzeichnung:	nein
Integrierte Videokamera:	640 × 480 Pixel
Integrierter Lasermarker:	nein
Besonderheiten:	IR-Video-Übertragung über Micro-USB
Abmessung:	90 × 98 × 258 mm
Masse:	740 g (mit Akkumulator)

Abb. 707: Thermokamera Guide B320V
(mit freundlicher Genehmigung von GUIDE Infrared, www.guideir.com [A326])

<u>Guide Infrared D400 (2016) --> D384M (2018)</u>

Innerhalb der „Guide D" Thermokameraserie ist seit der Geburt dieser Serie die D400 das Modell mit den höchsten Ausstattungsmerkmalen. Diese Kamera basiert auf dem durch Wuhan Guide produzierten 400×300 Pixel großen Mikrobolometer. Da für die radiometrische Messfunktion jedoch nur 384×288 Pixel genutzt werden, wurde ab 2018 die Namensgebung der D400 auf D384 berichtigt. Das anspruchsvolle Kunststoffgehäuse ist kombiniert mit einem modern zu bedienenden Touchscreen-Bildschirm. Die Bildwiederholfrequenz beträgt 50 (bzw. 60) Hz, welche auch für die fortlaufende Speicherung und Übertragung von Thermogrammsequenzen (radiometrische Daten) zur Verfügung steht. Weitere Merkmale sind die integrierte Sprachaufzeichnung, WLAN, eingebauter Lasermarker, integrierte visuelle Kamera und LED-Lampe. Wärmebilder und visuelle Bilder können gleichzeitig angezeigt werden. Die Firmware der Thermokamera ermöglicht auch eine Erstellung von kompletten Berichten im pdf-Format gleich in der Kamera, d.h. ohne Nutzung eines externen PCs. Es gibt auch Wechselobjektive und eine Version mit Autofokus (D384A).

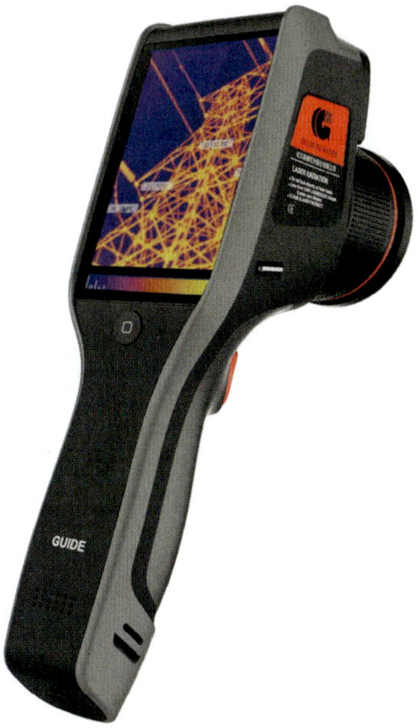

Technische Daten (Guide Infrared D400 / D384M)

Detektor:	Mikrobolometer-Matrixdetektor (25 µm)
Spektralbereich:	8 ... 14 µm
Messbereich:	-20 ... 1500 °C
Bildpunkte:	384 × 288 (radiometrisch)
Bildrate:	50 bzw. 60 Bilder / Sekunde
Thermische Auflösung:	0,045 K (bei 30 °C)
Genauigkeit:	±2 °C oder ±2%
Datenspeicher:	SD Speicherkarte (wechselbar)
Ausgänge:	Micro-USB 2.0, Micro-HDMI, WLAN
Anzeige:	Touchscreen (4")
Akkumulator:	Li-Ion Akkumulator
Betriebszeit:	4 ... 5 Stunden
Fokus:	manuell (D384A: Autofokus)
Wechselobjektive:	Standard-, Tele- und Weitwinkelobjektiv
Sprachaufzeichnung:	digital, 60 Sekunden / Wärmebild
Videokamera:	5 Mpixel (+ LED-Lampe)
Integrierter Lasermarker:	Class 2, 635 nm (rot)
Besonderheiten:	Thermogrammsequenzen (radiometrische Daten), 30 Minuten mit 30 Hz Berichtsstellung (als pdf) in der Kamera
Abmessung:	274 × 110 × 78 mm
Masse:	840 g (mit Akkumulator)

Abb. 708: Thermokamera Guide Infrared D400 / D384M
(mit freundlicher Genehmigung von GUIDE Infrared, www.guideir.com [A327])

3.4.3. Hand-gehaltene High-End-Thermokameras für Forschung und Entwicklung

Nach Analyse der preisgünstigeren Marktsegmente auf den vorherigen Seiten sollen nun die Top-Modelle folgen, die die aktuellen Ergebnisse der Sensor- und Messtechnologieentwicklung der thermografischen Systeme am besten repräsentieren. Natürlich werden sie nur in einer kleineren Stückzahlen hergestellt, so dass neben ihrem hohen technischen Aufwand die relativ kleinen Serien das Preisniveau noch zusätzlich erhöhen. Dementsprechend sind die nun folgenden Systeme außer für Forschung und Entwicklung am ehesten für Thermografie-Nutzer mit hohen Anforderungen für Sondermessaufgaben interessant.

Da die Thermografie ein extrem schnell wachsendes Fachgebiet ist und fast jede Woche neue und fortschrittlichere Instrumente zur Verfügung stehen, wird auch dieser Abschnitt auf die leistungsstärksten portablen (Hand-gehaltenen) Wärmebildkameras eingeschränkt. Um den „stationären" thermografischen Systemen einen ihrer bedeutenden Rolle in der Forschung angemessenen Platz einzuräumen, wird am Ende dieses Themas noch eine Top-Platzierung stationärer Systeme für drei Messparameter präsentiert.

FLIR ThermaCAM™ P640 / B640 / SC640 (2006)

Die erste Generation der in diese Kategorie gehörenden Jenoptik VarioCAM® konnte schon im Jahr 2003 Wärmebilder mit 640×480 echten Pixeln erfassen (mittels Micro-Scan). Mit seinen ersten, auf 640×480 Pixel Mikrobolometer-Matrixdetektoren basierenden Wärmebildkameras ThermaCAM™ x640 konnte FLIR Systems dies zwar erst 2006, dafür aber mit wesentlich höherer Bildrate bei voller Pixelzahl. Natürlich haben sich auch viele andere Parameter im Vergleich zu den Vorgängermodellen stark entwickelt, was also nicht nur eine ernstzunehmende Konkurrenz für das kantige und schwere deutsche Produkt bedeutete, sondern Jenoptik auch zu dringender grundlegender Verbesserung zwang.

Die ThemaCAM™ x640 Wärmebildkameras wurden in drei Grundversionen hergestellt: die P640 wurde für industrielle Anwendungen (elektrische und mechanische Instandhaltung) und die B640 für Bauthermografie empfohlen. Die dritte Kamera, die SC640, war für die Zielgruppe Forschung und Entwicklung gedacht. Es ist lobenswert, dass es sich um tragbare Wärmebildkameras handelte, die aufgrund ihres Magnesiumgehäuses langlebig sind aber dennoch nur ein geringes Gewicht haben. Beliebtheit errangen diese Thermokameras messtechnisch durch die hohe Pixelanzahl und die gute thermische Auflösung, sowie durch viele eingebaute Hilfsfunktionen. Die Wärmebildkameras hatten einen angenehm großen TFT-Bildschirm und einen optischem Sucher, eine integrierte Videokamera, LED-Lampe und Lasermarker. Auch Wechselobjektive waren in guter Auswahl erhältlich.

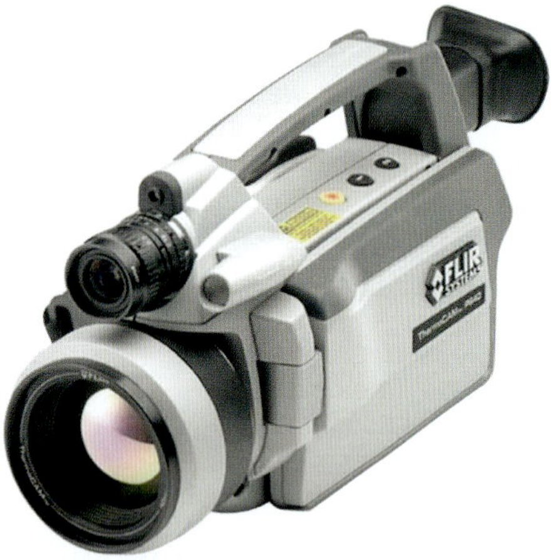

Abb. 709: FLIR ThermaCAM™ P640
(© 2019 FLIR Systems, Inc. All rights reserved. Mit freundl. Genehmigung von FLIR Systems, Inc. [A328])

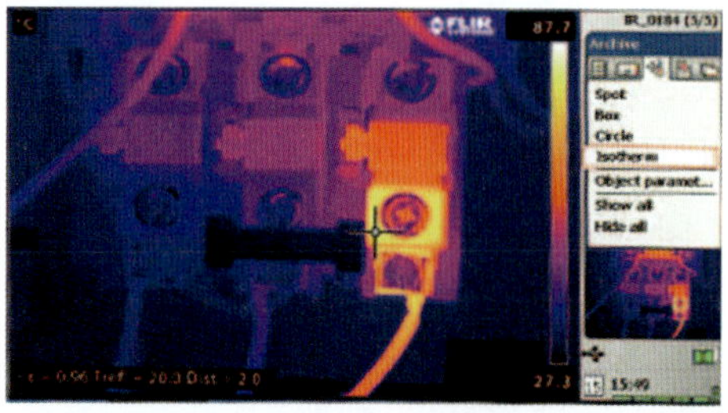

Abb. 710: Wärmebild der ThermaCAM™ P640
(© 2019 FLIR Systems, Inc. All rights reserved. Mit freundlicher Genehmigung von FLIR Systems, Inc. [A329])

Technische Daten (FLIR ThermaCAM™ P640)

Detektor:	Mikrobolometer-Matrixdetektor
Spektralbereich:	7,5 ... 13 µm
Messbereich:	-40 ... 500 °C / Option 2000 °C
Bildpunkte:	640 × 480
Bildrate:	30 Bilder / Sekunde
Thermische Auflösung:	0,06 K (bei 30 °C)
Genauigkeit:	±2 °C oder ±2%
Digitalisierung:	14 Bit
Datenspeicher:	2 Stück SD Speicherkarten + schneller interner Speicher
Ausgänge:	PAL/NTSC-FBAS, S-Video, USB, FireWire (IEEE1394), IrDA
Anzeige:	5,6" TFT-Anzeige (1024 × 600 Pixel) und optischer Sucher (Color)
Akkumulator:	Li-Ion
Betriebszeit:	3 Stunden
Fokus:	Autofokus (+ Handeinstellung)
Wechselobjektive:	Standard-, Tele- und Weitwinkelobjektiv, Makrolinsen
Integriertes Diktaphon:	30 Sekunde / Thermogramm
Integrierte Videokamera:	1,3 Mpixel (+ LED-Lampe)
Integrierter Lasermarker:	Class 2, 635 nm (rot)
Besonderheiten:	- Thermogramm-Sequenz (radiometrisch) max. 30 Hz auf internen Speicher, per FireWire/USB auf PC - Kommentar zu jedem Wärmebild
Abmessung:	120 × 145 × 220 mm
Masse:	1,7 kg (mit Akkumulator)

Jenoptik VarioCAM® hr (2007)

Die deutsche Entwicklung und Produktion von zivilen Thermografiegeräten ist zwar bekannterweise erst sehr spät erwacht, dennoch ist der fast ununterbrochene Weltrekorder der realen (gemessenen) Pixelauflösung bei tragbaren „zivilen" radiometrischen Thermokameras seit 2003 die Jenoptik LOS GmbH der Carl Zeiss Gruppe. Die erste Generation der Wärmebildkamera VarioCAM® konnte dank Micro-Scan eine Auflösung von 640×480 Pixeln bieten. Im Jahr 2007 brachte es die hier gezeigte VarioCAM® hr (= high resolution) dank derselben Technologie schon auf 1,23 Millionen (1280×960) radiometrischer Pixel.

Die Wärmebildkameras VarioCAM® hr wurden bis 2016 in aufgabenspezifischen Konfigurationen (in ca. 25 „Standard"-versionen) gefertigt, während sie aufgrund ihres Aluminiumgehäuses zu den robustesten mobilen Kameras zählten. Messtechnisch überzeugte die VarioCAM® hr nicht nur durch die große Pixelauflösung, sondern auch mit hoher thermischer Auflösung und absoluter Messgenauigkeit, sowie bester Stabilität. Thermogramm-Sequenzaufnahme (bis zu 60 Hz), visuelle Kamera, Überblendungsdarstellung, Temperaturkurve, viele flexible Messpunkte und Oberflächen, Isothermen-, Histogrammdarstellung, sowie Differenzbildmodus sowie eine Vielzahl von Wechselobjektiven waren ebenfalls verfügbar.

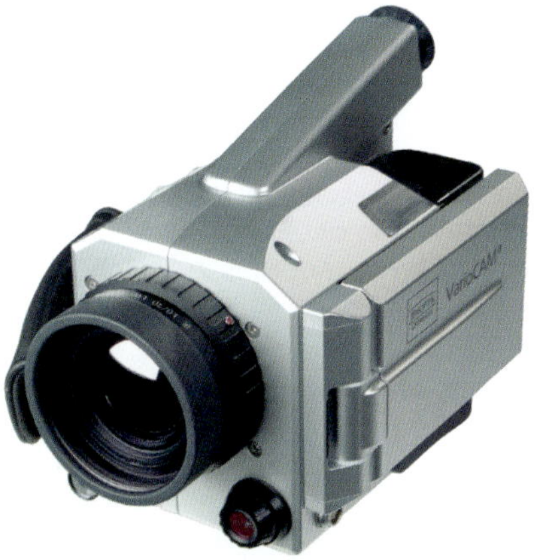

Abb. 711: Thermokamera Jenoptik VarioCAM® hr

Technische Daten (VarioCAM® hr)

Detektor:	Mikrobolometermatrix (25 µm)
Spektralbereich:	7,5 ... 14 µm
Messbereich:	-40 ... 1200 °C / Option 2000 °C
Bildpunkte:	640 × 480, Micro-Scan: 1280 × 960
Bildrate:	50 bzw. 60 Bilder/Sekunde (PAL/NTSC)
Thermische Auflösung:	0,03 K (bei 30 °C)
Genauigkeit:	±2 °C oder ±2%
Digitalisierung:	16 Bit
Datenspeicher:	SD Speicherkarte + interner Speicher
Ausgänge:	PAL/NTSC-FBAS, S-Video, VGA RS232, FireWire (IEEE1394), WLAN
Anzeige:	3,5" TFT Anzeige + optischer Sucher (Wärmebild, Videobild, Überblendung)
Akkumulator:	Li-Ion Camcorder-Akkumulator
Betriebszeit:	3 Stunden
Fokus:	Autofokus (+ Nahfokus)
Wechselobjektive:	Standard-, Tele-, Weitwinkelobjektive, Makrolinsen, Mikroskopobjektive
Integriertes Diktaphon:	60 Sekunde / Thermogramm
Integrierte Videokamera:	1,3 Mpixel (+ LED-Lampe)
Integrierter Lasermarker:	Class 2, 635 nm (rot)
Besonderheiten:	Thermogramm-Sequenz (radiometrisch) max. 60 Hz auf internen Speicher bzw. per FireWire auf PC
Abmessung:	133 × 106 × 110 mm
Masse:	1,5 kg (mit Akkumulator)

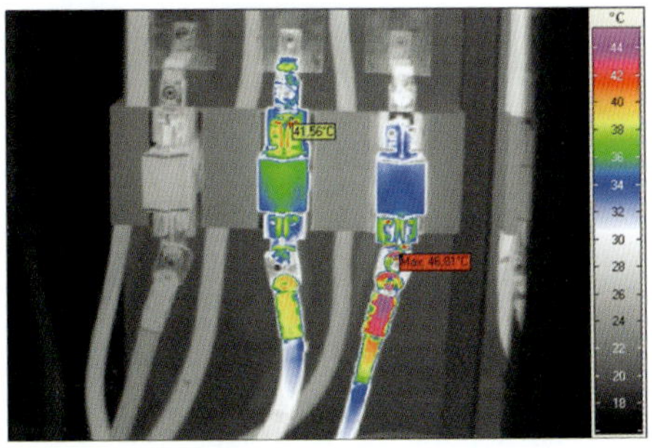

Abb. 712: Wärmebild der Jenoptik VarioCAM® hr (nur Messdaten, keine Überblendung)

DALI DL700 (2007)

Die im Jahr 2007 erschienene Thermokamera DL700 ist auch derzeit das professionellste portable Produkt des chinesischen Herstellers DALI. In Bezug auf seine Parameter ist es heute nur noch ein Mittelklassegerät mit wenig Zubehör und wenigen Zusatzfunktionen. Auch Wechselobjektive gibt es nicht.

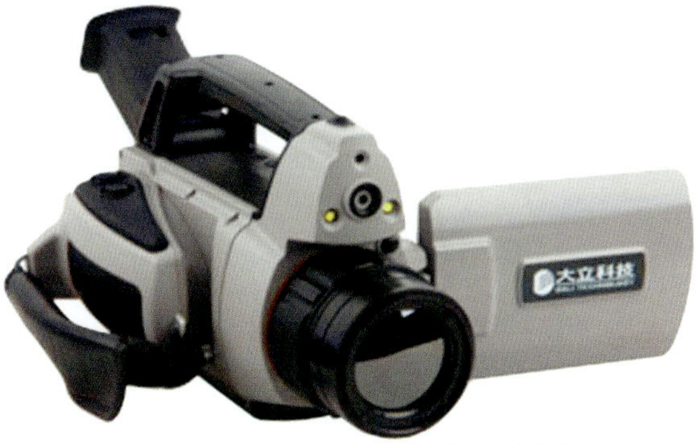

Abb. 713: Thermokamera DALI DL700

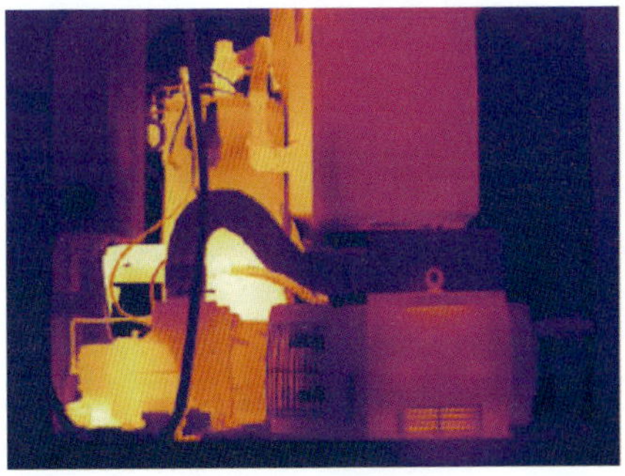

Abb. 714: Wärmebild der DALI DL700

(mit freundlicher Genehmigung von Zhejiang Dali Technology Co. Ltd., www.dali-tech.com [A330] [A331])

Technische Daten (DALI DL700)

Detektor:	Mikrobolometermatrix	Optischer Sucher:	Color
Spektralbereich:	8 ... 14 µm	Datenspeicher:	CF Speicherkarte
Messbereich:	-40 ... 650 °C	Akkumulator / Betriebszeit:	Li-Ion / 3 Stunde
Bildpunkte:	640 × 480	Fokus:	Autofokus
Bildrate:	50 bzw. 60 Bilder / Sekunde	Integriertes Diktaphon:	60 Sekunden / IR-Bild
Thermische Auflösung:	0,03 K (bei 30 °C)	Videokamera:	5 Mpixel (+ LED)
Genauigkeit:	±2 °C oder ±2%	Integrierter Lasermarker:	Class 2, 635 nm (rot)
Schnittstellen:	Ethernet, Bluetooth, C-Video	Abmessung:	245 × 180 × 150 mm
Anzeige:	5" Touchscreen (800 × 480)	Masse:	1,7 kg (mit Akkumulator)

Wuhan Guide Infrared ThermoPro TP9 (2008)

An dieser Stelle soll nun einem anderen - ebenfalls chinesischem - Produkt aus dem Jahr 2008 die Ehre erwiesen werden, da es für sein Erscheinungsjahr sehr exzellente Parameter aufwies und auch von Materialauswahl und Auswertefähigkeiten her nicht als irgendein "billiges" Gerät zu bezeichnen war. Ganz im Gegenteil: die ThermoPro TP9 besaß 640×480 Pixel, bei einer Bildrate von 60 Hz eine thermische Auflösung von 50 mK. Auch Echtzeit-USB-Datenübertragung und WLAN-Interface, sowie Autofokus, Videokamera und Lasermarker fehlten nicht, alles untergebracht in einem leichten Magnesiumgehäuse. Abgerundet wurde alles durch viele OnLine-Auswertefunktionen (z.B. horizontale und vertikale Temperaturprofile, Isothermen, Histogramme, kontinuierliche Sequenzaufnahme). Mit dem angenehm großen (5,7" 640×480 Pixel) TFT-Display und dem Li-Ion-Akku betrug das Gewicht der bis zum Jahr 2015 hergestellten ThermoPro TP9 nur 1,1 kg!

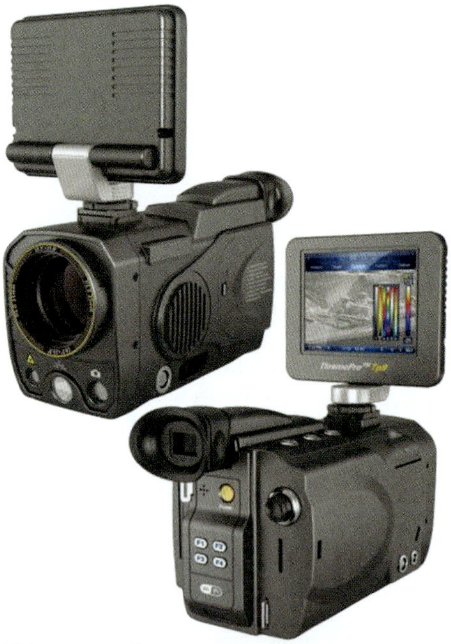

Abb. 715 und **716:** Wuhan Guide ThermoPro TP9
(mit freundlicher Genehmigung von GUIDE Infrared, www.guideir.com [A332] [A333])

Technische Daten (ThermoPro TP9)

Detektor:	Mikrobolometermatrix (25 µm)
Spektralbereich:	8 ... 14 µm
Messbereich:	-40 °C / -20 °C ... 800 °C / 2000 °C
Bildpunkte:	640 × 480
Bildrate:	50 bzw. 60 Bilder/Sekunde (PAL/NTSC)
Thermische Auflösung:	0,05 K (bei 30 °C)
Genauigkeit:	±1 °C / ±1% bzw. HT: ±2 °C / ±2%
Digitalisierung:	16 Bit
Datenspeicher:	SD Speicherkarte (max. 32 GB) + interner FLASH-Speicher (450 Bilder)
Ausgänge:	PAL/NTSC-FBAS, VGA (60 Hz) USB2.0, WLAN (802.11.a/b/g)
Anzeige:	5,7" Touchscreen (640 × 480 Pixel) und optischer Sucher (Color)
Akkumulator/Betriebszeit:	Li-Ion Camcorder-Akku / 2 Stunden
Fokus:	Autofokus (+ Handeinstellung)
Wechselobjektive:	Standard-, Tele-, Weitwinkelobjektive
Integriertes Diktaphon:	60 Sekunden / Thermogramm
Integrierte Videokamera:	5 Mpixel, Autofokus (+ LED-Lampe)
Integrierter Lasermarker:	Class 2, 635 nm (rot)
Abmessung / Masse:	186 × 106 × 83 mm / 1,1 kg (komplett)
Besonderheiten:	- Thermogramm-Sequenz (radiometrisch) per USB auf PC - extra Fernbedieneinheit (Hardware) - Einstellbare Überblendungsanzeige - Vertikale und horizontale T-Profile - Temperaturgrafik für mehrere Linien - Histogramme und Isothermen - Magnesium-Gehäuse

Anmerkung:
Mehrere Unternehmen haben diese Thermokamera unter eigenem Produktnamen (wie SPI Infrared IR-996 oder IPI TP9) verkauft, als wären sie die Hersteller gewesen.

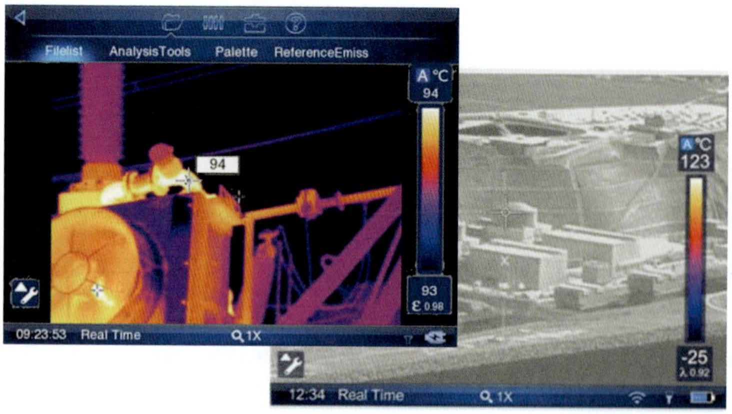

Abb. 717 und **718:** Wärmebild und visuelles Bild der ThermoPro TP9
(mit freundlicher Genehmigung von GUIDE Infrared, www.guideir.com [A334] [A335])

Jenoptik VarioCAM® HD (2012) - Pixelauflösung-Weltrekorder bei radiometrischen Bolometerkameras

Die leistungsstärkste Mikrobolometer-Wärmebildkamera des deutschen Unternehmens Jenoptik ist bereits seit 2012 die VarioCAM® HD, die eine der schnellsten ungekühlten zivilen Wärmebildkameras ist (bis 240 Hz) und gleichzeitig die radiometrische Mikrobolometer-Thermokamera mit der weltweit größten Pixelauflösung. Durch das integrierte Micro-Scan-Verfahren kann die VarioCAM® HD mit dem 1024×768 Pixel großen Detektor bis 3,15 Millionen reale (radiometrische) Bildpunkte mit einer Auflösung von 20 mK aufnehmen und zu einem 2048×1536 Pixel großen Thermogramm vereinen! Bei der Entwicklung dieser Kamera hat die Infratec GmbH (Dresden) eine bedeutende Rolle gespielt.

Anmerkung: Die von FLUKE seit 2015 als Eigenprodukt angebotenen Thermokameras TiX640, TiX660 und TiX1000 sind die orangenfarbenen Versionen der von Jenoptik in Deutschland produzierten VarioCAM® HD. FLUKE spielte und spielt weder bei derer Entwicklung noch Produktion eine aktive Rolle.

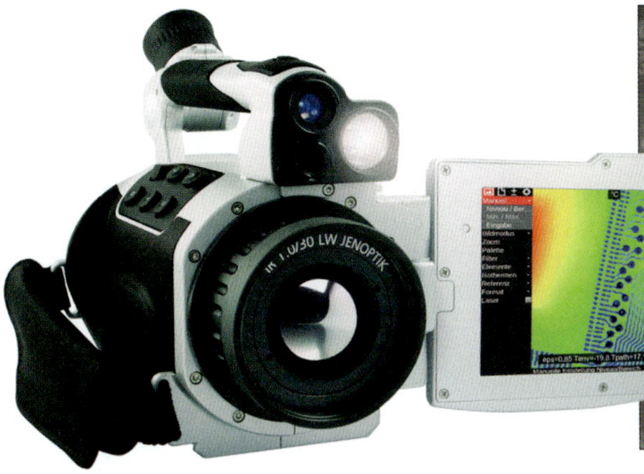

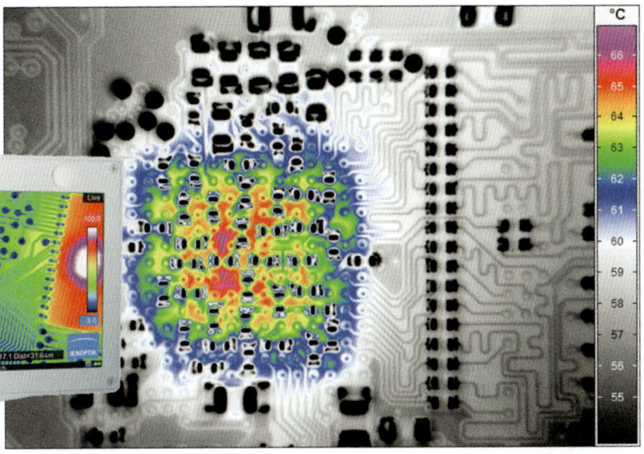

Abb. 720: Wärmebild der Jenoptik VarioCAM® HD

Abb. 719: Thermokamera Jenoptik VarioCAM® HD
(mit freundlicher Unterstützung der InfraTec GmbH, www.InfraTec.de [A336])

Technische Daten (VarioCAM® HD)

Detektor:	Mikrobolometermatrix (17 µm)	Anzeige:	5,6" TFT (1280 × 800 Pixel) und optischer Sucher (Color)
Spektralbereich:	7,5 ... 14 µm		
Messbereich:	-40 ... 1200 °C / Option 2000 °C	Akkumulator:	Li-Ion (Camcorder)
Bildpunkte:	Detektor: 1024 × 768 Micro-Scan: 2048 × 1536	Betriebszeit:	3 Stunden
		Fokus:	Autofokus, Laserfokus
Bildrate:	30 Hz: 1024 × 768 Pixel 60 Hz: 640 × 480 Pixel 120 Hz: 384 × 288 Pixel 240 Hz: 1024 × 96 Pixel	Wechselobjektive:	Standard-, Tele- und Weit winkelobjektive, Makro- und Mikroskopobjektive
		Diktaphon:	60 Sekunden / Thermogramm
Therm. Auflösung:	0,02 K (bei 30 °C)	Videokamera:	8 Mpixel (+ LED-Lampe)
Genauigkeit:	±1,5 °C oder ±1,5%	Lasermarker:	Class 2, 635 nm (rot)
Digitalisierung:	16 Bit	Abstandsmesser:	Laser, max. 70 m
Datenspeicher:	SDHC Speicherkarte	GPS:	integriert
Schnittstellen:	GigE-Vision, DVI-D, C-Video, RS232, WLAN, USB2, Bluetooth	Abmessung:	210 × 125 × 155 mm
		Masse:	1,7 kg (mit Akkumulator)

Besonderheiten:
- Micro-scan und dynamische Auflösungsvervierfachung
- Autofokus basierend auf Laserdistanzmessung
- EverSharp Schärfentiefe-Verbesserungsfunktion
- Kontinuierliche Aufnahme von radiometrischen Thermogramm-Sequenzen
- Echtzeit-Übertragung radiometrischer Wärmebilder oder Sequenzen (WLAN / GigE)
- Wärmebildspeicherung inklusive GPS-Koordinaten

TESTO testo 890-2 (2012)

Die „größte" tragbare Mikrobolometer-Thermokamera der deutschen Firma TESTO ist die im Jahr 2012 vorgestellte testo 890. Anhand ihrer Parameter verfügt sie (im Vergleich zu Konkurrenzprodukten) über mittlere Fähigkeiten, besitzt Wechsellinsen und eine relativ große Anzahl an Auswertefunktionen. Eine Besonderheit ist die Unterstützung von Panoramabildern, und die Fähigkeit, Wärmebilder mit einer vierfachen Auflösung dank „SuperResolution" (= auf Handbewegung basierende Auflösungserhöhung) zu erfassen. Letzteres natürlich nur unter den dieser Technologie eigenen - im Kapitel 3.2.13.1. „Pixelauflösung erhöhende Verfahren (innerhalb des Kamerabildfeldes)"- beschriebenen Grenzen. Interessanterweise hat die testo 890-2 auch eine optische Objekterkennungsfunktion (für wiederholte Messungen). Nachteilig ist die Bildwiederholfrequenz von nur 33 Hz, die verwackelte Aufnahmen verursachen kann.

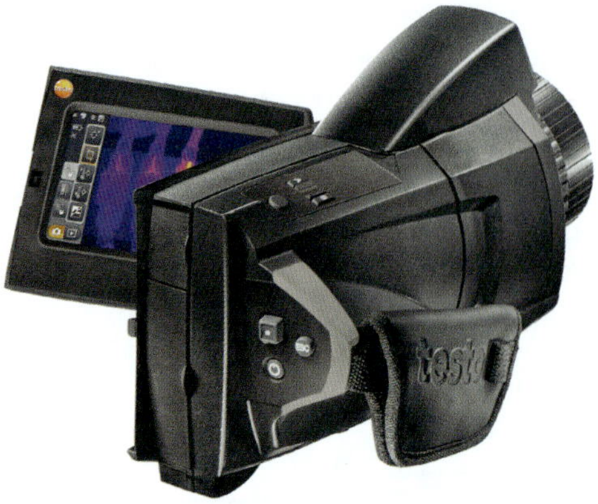

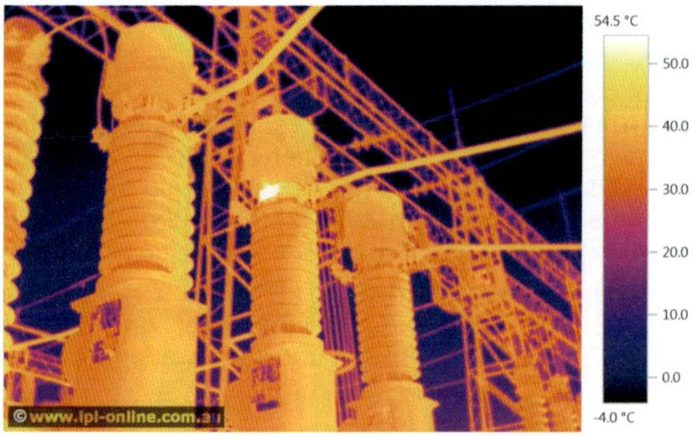

Abb. 721: Thermokamera testo 890 **Abb. 722:** Wärmebild der testo 890
(mit freundlicher Unterstützung der Testo SE & Co. KGaA, www.testo.de [A337] [A338])

Technische Daten (testo 890-2)

Detektor:	Mikrobolometermatrix	Datenspeicher:	CF Speicherkarte
Spektralbereich:	8 ... 14 µm	Akkumulator:	Li-Ion / 4 ½ Stunden Betriebszeit
Messbereich:	-20 ... 350 °C / 1200 °C	Fokus:	Autofokus (+ Handeinstellung)
Bildpunkte:	640 × 480 (SuperResolution: 1280 × 960)	Wechselobjektive:	Standard, Teleobjektiv
		Diktaphon:	60 Sekunden / Thermogramm
Bildrate:	9 bzw. 33 Bilder / Sekunde	Videokamera:	3 Mpixel (+ LED-Lampe)
Thermische Auflösung:	0,04 K (bei 30 °C)	Lasermarker:	Class 2, 635 nm (rot)
Genauigkeit:	±2 °C oder ±2%	Abmessung:	253 × 132 × 111 mm
Schnittstellen:	Bluetooth	Masse:	1,63kg (mit Akkumulator)
Anzeige:	4,3" Touchsreen (480 × 272)		

FLIR Systems FLIR T650sc (2014)

Im Jahr 2014 war die FLIR T650sc die leistungsstärkste portable Mikrobolometer-Thermokamera des amerikanischen Unternehmens FLIR. Von den technischen Parameter ausgehend war diese (im Vergleich zu Konkurrenzprodukten) nur ein Mittelklasse-Modell (mit 640×480 Mikrobolometer-Detektor), jedoch mit komfortabler Handhabung und vielen Zusatzfunktionen (wie WLAN, GPS, UltraMax, MSX). Vorsatzlinsen sind ebenfalls erhältlich, aber die optionalen Objektive können nicht gewechselt werden. Nachteilig ist die Bildwiederholfrequenz von nur 30 Hz, die verwackelte Aufnahmen verursachen kann.

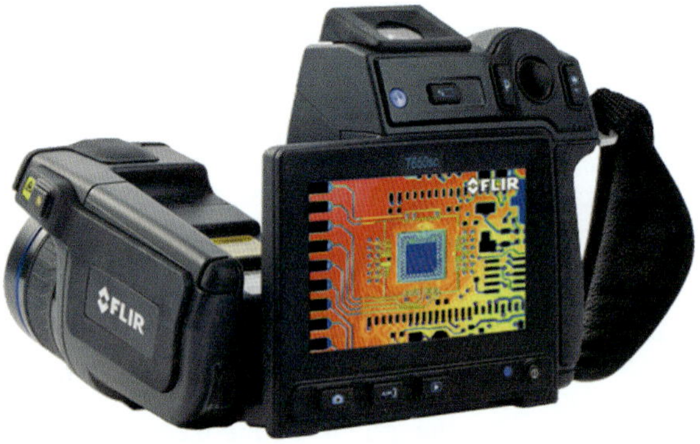

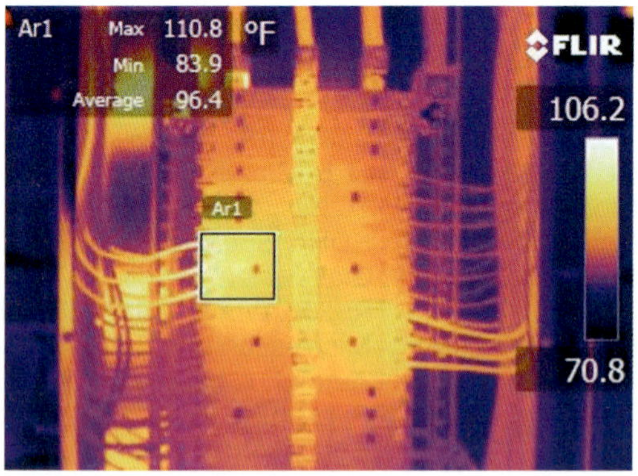

Abb. 723: Thermokamera FLIR T650sc **Abb. 724:** Wärmebild der FLIR T650sc
(© 2019 FLIR Systems, Inc. All rights reserved. Mit freundlicher Genehmigung von FLIR Systems, Inc. [A339] [A340])

Technische Daten (FLIR T650sc)

Detektor:	Mikrobolometermatrix (17µm)	Optischer Sucher:	Color
Spektralbereich:	7,5 ... 13 µm	Datenspeicher:	SD Speicherkarte
Messbereich:	-40 ... 150°C / 650°C	Akkumulator:	Li-Ion / 4 Stunden Betriebszeit
Bildpunkte:	640 × 480 (UltraMax: 1280 × 960)	Fokus:	Autofokus (+ Handeinstellung)
		Diktaphon:	60 Sekunden / Thermogramm
Bildrate:	30 Bilder / Sekunde	Videokamera:	5 Mpixel (+ LED-Lampe)
Thermische Auflösung:	0,02 K (bei 30 °C)	Lasermarker:	Class 2, 635 nm (rot)
Genauigkeit:	±1 °C oder ±1% (5 ...+120 °C)	Abmessung:	143 × 195 × 95 mm
Schnittstellen:	DVI, HDMI, USB, WLAN	Masse:	1,3 kg (mit Akkumulator)
Anzeige:	4,3" Touchscreen (800 × 480)		

Wuhan Guide Infrared C-Serie (2016)

Der chinesische Thermokamerhersteller Wuhan Guide Infrared bemüht sich erfolgreich, alle Jahre wieder einmal neue Wege bei der Formgebung seiner Kameramodelle zu gehen. Ein gutes Beispiel hierfür war die bereits vorgestellte MobIR-M4 / MobIR-M8 Miniatur-Kamerafamilie, ein jüngeres Beispiel ist die 2016 veröffentlichte C-Serie. Die außergewöhnliche - an einen professionellen Fotoapparat erinnernde - Form dieser Kameras bietet gute Ergonomie und Handhabbarkeit, bei akzeptablem Gewicht.

Die C-Serie besteht derzeit aus 3 Modellen, basierend auf durch Wuhan Guide GST (Global Sensor Technology) selbst hergestellten Mikrobolometer-Matrixdetektoren: die C400 mit 384×288 Pixeln, sowie die C640 und C640Pro mit jeweils 640×480 Pixeln. Das Spitzenprodukt ist die C640Pro, welche sich gegenüber den beiden anderen Wärmebildkameras dieser Serie durch eine umfassendere Ausstattung (z.B. Bluetooth) und eine erhöhte thermische Empfindlichkeit auszeichnet.

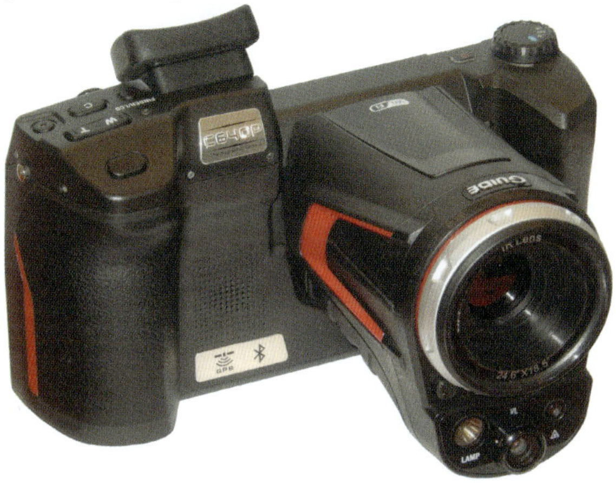

Abb. 725: Thermokamera Guide Infrared C640Pro

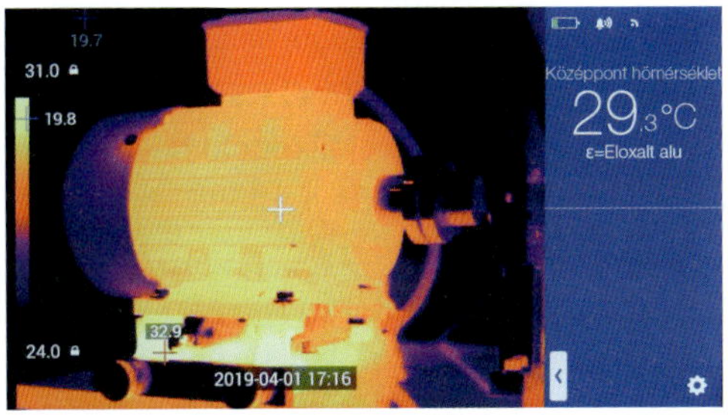

Abb. 726: Wärmebild der Guide Infrared C640Pro

Technische Daten (Guide Infrared C640Pro)

Detektor:	Mikrobolometermatrix
Spektralbereich:	7,5 ... 14 µm
Messbereich:	-20 ... 800 °C / Option 2000 °C
Bildpunkte:	640 × 480
Bildrate:	50 bzw. 60 Bilder / Sekunde
Therm. Auflösung:	0,03 K (bei 30 °C)
Genauigkeit:	±1 °C oder ±1% (-20 ... 250°C) ±2 °C oder ±2% (>20 °C, >250°C)
Datenspeicher:	16 GB interner Speicher +SD-Speicherkarte (wechselbar)
Schnittstellen:	GB-Ethernet, Mini-HDMI, WLAN, Micro-USB, Bluetooth
Anzeige:	Touchscreen 5” (1280 × 720 Pixel) und optischer Sucher (Color)
Fokus:	Motorfokus / Autofokus
Darstellung:	IR-Bild, Videobild, Bild-in-Bild, Überlagerung, Isothermen
Auswertung:	je 10 Punkte, Linien, Flächen, + visueller und Audioalarm
Akkumulator:	Li-Ion Akkumulator
Betriebszeit:	>4 Stunden
Wechselobjektive:	Standard-, Tele- und Weit winkelobjektiv
Diktaphon:	60 Sekunden / Thermogramm
Videokamera:	5 Mpixel (+ LED-Lampe)
Lasermarker:	Class 2, 635 nm (rot)
GPS:	integriert (+ Digitalkompass)
Abmessung:	206 × 145 × 135 mm
Masse:	1,35 kg (mit Akkumulator)

Besonderheiten:
- Kontinuierliche Aufnahme von radiometrischen Thermogramm-Sequenzen
- Übertragung radiometrischer Wärmebilder oder Sequenzen, Echtzeit-Videostream
- Wärmebildspeicherung inklusive GPS-Koordinaten und Auswertungsinformationen
- integrierte Berichterstellung inkl. pdf-Generator und Ausdruck (über WLAN)
- Applikation für Smartphone bzw. Tablett-PC (doppelte Anzeige + Fernsteuerung)

Nippon Avio InfReC R550Pro (2018)

Die Wärmebildkamera InfRec R550Pro ist die derzeit stärkste Mikrobolometerkamera der japanischen Firma Nippon Avio. Anhand der technischen Parameter ist diese Kamera (im Vergleich zur Konkurrenz) ein Modell mit nur mittleren Fähigkeiten, mit einer guten Auswahl an optionalen Wechselobjektiven, aber nur wenig zusätzlicher Funktionalität. Die InfRec R550Pro bietet „SuperResolution” oder „SR mode” (also auf Handbewegung basierende Auflösungserhöhung), um 1280×960 Pixel zu erfassen. Dieses natürlich nur unter den dieser Technologie eigenen Grenzen - siehe Kapitel 3.2.13.1. „Pixelauflösung erhöhende Verfahren (innerhalb des Kamerabildfeldes)”. Thermogramm-Sequenzen können bis zu 3 Hz direkt auf die SDHC Speicherkarte aufgenommen werden. Nachteilig ist die Bildfrequenz von nur 30 Hz, die verwackelte Aufnahmen verursachen kann. Höhere Frequenzen können lediglich für Teilbilder erreicht werden: 120 Hz für 640×120 bzw. 60 Hz für 640×240 Pixel.

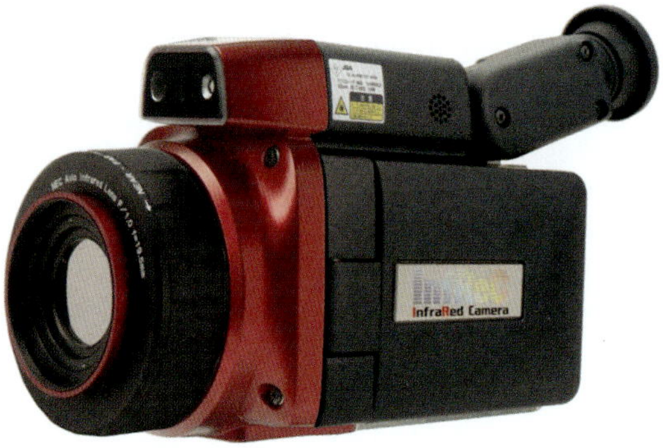

Abb. 727: Thermokamera InfReC R550Pro
(Fotomontage, Illustration)

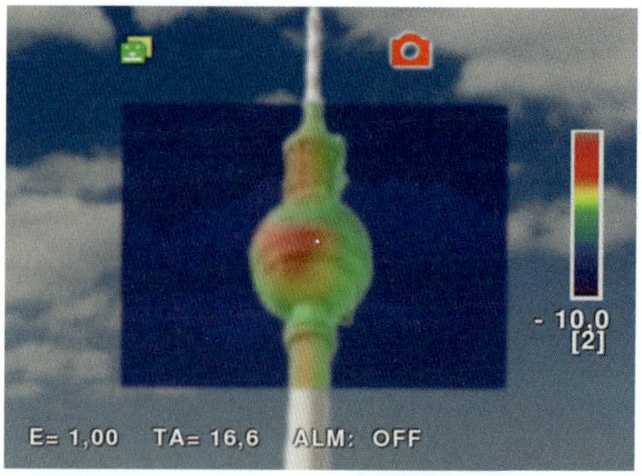

Abb. 728: Wärmebild der InfReC R550Pro
(Illustration, nicht mit InfReC R550Pro erstellt)

Technische Daten (InfReC R500EX-Pro)

Detektor:	Mikrobolometermatrix	Anzeige:	3,5" TFT Anzeige
Spektralbereich:	8 ... 14 µm	Optischer Sucher:	Color
Messbereich:	-40 ... 650°C / 2000°C	Datenspeicher:	SDHC Speicherkarte
Bildpunkte:	640×480 (SR mode: 1280×960)	Akkumulator:	Li-Ion / 2 ½ Stunden Betriebszeit
Bildrate:	30 Hz: 640 × 480 Pixel	Fokus:	Autofokus (+ Handeinstellung)
	60 Hz: 640 × 240 Pixel	Diktaphon:	30 Sekunden / Thermogramm
	120 Hz: 640 × 120 Pixel	Videokamera:	5 Mpixel (+ LED-Lampe)
Thermische Auflösung:	0,025 K (bei 30 °C)	Lasermarker:	Class 2, 635 nm (rot)
Genauigkeit:	±2 °C oder ±2%	Abmessung:	121 × 105 × 195 mm
Schnittstellen:	USB, Video (PAL/NTSC)	Masse:	1,3 kg (mit Akkumulator)

Keii KC800 oder HP-KC800 (2014)

Die Thermokamera KC800 (oder HoldPeak HP-KC800) ist die derzeit leistungsfähigste Mikrobolometerkamera der chinesischen Firma Keii Electro Optics Technology Co., Ltd. Anhand ihrer Parameter verfügt sie (im Vergleich zu Konkurrenzprodukten) über mittlere Fähigkeiten, besitzt einen 640×480 Pixel großen Mikrobolometer-Detektor, Wechsellinsen und relativ gute Auswertefunktionen. Bemerkenswert sind die 60 Hz Bildrate, 30 mK thermische Auflösung und die 16 Bit aufgelöste radiometrische Thermogramm-Sequenz-Speicherung auf der SD Speicherkarte. Hierfür wurde ein 1 GB Flash-Speicher in die Kamera eingebaut. Nachteilig sind die relativ großen Abmessungen und das vergleichbar hohe Gewicht.

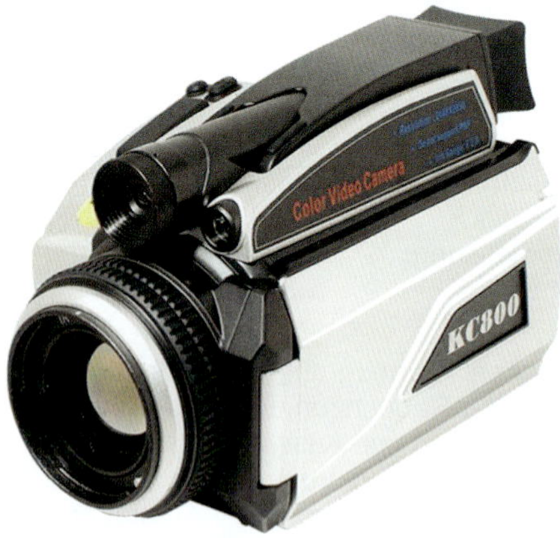

Abb. 729: Keii KC800 Thermokamera [A341])

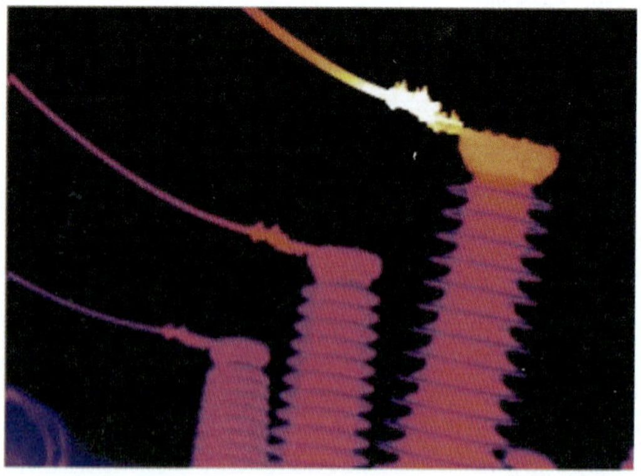

Abb. 730: Wärmebild der Keii KC800 [A342]

(mit freundlicher Genehmigung der Guangzhou Keii Electro Optics Technology Co., Ltd., www.keii.com.cn)

Technische Daten (Keii KC800)

Detektor:	Mikrobolometermatrix	Optischer Sucher:	Color
Spektralbereich:	7,5 ... 14 µm	Datenspeicher:	SD Speicherkarte + 1GB Flash
Messbereich:	-20 ... 500°C / 2000°C	Akkumulator:	Li-Ion / 3 Stunden Betriebszeit
Bildpunkte:	640 × 480	Fokus:	Autofokus (+ Handeinstellung)
Bildrate:	50 bzw. 60 Bilder / Sekunde	Diktaphon:	60 Sekunden / Thermogramm
Thermische Auflösung:	0,03 K (bei 30 °C)	Videokamera:	5 Mpixel (+ LED-Lampe)
Genauigkeit:	±2 °C oder ±2%	Lasermarker:	Class 2, 635 nm (rot)
Schnittstellen:	USB / Ethernet, C-Video	Abmessung:	214 × 145 × 136 mm
Anzeige:	5,6" Touchscreen	Masse:	1,8 kg (mit Akkumulator)

iPi Infrared KC800 (2014)

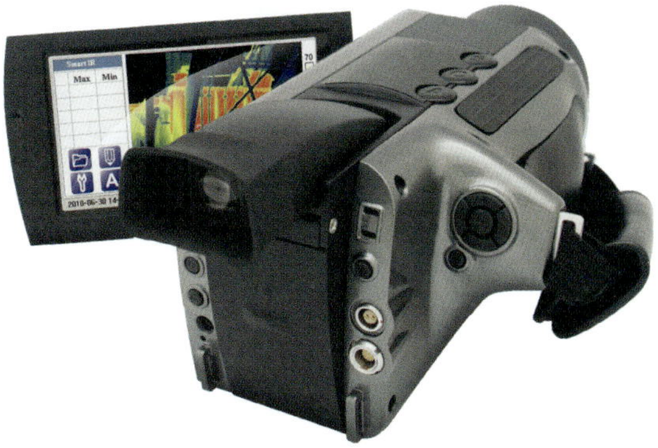

Wahrscheinlich ist auch die australische iPi Infrared KC800 Thermokamera ein Produkt der chinesischen Firma Keii Optoelectronic Technology Co., Ltd. Als Grundlage dieser ist vermutlich die elegantere und kleinere Keii KC700 Wärmebildkamera verwendet worden, ausgestattet mit einem größeren Objektiv und einem 640×480 Pixel großen Mikrobolometer-Matrixdetektor. Im Vergleich zur Keii KC800 sind in den technischen Daten darüber hinaus nur Unterschiede in Größe und Gewicht (durch das kleinere Gehäuse) und beim internen Speicher (32 GB SSD) zu erkennen.

Abb. 731: Thermokamera iPi Infrared KC800
(erstellt unter Verwendung von [A343], mit freundlicher Genehmigung der Guangzhou Keii Electro Optics Technology Co., Ltd., www.keii.com.cn)

FLUKE TiX580 (2018)

Die derzeit leistungsstärkste Eigenentwicklung der amerikanische Firma FLUKE in der Kategorie der mobilen Mikrobolometerkameras ist die Wärmebildkamera TiX580. Anhand ihrer technischen Daten hat diese Kamera nur mittlere Leistungsparameter. Sie verfügt nur über eine Pixelauflösung von 640×480 Pixeln, aufpoliert mit zusätzlichen Funktionalitäten der TiX640 - TiX1000 Serie (also mit von den Jenoptik VarioCAM® HD übernommenen Fähigkeiten). Mit der "SuperResolution" (also auf Handbewegung basierende Auflösungserhöhung) können sogar 1280×960 Pixel erfasst werden. Dieses natürlich nur unter den dieser Technologie eigenen - im Kapitel 3.2.13.1. "Pixelauflösung erhöhende Verfahren (innerhalb des Kamerabildfeldes)" - beschriebenen Grenzen.

Die Fokussierung erfolgt mittels „LaserSharp®", während zur Erweiterung der Schärfentiefe das Verfahren "MultiSharp™" zur Verfügung steht. (Laut einigen Annoncen gibt es diese Verfahren angeblich nur von FLUKE, was sich aber eher immer nur auf die gut klingenden und geschützten kommerziellen Bezeichnungen bezieht. Die Technologien selber gibt es auch bei Produkten anderer Hersteller, beispielsweise bereits seit 2012 auch bei der Jenoptik VarioCAM® HD). Wechselobjektive (Weitwinkel- bzw. Teleobjektiv) sind ebenfalls verfügbar. Nachteilig ist die relativ kurze Akkumulatorbetriebszeit.

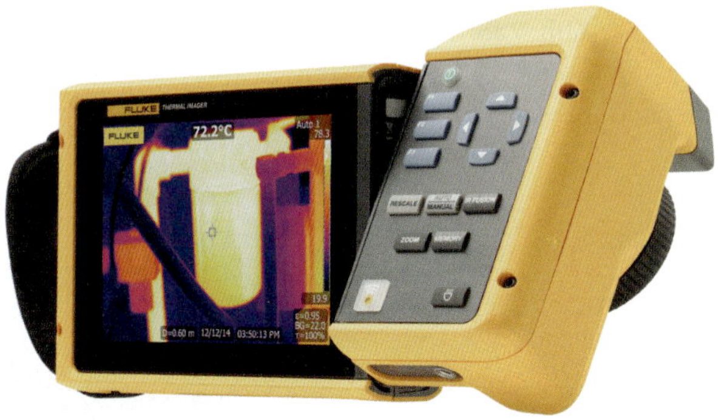

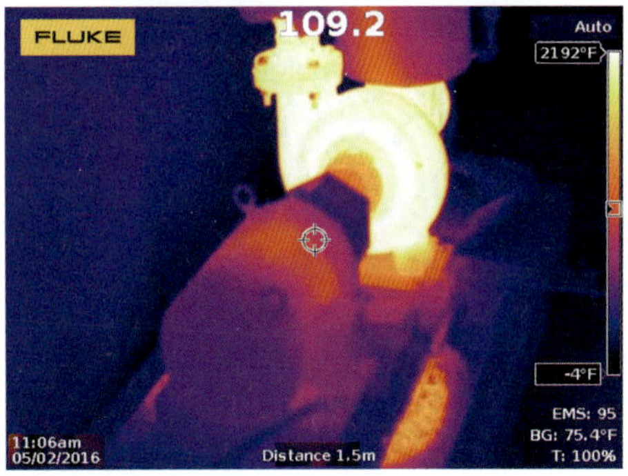

Abb. 732: Thermokamera FLUKE TiX580 **Abb. 733:** Wärmebild der FLUKE TiX580
(mit freundlicher Genehmigung der Fluke Corporation, www.fluke.com [A344] [A345], bearbeitet)

Technische Daten (FLUKE TiX580)

Detektor:	Mikrobolometermatrix	Optischer Sucher:	keiner
Spektralbereich:	7,5 ... 14 µm	Datenspeicher:	interner Speicher (4GB) + micro SD Speicherkarte
Messbereich:	-20 ... 800°C		
Bildpunkte:	640 × 480	Akkumulator / Betriebszeit:	Li-Ion / 2 ... 3 Stunden
	SuperResolution: 1280 × 960	Fokus:	Autofokus, Laserfokus
Bildrate:	9 oder 60 Bilder / Sekunde	Integriertes Diktaphon:	60 Sekunden / IR-Bild
Thermische Auflösung:	0,05 K (bei 30 °C)	Videokamera:	5 Mpixel (+ LED-Lampe)
Genauigkeit:	±2 °C oder ±2%	Laser Abstandsmesser:	Class 2, 635 nm (rot)
Schnittstellen:	USB, WLAN	Abmessung:	273 × 159 × 97 mm
Anzeige:	5,7" Touchscreen (640 × 480)	Masse:	1,54 kg (mit Akkumulator)

Besonderheiten:
- SuperResolution, LaserSharp® und MultiSharp™ Verfahren implementiert
- Kontinuierliche Aufnahme von radiometrischen Thermogramm-Sequenzen
- Übertragung radiometrischer Wärmebilder oder Sequenzen, Echtzeit-Videostream
- Applikation für Smartphone bzw. Tablett-PC (doppelte Anzeige + Fernsteuerung)

FLIR Systems FLIR T1020 (2015)

Die derzeit leistungsfähigste tragbare Mikrobolometerkamera des amerikanischen Unternehmens FLIR ist die Wärmebildkamera T1020. Aufgrund ihrer Parameter ist sie ein High-Level-Instrument mit bequemer Bedienung, jedoch mit nur wenigen Zusatzfunktionen (WLAN, GPS, UltraMax, MSX). Wechselobjektive (Weitwinkel- und Teleobjektive) sind ebenfalls verfügbar, aber optionale Vorsatzlinsen (Makrolinsen) gibt es nicht. Nachteilig ist die Bildwiederholfrequenz von nur 30 Hz, die verwackelte Aufnahmen verursachen kann. Mittels „UltraMax" (= auf Handbewegung basierende Auflösungserhöhung) können Wärmebilder mit 2048×1536 Pixeln (= 3,15 MPixel) erfasst werden. Dieses natürlich nur unter den dieser Technologie eigenen - im Kapitel 3.2.13.1. „Pixelauflösung erhöhende Verfahren (innerhalb des Kamerabildfeldes)" - beschriebenen Grenzen.

Von den integrierten Fähigkeiten sind in der obigen Liste nur die interessantesten hervorgehoben worden. Ein gravierender Nachteil ist jedoch, dass der 4,3" Touchscreen der T1020 nur 800×480 Pixel groß ist. Dementsprechend besteht vor Ort keine Möglichkeit, ein Wärmebild in der durch den Mikrobolometer-detektor bereitgestellten Auflösung zu betrachten. Trotz des Magnesiumgehäuses ist auch das Gewicht der Kamera (1,9 bis 2,1 kg, abhängig von der Optik) für eine länger andauernde Einhandnutzung unter industriellen Bedingungen ungeeignet.

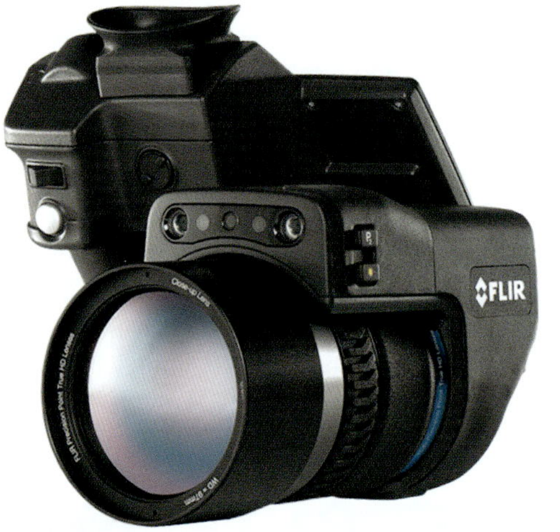

Abb. 734: Thermokamera FLIR T1020

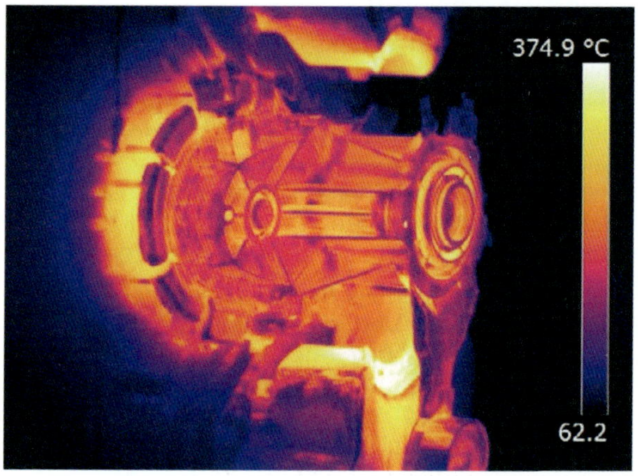

Abb. 735: Wärmebild der FLIR T1020

Technische Daten (FLIR T1020)

Detektor:	Mikrobolometermatrix (17µm)	Anzeige:	4,3" Touchscreen (800 × 480)
Spektralbereich:	7,5 ... 14 µm		und optischer Sucher (Color)
Messbereich:	-40 ... 650 °C / 2000 °C	Datenspeicher:	SD Speicherkarte
Bildpunkte:	1024 × 768	Akkumulator:	Li-Polimer
	UltraMax: 2048 × 1536	Betriebszeit:	2 ½ Stunden
Bildrate:	30 Hz: 1024 × 768 Pixel	Fokus:	Autofokus (+ Handeinstellung)
	120 Hz: 384 × 288 Pixel	Wechselobjektive:	Standard, Tele, Weitwinkel
	240 Hz: 384 × 144 Pixel	Sprachaufzeichnung:	60 Sekunden / Thermogramm
Thermische Auflösung:	0,02 K (bei 30 °C)	Videokamera:	3,1 Mpixel (+ LED-Lampe)
Genauigkeit:	±1°C oder ±1% (5...150°C)	Lasermarker:	Class 2, 635 nm (rot)
	±2°C oder ±2% (<5 & >150°C)	Abmessung:	205 × 167 × 188 mm
Schnittstellen:	WLAN, USB2, HDMI, Bluetooth	Masse:	2,1 kg (mit Akkumulator)

Besonderheiten:
- UltraMax Auflösungsvervierfachung durch Handbewegung
- MSX Wärmebildanzeige mit Einblendung der visuellen Kontrastlinien*
- Kontinuierliche Aufnahme von radiometrischen Thermogramm-Sequenzen
- Übertragung radiometrischer Wärmebilder oder Sequenzen (über USB)
- Übertragung nicht-radiometrischer Wärmebildvideos (über WLAN)
- Wärmebildspeicherung inklusive GPS-Koordinaten

*) MSX ist ein Darstellungsverfahren, bei dem die Kontrastlinien des Objektfotos auf das Wärmebild eingeblendet werden. Details hierzu sind im Kapitel 3.2.14.2. „Wärmebilddarstellung verbessernde Verfahren" beschrieben.

3.4.4. Weltspitzenreiter stationärer Thermografiesysteme für zivile Forschung

Zwecks Vermeidung eines unübersichtlich großen Umfanges wurde das die derzeitigen Trends aufzeigende Kapitel auf Hand-gehaltene Wärmebildkameras begrenzt. Dennoch soll hier ein kurzer Blick auf die Spitzenprodukte der zivilen stationären thermografischen Messtechnik folgen. Hierzu werden jedoch lediglich die aktuelle Weltrekorder in Pixelauflösung und Bildwiederholrate unter den radiometrischen Thermokameras unter die Lupe genommen, Hersteller nach Alphabet geordnet.

FLIR X8400sc (2014)

Eine der leistungsstärksten radiometrischen Thermokameras des amerikanischen Unternehmens FLIR ist derzeit die X8400sc, deren Besonderheit darin besteht, dass sie auch ohne Anschluss eines Computers durch ihre abnehmbare Touchscreen-Anzeige betrieben (und bedient) werden kann. Um sie unter atmosphärischen Bedingungen zu verwenden, sind für den gewünschten Wellenlängenbereich geeignete Filter notwendig, da die spektrale Empfindlichkeit des Detektors sowohl den kurzen als auch den mittleren Wellenlängenbereich abdeckt. (Ohne entsprechende Filter bestünde ein starker Einfluss auf das Messergebnis durch die Übertragungseigenschaften bzw. Eigenstrahlung der Atmosphäre in der Messstrecke.)

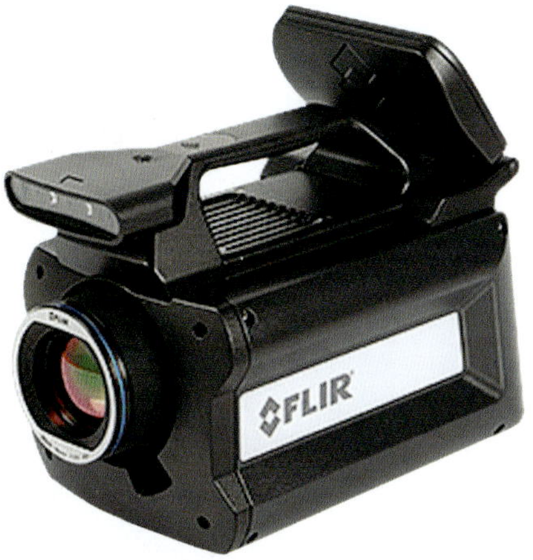

Abb. 736: Thermokamera FLIR X8400sc

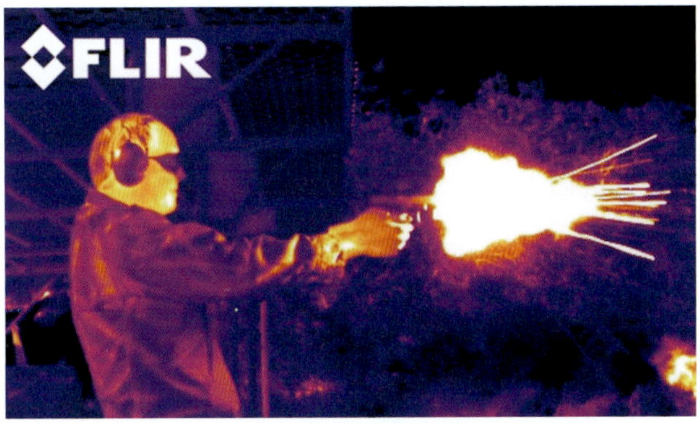

Abb. 737: Wärmebild der FLIR X8400sc (Illustration)

Technische Daten (X8400sc)

Detektor (Pitchgröße, Pixelauflösung):	InSb Photonendetektormatrix (15 µm, 1280 × 1024 Pixel)
Detektorkühlung:	Stirling-Kühler
Spektralbereich:	1,5 … 5,1 µm
Messbereich:	5 ... 300 °C / 3000 °C
Messgenauigkeit:	± 1 °C oder ± 1 %
Thermische Auflösung:	0,025 K / typisch 0,02 K (bei 30 °C)
Bildrate:	106 Hz: 1280 × 1024 Pixel 3000 Hz: 1280 × 8 Pixel
Integrationszeit:	500 ns ... 20 ms, 125 ns Schritten einstellbar
Digitalisierung:	14 Bit (16 Bit mit DRX)
Datenspeicherung/Auslesemode:	Snapshot / ITR* oder IWR**
Fokus / Integrierte Filter:	manuell / max. 4 (motorisch)
Schnittstellen:	Daten: GigE + CamLink, Bedienung: WLAN, HD-Video: DVI 1080p
Anzeige:	abnehmbarer Touchscreen (800 × 480 Pixel)
Messstart / Synchronisierung (Trigger):	IRIG-B; Sync In, Trigger In
Versorgung:	24 V DC oder 100 ... 240 V AC Netzteil
Abmessung / Masse:	280 × 150 × 180 mm / 5,05 kg (ohne Objektiv)

*) ITR (Auslesen nach Integration) **) IWR (Auslesen während Integration)

FLIR SC8300

Innerhalb der FLIR-Produktpalette ist die X8400sc das schnellste hochauflösende radiometrische Thermografiesystem, welches auch bei einer Bildwiederholrate von 132 Hz noch eine Vollbildauflösung von 1344×784 Pixeln ermöglicht. (Aus dieser Sicht haben allerdings die Infratec ImageIR® 10300 / 10350 und die TELOPS Fast M1*k* / Fast V1*k* sogar noch größere Fähigkeiten.) Die FLIR X8400sc ist mit zwei verschiedenen spektralen Empfindlichkeitsbereichen von 1,5 ... 5,1 µm bzw. 3,0 ... 5,0 µm erhältlich. Für den Einsatz unter atmosphärischen Bedingungen erfordert die erste Version zwangsläufig den Einsatz geeigneter Filter, wie diese auch bei der FLIR X8400sc notwendig sind.

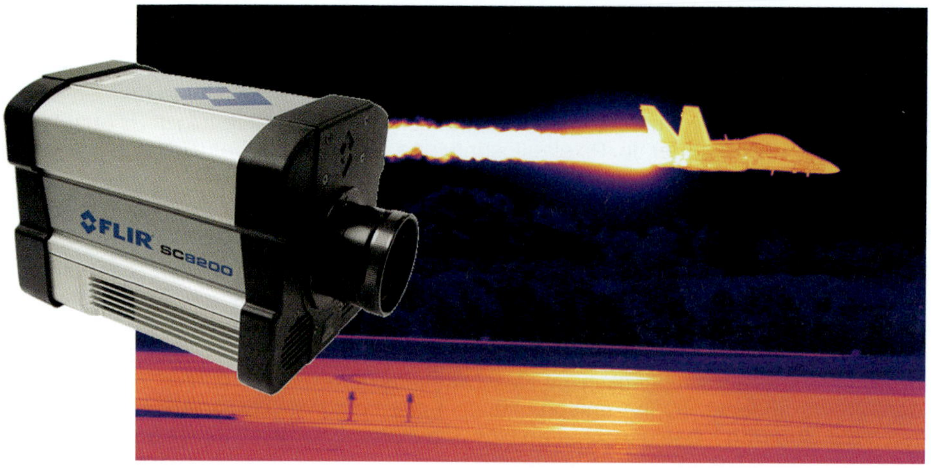

Abb. 738: Thermokamera FLIR SC8300 **Abb. 739:** Wärmebild der FLIR SC8300 (Illustration)
 Mit freundlicher Genehmigung von FLIR Systems, Inc. [A350] [A351])

Technische Daten (SC8300)

Detektor (Pitchgröße, Pixelauflösung):	InSb Photonendetektormatrix (14 µm, 1344 × 784 Pixel)
Detektorkühlung:	Stirling-Kühler
Spektralbereich:	1,5 … 5,1 µm oder 3,0 ... 5,0 µm
Messbereich:	-20 ... 500 °C / Option 1500 °C bzw. 2000°C
Messgenauigkeit:	± 2 °C oder ± 2 %
Thermische Auflösung:	0,025 K (bei 30 °C)
Bildrate:	132 Hz: 1344 × 784 Pixel
Integrationszeit / Digitalisierung:	minimum 500 ns / 14 Bit
Datenspeicherung/Auslesemode:	Snapshot / ITR* oder IWR**
Fokus / Integrierte Filter:	manuell oder motorisch (je nach Objektiv) / max. 4 (motorisch)
Schnittstellen:	Daten: GigE + CamLink, Video: S-Video (NTSC/PAL), SVGA Bedienung: GigE, CamLink, USB, RS232
Messstart / Synchronisierung (Trigger):	Genlock; IRIG-B; Sync Inn, Sync Out
Versorgung:	24 V DC oder 100 ... 240 V AC Netzteil
Abmessung / Masse:	218 × 143 × 158 mm / 4,5 kg (ohne Objektiv)

*) ITR (Auslesen nach Integration) **) IWR (Auslesen während Integration)

FLIR X6900sc SLS

Die heutzutage schnellste radiometrische Thermokamera aus dem Hause FLIR ist die X6900sc SLS mit 640×512 Pixel Detektorauflösung. Der Grundbaustein für die FLIR X6900sc ist der brandneue Detektortyp SLS (Strained Layer Superlattice), welcher hier mit einer Pixelgröße von 25 µm genutzt wird und somit hochempfindlich und superschnell ist. (Der Pixeltakt liegt bei 355 MHz!) Der Spektralbereich 7,5 ... 12 µm kann durch interne Filter begrenzt werden.

Technische Daten (X6900sc SLS)

Detektor:	SLS (25 µm, 640 × 512 Pixel)
Detektorkühlung:	Stirling-Kühler
Spektralbereich:	7,5 … 12 µm
Messbereich:	-20 ... 350 °C / Option 3000 °C
Messgenauigkeit:	± 1 °C oder ± 1 %
Thermische Auflösung:	0,04 K (bei 30 °C)
Bildrate (Vollbild):	1004 Hz (640 × 512 Pixel)
Integrationszeit:	minimum 270 ns
Digitalisierung:	14 Bit
Auslese-/Anzeigemode:	Snapshot / ITR* oder IWR**
Fokus / Integrierte Filter:	manuell / max. 4 (motorisch)
Interner Speicher:	16 GB RAM, 512 GB (> 4 TB) SSD
Schnittstellen (Daten):	GigE Vision, CamLink, CoaXPress
Videoausgang:	Composite, HDMI, HD-SDI
Abmessung:	249 × 158 × 147 mm
Masse:	6,35 kg (ohne Objektiv)

*) ITR (Auslesen nach Integration)
**) IWR (Auslesen während Integration)

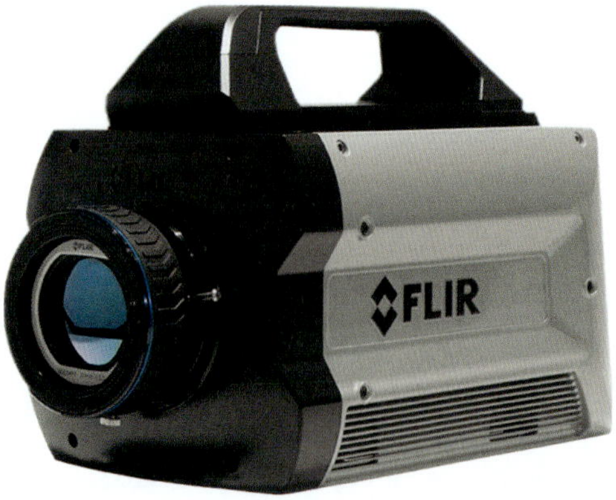

Abb. 740: Thermokamera FLIR X6900sc SLS

Mit freundl. Genehmigung von FLIR Systems, Inc. [A352])

InfraTec GmbH Infrarotsensorik und Messtechnik

Seit der Gründung der Infratec GmbH im Jahr 1991 widmet sich diese der berührungslosen Temperaturmessung. Neben der Entwicklung der eigenen IR-Sensoren und der Ausführung verschiedenster thermografischer Automatisierungslösungen sind die ersten Entwicklungsaktivitäten im Bereich Thermografie eng mit den verschiedenen Generationen der VarioCAM® Thermokameras verbunden. Die parallel hierzu bei Infratec entwickelte und hergestellte - auf Photonen-Matrixdetektoren basierende - Hochleistungsthermokamera ImageIR® erfuhr ihre Markteinführung im Jahr 2005. Bereits 2009 wurde die zweite Generation der ImageIR® präsentiert, gefolgt im Jahr 2012 von der ImageIR® 9300, dem ersten zivilen radiometrischen Thermografiesystem mit über 1 Million Pixel.

InfraTec ImageIR® 10300 (2016) / 10350 (2019)

Schon im Jahr 2013 konnte die ImageIR® 8300 bis zu 350 Bilder pro Sekunde aufnehmen, 2014 debütierte die ImageIR® 8300 / 9300Z mit ZOOM Objektiv (nicht radiometrisch) und HD-Auflösung. Seit 2016 ist die ImageIR® 10300 mit 1920×1536 Pixeln die Thermokamera der ImageIR-Serie mit der höchsten Pixelauflösung, welche damit auch der Pixelauflösung-Weltrekorder unter den radiometrischen Photonendetektor-Thermokameras ist. Seit 2019 gibt es die weiterentwickelte Version ImageIR® 10350, welche eine noch höhere Bildwiederholrate, sowie mittels Binning noch schnellere Aufnahmen bei unverändertem Sichtfeld und gleichzeitig besserer thermischer Auflösung möglich macht.

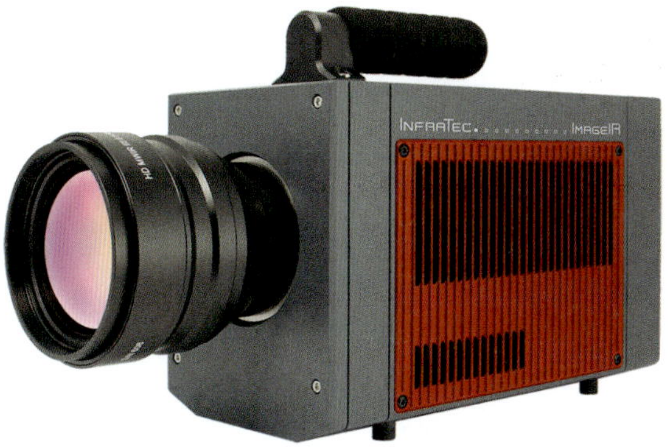

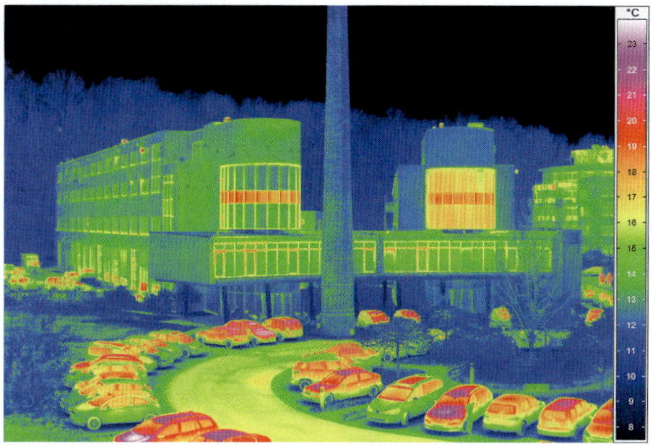

Abb. 741: Thermokamera InfraTec ImageIR® 10300 **Abb. 742:** Wärmebild der InfraTec ImageIR® 10300
(mit freundlicher Unterstützung der InfraTec GmbH, www.InfraTec.de [A353] / [A354])

Technische Daten (ImageIR® 10300 / ImageIR® 10350)

Detektor (Pitchgröße, Pixelauflösung):	InSb Photonendetektormatrix (10 µm, 1920 × 1536 Pixel)
Detektorkühlung:	Stirling-Kühler, MTBF 15000 Stunden
Spektralbereich:	3,6 … 4,9 µm
Messbereich:	-40 ... 500 °C (Option bis 3000 °C)
Messgenauigkeit:	± 1 °C oder ± 1 %
Thermische Auflösung:	0,03 K (bei 30 °C) / mit Binnig 0,022 K(bei 30 °C)
Bildrate Vollbild (1920 × 1536 Pixel):	100 Hz / 113 Hz, mit Binning (960 × 768 Pixel) 400 Hz
Halbbild (1920 × 768 Pixel):	200 Hz / 216 Hz, mit Binning (480 × 384 Pixel) 692 Hz
Viertelbild (960 × 768 Pixel):	300 Hz / 396 Hz, mit Binning (240 × 192 Pixel) 1088 Hz
Integrationszeit / Digitalisierung:	1 … 20000 µs, in 1 µs Schritten einstellbar / 13 Bit
Datenspeicherung/Auslesemode:	Snapshot / ITR* oder IWR**
Fokus:	manuell, motorisch oder automatisch (je nach Objektiv)
Integrierte Filter:	max. 5 (mit motorischem Filterrad)
Schnittstellen:	Daten: 10 GigE, Fernbedienung: USB 2.0
Messstart / Synchronisierung (Trigger):	2 IN / 2 OUT, TTL
Versorgung:	24 V DC oder 100 ... 240 V AC Netzteil
Abmessung / Masse:	241 × 123 × 160 mm / 4,7 kg (ohne Objektiv)

*) ITR (Auslesen nach Integration) **) IWR (Auslesen während Integration)

InfraTec ImageIR® 9450 hp (2019) - Weltrekorder in der radiometrischen Pixelauflösung

Für Anwendungen, wo eine hohe Bildwiederholrate bei möglichst hoher Pixelauflösung wichtig ist, steht seit 2019 die ImageIR® 9450 hp mit 180 Bildern pro Sekunde bei einer Auflösung von 1280×1024 Pixel im Vollbildmodus zur Verfügung. Noch schneller können natürlich Halbbild (mit 342 Hz) und Viertelbild (mit 622 Hz) aufgenommen werden, dank Binning stehen aber sogar 640×128 Bildpunkte mit 1615 Hz und einer thermischen Auflösung von 20 mK zur Verfügung. Ist aber statt höchster Bildrate eine größtmögliche Pixelauflösung notwendig, dann kann mittels Micro-Scan die Pixelauflösung vervierfacht und somit die Aufnahme von 2560×2048 Pixel (= 5,2 MPixel) großen radiometrischen Thermogrammen verwirklicht werden.

Eine weitere Besonderheit dieser Kamera ist die optionale Funktion High Dynamic Range (HDR), welche die Erfassung von Messobjekten mit extremen Temperaturunterschieden (großen Temperaturgradienten) bei höchstmöglicher Genauigkeit und thermischer Auflösung möglich macht. Hierzu werden mehrere Thermogramme mit verschiedenen Integrationszeiten und durch bis zu 6 - auf einem schnell rotierenden, synchronisierten Filterrad angeordneten - Filtern erstellt und zu einem Gesamtbild mit hohem Dynamikumfang zusammengesetzt. Als Ergebnis können Messbereiche mit einer Spanne von bis zu 1500 K erfasst werden.

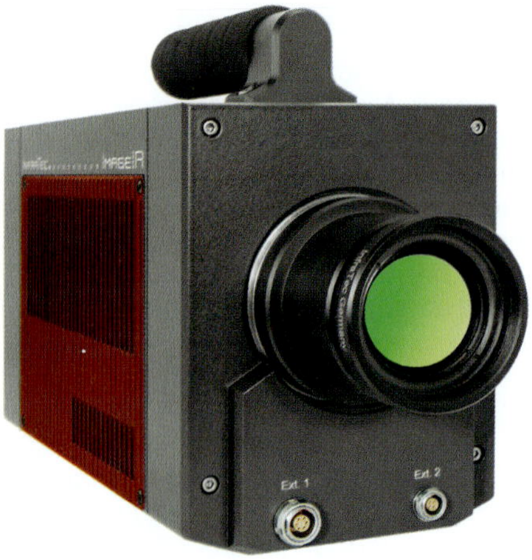

Abb. 743: Thermokamera InfraTec ImageIR® 9450 hp (mit freundlicher Unterstützung der InfraTec GmbH, www.InfraTec.de [A355])

Technische Daten (ImageIR® 9450 hp)

Detektor (Pitchgröße, Pixelauflösung):	InSb Photonendetektormatrix (10 µm, 1280 × 1024 Pixel)
Detektorkühlung:	Stirling-Kühler, MTBF 10000 Stunden
Spektralbereich:	3,6 … 4,9 µm
Messbereich / Messgenauigkeit:	-10 ... 300 °C (Option bis 3000 °C) / ± 1 °C oder ± 1 %
Thermische Auflösung:	0,03 K (bei 30 °C) / mit Binning 0,02 K (bei 30 °C)
Bildrate Vollbild (1280 × 1024 Pixel):	180 Hz, mit Binning (640 × 512) 622 Hz
Halbbild (1280 × 512 Pixel):	342 Hz, mit Binning (640 × 256) 1053 Hz
Viertelbild (640 × 512 Pixel):	622 Hz, mit Binning (640 × 128) 1615 Hz
Zeilenmodus (1280×1 Pixel):	2601 Hz, mit Binning (640 × 4) 3343 Hz
Integrationszeit:	1 … 20000 µs, in 1 µs Schritten einstellbar
Auslesemode / Digitalisierung:	Snapshot / 14 Bit
Fokus / Integrierte Filter:	manuell / max. 6 (mit motorischem Filterrad + HDR-Funktion)
Schnittstellen:	Daten: 10 GigE, Fernbedienung: USB 2.0
Messstart / Synchronisierung (Trigger):	2 IN / 2 OUT, TTL
Versorgung:	24 V DC oder 100 ... 240 V AC Netzteil
Abmessung / Masse:	241 × 123 × 160 mm, 4,3 kg (ohne Objektiv)

InfraTec ImageIR® 8350 hs / ImageIR® 8350 hs SLS (2020)

Für Anwendungen, wo in erster Linie die höchstmögliche Bildwiederholrate bei hoher Pixelauflösung notwendig ist, stehen (neben der FLIR X6900sc SLS und der Telops Fast M1k / Fast V1k) die Infratec ImageIR® 8350 hs (mit InSb-Detektor, Wellenlänge 2 ... 5,5 µm) bzw. die Infratec ImageIR® 8350 hs SLS (mit T2SLS-Detektor, Wellenlänge 2 ... 6 µm) zur Auswahl. Unter den aufgezählten Kameratypen bieten die ImageIR® 8350 hs und die ImageIR® 8350 hs SLS die höchste thermische Auflösung und den wichtigen SnapShot Auslesemodus.

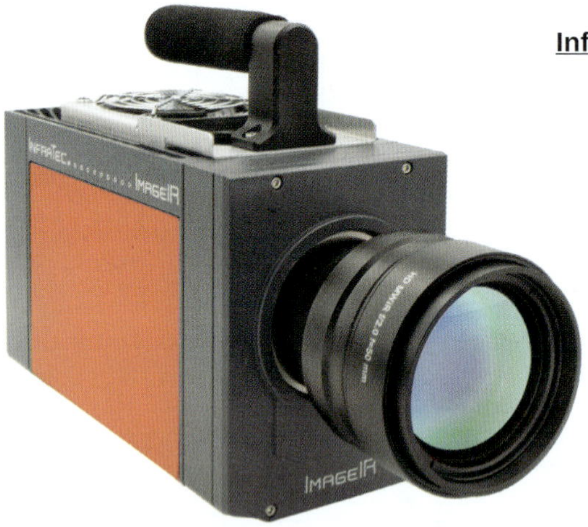

Abb. 744: Thermokamera InfraTec ImageIR® 8300 hs (mit freundlicher Unterstützung der InfraTec GmbH, www.InfraTec.de [A356])

Technische Daten (ImageIR® 8350 hs)

Detektor (Pitchgröße, Pixelauflösung):	InSb Photonendetektormatrix (25 µm, 640 × 512 Pixel)
Detektorkühlung:	Stirling-Kühler, MTBF 10000 Stunden
Spektralbereich:	2,0 … 5,5 µm
Messbereich / Messgenauigkeit:	-40 … 1700 °C (Option bis 3000 °C) / ± 1 °C oder ± 1 %
Thermische Auflösung:	0,02 K (bei 30 °C)
Bildrate Vollbild:	1004 Hz: 640 × 512 Pixel
Halbbild:	1950 Hz: 320 × 512 Pixel
Viertelbild:	3750 Hz: 320 × 256 Pixel
Integrationszeit:	1 … 20000 µs, in 1 µs Schritten einstellbar
Auslesemode / Digitalisierung:	Snapshot / 14 Bit
Integrierte Filter:	max. 5 (mit motorischem Filterrad)
Schnittstellen:	10 GigE
Versorgung:	100 ... 240 V AC Netzteil
Abmessung / Masse:	235 × 120 × 160 mm / 4,0 kg (ohne Objektiv)

Sierra-Olympic Technologies Inc.

Das Unternehmen Sierra-Olympic Technologies Inc. wurde 1995 gegründet, und ist in Hood River, Oregon (USA) zu finden. Zur Produktpalette gehört eine Vielzahl von Thermokameras und IR-Kamerakernen, welche teilweise als nicht radiometrische, oder aber auch als temperaturmessende Systeme entwickelt und hergestellt werden. Neben auf InSb bzw. XBn InAsSb Detektoren basierenden mittelwelligen Systemen sind auch mit VO_x Mikrobolometern ausgestattete langwellige IR-Kameras bzw. Kamerakerne zu finden. Hierbei gibt es Typen speziell zur stationären Objekt- und Umweltbeobachtung, zur Gasdetektion und auch für Drohnen-gestützte IR-Anwendungen.

Sierra-Olympic VAYU HD - Weltrekorder in der nativen Mikrobolometer-Pixelauflösung

Unter den Mikrobolometer-basierenden Kamerakernen von Sierra-Olympic ist die VAYU HD als derzeitiger (kommerzieller) Rekordhalter in Pixelauflösung und - relativ - schneller Bildwiederholrate hervorzuheben, auch wenn es sich hier um ein nicht-radiometrisches Produkt handelt. Es war zu seinem Erscheinungszeitpunkt das vermutlich erste System mit einer Mikrobolometermatrix mit 1920 × 1200 Pixel nativer Detektorauflösung, noch dazu mit 60 Hz Bildwiederholrate.

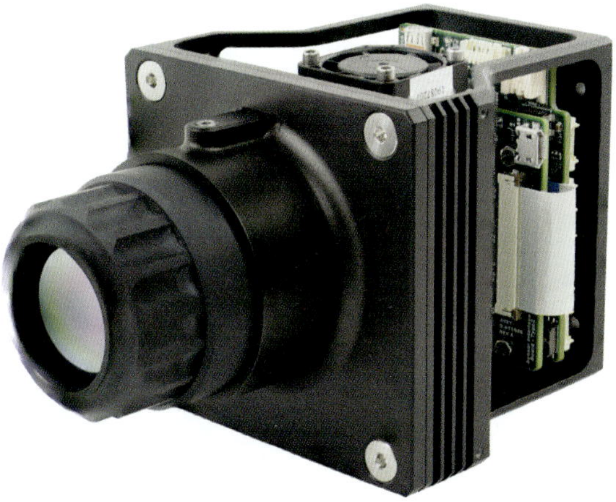

Abb. 745: Thermokamera Sierra-Olympic VAYU HD (mit freundlicher Unterstützung der Sierra-Olympic Technologies, https://sierraolympic.com [A357])

Technische Daten (Sierra-Olympic VAYU HD)

Detektor (Pitchgröße, Pixelauflösung):	VO_x Mikrobolometermatrix (12 µm, 1920 × 1200 Pixel)
Spektralbereich / Kühlung:	8,0 … 14,0 µm, ungekühlt
Temperaturmessung / Digitalisierung:	nicht radiometrisch / 16 Bit
Bildrate (Vollbild):	60 Hz
Videoformat / Ausgänge:	HDMI (1080p), RTSP, USB3-UVC, RTP Stream H.264/H.265 MPEG
Schnittstellen :	Ethernet, USB3.0, RS-422 für Kamerasteuerung, Serieller Ein-/Ausgang für Telemetrie und GPIO
Objektive (Brennweite / Sichtfeld):	25mm: 49.5° × 32.1° bzw. 50mm: 25.9° × 16.4°
Abmessung / Masse:	122 × 77 × 72 mm / 450 g (mit Objektiv 25 mm) 139 × 77 × 72 mm / 520 g (mit Objektiv 50 mm)
Weitere Fähigkeiten:	Lineares Histogramm AGC, CLAHE, LAP, Bildschärfung, Rauschunterdrückung

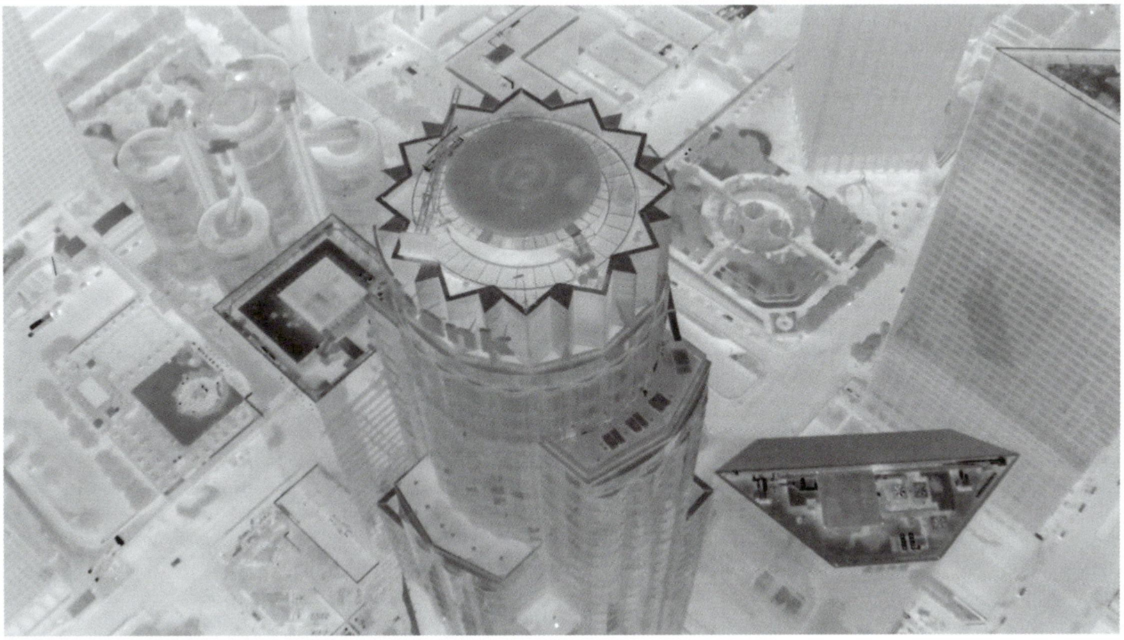

Abb. 746: Wärmebild der Sierra-Olympic VAYU HD
(mit freundlicher Unterstützung der Sierra-Olympic Technologies, https://sierraolympic.com [A358])

Telops Inc., Québec, Kanada

Die Telops Inc. wurde im Jahr 2020 gegründet und arbeitet zielgerichtet an der Entwicklung und Herstellung von hyperspektralen bildgebenden Systemen und Thermokameras für spezielle Höchstanforderungen aus Industrie, Forschung und für Verteidigungssysteme. In der Produktpalette sind hyperspektrale und multispektrale Kameras, hochdynamische Infrarotkameras, sowie auch IR-Kameramodule zu finden.

Telops Fast M1*k* / Fast V1*k* (2020) - Weltrekorder in der Bildrate bei 640 × 512 Pixel Vollbild

Insbesondere für solche Messaufgaben, bei denen die höchstmögliche Bildwiederholrate bei gleichzeitig möglichst hoher Pixelauflösung notwendig ist, stehen (neben der FLIR X6900sc SLS und der Infratec ImageIR® 8300 hs bzw. 8300 hs SLS) die Telops Fast M1k (mit InSb-Detektor im Wellenlängenbereich 1,5 ... 5,4 µm), sowie die Telops Fast V1k (mit SLS-Detektor im Wellenlängenbereich 7,5 ... 11,5 µm) zur Verfügung. Unter den aufgezählten Kameras bieten die Telops Fast M1*k* und die Fast V1*k* die höchste Bildwiederholrate. Allerdings scheint die SnapShot-Fähigkeit zu fehlen.

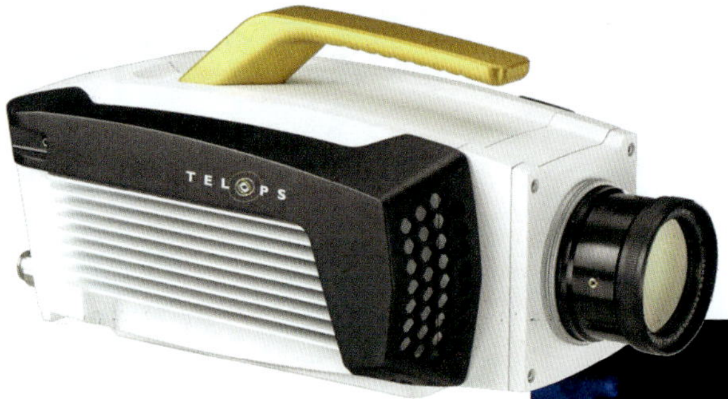

Abb. 747: Thermokamera Telops Fast M1k (mit freundlicher Genehmigung der Telops Inc., www.telops.com [A359])

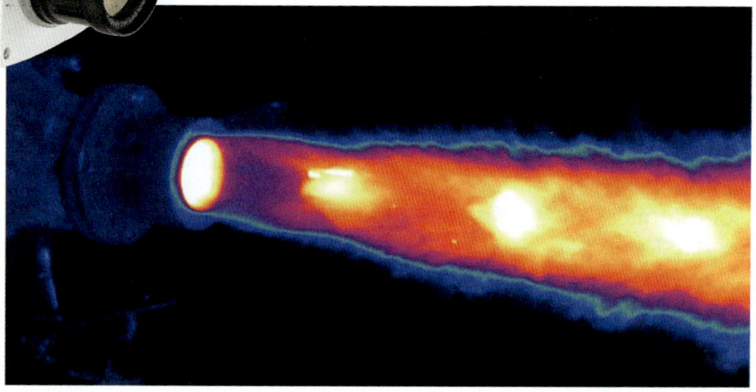

Abb. 748: Wärmebild der Telops Fast M1k (Propulsions-Triebwerk) (mit freundlicher Genehmigung der Telops Inc., www.telops.com [A360])

Technische Daten (Fast M1*k* / Fast V1*k*)

Detektor (Pitchgrösse, Pixelauflösung):	InSb (25 µm, 640 × 512 Pixel) / SLS (25 µm, 640 × 512 Pixel)
Detektorkühlung:	Stirling-Kühler
Spektralbereich:	1,5 … 5,4 µm / 7,5 ... 11,5 µm
Messbereich:	-10 ... 150 °C, Option bis 2500 °C
Messgenauigkeit:	± 1 °C oder ± 1 %
Thermische Auflösung:	0,025 K (bei 30 °C) / 0,03 K (bei 30 °C)
Bildrate Vollbild:	1012 Hz: 640 × 512 Pixel
Viertelbild:	2400 Hz: 320 × 256 Pixel
Kleinbild:	11 kHz: 64 × 64 Pixel
Minimalbild:	40 kHz: 64 × 8 Pixel
Integrationszeit:	0,27 µs
Digitalisierung:	16 Bit
Datenspeicherung/Auslesemode:	ITR (Auslesen nach Integration)
Fokus:	manuell
Integrierte Filter:	max. 4 (motorisch)
Schnittstellen:	GigE + CamLink, SDI, GPS, IRIG-B, RS232
Messstart / Synchronisierung (Trigger):	Trigger In, Trigger Out
Versorgung:	100 ... 240 V AC Netzteil
Abmessung:	321 × 199 × 176 mm
Masse:	6 kg (ohne Objektiv)

3.4.5. Aktuell bekannte Hersteller von zivilen Thermografiesystemen

Die folgende Tabelle versucht, die wichtigsten Hersteller von zivilen Wärmebildkameras zusammenzufassen - natürlich nur auf öffentlich verfügbaren Informationen basierend. Dementsprechend erhebt die Tabelle keinen Anspruch auf Vollständigkeit.

Hersteller Detektortypen	Wellenlänge*	Größte Detektormatrix(en)	Webseite Bemerkung
Advanced Energy Industries, Inc. (USA)			www.advancedenergy.com
Mikrobolometer	LW	640×480	radiometrisch
Allied Vision Technologies GmbH (Deutschland)			www.alliedvision.com
InGaAs, Mikrobolometer	KW	640×512, 640×480	(nicht) radiometrisch
American Infrared Solutions (USA)			www.go-airs.com
InSb, QWIP, HgCdTe, T2SLS	KW, MW, LW	1280×1024	nicht radiometrisch
Cantronics Systems, Inc. (Kanada)			www.cantronics.com
InSb, HgCdTe, QWIP, Mikrobolometer	MW, LW	640×512, 640×480	radiometrisch
DRS Technologies, Inc. (USA)			www.drsinfrared.com
Mikrobolometer	LW	640×480	nicht radiometrisch
FLIR Systems, Inc. (USA)			www.flir.com
InSb, HgCdTe, QWIP, Mikrobolometer, T2SL	KW, MW, LW	1280×1024, 1024×768	radiometrisch
FLUKE Corporation (USA)			www.fluke.com
Mikrobolometer	LW	640×480	radiometrisch
HGH Systemes Infrarouges SAS (Frankreich)			www.hgh-infrared.com
HgCdTe	KW, MW, LW	1250×1, 288×10000	scannende System
InfraTec GmbH (Deutschland)			www.infratec.de
InSb, HgCdTe, T2SLS	KW, MW, LW	640×512, 1920×1536	radiometrisch
Jenoptik LOS GmbH (Deutschland)			www.jenoptik.com
InSb, Mikrobolometer	KW, MW, LW	640×512, 1024×768	radiometrisch
Kang Meter Technology (China)			www.kangmeter.com
Mikrobolometer	LW	640×480	radiometrisch
Keii Electro Optrics Technology Co., Ltd. (China)			www.keii.com.cn
QWIP, Mikrobolometer	LW	320×240, 640×480	radiometrisch
Lynred USA (vormals SofradIR Frankreich)			www.lynred-usa.com
HgCdTe, Mikrobolometer	KW, MW, LW	640×512, 1024×768	radiometrisch
Nippon Avionics Co., Ltd. (Japan)			www.avio.co.jp/english
Mikrobolometer	MW, LW	640×480	radiometrisch
Opgal Optronic Industries (Israel)			www.opgal.com
Mikrobolometer, HgCdTe, XBN	MW, LW	640×480, 1280×1024	(nicht) radiometrisch
OptoTherm Inc. (USA)			www.optotherm.com
Mikrobolometer	LW	640×480	radiometrisch
Optris GmbH (Deutschland)			www.optris.com
Mikrobolometer	LW	640×480	radiometrisch
Photon Etc (Kanada)			www.photonetc.com
InGaAs, HgCdTe	KW	640×512	nicht radiometrisch
Photonic Science Ltd. (England)			https://photonicscience.com/
InGaAs	KW	640×512	nicht radiometrisch
Raptor Photonics (Nord-Irland)			www.raptorphotonics.com
InGaAs	KW	1280×1024	nicht radiometrisch
Sensors Unlimited (USA)			www.sensorsinc.com
InGaAs	KW	1280×1024	nicht radiometrisch
Sierra-Olympic Technologies, Inc. (USA)			https://sierraolympic.com
Mikrobolometer	LW	640×480, 1920×1200	(nicht) radiometrisch
Telops Inc. (Kanada)			www.telops.com
InSb, HgCdTe, SLS	KW, MW, LW	640×512, 1280×1024	radiometrisch
XENICS Ltd. (Belgien)			www.xenics.com
InGaAs, InSb, HgCdTe, Mikrobolometer	KW, MW, LW	640×512, 640×480	radiometrisch
Zhejiang Dali Technology Co.,Ltd. (China)			www.dali-tech.us
HgCdTe. QWIP, Mikrobolometer	KW, LW	640×512, 640×480	radiometrisch
Wuhan Guide Infrared Co., Ltd. (China)			www.guideinfrared.com
HgCdTe, Mikrobolometer, T2SL	MW, LW	1280×1024, 800×600	radiometrisch

*) Infrarot-Wellenlängenbereiche: KW = Kurzwelle, MW = Mittelwelle, LW = Langwelle

Tabelle 26: bedeutende Hersteller von Thermokameras (Stand 2016 - 2019)

3.5. Auswahl thermografischer Systeme - Schritt für Schritt

In den ersten Kapiteln des Buches wurden die theoretischen Bedingungen und Grenzen des Einsatzes von Wärmebildkameras sowie die messtechnischen Möglichkeiten auf Basis der derzeitigen technischen Lösungen diskutiert. Auch hat sich anhand der diesem Kapitel vorangehenden Seiten gezeigt, wie "unendlich" groß die Auswahl an thermografischen Systemen inzwischen ist. Mit dem jetzigen Kapitel soll eine Brücke zwischen der fast unüberschaubaren Gerätevielfalt und den Bedürfnissen der konkreten praktischen Anwendungen geschlagen werden. Die schrittweise Erklärung der Auswahlkriterien soll eine Hilfe für die Auswahl der geeigneten Wärmebildkamera geben, bzw. Klärung schaffen, zu welchen thermografischen Messaufgaben eine (eventuell vorhandene) Thermokamera geeignet ist.

Die im Folgenden aufgeführten Fragen sind also nicht nur dann zu berücksichtigen, wenn gerade eine Wärmebildkamera erworben werden soll, sondern auch dann, wenn eine aktuelle Messung mit einem bereits vorhandenen System gelöst werden soll. In jedem Fall ist es die Aufgabe und die Verantwortung des Thermografen zu beurteilen, ob das Messgerät geeignet ist, die Wärmestrahlung in entsprechender Weise und Genauigkeit zu erfassen, um die Temperatur der Objekte zu bestimmen oder den physikalischen Vorgang zu erfassen. Weder die Thermokamera noch deren eventuelle PC-Software können signalisieren, dass sie für die Aufgabe eventuell nicht geeignet sind.

Die allen Detailfragen vorangehende Frage: Stationär oder mobil?

Es ist leider kein Scherz: es gab tatsächlich schon Anwender, die eine Hand-gehaltene Wärmebildkamera für Industrieanwendungen mit einem Schutzgehäuse versahen, wie auch Thermografen, die mit einer kleinen stationären Thermokamera in ihrer Hand und einem Laptop mit speziellem Tragegurt vor ihrem Bauch zwischen Industrieanlagen herumliefen. Ohne lange Erklärung ist sicher klar, dass diese Lösungen technisch nicht ideal und auch unwirtschaftlich sind. Die Entscheidungsaspekte sind daher also:

Stationäre Thermokameras sind *nicht* anwendbar:

- bei mobilen Messaufgaben, da diese Kameras weder über einen Akkumulator, noch über eigene Bedienelemente und eine Anzeige verfügen (das Herumtragen eines ständig angeschlossenen Laptops ist mit Sicherheit völlig unpraktisch)

Hand-gehaltene (mobile) Thermokameras sind *nicht* zu verwenden:

- bei stationären Aufgaben mit Bedarf an Kühlung, Heizung und/oder Feuchte- bzw. Staubschutz, da solche Gehäuse typischerweise nur für stationäre Kameras erhältlich sind. Die nachträgliche Sonderanfertigung von Schutzgehäusen für mobile Kameratypen ist teuer

1. Frage: Was ist der notwendige spektrale Bereich (Wellenlängenbereich)?

Wie in den theoretischen Kapiteln beschrieben, sind die meisten Thermokameras für die Strahlungsdetektion in einem spezifizierten atmosphärischen Fenster ausgelegt. Hieraus folgend sind jedoch die Messfähigkeit und Anwendbarkeit eingeschränkt, weshalb Folgendes zu beachten ist:

Langwellige Wärmebildkameras sind *nicht* anwendbar:

- zur Messung von Objekten, die ihrer selektiven Strahlungseigenschaft zufolge nur kurz- oder mittelwellige Strahlung in messbarer Intensität abgeben (also deren langwellige Strahlungsabgabe zu gering ist)
- wenn sich zwischen Messobjekt und Thermokamera ein für langwellige Strahlung undurchlässiges Material befindet (z.B. Glas, bestimmte Kunststoffe)

Mittel- und kurzwellige Thermokameras sind *nicht* anwendbar:

- zur Temperaturmessung an (extrem) kalten Objekten (z.B. unter -80 °C)
- zur Messung aus großen Entfernungen unter atmosphärischen Bedingungen ohne Erfassung und komplexe Kompensation der Einflüsse der Luft auf die Transmissionseigenschaft der Übertragungsstrecke
- zur Messung von Objekten, die ihrer selektiven Strahlungseigenschaft zufolge nur langwellige Strahlung in messbarer Intensität abgeben (also deren kurz- oder mittelwellige Strahlungsabgabe zu gering ist)
- wenn sich zwischen Messobjekt und Thermokamera ein für kurz- bzw. mittelwellige Strahlung undurchlässiges Material befindet (z.B. einige Kunststoffe und Halbleiter)

2. Frage (Fortsetzung der 1. Frage): Welche Detektortechnologie ist notwendig?

Nach der Auswahl der Wellenlänge anhand der 1. Frage ist nun unter Beachtung der Zeitkonstante der Objekttemperaturänderung bzw. der relativen Bewegungsgeschwindigkeit zwischen Objekt und Thermokamera zu entscheiden, welche Detektortechnologie die notwendige Bildwiederholrate ermöglicht. Nur dann können korrekte Messergebnisse erzielt werden, wenn die Bildfrequenz der Kamera wenigstens das Doppelte der Temperaturänderungsfrequenz überschreitet, sowie die Messpunktverzerrung während der Integrationszeit bei bewegten Objekten kleiner ist, als die zu erfassende Fläche.

Bolometer/Mikrobolometer Detektoren können verwendet werden, wenn:

- der langwellige spektrale Bereich für die Messaufgabe geeignet ist
- max. 50 Hz / 120 Hz (bisher nur selten verfügbar: max. 240 Hz) Bildrate ausreichen
- die während der Integrationszeit des Detektors eintretende Messpunktverzerrung bei bewegten Objekten ausreichend klein ist (im Vergleich zur zu erfassenden Objektfläche)

Hinweis: Für die Anwendbarkeit von Mikrobolometer-Detektoren müssen beide Bedingungen gleichzeitig erfüllt sein. Die Bildrate von 120 ... 240 Hz ist bei dynamischen Vorgängen nur mit entsprechender Umsicht anwendbar, da die Kalibrierung der Mikrobolometer-Thermokameras auf konstant temperierte Objekte erfolgt! Bei Hand-gehaltenen Wärmebildkameras ist zwecks Vermeidung von verwackelten Thermogrammen eine minimale Bildrate von 50 Hz zu empfehlen.

Photonendetektoren sind (zwingend) anzuwenden, wenn:

- im kurzen bzw. mittleren Spektralbereich gemessen werden muss (z.B. durch Glas)*
- 50 Hz / 120 Hz (oder gar 240 Hz) Bildfrequenz überschreitende Bildwiederholraten bzw. Integrationszeiten kürzer als 10 ms (bisherige absolute Untergrenze bei Mikrobolometern: 7 ms) notwendig sind (wegen schneller Prozesse bzw. schnell bewegter Objekte)

Hinweis: Schon beim Auftreten von nur einer der obigen Anforderungen ist die Anwendung der Photonendetektoren unumgänglich, welche allerdings gegenüber den Mikrobolometern wesentlich teurer sind und je nach Kühltechnologie auch eine beschränkte Lebensdauer haben können.

**) zur Erfassung schneller Prozesse bzw. schnell bewegter Objekte im langwelligen Spektralbereich existieren natürlich auch langwellige Photonendetektoren*

3. Frage: Was ist der notwendige Temperaturmessbereich?

Wie theoretisch bereits abgehandelt, bedeutet die Messung hoher Temperaturen messtechnisch gesehen geringere Probleme, da nach dem Stefan-Boltzmann-Gesetz die Objektstrahlungsmenge mit der vierten Potenz der Temperatur zunimmt. Dies führt in allen Wellenlängenbereichen zur Verbesserung des Signal-Rausch-Verhältnisses mit dem Anstieg der Temperatur. Wesentlich kritischer ist die Messung tiefer Temperaturen, bei denen für die dem Planckschen Gesetz zufolge ausgesandten Wellenlängen nur langwellige Thermokameras die ausreichende Empfindlichkeit besitzen. Es ist also zu beachten:

Die Untergrenze des Temperaturmessbereiches ist folgendermaßen zu bestimmen:

- welche ist die tiefste, kalibriert (radiometrisch) zu bestimmende Objekttemperatur*
- je tiefer die Objekttemperaturen sind, desto weniger Strahlung wird detektiert und umso mehr wirkt sich der zu tiefen Temperaturen hin exponentiell verschlechternde NETD-Wert aus, welcher damit der die Messqualität entscheidende Parameter werden kann

Die Obergrenze des Temperaturmessbereiches ist folgendermaßen zu bestimmen:

- während Sequenzaufzeichnungen sollte kein Messbereichswechsel notwendig werden
- welche ist die höchste, kalibriert (radiometrisch) zu bestimmende Objekttemperatur*

**) Im Zusammenhang mit den Temperatur-Extremwerten ist der Emissionsgrad des Messobjektes mit zu betrachten. Die Kalibrationsbereiche der Thermokameras sind - wie im Kapitel 3.2.17. "Kalibration thermografischer Systeme" beschrieben - auf die Strahlung des schwarzen Körpers definiert. Die Messobjekte besitzen allerdings grundsätzlich nur geringere Emissionsgrade, weshalb die Messung tieferer Temperaturen erschwert wird, innerhalb eines Kalibrationsbereiches aber auch Objekte mit höheren Temperaturen gemessen werden können. Ziel ist eine Messung innerhalb des oberen Drittels des jeweiligen Bereiches (aus Sicht der Strahlungsmenge, nicht der Temperatur), da hier mit dem besten Signal-Rausch-Verhältnis zu rechnen ist.*

4. Frage: Wie hoch muss die thermische Auflösung sein?

Natürlich ist dies ein aufgabenspezifischer Parameter, aber es kann allgemein gesagt werden: je besser die thermische Auflösung einer Wärmebildkamera (je niedriger der NETD-Wert) ist, desto kleinere Temperaturunterschiede können gemessen und auf dem Wärmebild sichtbar gemacht werden. Mit einer besseren thermischen Auflösung entsteht also ein besser erkennbares Wärmebild. Bei einigen Anwendungen hängt die Verwendbarkeit der Thermokamera gerade von diesem Parameter ab.

Unwesentlich ist die thermische Auflösung bei:

- Messungen an Öfen, Maschinen und elektrischen Einrichtungen, da Probleme meistens mit hohe Temperaturen (oder Temperaturunterschieden) einhergehen

Bedeutend ist die thermische Auflösung im Falle von:

- Nachweis von Feuchteniederschlag (Betauung), Suchen von Leckagen,
- Bewertung von Wärmeisolationen, Verschleißkontrolle an feuerfesten Ausmauerungen

Extrem kritisch ist die thermische Auflösung für:

- biologische Untersuchungen, Materialprüfungen (von der thermischen Auflösung kann abhängen, ob der gesuchte thermische Zusammenhang überhaupt detektiert wird)

5. Frage: Was ist die Anforderung an die geometrische (optische) Auflösung?

Ohne Einhaltung der Minimalbedingung für die geometrische Auflösung sind korrekte Temperaturmessungen unmöglich. Daher ist vor JEDER Messung zu prüfen, ob die kleinste zu messende Fläche (kleinstes Objekt) aus der gewünschten Entfernung mit dem gegebenen Messsystem erfassbar ist. Oder umgekehrt, welche geometrische Auflösung notwendig ist, um ein gegebenes Objekt aus der gewünschten Entfernung noch korrekt zu erfassen. Die Abhängigkeit von den optischen Eigenschaften des Messsystems werden durch die geometrische Auflösung beschrieben, daher ist Folgendes zu beachten:

Die Gleichung zur Berechnung der **korrekten geometrischen Auflösung** lautet:

$$geometrische\ Auflösung\ [mrad] <! \frac{Objektgrösse\ [mm]}{Messentfernung\ [m] * 3} \qquad \text{Gl. 112}$$

Kritisch ist der Parameter der geometrischen Auflösung (nur Beispiele):

- bei Messungen an elektrischen Geräten und Anlagen,
- bei Untersuchungen an elektronischen und mikroelektronischen Produkten,
- generell bei Messungen an kleinen Objekten aus (relativ) großen Entfernungen,
- aber auch bei Betrachtung von Details großflächiger Objekte

Wechselnde Objektgrößen / Messabstände machen oftmals Wechselobjektive notwendig, z.B.:

- Bauthermografie (Außenaufnahmen großer Gebäude mit nachfolgenden Innenaufnahmen)
- Begutachtung ausgedehnter Industrieanlagen mit kritischen technologischen Elementen
- Kontrolle umfangreicher, hoch komplexer Maschinen
- Überwachung von fotovoltaischen Kraftwerken

Hinweis: In vielen Fällen ist das Vervierfachen der Pixel durch das Mikro-Scan-Verfahren eine kostengünstige Lösung statt der Verwendung von Wechselobjektiven. Immerhin verbessert sich die geometrische Auflösung auf 2/3 des für die eben verwendete Detektor-Optik-Konfiguration spezifizierten Werts. (In der obigen Gleichung kann der Multiplikator 2 anstelle der 3 verwendet werden.) Dies ist oft genug, um ein Teleobjektiv nicht zu benötigen, oder aber ein - verglichen mit dem bereits eingesetzten - noch größeres Teleobjektiv zu sparen.

Achtung: Die zum Erzielen eines größeren Sichtfelds bevorzugt angewandten Weitwinkelobjektive erhöhen nicht nur das Sichtfeld im Vergleich zu den Standardobjektiven, sondern auch den numerische Wert der geometrischen Auflösung, d.h. verschlechtern diese im Maße der Sichtfeldvergrößerung. Dies führt wiederum dazu, dass ein kleines Objekt (das möglicherweise bereits bei der Standardlinse die maximale Messdistanz auf Grund der geometrischen Auflösung begrenzte) nur aus einem noch kleineren Abstand beobachtet werden kann. Letztendlich wird also das Blickfeld daher genauso groß sein, wie im Falle der Standardoptik! (Also wurde nichts gewonnen - eher gegenteilig: die Darstellung der nahe des Sichtfeldrandes befindlichen Objekte geschieht aus einem immer flacheren Beobachtungswinkel. Die Darstellung erfolgt also stark verzerrt.)

6. Frage: Welche Pixelauflösung ist erforderlich? Wie viele Bildpunkte sind sinnvoll?

Bei den derzeit verbreiteten Wärmebildkameras (im mittleren Preissegment) beträgt die Pixelanzahl typischerweise 320×240 (d.h. 76.800) oder 384×288 Pixel, bei professionellen Systemen 640×480 (d.h. 307.200) oder sogar 1024×768 (786.432) Pixel. Es gibt auch kleinere (Low-Cost) Kameras - die üblicherweise über 160×120 (also nur 19.200) oder noch weniger Pixel verfügen. Dies beschränkt deren Verwendbarkeit stark, da sie nur kleine Bereiche in akzeptabler Detailliertheit darstellen können. Noch dazu ist der Preis je Pixel bei solchen "billigen" Geräte oft viel höher als der der professionellen Wärmebildsysteme mit höherer Pixelauflösung und besseren messtechnischen Parametern.

160 × 120 Pixel = absolutes Minimum für ernsthafte thermografische Tätigkeiten

- mit noch kleinerer Pixelauflösung ist ein effektives Arbeiten kaum möglich

Größere Pixelauflösung = bessere Arbeitseffektivität, schnellere Messtätigkeit

- schnellere Erfassung größerer oder mehrere Objekte, besser auswertbare Wärmebilder,
- Auswertung und Dokumentation ohne extrem zeitaufwändige Thermogramm-Montage

Micro-scan = kostengünstige Auflösungserweiterung durch Vervierfachung der Pixelzahl

- derzeit bis zu 1280×960 oder sogar 2048×1536 Pixel bei minimalen Zusatzkosten

Hinweis: Je mehr Pixel die Kamera hat, desto mehr Details werden auf nur einem Wärmebild erkennbar oder desto mehr Objekte können gleichzeitig mit geeigneter Auflösung erfasst werden. Bei zu kleiner Pixelauflösung müssen einerseits viele Aufnahmen gemacht werden (schon um auch die geometrische Auflösung zu erfüllen), was bei der Bewertung ausgedehnter Objekte und derer thermischen Zusammenhänge oftmals noch die Notwendigkeit der zeitaufwendigen Thermogramm-Montage mit sich bringt.

7. Frage: Sind Sonderfähigkeiten oder Ausrüstungen bzw. Spezialzubehör notwendig?

Vor jeder neuen thermografischen Messaufgabe, aber noch viel mehr vor der Investition in ein thermografisches System, sind auch folgende Fragen bezüglich integrierter Messfunktionen, Ausstattung und Spezialzubehör noch abzuklären. Nur wenige der auf dem Markt befindlichen Modelle haben die im folgenden aufgeführten Funktionalitäten, deren Fehlen jedoch leicht die Machbarkeit der geplanten Messung in Frage stellen kann. Die nachträgliche Ergänzung des Systems kann extreme Kosten verursachen oder gänzlich unmöglich sein.

Erfassung und Speicherung von Wärmebild-Sequenzen*

- können außer Einzelthermogrammen auch Sequenzen gespeichert werden?
- ist die Speicherung auf der Thermokamera (ohne angeschlossenen PC) möglich?
- bis zu welcher Aufzeichnungsfrequenz können Sequenzen gespeichert werden? (das kann vom Speichermedium abhängen, siehe nächsten Punkt)
- erfolgt die Speicherung auf internem flüchtigen Speicher oder wechselbarer Speicherkarte?
- bis zu welcher Anzahl an Thermogrammen kann gespeichert werden?

**) Hinweis: Bei dieser Frage geht es nicht um die nicht-radiometrische Videoaufzeichnung, sondern um echte Datenerfassung von kontinuierlichen Folgen aus radiometrischen Einzelthermogrammen.*

Echt-Zeit Datenübertragung

- über welches Interface (USB, Firewire, Ethernet, WLAN ...) erfolgt die Übertragung?
- was ist die maximale Übertragungsgeschwindigkeit (z.B. bei Wärmebild-Sequenzen)?
- was ist die maximale Entfernung bei Kabelverbindung oder drahtloser Übertragung?

**) Hinweis: Die Echt-Zeit Datenübertragung ist oft notwendig für Langzeitmessungen und automatisierte Objektbeobachtungen. Auch diese Frage betrifft nicht die nicht-radiometrische Videoübertragung, sondern die Übertragung von Folgen aus radiometrischen Einzelthermogrammen.*

Fernsteuerbarkeit

- über welches Interface (USB, Firewire, Ethernet, WLAN ...) erfolgt die Fernsteuerung?
- welche Kamerafunktionen können ferngesteuert werden?
- wird zur Kontrolle der Kamerafunktion eine Echt-Zeit-Videosequenz übertragen?
- was ist die maximale Entfernung bei Kabelverbindung oder drahtloser Übertragung?

**) Hinweis: Die Fernsteuerbarkeit ist beispielsweise bei gefährlichen Messanordnungen oder schwer erreichbaren Messorten eine wichtige Eigenschaft. Die Videoübertragung erleichtert die Fernsteuerung (bzw. die Kontrolle der Kamerafunktion) bedeutend, ersetzt aber nicht die Datenübertragung aus der vorherigen Frage.*

Auswahl an Wechselobjektiven

- entspricht die Auswahl an Wechselobjektiven den Messaufgaben (siehe 6. Frage)?
- ist die Thermokamera mit den Wechselobjektiven für die zu nutzenden Messbereiche (und eventuell zu nutzende Filter) kalibriert?
- wie umständlich ist der Tausch der Objektive (Montage per Gewinde oder Bajonett)
- wie erfolgt die Aktivierung der zum Objektiv gehörenden Kalibrationsdaten? (automatisch per elektronischer Kodierung oder durch manuelle Auswahl im Kameramenü?

**) Hinweis: Wechselobjektive sind in erster Linie bei sich voneinander in den geometrischen Anforderungen (Sichtfeld / geometrische Auflösung) unterscheidenden Messaufgaben notwendig. Wechselobjektive (auch gleichen Typs) sind im Allgemeinen auch unter gleichen Thermokameras NICHT austauschbar, ein nachträglicher Erwerb von Wechselobjektiven erfordert eine Herstellerkalibration der Kamera (siehe auch das Kapitel 3.2.17. "Kalibration thermografischer Systeme").*

Spezielle Filter

- sind Filter für die notwendigen Wellenlängenbereiche erhältlich bzw. vorhanden?
- sind die Filter tauschbar, sind sie in die Kamera integriert oder extern?
- sind die in die Kamera eingebauten Filter über die Software auswählbar?

Sonderfunktionen / Betriebsarten / Auswertungen

- Darstellung von Differenz-Wärmebildern (zur Erkennung von Änderungen über die Zeit)
- pixelweise Emissionskorrektion (z.B. zur Überprüfung elektronischer Schaltungen)
- Softwareunterstützung für aktiv-thermografische Auswertungen (Datensammlung, mathematische Auswertung, Ergebnisanzeige)
- Unterstützung zur Berichtserstellung, Datenexport, Videokonvertierung ...
- spezielle professionelle Auswertesoftware / Expertensysteme (z.B. für Bauthermografie, Photovoltaikanlagen, zerstörungsfreie Materialprüfung)

3.6. Aufgabenspezifische Auswahlaspekte für Thermografiesysteme

Fachgebiet	***Spektral-bereich***	***Detektor-technologie***	***Kalibrations-bereich***	***Bildpunkte (Detektor)***	***geometrische Auflösung***	***thermische Auflösung***	***Bildwiederhol-rate (Frequenz)***	***empfohlen Funktionen bzw. Zubehöre***
Gebäude	7,5 ... 14 µm	Mikrobolometer (Photonensensor auch möglich, aber teuer)	min. -20 ... 100 °C besser ab -40 °C (Obergrenze unwesentlich)	min. 320×240 gut 384×288 besser 640×480 ideal 1024×768 + MicroScan	min. 1,5 mrad besser 1 mrad + Teleobjektiv	min. 80 mK besser 50 mK ideal 30 mK	Hand-gehalten: min. 50 Hz	- wählbare Farbskalierung - Autofokussierung - Teleobjektiv (für entfernte bzw. hohe Objektbereiche und Detailaufnahmen) - Weitwinkelobjektiv (für Innenaufnahmen) - visuelle Videokamera - Sprachaufzeichnung - Zuordnung von GPS-Daten
Elektro-installationen	7,5 ... 14 µm	Mikrobolometer (Photonensensor auch möglich, aber teuer)	min. -0 ... 150 °C besser -20 ... 250 °C	min. 160×120 * gut 320×240 besser 384×288 oder 640v480 ideal 1024×768 *)* nur für Fehler-suche, nicht für vollständige An-lagenbewertung*	min 2 mrad besser 1,5 mrad ideal 1 mrad	min. 120 mK besser 80 mK ideal 50 mK	Hand-gehalten: min. 50 Hz	- wählbare Farbskalierung - Autofokussierung - visuelle Videokamera - Überblendung (visuell+IR) - Sprachaufzeichnung - LED-Beleuchtung - Lasermarker - Sequenzaufzeichnung (für Transientenerfassung oder Dauerüberwachung)
Maschinen und Anlagen	7,5 ... 14 µm	Mikrobolometer (Photonensensor für bewegte Objekte oder schnelle Prozesse)	min. -20 ... 250 °C besser -40 ... 400 °C	min. 160×120 gut 320×240 besser 384×288 oder 640×480 ideal 1024×768	min 2 mrad besser 1,5 mrad	min. 120 mK besser 80 mK ideal 50 mK	Hand-gehalten: min. 50 Hz Bewegte Objekte: >> 50 Hz	- wählbare Farbskalierung - Autofokussierung - Sequenzaufzeichnung - Differenzbild-Darstellung - visuelle Videokamera - Überblendung (visuell+IR) - Sprachaufzeichnung
Biologie (Umwelt bis Medizin)	7,5 ... 14 µm	Mikrobolometer (Photonensensor auch möglich, aber teuer)	min. -20 ... 50 °C besser ab -40 °C (Obergrenze im Allgemeinen unwesentlich)	min. 320×240 gut 384×288 besser 640×480 ideal 1024×768	min. 1,5 mrad besser 1 mrad	min. 50 mK besser 30 mK ideal 10 mK	Hand-gehalten: min. 50 Hz	- wählbare Farbskalierung - Autofokussierung - Sequenzaufzeichnung - Differenzbild-Darstellung - geringstes Rauschen (NETD) - visuelle Videokamera - Überblendung (visuell+IR) - spezielle Filter

Fachgebiet	*Spektral-bereich*	*Detektor-technologie*	*Kalibrations-bereich*	*Bildpunkte (Detektor)*	*geometrische Auflösung*	*thermische Auflösung*	*Bildwiederhol-rate (Frequenz)*	*empfohlen Funktionen bzw. Zubehöre*
Glasindustrie	3 ... 5 µm auf-Glas und durch Glas 7,5 ... 14 µm nur auf-Glas	Photonensensor Mikrobolometer	min. 100 ... 1200 °C besser 0 ... 2000 °C min. 100 ... 1200 °C besser 0 ... 2000 °C	min. 320×256 besser 640×512 ideal 1280×1024 min. 320×240 besser 640×480 ideal 1024×768	min 2 mrad besser 1,5 mrad + Mikroskopoptik min 2 mrad besser 1,5 mrad	min. 120 mK besser 80 mK min. 120 mK besser 80 mK	Prozess-abhängig (typ. >> 50 Hz) Prozess-abhängig, Hand-gehalten: min. 50 Hz	- wählbare Farbskalierung - Autofokussierung - Sequenzaufzeichnung - Differenzbild-Darstellung - spezielle Filter - Näherungslinsen - Mikroskopoptiken - Schutzfenster
Mikro-elektronik	7,5 ... 14 µm	Mikrobolometer bzw. Photonensensor (für schnelle Prozesse)	min. 0 ... 150 °C besser -20 ... 250 °C	min. 320×240 gut 384×288 besser 640×480 ideal 1024×768 + MicroScan	min. 1,5 mrad besser 1 mrad ideal 0,7 mrad + Speziallinsen + Mikroskopoptik	min. 120 mK besser 80 mK ideal 50 mK	> 2× Prozess-frequenz (min. 50 Hz)	- wählbare Farbskalierung - Autofokussierung - Sequenzaufzeichnung - Differenzbild-Darstellung - Näherungslinsen - Mikroskopoptiken - pixelweise Emissions-gradkorrektur - schnelle Aufzeichnung
Hüttenwesen und Metall-verarbeitung	7,5 ... 14 µm oder 3 ... 5 µm 1 ... 2 µm	Mikrobolometer oder Photonensensor (für KW u. MW bzw. für schnelle Prozesse)	min. 300 ... 1200 °C besser 0 ... 2000 °C	min. 160×120 gut 320×240 besser 384×288 oder 640×480 ideal 1024×768	min 2 mrad besser 1,5 mrad	min. 120 mK besser 80 mK	Prozess-abhängig, Hand-gehalten: min. 50 Hz	- wählbare Farbskalierung - Autofokussierung - Sequenzaufzeichnung - Differenzbild-Darstellung - visuelle Videokamera - Überblendung (visuell+IR) - Teleobjektiv - Schutzgehäuse u. -fenster - ergänzende Kühlung - spezielle Filter
Industrielle Wärme-isolationen	7,5 ... 14 µm	Mikrobolometer (Photonensensor auch möglich, aber zu teuer)	min. -20 ... 300°C besser -40 ... 600 °C	min. 320×240 gut 384×288 besser 640×480 ideal 1024×768	min. 1,5 mrad besser 1 mrad	min. 120 mK besser 80 mK ideal 50 mK	Hand-gehalten: min. 50 Hz	- wählbare Farbskalierung - Autofokussierung - Sequenzaufzeichnung - Differenzbild-Darstellung - visuelle Videokamera - Überblendung (visuell+IR) - Sprachaufzeichnung

Fachgebiet	*Spektral-bereich*	*Detektor-technologie*	*Kalibrations-bereich*	*Bildpunkte (Detektor)*	*geometrische Auflösung*	*thermische Auflösung*	*Bildwiederhol-rate (Frequenz)*	*empfohlen Funktionen bzw. Zubehöre*
Elektro-fernleitungen	7,5 ... 14 µm	Mikrobolometer (per Hand, Drohne oder Helikopter) Photonensensor (für Messung mittels Flugzeug	min. -20 ... 120 °C besser -40 ... 300 °C	min. 320×240 gut 384×288 besser 640×480 ideal 1024×768	min. 0,3 mrad gut 0,2 mrad besser 0,1 mrad	min. 120 mK besser 80 mK ideal 50 mK	Hand-gehalten: min. 50 Hz per Drohne, Flug-zeug o. Helikopter: >> 50 Hz entspr. Geschwindigkeit	- wählbare Farbskalierung - Autofokussierung - „großes" Teleobjektiv - visuelle Videokamera - Überblendung (visuell+IR) - Sprachaufzeichnung - Zuordnung von GPS-Daten
Fernerkundung u. luftgestützte Thermografie* *)* per Drohne, Flugzeug oder Hubschrauber*	7,5 ... 14 µm oder 3 ... 5 µm	Mikrobolometer oder Photonensensor (für MW bzw. für Messungen per Flugzeug)	min. -20 ... 120 °C besser -40 ... 300 °C (eventuell auch andere Bereiche für Spezialmessungen)	min. 384×288 gut 640×480 besser 1024×768 ideal 1920×1200 oder 1920×1536 + MicroScan	min 2 mrad besser 1,5 mrad	Industrie: min. 80 mK besser 30 mK Umwelt: min. 50 mK besser 30 mK ideal 10 mK	Stationär: entspr. Zeitkonstante des Vorganges per Drohne, Flug-zeug o. Helikopter: >> 50 Hz entspr. Geschwindigkeit	- wählbare Farbskalierung - Sequenzaufzeichnung - visuelle Videokamera - Überblendung (visuell+IR) - Weitwinkel- u. Teleobjektiv - spezielle Filter - Zuordnung von GPS-Daten - stationär: Schutzgehäuse
Laser-bearbeitung	7,5 ... 14 µm oder 3 ... 5 µm	Mikrobolometer oder Photonensensor (für schnelle Prozesse)	min. 100 ... 600 °C (für Lötvorgänge) besser 0 ... 2000 °C (für 3D-Metalldruck, Schweißvorgänge, Trennen, Sintern ...)	min. 320×240 gut 384×288 besser 640×480 ideal 1024×768	min. 1,5 mrad besser 1 mrad ideal 0,7 mrad + Speziallinsen + Mikroskopoptik	120 mK besser 80 mK ideal 50 mK	> 2× Prozess-frequenz (>> 100 Hz)	- wählbare Farbskalierung - Laserschutzfilter - Sequenzaufzeichnung - Differenzbild-Darstellung - Näherungslinsen - Mikroskopoptiken - schnelle Aufzeichnung
Gasdetektion	7,5 ... 14 µm oder * 3 ... 5 µm)* entspr. der Absorptionsbande des zu detektierenden Gases	Mikrobolometer oder * Photonensensor	min. -20 ... 120 °C besser -40 ... 300 °C	min. 320×240 gut 384×288 besser 640×480 ideal 1024×768	min 2 mrad besser 1,5 mrad	min. 50 mK besser 30 mK ideal 10 mK	Hand-gehalten: min. 50 Hz	- wählbare Farbskalierung - Sequenzaufzeichnung - Differenzbild-Darstellung - visuelle Videokamera - Überblendung (visuell+IR) - Gas-spezifische Filter - spezielle Auswertealgorithmen
Aktive Thermografie	7,5 ... 14 µm oder 3 ... 5 µm	Mikrobolometer oder Photonensensor (für schnelle Prozesse)	min. -20 ... 120 °C besser -40 ... 300 °C	min. 320×240 gut 384×288 besser 640×480 ideal 1024×768	min 2 mrad besser 1,5 mrad	min. 50 mK besser 30 mK ideal 10 mK	> 2× Prozess-frequenz	- wählbare Farbskalierung - Sequenzaufzeichnung - schnelle Aufzeichnung - spezielle Filter - Synchronisierung+ spezielle mathematische Auswertung

Tabelle 27: Auswahl thermografischer Systeme nach aufgabenspezifischen Gesichtspunkten

4. Praxis der Thermografie

4.1. Übersicht der messtechnischen Probleme

Die Messfehler der berührungslosen Temperaturmessung können auf mehrere Ursachen zurückgeführt werden. Dies sind vor allem Messungenauigkeiten, die aufgrund der verwendeten Messmethode systematisch auftreten. Die mögliche Messgenauigkeit wird überwiegend durch die Messanordnung und die Messbedingungen beeinflusst. Darüber hinaus kann jedes Messgerät, wie auch die berührungslosen Thermometer (Strahlungsthermometer und thermografische Messsysteme) nur mit einer bestimmten Genauigkeit messen. Die Faktoren sind - nach der verursachten Fehlergröße geordnet - die folgenden:

- ungenau eingestellter Objekt-Emissionsgrad
- falsch eingestellte Umgebungstemperatur (Maßzahl der reflektierten Strahlung)
- lokal abweichende Reflexion auf der Objektoberfläche (unkorrigiert)
- durch das Messobjekt hindurch dringende Hintergrundstrahlung (unkorrigiert)
- Strahlungsabschwächung (Absorption) durch die Übertragungsstrecke (ohne Kompensation)
- ungeeigneter Beobachtungswinkel
- Nichteinhaltung der minimalen geometrischen Auflösung
- ungenaue Fokussierung, unzureichende Schärfentiefe
- Ungenauigkeit der Signaldetektion und Messdatenverarbeitung im Messsystem

Es ist ersichtlich, dass alle aufgelisteten Fehlerquellen - außer der letzten - vom Benutzer des Messsystems (d.h. der Bedienung und Einstellung) abhängig sind. Er muss die Eigenschaften des Messobjektes und der Übertragungsstrecke kennen und die entsprechenden Parameter entsprechend einstellen. Nur er ist verantwortlich für die korrekte Messanordnung, für die richtigen optischen Einstellungen und die Eingabe der genauen Messparameter. Die der Thermokamera als Messgerät eigenen Messunsicherheit verursacht nur Messungenauigkeiten in der Größenordnung eines Bruchteiles der übrigen Fehlerquellen.

Auswirkung des Objektemissionsgrades und der Umgebungstemperatur

Wahrscheinlich sind dies die häufigsten und von der Größe her auch die bedeutendsten Fehlerursachen in der Praxis der berührungslosen Temperaturmessung. Genauer gesagt nicht die beiden physikalischen Größen an sich, sondern deren falsche Eingabe. Wie bereits erwähnt, kann das Messsystem die Objekttemperatur nur dann korrekt berechnen, wenn der am Instrument (oder der Auswertesoftware) eingestellte Emissionsgrad dem realen Wert des Messobjektes entspricht. Ist dieses kein idealer Strahler mit einem Emissionsgrad $\varepsilon = 1$, dann muss auch die Umgebungstemperatur bei der Bestimmung der Objekttemperatur berücksichtigt werden. Eine „automatische Kompensation" von Emissionsgrad oder Umgebungstemperatur gibt es jedoch nur in irreführenden Produktbeschreibungen. Schon aus theoretischen Gründen kann weder ein Strahlungsthermometer noch eine Thermokamera diesen Parameter selbst bestimmen oder gar korrigieren (z.B. durch innere Temperaturfühler). Da die Umgebungstemperatur die Durchschnittstemperatur der Objekte ist, deren Strahlung vom Messobjekt zum Messsystem reflektiert wird, hat deren Wert sicher nichts mit der Temperatur in der Nähe oder im Inneren des Messgerätes zu tun. (Siehe auch Abschnitt 1.5 „Pyrometrische (thermografische) Grundgleichung" und 4.2.3 „Temperaturmessfehler durch Falscheinstellung der Umgebungstemperatur".)

Reflexion der Umgebungsstrahlung / Störstrahlung auf der Objektvorderseite

Je mehr der Emissionsgrad eines opaken Körpers vom Idealwert 1 (= 100%) abweicht (je niedriger seine Abstrahlungsfähigkeit ist), desto stärker wird seine strahlungsreflektierende Eigenschaft. Dies bedeutet, dass das Messgerät die proportional zur Körpertemperatur von dessen Oberfläche emittierte Strahlung und die von derselben Oberfläche - aus der Umgebung stammende - reflektierte Strahlung gemeinsam detektiert. Dies kann jedoch korrigiert werden, indem die reflektierte Strahlung mittels der Umgebungstemperatur berücksichtigt wird - vorausgesetzt die Umgebung ist homogen temperiert. Die Situation wird problematischer, wenn sich in der Umgebung (im Halbraum vor dem Objekt) größere Temperaturunterschiede oder sogar intensive lokale Störstrahlungsquellen befinden. Je höher das Reflexionsvermögen des zu messenden Objekts ist, desto schwieriger ist es, seine Temperatur korrekt zu bestimmen.

Transmission von Hintergrundstrahlung durch das Messobjekt

Dieser Fehler tritt auf, wenn das Objekt in Bezug auf Infrarotstrahlung teilweise durchlässig ist. In solchen Fällen muss die aus dem Hintergrund des Objekts stammende Strahlung ebenso berücksichtigt werden, wie die Reflexion der Umgebungsstrahlung auf seiner Oberfläche. Dies kann besonders dann von hoher Bedeutung sein, wenn sich direkt hinter dem Messobjekt Körper mit stark vom Messobjekt abweichenden Temperaturen (z.B. technologisch notwendige Heiz- oder Kühlflächen) befinden. Um genaue Messwerte zu erhalten, muss in solchen Fällen nicht nur der Emissionsgrad, sondern auch der Transmissionsgrad des Messobjektes beachtet werden. Die Temperaturberechnung ist dann nur unter Einbeziehung der Hintergrundstrahlung (Hintergrundtemperatur) und der Reflexionsstrahlung (Umgebungs- oder Reflexionstemperatur) möglich.

Thermografie, 1. Auflage. Eric Rahne.

Strahlungsabschwächung (Absorption) durch die Übertragungsstrecke

Die Übertragungsstrecke ist in den meisten Fällen die zwischen Messobjekt und Messsystem befindliche Atmosphäre, die nur ein Teil der Wellenlängen des infraroten Strahlungsspektrums hindurch lässt. Die durchlässigen Bereiche sind die sogenannten atmosphärischen Fenster. Welche Verluste insbesondere bei größeren Entfernungen verursacht werden, hängt innerhalb dieser von den die Infrarotstrahlung absorbierenden oder abschwächenden Medien und deren Konzentration ab (z. B. Aerosole, CO_2, CO oder Wasserdampf bzw. Nebel). In gewissen Grenzen kann - während der Signalverarbeitung - diese Einwirkung kompensiert werden. Insbesondere sollte auch dann eine Kompensation verwendet werden, wenn nicht nur durch die Atmosphäre gemessen wird, sondern auch durch andere - Infrarotstrahlen durchlassende - Materialien (beispielsweise dünne Kunststofffilme oder spezielle Messfenster) hindurch gemessen wird. (Z.B. beim Messen von Objekten in Öfen oder Vakuumkammern.) All diese Materialien absorbieren nicht nur einen Teil der Strahlung, sondern geben auch ihrer eigenen Temperatur entsprechende Eigenstrahlung ab. Beide Effekte beeinflussen das Messergebnis und müssen korrigiert werden.

Ungeeigneter Beobachtungswinkel

Da der Emissionsfaktor des Messobjekts in Abhängigkeit vom Beobachtungswinkel variiert (unter 50° abnehmend für Nichtmetalle und zunehmend für Metalle) und die Reflexion der Störstrahlungsquellen aus der Umgebung (bei inhomogenem Vordergrund) ebenfalls vom Beobachtungswinkel abhängt, beeinflusst alles dies das Messergebnis. Es liegt in der Verantwortung des Thermokamerabedieners, den aus Sicht der Objektemissionen besten Beobachtungswinkel zu wählen, bei der sich aber auch keine Störstrahler aus der eventuell inhomogenen Umgebung auf der Oberfläche des Messobjekts in Richtung des Messgeräts reflektieren. Sollte dies auftreten, so ist die Messung aus einem anderen Blickwinkel zu wiederholen oder zu versuchen, die Störquellen auszuschalten bzw. (z.B. mittels einer Papierbahn) ausreichend abzuschirmen.

Nichteinhaltung der minimalen geometrischen Auflösung

Das Ignorieren der im Kapitel 3.2.11.2. "Geometrische Auflösung thermografischer Systeme" beschriebenen Minimalanforderung der geometrischen Auflösung kann zu sehr hohen Messunsicherheiten führen. Bedauerlicherweise wird jedoch oft nach der Devise „zuerst Grobübersicht, nach derer Bewertung dann Detailaufnahme, wenn notwendig" verfahren. Die hierfür typischen Grobübersichtsbilder sind meistens durch Nachlässigkeit bezüglich der minimalen Objektgrößenanforderung gekennzeichnet, verletzen also - oft sogar grob - dadurch die geometrische Auflösungsanforderung. Die angezeigten Temperaturen sind daher überaus ungenau (falsch!), was folglich zu irreführenden bzw. Fehlentscheidungen führt. Als Beispiel muss hier die Begutachtung von elektrischen Schaltanlagen aus 3 m Entfernung erwähnt werden. Dies ist eine beliebte Entfernung, da sogar der größte - 2,2 × 1,8 m messende - Schaltschrank bei vielen Thermokameras vom Sichtfeld her auf ein einziges Wärmebild passt. Während dieser Aufzeichnung erlaubt die bei „kleineren" Wärmebildkameras typische geometrische Auflösung von 2 mrad die Messung von Objekten mit einer Mindestgröße von 12 mm. Selbst extreme Überhitzungen jedweder Kabel, Kontaktflächen und weiterer elektrischer Elemente kleiner als 12 mm können dagegen nicht erkannt werden. Folglich unterbleibt die (bei "Notwendigkeit" geplante) Detailmessung und die hohe Temperatur der kleinen Teile wird nicht erfasst, da nicht einmal deren Existenz wahrgenommen wurde!

Ungenauigkeit der Signaldetektion und Messdatenverarbeitung im Messsystem

Die Thermokamera kann natürlich - wie jedes andere Messgerät auch - nur eine begrenzte Messgenauigkeit erreichen oder sogar systematische Messfehler aufweisen. Obwohl diese Fehler wesentlich kleiner sind als die oben aufgeführten, ist ihre Auflistung gerechtfertigt. Fehlerursachen können sein:

- Änderung des thermischen Detektorarbeitspunktes (insbesondere bei ungekühlten Detektoren)
  (dessen Vermeidung bzw. Verringerung dient der NUC-Abgleich - siehe Kapitel 3.2.5. „Bildaufnahmeprinzipien thermografischer Systeme")
- Restfehler in der Korrekturkurve der Detektorcharakteristik nach der Kalibration
  (bei Matrixdetektoren ist dies eine Korrekturkurve für jeden Pixel, je Optik und Messbereich)
- Unzureichende Kompensation der Auswirkung von Änderungen der Betriebstemperatur
  (diese tritt als Temperaturschwankung bzw. Bildrauschen häufig bei Low-Cost-Kameras auf - z.B. beim Wechsel zwischen Innen- und Außenaufnahmen während der Bauthermografie im Winter)
- Quantisierungsfehler der Digitalisierung, bzw. Ausgangs- oder Anzeigefehler des Messwertes
  (durch die bei modernsten Thermokameras übliche 16 Bit Digitalisierung ist dieser Fehler als minimal zu betrachten, wobei die für die Speicherung bei extrem schnellen Vorgängen übliche Auflösungsverringerung zur Erhöhung des Quantisierungsfehlers führen kann)
- Änderungen der Kennlinie des Detektors und der analogen Elektronik durch Alterung
  (wie alle elektronischen Geräte, altern auch Elektronik und Detektor der Wärmebildkamera, was aus messtechnischer Sicht die Änderung bestimmter Parameter verursachen und damit das Messergebnis beeinflussen kann - eine Korrektur ist meist durch Rekalibration möglich)

4.2. Quantitative Bewertung der Messfehler

4.2.1. Empfindlichkeitskurve thermografischer Messinstrumente

Da berührungslose Temperaturmesssysteme nur Strahlung detektieren können, die durch das jeweilige atmosphärische Fenster übertragen wird, basiert die Charakteristik der IR-Messgeräte auf der Integration der Planckschen Kurven innerhalb der entsprechenden Spektralbereichsgrenzen (z.B. bei langwelligen Systemen innerhalb von 8 bis 14 µm). Diese Kennlinie ist nicht linear, sondern exponentiell (wie die Kurve der Gesamtstrahlung des Stefan-Boltzmann-Gesetzes). Der resultierende Fehler kann mathematisch innerhalb der Thermokamera (oder des Strahlungsthermometers) korrigiert werden, die Korrelation selbst lässt sich mit einer kontinuierlich ansteigenden Beziehung beschreiben.

T [°C]	*M [W/m²]*
0	109.8
5	120.1
10	130.9
15	142.4
20	154.4
25	167.0
30	180.2
35	194.0
40	208.4
45	223.5
50	239.1

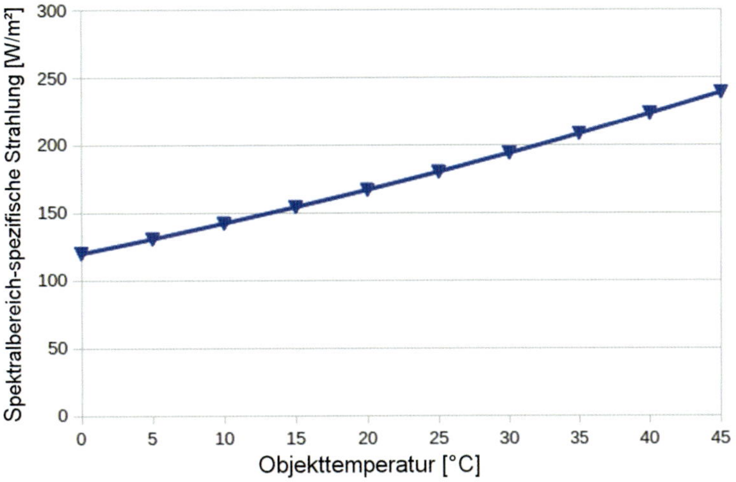

Tabelle 28 [T167] und **Abb. 749:** Wärmestrahlung des schwarzen Körpers im Spektralbereich 8...14 µm

4.2.2. Temperaturmessfehler in Abhängigkeit vom Emissionsgradfehler

Der entscheidende Bestandteil des Temperaturmessfehlers ist im Allgemeinen der Berechnungsfehler aufgrund einer falschen Angabe des Emissionsgrades. Die Auswirkung einer fehlerhaften Emissionsgradangabe ist - wie in der folgenden Tabelle zusammengefasst - abhängig von der Objekt- und Umgebungstemperatur sowie der Höhe des tatsächlichen Objektemissionsgrades.

Abweichung vom wirklichen Emissionsgrad ε	***Berechnete Temperatur [C°]***						
	T_o=50°C ε = 0,9	***T_o=50°C ε = 0,5***	***T_o=50°C ε = 0,2***	***T_o=20°C ε = egal***	***T_o=10°C ε = 0,9***	***T_o=10°C ε = 0,5***	***T_o=10°C ε = 0,2***
-0,10	53,4	56,6	74,4	20,0	8,7	7,3	-1,3
-0,08	52,7	54,9	66,6	20,0	9,0	8,0	2,6
-0,06	51,9	53,6	61,0	20,0	9,2	8,5	5,3
-0,04	51,2	52,2	56,6	20,0	9,5	9,0	7,3
-0,02	50,7	51,2	52,9	20,0	9,7	9,5	8,7
0	50,0	50,0	50,0	20,0	10,0	10,0	10,0
+0,02	49,5	49,0	47,5	20,0	10,2	10,4	10,9
+0,04	48,8	48,0	45,6	20,0	10,4	10,7	11,7
+0,06	48,3	47,1	43,6	20,0	10,7	11,2	12,4
+0,08	47,8	46,3	42,2	20,0	10,9	11,4	12,9
+0,10	47,3	45,6	40,7	20,0	11,0	11,7	13,4

Tabelle 29: Temperaturmessfehler in Abhängigkeit vom Emissionsgradfehler (bei λ = 8...14 µm und 20 °C Umgebungstemperatur) [T167]

Das obere 3D-Diagramm auf der nächsten Seite stellt die Größe des Temperaturmessfehlers eines Messobjektes mit relativ niedrigem Emissionsgrad (20%) in Abhängigkeit von der Emissionsgradabweichung und der Differenz zwischen Objekt- und Umgebungstemperatur dar. Es ist ersichtlich, dass der Messfehler nicht nur von der Abweichung zum realen Emissionsgrad, sondern auch von der Temperaturdifferenz zwischen Messobjekt und Umgebung zunimmt. Die Abbildung zeigt auch, dass der Temperaturmessfehler, der sich aus der Falscheingabe des Objekt-Emissionsgrades ergibt, eine ernste Fehlerquelle ist. In der Grafik ist das Phänomen nur bis zu 30 K Temperaturunterschied zwischen Objekt und Umgebung dargestellt. Mit höheren Abweichungen nimmt die Größe des Messfehlers exponentiell zu.

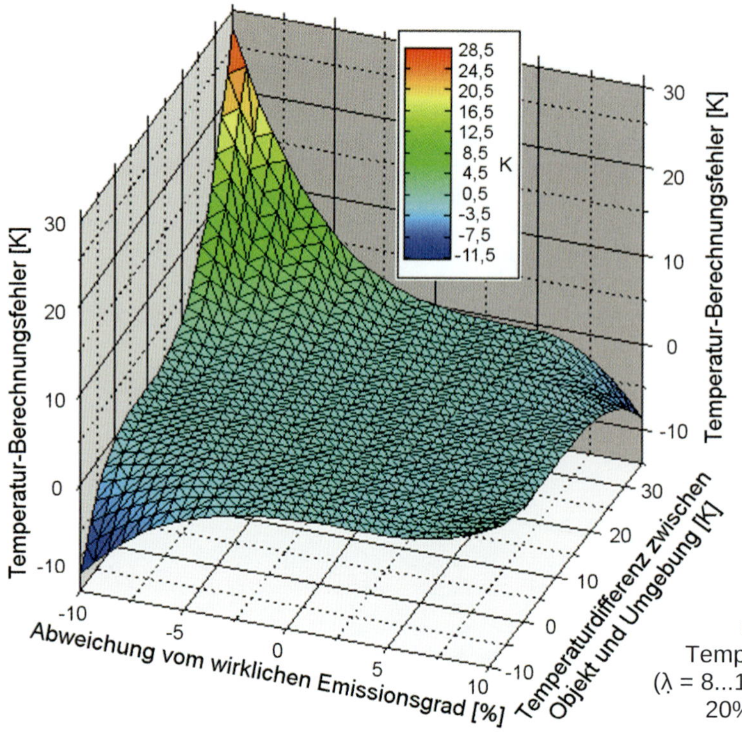

Abb. 750: Temperaturmessfehler wegen falscher Angabe des Objektemissionsgrades in Abhängigkeit der Temperaturdifferenz Objekt zu Umgebung (λ = 8...14 µm, 20 °C Umgebungstemperatur, 20% tatsächlicher Objektemissionsgrad)

Die folgende Abbildung zeigt die Korrelation zwischen dem Fehler der Temperaturberechnung, sowie dem tatsächlichen Objektemissionsgrad und dessen Eingabefehler.

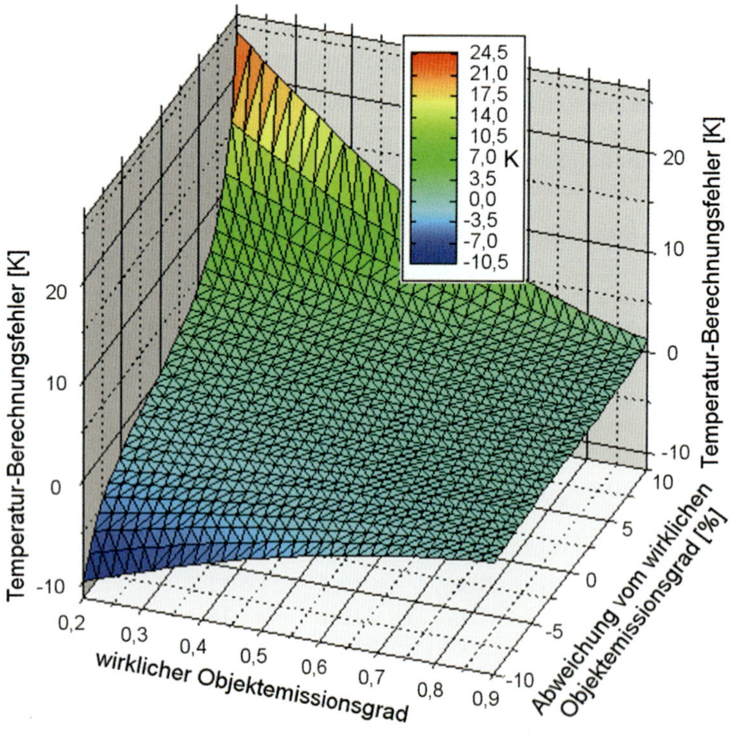

Abb. 751: Temperaturmessfehler wegen Falschangabe des Objektemissionsgrades in Abhängigkeit vom wirklichen Objektemissionsgrad (Bedingungen: λ = 8...14 µm, 20 °C Umgebungstemperatur, 50 °C wirkliche Objekttemperatur)

Die obere Abbildung zeigt somit, dass alle die Messungen im Hinblick auf die genaue Angabe des Emissionsgrades kritisch sind, bei denen ein großer Unterschied zwischen der Temperatur des Messobjektes und der Umgebungstemperatur besteht. Weniger sensibel sind Messaufgaben, bei denen das Messobjekt und die Umgebung eine ähnliche Temperatur besitzen. Die untere Darstellung (Abb. 751) veranschaulicht die Zunahme des Messfehlers bei abnehmendem Objektemissionsgrad. Die Ursache beider Zusammenhänge ist das Verhältnis von Objektemission und reflektierter Strahlung innerhalb der gemessenen Strahlung. Je mehr Reflexion enthalten ist, desto kritischer ist die Genauigkeit der mathematischen Korrektur, weshalb also der Emissionsgrad so genau wie möglich anzugeben ist.

Beide Zusammenhänge haben gravierende praktische Auswirkungen: Es gibt viele Messaufgaben (wie die Messung an Metallen im mittleren und langen Wellenlängenbereich), bei denen ein niedriger Emissionsgrad der Objektoberfläche und eine große Abweichung zwischen Objekt- und Umgebungstemperatur gleichzeitig auftreten. Diese Messungen liefern extrem falsche Ergebnisse bei ungenauer Angabe der Messparameter. In diesen Fällen reflektiert nämlich das Messobjekt stark die - von seiner emittierten Eigenstrahlung eventuell sogar um Größenordnungen abweichende - Umgebungsstrahlung. Die Wirksamkeit der mathematischen Korrektur hängt jedoch direkt von der Genauigkeit der Angabe des Emissionsgrades ab.

4.2.3. Temperaturmessfehler durch Falscheinstellung der Umgebungstemperatur

Bei der Betrachtung der pyrometrischen Grundgleichung wird deutlich, dass die Umgebungstemperatur (der Wert der reflektierten Strahlung) gleiche Wichtung wie der Emissionsgrad besitzt. Dies ist ein wesentlicher Zusammenhang! Viele Anwender von Wärmebildkameras oder Strahlungsthermometern kennen zwar die Bedeutung des Emissionsfaktors, aber über die Verpflichtung zur Angabe einer Umgebungstemperatur und über die Definition dieses Parameters wissen sie oftmals nichts. Daher soll hier die Definition aus dem Kapitel 1.5. „Pyrometrische (thermografische) Grundgleichung" noch einmal genannt werden: „Die Umgebungstemperatur ist die strahlungsproportionale Durchschnittstemperatur der Objekte, deren Strahlung sich auf der Objektoberfläche in Richtung des Messsystems spiegelt." Der Parameter Umgebungstemperatur soll also die Strahlung beschreiben, die vom Messobjekt in Richtung des Messinstrumentes reflektiert wird. Nicht die Strahlung von Objekten hinter dem Messobjekt und noch weniger die Lufttemperatur in der Umgebung des Objektes oder in der Nähe der Thermokamera.

Anhand der folgenden Tabelle ist zu erkennen, dass die Falschangabe der Umgebungstemperatur in erster Linie dann einen großen Messfehler verursacht, wenn die Temperatur von Objekten mit niedrigem Emissionsgrad bestimmt werden soll. Es ist auch zu sehen, dass die Fehlergröße insbesondere mit der Überhöhung der Temperaturangabe gegenüber der tatsächlichen Umgebungstemperatur zunimmt. (Ein zu niedriger Eingabewert führt zu weniger schwerwiegenden Temperatur-Berechnungsfehlern, als ein zu hoher Wert.) Es kann auch festgestellt werden, dass bei gleichem Eingabefehler (Absolutwert) der Umgebungstemperatur der Messfehler umgekehrt proportional zur tatsächlichen Objekttemperatur ist. (Bei niedrigen Objekttemperaturen ist der Berechnungsfehler also größer.)

Differenz zu wirklicher T_U	***Berechnete Temperatur [C°]***											
	T_o=300°C ε = 0,9	*T_o=300°C ε = 0,5*	*T_o=300°C ε = 0,2*	*T_o=95°C ε = 0,9*	*T_o=95°C ε = 0,5*	*T_o=95°C ε = 0,2*	*T_o=50°C ε = 0,9*	*T_o=50°C ε = 0,5*	*T_o=50°C ε = 0,2*	*T_o=5°C ε = 0,9*	*T_o=5°C ε = 0,5*	*T_o=5°C ε = 0,2*
-100 K	302	315	358	98	122	189	54	85	162	12	54	141
-80 K	302	313	353	98	120	182	54	83	155	11	50	133
-60 K	301	312	346	98	117	172	53	78	143	10	45	120
-40 K	301	309	335	97	112	155	53	72	124	9	37	99
-20 K	301	305	320	96	103	131	51	63	96	7	24	66
0 K	300	300	300	95	95	95	50	50	50	5	5	5
+20 K	299	293	274	94	82	20	48	32	-80	2	-40	-273 *
+40 K	299	286	242	92	66	-273 *	46	5	-273 *	-2	-273 *	-273 *
+60 K	298	277	200	90	43	-273 *	43	-46	-273 *	-6	-273 *	-273 *
+80 K	296	266	146	88	10	-273 *	40	-273 *	-273 *	-12	-273 *	-273 *
+100 K	295	254	63	85	-57	-273 *	36	-273 *	-273 *	-18	-273 *	-273 *

Tabelle 30: Temperatur-Berechnungsfehler bei falscher Angabe der Umgebungstemperatur
(λ = 8...14 µm, 20 °C wirkliche Umgebungstemperatur, T_o = Messobjekttemperatur, T_U = Umgebungstemperatur)

** Hinweis: Die -273 °C Temperaturwerte entsprechen der absoluten Nullpunkttemperatur (0 K), weshalb die Berechnung keinen tieferen Werte annehmen kann. Tatsächlich müsste hier der Eintrag „nicht definiert" verwendet werden.*

Die beiden Grafiken auf der nächsten Seite illustrieren in leicht verständlicher Form diese Zusammenhänge. Es kann auch der Schluss gezogen werden, dass Strahlungsthermometer ohne Eingabemöglichkeit der Umgebungstemperatur keine gute Lösung sind. Der laut Hersteller zur „automatischen Kompensation der Umgebungstemperatur" in das Gehäuse implementierte Temperaturfühler misst die Gerätetemperatur und nicht die Umgebungstemperatur, die für die Temperaturberechnung erforderlich ist. Diese schon theoretisch fehlerhafte Betrachtungsweise (siehe Definition der Umgebungstemperatur weiter oben) hat in der Praxis nicht vernachlässigbare, teils sogar grobe Auswirkungen auf die Messergebnisse. Betrachten wir beispielsweise eine Messanordnung mit 20 °C Umgebungstemperatur, während sich das Messgerät in der Hand auf 35 °C erwärmt. Wenn dieses Gerät nun als Berechnungsgrundlagen den Temperaturwert des internen Fühlers nutzt, wird ein 50 °C warmes Objekt mit 50% Emissionsgrad mit einer Temperatur von nur 37 °C angezeigt (d.h. es tritt ein Messfehler von -13 K auf).

Noch schlimmer wird es, wenn die Temperaturen von gekühlten Lebensmitteln (z.B. -18 °C) in einem Kühlhaus mit einem solchen Strahlungsthermometer kontrolliert werden sollten, das keine Eingabe der Umgebungstemperatur ermöglicht. Abhängig von den Emissionsgraden typischer Lebensmittelverpackungen liegt der Messfehler unter solchen Bedingungen zwischen 5 K und 30 K. Folglich ist es ganz einfach unmöglich, die Qualität der Lagerware zu kontrollieren oder die Lagertemperatur der gekühlten Lebensmittel mit einem solchen vereinfachten Instrument zu ermitteln.

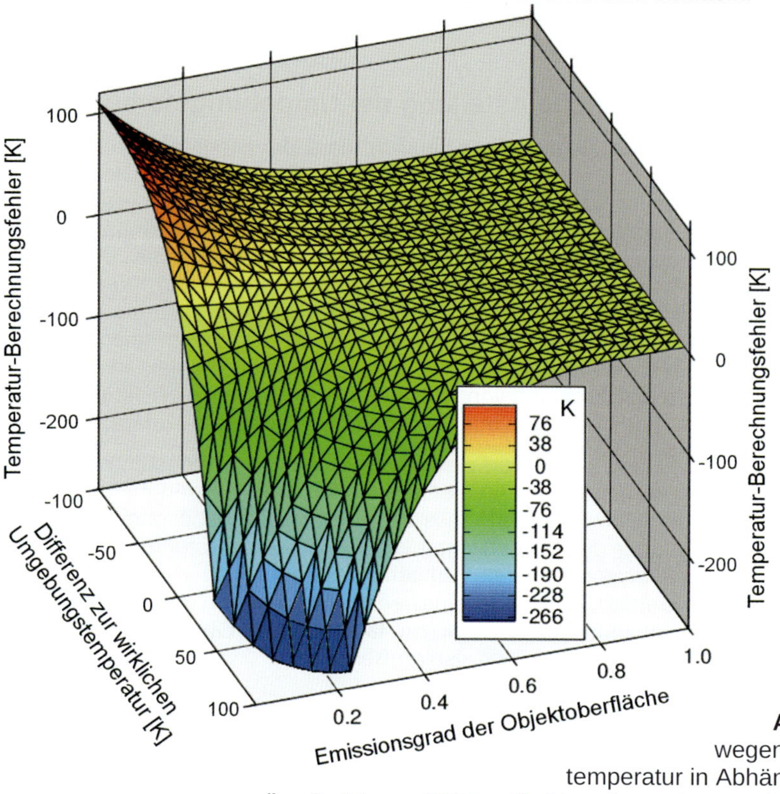

Abb. 752: Temperaturmessfehler wegen Falschangabe der Umgebungstemperatur in Abhängigkeit vom Objektemissionsgrad (λ = 8...14 µm, 20°C reelle Umgebungstemperatur, 50°C reelle Objekttemperatur)

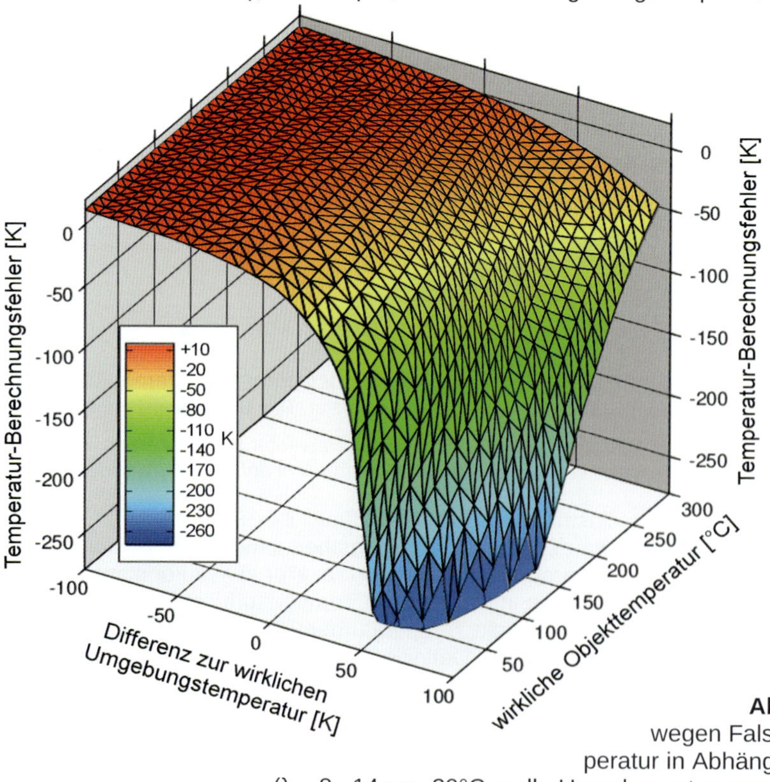

Abb. 753: Temperaturmessfehler wegen Falschangabe der Umgebungstemperatur in Abhängigkeit von der Objekttemperatur (λ = 8...14 µm, 20°C reelle Umgebungstemperatur, 50% Objektemissionsgrad)

4.2.4. Messfehler durch inkorrekte Fokussierung oder Schärfentiefemangel

Im Kapitel 3.2.14. „Optische Fokussierung und Schärfentiefebereich" wurde beschrieben, dass die Menge der auf den Detektor projizierten Strahlung von der Optik und derer korrekten Fokussierung abhängt. Besondere Aufmerksamkeit gilt hierbei der Fokussierung, da diese - entgegen der allgemeinen Auffassung - nicht nur zu „unschönen" Wärmebildern, sondern auch zu schwerwiegenden Messfehlern führt. Im Zusammenhang mit der Fokussierung ist auch der Schärfentiefebereich zu nennen, der gerade für Nahaufnahmen sehr klein ist und somit zu schwerwiegenden Einschränkungen (und damit schnell auch zu groben Messfehlern) führt.

4.2.4.1. Messfehlergröße durch falsche Fokussierung

Der optische Fokus funktioniert genauso wie in der Fotografie. Die Aufgabe der Sammel- und Fokussierlinsen ist es, die einfallenden Strahlen auf die Sensoroberfläche (im Falle der herkömmlichen Fotografie auf den Film) zu projizieren. Hierbei soll der Scharfpunkt möglichst in die Ebene dieser Fläche fallen. Bei nicht korrekter Fokussierung fällt nur ein Teil der tatsächlichen Strahlungsmenge auf die bei „scharfem" Fokus zugeordnete Sensorfläche, der Rest wird um diese herum „zerstreut". Dies bedeutet, dass die gemessene Temperatur für das lokale Maximum niedriger, für lokale Minima dagegen höher als der tatsächliche Extremwert sein wird. Je ungenauer die Fokuseinstellung ist, desto größer ist die Abweichung von den tatsächlichen Extremwerten.

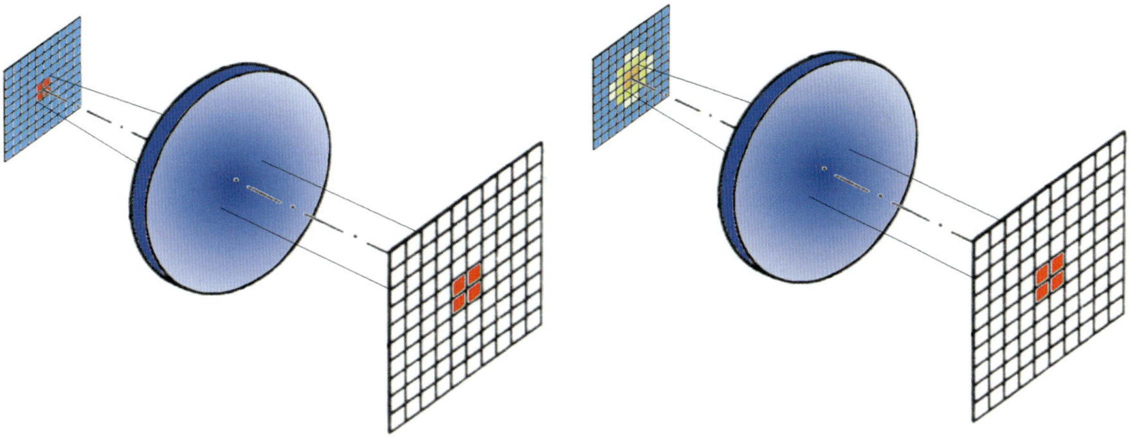

Abb. 754 und **755:** Abbildung eines heißen „Punktes" bei genauem (links) bzw. ungenauem Fokus (rechts) (aus Kapitel 3.2.14. „Optische Fokussierung und Schärfentiefebereich")

Die rechte Abbildung veranschaulicht, dass bei schlechter Fokussierung nur ein Teil der eintreffenden Strahlung auf die eigentlich zutreffende Teilfläche der Sensormatrix fällt, die übrige sich jedoch auf deren Umgebung verteilt. Bei ungenauem Fokus liegen also die lokalen Tiefst- und Höchstwerte näher am Temperaturmittelwert, als die wirklichen Objekttemperaturen. Anschaulich zeigt dies das folgende Beispiel.

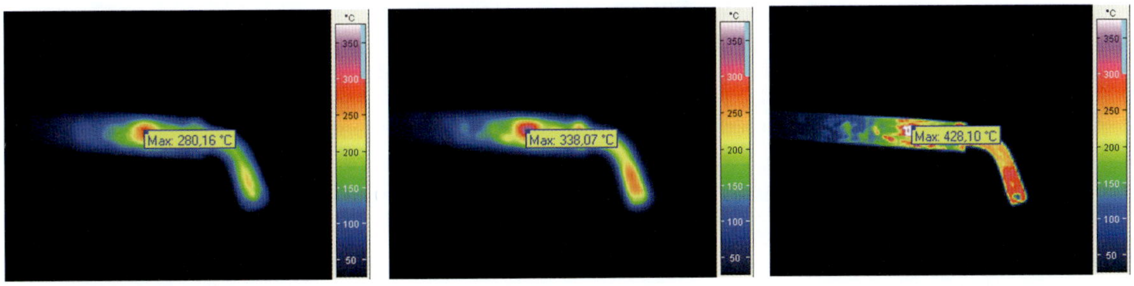

sehr schlecht fokussierte Aufnahme eines heißen Lötkolbens (Maximalwert: 280°C)

besser fokussierte Aufnahme eines heißen Lötkolbens (Maximalwert: 338°C)

korrekt fokussierte Aufnahme eines heißen Lötkolbens (Maximalwert: 428°C)

Abb. 756 - **758:** Beispielthermogramme für Messfehler durch ungenaue Fokussierung

Die Größe des Fehlers (Erhöhung des lokalen Minimalwerts oder Verringerung des lokalen Maximalwerts) steht im Zusammenhang mit der Messdistanz-abhängigen Schärfentiefe und der geometrischen Abmessung des lokalen Minimums oder Maximums. Je kürzer der Abstand (und damit der Bereich der Schärfentiefe kleiner) ist, desto kritischer ist der Fokus. Umgekehrt proportional verhält sich der Messfehler zur geometrischen Abmessung der lokalen Minimum- oder Maximumflächen: nimmt die geometrische Größe zu, wird der Fehler kleiner. Die numerischen Zusammenhänge zeigt die folgenden Tabelle.

Abmessung des heißen Flecks mit 100 °C -->	Angezeigter Temperatur-Maximalwert [°C]			
	19x19 Pixel	15x15 Pixel	9x9 Pixel	3x3 Pixel
korrekte Fokussierung	100	100	100	100
1 Pixel Fokusfehlergröße	99	98	97	93
2 Pixel Fokusfehlergröße	98	97	95	88
3 Pixel Fokusfehlergröße	96	96	93	84
5 Pixel Fokusfehlergröße	94	93	90	78
10 Pixel Fokusfehlergröße	90	88	83	69
20 Pixel Fokusfehlergröße	84	81	75	60

Tabelle 31: angezeigte Höchsttemperatur in Abhängigkeit von Extremflächengröße und Fokusgenauigkeit (100 °C heißer Fleck innerhalb einer Oberfläche mit 20 °C Temperatur)

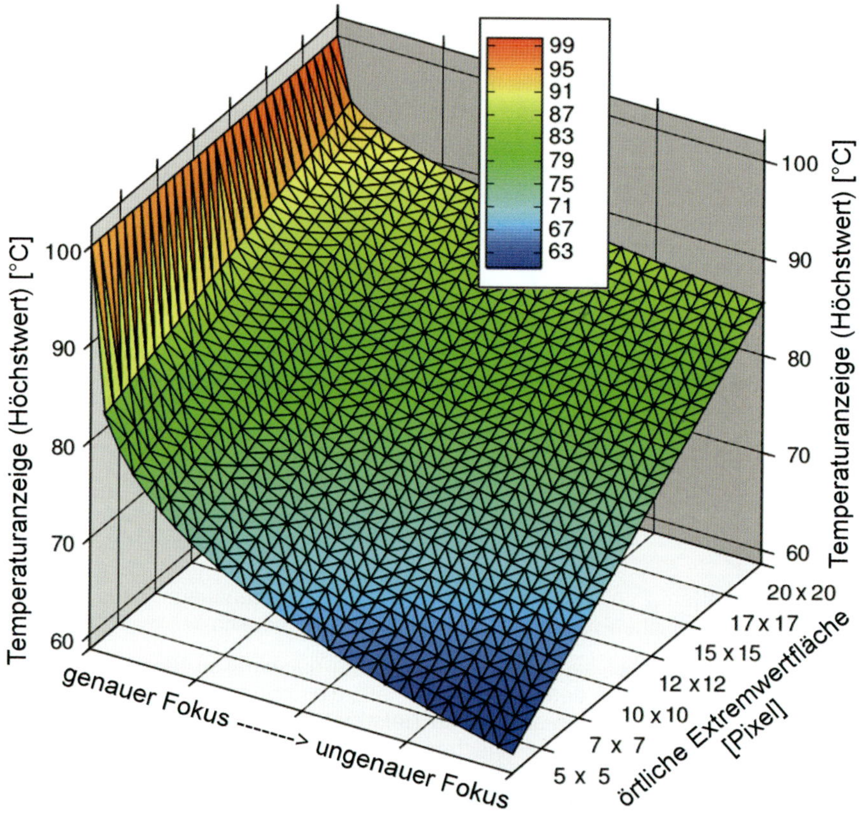

Abb. 759: Temperaturmessfehler wegen ungenauer Fokussierung in Abhängigkeit von der Größe der örtlichen Extremwertflächen und der Fokusgenauigkeit (100 °C heißer Fleck innerhalb einer Oberfläche mit 20 °C Temperatur)

4.2.4.2. Zusammenhang zwischen Objektabstand und Schärfentiefe

Messobjekte werden nicht nur genau in der durch die Fokussierung scharf gestellten Entfernung, sondern auch in einem gewissen Bereich vor oder hinter dieser Ebene ebenfalls „scharf" dargestellt. Dieser Bereich ist der Schärfentiefebereich, welcher im Kapitel 2.1.3. „Gesetzmäßigkeiten optischer Systeme" aus Sicht der Theorie eingeführt bzw. im Kapitel 3.2.14.1. „Fokus und Schärfentiefe bei Thermokameras" detailliert betrachtet wurde. Hier werden nur die grundlegenden praktischen Aspekte und die Konsequenzen (Messfehler) dieses Zusammenhanges betrachtet.

<u>Der Schärfentiefebereich hängt von folgenden Parametern ab:</u>

- umso kleiner die Brennweite eines Objektives, desto kleiner ist der Schärfentiefebereich
- umso kleiner die Aperturblende eines Objektives, desto größer ist der Schärfentiefebereich
- umso größer die fokussierte Objektentfernung, desto größer ist der Schärfentiefebereich

Als Folge hiervon sind die Schärfentiefebereiche sehr klein bei Aufnahmen extrem nahe liegender Objekte (z.B. mit Makrolinsen oder Mikroskopoptiken), sowie wegen der Nutzung großer Aperturdurchmesser bei Messungen in niedrigen Temperaturbereichen. Das Problem ist daher (im Vergleich zu den Photonendetektor-Systemen) bei Mikrobolometer-Wärmekameras wesentlich größer, da ja deren Sensorempfindlichkeit deutlich geringer ist und somit zu größeren Linsendurchmessern zwingt. Das ist gerade bei kurzen Messabständen auffällig. Eine hilfreiche Regel besagt: bei Fokussierung auf den n-ten Teil der hyperfokalen Distanz reduziert sich die maximale Schärfentiefe proportional um ungefähr n^2.

Zur Veranschaulichung der Schärfentiefebereiche werden nachfolgende Voraussetzungen definiert:
Detektor Pixelabmessung (r_p): 17 µm (Diagonale)
Objektiv Blendenzahl (k): 1 und Brennweite (f): 30 mm

Aus den obigen Daten des Objektives (Blendenzahl und Brennweite) ergibt sich sofort, dass die Aperturblende einen Durchmesser von 30 mm hat. Anhand der im Kapitel 2.1.3.1. „Schärfentiefe" genannten Näherungsgleichungen (Gl. 64) kann die hyperfokale Entfernung berechnet werden, die sich zu 5,3 m ergibt. Die Grenzen der Schärfentiefebereiche können dann mit den Gleichungen 66 und 68 aus dem genannten Kapitel berechnet werden.

Fokussierte Objektentfernung [mm]	*Schärfebereichsnahgrenze [mm]*	*Schärfebereichsferngrenze [mm]*	*Schärfentiefenbereich [mm]*
100	98	102	4
200	193	208	15
300	284	318	34
400	372	433	61
500	457	552	95
600	539	677	138
700	618	807	188
800	695	942	247
900	769	1 084	315
1 000	841	1 233	391
1 100	911	1 388	477
1 200	978	1 551	573
1 300	1 044	1 723	679
1 400	1 107	1 903	795
1 500	1 169	2 092	923
1 600	1 229	2 292	1 063
1 700	1 287	2 503	1 216
1 800	1 344	2 726	1 382
1 900	1 399	2 962	1 563
2 000	1 452	3 212	1 760

Tabelle 32: Schärfentiefebereich in Abhängigkeit von der Objektentfernung (Thermokamera mit Detektor mit 17 µm Pixeln und Optik mit k=1 / f=30 mm)

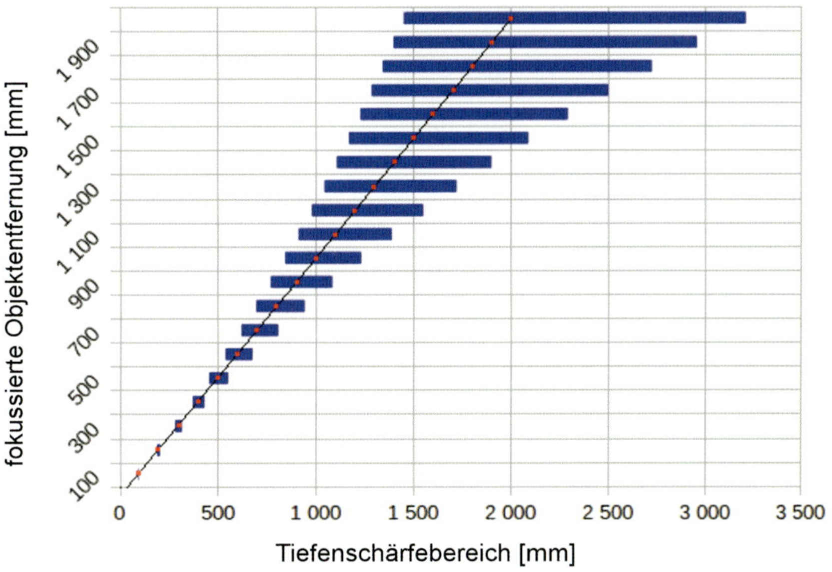

Abb. 760: Schärfentiefebereich in Abhängigkeit von der Objektentfernung (Thermokamera mit Detektor mit 17 µm Pixeln und Optik mit k=1 / f=30 mm)

Die minimale Schärfentiefe, die insbesondere bei kleinen Objektabständen problematisch ist, kann durch das EverSharp-Verfahren der Jenoptik GmbH (bei anderen - späteren - Anbietern als MultiSharp oder LaserSharp benannt) wirksam gemildert werden. Diese Technologie basiert darauf, dass mehrere (insgesamt 10) Thermogramme erstellt werden, die jedoch in je 5 Schritten etwas näher oder ferner fokussiert werden als der original eingestellte Fokusabstand. Die Temperaturdaten jedes Wärmebilds werden auf steile Temperaturgradienten (als Indiz für scharfe Konturen) analysiert. Als nächstes werden die gefundenen scharfen Konturen der einzelnen Thermogramme in mehreren Ebenen aufeinander überlagert und ein Ergebnis-Wärmebild (Datendatei!) erstellt. Dank der EverSharp-Technologie kann die Schärfentiefe bei kleinen Objektabständen u.U. sogar verdoppelt werden. Das Verfahren demonstrierende Beispielaufnahmen sind im Kapitel 3.2.14.3. „Autofokus, Erweiterung des Schärfentiefebereiches" zu finden.

4.2.4.3. Praktische Hinweise zur korrekten Fokussierung

Während der Bedienung einer Thermokamera oder beim Betrachten von Wärmebildern hat sich sicher fast jeder schon mal die Frage gestellt, ob es denn wirklich scharf ist, was man gerade sieht? Kurz nachdenkend ist auch schnell einzusehen, dass Wärmebilder nicht nur wegen ihrer geringeren Anzahl von Pixeln im Vergleich zur Fotografie unschärfer erscheinen: Unser tägliches Leben basiert auf dem Wahrnehmen reflektierten Lichtes und dessen visueller (hirngesteuerter) Auswertung, die Thermografie dagegen auf der Detektion emittierter Strahlungen und derer Darstellung. Aus diesem Grund erscheinen die Kontraste an den Objektkanten anders, als gewohnt! Doch anstelle eines langen wissenschaftlichen Diskurses soll hier ein Beispiel folgen, das das Problem sofort aufklärt:

Vorausgesetzt sei eine sehr schwache herkömmliche Glühbirne mit einer Leistung von ca. 15 W (um Augenschäden zu vermeiden). Wird in diese bei eingeschaltetem Zustand hineingeschaut, wird man feststellen, dass man den Glühfaden auch bei größter Anstrengung nicht scharf sehen kann. Die genaue Fokussierung gelingt nicht, obwohl die Glühlampe nicht blendet. Ausgeschaltet dagegen ist der Wolframfaden aus der gleichen Entfernung und aus gleichem Blickwinkel scharf zu sehen! Was ist der Unterschied?

Im eingeschalteten Zustand wird viel mehr Strahlung (Licht) vom Wolfram-Faden emittiert, als Umgebungslicht an seiner Oberfläche reflektiert. Ausgeschaltet dagegen kann nur das Licht aus der Umgebung reflektiert und damit gesehen werden, wie es für den „kühlen" vertikalen Haltedraht auch im eingeschalteten Zustand der Fall ist.

Bei reflektiertem Licht hängt die Reflexion u.a. vom Reflexionswinkel ab, daher sieht der Betrachter keine Strahlung von der Kante des Objekts (eher ein Schattenwurf), was als starker Kontrast wahrgenommen wird. (Kinder umrahmen daher oft Gegenstände, um diesen Kontrast zu zeichnen.) Die emittierte Strahlung nimmt dagegen an der Körperkante in Richtung des Betrachters nur allmählich ab. Daher fehlt dieser scharfe Kontrast.

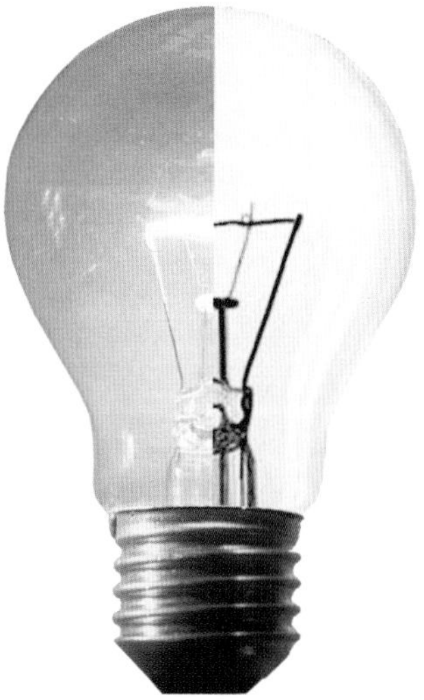

Abb.761: Glühlampe in ein- bzw. ausgeschaltetem Zustand

Was im sichtbaren Bereich gilt, gilt auch für die Wärmestrahlung. An den Rändern der Objekte führt - aufgrund der geometrischen Beziehung - der progressiv abnehmende Emissionsgrad zu immer weniger Strahlungsintensität in Beobachtungsrichtung (d.h. in Richtung der Thermokamera). Der scharfe Kontrast der visuellen Welt kann also in der Thermografie gar nicht existieren. Dementsprechend ist es auch schwieriger, richtig zu fokussieren.

Um die Schwierigkeiten der Fokussierung zu bewältigen, haben viele Thermokameras Autofokus. Autofokus bedeutet hier, dass (innerhalb eines begrenzten Sichtfeldbereichs) nach den steilsten Temperaturgradienten gesucht wird - d.h. nach Pixelgruppen, bei denen starke Temperaturänderung über kleinsten Pixelabstand auftreten. (Dies ist wahrscheinlich die Kante eines erfassten Objekts.) Hiernach wird die Fokuseinstellung korrigiert, bis der zuvor gefundene Gradient seine maximale Steigung erreicht hat.

Es ist aber wichtig auch zu wissen, dass der Autofokus von Wärmebildkameras technische Grenzen hat - wie auch die Autofokussierung in der digitalen Fotografie. Er funktioniert nicht, wenn nicht genügend steile Temperaturgradienten auf dem Objekt oder an der Objektkante vorhanden sind, wenn sich das Objekt während der Fokussierung bewegt (oder die Thermokamera nicht ruhig gehalten wird) bzw. es in einer von der Objektebene abweichenden Entfernung höhere Temperaturunterschiede gibt.

Von diesen Grenzen ausgehend lohnt es sich, sich auch mit den Möglichkeiten der manuellen Fokussierung auseinander zu setzen. Zunächst ist es hierfür ratsam, die Grauton-Skalierung für die Thermogrammdarstellung zu wählen, da das menschliche Auge mehr Grautöne als Farbunterschiede identifizieren kann (es werden also mehr Details sichtbar). Die korrekte Fokuseinstellung ist dann gegeben, wenn die Differenz zwischen den lokalen Minimum- und Maximumtemperaturen seinen Höchstwert erreicht hat. (Siehe auch Kapitel 3.2.14. „Optische Fokussierung und Schärfentiefebereich").

Insofern das Objekt selbst keine genügend steilen Temperaturgradienten aufweist, anhand derer darauf fokussiert werden könnte, dann hilft die Erzeugung der notwendigen Temperaturunterschiede in der Objektebene - je nach Temperaturbereich z.B. durch die Hand eines Helfers mit gespreizten Fingern oder durch einen Lötkolben. Die Berührung des Objektes sollte aber vermieden werden, um es nicht lokal zu erwärmen (was die nachfolgende Messung stören könnte).

Für eine sehr genaue Fokussierung auf kleine Objekte ist es besser, bei der Fokussierung - anhand der zu Beginn dieses Kapitels beschriebenen Zusammenhänge - nicht auf die emittierte Wärmestrahlung zu bauen. Wenn in der Welt der sichtbaren Strahlung ein starker Kontrast im reflektierten Licht besteht und somit leichter zu fokussieren ist, dann gilt das gleiche natürlich auch für die Wärmestrahlung. Was spricht dagegen, dies auszunutzen? Das folgende Beispiel ist eine in der Elektronik typische Messung mit hoher optischer Vergrößerung und dadurch bedingter minimaler Schärfentiefe. Folglich ist die korrekte Fokus-einstellung äußerst kritisch. Mittels Bestrahlung durch den Lötkolben und Fokussierung auf die durch das Objekt reflektierte Wärmestrahlung ist dieses Problem jedoch schnell und einfach lösbar.

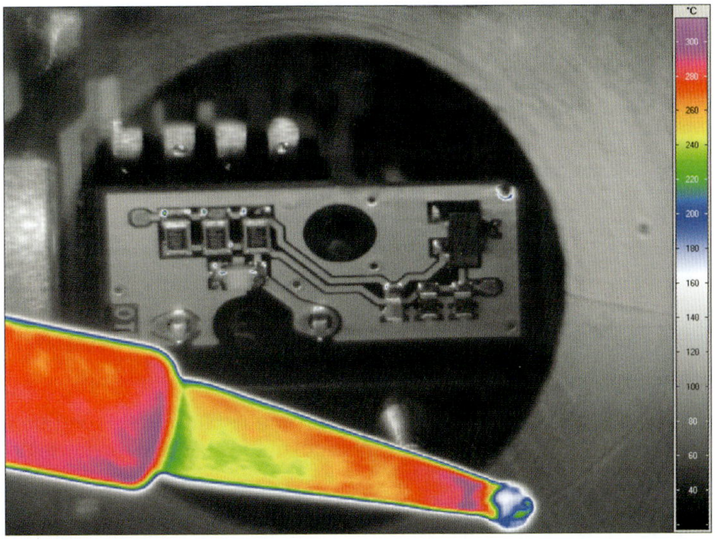

Abb. 762: Fokussierung mittels reflektierter Wärmestrahlung

4.2.5. Messfehler im Zusammenhang mit der geometrischen Auflösung

Für die korrekte Temperaturerfassung ist die Einhaltung der geometrischen Auflösung, wie in 3.2.11.2. „Geometrische Auflösung thermografischer Systeme" beschrieben, die wichtigste und unabdingbare Voraussetzung. Im Falle einer Verletzung dieser Messbedingung wird nicht nur die Bildqualität wesentlich verschlechtert, sondern vielmehr wird die Genauigkeit bzw. die generelle Korrektheit der Temperaturdaten des Wärmebilds an sich fraglich. Auf die Theorie aufbauend werden daher im Folgenden konkrete Zahlenwerte zur Untermauerung der Größe dieses - oft wesentlich unterschätzen - in Wirklichkeit jedoch groben Messfehlers aufgezeigt.

Zur Darstellung des Fehlers bei Verletzung der geometrischen Auflösung soll die Messaufgabe die Erfassung eines 5 × 5 mm quadratischen, 100 °C heißen Objektes (idealer Strahler) sein. Um dessen Oberfläche herum soll die übrige Fläche nur 20 °C Temperatur besitzen. Die Messung soll mit einer Thermokamera durchgeführt werden, die je nach verwendeter IFOV = 1 mrad bzw. IFOV = 2 mrad besitzt und auch mit der (optional aktivierbaren) Micro-Scan Funktion ausgestattet ist. Natürlich wird bei allen Messungen die korrekte Fokussierung vorausgesetzt. Als Maximalwert wird in der folgenden Tabelle die Temperatur dargestellt, die durch einen einzelnen Detektorpixel erfasst wird, wenn sich seine Sichtfläche möglichst vollständig (oder dem eben möglichen maximalen Deckungsgrad) auf der Messobjektfläche befindet. Der Minimalwert ist die angezeigte Temperatur, die sich dann ergibt, wenn der Messpixel die schlechteste Position zur Objektfläche einnimmt - d.h. diese nur minimal bedeckt.

Da es keinen Lasermarker je Detektorpixel gibt, ist natürlich die genaue Platzierung der Messfläche auf der Objektfläche (oder eben nur teilweisen Lage auf dem Objekt) nicht bekannt, so dass bei den je Positionierung voneinander abweichende Minimum- und Maximumwerte verursachenden Messabstände, nicht zur korrekten Bestimmung der Objekttemperatur geeignet sind. Die angezeigte Objekttemperatur kann in diesen Fällen nämlich ein beliebiger Wert zwischen den in der Tabelle angegebenen Minimal- und Maximalwerten sein.

	Angezeigter Temperaturwert [°C]							
geometrische Auflösung	1 mrad		2 mrad		Micro-Scan			
					1 mrad		2 mrad	
Objektdistanz	Minimum	Maximum	Minimum	Maximum	Minimum	Maximum	Minimum	Maximum
250 mm	100	100	100	100	100	100	100	100
500 mm	100	100	100	100	100	100	100	100
750 mm	100	100	100	100	100	100	100	100
1 000 mm	100	100	96	100	100	100	100	100
1 250 mm	100	100	90	100	100	100	100	100
1 500 mm	100	100	86	100	100	100	96	100
1 750 mm	99	100	83	100	100	100	92	100
2 000 mm	96	100	80	100	100	100	89	100
2 250 mm	93	100	78	100	100	100	86	100
2 500 mm	90	100	76	100	100	100	84	100
2 750 mm	88	100	74	98	98	100	82	98
3 000 mm	86	100	73	96	96	100	80	96
3 250 mm	85	100	71	94	94	100	79	94
3 500 mm	83	100	70	92	92	100	77	92
3 750 mm	82	100	69	90	90	100	76	90
4 000 mm	80	100	68	89	89	100	75	89
4 250 mm	79	100	67	88	88	100	74	88
4 500 mm	78	100	66	86	86	100	73	86
4 750 mm	77	100	65	85	85	100	72	85

Tabelle 33: Messergebnisse in Abhängigkeit von der geometrischen Auflösung und der Objektdistanz (Objekt: 5×5 mm, 100 °C; Fläche um Objekt: 20 °C; Emissionsgrade: 100%; Transmission Messstrecke: 100%)

In der obigen Tabelle weisen die roten Felder auf Objektentfernungen hin, die für Temperaturmessungen ungeeignet sind. In diesen Fällen ist völlig ungewiss, welcher Temperaturwert (zwischen den in der Tabelle aufgeführten Minimal- und Maximalwerten) angezeigt wird. Nur bei Erfüllung der Anforderung der geometrischen Auflösung tritt diese Unsicherheit nicht auf, d.h. die Einhaltung dieser Messbedingung ist zwingend erforderlich!

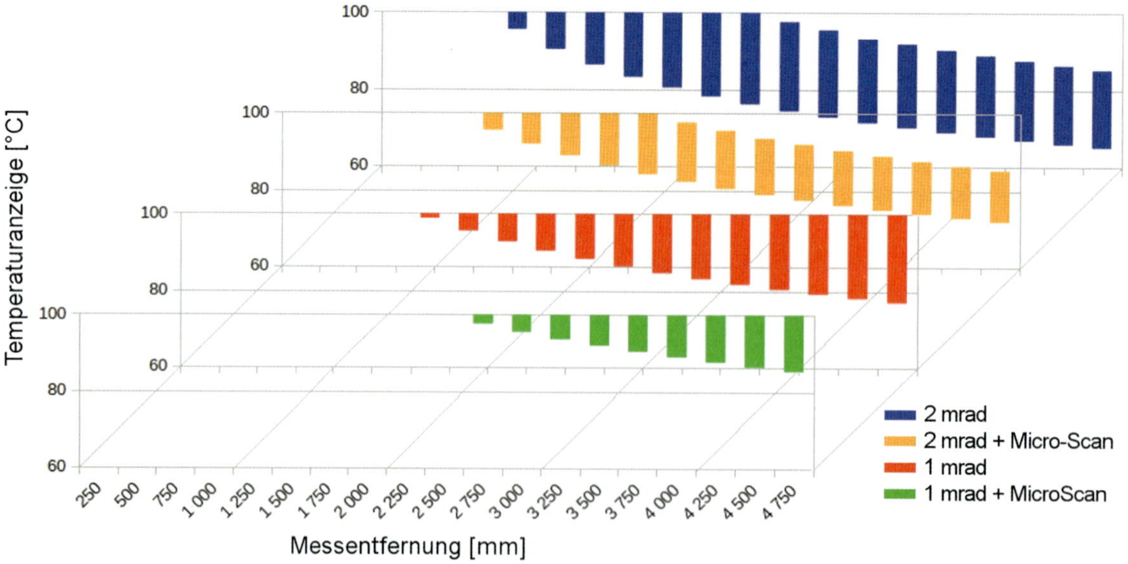

Abb. 763: Messergebnisse in Abhängigkeit von der geometrischen Auflösung und der Objektdistanz (Objekt: 5×5 mm, 100 °C; Fläche um Objekt: 20 °C; Emissionsgrade: 100%; Transmission Messstrecke: 100%)

4.2.6. Messfehler durch falsche Auswahl des Messbereichs

Die enge Beziehung zwischen Messbereich und der thermischen Auflösung (NETD) ist im Kapitel 3.2.15. „Thermische Auflösung radiometrischer Systeme" ausführlich diskutiert worden. Aus diesem Kapitel geht auch hervor, dass die wesentlichsten Parameter für die zu erwartende Messgenauigkeit sind, ab welcher Temperatur die Wärmebildkamera kalibriert ist, wie hoch die digitale Auflösung (der internen Signalwandlung) ist und wie viele auswählbare Teilmessbereiche den gesamten Messbereich abdecken. Nur unter Berücksichtigung aller Parameter kann eine Aussage zu Messfähigkeiten und Messgenauigkeit der gegebenen Wärmebildkamera und der voraussehbaren Fehlergrenzen getroffen werden.

Der den wahrscheinlichen Messfehler bzw. die Messunsicherheit wesentlich beeinflussende Parameter ist die digitale Auflösung der Temperaturwerte. Es gibt 12, 14 oder sogar 16 Bit auflösende Thermokameras, die bis 160, 200, 240 oder sogar 360 °C umfassend den kritischsten niedrigsten (oder einzigen) Messbereich abdecken. Der Digitalisierungsfehler (Quantisierungsrauschen) für eine LowCost-Wärmebildkamera mit einer Auflösung von 12 Bit und einem Messbereich von -10 °C bis 350 °C beträgt exakt 360 K / 4096 = +/- 87,9 mK. Damit kann auch die thermische Auflösung (NETD) nicht besser sein, als +/- 87,9 mK. Eine professionelle Wärmebildkamera (mit mehren Messbereichen und 16 Bit Auflösung) ermöglicht 160 K / 65536 = +/- 2,4 mK Digitalisierungsfehler (im niedrigsten Temperaturmessbereich). Je höher jedoch der Messbereich ist, desto höher ist natürlich auch der Quantisierungssprung und somit das daraus resultierende Quantisierungsrauschen.

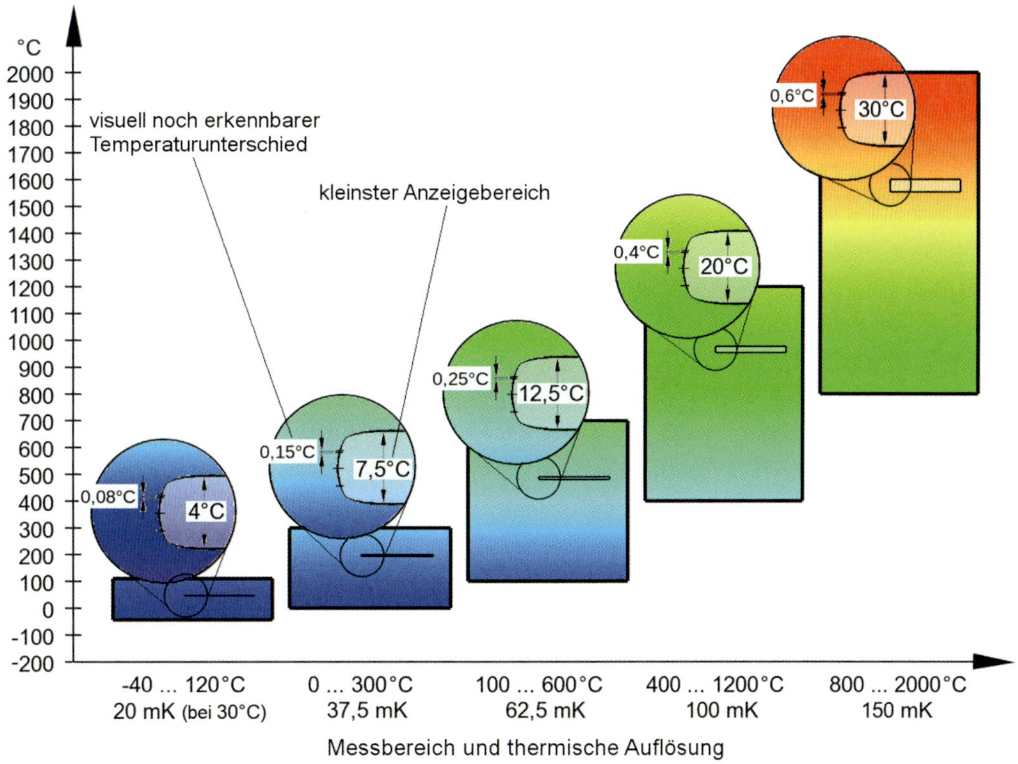

Abb. 764: typische Messbereiche und deren messtechnische Parameter (bei Profi-Thermokameras) (= Abb. 175 aus dem Kapitel 3.2.16. „Temperaturmessbereiche")

Die thermische Auflösung der Wärmebildkameras hängt natürlich nicht nur von der Quantisierung ab. Der die tatsächliche Messqualität (inklusive des Quantisierungsrauschens) beschreibende NETD (Noise Equivalent Temperature Difference) gibt den Effektivwert des Eigenrauschens der Kamera an, ausgedrückt als die Objekttemperaturdifferenz, die zu gleich großer elektrischer Signaländerung führt. Dieser Parameter wird nach DIN EN 16714-2: 2016-11 bei 30 °C ermittelt, wobei als Referenz ein idealer Strahler vorausgesetzt wird. Es ist noch wichtig zu wissen, dass der NETD-Wert nicht bei allen Temperaturen gleich ist, auch nicht nur für alle Messbereiche oder Objektive. Besonders kritisch ist dieser im untersten Messbereich, da nach dem Planckschen Strahlungsgesetz bei niedrigen Temperaturen nur minimale Strahlungsmengen emittiert werden. Infolgedessen ist das Signal-Rausch-Verhältnis hierbei am schlechtesten.

Wird der Einfachheit halber angenommen, dass der NETD in allen Messbereichen (proportional zur jeweiligen relativen Empfindlichkeit des Messbereichs) prozentual gleich groß ist, ergeben sich die in der obigen Abbildung angegebenen Rauschwerte je nach Messbereich. Obwohl gerade im niedrigsten (bei 30°C) der NETD definiert wird, weicht dieser Bereich in seinen Eigenschaften von den übrigen ab.

Bei Messung von Objekten (idealen Strahlern) mit Temperaturen von 30 °C oder höher tritt das Rauschen höchstens mit dem gegebenen NETD auf, bei niedrigeren Temperaturen oder Strahlern mit geringem Emissionsgrad führt jedoch das schlechtere Signal-Rausch-Verhältnis aufgrund der geringeren Wärmestrahlungsmenge zur Verschlechterung des NETD. Während die Strahlung mit der vierten Potenz der Temperatur abnimmt, ist eine fast quadratische Erhöhung des NETD-Wertes zu beobachten. Abhängig von der Qualität der Wärmebildkamera muss in der Praxis bei etwa 0 °C mit einer Verdopplung des NETD, bei -20 °C bereits mit einer Vervierfachung gerechnet werden. (Es ist also kein Zufall, dass die meisten LowCost-Thermokameras nur für kalibrierte Messungen ab 0 °C geeignet sind, nur wenige eine untere Grenze von -10 °C besitzen, und es nur ganz selten Modelle mit noch niedrigerer unterer Messbereichsgrenze gibt. LowCost-Kameras messen tiefe Temperaturen typisch nur sehr instabil und verrauscht.)

Der dritte, wichtigste Aspekt für die absolute Messgenauigkeit, ist die Definition der Fehlergrenzen der Thermokamera-Kalibrierkurve. Hierbei ist es auch wesentlich, ob zusätzlich zur Hauptkalibrierkurve weitere Nebenkalibrierkurven zur Kompensation der Messabweichungen aufgrund von Temperaturschwankungen der Kameraumgebung berücksichtigt werden. Dazu werden bei professionellen Thermokameras sogenannte Nebenkalibrierkurven bei der minimalen und maximalen Betriebsumgebungstemperatur aufgenommen. Dies wird jedoch bei LowCost-Kameras im Allgemeinen nicht getan. Mit diesen kann daher bei schnellem Wechsel zwischen kalter und warmer Kameraumgebung nicht korrekt gemessen werden. Aufgrund der Schwankung der Eigentemperatur schwanken die Messergebnisse ebenfalls. Es muss daher abgewartet werden, bis sich die Kamera temperiert hat und sich das interne thermische Gleichgewicht auf den Zustand entsprechend der Kalibrierkurvenerstellung eingestellt hat.

	LowCost Thermokamera			*Professionelle Thermokamera*		
wirkliche Temperatur [°C]	***spezifizierte absolute Genauigkeit***	***Minimum-anzeige [°C]***	***Maximum-Anzeige [°C]***	***spezifizierte absolute Genauigkeit***	***Minimum-anzeige [°C]***	***Maximum-Anzeige [°C]***
0	+/-2°C / +/-2%	-2	2	+/-1°C / +/-1%	-1	1
30	+/-2°C / +/-2%	28	32	+/-1°C / +/-1%	29	31
60	+/-2°C / +/-2%	58	62	+/-1°C / +/-1%	59	61
90	+/-2°C / +/-2%	88	92	+/-1°C / +/-1%	89	91
120	+/-2°C / +/-2%	118	122	+/-1°C / +/-1%	119	121
150	+/-2°C / +/-2%	147	153	+/-1°C / +/-1%	149	152
180	+/-2°C / +/-2%	176	184	+/-1°C / +/-1%	178	182
210	+/-2°C / +/-2%	206	214	+/-1°C / +/-1%	208	212
240	+/-2°C / +/-2%	235	245	+/-1°C / +/-1%	238	242
270	+/-2°C / +/-2%	265	275	+/-1°C / +/-1%	267	273
300	+/-2°C / +/-2%	294	306	+/-1°C / +/-1%	297	303
330	+/-2°C / +/-2%	323	337	+/-1°C / +/-1%	327	333
360	+/-2°C / +/-2%	353	367	+/-1°C / +/-1%	356	364
390	+/-2°C / +/-2%	382	398	+/-1°C / +/-1%	386	394
420	+/-2°C / +/-2%	412	428	+/-1°C / +/-1%	416	424
450	+/-2°C / +/-2%	441	459	+/-1°C / +/-1%	446	455

Tabelle 34: Anzeigewerte in Abhängigkeit von der spezifizierten Genauigkeit und der Objekttemperatur

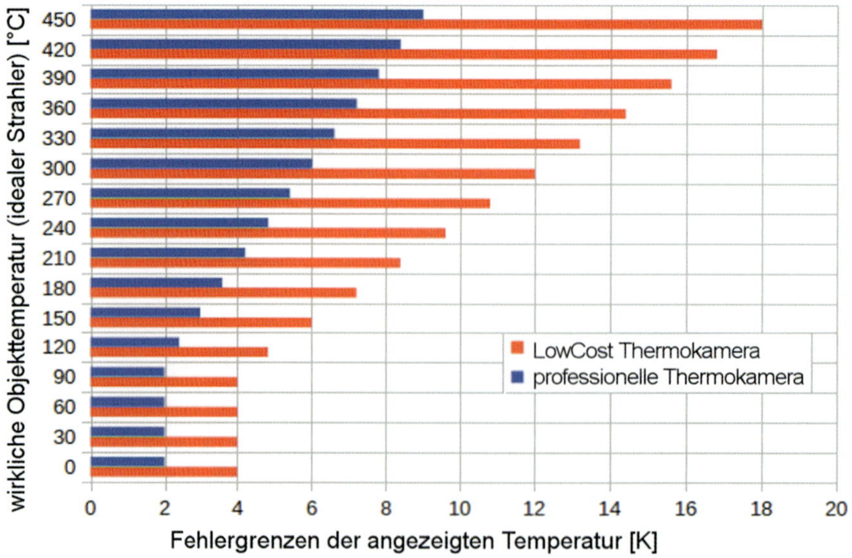

Abb. 765: Anzeigewerte in Abhängigkeit von der spezifizierten Genauigkeit und der Objekttemperatur

Es ist auch wichtig zu wissen, dass die Kalibrationsbereiche (Messbereiche) - wie auch die absolute Messgenauigkeit - auf Schwarzkörperstrahler (d.h. ideale Strahler mit 100% Emissionsgrad) definiert sind. Auf etwas, dem man in der Praxis fast nie begegnet. Dies wirkt sich auch auf die Genauigkeit der Messung aus, da reale Objekte weniger Strahlung emittieren als ideale Strahler, so dass das Signal-Rausch-Verhältnis schlechter ist als bei der Kalibrierung der Wärmebildkamera. Die von der Thermokamera angezeigte Temperatur ist noch dazu ein berechneter Wert, der vom Emissionsgrad des Objekts abhängt. Damit stellt sich die Frage, warum die Kalibrierung von Wärmebildkameras auf schwarzen Strahlern basiert und warum die Kalibrierbereiche mit Temperaturgrenzen definiert werden.

Der Grund ist relativ einfach. Die Thermokameras (wie im theoretischen Teil besprochen) erfassen keine Temperatur, sondern berechnen die Objekttemperatur durch die Strahlungsintensität unter Verwendung der thermografischen Grundgleichung, basierend auf dem Emissionsgrad des Objekts (und weiteren strahlungsphysikalischen Parametern). Die Grenzen eines Messbereichs hängen von der auf den Sensor eingehenden Strahlungsintensität ab (abhängig von Objektiv und der zum Messbereich gehörenden Blende). Diese muss auf dem möglichst linearen und steilen Kennlinienbereich des Detektors innerhalb dessen unterer Empfindlichkeitsgrenze, und der maximal von ihm detektierbaren Intensität liegen.

Der Kalibrationsbereich müsste daher korrekt mit Maßzahlen der Strahlungsintensität angegeben werden (z.B. in W/m^2). Es würde jedoch kaum einen Benutzer von Wärmebildkameras geben, der mit diesen Grenzen umgehen könnte. Als Lösung wurde ein Kompromiss geschaffen: um die Grenzen der Kalibrationsbereiche (Messbereiche) zu spezifizieren, wird ein idealer Strahler verwendet, der bekannterweise die höchstmögliche Strahlungsintensität (in Abhängigkeit seiner Temperatur) abgibt. Da alle anderen Körper nur weniger Strahlung emittieren können, ist es sicher, dass beim Detektieren realer Objekte auch mit Temperaturen an der Obergrenze eines Kalibrierbereiches die maximale Strahlungsintensität nicht überschritten und der Sensors nicht geschädigt werden kann.

Diese Lösung verursacht jedoch, dass beim Messen von realen Objekten die Strahlungsintensitätsgrenzen der Kalibrationsbereiche (Messbereiche) nie ausgenutzt werden. Wird der Emissionsfaktor des realen Körpers angegeben, berechnet die Wärmebildkamera die Temperatur des Körpers, die natürlich höher ist, als die Temperatur des die gleiche Strahlungsintensität emittierenden schwarzen Körpers. In dieser ist jedoch der Messbereich angegeben! Es kommt daher vor, dass der berechnete (angezeigte) Temperaturwert wegen des niedrigen Emissionswertes des Messobjekts die obere Grenze des Messbereichs überschreitet und damit laut Kameraanzeige (oder der automatischen Messbereichswahl) zur Nutzung des nächsthöheren Kalibrationsbereiches zwingt. In diesem höheren Bereich würde jedoch das Signal-Rausch-Verhältnis sehr schlecht sein, da aufgrund der nicht idealen Strahlungseigenschaft des Objekts nur weniger (oder gar viel weniger) Strahlungsintensität auf den Detektor trifft, als die für diesen Bereich definierte minimale Strahlungsintensität anhand eines schwarzen Strahlers.

ϑ_{Objekt}	***130°C***	***350°C***	***675°C***
ε_{Objekt}	***äquivalente Temperatur eines Schwarzstrahlers***		
1,00	130°C	350°C	675°C
0,95	129°C	340°C	652°C
0,90	122°C	327°C	628°C
0,85	118°C	315°C	605°C
0,80	113°C	305°C	582°C
0,75	109°C	293°C	557°C
0,70	105°C	282°C	533°C
0,65	101°C	269°C	508°C
0,60	96°C	256°C	481°C
0,55	91°C	243°C	456°C
0,50	86°C	229°C	434°C
0,45	81°C	215°C	403°C
0,40	76°C	201°C	372°C
0,35	70°C	185°C	344°C
0,30	65°C	168°C	312°C
0,25	58°C	151°C	280°C
0,20	51°C	132°C	244°C
0,15	42°C	111°C	205°C
0,10	31°C	83°C	160°C

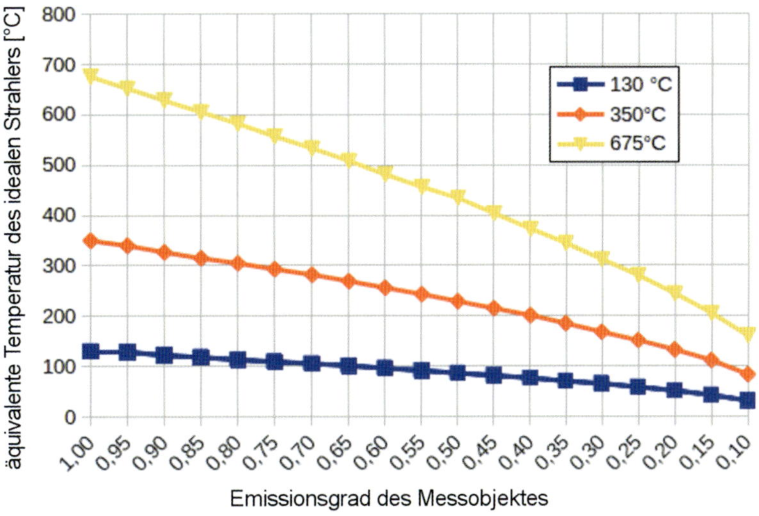

Abb. 766: äquivalente Temperatur des idealen Strahlers in Abhängigkeit vom Objektemissionsgrad (7,5 ... 14 µm, $\vartheta_{Umgebung}$ = 22°C)

Tabelle 35: äquivalente Temperatur des idealen Strahlers (7,5 ... 14 µm, $\vartheta_{Umgebung}$ = 22°C)
(Farbkennzeichnung: grün = der Objekttemperatur entsprechender Messbereich = Idealfall, gelb = tieferer Messbereich notwendig, orange = zweifach tieferer Messbereich notwendig)

Aus der vorstehenden Tabelle (und der Grafik) ist ersichtlich, dass im langwelligen Spektralbereich ein idealer Strahler im Vergleich zu einem Objekt mit ε = 0,85 bei einer fast 10% niedrigeren und mit ε = 0,5 bei einer um mehr als 30% niedrigeren Temperatur die gleichen Strahlungsintensität besitzt. Daraus folgt, dass es für die genaue Messung eines 130 °C warmen Objektes mit 85% Emission ratsam ist, den Messbereich bis max. 120 °C zu verwenden, bei einem Objekt mit 350 °C und 75% Emissionsgrad den bis max. 300 °C umfassenden Kalibrationsbereich. Wenn ein 350 °C heißes, jedoch nur 15% Emissionsgrad besitzendes Objekt gemessen werden soll, empfiehlt es sich (im Interesse der bestmöglichen thermischen Auflösung und absoluten Messgenauigkeit) den Messbereich bis 120 °C zu nutzen. Aber Vorsicht: Wenn auch nur ein Teil unseres Sichtfeldes bei diesen Temperaturen einen besseren Emissionsgrad hat, wird die obere Grenze des gewählten Messbereiches überschritten, was zu Messungenauigkeiten (wegen Übersteuerung des Detektors) führt, und in extremen Fällen sogar den Detektor schädigen kann.

Um die Messbereiche maximal ausnutzen zu können und damit die beste Messgenauigkeit und thermische Auflösung zu erreichen, kann folgendermaßen vorgegangen werden: die erste Messung wird bei Einstellung des Emissionsgrades ε = 1 durchgeführt, dabei sicherstellend, dass die angezeigte Temperatur nicht die Obergrenze des aktuell ausgewählten Messbereichs überschreitet. (*) Zur zahlenmäßig korrekten Anzeige der aktuellen Objekttemperaturen (auf der Thermokamera während der Vor-Ort-Messtätigkeit) sind nunmehr die wirklichen Werte für den Objektemissionsgrad, die Umgebungstemperatur und - wenn es die Messanordnung erfordert - für den Transmissionsgrad der Übertragungsstrecke anzugeben, ohne dabei jedoch den Messbereich zu wechseln. Lagen bereits bei ε = 1 angezeigte Temperaturmesswerte nahe der oberen Grenze des Messbereiches, dann wird diese Grenze nunmehr durch die Angabe der strahlungsphysikalischen Korrekturfaktoren vermutlich (eventuell sogar bedeutend) überschritten. Keine Angst! Die Wärmebildkamera wird nicht beschädigt, statt dessen wird die Messung in höchster absoluter Genauigkeit und bester thermischer Auflösung erfolgen.

ε = 1	***120°C***	***300°C***	***600°C***
ε_{Objekt}	***Objekttemperatur***		
1,00	120°C	300°C	600°C
0,95	124°C	310°C	621°C
0,90	128°C	320°C	644°C
0,85	132°C	331°C	669°C
0,80	137°C	344°C	697°C
0,75	143°C	358°C	729°C
0,70	149°C	374°C	764°C
0,65	155°C	391°C	805°C
0,60	163°C	412°C	851°C
0,55	172°C	435°C	906°C
0,50	182°C	462°C	970°C
0,45	194°C	494°C	1047°C
0,40	208°C	534°C	1143°C
0,35	256°C	583°C	1263°C
0,30	248°C	646°C	1422°C
0,25	277°C	731°C	1641°C
0,20	317°C	854°C	1965°C
0,15	379°C	1050°C	2497°C
0,10	490°C	1427°C	3547°C

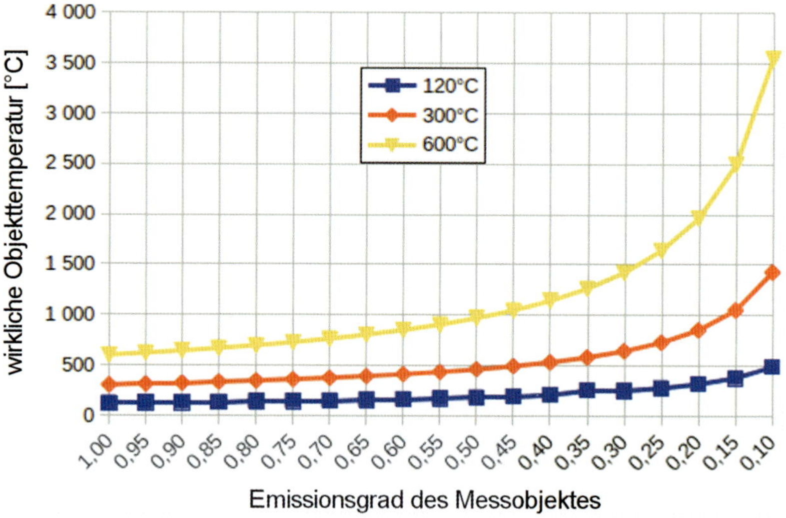

Abb. 767: in den Messbereichen bis 120 °C, bis 300 °C bzw. 600 °C messbare Temperaturen in Abhängigkeit vom Objektemissionsgrad (7,5 ... 14 µm, ϑ_{Objekt} = 22°C)

Tabelle 36: in den Messbereichen bis 120 °C, bis 300 °C bzw. bis 600 °C messbare Temperaturen in Abhängigkeit vom Objektemissionsgrad (7,5 ... 14 µm, ϑ_{Objekt} = 22°C)

**) Hinweis: Die bei ε = 1 erstellten Wärmebilder (Daten) können auch ohne die Einstellung der tatsächlichen strahlungsphysikalischen Parameter gespeichert werden. Die Grundlage dafür ist, dass Wärmebildkameras keine digitalisierten Farbbilder oder Temperaturdaten pro Pixel speichern, sondern die detektierte Strahlungsintensität, korrigiert anhand der Eigenschaften der Wärmebildkamera (auf der Kalibrierung basierend). Die Temperaturdaten werden für die „Anzeige" durch ein thermografisches Auswerteprogramm auf dem PC auf Grundlage der thermografischen Grundgleichung neu berechnet. Werden hierfür der korrekte Objektemissionsgrad sowie die weiteren strahlungsphysikalischen Parameter angegeben, berechnet die Auswertesoftware auch die korrekten Objekttemperaturwerte. (Das ist die gleiche Berechnung, die auch die Thermokamera für die Live-Anzeige der Objekttemperaturwerte durchführt.)*

Praktische Hinweise zur Aufzeichnung von Sequenzen

Wie bei den „Einzelaufnahmen" ist es sinnvoll, auch bei Sequenzaufzeichnungen die idealen Einstellparameter vorab gut zu überdenken. Zusätzlich zu den bisher genannten Zusammenhängen kann das Problem auftreten, dass sich die Temperatur des Messobjekts während der Dauer der Serienaufnahme so stark ändert, dass diese sich über zwei oder mehr Messbereiche hinweg bewegt. In diesen Fällen ist anhand folgender Kriterien über die möglichst ideale Einstellung des Messsystems zu entscheiden (teilweise mit dem einen oder anderen Kompromiss):

- Wie weit überschreitet die höchste Temperatur (bei $\varepsilon = 1$) die obere Grenze des darunterliegenden Messbereichs?
- Stört aus Sicht der Bildrate der Serienaufnahmerate der Zeitbedarf eines automatischen Messbereichswechsels (während dem keine Messungen erfasst werden können)?
- Ist die Genauigkeit der niedrigsten oder höchsten Temperaturwerte für die Auswertung wichtiger?

Hinter den aufgezählten Entscheidungsgesichtspunkten stehen die folgenden Tatsachen: Bei Temperaturen bis zu zehn Prozent über der oberen Grenze eines Messbereichs kann der Detektor der Wärmebildkamera nicht beschädigt werden. Jedoch die Genauigkeit der Messung wird nicht mehr innerhalb der Fehlerspanne liegen, die durch die Kalibrierung innerhalb des Messbereiches erreicht würde. Vermutlich wird jedoch dieser Fehler unbedeutend sein für all die Anwendungen, bei denen es wichtig ist, die niedrigeren Temperaturen während der Messreihe so genau wie möglich und mit geringstem Rauschen zu erfassen. Wenn noch dazu die Messdaten der Serienaufnahme zum überwiegenden Teil innerhalb des niedrigeren Kalibrationsbereiches liegen, ist es empfehlenswert, den unteren Messbereich zu nutzen.

Wenn jedoch die Messbereichsgrenze um weit mehr als zehn Prozent überschritten wird oder genau die Maximalwerte (und deren Genauigkeit) am wichtigsten sind, sollte entweder der höhere Kalibrationsbereich für die gesamte Serie oder der automatische Messbereichswechsel eingestellt werden. Die Wahl des höheren Messbereichs bedeutet, dass die niedrigeren Temperaturdaten in der Serie verrauscht sind und ihre Genauigkeit schlechter ist, als diese die Wärmebildkamera bei einem für diese optimal eingestellten Messbereich messen könnte. Der automatische Bereichswechsel bietet dagegen für jeden Temperaturwert den geringstmöglichen Rauschpegel bei maximaler Messgenauigkeit (vorausgesetzt, es wird mit $\varepsilon = 1$ gemessen, damit der Bereichswechsel nicht bei zu niedrigen Temperaturwerten geschieht).

Der automatische Messbereichswechsel hat jedoch einen Nachteil. Tatsächlich kann die für diesen Vorgang erforderliche Zeit (Blendenwechsel oder Integrationszeitänderung mit nachfolgendem NUC-Abgleich) je nach Kameratyp bis zu zwei Sekunden betragen. Während dieser Zeit führt die Kamera keine Messungen oder Datenspeicherungen durch. Bei einer Sequenzaufzeichnung mit 50 Hz Bildspeicherrate würden also während des Bereichswechsels insgesamt 100 Wärmebilder nicht gemessen und gespeichert werden, die dann schließlich in der Serie fehlen würden. Wenn die kritische (aus Sicht der Auswertung wichtige) Periode des Prozesses gerade während des Messbereichswechsels eintrat, dann wurde diese ganz einfach nicht aufgezeichnet.

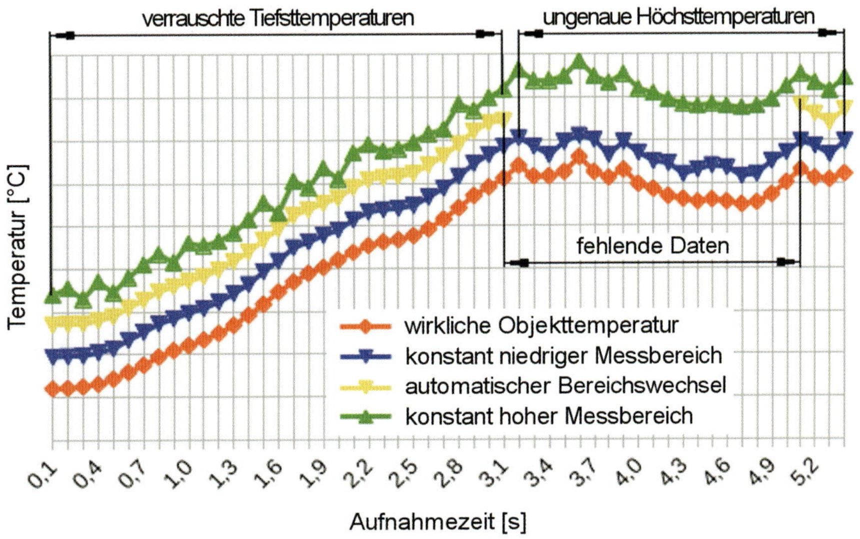

Abb. 768: Auswirkung der Messbereichseinstellung auf das Ergebnis von Sequenzaufzeichnungen (der besseren Erkennbarkeit wegen wurden die Messdaten mit 15, 30 bzw. 45 °C Verschiebung dargestellt)

4.2.7. Zusammenhang von Kalibrationsbereich und Temperaturanzeigebereich

Im vorherigen Kapitel wurde die Korrelation zwischen dem Kalibrationsbereich (Messbereich) und der Genauigkeit des Messergebnisses diskutiert. Dabei wurde aber nicht darauf eingegangen, ob der gewählte Anzeigebereich auch die Genauigkeit der Messergebnisse beeinflusst. Die Abbildung 190 am Anfang des Kapitels weist allerdings auf einen Zusammenhang zwischen Messbereich und kleinstem Anzeigebereich hin. Gibt es noch weitere Zusammenhänge?

Die Kalibrationsbereiche gewährleisten (entsprechend der Blendeneinstellung und der Integrationszeit), dass der steilste (möglichst lineare) Empfindlichkeitsbereich des Sensors genutzt wird, sowie das analoge Ausgangssignal desselben optimal digitalisiert wird. Abhängig vom Typ des Thermografiesystems kann ein digitaler Wert der Strahlungsintensität mit bis zu 14 oder 16 Bit Auflösung (natürlich für jeden Pixel) erzeugt werden. Die berechneten Pixelwerte werden dann durch Zuordnung von Farbkodes angezeigt.

Die grafische Darstellung der Temperaturdaten mit Farbkode in einer Auflösung bis zu 14 oder sogar 16 Bit - was 16.000 oder sogar 65.000 Farbnuancen bedeuten würde - hat nicht viel Sinn, da das menschliche Auge ohnehin nicht zwischen so vielen Farbabstufungen unterscheiden könnte. Anstatt den gesamten Messbereich anzuzeigen, konzentriert man sich lieber auf den Teilbereich der relevanten Temperaturwerte, was zu engeren Grenzen mit deutlich größerem Kontrast und damit besserer Erkennbarkeit führt. Hierfür reichen 8 bis 10 Bit Farbcodeauflösung.

Aus dem Vorstehenden ergibt sich, dass der Anzeigebereich immer innerhalb eines (kalibrierten) Messbereichs liegt und mit einem Farbkode von bis zu 8 oder 10 Bit (256 bis 1024 Farbnuancen) den interessierenden - frei wählbaren - Temperaturbereich darstellt. Der kleinste anzeigbare Teilbereich kann mit der folgenden Gleichung berechnet werden.

$$\Delta T_{min} = \Delta T_{kal} / DA_{kal} \cdot DA_{color} \qquad \text{Gl. 113}$$

Legende:
ΔT_{min} ... kleinster (engster) Temperaturanzeigebereich
ΔT_{kal} ... Umfang des aktuellen Kalibrationsbereichs (Messbereichs)
DA_{kal} ... digitale Auflösung des aktuellen Kalibrationsbereichs (Messbereichs) (z.B. 14 Bit = 16384)
DA_{color}... digitale Auflösung der Farbskala (z.B. 8 Bit = 256)

Der Anzeigetemperaturbereich kann natürlich eine beliebige Größe zwischen dem (anhand obiger Gleichung berechenbaren) Minimalbereich und dem gesamten Kalibrationsbereich (Messbereich) sein. Der den Umfang des dargestellten Teilbereichs beschreibende Parameter wird bei den thermografischen Systemen (Wärmebildkameras und Thermografie-Software gleichermaßen) mit Bereich (englisch: span) bezeichnet. Die willkürliche Platzierung dieses Bereichs (innerhalb des Messbereichs) kann durch die Änderung des Bereichsmittelwertes (bezeichnet als „Niveau" oder englisch „Level") erfolgen.

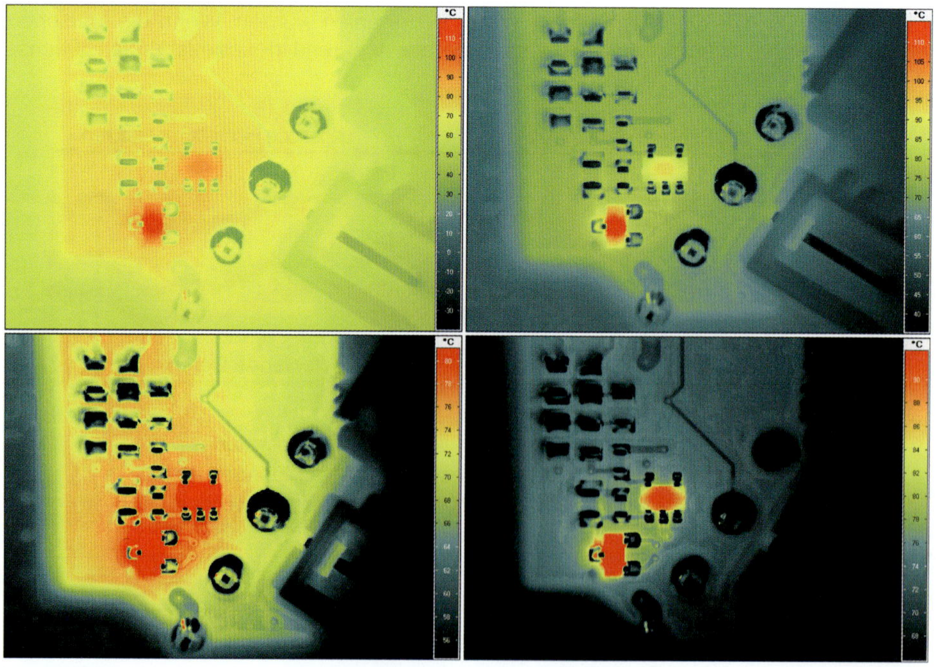

oberes IR-Bild: Darstellung des gesamten Messbereiches
unteres IR-Bild: Skalierung auf kühlere Objektdetails

oberes IR-Bild: Min-Max begrenzte Skalierung
unteres IR-Bild: Skalierung auf heiße Objektdetails

Abb. 769 - 772: Wärmebilder verschiedener Teilbereiche (innerhalb des Messbereichs)

4.2.8. Messfehler bei dynamischen Prozessen

Davon ausgehend, dass die Kalibrierung der Wärmebildsysteme statisch erfolgt, muss sofort die berechtigte Frage auftreten: Ist es denn möglich, mit thermografischen Systemen dynamische Prozesse aufzunehmen oder bewegte Objekte korrekt zu erfassen? Die Antwort ist natürlich „Ja", aber nur nach Analyse der konkreten Möglichkeiten. Probleme entstehen aufgrund der Integrationszeit des Infrarotdetektors und der diskreten Abtastung des Messsignals. Die Betrachtung der zu erwartenden Messfehler soll mit der Frage der Integrationszeit begonnen werden.

Die numerische Nutzung der **Integrationszeit** ist sehr schwierig, da die Detektorintegrationszeit typischerweise nur bei schnellen Photonendetektor-Thermokameras dokumentiert wird (Ausnahmen kommen vor, aber nur selten). Dies ist jedoch ein wichtiger messtechnischer Parameter, der ernsthafte Einschränkungen bei der Messung dynamischer Vorgänge nach sich zieht. Darüber hinaus wird das Umschalten zwischen den unteren Kalibrationsbereichen oft durch Ändern der Integrationszeit gelöst. Die Verwendung von Blenden mit zu höheren Messbereichen hin abnehmendem Durchmesser zur Eingrenzung der eingehenden Strahlung beschränkt sich im Allgemeinen auf die höheren Messbereiche.

4.2.8.1. Integrationszeit contra relative Bewegungsgeschwindigkeit

Mit Messproblemen, sogar schwerwiegenden Messfehler ist immer dann zu rechnen, wenn sich die Wärmebildkamera und das Objekt relativ zueinander bewegen. In diesem Fall ist natürlich die relative Bewegungsgeschwindigkeit maßgebend, unabhängig davon, ob sich die Thermokamera oder das Objekt bewegt. Diese Bewegung kann durch geradlinige Objektbewegung (Förderband, Fahrzeug) bzw. Objektrotation (drehende Teile, Maschinen) oder durch Bewegen der Kamera (Bewegung von Hand, im Fahrzeug, per Flugzeug, Hubschrauber bzw. Drohne) verursacht werden. Während der Integrationszeit kann die zu einem Detektorpixel gehörende Sichtfläche die Objektoberfläche (oder das zu messende Objektdetail) teilweise oder ganz verlassen. Wenn dies auftritt, wird nur eine Durchschnittstemperatur erfasst, die im Verhältnis zu der auf dem Objekt verbrachten Zeit und dessen Temperatur, sowie der Zeit auf der Nebenfläche und derer Temperatur steht.

Die Berechnung zwecks Eliminieren dieses Fehlers ist ziemlich einfach, da nur sichergestellt werden muss, dass (über die Anforderung der geometrischen Auflösung hinaus) die durch die relative Bewegung während der Integrationszeit verursachte Verschiebung der Messpunkte kleiner ist, als die Objektoberfläche. Wenigstens ein auf ihr ruhender Detektorpixel verlässt also das Messobjekt nicht - auch nicht „nur" teilweise. Als Ergebnis wird es mindestens einen Pixel geben, der die tatsächliche Objekttemperatur erfasst. Diese Bedingung liefert jedoch nur Messdaten, die zur korrekten Bestimmung der maximalen (oder minimalen) Temperatur eines sich bewegenden Objekts oder eines ruhenden Objekts mittels einer in Bewegung befindlichen Thermokamera ausreichend sind. Diese Mindestanforderung ist nicht ausreichend, um visuell eindeutige, leicht verständliche Wärmebilder zu erzeugen, da die Konturen des Messobjekts sehr verschwommen (verwischt) sein werden.

$$l_{Messung} \cdot IFOV + t_{Integration} \cdot v_{relativ} < l_{Objekt} \qquad \text{Gl. 114}$$

Legende:

$l_{Messung}$ ... Distanz zwischen Objekt und Thermokamera [m]
IFOV ... geometrische Auflösung der Thermokamera [mrad]
$t_{Integration}$ ... Integrationszeit [ms]
$v_{relativ}$ ... relative Bewegungsgeschwindigkeit (rechtwinklig auf den Beobachtungswinkel) [m/s]
l_{Objekt} ... Abmessung des Objektes (Objektdetails) in Bewegungsrichtung [mm]

Nach der maximalen Geschwindigkeit umgestellt lautet die Gleichung:

$$v_{relativ} < (l_{Objekt} - l_{Messung} \cdot IFOV) / t_{Integration} \qquad \text{Gl. 115}$$

Bei dieser Berechnung wird natürlich vorausgesetzt, dass das Wärmebild genau dann erfasst wird, wenn sich das Objekt im Sichtfeld befindet! In der Tabelle 38 gibt es bei den Mikrobolometern außer deren Langsamkeit noch eine weitere - nicht vernachlässigbare - Schwierigkeit aufgrund dessen, dass der Triggerzeitpunkt der Messung (Beginn der Integration) bei diesen nicht synchronisiert werden kann. (Mikrobolometer-Wärmebildkameras arbeiten nahezu ausnahmslos mit einer extern nicht beeinflussbaren Taktung des Detektors.) In der obigen Gleichung ist es daher besser mit der Bildwiederholfrequenz (f_{Bild}) zu multiplizieren, statt mit der Integrationszeit ($t_{integral}$) zu dividieren.

Da die Integrationszeit ein bei Mikrobolometerkameras nur selten publizierter Wert ist, folgen hier ein paar typische Werte, die auch in der Tabelle 38 bzw. in der Abbildung 195 als Rechengrundlage dienen.

Bildrate ($f_{Bildrate}$)	9 Hz	15 Hz	20 Hz	30 Hz	33 Hz	50 Hz	60 Hz	100 Hz	120 Hz	240 Hz
Integrationszeit ($t_{integral}$)	30 ms	30 ms	30 ms	25 ms	20 ms	17 ms	14 ms	8,5 ms	7 ms	7 ms

Tabelle 37: typische Integrationszeiten bei Mikrobolometer-Thermokameras (im niedrigsten Messbereich)

$l_{Messung}$	1 m	18 m	30 m
f_{Bild} [Hz]	max. Bewegung [m/s]		
9	1,6	1,1	0,7
15	1,6	1,1	0,7
20	1,6	1,1	0,7
30	2,0	1,3	0,8
33	2,5	1,6	1,0
50	2,9	1,9	1,2
60	3,5	2,3	1,4
80	4,9	3,2	2,0
100	5,8	3,8	2,4
120	7,0	4,6	2,9
240	14	9,0	5,6
300	17	11	7,1
500	29	19	12
700	40	26	16
1000	58	38	23
1500	86	56	35
2000	115	75	47
3000	173	113	71

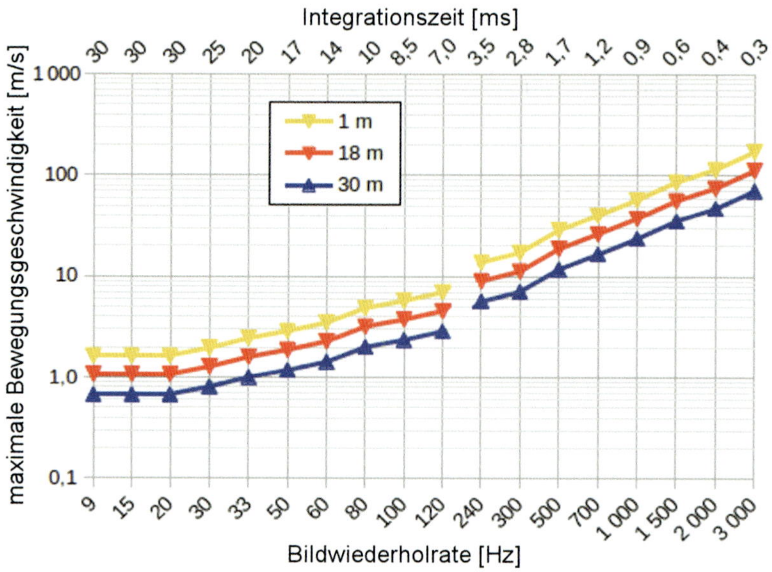

Tabelle 38 und **Abb. 773:** maximale Bewegungsgeschwindigkeit in Abhängigkeit von der Messdistanz (Objektgröße l_{Objekt} = 50 mm; IFOV = 1 mrad; bis 120 Hz Mikrobolometer, ab 240 Hz Photonendetektor)

l_{Objekt}	10mm	25mm	100mm
f_{Bild} [Hz]	max. Bewegung [m/s]		
9	0,2	0,7	3,2
15	0,2	0,7	3,2
20	0,2	0,7	3,2
30	0,2	0,8	3,8
33	0,3	1,0	4,8
50	0,3	1,2	5,6
60	0,4	1,4	6,8
80	0,5	2,0	9,5
100	0,6	2,4	11,2
120	0,7	2,9	13,6
240	1,4	5,6	26,8
300	1,8	7,1	33,5
500	2,9	11,8	55,9
700	4,1	16,5	78,2
1000	5,9	23,5	112
1500	8,8	35,3	168
2000	11,8	47,1	224
3000	17,6	70,6	335

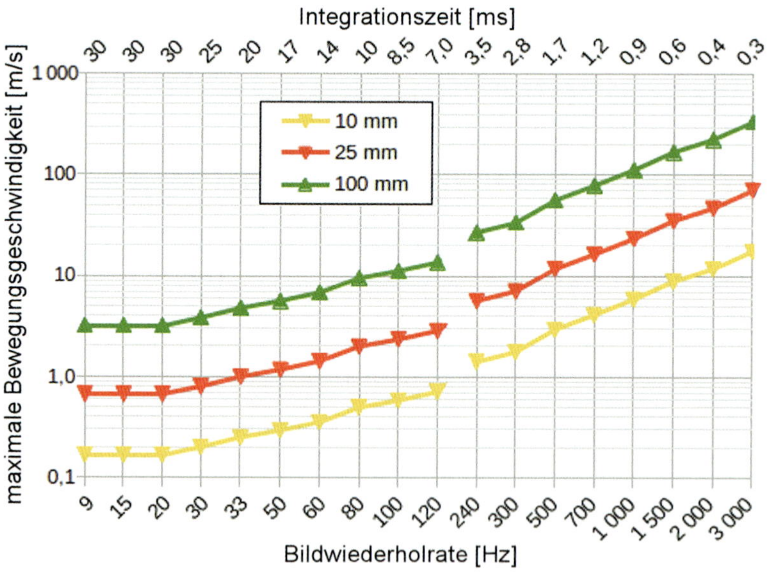

Tabelle 39 und Abb. 774: maximale Bewegungsgeschwindigkeit in Abhängigkeit von der Objektgröße (Messdistanz $l_{Messung}$ = 5 m; IFOV = 1 mrad; bis 120 Hz Mikrobolometer, ab 240 Hz Photonendetektor)

Praktischer Hinweis für Hand-gehaltene thermografische Messungen: Es wird empfohlen Wärmebildkameras mit einer Bildwiederholfrequenz von mindestens 50 Hz zu verwenden, um den Messfehler auf Grund der (unvermeidbaren) Handbewegung zu minimieren (siehe hierzu auch Kapitel 3.2.12. "Bildwiederholrate (Bildfrequenz) von Thermokameras"). Dies ist besonders wichtig bei größeren Messabständen oder kleineren Messobjekten. Schon eine kleine Winkelgeschwindigkeit der Handbewegung führt bei größeren Objektentfernungen zu großen relativen Bewegungsgeschwindigkeiten und großen Auslenkungen. Daher besteht keine Chance, mit einer langsameren Wärmebildkamera aus großen Entfernungen unverwackelte und damit auswertbare Messungen durchzuführen. (Ein Zahlenbeispiel hierzu: nur 1° Handneigung während der Integrationszeit bedeutet eine Pixelverschiebung von 17,5 cm bei einer Objektentfernung von nur 10 m! Um so viel wird das jedes Einzelpixel länger und um so viel muss das kleinste detektierbare Objekt über die geometrische Auflösung hinaus größer sein!)

4.2.8.2. Messung dynamischer Prozesse mit kurzen Zeitkonstanten

<u>Durch die Detektorcharakteristik / Detektorzeitkonstante verursachte Messfehler</u>

Es ist natürlich nicht nur die Relativbewegung, die Probleme verursachen kann, sondern auch thermische Prozesse, die eine im Vergleich zur Integrationszeit kurze (oder gar kürzere) Zeitkonstante besitzen (obwohl es sich um bewegungslos gemessene Objekte handelt). Um die Größe der daraus resultierenden Fehler zu bestimmen (oder zumindest zu schätzen), sollten wir über die Zeitkonstanten der Detektoren hinaus ihre dynamische Charakteristik kennen. Obwohl es im Detail für jeden der Detektortypen Unterschiede gibt, kann beispielsweise für Mikrobolometer das in der folgenden Darstellung verallgemeinerte Zeitdiagramm als typische Charakteristik angenommen werden.

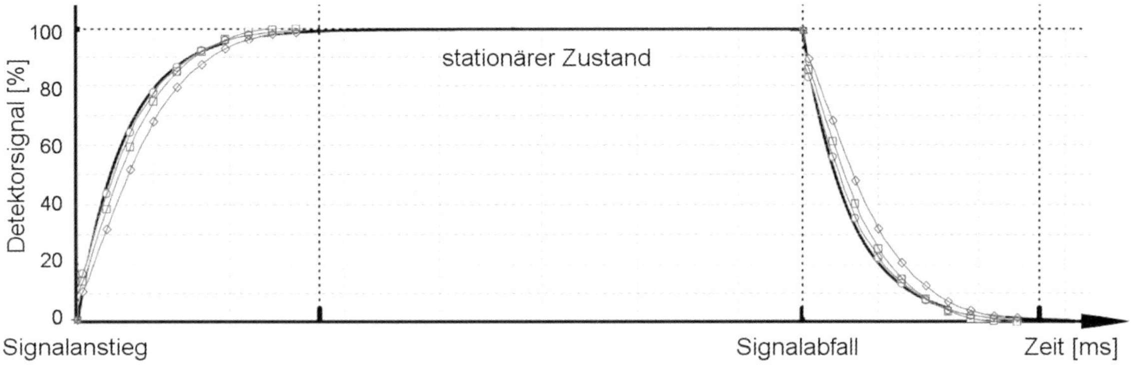

Abb. 775: Ausgangssignal eines Mikrobolometerdetektors bei Rechtecksignal-Bestrahlung (Messpunkte sind tatsächliche Ausgangssignale, die fette Linie ist die Idealantwort)

Ausgehend von der Tatsache, dass im Fall von Bolometern die Änderung des Ausgangssignals proportional zur - durch die Bestrahlung verursachten - Temperaturänderung ist, kann die oben dargestellte ansteigende und abfallende Antwort auf eine Viereckanregung mathematisch wie folgt beschrieben werden.

Die auf eine sprunghafte Signaländerung gegebene Detektorantwort entspricht der Gleichung:

$$\Delta R = R_0 \cdot \frac{\Phi \cdot \alpha_\lambda}{\Lambda_{(v+s)}} \cdot \left(1 - e^{-\frac{t}{\tau}}\right) \qquad \text{Gl. 116}$$

Legende:
ΔR ... Widerstandsänderung des Detektors
R_0 ... Grundwiderstand des Detektors
Φ ... einfallende Strahlung (Wärmefluss)
α_λ ... spektrale Strahlungsabsorption
$\Lambda_{(v+s)}$ ... Wärmeableitung (hier: Wärmeleitung <u>und</u> Wärmestrahlung)
t ... Zeit
τ ... Zeitkonstante

Die Zeitkonstante τ kann mit folgender Gleichung ausgedrückt werden:

$$\tau = \frac{C}{\Lambda_{(v+s)}} \qquad \text{Gl. 117}$$

Legende:
C ... Wärmekapazität eines Einzeldetektors (Detektorfläche)

Das Detektorausgangssignal bei sprunghafter Signalabnahme beträgt:

$$\Delta R = R_0 \cdot \frac{\Phi \cdot \alpha_\lambda}{\Lambda_{(v+s)}} \cdot e^{-\frac{t}{\tau}} \qquad \text{Gl. 118}$$

Die stationären Zustände stellen sich nach t >> τ ein. Dann beträgt die Widerstandsänderung:

$$\Delta R = R_0 \cdot \frac{\Phi \cdot \alpha_\lambda}{\Lambda_{(v+s)}} \qquad \text{Gl. 119}$$

Wie aus den Gleichungen und der vorhergehenden Abbildung ersichtlich ist, kann das Detektorsignal, das der ankommenden Wärmestrahlung entspricht, nur nach einer gewissen Zeit erreicht werden, die die Zeitkonstante τ übersteigt. Der Detektor verhält sich wie ein Tiefpassfilter mit einer Grenzfrequenz von 1/τ. Wird nun angenommen, dass der Hersteller des Detektors (oder der Wärmebildkamera) die Integrationszeit für radiometrische Messungen so angegeben hat, dass der stationäre Zustand während dieser Zeit erreicht wird, besteht mit dieser Annahme die Möglichkeit, das für kurzzeitige Phänomene zu erwartende Detektorsignal vorherzusagen.

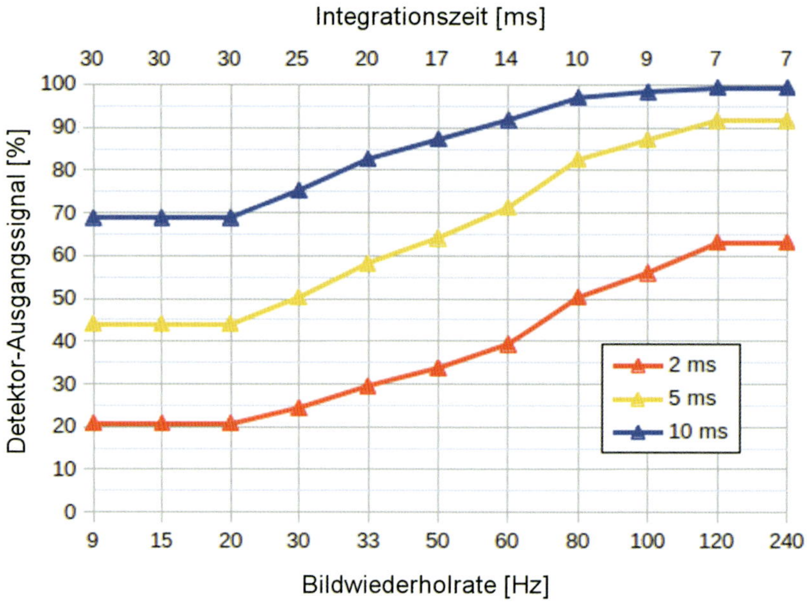

Abb. 776: maximales Detektorausgangssignal für 2, 5 bzw. 10 ms Rechtecksignale in Abhängigkeit von der (für Mikrobolometer) typischen Bildfrequenzen bzw. der zugehörigen Integrationszeiten

Die bisherigen Überlegungen sind jedoch noch nicht darauf eingegangen, ob das analoge Ausgangssignal des Detektors mittels der zugrunde gelegten Bildwiederholraten (= Abtastfrequenzen) mittels der Thermokamera überhaupt - im Sinne der Signalerfassung und -digitalisierung - korrekt aufgenommen und ausgewertet werden kann. Dazu müssen also auch die Konsequenzen der digitalen Signalverarbeitung (also die zeitdiskrete Abtastung des kontinuierlichen analogen Zeitsignales) noch betrachtet werden.

Signalverfälschung durch Digitalisierung (diskrete Signalabtastung)

Die berührungslose Temperaturmessung erfordert die numerische Verarbeitung der gemessenen Strahlungsintensitätswerte (d.h. des Detektorausgangssignales) unter Zuhilfenahme der pyrometrischen Grundgleichung. Dies erfordert natürlich die Digitalisierung der analogen Detektorsignale, was seinerseits den diesbezüglichen theoretischen (mathematischen, messtechnischen) Gesetzen entsprechen muss. Theoretische Grundlagen zu diesem Thema sind im Kapitel 2.2. „Signalverarbeitung, Signaldigitalisierung" zu finden, hier soll die Größenordnung des damit verbundenen Messfehlers bestimmt werden.

Die Wärmebildkamera muss bei der Signaldigitalisierung dem für die korrekte Abtastung notwendigen Shannon-Gesetz genüge tun (siehe auch Kapitel 2.2.1. „Erzeugung zeitdiskreter Signalfolgen aus kontinuierlichen Signalen"), dass eine mindestens dem Doppelten der höchsten Frequenzkomponente des Analogsignals betragende Abtastfrequenz vorschreibt. Wenn dieses Gesetz nicht eingehalten wird, wird aufgrund der auftretenden Unterabtastung die gespeicherte Datenreihe weder in Frequenz noch in den Amplitudenwerten dem realen Prozesses entsprechen (Aliasing-Effekt).

Es sei angemerkt, dass das aus unterabgetastet aufgezeichneten Daten reproduzierbare Zeitsignal nur eine niedrigere Frequenz haben wird, welche der ganzzahligen Teilung der Frequenz des ursprünglichen Signales entspricht. Auch die Amplituden-Spitzenwerte des digitalisierten Signals werden nur unter den tatsächlichen Extremwerten liegen. Des weiteren kann eine niederfrequente Amplitudenmodulation (sogenannte Schwebung) auftreten, welche im Originalsignal nicht enthalten war. In vielen Fällen kann dies zu völlig irreführenden Schlussfolgerungen führen, und selbst die Größenordnung des Fehlers könnte nur mit sehr komplexen mathematischen Modellen geschätzt werden.

Daher ist die Bildwiederholrate der Thermokamera kritisch, sobald sich die Frequenz der Temperaturänderung der halben Bildfrequenz nähert. Nur bis zu dieser Frequenz kann überhaupt von einer korrekten Messdatenerfassung gesprochen werden, deren Darstellung aber weitere Probleme verursacht. Zur Rekonstruktion des Originalsignals müssten die Werte mathematisch wiederhergestellt werden, eine aufeinanderfolgende Anzeige und grafisch geradlinige Verbindung der Werte ist dem nicht gleichwertig.

Da letzteres aber die typische Darstellung in den meisten thermografischen Auswerteprogrammen ist, ist eine richtige Auswertung der Daten trotz richtiger Abtastung (bis zur Hälfte der Thermokamera-Bildfrequenz) leider doch nicht möglich. Der einzig richtige Weg wäre die mathematische Rekonstruktion (beispielsweise mittels DFT und IDFT), was aber in diesen Programmen nicht zu finden ist. Die folgenden Darstellungen geben die Probleme mit der Digitalisierung (Abtastung) und der Signaldarstellung wieder.

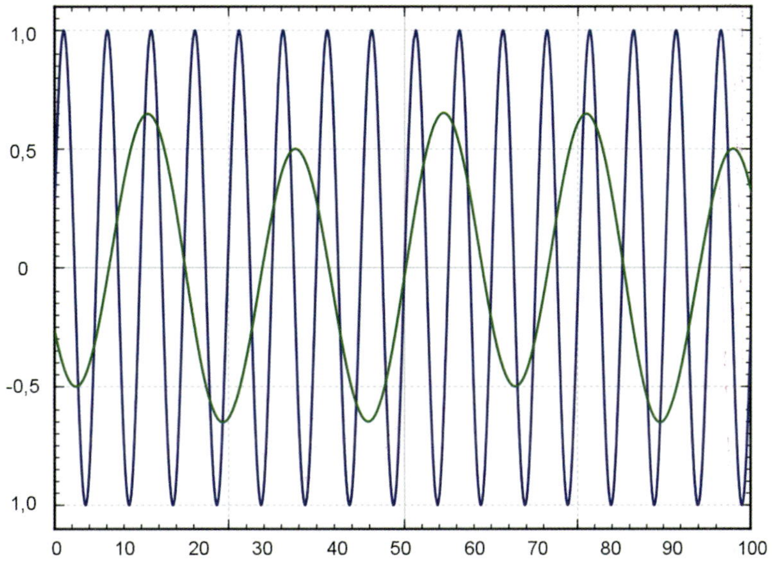

Abb. 777: Aliasing-Fehler (Signalverfälschung) wegen Unterabtastung
(blau: originales Analogsignal, grün: durch Unterabtastung verfälschtes - mathematisch rekonstruiertes - Zeitsignal)

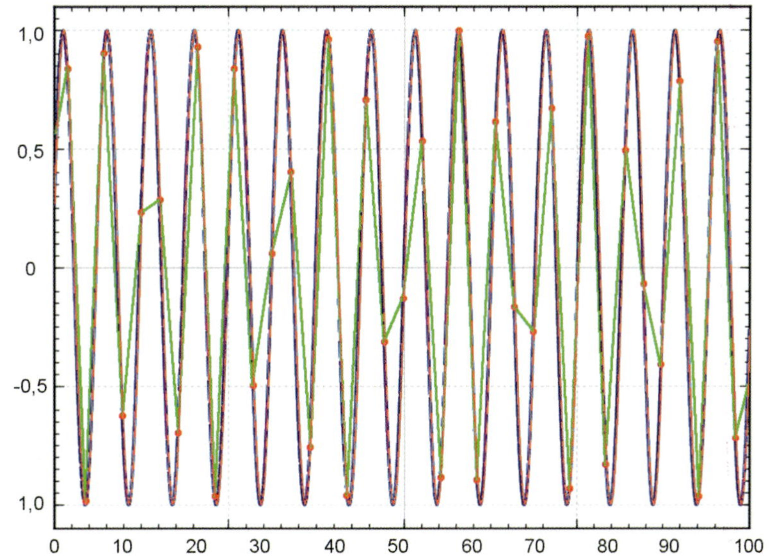

Abb. 778: vereinfachte Darstellung bzw. mathematische Rekonstruktion einer korrekten Signalfolge
(blau: originales Analogsignal, rot: mathematisch rekonstruiertes Signal, grün: einfache Signalwerte-Verbindung)

Anhand der obigen Ausführungen ist leider zu bedauern, dass die Einhaltung des Shannon-Gesetzes alleine zwar ausreichend ist, um die Zeitsignale korrekt zu speichern, die entsprechende Darstellung erfordert aber auch eine korrekte mathematische Rekonstruktion. Da die verbreiteten thermografischen Auswerteprogramme diese Fähigkeit normalerweise nicht besitzen, kann dieses Problem nur umgangen werden, wenn höchstens das Zehntel der Bildfrequenz nicht überschreitende thermische Prozesse als Zeitsignale in diesen Programmen dargestellt werden. Sollte eine Spektralanalyse der beabsichtigte Zweck der Auswertung sein (wie z.B. in der aktiven Thermografie), dann darf die Frequenz des Signals knapp die Hälfte der Wärmebildfrequenz erreichen. Es ist jedoch wichtig, die der zu erzielenden Linienauflösung des Spektrums entsprechende Menge an diskreten Werten aufzuzeichnen. Die maximale Anzahl der Linien des Spektrums entspricht der Hälfte der registrierten Werte, der Frequenzbereich reicht höchstens bis zur Hälfte der angewandten Bildwiederholfrequenz.

4.2.9. Sonstige Messfehler und Möglichkeiten derer Minimalisierung

Während die in den bisherigen Betrachtungen diskutierten Fehler als systematische Fehler betrachtet werden konnten und daher in ihrer Größe rechnerisch vor den thermografischen Messungen bestimmt (und somit eliminiert) werden konnten, muss während der Messtätigkeit weiteren Fehlerquellen Beachtung geschenkt werden. Bei der Nutzung von Wärmebildkameras ist der Effekt von scheinbaren „Fehlern", die durch reflektierte und durchscheinende Störstrahlungsquellen verursacht werden, normalerweise leicht (als „unerklärliche" Punkte, Striche oder Kreise) zu erkennen und damit schon bei der Aufnahme zu verhindern. Bei Strahlungsthermometern ohne visuelle Abbildung ist dies nicht so einfach, da die Strahlungsverteilung nicht visuell ausgewertet werden kann. Um die Fehler bei der Temperaturmessung zu eliminieren oder zumindest deren Wahrscheinlichkeit oder Schwere zu minimieren, empfiehlt es sich, während der Messungen folgende Hinweise zu beachten.

Vor Beginn der Messung (egal ob mit Strahlungsthermometer oder Wärmebildkamera) ist sicherzustellen, dass sich im Rücken des Messsystems (also entgegen der Betrachtungsrichtung) - genauer: im Reflexionswinkel der Objektoberfläche - eine möglichst homogene (gleichmäßig temperierte) Fläche ohne starke punkt- oder strichförmige Störstrahler befindet. (Diese reflektiert sich während der Messung auf dem Messobjekt, ist also die die Umgebungstemperatur bestimmende Fläche.) Sollten dennoch geometrisch abgegrenzte, intensive Störstrahler vorhanden sein, sind einer oder mehrere der folgenden Schritte auszuführen:

- Änderung der Position des Messgerätes und damit des Beobachtungswinkels der Messung (da die Reflexion den optischen Regeln entsprechend winkelabhängig ist).
- Änderung der Messobjektposition oder des Winkels der zu messenden Oberfläche (hauptsächlich bei Labormessungen).
- Abschalten oder wenn dies nicht möglich ist, Abschotten der Störstrahlung mit Materialien, die keine Infrarotstrahlung durchlassen (wie Papier, Karton, Plexiglas, Metallplatten) oder im Extremfall die gesamte Umgebungsstrahlung durch eine großflächige Abdeckung (z.B. große Pappe) gleich an der Frontseite der Thermokamera komplett abdecken (nur eine Öffnung für die Messoptik belassend).

Es ist auch wichtig daran zu denken, dass nicht nur offensichtliche heiße Strahler (wie Glühlampen, Flammen, Keramikheizstrahler oder heiße bzw. kalte Anlagenteile selbst) die Messungen beeinträchtigen können, sondern auch die Thermokamera (durch ihre Eigenwärme bzw. bei gekühlten Detektoren durch den kalten Detektor) und der Körper des Thermografen selbst stellen auch Wärmequellen dar, die sich daher bei ungünstigem Betrachtungswinkel ebenfalls auf der gemessenen Oberfläche reflektieren können.

Je niedriger der Emissionsgrad des Objekts ist, desto kritischer ist es, den Emissionsgrad am Messgerät entsprechend seines tatsächlichen Wertes oder mit der geringsten Abweichung davon einzustellen. Der korrekte Emissionsfaktor kann auf verschiedene Weisen erhalten werden:

- Nutzung der im nächsten Kapitel beschriebenen Methoden zur Selbstbestimmung des Emissionsgrades. Dies ist nicht so schwierig wie es zuerst klingt, gibt aber auch die genauesten Ergebnisse. Es ist daher empfehlenswert, diese Prozeduren zu versuchen.
- Wenn eigene Experimente zur Emissionsgradbestimmung nicht durchgeführt werden können, müssen Erfahrungswerte verwendet werden, oder Informationen, die aus der Literatur oder vom Objektlieferanten gewonnen werden können. Vorsicht bei Literaturangaben: es muss darauf geachtet werden, dass diese Angaben nicht nur für das Material des Messobjektes, sondern für dessen momentanen Oberflächenzustand, Betrachtungswinkel und den Spektralbereich des verwendeten Thermografiesystems gelten. Bei der Suche von Emissionsgraden im Internet ist noch zusätzlich zu beachten, dass keine Werte ohne Untermauerung von glaubwürdigen Quellen leichtfertig übernommen werden sollten. Das Internet ist keine lexikalische, lektorierte oder gar verifizierte Informationsquelle!

Bei niedrigen Emissionsfaktoren spielt auch der Wert der Umgebungstemperatur eine bedeutende Rolle bei der Bestimmung des Messwerts. In diesem Fall ist sicherzustellen, dass auch dieser Parameter auf den richtigen Wert im Messgerät eingestellt ist. Die „Automatische Umgebungstemperatur-Kompensation" (Ambient Temperature Auto Correction), die in einigen Wärmebildkameras vorhanden ist, sollte nicht eingeschaltet werden, da dies eine theoretisch fehlerhafte Funktion ist! (Die Erklärung dafür ist unter dem Kapitel 4.2.3. „Temperaturmessfehler durch Falscheinstellung der Umgebungstemperatur" zu finden.)

Wenn die Messdistanz im mittleren oder kurzwelligen Messbereich 10 Meter überschreitet, sollte der strahlungsabschwächende Einfluss der Atmosphäre ebenfalls bei der Korrektur berücksichtigt werden. Gleiches gilt natürlich ganz besonders für alle Fälle, in denen sich außer der Luft auch andere Materialien (z.B. Messfenster) in der Übertragungsstrecke befinden oder die Transmission der Luft aufgrund von Nebel, Dämpfen oder Schmutz (Staub) beeinflusst ist. Außerdem sollte in diesen Fällen die Temperatur der Übertragungsstrecke (des Messfensters) möglichst genau eingestellt werden.

4.3. Bestimmung der strahlungsphysikalischen Faktoren

Zur berührungslosen Temperaturbestimmung - basierend auf der pyrometrischen Grundgleichung - werden für die in der Praxis am häufigsten vorkommenden infrarotundurchsichtigen Messobjekte und unter Annahme einer idealen Übertragungsstrecke zwei Messparameter benötigt, die das Wärmebildsystem nicht selbst ermitteln kann. Wie im theoretischen Teil unter 1.5 „Pyrometrische (thermografische) Grundgleichung") diskutiert, sind für die Berechnung der Objekttemperatur der Emissionsgrad des Objekts und die „Umgebungstemperatur" - also die aus der Umgebung stammende, vom Messobjekt in Richtung des Messsystems reflektierte Strahlungsmenge - erforderlich. Um für diese beiden Parameter, deren falsche Angabe häufig zu großen Messfehlern führt, Schätz- oder Literaturdaten zu vermeiden, werden jetzt die Methoden zur Bestimmung dieser Parameter beschrieben. Der Leser wird sicher überrascht sein, dass sich das Messgerät, welches zur Bestimmung dieser beiden Parameter erforderlich ist, bereits in seiner Hand befindet: seine Thermokamera. Die Bestimmung der Parameter ist ebenfalls erstaunlich einfach!

4.3.1. Methoden zur Ermittlung der Umgebungstemperatur

Ein wichtiger Parameter zur Berechnung der Objekttemperatur ist die Umgebungstemperatur. Derer Wert (wie im Kapitel 4.2.3. „Temperaturmessfehler durch Falscheinstellung der Umgebungstemperatur" definiert) entspricht weder der Temperatur der Messumgebung oder anderer Objekte in der Ebene bzw. in der Richtung des Messobjekts (Objekte neben oder hinter dem Messobjekt), noch der Innentemperatur der Kamera. Die Umgebungstemperatur ist die „scheinbare"* Temperatur von Objekten, deren Strahlung vom Messobjekt in Richtung des Messsystems reflektiert wird. Diese Temperaturangabe ersetzt die schwierig anzugebende Reflexionsstrahlung in W/m^2, die zur Korrektur der reflektierten Strahlung notwendig wäre. (*nach DIN EN 16714-3:2016-11 Teil 5.: die *Strahlungs*temperatur der Objekte)

Die Strahlungstemperatur ist die Beschreibung dessen, dass es sich nicht um die wirklichen Objekttemperaturen handelt, sondern um die Schwarzkörpertemperatur, die der abgegebenen Strahlungsintensität entspricht. Genau das macht die Bestimmung der Umgebungstemperatur so einfach und aus diesem Grunde ist gerade die Wärmebildkamera das ideale Messmittel! Es gibt hierfür sogar zwei Möglichkeiten:

a) Ausrichten des Betrachtungswinkels (Sichtfeldes) in Richtung der Quelle der Reflexionsstrahlung

Hierzu ist die Wärmebildkamera anstelle des Messobjektes mit Blickrichtung auf die Quelle(n) der während der Messung über das Objekt in die Thermokamera reflektierten Strahlung zu positionieren. Die bei $\varepsilon = 1$ Emissionsgrad angezeigte Durchschnittstemperatur des Gesamtsichtfeldes ist der Wert der gesuchten Umgebungstemperatur.

b) Nutzen eines Spiegels in der Objektebene

Ohne jegliche Änderung des Betrachtungswinkels oder der Position der Wärmebildkamera ist eine zerknitterte, dann wieder glattgezogene Aluminiumfolie (als diffuser Spiegel) auf das Messobjekt (oder in dessen Ebene) zu legen. Diese Oberfläche reflektiert nun genau die Strahlung zur Wärmekamera, welche vom Messobjekt während der Messung zur Thermokamera reflektiert wird. Die bei $\varepsilon = 1$ Emissionsgrad angezeigte Durchschnittstemperatur der auf die Aluminiumfläche zu definierenden Messfläche ist der Wert der gesuchten Umgebungstemperatur.

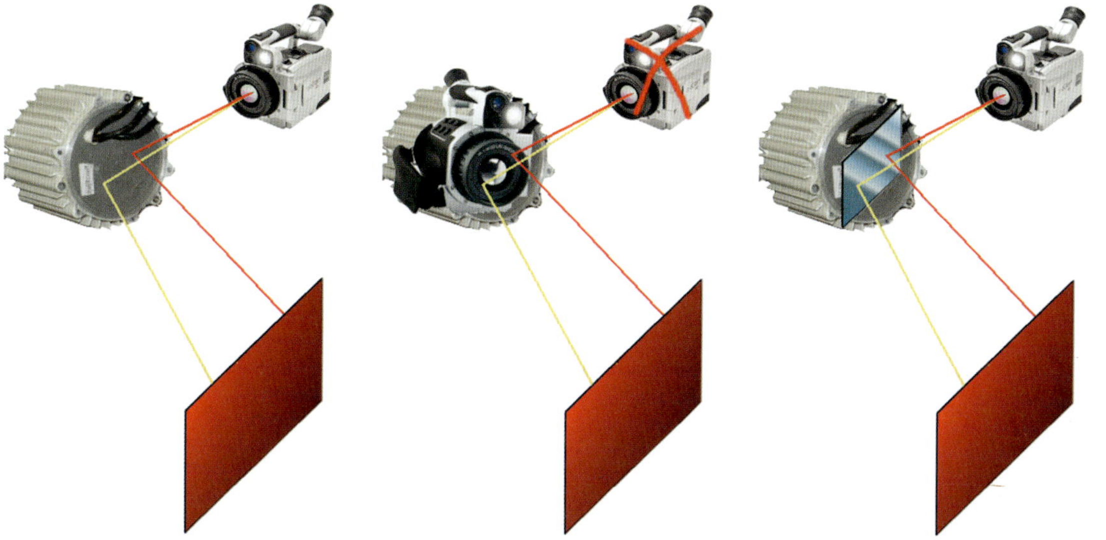

Messanordnung | Messung vom Objekt aus | Messung mit diffusem Aluminiumspiegel

Abb. 779 - 781: Methoden zur Ermittlung der Umgebungstemperatur

Und es gibt noch eine weitere „C"-Version. Wenn die reflektierte Strahlung von Objekten kommt, deren tatsächliche Temperatur bekannt ist und diese einen hohen Emissionsgrad haben, kann deren bekannte Temperatur als Umgebungstemperatur verwendet werden. Solche Materialien und Bedingungen sind:

- <u>mit Papierwänden (Paravent) abgeschirmte Labormessungen</u>
  Das Papier nimmt die Lufttemperatur an und hat einen Emissionsgrad von 97%, ist also fast ein idealer Strahler. Hiermit kann die Lufttemperatur des Labors als Umgebungstemperatur eingestellt werden.
- <u>Innenraumaufnahmen bei der Bauthermografie</u>
  Bei Innenräumen sind die Wände die Quelle der reflektierten Strahlung während der Messung. Typischerweise besitzen die auf deren Oberfläche befindlichen Materialien Emissionsgrade über 92%. Daher kann die Temperatur der Wände als Umgebungstemperatur angegeben werden.

4.3.2. Verfahren zur Bestimmung des Emissionsgrades

Insbesondere bei Objekten mit geringem Emissionsgrad ist die ungenaue Angabe desselben maßgebend für die Größe des Temperaturmessfehlers. Daher ist seine genaue Bestimmung sehr wichtig. Für Materialien mit geringer Abstrahlung (z.B. Metalle), ist es nicht hinreichend genau, den Emissionswert aus der Literatur (oder sogar aus den unlektorierten Informationen des Internets) zu erlesen. Der Grund hierfür ist, dass die den Emissionsgrad stark beeinflussenden Faktoren wie Oberflächenrauigkeit und Oxydationsgrad der Oberfläche kaum in solch einer klaren Definition gefunden werden können, dass die zu messende Oberfläche ausreichend identifizierbar wäre. Auf der anderen Seite kann ein literarischer Emissionsfaktor nur angewendet werden, wenn er darüber hinaus auch dem aktuellen Blickwinkel und dem Wellenlängenbereich des angewandten thermografischen Systems entspricht.

Die höchste Genauigkeit (im Gegensatz zur Unsicherheit der Literatur) wird erreicht, wenn der tatsächliche Emissionsfaktor der Messobjektoberfläche mit einer der hier aufgeführten Methoden bestimmt wird, möglichst mit der Wärmebildkamera, die auch zur späteren Messung verwandt wird. Dementsprechend sollte die Eigenbestimmung, wenn durchführbar, auch bevorzugt werden. Die Genauigkeit der thermografischen Messungen an diesem Messobjekt hängt hiervon ab!

Es gibt mehrere Möglichkeiten, den Emissionsgrad zu bestimmen, welche im Folgenden detailliert und mit Praxishinweisen ergänzt vorgestellt werden. Jede basiert auf einem Vergleich mit der bekannten Objekttemperatur, es gibt dabei nur Unterschiede darin, wie der genauen Temperaturwert des Objektes bestimmt wird. Um die Zuverlässigkeit der Messergebnisse zu erhöhen, ist es notwendig, für eine bestmögliche Transmission der Übertragungsstrecke Sorge zu tragen (kein Staub oder Nebel in der Luft, vorzugsweise keine Messfenster oder andere störende Elemente). Noch wichtiger ist, dass es eine Temperaturdifferenz von mindestens 10 K (aus Praxiserfahrung mindestens 30 K) zwischen der Umgebung und der Messobjekttemperatur gibt. Ohne diesen Temperaturunterschied kann kein Emissionsgrad bestimmt werden, da die Intensität der reflektierten und der emittierten Strahlung gleich wäre. (Siehe auch Kapitel 4.2.2 „Temperaturmessfehler in Abhängigkeit vom Emissionsgradfehler").

4.3.2.1. Vergleich mit berührender Temperaturmessung

Eine der am häufigsten verwendeten Methoden zur Bestimmung des Emissionsgrades ist der Vergleich einer Kontakttemperaturmessung (mittels Flächenkontakt- oder Eintauch-Thermometer) mit dem von der Wärmebildkamera gemessenen Temperaturwert. Hierbei ist lediglich - nach dem Einstellen der Umgebungstemperatur (gemäß dem im vorherigen Abschnitt beschriebenen Verfahren) - der Emissionsgrad so lange nachzustellen, bis der auf der Kamera angezeigte Temperaturwert des Messpunkts mit dem der berührenden Messung übereinstimmt. Voraussetzung für diese Messung ist eine Temperaturdifferenz von mindestens 10 K (besser mindestens 30 K) zwischen Umgebungs- und Objekttemperatur. (Je größer, desto besser.) Möglichst sollte eine der späteren Messung entsprechende Objekttemperatur verwandt werden, da sich der Emissionsgrad eventuell temperaturabhängig ändern könnte.

Es ist auch wichtig, dass die mit der Wärmebildkamera gemessene Oberfläche nahe der mit Temperaturfühler gemessenen liegt. Nur so kann sichergestellt werden, dass auch bei geringer Wärmeleitfähigkeit des Objektes keine Temperaturdifferenz zwischen den beiden Flächen besteht. Andererseits dürfen die Flächen auch nicht deckungsgleich sein, damit der Emissionsgrad der Oberfläche nicht wegen einer Beschädigung durch den Temperaturfühler oder durch die verwendete Wärmeleitpaste verändert wurde.

Es darf auch nicht vergessen werden, dass die Zeitkonstante von Kontakt- und Tauchthermometern bis zu zehn Sekunden betragen kann. Auch ist zu beachten, dass diese Thermometer das zu messende Objekt durch ihre eigene Wärmekapazität beeinflussen (z.B. durch Wärmeabführung abkühlen). Wenn das Objekt nur eine geringe Wärmekapazität und/oder eine geringe Wärmeleistung aufweist, kann es lange dauern, bis der Gleichgewichtszustand wieder hergestellt ist. Natürlich ist auch zu bedenken, dass die Bestimmung des Emissionsfaktors nur so genau sein kann wie die Genauigkeit des Referenzthermometers, welche noch durch die bei Kontakttemperaturmessung auftretenden systematischen und zufälligen (hier nicht weiter behandelten) Messfehler verschlechtert wird.

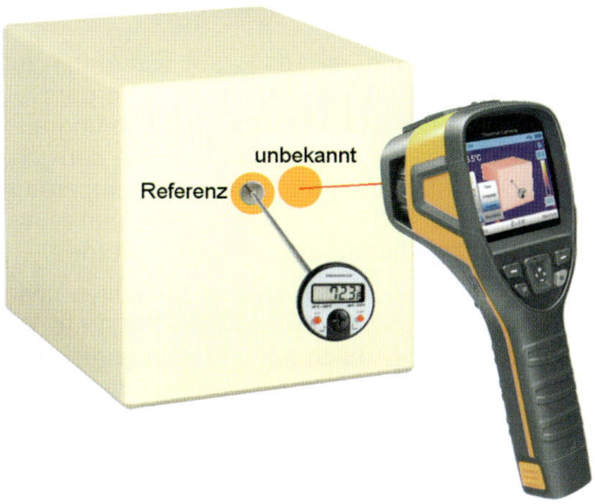

Abb. 782: Anwendung eines Temperaturfühlers

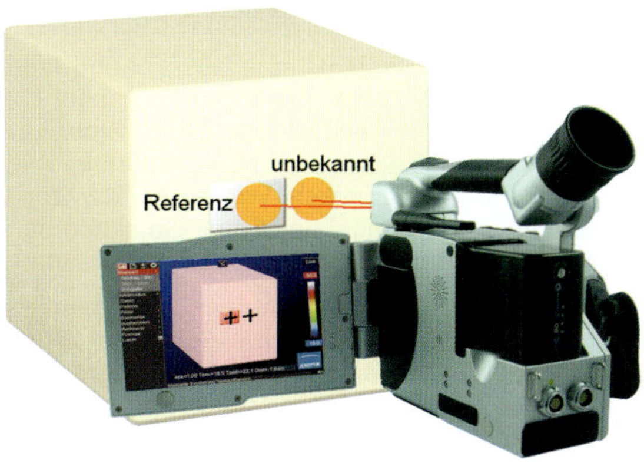

Abb. 783: Vergleich mit bekanntem Emissionsgrad

4.3.2.2. Vergleich zu Fläche oder Objektteil mit bekanntem Emissionsgrad

Ein anderes, allgemein verwendetes Verfahren zum Bestimmen des Emissionsgrades besteht darin, dass die Objektoberfläche mit unbekanntem Emissionsgrad mit einer Fläche mit bekanntem Emissionsgrad (auf gleichem Objekt und somit der gleichen Temperatur) verglichen wird. Am einfachsten geht das, indem eine Fläche (sogar in nur minimaler Größe) mit gut bekanntem Emissionsgrad auf dem Objekt geschaffen wird. Es ist sogar nicht immer notwendig, diese extra zu erstellen, da sie auf den Messobjekten oftmals schon existieren: Farbmarkierungen, Aufschriften, Produktaufkleber, usw. Darüber hinaus können auch vorhandene (ausreichend tiefe) Bohrungen oder andere geometrische „Hohlräume" behilflich sein. Auf der Thermokamera sind hierfür nun zwei Messpunkte zu definieren. Für den ersten ist der Emissionsgrad der Referenzfläche einzustellen, für den zweiten der Emissionsgrad der unbekannten Oberfläche. Der Emissionsgrad letzterer ist nunmehr so lange nachzustellen, bis der auf der Kamera angezeigte Temperaturwert dieses Messpunkts mit dem der Referenzfläche übereinstimmt.

Die wählbaren Verfahren sind die folgenden:

a) Vergleich mit einer Fläche mit bekanntem Emissionsgrad

Auf der Objektoberfläche mit unbekanntem Emissionsgrad ist ein Bereich mit möglichst hohem, gut bekanntem Emissionsgrad zu erstellen (oder zu finden). Wenn sich keine solche Fläche auf dem Objekt befindet, kann eine solche leicht durch Adressaufkleber, herkömmliches Isolierklebeband, eine matte Farbe oder sogar Kreidepulver geschaffen werden. Die Wahl zwischen diesen hängt von der Oberfläche des Messobjekts und der zu bestimmenden Temperatur ab. Wichtig ist, das die Temperaturdifferenz zwischen Umgebungs- und Objekttemperatur auch hier mindestens 10 K (empfehlenswert mindestens 30 K) betragen muss. Möglichst sollte eine der späteren Messung entsprechende Objekttemperatur ver wandt werden, da sich der Emissionsgrad eventuell temperaturabhängig ändern könnte.

Emissionsgrade und Maximaltemperaturen der erwähnten Hilfsmittel:

- Adressaufkleber, Maler-Kreppband (aus Bürohandel bzw. Malerbedarf)
  93 ... 97% / max. 250°C / entfernbar
- herkömmliches Isolierklebeband (aus dem Elektrikerbedarf)
  92 ... 94% / max. 150°C / leicht entfernbar
- matte Lacke* in hellen Farben
  kurzwelliges IR: 60 ... 80%, mittelwelliges IR: 70 ... 85%, langwelliges IR: 85 ... 95% / max. 150°C
- matte Lacke* in dunklen Farben (möglichst matt-schwarz)**
  kurzwelliges IR: 85 ... 95%, mittelwelliges IR: 90 ... 97%, langwelliges IR: 90 ... 97% / max. 150°C
- hitzebeständige matte Farben* in dunklen Farben (möglichst matt-schwarz)**
  kurzwelliges IR: 85 ... 95%, mittelwelliges IR: 90 ... 97%, langwelliges IR: 90 ... 97% / max. 600°C
- Kreidepulver*
  92 ... 96% / max. 800°C / leicht entfernbar

*) Die Verwendung von Farben und Kreidepulver basiert auf der Erzeugung einer für Infrarotstrahlung undurchsichtigen Schicht auf der Objektoberfläche. Dies wird allgemein mit dreifach aufeinanderfolgendem dünnem Besprühen erreicht, vor denen jeweils auf das Trocknen der vorherigen Schicht zu warten ist.

**) In matt-schwarzen Lacken ist oftmals Ruß als Farbstoff enthalten, der ein fast idealer Strahler ist. Daher besitzen matte schwarze Lack meistens einen etwas besseren Emissionsgrad, als andere Farben gleichen Fabrikates.

b) Ausnutzen der Mehrfachreflexion in Bohrungen (Hohlraumstrahlern)

Wenn auf dem Messobjekt eine ausreichend tiefe Bohrung oder ein anderer Hohlraum vorhanden ist, kann dieser wie auf den Abbildungen im Kapitel 1.2.1. „Physikalisches Modell des schwarzen Körpers" zu sehen, durch Vielfachreflexion fast 100% Emissionsgrad aufweisen. Die aus einer solchen Bohrung austretende „schwarze Strahlung" ist unabhängig vom Material des Messobjektes und somit eine sehr universelle Referenzmöglichkeit. Wichtig ist, das zur Emissionsgradbestimmung auch hier die Temperaturdifferenz zwischen Umgebungs- und Objekttemperatur mindestens 10 K (besser > 30 K) betragen muss. Möglichst sollte sogar eine der späteren Messung entsprechende Objekttemperatur verwandt werden.

Um Bohrungen als Referenz nutzen zu können, ist besondere Umsicht notwendig, da ansonsten völlig falsche Ergebnisse auftreten könnten. Eine grundlegende Anforderung bezieht sich auf die Tiefe der Bohrung, die das vierfache des Durchmessers überschreiten muss. Ist das Loch nur von geringerer Tiefe, entsteht der Effekt nur teilweise, so dass der 100% annähernde Emissionsgrad nicht erreicht und die Bohrung nicht als Referenz mit „bekanntem" Emissionsgrad zur Bestimmung des unbekannten Oberflächenemissionsgrades verwendet werden kann.

Es ist auch wichtig, das Loch nur mit der entsprechenden geometrischen Auflösung zu beobachten. Die durch ein Einzelpixel detektierte Messfläche darf nicht über das Loch hinausragen, da hierbei eine niedrigere Mittelwerttemperatur aus der Bohrlochstrahlung und der Strahlung von der Fläche mit unbekanntem (vielleicht sogar sehr geringem) Emissionsgrad angezeigt würde. Anhand der im Kapitel 3.2.11.2. „Geometrische Auflösung thermografischer Systeme" erwähnten Zusammenhänge ist eine Messdistanz zu wählen, bei der die geometrische Auflösung (IFOV) der Thermokamera einen Einzeldetektormessfleck kleiner als ein Drittel des Lochdurchmessers garantiert.

Weiterhin darf die Messung keinesfalls senkrecht in die Bohrung erfolgen. Dann würden die Strahlung des Lochbodens erfasst werden, bei der aber die Mehrfachreflexion nicht auftritt. Daher läge nur eine unbekannte Strahlungsemission vor, die nur geringfügig besser wäre als die Emission der Objektoberfläche. Der empfohlene Betrachtungswinkel beträgt 10 ... 15° in Bezug auf die Bohrlochachse. Das als Referenz dienende „Messpixel" soll hierbei auf die Position der maximalen Temperatur nahe der Lochöffnung zu liegen kommen. (Hat die Wärmebildkamera eine Maximum-Anzeigefunktion innerhalb einer Messfläche, dann bietet sich natürlich deren Anwendung für diesen Zweck an.) Der Emissionsgrad des zweiten Messpunktes auf der Objektoberfläche ist nun so lange nachzustellen, bis der auf der Kamera angezeigte Temperaturwert dieses Messpunkts mit dem der Referenzbohrung übereinstimmt.

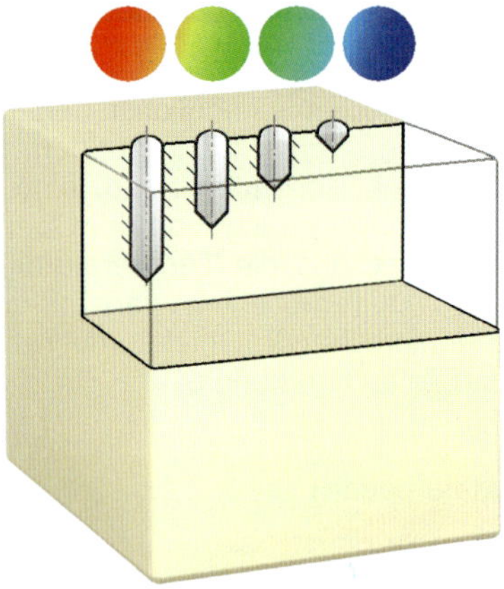

Abb. 784: Proportion von Bohrtiefe und Emission

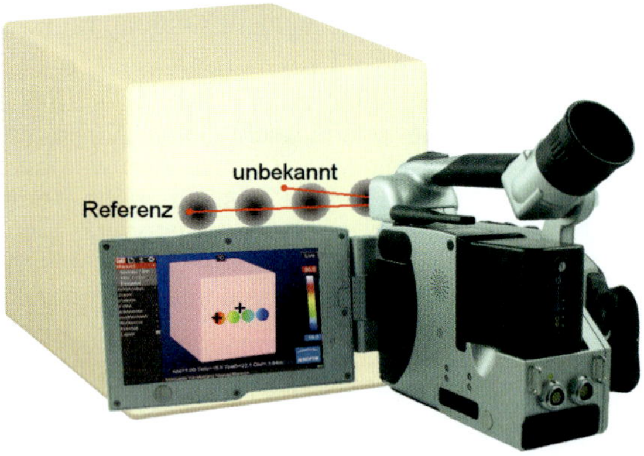

Abb. 785: Schräge Betrachtung von Bohrungen

4.3.2.3. Vergleich mit (physikalisch) bekannter Objekttemperatur

Das wichtigste Element zur Bestimmung des Emissionsfaktors ist die genaue Kenntnis der Temperatur des Messobjekts. Dessen Bestimmung muss nicht unbedingt mit einer direkten Messung geschehen. Alternativ können zuverlässige Informationen über die Objekttemperatur verwandt werden. Diese können durch Erwärmen/Abkühlen des Objektes auf eine bekannte Temperatur oder durch das gezielte Hervorrufen eines bestimmten - temperaturabhängigen - physikalischen Zustandes des Objektes erzielt werden.

a) Erwärmen / Abkühlen mittels Temperierofen oder Klimakammer

Wenn der Gegenstand auf genau bekannte Temperaturen durch einen Temperierofen, eine Heiz- oder Klimakammer erwärmt oder gekühlt werden kann, wird die Messung der Objekttemperatur unnötig: ihr Wert ist bekannt. Diese Methode ist jedoch auch nicht problemfrei. Auch hier muss die Temperaturdifferenz zwischen Umgebungs- und Objekttemperatur mindestens 10 K (empfehlenswert > 30 K) betragen, was aber nur dann gewährleistet ist, wenn sich das Objekt nicht mehr im Ofen oder in der Kammer befindet. Ansonsten würden die Innenwände des Temperierofens oder der Kammer die Umgebungstemperatur bedeuten, welche aber genau der Objekttemperatur entspricht.

Bei Objekten mit hoher Wärmekapazität stellt es kein Problem dar, das Messobjekt nach dem Erwärmen oder Abkühlen auf die gewünschte Temperatur aus dem Ofen oder der Klimakammer herauszunehmen. Ab dann stellen die Wände des Testraumes / Labors die Umgebungstemperatur dar, die im Allgemeinen erheblich von der Temperatur des Messobjektes abweicht. Die Messung sollte allerdings zügig erfolgen, da sich die Objekttemperatur im Laufe der Zeit stetig immer mehr der Lufttemperatur der Testumgebung annähert.

Dagegen ist es bei Objekten mit geringer Wärmekapazität nicht möglich, das Objekt aus dem Ofen oder aus der Klimakammer zu entnehmen. Die Lösung besteht darin, das Objekt in der Nähe der Tür zu positionieren, so dass nach dem Öffnen derselben die von der zu messenden Objektoberfläche reflektierte Umgebungstemperatur nicht die Strahlung der Ofen- oder Klimakammerwände ist. Statt dessen wird auch hier die Testumgebung (Wände und Einrichtungen des Prüfraumes / Labors) reflektiert.

Möglichst sollte eine der späteren Messung entsprechende Objekttemperatur verwandt werden, da sich der Emissionsgrad eventuell temperaturabhängig ändern könnte. Der Emissionsgrad des auf die Objektoberfläche definierten Messpunktes ist auch hier so lange nachzustellen, bis die auf der Thermokamera angezeigte Temperatur mit dem durch die Erwärmung/Abkühlung bekannten Wert übereinstimmt.

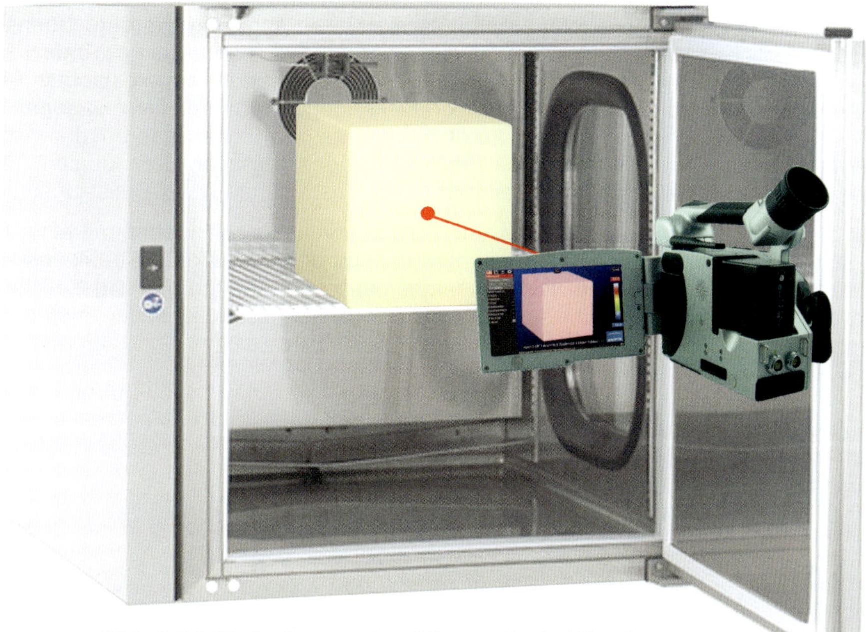

Abb. 786: Emissionsgradermittlung mittels Klimakammer

b) Erwärmen / Abkühlen mittels physikalischer oder chemischer Vorgänge

Natürlich können auch physikalische oder chemische Prozesse verwendet werden, um das Objekt zu erwärmen oder zu kühlen und damit bekannte Objekttemperaturen zu erzeugen. Auch hier wird dadurch die Messung der Objekttemperatur unnötig, da sie ja bereits exakt bekannt ist. Beispiele für derartige physikalische Prozesse sind das Kühlen mit flüssigem Stickstoff (-196 °C), das Kühlen mit Eis (0 °C), das Erhitzen mittels kochendem Wasser (100 °C) und viele andere auf bekannten Schmelz- oder Verdampfungstemperaturen basierenden Kühl- oder Heizprozesse.

Möglichst sollte eine der späteren Messung entsprechende Objekttemperatur verwandt werden, da sich der Emissionsgrad eventuell temperaturabhängig ändern könnte. Der Emissionsgrad des auf die Objektoberfläche definierten Messpunktes (oder Messfläche) ist auch hier so lange nachzustellen, bis die auf der Thermokamera angezeigte Temperatur mit dem durch die obige Erwärmung bzw. Abkühlung bekannten Wert übereinstimmt.

c) Beobachtung physikalischer oder chemischer Prozesse / Zustände

Es können auch physikalische oder chemische Prozesse ausgenutzt werden, von denen bekannt ist, dass sie bei einer konkreten Temperatur (zum Beispiel in Form einer Farbänderung) auftreten. Auch dies führt dazu, dass die Objekttemperatur bekannt ist, ohne hierzu eine Messung durchführen zu müssen. Der Emissionsgrad des auf die Objektoberfläche definierten Messpunktes ist wiederum so lange nachzustellen, bis der auf der Thermokamera angezeigte Temperaturwert mit dem durch den bekannten Zustand definierten (und damit bekannten) Wert übereinstimmt.

4.3.2.4. Pixelweise Emissionsgradbestimmung und -korrektur

Bei allen Anwendungen, bei denen statt einem einzelnen Messobjekt viele Flächen mit verschiedenen Emissionsgraden - vielleicht sogar Hunderte solcher Flächen - vorliegen, sind alle bisher vorgestellten Verfahren zur Bestimmung der Emissionsgrade einzelner Flächen ziemlich ungeeignet. Das schließt die Bestimmung der Hunderten von Emissionsgraden wie auch deren spätere Verwendung bei der korrekten Ermittlung der Objekttemperaturen ein. Die Definition von so vielen einzelnen Korrekturflächen ist nicht zur Durchführung von wirtschaftlichen und zeitlich effektiven Messungen geeignet. Ein klassisches Beispiel für solche Anwendungen sind Messungen an elektronischen Schaltungen (Leiterplatten), wobei die korrekte Temperaturbestimmung nur durch Korrektion des Emissionsfaktors von mehreren hundert verschiedenen Substanzen auf Tausenden von kleinen Oberflächen durchgeführt werden müsste. Das ist „manuell" ganz einfach unlösbar, hier müssen andere Verfahren angewandt werden!

a) Pixelweise Emissionsgradbestimmung durch „homogene" Aufheizung

Wenn das zu messende Objekt in einem Temperierofen oder einer Wärmekammer auf eine bekannte Temperatur erhitzt wird, haben alle seine Teilflächen - unabhängig derer Emissionsgrade - die gleiche Temperatur. Bei Betrachtung des Objekts mit einer Wärmebildkamera ist aber festzustellen, dass (ohne Korrektur der Emissionsgrade) unterschiedliche Temperaturen angezeigt werden. Offensichtlich ist dies auf die unterschiedlichen Emissionsgrade der einzelnen Oberflächen zurückzuführen: die Oberflächen mit Temperaturwerten gleich der Umgebungstemperatur (Laborwände) haben spiegelnde Eigenschaften (d.h. 0% Emissionsgrad), die die Aufheiztemperatur zeigenden Oberflächen dagegen verhalten sich nahezu wie ideale Strahler (d.h. nahezu 100% Emissionsgrad). Alle anderen dazwischen liegenden Temperaturwerte kennzeichnen Flächen mit Emissionsgraden zwischen dem idealen Spiegel und dem idealen Strahler. Je höher die angezeigte Temperatur ist, desto höher ist der Emissionsgrad.

Es liegt auf der Hand, das mit der Thermokamera aufgenommene Wärmebild mit einer Emissionsgrad-skalierung statt der Temperaturskalierung zu versehen und die angezeigten Strahlungstemperaturen als lokale Emissionsgrade umzurechnen. Dessen mathematischer Hintergrund ist gar nicht so kompliziert. Unter Annahme der perfekten Transmission über die Übertragungsstrecke ist der Ausgangspunkt:

$$M_M = M_O + M_R \qquad \text{Gl. 120}$$

Legende:
M_M ... durch die Thermokamera erfasste Wärmestrahlung
M_O ... vom Messobjekt ausgesandte Wärmestrahlung
M_R ... durch das Messobjekt reflektierte Wärmestrahlung

Für undurchsichtige Objekte kann der Emissionsgrad des Objekts wie folgt in die Gleichung eingesetzt werden:

$$M_M = \varepsilon \cdot M_{IS} + (1 - \varepsilon) \cdot M_U \qquad \text{Gl. 121}$$

Legende:
ε ... Emissionsgrad des Messobjektes
M_{IS} ... dem idealen Strahler entsprechend ausgesandte Wärmestrahlung
M_U ... durch die Umgebung abgegebene Wärmestrahlung

Davon ausgehend, dass M_{IS} von der Objekttemperatur nach der Aufheizung in der Klimakammer abhängt, M_U dagegen von der durch die Laborwände gebildeten Umgebungstemperatur, kann von zwei bekannten Größen ausgegangen werden. Die Gleichung nach ε umgestellt lautet:

$$\varepsilon = \frac{M_M - M_U}{M_{IS} - M_U} \qquad \text{Gl. 122}$$

Da alle Strahlungen in obiger Gleichung in demselben Wellenlängenbereich bestimmt wurden, kann das Stefan-Boltzmann-Gesetz auf den Zusammenhang zwischen Strahlung und Temperatur angewandt werden, weiterhin kann aufgrund der bekannten tatsächlichen Temperatur des Objekts θ_O anstelle von θ_{IS} gesetzt werden.

$$\varepsilon = \frac{\sigma \cdot \left(\vartheta_M^4 - \vartheta_U^4\right)}{\sigma \cdot \left(\vartheta_{IS}^4 - \vartheta_U^4\right)} = \frac{\vartheta_M^4 - \vartheta_U^4}{\vartheta_O^4 - \vartheta_U^4} \qquad \text{Gl. 123}$$

Legende:
$\vartheta_{IS} = \vartheta_O$ ... Temperatur des idealen Strahlers (hier: bekannte, wirkliche Objekttemperatur)
ϑ_U ... Umgebungstemperatur (z.B. Temperatur der Prüfraumwände, Laborwände)
ϑ_M ... von der Wärmekamera (bei $\varepsilon = 1$) erfasster Temperaturwert

Da die Temperaturdaten in der vorherigen Gleichung alle bekannt sind, können die jeweiligen Emissionsfaktoren für jeden Pixel berechnet werden. Zu beachten ist natürlich auch hierbei, dass die Temperaturdifferenz zwischen Umgebungs- und Objekttemperatur mindestens 10 K (Praxiserfahrung 30 K) betragen muss, was aber nur dann gewährleistet ist, wenn sich das Objekt nicht mehr in der Klimakammer befindet. Ansonsten würden die Innenwände der Klimakammer die Umgebungstemperatur bedeuten, welche aber genau der Objekttemperatur entspräche.

Bei Objekten mit hoher Wärmekapazität stellt es kein Problem dar, das Messobjekt nach dem Erwärmen oder Abkühlen auf die gewünschte Temperatur aus dem Ofen oder der Klimakammer herauszunehmen. Ab dann stellen die Wände des Testraumes / Labors die Umgebungstemperatur dar, die im Allgemeinen erheblich von der Temperatur des Messobjektes abweicht. Die Messung sollte dann allerdings zügig erfolgen, da sich die Objekttemperatur im Laufe der Zeit stetig immer mehr der Lufttemperatur der Testumgebung annähert.

Dagegen ist es bei Objekten mit geringer Wärmekapazität - wie auch den hier als Beispiel genannten elektronischen Schaltungen / Leiterplatten - nicht möglich, das Objekt aus dem Ofen oder aus der Klimakammer zu entnehmen. Die Lösung besteht darin, das Objekt in der Nähe der Tür zu positionieren, so dass nach dem Öffnen der Tür die von der zu messenden Oberfläche reflektierte Umgebungstemperatur nicht die Strahlung der Ofen- oder Klimakammerwände ist. Statt dessen wird auch hier die Testumgebung (Wände und Einrichtungen des Prüfraumes / Labors) reflektiert.

Eine weitere Schwierigkeit besteht darin, dass die berechneten Pixelemissionswerte in einer Wärmebild-großen Matrix gespeichert werden, welche für die spätere Auswertung nur dann mit richtiger Pixelposition verwendet werden kann, wenn es keinerlei Änderung der Positionierung gegenüber dem zu korrigierenden radiometrischen Wärmebild gibt. Es darf also weder die Wärmekamera, noch das Messobjekt zwischen der Aufnahme der Emissionsgradverteilung und der Aufnahme des auszuwertenden - mit diesem Verfahren pixelweise Emissionsgrad-korrigierten - Wärmebildes bewegt werden.

b) Pixelweise Emissionsgradbestimmung durch Änderung der Umgebungstemperatur

Die obigen Probleme der praktischen Anwendung können gemildert werden, indem die Umgebungstemperatur bewusst verändert wird, statt das Messobjekt in einem Ofen oder einer Klimakammer zu erwärmen. Es wird dann statt einer Klimakammer nur ein Strahler benötigt, der natürlich wesentlich mobiler ist und auch nur kleinere Kosten verursacht. Auch die Fragen der Positionierung und Nicht-Bewegung des Messobjektes werden wesentlich vereinfacht.

Bei von der Objekttemperatur abweichender „Bestrahlung" sind abhängig vom Emissionsgrad der Objektoberfläche unterschiedlich starke Reflexion zu beobachten, was für ein undurchsichtiges Objekt aufgrund der Beziehung $\rho = \varepsilon - 1$ auch so zu erwarten ist.

Bei Betrachtung des Objekts mit einer Wärmebildkamera ist festzustellen, dass (ohne Korrektur der Emissionsgrade) während der Bestrahlung unterschiedliche Temperaturen angezeigt werden. (Obwohl des Objekt selbst weiterhin Raumlufttemperatur besitzt.) Dies ist natürlich auf die unterschiedlichen Reflexionsgrade der einzelnen Oberflächen zurückzuführen: die Oberflächen mit Temperaturwerten gleich der Strahlertemperatur haben spiegelnde Eigenschaften (d.h. 0% Emissionsgrad), die die tatsächliche Objekttemperatur (hier Raumlufttemperatur) zeigenden Oberflächen dagegen verhalten sich nahezu wie ideale Strahler (d.h. nahezu 100% Emissionsgrad). Alle anderen dazwischen liegenden Temperaturwerte kennzeichnen Flächen mit Emissionsgraden zwischen dem idealen Spiegel und dem idealen Strahler. Je höher die angezeigte Temperatur ist, desto höher ist der Reflexionsgrad.

Die Gleichung zur Berechnung der Emissionsgrade ist der vorherigen sehr ähnlich:

$$\varepsilon = \frac{\vartheta_M^4 - \vartheta_S^4}{\vartheta_O^4 - \vartheta_S^4} \qquad \text{Gl. 124}$$

Legende:

ε ... Emissionsgrad des Messobjektes

ϑ_O ... bekannte, wirkliche Objekttemperatur (z.B. Raumlufttemperatur)

ϑ_S ... Umgebungstemperatur - hier die Temperatur des Referenzstrahlers

ϑ_M ... von der Wärmekamera (bei $\varepsilon = 1$) erfasster Temperaturwert

Da die Temperaturdaten in dieser Gleichung alle bekannt sind, können die jeweiligen Emissionsfaktoren für jeden Pixel berechnet werden. Zu beachten ist natürlich auch hierbei, dass die Temperaturdifferenz zwischen der Strahler- und der Objekttemperatur mindestens 10 K (Praxiserfahrung 30 K) betragen sollte. Weiterhin ist sehr wichtig, dass der Referenzstrahler ein homogener Strahler ist (d.h. eine homogene Oberflächentemperatur besitzt) und das Messobjekt aus einer Richtung bestrahlt wird, die die Reflexion der Referenzstrahlung (auf dem Objekt) in Richtung der Thermokamera bewirkt.

Diese Methode ist viel einfacher zu nutzen als die zuerst genannte, da hierfür keine große und teure Klimakammer benötigt wird. Und da der Referenzstrahler bewegt (also aus der Messanordnung entfernt) werden kann, muss nicht bis zu dessen Abkühlung mit der Messung der eingeschalteten Leiterplatte gewartet werden. Dass Messobjekt und Wärmebildkamera sich zueinander nicht bewegen, ist ebenfalls wesentlich einfacher zu gewährleisten. Als Strahler sind großflächige Referenzstrahler natürlich ideal (aber auch teuer), mit gewissen Kompromissen können sogar herkömmliche Elektro-Einzelkochplatten (auf niedrigster Heizstufe) oder sogenannte Infrarotstrahler für diesen Zweck genutzt werden. (Keramik- oder Halogenstrahler sind dagegen nicht geeignet, da diese keine homogene Strahlungsfläche besitzen.)

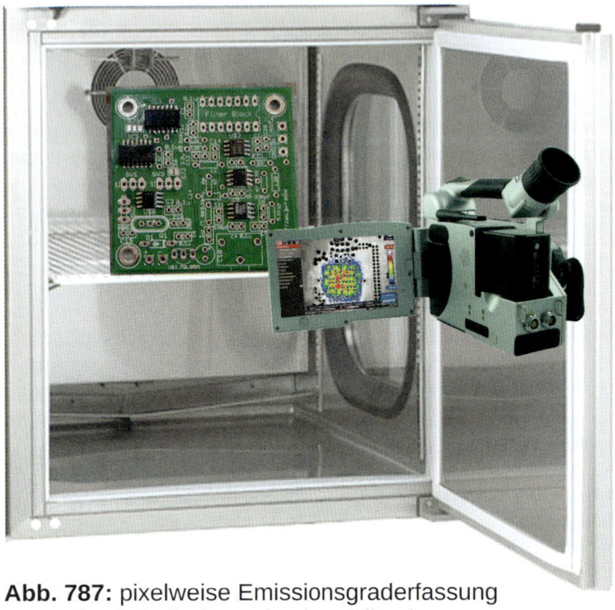

Abb. 787: pixelweise Emissionsgraderfassung durch Aufheizung in einer Klimakammer

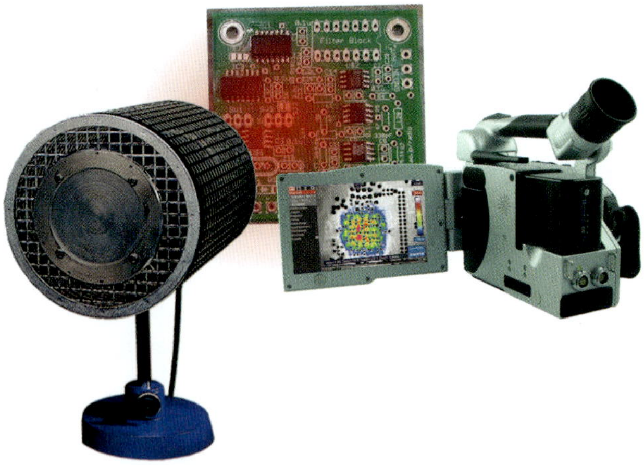

Abb. 788: pixelweise Emissionsgraderfassung durch Bestrahlung mittels Referenzstrahler

Wärmebilder von oben nach unten:

1. Strahlungstemperaturen der aufgeheizten Leiterplatte
2. Konvertierung auf pixelweise Emissionsgradverteilung
3. unkorrigiertes Wärmebild im Betriebszustand
4. pixelweise korrigiertes Wärmebild (Betriebszustand)

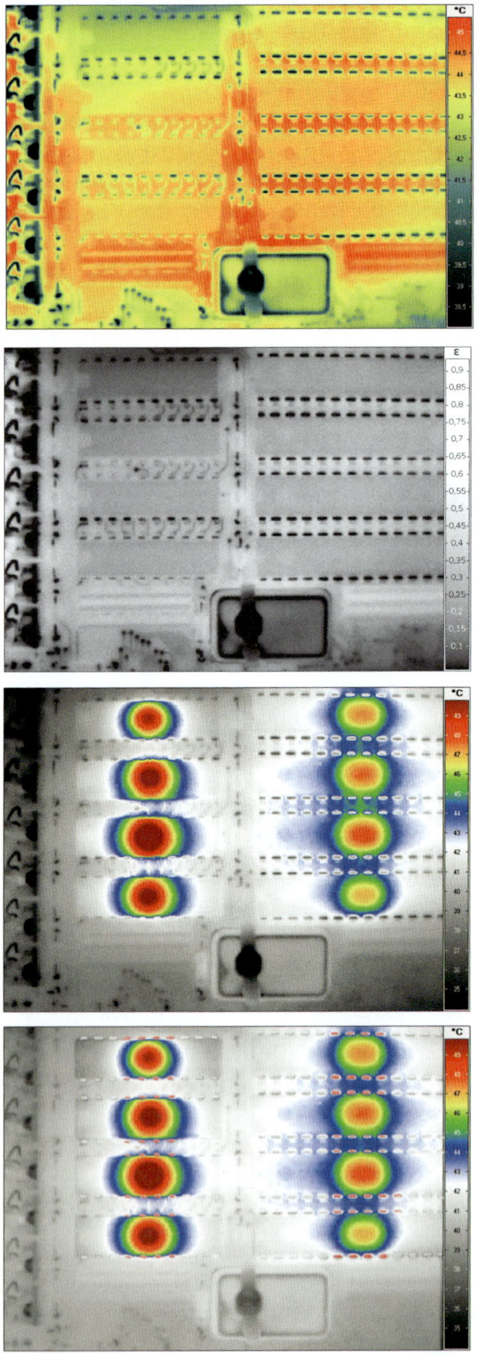

Abb. 789 - 792: Schritte der pixelweisen Emissionsgradkorrektur (erstellt mit IRBIS®3 professional)

4.3.3. Bestimmung des Transmissionsgrades

Es gibt einige Messaufgaben, bei denen die Strahlung des Messobjekts durch (teilweise) wärmestrahlungsdurchlässige - aber eben nicht 100% Transmissionsgrad besitzende - Materialien hindurch gemessen werden muss. Je nach Material können diese - sich in der Übertragungsstrecke befindlichen - Messfenster, Folien etc. dank ihrer Übertragungseigenschaft das Messergebnis stark beeinflussen. Dementsprechend ist eine genaue Ermittlung und Angabe des Transmissionsgrades sehr wichtig für radiometrische Temperaturmessungen. Die Ausführung ist sehr einfach: Es ist das Messobjekt mit der Wärmebildkamera einmal direkt und einmal (gleichzeitig oder bei konstanter Objekttemperatur kurz nacheinander) durch das betreffende Material hindurch zu messen. Hiernach ist der Transmissionsgrad für die Messung durch das Material so einzustellen, dass das Ergebnis beider Messungen gleich wird.

Insofern die Wärmebildkamera den Transmissionsgrad (Übertragungsfaktor) der Übertragungsstrecke in die Temperaturberechnung nicht einbeziehen kann (dies kann bei einigen LowCost-Thermokameras der Fall sein), sind die Daten der beiden genannten Messungen abzuspeichern und dann in der thermografischen Auswertesoftware auszuwerten. In diesem Fall besteht meistens auch die Möglichkeit, die Temperatur des „Fenstermaterials" zur Korrektur dessen eigener (von seiner Oberfläche anhand seiner Eigentemperatur emittierten) Strahlung anzugeben. (Diese Angabe ist üblicherweise nur bei sehr wenigen hochprofessionellen Wärmebildkameras auch ohne Verwendung einer PC-Software möglich.)

Die bequemste Messmethode für die Bestimmung des Transmissionsgrades ist natürlich die Verwendung einer Wärmebildkamera, die zwei Messpunkte mit unterschiedlichen Einstellungen für die Übertragungsstrecke nutzen kann. Einer dieser ist direkt auf das Messobjekt zu legen, der andere durch das unbekannte Übertragungsmaterial auf das gleiche Objekt. Hiernach ist der Transmissionsgrad für den Messpunkt „durch das Material" so einzustellen, dass das Ergebnis beider Messungen gleich wird. Es muss aber darauf hingewiesen werden, dass hierbei die Eigenstrahlung des Fensters (die von seiner Oberfläche auf Grund seiner Eigentemperatur emittierte Strahlung) zwar für die bestehende Anordnung mit korrigiert wurde, diese aber in den Transmissionsgrad eingeflossen ist. Im Falle einer Messanordnung mit bedeutend anderer Fenstertemperatur ist daher mit einem Messfehler zu rechnen.

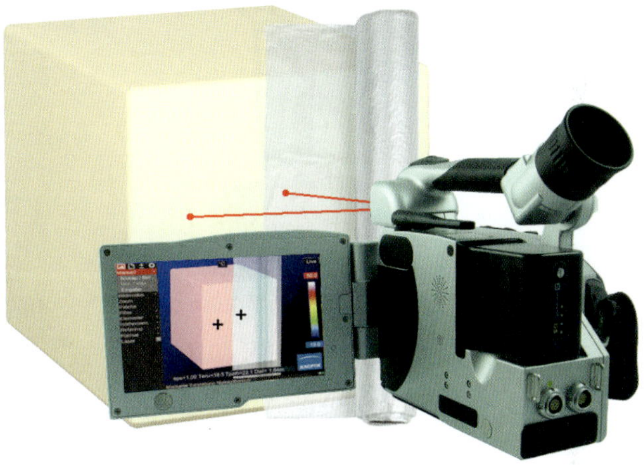

Abb. 793: Bestimmung des Transmissionsgrades über zwei Messpunkte

4.3.4. Ermittlung des Reflexionsgrades

Für undurchsichtige Objekte kann natürlich anhand der Gleichung $\rho = \varepsilon - 1$ der Reflexionsgrad aus dem bekannten - oder anhand einer der vorher beschriebenen Methoden bestimmten - Emissionsgrad berechnet werden. Es gibt aber noch eine weitere Möglichkeit, die sehr nützlich ist bei idealen Spiegeln ähnelnden Materialien (wie z.B. aus poliertem Aluminium oder Edelstahl), welche oft auch als Infrarotspiegel (als Element von Messsystemen oder als Hilfsmittel für thermografische Messungen) verwendet werden.

Die Methode beruht darauf, mit der Thermokamera ein Referenzobjekt einmal direkt zu messen und dies dann über einen Spiegel umgelenkt zu wiederholen. Das Referenzobjekt kann hierbei entweder ein Referenzstrahler (schwarzer Körper, Hohlraumstrahler) oder eine beliebige andere Oberfläche mit hohem Emissionsgrad sein. Wichtig ist, das das Referenzobjekt eine Temperatur von mindestens 10 K (besser: mindestens 30 K) über der Umgebungstemperatur besitzt. Für die zweite Messung muss der Transmissionsgrad (kein Tippfehler!) der Messstrecke angepasst werden, bis der gleiche Temperaturwert wie für die erste Messung erreicht wird.

Da die nicht-ideale Reflexionseigenschaft des Spiegels die Übertragung der Strahlung verschlechtert hat, ist der erhaltene Transmissionsgrad der Übertragungsstrecke in Wirklichkeit der Reflexionsgrad des Spiegels. Wenn die Kamera keine Option zur Einstellung des Transmissionsgrades hat, muss das gespeicherte Wärmebild zur Bestimmung der Reflexionsfähigkeit der Spiegeloberfläche verwendet werden, indem der Transmissiongrad in der Auswertesoftware korrigiert wird. Wenn eine Messanordnung verwirklicht werden kann, bei der eine gleichzeitige direkte und gespiegelte Messung des Referenzobjekts realisiert werden kann, reicht anstelle von zwei aufeinanderfolgenden Messungen eine einzige.

Letztere Messanordnung macht jedoch schnell Probleme aus Sicht der Fokussierung, da die Schärfentiefe von Wärmebildkameras nur sehr klein ist. (Siehe auch den untenstehenden Hinweis.) Auch ist dem gezeigten Verfahren noch ein allgemeiner (unabhängig von der Messanordnung) gültiger Kompromiss inne: die Eigenstrahlung des Spiegels (die von seiner Oberfläche auf Grund seiner Eigentemperatur emittierte Strahlung) wurde nicht korrigiert. Dies ist meistens nur in thermografischen Auswerteprogrammen mit entsprechenden Korrekturmodellen (für Übertragungsstrecke mit Fenster) möglich. Hier ist dann anstelle der Eigenschaften des Übertragungsfensters die Spezifikation des Spiegels anzugeben: statt der Fenstertransmission die Spiegelreflexion, statt der Fenstertemperatur die Spiegeltemperatur. Letztere ist leicht mit einem Temperaturfühler oder mit der Thermokamera anhand einer auf den Spiegel aufgebrachten Referenzfläche (mit hohem Emissionsgrad) zu messen.

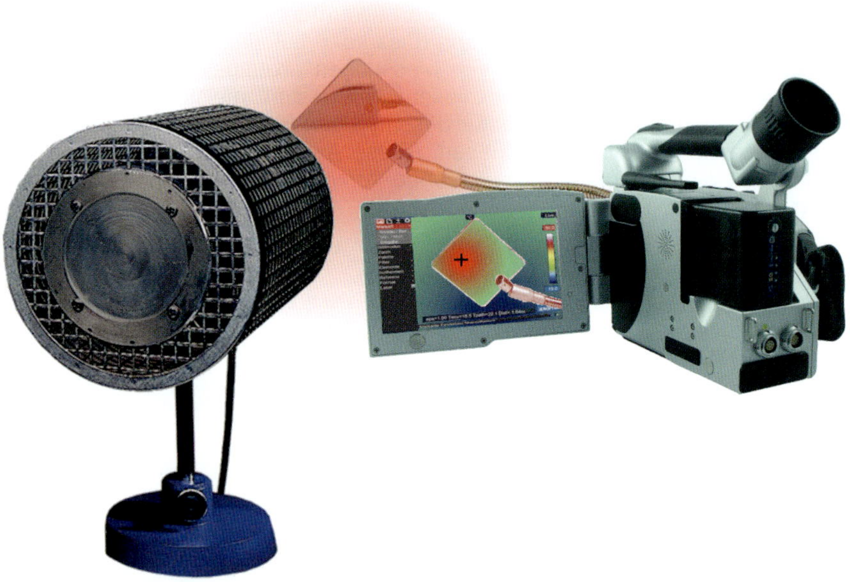

Abb. 794: Bestimmung des Reflexionsgrades mittels Referenzstrahler

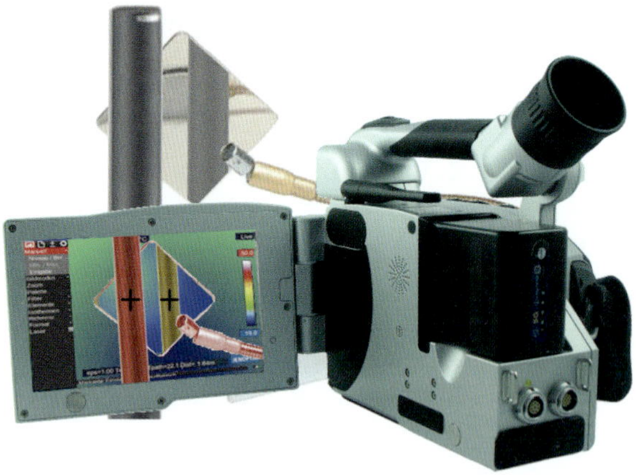

Abb. 795: indirekte Bestimmung des Reflexionsgrades über zwei Messpunkte

Hinweis: Die Reflexionsfähigkeit von Spiegeln ausnutzend ermöglicht die in der obigen Abbildung gezeigte Messanordnung die gleichzeitige Rundum-Messung von Objekten. Die Schwierigkeit der Ausführung dieser Messanordnung besteht allerdings in der Fokussierung wegen der unterschiedlichen Länge des Strahlenganges zur direkt gemessenen Vorderseite bzw. gespiegelt erfassten Rückseite des Objekts. Aufgrund der bekannten geringen Schärfentiefe der Wärmebildkameras sollte die Messung (unter Einhaltung der Grenze der geometrischen Auflösung) zur Vermeidung der Fokussierungsprobleme aus möglichst großer Entfernungen durchgeführt werden*. Alternativ ist eine Wärmebildkamera mit einem Algorithmus zur Erweiterung des Schärfentiefebereichs (wie zum Beispiel Eversharp bei den Jenoptik VarioCAM® HD-Thermokameras) zu verwenden.

* Größere Messabstände besitzen proportional größere Schärfentiefebereiche.

4.4. Farbskalen für thermografische Darstellungen

Bunt ist das Leben schön! Auch in der Thermografie? Sicher „ja" für Entwickler und für alle die Nutzer von Thermokameras, die nur auf prachtvolle (beeindruckende) Dokumente bedacht sind. Aus physikalischer und messtechnischer Sicht ist dies aber eher nicht so eindeutig. Im Folgenden sollen also so einige der beliebten Farbskalierungen, deren Nutzung sowie Vor- und Nachteile betrachtet werden. Ein garantiert schönes, farblich überwältigendes Kapitel folgt!

Der Vorläufer aller Temperatur-Farbskalen (auch Farbkeile genannt) ist die Graustufen- (oder Grauton- bzw. Schwarz/Weiß-) Farbskalierung, dessen physikalische Interpretation auch am einfachsten ist: niedrige Temperatur -> wenig Strahlung: schwarz; hohe Temperatur -> viel Strahlung: weiß; alle anderen Zwischenwerte -> proportionale Grautönung. Seit unserer Kindheit wird man jedoch daran gewöhnt, dass der Kaltwasserhahn blau und der für das warme Wasser rot ist. Es gibt also eine Farbtemperatur-empfindung, welche durch weitere „natürliche" wärmebezogene Farbübergänge (z.B. Feuer oder heißes Eisen) verstärkt wird. Dementsprechend besteht ein allgemeines Bedürfnis, durch Farben „erlebbare" Wärmebilder zu generieren. Allerdings bringt die Verwendung von Farben (egal wie schön) auch Probleme mit sich. Dies sind zum einen die Fähigkeiten des menschlichen Auges und zum anderen die Eigenschaften der verwendeten Farbskalen.

4.4.1. Fähigkeiten des menschlichen Auges

Obwohl das menschliche Auge ein wunderbares optisches System ist, sind seine Fähigkeiten begrenzt und es hat einige einschränkende Eigenschaften. Zum Beispiel wäre eine Farbskalierung mit 14 oder 16 Bit (das sind 16 bzw. 65 Tausend Farben) sinnlos, da das Auge nicht zwischen so vielen Farbnuancen unterscheiden kann. Es gibt auch einen Unterschied, wie viele Farb- oder Grautöne detektiert werden können. Die Farbunterscheidung erfolgt durch Zapfen, die Licht-Schatten-Sicht dagegen durch Stäbchen. Von letzteren gibt es mehr, noch dazu mit höherer Sensibilität. Daher können mehr Grautöne als Farben unterschieden werden. (Auch die Nachtsicht wechselt wegen der höheren Empfindlichkeit bei geringer Lichtstärke zu den Grautönen).

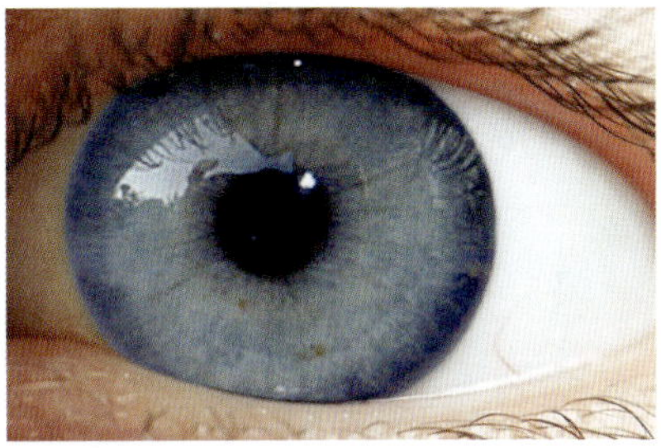

Abb. 796: menschliches Auge

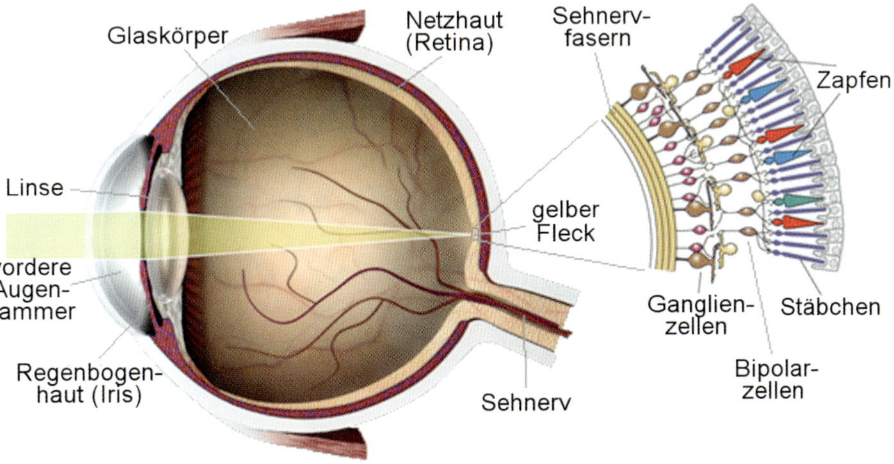

Abb. 797: das menschliche Auge - optischer Aufbau und Anordnung der Rezeptoren (erstellt unter Verwendung von [A361] und [A362], letztere mit freundlicher Genehmigung des Medicina Könyvkiadó Zrt., www.medicina-kiado.hu)

4.4.2. Die Farbpaletten RGB und CMYK

Die parallele Existenz dieser beiden Farbpaletten ergibt sich aus der Tatsache, dass sie, obwohl sie von ähnlicher Natur sind, in ihrer Verwendung völlig unterschiedlich sind. RGB ist für die additive Farbmischung (basierend auf der Zugabe von leuchtenden Farben) zu nutzen, angewendet z.B. bei Flüssigkristallbildschirmen oder LED-Großanzeigen. CMYK ist dagegen die Grundlage für die subtraktive Farbmischung (überlappende Deckfarben), die für die Drucktechnik (Vierfarbdruck) benötigt wird. Beide Farbskalen sind Abkürzungen aus dem Englischen. Die Buchstaben haben folgende Bedeutung:

RGB:	**R** = rot / red	**G** = grün / green	**B** = blau / blue	
CMYK:	**C** = cyan (Cyanblau)	**M** = magenta (Purpur)	**Y** = Yellow (gelb)	**K** = Key (schwarz)

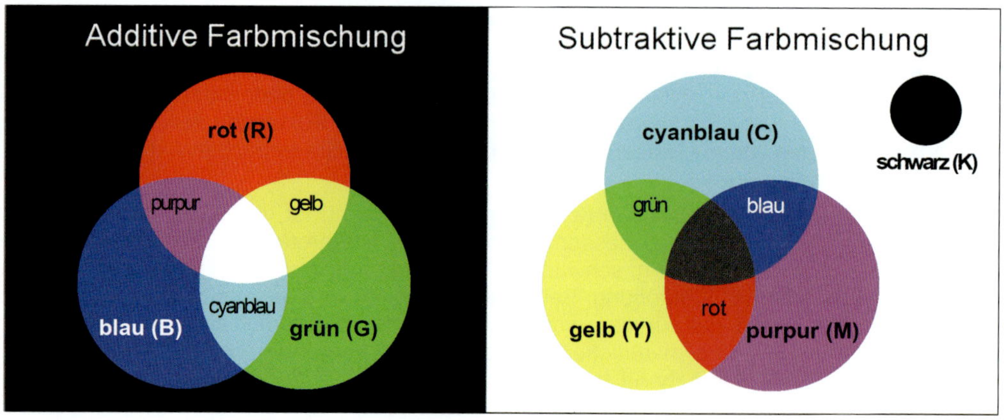

Abb. 798: Grundfarben der RGB und CMYK Farbräume
(erstellt unter Verwendung von [A363], mit freundlicher Genehmigung von Tobi Weh)

Obwohl beide Farbskalen ineinander konvertiert werden können, kann doch nicht dieselbe visuelle Darstellung erwartet werden. Dies liegt daran, dass die zwei Farbmischungen je einen anderen Farbraum abdecken, wobei CMYK nur einen kleineren Farbraum besitzt, als RGB. Insbesondere bei Blau- und Grüntönen gibt es gravierende Unterschiede zwischen diesen beiden Farbräumen.

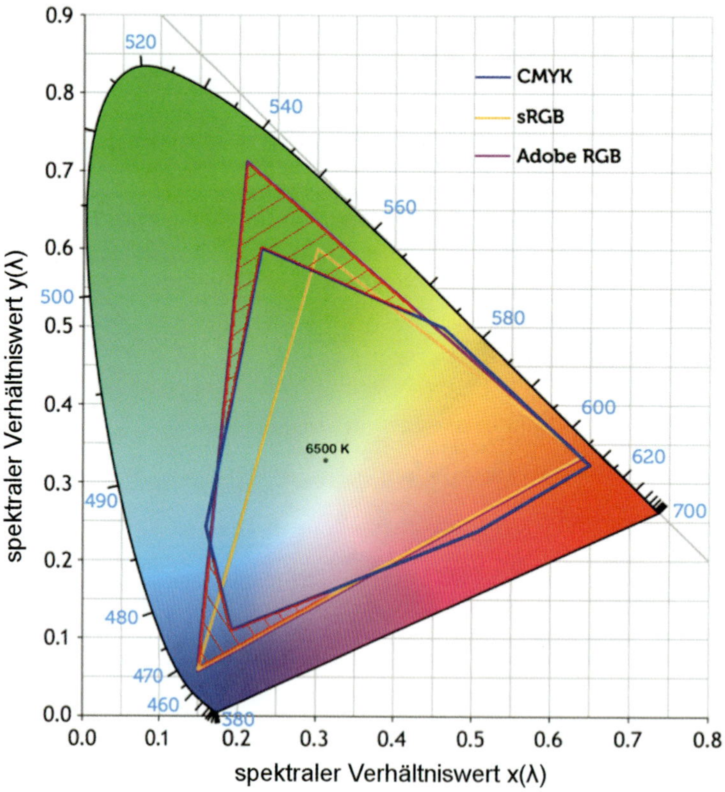

Abb. 799: Farbräume RGB und CMYK (rote Schraffur: Mangel von CMYK gegenüber RGB)
(mit freundlicher Genehmigung der SAXOPRINT GmbH [A364], Schraffur durch Autor ergänzt)

Aus Obigem kann geschlossen werden, dass bei der Auswahl der Wärmebild-Farbskala Vorsicht geboten ist, wenn die Ergebnisse der Messungen in gedruckter Form dokumentiert werden sollen. Dank des RGB-Farbumfanges heutiger Bildschirme sind viel mehr Blau- und Grüntöne zu sehen, als je im gedruckten Dokument dargestellt werden können. Dies kann nur dadurch vermieden werden, dass bei der Zusammenstellung des Druckmaterials möglichst solche Farbskalen verwendet werden, welche möglichst wenig (oder gar nicht) auf fein differenzierten Blau- und Grüntönen basieren. Die meisten Details sind bei der Verwendung der Grauton-Palette auf der Wärmebildkamera, auf dem TFT-Bildschirm und auch auf dem Ausdruck zu erkennen. Das liegt nicht einmal nur an den Fähigkeiten der aufgezählten technischen Geräte, sondern basiert auch auf den bereits erwähnten Eigenschaften des menschlichen Auges.

4.4.3. Thermogramm in verschiedenen Farbskalen

Farbskalierungen werden benötigt zur Darstellung der pixelweisen Temperaturdaten auf einer Wärmebildkamera oder in einer thermografischen Auswertesoftware, zum Drucken oder zum Exportieren in eine Grafikdatei. Solange Messdaten in einer Auswertesoftware verarbeitet werden, kann die Skalierung jederzeit ausgetauscht oder „verschoben" werden. Einige Programme bieten sogar die Möglichkeit zur Erstellung eigener Farbskalen, oft auch Farbkeile genannt. Die Wahl der Farbskala selbst hat keinen Einfluss auf die Messdaten (also auf die gespeicherte Rohdaten) oder auf die numerischen Auswertung. Die Auswahl der Farbskala beeinflusst jedoch in hohem Maße, wie detailliert die Temperaturwerte und deren Zusammenhänge visuell erkennbar sind, also in wieweit die wichtigsten Informationen des Messergebnisses auf einen Blick vom Betrachter „erfasst" werden können. Darüber hinaus wirkt sich die Farbskala aufgrund der CMYK-Farbraumbeschränkungen auf die ausdruckbare Detailliertheit aus.

Zur Demonstration der obigen Ausführungen folgt ein Thermogramm, dargestellt mit verschiedenen Farbskalen. Einige können allerdings aufgrund des Buchdrucks in CMYK nur stark beschränkt gezeigt werden. Die Farbskalen der Wärmebilder in den Zeilen 1, 3, 4, 6 und 7 sind allgemein gut druckbar.

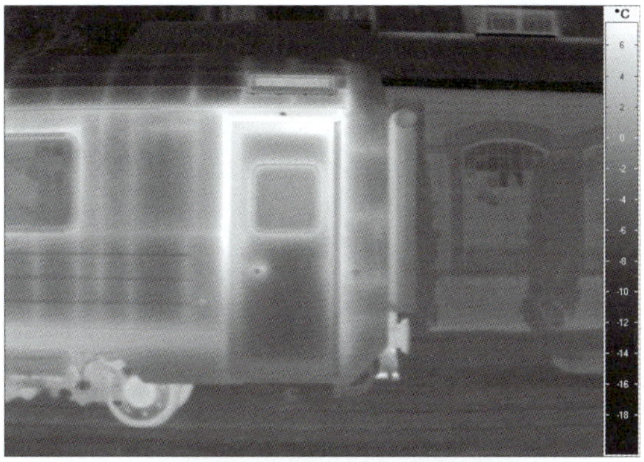

1A) Grautöne, nicht-linear

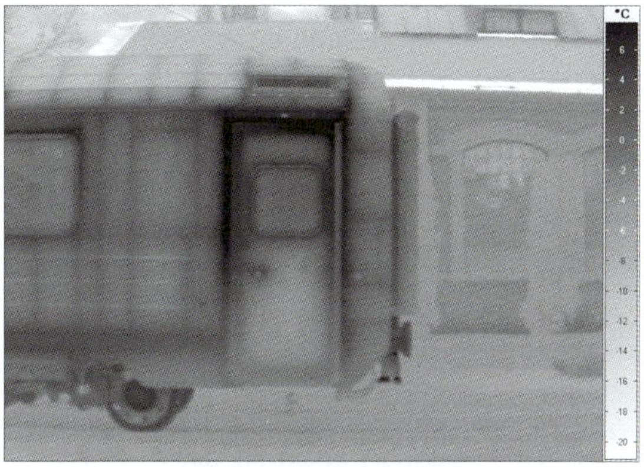

1B) Grautöne, invertiert

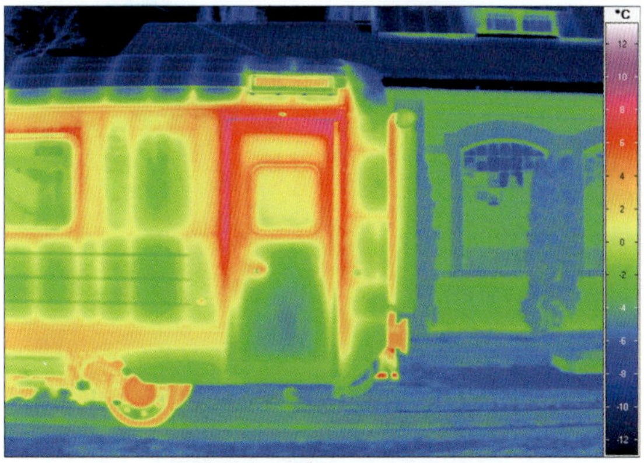

2A) Regenbogen, linear

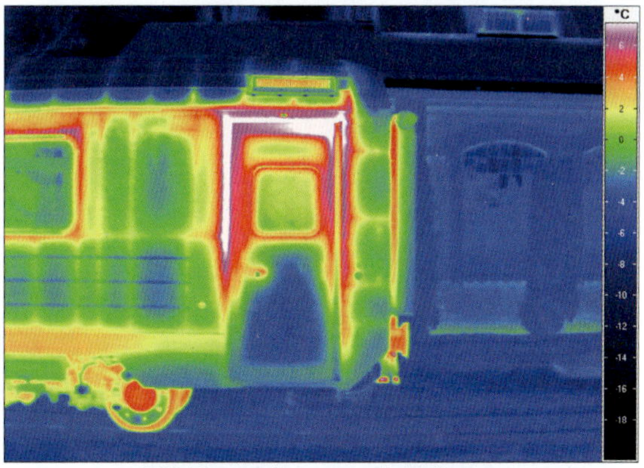

2B) Regenbogen, nicht-linear

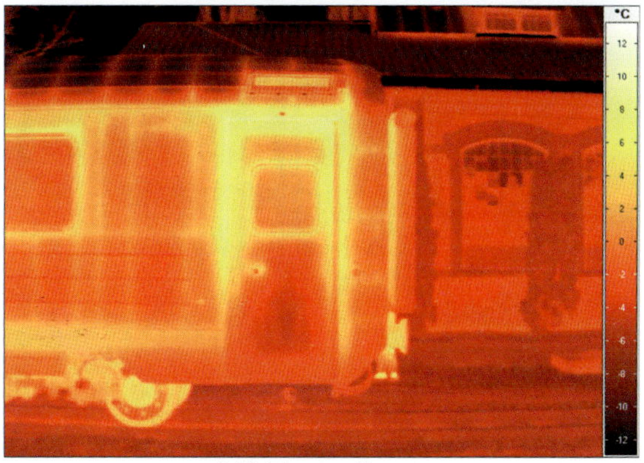

3A) Feuer, linear

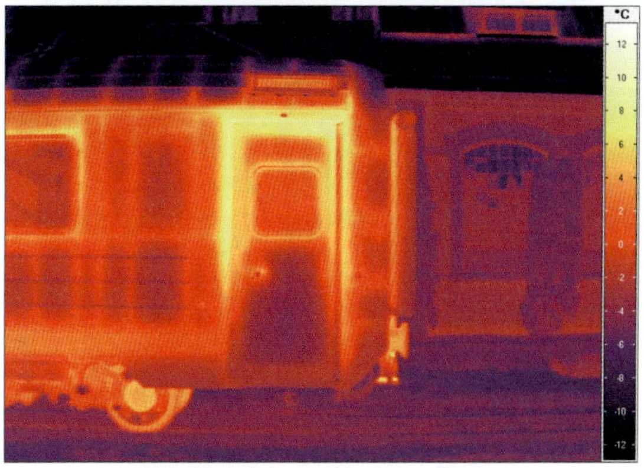

3B) Stahl-Anlauffarben, linear

Abb. 800 - 805: Darstellung eines Thermogrammes mit verschiedenen Farbskalen

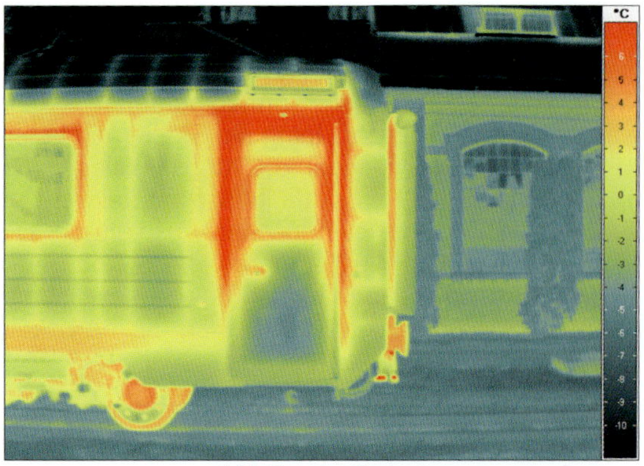

4A) Sepia, linear

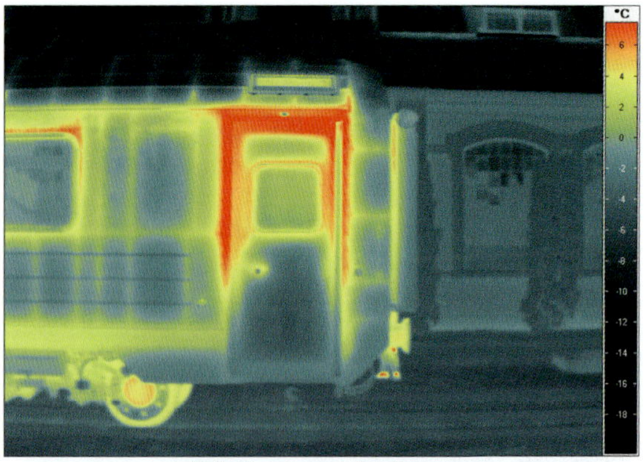

4B) Sepia, nicht-linear

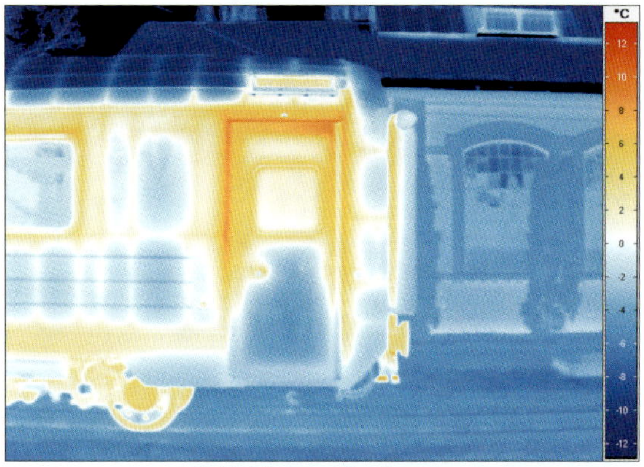

5A) blau-gelb, linear

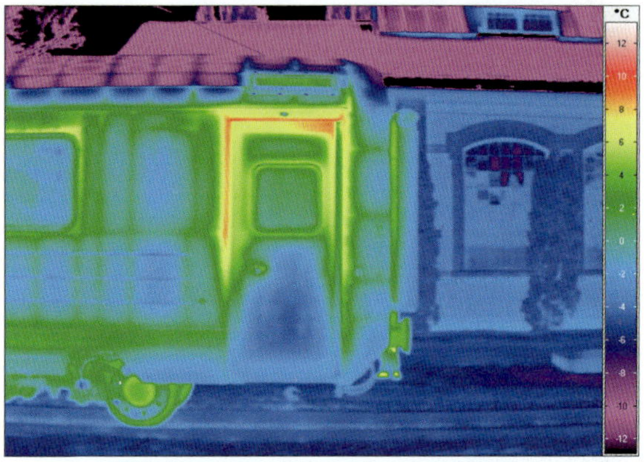

5B) Kontrast-Regenbogen, linear

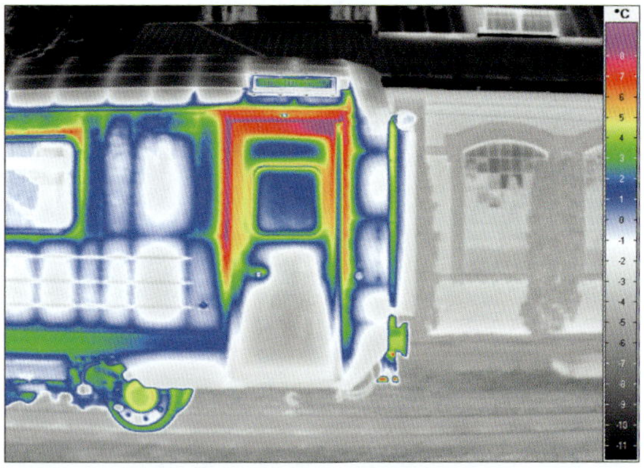

6A) Grautöne + Regenbogen

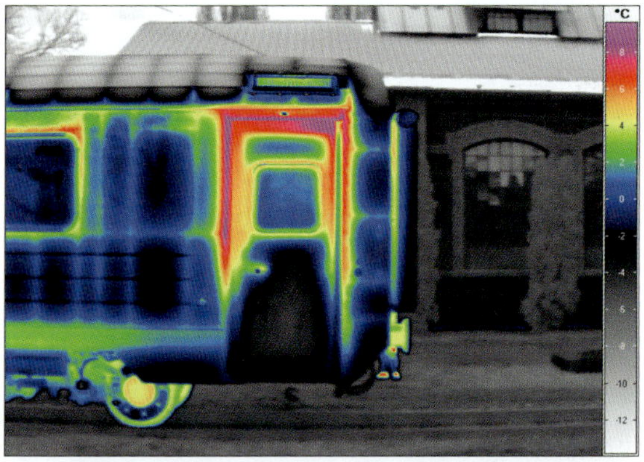

6B) invertierte Grautöne + Regenbogen

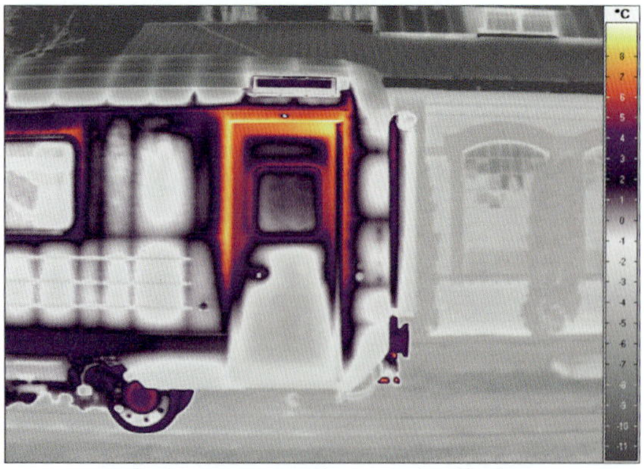

7A) Grautöne + Eisen-Anlauffarben

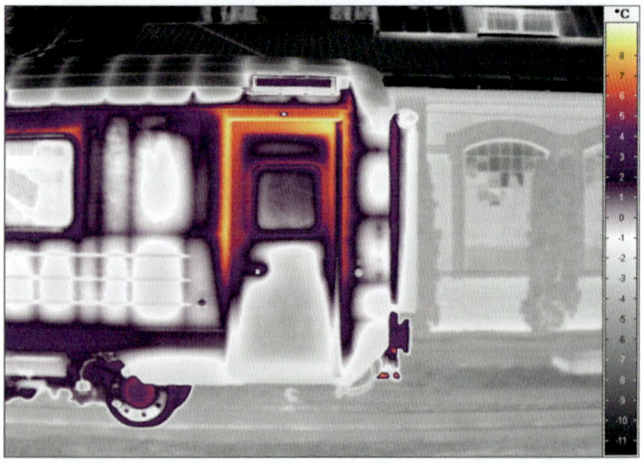

7B) Kontrast-Grautöne + Eisen-Anlauffarben

Abb. 806 - 813: Darstellung eines Thermogrammes mit verschiedenen Farbskalen

4.5. Wärmebildauswertung (passive Thermografie)

Die Vielseitigkeit der Thermografie beruht nicht nur auf den neuen Möglichkeiten der berührungslosen Temperaturmessung, sondern auch auf den vielfältigen Auswertungsmöglichkeiten der Temperaturdaten. Diese Auswertungen basieren auf speziellen mathematischen Modellen oder grafischen Darstellungen, auf statistischen oder auf zeit- bzw. frequenzbasierenden Analysen thermischer Prozesse. Viele thermografische Lösungen sind gerade durch diese numerischen Auswertungen oder der visuellen Darstellung der thermischen Zusammenhänge in der Produktentwicklung, Qualitätskontrolle oder Energieoptimierung praktisch unersetzlich geworden. Aus der fast unendlichen Auswahl an Softwaremöglichkeiten zur Auswertung und Ergebnisdarstellung sind hier nur einige am Beispiel des Kondensators eines gewöhnlichen Haushaltskühlschrankes dargestellt.

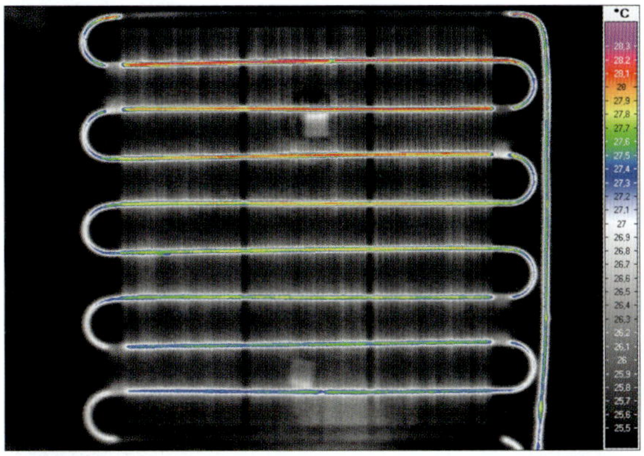

Abb. 814: IR-Bild 20 Sekunden nach Einschaltung

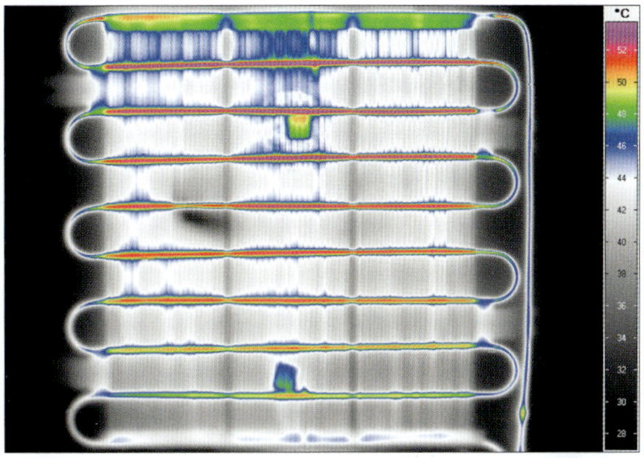

Abb. 815: IR-Bild 30 Minuten nach Einschaltung

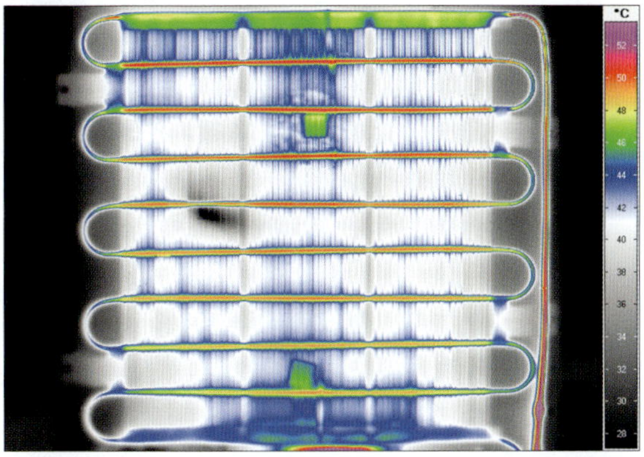

Abb. 816: IR-Bild 90 Minuten nach Einschaltung

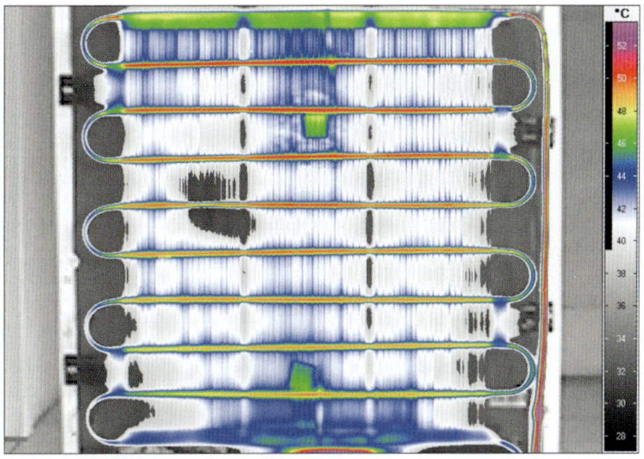

Abb. 817: nach 90 Minuten, mit VIS-Überblendung

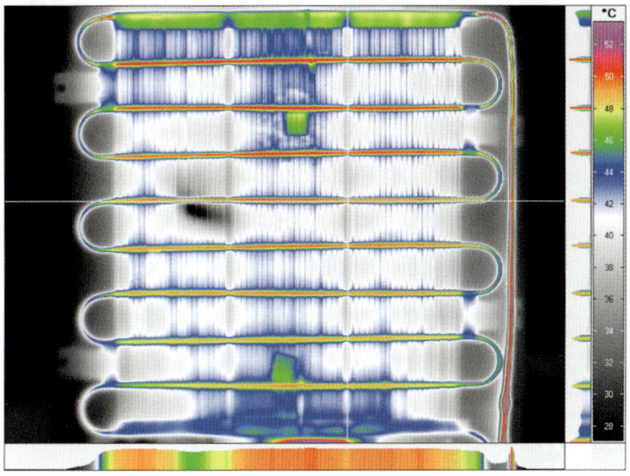

Abb. 818: nach 90 Minuten, mit Temperaturprofilen

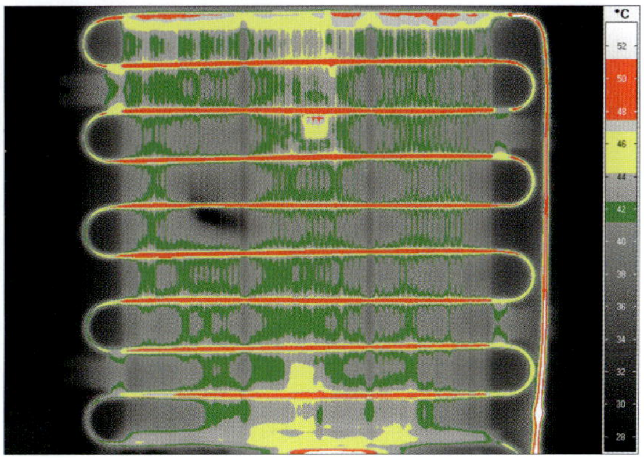

Abb. 819: nach 90 Minuten, mit Isothermen

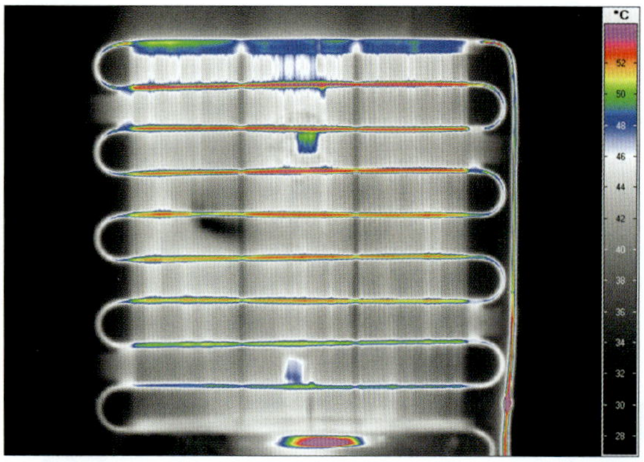

Abb. 820: Akkumulation der Maximalwerte des thermischen Vorgangs

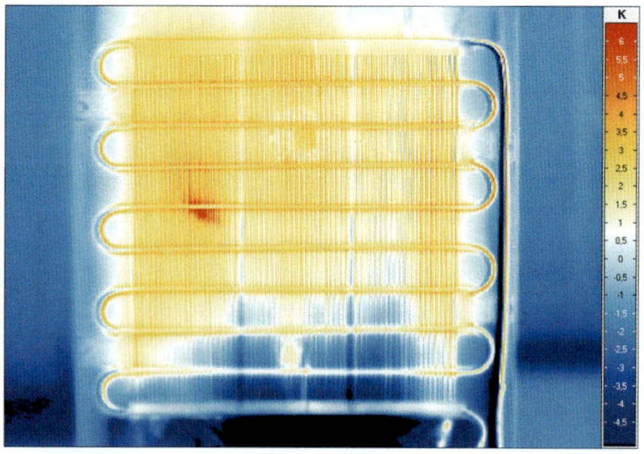

Abb. 821: Temperaturdifferenz zwischen dem Zeitpunkt vor und nach Abschaltung

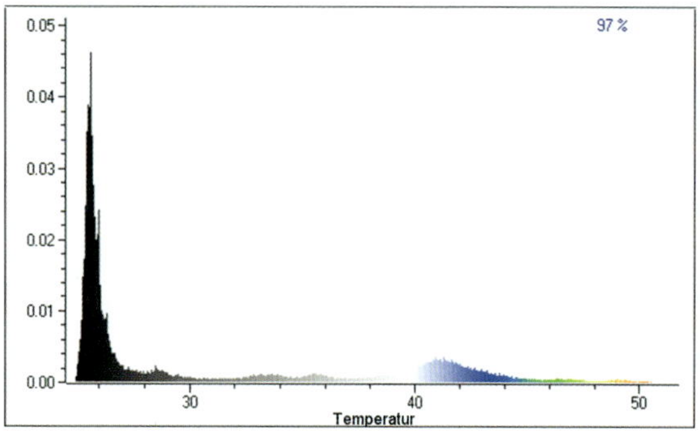

Abb. 822: Temperatur-Histogramm der Kondensatorfläche nach 90 Minuten

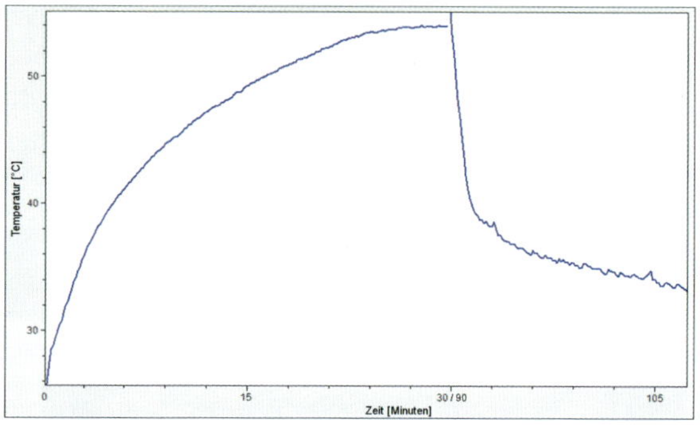

Abb. 823: Zeitdiagramm der Maximumtemperatur der Kondensatorröhre

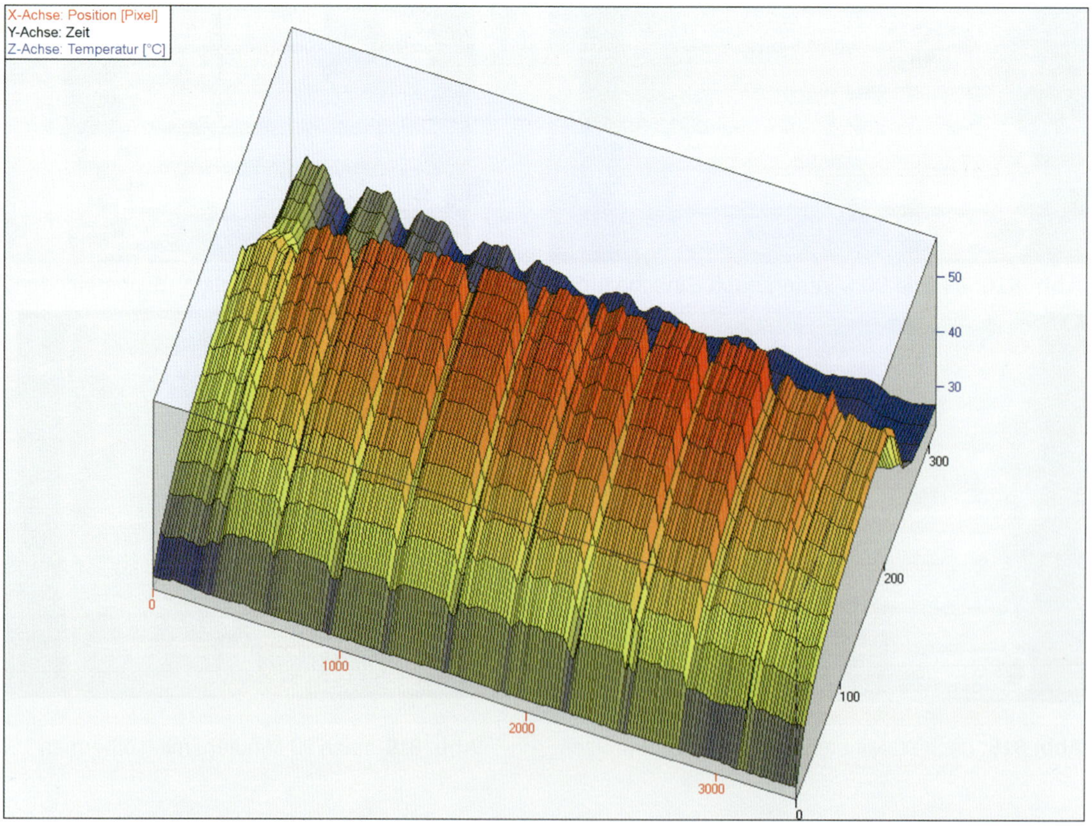

Abb. 824: 3D-Temperatur-Zeit-Profil der Kondensatorröhre (Erwärmung und Abkühlung)

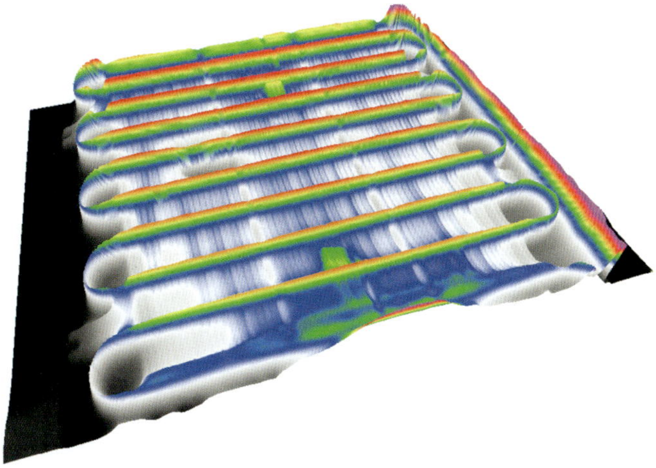

Abb. 825: 3D-Thermogramm des Kondensators

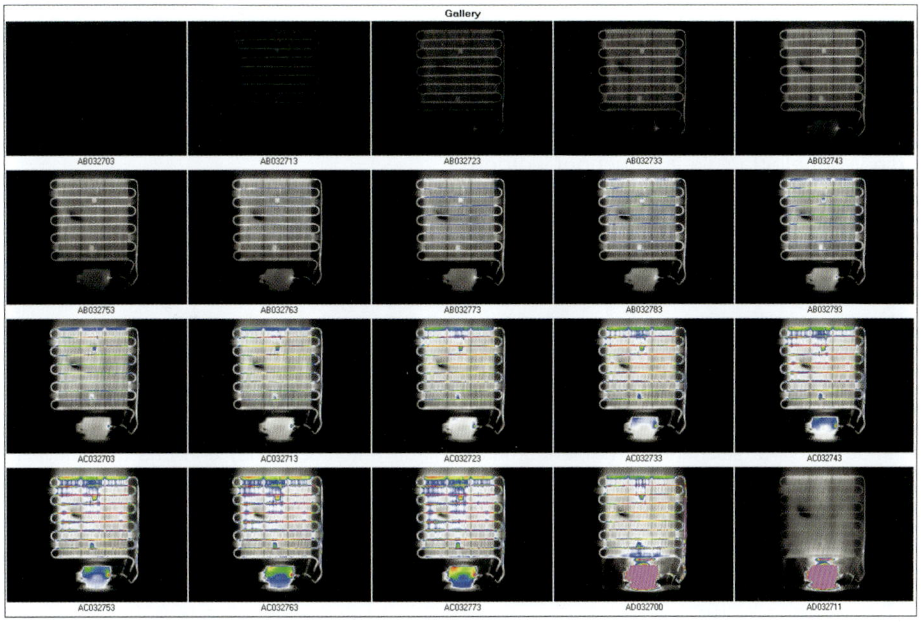

Abb. 826: Galeriedarstellung eines thermischen Vorganges

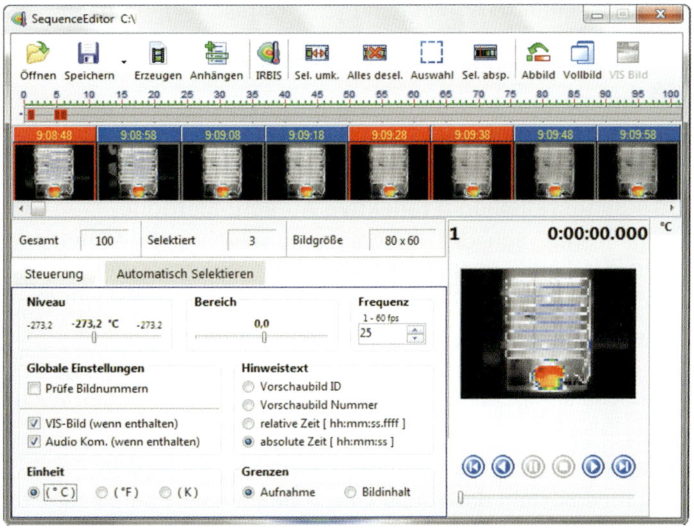

Abb. 827: „Video"-Editor für Thermogramm-Sequenzen

4.6. Kategorien der thermografischen Anwendungen

Die Thermografie ist heutzutage eines der am häufigsten verwendeten und am weitesten verbreiteten Test- bzw. Messverfahren. Thermografie trifft man bei der Untersuchung der Wärmedämmung oder Haustechnik von Gebäuden, bei der Überwachung von industriellen Anlagen und technologischen Einrichtungen, bei der Instandhaltung elektrischer Anlagen, bei der Kontrolle von elektronischen Schaltungen, aber auch in Forschung und Entwicklung und in der Qualitätssicherung. Die meisten dieser Anwendungen können als passive Thermografie klassifiziert werden. Bisher seltener - aber mit zunehmender Tendenz - sind auch Anwendungen der aktiven Thermografie zu verzeichnen, welche auch zur zerstörungsfreien Materialuntersuchung geeignet ist.

4.6.1. Messungen / Prüfungen mittels passiver Thermografie

Prinzipiell werden alle auf Thermografie basierenden Messverfahren als passive Thermografie bezeichnet, bei denen die Oberflächentemperaturen (oder Temperaturdifferenzen) erfasst werden, die durch die Temperatur-, Temperaturänderung oder die Wärmekapazität des Messobjekts gegeben oder durch dieses selbst hervorgerufen werden. Hierbei wird dem Messobjekts zwecks der Messung weder Energie zugeführt oder entnommen. Anhand der Art der Messung werden die folgenden Verfahren unterschieden:

Quantitative (absolute) Temperaturmessung

Für die quantitative (absolute) Thermografie sind kalibrierte, radiometrische Temperaturdaten mit (ausreichender) absoluter Genauigkeit aufzunehmen. Dies ist natürlich nur mit entsprechenden thermografischen Systemen und unter Einhaltung strengster Messbedingungen möglich. Aus diesen Temperaturdaten kann dann sogar - je nach Messobjekt und bei genauer Kenntnis der Auswirkungen der Messanordnung - der Wärmestrom bzw. die Wärmestromverteilung, oder aber die Wärmemenge und schließlich die Wärmeleitfähigkeit berechnet werden.

Qualitative (vergleichende, bewertende) Messung

Bei der vergleichenden Thermografie liegt die Betonung weniger auf Temperaturwerten mit absoluter Genauigkeit. Wesentlicher ist der korrekte Vergleich mit anderen Messobjekten oder die Bewertung der Temperaturverteilung bzw. -unterschiede innerhalb des Messobjektes selbst. Typische Verfahren sind:

- Erfassen statischer Temperaturunterschiede (von Objekten in stationärem Zustand)
- Messen von durch Unterschiede der Wärmeleitfähigkeit verursachte Temperaturabweichungen
- Erfassen von durch Wärmekapazitätsunterschiede verursachte Temperaturdifferenzen

Hinweis: Die DIN EN 16714-3:2016-11 Norm unterscheidet das quantitative (auf Messung von absoluten Temperaturwerten beruhende), das vergleichende (Temperaturunterschiede untersuchende) und das qualitative (Temperaturmessung nicht benötigende, virtuelle /subjektive/) Verfahren der Thermografie. Nach Meinung des Autors sind die beiden letzteren nicht exakt voneinander zu unterscheiden, weshalb diese hier nicht voneinander getrennt wurden.

4.6.2. Auf aktiver Thermografie basierende Prüfverfahren

Als aktive Thermografie werden thermografische Verfahren bezeichnet, bei denen dem Messobjekt gezielt Energie zugeleitet oder von ihm abgeführt wird, um die gewünschten Messergebnisse zu erreichen. Hierfür können verschiedene Energieformen genutzt werden: elektromagnetische Wellen (Licht, Wärmestrahlung), Konvektion oder mechanische Anregung (z.B. Ultraschall). Je nach Messanordnung und der im Objekt angeregten Wärmeströme bzw. Temperaturänderung und deren Beobachtung werden unterschieden:

<u>Messung der Wärmedurchdringung (Wärmeleitung) = Durchlicht-Methode</u>

Grundlage der Methode ist der Energieeintrag von der Rückseite des Objektes, dessen Auswirkungen dann als Temperaturwerte bzw. Temperaturänderungen auf der Beobachtungsseite erfasst werden.

<u>Messung der Wärmestrahlungsreflexion = reflektive Auflicht-Methode</u>

Der Energieeintrag erfolgt hierbei von der Beobachtungsseite durch Wärmestrahlung. Es wird eine Messung der reflektierten Strahlung angestrebt, also nicht die Messung der nach der Bestrahlung emittierten Strahlung, die die Oberflächentemperatur des Objekts darstellen würde.

<u>Messung der Wärmeableitung nach Anregung = Auflicht-Methode</u>

Grundlage dieser Methode ist der Energieeintrag von der Beobachtungsseite des Objektes, dessen Auswirkungen dann als Oberflächentemperaturwerte bzw. Temperaturänderungen auch von dieser Seite aus beobachtet werden.

<u>Messung der Oberflächentemperatur nach innerer (reaktiver) Anregung</u>

Das Wesen dieses Verfahrens besteht darin, das Objekt durch eine Energiezuführung in seiner Struktur (also in seinem Innern) zu erwärmen, dessen Auswirkung dann als Temperaturänderungen auf der Oberfläche der Beobachtungsseite erfasst werden.

4.6.3. Prozessregelung / Produktionsüberwachung mittels Thermografie

Die berührungslose Temperaturmessung und die Thermografie werden in der Industrie immer häufiger für Zwecke der Prozessregelung und Produktionsüberwachung verwendet. Sie beruhen zum Teil auf der genauen Messung und numerischen Bewertung von absoluten oder relativen Temperaturwerten oder Temperaturunterschieden, teils „nur" auf der Detektion des Vorhandenseins von Wärmestrahlung oder aber zum Teil auch auf dem Vergleich der geometrischen Verteilung der Wärmestrahlung mit einer Referenzaufnahme. Diese Anwendungen reichen von Produktzählung, Spritzguss- und Presswerkzeug-überwachung bis hin zur Optimierung der Luftzuführung bei Gasbrennern. Grundsätzlich können die folgenden Verfahren bzw. Anwendungen unterschieden werden (mit recht „lockerer" Abgrenzung):

Regelung mittels berührungsloser Temperaturmessung (Beispiele)

- Regelung von Schmelzvorgängen
- Schlackeerkennung bei metallurgischen Technologien
- Regelung technologischer Aufheizung oder Abkühlung
- Optimierung und Regelung von Verbrennungsprozessen

Prozessüberwachung durch Detektion von Wärmestrahlung (Beispiele)

- Nachweis und Zustand biologischer bzw. chemischer Vorgänge
- Erkennen von Selbstentzündung (bzw. Entzündungsgefahr)
- Komplexe Brand- und Objektschutzsysteme
- Personenzählung (z.B. bei Massenveranstaltungen)

Anwendung geometrischer Vergleiche der Strahlungsverteilung (Beispiele)

- Kontrolle von Stückzahl und Produktabmessung
- Produktsortierung und Endkontrolle
- Kontrolle von Werkstückpositionierung und Werkzeugentleerung
- Füllstandsüberwachung (und eventuell Regelung)
- Gefahrenerkennung bei Objekten mit feuerfesten Auskleidungen
- Warn- und Überwachungsanlagen im Infrarotbereich

4.6.4. Sonstige Anwendungen der Wärmestrahlungsdetektion

Teilweise basierend auf thermografischen Messungen und Verfahren der bisher aufgezählten Kategorien, teilweise auch völlig eigene Wege gehend, gibt es viele Anwendungen, die zur Thermografie gezählt werden können. Die Anzahl dieser Anwendungen vergrößert sich explosionsartig seit der Entwicklung kostengünstiger Technologien zur Erfassung von Wärmestrahlung. Die folgende Auflistung (ohne jeglichen Anspruch auf Vollständigkeit) versucht, Beispiele für spektakuläre oder bereits sehr verbreitete Anwendungen zusammenzufassen, von denen einige am Ende des 5. Kapitels kurz vorgestellt werden.

- sichtverbessernde Systeme für Start und Landung von Flugzeugen
- Nachtsichtgeräte für Pkws mit Fußgängererkennung und Wildwechselwarnung
- materialwissenschaftliche und Forschungsanwendungen
- geologische/archäologische Untersuchungen (Suche von Hohlräumen und verdeckten Objekten)
- Landwirtschaftliche Beobachtungen (Luftströmung, Bodenfeuchte, Stressverhalten von Pflanzen)
- Forst- und Wild-wirtschaftliche Anwendungen (Trockenheit, Waldbrandwarnung, Wildzählung)
- Umweltschutzmessungen (Detektion von Wasser- und Bodenverseuchung, Rauchgasanalyse)
- human-biologische sowie tierärztliche Anwendungen
- pharmazeutische, mikrobiologische Forschungen und Experimente
- Gesundheitsüberwachung bei Großtierhaltungen / Tierzüchtungen
- Zutrittskontrolle und Seuchenüberwachung (Flughäfen, öffentliche Gebäude, Bürogebäude)
- Restaurierung von Kunstwerken und Denkmälern (Zustandsanalyse, Schichtenaufbau)
- Überwachung von Verkehrswegen und öffentlichen Bereichen
- Klima- und Weltraumforschung
- Grenzsicherung und Objektschutz
- (militärische Anwendungen)

4.7. Kategorisierung der Anwendungen nach Fachgebieten

Diese Kategorisierung beschränkt sich auf Anwendungen und Technologien, die auf der berührungslosen Temperaturmessung und Auswertungen beruhen und im engeren Sinne zur quantitativen bzw. qualitativen Thermografie zu zählen sind.

Gebäude und Bauwerke

- Zustandsanalyse und Bewertung der Wärmedämmung an Wohn- und Industriegebäuden
- Luftdichtheitskontrolle von Gebäudehüllen (Wände, Fenster und Türen ...)
- Aufdecken von Inhomogenitäten bei Konstruktionselementen, verdeckten Bauteilen
- indirekte Bauwerkskontrolle (z.B. Lokalisierung von Schwachstellen bei Brücken und Tunneln, Erkennung und Kontrolle von Zu- und Umbauten)
- Messungen zur Vorbereitung und Kontrolle von Renovierung und Modernisierung an Gebäuden
- Visualisierung verdeckter Bauelemente (Verbindungen, Balken, Stürze, Hohlräume, Leitungen)
- Aufdecken von Feuchteschäden (Luftfeuchtekondensation oder kapillare Feuchte)

Gebäude- und Klimatechnik

- Auffinden von Lecks und sonstigen Undichtigkeiten
- Lokalisierung von unsichtbaren Leitungen und deren genauem Verlauf
- Optimierung und Bewertung von klimatechnischen Anlagen
- Überprüfung der Oberflächen von Heiz- und Kühlsystemen
- Kontrolle von Lüftungsanlagen, Abzügen und Schornsteinen

Energieindustrie, Schwerindustrie

- Prüfung elektrischer Anlagen (Transformatoren, Isolatoren, Schalter, Klemmen, Kabel, Stecker und Verteiler) in Hoch-, Mittel- und Niederspannungsnetzen
- Zustandsbewertung von Heizwerken und -verteilern, sowie Fernwärmeleitungen
- Aufdeckung von Wärmeverlusten, Beurteilung der Effizienz von Wärmekraftmaschinen
- Zustandsbewertung der Wärmeisolierungen von Rohrleitungen und Anlagen
- Problemortung an Maschinen, Transportbändern, Förderanlagen, technologischen Einrichtungen
- Kontrolle feuerfester Auskleidungen an Transport- und Produktionseinrichtungen

Leichtindustrie, Forschung und Entwicklung

- Produktentwicklung und Optimierung nach speziellen thermischen Anforderungen
- Optimierung von Herstellungsprozessen bei besonderen Prozesstemperaturanforderungen (z.B. Einstellung oder Synchronisation von Heiz- und Kühlzyklen)
- zerstörungsfreie Materialprüfung und Qualitätskontrolle
- Entwicklung und Fehlersuche an elektronischen / mikroelektronischen Schaltungen und Elementen (z.B. Aufdeckung von Kurzschlüssen oder thermischer Überlastung)
- kontinuierliche oder zeitweilige technologische Kontrolle bzw. Brandschutzüberwachung (z.B. Müllbunker, Kohlebunker, Holztrockner, feuerfeste Auskleidung ...)
- Füllstandsüberwachung (an nicht-wärmeisolierten Behältern, Tanks und Rohrleitungen)
- Suche von Gaslecks, Rauchgasdetektion und -analyse

Landwirtschaft und Umweltbeobachtung (insbesondere fluggestützte Thermografie)

- Kontrolle von Stückzahl und Produktabmessung
- Erforschung spezifischer Temperaturdaten für die Pflanzenzüchtung und -vermehrung (z.B. Untersuchung des Stressverhaltens von Pflanzen)
- Aufdecken von Bodeninhomogenitäten (Verschmutzungen, Thermalquellen, archäologische Funde)
- Aufzeigen von verdeckten Müllhalden oder industriellen Verschmutzungen und Umweltschäden
- Mikroklimatische und globale Klimaforschungen (z.B. Luftströmung, Bodenfeuchte)
- Forstwirtschaftliche Anwendungen (z.B. Nachweis von Wassermangel, Durchnässung, Wildzählung)
- Umweltschutzmessungen (z.B. Detektion der thermischen Belastung von Wasserläufen und Seen)

Medizinische und biologische Anwendungen

- human- und tiermedizinische Anwendungen
- pharmazeutische und mikrobiologische Forschungen
- Gesundheitsüberwachung bei Großtierhaltungen / Tierzüchtungen
- Detektion von Personen mit erhöhter Körpertemperatur (Fieber)

5. Praxisanwendungen der Thermografie im Detail

Im nächsten - sehr langen Kapitel - werden die heute verbreitetsten Anwendungen der Thermografie im Detail vorgestellt. Für jedes Fachgebiet werden die spezifischen physikalischen Grundlagen erläutert, die typischen Methoden und deren Ergebnisse gezeigt, bzw. wichtige Praxistipps (und Tricks) preisgegeben. Darüber hinaus wird auch jeweils die Spezifikation einer geeigneten Thermokamera aufgeführt.

5.1. Thermografie an Gebäuden und Haustechnik

Die Bauthermografie ist die am weitesten verbreitete und am häufigsten angewandte thermografische Untersuchung. Es handelt sich wahrscheinlich auch um das Fachgebiet der am häufigsten ungenau durchgeführten Messungen oder aus totalem Dilettantismus falsch erstellten, völlig falsch interpretierten oder generell unauswertbaren Ergebnissen. Aus den theoretischen Kapiteln ergibt sich, dass aufgrund der relativ niedrigen Objekttemperaturen eine langwellige Wärmebildkamera zu wählen ist. Das hat auch den Vorteil, das wegen der günstigen Übertragungseigenschaften des langwelligen atmosphärischen Fensters Wärmestrahlung auch aus gut hundert Metern noch fast „verlustfrei" erfasst werden kann. Weiterhin folgt, dass eine Bolometer-Thermokamera ausreicht, es wird keine teure Photonendetektorkamera für diese Messungen benötigt, da sich die Gebäude ja auch (hoffentlich) nicht bedeutend bewegen.

Erleichternd kommt noch hinzu, dass typische Baumaterialien (mit Ausnahme von Fensterglas und glänzenden Metallen) einen relativ hohen Emissionsgrad aufweisen. Da die Temperatur der Messobjekte typischerweise nur geringfügig von der Umgebungstemperatur abweicht, ist auch die zu korrigierende Reflexion nur klein. Dies vereinfacht die Angabe von Emissionsgrad und Umgebungstemperatur erheblich und ermöglicht Messungen mit hoher Genauigkeit. (Anders ist dies aber z.B. bei Glasoberflächen oder Aluminium-beplankten Wärmedämmungen. Sie sind nur schwierig zu vermessen oder - wie bei Aluminium in neuartigem, polierten Zustand - praktisch überhaupt nicht.)

5.1.1. Bauphysikalische Grundlagen

Bevor mit thermografischen Messungen an Gebäuden begonnen werden kann, müssen erst einmal einige bauphysikalische Grundlagen geschaffen werden. Zum Thema Bauphysik gehören außer der allbekannten Baustatik - allgemein formuliert - auch die Betrachtung aller Energie- und Materialflüsse im Zusammenhang mit Gebäuden. Diese Vorgänge können entweder stationär oder auch dynamisch sein. Ihre Kategorisierung ist beispielsweise wie folgt möglich:

Energiefluss:

- Wärmeenergie (z.B. externe und interne Wärmequellen, Klimaeinwirkungen, Sonnenbestrahlung)
- Schwingungsenergie (z.B. Schall, Bodenschwingungen /Verkehr, Erdbeben/, Haustechnik, Wind)

Materialfluss:

- Luft, Rauch, sonstige Gase
- kapillarer Wassertransport
- Diffusion von Wasser und anderen Substanzen

Innerhalb der umfangreichen Gebiete der Bauphysik ist die Thermografie in der Lage, Messergebnisse bezüglich der Wärmeenergie und bestimmter Materialflüsse zu liefern. Dies können Messungen an Gebäuden aber auch Laboruntersuchungen sein. Unter anderem kann eine Thermokamera verwendet werden, um den Zustand und die Qualität von Gebäuden (aus bestimmten Gesichtspunkten) anhand thermischer Phänomene zu bewerten. Bei Labormessungen spielt die Thermografie eine Rolle bei der Bestimmung der physikalischen Eigenschaften und der Lebensdauer von Baumaterialien.

Um die thermografischen Untersuchungen an Gebäuden möglichst umfassend und korrekt durchführen zu können, ist es unbedingt notwendig, Begriffe wie die spezifische Wärme, Wärmestrom, Wärmemenge, Wärmeleitfähigkeit, Wärmeübertragung, Wärmestrahlung, Konvektion usw. genau zu kennen und korrekt zu nutzen. Aus diesem Grunde werden hier die theoretischen Grundlagen aus den Kapiteln 1.1.2. „Grundgesetze und Zusammenhänge der Wärmelehre" und 1.1.3. „Wärmeübertragung - Wärmeleitung, Konvektion, Wärmestrahlung" aus Sicht der thermischen Vorgänge an Gebäuden zusammengefasst.

Die Temperaturerhöhung des Materials, bezogen auf sein Einheitsgewicht, ist direkt proportional zur eingebrachten Wärmemenge, die dieses Verhältnis beschreibende Größe ist die spezifische Wärmekapazität c:

$Q = c \cdot m \cdot (\vartheta_2 - \vartheta_1)$ Gl. 1 (aus Kapitel 1.1.2.2. „Spezifische Wärmekapazität")

Legende:
Q ... Wärmemenge (Wärmeenergie) [J = Joule]
c ... spezifische Wärmekapazität [J/kg·K]
ϑ ... Temperatur [K]
m ... Masse des Stoffes [kg]

Die spezifische Wärmekapazität „c" ist eine auf eine Masseneinheit des Materials bezogene materialspezifische Eigenschaft, welche die Wärmemenge in Joule ausdrückt, die notwendig ist, damit die Temperatur von 1 kg Material um 1 K ansteigt.

Ein weiterer wesentlicher physikalischer Zusammenhang ist die stationäre Wärmeleitung einer ein- bzw. mehrschichtigen Wand, welche aus der Fourier-Gleichung der stationären Wärmeleitung abgeleitet werden kann. Bei einschichtigen (homogenen) Wänden gilt:

$$\Phi = (\vartheta_1 - \vartheta_2)\frac{\lambda \cdot A}{d}$$ Gl. 4 (aus Kapitel 1.1.2.2. „Spezifische Wärmekapazität")

Legende:
Φ ... Wärmestrom (Wärmemenge je Zeiteinheit) [W = Watt]
A ... Querschnittsfläche des wärmeleitenden Stoffes [m^2]
λ ... Wärmeleitfähigkeit [W/(m·K)]
ϑ_1, ϑ_2 ... Temperatur auf Wandfläche 1 bzw. 2 [K]
d ... Materialstärke [m]

Hiermit verbunden sollen auch gleich einige wichtige Begriffe definiert werden:

Wärmedurchlasskoeffizient:

$$\Lambda = \frac{A \cdot \lambda}{d} \quad [\mathrm{W/m^2K}]$$ Gl. 5 (aus Kapitel 1.1.2.2. „Spezifische Wärmekapazität")

Wärmedurchlasswiderstand:

$$R = \frac{1}{\Lambda} = \frac{d}{\lambda \cdot A} \quad [\mathrm{m^2K/Watt}]$$ Gl. 6 (aus Kapitel 1.1.2.2. „Spezifische Wärmekapazität")

Im Falle einer Wand aus n Schichten kann die Wärmeleitung nach obiger Logik wie folgt definiert werden:

$$\Phi = (\vartheta_n - \vartheta_0)\frac{\lambda_{res} A}{d_{ges}} = (\vartheta_1 - \vartheta_0)\frac{\lambda_1 A}{d_1} = (\vartheta_2 - \vartheta_1)\frac{\lambda_2 A}{d_2} = \ldots = (\vartheta_{n-1} - \vartheta_{n-2})\frac{\lambda_{n-1} A}{d_{n-1}} = (\vartheta_n - \vartheta_{n-1})\frac{\lambda_n A}{d_n}$$

Gl. 125

Hieraus kann leicht der Wärmedurchlasswiderstand R_{ges} der Wand aus n Schichten hergeleitet werden:

$$R_{ges} = \frac{1}{\Lambda_{ges}} = \frac{d_1}{\lambda_1 \cdot A_1} + \frac{d_2}{\lambda_2 \cdot A_2} + \ldots + \frac{d_{n-1}}{\lambda_{n-1} \cdot A_{n-1}} + \frac{d_n}{\lambda_n \cdot A_n}$$ Gl. 126

Nach obiger Gleichung hängt der Gesamtwärmewiderstand der Wand nur von den Wärmewiderständen der einzelnen Schichten und derer Dicke ab, da ja die Querschnitte $A_1 \ldots A_n$ alle gleich groß sind.

Der resultierende Wärmedurchlasskoeffizient ergibt sich also zu:

$$\Lambda_{res} = \frac{A}{\frac{d_1}{\lambda_1} + \frac{d_2}{\lambda_2} + \ldots + \frac{d_{n-1}}{\lambda_{n-1}} + \frac{d_n}{\lambda_n}}$$ Gl. 127

Anbei die spezifische Wärmekapazität und Wärmeleitfähigkeit einiger bedeutender Baustoffe:

Material	***spez. Wärmekapazität***	***Wärmeleitfähigkeit***
Wasser	4186 J/(kg·K)	0,58 W/m²K
Holz (trockene Fichte)	2700 J/(kg·K)	0,13 W/m²K
Schaumpolystyrol	1460 J/(kg·K)	0,04 W/m²K
Marmor, gebrannte Ziegel	880 J/(kg·K)	0,4 ... 0,6 W/m²K
Granit	840 J/(kg·K)	2,9 W/m²K
Glas	670 J/(kg·K)	0,7 ... 0,9 W/m²K
Glaswolle	670 J/(kg·K)	0,46 W/m²K
Beton	653 J/(kg·K)	1,3 W/m²K

Ergänzung: die volumenbezogene Wärmekapazität von Luft beträgt 1,2 kJ/(K·m³)

Tabelle 40: spezifische Wärmekapazität und Wärmeleitfähigkeit einiger Baustoffe

Wenn man bedenkt, dass Wasser nicht nur eine außergewöhnlich hohe spezifische Wärme, sondern auch eine relativ große spezifische Masse aufweist, kann es enorme Mengen thermischer Energie in kleinen Volumen speichern. Dies ist nicht nur ein wichtiger Fakt für das klimatische Gleichgewicht der Erde, sondern spielt auch eine große Rolle in der Energieversorgung (Heizung und Kühlung) der Gebäude als Transportmedium und Energiespeicher.

Die Verwendung der oben erwähnten Faktoren allein würde noch zu falschen Gebäude-energetischen Berechnungen führen, da auch die Tatsache zu berücksichtigen ist, dass die Oberflächen der Wände einer Wärmeübergabe an ruhende und strömende Luft unterliegen. Laut Isaac Newton gilt:

$Q = \alpha \cdot A \cdot (\vartheta_1 - \vartheta_2) \cdot t$ Gl. 13 (aus Kapitel 1.1.3.2. „Konvektion (Wärmeströmung, Wärmeübergang)")

Legende:
Q ... Wärmemenge, Wärmeenergie [J = Joule]
A ... umströmte Festkörperoberfläche [m^2]
α ... Wärmeübergangszahl [W/m^2K]
ϑ ... Temperatur [K]
t ... Zeit [s]

Nur die Außenwände der Gebäude betrachtend hängt die Wärmeübergangszahl α von den Eigenschaften der Wand (Wärmekapazität und Wärmeleitfähigkeit), der Art des Luftstroms (Geschwindigkeit, laminare oder turbulente Strömung) und den Eigenschaften der Luft (Wärmekapazität und Wärmeleitfähigkeit) ab. All diese Parameter wären für jede Wand einzigartig (Materialeigenschaften, geometrische Verhältnisse, Art der Luftbewegung), deren genaue Messung oder Berechnung (Modellerstellung) mit extremem Aufwand verbunden wäre. Daher ist es üblich, Vereinfachungen anhand in Normen definierter Werte zu verwenden. Für energetische Berechnungen definiert die Norm EN ISO 463 aufgrund der Unterschiede in Luftströmung und Materialoberfläche je eine Wärmeübergangszahl für die Innen- und die Außenseite der Gebäude-umhüllenden Wände.

Wärmeenergetische Bewertung	***α [W/m^2K]*** *(Norm EN ISO 473)*	***R [m^2K/W]*** *(Norm EN ISO 6946)*
Gebäudeaußenwand, senkrecht, innen	7,69	0,13
Gebäudeaußenwand, senkrecht, außen	25	0,04

Tabelle 41: Wärmeübergangszahl bzw. -widerstände für wärmeenergetische Gebäudebewertung

Die Übertragung von Wärmeenergie von einem strömenden Medium über Konvektion in einen festen Körper, durch diesen mittels Wärmeleitung und schließlich von dessen Oberfläche durch Konvektion an ein anderes strömendes Medium, wird als Wärmedurchgang bezeichnet. Dieser Prozess ist charakteristisch für die Funktion von Heizsystemen (Heizkessel, Wärmetauscher und Heizkörper), aber auch für das thermodynamische System der Außenwände eines Hauses. Der in der Bauphysik verwendete U-Wert (früher „k") ist daher nicht gleich dem Wärmedurchlasskoeffizienten Λ , da der U-Wert den gesamten Wärmedurchgang charakterisiert. Hierbei ist neben der thermischen Leitfähigkeit der Wand λ die Auswirkung der Wärmeübergangskoeffizienten α_1 und α_2 beider Seiten der Wand ebenfalls mit eingeschlossen.

Neben den bisher diskutierten Wärmeübertragungsformen ist es auch erforderlich, den Energiefluss und Temperaturausgleich durch Wärmestrahlung zu berücksichtigen. In Abhängigkeit von ihrer Temperatur ist die Wärmestrahlungsmenge, die von den Körpern mit Eigenschaften eines idealen Strahlers (schwarzer Körper) emittiert wird, durch das Stefan-Boltzmann-Gesetz beschreibbar.

$M = \sigma \cdot T^4$ Gl. 14 (aus Kapitel 1.1.3.3. „Wärmestrahlung")

Legende:
M ... Gesamtstrahlungsleistung (alle Wellenlängen umfassend) [W/m^2]
σ ... Stefan–Boltzmann-Konstante ($\sigma = 5{,}67 \cdot 10^{-8}$ W/m^2K^4)
T ... absolute Temperatur [K]

Nach dem Kirchhoffschen Gesetz hat die durch Strahlung (Emission) von einem wärmeren Körper an die Umgebung abgegebene thermische Energie gleiche Intensität wie die Wärmeaufnahme (Absorption) durch einen kälteren Körper von der Umgebung. (Bei gleichem Emissionsgrad der genannten Körper.)

Die bisherigen Betrachtungen beschränkten sich auf stationäre Zustände. Solche gibt es aber in Bezug auf freistehende Gebäuden praktisch nie - siehe Jahreszeiten, Tageszeit, und Temperaturschwankungen durch Wolken, Wind und Regen. Die Gebäudeelemente (insbesondere die Außenwände) haben eine beträchtliche Zeitkonstante der Temperaturanpassung aufgrund ihrer Wärmekapazität und Wärmeleitfähigkeit. Aus diesem Grund ist es klar, dass jede Temperaturänderung als ein dynamischer Prozess betrachtet werden muss, abhängig von den objektspezifischen Zeitkonstanten.

Um die dafür notwendigen Theorie überschaubar zu halten, werden weitere Vereinfachungen benötigt. Für die Betrachtung der Wärmeleitungsgleichung wird daher angenommen, dass das getestete Objekt keine eigenen internen Wärmequellen hat und die thermodynamischen materialspezifischen Eigenschaften sich nicht in Abhängigkeit des Temperaturwertes ändern. Unter diesen Bedingungen nimmt die vereinfachte Wärmeleitungsgleichung die folgende Form an:

$$\rho \cdot c \cdot \frac{\partial \Theta}{\partial t} = \lambda \cdot div\ grad \Theta \qquad \text{Gl. 128}$$

Legende:
θ ... Temperaturwelle (Temperaturfeld) (zeit- und ortsabhängig)
ρ ... materialspezifische Dichte (spezifisches Gewicht) [kg/m^3]
c ... spezifische Wärmekapazität [J/kg·K]
λ ... Wärmeleitfähigkeit [W/(m·K)]
t ... Zeit [s]

Hieraus ergibt sich die Gleichung für die Temperaturverteilung im nicht-stationären Zustand:

$$\frac{\partial \Theta}{\partial t} = \frac{\lambda}{\rho \cdot c} \cdot div\ grad \Theta \qquad \text{Gl. 129}$$

Während λ die <u>Wärme</u>leitfähigkeit darstellt, wird die <u>Temperatur</u>leitfähigkeit (also die Geschwindigkeit der Ausbreitung der Temperaturwelle bzw. des Temperaturfeldes im Material) durch die Temperaturleitfähigkeit (oder Temperaturleitzahl) α gekennzeichnet und mit folgendem Quotienten beschrieben:

$$\alpha = \frac{\lambda}{\rho \cdot c} \qquad \text{Gl. 130}$$

Legende:
α ... Temperaturleitfähigkeit (Temperaturfeld-Ausbreitungsgeschwindigkeit) [m^2/s]

Um zu definieren, zu einer wie schnellen (oder intensiven) Wärmeaufnahme das Material in der Lage ist, dann ist der Wärmeabsorptionsgrad (oder Wärmeeindringkoeffizient) b der kennzeichnende Parameter:

$$b = \sqrt{\lambda \cdot \rho \cdot c} \qquad \text{Gl. 131}$$

Legende:
b ... Wärmeeindringkoeffizient [$W\sqrt{s/(m^2 \cdot K)}$]

Warum sind der Temperaturleitfähigkeit α und Wärmeeindringkoeffizient b für die Gebäudethermografie wichtig? Die minimale Wärmeleitfähigkeit (unwissenschaftlich ausgedrückt: gute Wärmedämmung) moderner wärmegedämmter Gebäudehüllen führt bei (im Falle der Wände) hohen Wärmekapazitäten zu sehr langen Zeitkonstanten. Als eine Konsequenz führt eine plötzliche Temperaturänderung zu einer schnellen Änderung der Temperatur der äußeren Oberfläche der Wand, aber der Temperaturgradient in der Wand folgt dieser nur sehr langsam, wodurch sich die Temperatur auf der Innenseite der Wand erst viel später ändert. Wenn in der Zwischenzeit die vorherige Temperaturänderung umkehrt, dringt die Temperaturschwankung nur bis zu einer bestimmten Tiefe in die Wand ein.

Die bewusste Ausnutzung dieser Zusammenhänge erfolgt zwar nur in der - ein selbständiges Kapitel füllenden - aktiven Thermografie, aber im Fall der Bauthermografie muss man sich der Auswirkungen nicht-stationärer (also dynamischer) Temperaturen auf die Bauelemente bewusst sein. Hieraus ergeben sich u.a. die Anforderungen an die Messbedingungen und hieraus ergibt sich auch, welche Schlussfolgerungen anhand gemessener Oberflächentemperaturen überhaupt getroffen werden können. (Auf dieser Grundlage wird im späteren die thermografische Bestimmung des U-Wertes diskutiert.)

Als Denkbeispiel soll die Frage gestellt werden, wann ist ein Weinkeller gut? Wenn er Sommers wie Winters die gleiche Innentemperatur besitzt. Da er gelegentlich betreten wird und es auch ansonsten notwendig ist, ihn zu lüften, dringt im Sommer warme und im Winter kalte Luft ein. Wie kommt es dennoch zu konstanter Temperatur? Weil die darüber liegende (ungefähr 6 bis 7 m) dicke Erdschicht auf Grund ihrer enormen Wärmekapazität und nicht übermäßigen Wärmeleitfähigkeit zu einer Zeitkonstante des Wärmetransportes bis zum Weinkeller von ca. einem halben Jahr führt. Damit kommt im Winter die sommerliche Hitze an der Kellerwölbung an, im Sommer dagegen die winterliche Kälte.

5.1.2. Besonderheiten der Bauthermografie

Das Hauptziel der Bauthermografie besteht darin, den Zustand von Gebäuden zu erfassen - beispielsweise in Form einer objektiven und umfassenden Bewertung der Wärmedämmung. Hierbei darf aber keinesfalls vergessen werden, dass die Thermografie nur die Oberflächentemperaturen erfasst, welche in bedeutendem Maße durch die Messbedingungen beeinflusst werden. Folglich müssen Mess- und / oder Bewertungseinschränkungen beachtet werden, die später im Detail diskutiert werden. Grundsätzlich werden - rein theoretisch - folgende thermografische Verfahren in der Bauthermografie unterschieden:

<u>Quantitative</u> (auf Absoluttemperaturbestimmung basierende) thermografische Messungen:

Ziel der quantitativen Bauthermografie ist es, die gesamte Wärmeverteilung der Gebäudeoberfläche zu ermitteln und beispielsweise den Wärmeleitkoeffizienten zu ermitteln (z.B. zur Berechnung von Wärmeverlusten oder des Heizenergiebedarfes). Da dies nur auf der Grundlage stationärer Zustände und sehr genauer (absoluter) Temperaturdaten (wenn überhaupt - siehe später) möglich ist, sind sehr strenge Messbedingungen für die Durchführung dieser Art von Thermografie zu erfüllen. Weiterhin zeichnet sich dieses Verfahren durch einen extrem hohen Bewertungsaufwand aus:

- strenge (praktisch nicht erfüllbare) Begrenzungen bezüglich Jahreszeit, Tageszeit und Wetter
- nur nach mehreren niederschlagsfreien Tagen und nur bei Windstille ausführbar
- nur für stationäre Zustände anwendbar (bei freistehenden Gebäuden außen praktisch nie gegeben)
- zur Schaffung von Bezugsgrößen sind auch Innenraumaufnahmen notwendig

Da es bei freistehenden Gebäuden (schon alleine aufgrund der Temperaturschwankungen zwischen Tag und Nacht) nie stationäre Zustände gibt, würden solche Messungen allerdings höchstens unter Laborbedingungen korrekte Ergebnisse liefern können. Wegen der praktischen Unanwendbarkeit des Verfahrens wird es im Folgenden nicht weiter behandelt. (Lediglich bei der Diskussion der thermografischen Bestimmung des U-Wertes wird hierauf noch einmal zurückgegriffen.)

<u>Qualitative</u> (vergleichende, relative) thermografische Begutachtungen:

Das Ziel der qualitativen Bauthermografie ist die Erfassung des Gebäudezustandes - z.B. der Wärmedämmung und derer Inhomogenitäten, Ausführungsfehler und Wärmebrücken. Die meisten Probleme können anhand von Temperaturunterschieden mittels einer Wärmebildkamera mit ausreichender thermischer Auflösung festgestellt werden. Exakte Absoluttemperaturen sind weniger wichtig.

- akzeptable (erfüllbare) Einschränkungen bezüglich Jahreszeit, Tageszeit und Wetterbedingungen
- nur an niederschlagsfreien Tagen und nur bei schwachem Wind (oder Windstille) ausführbar
- nur an trockenen und schneefreien Gebäudeelementen ausführbar (mit wenigen Ausnahmen)
- nur für quasi-stationäre (oder sich langsam ändernde) Wärmestromverhältnisse anwendbar
- zur Klärung physikalischer Zusammenhänge und Detektion bestimmte Fehler sind auch Innenraumaufnahmen notwendig

5.1.3. Unterschiede zwischen Untersuchungen im Innen- und Außenbereich

Sowohl bei quantitativen als auch bei qualitativen thermografischen Untersuchungen sind Innen- und Außenuntersuchungen sinnvoll (bzw. unbedingt notwendig). Speziell im Fall von quantitativen Messungen ist es praktisch „zwingend", Innenraummessungen durchzuführen, da nur so die Wärmeflusseigenschaften jedes Bauelements berechnet werden können. Aber auch bei qualitativen Bewertungen gilt in vielen Fällen, dass nur Messungen im Innen- und Außenbereich gemeinsam eine ausreichend genaue Grundlage für die korrekte Interpretation der Messergebnisse liefern können.

Die folgende Tabelle gibt einen Überblick über die bei Innen- und Außenmessungen zu berücksichtigenden Messbedingungen und die Unterschiede (Schwierigkeiten) zwischen diesen Messungen.

Thermografie im Außenbereich	***Thermografie im Innenbereich***
typisch gute Sicht auf gesamte Wand (nur selten Verdeckung durch Vegetation, Erker, Vorbauten)	oftmals nur Sicht auf Teilbereiche der Wand, nicht selten Verdeckung auch wesentlicher Teilflächen
veränderbare Aufnahmewinkel, Abstände und Positionen, gute Übersichtlichkeit erreichbar	wegen vorhandenem Mobiliar oder Haustechnik meist nur begrenzte Aufnahmemöglichkeiten
im Allgemeinen ohne Störung des Bewohners	Vorbereitung notwendig, Störung des Bewohners
sehr stark tageszeit- und wetterabhängig (Wind, Niederschlag, Sonneneinstrahlung, Temperatur)	lediglich jahreszeitabhängig, Wetter hat nur indirekten Einfluss, Tageszeit egal (also auch bei Tage möglich)
problematisch bei Dachausbauten und hinterlüfteten (vorhängenden) Fassaden, Verkleidungen	bei Dachausbauten und hinterlüfteten (vorhängenden) Fassaden und Verkleidungen besser auswertbar
Luftundichtigkeiten nur schwer erkennbar	Luftundichtigkeiten im Winter gut erkennbar

Tabelle 42: Unterschiede zwischen Untersuchungen im Innen- und Außenbereich

5.1.4. Empfohlene Mess- und Klimabedingungen für die Bauthermografie

Um nicht nur schöne bunte Bilder des zu prüfenden Gebäudes, sondern durch einem Architekten, einen Energieberater, den Bauherren oder den Betreiber (Bewohner) selbst interpretierbare, korrekt auswertbare Wärmebilder zu erstellen, müssen folgende Mindestvoraussetzungen erfüllt werden:

<u>Zeitpunkt der Außenaufnahmen (Tageszeit)</u>

Außenaufnahmen sollten vorzugsweise in den späten Abend- bis zu den frühen Morgenstunden (in der sonnenscheinfreien Zeit) gemacht werden. Je nach Messaufgabe ist zu entscheiden, ob die "Nachwirkungen" des Sonnenscheins wünschenswert sind (weil sie gerade den zu messenden physikalischen Zustand oder „Effekt" hervorrufen) oder eher vermieden werden sollten (da sie die Messung wegen der Messobjekt-Temperaturbeeinflussung eventuell sogar unmöglich machen könnten).

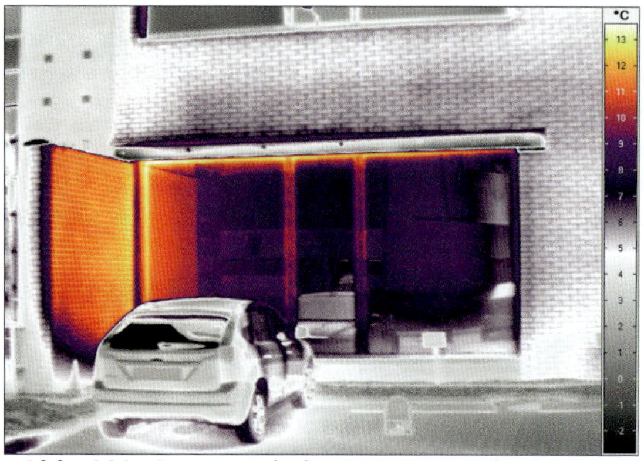

Abb. 828: Sonnenschein-erwärmte Kulissenwand

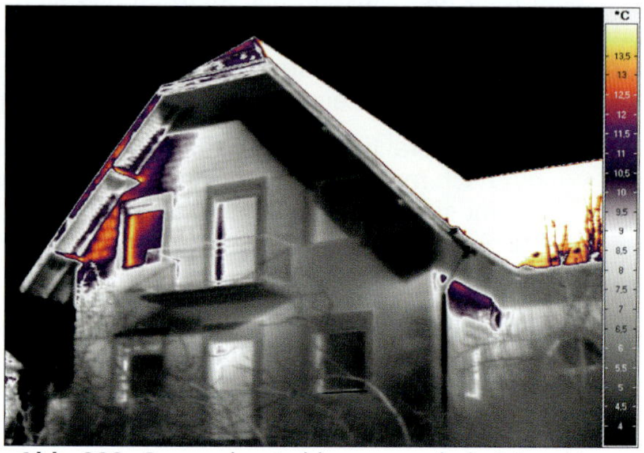

Abb. 829: Sonnenbestrahlung an unbeheiztem Haus

<u>Klimabedingungen für Außenaufnahmen (Wetter)</u>

Trockenes Wetter und vorzugsweise Windstille (bis zu schwachem Wind <2 m/s) sind zu empfehlen, damit die klimatischen Bedingungen den Zustand des zu prüfenden Gebäudes nicht beeinflussen. Ausnahmen sind Luftdichtheitsuntersuchungen (ohne Verwendung von BlowerDoor) da stärkere Winde für bessere Ergebnisse sorgen (hierbei werden aber eher Innen- statt Außenaufnahmen gemacht).

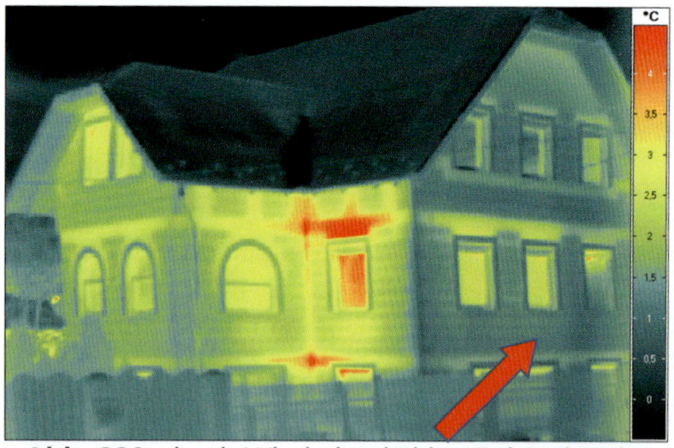

Abb. 830: durch Wind abgekühlte Gebäudeseite

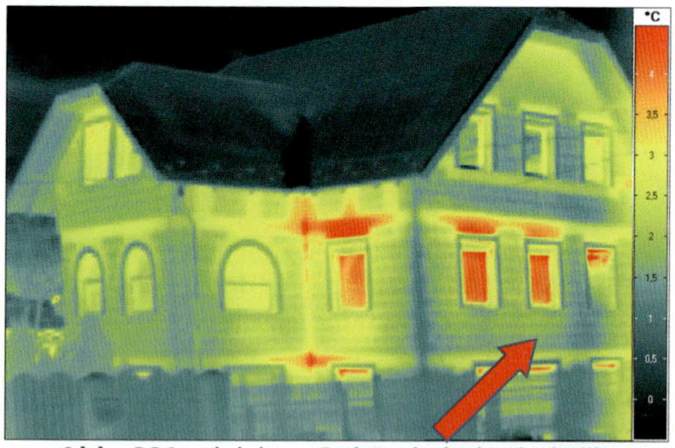

Abb. 831: gleiches Gebäude bei Windstille

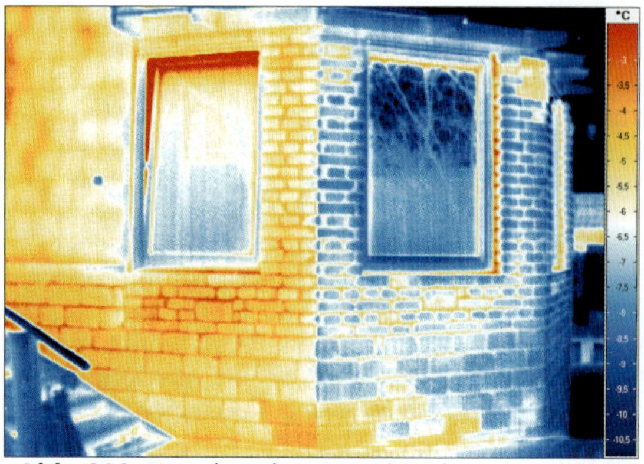

Abb. 832: Wand nach Regen (Verdunstungskälte)

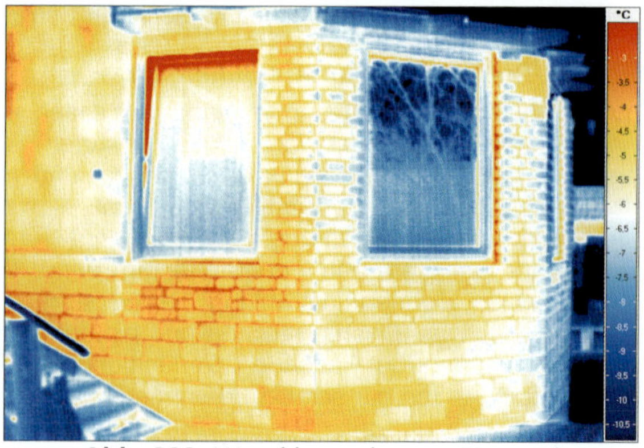

Abb. 833: Wand in trockenem Zustand

Zeitpunkt der Gebäudethermografie (Jahreszeit)

Je nach Ziel und Zweck der thermografischen Prüfung gibt es typischerweise Messaufgaben, die an die winterliche Heizperiode gebunden sind (z.B. Wärmedämmungsprüfung für Wohngebäude), aber es gibt auch im Sommer durchführbare thermografische Aufgaben (z.B. die Prüfung von Kühlhäusern, Klimaanlagen und Kühlflächen, sowie die Feststellung von Bauwerksfeuchte).

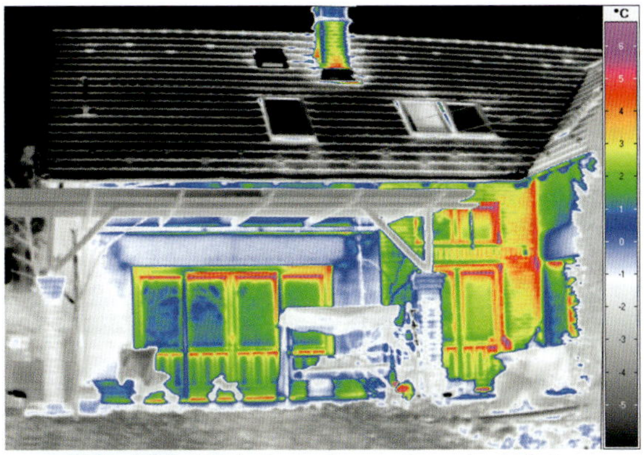

Abb. 834: Wohnhausbewertung im Winter

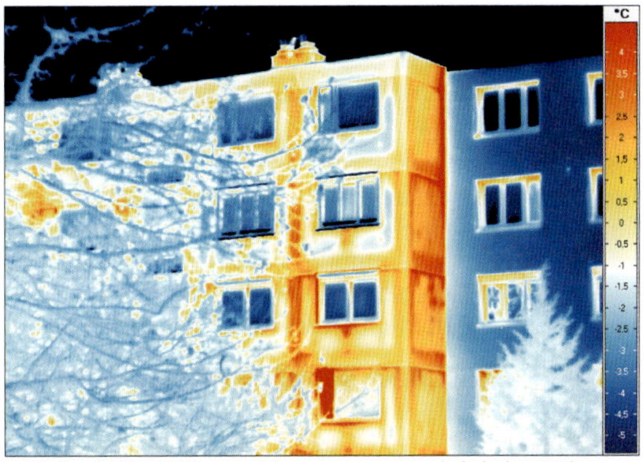

Abb. 835: Wärmedämmungsvergleich im Winter

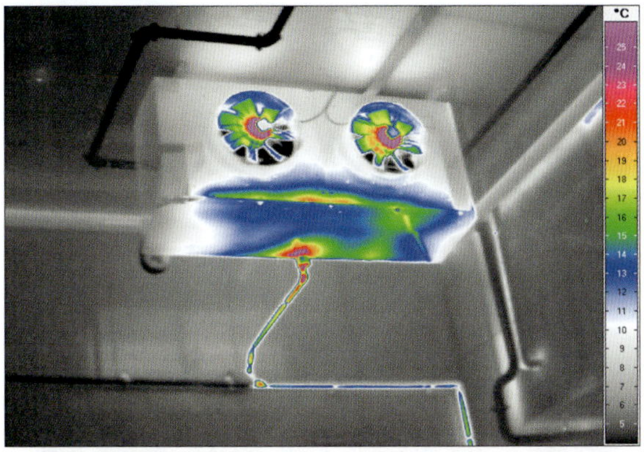

Abb. 836: Kühlhaus-Untersuchung im Sommer

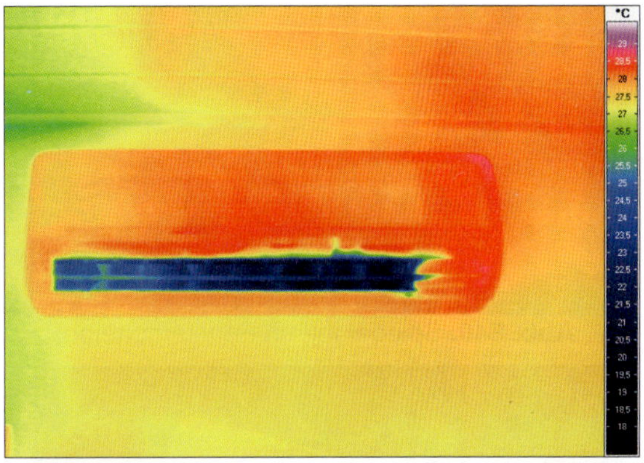

Abb. 837: Klimaanlagenkontrolle im Sommer

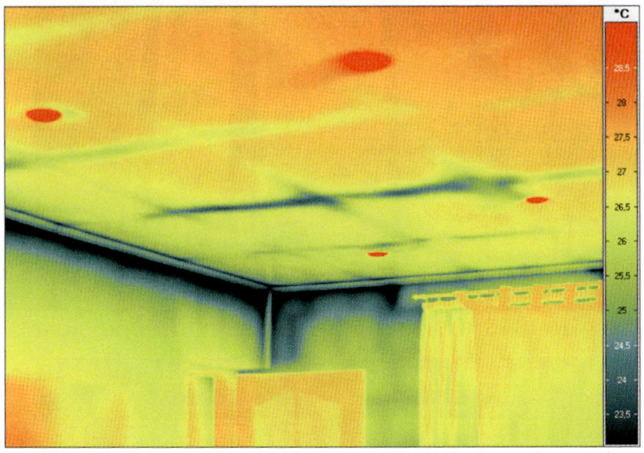

Abb. 838: Wasserschadennachweis zu jeder Jahreszeit

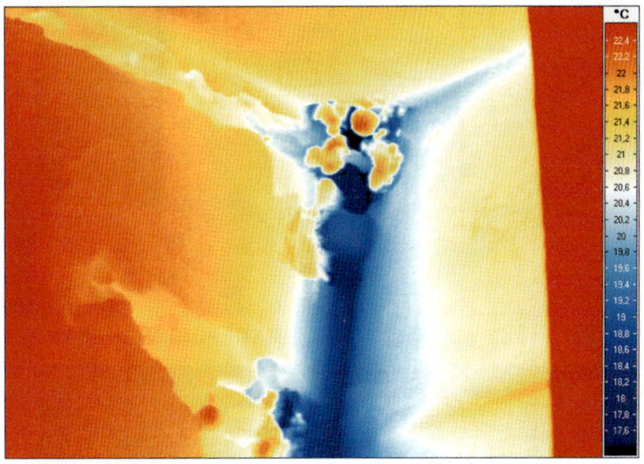

Abb. 839: Rohrbruchnachweis zu jeder Jahreszeit

Innenaufnahmen

Für die meisten Prüfungen sind auch Innenraummessungen erforderlich, deren Zeit und Durchführbarkeit oft auch von der Wetterlage abhängen (z.B. wegen der erforderlichen Temperaturdifferenz zwischen Innen und Außen). Dagegen üben Tageszeit, Wind und Regen nur einen indirekten Einfluss aus. Deshalb sind auch die Einschränkungen bezüglich der Messbedingungen wesentlich „lockerer" (im Vergleich zu den Außenmessungen). Allgemein ist es erforderlich, dass der Innenraum bei geschlossenen Außentüren und Fenstern ausreichend langfristig beheizt ist. Ausnahme hiervon ist die Feststellung der Lage von Rohrleitungen und Lecks. Diese sollten bei ausgekühltem Gebäude durch Aufheizung bzw. Betrieb der Warmwasserleitungen bei höchstmöglicher Temperatur gestartet werden, damit die thermografischen Daten in der Aufheizperiode zum Zeitpunkt des höchsten „Kontrastes" erfasst werden können.

Hinweis: Für einige Anwendungen der Gebäudethermografie können auch andere Messbedingungen zugelassen bzw. notwendig sein (z.B. bei Klimaanlagenprüfung im Sommer, ganzjährige Suche nach verdeckten Strukturen, Rohren, Kondensation oder eindringender Feuchte). In jedem Fall ist es jedoch wesentlich, dass ein ausreichend starker Wärmefluss oder eine Wärmekapazitätsdifferenz vorhanden ist, um einen messbaren thermischen Effekt am Prüfobjekt zu erzielen. Dazu können Heizung, Kühlung, Bestrahlung (auch die Sonne) oder andere physikalische Prozesse ausgenutzt werden. Es ist jedoch wichtig, sich derer „Nebenwirkungen" auf das Messobjekt sowie auf die thermografische Messung selbst bewusst zu sein. Die Richtigkeit der Interpretation der Messergebnisse kann davon abhängen.

Weitere Messprobleme und Schwierigkeiten

Leider sind mit den obigen Einschränkungen noch nicht alle Schwierigkeiten aufgelistet. Tatsächlich kann das Messobjekt selbst auch so einige Probleme verursachen. Dazu gehören vor allem die Reflexion an Fenstern, Glasfassaden, Aluminiumprofilen sowie polierten Kunststeinflächen. Ebenso problematisch ist die thermische Unabhängigkeit hinterlüfteter Gebäudehüllen und Verkleidungen von den Außenwänden und derer Wärmedämmung. Auch das Gebäude verdeckende Gegenstände (Bäume, Schmuckelemente, Fahrzeuge) oder eben die Undiszipliniertheit der Bewohner (offene Fenster, plötzliche Aufheizung) kann die korrekte Beurteilung von Gebäuden erschweren. Die folgenden Wärmebilder veranschaulichen dies:

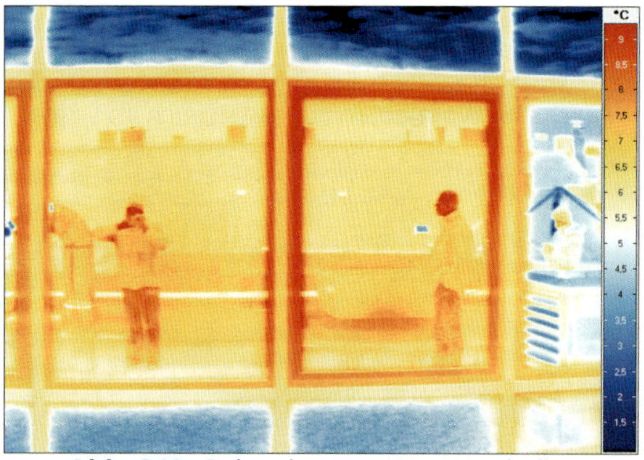

Abb. 840: Spiegelung an Fensterscheibe

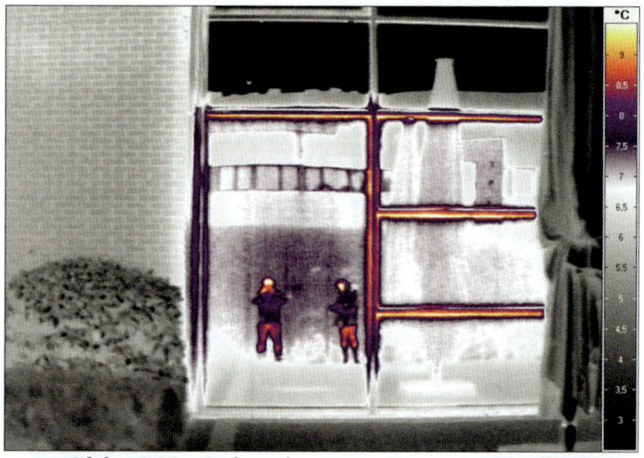

Abb. 841: Spiegelung an Fensterscheibe

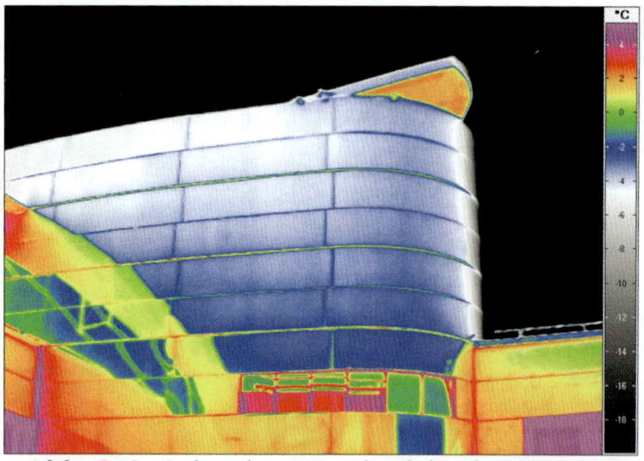

Abb. 842: Spiegelung an Aluminiumbeplankung

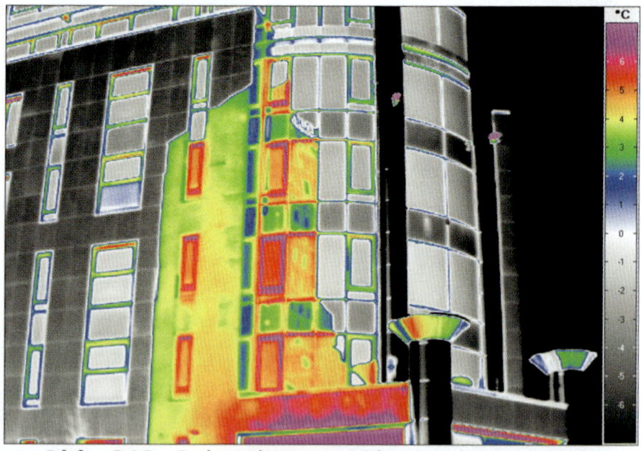

Abb. 843: Spiegelung an Glas und Kunststein

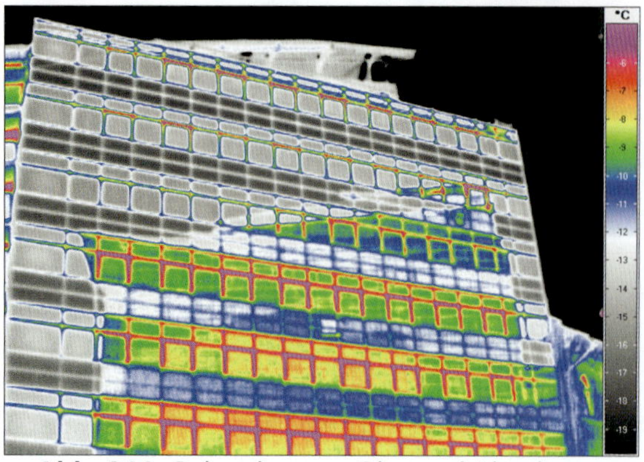

Abb. 844: Spiegelung an Glas und Alurahmen

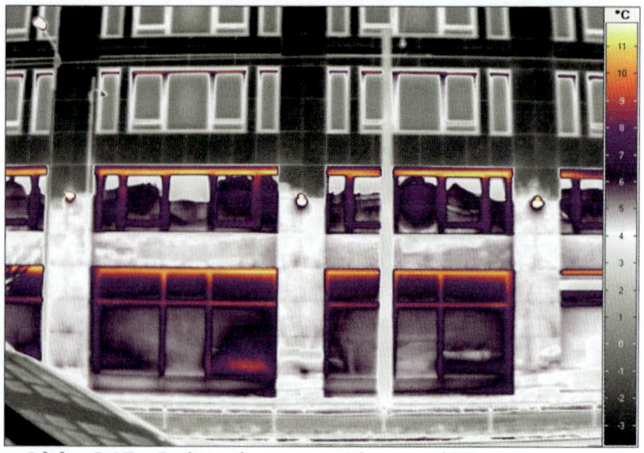

Abb. 845: Spiegelung an Glas und Kunstmarmor

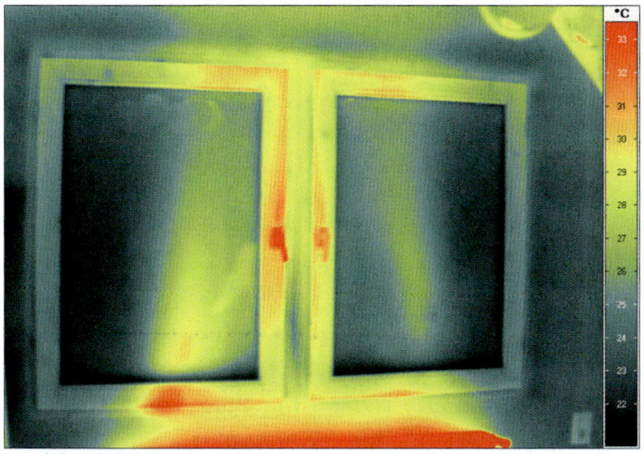

Abb. 846: Luftströmung bei plötzlicher Beheizung

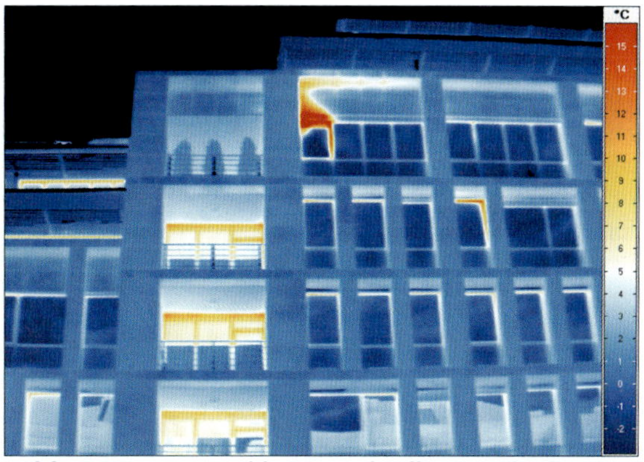

Abb. 847: Wärmewirkung nach offenem Kippfenster

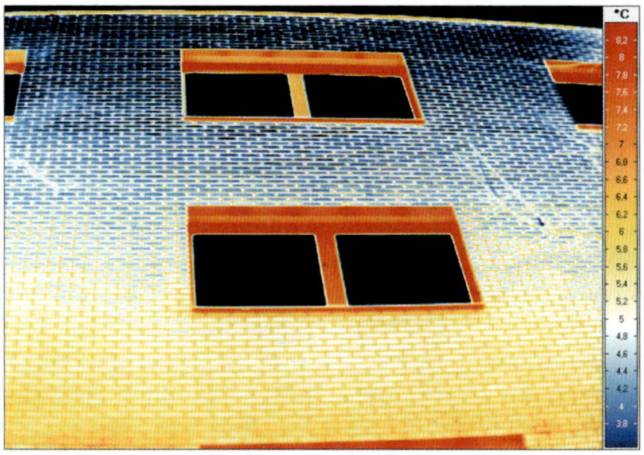

Abb. 848: Emissionsgrad-Winkelabhängigkeit

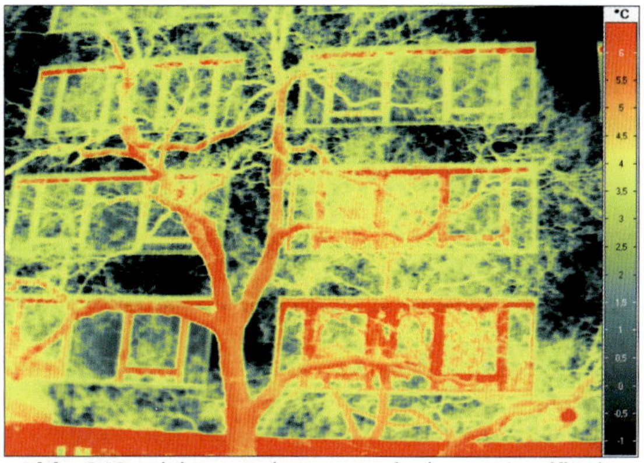

Abb. 849: nicht messbare - verdeckte - Wandfläche

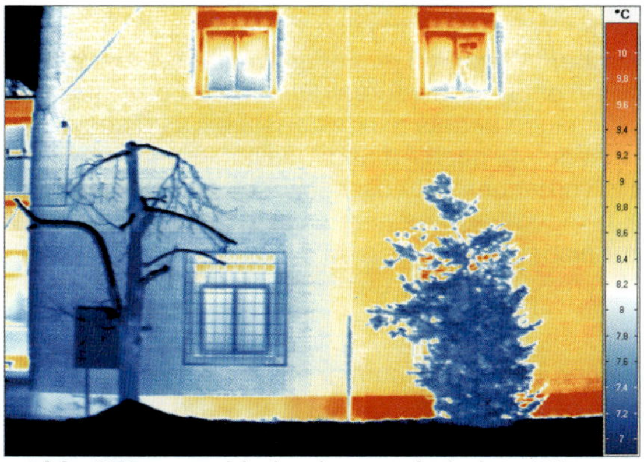

Abb. 850: verschieden bzw. unbeheizte Räume

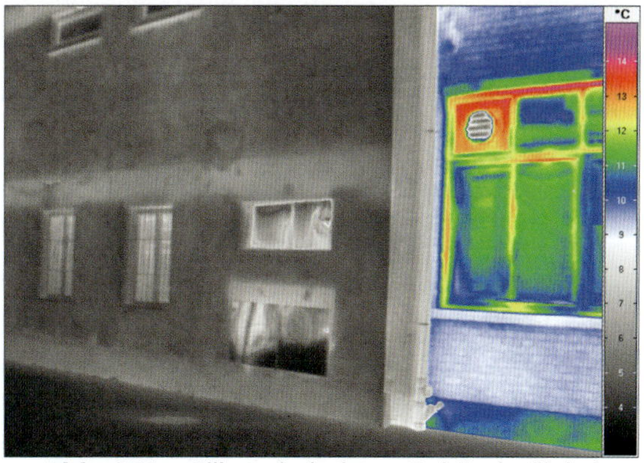

Abb. 851: völlig unbeheiztes Gebäude (links)

5.1.5. Mit Bauthermografie nachweisbare Gebäudefehler

Basierend auf Wärmebildern, die unter entsprechenden Messbedingungen mit einer geeigneten Thermokamera aufgenommen wurden, können eine Vielzahl von Problemen der Gebäudestruktur, der Wärmedämmung, der Haustechnik und Klimatisierung, bezüglich Luftfeuchtekondensation, Luft- und Wasserdichtheit erkannt werden. Hierbei ist wichtig, dass all diese Bewertung nur dann korrekt interpretiert werden können, wenn während der Messung die entsprechenden Messumstände - z.B. Klima- und Gebäudenutzungsbedingungen - bestanden. Weiterhin sind die Regeln der Thermografie zu beachten und nicht zuletzt muss auch die Thermokamera über die geeigneten messtechnischen Fähigkeiten verfügen. Unter diesen spielt u.a. auch die geometrischen Auflösung eine wichtige Rolle. Beispielsweise beträgt die tatsächliche Messentfernung bei einer Messung am 10. Stock eines Hochhauses aus einer Entfernung von 60 m (vom Boden aus) nach Pythagoras $\sqrt{30^2 + 60^2} = 67$ m. Bei einer Thermokamera mit 2 mrad geometrischer Auflösung ermöglicht das nur die Messung von min. 402 mm (also 40 cm) großen Objekten. Eine solche „Messung" bringt also einzig und alleine nur die Information, wie viele Fenster im 10. Stock sind!

Im folgenden werden die thermografisch aufdeckbaren gebäudetechnischen Probleme und die dazu notwendigen Messbedingungen bzw. gerätetechnischen Anforderungen im Einzelnen detailliert erläutert.

5.1.5.1. Lokalisierung von Wärmebrücken und Wärmedämmfehlern

Auf Thermogrammen, die unter geeigneten Messbedingungen aufgenommen wurden, sind Wärmebrücken relativ leicht zu erkennen. Dort, wo auf den Außenaufnahmen - meist geometrisch gut umrissen - erhöhte Temperaturen ersichtlich sind, ist eine Wärmebrücke (oder eine Undichtigkeit) zu vermuten. Deren Bedingung ist, dass es dort aber keine lokale interne Wärmequelle (z.B. Heizkörper), keine Reflexion oder kein Material mit abweichendem Emissionsgrad gibt. (Dies muss vor Ort oder durch ein Foto überprüft werden.) Noch besser ist, auch Innenmessungen anzufertigen, auf denen die kältesten Stellen in den meisten Fällen auf Wärmebrücken hindeuten. Überdecken sich die warmen Flächen der Außenaufnahmen mit den kalten Stellen der Innenthermogramme, dann ist die Wärmebrücke eindeutig.

Ebenso leicht kann (bei jeweils gleicher Oberflächenbeschichtung) bestimmt werden, welche Bauelemente bessere oder schlechtere Wärmedämmeigenschaften besitzen. Weitere Anwendungen sind:

- Bewertung des Sanierungsbedarfs an Bestands- und Altgebäuden (z.B. Wärmeisolierung von Wänden, Tausch oder Abdichtung von Fenstern, Zustand von Fugen, Anbindungen, Abdichtungen)
- Inspektion und Qualitätskontrolle der äußeren Wärmedämmung an neuen und renovierten Gebäuden, sowie der (nachträglichen) Einbindung von Nebengebäuden, Dächern und Balkone
- Aufdecken konstruktiver Wärmebrücken (z.B. Eisenträger, Betonsturz)
- Kontrolle von Fugen und Abdichtungen (z.B. Kondensation durch austretende „feuchte" Innenluft)
- Auffinden von Durchbrüchen und Undichtigkeiten in der Dämmschicht wegen Haustechnikeinbau
- Aufdecken von mit Füllmaterial verdeckter Gebäudeschäden (z.B. durch Wärmeausdehnung / Setzen)
- Erforschung der Änderungen / Umbauten an historischen Gebäuden und Baudenkmalen

Um wirksam messen zu können, sollten allerdings die für die Bauthermografie allgemein angegebenen Messbedingungen für die Untersuchung von Wärmedämmungen weiter eingegrenzt werden. Genaue (aussagefähige) Ergebnisse werden nur dann erreicht, wenn die folgenden Grenzwerte ernst genommen werden:

- Außenaufnahmen sind vorzugsweise nur in den späten Abend- bis zu den frühen Morgenstunden zu erstellen (in der sonnenscheinfreien Zeit, nach Abklingen der strahlungsbedingten Wandaufheizung)
- der Unterschied zwischen Innen- und Außentemperatur sollte mindestens 15 ... 20 K betragen Hinweis: bei Thermokameras mit < 50 mK thermischer Auflösung sind 10 bis 15 K Temperaturunterschied nötig, bei Geräten mit einer Auflösung von 30 mK oder besser reichen schon 8 ... 12 K Temperaturunterschied zur akzeptablen Darstellung der Wärmewirkung von Wärmebrücken
- nur an niederschlagsfreien Tagen und nur bei schwachem Wind (< 2 m/s oder Windstille) messen
- der Innenraum ist gleichmäßig zu beheizen (Innentüren offen, Außentüren und Fenster geschlossen)
- vor der Prüfung von Wärmedämmungen sollte das Gebäude bereits mindestens 6 bis 10 Tage beheizt worden sein (da es diese Zeit braucht, die Wände - je nach Art und Qualität - durchzuheizen)
- die automatische Nachtabsenkung der Heizung (falls vorhanden) ist auszuschalten (d.h. die Heizung läuft kontinuierlich, vorzugsweise mit auf konstante Temperatur geregelter Leistung)
- zur Klärung physikalischer Zusammenhänge und zur eindeutigen Detektion der Wärmebrücken sind auch Innenraumaufnahmen zu empfehlen bzw. in den meisten Fällen unbedingt notwendig

<u>Hinweise und Tipps:</u>

- Eine Untersuchung der Wärmeisolierung von Wohngebäuden im Sommer ist selbst bei völlig überdimensionierter Gebäudeklimatisierung nicht möglich. Auf der einen Seite ist es völlig unvorstellbar, dass für mindestens 5 Tage eine gegenüber der Außentemperatur um 10 K niedrigere Innentemperatur aufrecht erhalten werden kann. (Hierbei ist die nächtliche Abkühlung nicht zu vergessen!). Auf der anderen Seite stellt sich nicht das thermisches Gleichgewicht ein, welches seiner Natur nach dem der Heizperiode gleicht (z.B. andere Strömungsbedingungen aufgrund der unterschiedlichen Position der Heizung bzw. Kühlung). Die Sommerperiode wird jedoch zur Überprüfung von Kühlhäusern und Tiefkühltunneln empfohlen. (Deren winterliche Aufheizung wäre nicht zu empfehlen.)
- Es darf die Heizung - zwecks höherer Temperaturunterschiede zwischen Innen und Außen - keinesfalls kurz vor dem Messzeitpunkt erhöht werden. Das Ergebnis wäre gegenteilig, denn es entstünden störende, starke Wärmeströmungen (Luftbewegungen) und nicht-stationäre Temperaturverteilungen. Meistens ist die Auswertung solcher Thermogramme nicht nur schwieriger als die bei niedrigeren, aber stationären Temperaturen gemessenen, sondern oftmals sogar ganz einfach unmöglich.
- Bei Außenaufnahmen an Wärmedämmungen ist dafür zu sorgen, dass die Erwärmung der Außenwand durch die Sonnenbestrahlung die Messergebnisse nicht beeinflusst. Es ist ratsam, mindestens 2 bis 3 Stunden nach Sonnenuntergang in der Reihenfolge der Wandausrichtung Nord - Ost - Süd - West zu messen. Auf diese Weise ist am ehesten sicherzustellen, dass sich die zuletzt der Sonne ausgesetzte Oberfläche am längsten abkühlen konnte. Für eine frühmorgendliche Messung ist diese Reihenfolge natürlich unwesentlich. Die routinemäßige Anwendung einer solchen Sequenz kann aber grundsätzlich die Durchführung und Dokumentation der Messungen erleichtern.

- Geschlossene Außentüren und Fenster bedeuten nicht, dass der Bewohner (oder Gebäudenutzer) diese nicht benutzen kann oder seine Wohnung nicht lüften dürfte. Die typischen Öffnungszeiträume sind (unter der Voraussetzung einer ordnungsgemäßen Belüftung) so kurz, dass weder die einströmende kalte, noch die austretende warme Luft die Temperaturverteilung der Wärmebrücken oder Fehler an Türen und Fenstern bedeutend beeinflussen würde. Eine langfristige oder sogar „kontinuierliche" Dauerlüftung (die auch energetisch nicht wünschenswert ist), ist jedoch tatsächlich verboten. Beispielsweise kann die länger andauernde Ausströmung der warmen Innenluft bei Kippfensterlüftung am Fenstersturz solche Wärmewirkungen verursachen, die bei einen ungeübten Thermografen den Verdacht auf eine Wärmebrücke am Sturz erwecken könnten.
- Da die meisten Messobjekte in der Gebäudethermografie extrem gute Emissionsgrade aufweisen und ihre Temperaturen nur geringfügig von der Umgebungstemperatur abweichen, ist die feste Einstellung des Emissionsgrades auf 92% mit einem typischen Messfehler von weniger als +/- 0,1 °C verbunden. Selbst eine Einstellung des Emissionsgrades auf 100% führt nur zu einigen Zehntel Grad Celsius Messfehler, während die Umgebungstemperatur nicht einmal angegeben werden muss.

Folgen nun einige Beispiele für die Ursachen und thermografische Erkennbarkeit von Wärmebrücken:

Geometrische Wärmebrücken

Ein häufiges Problem bei eckigen Gebäudeformen ist die mit diesen verbundene geometrische Wärmebrücke, die sowohl an nicht wärmeisolierten als auch isolierten Gebäuden auftritt. Ein typisches Beispiel ist die Temperaturverteilung an äußeren (sogen. positiven) Ecken, die auf der Tatsache beruht, dass die wärmezuführende Innenfläche des Wärmestroms kleiner ist als die abführende Außenfläche. Demnach gibt die Ecke - im Vergleich zur „geraden" Wandfläche - Wärme über eine größere Fläche ab, die jedoch nur durch einen geringeren Wärmestrom gespeist wird. In Folge dessen kühlt die Innenfläche in der Ecke ab. Diese aus der geometrischen Konstruktion resultierende Wärmebrücke stellt in der Praxis kein Problem dar, solange die innere Oberflächentemperatur der Ecke nicht unter den Taupunkt fällt.

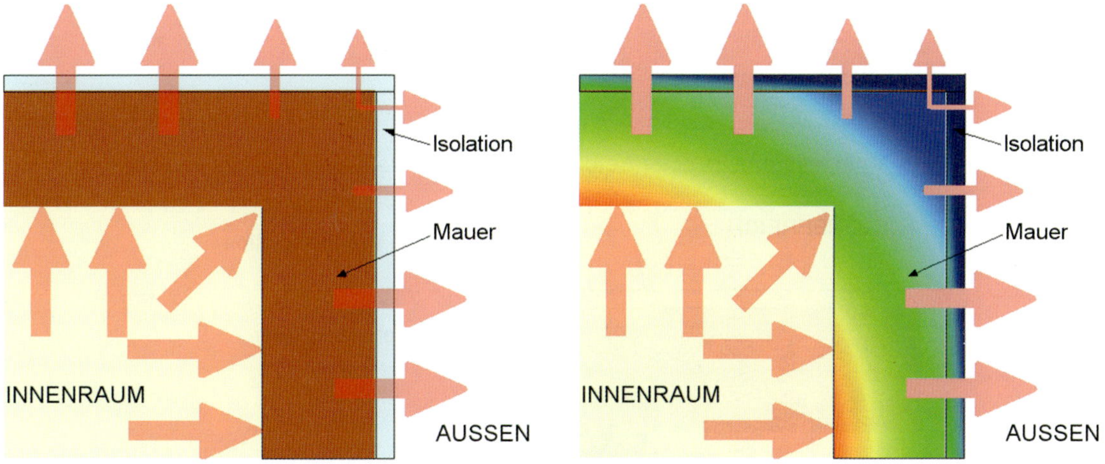

Abb. 852 und **Abb. 853:** Wärmeströme und Temperaturverteilung an einer Gebäudeecke (Schnittdarstellung, Ansicht von oben)

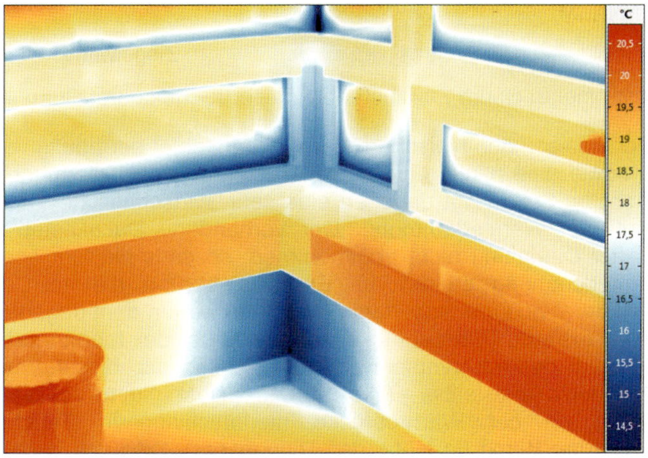

Abb. 854: Thermogramm der geometrischen Wärmebrücke einer Gebäudeecke

Konstruktive oder auf Materialunterschieden beruhende Wärmebrücken

Den statischen Anforderungen des Gebäudes entsprechend werden allgemein Betonstürze, Eisenträger, Betonsäulen, Betonringanker und weitere Stahlbetonkonstruktionen in die Wände eingebunden. Es ist bekannt, dass deren Wärmeleitfähigkeit viel höher ist als die des im Mauerwerk ansonsten verwendeten Baumaterials (z.B. Hohlziegel). Um die entstehenden thermischen Probleme zu mildern, werden diese Elemente üblicherweise mit lokaler (Plus-)Wärmedämmung versehen. Diese wird jedoch oftmals äußerst sparsam ausgeführt. Es scheint so, als ob so etliche „Fachleute" (von Architekten bis Zulieferer von Baumaterialien) glauben würden, dass der Wärmefluss immer nur rechtwinklig (nur horizontal oder nur vertikal) durch die Bauelemente dringen würde. In der Realität jedoch findet diese Ausbreitung in alle Richtungen mit räumlicher Verteilung statt, immer durch die Materialien mit der höchsten Wärmeleitfähigkeit.

Das Problem tritt bei nicht-isolierten, wie auch bei Gebäuden mit außenliegendem Wärmedämmschutz (WDVS) auf. (Bei letzterem natürlich weniger stark.) Die Schicht der zusätzlichen Wärmedämmung müsste nur einige Zentimeter breiter gemacht werden, und schon wäre das Problem beseitigt. Die folgenden Darstellungen zeigen den Effekt einer zu schmalen zusätzlichen Wärmedämmung im Falle von Wänden mit äußerem WDVS. Zur Vereinfachung wird nur der das Problem verursachende Wärmefluss dargestellt.

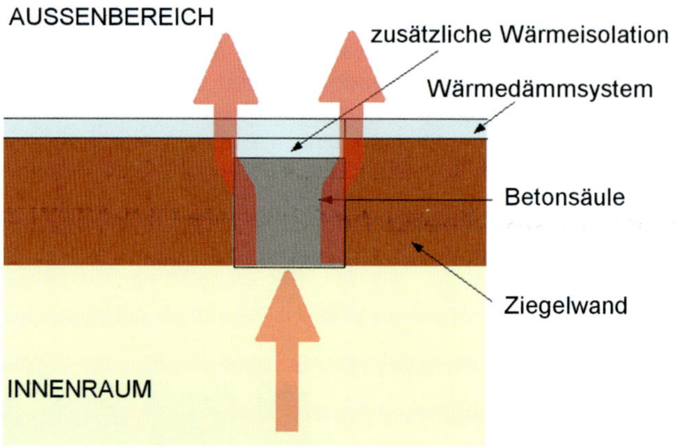

Abb. 855: Wärmeströme an einer Betonsäule (Schnittdarstellung, Ansicht von oben)

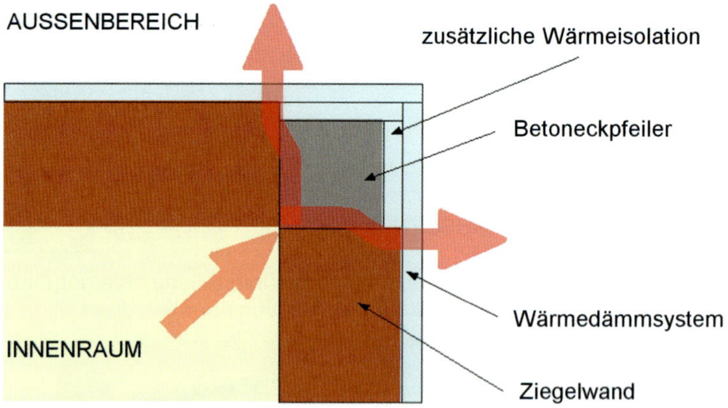

Abb. 856: Wärmeströme an einem Stahlbetoneckpfeiler (Schnittdarstellung, Ansicht von oben)

Die folgenden Abbildungen zeigen den typischen Wärmedämmfehler der häufig verwendeten Stahlbeton-Ringanker-Technologie sowie eine häufige, schlechte Ausführung der Dämmung an der Fußpfette. Die letzte Abbildung der nächsten Seite zeigt dagegen eine sehr „wirtschaftliche" (aber falsche) Ausführung einer nachträglichen äußeren Wärmedämmung. Der vorhandene Dachkasten (hinterlüftete Sparrenverkleidung) wurde bei der Dämmung nicht abgenommen, so dass die hier liegende Wandoberfläche keine zusätzliche Wärmedämmung erhielt. Als Ergebnis berührt die im Dachkasten vorhandene Außenluft genau den Teil der Wand, der schon von Natur aus wegen dem ungedämmten Betonringanker und der Betondecke eine extreme Wärmebrücke darstellte. Bei der thermografischen Bewertung von außen ist aber auf Grund des sichtversperrenden Dachkastens die thermische Wirkung dieser Wärmebrücke überhaupt nicht feststellbar. (Der Kasten selbst nimmt Außentemperatur an.) Innen dagegen tropft die sich an der Wärmebrücke niederschlagende Feuchte förmlich von der Deckenanbindung und von der Wand (in Höhe des Ringankers). Dies soll auch ein lehrendes Beispiel dafür sein, dass die Bauthermografie grundsätzlich aus Außen- und Innenaufnahmen bestehen sollte.

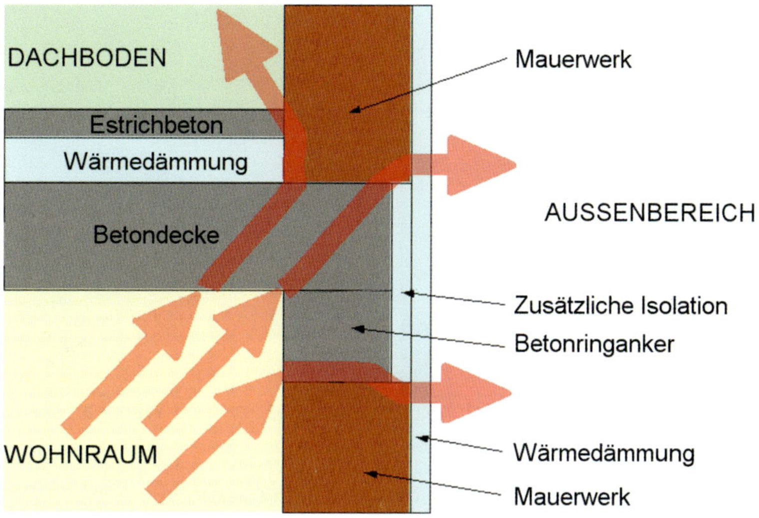

Abb. 857: Wärmeströme an einem Ringanker und Betondecke (Schnittdarstellung, Ansicht von der Seite)

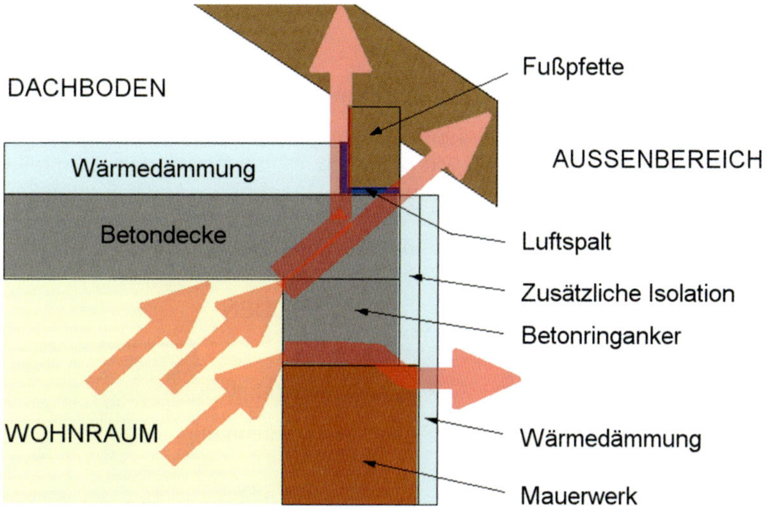

Abb. 858: Wärmeströme an falscher Fußpfetten-Wärmedämmung (Schnittdarstellung, seitliche Ansicht)

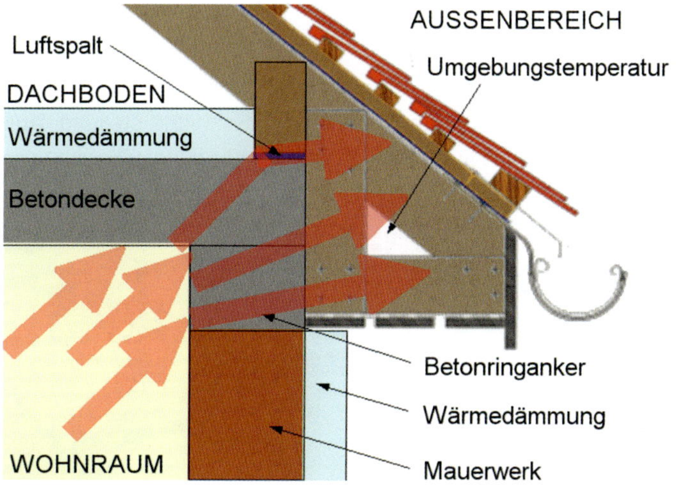

Abb. 859: Wärmeströme an einem Ringanker und Betondecke bei fehlender Wärmedämmung innerhalb des Dachkastens (Schnittdarstellung, Ansicht von der Seite)

Hinweis: Bei der thermografischen Bewertung von außen ist die thermische Wirkung dieser Wärmebrücke nicht feststellbar, da der hinterlüftete Dachkasten natürlich die Außentemperatur annimmt.

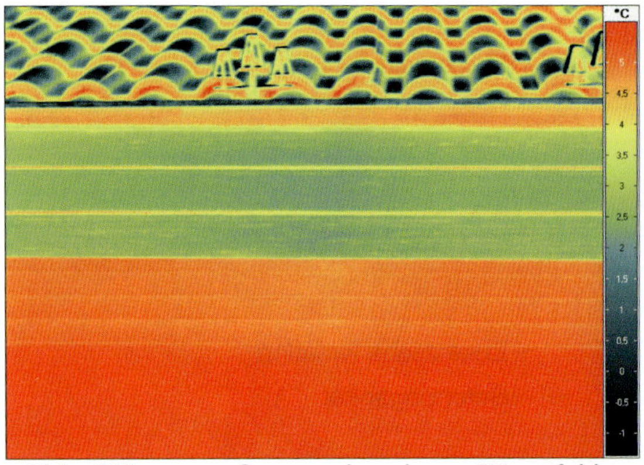

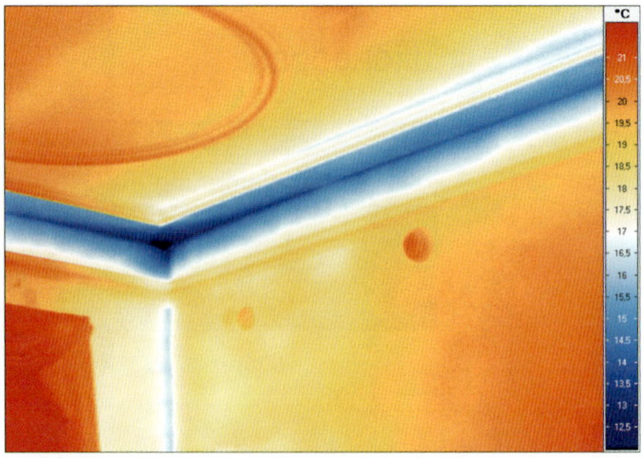

Abb. 860: von außen unerkennbarer Dämmfehler **Abb. 861:** extreme Wärmebrücke bei Betonringanker

Das linke Wärmebild (Abbildung 860) zeigt, dass die thermischen Auswirkungen des in der vorherigen Scnittdarstellung (Abbildung 859) beschriebenen Mangels in der Ausführung der nachträglichen Wärmedämmung von außen nicht sichtbar sind: der untere (waagerechte) Teil des Dachkastens hat eine Temperatur, die der Temperatur der an der Wand aufsteigenden Luft entspricht, die senkrechte Fläche dagegen hat genau Außenlufttemperatur. Das rechte Wärmebild (Abbildung 861) belegt schließlich die vorab beschriebene „Tropfsteinhöhle".

Weitere Fehler wegen Planungs- und Ausführungsmängeln

Leider ist hiermit die Behandlung möglicher Fehler noch lange nicht zu Ende. Es gibt weitere interessante Konstruktions- und Ausführungsschmankerl, wie z.B. die in der folgenden Darstellung zu sehende Wärmedämmung um die Binder über einem unbeheiztem Dachboden. Nach Feststellung des Luftspaltproblems in der Wärmedämmung neben den Bindern wurde das Problem mittels locker aufgelegter schmaler Steinwollestreifen - nicht gerade „professionell" - durch die Baufirma „gelöst".

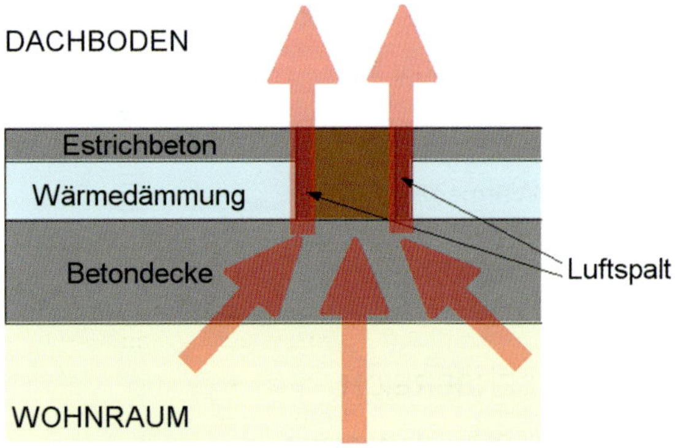

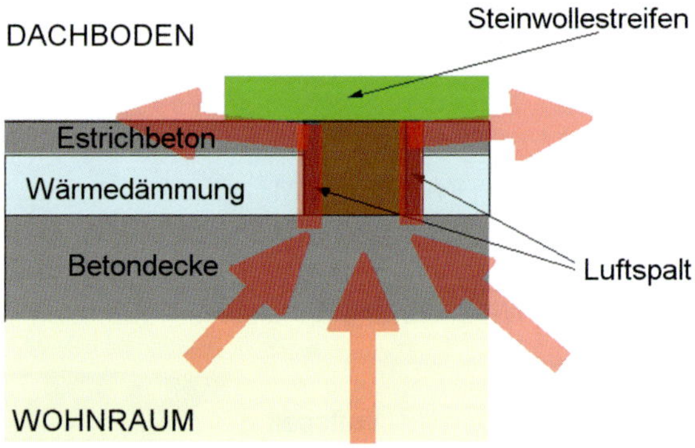

Abb. 862 und **863:** Wärmeströme an einem Binder wegen Luftspalt in der Wärmedämmung neben dem Binder mit und ohne Steinwollestreifen-Abdeckung (Schnittdarstellung, Ansicht von der Seite)

(Die wirkungslose Abdeckung mit den schmalen Streifen war die „Lösung" der Baufirma nach der Beanstandung.)

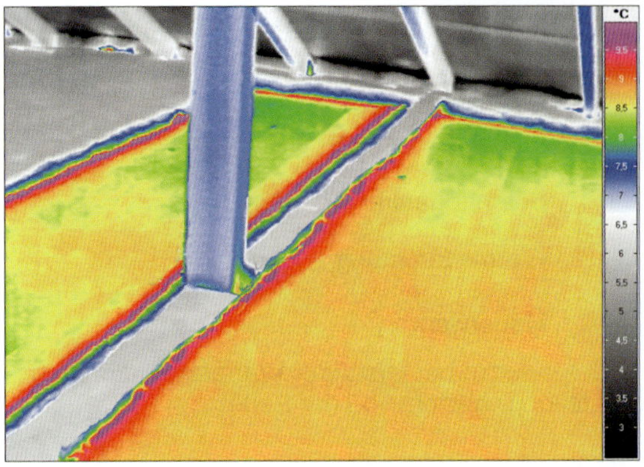

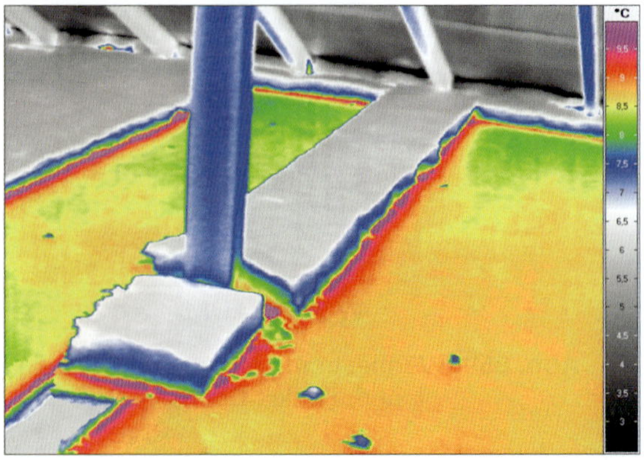

Abb. 864: Luftspalt-Wärmebrücke neben Binder **Abb. 865:** Abdeckung durch Steinwollestreifen

Auf Planungs- bzw. Ausführungsfehler ist auch das wärmetechnische Problem mit dem in der folgenden Abbildung dargestellten Hohlprofil einer Balkonabdeckung und dessen unwirksamer „Reparatur" durch Auffüllung mit PUR-Schaum zu bezeichnen.

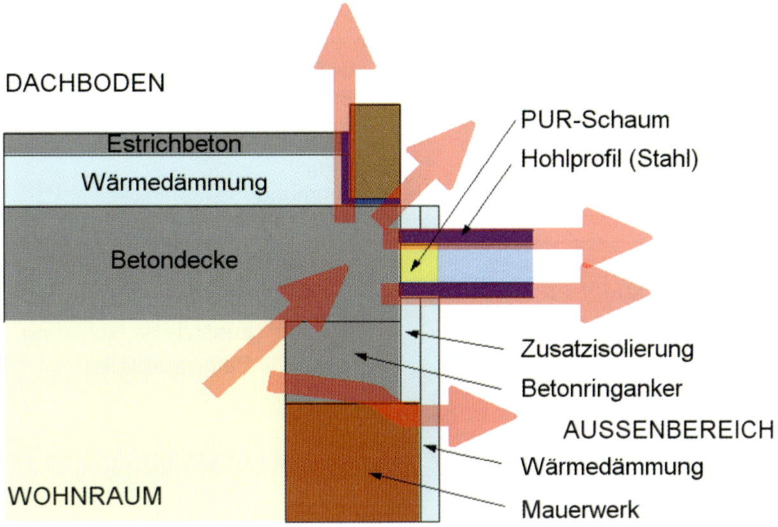

Abb. 866: Wärmeströme am Hohlprofil einer Balkonabdeckung (Schnittdarstellung, Ansicht von der Seite)
(Die wirkungslose Auffüllung mit PUR-Schaum war die „Lösung" der Baufirma nach der Beanstandung.)

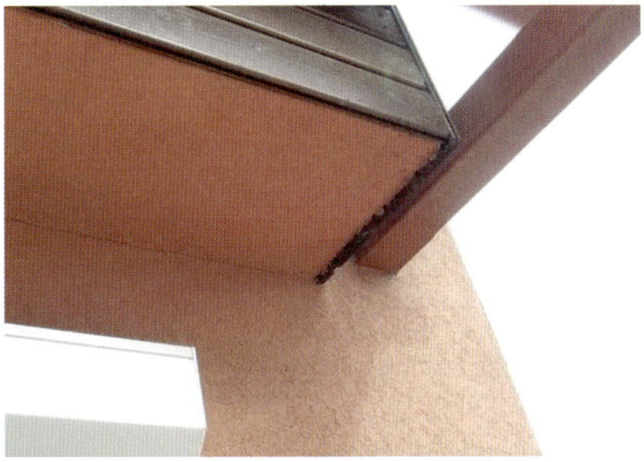

Abb. 867: Hohlprofil einer Balkonabdeckung

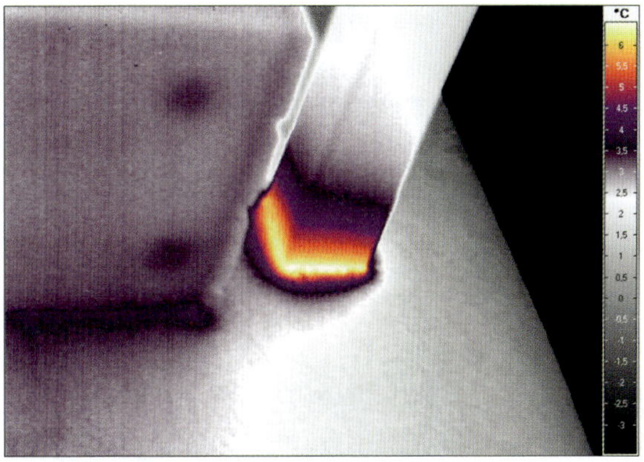

Abb. 868: Hohlprofil mit PUR-Schaumfüllung

Das nächste Beispiel ist ein erneuter Beweis dafür, dass es nicht ausreicht, die thermografische Fehlersuche nur von außen zu machen, sondern es ist auch notwendig, das Objekt von innen, sowie auch seine Anbindungen zu untersuchen. Das Problem ist hier eine quasi-geometrische Wärmebrücke aufgrund eines Planungsfehlers. Ähnliche Fehler können oft bei Balkonanbindungen beobachtet werden.

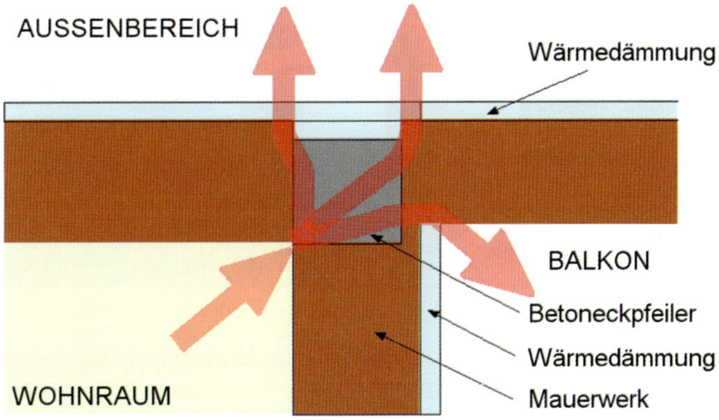

Abb. 869: Wärmeströme an falsch gedämmter Balkonbrüstung (Schnittdarstellung, Ansicht von oben)

Wärmebrücken wegen schlechter Ausführungsqualität

Die vorherigen Phänomene sind teilweise auf Planungsfehler zurückzuführen. Es gibt aber auch eine Vielzahl von Fehlern, die eindeutig auf die „Sparsamkeit" oder die Ignoranz fachlicher Regeln durch den Bauunternehmer zurückzuführen sind. Hier sollen nur zwei Beispiele folgen: die Klebstoffausfüllung einer abgebrochenen bzw. zu schmalen Wärmedämmung an einem Betoneckpfeiler (erste Abbildung), sowie die unüberlegte Vereinfachung der Wärmedämmung einer Dachterrasse (zweite Abbildung). Hierbei führt einerseits das Blech die Außentemperatur bis an die Betondecke heran, andererseits bildet auch die obere Betonschicht eine Wärmebrücke zwischen dem Kranzstein und dem Außenbereich.

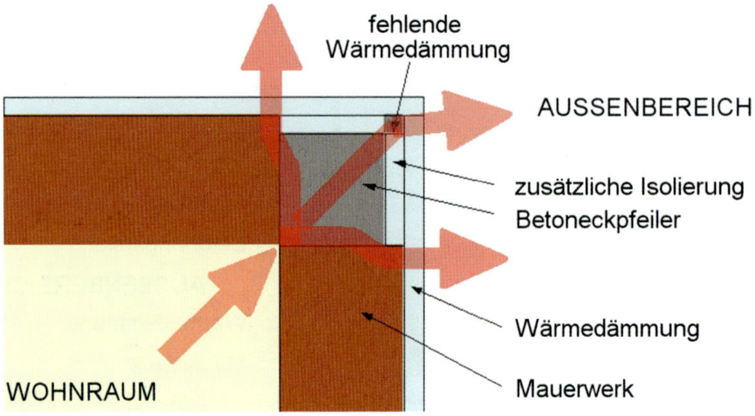

Abb. 870: Wärmeströme an fehlerhafter Betonpfeilerdämmung (Schnittdarstellung, Ansicht von oben)

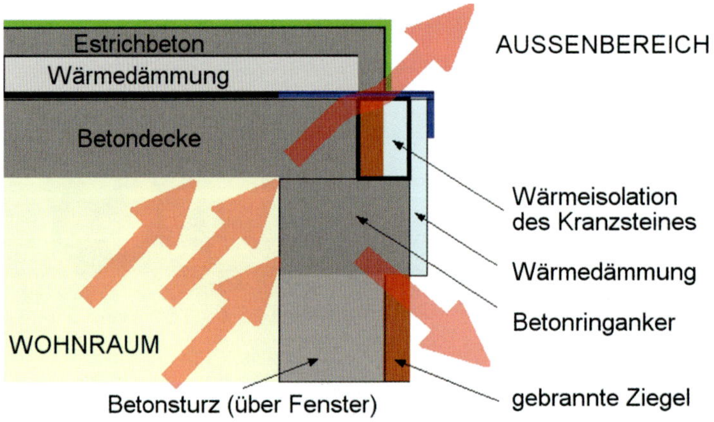

Abb. 871: Wärmeströme an falscher Terrassendämmung (Schnittdarstellung, Ansicht von der Seite)

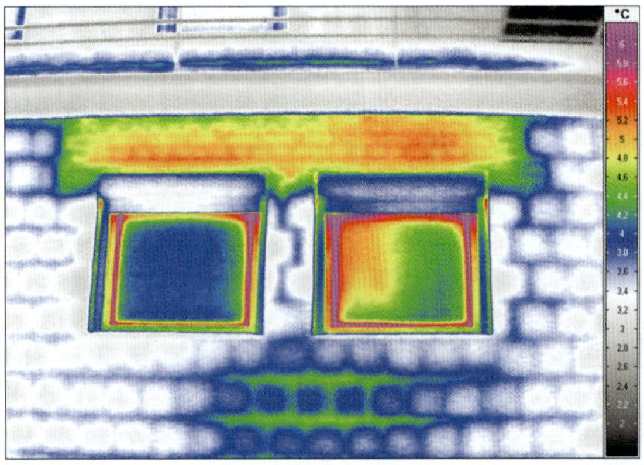

Abb. 872: von außen undetektierbarer Dämmfehler

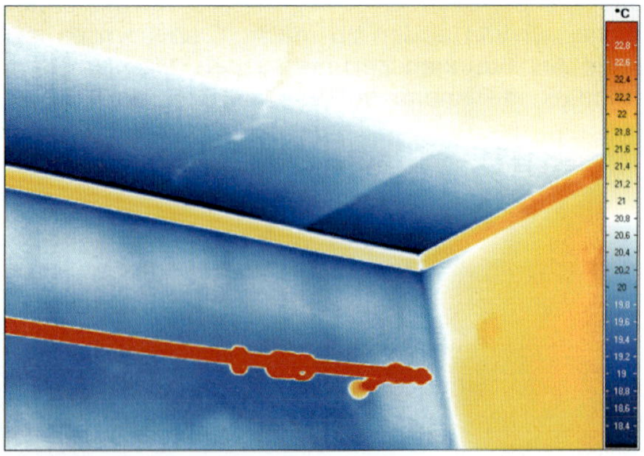

Abb. 873: extreme Wärmebrücke an Wand und Decke

Auch hier ist ersichtlich, dass die Erfassung von außen (Abbildung 872) nicht ausreichend gewesen wäre, da die (praktisch unwirksame) äußere Wärmedämmung das eigentliche Problem verdeckte: die Wärmebrücke durch die Blechabdichtung der Terrasse und die zu kurze Wärmedämmung unter der oberen Betonschicht. Das Innenraum-Thermogramm zeigt dagegen sogar, bis wohin das problematische Blech reicht. Zusätzlich ist an der Decke ein optisch nicht sichtbarer Riss erkennbar.

Beispielthermogramme für Wärmebrücken

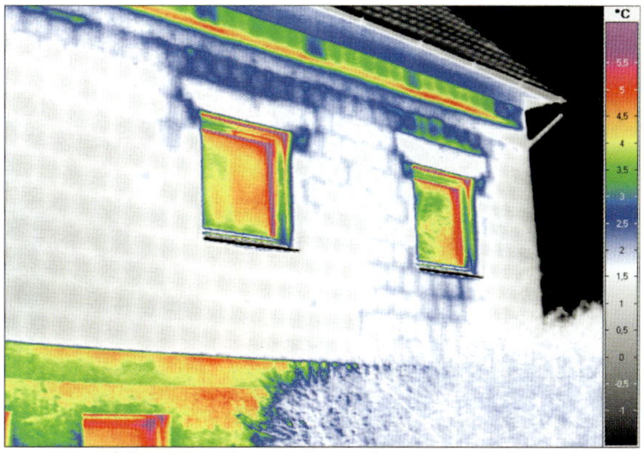

Abb. 874: Betonringanker von außen

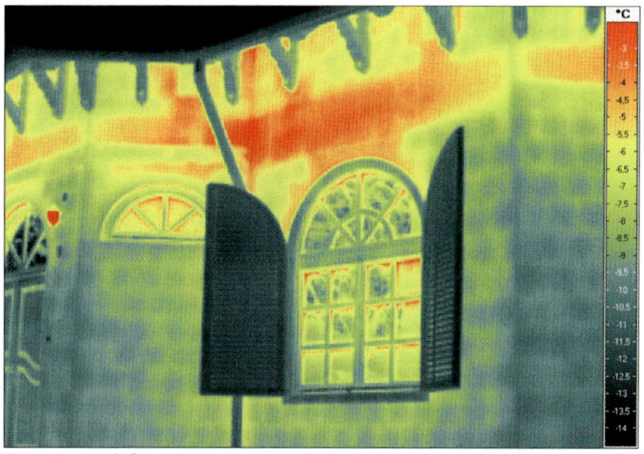

Abb. 875: Betonringanker von außen

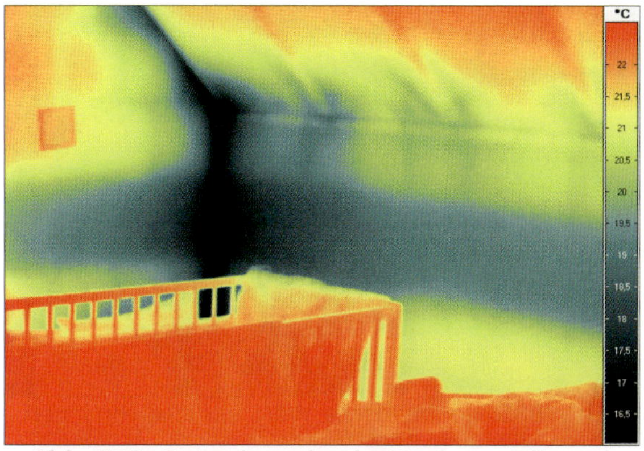

Abb. 876: Betonringanker im Dachraum (innen)

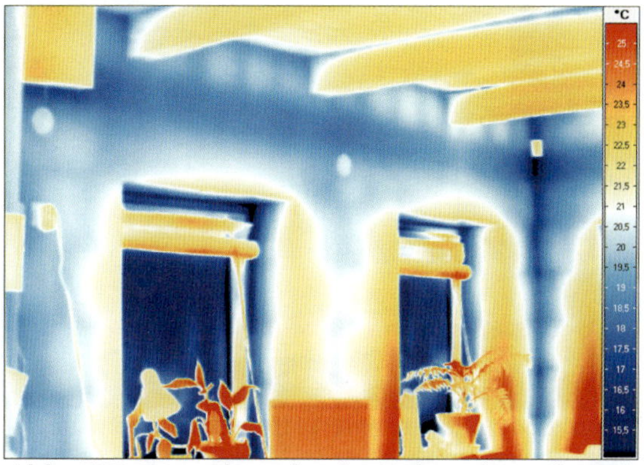

Abb. 877: Betonringanker im Erdgeschoss (innen)

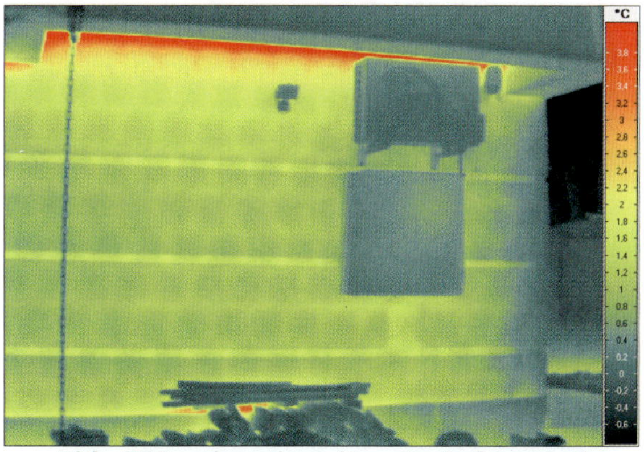

Abb. 878: schwach gedämmte Außenwand

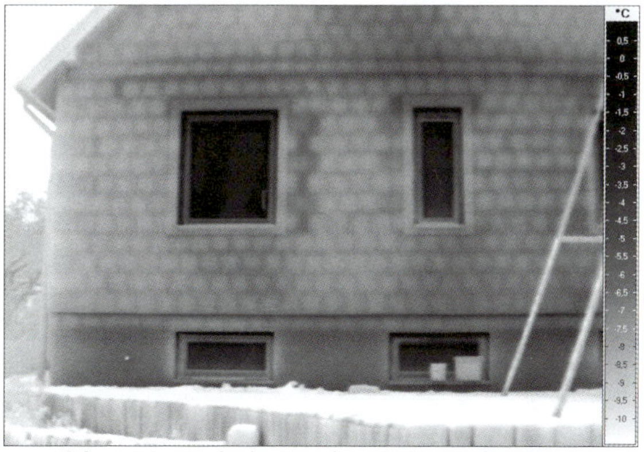

Abb. 879: Wohnhaus ohne Wärmedämmung

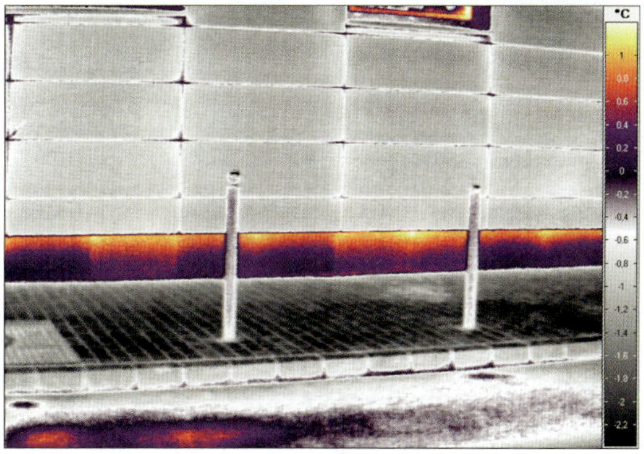

Abb. 880: schlechte Sockelisolation/Paneelmontage

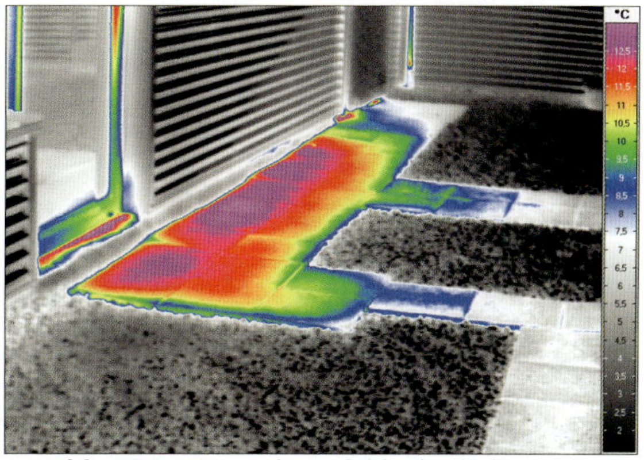

Abb. 881: Wärmedämmfehler im Erdbereich

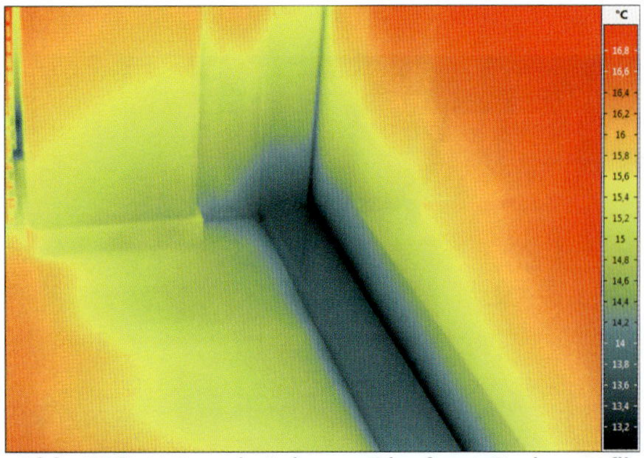

Abb. 882: Wärmebrücke an Glasfront-Bodenprofil

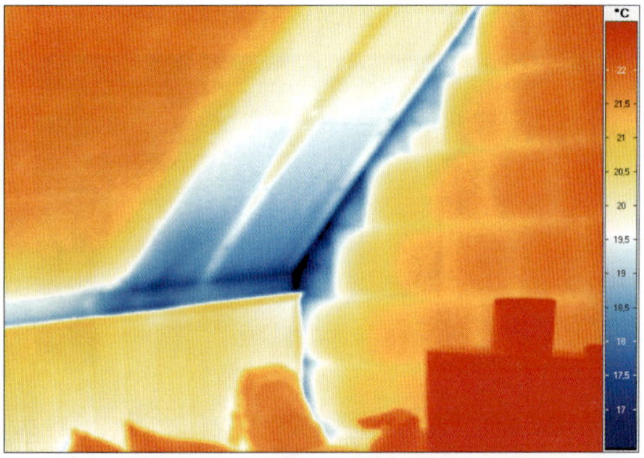

Abb. 883: Wärmedämmfehler im Dachraum

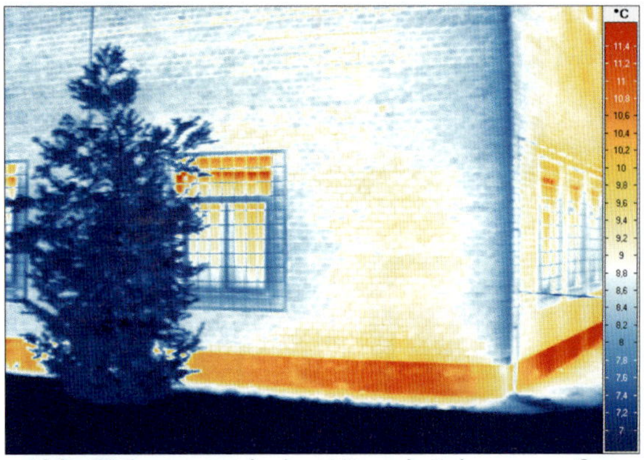

Abb. 884: geometrische Wärmebrücke von außen

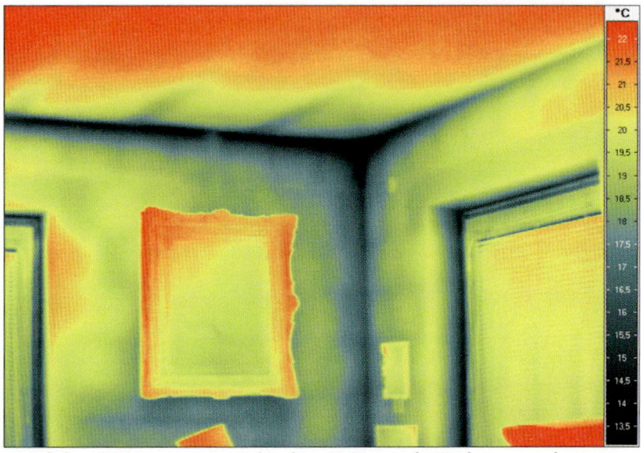

Abb. 885: geometrische Wärmebrücke von innen

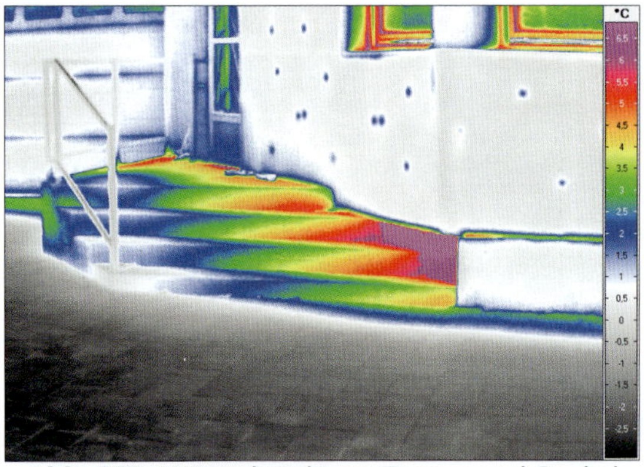

Abb. 886: Wärmebrücke an Treppe und Sockel

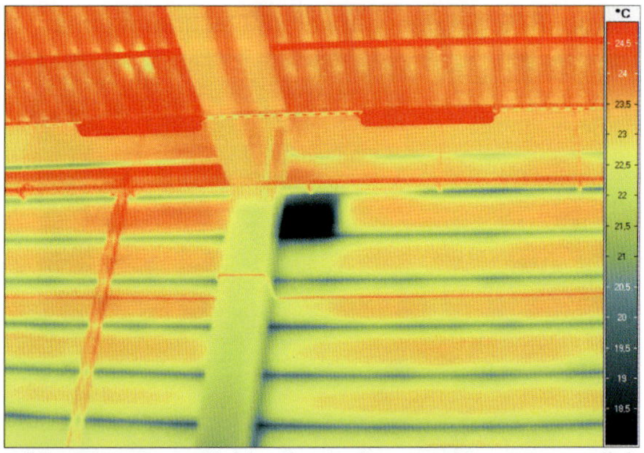

Abb. 887: Paneelfehler (ungedämmte Reparaturstelle)

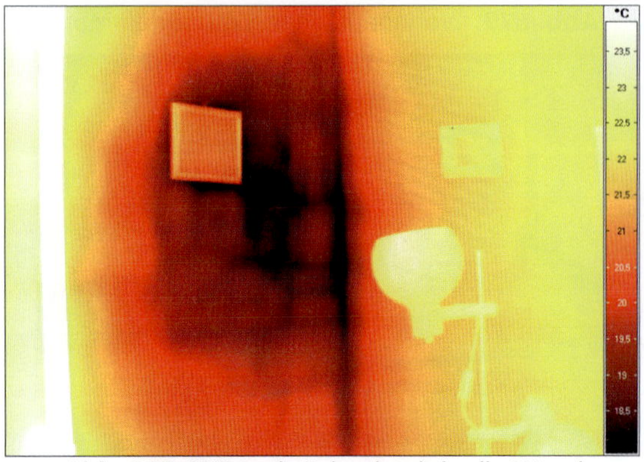

Abb. 888: Wärmebrücke durch in die Wand eingelassenen äußeren Elektroanschlusskasten

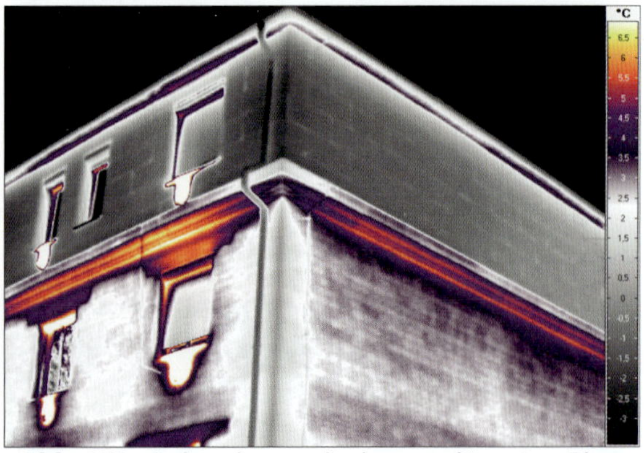

Abb. 889: Aufstockung mit als ungedämmten Sims belassenem ehemaligen Betonringanker

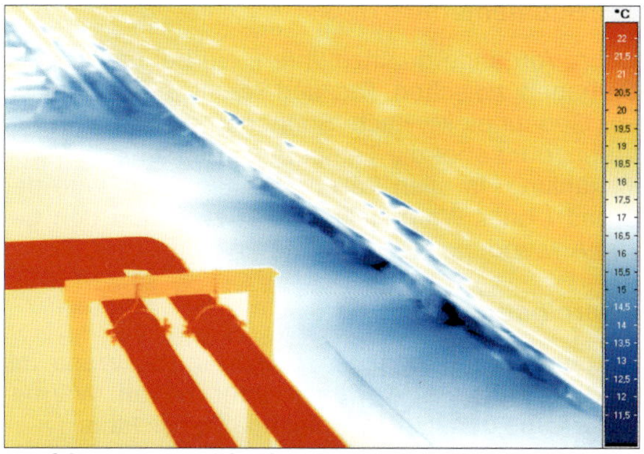
Abb. 890: Dachboden (seitliche Wärmebrücke)

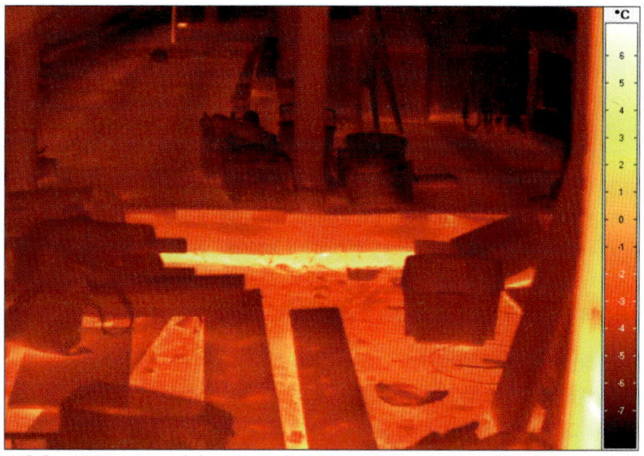
Abb. 891: Dachboden (Wärmebrücke zu Wohnraum)

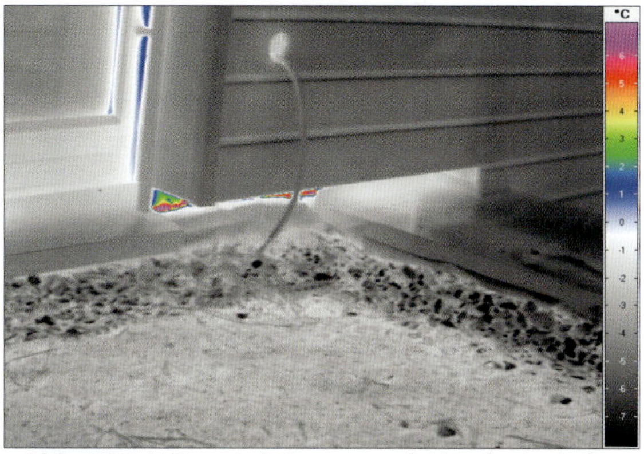
Abb. 892: Wärmebrücke wegen fehlender Isolation

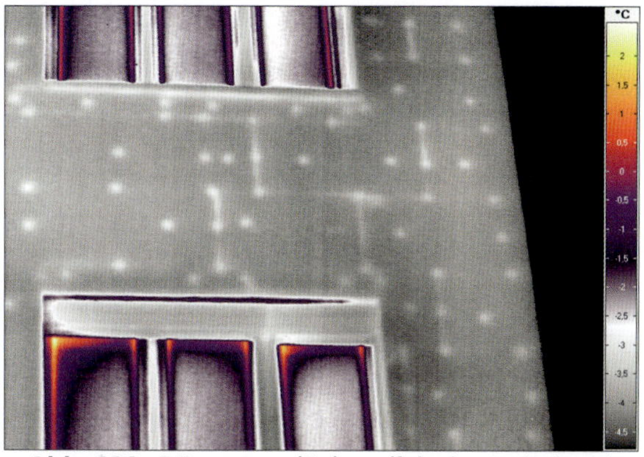
Abb. 893: Dämmungslücken (falsche Dübelung)

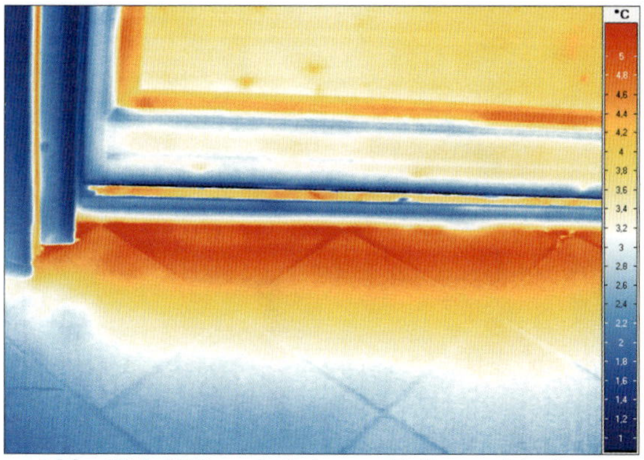
Abb. 894: Wärmebrücke an Balkonanbindung

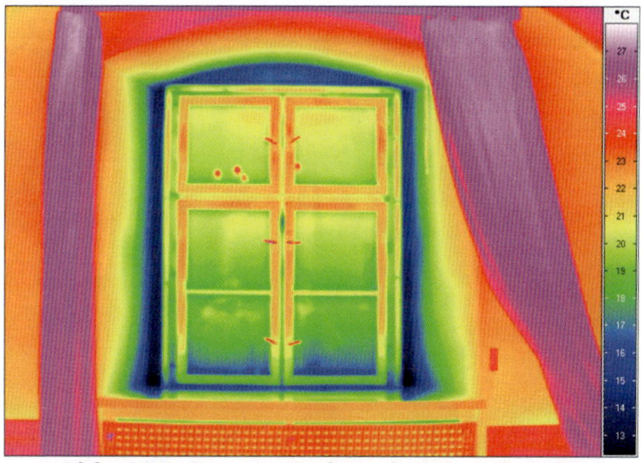
Abb. 895: Fenstergaube mit Wärmebrücke

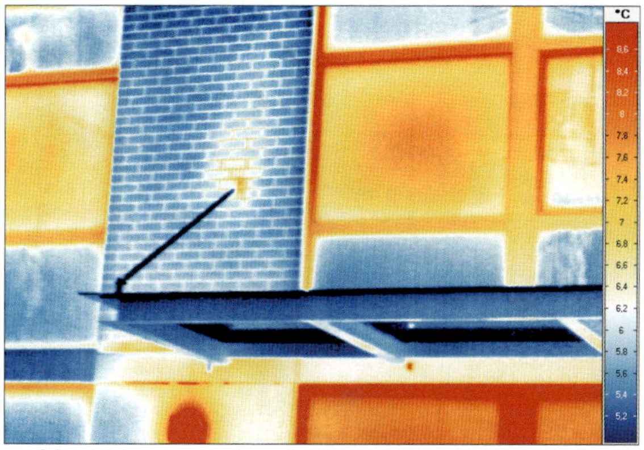
Abb. 896: Wärmebrücke an Vordach-Haltestrebe

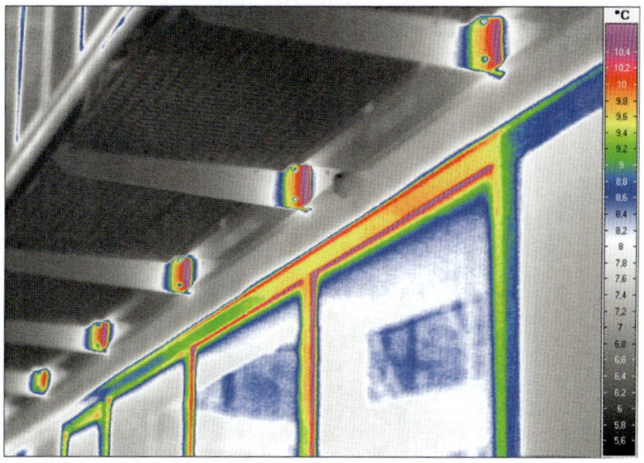
Abb. 897: Wärmebrücke an Laufgitter-Träger

5.1.5.2. Thermografische Untersuchung verdeckter Bauelemente

Diese Messungen sind unter Ausnutzung der thermischen Vorgänge durchzuführen, die bei bestimmten klimatischen Bedingungen oder durch Temperaturänderungen zwischen Tag und Nacht auftreten. Beispielsweise können durch Messung sonnenerwärmter Gebäudeteile nach Sonnenuntergang Wärmekapazitätsunterschiede festgestellt bzw. ausgenutzt werden, oder aber die Temperaturunterschiede durch die Wärmeströme bei winterlicher oder nächtlicher Auskühlung. In allen Fällen sind die Grundlage der Untersuchungen die Unterschiede in Wärmekapazität und / oder Wärmeleitfähigkeit zwischen den gesuchten Bauteilen und derer Umgebung. Beispiele für die Anwendung dieser Verfahren sind:

Lage und Größe von Stürzen, Trägern und Betonpfeilern (-stützen)

Bei ausreichendem Wärmefluss können Eisen- und Betonträger, ja sogar Holzbalken in der Wand mit Wärmebildkameras sichtbar gemacht werden. (Eisen und Beton sind wegen ihrer hohen Wärmeleitfähigkeit, Holz wegen seiner niedrigen Wärmeleitfähigkeit und geringen Wärmekapazität sichtbar.)

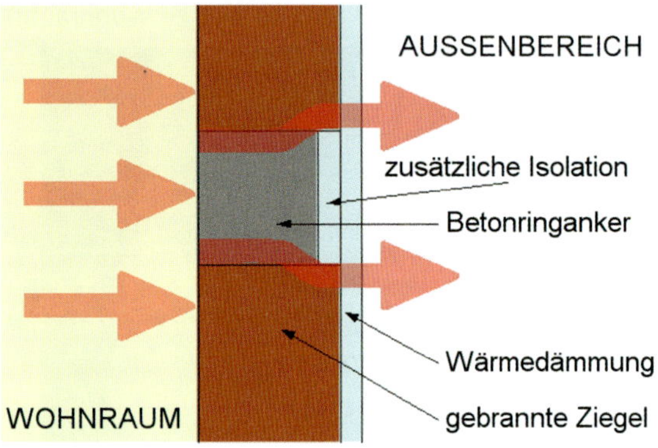

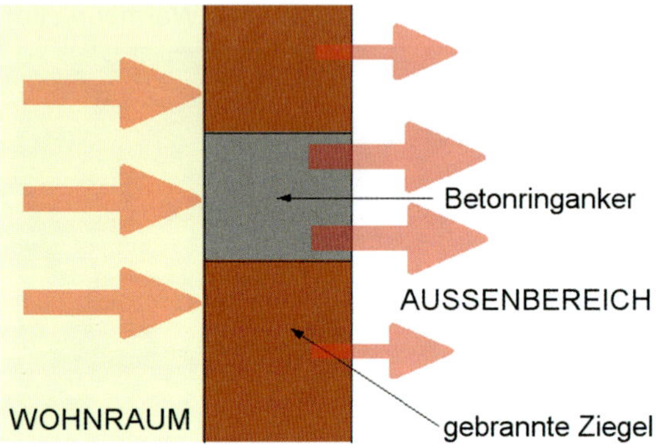

Abb. 898 und **899:** Wärmeströme bei „sparsam" bzw. nicht gedämmtem Betonpfeilern (Schnittdarstellung)

<u>Beispielthermogramme für Stürze, Träger und Betonpfeiler</u>

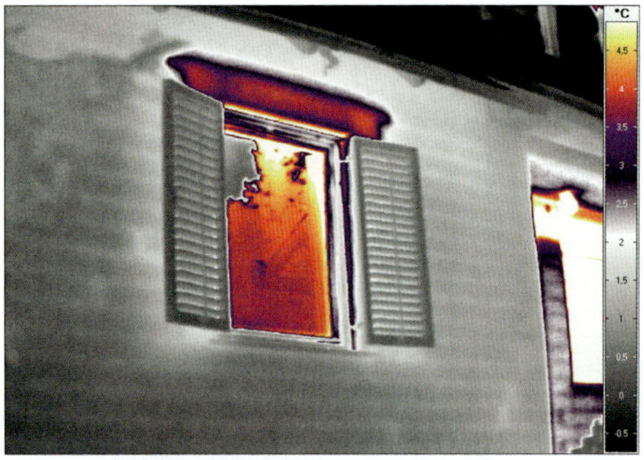

Abb. 900: Betonsturz von außen

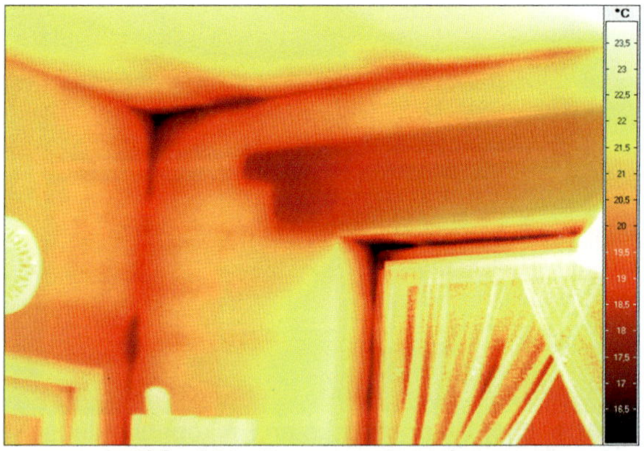

Abb. 901: Betonsturz von innen

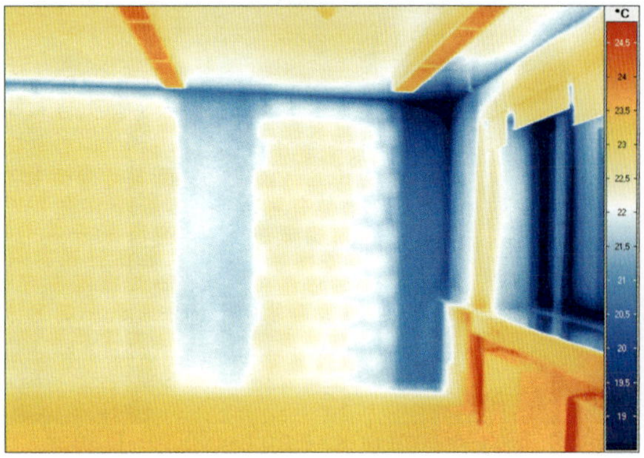

Abb. 902: Betonpfeiler mit starker Wärmebrücke

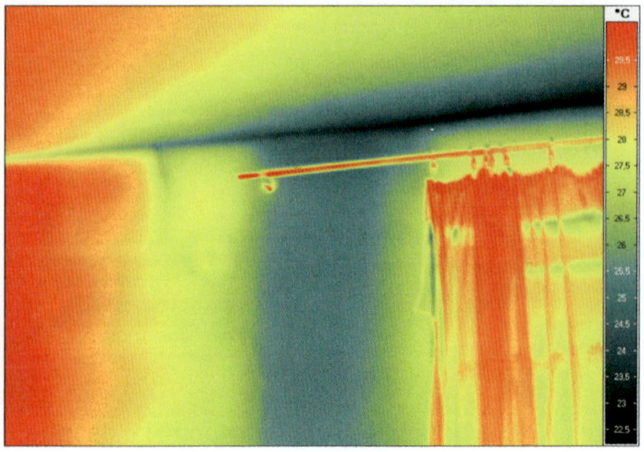

Abb. 903: Betonpfeiler, links Riss in der Wand

Nachträgliche An- und Umbauten, sowie sonstige Materialabweichungen

Unterschiedliche Wandmaterialien (durch Umbauten, Anbauten oder Aufstockungen) können bei entsprechendem Wärmefluss mittels Thermografie sichtbar gemacht werden. Hierzu muss ein Unterschied in Wärmekapazität oder Wärmeleitfähigkeit zwischen dem Material und den umliegenden Baustoffen vorliegen. Ausgenutzt werden thermische Vorgänge, die bei bestimmten klimatischen Bedingungen oder durch Temperaturänderungen (z.B. zwischen Tag und Nacht) auftreten. So können durch Sonnenerwärmung oder kurzzeitige starke Beheizung Wärmekapazitätsunterschiede ausgenutzt werden, oder aber die Temperaturunterschiede durch die Wärmeströme bei Temperaturdifferenzen zwischen Innen und Außen.

Die Grundlagen der Wahrnehmung sind die gleichen Wärmeströme wie für Stürze und Träger. Die Auffindbarkeit hängt natürlich von der hervorrufbaren oder bestehenden Temperaturdifferenz ab, aber auch von der thermischen Auflösung der Thermokamera. Je stärker der Wärmestrom und je empfindlicher die Kamera, desto mehr Details und kleinere Materialabweichungen können erkannt werden. Mit einer Thermokamera mit 30 mK thermischer Auflösung kann sogar ein hinter Gipskarton versteckter ungeheizter „Geheimkeller" entdeckt werden.

Beispielthermogramme für Ausmauerungen, Materialunterschiede

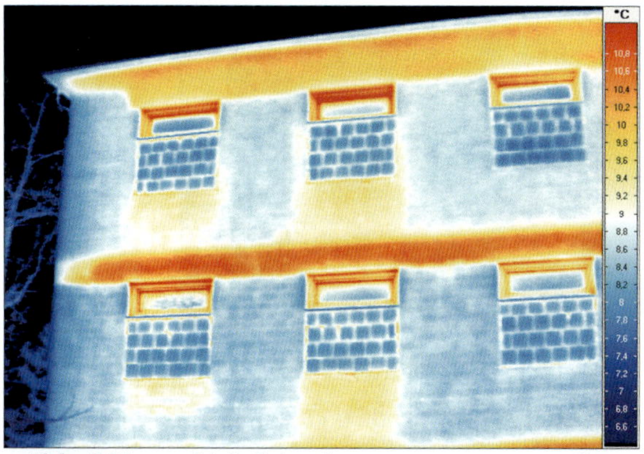

Abb. 904: nachträgliche Ausmauerung von außen

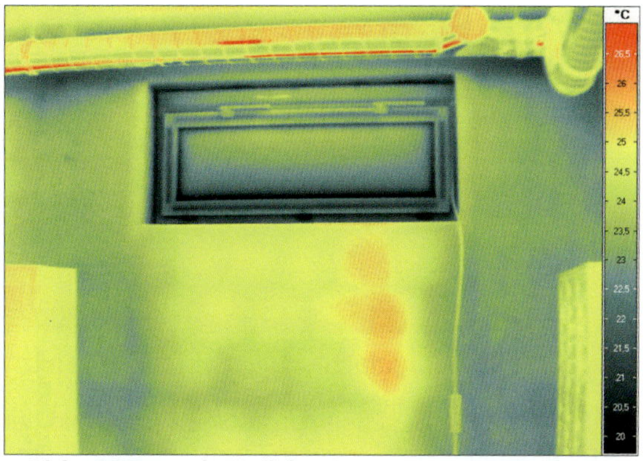

Abb. 905: nachträgliche Ausmauerung von innen

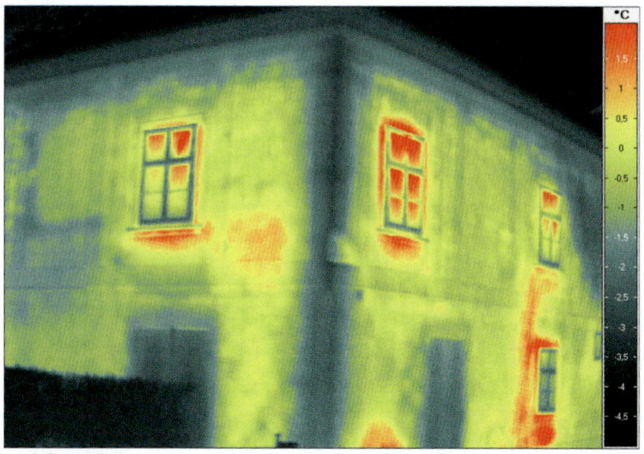

Abb. 906: verputzte (teils feuchte) Natursteinwand

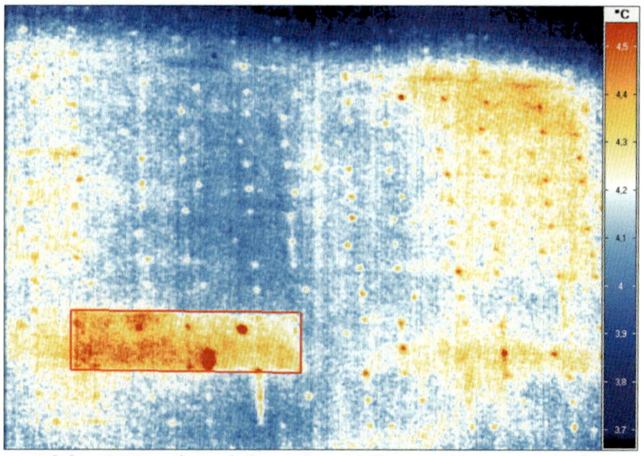

Abb. 907: abweichendes Wärmedämmmaterial

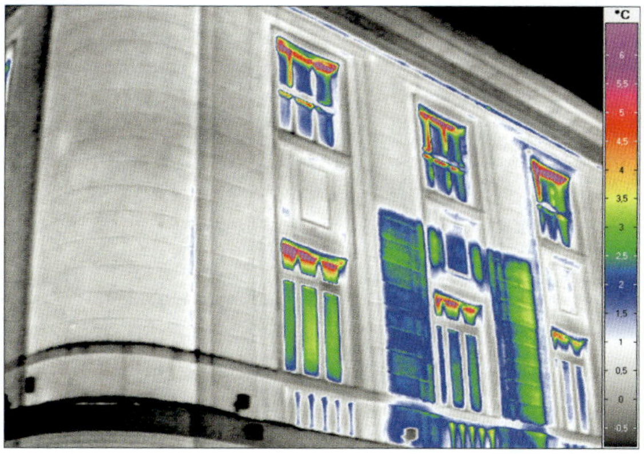

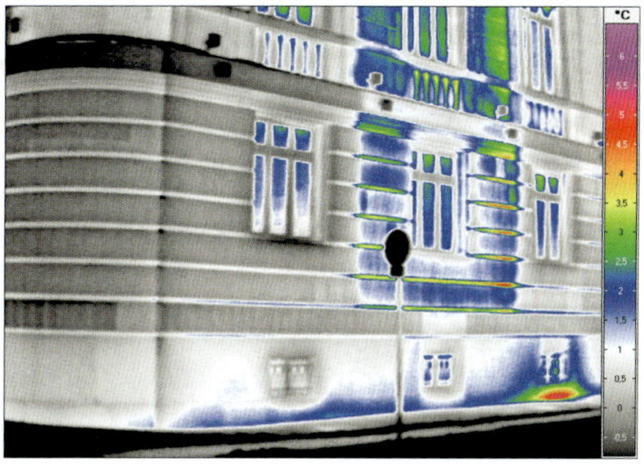

Abb. 908 und **909:** Wandreparatur (Kriegsschaden) - oberer und unterer Teil der Gebäudefront

Überprüfung von Leichtbau- und Fachwerkhäusern

Es ist möglich, auch verputzte Bauelemente von Leichtbau- und Fachwerkhäusern im Winter, wie auch im Sommer zu untersuchen. In der winterlichen Heizperiode wird der Unterschied zwischen den Wärmeleitfähigkeiten der Holzelemente und der Wandstruktur genutzt. Im Sommer dagegen bilden die Unterschiede der Wärmespeicherkapazitäten während der Abkühlung nach Sonnenscheinerwärmung die Grundlage für die thermografische Bewertung.

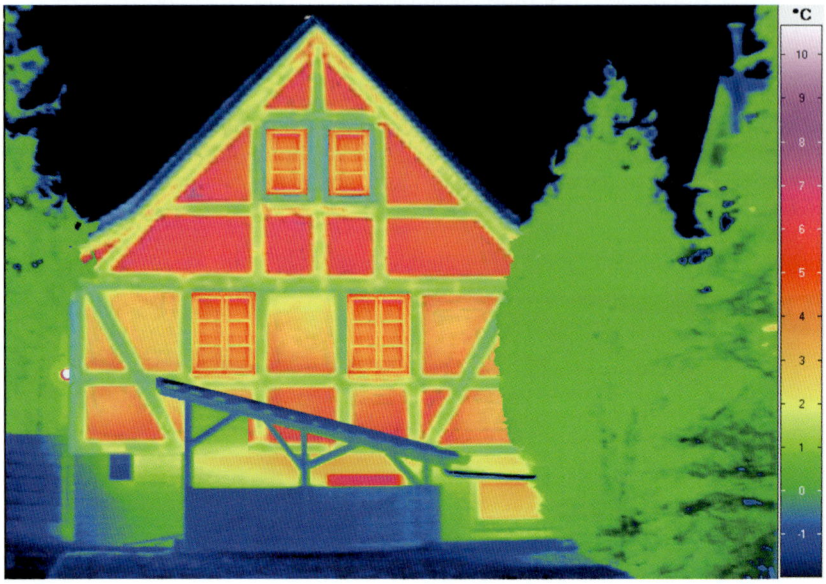

Abb. 910: Begutachtung der verputzten Holzkonstruktion an einem Fachwerkhaus (im Winter)

Auf den ersten Blick scheint das obige Wärmebild nur die Position der Holzbalken anzuzeigen. Aber es kann viel mehr kann erkannt werden. Zum Beispiel ist der Temperaturverlauf im Erdgeschoss von unten warm zu oben kalt der typischen Luftschichtung entgegengesetzt. Die physikalische Erklärung ist die Durchfeuchtung des Lehms des Gefaches. (Dies trifft sich auch mit der Beobachtung von Muffigkeit und Schimmel durch den Bewohner.) Das Wasser folgt natürlich der Schwerkraft nach unten und führt seiner Konzentration entsprechend zur Verringerung der Wärmedämmfähigkeit des Lehms im unteren Wanddrittel und damit dort zu höheren Außenflächentemperaturen. Auch trocknet gleichzeitig dank der „oben" höheren Innenlufttemperatur der Lehm im oberen Abschnitt der Wände schneller aus, was seine Wärmedämmfähigkeit wieder verbessert und zu niedrigeren Außenflächentemperaturen führt. Es ist auch erkennbar, dass das Mauerwerk des Dachbodens (aus gebrannten Ziegeln) eine erbärmliche Wärmedämmung hat, und auch das Einpassen der Fenster an das Fachwerk im Erdgeschoss nicht gerade lobenswert ist.

Aber auch der Zustand des Fachwerkes kann anhand des obigen Wärmebildes untersucht werden. Dies basiert auf folgendem Gedankengang: Solange Holz „gesund" ist, sind die Zellen intakt und haben eine gute Wärmedämmfähigkeit. Da es sich um ein hygroskopisches Material handelt, kann es natürlich Feuchtigkeit aufnehmen. An freier Luft gelagertes Holz (sog. lufttrockenes Holz) hat typisch einen Feuchtegehalt von ca. 15%. Bis zu 30 Gewichtsprozent Wasser kann Holz in den Zellwänden speichern. Bei stärkerer Wasserbelastung füllen sich auch die Zellhohlräume mit Wasser, wodurch das Holz anschwillt, also sein Volumen vergrößert. Übermäßige Feuchtigkeit ist auch eine der Hauptursachen der Holzzerstörung.

Wenn die Zellstruktur des Holzes durch Fäulnis beschädigt wird, nimmt seine Wasserabsorption dramatisch zu. Im trockenen Zustand ist die Wärmeleitfähigkeit von Holz sehr gering und somit der ideale Baustoff z.B. für gut gedämmte Blockhäuser in den nördlichen Ländern. Im vermoderten Zustand wird jedoch aufgrund des hohen Feuchtigkeitsgehalts die Wärmedämmfähigkeit (*) stark verringert. Dies bietet eine Möglichkeit zur Beurteilung des Zustands von (eventuell sogar verputzten) Holzkonstruktionen beheizter Gebäude. Das trockene, gesunde Holz ist gut wärmedämmend bei geringer Wärmekapazität, verfaultes nasses Holz ist wegen seines hohen Wassergehalts schlecht isolierend bei hoher Wärmekapazität.

Dementsprechend können über die Wärmeströmung (im Winter) hinaus auch die bei Temperaturschwankungen wegen der unterschiedlichen Wärmekapazität auftretenden Temperaturunterschiede im Sommer (z.B. Sonnenschein) Rückschlüsse auf die Holzeigenschaften zulassen. In obigem Wärmebild deuten u.a. die wärmeren Balkenabschnitte unter den Fenstern darauf hin, dass das Holz an diesen Stellen bereits geschädigt ist. (Es gibt auch weitere solche Stellen, deren Suche dem Leser überlassen sein soll.)

*) In trockenem Holz sind die Zellen luftgefüllt, deren Wärmeleitfähigkeit nur 0,025W/m· K beträgt. Durchnässtes Holz besitzt mit Wasser gefüllte Zellen, wobei Wasser eine Wärmeleitfähigkeit von 0,64W/m· K aufweist, also das 25-fache der Luft.

Suche von Verbindungselementen an Plattenbauten

Wegen der unterschiedlichen Wärmeleitfähigkeit von Beton und Stahl (= Verbindungselement) können bei entsprechendem Wärmestrom die Menge und Lage der Verbindungselemente innerhalb der Plattenelemente sichtbar gemacht werden. Hierzu sind < –10 °C Außentemperatur und > 20 °C Innentemperatur zu empfehlen. Auf dem folgenden Thermogramm sind die Stahlverbinder als hellgraue Flecken zu sehen. Selbstverständlich kann nach sommerlicher Erwärmung durch Sonnenschein auch der Wärmekapazitätsunterschied zwischen Stahl und Beton ausgenutzt werden.

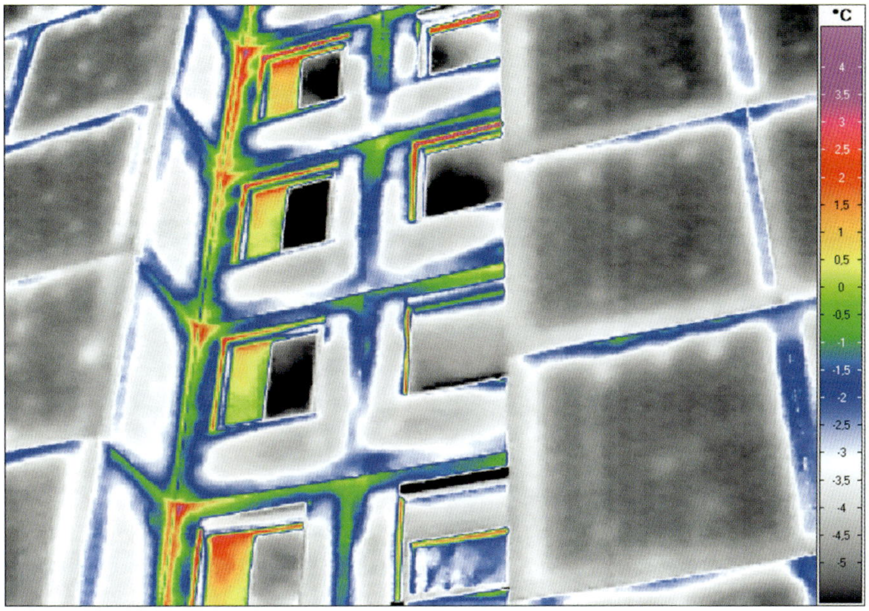

Abb. 911: Suche von Verbindungselementen an Plattenbauten

Untersuchung von zweischaligen, hinterlüfteten (vorgemauerten oder vorgehängten) Fassaden

Die thermografische Bewertung der Wärmedämmung von Gebäuden, die zweischalige (hinterlüftete) Fassaden besitzen, bereitet besondere Schwierigkeiten. Zur Kategorie dieser Fassaden gehören alle - von der Wärmedämmung der tragenden Wände unabhängigen - vorgemauerte oder vorgehängte Elemente oder Verkleidungen besitzende Konstruktionen, unabhängig davon, ob deren Material Glas, Aluminium, Edelstahl, Holz oder Keramik ist. Auch alle Gebäude mit Klinker-, Naturstein oder Kunststeinverkleidung (mit dahinterliegendem Luftspalt) gehören hierzu. Die thermografisch von außen feststellbaren Temperaturen hängen in diesen Fällen eher von der Außenlufttemperatur, statt von den durch eventuelle Fehler der Dämmung verursachten Wärmeströmen ab. Die Vorwand nimmt die Temperatur der Außenluft an, der aus Feuchteschutzgründen notwendige Luftstrom der Hinterlüftung bildet eine Trennung zur Wärmedämmung der dahinter liegenden inneren (Haupt-)wände.

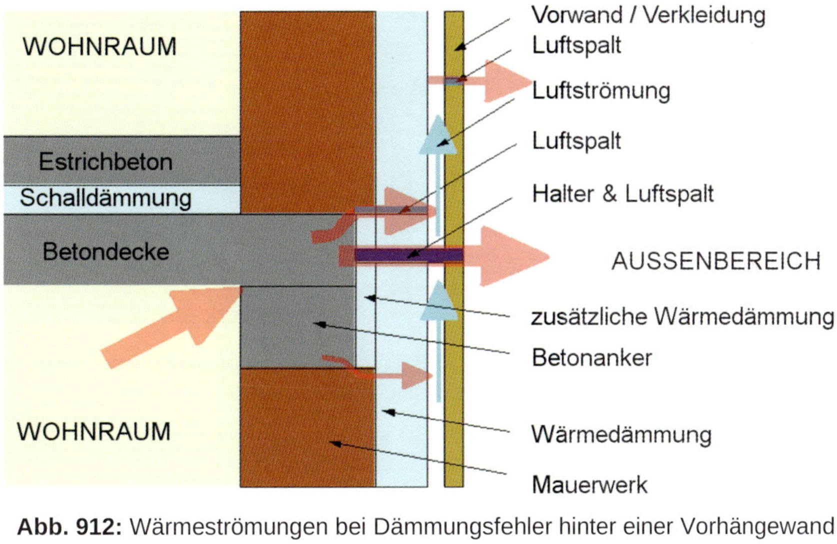

Abb. 912: Wärmeströmungen bei Dämmungsfehler hinter einer Vorhängewand (Schnittdarstellung, Ansicht von der Seite)

Den vorstehenden Erklärungen entsprechend können von außen höchstens eventuelle Löcher und Risse (Fugen) in der „Vorwand" oder Fassadenverkleidung durch die dort ausströmende Hinterlüftungsluft, die durch die Halter (Befestigungen) verursachten Wärmebrücken, sowie eventuelle falsche Einbautechnologien von Türen und Fenstern beobachtet werden. Der Zustand der Gebäudewärmedämmung kann nur selten von außen, jedoch wesentlich besser von innen bewertet werden. (Natürlich gibt es wenige Ausnahmen.)

Die Abbildung auf der vorigen Seite zeigt die Wärmeströme, die bei einigen typischen Fehlern auftreten. Diese sind im gezeichneten Fall das Ergebnis einer „sparsamen" Zusatzwärmedämmung am Betonanker, des weiteren verursacht durch Schrumpfung bzw. ungenaue Anbringung der Wärmeisolation (in deren Folge Spalten entstanden sind), sowie die thermisch ungünstige Konstruktion der Vorwandträger. Es ist leicht zu erkennen, dass durch die Thermografie von außen nur die Halterungen und die Risse in der äußeren Hülle leicht zu finden sind. In allen anderen Fällen gibt eher die auf den inneren Aufnahmen zu sehende Abkühlung der Hauptwände das Warnsignal.

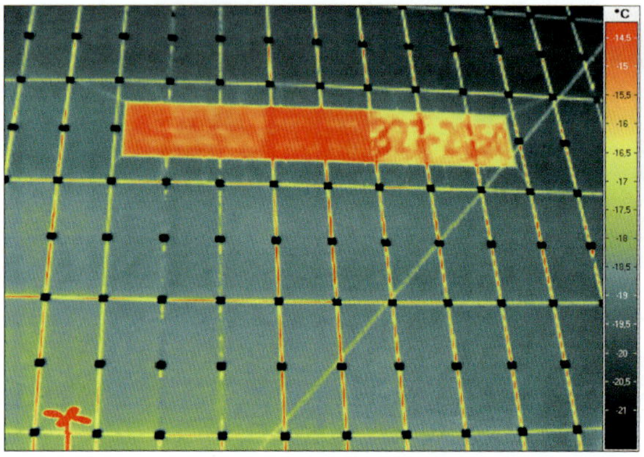

Abb. 913: „freistehende" Vorbau-Glasfront

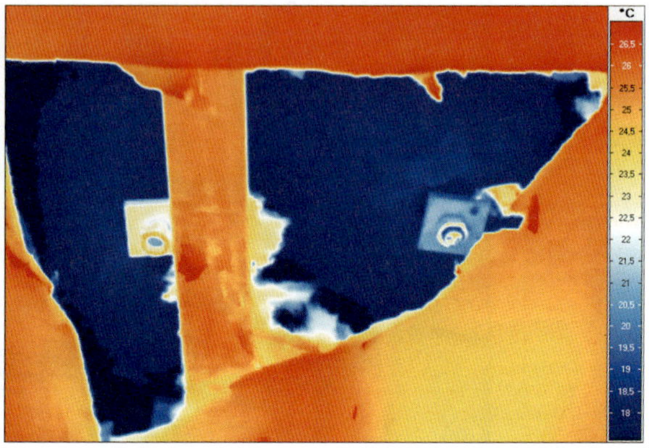

Abb. 914: von außen unsichtbarer Dämmungsfehler

In der folgenden Abbildung wird das Absacken eines schlecht befestigten Dämmmaterials gezeigt, das den Luftspalt zwischen der Außenhülle und der Isolierung verstopft. In diesem Fall kann das Dämmmaterial durch Kondensation oder von außen eindringender atmosphärischer Feuchtigkeit (Regen) in seinen Eigenschaften beeinträchtigt werden (Durchfeuchtung). Aufgrund des fehlenden Luftstroms kann es jedoch nicht oder kaum austrocknen. Derartige Ausführungsfehler, ein zu geringer Luftspalt oder eine unzulässige „Vollverfüllung" können mittels Thermografie auch von außen erkannt werden, da auch die Deckplatte oder Verkleidung, die die Außenhülle bildet, hierdurch auffällig erwärmt wird.

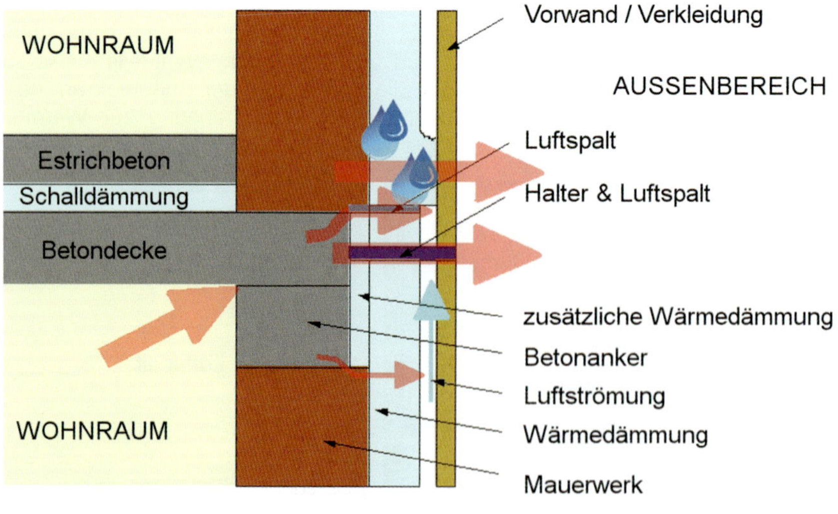

Abb. 915: Wärmeströmungen bei abgesackter Dämmung (verstopftem Luftspalt) hinter einer Vorhängewand (Schnittdarstellung, Ansicht von der Seite)

Beispielthermogramme für Fehler an zweischaligen, hinterlüfteten Fassaden

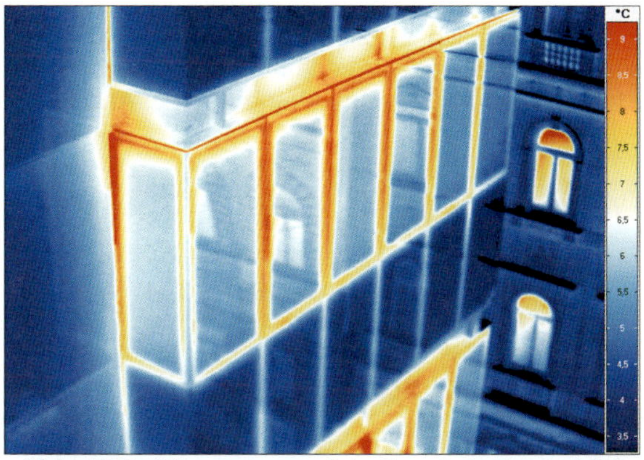

Abb. 916: Dämmung und Außenabdeckung fehlt

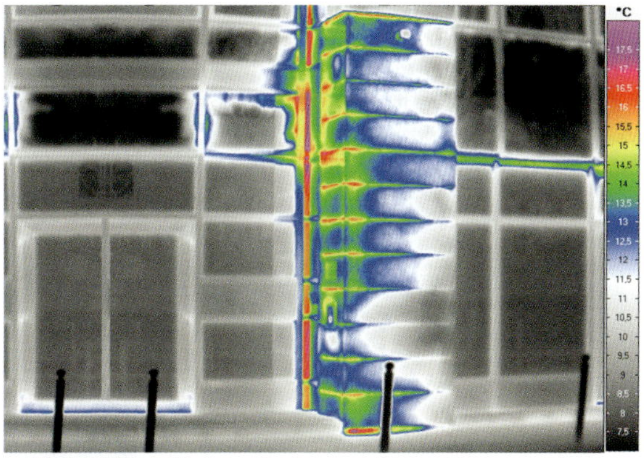

Abb. 917: Säule mit abgesacktem Dämmmaterial

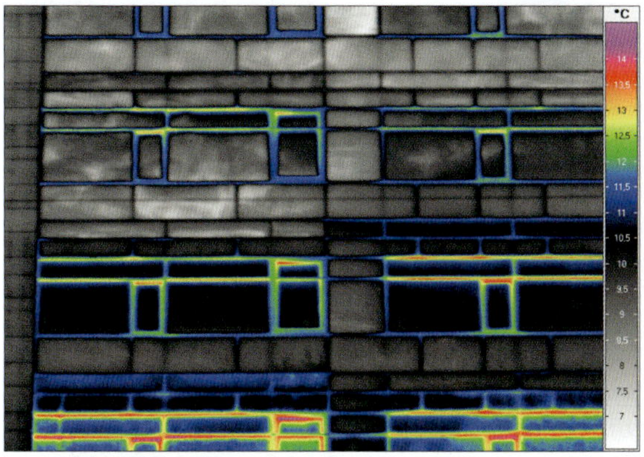

Abb. 918: Bürogebäude mit Vorhängewand

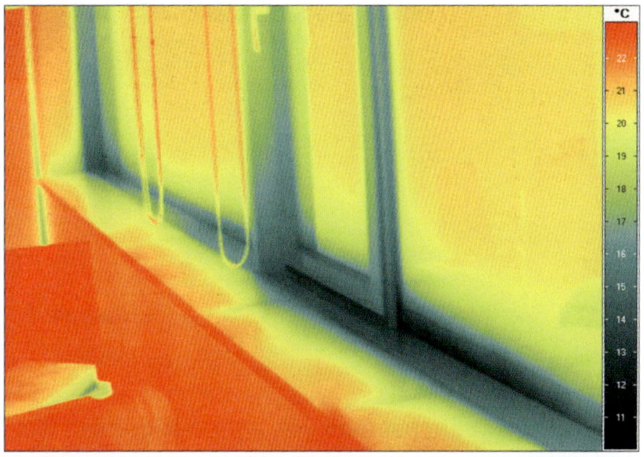

Abb. 919: Fensterbankfehler (nur innen sichtbar)

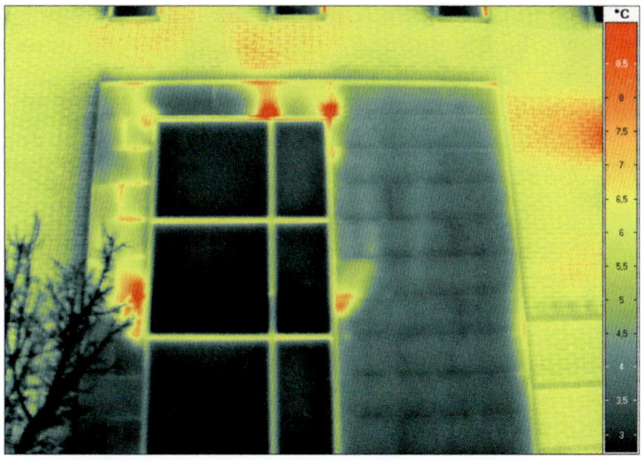

Abb. 920: Vorwand mit Fenstereinbindungsfehler

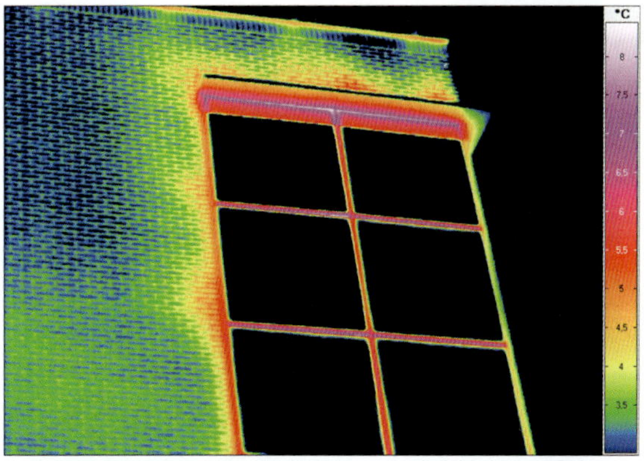

Abb. 921: Vorwand mit Fenstereinbindungsfehler

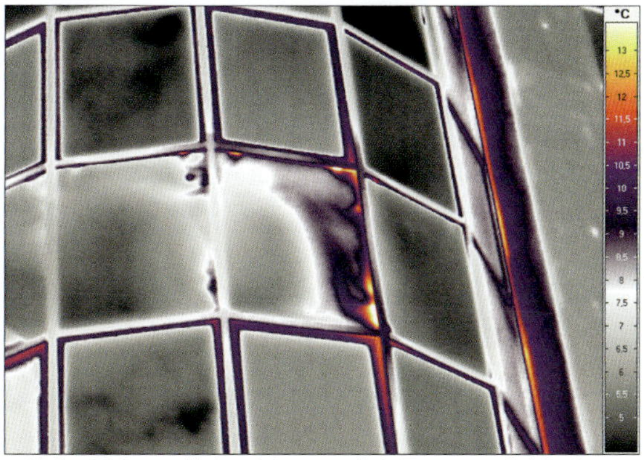

Abb. 922: undichte Vorwand & Fenstereinbindung

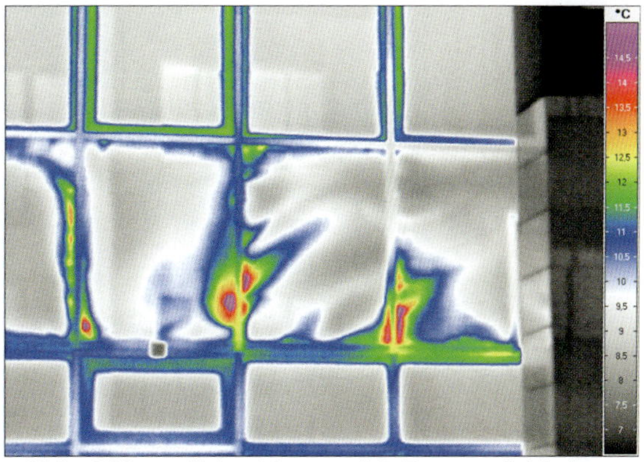

Abb. 923: undichte Vorwand & Fenstereinbindung

5.1.5.3. Kontrolle der Wärmedämmung von Dächern und Dachausbauten

Bei der (gut ausgeführten) Dachbodenkonstruktion handelt es sich ebenfalls um eine zweischalige Gebäudehülle. Signifikante Temperaturunterschiede auf dem Wärmebild der Dachaußenseite entstehen daher nur bei sehr schwerwiegenden konstruktiven oder Ausführungsmängeln. Lokale Wärmedämmfehler, fehlende oder beschädigte, undichte Dampf- und Windsperren, defekte oder luftdurchlässige Wand-Decken-Anschlüsse werden üblicherweise nur von innen sicher erkannt.

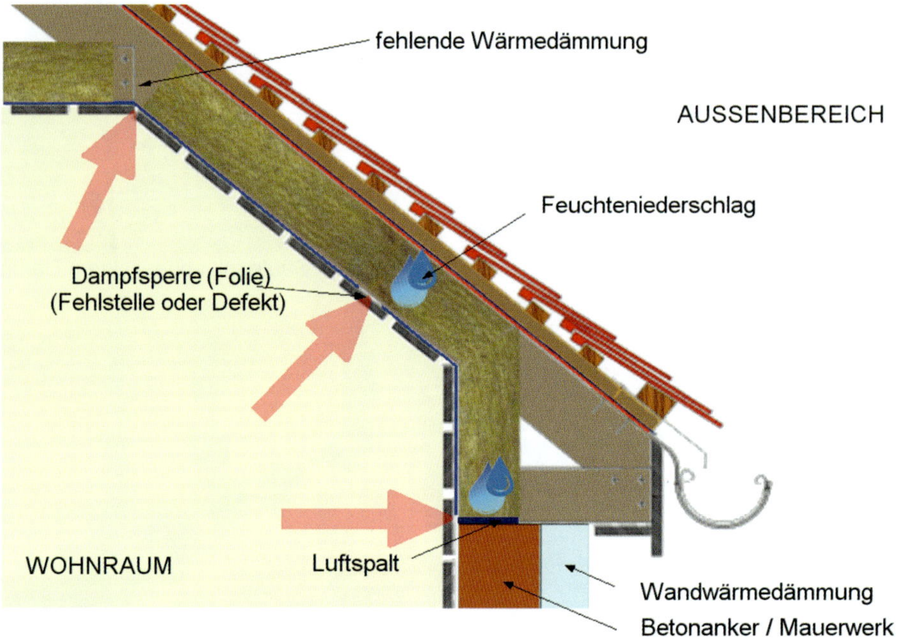

Abb. 924: Wärmeströme von außen allgemein nicht erfassbarer Dachausbauausführungsfehler (Schnitt)

Aus der Vielzahl der bei Dachausbauten auftretenden Mängel können flächige Fehlstellen der Wärmedämmung, oder das unzulässige „Ausstopfen" der Dämmung bis zu den Dachziegeln durch Thermografie der Dachfläche festgestellt werden. In diesen Fällen entsteht entweder eine starke Ausströmung warmer Innenluft (welche die Ziegel erwärmt), oder es wird die Luftbewegung zwischen den Ziegeln und der Dachbodendämmung behindert. Ist bei letzterem auch noch die Dampfsperre beschädigt oder fehlt, dann führt das zum Eintritt feuchter Innenluft in die Dämmung, wodurch in dieser Kondensation, Durchfeuchtung oder gar Vereisung auftreten kann. Durch die verminderte Dämmung kommt es zu einer Erhöhung der Ziegeltemperatur.

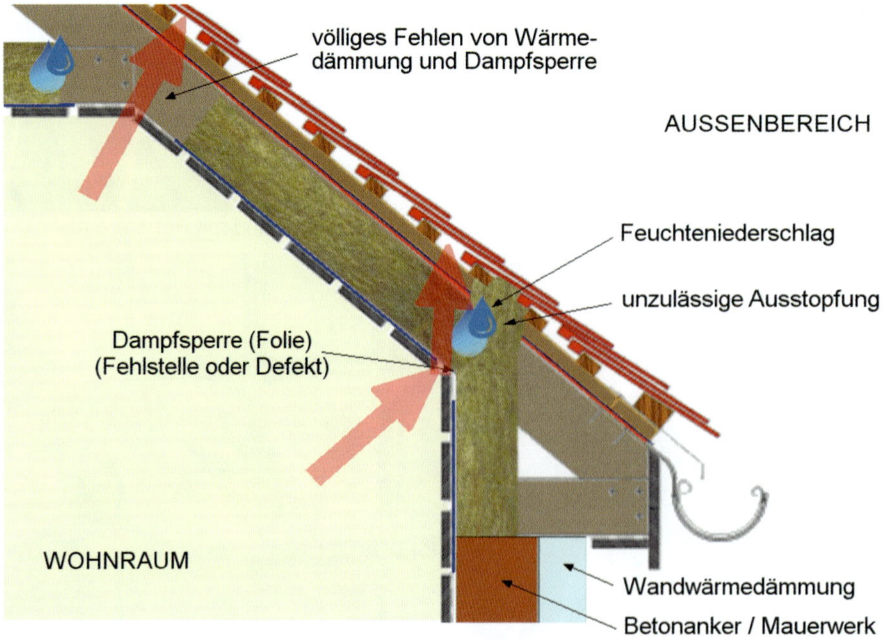

Abb. 925: Wärmeströme auch von außen erfassbarer schwerer Ausführungsfehler am Dachausbau (Schnitt)

<u>Beispielthermogramme für Wärmedämmfehler bei Dachböden</u>

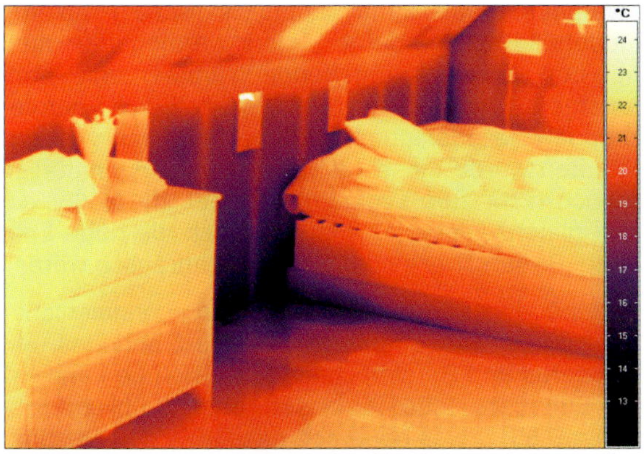

Abb. 926: Wärmebrücke (Fußboden, Seitenwand)

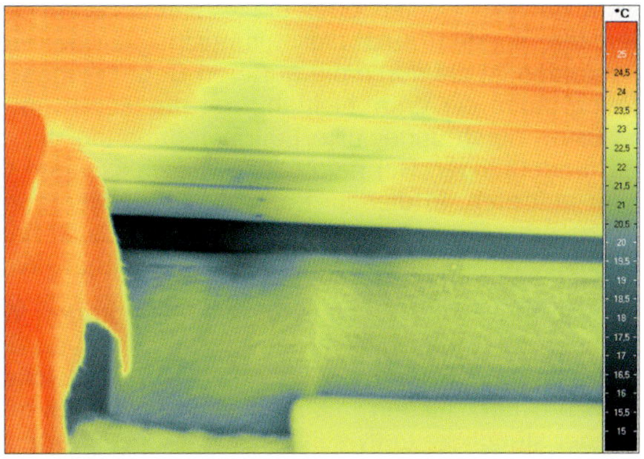

Abb. 927: Wärmebrücke (Betonanker, Seitenwand)

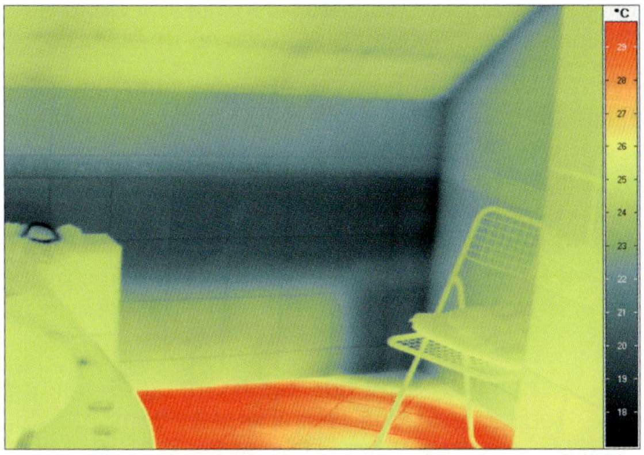

Abb. 928: Wärmebrücke (Betonanker, Betonpfeiler)

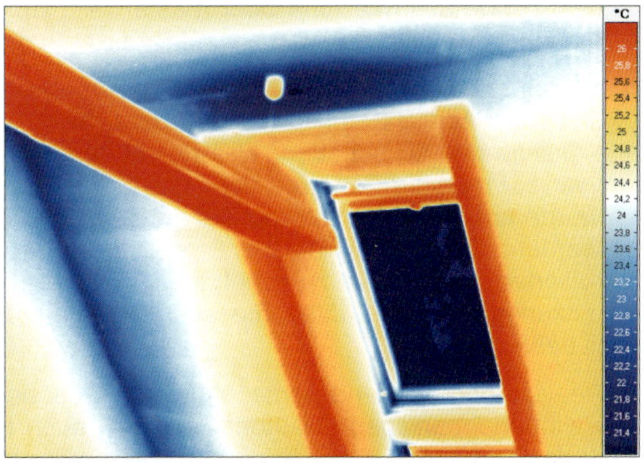

Abb. 929: Wärmebrücke an Trägerkonstruktion

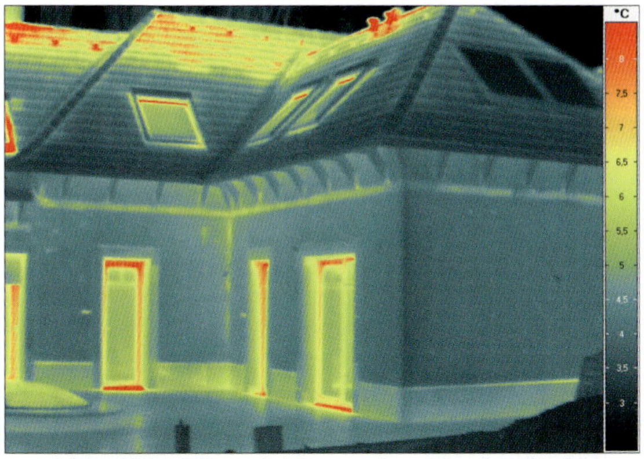

Abb. 930: Dämmfehler an Dachbodendecke

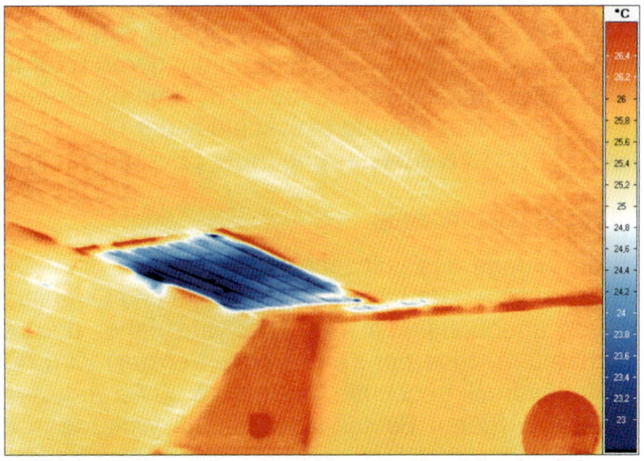

Abb. 931: völlig ungedämmte Dachbodenluke

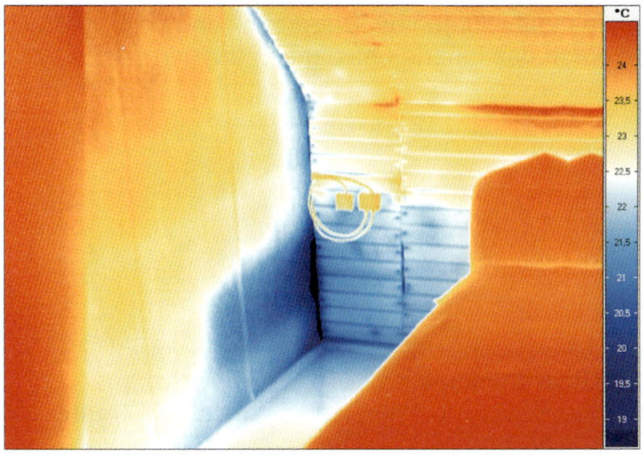

Abb. 932: Wärmebrücke durch Vordachanbindung

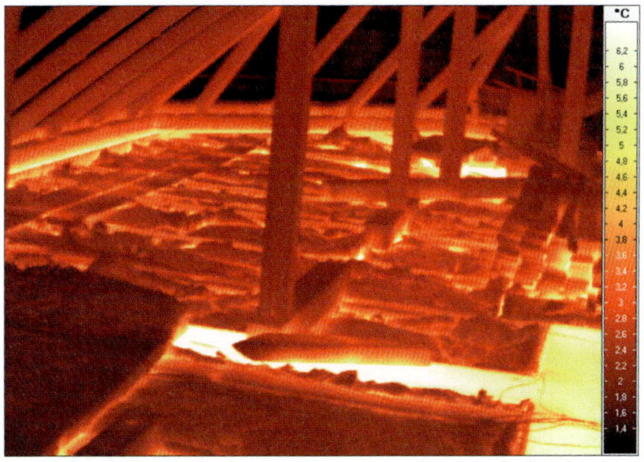

Abb. 933: zu lockere Dämmung (auf Spitzboden)

5.1.5.4. Winddichtheitsprüfung und Luftleckageortung

Nicht nur das Fehlen oder die schlechte Wahl des Dämmmaterials kann bauphysikalische Probleme bereiten, sondern auch die Luftundichtigkeit der Gebäudehülle. Bei modernen, stark wärmegedämmten Gebäuden ist die durch die äußeren Begrenzungswände und das Dach abgehende Wärmeenergie sehr gering, auch die Wärmeleitfähigkeit der Türen und Fenster ist niedrig. Der relative Anteil des Energieverlustes durch ungewollte Luftdurchdringung der Gebäudehülle oder durch gezielte Belüftung wird immer bedeutender. Bei hermetisch verschlossenen Gebäuden würde diese Art von Energiefluss natürlich nicht auftreten. In diesem Fall wäre der Innenraum jedoch nicht zum Wohnen geeignet, da weder die Luftzusammensetzung (durch zu hohen CO_2-Gehalt und gleichzeitigem O_2-Mangel) noch die hohe Luftfeuchtigkeit (anwachsend durch Atmen, Kochen, Waschen, Baden, Tiere oder Pflanzen) erträglich wäre.

Um die notwendige Qualität der Raumluft in den Wohngebäuden sicherzustellen, ist ein kontinuierlicher Luftaustausch erforderlich, dessen Intensität von der Anzahl der Bewohner, der Art des Gebäudes und der Nutzung der Räume abhängt. Es gibt zahlreiche Standards und Bauvorschriften, die sich (je Land mit kleinen Unterschieden) mit dem erforderlichen Maß des Luftaustausches befassen, dessen übliche Einheit der stündliche Luftwechsel ist. Typische Werte sind $n = 0{,}8\ h^{-1}$, was bedeutet, dass 80% des Gesamtvolumens des inneren Luftraumes innerhalb einer Stunde ausgetauscht werden. Unter bestimmten Bedingungen, wie automatische oder maschinelle Belüftung, sind Luftwechselraten von nur 0,4 bis 0,6 h^{-1} ausreichend. (Hinweis: Für Küche und Bad ist ein durchschnittlicher Volumenstrom von 45 m^3/h üblich).

Die genannte Luftwechselrate sollte bei stürmischem Wetter, aber auch bei Windstille gewährleistet sein. Folglich wäre es nicht sinnvoll, eine „ausreichend selbstlüftende" Gebäudehülle mit Türen und Fenstern ohne Dichtungen zu schaffen, weil der Luftaustausch bei Windstille zu schwach, bei Sturm jedoch zu stark wäre. Im ersten Fall wäre die Qualität der inneren Luft nicht entsprechend, bei starkem Wind dagegen würde unnütz hoher Luftwechsel auftreten und damit (in der Heizperiode) viel Wärmeenergie vergeudet werden. Die Lösung dieses Problems ist es, eine möglichst luftdichte Gebäudehülle und einen kontrollierten Luftwechsel zu schaffen. So wird die entsprechende Luftqualität gesichert und gleichzeitig die nutzungsbedingte Luftfeuchte aus dem Gebäudeinnern abgeführt. (Letzteres wird später noch im Detail behandelt.)

Die Realisierung einer möglichst luftdichten Gebäudehülle ist natürlich nicht nur wichtig für die Schaffung einer windunabhängigen Belüftung, sondern auch für die Reduzierung des Heizenergiebedarfs, für den Erhalt des Gebäudezustandes und für das Komfortempfinden des Bewohners. Die wesentlichsten Überlegungen hierbei sind:

- Energieeinsparung (Vermeidung von Wärmeverlusten durch zu hohen Luftaustausch)
- Zustandserhaltung (Vermeidung von Baumaterialschäden durch Kondensation)
- Feuchtigkeitsregulierung (Schimmelvermeidung, keine zu trockene Luft in der Heizperiode)
- Schallminderung (Ausschluss der Übertragung von Schall durch Luftspalte)
- Komfortverbesserung (gute Luftqualität und Luftschichtung, keine Zugluft)

Luftdichtheitsmessung

Da die Menge des Luftwechsels vom Wind, vom Druck im Gebäude und vom möglichen Kamineffekt abhängt, muss ein Verfahren zur Kontrolle und Quantifizierung der Luftdichtigkeit angewendet werden, welches hiervon unabhängig ist. Der Test wird daher üblicherweise mit dem sogenannten Blower-Door-Verfahren durchgeführt. Eine der Türen (oder Fenster) wird durch einen temporär installierten Ventilator ersetzt, der den Innendruck gegenüber außen um 50 Pa reduziert. Dadurch strömt Luft an Fehlstellen von außen in den Innenraum (deren Bauteil-auskühlende Wirkung in der Heizperiode mittels Thermografie gut beobachtbar ist). Die vom Ventilator gelieferte Luftmenge ist dabei proportional zum Grad der Luftdurchlässigkeit der Gebäudehülle. Das Verfahren wird üblicherweise mit gleichem Überdruckwert wiederholt. Die Luftwechselrate wird dann gemäß ISO 9972 (EnEV) bestimmt, indem das Luftvolumen bei Unterdruck und bei Überdruck unter Verwendung der folgenden Gleichung gemittelt und durch das Innenraumvolumen dividiert wird:

$$V_{50} = \frac{V_{+50} + V_{-50}}{2} \quad [m^3/h] \qquad \text{Gl. 132}$$

$$n_{50} = \frac{V_{50}}{V_L} \quad [h^{-1}] \qquad \text{Gl. 133}$$

Legende:

V_{+50} ... Luftvolumenstrom (Volumen je Stunde) im +50 Pa Überdruckbetrieb des Ventilators [m^3/h]
V_{-50} ... Luftvolumenstrom (Volumen je Stunde) im -50 Pa Unterdruckbetrieb des Ventilators [m^3/h]
V_{50} ... Durchschnittswert des Luftvolumenstrom (Volumen je Stunde) bei 50 Pa Druckdifferenz [m^3/h]
V_L ... Gesamtluftvolumen des Innenraumes [m^3]
n_{50} ... Luftwechselrate bei 50 Pa Druckdifferenz [h^{-1}]

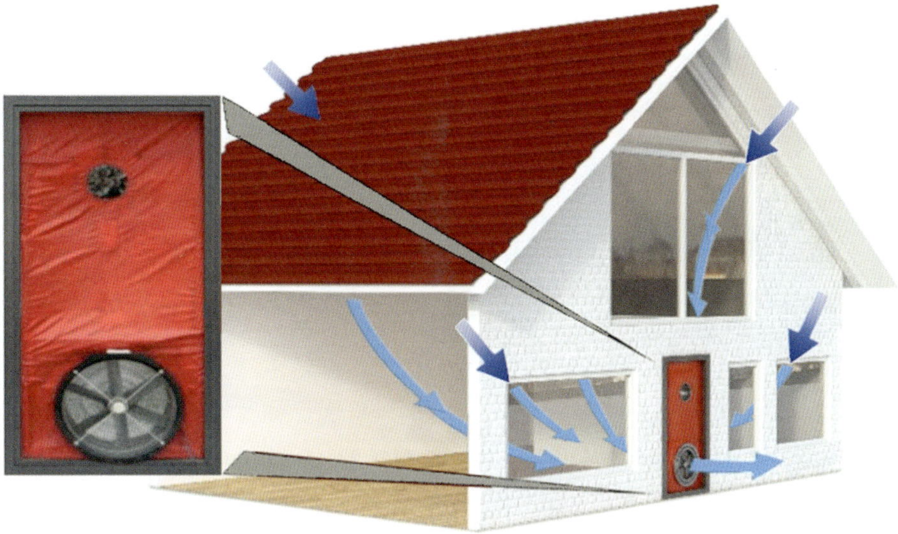

Abb. 934: Blower-Door-Verfahren (-50 Pa Unterdruckmessung) (dunkelblaue Pfeile: eindringende Außenluft)

Der Differenzdruck von 50 Pa entspricht der Windstärke 5 der Beaufort-Skala (ca. 32 km/h), bei der sich kleinere Bäume bereits im Wind biegen. Mit diesem relativ hohen Differenzdruck ist gewährleistet, das die tatsächlichen klimatischen Bedingungen während der Messung keinen wesentlichen Einfluss auf das Messergebnis haben. Auch lassen sich bei höheren Einströmmengen (an den Fehlerstellen) eventuelle Luftundichtigkeiten wesentlich leichter finden. Mögliche Hilfsmittel zur Fehlersuche sind Heizdraht-Anemometer, Rotationsflügel-Strömungsgeschwindigkeitsmesser, Rauch- oder Nebelerzeuger bzw. Rauchstifte, sowie im Winter Wärmebildkameras mit ausreichend guter thermischer Auflösung..

Aufgrund des Unterdrucks im Gebäude strömt während des Blower-Door-Testes im Unterdruckbetrieb (in der Heizperiode) kalte Außenluft durch die undichten Anschlüsse, Fugen und Risse. Die kalte Luft selbst ist natürlich mit einer Wärmebildkamera nicht zu sehen, aber die durch diese ausgekühlten Bauelemente des beheizten Gebäudes lassen sich leicht thermografisch erkennen. Beispiele hierfür sind:

- undichte Wandanschlüsse von Fenster- und Türrahmen
- Fehler an Fenster- und Türdichtungen, bzw. verformte Flügel oder Rahmen
- undichte (unflexible) Wand- und Deckenanschlüsse bzw. -fugen
- undicht schließende Fensterläden oder Rollo- bzw. Jalousiekästen
- schlecht isolierte Bodentreppen oder Inspektionsöffnungen zu belüfteten Spitzböden
- Montageausschnitte in Gipskartonwänden (Elektroinstallation, Haustechnik, etc.)
- Dehnungs- und Setzungsrisse in Wänden und Decken
- schlechte Anpassung von Leichtbaukonstruktionen an traditionelle Gebäudeteile
- unzureichende (oder defekte) Wind- und Dampfsperren im Dachbereich

Dank modernster Bautechnologien und Materialien kann die Luftwechselrate neuer Gebäude - mit obigem Verfahren gemessen - weniger als 1 h^{-1} betragen. (Dies ist bei Passiv-, Null-Energie- oder Aktivhäusern unbedingt erforderlich.) Da dieser Wert jedoch nur bei einer relativ hohen Windstärke erreicht wird, liegt die durchschnittliche Luftwechselrate ohne (automatische) maschinelle Lüftung oder manuell periodisch getätigte Fensterlüftung weit unter der für die notwendige Raumluftqualität minimal geforderten 0,4. .. 0,6 h^{-1} Luftwechselrate. Dies ist daher die Verantwortung des Bewohners, einen angemessenen Luftaustausch - seinem Lebensstil entsprechend - insbesondere bei schwachem Wind oder Windstille zu gewährleisten. Wenn dies nicht getan wird, ist mit Kondensation und unter Umständen mit Schimmelpilzbildung zu rechnen. Aufgrund dessen Wichtigkeit wird dieses Thema später noch gesondert erwähnt.

Gebäude mit einer Luftwechselrate n_{50} von über 3 h^{-1} erfüllen die EnEV nicht, bei Gebäuden mit maschineller Lüftung (raumlufttechnischer Anlage) liegt diese Grenze sogar bei 1,5 h^{-1}. Abhängig von der Lage des Lufteintrittes treten bei zu hohem Luftwechsel störende, starken Luftbewegung (Zug) auf, Teile der Wand, der Verkleidungen bzw. der Anbindungen werden bereits bei schwachem Wind stark abgekühlt. Der Nachweis solcher Defekte durch Thermografie ist auf die Heizperiode beschränkt. Nur dann gibt es einen ausreichend hohen Temperaturunterschied zwischen dem Gebäudeinneren und der einströmenden Außenluft. Blower-Door wird nicht unbedingt immer zur Fehlererkennung benötigt (erleichtert diese aber bedeutend). Oftmals ist jedoch schon schwacher Wind oder der natürliche Kamineffekt bei mehrstöckigen Gebäuden völlig ausreichend, um das Eindringen von so viel Außenluft zu verursachen, dass die betroffenen Gebäudeelemente deutliche Auskühlung aufweisen. Natürlich ist empfohlen, hierfür eine Thermokamera mit höchster thermischer Auflösung zu nutzen, da die Temperaturdifferenzen oft nur klein sind.

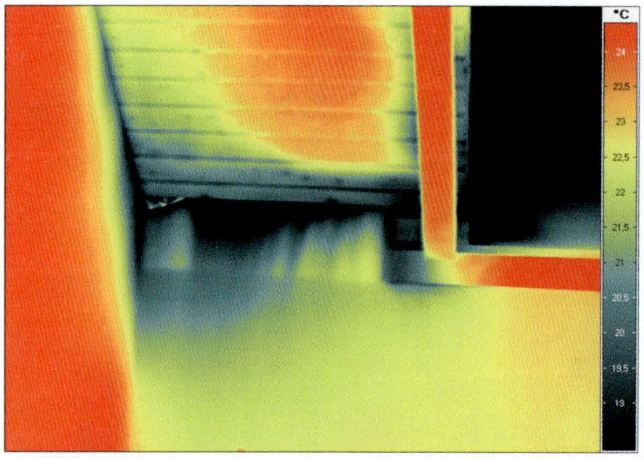

Abb. 935: losgelöste Dampfsperre/Windsperre

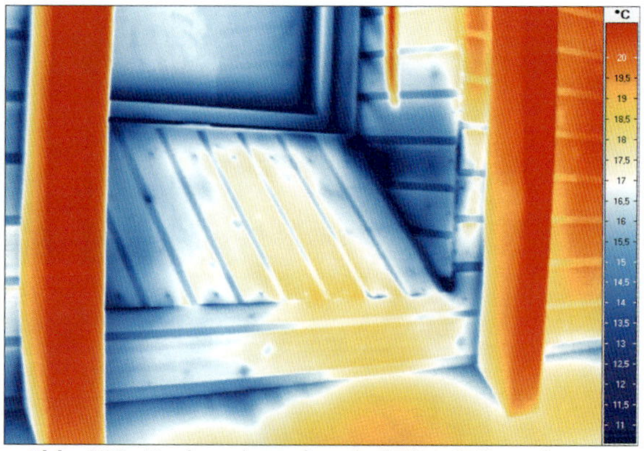

Abb. 936: Dachgauben ohne Isolation & Dampfsperre

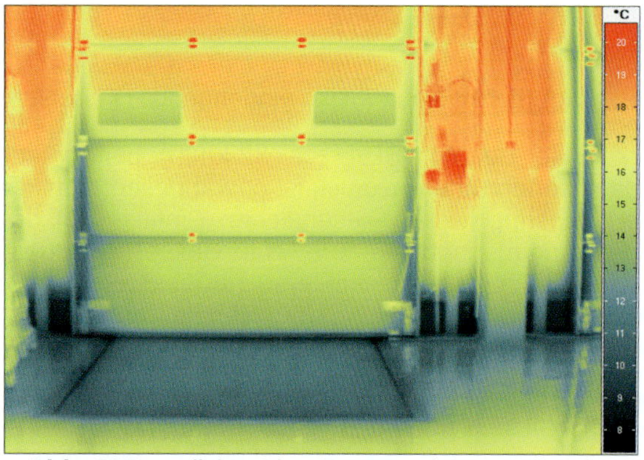

Abb. 937: undichte Lkw-Rampe mit Wärmebrücke

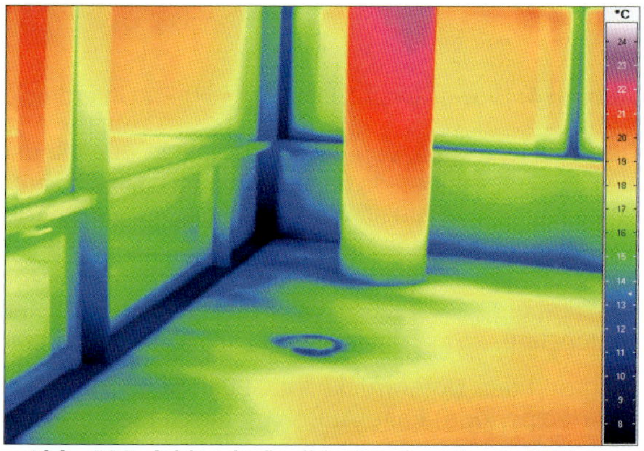

Abb. 938: fehlende flexible Stockwerksabdichtung

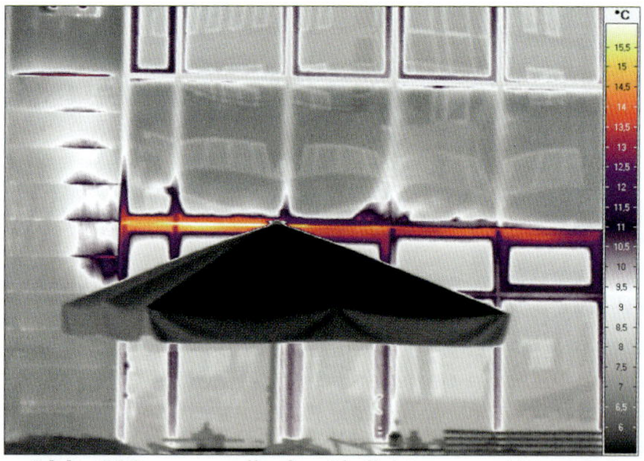

Abb. 939: mangelhafte Abdichtung an Vorwand

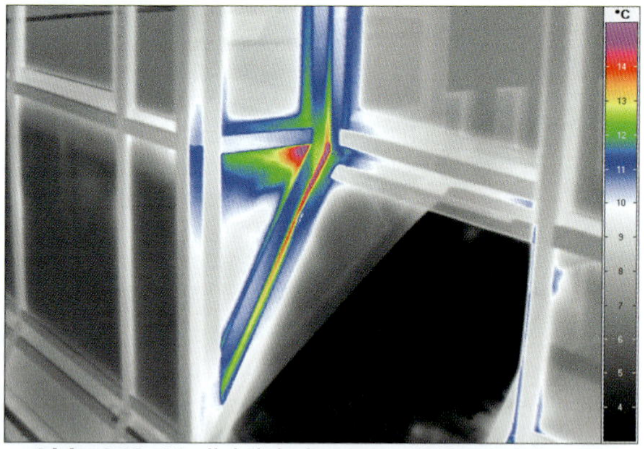

Abb. 940: Undichtigkeit wegen Wärmedehnung

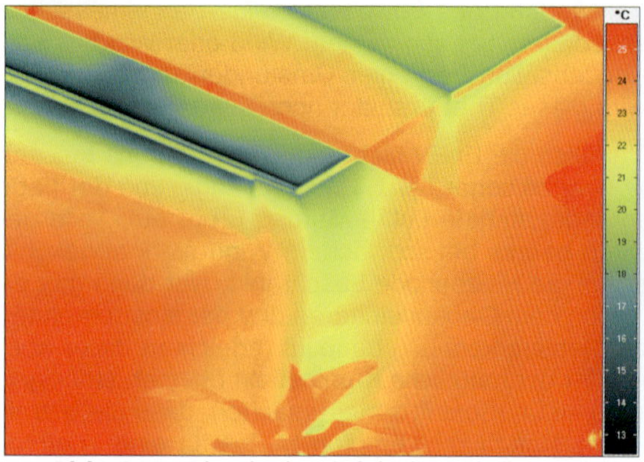

Abb. 941: Glasdach mit falscher Abdichtung

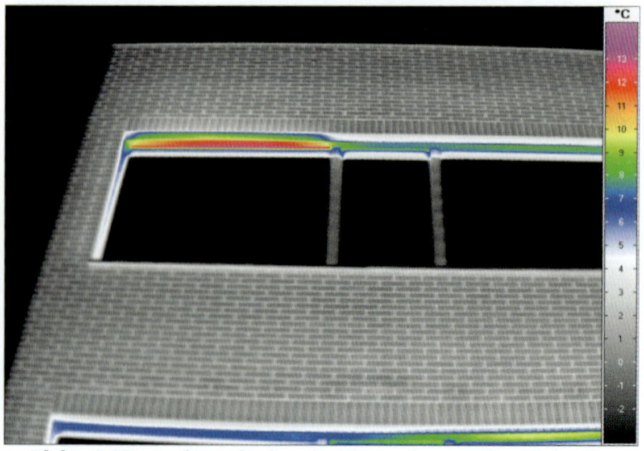

Abb. 942: Luftspalt durch Absenkung der Scheibe

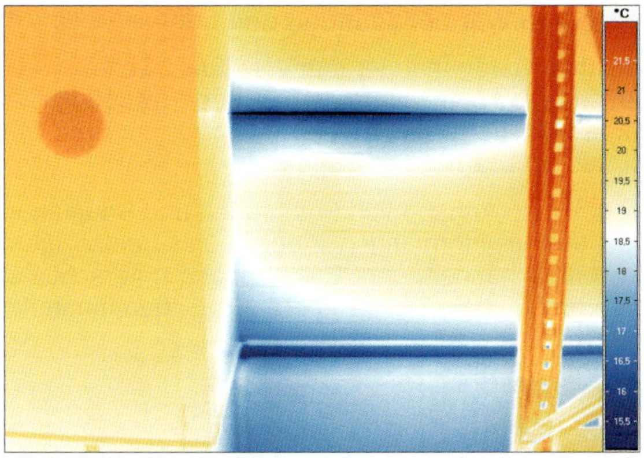

Abb. 943: Fügefehler an Hallenpaneelen (von innen)

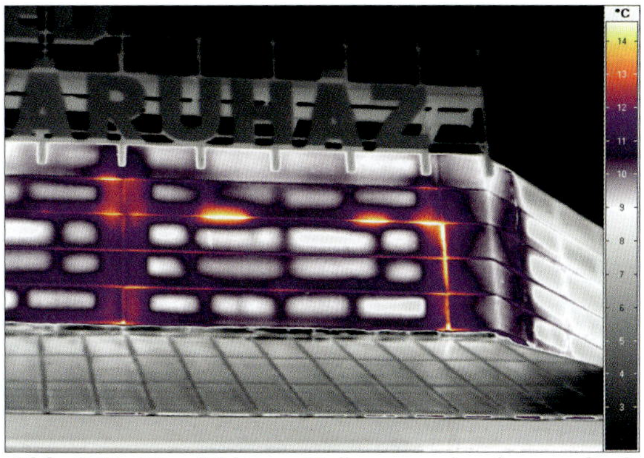

Abb. 944: Fügefehler an Hallenpaneelen (von außen)

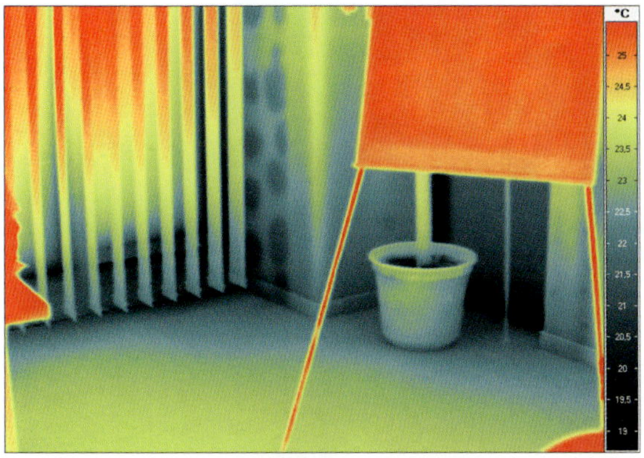

Abb. 945: hinter Verkleidung eindringende Kaltluft

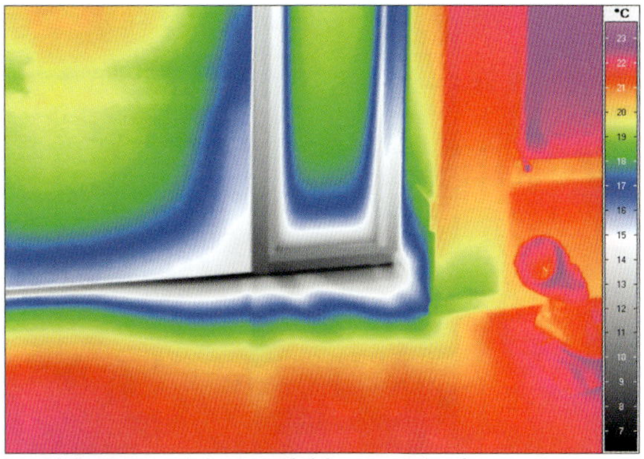

Abb. 946: Dichtungsfehler an Glasfrontrahmen

Abb. 947: gänzlich fehlende Dichtung an Drehtür

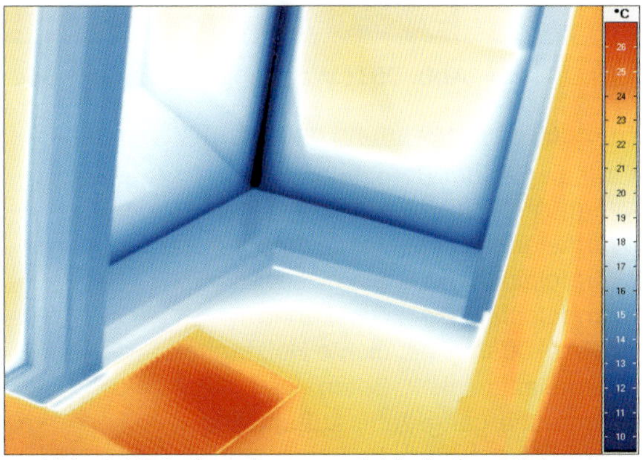

Abb. 948: Luftspalt wegen fehlerhafter Dichtung

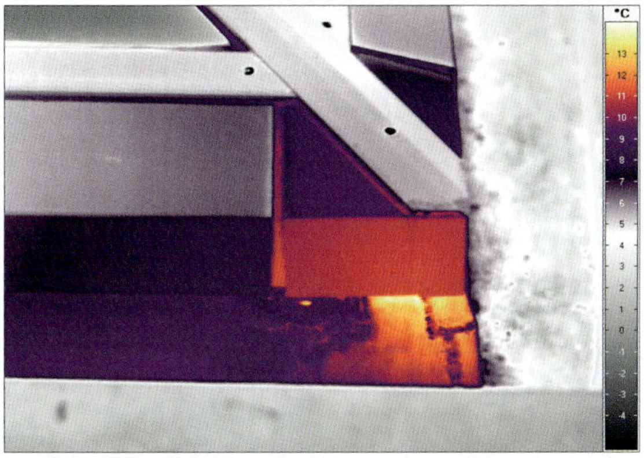

Abb. 949: defekter Profilgummi an Atriumkuppel

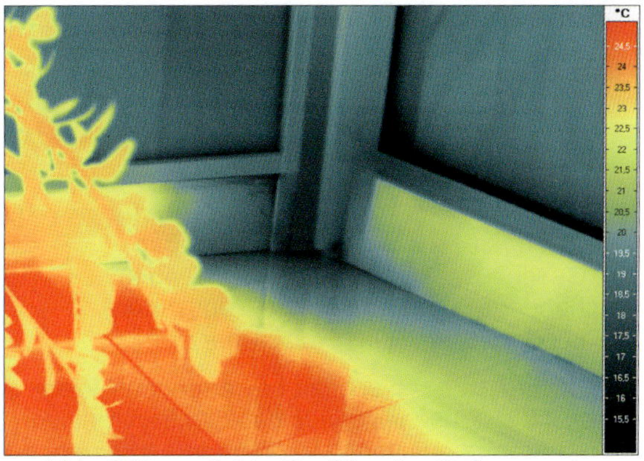

Abb. 950: undichte Großfenster-Rahmenecke

Fallstudienbeispiel für die energetische Auswirkungen von Wärmedämmung und Luftwechselrate

Das Beispielgebäude ist ein relativ altes mitteleuropäisches Bürogebäude, das vor dem Zweiten Weltkrieg gebaut und vor 2000 umgebaut und modernisiert wurde. Abgesehen von der Modernisierung des Dachbodens und der Modernisierung des Haustechnik fand keine Änderung der Außenwände statt. Der Dachboden wurde als Stahlbetonsarkophag mit 10 cm Steinwolldämmung ausgeführt.

Die Struktur der äußeren Hauptmauern ist nicht genau bekannt. Anhand von Fotografien und Bauplänen kann angenommen werden, dass es sich um Wände aus kleinformatigen Ziegeln und beidseitigem traditionellen Kalk-Zement-Putz mit Fassaden-Zierelementen handelt. Das Erdgeschoss unterscheidet sich hiervon durch auf der Straßenfassade angebrachte rechteckige Zierelemente aus Schaummaterial unterschiedlicher Dicke. Eine vollflächige Wärmedämmung wurde jedoch nicht geschaffen.

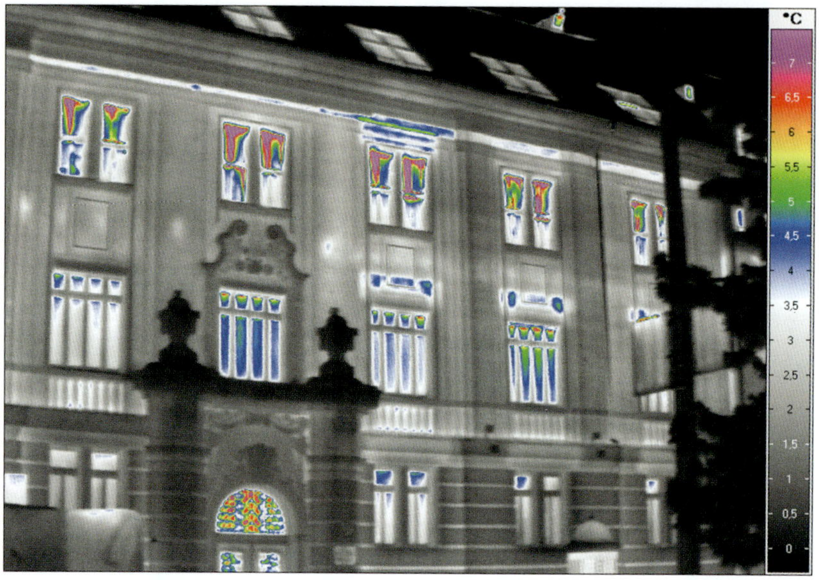

Abb. 951: Wärmebild eines dem Beispielgebäude ähnelnden alten Gebäudes

Energetische Bewertung der Wärmedämmung

Grundlagen der Berechnung:

Wärmeleitfähigkeit, gebrannte kleine Ziegel:	$\lambda_Z = 0{,}68$ W/m · K
Wärmeleitfähigkeit, Kalk-Zement-Putz:	$\lambda_P = 1{,}6$ W/m · K
Wärmeleitfähigkeit, Steinwolle:	$\lambda_S = 0{,}06$ W/m · K
Wärmeleitfähigkeit, Gipskarton:	$\lambda_G = 0{,}21$ W/m · K
Wärmeleitfähigkeit, dichte Holzbretter:	$\lambda_H = 0{,}13$ W/m · K
Wärmeleitfähigkeit, Beton:	$\lambda_B = 1{,}8$ W/m · K
Wärmeübergangszahl, Außenwand:	$\alpha_a = 25$ W/m² · K
Wärmeübergangszahl, Innenwand:	$\alpha_i = 7{,}69$ W/m² · K

Dicke: Innenputz $s_{Pi} = 0{,}02$ m Außenputz $s_{Pa} = 0{,}04$ m Beton $s_B = 0{,}15$ m

Gipskarton $s_G = 0{,}012$ m Holzbretter $s_H = 0{,}02$ m

Gleichungen:

$$U = 1 / (1/\alpha_i + s_{Pi}/\lambda_P + s_Z/\lambda_Z + s_{Pa}/\lambda_P + 1/\alpha_a) \quad \text{Gl. 134(a)}$$

$$U = 1 / (1/\alpha_i + s_G/\lambda_G + s_S/\lambda_S + s_B/\lambda_B + 1/\alpha_a) \quad \text{Gl. 134(b)}$$

$$U = 1 / (1/\alpha_i + s_H/\lambda_H + s_S/\lambda_S + 1/\alpha_a) \quad \text{Gl. 134(c)}$$

Berechnete U-Werte:

Keller:	$s_Z = 0{,}8 \ldots 0{,}9$ m	0,77 ... 0,69 W/m² · K
Erdgeschoss:	$s_Z = 0{,}5 \ldots 0{,}6$ m	1,17 ... 1,00 W/m² · K
I-II. Geschoss:	$s_Z = 0{,}4 \ldots 0{,}45$ m	1,41 ... 1,28 W/m² · K
Dachboden (Beton, Steinwolle, Gipskarton)		0,50 W/m² · K
Spitzboden (Steinwolle, Holzbretter)		0,51 W/m² · K

Die obigen - als schlecht zu bewertenden - Werte werden weiter dadurch verschlimmert, dass zur Dekoration tiefe Einschnitte auf der Straßenfront vorgenommen wurden. Bei den unter den Fenstern im ersten Stock - aus vertikalen Zylindern - bestehenden Verzierungen ist das Mauerwerk nicht nur dünner, sondern durch die Verzierungen wird die Außenfläche stark vergrößert wird, was zu noch mehr Wärmeabgabe führt. (Auf den Innenthermogrammen ist der untere Teil der Wand unter den Fenstern sehr kalt.)

Eigenschaften der Fenster und Außentüren

Die meisten Fenster des Gebäudes sind Holzrahmen-Doppelfenster mit äußerem Thermoglas und innerer Einfach-Verglasung. Hauptproblem aller Fenster ist deren unglaublich schlechte Luftdichtheit. Dieses Problem wird noch dadurch verstärkt, dass es besonders hohe Fenster mit einem vertikal ungeteilten inneren Luftraum sind, in denen eine starke Luftströmung entsteht. Diese Luftbewegung bringt warme Innenluft mit Kamineffekt durch die starken Undichtigkeiten nach außen, und im Gegenstrom kühle Außenluft in den Innenraum. Die somit verursachte hohe Luftwechselrate wird auch durch die sehr niedrige Luftfeuchtigkeit in den Räumen bewiesen.

Ursachen der hohen Heizkosten, Vorschläge zur Reduzierung

Die hohen Heizkosten des Gebäudes sind hauptsächlich auf drei grundlegende Probleme zurückzuführen. Aufgrund der geringen Wärmedämmung der Wände treten hohe Transmissionswärmeverluste auf, zu denen sich der Energiebedarf für das ständige Nachheizen wegen der durch die undichten - mit Kaminwirkung einhergehenden - hohen Fenster und Außentüren verursachten hohen Luftwechselraten noch addiert. Schließlich ist auch die Beschaffenheit des Gebäudes mit seinen hohen Innenräumen aus Sicht der Luftschichtung sehr ungünstig, was den ständigen Zwang zur Überheizung mit sich bringt.

Da keine einzige Räumlichkeit des Gebäudes als mit homogenen Flächen umschlossen betrachtet werden kann, können die bei einer Renovierung zu erwartenden Energieeinsparungen auch nur grob eingeschätzt werden. Unter Nicht-Einbeziehung des Dachbodens können aber zur Entscheidungsfindung die folgenden Überschlagsrechnungen (für die Heizperiode) hilfreich sein:

Ausgangsdaten, Vereinfachungen:

Innere Durchschnittstemperatur:	25 °C
Durchschnitts-Außentemperatur (Winter):	0 °C
Derzeitige U-Werte (Wände):	1,1 $W/m^2 \cdot K$ (Durchschnittswert)
Derzeitige U-Werte (Fensterflächen):	2,4 $W/m^2 \cdot K$ (Durchschnittswert)
Gesamtwandfläche:	1385 m^2
Gesamtfensterfläche:	175 m^2
Innerer Luftraum (insgesamt):	8500 m^3
Derzeitige Luftwechselrate:	$>1{,}5\ h^{-1}$
Wärmekapazität der Luft:	0,33 $Wh/m^3 \cdot K$

Lösungsvorschläge:

A) *Nachträgliche Wärmedämmung (WDVS)*

A1) mit 4 cm Schaumpolystyrol erreichbarer durchschnittlicher U-Wert: 0,5 W/m^2K
Energieeinsparung (unter Berücksichtigung obiger Vereinfachungen):

derzeitiger Wärmeenergietransfer durch die Außenwände:	38 kW
zu erwartender Wärmeenergietransfer durch Wände mit 4cm-WDVS:	17 kW

A2) mit 8 cm Schaumpolystyrol erreichbarer durchschnittlicher U-Wert: 0,3 $W/m^2 \cdot K$
Energieeinsparung (unter Berücksichtigung obiger Vereinfachungen):

derzeitiger Wärmeenergietransfer durch die Außenwände:	38 kW
zu erwartender Wärmeenergietransfer durch Wände mit 8cm-WDVS:	11 kW

B) *Austausch der Fenster*

U-Wert moderner Fenster-Glasflächen:	1,6 $W/m^2 \cdot K$ (oder besser)
Erreichbare Luftwechselrate:	0,3 h^{-1} (bei korrekter Ausführung)

Energieeinsparung (unter Berücksichtigung obiger Vereinfachung):

derzeitiger Wärmeenergietransfer durch die Fensterflächen:	11 kW
derzeitiger Energieverlust durch zu hohe Luftwechselrate:	105 kW
derzeitiger gesamter Energieverlust über die Fenster:	116 kW
zu erwartender Wärmeenergietransfer durch neue Fensterflächen:	7 kW
zu erwartender Energieverlust bei korrekter Luftwechselrate:	21 kW
zu erwartender gesamter Energieverlust über die Fenster:	28 kW

Zusammenfassung

Der größte Energieverlust beruht eindeutig auf den ausgesprochen schlecht schließenden Fenstern, gefolgt von der zu geringen Wärmedämmung der Außenwände. Die Wärmedämmung der Fenster (Glasflächen) spielt nur eine geringere Rolle. Nach obigem Schätzungen könnten durch die Behebung der beschriebenen Mängel bis zu 115 kW Energie zur Beheizung des Gebäudes auf 25 °C bei einer Außenlufttemperatur von 0 °C eingespart werden. Diese Summe schließt noch nicht die möglich werdende Beseitigung der aktuellen Überheizung auf 29 °C (zur Kompensation des durch die undichten Fenster verursachten Zuges) ein, die den aktuellen Energieverbrauch um weitere ca. 10 kW verringert.

5.1.5.5. Nachweis der Gebäudeaufheizung durch Sonneneinstrahlung

Während in der Heizperiode der Energieverlust durch unzureichende Wärmedämmung und zu hohe Filtration ein Problem darstellen, ist die Aufheizung des Gebäudes in den Sommermonaten ebenso eine Frage mit hoher energetischer Bedeutung. Insbesondere die Auswirkung der Sonneneinstrahlung und die für die Klimatisierung des Gebäudes notwendige Energie spielt eine zunehmend größere Rolle. Bei typischen Wohngebäuden mit gut wärmegedämmten Wänden und „relativ" kleinen Fensterfronten ist hierbei die Rolle der Sonneneinstrahlung noch gut beherrschbar. Bei modernen Gebäuden (z.B. Bürokomplexen) mit riesigen Glasfronten kann dies jedoch schnell zu hohem sommerlichen Kühlenergiebedarf führen, insofern keine (oder keine wirksame) Abschattung der sonnenbeschienenen Gebäudefronten vorhanden ist. (Im Innenraum befindliche Sonnenblenden, Rollos und Vorhänge sind energetisch leider wirkungslos, da sie die ihrer - durch die Sonneneinstrahlung erhöhten - Eigentemperatur entsprechende Wärmeenergie über Konvektion an die Innenraumluft abgeben.)

Der Nachweis der sommerlichen Gebäudeaufheizung kann durch eine thermografische Untersuchung leicht erbracht werden. Allerdings sind auch hierbei so einige Regeln zu beachten, um korrekte Messergebnisse erzielen zu können, anhand derer fundierte Entscheidungen bezüglich der Gebäudenutzung oder Modernisierung getroffen werden können. Immerhin unterscheiden sich die Messbedingungen gravierend von denen, die bei der für die Prüfung der Wärmedämmung von Gebäuden üblichen thermografischen Untersuchungen typisch sind. Es soll hierbei ja nicht die Wärmeisolation der Gebäudehülle, sondern die Auswirkung der Sonnenbestrahlung aufgezeigt werden. Der Aufgabenstellung entsprechend sind die thermografischen Messungen nicht nur im Gebäudeinnern, sondern auch außen bei „strahlendem" Sonnenschein durchzuführen. (Genau im Gegensatz zu den Messungen zwecks Wärmedämmungsüberprüfung.)

Bei den Innenaufnahmen ist der Zeitraum der intensivsten Bestrahlung (also bei „rechtwinklig" auf die zu begutachtende Gebäudefront scheinender Sonne) ideal. Einerseits kann die über Wärmeleitung bis zum Gebäudeinnern vordringende Erhitzung der Gebäudeaußenseite (auch Glasscheiben, Fensterrahmen, Fensterbänke) aufgezeigt werden, andererseits lässt sich gleichzeitig die Erwärmung von im Innenraum befindlichen, sonnenbestrahlten Gegenständen (Vorhängen, Fußboden, Einrichtungsgegenständen...) nachweisen. Eine Schädigung der Thermokamera durch die Messung „in die Sonne hinein" ist hierbei nicht zu befürchten, da im Falle der üblicherweise für diese Messungen genutzten langwelligen Wärmebildkameras diese nur auf die von der Glasoberfläche abgestrahlte (der Glastemperatur entsprechende) langwellige Wärmestrahlung empfindlich sind. Objektiv und interner Filter lassen die intensive kurz- und mittelwellige (durch die Glasscheibe dringende) Sonnenstrahlung nicht auf den Detektor gelangen. Selbst ein „Messfehler" ergibt sich hieraus nicht.

Bei den Außenaufnahmen ist bei der Wahl des Messzeitraumes jedoch umsichtig vorzugehen. Einerseits ist für die Messung starker Sonnenschein (möglichst ungetrübter Himmel) notwendig, andererseits ist aber zu vermeiden, dass die Reflexion der Sonnenstrahlung statt der wirklichen Bauteileerwärmung erfasst wird. Hierbei ist zwar der allgemein hohe Emissionsgrad von Baumaterialien hilfreich, aber alleine der „nur" 5 ... 10% hohe Reflexionsgrad (noch dazu diffus in alle Richtungen) erschwert eine objektive Auswertung der Thermogramme bei direktem Sonnenschein. Bei Glasfronten stellt die winkelabhängige, relativ hohe Reflexion von Glas (siehe hierzu auch die Abbildung 1407 im Kapitel 5.9. „Inspektion von Solaranlagen, Photovoltaik-Kraftwerken") eine besonders starke Beschränkungen verursachende Objekteigenschaft dar. Betrachtungswinkel und Messzeitpunkt sind dementsprechend zu wählen. Unter Umständen kann die thermografische Bewertung erst dann erfolgen, sobald die zu prüfenden Fläche nicht mehr der direkten Sonnenbestrahlung ausgesetzt ist. (Die nachfolgenden Beispielaufnahmen sind zu einem solchen Zeitpunkt aufgenommen worden.)

<u>Beispielthermogramme für Erwärmung der Gebäudehülle durch Sonnenbestrahlung</u>

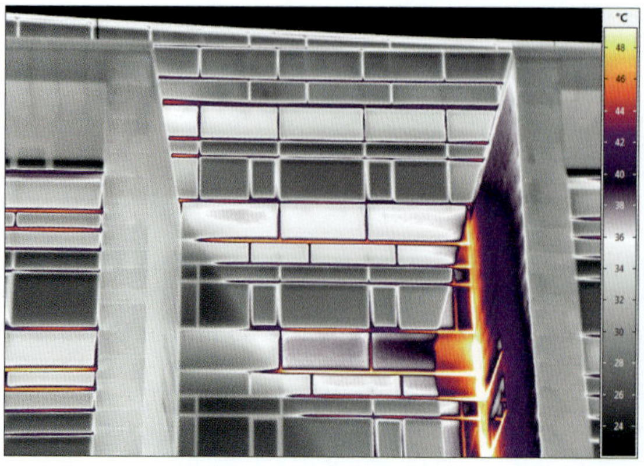
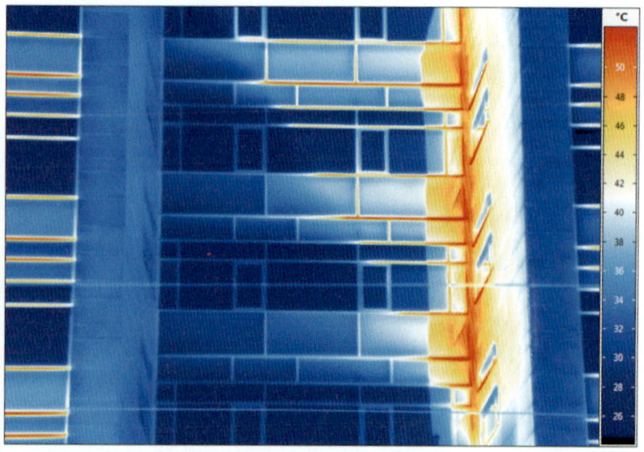

Abb. 952 und **Abb. 953:** Sonnenerwärmung und Schattenwirkung an einem Bürokomplex

Beispielthermogramme für Erwärmung im Gebäudeinnenraum durch Sonnenbestrahlung

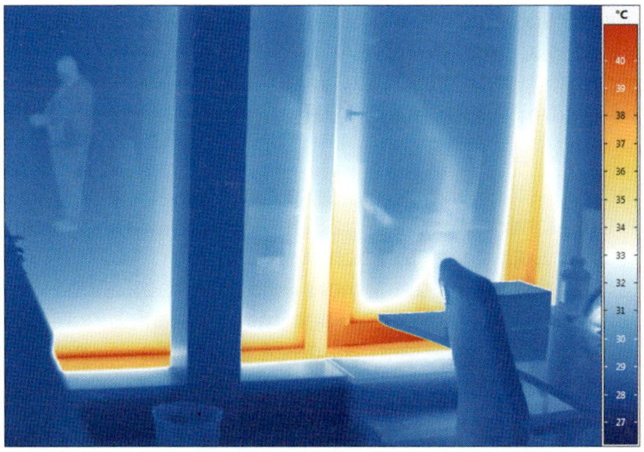
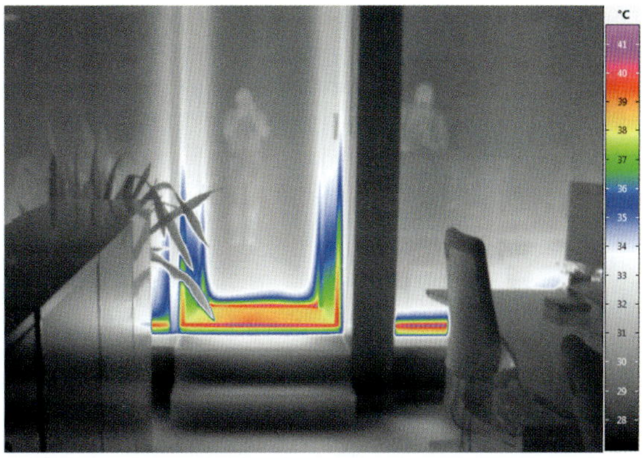

Abb. 954 und **Abb. 955:** durch Dachüberhang teilweise abgeschattete Glasfront (Erwärmung nur im unteren Bereich, abgeschatteter Rahmen max. 33°C, abgeschattetes Glas max. 26°C)

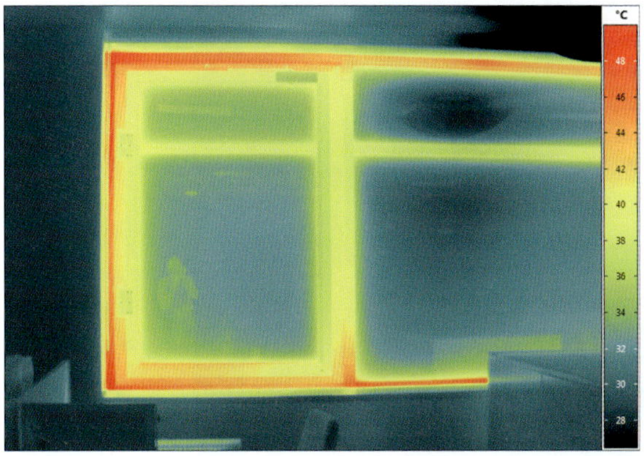

Abb. 956 und **Abb. 957:** Glasfront ohne jedwede Abschattung (Erwärmung ganzflächig, Temperatur von Rahmen und Fensterinnenbank max. 53°C, Glas max. 36°C)

Vereinfachtes Rechenbeispiel für die energetische Auswirkung fehlender äußerer Beschattung

Grundlage des Beispiels soll eine (senkrechte) Einheitsglasfläche von $A_G = 1\ m^2$ sein, dazu $A_R = 0{,}15\ m^2$ Rahmen und Fensterinnenbank. Verglichen wird eine beschattete und eine unbeschattete Gebäudefront.

Wärmeenergieeintrag durch Konvektion

Raumtemperatur:	$T_B = 23°C$		
Wärmeübergangszahl, Innenwand:	$\alpha_i = 7{,}69\ W/m^2 \cdot K$		
Gleichung:	$E_K = \alpha_i * \{ (T_G - T_B) * A_G + (T_R - T_B) * A_R \}$		Gl. 135
Temperaturwerte:	mit Abschattung	ohne Abschattung	
Glasflächen:	$T_G = 26°C$	$T_G = 36°C$	
Rahmen + Innenfensterbank:	$T_R = 33°C$	$T_R = 53°C$	
Konvektive Wärmeenergie:	$E_{KA} = 34{,}6\ W$	$E_{KD} = 111{,}5\ W$	

Wärmeenergieeintrag durch eindringende Sonnenstrahlung

Transmission von Quarzglas:	$\tau_G = 46\%$ (auf Sonnenlichtspektrum bezogen)		
Sonneneinfallswinkel:	$\alpha = 43 \ldots 66°$		
Gleichung:	$E_S = E_{Sonne} * \tau_G * \cos(\alpha)$		Gl. 136
Strahlungsintensität:	gestreutes Sonnenlicht	direkte Sonneneinstrahlung	
	$E_{SonneA} = \sim 350\ W/m^2$	$E_{SonneD} = \sim 700 \ldots 1000\ W/m^2$	
Wärmeenergie durch Strahlung:	$E_{SA} = 65 \ldots 118\ W$	$E_{SD} = 131 \ldots 336\ W$	

Zusammenfassung

Ohne äußere Beschattung muss - auf eine 1 m^2 große Glasfläche und 0,15 m^2 große Fläche für Rahmen und Fensterbank bezogen - mit einem Energieeintrag von $E_{KD} + E_{SD} = 243 \ldots 448\ W$ gerechnet werden. Mittels einer wirksamen Beschattung dagegen kann der Energieeintrag auf $E_{KA} + E_{SA} = 100 \ldots 153\ W$ gesenkt werden, was gerade 34 ... 41 % des unbeschatteten Zustandes bedeutet. Mit einer wirksamen äußeren Beschattung kann man also immense Klimatisierungsenergie einsparen.

5.1.5.6. Aufdecken von Problemen an Türen und Fenstern

Türen und Fenster (unter Anderem deren Dichtheit und Wärmedämmung), sowie deren Einbindung an die umgebende Bausubstanz spielen eine bedeutende Rolle aus der Sicht von Wärmebrücken, Luftundichtigkeit und indirekt bei der Entstehung von Luftfeuchte-Kondensation und Schimmel. Ein großer Teil der Probleme im Zusammenhang mit Türen und Fenstern kann durch eine thermografische Untersuchung leicht nachgewiesen werden.

Es ist jedoch wichtig, sich dabei der physikalischen und messtechnischen Grenzen bewusst zu sein, die bei der Auswahl der geeigneten Messbedingungen berücksichtigt werden müssen. Es gibt nämlich auch Fragestellungen, die nicht gemessen werden können. Z.B. sollte nie versucht werden, den U-Wert von Fensterscheiben unter Einbaubedingungen durch Thermografie zu bestimmen. Mit gewisser Sicherheit kann höchstens (durch Vergleich) ein Unterschied zwischen Thermoglasscheiben mit vermutlich schlechterer Isolierung gegenüber anderen erkannt werden. Grundsätzlich jedoch machen die Reflexionseigenschaften von Glas die Thermografie im langwelligen Bereich grundsätzlich zu einer schwierigen Aufgabe.

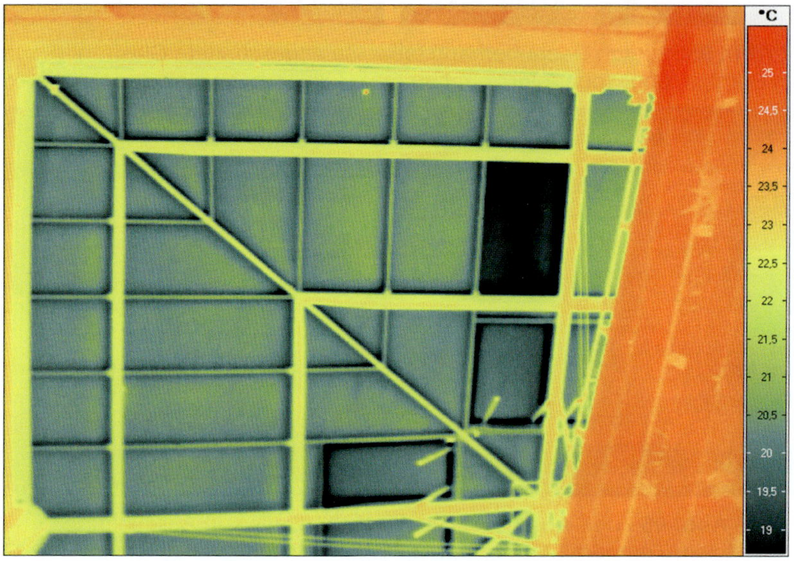

Abb. 958: defekte Thermoglasscheibe einer Atrium-Glaskuppel

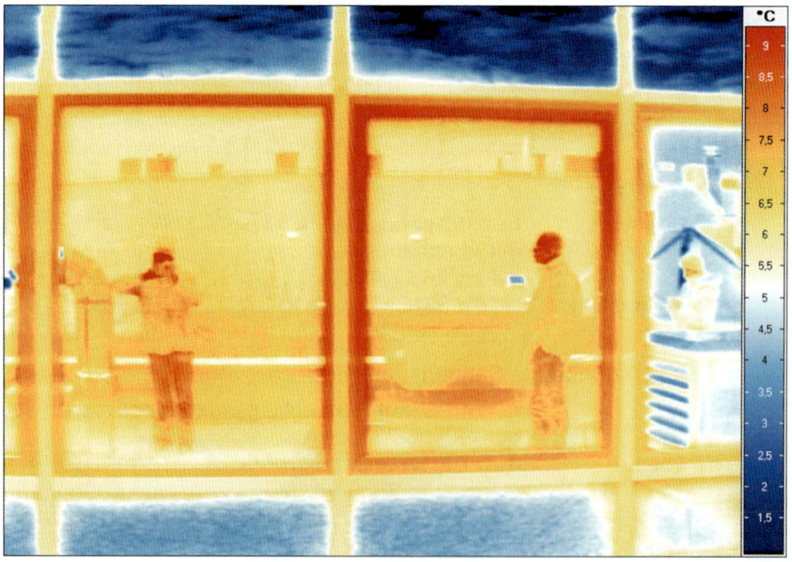

Abb. 959: starke Umgebungsreflexion auf Glas im langwelligen Bereich

Bei Verwendung von Thermokameras mit entsprechender geometrischer Auflösung kann anhand der von außen sichtbaren Erwärmungen nicht nur die schlechte Abdichtung oder geometrische Fehler (Verzug bzw. sonstige Deformation) von Türen oder Fenstern nachgewiesen werden, sondern auch deren undichte oder wärmebrückenbehaftete Einbindung in die Wand oder Dachkonstruktion, sowie auch fehlerhafte Glasdichtungen. Die vermuteten Fehler sind möglichst auch durch Innenaufnahmen zu untermauern.

Im Falle von großen Gebäuden wäre allerdings der von Innen zu führende „Einzelnachweis" an allen Fenstern und Türen eine - vom Arbeitsaufwand her - unerfüllbare Forderung. Statt dessen ist es sinnvoller, die auffälligen Fenster und Türen anhand der Außenaufnahmen zu dokumentieren, und dann die kritischsten bzw. oftmals vorkommenden (also für das Gebäude, die Ausführung oder das Fenster- bzw. Tür-Modell typischen) Fehlererscheinungen an einigen ausgewählten „Referenz"-fenstern und -türen vom Innenraum aus im Detail zu untersuchen. Dies sollte stichprobenweise auch dann erfolgen, wenn von außen keine auffälligen Wärmewirkungen beobachtet werden konnten. Leicht können nämlich solche - von außen verdeckte - Wärmebrücken oder Fugen vorhanden sein, die Innen Probleme oder sogar große Schäden verursachen.

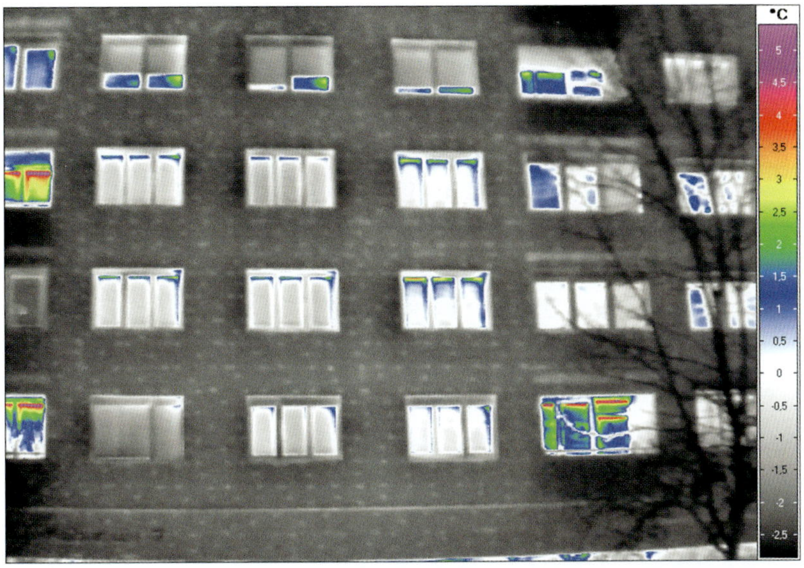

Abb. 960: Fenster eines wärmegedämmten Plattenwohnhauses

Allerdings sollte man auch nicht in den Fehler verfallen, überall undichte Fenster oder schlechten Einbau anzunehmen. Es treten immer Temperaturabweichungen auf, nicht alle Temperaturunterschiede sind aber auch wirklich ein Fehler. Hierbei sind auch die Wärmeflüsse nicht zu vergessen, die mit der natürlich auftretenden Luftbewegung verbunden sind. Ein gutes Beispiel hierfür ist der unten zu sehende Wärmeeffekt an einem Jalousiekasten, der durch die an der Glasscheibe aufsteigende Warmluft entsteht. Dies ist ein unvermeidbares physikalisches Phänomen, was bei den unten sichtbaren Temperaturen aber auch keinesfalls auf irgendwelche Mängel hinweist. Das gezeigte Fenster ist also völlig in Ordnung.

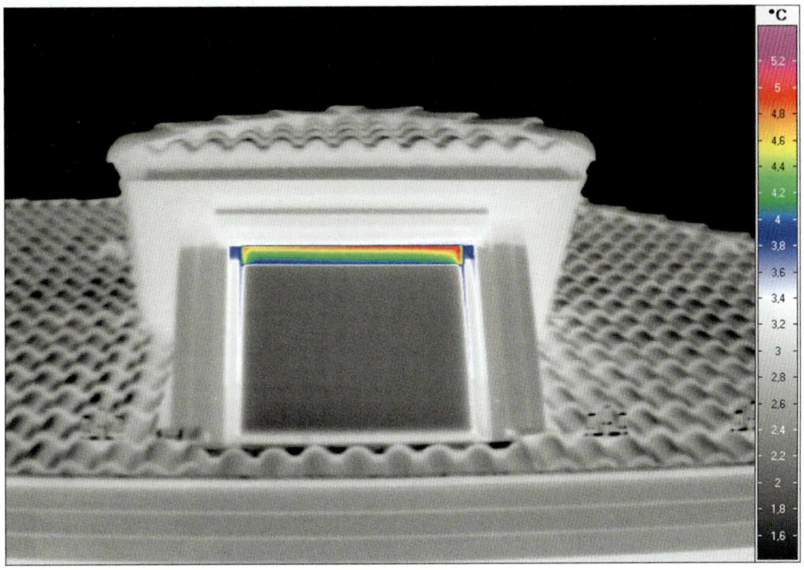

Abb. 961: fehlerfrei eingebautes, dichtes Dachgaubenfenster mit korrekter Jalousie (Wärmewirkung am Jalousiekasten wird durch aufsteigende warme Luft verursacht)

Die oft vorzufindenden Probleme wegen veralteter oder fehlender Dichtungen, durch Deformation von Türen und Fenstern wegen verzogener Holz- oder verkrümmter Kunststoffrahmen, oder durch fehlerhafte Verriegelung sind im Weiteren nicht im einzelnen illustriert. Statt dessen werden im Folgenden einige typische Einbaufehler näher erklärt. Das erste Beispiel ist der weit verbreitete falsche Fenstereinbau: Montage in die Wandöffnung mit Montageschaum, dann innen und außen Kalkzementputz - und fertig. Problematisch ist, dass der Montageschaum keine geschlossenen Zellen besitzt und dadurch luftdurchlässig ist. Auch die Verputzung ist nicht luftdicht, so dass praktisch ein Luftspalt zwischen Fensterrahmen und Wand entsteht. Auch ist zu erwähnen, dass der Montageschaum im Laufe der Jahre altert, immer poröser wird, vielleicht sogar zerkrümelt. Die zweite Darstellung zeigt den Fall einer schlampig ausgeführten 8 cm dicken Schaumpolystyrol-Dämmung. Der ungenaue Zuschnitt wurde einfach durch eine Kleberverfüllung „ausgebessert", die aber gut Wärme leitet, womit eine „perfekte" Wärmebrücke entstand.

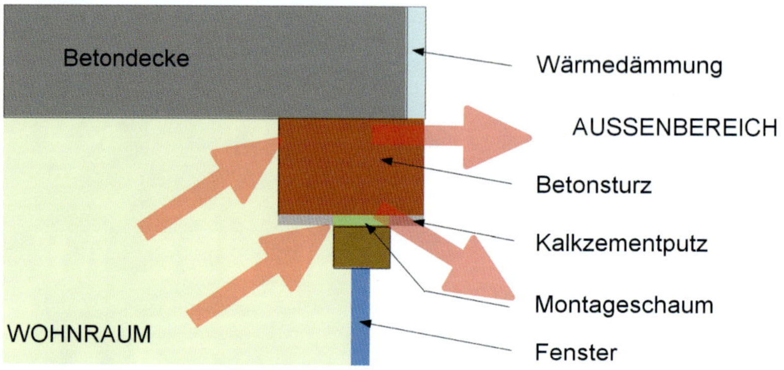

Abb. 962: Wärmeströme bei Fenstereinbau mit Montageschaum ohne flexible Abdichtung (Schnittdarstellung)

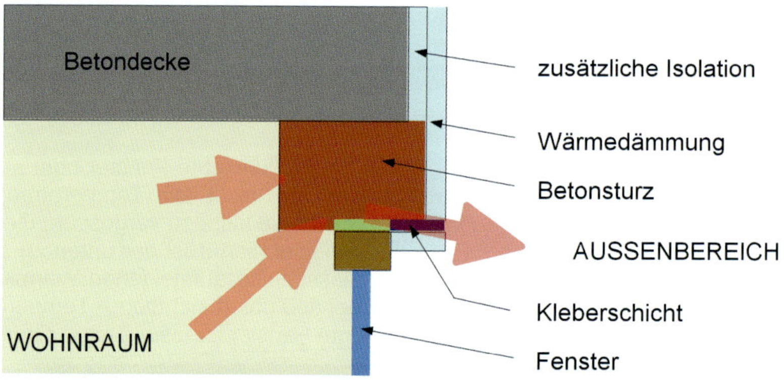

Abb. 963: Wärmeströme wegen falscher Verklebung der Wärmedämmung (Schnittdarstellung)

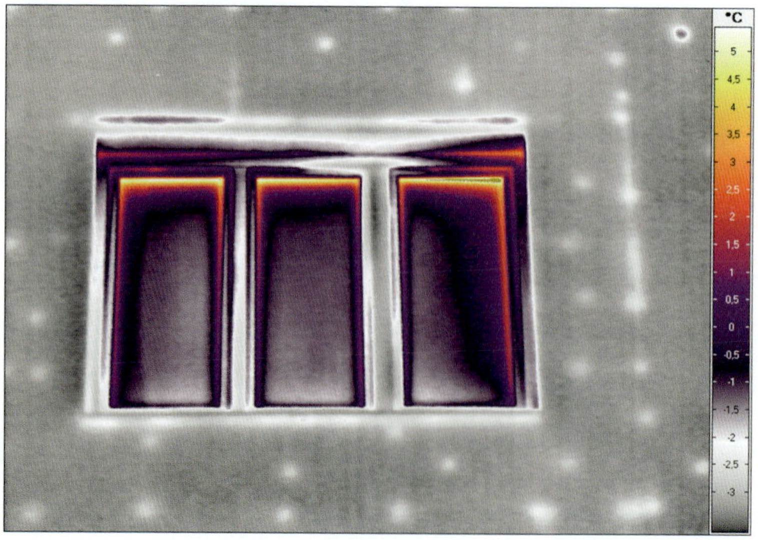

Abb. 964: Wärmebrücke wegen falschem Zuschnitt und Verklebung der Wärmedämmung

Beispielthermogramme für schlecht schließende Fenster und Türen

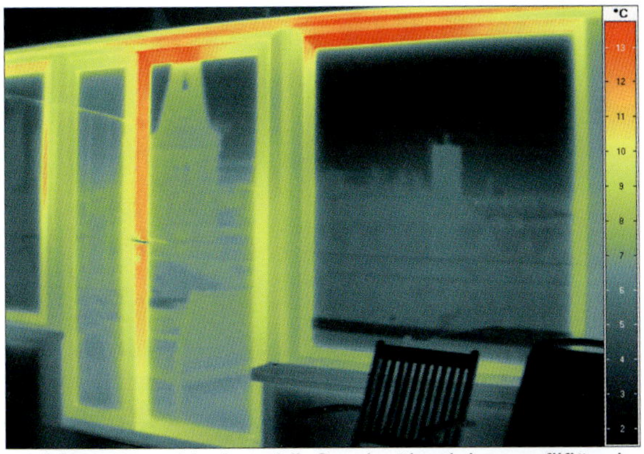

Abb. 965: schlecht schließende Aluminiumprofilflügel

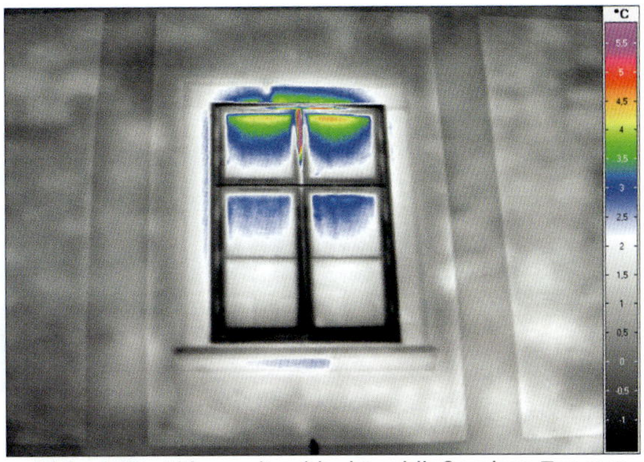

Abb. 966: Altbau mit schlecht schließendem Fenster

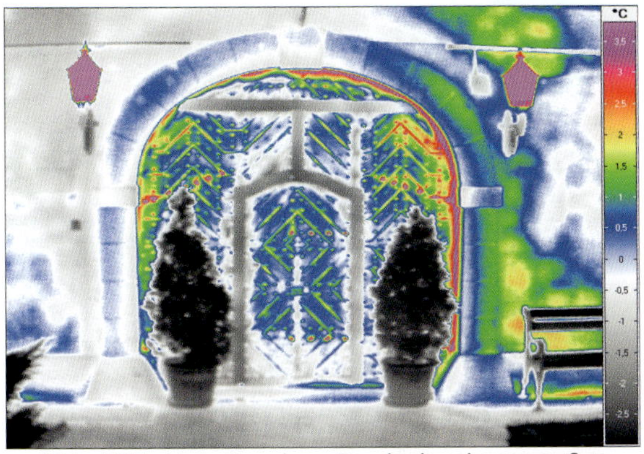

Abb. 967: Haupttor eines Baudenkmals von außen

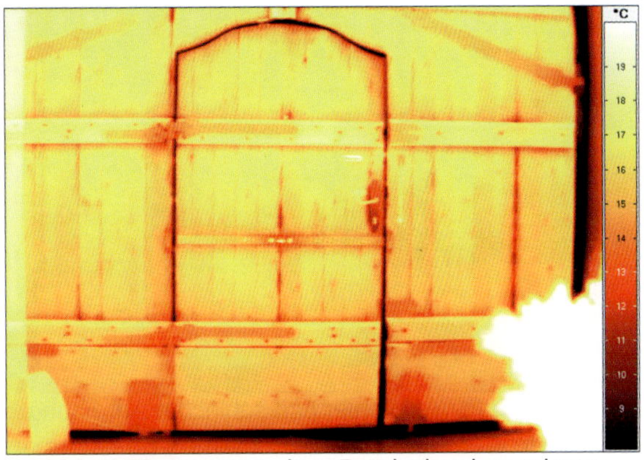

Abb. 968: Haupttor eines Baudenkmals von innen

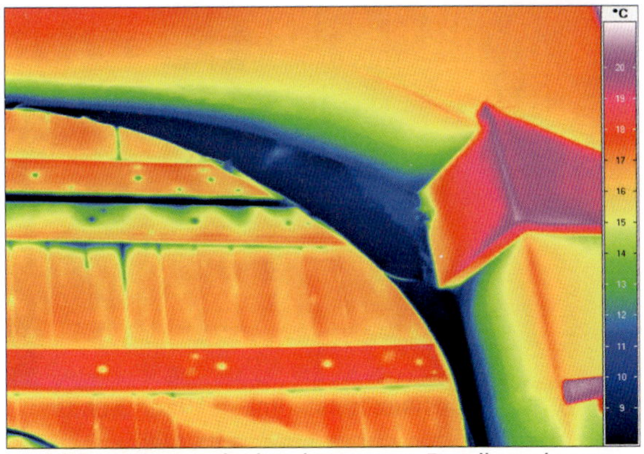

Abb. 969: Baudenkmal-Haupttor, Detail von innen

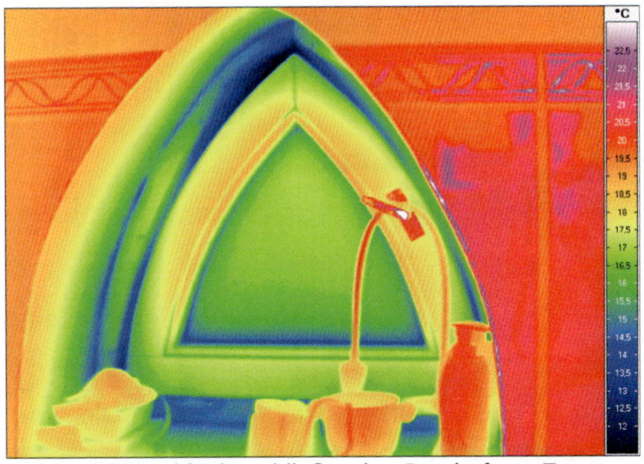

Abb. 970: schlecht schließendes Sonderform-Fenster

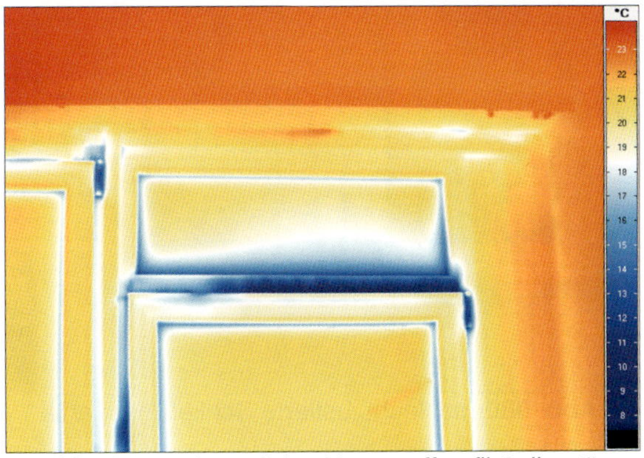

Abb. 971: sehr undichte Kunststoffprofil-Balkontür

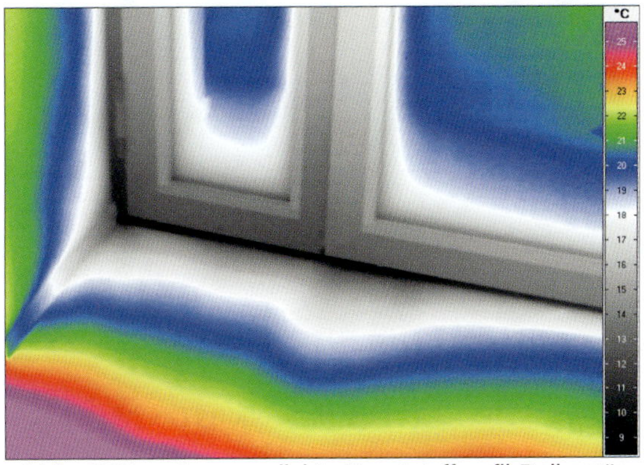

Abb. 972: extrem undichte Kunststoffprofil-Balkontür

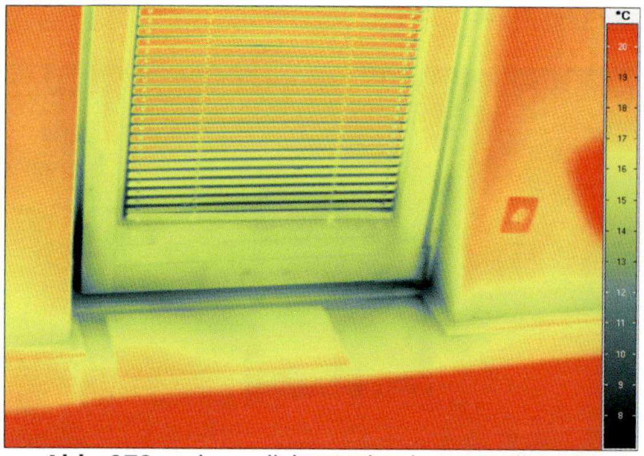

Abb. 973: sehr undichte Holzrahmen-Balkontür

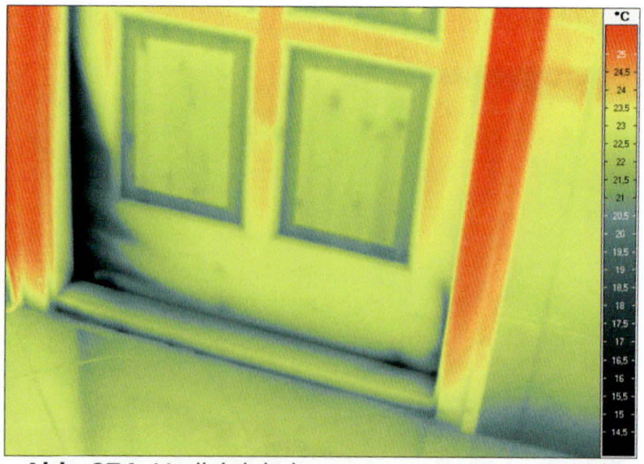

Abb. 974: Undichtigkeit wegen verzogenem Türblatt

Abb. 975: lokaler Fehler und schlechte Anreihung

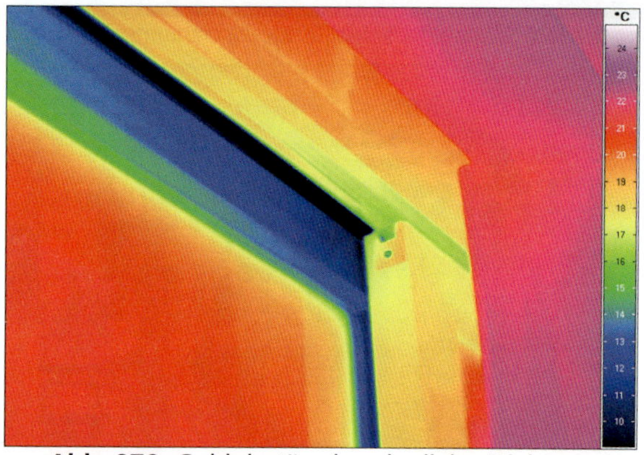

Abb. 976: Schiebetür ohne jegliche Dichtung

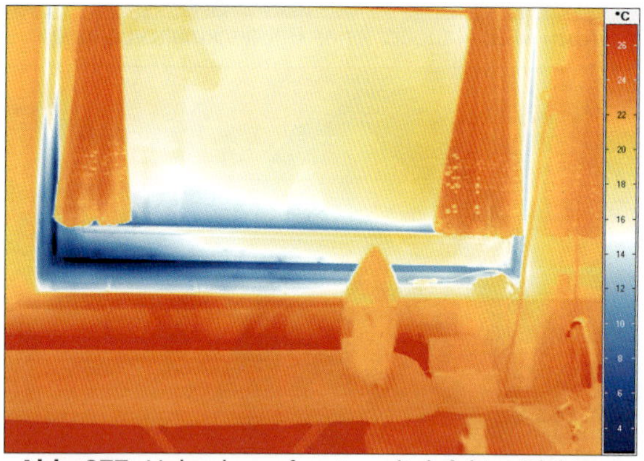

Abb. 977: Holzrahmenfenster mit defekter Dichtung

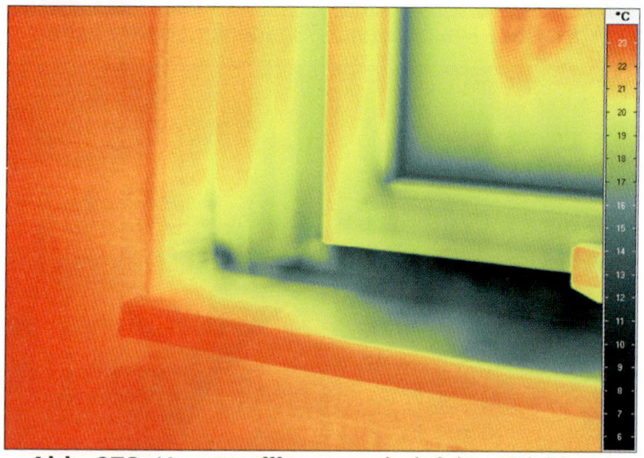

Abb. 978: Kunststofffenster mit defekter Dichtung

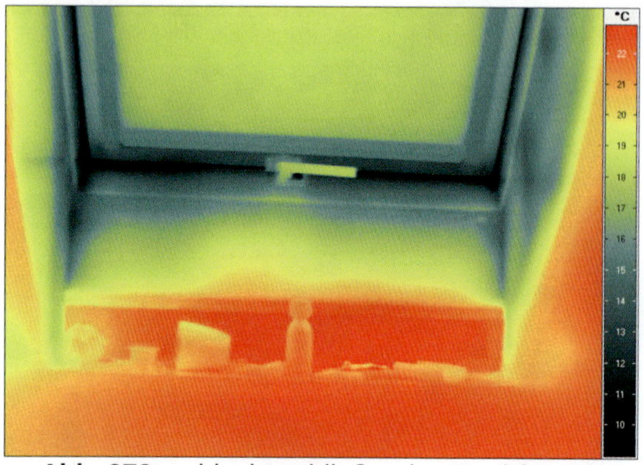

Abb. 979: schlecht schließendes Dachfenster

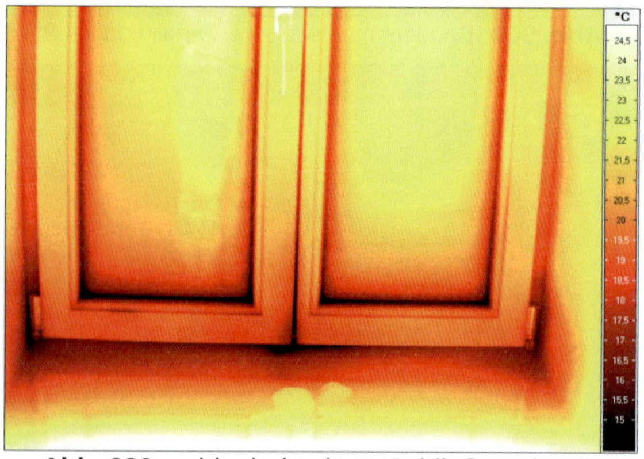

Abb. 980: schlecht justierte Schließmechanik

Beispielthermogramme für fehlerhafte Fenster- und Türrahmen, sowie Montagefehler

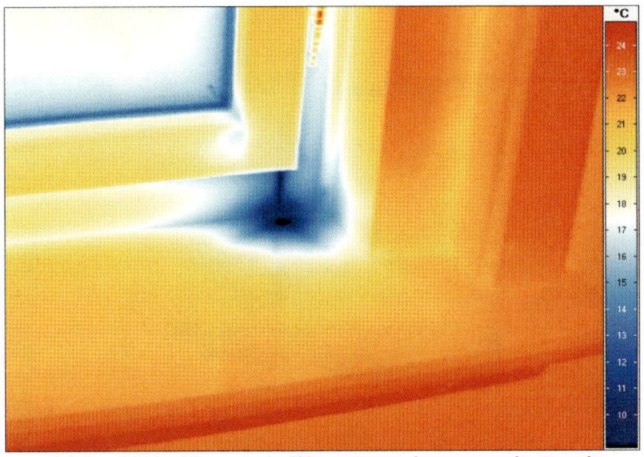

Abb. 981: Kunststofffensterrahmen mit Spalt

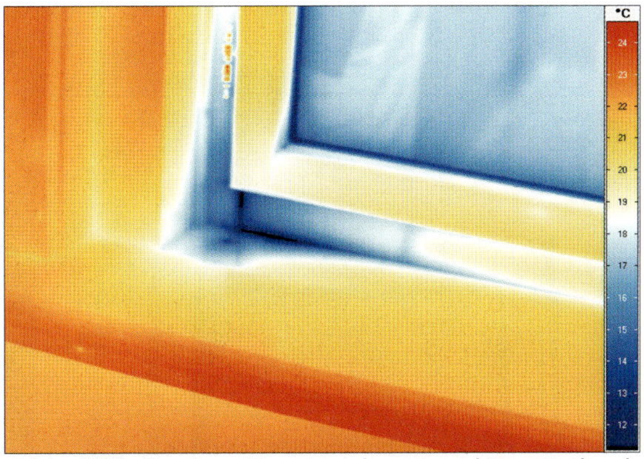

Abb. 982: Spalt an Fensterrahmen und Fensterbank

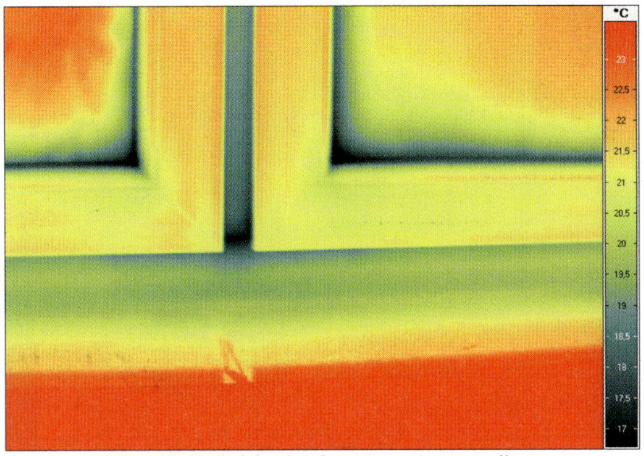

Abb. 983: fehlerhafte Fensteranreihung

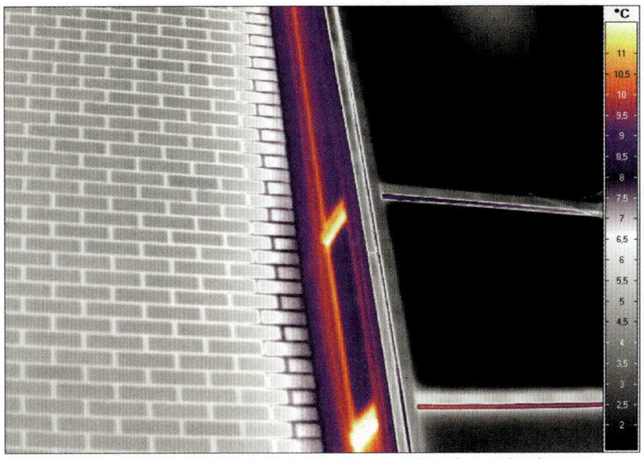

Abb. 984: Wärmebrücke an Glasfronthaltern

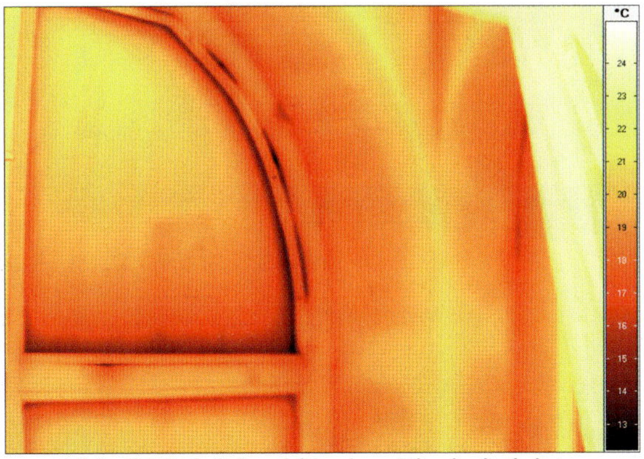

Abb. 985: luftdurchlässige Glashalteleisten

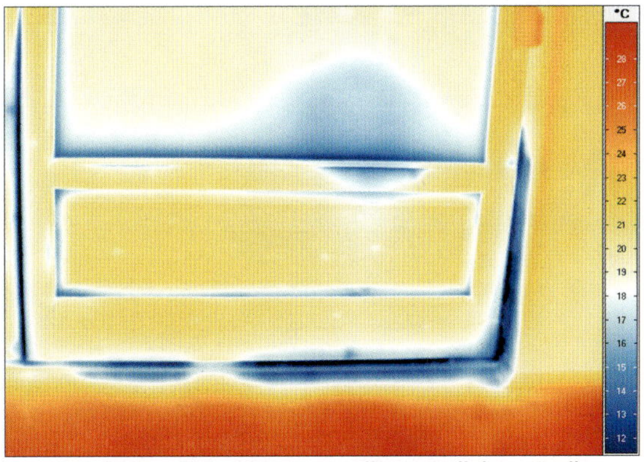

Abb. 986: Luftdurchlass an allen möglichen Stellen

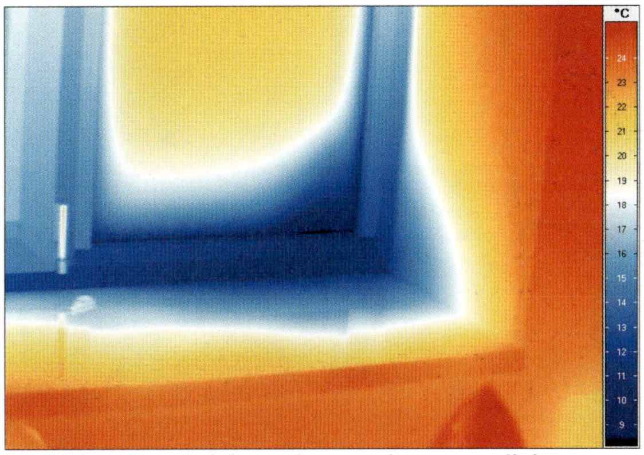

Abb. 987: defekte Glas- und Fensterdichtung

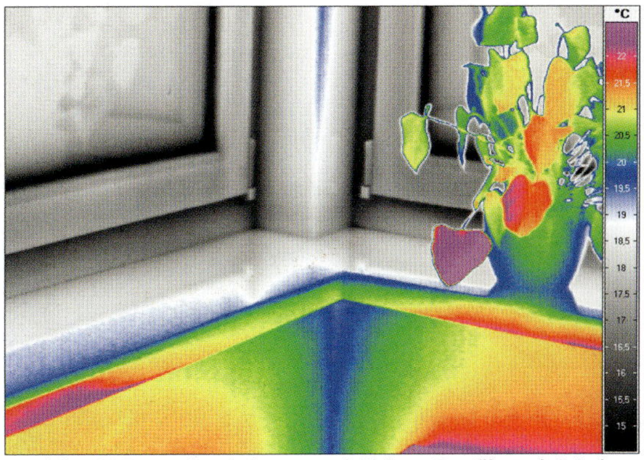

Abb. 988: Außenluft-ausgekühltes Profil und Säule

Beispielthermogramme für schlechte Fensterbank- und Wandanpassung

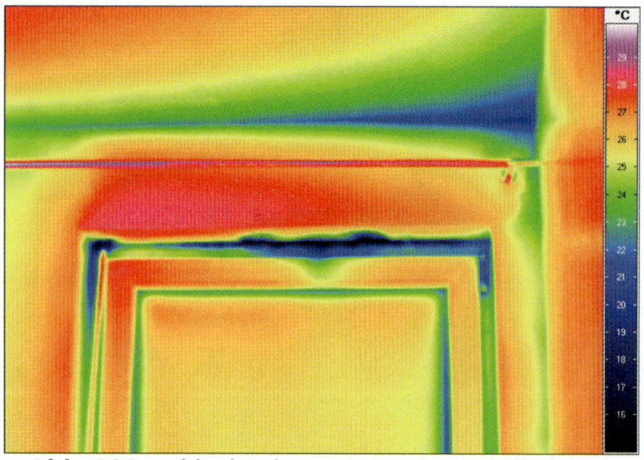

Abb. 989: schlecht eingesetzter Kunststoffrahmen

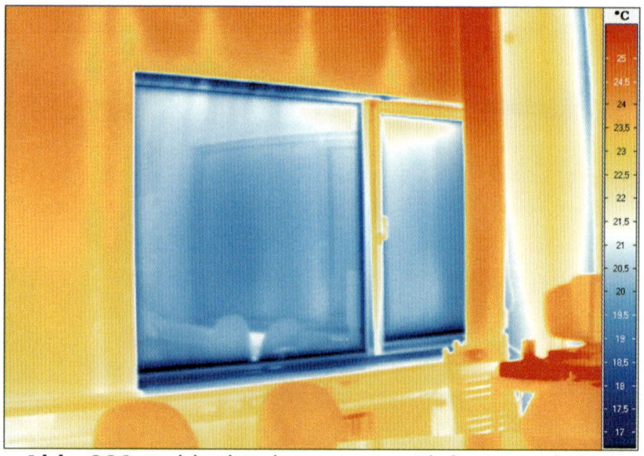

Abb. 990: schlecht eingesetzter Fixfensterrahmen

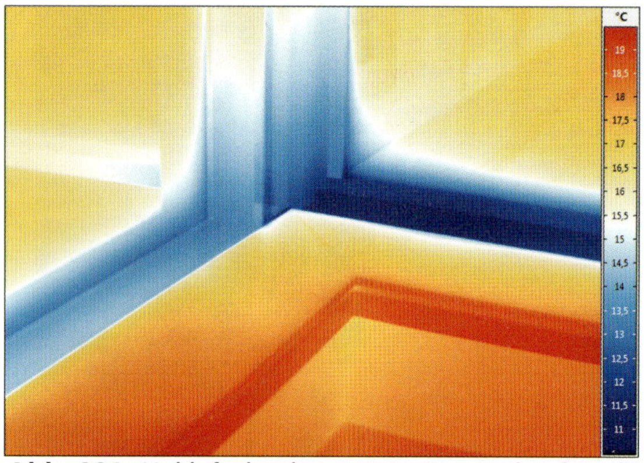

Abb. 991: Kaltluft-durchströmtes Fensterbankprofil

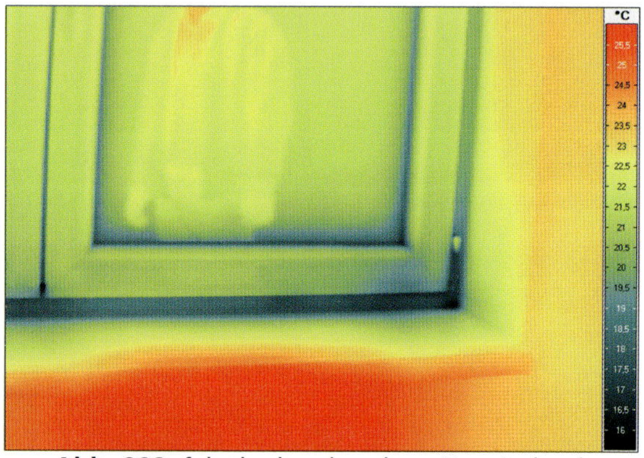

Abb. 992: falsch eingebundene Fensterbank

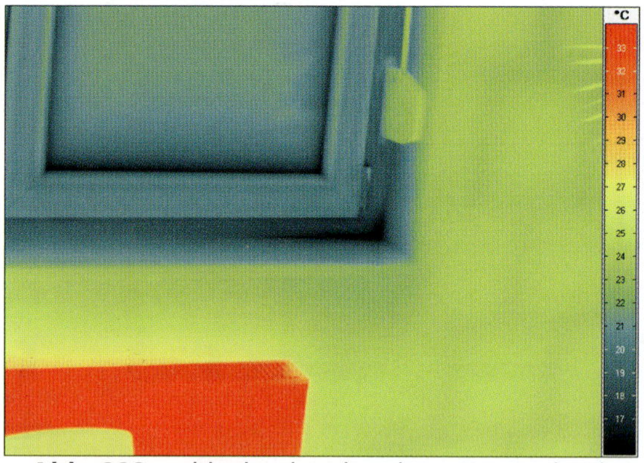

Abb. 993: schlecht eingebundene Fensterbank

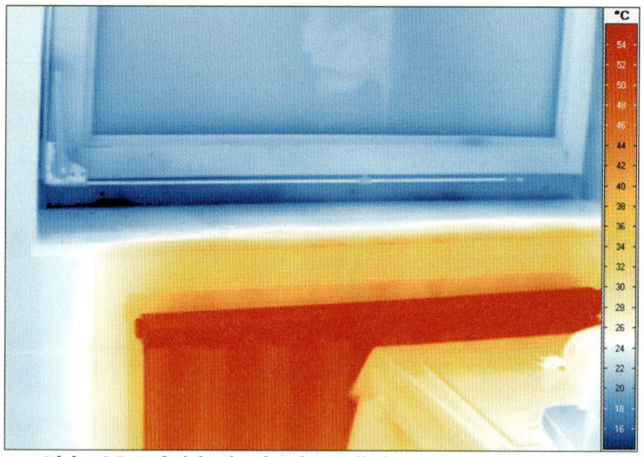

Abb. 994: fehlerhaft abgedichtete Fensterbank

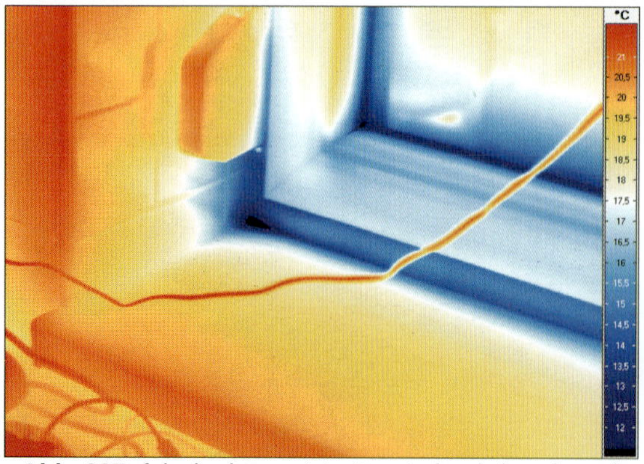

Abb. 995: falsch eingesetzte Fensterbank (von innen)

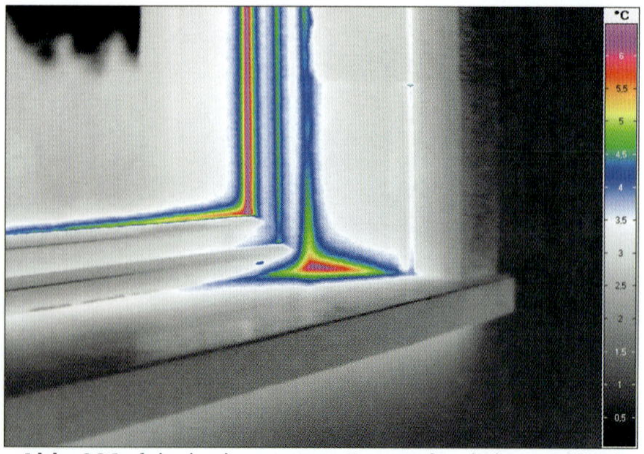

Abb. 996: falsch eingesetzte Fensterbank (von außen)

Beispielthermogramme für schlechte Dachfenster und Jalousiekästen

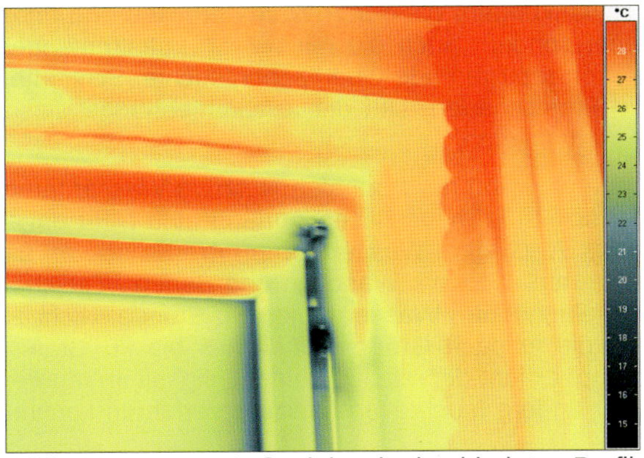

Abb. 997: wegen Außenjalousie durchbohrtes Profil

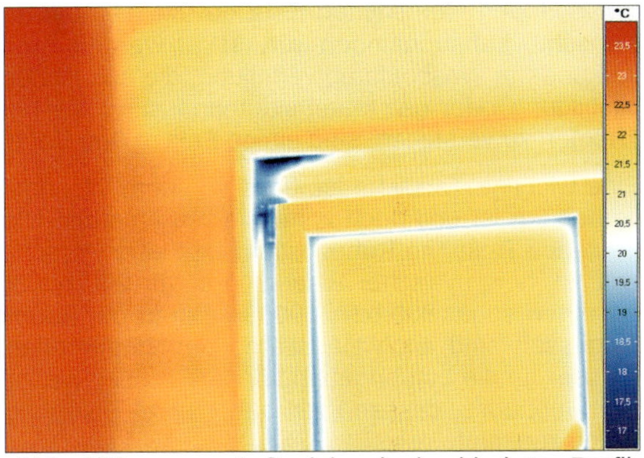

Abb. 998: wegen Außenjalousie durchbohrtes Profil

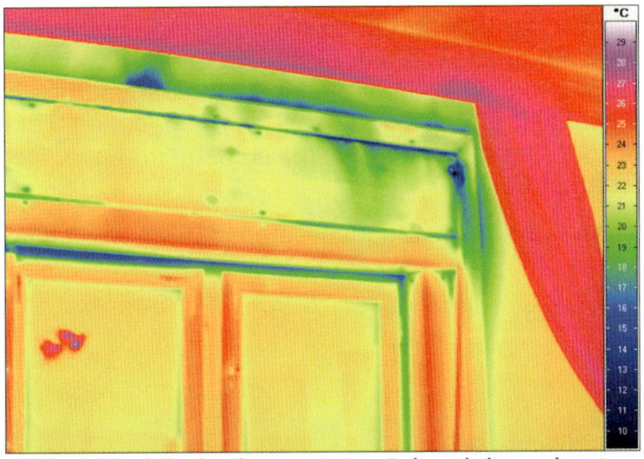

Abb. 999: falsch eingesetzter Jalousieinnenkasten

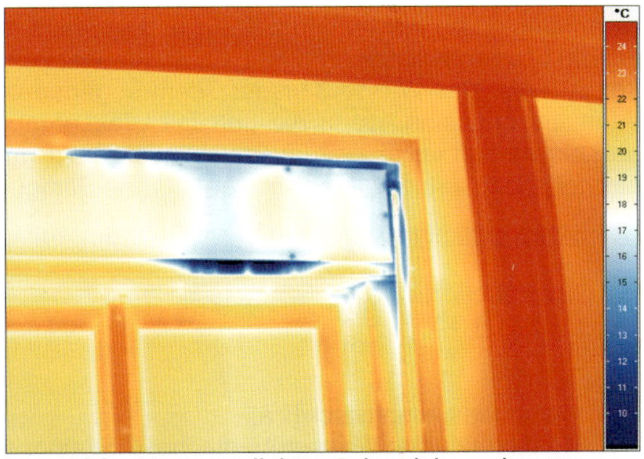

Abb. 1000: undichter Jalousieinnenkasten

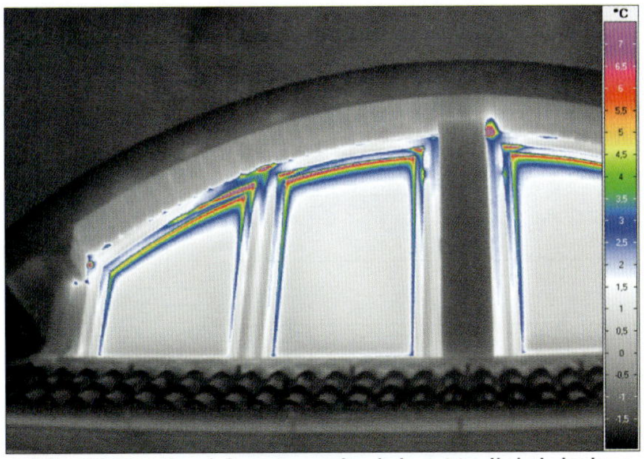

Abb. 1001: Dachfenster mit vielen Undichtigkeiten

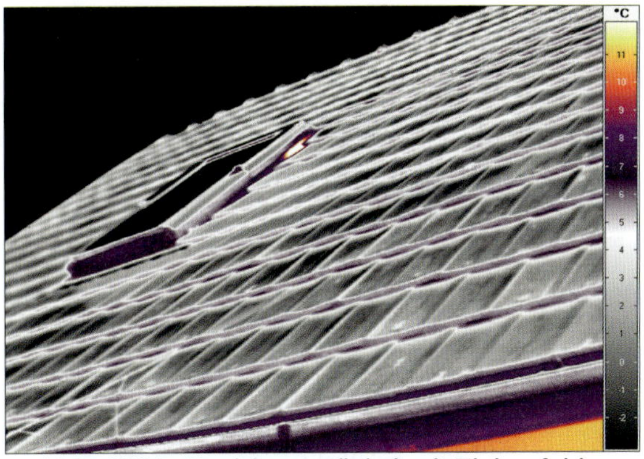

Abb. 1002: Dachfenster(luke) mit Einbaufehler

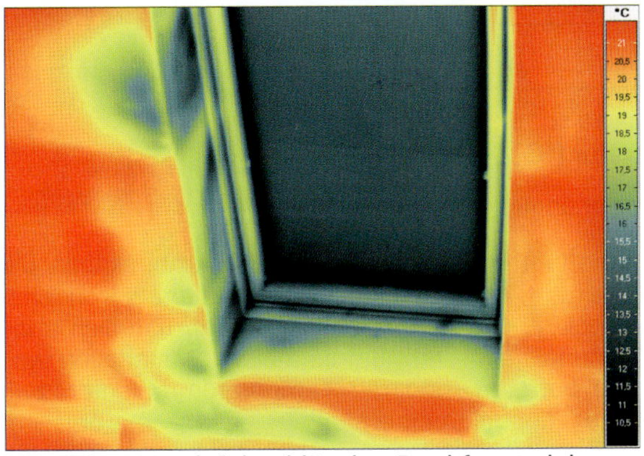

Abb. 1003: luftdurchlässige Dachfensterluke

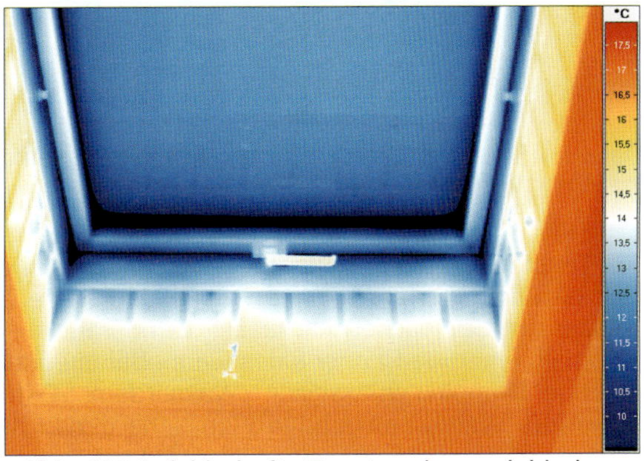

Abb. 1004: fehlerhafte Fensterrahmeneinbindung

5.1.5.7. Nachweis von Wasser- und Wasserdampfschäden

In Gebäuden verursachen nicht nur die Temperaturschwankungen, die durch Wärmebrücken und unerwünschte Luftströmungen verursacht werden Probleme, sondern auch die mit diesen Luftströmungen verbundene Wasserdampfverteilung, die aus Kondensation resultierende Oberflächenfeuchte, Schimmelpilzbildung oder gar Materialdurchnässung bis hin zu Frostschäden. Um die Zusammenhänge dieser Themen zu verstehen, sind einige Fakten und Begriffe zu definieren.

Eine wichtige Tatsache ist, dass in einem Wohngebäude während der normalen Nutzung Wasserdampf vorhanden ist und auch kontinuierlich entsteht. Hierbei spielt die menschliche Atmung eine nicht unbedeutende Rolle: im Ruhezustand gibt eine Person 20 bis 70 Gramm Wasser(dampf) pro Stunde an die Luft ab, bei physischer Belastung sogar 200 bis 300 Gramm. Kochen, Waschen und Baden / Duschen erzeugen sogar 800 bis 2000 Gramm in die Raumluft gelangenden Wasserdampf pro Stunde. Nicht zu vergessen sind auch Haustiere oder Zimmerpflanzen, die je nach Größe stündlich 5 bis 30 Gramm Wasser an die Luft abgeben können. Dieser Wasserdampf erhöht die relative Luftfeuchtigkeit im Inneren des Gebäudes, dessen Wert daher ohne Belüftung oder andere feuchteverringernde Verfahren kontinuierlich zunimmt.

Die Luft kann allerdings Wasserdampf nur in gewissem Maße aufnehmen und speichern. Diese Fähigkeit ist abhängig von der Lufttemperatur und vom Luftdruck. Da die Luft und auch der Wasserdampf je eine eigene Masse besitzen, entsteht ein atmosphärischer Gesamtdruck, welcher sich aus den Partialdrücken der Luft und des Wasserdampfes (dem sogenannten Dampfdruck) zusammensetzt. Der Dampfdruck ist dann am höchsten, wenn die Luft mit Wasserdampf gesättigt ist, d.h. wenn bei der gegebenen Temperatur die Luft keine weitere Feuchtigkeit mehr (außer der bereits vorhandenen) aufnehmen kann. Den hierbei entstehenden Dampfruck nennt man Sättigungsdampfdruck.

Der Sättigungsdampfdruck ergibt sich laut der empirischen Formel von Magnus-Tetens (1930) wie folgt:

$$p_s = 611 \cdot 10^{\frac{a \cdot t}{b + t}} \text{ [Pa]} \qquad \text{Gl. 137}$$

Legende:

p_s ... Sättigungsdampfdruck [Pa]
a ... Konstante, über Wasseroberfläche: 7,5 / über Eisoberfläche: 9,5
b ... Konstante, über Wasseroberfläche: 237,3 °C / über Eisoberfläche: 265,5 °C
t ... Temperatur [°C]

Für die Bestimmung des bei einer bestimmten Temperatur bestehenden Dampfdruckes ist die Temperatur in obiger Gleichung durch die Taupunkttemperatur zu ersetzen. Das Verhältnis des tatsächlichen Dampfdruckes im Vergleich zum Sättigungsdampfdruck nennt man den relativen Dampfdruck.

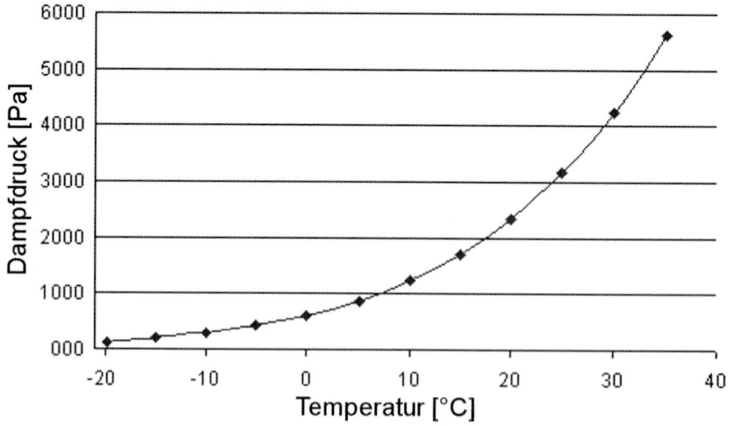

Abb. 1005: Sättigungsdampfdruck p_s in Abhängigkeit von der Lufttemperatur

Als Taupunkt wird die Temperatur bezeichnet, bei der die Luft - unter konstantem Druck abgekühlt - die Dampfsättigung erreicht. In der Praxis ist dies die Temperatur, bei der sich die Luftfeuchte als Kondenswasser auf Oberflächen mit dieser Temperatur niederschlägt. Diese Kondensation kann natürlich auch innerhalb einer Wand oder eines wärmedämmenden Materials auftreten, da die meisten Materialien eine gewisse Dampfdurchlässigkeit (Wasserdampf-Diffusität) besitzen, und die Temperaturgradienten zwischen der Wandinnen- und -außenfläche genau hier die Taupunkttemperatur erreichen. Viele der Probleme und Bauschäden durch Wasserdampfkondensation und/oder Diffusion können hierdurch erklärt werden. Dies ist insbesondere bei modern wärmegedämmten Gebäuden unbedingt zu beachten.

Lufttemperatur	Relative Luftfeuchte					
	30 %	40 %	50 %	60 %	70 %	80 %
24 °C	5,4 °C	9,6 °C	12,9 °C	15,8 °C	18,2 °C	20,3 °C
22 °C	3,6 °C	7,8 °C	11,1 °C	13,9 °C	16,3 °C	18,4 °C
20 °C	1,9 °C	6,0 °C	9,3 °C	12,0 °C	14,4 °C	16,4 °C
18 °C	0,2 °C	4,2 °C	7,4 °C	10,1 °C	12,5 °C	14,5 °C
16 °C	-1,4 °C	2,4 °C	5,6 °C	8,2 °C	10,5 °C	12,6 °C
14 °C	-2,9 °C	0,6 °C	3,7 °C	6,4 °C	8,6 °C	10,6 °C
12 °C	-4,5 °C	-1,0 °C	1,9 °C	4,5 °C	6,7 °C	8,7 °C
10 °C	-6,0 °C	-2,6 °C	0,1 °C	2,6 °C	4,8 °C	6,7 °C

Tabelle 43: Taupunkt-Temperatur in Abhängigkeit von Lufttemperatur und relativer Luftfeuchtigkeit

Zahlenbeispiel für die Nutzung der obigen Tabelle:

- bei 20 °C Lufttemperatur
- und 60 % relativer Luftfeuchtigkeit

tritt schon bei 12 °C Kondensation auf (z.B. auf 12 °C kühlen Flächen oder in Wänden)

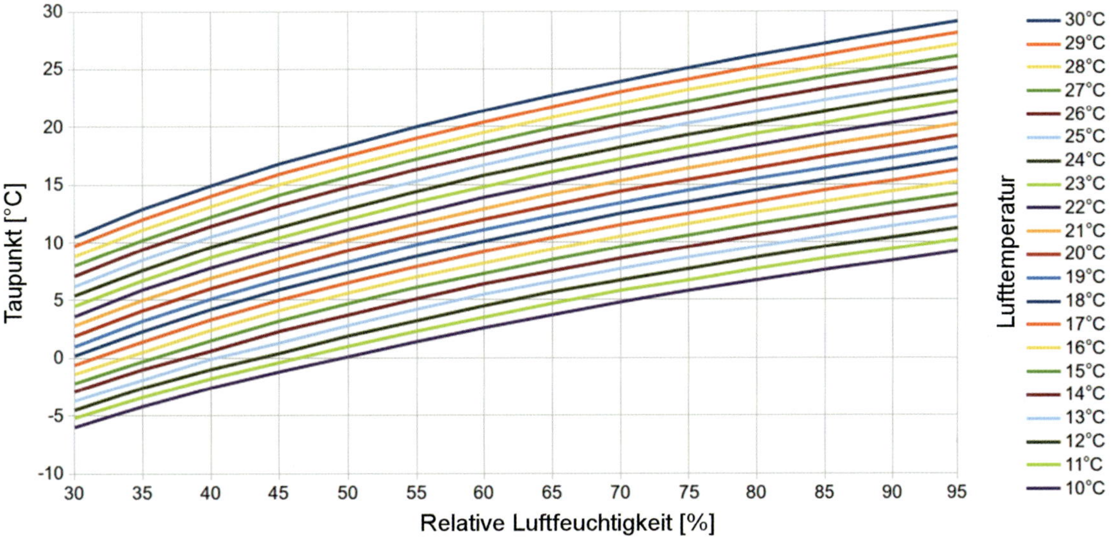

Abb. 1006: Taupunkt-Temperatur in Abhängigkeit von Lufttemperatur und relativer Luftfeuchtigkeit

Die folgende Abbildung zeigt eine weitere, sehr interessante Beziehung: Wenn Luft mit 20 °C Temperatur und 50% relativer Luftfeuchtigkeit (d.h. mit 8,65 g/m³ absolutem Wasserdampfgehalt) auf 8 °C abgekühlt wird, erreicht der Wasserdampfgehalt die Sättigungsgrenze, also 100% relative Feuchte. Luft mit 8 °C, die 8,65 g/m³ Wasserdampf enthält, ist also gesättigt. Jeder weitere Temperaturabfall verursacht daher sofortige Kondensation.

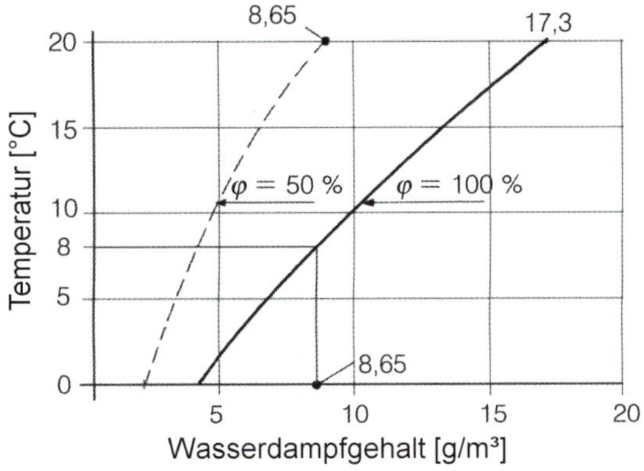

Abb. 1007: Abkühlung von Luft bei gegebenem absoluten Wasserdampfgehalt
(mit freundlicher Genehmigung von Miklós Osztroluczky [A365], editiert)

So führt der in der vorherigen Abbildung gezeigte Vorgang dazu, dass durch einen Riss oder eine beschädigte Dampfsperre in die Wärmedämmung austretende warme Innenluft mit nur 50% relativer Feuchte zur Durchfeuchtung des Dämmstoffes führen kann. Kühlt sich nämlich die Luft innerhalb des Dämmmaterials auf eine Temperatur von weniger als 8 °C ab, kondensiert die Luftfeuchtigkeit in der Dämmung. Dadurch durchnässt das Material und es verliert seine guten Wärmedämmeigenschaften. Darüber hinaus können sogar Frostschäden auftreten, insofern das kondensierte Wasser unter 0 °C abkühlt und gefriert.

Nunmehr stellt sich die Frage, wie die beschriebene Durchfeuchtung verhindert werden kann. Natürlich durch einen gut durchdachten Schichtenaufbau der Gebäudehülle, versehen mit einer Dampfsperre (da nicht alle Baustoffe luftdicht sind bzw. mit Wasserdampf durchdrungen werden können). Die von direkter Luftströmung, Belüftung und Luftlecks unabhängige Wasserdampfdurchlässigkeit wird als Dampfdiffusion bezeichnet. Die Menge des diffundierenden Dampfes hängt vom Material (dessen Dampfdiffusionsfaktor) und der Differenz zwischen den beiden Dampfdrücken beidseitig des Materials ab.

Je höher der Dampfdruckunterschied und je kleiner der Dampfdiffusionswiderstand des Materials ist, desto intensiver erfolgt die Wasserdampfübertragung in Richtung des geringeren Dampfdruckes. Der Dampfdiffusionswiderstand R_p einer Materialschicht ergibt sich aus derer Dicke und dem Wasserdampfdiffusionsgrad δ des Materials, welcher ähnlich dem Wärmewiderstandsgrad eine materialspezifische Größe ist. Es gibt auch einen relativen Dampfdiffusionswiderstand μ, das den Diffusionswiderstand des Materials als Verhältniszahl im Vergleich zum Diffusionswiderstand der Luft angibt. In diesem Fall ist dies eine Verhältniszahl ohne Einheit. Informationen zu einigen Materialien enthält die folgende Tabelle.

	Metalle	**Glas**	**Dampf-sperrfolie**	**Stahl-beton**	**gebrannte Vollziegel**	**Schaum-polystyrol**	**Stein-wolle**
δ Wasserdampf-diffusionsgrad [g/(m·s·MPa)]	0	0	0,00004	0,008	0,028	0,002	0,120
R_p Dampfdiffusions-widerstand (bei 10 cm Schichtdicke) [m²·s·Pa/kg]	∞	∞	2500	12,5	3,6	10 ...20	0,8
μ relativer Dampfdiffusions-widerstand	∞	∞	5000	25	7,2	20 ... 40	1,6

Tabelle 44: Dampfdiffusionseigenschaften einiger Baumaterialien

Im Allgemeinen weisen Materialien mit kleinsten Poren (meistens Materialien mit der höchsten Dichte) den höchsten Dampfdiffusionswiderstand auf. In zueinander ähnlichen Materialien besitzen die mit geschlossenen Poren gegenüber denen mit offenen Poren einen höheren Widerstand.

Bei Materialeigenschaften bleibend, soll hier gleich ein weiteres bautechnisch wesentliches Phänomen behandelt werden: die Kapillarität oder auch der Kapillareffekt. Die meisten Baumaterialien haben eine beträchtliche Kapillarität, was praktisch die Wasserabsorptionsfähigkeit (Wasseraufsaugfähigkeit) des Materials bewirkt. Diese Eigenschaft ist von der Porosität des Materials abhängig und entsteht wegen der Kohäsionskräfte (oder Oberflächenspannung) der Wasseroberfläche und den Adhäsionskräften zwischen den Wassermolekülen. Bei ausreichend engen Poren können diese Kräfte größer sein als die Gravitation, so dass Wasser in den Materialien aufgrund des Kapillareffekts „aufsteigen" kann.

Die maximale Höhe der kapillaren Wasseraufsaugung kann mit folgender Gleichung bestimmt werden:

$$h_{kapillar,\,max.} = \frac{0{,}15}{r_{Poren}} \; [\mathrm{m}] \qquad \text{Gl. 138}$$

Legende:

$h_{kapillar,\,max}$ ... Höhe der kapillaren Wasseraufsaugung [m]
r_{Poren} ... Radius der Materialporen [m]

Im Allgemeinen nimmt die Kapillarwirkung mit der Porosität des Materials und der Feinheit der Poren zu. Ab einer bestimmten Dichte nimmt jedoch die Zahl der Poren rapide ab, womit sich der kapillare Effekt stark verringert. So kann z.B. in Beton mit bis zu 1 µm großen Poren kapillares Wasser bis in 15 m Höhe aufsteigen, in gut gebrannten kleinporigen Ziegeln (Klinkern) mit Poren von 0,1 µm jedoch nur bis zu einer Höhe von gerade 1,5 m.

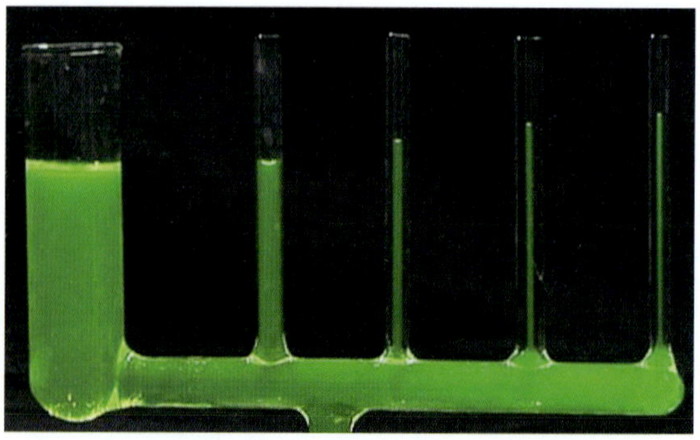

Abb. 1008: kapillare Wirkung bei Wasser
(mit freundlicher Genehmigung der Universität Szeged, http://titan.physx.u-szeged.hu [A366])

Gebäudeschäden durch Wasser und Wasserdampf

Unter der Vielzahl der Planungs-, Ausführungs-, Alterungs- und Nutzungsprobleme von Gebäuden stehen die meisten im Zusammenhang mit dem Wasser. Ursachen können folgende sein:

- Wasseraufsaugung durch Kapillarwirkung
- Durchfeuchtung wegen Kondensation unter Taupunkt abkühlender Leckluft
- äußere Wassereinwirkungen, Wolkenbrüche, Überschwemmungen
- Ausfälle in der Gebäudetechnik, Lecks und Rohrbrüche
- falsche Gebäudenutzung, falsche Beheizung, Belüftung, Möbelaufstellung
- Luftfeuchte stark anhebende Technologien

Die entstehenden Schäden sind meistens von großem Ausmaß:

- abnehmende Wärmedämmfähigkeit
- abnehmende Festigkeit (z.B. Gipskarton, Gasbeton)
- Korrosion (z.B. in Stahlbeton)
- Frostschäden (Zerfrieren nasser Baumaterialien)
- Salzaustrag an die Oberfläche (Ausblühung, Salpeter)
- verrottende Holzbauelemente
- Kondensation, Schimmelbildung

Fast alle diese Probleme haben eine gewisse Wärmewirkung aufgrund der Änderungen der Wärmedämmeigenschaften, der Wärmekapazität oder der Verdampfungswärme (bzw. der damit verbundenen Temperaturverringerung) durch die Anwesenheit von Wasser. Unter der Annahme einer Thermokamera mit ausreichend hoher thermischer Auflösung können diese Fehler lokalisiert und identifiziert werden.

Kondensation (Feuchteniederschlag) und Schimmelpilzgefahr - Erkennung mittels Thermografie

Einer der häufigsten Fehler in Wohngebäuden ist die Kondensation, welche in vielen Fällen mit Schimmelpilzbildung verbunden ist. Die physikalischen Ursachen der Kondensation wurden bereits geklärt. Hier wird lediglich darauf hingewiesen, welche Gebäude- oder Wärmedämmeigenschaften, oder welche Nutzungsumstände zu Kondensation und Schimmelpilzbildung führen können.

Mögliche Ursachen der Kondensation:

- geometrische Wärmebrücken (häufigst in Zimmerecken und an Deckenrändern)
- fehlende oder falsche Wärmedämmung (z.B. an Trägern, Stürzen, Betonankern)
- Luftundichtigkeiten (Kondensation in der Wärmedämmung)
- falsche Gebäudenutzung (unzureichende Beheizung bzw. Belüftung)
- nicht eingeplante, Wasserdampf hervorrufende Technologien (in Betriebsstätten)

Schimmelpilze können sich in der Oberflächenfeuchte ansiedeln, wenn die nachfolgend aufgeführten Bedingungen wenigstens 3 bis 7 Tage gegeben sind:

- Temperaturen um 15 bis 35 °C
- hohe relative Luftfeuchtigkeit (70 ... 100%)
- ständige Wandfeuchte (Leitungsleck, undichtes Dach, Kapillarität, Kondensation ...)
  (ein Oberflächenwasserfilm ist nicht notwendig, es reichen 75% kapillare Kondensation)
- Existenz organischer Substanzen (Nährboden) mit pH2 bis pH10
  (hierzu reichen auch schon die an der Feuchte „anklebenden" Luftverschmutzungen)
- Pilzsporen (in der Luft vorhanden)
- Sauerstoff (in der Luft vorhanden)
- Licht

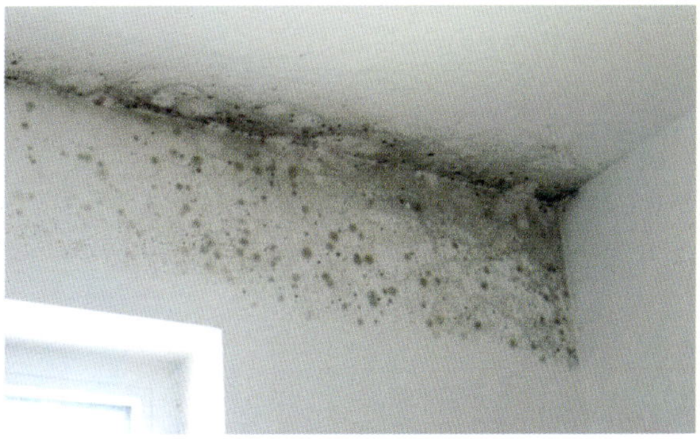

Abb. 1009: Kondensation und Schimmelpilzbefall wegen Wärmebrücke
(mit freundlicher Genehmigung von Miklós Osztroluczky [A367])

Demnach kann festgestellt werden, dass in allen - im Kapitel 5.1.5.1. „Lokalisierung von Wärmebrücken und Wärmedämmfehlern" beschriebenen Fällen, bei denen thermografisch das Vorhandensein einer Wärmebrücke nachgewiesen werden kann, auch Kondensation auftritt, insofern die Temperatur der betroffenen Oberfläche unter dem Taupunkt liegt. Natürlich müssen hierzu Lufttemperatur und relative Luftfeuchtigkeit gemessen werden, was aber bei der Vielzahl der heutzutage im Angebot befindlichen Messgeräten keine besonderen Schwierigkeiten machen dürfte.

Hier soll allerdings noch ein wichtiger Hinweis zu diesem Thema gegeben werden. Es gibt Fälle von Schimmelpilzbefall, bei denen Gerichte entscheiden sollen, ob deren Ursache schlechte Planung bzw. Bauausführung, oder aber die unsachgemäße Nutzung des Gebäudes oder Gebäudeteiles (Wohnung) ist. Ein zu diesem Zeitpunkt bestellter Sachverständiger (oder offizieller Gerichtssachverständiger) kann von den Streitparteien leider unter Umständen auch fehlgeleitet werden. Im Verlauf des Verfahrens zu erstellende Messungen werden nämlich gerne durch die Betreiber (zur Untermauerung der eigenen Argumentation) nur bei untypischen Nutzungsbedingungen ermöglicht. Zu den Mitteln zur Manipulation gehören beispielsweise plötzliches Aufheizen oder ungewöhnliche Belüftung.

Wenn die Wohnung vor der thermografischen Untersuchung schnell (abnormal) durchlüftet würde, hat die eingelassene, inzwischen durch die Heizung, die Wände und die Raumgegenstände erwärmte Außenluft eine sehr niedrige relative Feuchte. Deshalb würden die Temperaturen einer eventuellen Wärmebrücke dem Taupunkt nicht einmal nahe kommen, der Feuchteschaden oder Schimmelpilzbefall wäre also nicht erklärbar. Es empfiehlt sich daher, die Feuchtemessung zweimal durchzuführen, um solche Anomalien zu erkennen: einmal zu Beginn der thermografischen Beurteilung und dann noch einmal nach 1 bis 2 Stunden. Wenn sich die beiden Werte nur geringfügig unterscheiden, wurde die Messung unter „normalen" Bedingungen (also in einem „stationären" Zustand) des Gebäudes oder der Wohnung durchgeführt. Wenn sich jedoch die relative Feuchtigkeit während dieser Zeit stark verändert hat, befindet sich das Gebäude (oder die Wohnung) nicht in einem stabilen Zustand. Die starke Zunahme der Luftfeuchte deutet auf eine starke Durchlüftung vor der Messung, eine starke Abnahme dagegen auf eine gerade im Gange befindliche starke Aufheizung hin.

Beispielthermogramme für Kondensation

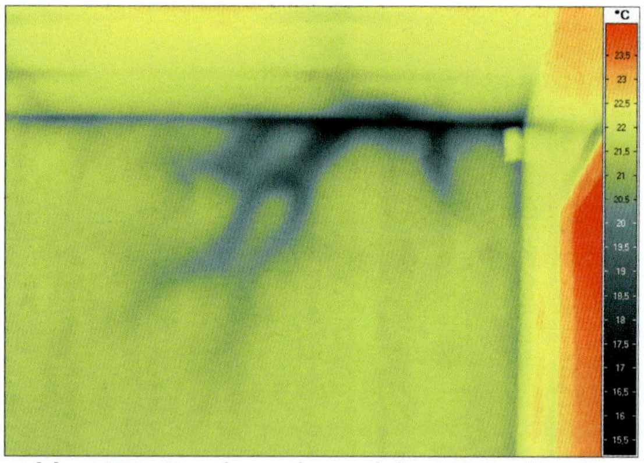

Abb. 1010: Kondensation auf der Rückseite einer Gipskartonplatte (es gibt noch kein sichtbares Anzeichen von Feuchtigkeit auf der Plattenoberfläche)

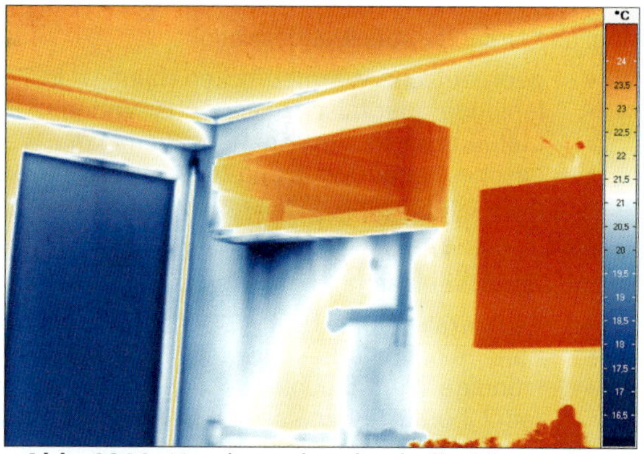

Abb. 1011: Kondensation durch die Klimaanlage (Wandfeuchte aufgrund anhaltender sommerlicher Nutzung, jedoch keine Austrocknung im Winter)

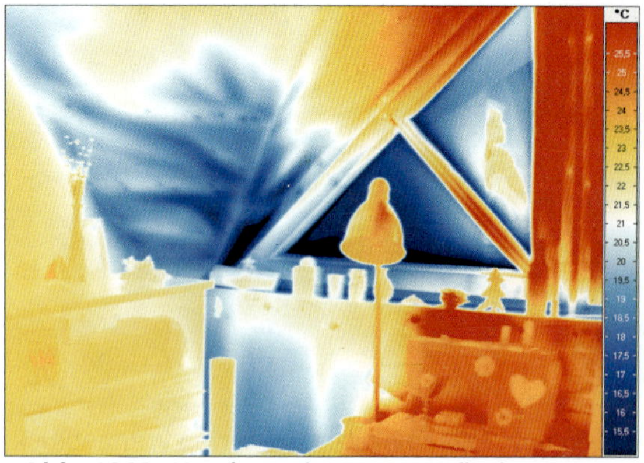

Abb. 1012: Kondensation an Innenfläche wegen fehlender Wärmedämmung

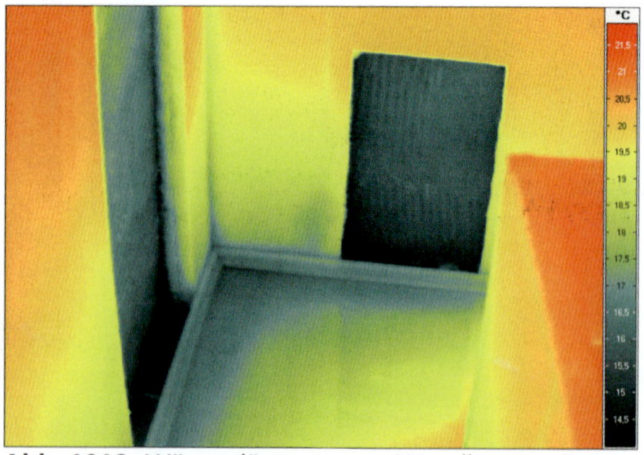

Abb. 1013: Wärmedämmung an Wandinnenseite aus Schaumpolystyrol, dahinter nasse Außenwand

Beispielthermogramme für Kondensation mit Schimmelpilzbefall

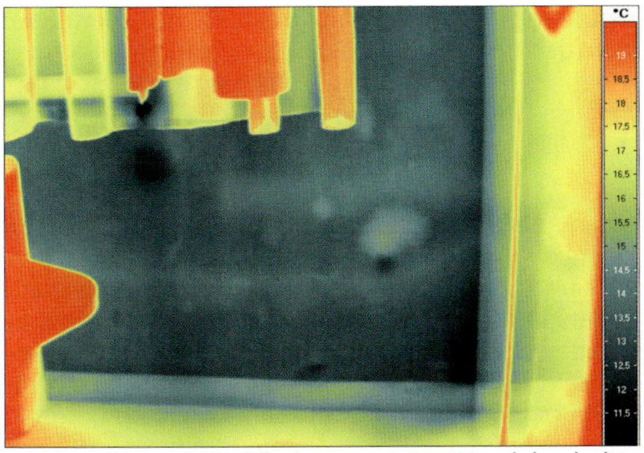

Abb. 1014: mit Stahlbeton ersetzter Wandabschnitt

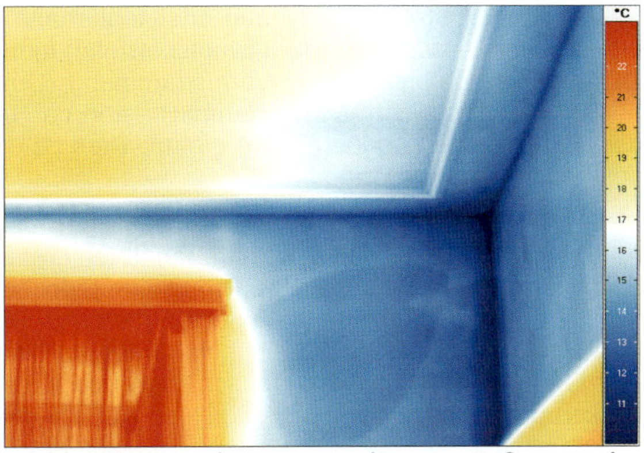

Abb. 1015: zu dünne, ungedämmte Außenwand

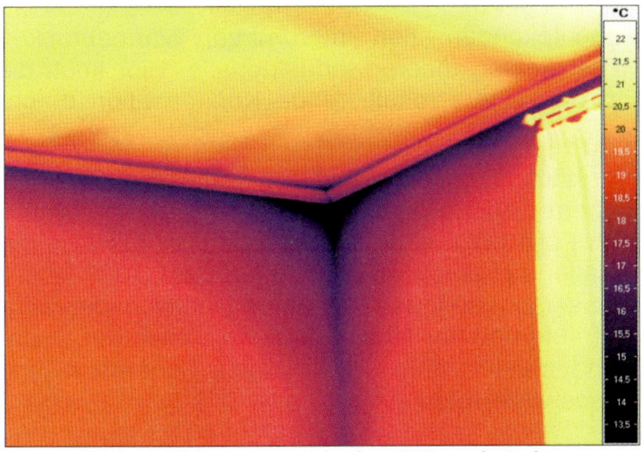

Abb. 1016: geometrische Wärmebrücke

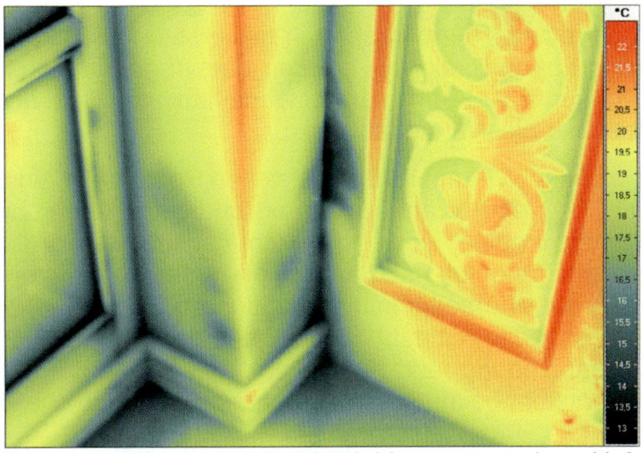

Abb. 1017: Kondensation durch hinterströmende Kaltluft

Probleme durch Wasserdampfdiffusion - Erkennung mittels Thermografie

Der größte Teil des durch die Nutzung des Wohnraumes entstehenden Wasserdampfes verlässt die Gebäudehülle durch die Belüftung (oder sollte dies so tun). Aufgrund der unterschiedlichen Dampfdiffusionseigenschaften der einzelnen Baumaterialien besteht natürlich auch über diese ein Dampfdruckausgleich zwischen Innen und Außen. Bei guter Planung und Ausführung bewirkt der sich durch Dampfdiffusion in den Baustoffen ansammelnde Feuchtigkeitsgehalt kein Problem, da entweder die Taupunkttemperatur innerhalb des Temperaturabfalles im Material nicht unterschritten wird oder dem Material (periodisch täglich oder mindestens jedes Jahr einmal) die Möglichkeit zur Austrocknung gegeben ist.

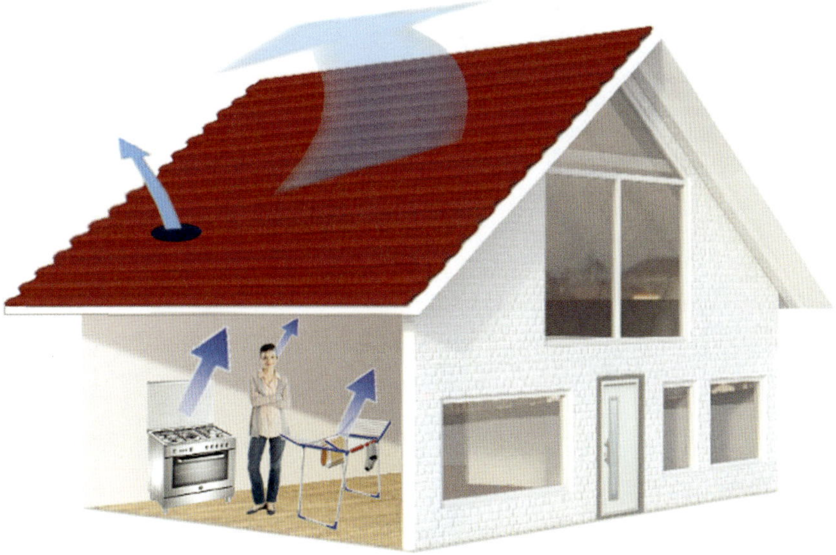

Abb. 1018: nutzungsbedingte Luftfeuchte und deren Wege durch die Gebäudehülle (Diffusion, Leckstelle)

Ein Problem mit der Diffusion entsteht dann, wenn die Feuchtigkeit aus dem Material nicht nach außen austrocknen kann, oder die die Dampfbremse bildende Schicht beschädigt ist oder ganz einfach fehlt. Selbst die kleinste Beschädigung oder fehlerhafte Ausführung einer Dampfsperre (z.B. nicht korrektes oder fehlendes Verkleben der Dampfsperrfolie) führt unweigerlich zur Kondensation, schlimmstenfalls zur lokalen Durchfeuchtung der Wärmedämmung. Durch das in der vorherigen Abbildung gezeigte Dach beträgt die winterliche Wasserdampfdiffusion ca. 1 g/m^2 (über die fehlerfreie Dachfläche), am Schaden der Dampfsperre dagegen fast 4 g/mm^2. Dies ist etwa 4 Millionen so viel, wie die Dampfdurchlässigkeit des fehlerfreien Schichtaufbaus.

Die folgenden zwei Beispiele veranschaulichen das Phänomen an Industriehallen. Eine Lagerhalle mit Außenwänden aus Wellblech-Sandwichpaneelen mit innenliegender Wärmedämmung wurde in eine Produktionshalle umgewandelt. Die Produktion jedoch ging einher mit einer extremen Wasserdampfbildung, der aber keine geeignete Lüftung entgegenstand. Die Innenluft wurde mit Wasserdampf gesättigt, was zu Nebel mit weniger als 10 m Sicht innerhalb der Halle führte. Entsprechend der natürlichen Luftströmung (auf Grund von Temperaturunterschieden und Wind) erfolgte der Luftaustausch hauptsächlich durch die Lücken und Spalten der nicht luftdichten Außenwände. Die extrem feuchte, warme Innenluft wurde dabei abgekühlt und der darin enthaltene Wasserdampf kondensierte genau im Wärmedämmmaterial. Das Ergebnis ist die auf dem folgenden (linken) Wärmebild zu sehende Durchfeuchtung der Sandwichpaneele.

Das rechte Thermogramm in der ersten Reihe zeigt Feuchtekondensation aufgrund von Wärmebrücken (und Luftundichtigkeit) bei den dachtragenden Stützpfeilern einer anderen Industriehalle. Hier kühlt die hinter der Außenhaut strömende Luft plötzlich ab und die daraus resultierende Kondensation durchfeuchtet die Wärmedämmung.

Das linke Wärmebild in der zweiten Reihe zeigt einen der häufigsten Fehler im Dachgeschossausbau. Es gibt hier eine Wärmeisolierung und auch eine Dampfsperre, aber während der Bauausführung wurde letztere in einer Raumecke nicht richtig mit der nächsten Folie überlappt und verklebt. Hier tritt also die feuchte Innenluft nach außen, die Wasserdampfkondensation bei deren Abkühlung führt zur Durchfeuchtung der Wärmedämmung und sogar zum sichtbaren Wasserschaden, welcher einem Dachschaden ähnlich ist. Beim rechten Wärmebild in der zweiten Zeile tritt aufgrund der fehlenden Luftdichtheit der Dachhautanbindung feuchte Innenluft aus dem darunterliegenden Wohnraum in den kühlen Bodenraum und es entsteht bei derer Abkühlung eine wortwörtliche Kondenswasserpfütze.

Beispielthermogramme für Wasserdampfdiffusion und Kondensation

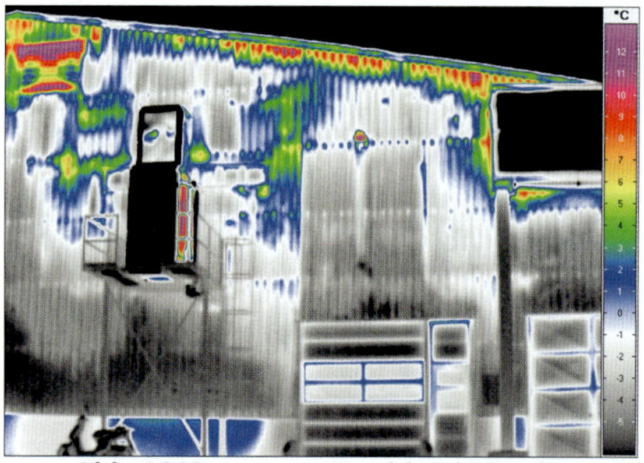

Abb. 1019: extreme Durchfeuchtung der Wärmedämmung durch austretende Innenluft

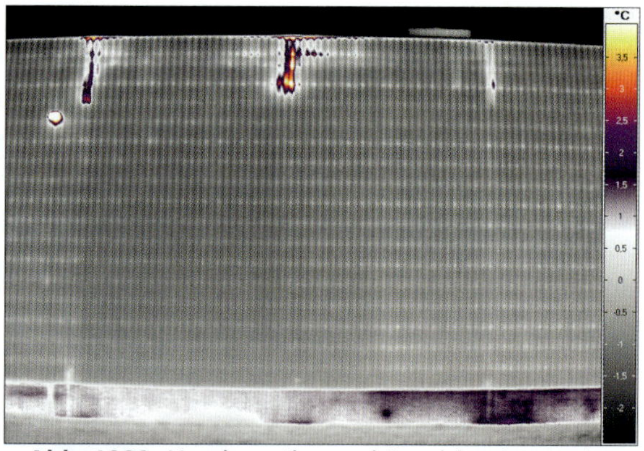

Abb. 1020: Kondensation und Durchfeuchtung der Dämmung wegen Wärmebrücken der Dachstützpfeiler

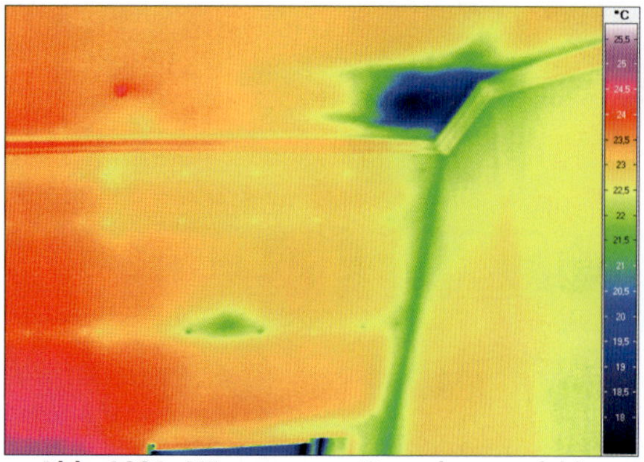

Abb. 1021: Nässe wegen Dampfsperrenfehler

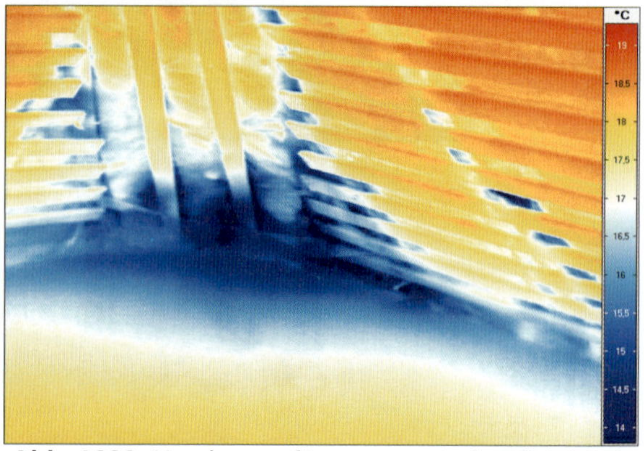

Abb. 1022: Kondensatpfütze wegen Luftundichtigkeit

Erkennung kapillarer Feuchte und eindringender Nässe mittels Thermografie

Während der thermografischen Untersuchung ist es möglich, den Temperaturabfall aufgrund der Verdunstungswärme (Wärmeentzug beim Verdunsten von Flüssigkeiten) zu erfassen. Die Messung erfordert natürlich eine Thermokamera mit besonders guter thermischer Auflösung. Aufgedeckt werden können:

- aus dem Boden aufsteigende oder eindringende kapillare Feuchte (Sockel, Fußboden, Keller)
- Undichtigkeiten an Überdachungen, Dachanbindungen oder Regenrinnen
- Lecks an Abwasserrohren, Wasserspeichern, Regenwasserrohren

Führt die kapillare Wasseraufnahme oder die äußere Feuchteeinwirkung zur völligen Durchnässung des Bauteils, erfährt dieses außer der durch die Verdampfungswärme verursachten Temperaturunterschiede auch solche als Wärmebrücke wegen seiner verringerten Wärmedämmfähigkeit. Ein gutes Beispiel hierfür ist das rechte Wärmebild in der ersten Reihe, das einen durch häufige Regenbelastung völlig durchnässten Wandbereich zeigt. Innen ist hier natürlich eine besonders kalte, feuchte Wand unter dem Fenster festzustellen.

Beispielthermogramme für eindringendes Wasser

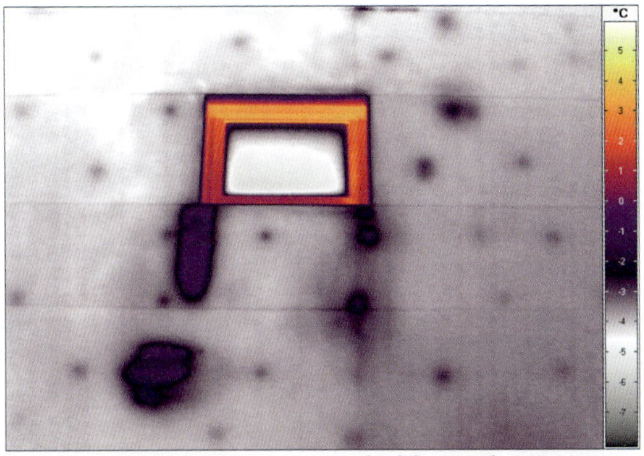

Abb. 1023: in Dämmung eindringender Regen

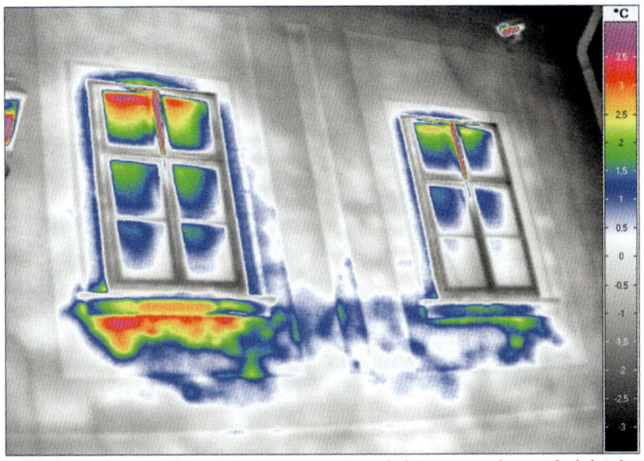

Abb. 1024: durchnässte Wand (Fensterbrettfehler)

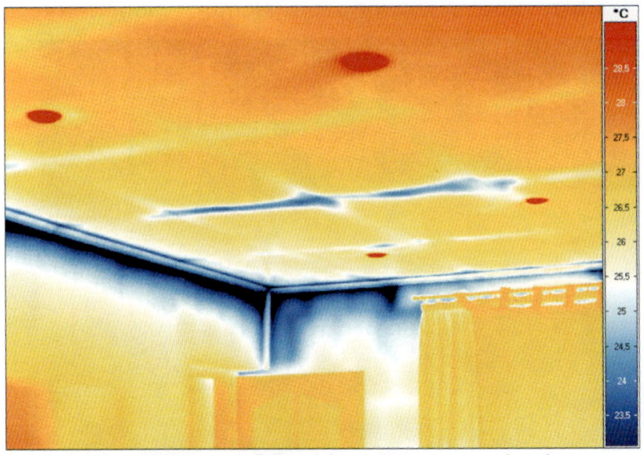

Abb. 1025: großflächiger Wasserschaden (nach Sturmschaden des Daches)

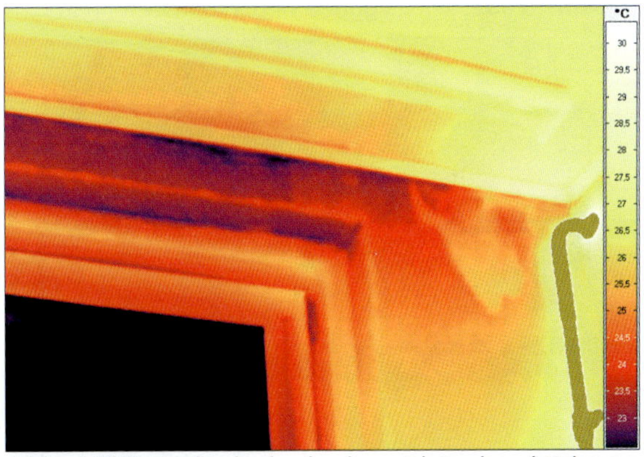

Abb. 1026: Dachschaden in einem Plattenbau (Wohnung 2 Stockwerke darunter - Durchdringung über die Fugen)

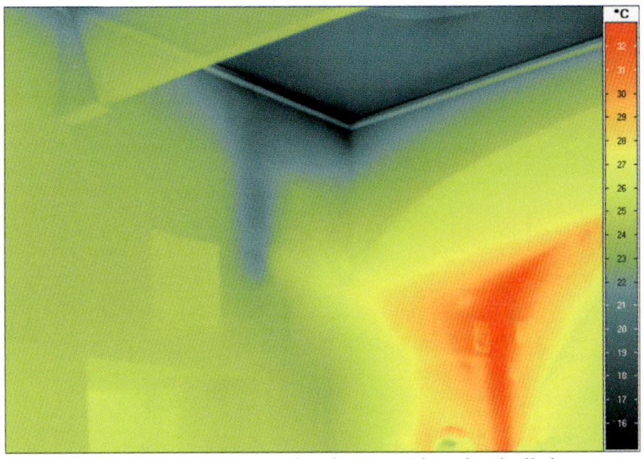

Abb. 1027: Wassereintritt an Glasdachdichtung

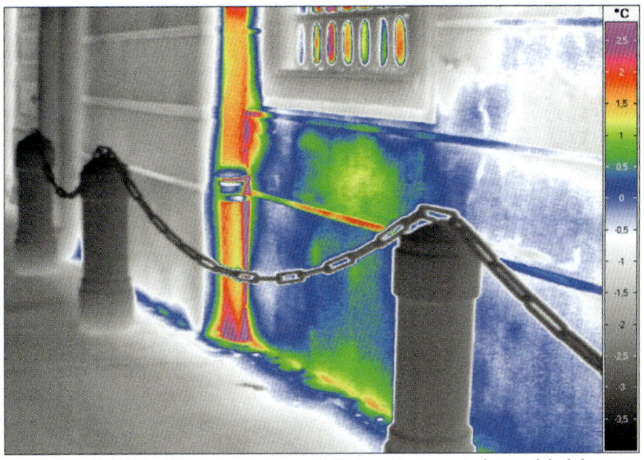

Abb. 1028: Regenwasser hinter Kunststeinverkleidung

Beispielthermogramme für kapillare Feuchtigkeit

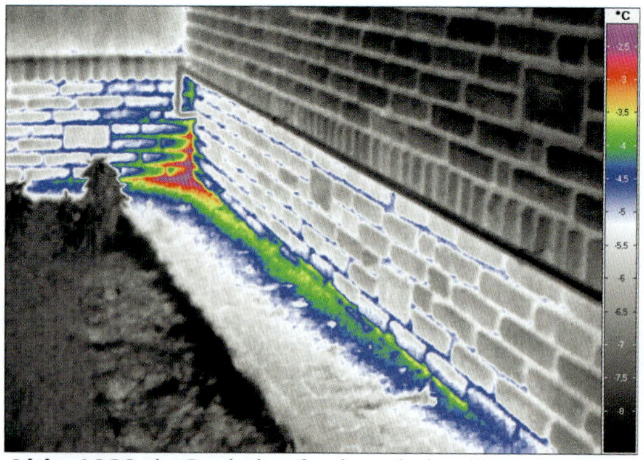

Abb. 1029: in Sockel aufsteigende kapillare Feuchte

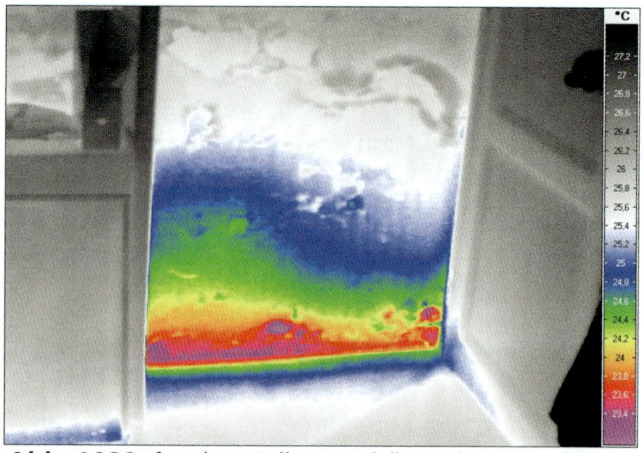

Abb. 1030: feuchte Kellerwand (invertierter Farbkeil!)

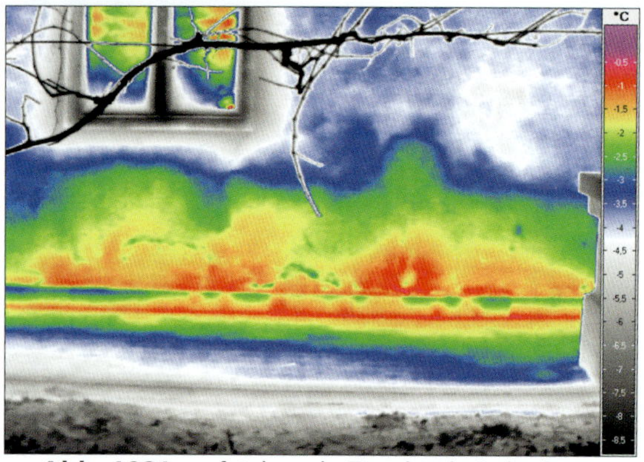

Abb. 1031: aufsteigende Feuchte in Lehmhaus

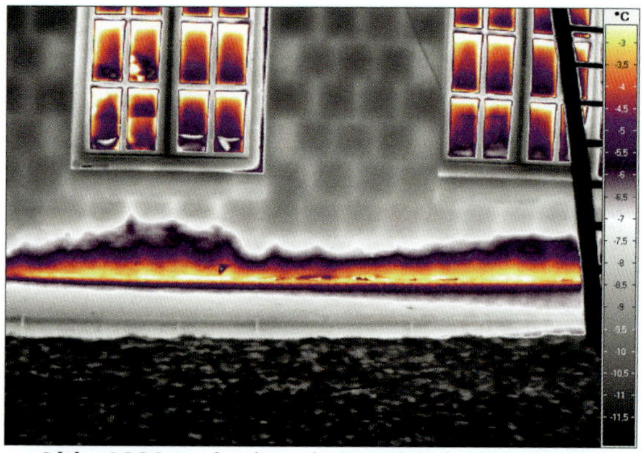

Abb. 1032: aufsteigende Feuchte in Ziegelwand

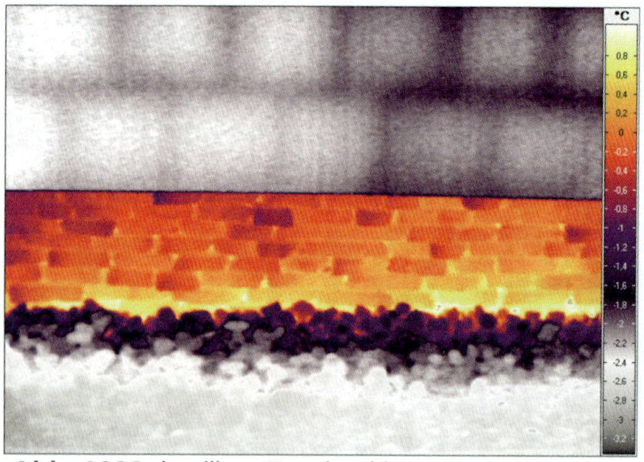

Abb. 1033: kapillare Feuchte hinter Sockelriemchen

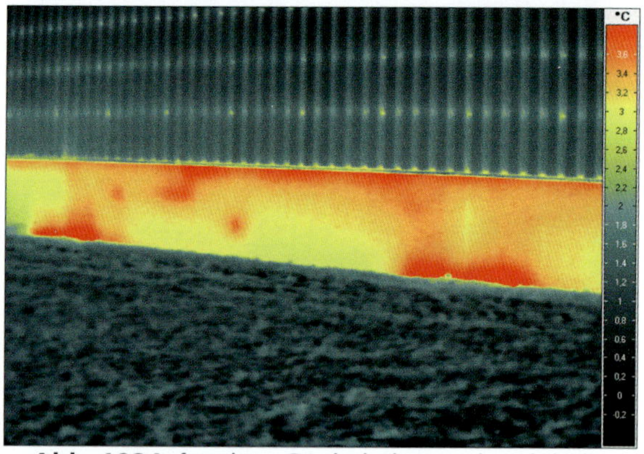

Abb. 1034: feuchter Sockel einer Industriehalle

5.1.5.8. Lokalisierung gebäudetechnischer Rohrleitungen und Lecks

Untersuchung der Position von Rohrleitungen, Bewertung von Heizungsanlagen

Die Aufdeckung der Position von Heizungs- und Warmwasserleitungen im Gebäude, sowie die Suche nach Lecks derselben basiert auf der durch die Rohrleitungen bzw. des von diesen geleiteten Mediums (meistens Wasser) abgegebenen Wärme an die Umgebung (häufigst Beton). Ist die Temperatur des in dem Rohrleitungssystem fließenden Mediums ausreichend höher als die Umgebungstemperatur, steigt im Masse der Wärmeleitfähigkeit des das Rohr umgebenden Materials die Temperatur der beobachtbaren Oberfläche. Je kleiner der Abstand zwischen der Leitung und der sichtbaren Oberfläche ist, desto schneller und intensiver steigt die Temperatur an. Als Ergebnis kann die Position der Rohre durch die Anwendung der Thermografie sichtbar gemacht werden. Die Grundlagen des Verfahrens sind in der folgenden Abbildung dargestellt.

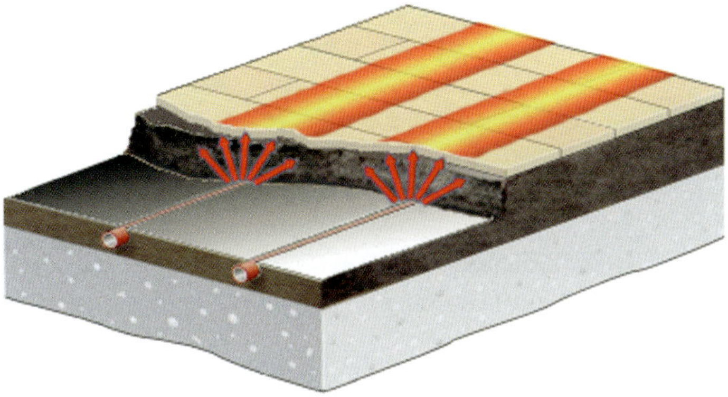

Abb. 1035: Detektion der Position von Warmwasser- bzw. Heizrohren mittels Thermografie

Natürlich bestehen für solche Messaufgaben sehr strenge Bedingungen, die im Folgenden Schritt für Schritt detailliert beschrieben werden. Thermografisch ist die Feststellung der Lage (und der Lecks) von Heizungsrohren und Warmwasserleitungen vorteilhaft in der Aufheizphase durchzuführen, bevor die homogene Temperaturverteilung der Oberfläche erreicht ist. (Bei einer bereits über Wochen gut funktionierenden Fußbodenheizung hat die Betonoberfläche eine nahezu gleichmäßige Wärmeverteilung.)

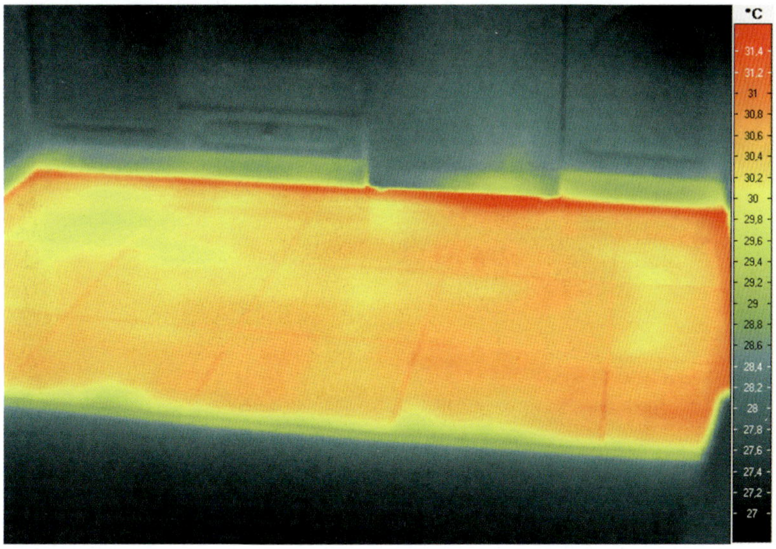

Abb. 1036: gleichmäßig temperierter Fußboden durch dauerhaft betriebene Fußbodenheizung

Bei Beachtung der obigen Bedingung kann die Thermografie zur nachträglichen Aufklärung und Dokumentation der Lage der Heizungs- und Zuleitungsrohre, sowie Warmwasserleitungen sowie derer eventueller Undichtigkeiten verwandt werden. Selbstverständlich können auch Kaltwasser- und Abwasserleitungen untersucht werden. Hierzu ist es jedoch notwendig, heißes Wasser oder andere Flüssigkeiten mit hoher Temperatur temporär in diese einzuleiten. Nur wenn eine ausreichend hohe Temperaturdifferenz zum Umgebungsmedium vorliegt und damit auch auf der beobachtbaren Oberfläche signifikante Temperaturunterschiede auftreten, kann die Thermografie effektiv angewandt werden.

Natürlich ist auch ein - die Rohre umschließendes - Medium mit entsprechenden Wärmeübertragungseigenschaften notwendig, damit die Wärmewirkung überhaupt an der Beobachtungsfläche ankommen kann. Die ist bei Rohren, die in Böden oder Wänden aus Beton oder Ziegel (mit Kalkzement- oder Gipsputz) verlegt wurden, normalerweise gegeben. Die Lage der Rohrsysteme ist jedoch nicht leicht (oder überhaupt nicht) detektierbar, wenn sie hinter oder in einem wärmedämmenden Material eingebettet sind. Ob EPS, XPS, Stein- oder Glaswolle, Parkett- bzw. Holzfußboden oder Holzvertäfelung bzw. abgehängte Decke, all diese sind so gut wärmedämmend (bzw. von den Rohren thermisch unabhängig), dass die zur Rohrleitungssuche notwendigen Oberflächentemperaturunterschiede nicht auftreten. Bei gestrichenen oder tapezierten Wänden, bei Teppichen, Keramik (Fliesen) oder Linoleum- bzw. PVC-Bodenbelägen liegen gute Messbedingungen vor. Problematisch sind alle Parkett- oder Holzfußböden in traditionellen Stärken, aber auch Laminat, wenn es mit Trittschalldämmung verlegt wurde.

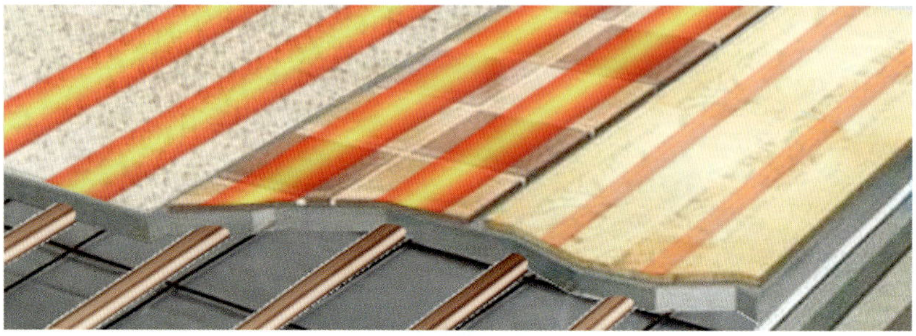

Abb. 1037: Wärmewirkung bei Fußboden mit Teppich, Bodenfliesen oder Parkett (von links nach rechts)

Generell kann festgestellt werden, dass bei glasierten Fliesen oft ein größeres Problem durch die auftretende Reflexion besteht als durch die Wärmedämmung eines noch so dicken Teppichs. Ein gutes Beispiel hierfür ist das folgende Wärmebild, das trotz der sehr guten thermischen Auflösung der eingesetzten Kamera die Lage der Rohre kaum darstellen kann. Es hilft, die Messung aus verschiedenen Blickwinkeln, möglichst nahezu rechtwinklig auf den zu prüfenden Boden durchzuführen. Der Nachteil hierbei ist jedoch die kleinere Beobachtungsfläche (je Thermogramm), die das Erkennen von Zusammenhängen bedeutend erschwert.

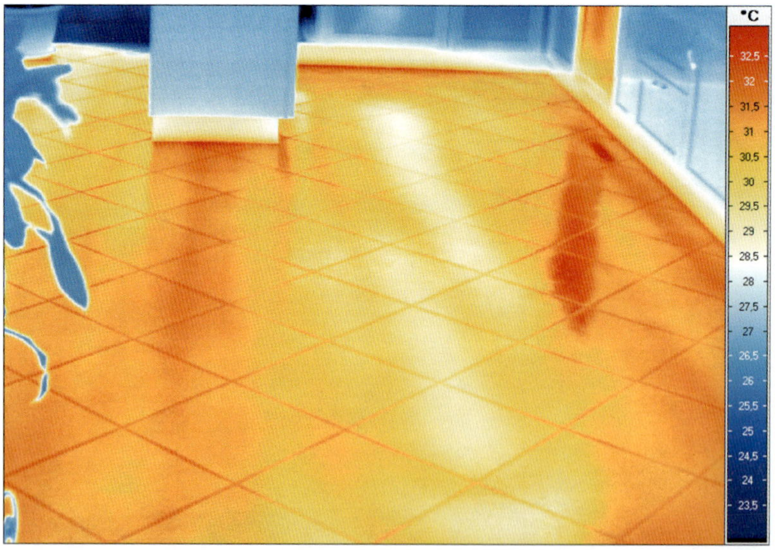

Abb. 1038: durch Reflexion auf glasierten Fliesen erschwerte Messung an einer Fußbodenheizung

Neben der Begutachtung von Fußboden- und Wandheizungsrohren ist die Thermografie natürlich ein gutes Prüfinstrument auch zur Kontrolle (und Einregelung) von Wand- und Fußbodenheizkörpern, Handtuchtrocknern, Heizkesseln und auch für Pumpen und Wärmetauscher von Heizsystemen. Es ist wichtig, bei der Auswertung der Wärmebilder die entsprechenden Kenntnisse über Aufbau, Funktionsweise und aktuellen Betriebszustand des Systems zu besitzen, anderenfalls kann leicht eine Fehlinterpretation der gemessenen Temperaturen erfolgen. Im Interesse des Messzieles kann es notwendig sein, den Heizbetrieb temporär zu ändern (dies ist u.a. für die Leitungssuche sowie für die nachfolgend beschriebene Lecksuche dringendst notwendig), der stationäre Zustand ist jedoch für die Prüfung der Heizkreise bzw. die Erwärmung von Heizkörpern und Rohrleitungssystemen zu empfehlen.

Beispielthermogramme für die Kontrolle von Heizsystemen

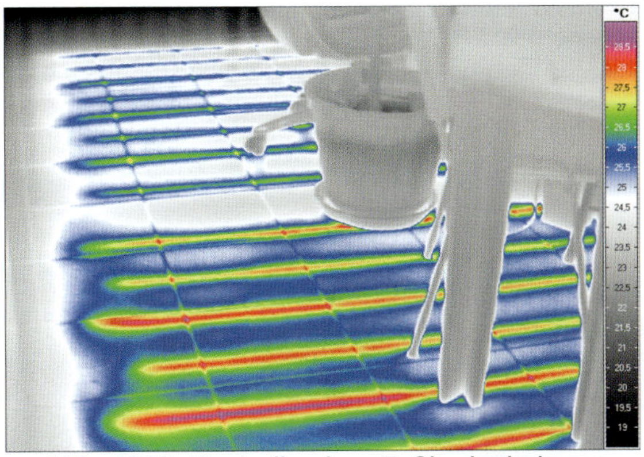

Abb. 1039: Kontrolle einer Fußbodenheizung

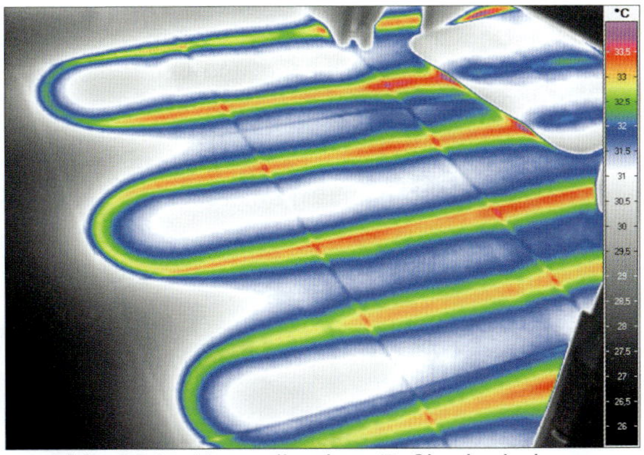

Abb. 1040: Kontrolle einer Fußbodenheizung

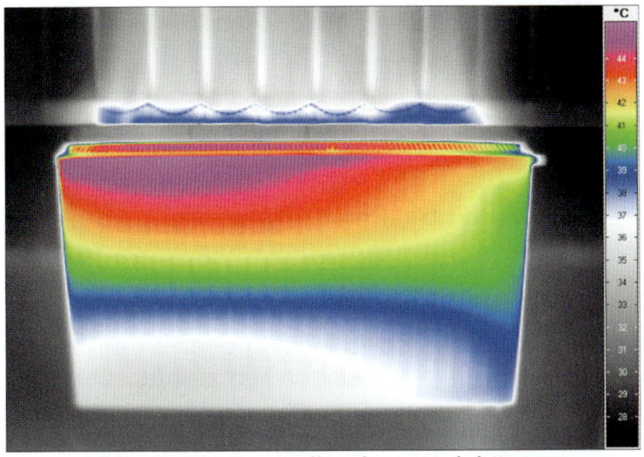

Abb. 1041: Kontrolle eines Heizkörpers

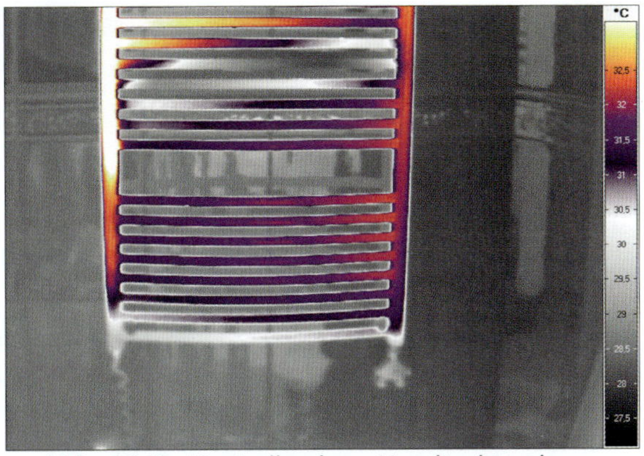

Abb. 1042: Kontrolle eines Handtuchtrockners

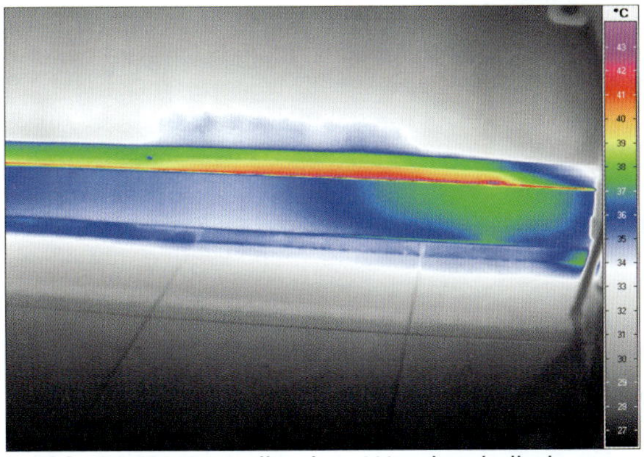

Abb. 1043: Kontrolle einer Wandsockelheizung

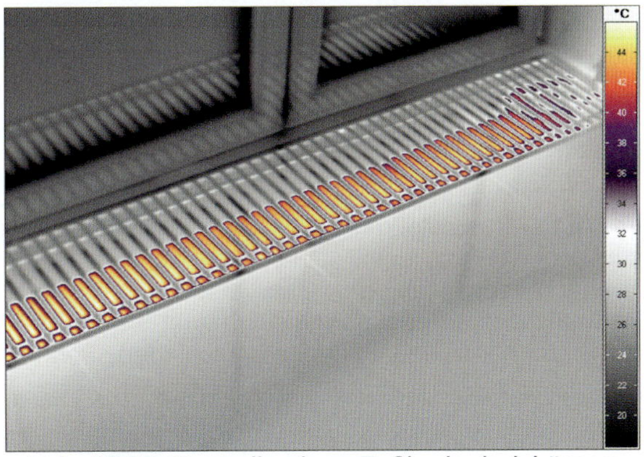

Abb. 1044: Kontrolle eines Fußbodenheizkörpers

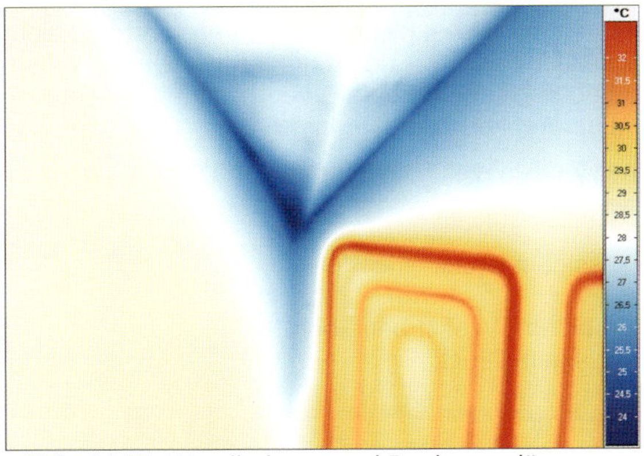

Abb. 1045: Wandheizung und Dachraumdämmung

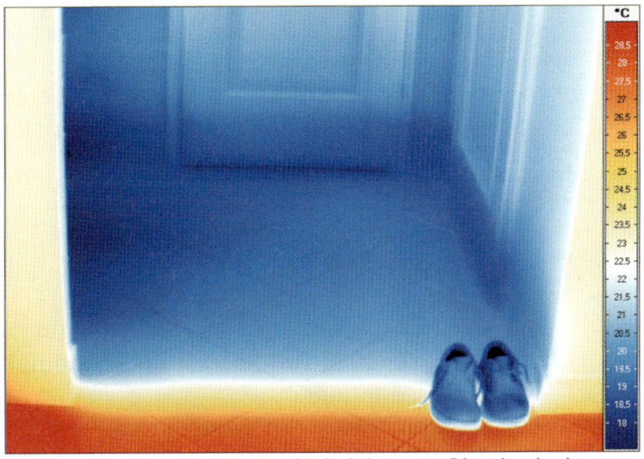

Abb. 1046: Vorraum mit defekter Fußbodenheizung

Lecksuche an Rohrleitungen in Gebäuden mittels Thermografie

Die theoretischen und praktischen Grundlagen der Lecksuche ähneln der Detektion der Lage von Rohrleitungen. Der Unterschied besteht darin, dass an der Stelle des Lecks heiße Flüssigkeit austritt, welche sich an der Rohleitung entlang und innerhalb der Schichten des umgebenden Materials (hauptsächlich seitlich und nach unten) verteilen kann. Von der ausgetretenen Flüssigkeit ausgehend tritt in alle Richtungen Wärmeleitung auf, also auch zur sichtbaren Oberfläche. Mit Wärmebildkameras kann nunmehr bestimmt werden, ob sich die Wärmeverteilung auf der Oberfläche von der „normalen" Wärmeverteilung einer fehlerfreien Rohrleitung unterscheidet.

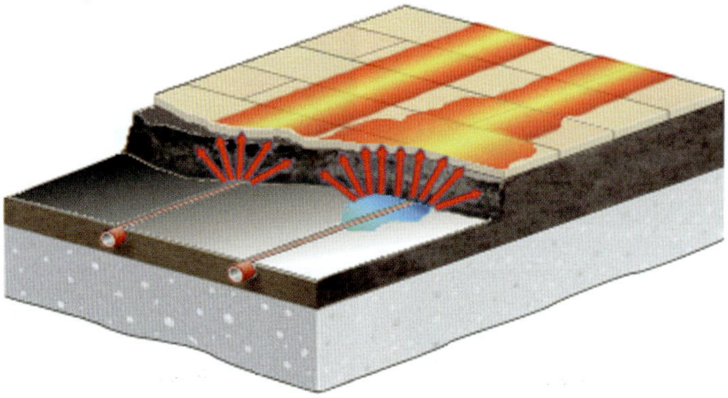

Abb. 1047: Wärmewirkung und Beobachtbarkeit bei lokalem Leck an Heizungs- oder Warmwasserleitung

Thermografisch sind natürlich nur dann Lecks zu erkennen, wenn an deren Stelle so viel (und ausreichend heißes) Medium austritt, dessen Wärmeenergie durch die Wärmeleitung des Umgebungsmaterials hindurch eine solche Temperaturdifferenz auf der Beobachtungsfläche (zum „Normalzustand") erzeugt, welche durch die Thermokamera wahrgenommen werden kann. Um dies zu erreichen, ist eine Kamera mit hoher thermischer Auflösung zu verwenden. Weiterhin ist es ratsam, die Heizung oder Warmwasserversorgung in dem fast vollständig ausgekühlten Gebäude mit maximal zulässiger Temperatur und maximal zulässigem Druck zu starten. Während dessen müssen die „verdächtigen" Leitungen fortlaufend thermografisch beobachtet werden, bis sich ein Wärmeeffekt zeigt, der auf ein Leck schließen lässt.

Da oft nur sehr geringe Wärmemengen von der Leckflüssigkeit (im Vergleich zur Rohrleitung) abgegeben werden, sind Wärmebilder vorzugsweise aus mehreren Beobachtungswinkeln an der vermuteten Leckstelle vorzunehmen, so dass Fehlinterpretationen wegen Reflexionen möglichst ausgeschlossen werden. Eine genaue Dokumentation der Rohre liegt allerdings nur selten vor, weshalb weitere Unsicherheiten bestehen. Ist eventuell der Rohrabstand zur Beobachtungsfläche nicht überall gleich (oder gibt es unterschiedliche Umgebungsmedien), dann ist natürlich auch die Oberflächenerwärmung unterschiedlich.

Noch schlimmer ist der Fall, wenn das Rohr während des Betonierens beschädigt wurde und die Reparatur mit bei Kunststoffrohren üblichen Messing-Holländern erfolgte. Der letztere wird natürlich (im Vergleich zum Rohr selbst) dank seines Materials und seines größeren Durchmessers mehr Wärmeenergie abgeben, so dass auf der Oberfläche eine lokale Erwärmung beobachtet werden kann, die mit dem Phänomen eines Lecks vergleichbar ist. Beim Freilegen wird die Freude über den gefundenen Holländer sicher schnell in Enttäuschung umschlagen, wenn dessen gesamte Umgebung staubtrocken sein sollte.

Obigem zufolge ist es ratsam, zusätzlich zur Thermografie Sondierungsbohrungen oder andere Testverfahren (z.B. Prüfgas, Akustik) zu verwenden. Es wird auch die Nutzung von Feuchtigkeitssensoren empfohlen, bevor die vermutete Leckstelle freigelegt wird. Da an Rohrleitungen in der Regel mehrere "verdächtige" Stellen vorkommen, empfiehlt es sich, eine Liste dieser zu erstellen und entsprechend ihrer Wahrscheinlichkeit zu wichten. (Absolute „Treffer“ sollte man möglichst nicht verlautbaren.) Anhand einer Liste kann der Betreiber oder das Wartungspersonal entscheiden, ob der teure Fußboden im Wohnzimmer (oder der Chefetage) zerstört werden soll, oder lieber mit dem ebenfalls verdächtigen Füllbeton in der Garage begonnen werden soll. Mit etwas Glück liegt der Fehler in der Garage...

Die Lecksuche ist anhand folgender Ratschläge bei einer Vielzahl von Rohrleitungen möglich:

- Heizungsanlagen, Warmwasserleitungen:
  - während des Erwärmungsprozesses
  - bei maximaler Temperatur und maximal zulässigem Druck
- Kaltwasserleitungen:
  - vorübergehend (während der Messung) mit heißem Wasser betreiben
  - bei maximaler Temperatur und maximal zulässigem Druck
- Abwasserleitungen:
  - gefüllt mit warmem Wasser maximaler Temperatur
  - Abfluss vorübergehend geschlossen oder reduziert

Beispielthermogramme für Lecks an Heizsystemen und Warmwasserrohren

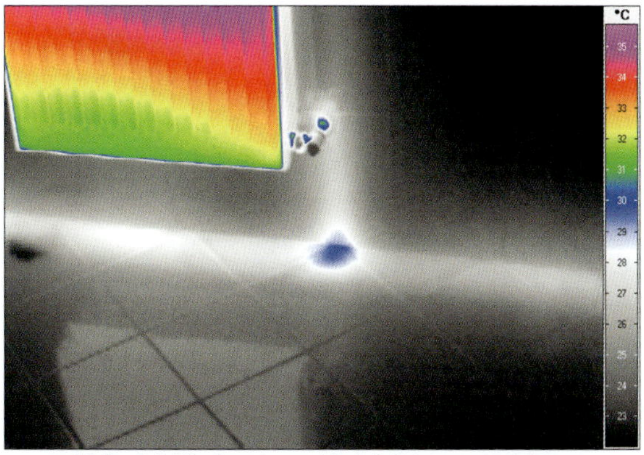

Abb. 1048: Leck an Heizkörperanschluss

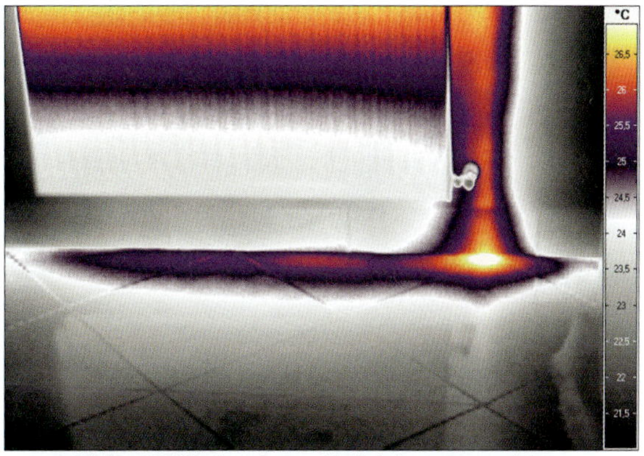

Abb. 1049: Leck an Heizkörperanschluss

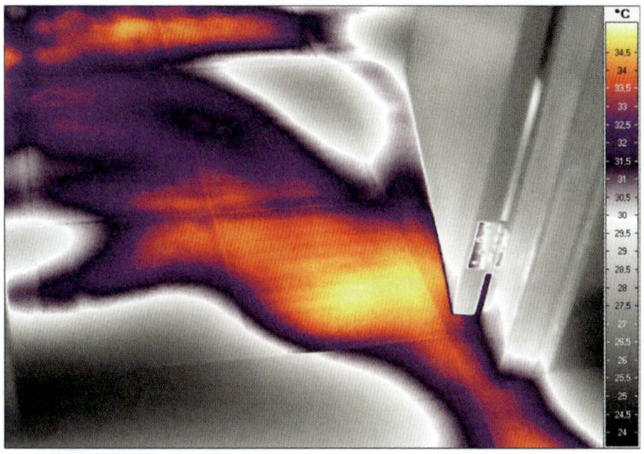

Abb. 1050: Fußbodenheizung mit großem Leck

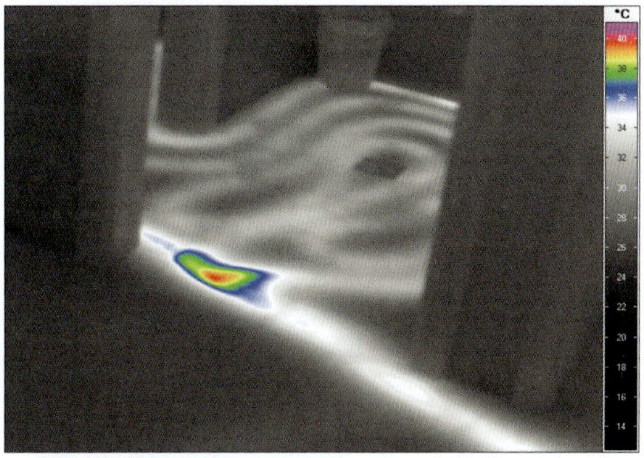

Abb. 1051: Fußbodenheizung mit kleinem Leck

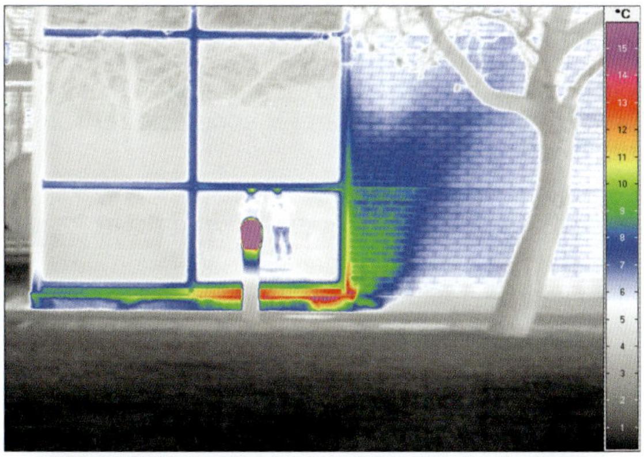

Abb. 1052: Leck an einer Fenstersimsheizung

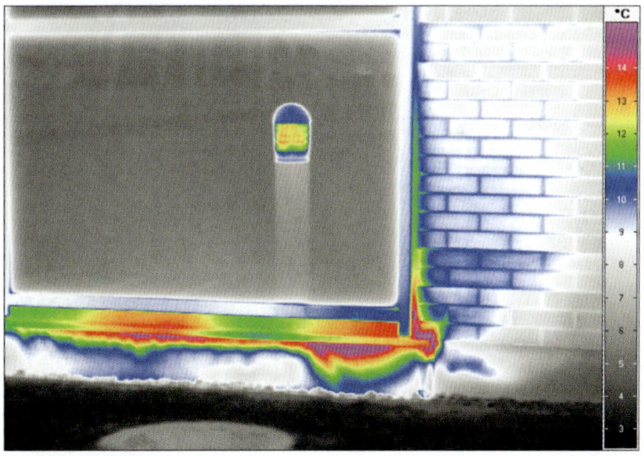

Abb. 1053: Leck einer Fenstersimsheizung (Detail)

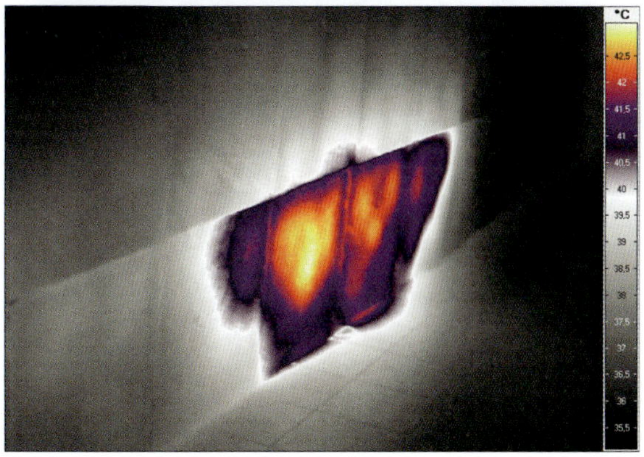

Abb. 1054: Dampfleitungsleck einer Dampfkabine

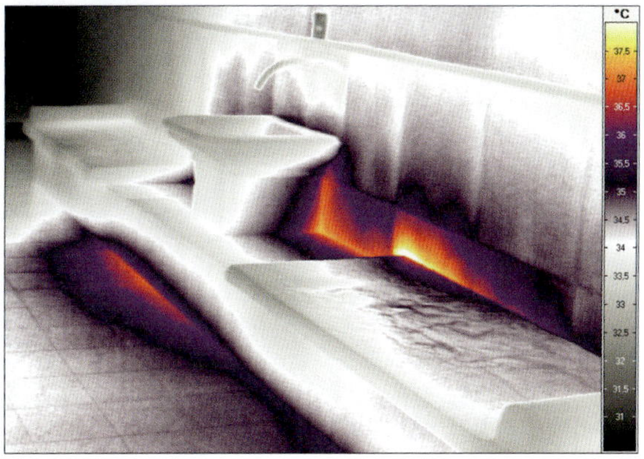

Abb. 1055: Leck an Heißwasserrohr in Thermalbad

Beispielthermogramme für Lecks an Kaltwasserleitungen (anhand Verdunstungskälte)

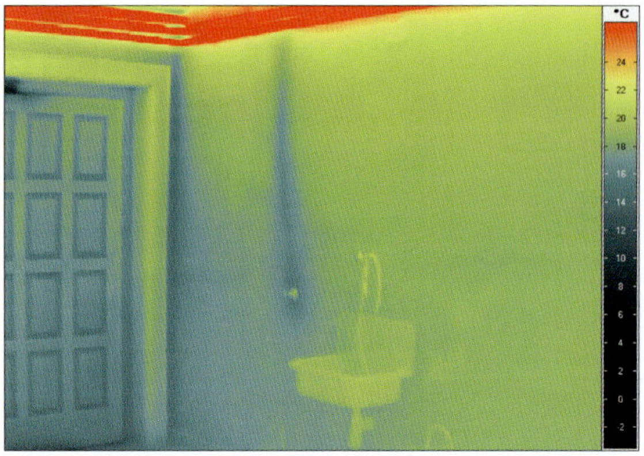

Abb. 1056: Leck an einer alten Bleiwasserleitung

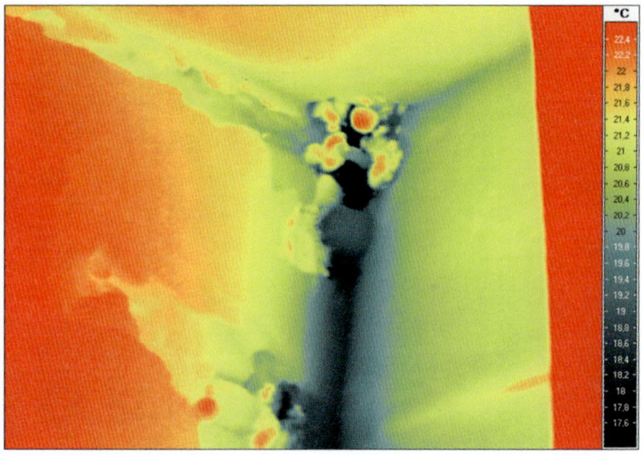

Abb. 1057: Leck eines Abwasserrohres

Lecksuche an Rohrleitungen im Freien mittels Thermografie

Im Falle von Rohrleitungen, die entweder in Rohrkanälen oder im Boden selbst verlegt sind, muss festgestellt werden, dass die Möglichkeiten der thermografischen Lecksuche sehr begrenzt sind. Im ersten Fall führt das Fehlen der direkten Wärmeleitung, im zweiten Fall die zur Vermeidung von Frostschäden typisch angewandte Verlegetiefe zu einer minimalen Wärmeleitung bis zur Beobachtungsoberfläche, was normalerweise nur zu geringen Temperaturunterschieden führt. Weiter Umwelteinflüsse, wie z.B. parkende Fahrzeuge, unterschiedliche Bodentypen und -verdichtung, ungleiche Bodenfeuchte, Sonneneinfall und verschiedene Vegetation verursachen weitere Probleme. Dementsprechend sollten solche thermografische Beobachtungen nur unter Berücksichtigung der genannten Faktoren durchgeführt und ausgewertet werden. Vor irgendwelchen Ausgrabungen sollte das vermutete Suchergebnis unbedingt mit alternativen Lecksuchmethoden bestärkt werden. Bei der thermografischen Messung ist zu beachten:

- Medienaustritt in großen Mengen und hohem Temperaturunterschied zur Umgebung notwendig
- thermische Auswirkungen der Bodens und dessen Feuchtigkeitsgehaltes sind zu berücksichtigen
- die Leckage von Rohren in großen Betonkanälen kann nur dann festgestellt werden, wenn sich bereits eine große Menge heißer Flüssigkeit im Kanal angesammelt hat
- bei vorherigem Sonnenschein oder unterschiedlicher Beschattung sind Auswertungen unmöglich
- bei möglichst kaltem Wetter und Nachts (gegen morgen) sind die besten Ergebnisse zu erwarten
- möglichst von hohem Standort (Haus, Helikopter, Drohne) messen
- Kaltwasser- oder Trinkwasser-Leitungen können nicht untersucht werden

Etwas leichter ist der Fall bei Freiluft-Rohrleitungen, wie Fernwärmeleitungen und industriellen Rohrleitungen. Bei diesen verursachen „höchstens" die Reflexionseigenschaften der am häufigsten verwendeten Umhüllungen / Beplankung (glänzendes Aluminium oder rostfreier Stahl) Messschwierigkeiten Dies ist insbesondere bei der Inspektion von Neuinstallationen oder nach Reparaturen an alten Rohren inklusive Tausch / Erneuerung der Umhüllung mit blanken Materialien ein Problem.

Beispielthermogramme für Lecksuche an erdverlegten Rohrleitungen

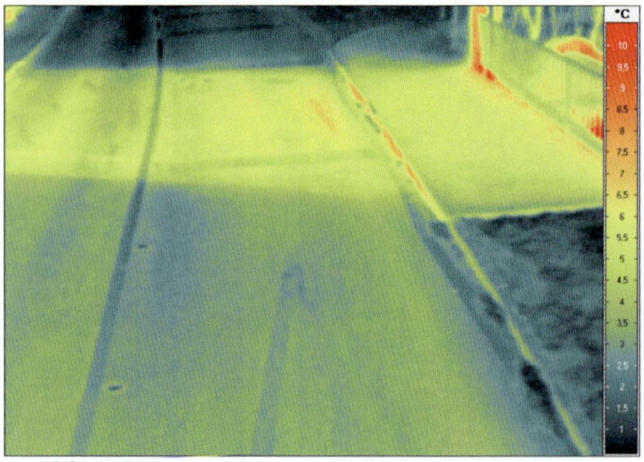

Abb. 1058: Erwärmung durch Sonne, kein Leck

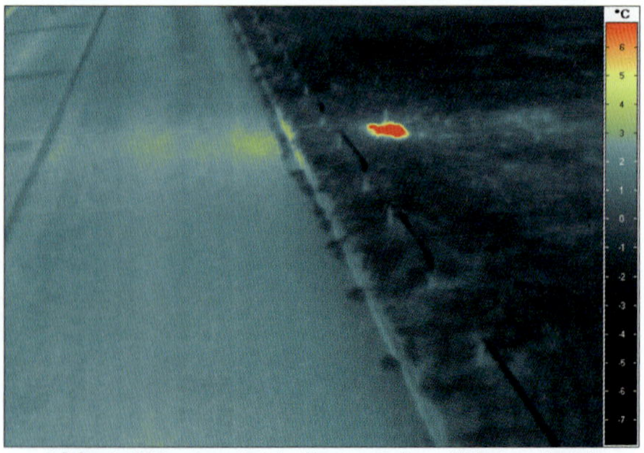

Abb. 1059: durch Freilegung bestätigtes Leck

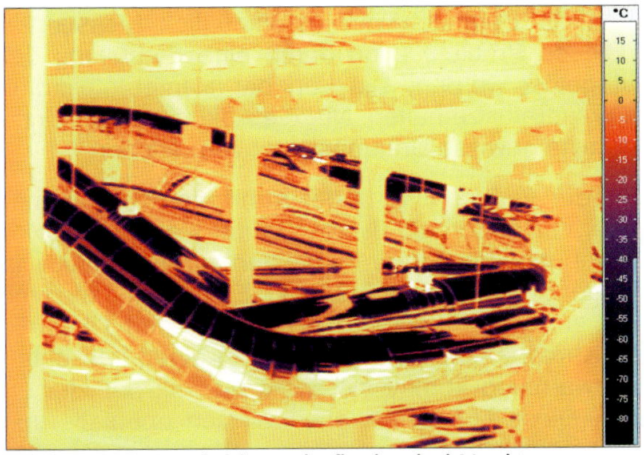

Abb. 1060: Nachthimmelreflexion bei Nachtmessung

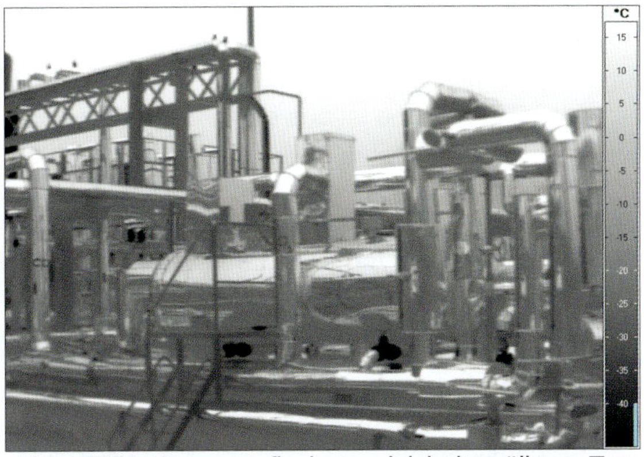

Abb. 1061: Sonnenreflexion an leicht bewölktem Tag

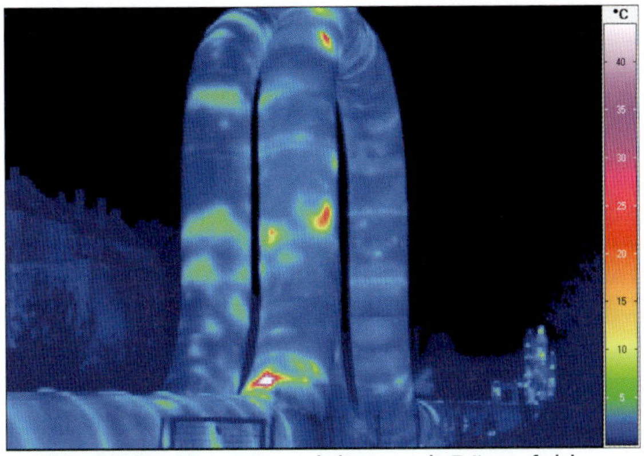

Abb. 1062: Fernwärmeleitung mit Dämmfehlern (mit freundl. Unterstützung der InfraTec GmbH [A368])

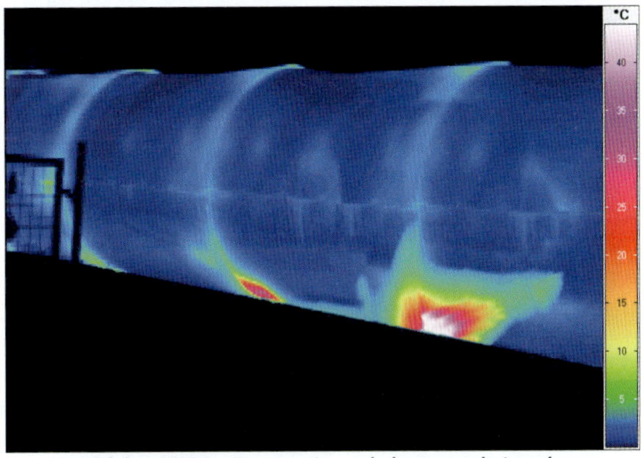

Abb. 1063: Fernwärmeleitung mit Leck

5.1.5.9. Thermografische Kontrolle von Kühlhäusern / Kühlkammern

Im Falle von Kühlhäusern, Kühlkammern und natürlich auch Kühlaufbauten von Fahrzeugen ist es die Aufgabe der Thermografie, Wände, Dach, Boden des Kühlraums bezüglich seiner Wärmedämmung zu begutachten, sowie die schädlichen Auswirkungen der durch die Kühlung entstehenden Kondensation rechtzeitig zu erkennen. Auch die Kontrolle des richtigen Schließens der Türen, die Funktion der Kühlaggregate oder die Beobachtung des Abkühlens eingelagerter Produkte sind typische thermografische Prüfungen. Da die kritischsten Betriebsbedingungen normalerweise in der wärmsten Jahreszeit vorliegen, ist es ratsam, diese Messungen für die Sommermonate einzuplanen.

Die Notwendigkeit, durch Wärmedämmfehler, Kondensation oder verdunstende Feuchtigkeit verursachte minimalste Temperaturunterschiede auf niedrigem Temperaturniveau zu erfassen, erfordert natürlich eine Wärmebildkamera mit besonders guter thermischer Auflösung und einem bei tiefen Temperaturen beginnenden (kalibrierten!) Temperaturbereich, möglichst ab -40 °C. Die thermografisch möglichen Inspektionen umfassen:

- Fehler an Wärmedämmungen, mangelnde Luftdichtigkeit
- Vorhandensein kapillarer Feuchte oder Kondenswassers
- Funktionskontrolle a Kühlaggregaten und Nebenanlagen
- Überprüfung der Produktkühlkurve, Temperaturhaltung

Im Vergleich zu den gebäudespezifischen thermografischen Aufgaben sind zwei Unterschiede hervorzuheben. Es ist hier wichtig, stets die richtige Umgebungstemperatur zu ermitteln, also die genaue mittlere Temperatur der Umgebung anzugeben, die von dem zu messenden Objekt reflektiert wird. Hier ist die Vereinfachung der Bauthermografie - kleiner Temperaturunterschied zwischen Umgebungstemperatur und Objekt - nicht gültig. Daher ist die korrekte Einstellung der Umgebungstemperatur und eine korrekte Angabe des Objektemissionsgrades unbedingt notwendig. Abhängig von der Richtung der Messung kann dies sehr kritisch sein - es ist keinesfalls egal, ob die Messung in der geschlossenen Kühlkammer erfolgt (dann sind die Kühlkammerwände die Umgebung), oder durch die geöffnete Tür ins Innere der Kammer. Im letzteren Fall bilden (mindestens teilweise) die Objekte des „Vorraumes" (oder gar die freie Umgebung) außerhalb der Kammer die Umgebungstemperatur!

Die andere Besonderheit dieser Messaufgaben berührt die angewandte Thermokamera. Es gibt sehr wenige Geräte, die bei Temperaturen unter -20 °C noch verwendet werden können. Die untere Grenze der Betriebstemperatur für die meisten Typen liegt bei -10 °C. Demnach wäre es unmöglich, Messungen in Kühlkammern bei -35 bis -40 °C durchzuführen. Dieses Problem kann durch eine Einhüllung der Wärmebildkamera in ein wärmedämmendes Material gelöst werden. Die von der Kameraelektronik erzeugte Eigenwärme ist ausreichend, um die Betriebstemperatur zu halten. Nur die Abkühlung der Linse kann aufgrund der nicht hierfür ausgelegten Kalibrierung eine gewisse Ungenauigkeit verursachen.

Zu beachten ist jedoch, dass die Wärmebildkamera bei der Verwendung in der Kühlhalle, Kühlkammer oder im Kühltunnel bis weit unter die Umgebungstemperatur außerhalb dieses Raumes auskühlt. Wird die so abgekühlte Wärmebildkamera in die Außenumgebung (ins Freie) zurückgebracht (eventuell in feuchte Sommerhitze), hat sie sicher eine Temperatur unter dem dortigen Taupunkt. Es ist damit also mit Kondensation auf (und im) Gehäuse der Thermokamera zu rechnen, bis ihre Temperatur den Taupunkt wieder überschreitet. Um dies zu verhindern, sollte die Kamera schon im Kühlraum in einen luftdichten Plastikbeutel (Tüte) eingehüllt werden. Während der Erwärmung kommt sie somit nur mit der kleinen Luftmenge in Kontakt, die sich in dieser Tüte befindet. Diese Luft selbst erwärmt sich ebenfalls und verliert damit ständig an relativer Feuchtigkeit, die Kamera bleibt also trocken. Bleibt die Wärmebildkamera während dessen sogar weiterhin eingeschaltet, wird der Erwärmungsprozess noch kürzer. Somit kann die Kamera in kürzester Zeit auch wieder für Messungen im Freien verwendet werden.

Hinweis: Bei stationären Zuständen liegen alle Objekte in einer gut funktionierenden Kühlkammer in der Nähe der gleichen Temperatur. Es ist daher schwierig, die gemessenen Objekte zu identifizieren. Hilfreich ist es hier, Aufnahmen zu erstellen, die durch Überlagerung von Wärmebildern und Fotografien erzeugt werden. (Mittels einer Thermokamera, die gleichzeitig Thermogramme und Fotografien aufnehmen kann.) Die zwei folgenden Wärmebilder zeigen, wie praktisch dieses Verfahren ist. Natürlich kann auch MSX (FLIR) oder ähnliche Verfahren verwendet werden, jedoch verdecken diese eine eventuelle schlechte Fokussierung, was schnell zu großen Messfehlern führen kann. (Weitere Thermogramme aus Tiefkühlkammern sind im Kapitels 5.12.4. „Entwicklung von Produkten für extreme Umgebungen" zu finden.)

Beispielthermogramme für Kühlhäuser, Kühlkammern

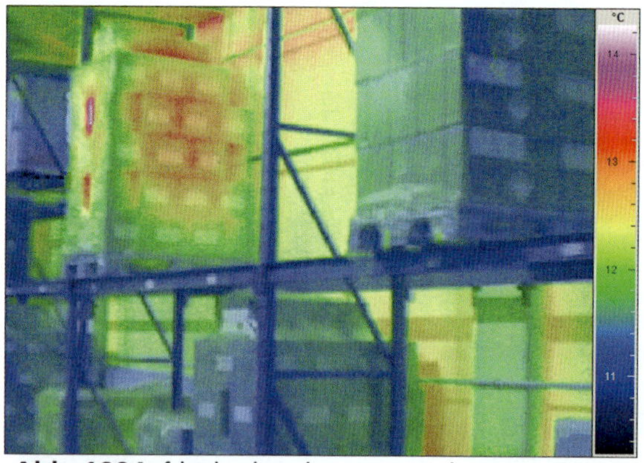
Abb. 1064: frisch eingelagerte, noch warme Ware

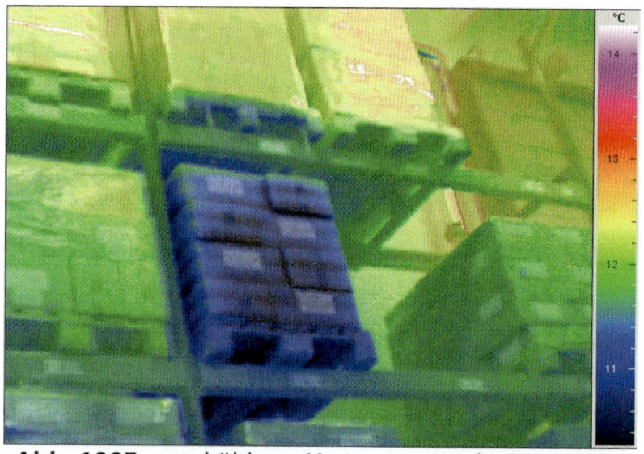
Abb. 1065: aus kühlerer Kammer umgelagerte Ware

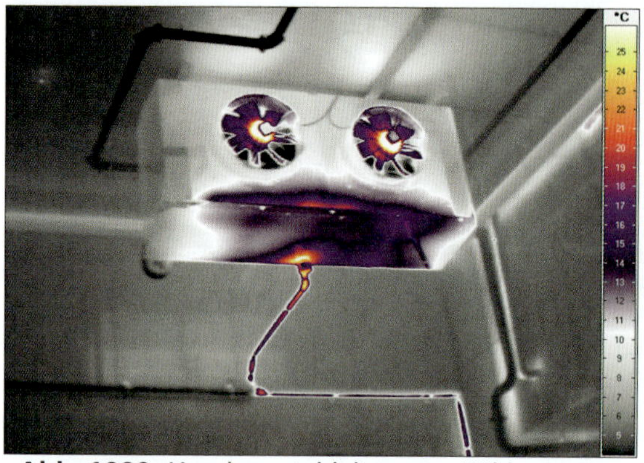
Abb. 1066: Kondensatableitung an Kühlaggregat

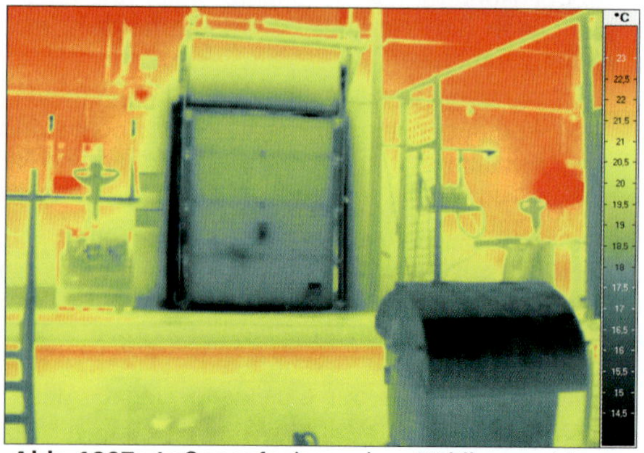
Abb. 1067: Außenaufnahme einer Kühlhausschleuse

5.1.5.10. Thermografische Inspektion von Flachdächern

Durch thermografische Begutachtung von Flachdächern kann in deren Schichtenaufbau eingedrungene Feuchtigkeit durch Wärmeverluste (Temperaturverringerungen) aufgrund von Verdunstung detektiert werden. Bei durchnässten Strukturen kann die durch die Feuchtigkeit reduzierte Wärmedämmung des Dachaufbaus nachgewiesen werden, d.h. bei Messungen im Außenbereich durch höhere, im Innenbereich dagegen niedrigere Temperaturen. Dies setzt natürlich den Einsatz einer Wärmebildkamera mit sehr guter thermischer Auflösung voraus. Darüber hinaus ist es notwendig, die geeigneten Wetter- und Heizbedingungen sicherzustellen oder eine Situation abzuwarten, bei der zur Aufdeckung der Phänomene geeignete Wärmeströme auftreten. Mittels Thermografie können entdeckt werden:

- Eingedrungene Feuchtigkeit durch Versagen der Umwandungs- bzw. Dachabdichtung
- Kondensation im Innenbereich wegen Fehlern an Dampfsperre oder Wärmedämmung
- Durchfeuchtung durch Undichtigkeiten an Dachverbindungen oder Abflussrohren
- Schlechte Einbindung oder schlechtes Schließen von Dachventilatoren und oder Oberlichtern
- Wärmebrücken durch Halter von auf dem Dach installierter Haustechnik, Elektroanlagen etc.

Beispielthermogramme für Flachdachprobleme

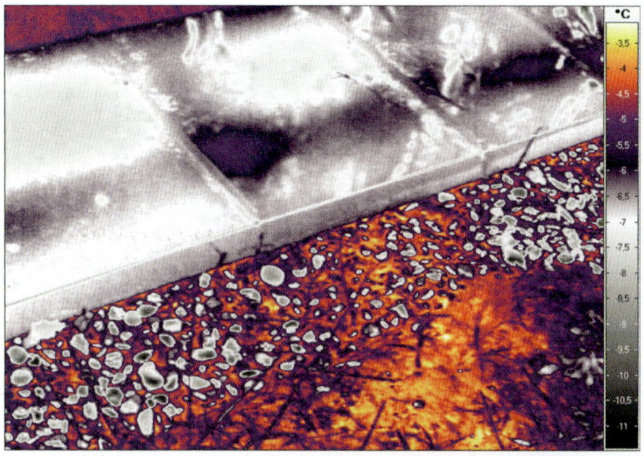

Abb. 1068: Durchnässung an Seitenwand

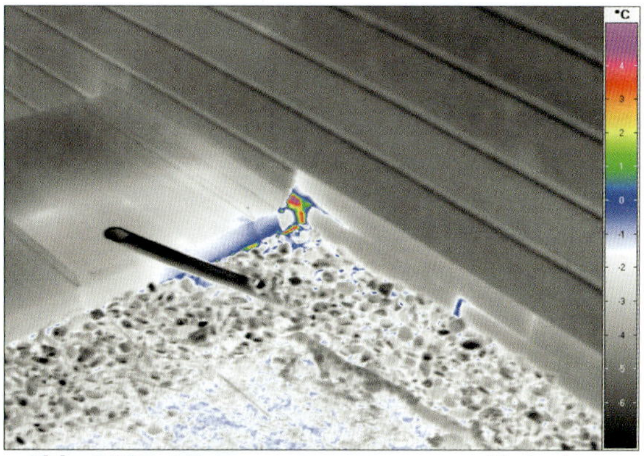

Abb. 1069: Nässe wegen ungenauer Abdeckung

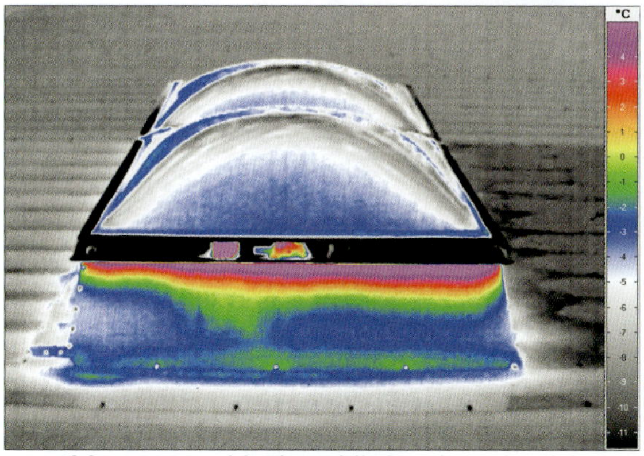

Abb. 1070: schlecht schließendes Oberlicht

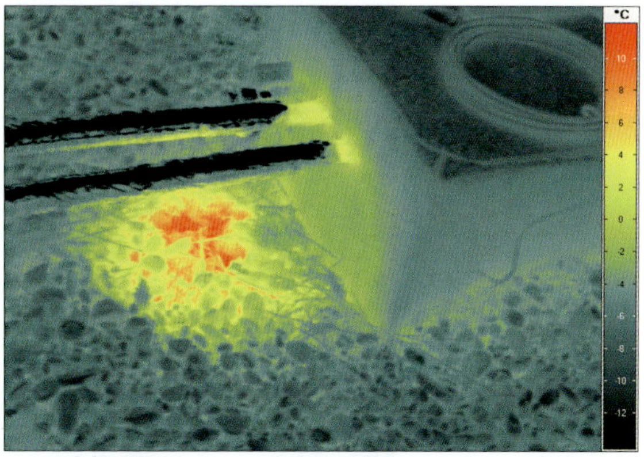

Abb. 1071: Warmluftaustritt an Haustechnik

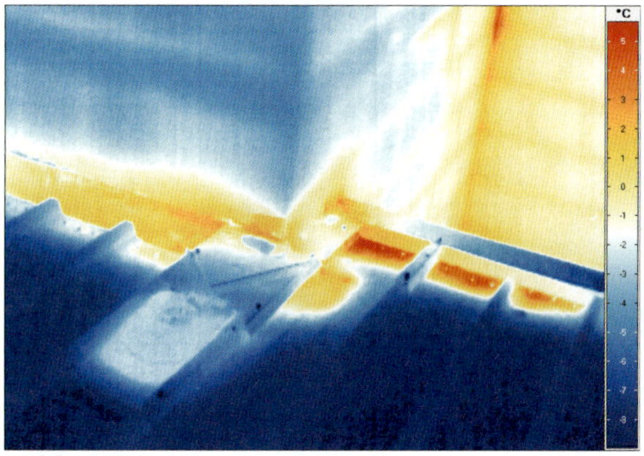

Abb. 1072: Nässe wegen ungenauem Anschluss

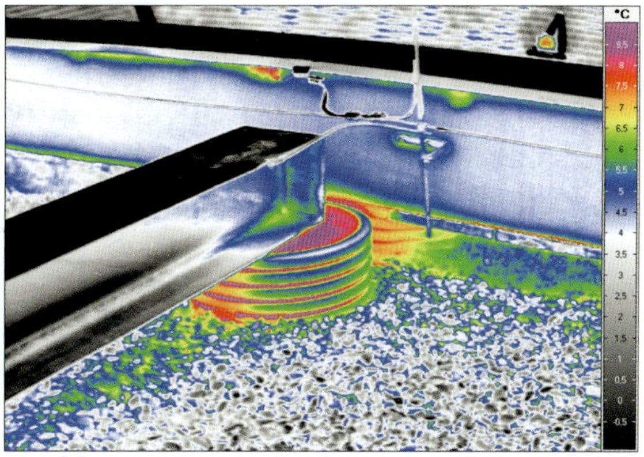

Abb. 1073: Wärmebrücke an Transformatorfuß

5.1.5.11. Überprüfung sonstiger Gebäudeelemente

Es gibt natürlich noch viele andere Gebäudebestandteile, deren Prüfung der Bauthermografie zugeordnet werden kann - man denke nur an die Vielfalt der Industriegebäude. Zum Abschluss dieses Kapitels sollen nur noch einige Beispiele für Schornsteine an Wohngebäuden und deren Einbindung in das Dach folgen. Mittels Thermografie kann der Zustand der Schornsteine beurteilt werden, d.h. indirekt die Kompaktheit des Mauerwerks bewertet, sowie die Lage des Schlots und dessen eventuelle Überhitzung dargestellt werden. Wie im nachfolgenden Beispiel (Abb. 1076) zu sehen, gibt es (auch ohne vorhergehendes Erdbeben) Schornsteine mit schiefem Schlot, obwohl dieser doch eigentlich senkrecht sein müsste.

Beispielthermogramme für die Kontrolle von Schornsteinen

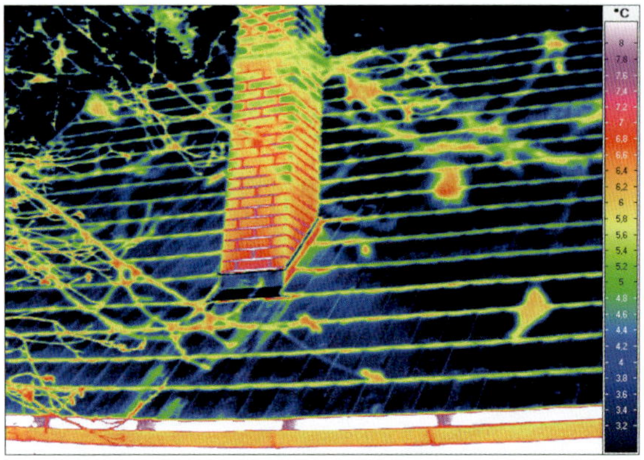

Abb. 1074: Schornstein in gutem Zustand

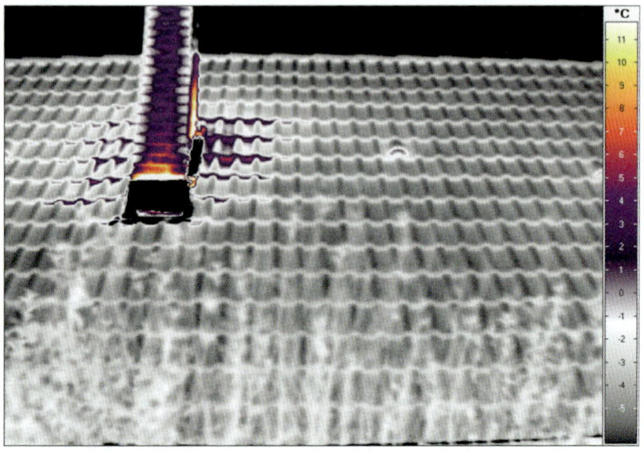

Abb. 1075: abnormal erhitzter Schornstein

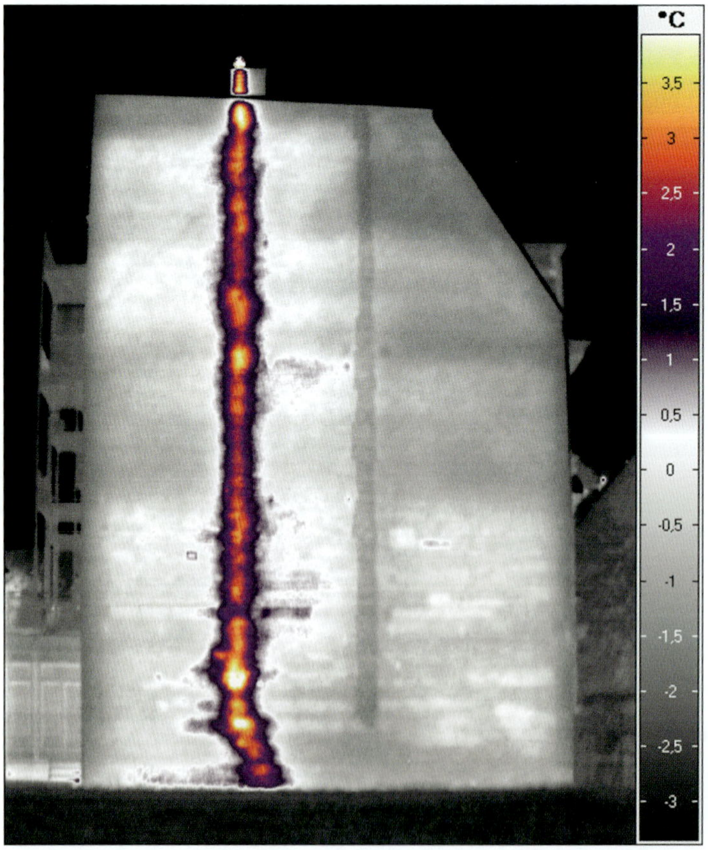

Abb. 1076: Schornstein mit schrägem Schlot im unteren Bereich

5.1.6. Wärmebildkamera für die Bauthermografie

Um die aufgeführten thermografischen Untersuchungen an Gebäuden durchführen zu können, sind dafür geeignete Wärmebildkameras notwendig. Im Folgenden werden die grundlegenden Eigenschaften und messtechnischen Parameter der für diese Aufgaben empfohlenen Thermokameras definiert und erklärt.

Wellenlängenbereich (Spektralbereich)

- Langwelliger Bereich (8 ... 12 µm / 7 ... 14 µm)

Hinweis: Mit kurz- und mittelwelligen Wärmekameras ist es fast unmöglich, die im Außenbereich auftretenden Temperaturen um 0 °C herum zu messen, da nach dem Planckschen Gesetz Körper dieser Temperatur nur sehr geringe (praktisch nicht messbare) Mengen dieser Wellenlängen abgeben. Der langwellige Spektralbereich ermöglicht noch dazu den Einsatz von kostengünstigen Thermokameras mit Bolometerdetektoren.

Thermokameratyp

- Hand-gehaltene Thermokamera

Hinweis: Da es bei der Bauthermografie im Allgemeinen notwendig ist, das zu bewertende Gebäude außen wie innen aus „unzähligen" Blickwinkeln und Positionen aufzunehmen, ist eine mobile Thermokamera angeraten.

Temperaturmessbereich (Kalibrationsbereich)

- min. -20 ... 100 °C, besser -40 ... 120°C

Hinweis: Die untere Grenze des Kalibrationsbereichs ist wichtig. Da oft nachts bei Temperaturen unter 0 °C gemessen werden muss, ist eine Thermokamera mit geringem Rauschen (NETD) im unteren Messbereich erforderlich. Da auch Temperaturen unter -10 °C auftreten können, sollte zur Sicherheit nur eine Thermokamera mit einem Messbereich ab -20 °C gewählt werden. (Natürlich bieten Kameras, die ab -40 °C kalibriert sind, eine noch bessere Bildqualität, da sie noch günstigere NETD-Werte im unteren Temperaturbereich aufweisen.)

Pixelauflösung

- min. 320×240 Pixel, besser 384×288, empfohlen ≥ 640×480 Pixel

Hinweis: Mit kleinen Pixelauflösungen können je Wärmebild nur sehr kleine Flächen aufgenommen werden - mit 120×160 Pixel beispielsweise nur ca. 4 bis 5 m^2. Die übersichtliche Auswertung der Daten erfordert daher oft eine Montage der vielen Einzelthermogramme, was zeitaufwendig ist und leicht zu Fehlern führt.

Geometrische Auflösung

- min. 1,5 mrad, besser 1 mrad, wirklich günstig sind jedoch nur Wechselobjektive je nach Aufgabe

Hinweis: Bei schlechter geometrischer Auflösung werden bei Aufnahmen aus größerem Abstand die notwendigen Details „unsichtbar". Dies zwingt zu relativ nahen Aufnahmen, die wiederum keine Übersicht gestatten. Die beste Lösung sind Wechselobjektive, wobei für die oberen Stockwerke höherer Gebäude unbedingt Teleobjektive notwendig sind. Bei Innenaufnahmen sind dagegen Weitwinkelobjektive hilfreich (aber nicht zwingend).

Thermische Auflösung

- min. 80 mK, besser 50 mK, empfohlen ≤ 30 mK

Hinweis: Bei der Gebäudethermografie ist für eine bestmögliche Bildqualität die Temperaturauflösung am wesentlichsten. Im Fall der kleinen Temperaturdifferenzen durch Verdampfungskälte bei Kondensation oder Durchfeuchtung sind Thermokameras mit 80 mK thermischer Auflösung gerade noch geeignet. Je besser aber die thermische Auflösung ist, um so klarer sind diese Probleme identifizierbar. Auch sind bei Thermokameras mit besserer thermischer Auflösung für die Bewertung der Wärmedämmung nur kleinere Temperaturdifferenzen zwischen innen und außen notwendig, was die Anzahl der möglichen Anwendungstage während der Heizsaison extrem erweitert. Damit rentiert sich eine Mehrinvestition in eine höhere thermische Auflösung schon in kürzester Zeit.

Bildwiederholrate (Bildfrequenz)

- keine strenge Anforderung

Hinweis: Die Bildaufnahmefrequenz ist von der Natur der Messobjekte her eigentlich unbedeutend. Für Handgehaltene Kameras (bzw. Anwendungen ohne Stativ) ist jedoch zwingend eine Bildrate mit mindestens 50 Hz zu empfehlen, um verwackelte Thermogramme zu vermeiden.

Sonstige Besonderheiten / Anforderungen

- Betriebstemperaturbereich: -10 ... +30 °C (-20 ... +50 °C)

Hinweis: Die untere Grenze des Betriebstemperaturbereichs ist wesentlich, da viele der Wärmebildkameras nicht bei Umgebungstemperaturen unter 0 °C arbeiten (z.B. wegen Instabilität der Detektorelektronik oder des Kontrastverlustes des TFT-Displays). Es wird daher dringend empfohlen, eine Wärmebildkamera mit einem Betriebstemperaturbereich von wenigstens ab -10 °C zu wählen. (Für Kühlhäuser müssen sogar Betriebstemperaturen von -18 °C oder -25 °C in Betracht gezogen werden. Dazu muss eine Wärmebildkamera mit einer noch niedrigeren Betriebstemperatur gewählt oder die Kamera warm gehalten werden.)

Empfohlene Sonderfähigkeiten / Ausstattungsoptionen

- Wechselobjektive: Weitwinkel-, Standard- und Teleobjektiv
- Autofokus, überlagerte Bilddarstellung (visuell + Infrarot)
  (letzteres ist natürlich bei nächtlichen Außenaufnahmen kaum nutzbar)

5.1.7. Spezialsoftware zur thermografischen Bewertung von Gebäuden

Das Kapitel Gebäudethermografie beschäftigt sich mit der qualitativen thermografischen Untersuchung von Gebäuden. Selbstverständlich besteht die Hauptbedingung jeder sofortigen und auch nachträglichen Auswertung darin, dass die Wärmebilder in Übereinstimmung mit den genannten Messbedingungen aufgezeichnet und die für die Auswertung wichtigen Umgebungsparameter ebenfalls erfasst wurden. Die PC-Software zur nachträglichen Wärmebildverarbeitung, Temperaturbewertung und Berichtserstellung wird von den meisten Thermokameraherstellern zur eigenen Kamera mitgeliefert. Unterschiede gibt es hierbei bei der Datenverwaltung, der Bedienbarkeit (Übersichtlichkeit, Verständlichkeit), der Sprachunterstützung, der Anzahl verfügbarer Korrekturmodelle und Bewertungsfunktionen, sowie in der Vielseitigkeit und Automatisierung der Berichtserstellung. Im Folgenden werden statt der allgemeinen Programme zwei spezielle Software vorgestellt, die genau für Bauthermografie zugeschnittene Funktionen zur nachträglichen Bearbeitung und Auswertung von Wärmebildern beinhalten.

Bei vielen thermografischen Anwendungen kommen ausgedehnte Objekte vor - Gebäude, Lagerhallen und Industrieanlagen, die aufgrund der Anforderung der geometrischen Auflösung die Aufnahme und Auswertung mehrerer Wärmebilder erfordern. Die Software **IRBIS®3 mosaic** der Infratec GmbH ermöglicht die automatische Montage von Wärmebildern, noch dazu auch in zwei Dimensionen, also nicht nur die Montage horizontaler Panoramabilder. Das Ergebnis ist noch dazu eine neue (riesige) radiometrische Datendatei, keine „Reduzierung" auf eine Grafik. Nach dem Zusammenführen der Wärmebilddateien wird es also möglich, das gesamte Objekt anhand einer einzigen Datei weiter zu analysieren. Dies erhöht die Arbeitseffizienz und ermöglicht eine genauere Analyse sowie bessere Dokumentation.

Die Montage der Wärmebilder in der Software erfolgt voll automatisch. Dazu wird in den Wärmebildern nach den gleichen geometrischen „Mustern" der Temperaturdaten gesucht, die es ermöglichen, die Wärmebilder auch ohne Nutzereingriff „aneinander zu reihen". Die so montierten Wärmebilder behalten ihre ursprüngliches Datenformat bei und können weiterhin (als eine große Datei) in der „normalen" Wärmebild-Auswertesoftware ohne jegliche Einschränkung analysiert werden. Unter den weiteren Eigenschaften der Software ist die Temperaturskala-Normierung und die perspektivische „Entzerrung" der Einzelthermogramme hervorzuheben.

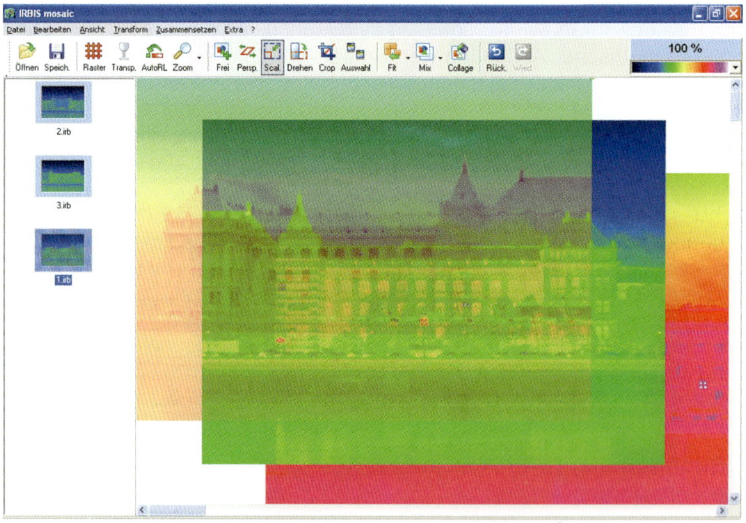

Abb. 1077: Infratec GmbH, Software IRBIS®3 mosaic

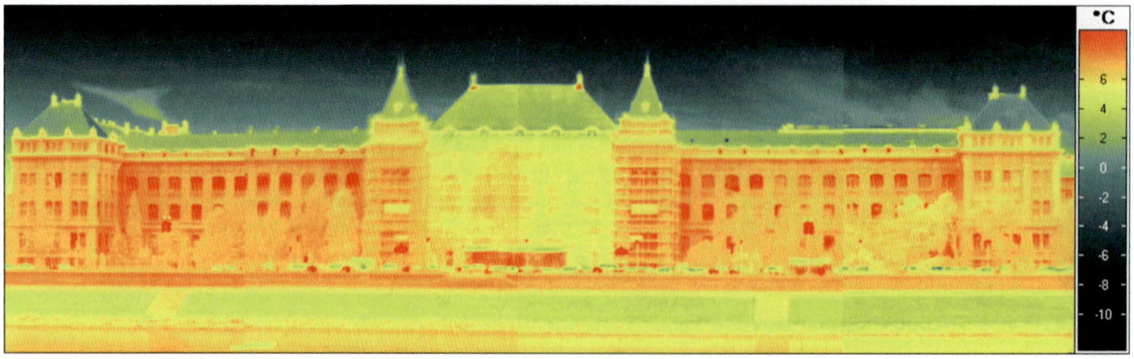

Abb. 1078: automatisch montiertes Thermogramm der TU Budapest

Die durch Dr.-Ing. Georg Dittié entwickelte und durch die Infratec GmbH vertriebene Software namens **Fornax** ist ein spezielles thermografisches Wärmebild-Auswerteprogramm für die Bauthermografie, das die in den vorangegangenen Kapiteln beschriebenen qualitativen Analysen und auch die quantitative Gebäudeauswertung effizient unterstützt. Natürlich ist dazu auch die genaue Kenntnis der Gebäudestruktur, der Schichtaufbauten, der Heizung, Lüftung und Klimatisierung notwendig. Aber auch hierbei hilft das Programm mit einer riesigen Experten-Datenbank inkl. aller gängigen Berechnungsmodelle und Vorschriften, sowie vorgefertigten Berichtsbausteinen für die schnelle Erstellung der Dokumentation.

Auch bei gut umgehbaren Gebäuden haben Wärmebilder wegen des nicht rechtwinkligen Betrachtungswinkels eine perspektivische Verzerrung. Die Auswertungen erfordern allerdings orthogonale Bilder, welche durch die Software mit eins-zwei Klicks erstellt werden können. Um die Schwere von Wärmebrücken, oder die thermischen Spannungen der Gebäudestruktur abzuschätzen, können Temperaturstatistiken abgefragt werden. Bei Kenntnis von Lufttemperatur und relativer Luftfeuchtigkeit ist es möglich, auf den inneren Wärmebildern Gefahrstellen für Kondensation und Schimmelpilzbefall darzustellen. Unter Berücksichtigung des Wandaufbaus kann ermittelt werden, wie schnell ein feuchtes Bauteil austrocknen kann, oder ob es wegen der Feuchte eventuell sogar im Winter zerfrieren könnte. Die erforderlichen klimatischen Bedingungen und materialspezifische Daten sind in der Datenbank des Programms enthalten.

Qualitative Gebäudethermografie mittels der Software Fornax

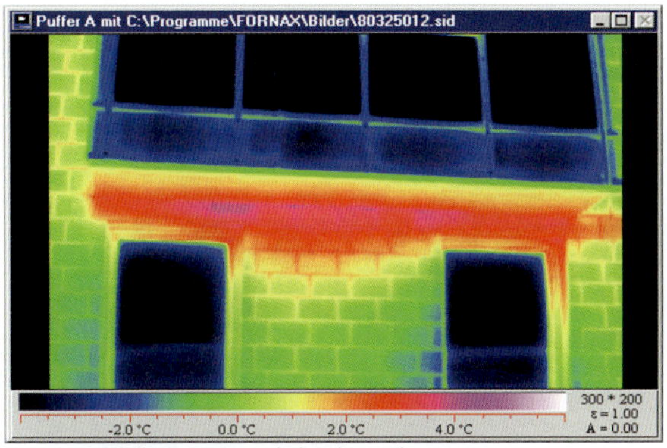

Abb. 1079: originales Thermogramm

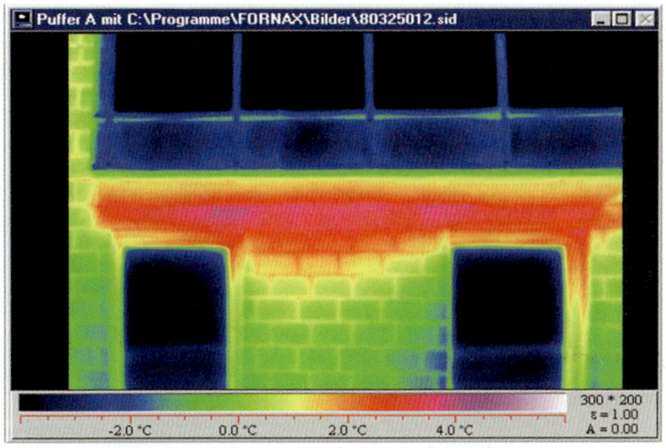

Abb. 1080: korrigiertes orthogonales Thermogramm

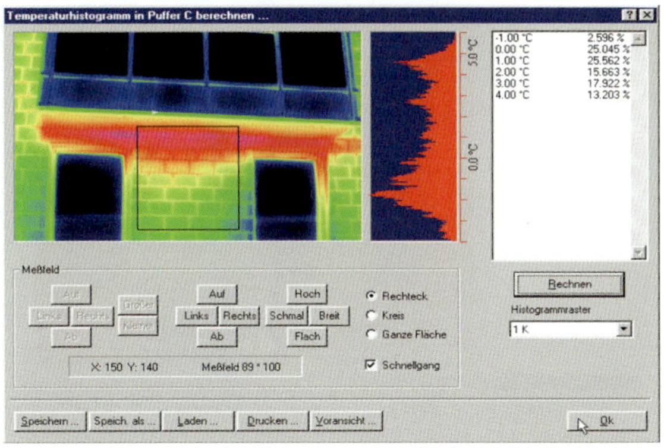

Abb. 1081: Temperaturstatistik (Histogramm)

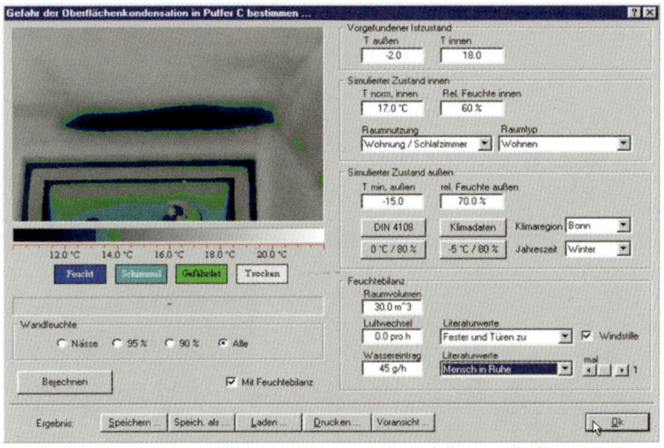

Abb. 1082: Kondensation und Schimmelpilzgefahr

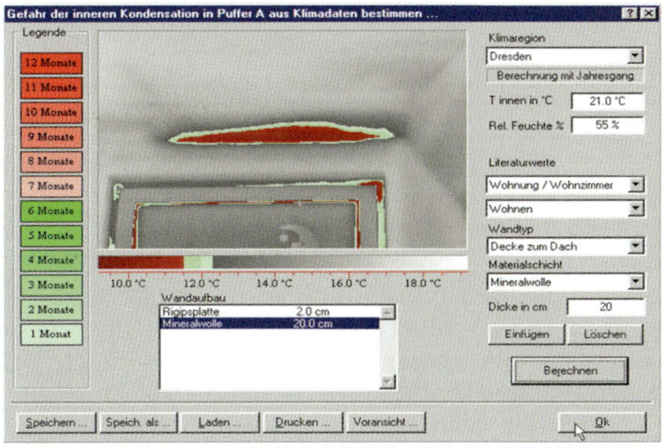

Abb. 1083: Bauteildurchfeuchtung / Trockenzeit

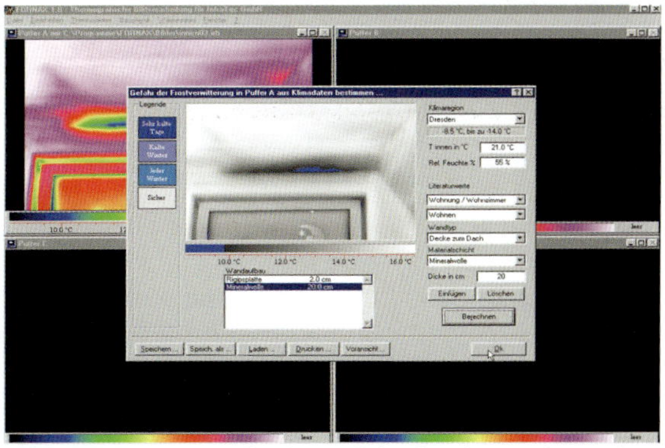

Abb. 1084: Frostschadengefahr durch Kondensation

Um Gebäude korrekt bewerten und fachgerecht qualifizieren zu können, sowie die entsprechenden Expertisen zu erstellen, leistet die in das Programm integrierte Datenbank unschätzbar wertvolle Hilfe. Hierzu gehören nicht nur die klimatischen Daten, sondern auch Baustoff-Materialspezifikationen, aber auch Bauvorschriften, Normen und gesetzliche Bestimmungen von 1900 bis heute. Ein nicht gern Texte tippender Benutzer kann per Mausklick umfangreiche vorgefertigte Expertentexte, Erklärungen und Begründungen für seine Berichte auswählen.

Integrierte Datenbanken und Berichtstextbausteine der Software Fornax

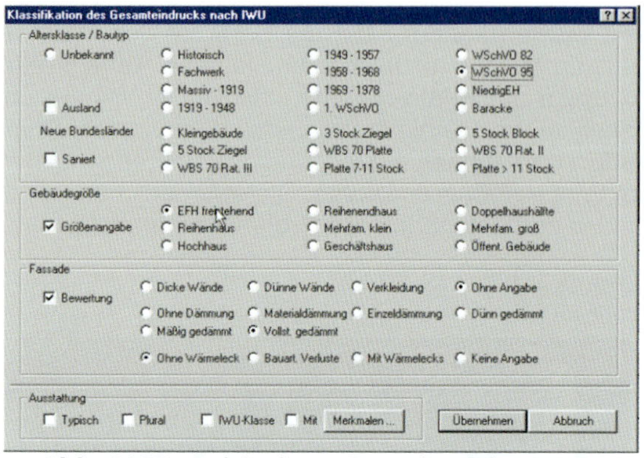

Abb. 1085: Gebäudetyp-Datenbank in Fornax

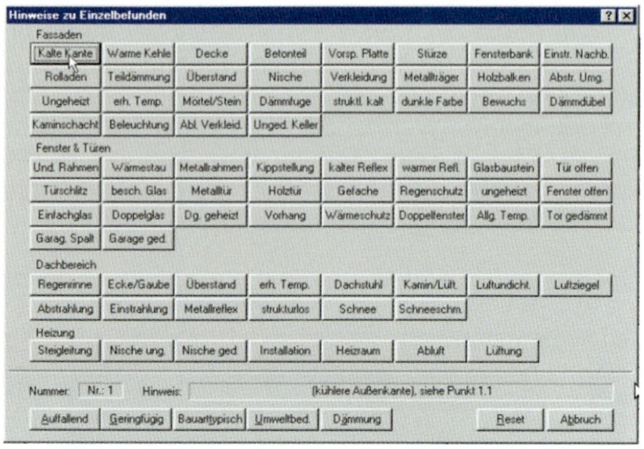

Abb. 1086: Fehlertyp-Datenbank in Fornax

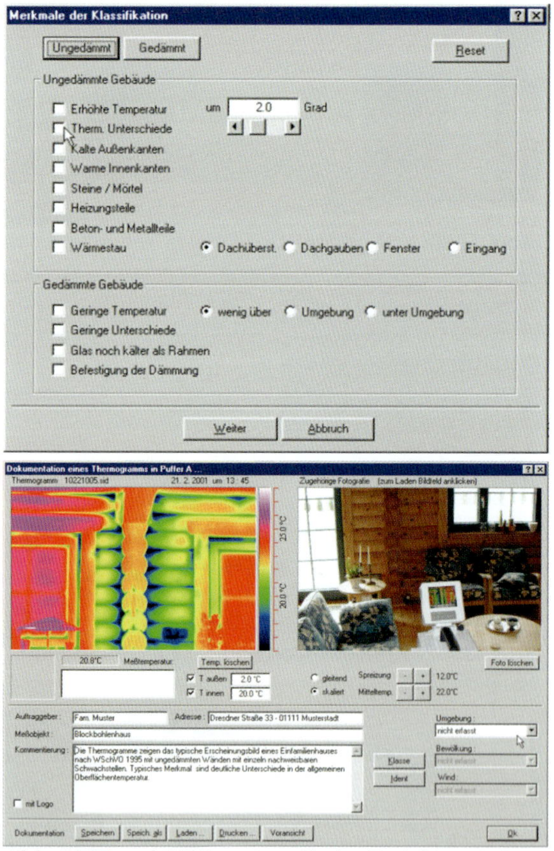

Abb. 1087 und **1088:** automatische Berichtserstellung

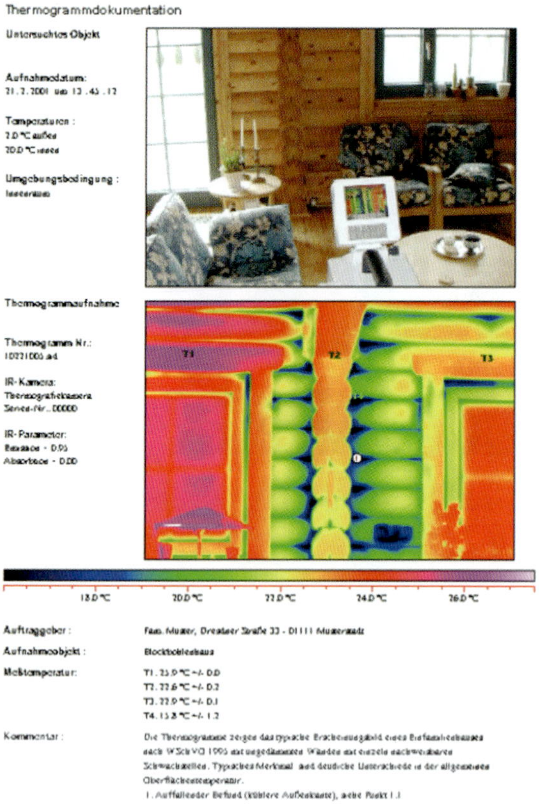

Abb. 1089: Druckbild einer fertigen Berichtsseite

Der wichtigste Schritt in der quantitativen gebäudethermografischen Auswertung ist die numerische Bestimmung der Wärmeströme. Das Programm geht hierfür (sehr vereinfacht) davon aus, dass die Menge der abgegebenen Wärme proportional zur Wärmemenge ist, die vom Inneren ausgehend durch den Wärmefluss geliefert wird. (Eine detaillierte fachliche Diskussion dieser Vereinfachung folgt im Kapitel 5.1.8 „Bestimmung des U-Wertes durch Thermografie"). Ist der Wärmestrom bekannt, dann kann der Wärmedurchgangskoeffizient U (früher k) in W/m^{2}K theoretisch anhand der Norm EU DIN 4108 berechnet werden.

Die Glaubwürdigkeit der genannten Berechnung ist allerdings aus physikalischen Gründen - u.a. dem im Allgemeinen an Gebäudehüllen praktisch nie vorhandenen stationären Zustand und der ebenso zu bemängelnden Wärmestrombestimmung - grundsätzlich in Frage zu stellen. Wenn dennoch die Richtigkeit des U-Wertes akzeptiert wird, ist es nicht mehr schwierig, von diesem ausgehend die Heizkosten zu berechnen. Anhand des U-Wertes kann nämlich unter Berücksichtigung der klimatischen Daten ermittelt werden, wie viel Energie zur Beheizung des Gebäudes benötigt wird. Sind die Kosten der verschiedenen Heiztechnologien und Energieträger bekannt, kann per „einfacher" Multiplikation die Ermittlung der zu erwartenden jährlichen Heizkosten erfolgen.

Quantitative Gebäudethermografie mit der Software Fornax

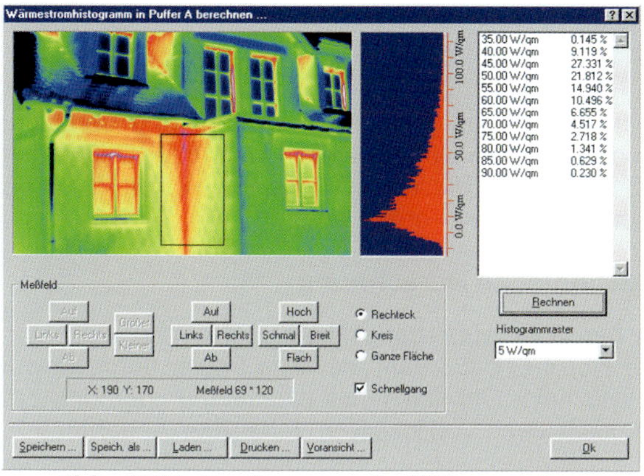

Abb. 1090: Bestimmung der Wärmeströme

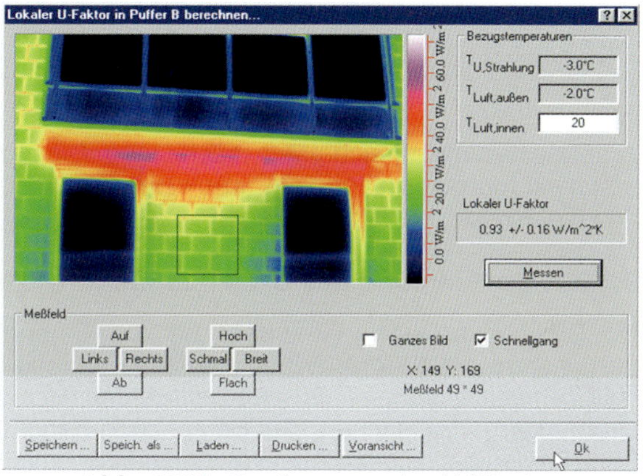

Abb. 1091: Bestimmung des U-Wertes

5.1.8. Bestimmung des U-Wertes durch Thermografie

Die Bestimmung des Wärmedurchgangskoeffizienten der Gebäudehülle - des sogenannten U-Faktors - mittels Thermografie ist schon aus theoretischen Gründen praktisch unanwendbar, weshalb die Erwähnung dieses Verfahrens in den bisherigen Kapitel - trotz der Integration dieser Berechnung in das oben erwähnte Auswerteprogramm - eher vermieden wurde. Dieses Kapitel soll nun aber der Diskussion dieses Verfahrens anhand konkreter Zahlenbeispiele dienen.

Bekannterweise charakterisiert der U-Faktor, wie er in der Bauphysik verwendet wird, den gesamten Prozess des Wärmedurchgangs, der sowohl die Wirkung der an der inneren bzw. äußeren Wandfläche zur Luft auftretenden Wärmeübergangskoeffizienten α_{innen} und $\alpha_{außen}$, sowie auch den Wärmedurchlasskoeffizienten der Wand λ beinhaltet. Laut Definition geht die Bestimmung des U-Faktors von einem stationären thermischen Zustand aus, was heißt, dass die Innen- und Außentemperatur ϑ_{innen} und $\vartheta_{außen}$ über eine längere Zeit unverändert sein müssen, als die Zeitkonstante der Wand beträgt. (Dies können mehrere Stunden sein, bei modernen Wänden und Dachkonstruktionen mit sehr guten Wärmedämmungen aber sogar mehrere Tage.)

Der Wärmedurchgangskoeffizient kann - rein theoretisch - auf verschiedene Weise bestimmt werden:

- durch Berechnung anhand der direkten Messung der Wärmeströme
- durch wärmetechnische Berechnung anhand der Materialeigenschaften des Schichtenaufbaus
- durch Berechnung anhand der Messung der Oberflächentemperaturen

5.1.8.1. Ermittelung des U-Wertes durch Wärmestrommessung

Die Durchführung der Wärmestrommessung und die darauf beruhende Berechnung des U-Wertes wird in Europa mittels der Norm ISO 9869, in den USA durch ASTM C1046 und ASTM C1155 definiert. Die Ermittlung der Wärmeströme erfolgt unter Laborbedingungen in stationärem Zustand.

Der Wärmestrom wird durch folgende Gleichung beschrieben:

$$\Phi = q \cdot A = (\vartheta_1 - \vartheta_2) \cdot U \cdot A \qquad \text{Gl. 139}$$

Legende:

U ... Wärmedurchgangskoeffizient [W/m^{2}K]
Φ ... Wärmestrom (je Zeiteinheit übertragene Wärmemenge) [W = Watt]
q ... Wärmestromdichte [W/m^2]
ϑ_1 ... höhere (Innenraum-)Temperatur [K]
ϑ_2 ... tiefere (Außenraum-)Temperatur [K]
A ... Oberfläche (hier: gemessene Wandfläche) [m^2]

Wird die vorherige Gleichung nach U umgestellt, ergibt sich:

$$U = \frac{\Phi}{(\vartheta_1 - \vartheta_2) \cdot A} \qquad \text{Gl. 140}$$

Es ist leicht zu erkennen, dass das obige Verfahren ein exaktes Ergebnis liefert, ja nicht einmal die in der Norm EN463 für die Wärmeübergangskoeffizienten α_{innen} und $\alpha_{außen}$ an der inneren und äußeren Wandoberfläche definierten Vereinfachungen benötigt und auch nicht von der Wärmestrahlung abhängt. Die Bestimmung des U-Faktors basierend auf der direkten Messung der Wärmeströme ist also:

- genauer als die übrigen Verfahren, gibt ein korrektes Ergebnis,
- enthält auch die eventuellen (oder gar typischen) Inhomogenitäten der geprüften Struktur,
- beruht auf einem stationären Zustand,
- wird durch keine Störeinwirkungen beeinflusst.

Obige Bedingungen können jedoch nur unter Laborbedingungen geschaffen werden, und benötigen zudem eine umfangreiche Messausrüstung. Die stationären Wärmeströme stellen sich unter Umständen erst nach mehreren Tagen ein, was einen extremen Zeitbedarf für diese Messungen hervorruft. (Laut der genannten Normen wird deswegen eine Mindestzeit von 72 Stunden vorgeschrieben.)

5.1.8.2. Bestimmung des U-Wertes durch wärmetechnische Berechnung

Die Berechnung selbst ist korrekt, nur die Näherung der Wärmeübergangskoeffizienten α_{innen} und $\alpha_{außen}$ der inneren und äußeren Wandoberfläche anhand der Norm EN 463 kann gewisse Fehler durch Abweichungen von den tatsächlichen Koeffizienten (wegen spezieller Oberflächeneigenschaften und/oder Luftströmungen) verursachen. Die Berechnung hängt natürlich auch von der Korrektheit der Angaben zum Schichtenaufbau ab, was bei Neubauten allgemein kein Problem ist, bei Altbauten jedoch nicht immer gewährleistet werden kann. Für eine aus zwei Schichten bestehende Wand lautet die Gleichung wie folgt:

$$U = \frac{1}{\frac{1}{\alpha_{innen}} + \frac{s_1}{\lambda_1} + \frac{s_2}{\lambda_2} + \frac{1}{\alpha_{außen}}} \qquad \text{Gl. 141}$$

Legende:
U ... Wärmedurchgangskoeffizient [W/m²· K]
λ_1 ... Wärmeleitkoeffizient der (inneren) Schicht 1 [W/m· K]
λ_2 ... Wärmeleitkoeffizient der (äußeren) Schicht 2 [W/m· K]
s_1 ... Wandstärke (Schichtdicke) der (inneren) Schicht 1 [m]
s_2 ... Wandstärke (Schichtdicke) der (äußeren) Schicht 2 [m]
α_{innen} ... Wärmeübergangskoeffizienten der Innenwand [W/m²· K]
$\alpha_{außen}$ ... Wärmeübergangskoeffizienten der Außenwand [W/m²· K]

Obiges zusammenfassend kann festgestellt werden, dass:

- die Genauigkeit des Verfahrens in erster Linie von den Angaben zum Schichtenaufbau abhängt,
- außer der Bestimmung des Schichtenaufbaus sind keine Messungen vor Ort erforderlich,
- die Berechnung des U-Faktors ist nicht kompliziert (siehe Kapitel 1.1.3.1. „Wärmeleitung ..."),
- das Verfahren ist nur für genau bekannte Schichtenaufbauten (Materialien, Dicken) anwendbar,
- wegen fehlender Kenntnisse der thermischen Materialeigenschaften und des Schichtenaufbaus bei Altbauten sind oft viele Vermutungen zu treffen, die zu inakzeptablen Fehlern führen können.

5.1.8.3. Berechnung des U-Wertes anhand Oberflächentemperaturmessung

Zurzeit gibt es keine europäische Norm zur Bestimmung des U-Werts auf Grundlage der Oberflächentemperaturen der Wände des zu prüfenden Objekts. In Deutschland gibt es eine Richtlinie zur Anwendung und den Berechnungsmethoden im „VDI-Wärmeatlas" des Verbandes Deutscher Ingenieure (VDI), sowie die vom deutschen Normungsgremium in der DIN 4108 beschriebenen Vereinfachungen. Die genannte Berechnung ist jedoch aufgrund der folgenden Umstände sehr unsicher:

- die Temperatur im Freien ändert sich fast ständig, so dass sich ein stationärer Zustand nie einstellt (man denke nur an die Temperaturschwankungen zwischen Tag und Nacht),
- das Wetter vor und während der Messung hat großen Einfluss auf die Temperaturen der Außenflächen, insbesondere im Hinblick auf Windwirkung und Sonneneinstrahlung,
- der genaue Wert der inneren und äußeren Wärmeübergangskoeffizienten ist unbekannt,
- die durch Wärmestrahlung innen oder außen abgegebene oder aufgenommene Wärmemenge ist nicht bekannt, insofern sie nicht durch eine separate Messung ermittelt wird.

Als Messbedingungen werden allgemein folgende Zustände akzeptiert:

- $\Delta\vartheta = \vartheta_{innen} - \vartheta_{außen}$ > min. 20 °C (strenges Winterwetter, gute Gebäudeaufheizung),
- die Temperaturmessung muss an mindestens 3 Stellen am gleichen Bauteil durchgeführt werden, die daraus errechneten U-Werte dürfen nicht mehr als 20% voneinander abweichen,
- die Wandtemperatur ist an „ungestörten" (vor Luftbewegung, direkter Heizwärme und Wärmebrücken unbeeinflussten) Stellen zu messen,
- es ist ein kalibriertes, mindestens über eine absolute Genauigkeit von 0,1 °C verfügendes Messgerät zu verwenden, was selbst die besten Wärmebildkameras (mit +/- 1 °C) ausschließt,
- die Werte des Wärmeübergangswiderstandes (R_{innen} und $R_{außen}$) an der Wandinnen- und -außenfläche müssen genau bekannt sein (die von der ISO 6946 definierte Vereinfachung behandelt diese Werte als Konstante, was erheblich von der Realität abweichen kann).

Hinweis: Der Wert des Wärmeübergangskoeffizienten α hängt von drei Faktoren ab: den Eigenschaften der Wand (Wärmekapazität und Wärmeleitfähigkeit), dem Stoffstrom (hier Luft, deren Strömungsgeschwindigkeit, laminare oder turbulente Strömung) und den Eigenschaften des strömenden Mediums (hier Luft, deren Wärmekapazität und Wärmeleitfähigkeit). Ins Detail gehend sind die Faktoren noch komplexer. Es spielt der physikalische Zustand des Mediums (hier: Lufttemperatur, Feuchtigkeit), die Art der Strömung (erzwungen, natürlich, transient, hier: Strömungsrichtung, Art und Geschwindigkeit), die Wandform (eben, zerklüftet) und Oberflächeneigenschaften (glatt, rau) sowie die thermischen Eigenschaften des Wandmaterials eine Rolle. Aufgrund der Vielzahl von Einflussfaktoren und Wechselwirkungen ist es sehr schwierig, den exakten Wärmeübergangskoeffizienten für jeden Fall zu bestimmen. Im Rahmen einer Gebäudeinspektion ist es daher kaum möglich, diese Faktoren zu bestimmen (egal ob an Innen- oder Außenwandflächen).

Berechnung des U-Wertes unter Voraussetzung eines stationären Zustandes

Auftretender Wärmestrom (in stationärem Zustand):

$$q = \left(\vartheta_{Luft,\,innen} - \vartheta_{Luft,\,außen}\right) \cdot U \qquad \text{Gl. 142}$$

Legende:
q ... Wärmestromdichte [W/m²]
U ... Wärmedurchgangskoeffizient [W/m²K]
$\vartheta_{Luft,\,innen}$ ... höhere (Innenraum-)Lufttemperatur [K]
$\vartheta_{Luft,\,außen}$ ... tiefere (Außenraum-)Lufttemperatur [K]

Die Gleichung der sich einstellenden Oberflächentemperaturen:

$$\vartheta_{Wand,\,innen} = \vartheta_{Luft,\,innen} - q \cdot R_{innen} \qquad \text{Gl. 143}$$

Legende:
$\vartheta_{Wand,\,innen}$ ... Temperatur der Wandinnenfläche [K]
R_{innen} ... Wärmeübergangswiderstand an der Wandinnenseite [m²· K/W]

$$\vartheta_{Wand,\,außen} = \vartheta_{Luft,\,außen} + q \cdot R_{außen} \qquad \text{Gl. 144}$$

Legende:
$\vartheta_{Wand,\,außen}$ ... Temperatur der Wandaußenfläche [K]
$R_{außen}$ ... Wärmeübergangswiderstand an der Wandaußenseite [m²· K/W]

Da der Wärmestrom q durch eine Wand aus aufeinanderliegenden, parallelen Schichten mit konstanter Dicke (dem Energieerhaltungsgesetz zufolge) innen wie außen selbstverständlich gleich sein muss, kann hergeleitet werden:

$$q = \frac{\vartheta_{Luft,\,innen} - \vartheta_{Wand,\,innen}}{R_{innen}} = \frac{\vartheta_{Wand,\,außen} - \vartheta_{Luft,\,außen}}{R_{außen}} \qquad \text{Gl. 145}$$

Durch Umstellen der vorherigen Gleichung nach U ergibt sich:

$$U = \frac{\vartheta_{Luft,\,innen} - \vartheta_{Wand,\,innen}}{R_{innen} \cdot \left(\vartheta_{Luft,\,innen} - \vartheta_{Luft,\,außen}\right)} = \frac{\vartheta_{Wand,\,außen} - \vartheta_{Luft,\,außen}}{R_{außen} \cdot \left(\vartheta_{Luft,\,innen} - \vartheta_{Luft,\,außen}\right)} \qquad \text{Gl. 146}$$

Gemäß den vorherigen Gleichungen könnte daher (theoretisch) der U-Wert auf der Grundlage innerer oder äußerer thermografischer Messungen (bei gleichzeitiger Bestimmung der Lufttemperaturen) und unter der Annahme des Vorliegens eines stationären Zustandes bestimmt werden. Bei der derartigen U-Werteermittlung an Gebäudehüllen mit relativ kleinem U-Wert (also moderne Konstruktionen) können jedoch die begrenzte absolute Messgenauigkeit der Wärmebildkameras und die fehlende genaue Kenntnis des inneren und äußeren Wärmeübergangswiderstand (R_{innen} und $R_{außen}$) zu enormen Fehlern führen. Deren Größenordnung zeigt das folgende Berechnungsbeispiel:

Berechnungsbeispiel für die Bestimmung des U-Wertes anhand thermografischer Messdaten

Voraussetzung:

Die Messung der Lufttemperatur soll so genau sein, dass deren Ungenauigkeit aus Sicht der folgenden Fehlerbestimmung keine Auswirkung hat, also deren Fehler vernachlässigt werden kann. Die thermografischen Daten haben eine Messunsicherheit von +/-1 °C (was derzeit nur von professionellen radiometrischen Thermokameras erreicht wird).

Ausgangsdaten:

Temperaturwerte:
Lufttemperatur, innen: 23°C (= 296,15 K)
Tatsächliche Wandinnentemperatur: 20°C (= 293,15 K)

Lufttemperatur, außen: -3°C (= 270,15 K)
Tatsächliche Wandaußentemperatur: 1,5°C (= 271,65 K)

Wärmeübergangswiderstände entsprechend Norm EN ISO 6946:
senkrechte Wand, Innenraum: 0,13 $m^2 \cdot$ K/W
senkrechte Wand, Außenbereich: 0,04 $m^2 \cdot$ K/W

Tatsächliche Wärmeübergangswiderstände der Beispielwand:
senkrechte Wand, Innenraum: 0,12 $m^2 \cdot$ K/W
senkrechte Wand, Außenbereich: 0,06 $m^2 \cdot$ K/W

Berechnung anhand der Innentemperaturen:

$$U = \frac{\vartheta_{Luft,\,innen} - \vartheta_{Wand,\,innnen}}{R_{innen} \cdot \left(\vartheta_{Luft,\,innen} - \vartheta_{Luft,\,außen}\right)} \quad \text{Gl. 147}$$

	U-Wert	
	R_{innen} (ISO 6946) 0,13 m^2K/W	R_{innen} (tatsächlich) 0,12 m^2K/W
$T_{Wand,\,innen}$ -1°C	1,18	1,28
$T_{Wand,innen}$ (exakt)	0,89	**0,96**
$T_{Wand,\,innen}$ +1°C	0,59	0,64

Berechnung anhand der Außentemperaturen:

$$U = \frac{\vartheta_{Wand,\,außen} - \vartheta_{Luft,\,außen}}{R_{außen} \cdot \left(\vartheta_{Luft,\,innen} - \vartheta_{Luft,\,außen}\right)} \quad \text{Gl. 148}$$

	U-Wert	
	$R_{außen}$ (ISO 6946) 0,04 m^2K/W	$R_{außen}$ (tatsächlich) 0,06 m^2K/W
$T_{Wand,\,innen}$ -1°C	0,48	0,32
$T_{Wand,innen}$ (exakt)	1,44	**0,96**
$T_{Wand,\,innen}$ +1°C	2,40	1,60

Tabelle 45: Fehlerbereich anhand thermografischer Messdaten bestimmter U-Werte

Das obige Beispiel beweist, das hier ein Bauteil in stationärem Zustand überprüft wurde, weshalb bei korrekter Temperaturbestimmung und genauer Kenntnis der Wärmeübergangswiderstände die Ergebnisse der auf innerer oder äußerer Temperaturmessung beruhenden Berechnungen gleich sind. Die typische Messungenauigkeit von nur +/- 1 °C des thermografischen Systems und eine Abweichung der einbezogenen Wärmeübergangswiderstände von nur 1 bis 2 Hundertstel (gegenüber den wirklichen Werten) bewirkt jedoch sofort einen groben Fehler im Ergebnis der U-Werteberechnung, was ein eindeutiger Hinweis auf die strikte Unanwendbarkeit dieser Methode ist. Zu beachten ist auch, dass in der Realität selten stationäre Zustände vorzufinden sind, deren Auswirkungen im obigen Beispiel keine Beachtung fanden. Die reale Situation weicht also typisch noch viel mehr von den Voraussetzungen der Anwendung des Verfahrens laut dem VDI-Wärmeatlas ab.

Zusammenfassend muss daher festgestellt werden, dass die Ermittlung des U-Wertes auf thermografischen Messungen basierend nicht nur durch den nicht-stationären Zustand von Gebäudehüllen unsicher ist, sondern auch wegen der Messungenauigkeit der für die Berechnung zu verwendenden Temperaturwerte und der vor-Ort (auch mit großem Aufwand) nicht präzise ermittelbaren Wärmeübergangswiderstände der Wandoberflächen höchst ungenaue Ergebnisse liefert. Die Verwendung dieses Verfahrens wird daher aus fachlicher Sicht nicht empfohlen.

5.2. Thermografie an elektrischen Geräten und Anlagen

Vermutlich ist die Thermografie an Elektroanlagen die nach der Bauthermografie die häufigste, bekannteste und (nach Meinung des Autors) eine der nützlichsten thermografischen Anwendungen. In Anbetracht des Planckschen Strahlungsgesetzes ist es anhand der zu messenden Temperaturen vorteilhaft, eine langwellige Wärmebildkamera zu nutzen. Allerdings müsste wegen der sehr niedrigen Emissionsgrade der zu messenden metallischen Oberflächen im langwelligen Infrarotbereich eher eine kurzwellige Thermokamera gewählt werden. Für diese sind jedoch die zu messenden Temperaturen zu niedrig, noch dazu sind die kurzwelligen Photonendetektor-Wärmebildkameras auch sehr teuer. Daher werden für die Inspektion elektrischer Geräte und Anlagen langwellige Bolometer-Wärmebildkameras verwendet. Natürlich mit dem Nachteil, dass genaue Messungen nur auf nichtmetallischen Oberflächen möglich sind. (Solche kann man in Form von Isolationen und Kennzeichnungen finden, oder bei Bedarf auch schaffen.)

Die thermografische Beurteilung von elektrischen Geräten und Anlagen basiert auf der Tatsache, dass überbelastete oder defekte Anlagenkomponenten, unterdimensionierte Leitungen oder schlechte Kontakte (aufgrund erhöhtem Übergangswiderstandes z.B. bei Lockerheit, Verschmutzung oder Oxydation) in den meisten Fällen eine (gegenüber dem Normalzustand) deutliche höhere Temperatur aufweisen. Wenn das betroffene Teil aus unbeschichtetem Metall (zumeist Kupfer oder Aluminium) besteht, kann dessen genaue Temperatur (auf Grund seiner Reflexionseigenschaften) nur schwer gemessen werden. In vielen Fällen gibt es jedoch eine ausreichend nahe liegende Beschriftung, Farbmarkierung, Isolation oder (ausreichend tiefe) Bohrung, bis zu der sich die Wärmewirkung aufgrund der ausgezeichneten Wärmeleitfähigkeit der genannten Metalle ausbreitet. Dort kann dann die Temperatur korrekt gemessen werden.

Der größte Vorteil der Thermografie besteht übrigens darin, dass die Messungen aus sicherer Entfernung auch an unter mehreren kV Spannung stehenden Anlagen durchgeführt werden können, noch dazu ohne den normalen Betrieb der zu prüfenden Anlage dabei zu beeinträchtigen. Ein weiterer Vorzug der Anwendung der Thermografie ist die Erhöhung der Effizienz der Anlageninstandhaltung: statt jährlich regelmäßig alle Kontakte (während der Betriebsruhe) vorsorglich nachzuziehen, müssen anhand der thermografischen Fehlerdetektion nur die wirklich problematischen ausgebessert werden. Unnütze Arbeit wird vermieden, Fehler- oder gar Gefahrenstellen werden dagegen rechtzeitig erkannt.

5.2.1. Hintergrundinformationen zu elektrischen Anlagen

Vor der Behandlung der einzelnen Fehlertypen und derer Detektion mittels Thermografie soll hier lediglich ein erster Überblick über die vielfältigen Anwendungsmöglichkeiten der Thermografie im Zusammenhang mit elektrischen Geräten und Anlagen gegeben werden. Elektrizität ist praktisch in allen Lebensbereichen und in jedem Industriezweig zu finden. Vom Kraftwerk über die Einspeisung und die Energieverteilung bis zu den industriellen Trafostationen, Haupt- und Nebenverteilern, den Schaltschränken und schließlich den einzelnen Maschinenanschlüssen ist die gesamte Energiekette inbegriffen. Dazu gehören natürlich auch Haushaltskunden und deren elektrische Anschlüsse und Ausrüstungen. Die folgende Beispielliste wurde daher ohne jeglichen Anspruch auf Vollständigkeit erstellt.

Gewöhnliche Anwendungsgebiete

- Überprüfung des Zustandes von Elektroanlagen in der Energiewirtschaft:
  Generatoren, Transformatoren, Fernleitungen, Stromschienen, Isolatoren, Schalter, Schütze, Verbindungen, Kontakte ... (sowohl in Hoch-, Mittel- und Niederspannungsnetzen)
- Kontrolle der elektrischen Anlagen und Ausrüstungen in Produktionsbetrieben:
  Transformatoren, Haupt- und Nebenverteiler, Schaltanlagen, Einzelanschlüsse ...
- Inspektion von elektrischen Maschinen und Anlagen bei industriellen Anwendungen:
  Elektromotoren, Blindleistungskompensatoren, Phasengleichrichter, Wechselrichter ...
- Kontrolle der elektrischen Ausrüstung in Hotels, öffentlichen Gebäuden und Wohngebäuden:
  Haupt- und Unterverteiler, Schalt- und Sicherungstafeln, Beleuchtung, Klimaanlage, Lüftung ...

Mittels Thermografie detektierbare Fehler

- unterdimensionierte oder überlastete Kabel, Schaltelemente, Verbindungen, Transformatoren
- fehlerhafte, lose oder korrodierte Kontakte an elektrischen Anlagen oder Geräten
- beschädigte oder fehlerhafte Kabelköpfe, Kabelschuhe, Aderendhülsen, Überspannungsableiter
- ungenügender Kontakt an Federklemmen von Sicherungen, Schützen, Strommessern, Kabelverbindungen, Motorstartern, Frequenzwandlern
- beschädigte Leistungsschalter und sonstige Schaltelemente
- Phasenasymmetrien an dreiphasigen Systemen
- Überlastung oder Überhitzung durch Oberschwingungen
- überhitzte, beschädigte oder schlecht justierte Schleifkontakte an Motoren und Generatoren
- nicht korrekt funktionierende Transformator- und Generatorkühlungen
- defekte Leistungselektronik (z.B. Kondensatoren und Halbleiter)

5.2.2. Wichtige grundlegende Hinweise

Die folgende Aufzählung beinhaltet nur die allgemeinen „Regeln", welche durch weitere Details bei jeder einzelnen Messaufgabe ergänzt werden.

- Der Sicherheitsabstand zu spannungsführenden Anlagen und Geräten ist einzuhalten - Lebensgefahr!
- Außenmessungen, z.B. an Transformatoren und Freileitungen, sind zur Vermeidung von Sonnenreflexionen und störender Hintergrundstrahlung in einer sonnenscheinfreien Tageszeit (Nachts) oder bei starker Bewölkung (ohne Niederschlag) durchzuführen.
- Besonders bei neuen Installationen ist mit starken Reflexionen auf den glänzenden (zumeist polierten) metallischen Oberflächen - wegen derer sehr geringer Emissionsgrade - zu rechnen. Um Messfehler zu verhindern, empfiehlt es sich, die thermografischen Aufnahmen aus mehreren Positionen (Sichtwinkeln) durchzuführen. Weitere Informationen hierzu folgen im nächsten Abschnitt.
- Wenn aufgrund von Reflexionen auswertbare Messungen nicht durchführbar sein sollten, kann eine teilweise oder vollständige Beschichtung der zu messenden Oberflächen hilfreich sein, typischerweise durch Verwendung einer matten Farbe oder eines dünnen Isolierbandes mit bekanntem Emissionsgrad. Dies kann natürlich nur in spannungsfreiem Zustand aufgebracht werden.
- Um bei Nennlast (Betriebs- oder „Voll"-last) kritisch werdende Anlagenteile erkennen zu können, müsste auch die Messung bei Betriebslast durchgeführt werden. Das ist natürlich für alle Bereiche umfangreicher Anlagen nur schwer für den Messzeitpunkt zu verwirklichen. Mit dem Quadrat des Stroms erhöht sich die elektrische Last und somit die Temperatur der elektrischen Komponenten.
- Gekapselte Teile von Schalt- und Verteilerarmaturen können thermografisch nicht direkt gemessen werden. Durch Plexiglas oder andere Kunststoffverkleidungen tritt keine Wärmestrahlung, diese sind also möglichst vor der Messung zu demontieren (im spannungsfreien Zustand).
- Bei kleinen Messobjekten oder großen Entfernungen (z.B. bei Messungen an Überlandleitungen), ist die geometrische Auflösung der verwendeten Wärmebildkamera zu berücksichtigen. Mindestens drei Pixel pro Messfläche sind notwendig, um korrekte Temperaturdaten erfassen zu können. Anderenfalls muss eine geeignete Optik (entsprechendes Teleobjektiv) mit einer der Größe und Entfernung des Messobjekts entsprechenden geometrischen Auflösung verwendet werden.

5.2.3. Messschwierigkeiten und Lösungsvorschläge im Detail

So viel Nutzen die regelmäßige Verwendung der Thermografie bei der Wartung von elektrischen Geräten und Anlagen bringen kann, so viele Schwierigkeiten bringen die Messungen auch mit sich. Im Folgenden werden einige der wesentlichsten Probleme im Detail aufgeführt, um Hilfe zur Minimierung der Anzahl und Größe der eventuell auftretenden Messfehler zu geben.

Das größte Messproblem wird durch das Messobjekt selbst - durch dessen Material und Oberfläche - verursacht. Ein häufiger Fehler an elektrischen Einrichtungen ist die unzureichende Leitfähigkeit der Schraub-, Feder- oder Klemmkontakte zwischen Kabeln und Stromschienen. Der (aus egal welchem Grunde) erhöhte Übergangswiderstand der Kontakte führt zwar zur lastproportionalen Erwärmung des Kontakts, wobei sich jedoch auf Grund der metallischen, meist polierten Oberflächen die abgegebene Wärmestrahlung nur wenig erhöht. Mit thermografischen Systemen kann daher die Temperatur der Kontakte selbst nur schwer erfasst werden, eine genaue Messung ist praktisch unmöglich.

Gleich schwierig ist die Messung an (nicht-isolierten) Stromschienen. Auch hier verursacht die metallische Messobjektoberfläche einen Messfehler in unbekannter Höhe. Der geringe Emissionsgrad des Messobjekts verursacht einen hohen Reflexionsgrad, so dass schon die Messtätigkeit vor Ort so organisiert sein muss, dass der dadurch verursachte Messfehler minimiert wird. Es ist u.a. darauf zu achten, dass die Reflexion der unter industriellen Bedingungen typischen inhomogenen Umgebung möglichst nicht auf dem Thermogramm erfasst wird, da deren nachträgliche Korrektur (auch mittels Software) praktisch unmöglich ist.

Aus obigem ergibt sich als erste Aufgabe, eine homogene Umgebungstemperatur für die Messung zu schaffen. Dies erfordert eine Messanordnung, in der sich keine Wärmequelle (z.B. Heizkörper, Infra- oder Keramik-Hallenheizung, Hochtemperaturtechnologie) oder irgendeine andere punkt- oder linienförmige Störstrahlungsquelle in der Reflexionsrichtung des Objektes zur Thermokamera befindet. Sollte diese Strahlungsquelle nicht außer Betrieb gesetzt werden können, ist derer Auswirkung durch die Verwendung anderer Beobachtungswinkel zu vermeiden. Sollte auch dieses nicht möglich sein, ist die Strahlungsquelle mit einer Abschirmung (Papierbahn, Faltwand, Kartonfläche) auszuschließen, ohne die Quelle selbst zu berühren. (Schon alleine, um Brandgefahren zu vermeiden!)

Wichtig ist, bei Messungen in Schalt- und Verteilerräumen niemals die Schaltschranktüren im Rücken des Thermografen zu öffnen. Während die geschlossenen Schranktüren eine relative homogene Umgebungstemperaturfläche bieten, stellen die Elektroanlagenteile der geöffneten Schaltschränke eine inhomogene, mit starken lokalen Störstrahlungsquellen durchwachsene Fläche dar, dies sich auf dem Messobjekt reflektiert! Auch die durch die geöffneten Schranktüren verursachte Unfallgefahr ist nicht zu ignorieren. Was wäre, wenn der Thermograf bei einem Schritt nach hinten in einen offenen Schrank stolpern würde?

Der „Gnadenstoß" aus Sicht der Reflexion ist die Vielfalt der Störstrahlungsquellen, unter die der begleitende Elektriker und der Thermograf selbst ebenfalls zu zählen sind. Während die Begleitperson(en) noch aus der Reflexionsrichtung geschickt werden können, ist der Thermograf aber zur Gerätebedienung (zumindest bei Hand-gehaltenen Thermokameras) unbedingt notwendig. Um die Körperabstrahlung des Thermografen als Störstrahlungsquelle auszuschließen, ist statt rechtwinklig möglichst aus einem Betrachtungswinkel von 70° bis 80° zur Objektoberfläche zu messen. Insofern die Messung aus diesem Winkel keine andere Störstrahlungsquelle widerspiegelt, ist das Problem erfolgreich gelöst.

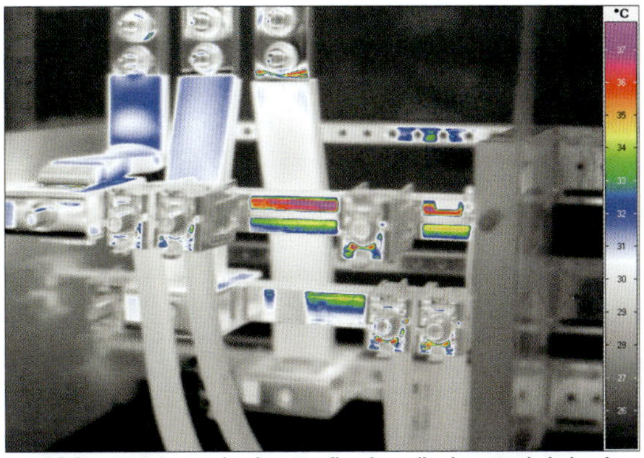

Abb. 1092: typische Reflexion (keine Induktion)

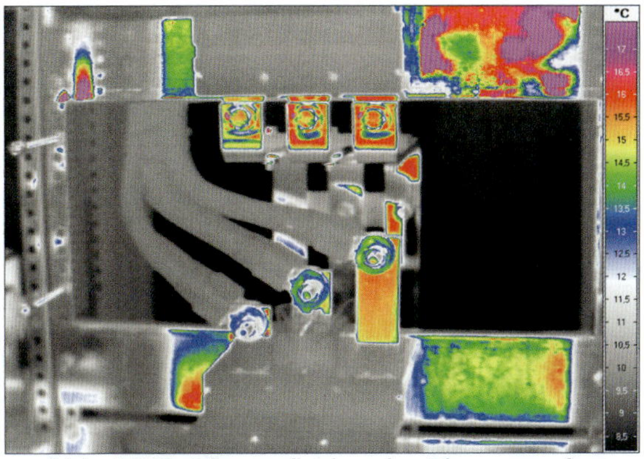

Abb. 1093: Eigenreflexion des Thermografen

Wenn jedoch „unerklärliche" thermischen Effekte auf dem Thermogramm zu erkennen sind, welche also die Vermutung von Reflexionen aufkommen lassen, ist die Aufzeichnung aus einem anderen Betrachtungswinkel zu wiederholen. Hat sich die Position des Wärmeeffektes geändert, dann ist dieser vermutlich eine Reflexion. Nunmehr sollte nach einem solchen Messwinkel gesucht werden, bei dem die Reflexion überhaupt nicht im Thermogramm erscheint. Wenn dies nicht möglich ist, bleibt zu versuchen, die Quelle abzuschirmen. Geht auch dass nicht, ist die Existenz der Reflexion für die spätere Auswertung zu notieren. Hat sich jedoch die Position des Wärmeeffektes durch die Änderung des Betrachtungswinkels auf dem Wärmebild nicht verändert, handelt es sich um eine tatsächliche lokale Wärmequelle.

Hinweis: Sollte auffallen, dass immer die Stromschiene in Front des Thermografen in Kopfhöhe eine Temperatur von 35 °C zeigt, die Schiene daneben nur 22 °C, nach einem Schritt um einen halben Meter zur Seite aber die kühlere Schiene plötzlich 35 °C warm ist, die vorher 35 °C warme Schiene sich dagegen auf 22 °C abkühlt hat, ist es Zeit, sich zu erinnern: auf reflektierenden Oberflächen darf nicht senkrecht gemessen werden, um die Eigenreflexion des Thermografen auszuschließen.

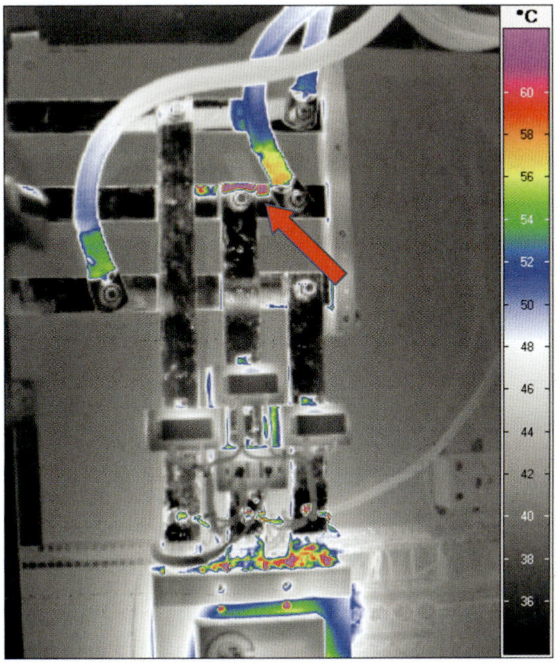

Abb. 1094: Messung mit Reflexionsverdacht

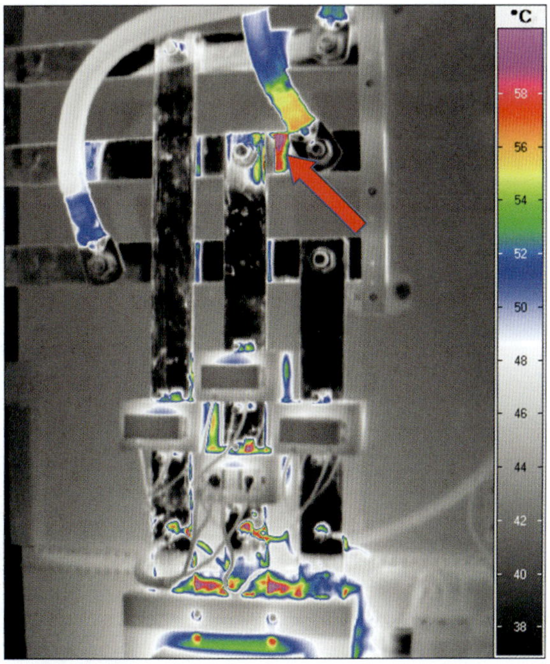

Abb. 1095: Zweitmessung aus anderem Winkel

Den obigen Wärmebildern zufolge ist die markierte Stelle keine lokale Erwärmung, sondern eine Reflexion.

Wegen der meist polierten metallischen Kontaktoberflächen verursacht neben den täuschenden Reflexionen die schlechte Wahrnehmbarkeit der tatsächlichen Objekttemperaturen Probleme. Glücklicherweise gibt es in der Regel in der Nähe eine beschriftete, lackierte oder isolierte Oberfläche, die aufgrund der exzellenten Wärmeleitfähigkeit der elektrischen Leiter durch die Erhitzung der Fehlerstelle mit erwärmt wird. Bei Stromschienen können auch eventuell vorhandene Bohrungen hilfreich sein. Wenn sie eine Mindesttiefe des Vierfachen ihres Durchmessers aufweisen, können sie aufgrund der in ihnen auftretenden Mehrfachreflexion bei schräger Betrachtung mit einem ca. 100% Emissionsgrad genutzt werden. (Dies gilt natürlich auch für Gewindebohrungen und die Fugen an der Verbindung von Schienen oder Kontakten.)

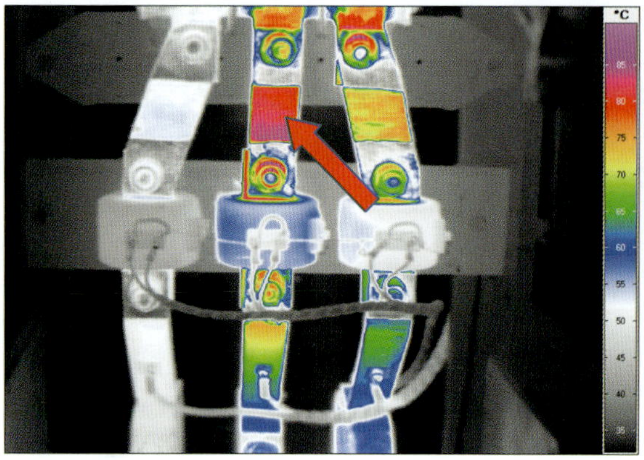

Abb. 1096: Temperaturmessung an Markierung

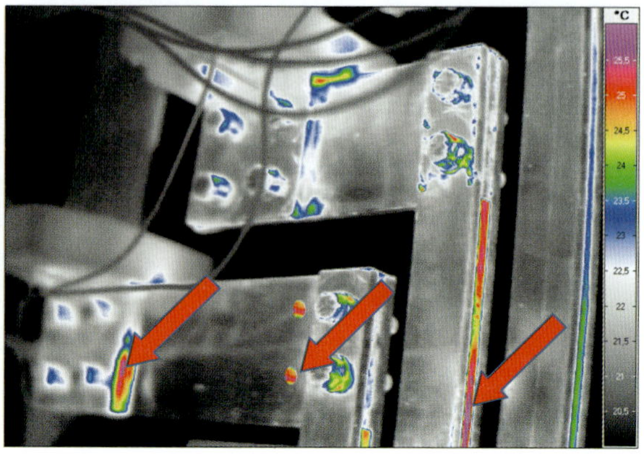

Abb. 1097: Temperaturmessung an Bohrung und Fugen

Ein weiteres, nicht zu unterschätzendes Problem ist die geometrische Auflösung der Thermokamera. In den theoretischen Kapiteln (z.B. 3.2.10.2 „Geometrische Auflösung thermografischer Systeme", 4.2.5. „Messfehler im Zusammenhang mit der geometrischen Auflösung") ist dies ausführlich erklärt worden. Dennoch erscheint es notwendig, diesem Thema hier besondere Aufmerksamkeit zu schenken. Insbesondere deswegen, weil immer wieder davon zu hören ist, das gerne eine „Übersichtsaufnahme" ohne Einhaltung der geometrischen Auflösung über den gesamten Schaltschrank erstellt wird, anhand derer dann die „Notwendigkeit" der detaillierten Lokalisierung von Fehlerstellen entschieden wird.

Dies klingt natürlich nach sehr effektivem Arbeitsablauf, was jedoch nur dann zutrifft, wenn die Anforderung der geometrischen Auflösung auch während der Übersichtsmessung erfüllt wurde. Im Falle eines Verstoßes gegen diese Regel bleiben die thermischen Erwärmungen von Leitungen und Kontakten mit kleinen Durchmessern unbemerkt. Es würden also wahrscheinlich gar keine thermografischen Detailaufnahmen erstellt werden, da je keine unakzeptablen Wärmewirkungen bemerkt werden konnten. Zusammenfassend muss eindeutig betont werden, das Thermogramme mit ungeeigneter geometrischer Auflösung grundsätzlich nicht gestattet sind und es hiervon auch für Übersichtsaufnahmen keine Ausnahmen gibt.

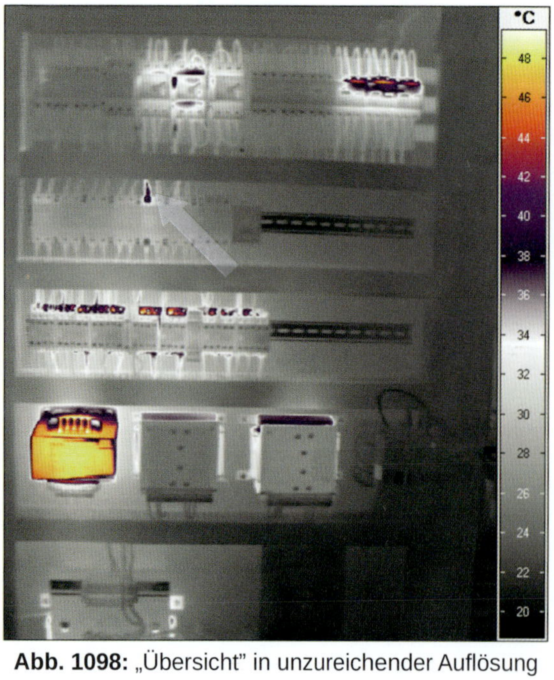

Abb. 1098: „Übersicht" in unzureichender Auflösung

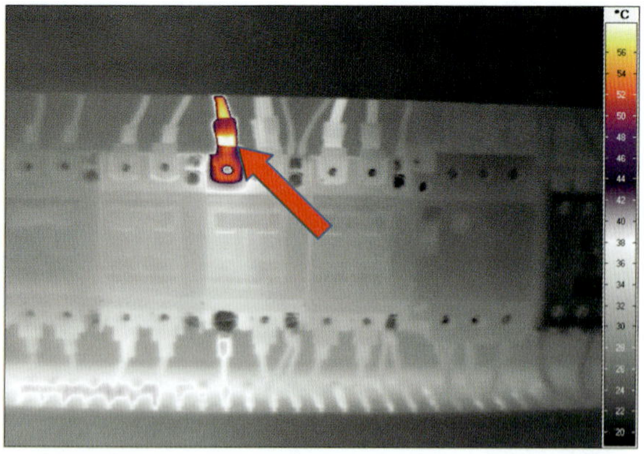

Abb. 1099: Detailaufnahme eines losen Kontakts

Während der lose Kontakt auf dem linken „Übersichtswärmebild" gerade 38 °C beträgt und nicht als Fehlerstelle auffällt, ergibt sich aus der rechten Detaildarstellung mit korrekter geometrischer Auflösung, dass die tatsächliche Temperatur des Kontakts über 58 °C liegt. (d.h. > 20 °C Messfehler!)

Weitere Probleme verursacht die Verkleidung bzw. Kunststoffummantelung der elektrischen Anlagen und derer Komponenten. Da selbst nur einen halben Millimeter dicke Kunststoffe keine Wärmestrahlung durchlassen, ist die Messung von abgedeckten oder gekapselten elektrischen Geräten unmöglich. Es ist also naheliegend, dass die Kunststoffabdeckungen vor der Messung entfernt werden müssen. Dies gilt auch für die Abdeckungen an Sicherungen und Kleinautomaten, sowie für die Polystyrol- und Plexigehäuse und den ganzflächigen Berührungsschutz in Schaltschränken.

Viele hiervon können zwar entfernt werden, in der Praxis gibt es wegen der sich immer mehr verbreitenden völligen Kapselung moderner Armaturen jedoch zunehmend mehr nicht-entfernbare Abdeckungen. Erfreulicherweise lassen einige Hersteller kleine Löcher von 3 bis 4 mm Durchmesser in den Abdeckungen, durch die - aus entsprechendem Blickwinkel - die kritische Temperaturen im Inneren der Armatur bei fehlerhaftem Zustand oder schlechtem Kontakt erfasst werden können. Die Messung durch solche Löcher erfordert natürlich, das die maximale Messdistanz der geometrischen Auflösung der Lochgröße entsprechend gewählt wurde. (Siehe auch das oben besprochene Problem der Übersichtsdarstellungen.)

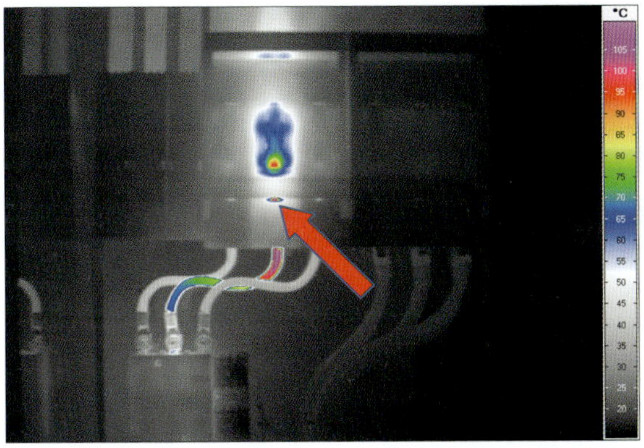

Abb. 1100: Temperatur hinter Bohrung 130 °C

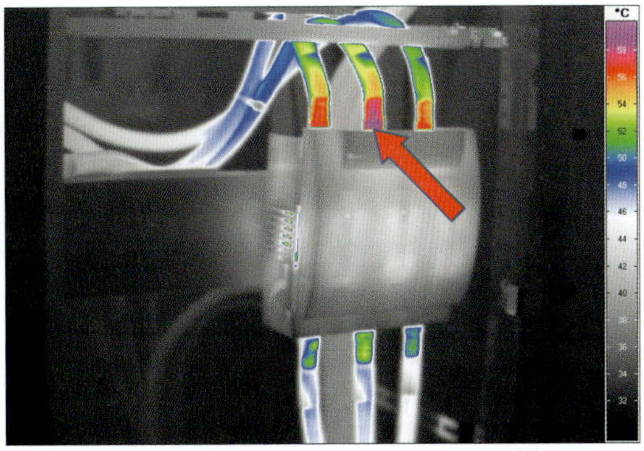

Abb. 1101: Leitererwärmung wegen Kontaktfehler

Ohne solche Löcher können Probleme innerhalb der Gehäuse nur durch die Erwärmung der herausgeführten elektrischen Leiter und derer guten Wärmeleitfähigkeit erkannt werden. Beide obigen Beispiele sind aus dieser Hinsicht als typisch zu bezeichnen, bei denen (wie in den meisten Fällen) Kontaktfehler und Überlast gekapselter Elemente gut mit den messbaren - mit der Entfernung von der Problemstelle abnehmenden - Temperaturverläufen der betroffenen Leiter in Zusammenhang gebracht werden können.

Schließlich soll noch ein Beispiel für die nicht sichtbaren thermischen Effekte durch den üblichen Plexi-Berührungsschutz folgen. Die wirkliche, jedoch durch die Abdeckung thermografisch nicht sichtbare Temperatur des lose Kontaktes beträgt 57 °C. Dies würde in jedem Fall einen Wartungseingriff rechtfertigen, im Gegensatz zu den am Kabel messbaren, noch akzeptablen 41 °C. (Der Unterschied zwischen den Phasen ist hier dennoch ein ausreichender Grund für die Notwendigkeit der Kontrolle und Wartung.)

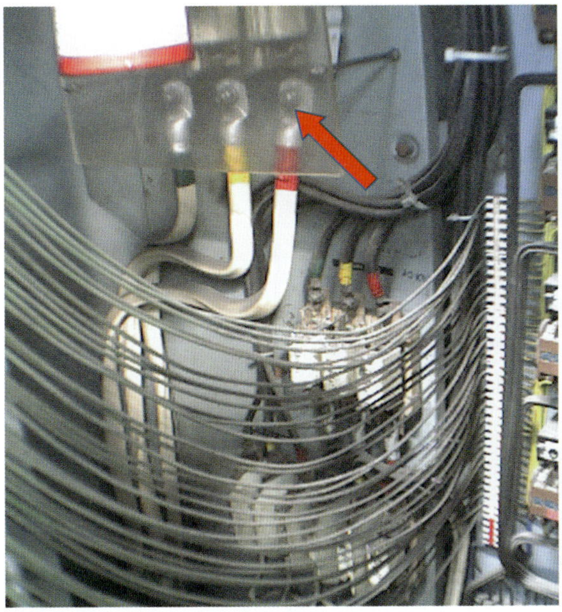

Abb. 1102: Plexi-Berührungsschutz vor Kontakten

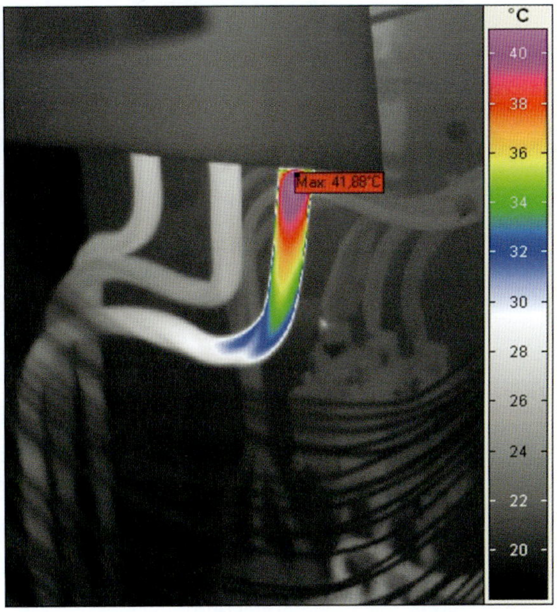

Abb. 1103: nicht messbare Temperatur des Kontaktes

5.2.4. Geometrische Auflösung in der Praxis

Wärmebildkameras mit hoher Pixelauflösung haben auch bei großem Sichtfeld noch eine gute geometrische Auflösung, so dass auch größere Schaltschränke mit wenigen Aufzeichnungen gemessen und dokumentiert werden können. Die Maschinenanschlüsse oder Werkstattverteiler können typischerweise mit einem einzigen Wärmebild erfasst werden. Die Investitionskosten von Thermokameras mit hoher Pixelauflösung (größeren Detektoren) sind natürlich viel höher, als die „kleinerer" Kameras. Wie hoch sollte die Pixelauflösung einer Wärmebildkamera sein, die einerseits den Messanforderungen entspricht, andererseits auch wirtschaftlich ist? Zur Beantwortung dieser Frage sind mehrere Aspekte zu berücksichtigen:

- wie oft (eventuell wiederholend) werden die Messungen durchgeführt
- welche Abmessungen und Stückzahlen an Schaltschränken liegen vor
- wie groß sind die kleinsten Messobjekte (Leiter, Kontakte), die zu erfassen sind
- was ist der Dokumentationsanspruch

Anhand obiger Fragen kann die Größenordnung der Anzahl der Vor-Ort-Messungen abgeschätzt werden, weiterhin die Menge der auszuwertenden Wärmebilder. Bei speziellen Dokumentationsanforderungen kann sogar statt der einfachen Berichtserstellung die (zeitaufwendige) Montage von Wärmebildern erforderlich werden. Eine Thermokamera mit 1024×768 Pixeln kann (aus geeignetem Messabstand) Schaltschränke mit bis zu 0,5×0,7 m Größe mit einem Wärmebild erfassen, wenn alle Kabel mindestens 2 mm Durchmesser haben. Dies als Referenz betrachtend kann die Arbeitszeit wie folgt geschätzt werden:

Pixelauflösung der Thermokamera	*1024 × 768*	*800 × 600*	*640 × 480*	*400 × 300*	*384 × 288*	*320 × 240*	*160 × 120*	*80 × 60*
Zeitbedarf der Vor-Ort-Messtätigkeit	1×	2×	3×	8×	9×	13×	54×	225×
Berichtserstellungszeit (ohne Montage)	1×	2×	3×	8×	9×	13×	54×	225×
Montage von Thermogrammen	ohne	1×	2×	3×	5×	6×	12×	96×
Investition (im Vergleich zur Referenz)	1×	0,8×	0,7×	0,5×	0,4×	0,3×	0,1×	<0,1×

Tabelle 46: Zusammenhang zwischen Pixelauflösung und Arbeitszeitaufwand (gelb = Referenz)

Die Auswahl der richtigen Wärmebildkamera könnte nun auf folgender Logik beruhen: Es ist die Thermokamera mit der höchstmöglichen Pixelauflösung zu erwerben, deren Preis gerade noch niedriger ist, als das Produkt aus dem Arbeitsvolumen (Anzahl der Schränke · Messhäufigkeit · Summe obiger Zeitmultiplikatoren) und den Arbeitszeitkosten - kalkuliert für 3* Jahre - gerade noch niedriger ist. Eine bedeutend kostenintensivere Kamera zu wählen ist überflüssig, eine „billigere" dagegen verursacht überhöhte Arbeitszeitkosten. Eine nach diesem Gedankengang ausgewählte Thermokamera erzielt ab dem dritten Jahr reinen Gewinn gegenüber den Konkurrenzprodukten mit weniger Pixeln.

(* 3 Jahre sind die halbe Veralterungszeit von Thermokameras. Diese ist nicht der Lebensdauer gleichzusetzen.)

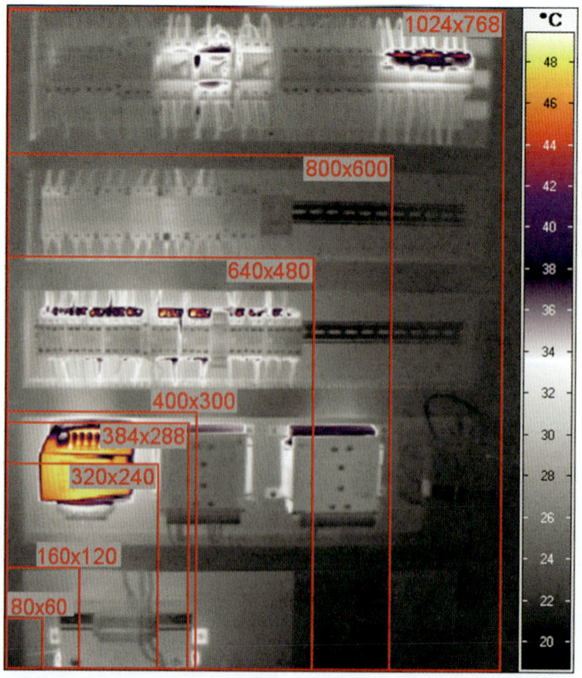

Abb. 1104: je nach Pixelauflösung maximal messbare Fläche (bei kleinstem Leiterdurchmesser von 2 mm)

5.2.5. Typische Temperaturgrenzwerte

Es stellt sich oft die Frage, wo die Grenze liegen sollte, um die wahrgenommene Erwärmung als mangelhaft oder gar gefährlich einzustufen. Vor allem dann ist diese Entscheidung schwierig, wenn die Thermografie bei einer wesentlich unter der Nennlast liegenden Belastung des geprüften Anlagenteils erfolgte. Um dieses Problem einzugrenzen, sollte grundsätzlich akzeptiert werden, dass thermografische Kontrollen elektrischer Geräte und Anlagen nur durchgeführt werden sollten, wenn mindestens 50% der Nennlast anliegen. Nur sehr grobe Fehler können auch schon bei gerade 30% Last erkannt werden.

Übliche Grenzwerte bzw. Entscheidungsregeln (bei mindestens 75% Last):

Allgemeine Grenzwerte relativ zur Umgebungstemperatur

Erwärmung* um 20 K bis 40 K: Kontrolle notwendig
Erwärmung* um 40 K bis 60 K: dringende Kontrolle notwendig
Erwärmung* über 60 K: kritisch (sofortige Reparatur oder Abschaltung empfohlen)

(* Temperaturerhöhung über die Umgebungstemperatur)

Grenzwerte der Temperaturunterschiede zwischen den Phasen

Unterschied** um 5 K bis 20 K: Kontrolle notwendig
Unterschied** um 20 K bis 40 K: dringende Kontrolle notwendig
Unterschied** über 40 K: kritisch (sofortige Reparatur oder Abschaltung empfohlen)

(** Temperaturunterschied zwischen den Phasen)

Temperaturgrenzwerte verschiedener Kabeltypen:

Gummi-isolierte Kabel: max. 60°C ***
PVC-isolierte Kabel: max. 70°C ***
Silikon-isolierte Kabel: max. 180°C ***

(*** absolute Temperaturen)

Sonstige Grenzwerte:

Elektromotoren (an den Kühlrippen gemessen): je nach Typ und Kühlung:
Temperaturklasse „A“: max. 60 ... 80°C ***
Temperaturklasse „B“: max. 95 ... 105°C ***
Temperaturklasse „F“: max. 115 ... 125°C ***
Temperaturklasse „H“: max. 140 ... 150°C ***
Kunststoffverkleidungen: je nach Material: max. 50 ... 75°C ***
Magnetschalter: Herstellerspezifikation typisch bis 65°C, in der Praxis allgemein bis 85°C ***
Transformatoren: typisch bis max. 85°C ***
Innenraum von Schaltschränken (IEC/EN 60947-3): max. 35°C ***
Strom- und Sammelschienen (DIN 43671): max. 65°C ***
Äußere metallische Kontakte (IEC/EN 60947-3): 80 K *
Isolierte Kontakte (IEC/EN 60947-3): 70 K *
Destabilisierungstemperatur von Kontaktmaterialien:
Aluminium: 150°C ***
Gold: 100°C ***
Silber: 180°C ***
Nickel: 220°C ***
Kupfer: 190°C ***

(* Temperaturerhöhung über die Umgebungstemperatur)
(*** absolute Temperaturen)

5.2.6. Abschätzung der bei Nennlast zu erwartenden Erwärmung

Bei Lasten unter 75% gelten natürlich niedrigere, als die vorab genannten Grenzwerte. Zur Bestimmung dieser wird im Folgenden der Hintergrund der Erwärmung mit etwas praxisbezogener Theorie aufgeklärt.

Der Temperaturanstieg elektrischer Einrichtungen (Kabel, Schienen, etc.) oder von Kontakten beruht auf dem an diesen auftretenden Energieverlust, welcher in Form von Wärme in Erscheinung tritt. Die Wärmeenergie wird durch Wärmestrahlung, Konvektion (an die Luft), und durch Wärmeleitung zu den angrenzenden Elementen abgegeben. Die bei - gegenüber dem Messzeitpunkt - größerer Belastung zu erwartende Erwärmung hängt in erster Linie von der Erhöhung der elektrischen Last (Strom oder Spannung) des Gerätes oder der Anlage (bzw. des Kontaktes) ab, wird jedoch auch durch die last- und temperaturabhängige Widerstandsänderung desselben beeinflusst. Gleichzeitig wirkt sich die - erwartungsgemäß anwachsende - Wärmeleitung, Konvektion und Wärmestrahlung ebenso auf den Prozess aus. Die Erwärmung könnte daher genau nur anhand sehr komplexer mathematischer Zusammenhänge bestimmt werden.

Im stationären Zustand (Gleichgewichtszustand) tritt an einem (hypothetisch unendlich langem) Leiter eine Temperatur anhand folgender Gleichung auf:

$$\vartheta_O - \vartheta_L = \frac{k \cdot S^2 \cdot \rho(\vartheta) \cdot A}{(a_S + a_K) \cdot U} = \frac{k \cdot I^2 \cdot \rho(\vartheta)}{(a_S + a_K) \cdot U \cdot A}$$ Gl. 149 (aus [T137])

Legende:

ϑ_O ... Objekttemperatur [°C]

ϑ_O ... Temperatur der Umgebungsluft [°C]

k ... Stromverdrängungsfaktor (temperaturabhängig) [ ]

S ... Stromdichte [A/mm^2]

$\rho(\vartheta)$ ... spezifischer Widerstand (temperaturabhängig) [Ω mm^2/m]

A ... Querschnitt des Leiters oder der Schiene [mm^2]

α_S ... Wärmeübergangskoeffizient über Strahlung [W/m^{2}K]

α_K ... konvektiver Wärmeübergangskoeffizient [W/m^{2}K]

U ... Spannung [V]

I ... Strom [A]

Da die Gleichung für die praktische Anwendung zu kompliziert ist, und noch dazu mehrere - nur schwer auffindbare - stoffspezifische Parameter enthält, empfiehlt es sich, die folgende Schätzung zu verwenden.

Vereinfachte Abschätzung der Erwärmung bei Nennlast

Wenn man annimmt, dass der Lastunterschied zwischen dem Zeitpunkt der thermografischen Begutachtung und der Nennlast nur eine relativ „geringe" Temperaturerhöhung verursacht, so dass die Temperaturabhängigkeit des spezifischen Widerstandes vernachlässigbar ist, sich weiterhin auch der Stromverdrängungsfaktor und die Wärmeübertragungsfaktoren durch den Temperaturanstieg nur unwesentlich verändern, dann können all diese Faktoren in der vorherigen Gleichung als konstant betrachtet werden. (Dies kann für einen Temperaturanstieg von mehreren zehn Grad Celsius verwendet werden. Im Falle größerer Temperaturänderung sind diese Vereinfachungen jedoch nicht gültig, so dass die nachstehenden Gleichungen nicht angewendet werden können.)

Anhand der genannten Vereinfachungen ergibt sich folgender Zusammenhang:

$$\vartheta_{ON} - \vartheta_L = \frac{I_N^2 \cdot U_N}{I_M^2 \cdot U_M} \cdot (\vartheta_{OM} - \vartheta_L)$$ Gl. 150

Legende:

ϑ_{ON} ... Objekttemperatur bei Nennlast

ϑ_{OM} ... Objekttemperatur während der Messung

ϑ_L ... Umgebungslufttemperatur (als konstant angenommen)

U_M ... Spannung während der Messung

I_M ... Strom während der Messung

U_N ... Spannung bei Nennlast

I_N ... Strom bei Nennlast

Für die Abschätzung der zu erwartenden Absoluttemperatur kann somit verwendet werden:

$$\vartheta_{ON} = \frac{I_N^2 \cdot U_N}{I_M^2 \cdot U_M} \cdot \left(\vartheta_{OM} - \vartheta_L\right) + \vartheta_L \qquad \text{Gl. 151}$$

Insofern es sich um ein elektrisches Gerät oder Anlagenteil handelt, welches an einem stabilen Netz betrieben wird, dann kann natürlich auch die Spannung als konstant betrachtet werden, d.h. es kann mit $U_N = U_M$ vereinfacht werden. Damit kann die bei Nennlast zu erwartende Temperatur anhand folgender Gleichung abgeschätzt werden:

$$\vartheta_{ON} = \frac{I_N^2}{I_M^2} \cdot \left(\vartheta_{OM} - \vartheta_L\right) + \vartheta_L \qquad \text{Gl. 152}$$

Die auf diese Weise geschätzten Objekttemperaturen können nunmehr mit den auf der vorherigen Seite aufgeführten Grenzwerten verglichen werden. Natürlich kann die obige Schätzung nicht nur auf Leiter und Stromschienen angewandt werden. Da im Falle eines schlechten Kontakts die Erwärmung desselben durch den erhöhten Übergangswiderstand zwischen den Kontaktflächen verursacht wird, hängt der Grad der Erwärmung natürlich auch hierbei (in erster Linie) von der Stromstärke ab.

Beispielthermogramme für sich lastabhängig erwärmende Leiter und Kontakte

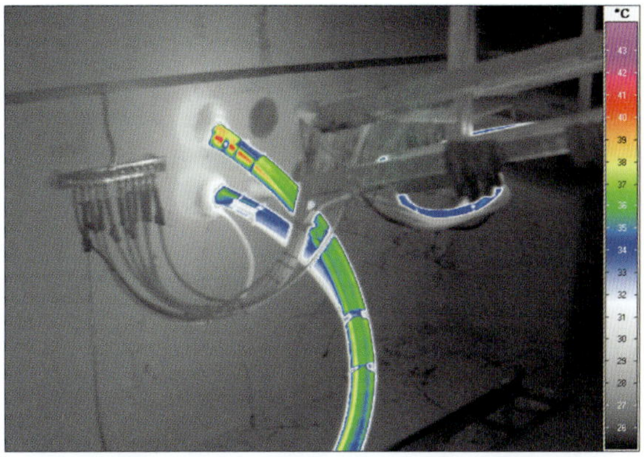

Abb. 1105: Leiter bei 75% Last (max. 39,8°C)

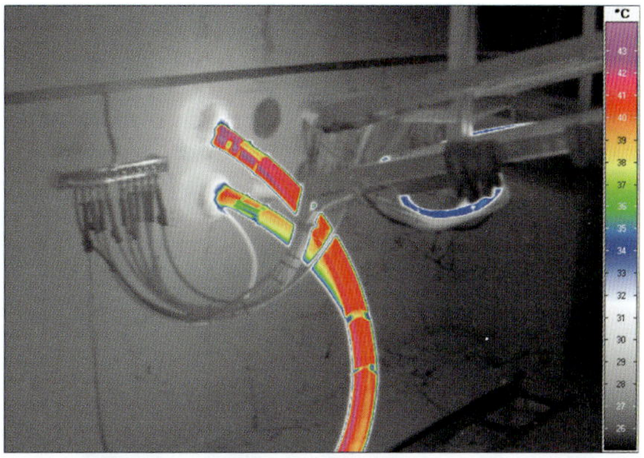

Abb. 1106: Leiter bei 90% Last (max. 48,2°C)

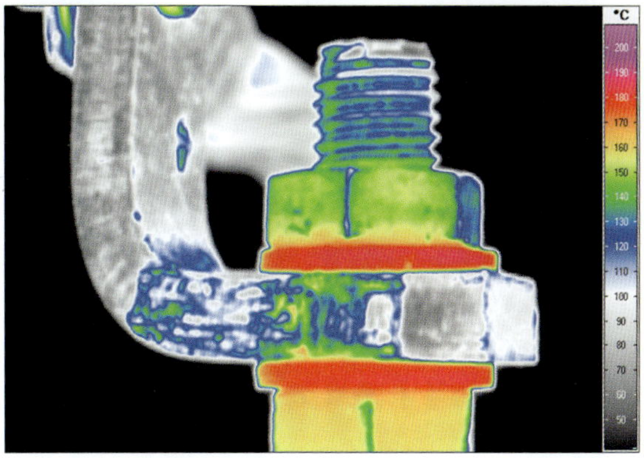

Abb. 1107: loser Kontakt (Laborversuch)

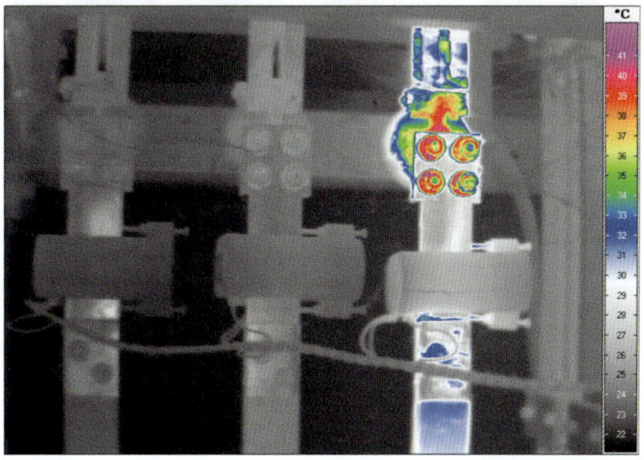

Abb. 1108: lose Verbindung in Industrieanlage

Der Labortest der lockeren Verschraubung (auf dem Wärmebild links unten) ist durch die deutlich sichtbare starke Erwärmung der Unterlegscheiben noch zusätzlich lehrreich. Der größte Übergangswiderstand ist auf beiden Seiten der Unterlegscheiben zu sehen (hier ist der höchste Spannungsabfall und die daraus folgende Erwärmung). Gleichzeitig aber besteht aufgrund der Lockerheit kein ausreichender mechanischer Kontakt der Scheiben zu den Leitern, weshalb die Wärme der Scheiben nicht abgeleitet wird. Das Ergebnis ist eine extreme Erwärmung der Unterlegscheiben gegenüber den umliegenden Leitern.

5.2.7. Empfohlene Messbedingungen für Außenmessungen

Während bei Innenraummessungen die schlechte direkte Sicht auf die Messstellen, oder die eventuell nur geringen Abstände zu den Messobjekten stören könnte (wie es z.B. bei kleinen Abstände zwischen gegenüberliegenden Schrankreihen in Schalt- und Verteilerstationen vorkommt), werden die thermografischen Messungen im Freien durch die hierbei vorkommenden Umgebungsbedingungen erschwert. Hierbei ist nicht zu vergessen, dass die zu messenden Objekte metallische Oberflächen besitzen und daher erhebliche Reflexion aufzeigen. Um die Auswirkungen von Störstrahlung (z.B. Sonnenstrahlung) zu minimieren, ist es am besten immer dann zu messen, wenn diese überhaupt nicht vorhanden ist. Die Messungen sind daher vorzugsweise in der Nacht oder an sehr dicht bewölkten, jedoch niederschlagsfreien Tagen durchzuführen. Aus Erfahrung werden Nachtmessungen empfohlen.

Zu vernachlässigen ist hierbei auch nicht die Kühlwirkung starken Windes, welche durch den konvektiven Wärmeübertragungskoeffizient α_k in der Gleichung 148 aus Kapitel 5.2.6. beschrieben ist. Es ist leicht zu verstehen, dass die häufigsten Überhitzungsprobleme bei warmem, aber windstillem Wetter auftreten. Ohne Ausnahme sind bei allen thermografischen Begutachtungen an Freiluftanlagen und auch an Fernleitungen die für Außenmessungen geeigneten Messbedingungen strikt einzuhalten. Das heißt, Helikopter-Inspektionen, die natürlich einer Fluggenehmigung bei guter Sicht (also am Tage bei klarem Wetter, zumeist mit Sonnenschein) unterliegen, haben nicht viel mit einer korrekten (oder überhaupt auswertbaren) Leitungskontrolle zu tun. Die meisten hierzu - auf dem Internet oder in der Presse - auffindbaren Erfolgsmeldungen und Verfahrensbeschreibungen entsprechender Dienstleister enthalten in den überwiegender Zahle irreführende Wärmewirkungen und damit oftmals falsche Interpretationen. (Weitere Informationen und Hinweise zur fluggestützten Thermografie sind im Kapitel 5.9.7. „Messtechnische Aspekte für fluggestützte Aufnahmen" zu finden.)

Beispielthermogramme für Außenmessungen unter unzulässigen Messbedingungen

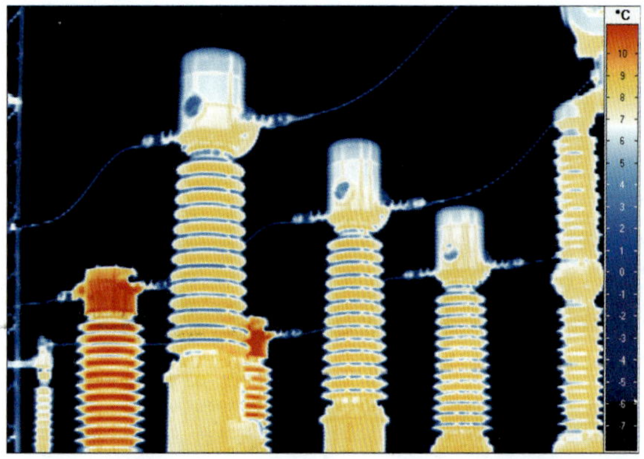

Abb. 1109: durch Sonneneinstrahlung erwärmte Isolatoren (zwei in der „hinteren" Reihe)

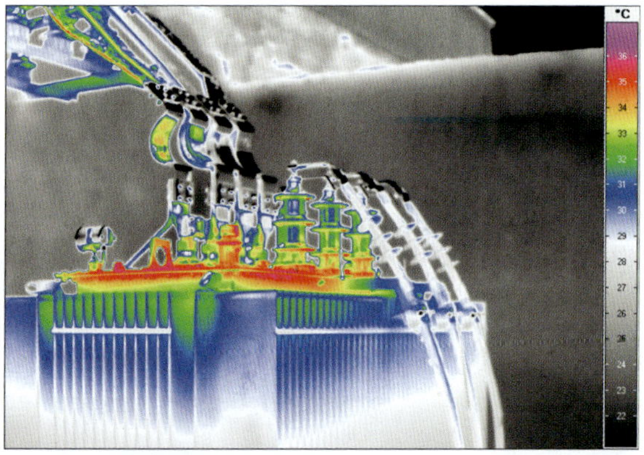

Abb. 1110: durch Sonneneinstrahlung teilweise erwärmter Freilufttransformator

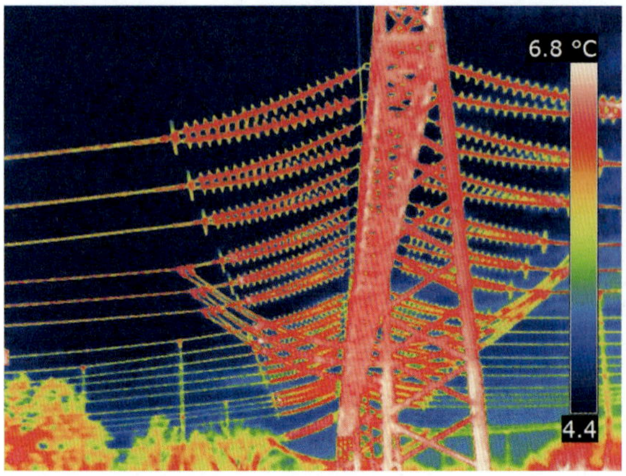

Abb. 1111: durch Sonneneinstrahlung erwärmte Freiluftarmaturen, Masten und Querträger (mit freundlicher Genehmigung der Regidor & Dewitz GmbH, www.wasserschaden-service.de [A369])

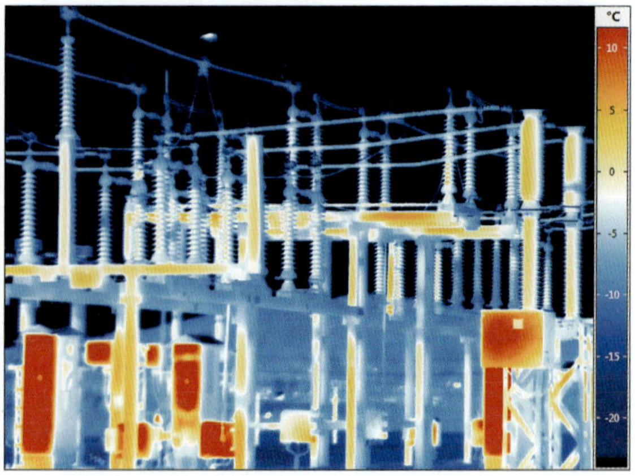

Abb. 1112: durch Sonneneinstrahlung und Schattenwirkungen unterschiedlich erwärmte Freiluftarmaturen bei niedriger elektrischer Last

Wenn es um die Inspektion von Überland- und Hochspannungsfernleitungen geht, ist neben den Schwierigkeiten der Messungen im Freien auch die geometrische Auflösung aus Sicht der thermografischen Messtechnik entscheidend. Um Erwärmung der Leitungen von gerade 18 mm Durchmesser in 30 m Höhe zu messen, ist ein außerordentliches Teleobjektiv notwendig, welches eine geometrische Auflösung des thermografischen Systems von wenigstens 0,2 mrad ermöglicht. Nur bestimmte Defekte der (natürlich größeren) Isolatoren können mit einer schwächeren geometrischen Auflösung aufgedeckt werden. Die folgenden Wärmebilder sind aufgrund der Tageszeit der Messung und wegen der offensichtlich unzureichenden geometrischen Auflösung für thermografische Auswertungen völlig ungeeignet.

Beispielthermogramme für unauswertbare Messungen an Überlandleitungen

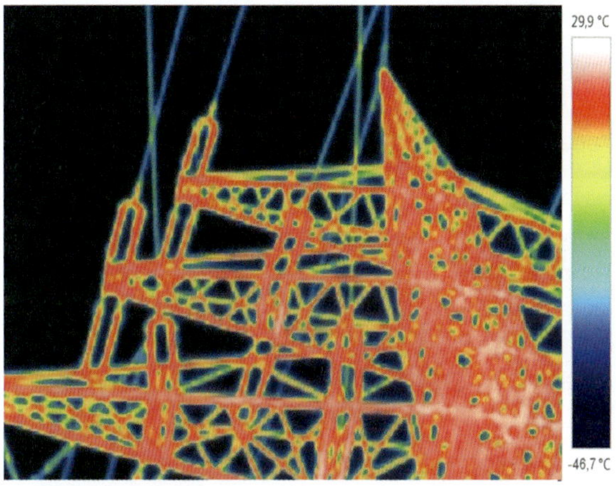

Abb. 1113: Aufnahme bei Sonnenerwärmung und mit zu geringer geometrischer Auflösung (mit freundlicher Genehmigung von RWE AG, www.rwe.com [A370])

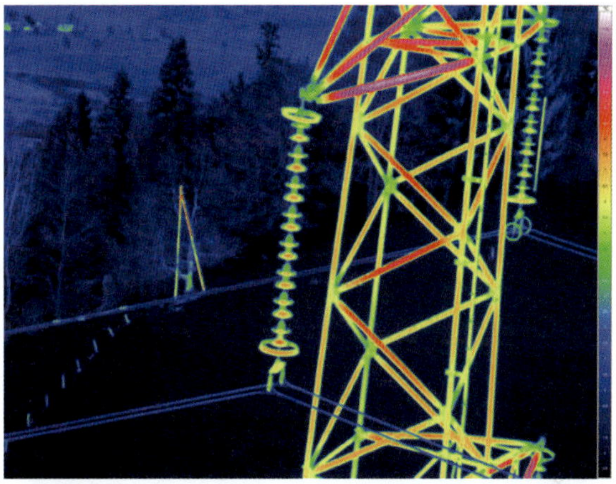

Abb. 1114: exzellente Inspektion per Helikopter, jedoch bei Sonnenschein (mit freundlicher Genehmigung von Swiss Controlling, www.swisscontrolling.com [A371])

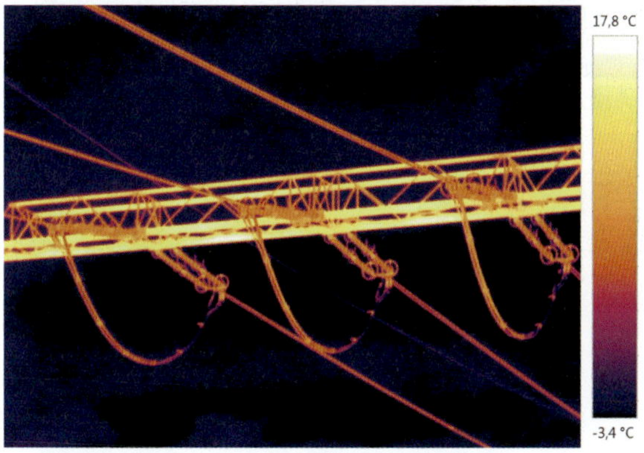

Abb. 1115: Aufnahme unter Einfluss starker Erwärmung durch Sonnenschein (mit freundlicher Genehmigung der Testo SE & Co. KGaA, www.testo.de [A372])

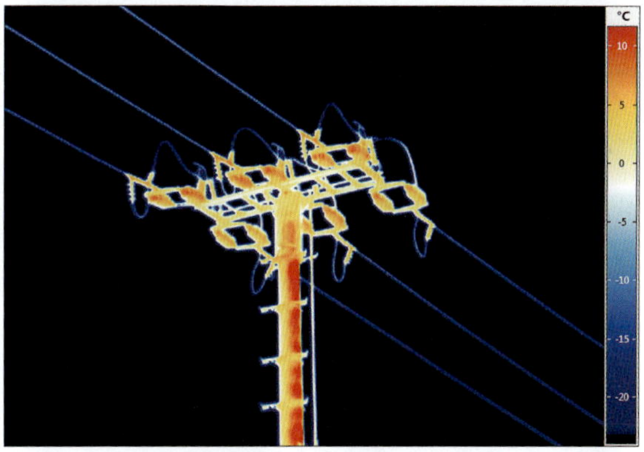

Abb. 1116: winterliche Aufnahme bei starker Sonne, trotz ausreichender geometrischer Auflösung für Zustandsüberwachung nicht nutzbar

Die im folgenden aufgezeigten typischen Fehler an Elektroanlagen und deren thermische Effekte können mit thermografischen Mitteln festgestellt werden. Erfahrungsgemäß haben sich die Wärmebild-Farbskalen „Grautöne + Eisen" oder „Grautöne + Regenbogen" für die Darstellung von Fehlern an elektrischen Geräten und Anlagen bewährt. Die Vorteile dieser beiden Skalen sind im Kapitel 4.4.3. „Thermogramm in verschiedenen Farbskalen" detailliert erklärt worden. Die Verwendung dieser Farbskalen ergibt die in den folgenden Beispielen aufgeführten, detaillierten und kontrastreichen Thermogramme der Fehlerstellen, ohne hierfür eine Überblendung mit einer Fotografie oder sonstige Verbesserungsverfahren zur Wärmebildvisualisierung nutzen zu müssen.

Die Beispielthermogramme weisen auch darauf hin, wie stark die der Fehlerschwere entsprechenden Wärmewirkungen von der aktuellen Belastung abhängen. Es ist eine Tatsache, dass es in einer Anlage nie möglich ist, dass jede Teilanlage und Maschine gleichzeitig mit Nennlast arbeitet. Dementsprechend ist jedes Wärmebild für sich - in Abhängigkeit der bekannten aktuellen Last - sorgfältig auszuwerten. Es ist nicht ausreichend (eher völlig falsch), beispielsweise 60 °C als allgemeine „Alarmgrenze" zu definieren und die thermografische Beurteilung und Dokumentation der gesamten Netzversorgung einer Industrieanlage während einer kurzen Kaffeepause einer „automatischen" Auswerteroutine zu überlassen.

Beispielthermogramme für Kontaktfehler / lose Verbindungen (Hochleistungselemente)

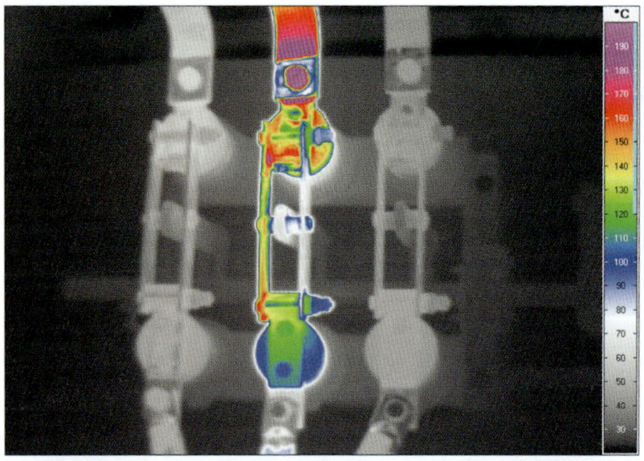

Abb. 1117: loser Kontakt eines Trenners (208°C)

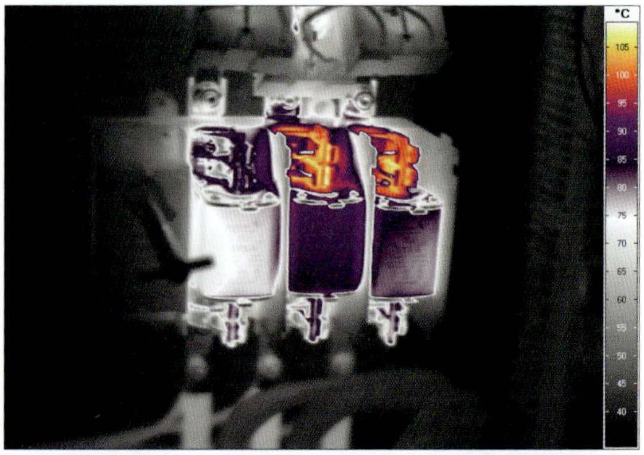

Abb. 1118: oxydierte Federkontakte (109°C)

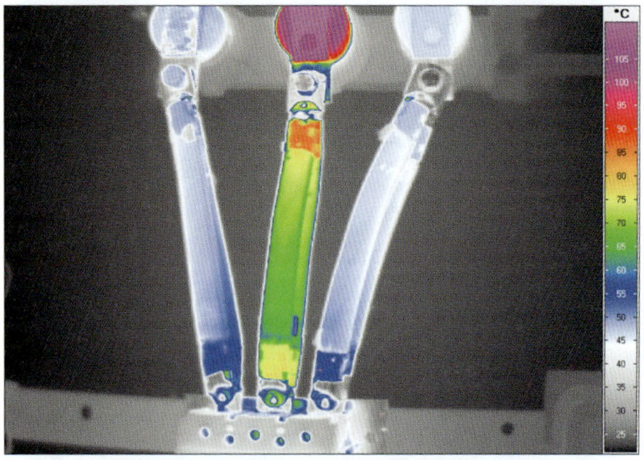

Abb. 1119: Kontaktfehler an Einspeisung (111°C)

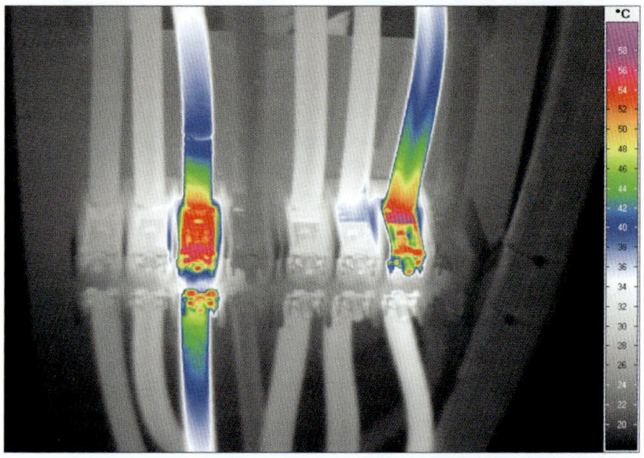

Abb. 1120: Kontaktfehler an Kabelklemmen (61°C)

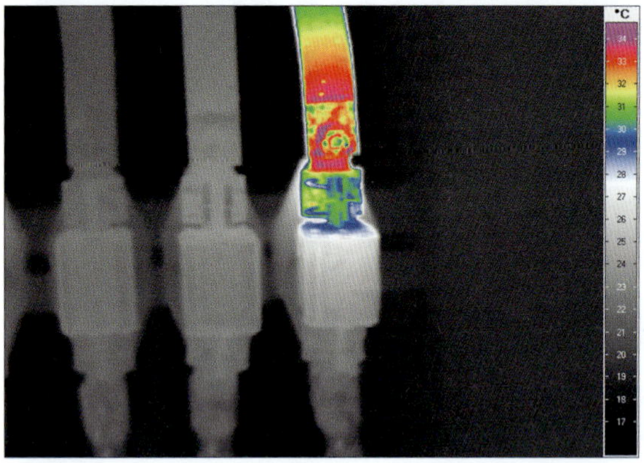

Abb. 1121: Schraubkontaktfehler bei kleiner Last

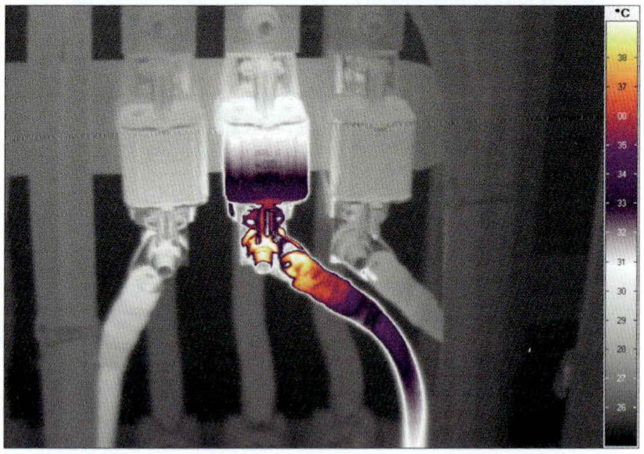

Abb. 1122: Schraubkontaktfehler bei kleiner Last

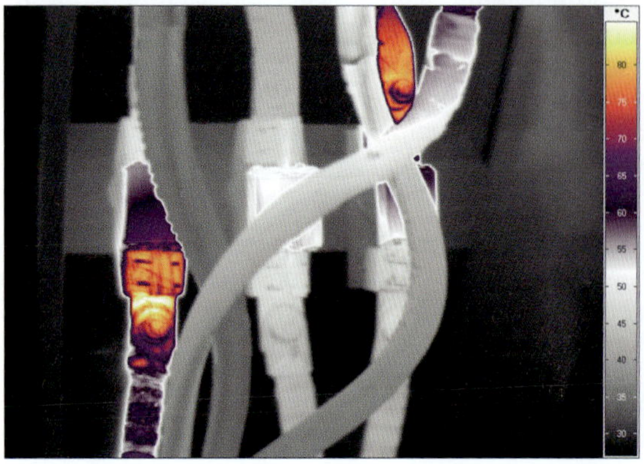

Abb. 1123: „schöne" Arbeit mit Kontaktfehlern (91°C)

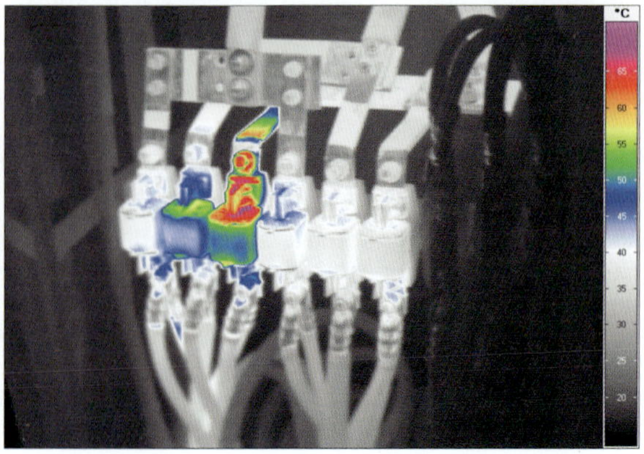

Abb. 1124: schwacher Federkontakt (74°C)

Beispielthermogramme für Kontaktfehler / lose Verbindungen (Kleinleistungselemente)

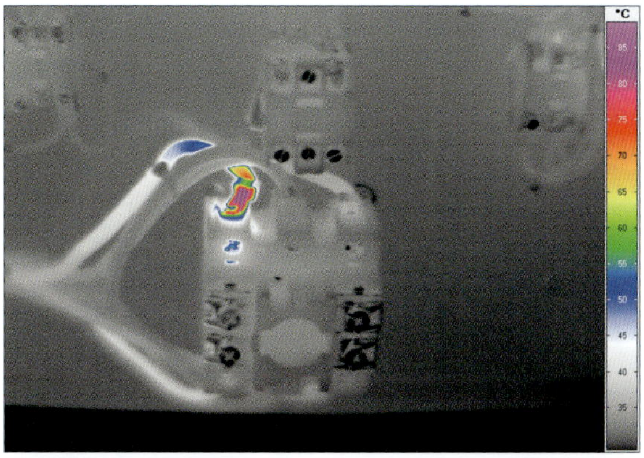

Abb. 1125: Hauptschalter mit losem Kontakt (92°C)

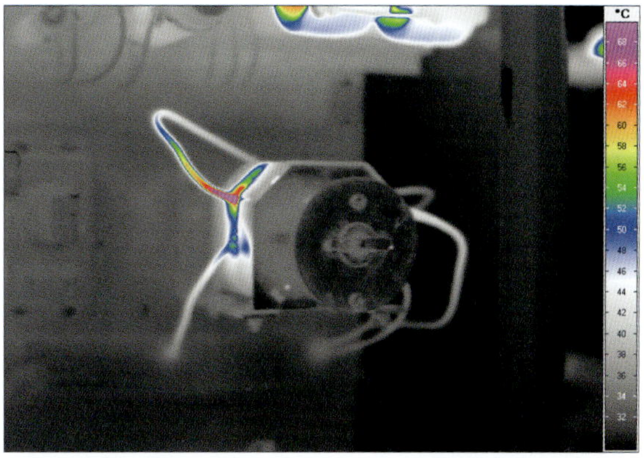

Abb. 1126: Hauptschalter mit losem Kontakt (78°C)

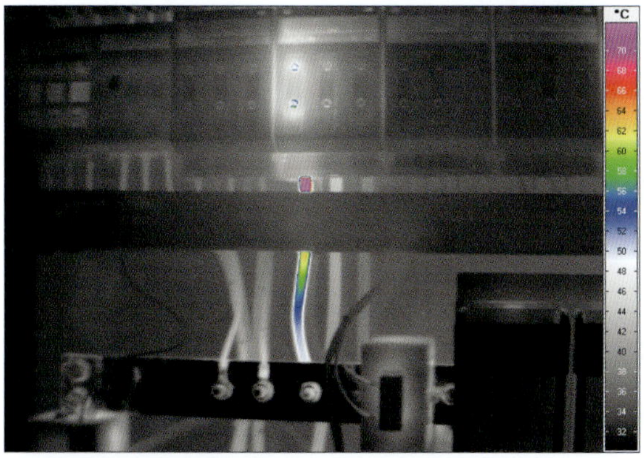

Abb. 1127: gekapselte Sicherung, loser Kontakt (82°C)

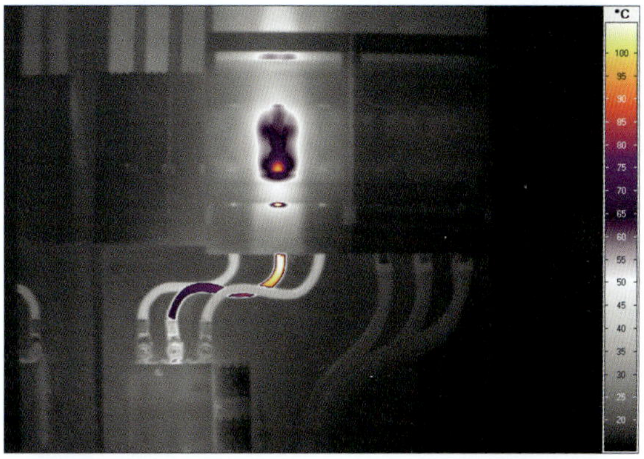

Abb. 1128: gekapselte Sicherung, loser Kontakt (130°C)

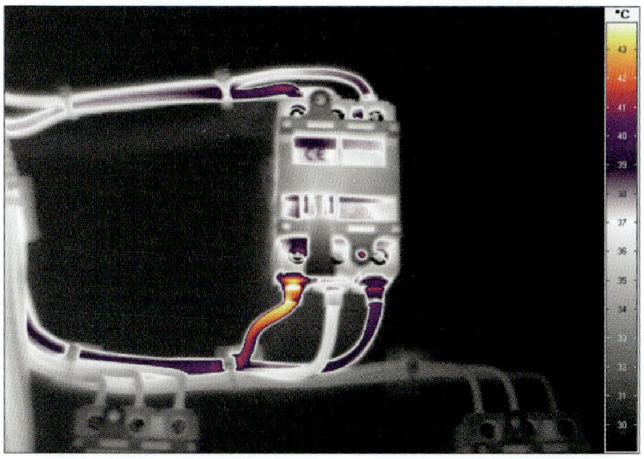

Abb. 1129: loser Kontakt an Motorschütz (47°C)

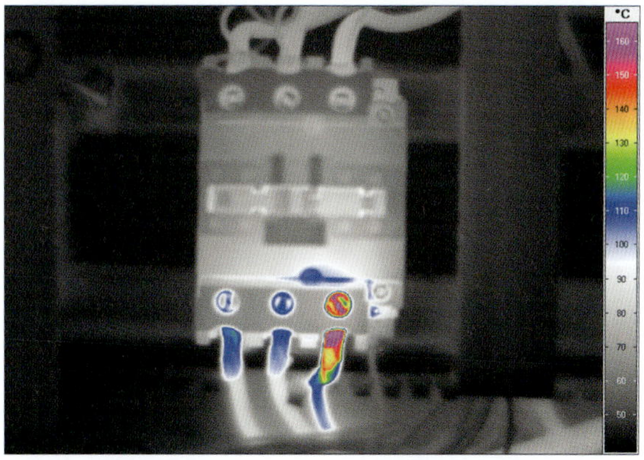

Abb. 1130: loser Kontakt an Magnetschalter (168°C)

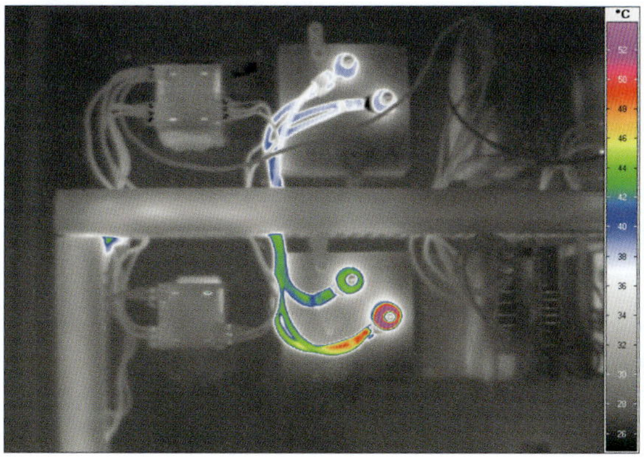

Abb. 1131: loser Kontakt an Strommesser (63°C)

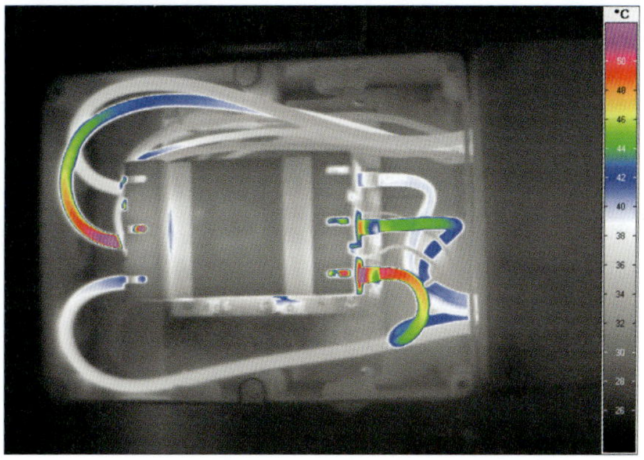

Abb. 1132: gleichzeitig mehrere lose Kontakte

Beispielthermogramme für Kontaktfehler / lose Verbindungen (Schraubklemmen, Sicherungen)

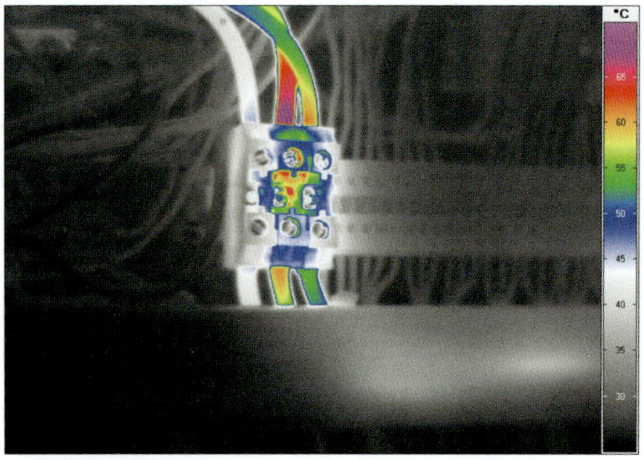

Abb. 1133: loser Kontakt an Schraubklemme (74°C)

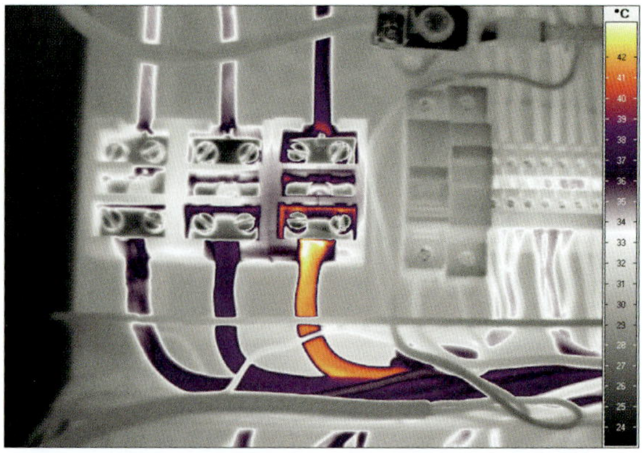

Abb. 1134: loser Kontakt an Kabelverbindung (47°C)

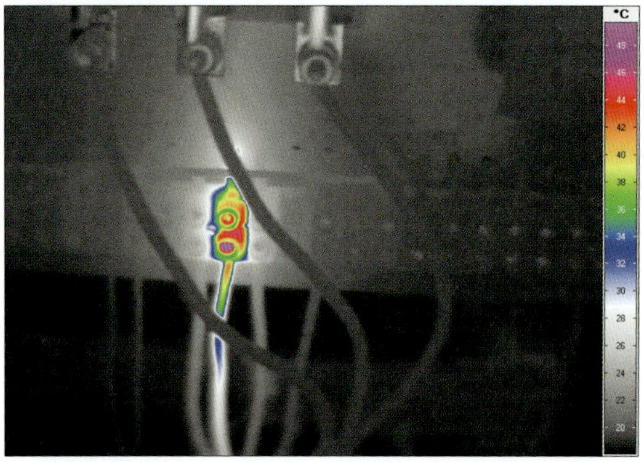

Abb. 1135: loser Kontakt an Klemmleiste (49°C)

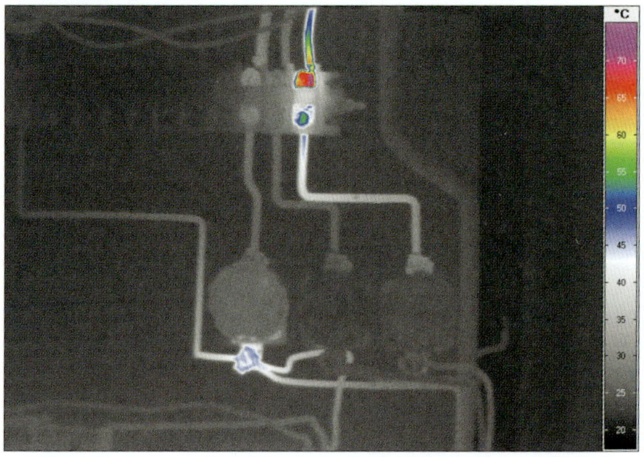

Abb. 1136: loser Kontakt an Klemmleiste (77°C)

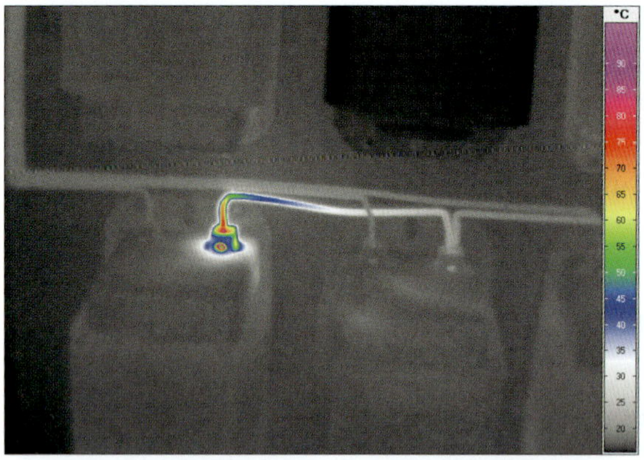

Abb. 1137: loser Kontakt an Trafoanschluss (103°C)

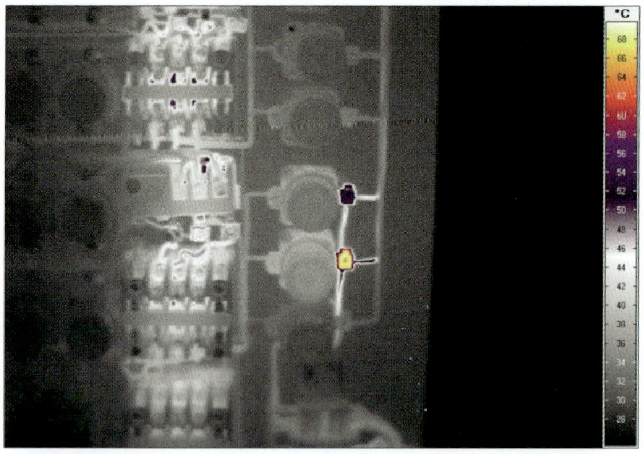

Abb. 1138: loser Kontakt an Sicherung (72°C)

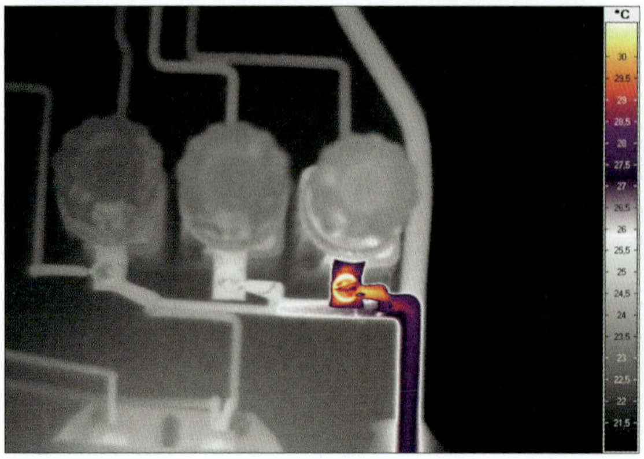

Abb. 1139: loser Kontakt an Sicherung bei kleiner Last

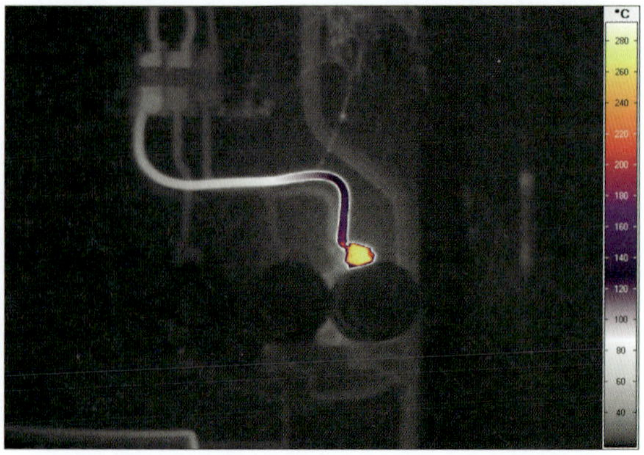

Abb. 1140: Brandgefahr durch losen Kontakt (292°C)

Beispielthermogramme für Phasenlastunterschiede

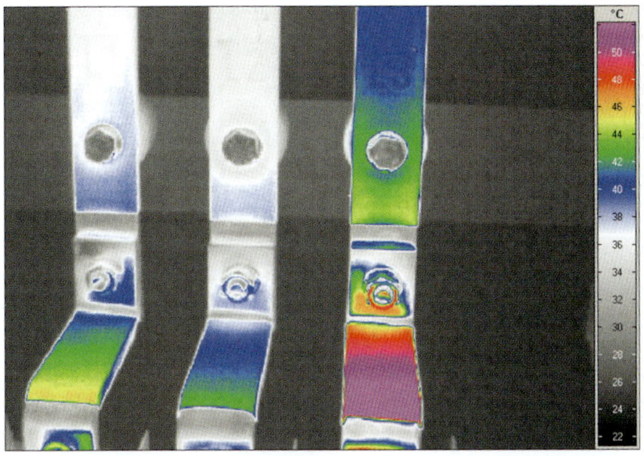

Abb. 1141: starke Phasenlastdifferenz (ΔT > 15°C)

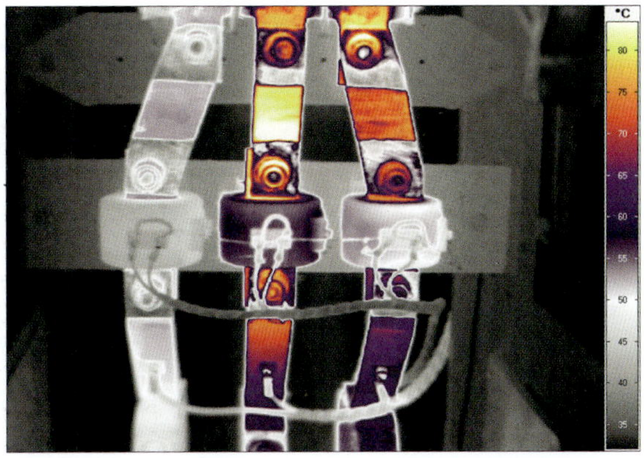

Abb. 1142: extreme Phasenlastdifferenz (ΔT > 30°C)

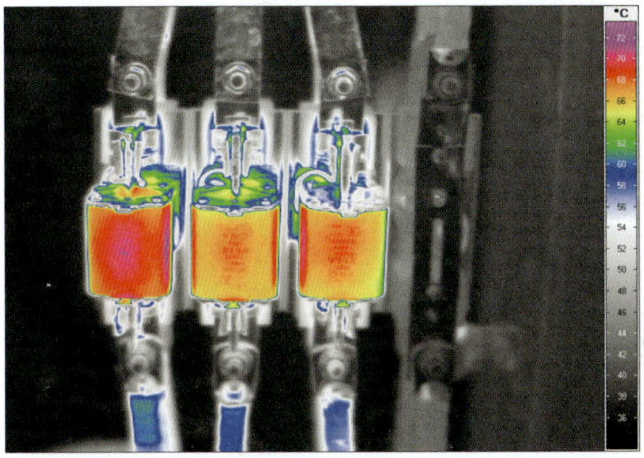

Abb. 1143: akzeptabler Phasenunterschied (ΔT ≈ 6°C)

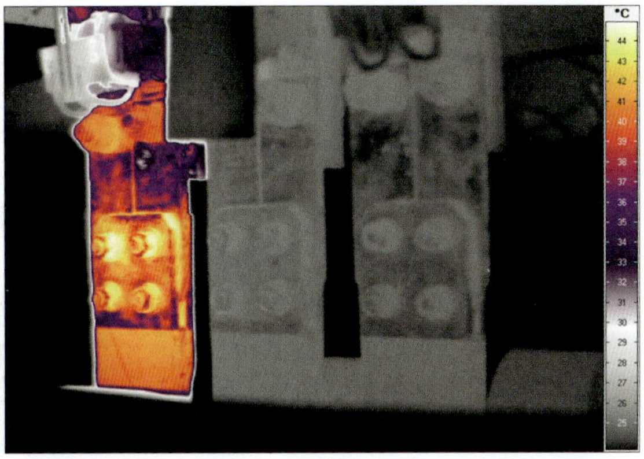

Abb. 1144: starke Phasenlastdifferenz (ΔT > 20°C)

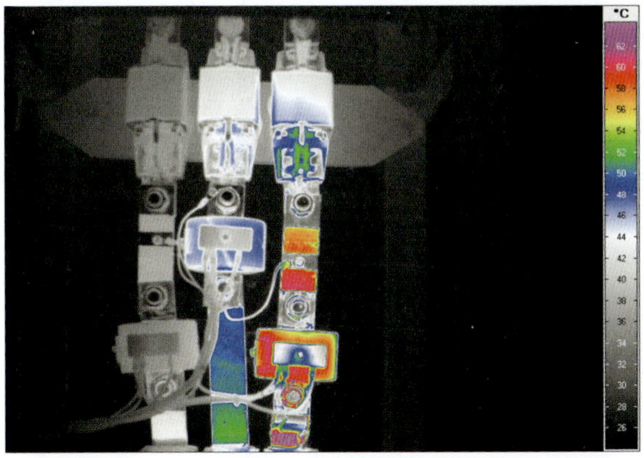

Abb. 1145: extreme Phasenlastdifferenz (ΔT > 25°C)

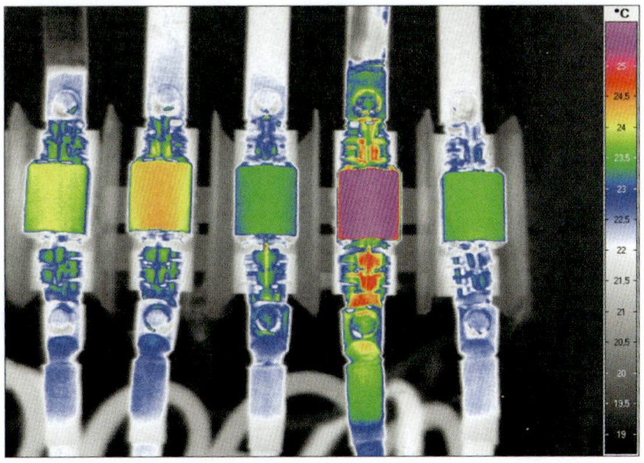

Abb. 1146: akzeptabler Phasenunterschied (ΔT < 5°C)

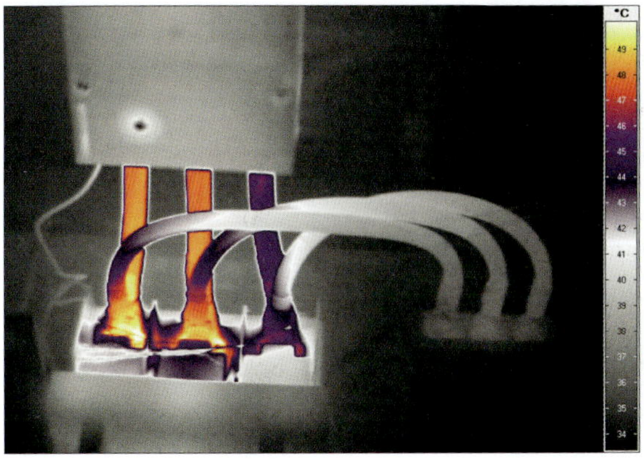

Abb. 1147: starke Phasenlastdifferenz (ΔT > 15°C)

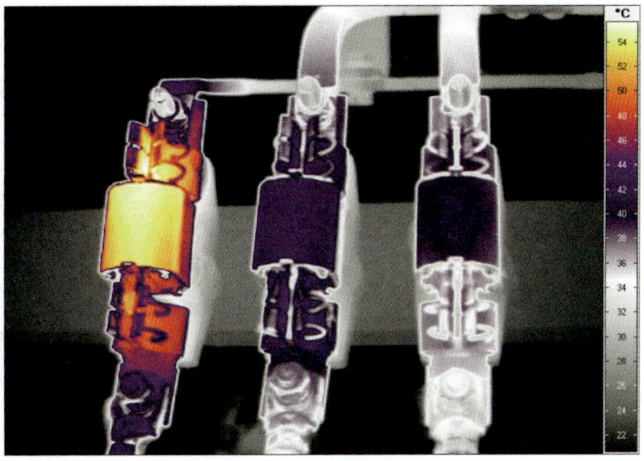

Abb. 1148: starke Phasenlastdifferenz (ΔT > 15°C)

Beispielthermogramme für unterdimensionierte elektrische Einrichtungsteile

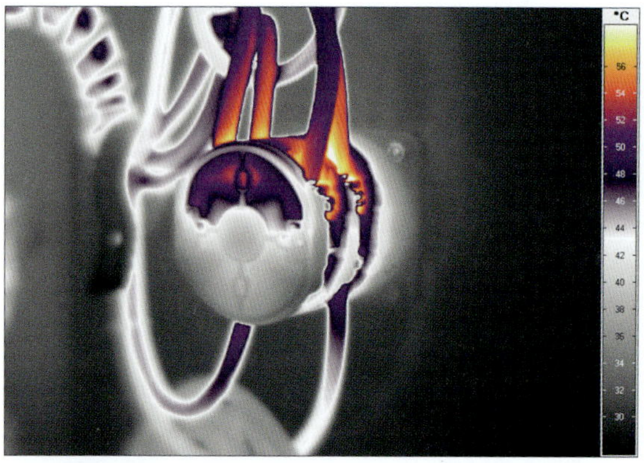
Abb. 1149: überlasteter Hauptschalter (65°C)

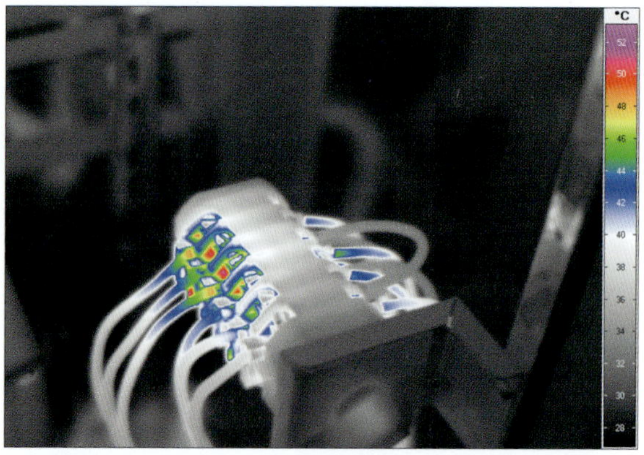
Abb. 1150: überlasteter Hauptschalter (56°C)

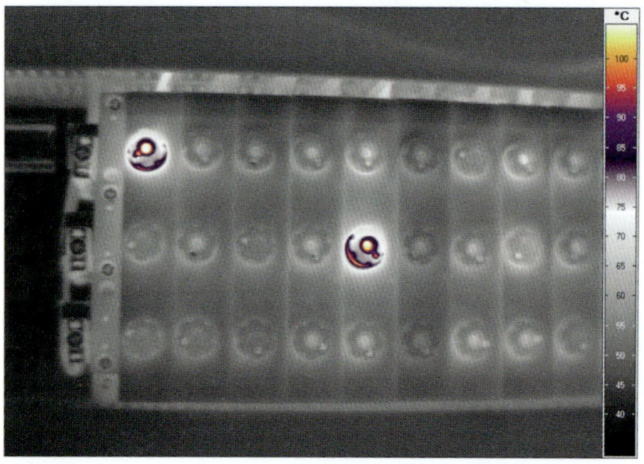
Abb. 1151: überlastete Sicherungskreise (118°C)

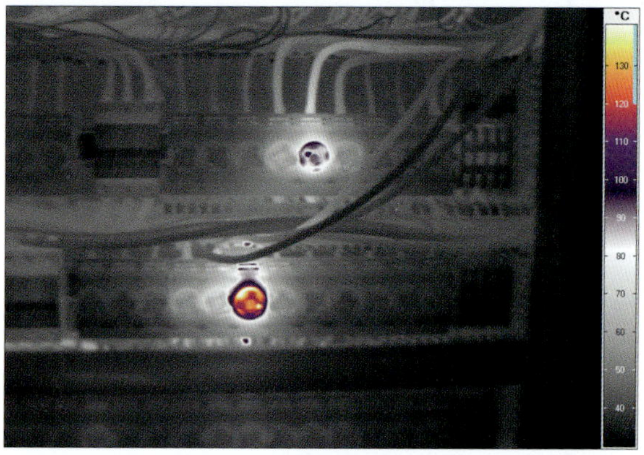
Abb. 1152: überlastete Sicherungskreise (142°C)

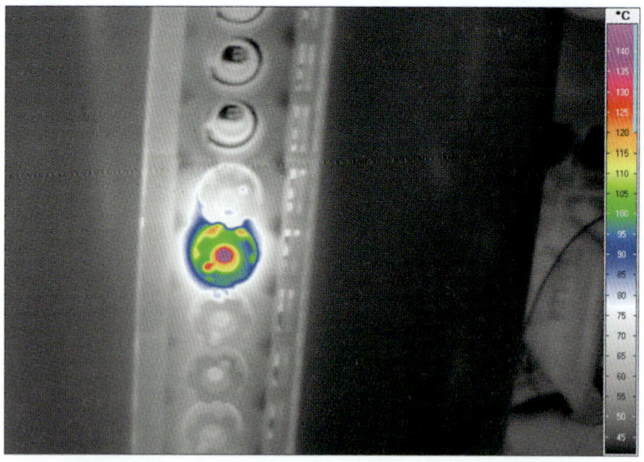
Abb. 1153: überlastete Sicherung (153°C)

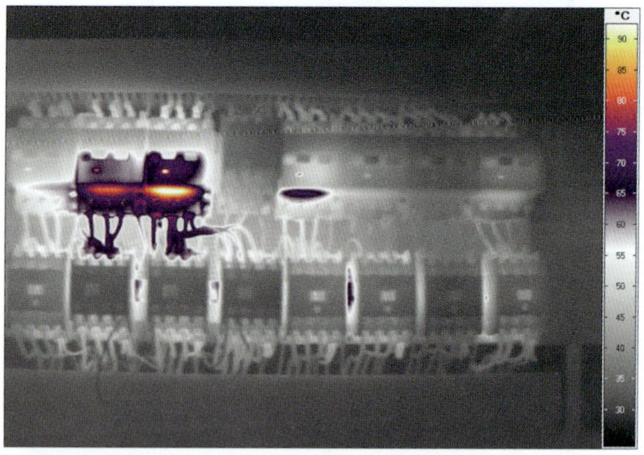
Abb. 1154: überlasteter Magnetschalter (101°C)

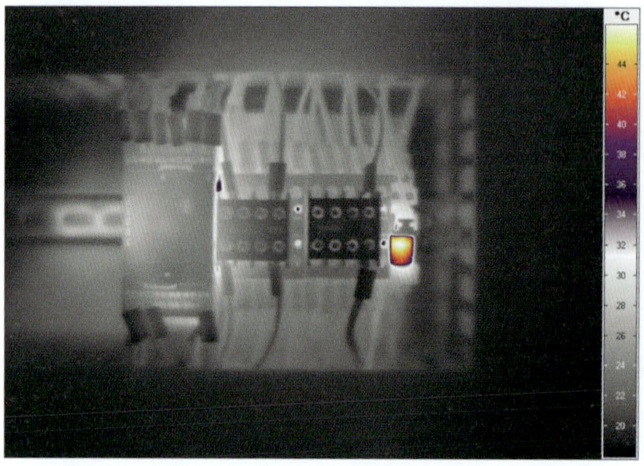
Abb. 1155: überlastetes Hilfsrelais (56°C)

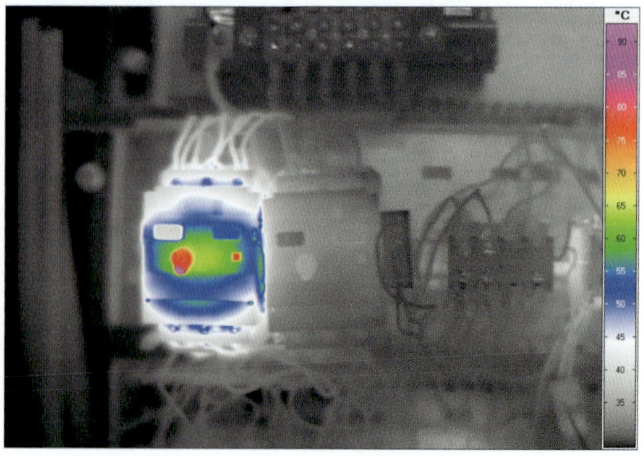
Abb. 1156: überlasteter Motorschutz (97°C)

Beispielthermogramme für unterdimensionierte elektrische Leitungen

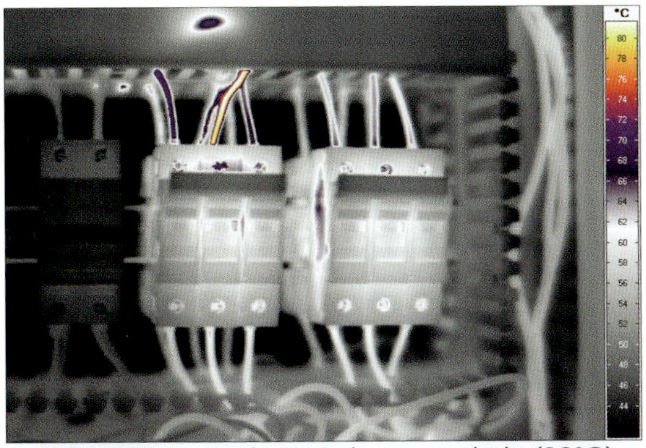

Abb. 1157: zu geringer Leiterquerschnitt (92°C)

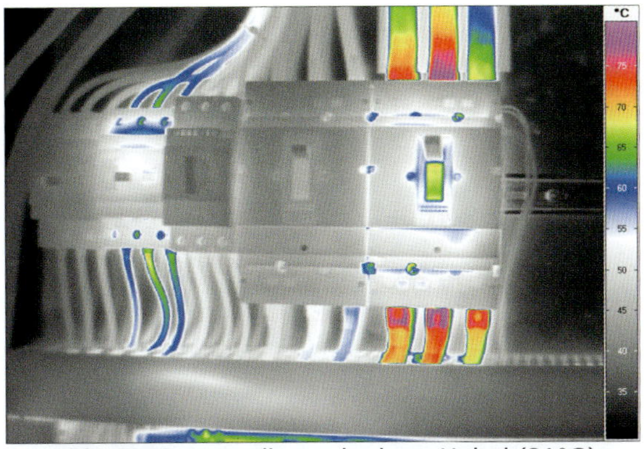

Abb. 1158: unterdimensionierte Kabel (81°C)

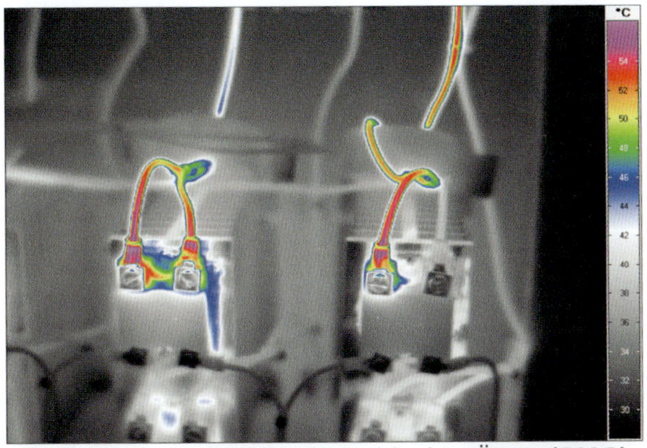

Abb. 1159: dünne Kabel + schlechte Ösen (59°C)

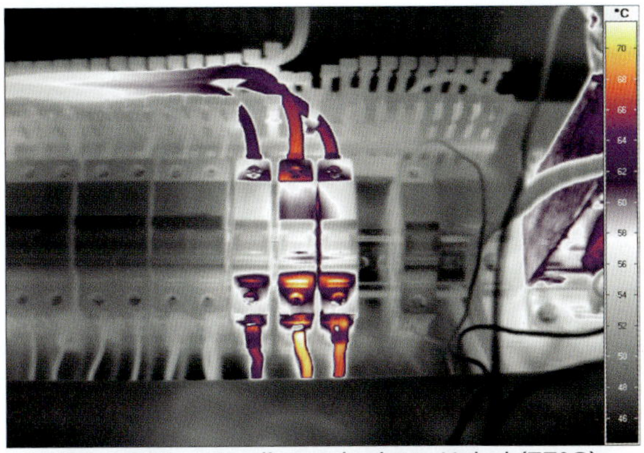

Abb. 1160: unterdimensionierte Kabel (77°C)

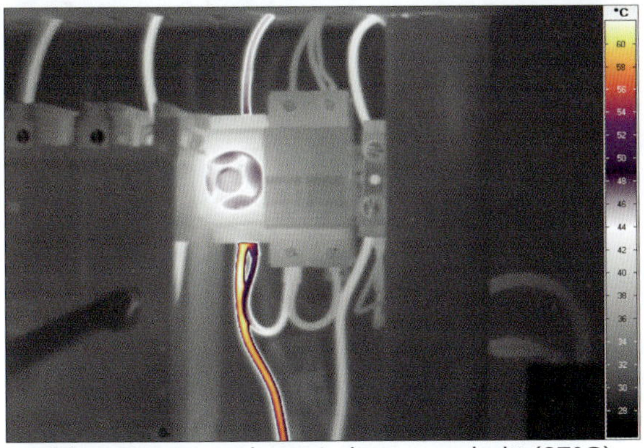

Abb. 1161: zu geringer Leiterquerschnitt (67°C)

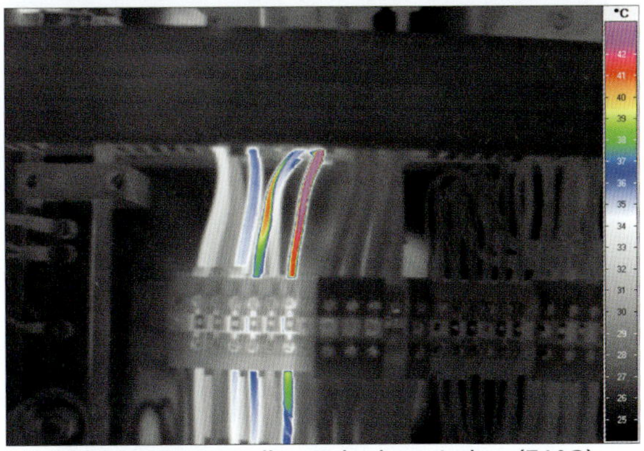

Abb. 1162: unterdimensionierte Leiter (51°C)

Beispielthermogramme für Fehler an Fernleitungen (Hochspannungs-Freileitungen)

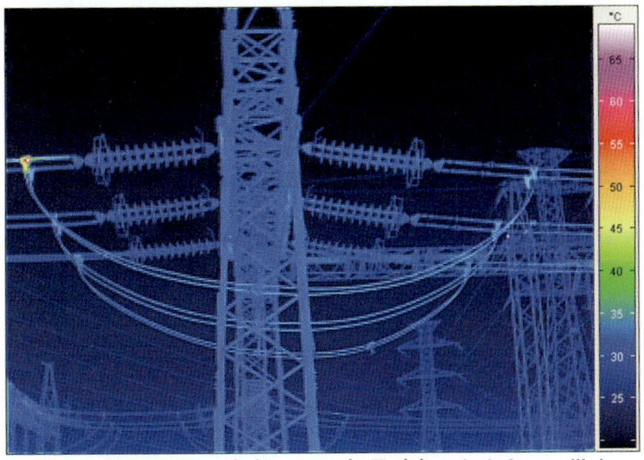

Abb. 1163: Fernleitung mit Fehler (mit freundlicher Unterstützung durch InfraTec, www.InfraTec.de [A373])

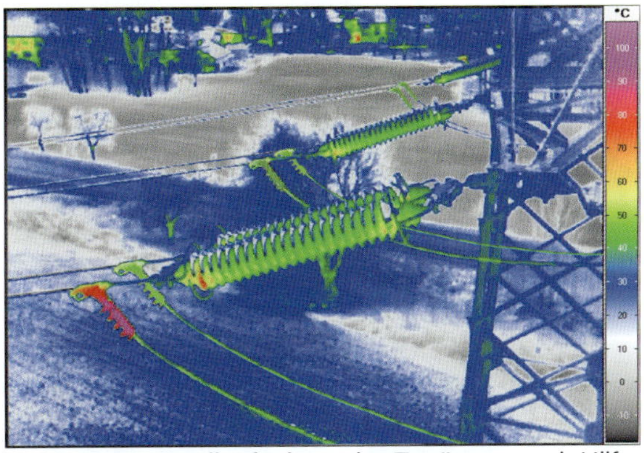

Abb. 1164: Detailaufnahme der Erwärmung mit Hilfe einer Drohne (Illustration)

Beispielthermogramme für Fehler an Kabelschuhen, Kabelösen

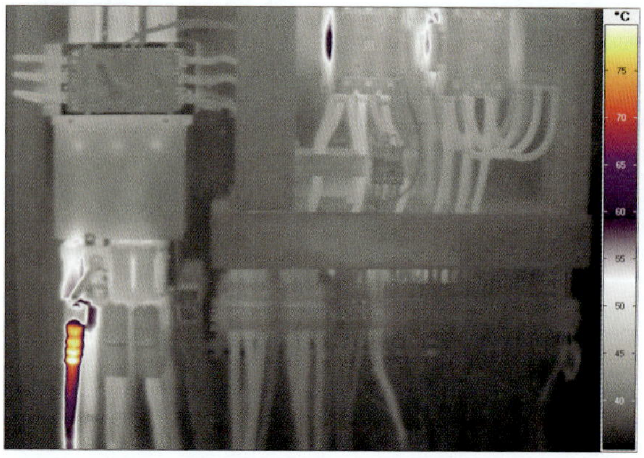

Abb. 1165: schlecht gepresster Kabelschuh (82°C)

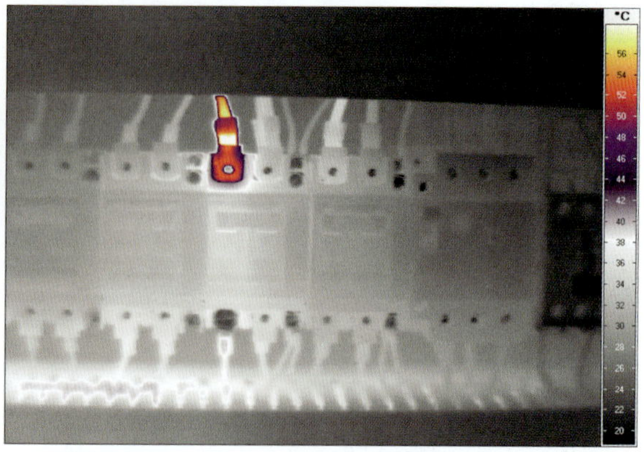

Abb. 1166: ungepresster Kabelschuh (58°C)

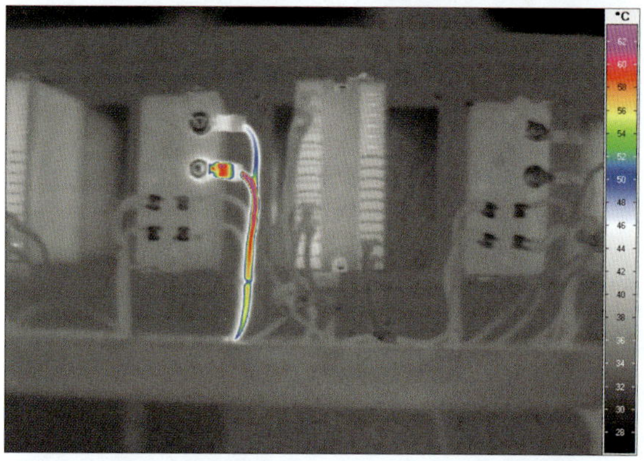

Abb. 1167: schlecht gepresster Kabelschuh (66°C)

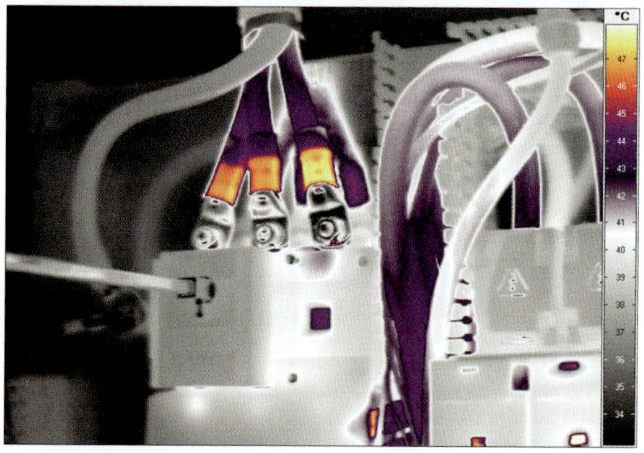

Abb. 1168: drei fehlerhafte Kabelschuhe (48°C)

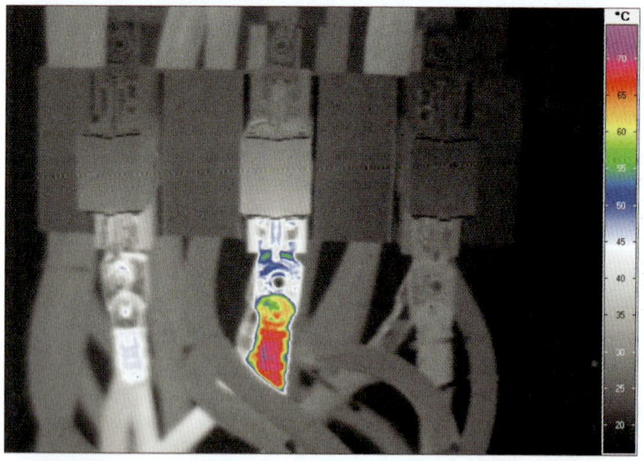

Abb. 1169: schlecht gepresster Kabelschuh (78°C)

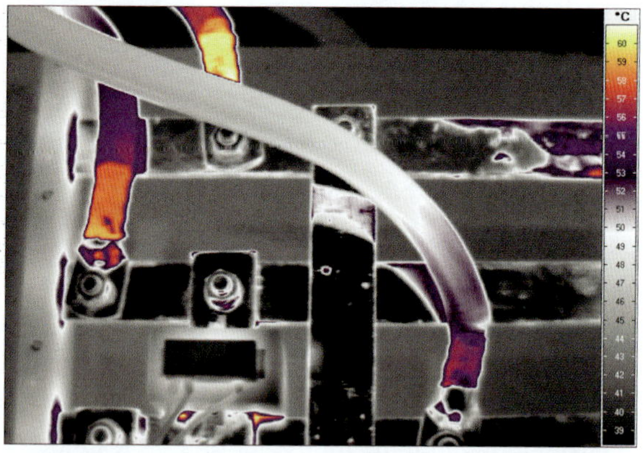

Abb. 1170: ungepresster Kabelschuh (oben, 64°C)

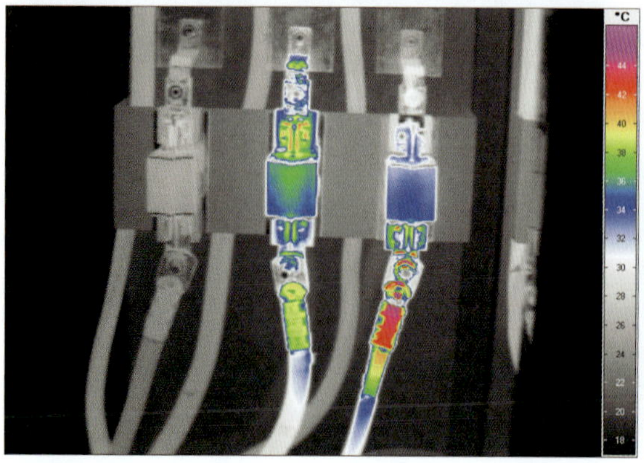

Abb. 1171: loser Kabelschuh bei 70% Last (46°C)

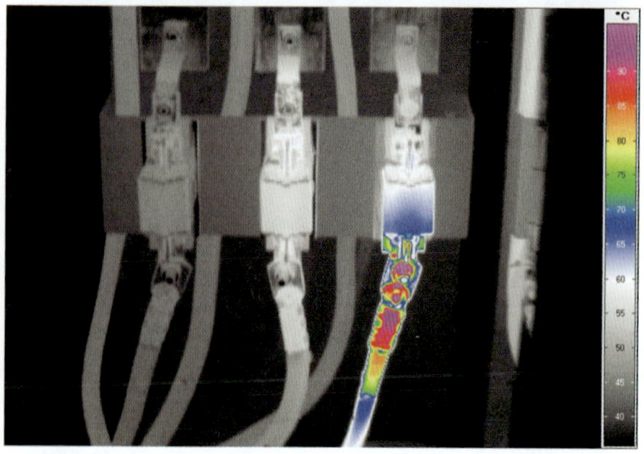

Abb. 1172: loser Kabelschuh bei Nennlast (102°C)

Beispielthermogramme für Überprüfungen von Transformatoren

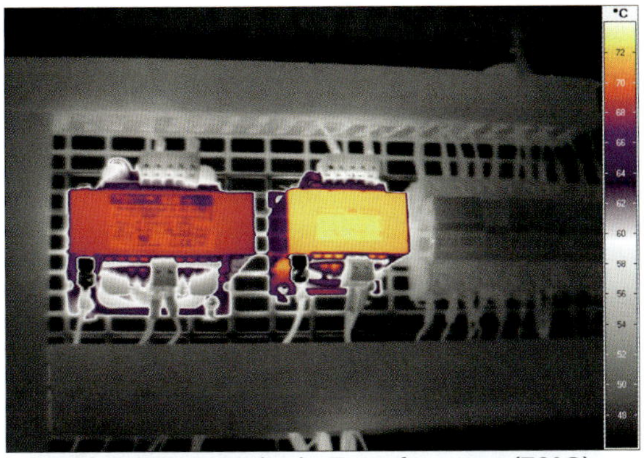

Abb. 1173: Messkreis-Transformator (79°C)

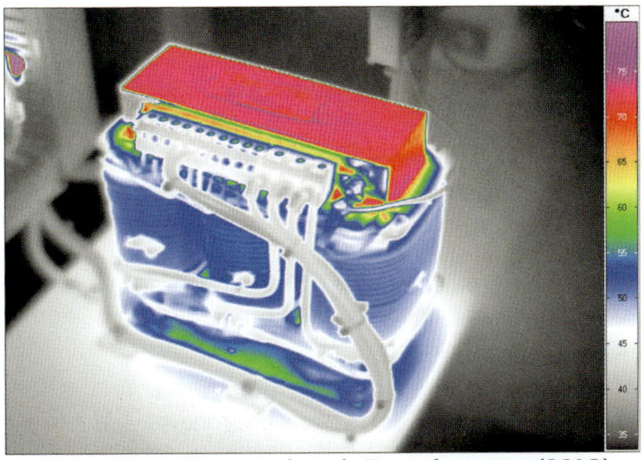

Abb. 1174: Steuerschrank-Transformator (82°C)

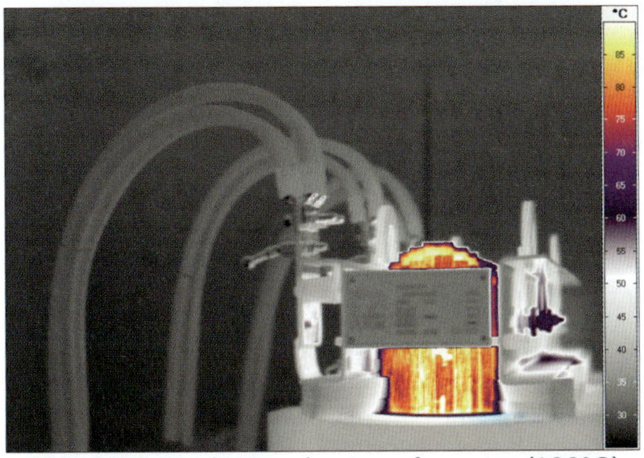

Abb. 1175: 0,4 kV Trockentransformator (106°C)

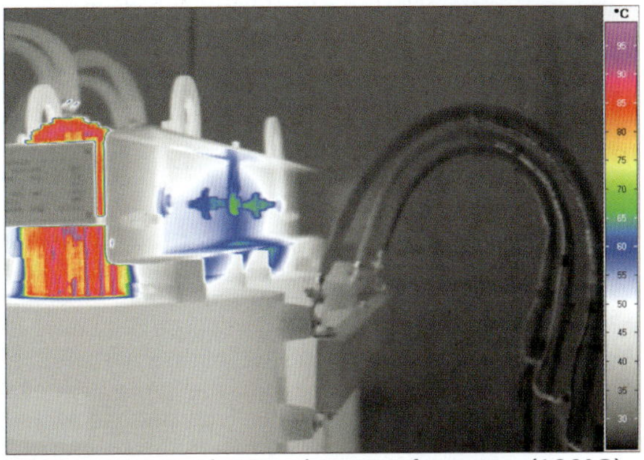

Abb. 1176: 0,4 kV Trockentransformator (106°C)

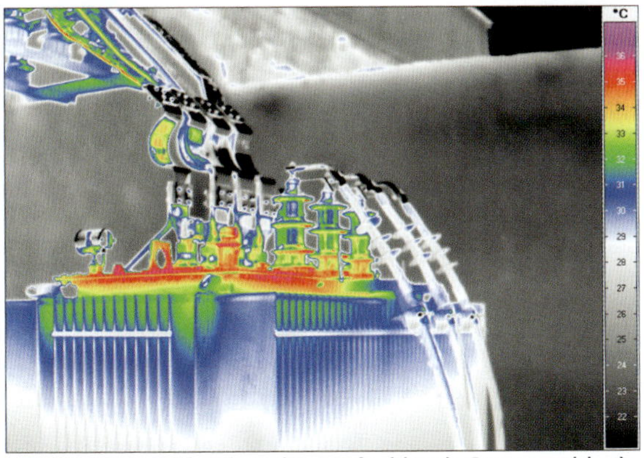

Abb. 1177: freistehender Trafo (durch Sonne erhitzt)

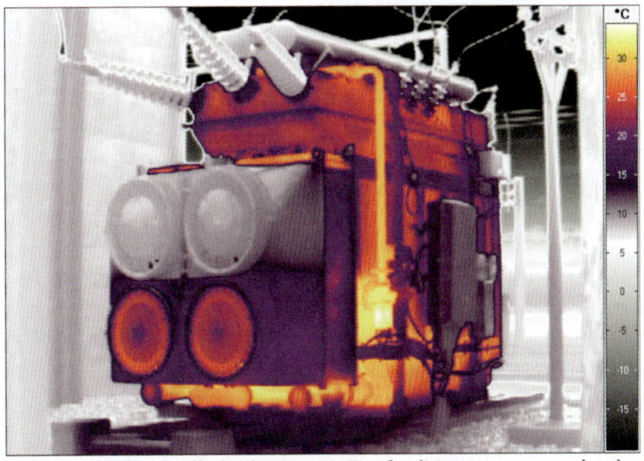

Abb. 1178: halb belasteter Trafo (Umspannstation)

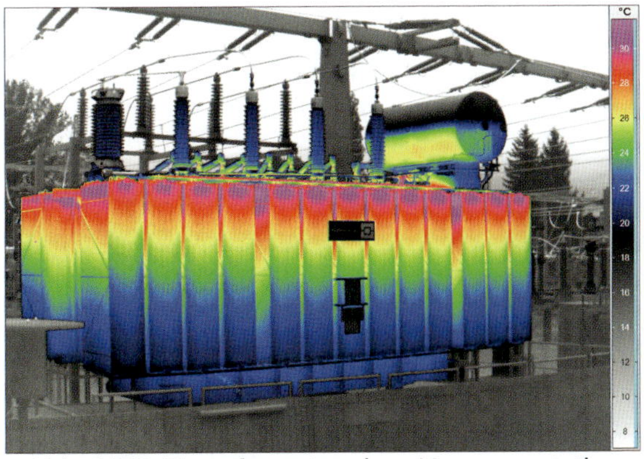

Abb. 1179: Transformator einer Umspannstation (mit freundlicher Unterstützung der InfraTec GmbH, www.InfraTec.de [A374])

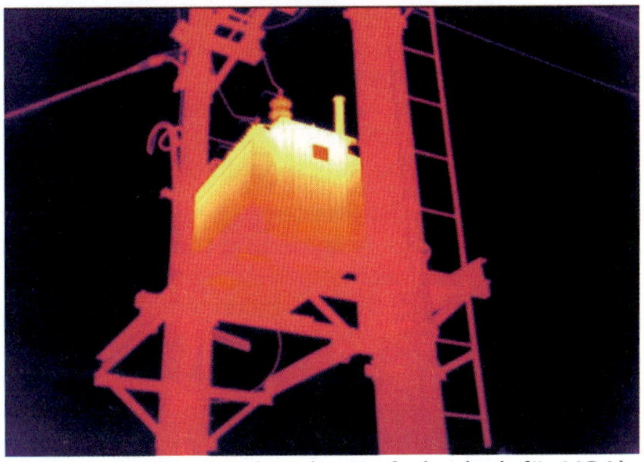

Abb. 1180: hochstehender Trafo (typisch für USA) (mit freundlicher Genehmigung der Fluke Corporation, www.fluke.com [A375])

5.2.8. Wärmebildkamera für Elektrothermografie

Um die aufgeführten thermografischen Untersuchungen an elektrischen Geräten und Anlagen durchführen zu können, sind dafür geeignete Wärmebildkameras notwendig. Im Folgenden werden die grundlegenden Eigenschaften und messtechnischen Parameter der für diese Aufgaben empfohlenen Thermokameras definiert und im Detail erklärt.

Wellenlängenbereich (Spektralbereich)

- langwelliger Bereich (8 ... 12 µm / 7 ... 14 µm)

Hinweis: Die typischen Temperaturen im Bereich um 20 °C bis 80 °C können natürlich auch mit mittelwelligen Thermokameras erfasst werden. Da die metallischen Oberflächen jedoch auch in diesem Spektralbereich keine bedeutend besseren Emissionsgrade (gegenüber dem langwelligen Bereich) aufweisen, ist es aus Kostengründen sinnvoll, auf Mikrobolometern basierende langwellige Wärmebildkameras anzuwenden.

Thermokameratyp

- Hand-gehaltene Thermokamera

Hinweis: Da es bei der Elektrothermografie im Allgemeinen notwendig ist, die zu bewertenden Geräte oder Anlagen aus mehreren Blickwinkeln und Positionen aufzunehmen, ist eine mobile Thermokamera angeraten.

Temperaturmessbereich (Kalibrationsbereich)

- min. 0 ... 150°C, besser -20 ... 250°C

Hinweis: Der Messbereich ist natürlich anhand der zu erwartenden Temperaturen des zu messenden Objektes zu wählen. Ein zu weiter Messbereich geht allerdings meistens auf Kosten des Bildrauschens. Kameras, die ab -20 °C oder -40 °C kalibriert sind, bieten allgemein bessere Bildqualität, da sie noch günstigere NETD-Werte im unteren Temperaturbereich aufweisen. Dies ist u.a. bei der Bewertung von Fernleitungen besonders hilfreich.

Pixelauflösung

- min. 320×240 Pixel, besser 384×288 Pixel, empfohlen ≥ 640×480 Pixel

Hinweis: Mit kleinen Pixelauflösungen können je Wärmebild nur sehr kleine Flächen aufgenommen werden - mit 120×160 Pixel beispielsweise nur - unter Beachtung der geometrischen Auflösung für den kleinsten vorhandenen Kabeldurchmesser - ein Viertel oder Achtel eines kleinen Schaltschrankes. Es ist mit solch kleinen Thermokameras oft nur möglich, „abtastende" Fehlersuche durchzuführen. Vorausgesetzt, die Kamera hat wenigstens eine Alarmfunktion bei Überschreitung eines eingestellten Grenzwertes. Für die Kontrolle umfangreicher elektrischer Anlagen oder Produktionseinrichtungen sind Thermokameras mit geringer Pixelauflösung wegen der hohen Anzahl notwendiger Aufnahmen und eventuell erforderlicher Bildmontagen unbrauchbar.

Geometrische Auflösung

- min. 2 mrad, besser 1,5 mrad / für Hochspannungs-Fernleitungen 0,2 mrad!

Hinweis: Da den Regeln der geometrischen Auflösung zufolge wenigstens 2 (besser 3) Einzelmesspixel auf die Fläche des kleinsten Kontaktes bzw. dünnsten Kabels zu kalkulieren sind, beschränkt die geometrische Auflösung die größte Messentfernung und damit die Größe des Sichtfeldes. Bei Thermokameras mit unzureichender geometrischer Auflösung können durchaus wegen der Sicherheitsabstände unmessbare Anlagenelemente auftreten. In Verbindung mit mangelnder Pixelauflösung werden darüber hinaus schnell 8 bis 10 Aufnahmen für die korrekte Erfassung aller Kabel und Kontakte in einem mittleren Schaltschrank notwendig. Um Erwärmungen an Fernleitungen mit 18 bis 20 mm Durchmesser in 30 m Höhe messen zu können, ist ein solches Teleobjektiv notwendig, welches eine geometrische Auflösung von wenigstens 0,2 mrad ermöglicht.
Ergänzung: Bessere geometrische Auflösung durch die die Handbewegung ausnutzenden Verfahren zu erhoffen ist riskant, da die erforderlichen, zueinander passenden Wärmebilder nicht immer entstehen. Die Erhöhung der Pixelauflösung erfolgt dann oft durch Interpolation, statt den Misserfolg der Methode anzuzeigen. In Wirklichkeit entstehen statt höherer Auflösung also oft nur verwackelte (oder eben interpolierte) Aufnahmen.

Thermische Auflösung

- min. 120 mK, besser 80 mK, empfohlen ≤ 50 mK

Hinweis: Bei elektrischen Anlagen treten bei Fehlern typischerweise ausreichend hohe Temperaturerhöhungen (bzw. Temperaturunterschiede) auf, weshalb die thermische Auflösung kein kritischer Parameter ist. Bei Fernleitungen sollte aber die thermische Auflösung wenigstens 80 mK, besser jedoch ≤ 50 mK betragen. Je besser die thermische Auflösung ist, um so klarer sind mögliche Probleme identifizierbar. Mit anderen Worten: schon bei kleineren Lasten können Fehler leichter aufgefunden werden. Damit rentiert sich eine Mehrinvestition in eine höhere thermische Auflösung durch eine breitere (und sicherere) Anwendbarkeit recht schnell.

Bildwiederholrate (Bildfrequenz)

- keine strenge Anforderung (Ausnahme: fluggestütze Inspektion von Fernleitungen*)

Hinweis: Die Bildaufnahmefrequenz ist von der Natur der Messobjekte her eigentlich unbedeutend. Für Handgehaltene Kameras (bzw. Anwendungen ohne Stativ) ist jedoch zwingend eine Bildrate mit mindestens 50 Hz zu empfehlen, um verwackelte Thermogramme zu vermeiden.

(* Siehe hierzu auch Kapitel 5.9.7. „Messtechnische Aspekte für fluggestützte Aufnahmen".)

Empfohlene Sonderfähigkeiten / Ausstattungsoptionen

- Unempfindlichkeit gegenüber elektromagnetischen Feldern
- Wechselobjektive: Standard- und Teleobjektiv (+ Super-Teleobjektiv für Fernleitungen)
- Autofokus, überlagerte Bilddarstellung (visuell + Infrarot)

5.3. Unterstützung der Maschinenwartung durch Thermografie

Die Thermografie ist eines der effektivsten Werkzeuge der vorbeugenden Wartung, da mit deren Hilfe die Temperatur einer Maschine - als wichtige zustandsbeschreibende physikalische Eigenschaft - leicht überprüft werden kann. Um abnormale Zustände zu erkennen, genügt es, ungewöhnliche oder extrem hohe Temperaturen aufzufinden. Dies ist normalerweise schon in der Anfangsphase eines Maschinenfehlers möglich, bevor die Maschine oder die Anlage schwerer beschädigt wird. Das Ziel der Thermografie ist es, die Überwachung der Maschinen durch periodische thermische Zustandsbeobachtung zu ergänzen und damit größere Folgeschäden mit hohen Reparaturkosten, unerwarteten Maschinenstillständen und Produktionsausfällen zu vermeiden. Natürlich kann die Thermografie nur Informationen über die „optisch" sichtbaren Teile der Anlagen liefern, hinter Verkleidungen liegende Maschinenteile können nicht inspiziert werden. Großer Vorteil der Thermografie ist dagegen, dass sie selbst bei großen Maschinenparks einen schnelleren Überblick bietet, als jede andere mobile Methode. Sofort kann erkannt werden, welche Maschinen abnormale Temperaturen aufweisen, also mechanische oder elektrische Fehler haben könnten.

Vorteile der thermografischen Maschinenüberwachung

- erfordert keinen direkten Kontakt mit der überprüften Maschine
- kann bei Betrieb der Maschine unter normalen Lastbedingungen durchgeführt werden
- gibt einen schnellen Überblick und ist gefahrlos durchführbar
- reduziert Ausfallzeiten und erhöht die Effizienz der Wartung
- erhöht de Maschinenlebensdauer durch Aufdecken mechanischer Beanspruchungen
- ermöglicht zerstörungsfreie Materialprüfung (siehe auch später unter „Aktive Thermografie")
- senkt Energieverbrauch durch Aufdecken von Wärmeverlusten

5.3.1. Thermografisch auffindbare maschinentechnische Probleme

Aus Sicht der Anwendung der Thermografie im Maschinenbau sind die Zusammenhänge zwischen den messbaren thermischen Erscheinungen und den Fehlern an Maschinen (insbesondere an rotierenden Maschinen), sowie Maschinenteilen zu betrachten. Die folgende Aufzählung gibt einen Überblick hierzu.

Ursache und Ausmaß der Wärmewirkungen bei Fehlern

- jedwede mechanische Reibung erzeugt Wärme (so haben schon Urmenschen Feuer gemacht)
- Schäden an Gleitflächen, an Wälz- bzw. Gleitlagern oder deren unzureichende Schmierung bzw. Überlastung kann zu metallischem Kontakt und damit zu Reibung (und somit Erwärmung) führen
- an Riemen- oder Friktionsantrieben bedeutet jeglicher Schlupf Reibung, welche Wärme erzeugt
- bei falschwinkliger oder unparalleler Ausrichtung wird durch die ständige Biegung der Wellen und die periodische Belastung der Tragekonstruktion Wärme erzeugt
- die Wärmewirkungen sind abhängig vom Maß der Reibung bzw. Beanspruchung; von der Dimension her folgt sie daher der Last und Fehlerstärke gleichermaßen
- die Messbarkeit der Wärmewirkung hängt von der Wärmeleitfähigkeit des Objekts (von der Wärmeentwicklung bis zur sichtbaren Oberfläche) und vom Emissionsgrad der Objektoberfläche ab

Aus Letzterem ist abzuleiten, dass es unmöglich ist, den Zustand von Maschinen oder Maschinenteilen mit einer glatten - oder gar hoch polierten - Metalloberfläche, mit einer wärmegedämmten Oberfläche oder durch eine für Wärmestrahlung undurchlässige Abdeckung hindurch zu prüfen. Bei Technologien mit Kühlflüssigkeit oder anderen technologischen Emulsionen wird statt der Temperatur der Maschinenteil- oder Werkstückoberfläche nur die Flüssigkeitstemperatur erfasst. Es ist hierbei zu überlegen, wie nahe diese Temperatur der des Messobjektes kommt, bevor eventuell falsche Schlüsse gezogen werden.

Ähnlich der Elektrik ist auch der Maschinenbau ein sehr weit verzweigter Bereich, der praktisch in allen Bereichen des Lebens eine bedeutende Rolle spielt. Dementsprechend sind alle Industriebranchen, die öffentliche Dienstleistungen und natürlich auch die Privathaushalte beinhaltet. Die folgende Aufzählung kann daher nur ohne jeglichen Anspruch auf Vollständigkeit betrachtet werden.

Thermografisch detektierbare Probleme an Maschinen

- Erwärmung von Elektromotoren durch Überlastung oder Oberschwingungen
- überhitzte Lager wegen Beschädigung, schlechter Schmierung oder Überlastung
- Fehlfunktionen an zentralen und individuellen Schmiersystemen
- unzureichend funktionierende luft- und wasserbasierende Kühlsysteme
- übermäßige Reibung auf Gleitflächen, Führungsschienen und an Linearlagern
- Schlupf an Riemen- oder Friktionsantrieben, unvollständig gelöste Bremsen
- falschwinklige oder unparallele Wellenausrichtung, Kupplungsfehler
- ungenaue Einstellung oder unzureichende Schmierung von Getrieben

5.3.2. Wichtige grundlegende Hinweise

Die folgende Aufzählung fasst die für alle Messaufgaben geltenden allgemeinen „Regeln" kurz und übersichtlich zusammen, weitere spezifische Details werden in den nachfolgenden Abschnitten erläutert.

- Außenmessungen - wie z.B. an Kühlventilatoren, externen Pumpen - sind zur Vermeidung störender Hintergrundstrahlung und Reflexion vorzugsweise in sonnenfreier Tageszeit durchzuführen.
- Maschinenteile mit glatt bearbeiteten (oder gar spiegelblanken) metallischen Oberflächen haben einen sehr geringen Emissionsgrad, weshalb bedeutende Reflexionen auftreten können. Um dadurch verursachte Messfehler zu minimieren, empfiehlt es sich, die Messungen aus mehreren Positionen (Blickwinkeln) durchzuführen.
- Um die Messung stark reflektierender (glänzender) Metallflächen möglich zu machen, hilft der teilweise oder vollständige Überzug mit mattem Lack (oder Kreidespray), oder das Bekleben mit einem Material mit bekanntem Emissionsgrad (Adressaufkleber, Elektrikerisolierband). Selbstverständlich sind diese Tätigkeiten (an und neben sich bewegenden bzw. rotierenden Teilen) nur in abgeschaltetem Zustand der Maschine auszuführen.
- Durch Plexiglas oder andere Kunststoffmaterialien hindurch kann keine thermografische Inspektion erfolgen. Diese sind vor der Messung zu demontieren. Durch Glas könnte zwar mit mittelwelligen Wärmebildkameras und geeigneten Filtern die Temperatur eines hinter dem Glas befindlichen Maschinenteils erfasst werden, dieses müsste aber mindestens eine Temperatur von 100 ... 150 °C und einen ausreichend hohen Emissionsgrad im Mittelwellenbereich besitzen.
- Bei kleinen Messobjekten oder Messungen aus großer Entfernung muss die geometrische Auflösung des verwendeten Thermografiesystems berücksichtigt werden. Das Einzeldetektor-Messpixel darf im gegebenen Messabstand höchstens 1/3 der kleinsten zu messenden (Teil-)Fläche betragen, damit die gemessenen Temperaturdaten korrekt ausgewertet werden können. Anderenfalls ist durch die Verwendung geeigneter Optiken (z.B. Teleobjektiv) die geometrische Auflösung an die Größe und Entfernung des Prüfobjekts anzupassen.

5.3.3. Messschwierigkeiten und Lösungsvorschläge im Detail

Die Thermografie ist sehr vielseitig in der Anwendbarkeit bei der Inspektion von Maschinen und ein sehr wirksames Instrument zur Erhöhung der Wartungseffektivität - vor allem dann, wenn die Kontrollen regelmäßig durchgeführt werden. Leider gibt es jedoch etliche Schwierigkeiten im Zusammenhang mit den thermografischen Messungen an Maschinen. Nachfolgend werden einige der wesentlichsten Probleme aufgeführt, natürlich gleich mit praktischen Ratschlägen zur Verringerung der möglichen Messfehler.

Eines der Hauptprobleme ergibt sich durch die Materialien des Messobjekts selbst. Die meisten Maschinenkomponenten bestehen aus Stahl oder Aluminium, oft mit glatten (spiegelnden) Oberflächen an den bewegten Teilen. Die aus irgendeinem Grund erhöhte Temperatur des Bauteils führt jedoch aufgrund des sehr niedrigen Emissionsgrades seiner Oberfläche nur zu einer minimalen Erhöhung der abgegebenen Wärmestrahlung. Die Erfassung dieser Temperaturerhöhung mittels Thermografie ist nahezu unmöglich, selbst die Größe des Messfehlers kann nicht abgeschätzt werden. Lackierte, kunststoffbeschichtete oder möglicherweise nichtmetallische Maschinenteile sind von diesem Problem natürlich nicht betroffen.

Bei strahlungsundurchlässigen Objekten mit glänzender metallischer Oberfläche stellt sich das durch deren geringen Emissionsgrad verursachte hohe Reflexionsvermögen als problematisch dar. Die thermografischen Messungen sollten daher aus solchen Positionen (Sichtwinkeln) ausgeführt werden, bei denen die Reflexion von starken Störstrahlungsquellen minimal ist. Besonders wichtig ist, dass dies schon während der Vor-Ort-Messung Beachtung findet. Die - durch die im industriellen Umfeld typische inhomogene Temperaturverteilung der Umgebungstemperatur auftretenden - örtlich unterschiedlichen Reflexionen können nämlich nachträglich praktisch nicht korrigiert werden.

Eine Möglichkeit der Problemlösung besteht darin, eine homogene Umgebungstemperatur - frei von punkt- oder linienförmigen intensiven Störstrahlungsquellen - für die Messung zu schaffen. Dies bedeutet die Verhinderung der Reflexion starker Wärmequellen (wie Beleuchtungen, Radiatoren, Infrarot-Hallenheizung, Öfen oder anderer heiser Technologieeinrichtungen) durch die Objektoberfläche in Winkelrichtung zum Messsystem. Sollten diese nicht vorübergehend abschaltbar sein, ist zu versuchen, deren Auswirkung durch eine entsprechende Messposition (Betrachtungswinkel) zu vermeiden. Insofern auch das nicht möglich sein sollte, empfiehlt sich die Abschirmung der Störquelle mit Papier (oder Pappe). Eine berührende Abdeckung ist hierbei aber zu vermeiden, da sich das Papier ebenfalls erwärmen und somit selbst zu einer Störstrahlungsquelle würde, von einer eventuellen Brandgefahr ganz abgesehen.

Aus Sicht der Reflexion ist unter die Störstrahlungsquellen auch der Thermograf selbst zu zählen, der aber zur Gerätebedienung (zumindest bei Hand-gehaltenen Thermokameras) unbedingt notwendig ist. Um die Körperwärmeabstrahlung als Störstrahlungsquelle auszuschließen, ist statt rechtwinklig möglichst aus einem Betrachtungswinkel von 70° bis 80° zur Objektoberfläche zu messen. Insofern die Messung aus diesem Winkel keine andere Störstrahlungsquelle widerspiegelt, ist das Problem erfolgreich gelöst.

Beispielthermogramme für Reflexionen in Industrieumgebungen

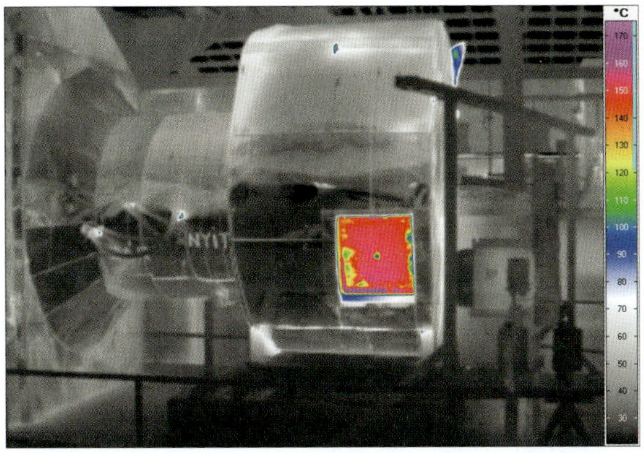

Abb. 1181: Reflexion an einem Heißluftventilator (wirkliche Temperatur nur an verrosteter Montagetür)

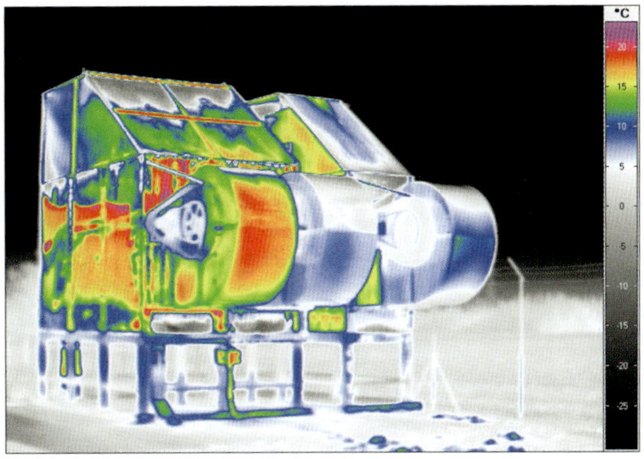

Abb. 1182: Sonnen- und Himmelreflexion an einem Kühlaggregat bei Messung im Freien

Wenn jedoch „unerklärliche" thermischen Effekte auf dem Thermogramm zu erkennen sind, welche also die Vermutung von Reflexionen aufkommen lassen, ist die Aufzeichnung aus einem anderen Betrachtungswinkel zu wiederholen. Hat sich die Position des Wärmeeffektes geändert, dann ist dieser wahrscheinlich eine Reflexion. Nunmehr sollte nach einem solchen Messwinkel gesucht werden, bei dem die Reflexion überhaupt nicht im Thermogramm erscheint. Wenn dies nicht möglich ist, bleibt zu versuchen, die Quelle abzuschirmen. Geht auch dass nicht, ist die Existenz der Reflexion für die spätere Auswertung zu notieren. Hat sich jedoch die Position des Wärmeeffektes durch die Änderung des Betrachtungswinkels auf dem Wärmebild nicht verändert, handelt es sich um eine tatsächliche lokale Wärmequelle.

Hinweis: Sollte auffallen, dass immer ein Maschinenteil in Kopfhöhe vor dem Thermografen eine Temperatur von 35 °C zeigt, ähnliche Teile daneben nur 22 °C, nach einem Schritt zur Seite aber das kühlere Teil plötzlich 35 °C warm ist und das andere sich auf 22 °C abkühlt hat, ist es Zeit, sich zu erinnern: auf reflektierende Oberflächen darf nicht senkrecht gemessen werden, um die Eigenreflexion des Thermografen auszuschließen.

5.3.4. Empfohlene Messbedingungen für Außenmessungen

Während bei Innenraummessungen die schlechte direkte Sicht auf die Messstellen, oder die eventuell nur geringen Abstände zu den Messobjekten stören könnte (wie es z.B. bei eng stationierten, gegenüberliegenden Maschinen oder Bearbeitungszentren bzw. an Fertigungsbändern häufig vorkommt), werden die thermografischen Messungen im Freien durch die hierbei vorkommenden Umgebungsbedingungen erschwert. Die Messungen sind vorzugsweise in der Nacht oder an sehr dicht bewölkten, jedoch niederschlagsfreien Tagen durchzuführen. Aus Erfahrung werden Nachtmessungen empfohlen, wobei nicht zu vergessen ist, dass die zu messenden Objekte oft metallische Oberflächen mit erheblicher Reflexion besitzen. Um die Auswirkungen von Störstrahlungen (Sonnenstrahlung wie auch klarer kalter Nachthimmel) zu minimieren, ist es am besten immer dann zu messen, wenn diese nicht vorhanden sind.

Zu vergessen ist hierbei auch nicht die Kühlwirkung starken Windes, welcher durch konvektive Wärmeübertragung die Temperatur des Messobjektes beeinflusst. Es ist leicht zu verstehen, dass die häufigsten Überhitzungsprobleme bei warmem, aber windstillem Wetter auftreten. Um korrekte, die Maschinenprobleme wirklich beschreibende Thermogramme zu erhalten, sind alle Regeln der Erstellung von Außenaufnahmen strikt einzuhalten. Im Nachhinein sind Missachtungen dessen nicht korrigierbar.

5.3.5. Typische Temperaturgrenzwerte

Eine allgemeine Grenze zu ziehen, anhand derer die Erwärmung als problematisch oder sogar gefährlich zu bezeichnen ist, ist anhand der unendlichen Vielfalt an Rotationsmaschinen und auf diesen beruhenden Technologien äußerst schwierig. Temperaturgrenzen werden in der Regel von Maschinenherstellern in der Betriebs- und Wartungsanleitung angegeben. Je nach Art und Typ der Maschine können diese sehr unterschiedlich sein, weshalb die nachfolgende Auflistung nur einige Werte nennt, welche für allgemein verwendete (Standard-)Maschinenkomponenten als typisch betrachtet werden können. Normalerweise werden Maschinen bei Temperaturen betrieben, die deutlich unterhalb der untenstehenden Grenzen liegen. (Schon um die Lebensdauer der Schmierstoffe und Maschinenteile nicht unnütz zu verkürzen.)

Betriebstemperatur-Grenzwerte:

- Wälzlager (Normalausführung):	75 ... 80 °C
- Gleitlager (je nach Schmiermittel):	50 ... 100 °C
- Elektromotoren (Wärmeklasse):	A: 80°C, B: 100°C, F: 125°C, H: 150°C (A, B, F, H: Klassifizierung nach Wicklungswärmebeständigkeit)

Beispielthermogramme für die Prüfung von Rotationsmaschinen

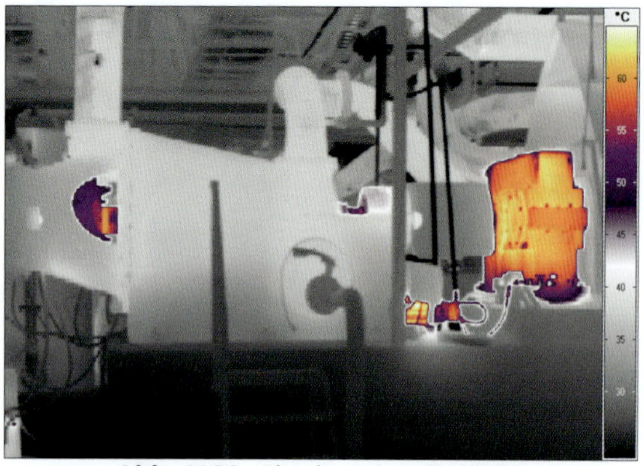

Abb. 1183: überlastetes Getriebe

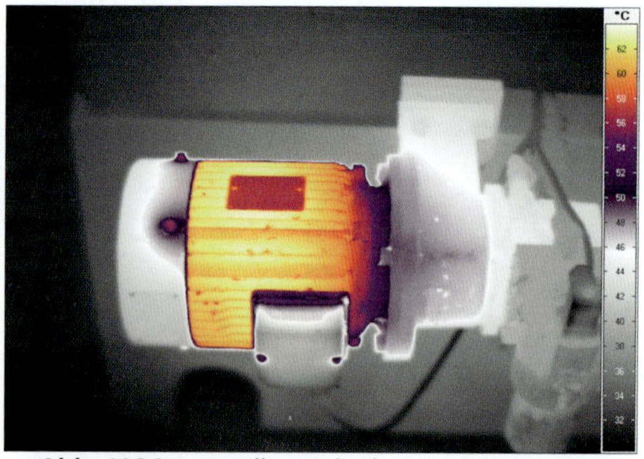

Abb. 1184: unterdimensionierter Elektromotor

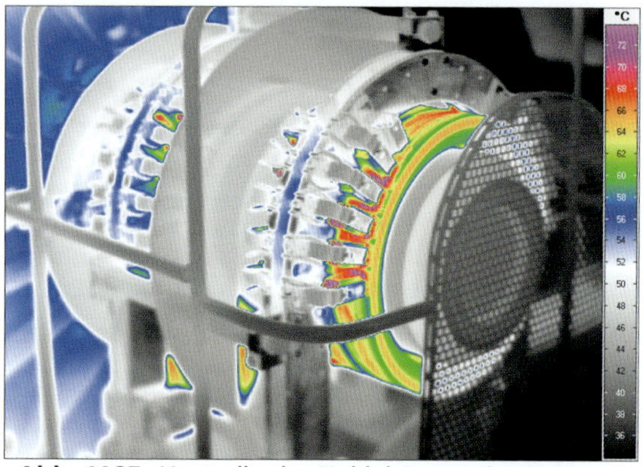

Abb. 1185: Kontrolle der Kohlebürsten (an Erreger)

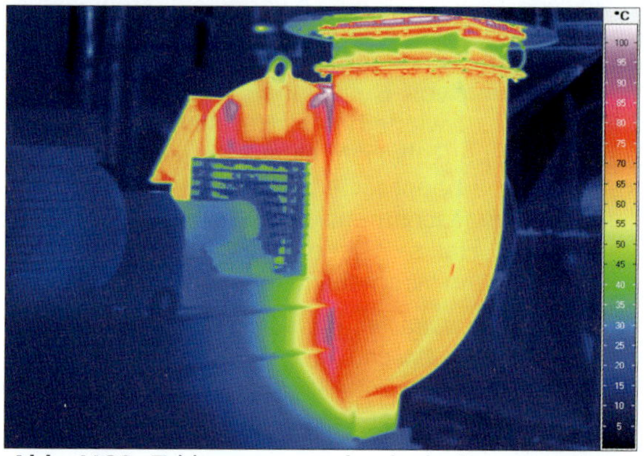

Abb. 1186: Erhitzung an technologischem Ventilator

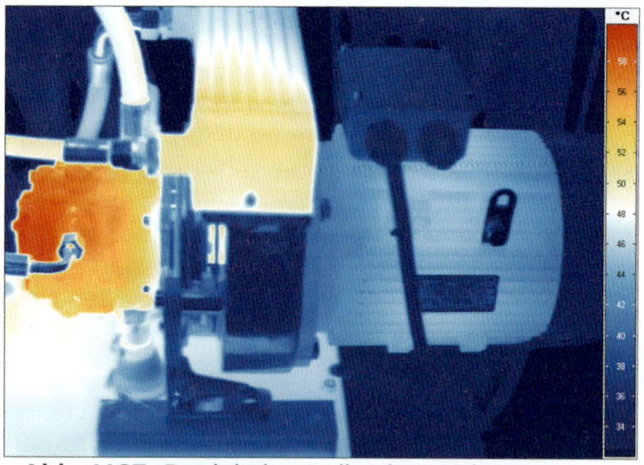

Abb. 1187: Betriebskontrolle einer Vakuumpumpe

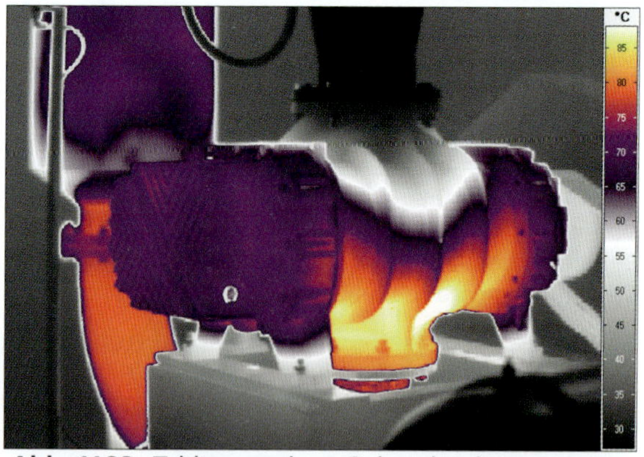

Abb. 1188: Erhitzung eines Schraubenkompressors

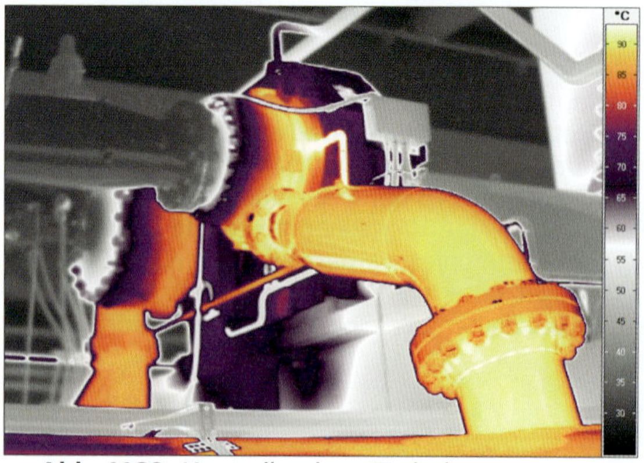

Abb. 1189: Kontrolle eines Turbokompressors

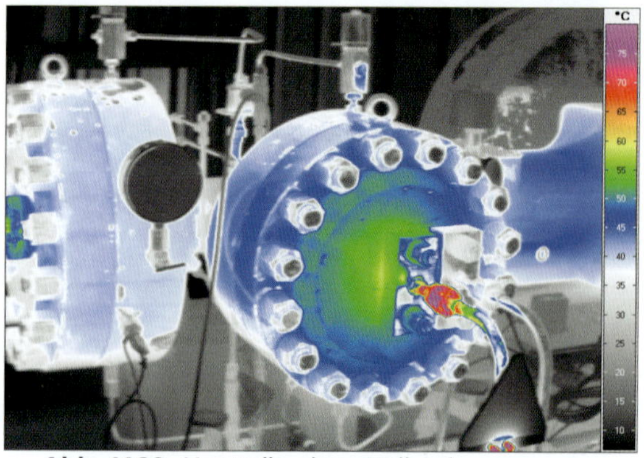

Abb. 1190: Kontrolle eines Kolbenkompressors

Beispielthermogramme für Fehler an Rotationsmaschinen

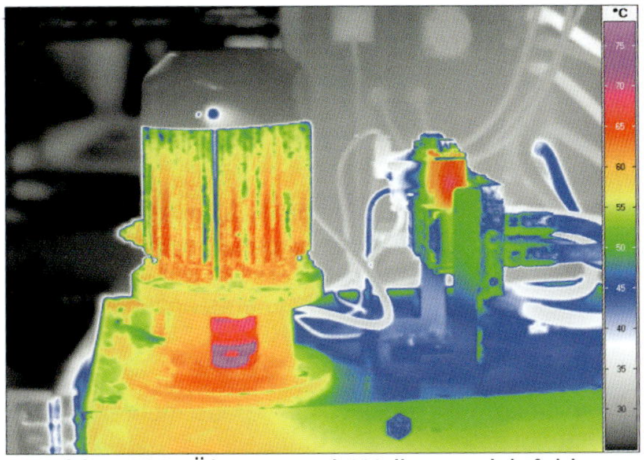

Abb. 1191: Ölpumpe mit Wellenausrichtfehler

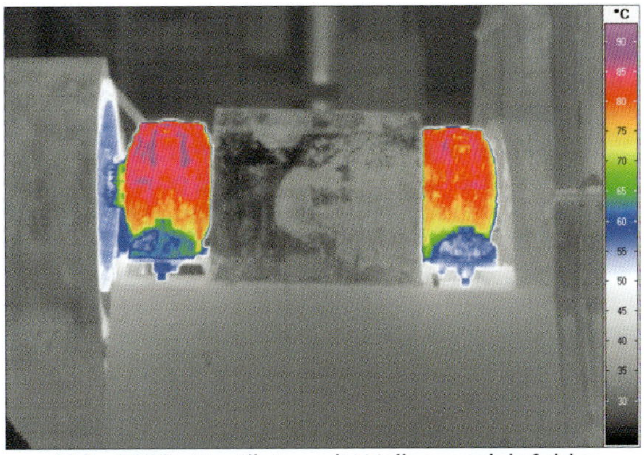

Abb. 1192: Ventilator mit Wellenausrichtfehler

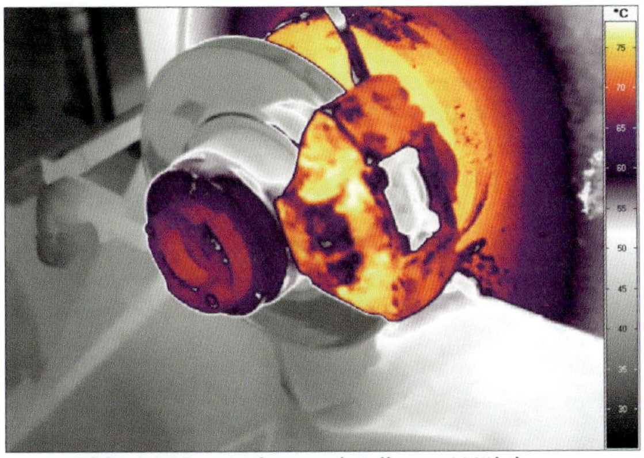

Abb. 1193: stark geschädigtes Wälzlager

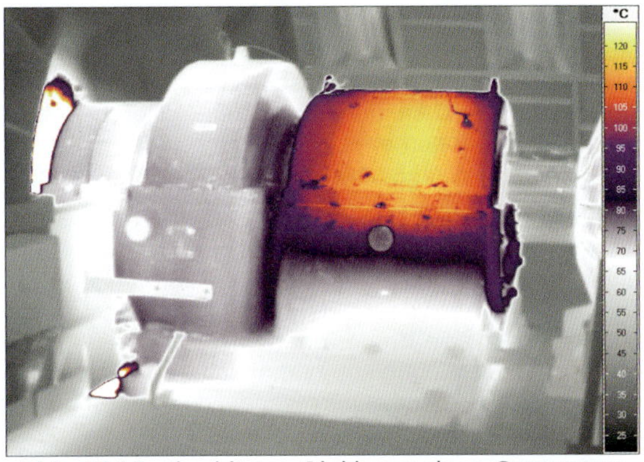

Abb. 1194: überhitztes Gleitlager eines Generators

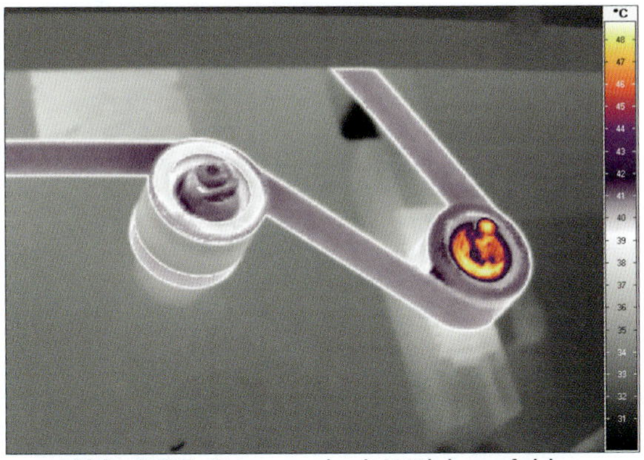

Abb. 1195: Spannrad mit Wälzlagerfehler

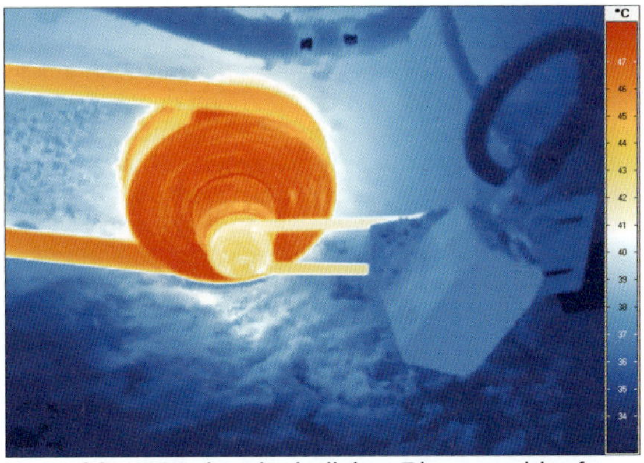

Abb. 1196: kontinuierlicher Riemenschlupf

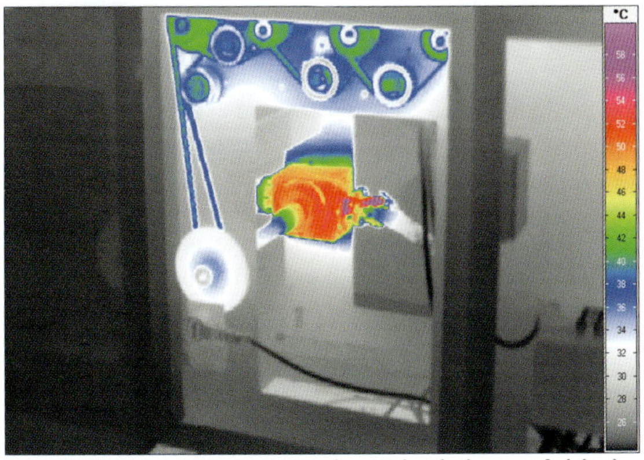

Abb. 1197: erhitztes Kardangelenk (Lagerfehler)

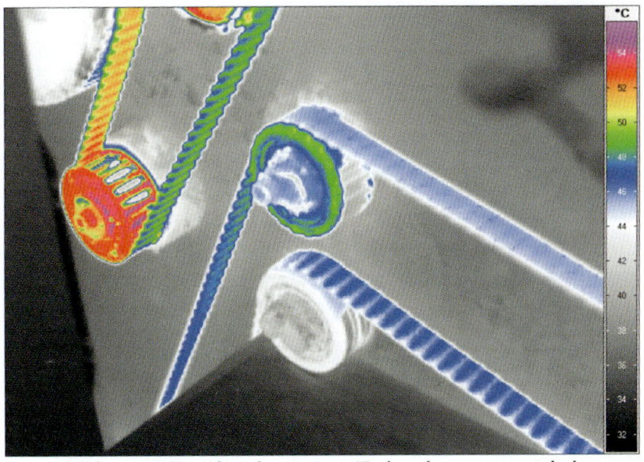

Abb. 1198: überlasteter Zahnriemenantrieb

5.3.6. Wärmebildkamera für Maschinenwartung

Um die aufgeführten thermografischen Untersuchungen an rotierenden Maschinen durchführen zu können, sind dafür geeignete Wärmebildkameras notwendig. Im Folgenden werden die grundlegenden Eigenschaften und messtechnischen Parameter der für diese Aufgaben empfohlenen Thermokameras definiert und im Detail erklärt.

Wellenlängenbereich (Spektralbereich)

- langwelliger Bereich (8 ... 12 µm / 7 ... 14 µm)

Hinweis: Die typischen Temperaturen im Bereich um -20 °C bis 300 °C können natürlich auch mit mittelwelligen Thermokameras erfasst werden. Da die kritischen metallischen Oberflächen jedoch auch in diesem Spektral-bereich keine bedeutend besseren Emissionsgrade (gegenüber dem langwelligen Bereich) aufweisen, ist es aus Kostengründen sinnvoll, auf Mikrobolometern basierende langwellige Wärmebildkameras anzuwenden.

Thermokameratyp

- Hand-gehaltene Thermokamera

Hinweis: Da es bei der Thermografie an Maschinen im Allgemeinen notwendig ist, diese aus mehreren Blick-winkeln und Messpositionen aufzunehmen, ist eine mobile Thermokamera angeraten.

Temperaturmessbereich (Kalibrationsbereich)

- min. -20 ... 250 °C, besser -40 ... 400 °C

Hinweis: Der Messbereich ist natürlich anhand der zu erwartenden Temperaturen des zu messenden Objektes zu wählen. Ein zu weiter Messbereich geht allerdings meistens auf Kosten des Bildrauschens. Kameras, die ab -20°C oder -40 °C kalibriert sind, bieten allgemein bessere Bildqualität, da sie noch günstigere NETD-Werte im unteren Temperaturbereich aufweisen. Dies ist insbesondere bei der Bewertung von im Freien stehenden Maschinen im Winter, sowie bei gekühlten Technologien von Vorteil.

Pixelauflösung

- min. 160×120 Pixel, besser 320×240 / 384×288 Pixel, empfohlen ≥ 640×480 Pixel

Hinweis: Mit kleinen Pixelauflösungen können je Wärmebild nur sehr kleine Flächen aufgenommen werden. Mit Thermokameras mit nur 120×160 Pixeln ist es daher oft nur möglich, „abtastende" Fehlersuche durchzuführen. Vorausgesetzt, die Kamera hat wenigstens eine Alarmfunktion bei Überschreitung eines eingestellten Grenz-wertes. Für die Kontrolle umfangreicher Maschinen oder kompletter Produktionsanlagen sind Thermokameras mit geringer Pixelauflösung wegen der hohen Anzahl notwendiger Aufnahmen und eventuell erforderlicher Bildmontagen nicht zu empfehlen.

Geometrische Auflösung

- min. 2 mrad, besser 1,5 mrad

Hinweis: Da den Regeln der geometrischen Auflösung zufolge wenigstens 2 (besser 3) Einzelmesspixel auf die Fläche des kleinsten zu erfassenden Maschinenteils zu kalkulieren sind, beschränkt die geometrische Auf-lösung die größte Messentfernung und damit die Größe des Sichtfeldes. Bei Thermokameras mit unzureichen-der geometrischer Auflösung können durchaus wegen der Sicherheitsabstände unmessbare Maschinenteile auftreten. In Verbindung mit mangelnder Pixelauflösung werden darüber hinaus schnell 8 bis 10 Aufnahmen für die korrekte Erfassung aller Details einer Maschinenansicht notwendig.
Ergänzung: Bessere geometrische Auflösung durch die die Handbewegung ausnutzenden Verfahren zu er-hoffen ist riskant, da die erforderlichen, zueinander passenden Wärmebilder nicht immer entstehen. Die Er-höhung der Pixelauflösung erfolgt dann oft durch Interpolation, statt den Misserfolg der Methode anzuzeigen. In Wirklichkeit entstehen statt höherer Auflösung also oft nur verwackelte (oder eben interpolierte) Aufnahmen.

Thermische Auflösung

- min. 120 mK, besser 80 mK, empfohlen ≤ 50 mK

Hinweis: Bei Maschinenfehlern treten typischerweise ausreichend hohe Temperaturerhöhungen (bzw. Tem-peraturunterschiede) auf, weshalb die thermische Auflösung kein kritischer Parameter ist. Bei der Bewertung von im Freien stehenden Maschinen im Winter, sowie bei gekühlten Technologien sollte aber die thermische Auflösung wenigstens 80 mK, besser jedoch ≤ 50 mK betragen. Je besser die thermische Auflösung ist, um so klarer sind mögliche Probleme identifizierbar, also schon kleinere Fehler können leichter aufgefunden werden.

Bildwiederholrate (Bildfrequenz)

- bei Hand-gehaltenen Kameras (Nutzung ohne Stativ) mindestens 50 Hz
- bei bewegten oder rotierenden Objekten ist eine Bildfrequenz entsprechend der relativen Bewegungsgeschwindigkeit zwischen Kamera und Objekt zu wählen
(siehe auch Kapitel 4.2.8. „Messfehler bei dynamischen Prozessen")

Hinweis: Bei „stehenden" Messobjekten ist die Bildwiederholfrequenz allgemein unbedeutend. Für Hand-gehaltene Kameras (bzw. Anwendungen ohne Stativ) ist jedoch zwingend eine Bildrate mit mindestens 50 Hz zu empfehlen, um verwackelte Thermogramme zu vermeiden.

Empfohlene Sonderfähigkeiten / Ausstattungsoptionen

- Wechselobjektive: Standard- und Teleobjektiv, in einigen Fällen auch Weitwinkelobjektive
- Autofokus, überlagerte Bilddarstellung (visuell + Infrarot)
- Thermogramm-Sequenzaufzeichnung und Aufnahme von Temperaturdifferenz-Wärmebildern

5.4. Untersuchung von Industrieanlagen und Wärmedämmungen

Da die Thermografie eine recht einfache Messung von Temperaturen und Temperaturverteilung auch an Flächen großer Dimensionen ermöglicht, ist sie eines der effektivsten Werkzeuge zur Kontrolle des Zustandes und der Wirksamkeit von Wärmedämmungen, hitzebeständigen Ausmauerungen, Kühl- und Heizsystemen. Die Temperatur allein ist oft das wichtigste physikalische Leistungsmerkmal dieser Technologien und deren grafische Darstellung hilft, die gemessenen Daten leichter als thermische Zusammenhänge zu interpretieren. Typisches Ziel der Thermografie ist die Ergänzung der klassischen Anlagenprüfungen und -überwachungen, um hohe Reparaturkosten, größere Folgeschäden, Betriebsausfälle, technologische Mängel oder sogar Lebensgefahr zu vermeiden. In einigen Fällen ist eine Vereinfachung der sonst üblichen Kontrollen und sogar eine automatische Erkennung des Wartungsbedarfs möglich.

Um abnormale Zustände zu erfassen, genügt es meist, ungewöhnliche oder extrem hohe Temperaturen aufzufinden. Dies kann mit Thermografie in kürzester Zeit aus sicherer Entfernung erfolgen, ohne den Betrieb der Anlage zu stören. Natürlich kann die Thermografie nur Informationen über die „optisch" sichtbaren Teile der Anlagen liefern. Vorausgesetzt deren Oberfläche besitzt einen ausreichenden Emissionsgrad, welcher eine Temperaturmessung anhand der Detektion von Infrarotstrahlung ermöglicht.

Vorteile der thermografischen Bewertung von Anlagen und Wärmedämmungen

- erfordert keinen direkten Kontakt mit der zu überprüfenden Anlage
- kann bei Normalbetrieb der Anlage durchgeführt werden
- gibt einen schnellen Überblick und ist gefahrlos durchführbar
- reduziert die Anzahl unaufgedeckter Fehlstellen und Gefahrensituationen
- erweitert den Kreis der zustandsabhängig instandhaltbaren Einrichtungen
- erhöht die Effizienz und Qualität der Wartung (Kontrollmöglichkeit)
- ermöglicht zerstörungsfreie Materialprüfung (siehe auch später unter „Aktive Thermografie")
- senkt den Energieverbrauch durch Aufdecken von Wärmeverlusten

5.4.1. Thermografisch auffindbare anlagentechnische Fehler

Ähnlich der Elektrik und dem Maschinenbau spielen auch Wärmedämmungen praktisch in allen Bereichen des Lebens eine bedeutende Rolle. Dementsprechend gibt es in allen Industriebranchen, bei den öffentlichen Dienstleistern und selbst in den privaten Haushalten unzählige Einrichtungen und Anlagen, bei denen sich die Thermografie als effizientes Prüfmittel und zur Unterstützung der Instandhaltung bewährt hat. Die folgende - thematisch begrenzte - Aufzählung kann daher schon von vornherein keinen Anspruch auf Vollständigkeit erheben.

Thermografisch detektierbare Probleme an Industrietechnologien

- fehlerhafte Funktion von Kühl- und Heizsystemen
- fehlerhafte Wärmedämmung, schlecht schließende Serviceöffnungen bzw. Einstiegsluken
- Materialveränderungen, Verschleiß oder Bruch von hitzebeständigem Mauerwerk
- Fugenfehler, Wärmeausdehnungslücken, Risse oder Ausblasungen
- schlechtes Schließen von Ventilen und Absperrschiebern
- übermäßige Wärmebelastung von Dichtungen
- Füllstand von Behältern und Tanks

Ursache und Ausmaß der Wärmewirkungen bei Fehlern

- ein guter Indikator für Fehlstellen sind Unterschiede in der Temperaturverteilung durch abweichende Wärmeleitfähigkeit, Wärmekapazität oder durch die Strömung von Materialien mit unterschiedlichen Temperaturen
- die Extremwerte der gemessenen Temperatur und die Steilheit der Gradienten der Temperaturverteilung können die Schwere des erkannten Problems beschreiben (Beispiel: je dünner eine feuerfeste Auskleidung ist, desto geringer ist derer thermischer Widerstand, so dass eine damit proportionale Wärmewirkung auf der Beobachtungsseite auftreten kann)
- im Falle von Füge- und Abdichtfehlern nimmt typischerweise die Temperaturdifferenz im Vergleich zu den „normalen" Temperaturwerten mit der Schwere des Fehlers zu
- die Messbarkeit der Wärmewirkung hängt von der Wärmeleitfähigkeit des Objekts (von der Fehlerstelle bis zur sichtbaren Oberfläche) und vom Emissionsgrad der Objektoberfläche ab

Aus Letzterem ist abzuleiten, dass es unmöglich ist, den Zustand von Anlagen und Wärmedämmungen mit einer glatten - oder gar hoch polierten - Metalloberfläche, bzw. hinter einer hinterlüfteten Verkleidung (Fassade) oder durch eine für Wärmestrahlung undurchlässige Abdeckung hindurch zu prüfen.

5.4.2. Wichtige grundlegende Hinweise

Die folgende Aufzählung fasst die für alle Messaufgaben geltenden allgemeinen „Regeln" kurz und übersichtlich zusammen, weitere spezifische Details werden in den nachfolgenden Abschnitten erläutert.

- Außenmessungen - wie z.B. an Tanks und Rohrleitungen - sind zur Vermeidung störender Hintergrundstrahlung und Reflexion vorzugsweise in sonnenfreier Tageszeit durchzuführen.
- Insbesondere neue Anlagen, mit glatten (oder gar spiegelblanken) metallischen Oberflächen haben einen sehr geringen Emissionsgrad, weshalb bedeutende Reflexionen auftreten können. Um dadurch verursachte Messfehler zu minimieren, empfiehlt es sich, die Messungen aus mehreren Positionen (Blickwinkeln) durchzuführen. (Weitere Hinweise hierzu folgen noch.)
- Um die Messung stark reflektierender (glänzender) Metallflächen möglich zu machen, hilft derer teilweiser oder vollständiger Überzug mit mattem Lack (oder Kreidespray), oder das Bekleben mit einem Material mit bekanntem Emissionsgrad (Adressaufkleber, Elektrikerisolierband). Selbstverständlich sind alle diese Tätigkeiten (an und neben rotierenden oder sonstiger Weise gefährlichen Anlagenteilen) nur in abgeschaltetem Zustand der Anlage auszuführen.
- Durch Plexiglas oder andere Kunststoffmaterialien hindurch kann keine thermografische Beobachtung erfolgen. Diese sind vor der Messung zu demontieren. Durch Glas könnte zwar mit mittelwelligen Wärmebildkameras und geeigneten Filtern die Temperatur eines hinter dem Glas befindlichen Anlagenteils erfasst werden, dieses müsste aber mindestens eine Temperatur von 100 ... 150 °C und einen ausreichend hohen Emissionsgrad im Mittelwellenbereich besitzen.
- Bei kleinen Messobjekten oder Messungen aus großer Entfernung muss die geometrische Auflösung des verwendeten Thermografiesystems entsprechend gewählt werden. Das Einzeldetektor-Messpixel darf im gegebenen Messabstand höchstens 1/3 der kleinsten zu messenden (Teil-)Fläche betragen, damit die gemessenen Temperaturdaten korrekt ausgewertet werden können. Anderenfalls ist durch die Verwendung geeigneter Optiken (z.B. Teleobjektiv) die geometrische Auflösung an die Größe und Entfernung des Messgegenstandes anzupassen.

5.4.3. Messschwierigkeiten und Lösungsvorschläge im Detail

Die Anwendbarkeit der Thermografie ist auch für die Kontrolle technologischer Einrichtungen sehr vielseitig und damit auch hier ein sehr praktisches Instrument zur Erhöhung der Effektivität der Wartung - vor allem bei regelmäßigen Kontrollen. Es gibt jedoch etliche - im Zusammenhang mit den thermografischen Messungen - zu beachtende Regeln. Nachfolgend werden die diesbezüglich wesentlichsten Fragen aufgeführt, natürlich gleich mit praktischen Ratschlägen zur Verringerung der möglichen Messfehler.

Eines der Hauptprobleme ergibt sich durch die Materialien des Messobjekts selbst. Die meisten technologischen Einrichtungen (Rohleitungen, Behälter, Tanks) bestehen aus Stahl, Aluminium, Kupfer oder Messing, oft mit glatten (oder sogar spiegelnden) Oberflächen. Die erhöhte Temperatur dieser führt jedoch aufgrund des sehr niedrigen Emissionsgrades nur zu einer minimalen Erhöhung der abgegebenen Wärmestrahlung. Die Erfassung dieser Temperaturerhöhung mittels Thermografie ist daher nahezu unmöglich, selbst die Größe des Messfehlers kann nicht abgeschätzt werden. Lackierte, kunststoffbeschichtete oder möglicherweise nichtmetallische Teile sind von diesem Problem natürlich nicht betroffen.

Bei Messobjekten mit glänzender metallischer Oberfläche stellt sich natürlich nicht nur derer geringer Emissionsgrad problematisch dar, sondern auch das hohe Reflexionsvermögen. Die thermografischen Messungen sind daher aus solchen Positionen (Sichtwinkeln) auszuführen, bei denen die durch Störstrahlungsquellen verursachten Reflexionen minimalisiert werden. Besondere wichtig ist, dass dies während der Messungen vor Ort im Auge behalten wird, da eine nachträgliche Korrektur der Reflexion der im industriellen Umfeld typischen inhomogenen Umgebungstemperaturen praktisch unmöglich ist.

Eine Problemlösung könnte darin bestehen, eine homogene Umgebungstemperatur - frei von punkt- oder linienförmigen intensiven Störstrahlungsquellen - für die Messung zu schaffen. Dies bedeutet die Verhinderung der Reflexion starker Wärmequellen (wie Beleuchtungen, Radiatoren, Infrarot-Hallenheizung, Öfen oder anderer heiser Technologieeinrichtungen) durch die Objektoberfläche in Winkelrichtung zum Messsystem. Sollten diese nicht vorübergehend abschaltbar sein, ist zu versuchen, deren Auswirkung durch eine entsprechende Messposition (Betrachtungswinkel) zu vermeiden. Insofern auch das nicht möglich sein sollte, empfiehlt sich die Abschirmung der Störquelle(n) mit Papier (oder Pappe). Eine berührende Abdeckung ist hierbei aber zu vermeiden, da sich das Papier ebenfalls erwärmen und somit selbst zu einer Störstrahlungsquelle würde, von einer eventuellen Brandgefahr ganz abgesehen.

Aus Sicht der Reflexion ist unter die Störstrahlungsquellen auch der Thermograf selbst zu zählen, der aber zur Gerätebedienung (zumindest bei Hand-gehaltenen Thermokameras) unbedingt notwendig ist. Um die Körperwärmeabstrahlung als Störstrahlungsquelle auszuschließen, ist statt rechtwinklig möglichst aus einem Betrachtungswinkel von 70° bis 80° zur Objektoberfläche zu messen. Insofern die Messung aus diesem Winkel keine andere Störstrahlungsquelle widerspiegelt, ist das Problem erfolgreich gelöst.

Beispielthermogramme für Reflexionen a Wärmedämmungen

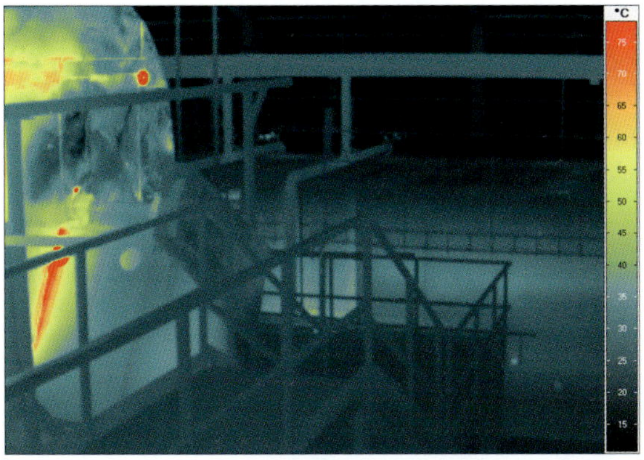

Abb. 1199: Reflexion an Aluverkleidung eines Tanks

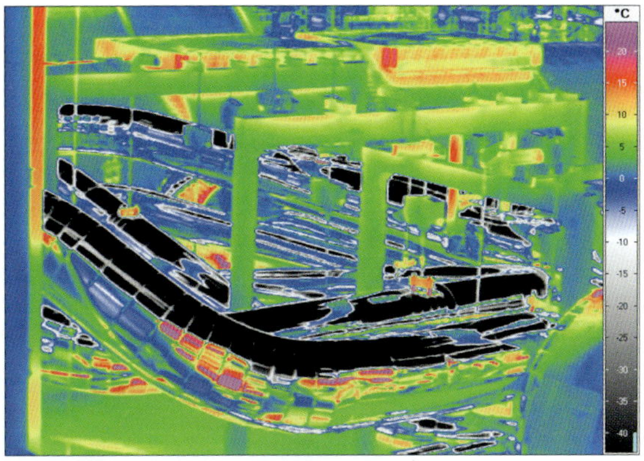

Abb. 1200: Reflexion des kalten Himmels an Rohren

Wenn jedoch „unerklärliche" thermischen Effekte auf dem Thermogramm zu erkennen sind, welche also die Vermutung von Reflexionen aufkommen lassen, ist die Aufzeichnung aus einem anderen Betrachtungswinkel zu wiederholen. Hat sich die Position des Wärmeeffektes geändert, dann ist dieser wahrscheinlich eine Reflexion. Nunmehr sollte nach einem solchen Messwinkel gesucht werden, bei dem die Reflexion überhaupt nicht im Thermogramm erscheint. Wenn dies nicht möglich ist, bleibt zu versuchen, die Quelle abzuschirmen. Geht auch dass nicht, ist die Existenz der Reflexion für die spätere Auswertung zu notieren. Hat sich jedoch die Position des Wärmeeffektes durch die Änderung des Betrachtungswinkels auf dem Wärmebild nicht verändert, handelt es sich um eine tatsächliche lokale Wärmequelle.

Hinweis: Sollte auffallen, dass sich die „merkwürdigen" lokalen Temperaturen durch einen Schritt zur Seite ändern, ist es Zeit, sich zu erinnern: auf reflektierende Oberflächen darf nicht senkrecht gemessen werden, um die Eigenreflexion des Thermografen auszuschließen.

5.4.4. Empfohlene Messbedingungen für Außenmessungen

Während bei Innenraummessungen die schlechte direkte Sicht auf die Messstellen, oder die eventuell nur geringen Abstände zu den Messobjekten stören könnte (wie es z.B. bei eng verlegten Rohleitungen, in Rohrkanälen oder bei nachträglich ergänzten und umgebauten Technologien oft vorkommt), werden die thermografischen Messungen im Freien durch die hierbei vorkommenden Umgebungsbedingungen erschwert. Die Messungen sind vorzugsweise in der Nacht oder an sehr dicht bewölkten, jedoch niederschlagsfreien Tagen durchzuführen. Aus Erfahrung werden Nachtmessungen empfohlen, wobei nicht zu vergessen ist, dass die zu messenden Objekte oft metallische Oberflächen mit erheblicher Reflexion besitzen. Um die Auswirkungen von Störstrahlungen (Sonnenstrahlung wie auch klarer kalter Nachthimmel) zu minimieren, ist es am besten immer dann zu messen, wenn diese nicht vorhanden sind.

Zu vergessen ist hierbei auch nicht die Kühlwirkung starken Windes, welcher durch konvektive Wärmeübertragung die Temperatur des Messobjektes beeinflusst. Es ist leicht zu verstehen, dass die häufigsten Überhitzungsprobleme bei warmem, aber windstillem Wetter auftreten. Um korrekte Thermogramme zu erhalten, sind alle Regeln der Erstellung von Außenaufnahmen strikt einzuhalten. Im Nachhinein sind Missachtungen dieser nicht korrigierbar.

5.4.5. Weitere praktische Hinweise

Industrielle Technologien erzeugen nicht selten große Mengen an Dämpfen, Staub oder anderen Schmutzstoffen. Dies kann neben der Beeinflussung der Strahlungsübertragung durch die „verschmutzte" Luft mit der Erschwernis (oder Unmöglichkeit) der mobilen Messtätigkeit einhergehen, und verursacht oft auch zusätzliche Schwierigkeiten bezüglich des Messsystems, speziell durch Auswirkungen auf dessen Optik. Hier ist beispielsweise an aggressive Dämpfe, Kühl- oder Schmiermittel, anhaftender Ruß, Schwebestaub, abrasive körnige Pulver oder „herumfliegende" Späne zu denken. Gegen diese Einflüsse ist es eine gute Idee, die Optik der Wärmebildkamera mit einer Infrarot-durchlässigen Schutzscheibe (von vielen Kameraherstellern angeboten) zu schützen. Alternativ kann auch eine dünne Kunststofffolie verwendet werden, welche allerdings nur einen begrenzten Schutz bietet und sich negativ auf die Sensitivität des Messsystems auswirkt. (Die Transmissionsverluste können jedoch leicht korrigiert werden, wie im Kapitel 4.3.3. „Bestimmung des Transmissionsgrades" beschrieben.) Dennoch ist die genannte Folie ein praktisch sinnvoller Weg zur Vermeidung eventueller Schädigungen der Kameraoptik - definitiv besser als nichts. (Im übrigen ergibt sich hier noch ein äußerst praktischer Aspekt: verschmutzt die Folie, wird sie ganz einfach abgenommen und entsorgt. Ohne große Kosten und Reinigungstätigkeiten kann die Messung sofort mit einer Ersatzfolie fortgesetzt werden.)

Um die Funktion von Industrietechnologien überprüfen zu können, ist eine genaue Kenntnis des Prozesses unerlässlich. Dies setzt branchenspezifisches chemisches, physikalisches oder weiteres technologisches Wissen voraus. In Ermangelung dessen können weder korrekte thermografische Aufzeichnungen erstellt werden und noch viel weniger besteht die Möglichkeit, diese fachgerecht zu interpretieren und auszuwerten. Selbst die Messung vor Ort muss im Voraus fachlich durchdacht und vorbereitet werden.

Sehr häufig besteht die Notwendigkeit der Prüfung komplexer Anlagen mit unzähligen Maschinenteilen. Genau hier ist die Thermografie unter anderem dank des mit ihr schnell erzeugbaren umfassenden Überblicks sehr hilfreich, wie auch die Thermografie des Förderband-Lagerdefekts (nächstes Wärmebild) zeigt. Es benötigt sicher nicht vieler Erklärungen, dass es zur Aufdeckung gefährlicher Erwärmungen durch Lagerschäden an mehreren Kilometer langen Bandanlagen keine bessere Lösung als die Thermografie gibt. Schneller als mit jedem Schwingungsdiagnostik- oder Ultraschall-Messverfahren, erkennt man kritische Stellen eindeutig und kann diese mit Leichtigkeit auch sofort dokumentieren.

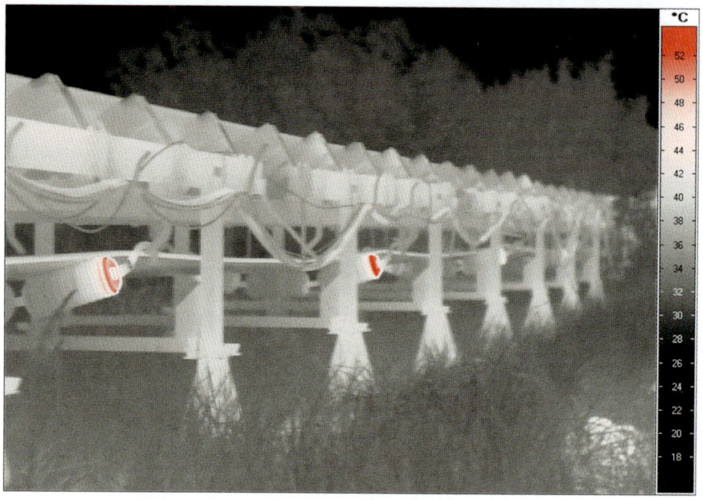

Abb. 1201: Lagerschadendetektion an einem Kohletransportband

Als nächstes folgt ein anschauliches Beispiel für die äußerst effektive Wartung von Wärmeisolierungen bzw. feuerfester Auskleidungen auf der Basis thermografischer Überprüfungen. Um die Beschädigung des Tragmauerwerkes des Schornsteins zu vermeiden, wird entsprechend den thermografisch außen feststellbaren Temperaturen auf den Verschleißzustand der feuerfesten Innenauskleidung geschlossen. Ohne Thermografie müsste periodisch die Technologie gestoppt werden, um eine regelmäßige visuelle Kontrolle durch die Inspektionsöffnung hindurchblickend durchführen zu können.

Dank Anwendung der Thermografie ist es nur noch dann notwendig, die Technologie herunterzufahren, wenn die innere Auskleidung zu erneuern ist. Hierfür musste einmal die Temperaturverteilung bei maximal vertretbarer Abnutzung registriert werden. Seither kann der Wartungszeitpunktes anhand des Vergleiches der aktuellen Wärmebilder mit diesem Referenzthermogramm bestimmt werden. Voraussetzung sind die gleiche Wärmeerzeugung der Technologie und ähnliche Umgebungsbedingungen wie zum Referenzzeitpunkt.

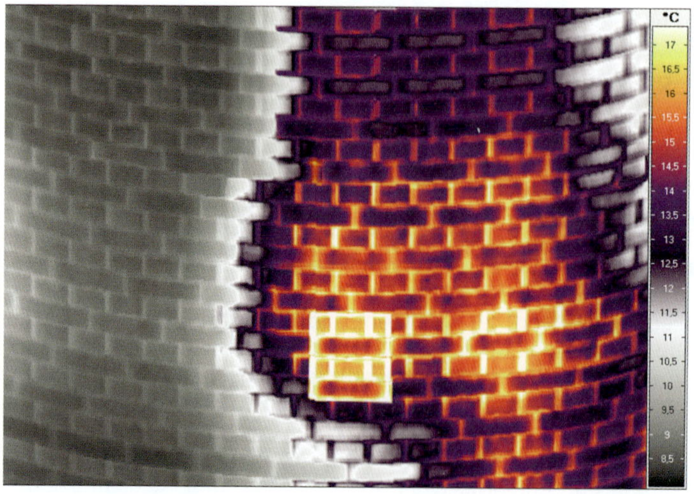

Abb. 1202: Schornstein mit abgenutzter feuerfester Innenauskleidung (vor Stopp der Technologie)

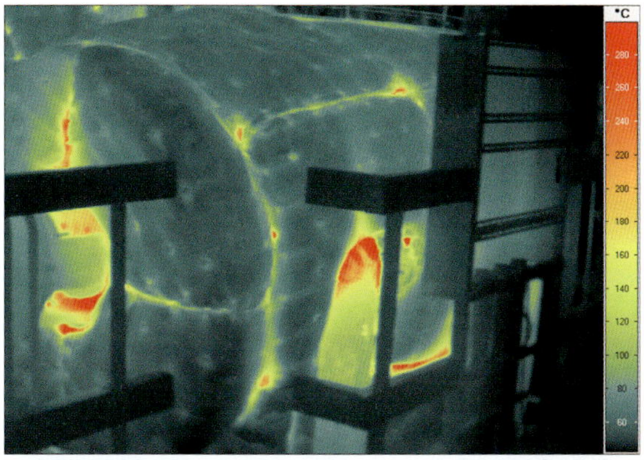

Abb. 1203: Wärmedämmmatten an Dampfturbine

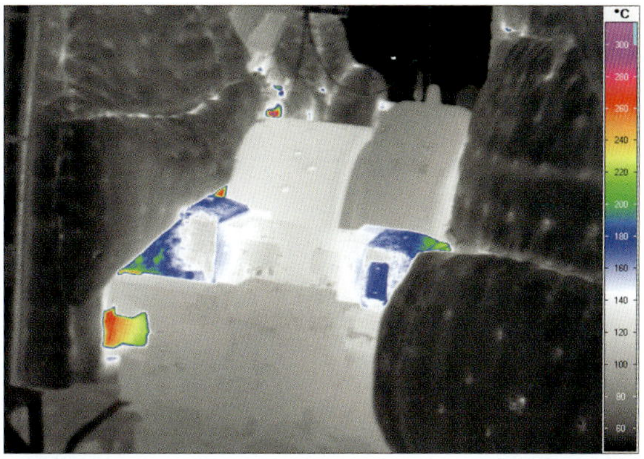

Abb. 1204: Turbinengleitlager, daneben Dampfaustritt

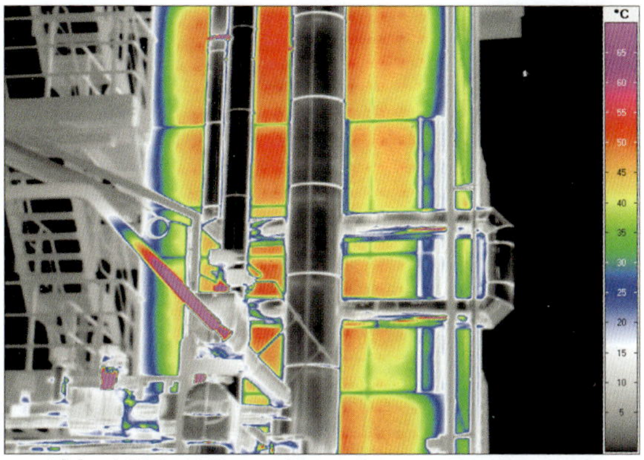

Abb. 1205: Wärmedämmung an Reaktorturm

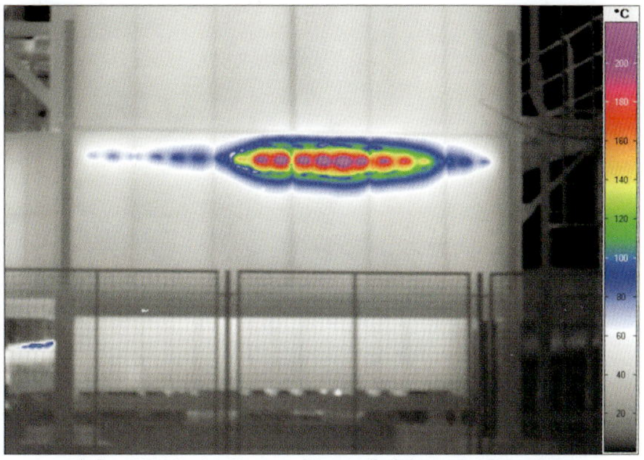

Abb. 1206: Wärmedämmfehler an Reaktor

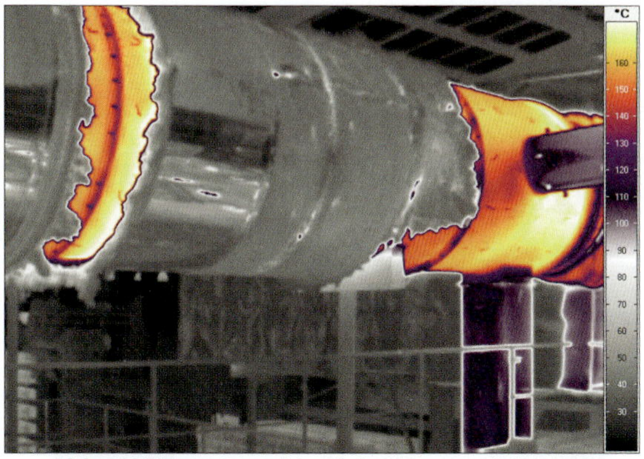

Abb. 1207: unterschiedliche Ummantelungen

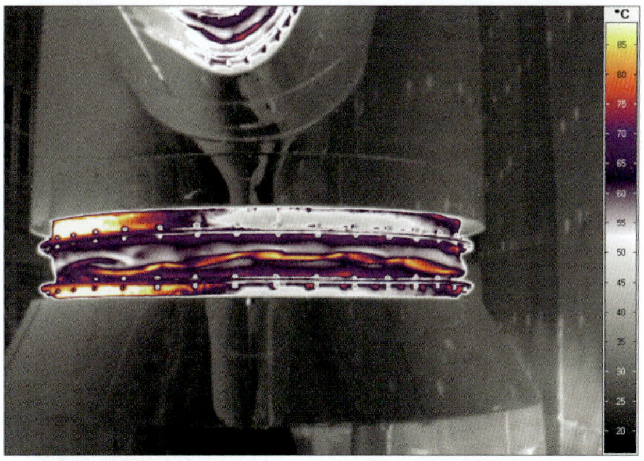

Abb. 1208: Kompensator eines Heißluftrohres

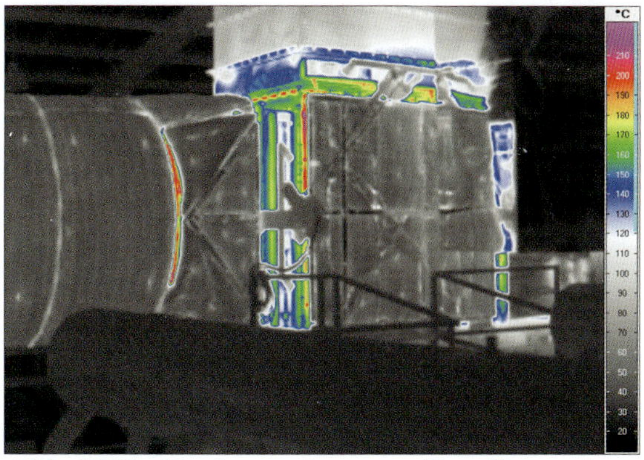

Abb. 1209: Abwärmenutzung an Ziegelbrennofen

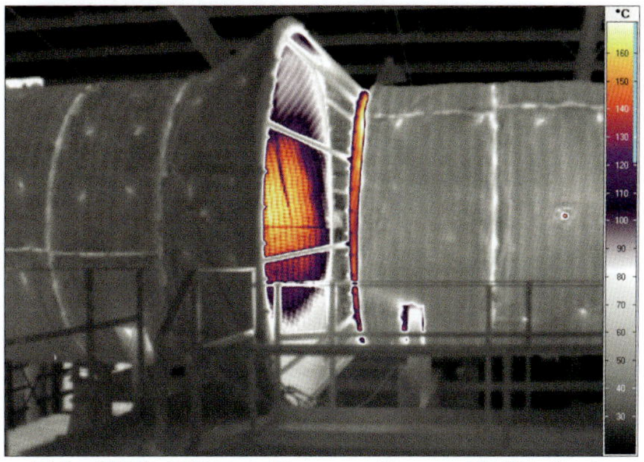

Abb. 1210: Wärmedämmmatten an Heißluftrohr

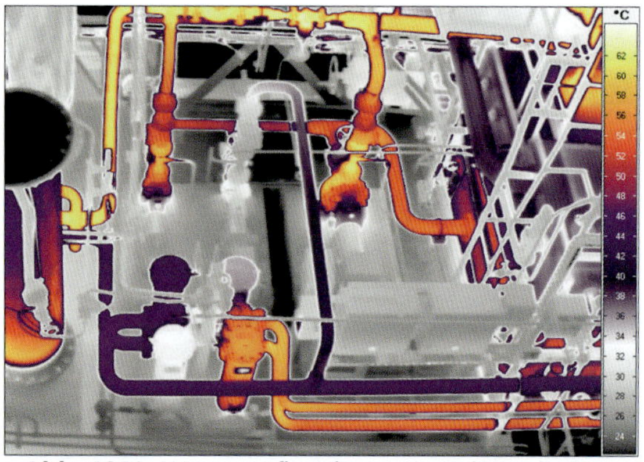

Abb. 1211: Wasseraufbereitung, Komplettaufnahme

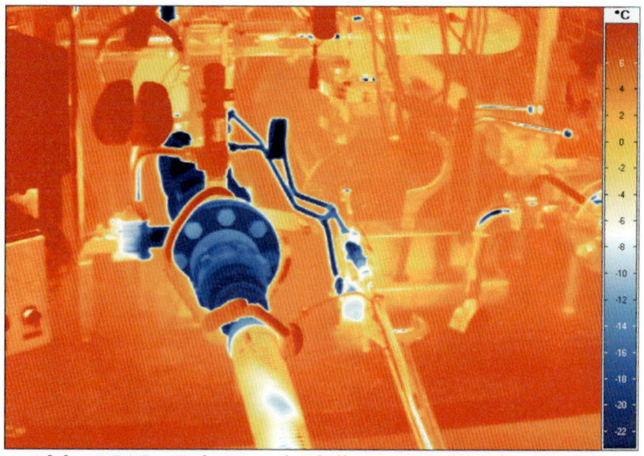

Abb. 1212: Fahrzeugbefüllung mit flüssigem CO_2

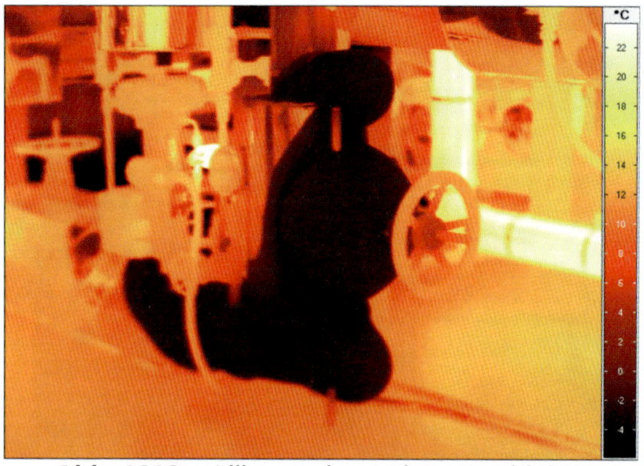

Abb. 1213: völlig vereister Absperrschieber

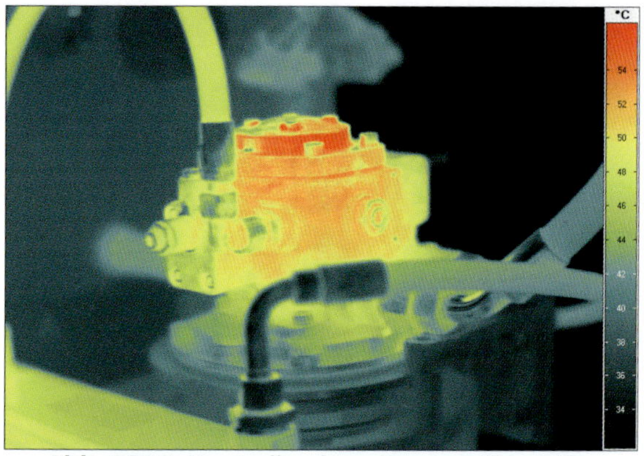

Abb. 1214: Kontrolle eines Pneumatikventils

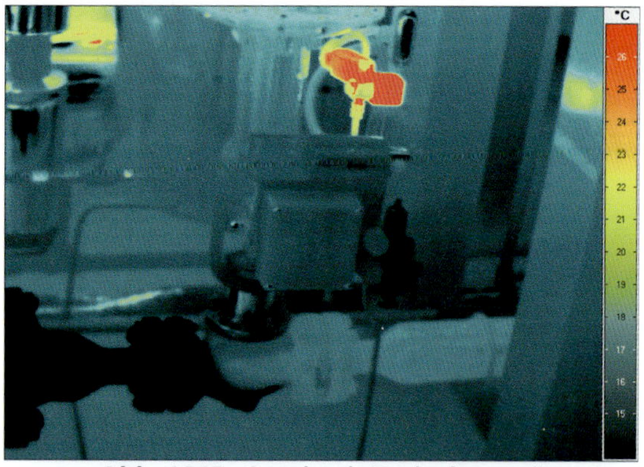

Abb. 1215: Gasdruck-Reduzierventil

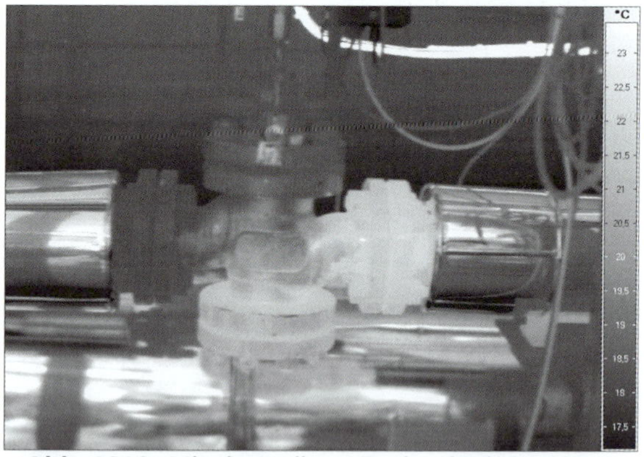

Abb. 1216: Mischventil zur Technologieregelung

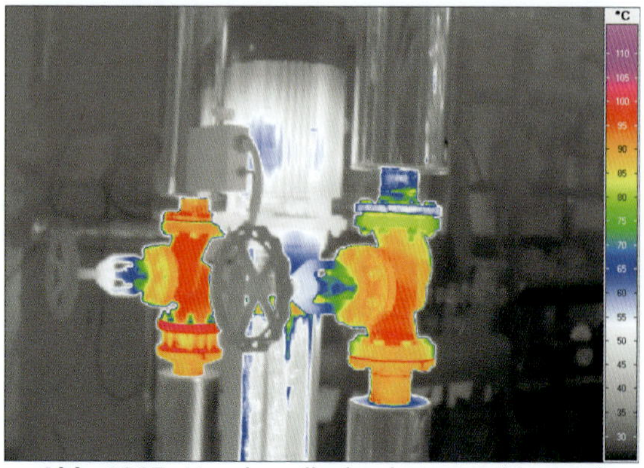

Abb. 1217: Handventile (rechts: geschlossen)

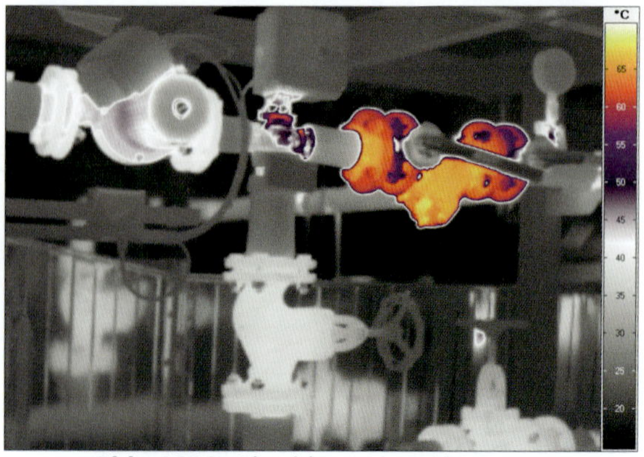

Abb. 1218: überhitzte Umwälzpumpe

Es ist nicht nur möglich, Rohrleitungen und Ventile mit thermografischen Instrumenten zu überprüfen, sondern auch Tanks und Behälter auf deren Füllstand zu untersuchen. Bedingung ist, dass diese nicht wärmeisoliert sein dürfen und ihre Oberflächen eine ausreichend hohe Emission besitzen. (Polierte Metalloberflächen z.B. aus Kupfer oder Aluminium oder - wie in der Lebensmittel- und Pharmaindustrie üblich - aus Edelstahl sind nicht geeignet.) Wenn diese Bedingungen erfüllt sind und eine direkte Sicht auf die Tanks besteht, kann derer Füllstand - in Innenräumen wie auch im Freien stehend - durch Auswahl des geeigneten Messzeitpunktes anhand unterschiedlicher Temperaturen oder unterschiedlicher Wärmekapazitäten der darin enthaltenen flüssigen und gasförmigen Medien bestimmt werden.

Hierzu sind aus technologischen Gründen von der Umgebungstemperatur abweichende Flüssigkeitstemperaturen (egal ob kälter oder wärmer) gut ausnutzbar. Es können jedoch auch die (immer bestehenden) Unterschiede der Wärmekapazität zwischen dem flüssigen und gasförmigen Medium ausgenutzt werden, was bei Schwankungen der Umgebungstemperatur zu unterschiedlichen Temperaturen derselben führt. Dies funktioniert natürlich in erster Linie bei Tanks im Freien am besten. Es ist hierbei nur dafür Sorge zu tragen, dass die thermografische Messung nicht bei direkter Sonnenbestrahlung (auf der gerade sonnenbeschienenen Seite) erfolgt und als Messzeitpunkt die Tageszeit der möglichst größten Umgebungstemperaturschwankung gewählt wird.

Beispielthermogramme für die Füllstandskontrolle an Tanks und Behältern

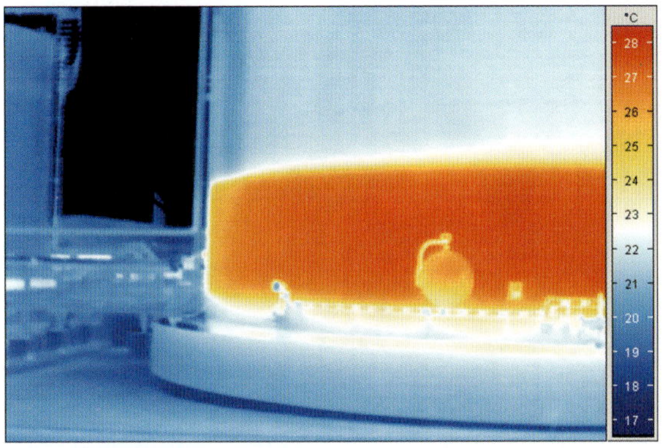

Abb. 1219: Füllstand eines Großtanks im Freien (mit freundlicher Unterstützung der InfraTec GmbH, www.InfraTec.de [A376])

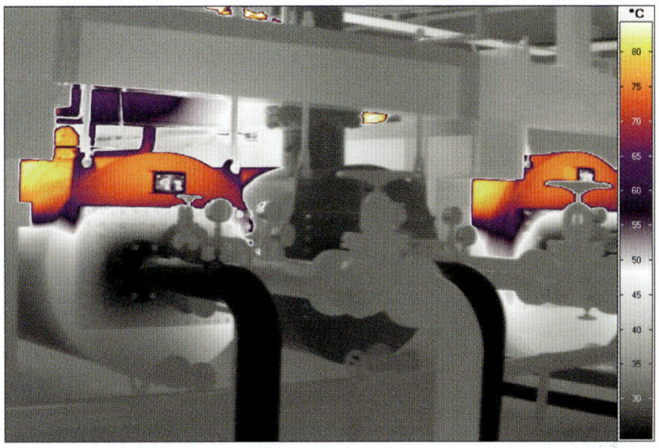

Abb. 1220: Schichtung in Behältern in der Chemie

Natürlich ist es mit der Thermografie auch möglich, quasi-stationäre Strömungen in Tanks aufzuzeigen, wie es das folgende Wärmebild eines Gaskompressors und dessen Behälters zeigt. Diese Möglichkeit kann leicht für die Kontrolle der Schmier- und Kühlsysteme von Maschinen und Anlagen, für die Inspektion von chemischen Reaktoren und Separatoren, zur Beobachtung von auf Aggregatzustandsänderungen beruhenden Verfahren sowie bei extrem vielen Lebensmitteltechnologien genutzt werden. Die Thermografie macht die Füllstandsmessungen (genauer: Schätzungen) und die Strömungsbeobachtung auch dort möglich, wo dies aufgrund aggressiver Eigenschaften oder extremer Temperaturen des Mediums bisher unmöglich war oder dies wegen der geforderten sterilen Bedingungen schwierig oder generell nicht gelöst werden konnte.

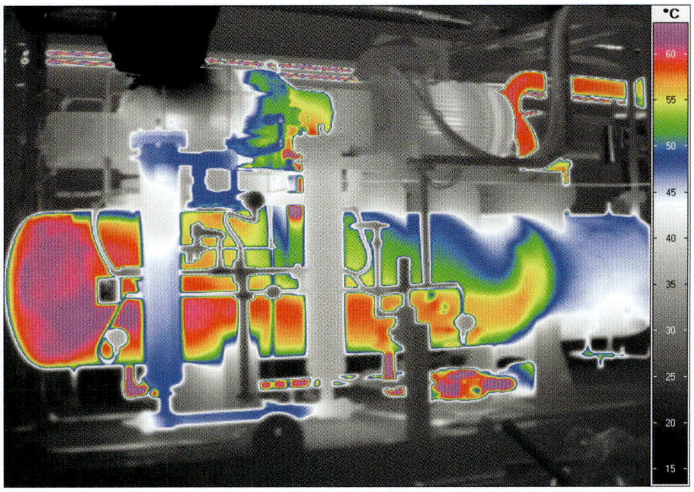

Abb. 1221: stationäre Strömungen im Behälter eines Gaskompressors

Beispielthermogramme für Messungen an kontinuierliche Öfen (Durchlauföfen)

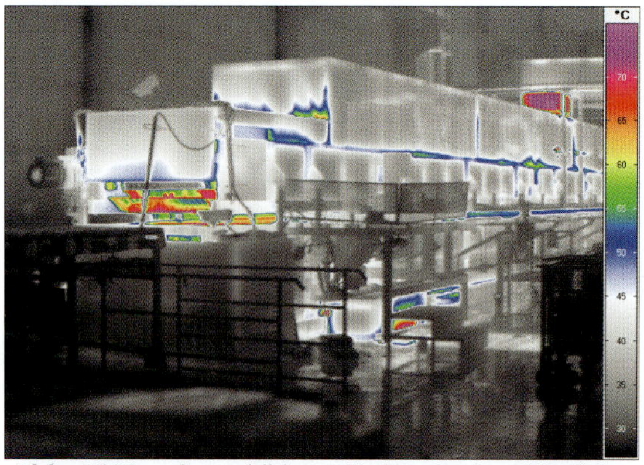

Abb. 1222: schaumbildungsfördernder Durchlaufofen

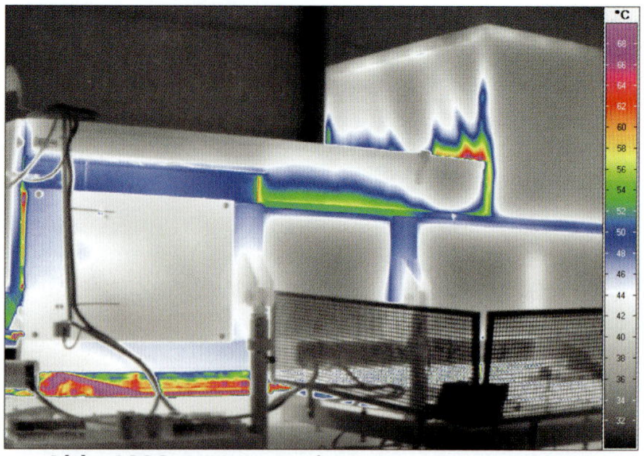

Abb. 1223: Wärmeverluste an Montagefugen

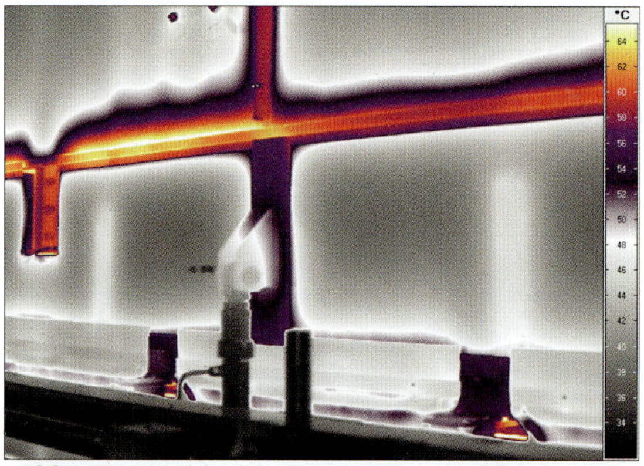

Abb. 1224: schlechte Anpassung des Ofendeckels

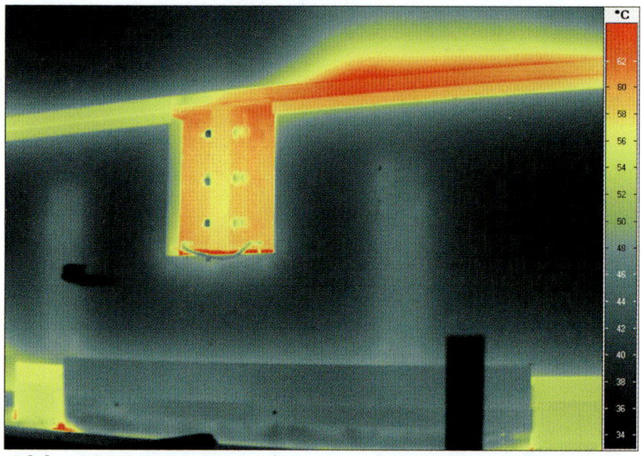

Abb. 1225: Montageelement ohne Wärmedämmung

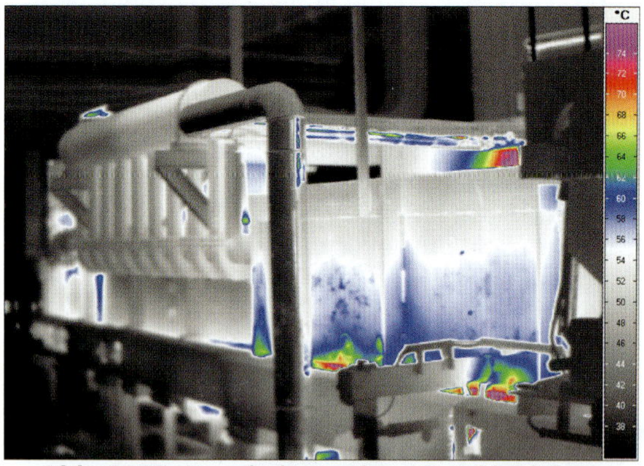

Abb. 1226: Rauchabzug eines Durchlaufofens

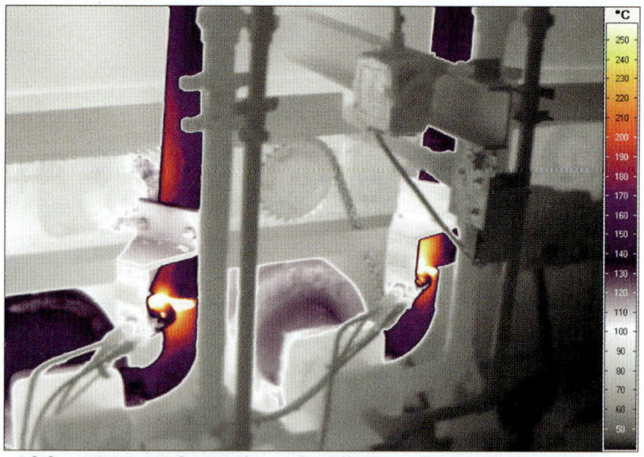

Abb. 1227: Ofen mit außenliegenden Gasbrennern

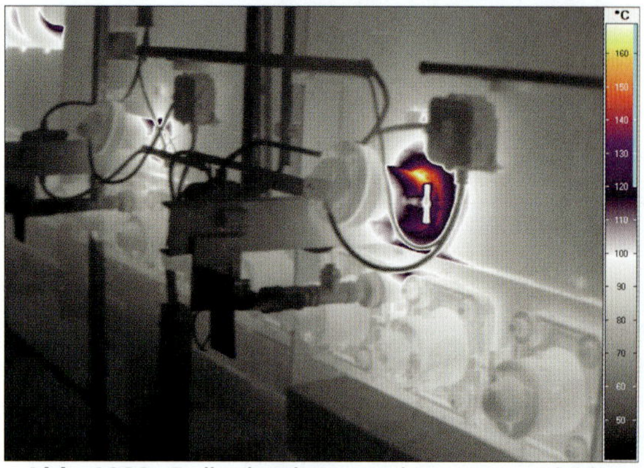

Abb. 1228: Rollenbettlager und Temperaturfühler

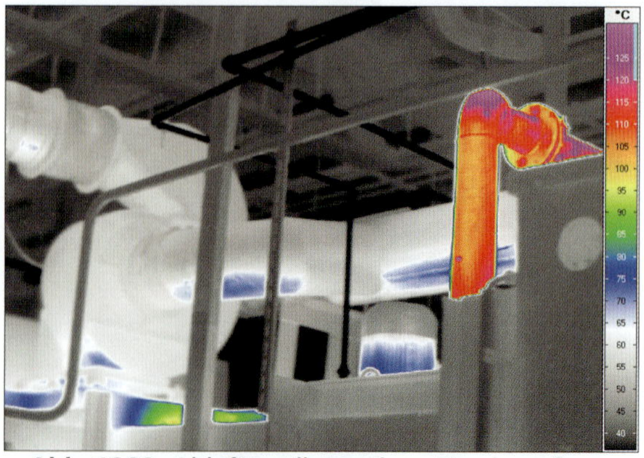

Abb. 1229: Abluftventilator eines Trockenofens

<u>Beispielthermogramme für Inspektionen an Kalkbrennöfen</u>

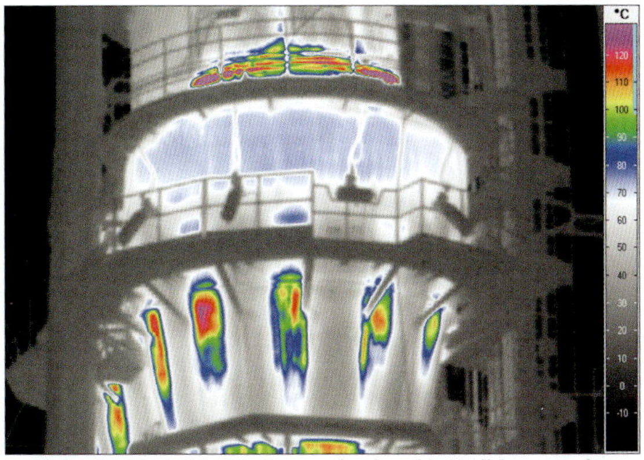

Abb. 1230: VALEC Doppelschacht-Kalkbrennofen

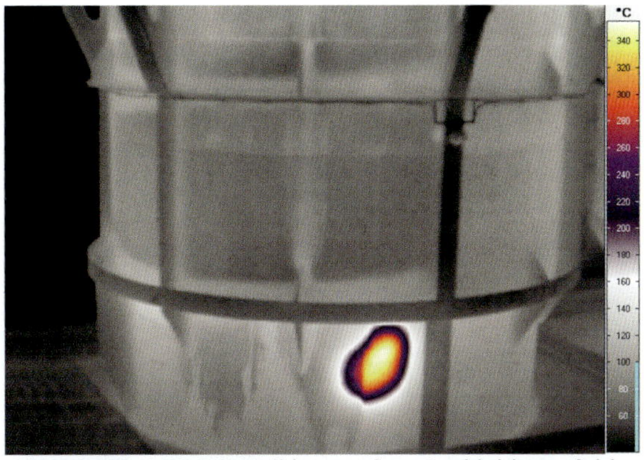

Abb. 1231: VALEC Kalkbrennofen, Auskleidungsfehler

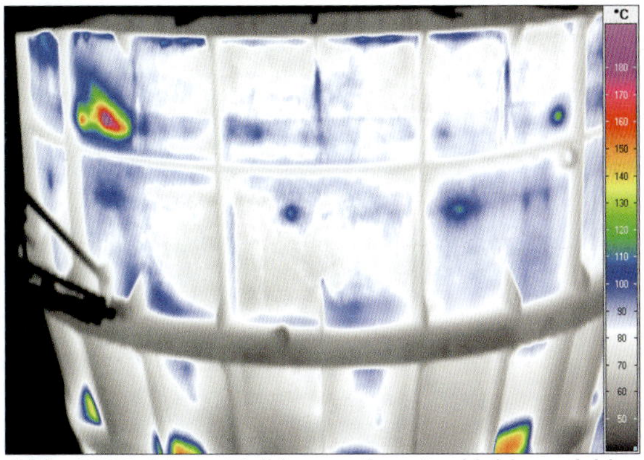

Abb. 1232: Maerz Kalkbrennofen, Auskleidungsfehler

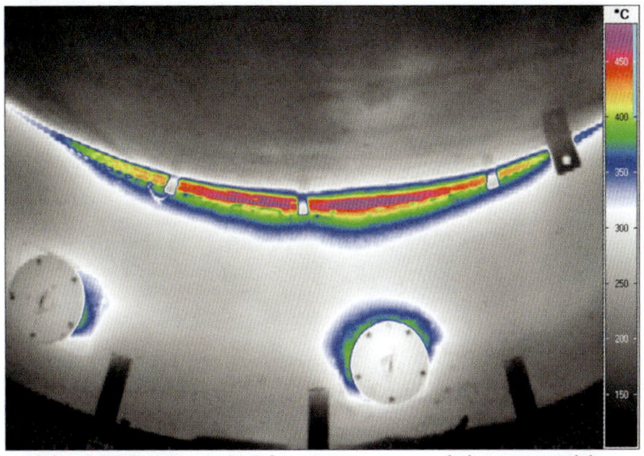

Abb. 1233: VALEC Ofen, Wärmeausdehungsproblem

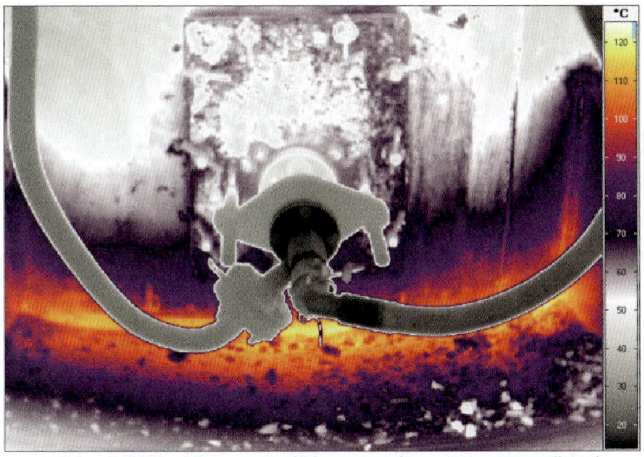

Abb. 1234: Maerz Kalkbrennofen, Brenner (i.O.)

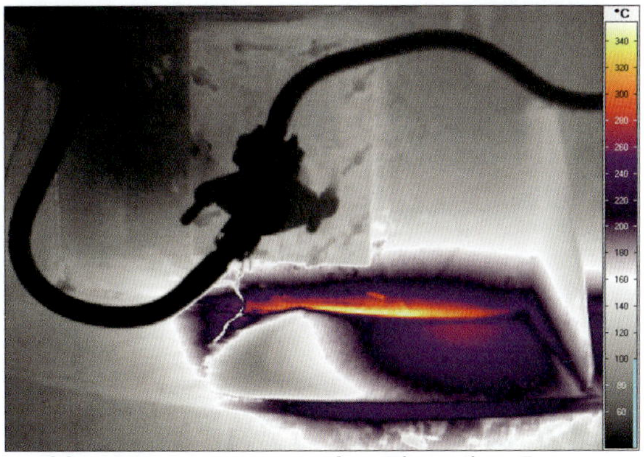

Abb. 1235: Maerz Brennofen, Riss neben Brenner

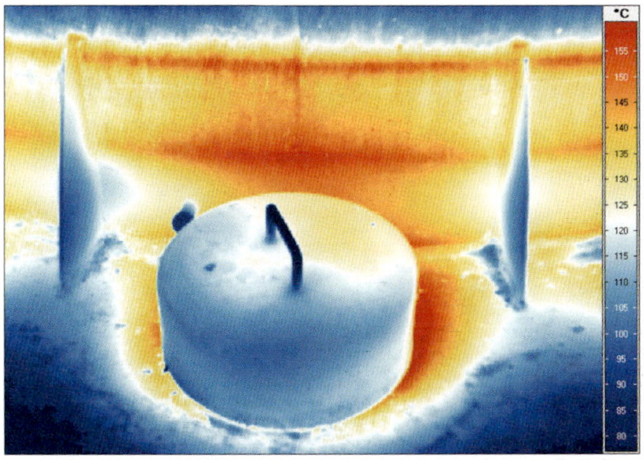

Abb. 1236: Maerz Brennofen Mittenebene (i.O.)

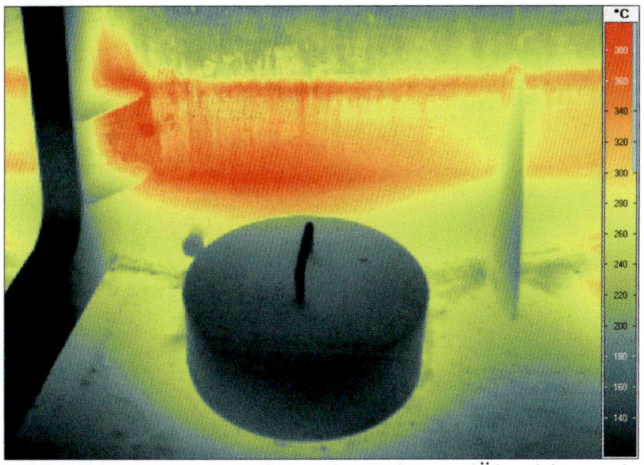

Abb. 1237: Maerz Ofen Mittenebene (Überhitzung)

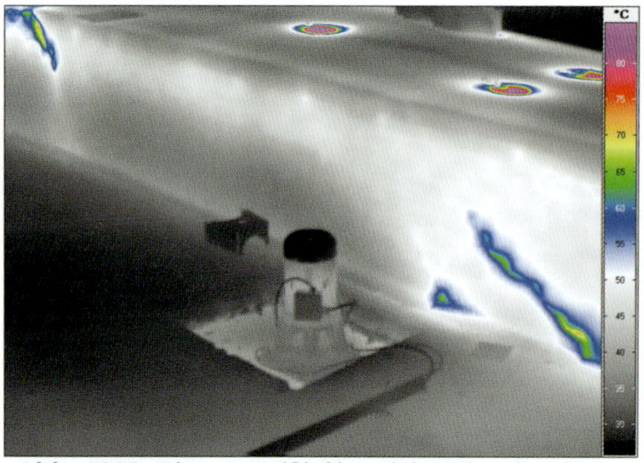

Abb. 1238: Riss an Heißluftkanal des Ziegeltrockners

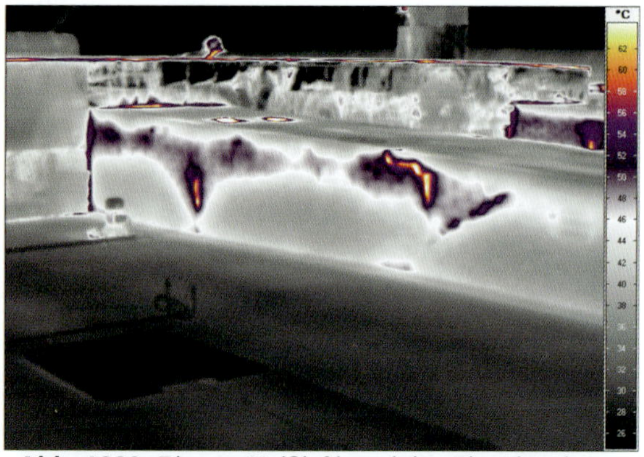

Abb. 1239: Riss an Heißluftkanal des Ziegeltrockners

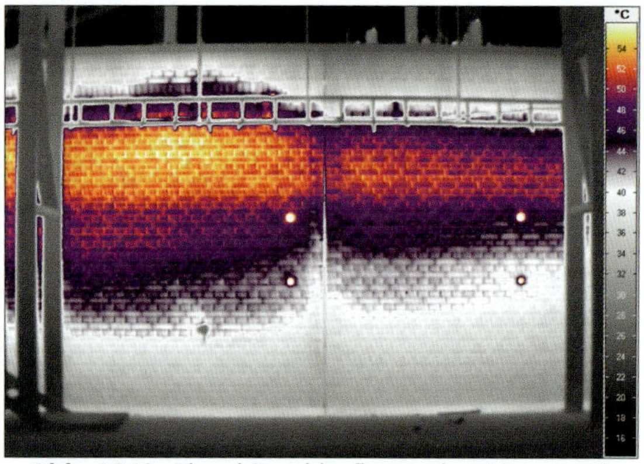

Abb. 1240: Ziegel-Durchlaufbrennofen, Mauerwerk

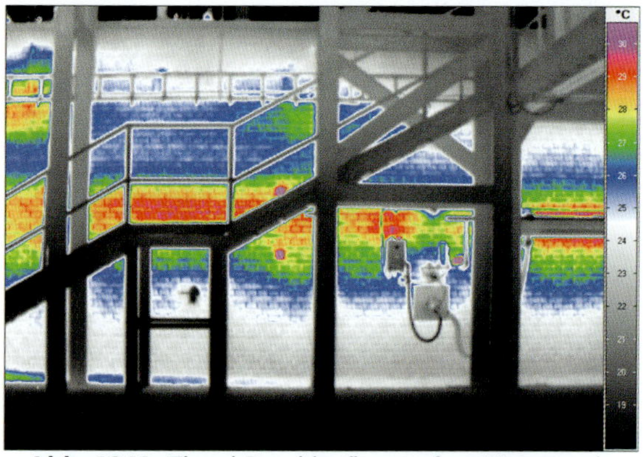

Abb. 1241: Ziegel-Durchlaufbrennofen, Mauerwerk

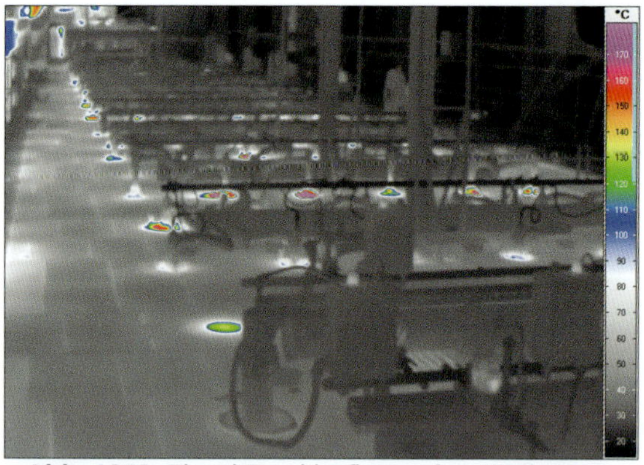

Abb. 1242: Ziegel-Durchlaufbrennofen, Gasbrenner

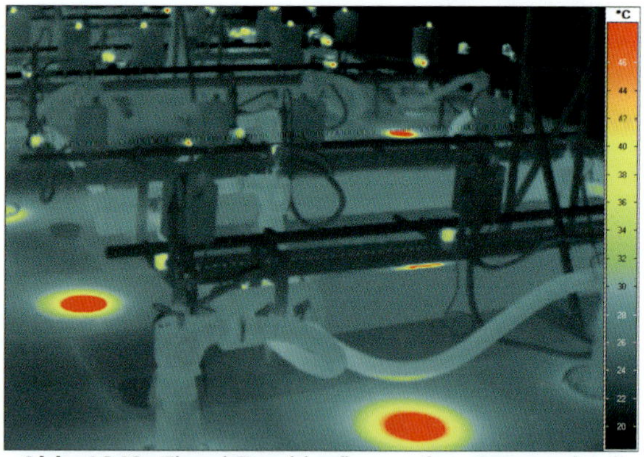

Abb. 1243: Ziegel-Durchlaufbrennofen, Brennerdetail

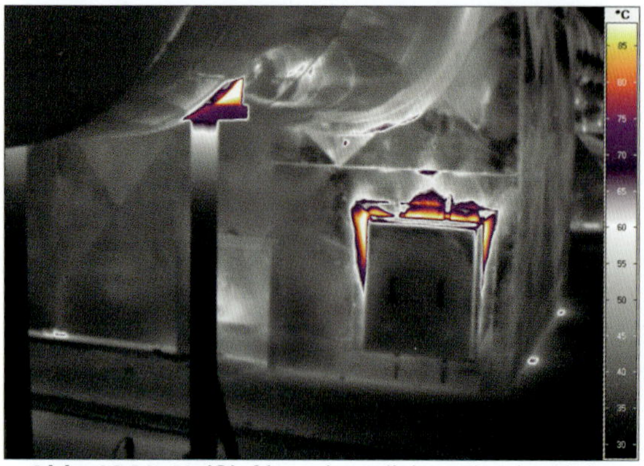

Abb. 1244: Heißluftkanal, undichte Einstiegsluke

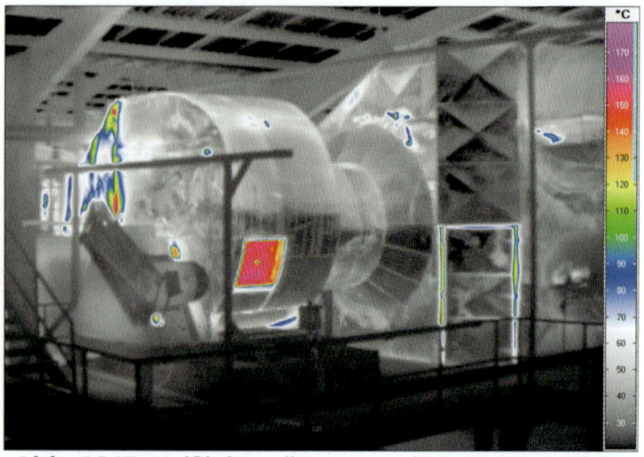

Abb. 1245: Heißluftventilator, ungedämmte Kontrollluke

5.4.6. Wärmebildkamera für Industriethermografie

Um die aufgeführten thermografischen Untersuchungen an industriellen Anlagen und Wärmedämmungen durchführen zu können, sind dafür geeignete Wärmebildkameras notwendig. Im Folgenden werden die grundlegenden Eigenschaften und messtechnischen Parameter der für diese Aufgaben empfohlenen Thermokameras definiert und im Detail erklärt.

Wellenlängenbereich (Spektralbereich)

- langwelliger Bereich (8 ... 12 µm / 7 ... 14 µm) oder mittelwelliger Bereich (3 ... 5 µm)

Hinweis: Die typischen Temperaturen im Bereich um -20 °C bis 1200 °C können natürlich auch mit mittelwelligen Thermokameras erfasst werden. Da metallische Oberflächen auch in diesem Spektralbereich keine bedeutend besseren Emissionsgrade (gegenüber dem langwelligen Bereich) aufweisen, ist es aus Kostengründen sinnvoll, auf Mikrobolometern basierende langwellige Wärmebildkameras anzuwenden.

Thermokameratyp

- Hand-gehaltene Thermokamera

Hinweis: Da es bei der Thermografie an Technologien und industriellen Wärmedämmungen im Allgemeinen notwendig ist, diese aus mehreren Blickwinkeln und Messpositionen aufzunehmen, ist eine mobile Thermokamera angeraten. Es gibt aber auch technologische Überwachungen und Regelungen, die günstiger und sicherer mit stationären Thermokameras gelöst werden können.

Temperaturmessbereich (Kalibrationsbereich)

- sehr aufgabenspezifisch: von -40 ... 120 °C bis zu 0 ... 2500 °C

Hinweis: Der Messbereich ist unbedingt anhand der zu erwartenden Temperaturen der zu messenden Objekte zu wählen. Ein zu weiter Messbereich geht allerdings meistens auf Kosten des Bildrauschens. Kameras, die ab -20°C oder -40 °C kalibriert sind, bieten allgemein bessere Bildqualität, da sie noch günstigere NETD-Werte im unteren Temperaturbereich aufweisen. Dies ist insbesondere bei der Bewertung von im Freien stehenden Technologien, Rohrleitungen und Tanks im Winter, sowie bei gekühlten Technologien von Vorteil.

Pixelauflösung

- min. 320x240 Pixel, besser 384x288 Pixel, empfohlen ≥ 640x480 Pixel

Hinweis: Mit kleinen Pixelauflösungen können je Wärmebild nur sehr kleine Flächen aufgenommen werden - mit Thermokameras mit nur 120x160 Pixeln wäre es nur möglich, „abtastende" Fehlersuche durchzuführen. Damit entfällt jedoch die gesamtheitliche Darstellbarkeit der thermischen Zusammenhänge. Für die Kontrolle umfangreicher Anlagen sind Thermokameras mit geringer Pixelauflösung wegen der hohen Anzahl notwendiger Aufnahmen und der erforderlichen Bildmontagen generell nicht zu empfehlen.

Geometrische Auflösung

- min. 2 mrad, besser 1,5 mrad

Hinweis: Da den Regeln der geometrischen Auflösung zufolge wenigstens 2 (besser 3) Einzelmesspixel auf die Fläche des kleinsten zu erfassenden Technologiedetails zu kalkulieren sind, beschränkt die geometrische Auflösung die größte Messentfernung und damit die Größe des Sichtfeldes. Bei Thermokameras mit unzureichender geometrischer Auflösung können durchaus wegen der Sicherheitsabstände unmessbare Technologieteile auftreten. In Verbindung mit mangelnder Pixelauflösung werden darüber hinaus schnell 8 bis 10 Aufnahmen für die korrekte Erfassung aller Details einer einzigen Seite der technologischen Einrichtung notwendig.
Ergänzung: Bessere geometrische Auflösung durch die die Handbewegung ausnutzenden Verfahren zu erhoffen ist riskant, da die erforderlichen, zueinander passenden Wärmebilder nicht immer entstehen. Die Erhöhung der Pixelauflösung erfolgt dann oft durch Interpolation, statt den Misserfolg der Methode anzuzeigen. In Wirklichkeit entstehen statt höherer Auflösung also oft nur verwackelte (oder eben interpolierte) Aufnahmen.

Thermische Auflösung

- min. 120 mK, besser 80 mK, empfohlen ≤ 50 mK

Hinweis: Bei Fehlern an technologischen Einrichtungen oder industriellen Wärmedämmungen treten typisch hohe Temperaturunterschiede) auf, weshalb die thermische Auflösung kein kritischer Parameter ist. Bei der Bewertung von gekühlten oder im Freien stehenden Technologien im Winter sollte aber die thermische Auflösung wenigstens 80 mK, besser jedoch ≤ 50 mK betragen. Je besser die thermische Auflösung ist, um so klarer sind mögliche Probleme identifizierbar, also schon kleinere Fehler können leichter aufgefunden werden.

Bildwiederholrate (Bildfrequenz)

- keine strenge Anforderung

Hinweis: Die Bildaufnahmefrequenz ist von der Natur der Messobjekte her eigentlich unbedeutend. Für Hand-gehaltene Kameras (bzw. Anwendungen ohne Stativ) ist jedoch zwingend eine Bildrate mit mindestens 50 Hz zu empfehlen, um verwackelte Thermogramme zu vermeiden.

Empfohlene Sonderfähigkeiten / Ausstattungsoptionen

- Wechselobjektive: Standard- und Teleobjektiv, in einigen Fällen auch Weitwinkelobjektive
- Autofokus, überlagerte Bilddarstellung (visuell + Infrarot)
- Thermogramm-Sequenzaufzeichnung und Aufnahme von Temperaturdifferenz-Wärmebildern
- bei stationären Kameras: Schutzfenster, Schutzgehäuse, Optikfreiblasvorrichtung, Kühlung

5.5. Thermografie im Hüttenwesen und in der Metallverarbeitung

Die Metallurgie (Hüttenwesen) ist der zusammenfassende Begriff für die sich mit der Herstellung und Verarbeitung von Metallen beschäftigende Erz- und Hüttenindustrie, innerhalb der zwischen der Erzeugung von Eisen, Leicht-, Schwer- oder Nichteisenmetallen (Buntmetallen) unterschieden wird. Die Begriffe Schwer-, Nichteisen- und Buntmetalle werden in der Praxis oft als Synonyme verwendet. Leichtmetalle sind leichter als 4,5 g/cm³, wie beispielsweise Aluminium, Magnesium und Titan. Schwermetalle haben ein Dichte höher als 4,5 g/cm³, worunter z.B. Nickel, Blei und Zink fallen. Die in diesem Kapitel behandelten Technologien beziehen sich auf warmverarbeitende Verfahren der Metallurgie.

Thermografie kann in der Metallurgie und Metallverarbeitung für Mess- und Beobachtungsaufgaben eingesetzt werden, welche bisher nur schwer lösbar oder gar nicht vorstellbar waren. Der Vorteil der Thermografie besteht darin, dass Temperaturdaten auch von ausgedehnten Oberflächen, sich schnell bewegenden Objekten und bei schnellen Temperaturänderungen erfasst werden können. Da die Temperatur bei der Instandhaltung von metallurgischen Anlagen und aus Sicht der Qualität der metallischen Produkte gleichermaßen häufig eine Schlüsselrolle unter den physikalischen Parametern spielt, erklärt sich von selbst, wie wesentlich derer (möglichst genaue) Messung ist. Die grafische Darstellung der gemessenen Temperaturdaten hilft darüber hinaus noch bei der Interpretation der thermischen Zusammenhänge.

Um abnormale Zustände zu erkennen, genügt es häufig, ungewöhnliche oder extrem hohe Temperaturen aufzufinden. Dies kann mit Thermografie in kürzester Zeit aus sicherer Entfernung erfolgen, ohne den Betrieb der Anlage zu stören und ohne hierfür sich schnell abnutzende, häufig zu ersetzende Sensoren (z.B. Messlanzen) nutzen zu müssen. Natürlich kann die Thermografie nur Informationen über die „optisch" sichtbaren Objekte liefern. Vorausgesetzt deren Oberflächen besitzen einen ausreichenden Emissionsgrad, welcher eine Temperaturmessung anhand der Detektion von Infrarotstrahlung ermöglicht.

Vorteile der Anwendung der Thermografie in der Metallurgie

- erfordert keinen direkten Kontakt mit der zu überprüfenden Technologie
- kann bei Normalbetrieb der Anlage durchgeführt werden
- gibt einen schnellen Überblick und ist gefahrlos durchführbar
- reduziert die Anzahl unaufgedeckter Fehlstellen und Gefahrensituationen
- ermöglicht die zustandsabhängige Instandhaltung vieler Anlagenteile
- erhöht die Effizienz und Qualität der Wartung (Kontrollmöglichkeit)
- ermöglicht temperaturabhängige Steuerung und Regelung von Technologien
- senkt den Energieverbrauch durch Aufdecken von Wärmeverlusten

5.5.1. Thermografisch auffindbare Probleme in der Metallurgie

Die Anwendungen der Thermografie bei Technologien des Hüttenwesens und der Metallverarbeitung sind äußerst vielseitig. Von der sicherheitstechnischen Kontrolle, der Wartung und Reparatur technologischer Ausrüstung über die Regelung oder Automatisierung der Herstellungsprozesse bis hin zur Qualitätskontrolle der Halb- und Fertigprodukte kann auf die effektive Hilfe der Thermografie gezählt werden.

Thermografisch detektierbare Probleme an metallurgischen Technologien

- fehlerhafte Funktion von Kühl-, Heiz- und Lüftungssystemen
- fehlerhafte Wärmedämmung, schlecht schließende Abdeckungen bzw. Einstiegsluken
- Materialveränderungen, Verschleiß oder Bruch von hitzebeständigem Auskleidungen
- Fugenfehler, Wärmeausdehnungslücken, Risse oder Ausblasungen
- Überwachung und Regelung von Gießvorgängen, z.B. Schlackeerkennung
- Sicherheitstechnische Überwachung von Öfen, Tiegeln, Gussformen und Transportbehältern
- Bewertung der Wärmebelastung von Dichtungen und technologischen Elementen

Ursache und Ausmaß der Wärmewirkungen bei Fehlern

- ein guter Indikator für Probleme sind Unterschiede in der Temperaturverteilung durch abweichende Wärmeleitfähigkeit, Wärmekapazität oder durch Materialströmungen abweichender Temperaturen
- Vorhandensein und räumliche Lage verschiedener Materialien kann anhand derer unterschiedlicher Emissionsfaktoren beobachtet werden (das nutzt z.B. die Infrarot-Schlackedetektion)
- die Extremwerte der gemessenen Temperatur und die Steilheit der Gradienten der Temperaturverteilung können die Schwere des erkannten Problems beschreiben (Beispiel: je dünner eine feuerfeste Auskleidung ist, desto geringer ist derer thermischer Widerstand, so dass eine damit proportionale Wärmewirkung auf der Beobachtungsseite auftritt)
- im Falle von Füge- und Abdichtfehlern nimmt typischerweise die Temperaturdifferenz im Vergleich zu den „normalen" Temperaturwerten mit der Schwere des Fehlers zu
- die Messbarkeit der Wärmewirkung hängt von der Wärmeleitfähigkeit des Objekts (von der Fehlerstelle bis zur sichtbaren Oberfläche) und vom Emissionsgrad der Objektoberfläche ab

5.5.2. Wichtige grundlegende Hinweise

Die folgende Aufzählung fasst die für alle Messaufgaben geltenden allgemeinen „Regeln" kurz und übersichtlich zusammen, weitere spezifische Details werden in den nachfolgenden Abschnitten erläutert.

- Außenmessungen sind zur Vermeidung störender Hintergrundstrahlung und Reflexion vorzugsweise in sonnenfreier Tageszeit durchzuführen. In vielen Fällen können Messungen - bei durchdachter Messanordnung - auf Grund der hohen Objekttemperaturen auch tagsüber erfolgen.
- Es ist sehr wichtig, den Emissionsgrad des Messobjekts so genau wie möglich zu ermitteln. Im Allgemeinen besteht ein großer Unterschied zwischen der Objekt- und der Umgebungstemperatur, weshalb die auf einen ungenauen Emissionsgrad basierende Temperaturberechnung einen sehr großen Messfehler besitzen und damit zu falschen Entscheidungen führen kann.
- Durch Plexiglas oder andere Kunststoffmaterialien hindurch kann keine thermografische Beobachtung erfolgen. Diese sind vor der Messung zu demontieren. Durch Glas könnte zwar mit mittelwelligen Wärmebildkameras und geeigneten Filtern die Temperatur eines hinter Glas befindlichen Maschinenteils erfasst werden, dieses müsste aber mindestens eine Temperatur von 100 ... 150 °C und einen ausreichend hohen Emissionsgrad im Mittelwellenbereich besitzen. Dies ist bei metallurgischen Anwendungen im Allgemeinen gegeben, so dass durchaus durch dünne Schutzgläser thermografische Messungen erfolgen können. Langwellige Thermokameras können natürlich dennoch nicht zu Messungen durch Glas hindurch verwendet werden.
- Bei kleinen Messobjekten oder Messungen aus großer Entfernung muss die geometrische Auflösung des verwendeten Thermografiesystems korrekt gewählt werden. Das Einzeldetektor-Messpixel darf im gegebenen Messabstand höchstens 1/3 der kleinsten zu messenden (Teil-)Fläche betragen, damit die gemessenen Temperaturdaten korrekt ausgewertet werden können. Anderenfalls ist durch die Verwendung geeigneter Optiken (z.B. Teleobjektiv) die geometrische Auflösung an die Größe und Entfernung des Messobjekts anzupassen.
- Die vom Kamerahersteller definierten Betriebsumgebungsparameter sind unbedingt einzuhalten. Die Thermokameras sind optische Messgeräte und dementsprechend vor den Auswirkungen der Technologie (z.B. hohen Temperaturen, Luftverschmutzung, Feuchtigkeit) mit einem geeigneten Schutzgehäuse inklusive mechanischem Schutz, Kühlung, Objektivschutz und/oder kontinuierlicher Linsenfreiblaseeinrichtung zu schützen. Ein Teil hiervon kann nur mit installierten Thermokameras verwirklicht werden, aber auch der Thermograf kann allgemein dort nicht arbeiten, wo eine Hand-gehaltene Wärmebildkamera nicht mehr eingesetzt werden könnte.

5.5.3. Messschwierigkeiten und Lösungsvorschläge im Detail

Die Anwendungen der Thermografie im Hüttenwesens und in der Metallverarbeitung begrenzen sich nicht auf die sicherheitstechnischen Kontrollen, die Wartung und Reparatur technologischer Ausrüstungen. Eine wesentliche Rolle spielt die Thermografie auch bei der Regelung oder Automatisierung der Technologien, sowie bei der Qualitätsüberwachung und Endkontrolle der Produkte. Es folgt nun die Betrachtung der hierbei auftretenden Probleme, ergänzt mit Hinweisen zur Verringerung der Messfehler.

In vielen Fällen ist das Hauptproblem das typische Material des Messobjekts - das Metall selbst.

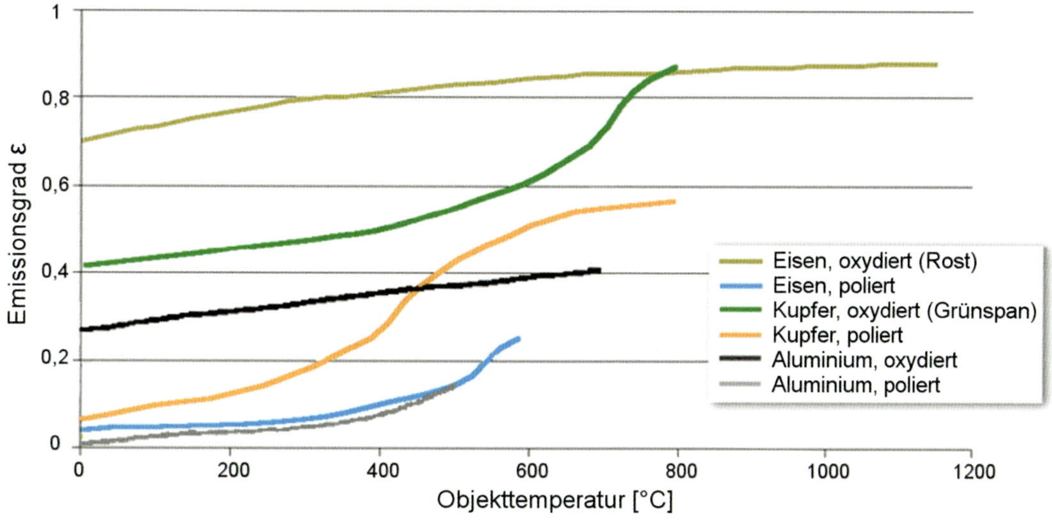

Abb. 1246: Emissionsgrade einiger Metalle in Abhängigkeit von der Temperatur

Das Produkt des Hüttenwesens und der Metallverarbeitung ist natürlich ein Metall (von den Mengen her am häufigsten Eisen, gefolgt von Aluminium), das seinem niedrigen Emissionsgrad entsprechend selbst bei hohen Temperaturen nur wenig Wärmstrahlung abgibt. Die Größe des während der berührungslosen Temperaturmessung verursachten Messfehlers ist nicht nur wegen des geringen Emissionsgrades nur ungenau bestimmbar, sondern auch deshalb, da der Emissionsgrad (wegen seiner Abhängigkeit von Bearbeitungszustand und Temperatur) weder als konstant noch wirklich reproduzierbar anzusehen ist. Die Grafik auf der vorherigen Seite zeigt die Korrelationen zwischen Emissionsgrad und Objekttemperatur.

Die Emissionsgrade von Metallen hängen in erster Linie von der Oberfläche (deren Oxidation, Verunreinigung oder Oberflächenbearbeitung), vom Aggregat- bzw. Kristallisationszustand und schließlich von der Temperatur ab. Die berührungslose Temperaturbestimmung von geschmolzenen und festen Metallen ist daher keine einfache Aufgabe. Ohne eine gut durchdachte Planung der Messanordnung und die sorgfältige Abwägung der Messgenauigkeit können keine ausreichend genauen Temperaturdaten erzielt werden. Die zu berücksichtigenden Umstände und Zusammenhänge sind in Kapitel 4.1. „Übersicht der messtechnischen Probleme" detailliert dargelegt, weshalb diese Aspekte hier nicht wiederholt werden.

Die nichtmetallischen, lackierten oder mit Oxyden und Ruß dicht verschmutzten Oberflächen von technologischen Einrichtungen sind von diesem Problem natürlich nicht betroffen. Bei Messungen an diesen erleichtert der hohe Emissionsgrad dieser Materialien die Temperaturbestimmung. Der typischerweise sehr hohe Unterschied zwischen der Umgebungstemperatur und der Objekttemperatur zwingt jedoch zur sehr genauen Bestimmung des Emissionsgrades und der Umgebungstemperatur für die Berechnung der Objekttemperatur. Die ungenaue Bestimmung oder Falschangabe dieser beiden Daten kann zu völlig falschen Temperaturwerten und damit zur Fehlinterpretation der thermografischen Messergebnisse führen. Aufgrund der Wichtigkeit dieser Frage folgt hierfür ein Zahlenbeispiel.

Zahlenbeispiel für die Bedeutung der Umgebungstemperaturangabe: Schmelztiegel mit Deckel

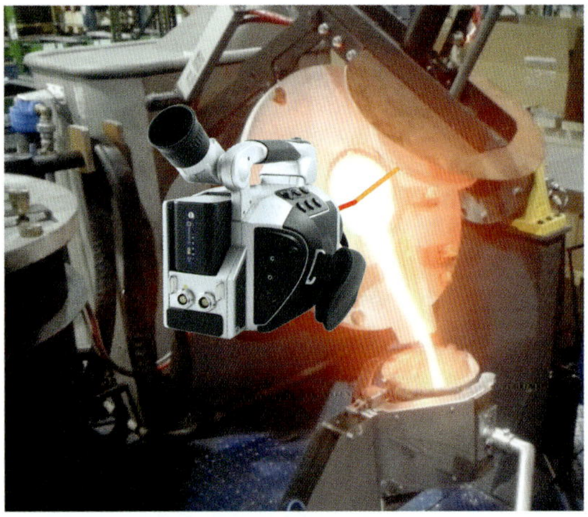

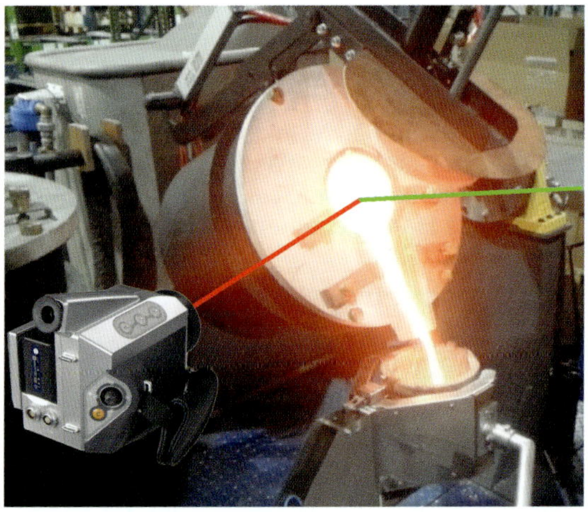

Abb. 1247 und **1248:** Temperaturmessung einer Metallschmelze aus unterschiedlichen Winkeln (Illustration)

Es soll die Temperatur von geschmolzenem Eisen in dem Tiegel laut der obigen Illustration bestimmt werden. Wenn nach der Messanordnung des linken Bildes verfahren wird, dann ergeben sich die Parameter zur Temperaturbestimmung der Schmelze entsprechend des Betrachtungswinkels, welcher eine Reflexion des Tiegeldeckels in Richtung des Messsystems beinhaltet. Die Zahlenwerte lauten (unter Vernachlässigung der die Transmission der Übertragungsstrecke beeinflussenden Dämpfe und Rauchpartikel):

Emissionsgrad der Eisenschmelze: 0,3 (ohne Schlacke, Wellenlängenbereich 7 ... 14 µm)
Umgebungstemperatur: 1500 °C (Deckelinnenseite)

Wird die Messungen der gleichen Schmelze aber aus dem Blickwinkel entsprechend der rechten Darstellung durchgeführt, stellt eine Schutzwand die Umgebungstemperatur dar. Damit lauten die Messbedingungen:

Emissionsgrad der Eisenschmelze: 0,3 (ohne Schlacke, Wellenlängenbereich 7 ... 14 µm)
Umgebungstemperatur: 30 °C (seitliche Schutzwand - nicht dargestellt)

In beiden Fällen beträgt das Ergebnis einer korrekten Temperaturberechnung 1550 °C.

Sollte jedoch die Umgebungstemperatur falsch eingegeben worden sein, dann ergeben sich in Abhängigkeit vom Betrachtungswinkel völlig falsche Temperaturwerte:

Bei Angabe 30 °C Umgebungstemperatur anstelle der tatsächlichen 1500 °C in der Anordnung nach dem linken Bild werden beachtliche 2050 °C als Temperatur der Schmelze bestimmt.

Bei der Messanordnung entsprechend des rechten Bildes ergibt die falsche Umgebungstemperatur - statt der wirklichen 30°C durch die irrtümliche Angabe von 1250°C - eine Temperatur der Schmelze von nur 525 °C.

Beide Temperaturwerte weichen also weit von der tatsächlichen Temperatur der Schmelze ab.

5.5.4. Empfohlene Messbedingungen und Geräteausstattung

Die Technologien der Hüttenindustrie erzeugen nicht selten große Mengen an Dämpfen, Staub oder anderen Schmutzstoffen. Dies kann neben der Beeinflussung der Strahlungsübertragung durch die „verschmutzte" Luft mit der Erschwernis (oder Unmöglichkeit) der mobilen Messtätigkeit einhergehen, und verursacht oft auch zusätzliche Schwierigkeiten bezüglich des Messsystems. Hierunter sind aggressive Dämpfe, Kühlwasser, Schmiermittel, Ruß, Schwebestaub und Funkenflug zu erwähnen, weiterhin die bei Technologien mit hoher Temperatur auftretende intensive Wärmestrahlung und die hohe Umgebungslufttemperatur. Die Thermokameras sind deswegen mit einem geeigneten Schutzgehäuse mit mechanischem Schutz, Kühlung, Objektivschutz und/oder kontinuierlicher Freiblaseinrichtung zu schützen.

Bei der Planung und Implementierung der Kühlung der Wärmebildkamera ist es sehr wichtig, dass in vielen Bereichen metallurgischer Anwendungen keine Wasserkühlung angewendet werden kann. Dies liegt daran, dass im Falle eines Lecks oder eines Rohrbruchs Wasser in die Schmelze eindringen könnte, wo es durch die plötzliche Verdampfung zum Verspritzen der Schmelze führen und - im Falle von geschmolzenem Eisen - schwere Explosionen verursachen würde. Wasserdampf und Eisen reagieren nämlich sofort zu Wasserstoff und Eisenoxid, wobei der Wasserstoff wegen den hohen Temperaturen und dem vorhandenen Sauerstoff der Umgebungsluft sofort als Knallgas explodiert.

Im Zusammenhang mit der Kühlung der Wärmebildkamera kann ein zusätzliches Problem auftreten: die Kondensation der Luftfeuchtigkeit auf der Kameraoptik. Im Hüttenwesen und bei Metallverarbeitungstechnologien mit hohen Temperaturen wird zumeist Wasser als Kühlmittel verwendet. Infolgedessen ist die relative Feuchtigkeit der Umgebungsluft extrem hoch, wobei die Wärmekamera (auf ihren Betriebstemperaturbereich abgekühlt) garantiert eine Linsentemperatur unter dem Taupunkt aufweist. Als Konsequenz macht die Kondensation der Luftfeuchte die Messung durch den Wasserfilm auf der Optik unmöglich. Die Lösung ist das kontinuierliche Abblasen der Linse mit ausreichend kühler, aber trockener und ölfreier Luft.

Für die Temperaturbestimmung von nicht geschmolzenen Metallobjekten mit hohen Temperaturen kann es vorteilhaft sein, ein thermografisches System mit kurzwelligem Infrarot-Spektralbereich zu verwenden, da bei Metallen der Emissionsgrad im langwelligen Bereich sehr gering ist, jedoch zu den kürzeren Wellenlängen hin stark zunimmt. Die aus der Reflexion resultierende Messunsicherheit ist daher wesentlich geringer und nach dem Wienschen Verschiebungsgesetz (wie auch nach dem Planckschen Strahlungsgesetz) verschiebt sich auch die Wellenlänge der intensivsten Abstrahlung bei Objekten mit hohen Temperaturen in Richtung der kürzeren Wellenlängen. Der Zusammenhang wird durch das folgende Diagramm veranschaulicht. Es ist allerdings nachteilig, dass die meisten mittel- und kurzwelligen Wärmebildkameras auf Photonendetektoren basieren, was sehr kostspielig ist.

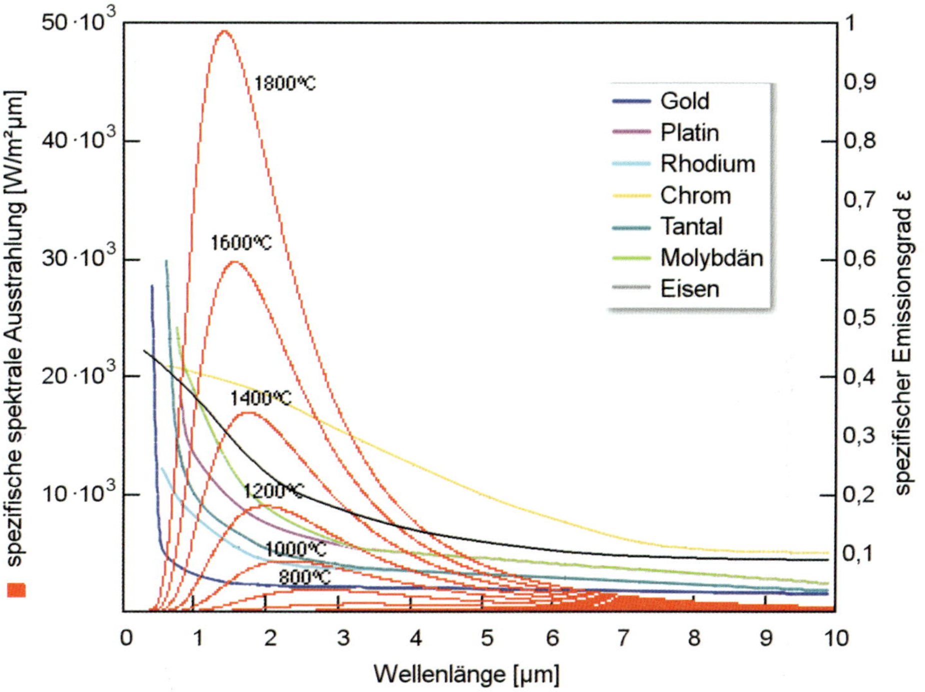

Abb. 1249: Emissionsgrade einiger Metalle und temperaturabhängige Strahlungsintensität im Zusammenhang zur Wellenlänge (lineare Skalierung)

5.5.5. Thermografie in der Schwerindustrie

5.5.5.1. Gießverfahren - Öfen, Tiegel, Pfannen und Transportbehälter

Typischerweise werden hohe Temperaturen für das Schmelzen von Metallen (je nach Schmelzpunkt des jeweiligen Metalls) und für die chemischen Prozesse zur Reinigung der Schmelze benötigt. Daher besitzen zwangsweise sowohl die Schmelzöfen als auch die Gießpfannen und Transporttiegel eine feuerfeste Auskleidung oder eine hitzebeständige Ausmauerung. Diese verschleißen, bekommen Risse oder brechen eventuell während der Verwendung durch die thermische und mechanische Belastung. Derer Versagen oder Durchlässigkeit kann jedoch zu einer Beschädigung der äußeren Stützwand oder sogar zum Durchbruch führen. Es ist daher wichtig, Probleme mit den Auskleidungen rechtzeitig festzustellen.

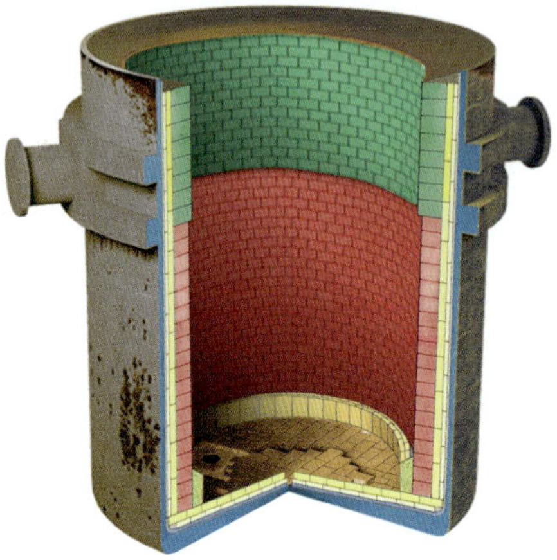

Abb. 1250: Roheisentiegel mit feuerfester Auskleidung

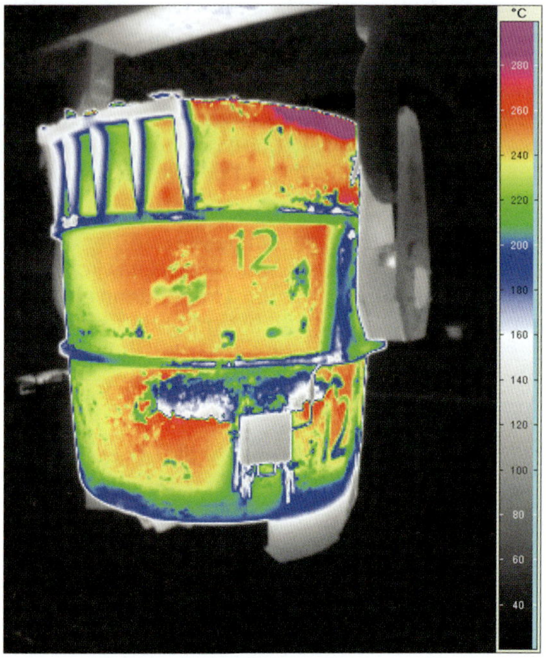

Abb. 1251: Gießpfanne voll Flüssigeisen
(mit freundlicher Unterstützung der InfraTec GmbH, www.InfraTec.de [A377])

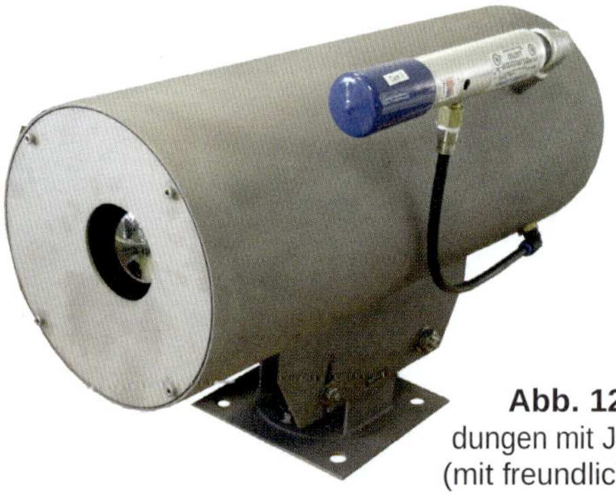

Abb. 1252: Thermokameraschutzgehäuse für schwerindustrielle Anwendungen mit Joule-Thomson- oder Vortex-Kühler und Druckluft-Linsenfreiblasung (mit freundlicher Unterstützung der InfraTec GmbH, www.InfraTec.de [A378])

Geschmolzenes Eisen wird zwischen den Technologien in der Hüttenindustrie bei größeren Volumen und Distanzen mit Waggons, den sogenannten Torpedowagen transportiert. Aus Erfahrung wird die feuerfeste Auskleidung der Torpedos bis zu einer Außenwandtemperatur von 400 °C als gut eingestuft. Langwellige (Mikrobolometer-)Wärmebildkameras eignen sich hierbei gut zur Erfassung der Temperaturen, wobei außer der Anwendung von mobilen Wärmebildkameras auch auf stationären Kameras basierende automatisierte Überwachungslösungen üblich sind. Die größten Schwierigkeiten stellen hierbei die rauen Umgebungsbedingungen wegen Staub, Ruß und hohen Temperaturen dar. Die installierten Wärmebildkameras werden daher mit Schutzgehäuse, Kühlung und Optik-Abblasvorrichtung ausgestattet.

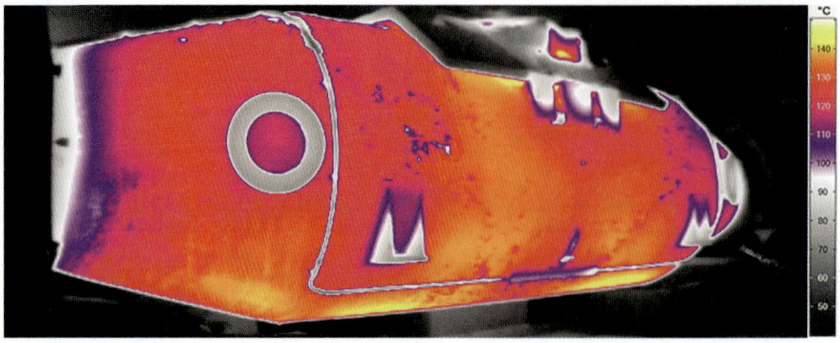

Abb. 1253: gefüllter Torpedowagen
(mit freundlicher Unterstützung der InfraTec GmbH, www.InfraTec.de [A379])

5.5.5.2. Abkühlvorgang beim Stranggießen

In der Metallurgie ist die Temperatur als technologischer bzw. die Produktqualität direkt beeinflussender Parameter sowie als energetischer Faktor von großer Bedeutung. Die für das Erreichen der gewünschten homogenen Stahlstruktur und der entsprechenden Kristallisation notwendige optimale Kühlung wird üblicherweise durch Besprühen (Bespritzen) mit Wasser in mehreren Zonen verwirklicht.

Die Überprüfung von Produktionsanlagen ist aufgrund derer allgemein verschmutzter Oberfläche zufolge hohen Emissionsgrade keine schwierige thermografische Aufgabe. Die Überprüfung der Gießprodukte erfordert je nach Metallart jedoch mehr Aufwand, damit die Temperaturbestimmung die erforderliche Genauigkeit erreicht. Bei Metallen mit Oxidation oder Zunder kann es Probleme wegen deren unterschiedlicher Dicke oder gar zeitweiligen Fehlens geben. Ist die Metalloberfläche aber grundsätzlich frei von diesen, dann sind die Schwierigkeiten der niedrigen Emissionsgrade der Metalle zu meistern.

Da typische Temperaturen im Bereich von 800 bis 1200 °C liegen und Metalle in den kürzeren Wellenlängen höhere Emissionsgrade aufweisen, sollte vorzugsweise der kurzwellige Infrarotbereich genutzt werden. In der Praxis haben sich daher Kurzwellenpyrometer sehr gut bewährt. Bei den Wärmebildkameras begnügt man sich wegen der hohen Kosten von Photonendetektoren lieber mit der mittels langwelliger Mikrobolometer erreichbaren Messgenauigkeit. Seit Kurzem stehen auch Thermokameras mit kurzwelligen Infrarot-CMOS-Sensoren zur Verfügung, die eine wirtschaftliche Lösung darstellen können.

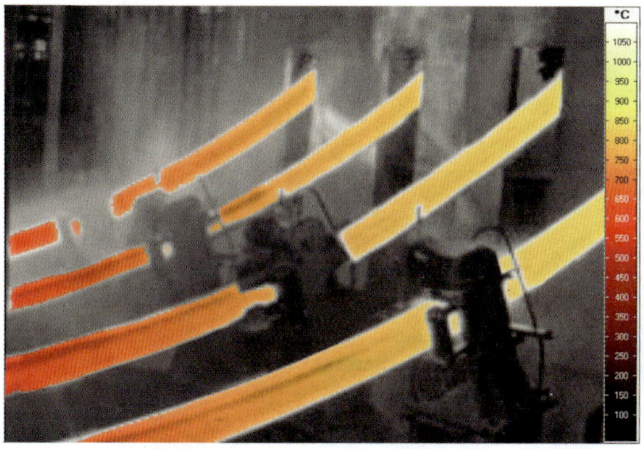

Abb. 1254 (IR+VIS): kontinuierlicher Strangguss

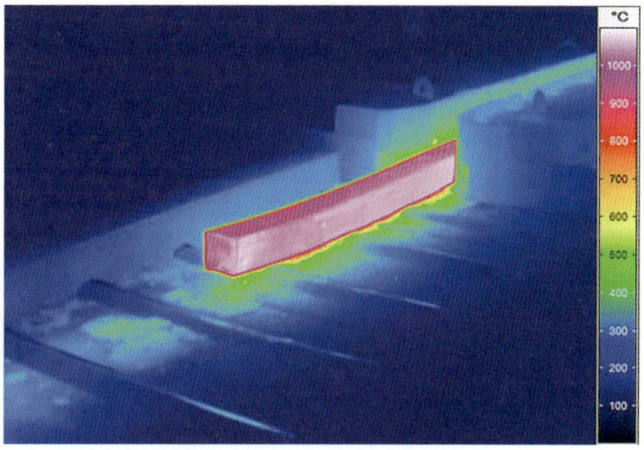

Abb. 1255: abkühlendes Stahlgussprofil (mit freundl. Unterstützung der InfraTec GmbH, www.InfraTec.de [A380])

5.5.5.3. Schmieden und Pressen

Die Rohblocktemperatur muss sich - je nach Art des Schmiedevorgangs (Kalt- oder Warmschmieden) - vor der Bearbeitung ober- oder unterhalb der Rekristallisationstemperatur bewegen. Die kristalline Struktur des Endproduktes und somit seine mechanischen Eigenschaften, wie Härte und Festigkeit, hängen in erster Linie von der Temperatur ab. Dies ist damit einer der wichtigsten technologischen Parameter. Zum Warmschmieden oder Pressen von Stahl liegt die erforderliche Temperatur zwischen 750 und 950 °C.

Auf einem kurzwelligen Infrarot-CMOS-Sensor basierende Thermokameras könnten hierfür eine gute technische Lösung sein. Sie können jedoch nicht zu Messungen an Kaltschmiede oder -pressvorgängen verwendet werden. Die relative Unempfindlichkeit der CMOS-Sensoren macht Messungen unter 400 °C wegen der nach dem Planckschen Strahlungsgesetz im detektierten Spektralbereich auftretenden geringen Wärmestrahlung nicht möglich. Für die Temperaturkontrolle der oftmals verzunderten Produkte empfiehlt es sich daher lieber langwellige Mikrobolometer-Wärmekameras zu verwenden.

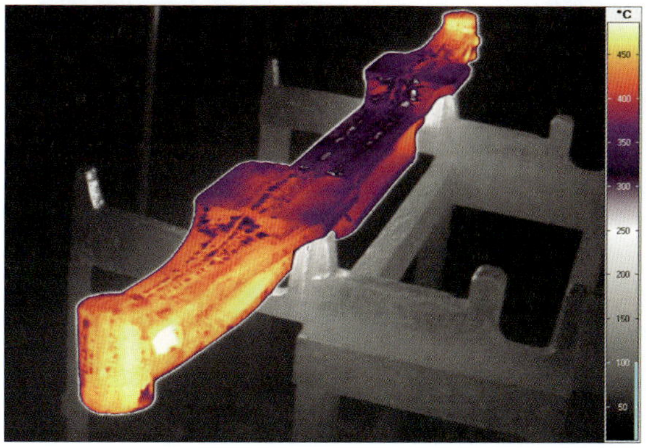

Abb. 1256: geschmiedete Vorderachse (Lkw)

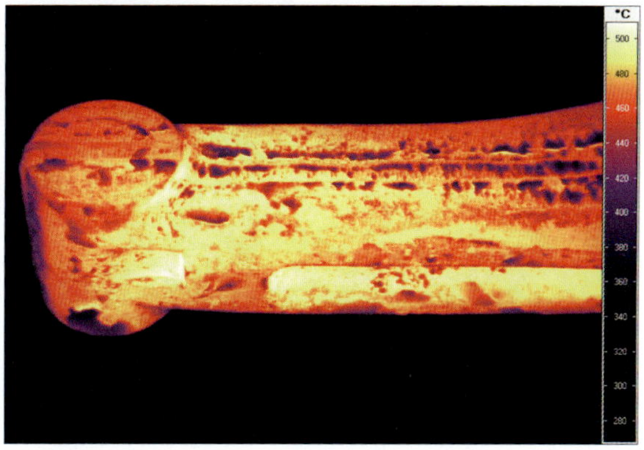

Abb. 1257: geschmiedete Vorderachse (Detail)

5.5.5.4. Walzen und Ziehen von Stahl

In Abhängigkeit von der Art des Verfahrens (Kalt- oder Warmwalzen) muss das Rohmaterial (Walzgut, z.B. Strang, Band, Blech) vor der Verformung eine Temperatur über oder unter der Rekristallisationstemperatur besitzen. Die Kristallstruktur des Endprodukts und somit seine mechanischen Eigenschaften, beispielsweise Härte und Festigkeit, werden außer der Walzpresskraft und der Walzgeschwindigkeit vorwiegend durch die geeignete Temperatur bestimmt. Die Temperatur ist daher ein wichtiger technologischer Parameter, weshalb es notwendig ist, diese zu messen und zu regeln.

Während traditionell kurzlebige berührende Thermometer und auch Pyrometer verwendet wurden, werden zunehmend Wärmebildkameras für diese Aufgabe eingesetzt. Für diese Messaufgaben wäre wegen der guten Emissionsgrade von Eisen und Stahl im kurzwelligen Infrarotbereich eine Thermokamera mit kurzwelligem Infrarot-CMOS-Sensor die vermutlich beste messtechnische Lösung, allerdings stellt das zur Kühlung der Walzenoberflächen dienende, verdampfende Sprühwasser ein großes Problem dar. Die durch den Wasserdampf verursachte Absorption beeinflusst gerade die Transmission der kurzwelligen Wärmestrahlung. Aus diesem Gesichtspunkt ist es ratsam, eher (z.B. auf Mikroblometern basierende) langwellige Thermokameras zu verwenden, da die Transmission in diesem Wellenlängenbereich durch den Wasserdampf wesentlich weniger beeinflusst wird.

Aufgrund der harten Umgebungsbedingungen in der Eisen- und Stahlindustrie ist es sehr wichtig, die Wärmebildkamera mit einem geeigneten Schutzgehäuse zu versehen, das neben dem mechanischen Schutz der Kamera auch die kontinuierliche Kühlung und Sauberhaltung (Freiblasen) der Linse verwirklicht. Hierzu haben sich mit Joule-Thomson- oder Vortex-Kühler ausgestattete Überdruckgehäuse am besten bewährt. Messungen mit Hand-gehaltenen Thermokameras können meist nur aus sicherer Entfernung mit Teleobjektiven durchgeführt werden.

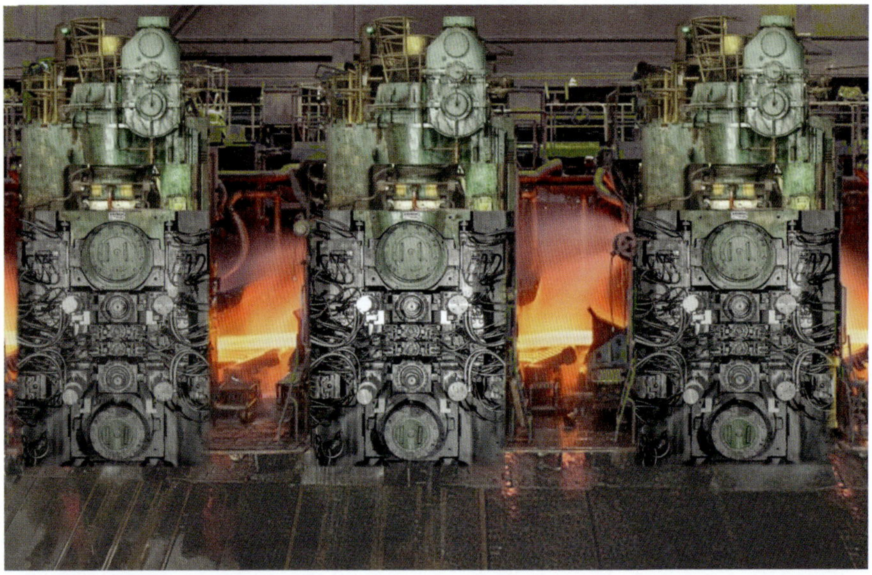

Abb. 1258: Walzstraße für Warmwalzen von Stahl (Fotomontage, Illustration)

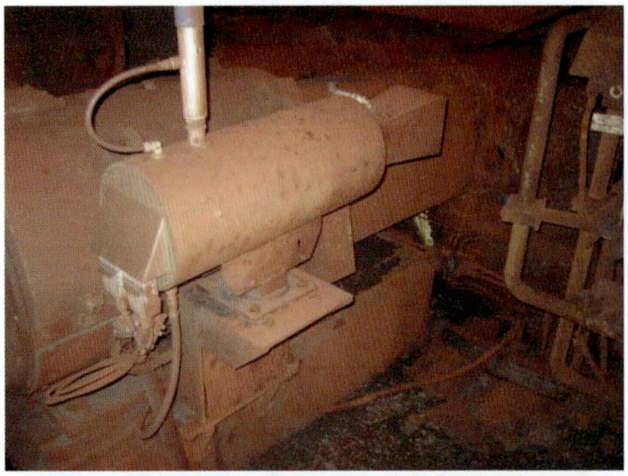

Abb. 1259: Thermokamera mit Schutzgehäuse (mit freundlicher Unterstützung der InfraTec GmbH, www.InfraTec.de [A381])

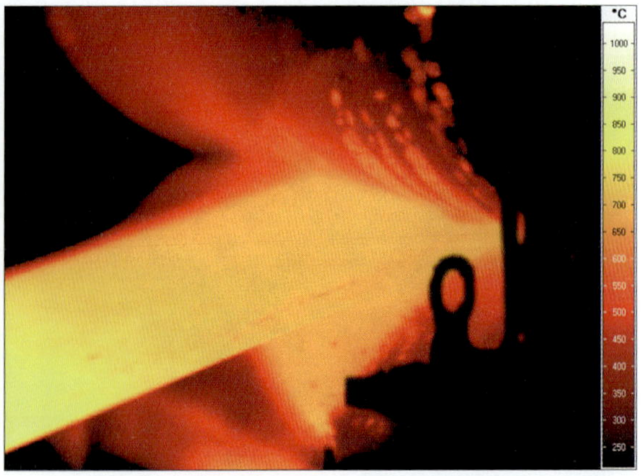

Abb. 1260: Warmwalzen von Stahl

5.5.5.5. Gussüberwachung, Schlackeerkennung

Die Temperatur des zu gießenden geschmolzenen Metalls ist an sich ein wichtiger technologischer Parameter. Darüber hinaus ist es bei der Eisen- und Stahlproduktion ein sehr wichtiger Aspekt, dass die technologisch notwendigen Schlacken nicht mit der Schmelze gemeinsam abgegossen werden. Obwohl die Temperatur der Schlacke und des geschmolzenen Metalls nahezu gleich ist, ist die Thermografie ideal für die Schlackeerkennung, da die Schlacke als Gemisch nichtmetallischer Substanzen einen wesentlich höheren Emissionsgrad aufweist, als das geschmolzene Metall.

Auf der Grundlage des genannten Zusammenhanges können die Temperaturen der Schmelze (von etwa 1500 °C) in einem anhand der Emission der Stahlschmelze berechneten Wärmebild klar von der scheinbaren Temperatur der Schlacke mit über 1700 °C unterschieden werden. Dies ermöglicht Vorhandensein und Position der Schlacke zu erfassen. Für die leichte Erkennbarkeit wird das Wärmebild üblicherweise in den Anlauffarben von Eisen oder mit der Farbpalette „Feuer" dargestellt, die Schlacke dagegen mit einer grünen Isotherme hervorgehoben, welche für Temperaturen ab etwa 1700 °C definiert wurde.

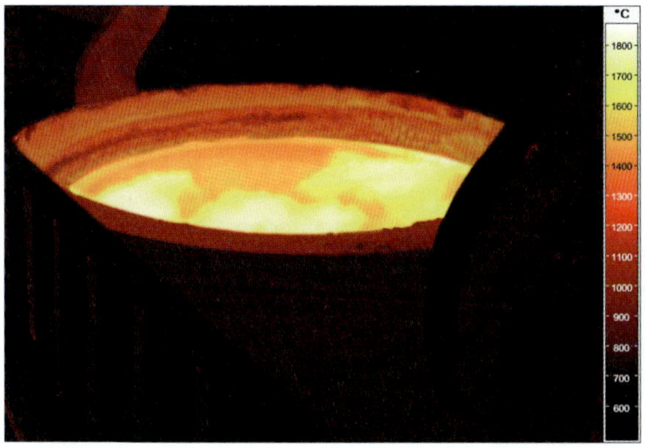

Abb. 1261: Schlacke auf Stahlschmelze (Illustration) (Emissionsgrad auf Wert der Schmelze eingestellt)

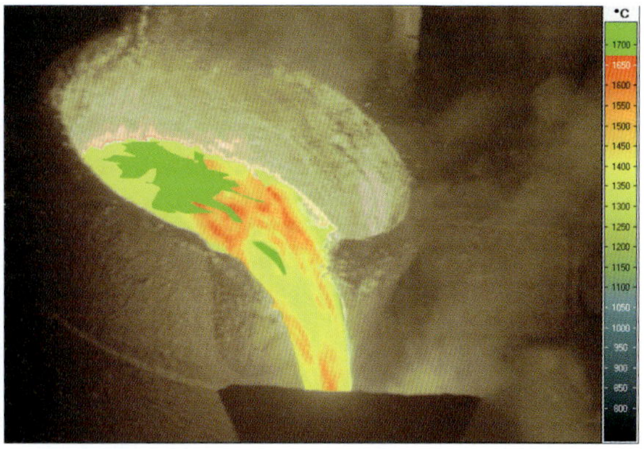

Abb. 1262 (IR+VIS)**:** Schlackeerkennung bei Abguss (Schlacke = grüne Isotherme)

5.5.5.6. Form- und Druckguss von Aluminium

Die qualitativ anspruchsvolle Produktion, sowie Be- und Verarbeitung von Aluminium ist für viele Branchen wichtig. Daher ist die genaue Messung der technologischen Parameter - wie auch der Temperatur - einer vorrangigen Aufgabe. Aluminium stellt sich hierbei jedoch als komplizierter Werkstoff dar, da sein Emissionsgrad abhängig von der Legierung, von der Herstellungs- bzw. Bearbeitungstechnologie, von der Oberflächenoxydation und wegen eventueller chemischer Oberflächenbehandlungen beträchtlich variieren kann. Die sich daraus ergebenden, grundsätzlich hohen und noch dazu veränderlichen Reflexionseigenschaften machen es daher schwierig, die Temperaturen berührungslos genau zu bestimmen.

Die technisch optimale Messtechnologie für Aluminium-Messaufgaben wären Wärmebildkameras, die auf einem kurzwelligen Infrarot-CMOS-Sensor basieren, aber sie können nicht auf Kaltformtechnologien angewendet werden. Die relative Unempfindlichkeit des CMOS-Sensors macht Messungen unter 400 °C wegen der nach dem Planckschen Strahlungsgesetz im detektierten Spektralbereich nur in geringer Menge auftretenden Wärmestrahlung nicht möglich. Für die Temperaturkontrolle an „kaltem" Aluminium empfiehlt es sich daher, langwellige Mikrobolometer-Wärmekameras zu verwenden, was jedoch zur sehr genauen Bestimmung des aktuellen Emissionsgrades der zu messenden Aluminiumflächen zwingt.

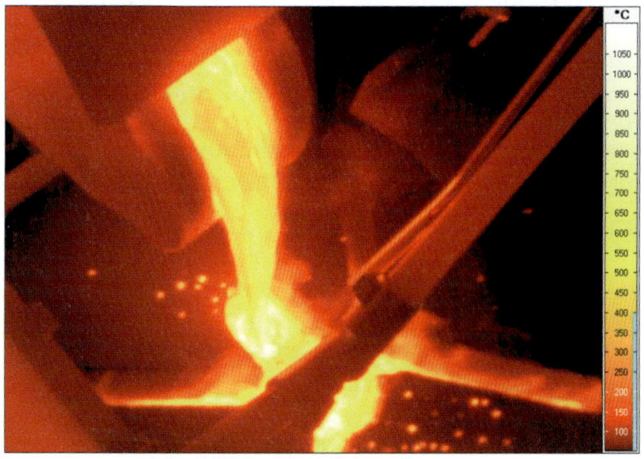

Abb. 1263: Aluminiumformguss

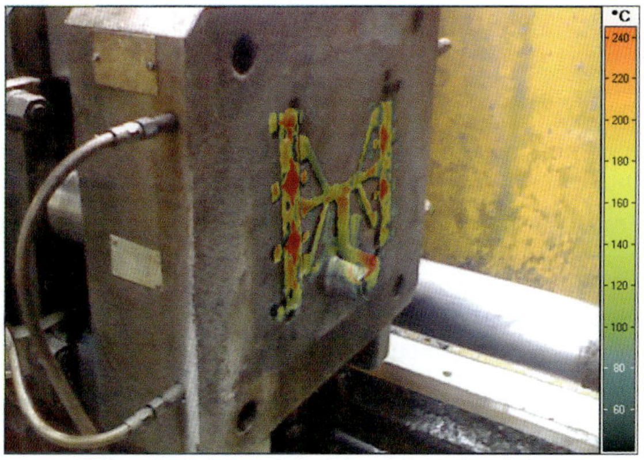

Abb. 1264 (IR+VIS): Aluminiumdruckguss

5.5.6. Wärmebildkamera für Hüttenwesen/Metallurgie

Um die thermografischen Untersuchungen im Hüttenwesen und der Metallverarbeitung durchführen zu können, sind dafür geeignete Wärmebildkameras notwendig. Im Folgenden werden die Eigenschaften und Parameter der für diese Aufgaben empfohlenen Thermokameras definiert und im Detail erklärt.

Wellenlängenbereich (Spektralbereich)

- langwelliger Bereich (8 ... 12 µm / 7 ... 14 µm)
- oder mittelwelliger Bereich (3 ... 5 µm) bei Objekttemperaturen >100 °C
- oder kurzwelliger Bereich ((0,8 ... 2 µm) bei Objekttemperaturen >250 °C

Hinweis: Da auch im langwelligen Bereich Temperaturen ohne obere Begrenzung gemessen werden können, lohnt es sich zu prüfen, ob der Objektemissionsgrad den Einsatz günstiger Bolometer-Thermokameras ermöglicht. Im Falle von für langwellige Strahlung undurchlässigen Messfenstern können natürlich nur mittel- oder kurzwelligen Systeme verwendet werden. Es gibt auch kurzwellige Thermokameras mit CMOS-Sensoren, die eine wirtschaftliche Lösung für die Messung an Metalloberflächen mit hohen Temperaturen bieten.

Thermokameratyp

- stationäre Wärmebildkamera mit Schutzgehäuse
- seltener: Hand-gehaltene Thermokamera

Hinweis: Diese Branche weist sehr harte Umgebungsbedingungen auf, die mit stationären Kameras bewältigt werden können. Für mobile Anwendungen ist mit der Notwendigkeit großer Sicherheitsabstände zu rechnen.

Temperaturmessbereich (Kalibrationsbereich)

- min. 300 ... 1200°C, besser a 0 ... 2000°C

Hinweis: Der Messbereich ist anhand der zu erwartenden Temperaturen der zu messenden Objekte zu wählen. Ein zu enger Messbereich beschränkt die Anwendbarkeit der Thermokamera, ein zu weiter Messbereich geht jedoch auf Kosten des Bildrauschens. Kameras, die bereits ab 0 °C kalibriert sind, bieten allgemein bessere Bildqualität, da sie günstigere NETD-Werte aufweisen. Dies ist z.B. für die Kontrolle von feuerfesten Auskleidungen bei niedrigen Temperaturen (in der Instandhaltung) und bei Technologien der Kaltverformung günstig.

Pixelauflösung

- min. 160x120 Pixel, besser 320x240 oder 384x288 Pixel, empfohlen ≥ 640x480 Pixel

Hinweis: Mit kleinen Pixelauflösungen können je Wärmebild nur sehr kleine Flächen aufgenommen werden - mit Thermokameras mit nur 120x160 Pixeln ist es oft nur möglich, „abtastende" Fehlersuche durchzuführen. Für die Kontrolle umfangreicher Anlagen sind Thermokameras mit geringer Pixelauflösung wegen der hohen Anzahl notwendiger Aufnahmen und eventuell erforderlicher Bildmontagen nicht zu empfehlen.

Geometrische Auflösung

- min. 2 mrad, besser 1,5 mrad

Hinweis: Da den Regeln der geometrischen Auflösung zufolge wenigstens 2 (besser 3) Einzelmesspixel auf die Fläche des kleinsten zu erfassenden Technologiedetails zu kalkulieren sind, beschränkt die geometrische Auflösung die größte Messentfernung und damit die Größe des Sichtfeldes. Bei Thermokameras mit unzureichender geometrischer Auflösung können durchaus wegen der Sicherheitsabstände unmessbare Technologieteile auftreten. In Verbindung mit mangelnder Pixelauflösung werden darüber hinaus schnell 8 bis 10 Aufnahmen für die korrekte Erfassung aller Details einer einzigen Seite der technologischen Einrichtung notwendig.

Thermische Auflösung

- min. 1 K, besser ≤ 200 mK

Hinweis: Bei Fehlern an metallurgischen Einrichtungen treten typisch hohe Temperaturunterschiede auf, weshalb die thermische Auflösung kein kritischer Parameter ist. Je besser die thermische Auflösung ist, um so klarer sind mögliche Probleme identifizierbar, also schon kleinere Fehler können leichter aufgefunden werden.

Bildwiederholrate (Bildfrequenz)

- bei Hand-gehaltenen Kameras (Nutzung ohne Stativ) mindestens 50 Hz
- bei bewegten oder fließenden Objekten ist eine Bildfrequenz entsprechend der relativen Bewegungsgeschwindigkeit zwischen Kamera und Objekt zu wählen (siehe auch Kapitel 4.2.8. „Messfehler bei dynamischen Prozessen")

Hinweis: Bei „stehenden" Messobjekten ist die Bildwiederholfrequenz allgemein unbedeutend. Für Hand-gehaltene Kameras ist jedoch zwingend eine Bildrate von ≥ 50 Hz zu empfehlen, um verwackelte Thermogramme zu vermeiden. Fließende Medien sind keine statischen Objekte! Z.B. können beim Abguss so schnelle Ortsänderungen auftreten, die selbst mit 240 Hz Mikrobolometer-Thermokameras nur schwer zu erfassen sind.

Empfohlene Sonderfähigkeiten / Ausstattungsoptionen

- für Hand-gehaltene Thermokameras:
  - Wechselobjektive: Standard- und Teleobjektiv, in einigen Fällen auch Weitwinkelobjektive
  - Autofokus, überlagerte Bilddarstellung (visuell + IR)
  - Thermogramm-Sequenzaufzeichnung und Aufnahme von Temperaturdifferenz-Wärmebildern
  - Strahlungsschutzschild, Schutzfenster
- für stationäre Wärmebildkameras:
  - Strahlungsschutzschild, Schutzfenster, Schutzgehäuse, Optikfreiblasvorrichtung, Kühlung

5.6. Thermografische Messungen in der Kunststoffindustrie

5.6.1. Wellenlängenbereiche für Messungen an Kunststoffen

Kunststoffe kommen in der thermografischen Praxis als massive, mehrere Millimeter dicke Teile oder sogar als hauchdünne Folien vor. Als dickes Material können ihre Temperaturen auf Grund ihrer hohen Emissionsgrade sowohl im mittelwelligen als auch im langwelligen Bereich leicht bestimmt werden. Schwieriger ist die Temperaturmessung an dünnen Folien mit Materialstärken von nur einigen 10 Mikrometern, da der spektrale Emissionsgrad (bzw. Transmissionsgrad) auch von der Dicke der Folie abhängt.

Wie alle anderen Materialien haben auch Kunststoffe spezifische spektrale Emissions- und Transmissionsgrade, die ihrer chemischen Zusammensetzung entsprechen. Die materialspezifischen Spektrallinien aufgrund der Molekülstruktur der Kunststoffe verursachen Absorptionsbanden. Im Wellenlängenspektrum folgen typisch auf weite Bereiche mit hoher Transmission schmale, fast vollständig absorbierende Bänder. Damit stellen diese aber auch gleichzeitig Bänder mit fast idealem Emissionsgrad dar, unter derer Ausnutzung die Temperatur auch sehr dünner Kunststofffolien präzise bestimmt werden kann.

Für solche Messungen gibt es spezielle, schmalbandig durchlässiges Filter nach dem Funktionsprinzip, wie es in der unteren Abbildung dargestellt ist. Diese „Kunststofffilter" sind in Wärmebildkameras mit entsprechendem Wellenlängenbereich zu installieren und mit der Kamera zu kalibrieren. Eine wichtige Absorptionsbande, die zur Messung von dünnen Folien aus PE (Polyethylen) oder PTFE (Tetrafluor-Polyethylen) verwendet werden kann, liegt bei 3,4 µm. Für Messungen auf Grundlage dieser Bande sind also mittelwellige Thermokameras erforderlich, so dass hierfür Photonendetektoren unumgänglich sind.

Die Vielzahl an Kunststoffen und deren Farb- und Zusatzstoffe machen es unmöglich, hier ein umfassendes Bild der spektralen Emissions- und Transmissionsfaktoren üblicher Kunststoffe zu liefern. In den meisten Fällen ist es auch unwahrscheinlich, dass in der Literatur entsprechende spektrale Daten des zu messenden Kunststoffmaterials gefunden werden. Daher ist die experimentelle, labortechnische Bestimmung der materialspezifischen spektralen strahlungsphysikalischen Faktoren oft der einzige Weg.

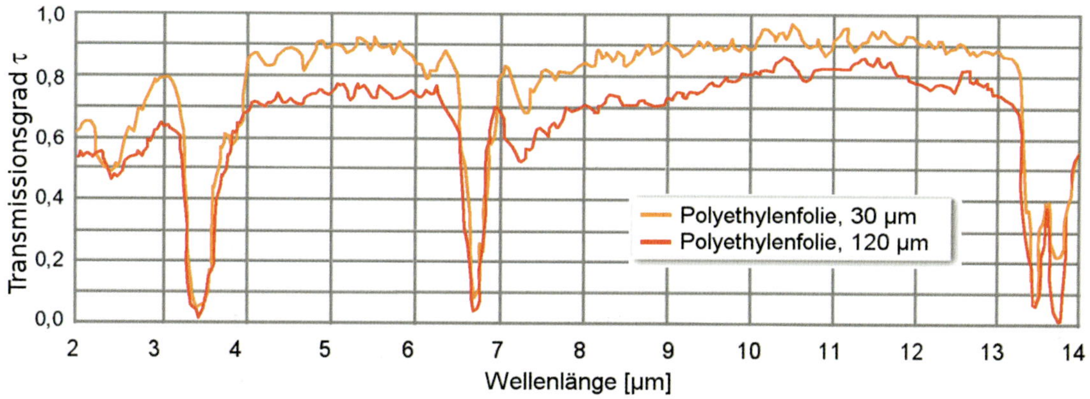

Abb. 1265: spektrale Transmission von PE (Polyethylen) Folie, typische Absorptionsbande: 3,4 µm

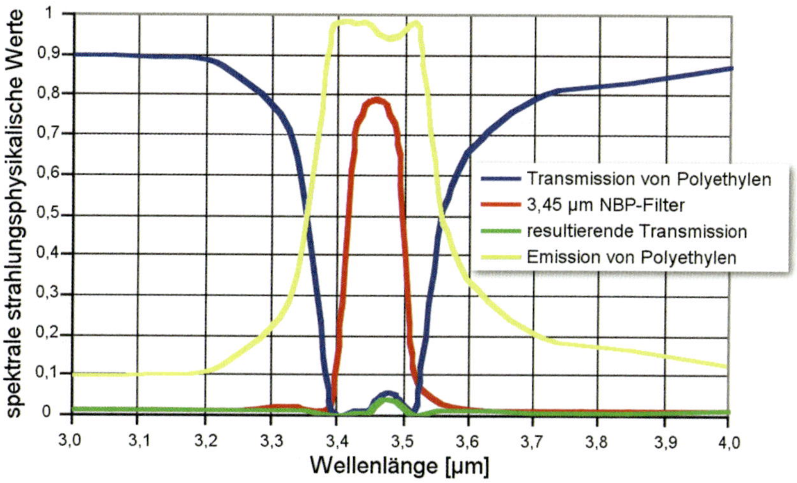

Abb. 1266: zur Temperaturmessung an PE (Polyethylen) Folie verwendbarer NBP-Filter

Da langwellige Thermokameras mit nur minimalen Übertragungsverlusten durch dünne Polyethylenfolien hindurch messen können, können solche Folien auch als Objektivschutz (gegen Verschmutzung oder Feuchte) an langwelligen Wärmebildkameras verwendet werden. Hierzu ist lediglich der Transmissionsgrad der Polyethylenfolie zu bestimmen, dessen Methode im Kapitel 4.3.3. "Bestimmung des Transmissionsgrades" genau beschrieben wurde. Somit kann der Einfluss der Folie auf die übertragene Strahlungsleistung (durch Angabe als Transmission der Übertragungsstrecke) korrekt kompensiert werden.

Während zur Temperaturbestimmung an Polyethylenfolien mittelwellige Thermokameras notwendig sind, sind bei Polyesterfolien langwellige Wärmebildkameras erforderlich. In beiden Fällen sind natürlich geeignete Filter anzuwenden. Für die Messung der Temperaturen an dünnen Polyesterfolien wird ein 8,2 µm Tiefpassfilter (SWP) benötigt, der nur die kürzeren Wellenlängen durchlässt. Die untere Grenze kann der Kameraoptik der langwelligen Wärmebildkamera überlassen werden, da derer durchlässiger Spektralbereich (Transmissionsbereich) typischerweise ohnehin nur ab 7,5 µm beginnt. Da aber auch etliche Kameras bereits ab 7 µm empfindlich sind, ist anstelle des Tiefpassfilters die Verwendung eines Schmalbandpassfilters (NBP) zu empfehlen, der einen Transmissionsbereich zwischen 7,9 und 8,2 µm besitzt. (Der Literaturwert für den NBP liegt bei genau 7,9 mm.) Die letztgenannte Lösung auf Basis des Schmalbandpassfilters begrenzt zwar die Empfindlichkeit der Messsystems, verringert aber bedeutend den Einfluss der durch die Folie dringenden kürzeren Wellenlängen auf die Messergebnisse.

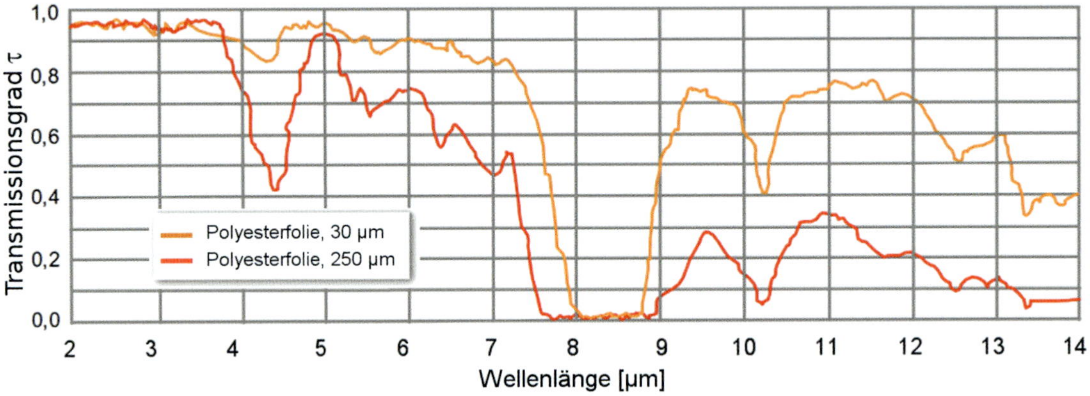

Abb. 1267: spektrale Transmission von Polyesterfolie, typische Absorptionsbande: 7,9 ... 8,8 µm

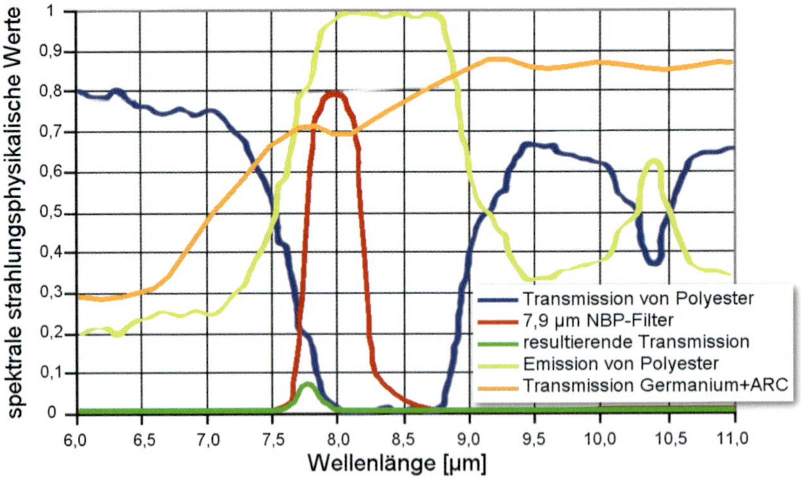

Abb. 1268: zur Temperaturmessung an Polyesterfolie verwendbarer Spektralfilter

Durch dünne - max. 50 µm dicke - Polyesterfolien hindurch kann unter akzeptablen Übertragungsverlusten mit mittelwelligen Thermokameras gemessen werden. Somit können solche Folien auch als Objektivschutz (gegen Verschmutzung oder Feuchte) in diesem Wellenlängenbereich verwendet werden. Hierzu ist der Transmissionsgrad der Folie zu bestimmen, dessen Methode das Kapitel 4.3.3. „Bestimmung des Transmissionsgrades" beschreibt. Hiernach kann der Einfluss der Folie auf die übertragene Strahlung (durch Angabe als Transmission der Übertragungsstrecke) korrigiert werden. Es ist aber auch wichtig anzumerken, dass der Übertragungsverlust durch die Folie die Empfindlichkeit des Messsystems signifikant reduziert, so dass nur dann Messungen möglich sind, wenn das Messobjekt hinter der Folie eine Temperatur von mindestens 100 °C hat und einen hohen Emissionsgrad im Mittelwellenbereich aufweist. (Wie bereits erwähnt, sind dagegen dünne Polyethylenfolien gut als Objektivschutz im langwelligen Bereich geeignet, wobei nach Kompensation des Übertragungsverlustes auch tiefere Temperaturen erfasst werden können.)

5.6.2. Typische Anwendungen bei der Kunststoffverarbeitung

In der Kunststoffindustrie werden thermografische Messungen gleichermaßen an Anlagen und Produkten genutzt, um Produktionsprozesse zu optimieren oder die Qualität der gefertigten Kunststoffteile zu kontrollieren. Die Thermografie ist hierbei besonders effektiv, da sie die Temperaturschwankungen (Temperaturverteilungen) in technologisch kritischen Bereichen sichtbar machen kann. Qualitätsprobleme resultieren häufig aus einem schlechten Temperieren der Maschine bzw. des Werkzeugs oder einem Konstruktionsmangel, einer Falscheinstellung oder des Ausfalls des Kühl- bzw. Heizsystems. All dies kann durch die Thermografie aufgedeckt werden.

Bei der Herstellung dünner Folien ermöglicht Thermografie die berührungslose Erfassung der Temperaturverteilung der Folie, so dass die Technologie optimal eingestellt werden und damit die Qualität des Endprodukts gesichert werden kann. Bei Spritzgießtechnologien ist es möglich, die Zyklenzeiten zu reduzieren, ohne das der Kunststoff überhitzt oder zu schnell abgeschreckt wird, sowie der Auswurf des Produkts nicht vor der notwendigen Abkühlung erfolgt.

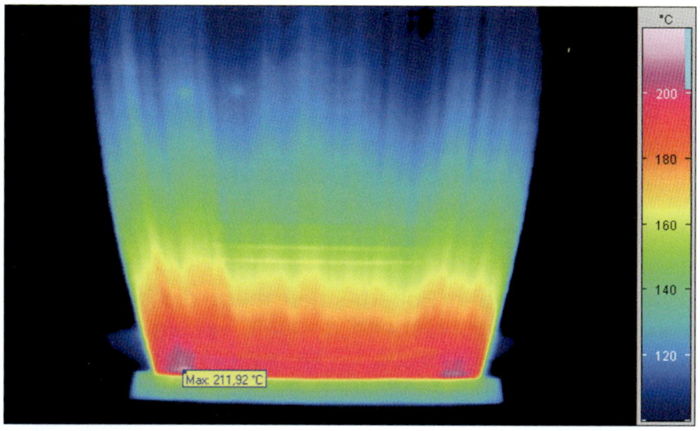

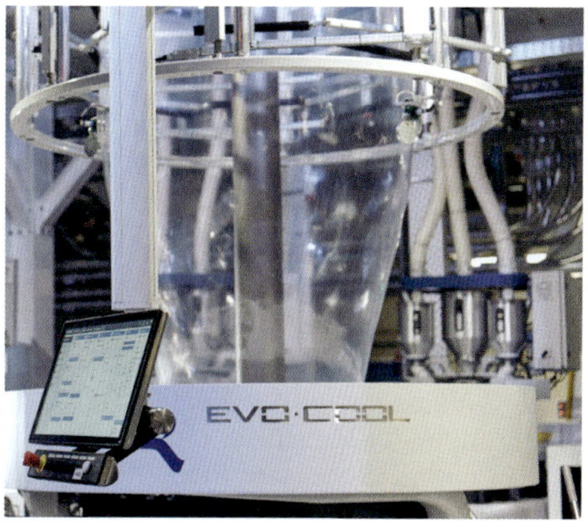

Abb. 1269: Temperaturverteilung einer 50 µm Polyethylenfolie **Abb. 1270:** Blasfolientechnologie
(mit freundlicher Genehmigung der Reifenhäuser Blown Film GmbH, https://reifenhauser.com [A382] / [A383])

Darüber hinaus spielen die thermografischen Messungen auch eine wichtige Rolle bei der Optimierung von Tiefziehtechnologien. Hier ist die einheitliche - oder gezielt unterschiedliche - Erwärmung des Materials, sowie die an kritischen Punkten genaue Temperierung, ein wesentlicher Faktor für die Qualität des Endproduktes. Bei dünnwandigen Erzeugnissen kann die Beobachtung des Abkühlprozesses auch dazu verwendet werden, das Vorhandensein einer gleichmäßigen Wanddicke zu überprüfen. Bei gleicher Wandstärke ist auch die Wärmekapazität der Wandung überall gleich. Daher muss bei Kühlung durch ruhende Raumluft auch die Temperatur der Produktoberflächen in gleichem Maße über die Zeit abnehmen.

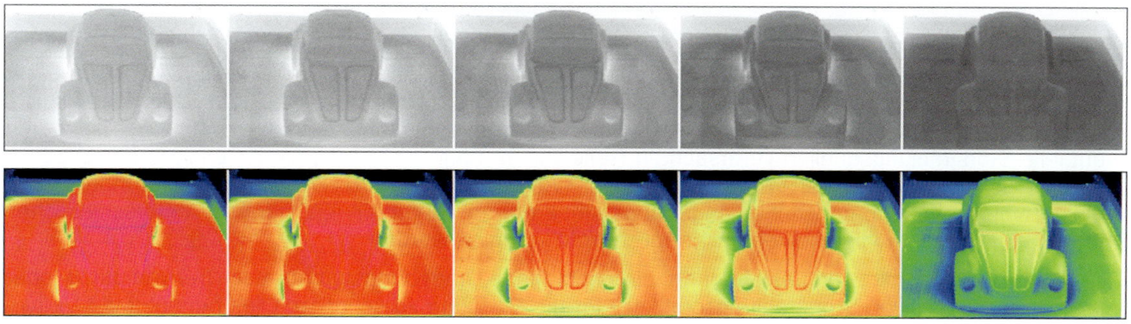

Abb. 1271: Kühlvorgang eines tiefgezogenen Kunststoffproduktes (IR-Darstellung mit verschiedenen Farbskalen)
(mit freundlicher Unterstützung der InfraTec GmbH, www.InfraTec.de [A384])

Den messtechnischen Anforderungen der technologischen Prozesse entsprechend sind für die meisten Messungen Mikrobolometer-Wärmebildkameras mit Bildwiederholraten über 50 Hz ausreichend. Allerdings gibt es auch Produktionsprozesse mit hohen Taktraten und schnellen Produktbewegungen, für deren Erfassung wesentlich kürzere Integrationszeiten notwendig sind. Dies kann die Verwendung von auf Photonendetektoren basierenden IR-Kameras notwendig machen. Es sind darüber hinaus auch die kontinuierlichen, mit Transportbändern verbundenen Technologien nicht zu vergessen, bei denen Scanner-Wärmebildkameras (Zeilenscanner) oder Matrixdetektorkameras in Zeilenscanner-Betriebsmodus von Vorteil sein können. (Siehe hierzu auch das Kapitel 3.2.4. „Bildaufnahmeprinzipien thermografischer Systeme".)

5.6.3. Wichtige grundlegende Hinweise

Die folgende Aufzählung fasst die für alle Messaufgaben dieses Kapitels geltenden allgemeinen „Regeln" kurz zusammen, weitere spezifische Details werden in den nachfolgenden Abschnitten getrennt erläutert.

- In die in Betrieb befindlichen Maschinen ist niemals hineinzugreifen oder mit der Hand die Thermokamera hineinzuhalten. Nach einem zufälligen Anfahren oder Schließen der Maschine wäre zwar eine Thermokamera noch zu ersetzen, Körperteile wachsen aber bekanntlich nicht nach.
- Insbesondere die Werkzeuge und Formen zur Herstellung glatter (oder gar spiegelnder) Kunststoffprodukte sind hoch poliert und haben wie die übrigen glänzenden Metallteile der Maschinen nur extrem geringe Emissionsgrade, weshalb bedeutende Reflexionen auftreten können. Um dadurch verursachte Messfehler zu minimieren, empfiehlt es sich, die Messungen aus mehreren Positionen (Blickwinkeln) durchzuführen. Weitere Hinweise hierzu folgen unter den Details.
- Um die Messung stark reflektierender (glänzender) Metallflächen möglich zu machen, hilft der teilweise oder vollständige Überzug mit mattem Lack (oder Kreidespray), oder das Bekleben mit Materialien mit bekanntem Emissionsgrad (z.B. Adressaufkleber, Elektrikerisolierband). Selbstverständlich sind diese Tätigkeiten (an rotierenden Teilen oder geöffneten Werkzeugen) nur in abgeschaltetem Zustand der Maschine auszuführen. Wichtige Warnung: viele technologische Maschinenelemente - z.B. die Spritzgusswerkzeuge - dürfen weder lackiert noch beklebt werden. In vielen Fällen würde schon durch das einfache Berühren mit der bloßen Hand die Oberfläche beschädigt.
- Durch Plexiglas oder andere Kunststoffmaterialien hindurch kann keine thermografische Inspektion erfolgen. Diese sind vor der Messung zu demontieren. Durch Glas könnte zwar mit mittelwelligen Wärmebildkameras und geeigneten Filtern die Temperatur eines hinter dem Glas befindlichen Maschinenteils erfasst werden, dieses müsste aber mindestens eine Temperatur von 100 ... 150 °C und einen ausreichend hohen Emissionsgrad im Mittelwellenbereich besitzen.
- Bei kleinen Messobjekten oder Messungen aus großen Entfernungen muss die geometrische Auflösung des verwendeten Thermografiesystems entsprechend gewählt werden. Das Einzeldetektor-Messpixel darf im gegebenen Messabstand höchstens 1/3 der kleinsten zu messenden (Teil-)Fläche betragen, damit die gemessenen Temperaturdaten korrekt ausgewertet werden können. Anderenfalls ist durch die Verwendung geeigneter Optiken (z.B. Teleobjektiv) die geometrische Auflösung an die Größe und Entfernung des Prüfobjekts anzupassen. Für Messungen unter engen Verhältnissen können Weitwinkelobjektive - unter Beachtung derer geometrischer Auflösung und der sich daraus ergebenden Grenzen zur Objektgröße - hilfreich sein.

5.6.4. Messschwierigkeiten und Lösungsvorschläge im Detail

Eines der Hauptprobleme ergibt sich durch die Materialien des Messobjekts selbst. Die meisten technologischen Komponenten in der Kunststoffindustrie bestehen aus Stahl oder Aluminium, oft mit glatten (spiegelnden) Oberflächen. Die eventuell erhöhte Temperatur des Bauteils führt jedoch aufgrund des sehr niedrigen Emissionsgrades seiner Oberfläche nur zu einer minimalen Erhöhung der abgegebenen Wärmestrahlung. Die Erfassung dieser Temperaturerhöhung mittels Thermografie ist nahezu unmöglich, selbst die Größe des Messfehlers kann nicht abgeschätzt werden. Lackierte, kunststoffbeschichtete oder möglicherweise nichtmetallische Maschinenteile sind hiervon natürlich nicht betroffen.

Bei strahlungsundurchlässigen Objekten mit glänzender metallischer Oberfläche stellt sich neben derer geringem Emissionsgrad deren hohes Reflexionsvermögen problematisch dar. Die thermografischen Messungen sollten daher aus solchen Positionen (Sichtwinkeln) ausgeführt werden, dass die durch eventuelle Störstrahlungsquellen verursachten Reflexionen möglichst gering sind. Besondere wichtig ist, dass dies bereits während der Vor-Ort-Messung im Auge behalten wird. Die durch die im industriellen Umfeld typischen inhomogenen Umgebungstemperaturen auftretenden, örtlich unterschiedlichen Reflexionen können im Allgemeinen nachträglich nicht korrigiert werden.

Eine mögliche Problemlösung besteht darin, eine homogene Umgebungstemperatur - frei von punkt- oder linienförmigen intensiven Störstrahlungsquellen - für die Messung zu schaffen. Dies bedeutet die Verhinderung der Reflexion starker Wärmequellen (wie Beleuchtungen, Radiatoren, Infrarot-Hallenheizung, Öfen oder heiser Technologien) durch die Objektoberfläche in Richtung zum Messsystem. Sollten diese nicht abschaltbar sein, ist zu versuchen, deren Auswirkungen durch eine entsprechende Messposition zu vermeiden. Insofern auch das nicht möglich sein sollte, empfiehlt sich die Abschirmung der Störquelle mit Papier (oder Pappe). Eine berührende Abdeckung ist hierbei aber zu vermeiden, da sich das Papier ebenfalls erwärmen und somit selbst zur Störstrahlungsquelle würde, eventuell sogar mit Brandgefahr.

Aus Sicht der Reflexion ist unter die Störstrahlungsquellen auch der Thermograf selbst zu zählen, der aber zur Gerätebedienung (zumindest bei Hand-gehaltenen Thermokameras) unbedingt notwendig ist. Um die Körperwärmeabstrahlung als Störstrahlungsquelle auszuschließen, ist statt rechtwinklig möglichst aus einem Betrachtungswinkel von 70° bis 80° zur Objektoberfläche zu messen. Insofern die Messung aus diesem Winkel keine andere Störstrahlungsquelle widerspiegelt, ist das Problem erfolgreich gelöst.

Während die direkte Anwendung der Thermografie an den meist polierten Spritzgusswerkzeugen sehr schwierig oder nahezu unmöglich ist, führen die Messungen an den Kunststoffteilen oft zu besser auswertbaren Ergebnissen. Eine Möglichkeit ist, den Auswurf des Produkts zu unterbinden, es also im Werkzeug zu belassen. Somit kann die Temperatur des Produktes dank seiner Kunststoffoberfläche viel leichter gemessen werden, anhand derer natürlich auf eine sehr ähnliche geometrische Temperaturverteilung an der Werkzeugoberfläche geschlossen werden kann. (Können bei der Entwicklung bzw. Inbetriebnahme von Spritzgusswerkzeugen deren Oberflächen mit matter Farbe beschichtet werden, dann können thermografische Messungen natürlich auch direkt am Werkzeug durchgeführt werden.)

Ist jedoch eine Messung am Werkzeug oder am im Werkzeug befindlichen Produkt aufgrund von Platzmangel oder kurzen Zyklenzeiten nicht möglich, dann extrapoliert man die Temperaturen zum Ausstoßzeitpunkt anhand mehrerer einander folgender thermografischer Messungen des ausgestoßenen, bereits auf dem Transportband befindlichen und langsam auskühlenden Produktes.

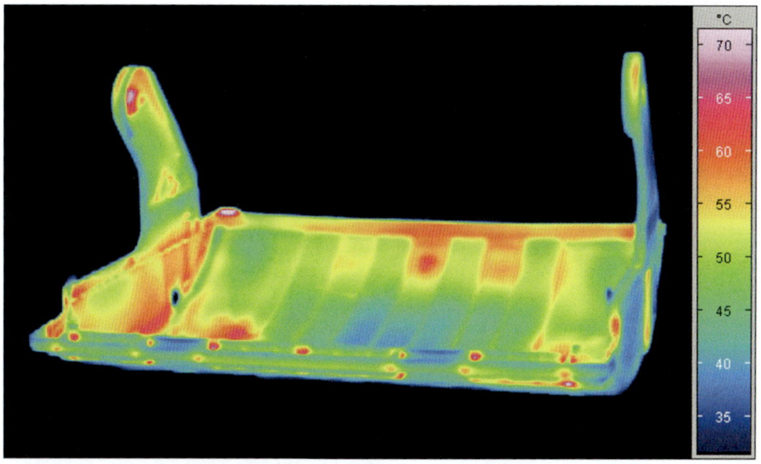

Abb. 1272: Temperaturverteilung an ausgeformtem Spritzgussprodukt (Mülltonnendeckel)
(mit freundlicher Unterstützung der InfraTec GmbH, www.InfraTec.de [A385)

Aus Sicherheitsgründen ist unbedingt zu beachten, dass bei in Betrieb befindlichen Maschinen, Spritzgusswerkzeugen, Pressen oder anderen Bearbeitungsmaschinen nie in die Arbeitsräume hineingegriffen werden darf. Damit die Werkzeugheizung und -kühlung der Spritzgussmaschine funktioniert oder die Zyklenzeit optimiert werden kann, muss ja die Maschine in Betrieb sein! Statt mit der Thermokamera direkt im Werkzeug zu arbeiten, empfiehlt sich die Reflexion eines kleinen Spiegels auszunutzen. Im Fall einer professionellen Wärmebildkamera oder Auswertesoftware kann nicht nur der Übertragungsverlust kompensiert werden, der durch die nicht ideale Reflexionsfähigkeit des Spiegels verursacht wird, sondern auch die Objektabbildung kann zurückgespiegelt werden. Wichtig: Nach Bestimmung des Reflexionsgrades des Spiegels (siehe Abschnitt 4.3.4. „Ermittlung des Reflexionsgrades") ist dieser dann bei der Objekttemperaturbestimmung als Transmissionsgrad der Übertragungsstrecke zu verwenden. Der Spiegel verringert nämlich die Übertragung der Strahlung, nicht den Emissionsgrad des Messobjekts!

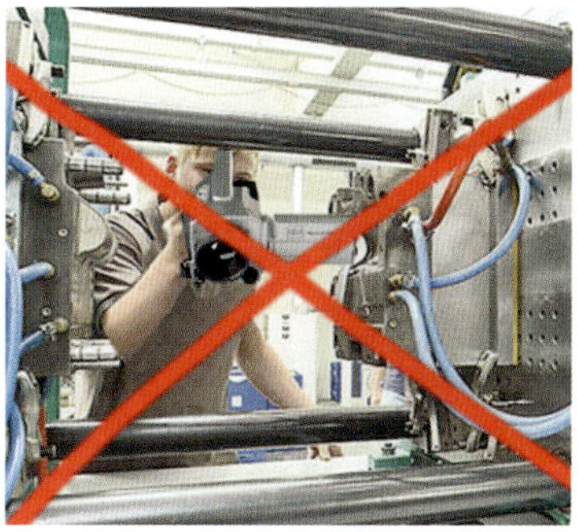
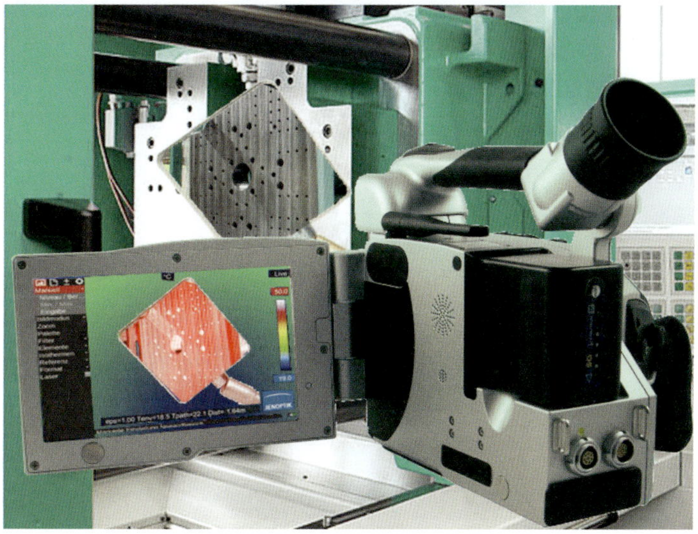

Abb. 1273 und **1274:** Messung an Spritzgusswerkzeugen (Illustration)
(linkes Bild: Unfallgefahr durch Hineingreifen, rechtes Bild: sichere Anwendung eines Spiegels)

Das folgende Wärmebild zeigt, wie schwierig es ist, Thermografie an polierten Spritzgusswerkzeugen anzuwenden. Mit dem Werkzeug wurde nur eine sehr matte Kunststoffoberfläche erzeugt, und der Betreiber meinte, dass eine solche matte Werkzeugoberfläche einen ausreichenden Emissionsfaktor hätte, um die Werkzeugtemperatur auf ein paar Grad Celsius genau einzustellen. Experimentelle Messungen, die mittels eines ausnahmsweise zeitweilig auf die Werkzeugoberfläche geklebten Elektrikerisolierbandes ausgeführt wurden, machten jedoch schnell klar, dass dafür keine Hoffnung besteht. Der Emissionsgrad der Metalloberfläche ist trotz derer Aufrauung so gering, dass die durch die Werkzeuggeometrie verursachten Reflexionen und die durch die gegenüberliegende Formoberfläche hervorgerufene inhomogene Umgebungstemperatur, sowie die Mehrfachreflexion in Bohrungen und Vertiefungen derartige - unkorrigierbare - Strahlungsunterschiede in der Temperaturverteilung der Spritzgussform ergeben, dass praktisch (außer an den ausreichend tiefen Bohrungen) nirgends eine Temperatur mit hinreichender Genauigkeit bestimmt werden kann.

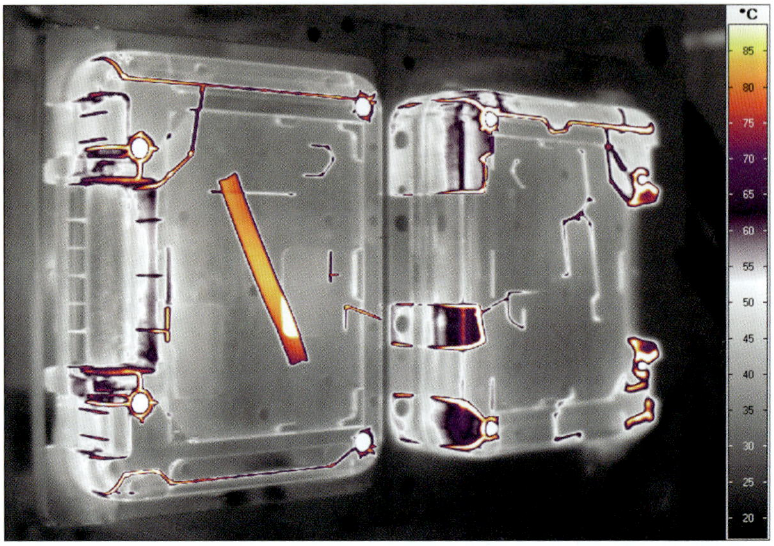

Abb. 1275: Temperaturverteilung in einem Spritzgusswerkzeug (mit temporärem Isolierband)

Die Optimierung der Zyklenzeit des Herstellungsprozesses kann auf thermografischen Messungen an den Kunststoffteilen selbst basieren. Grundlage hierfür sind mehrere nacheinander durchgeführte Messungen am ausgestoßenen (z.B. auf dem Transportband liegenden), und sich langsam abkühlenden Kunststoffprodukt. Anhand der Temperaturgradienten ist es möglich, die Produkttemperaturen zum Zeitpunkt des Öffnens des Werkzeuges zu extrapolieren. Aus Erfahrung kann gesagt werden, dass es für die Schätzung genügend ist, die Abkühlkurven der technologisch kritischen Produktdetails auf der Zeitachse bis zum Ausstoßzeitpunkt (d.h. zeitlich „rückwärts") zu verlängern.

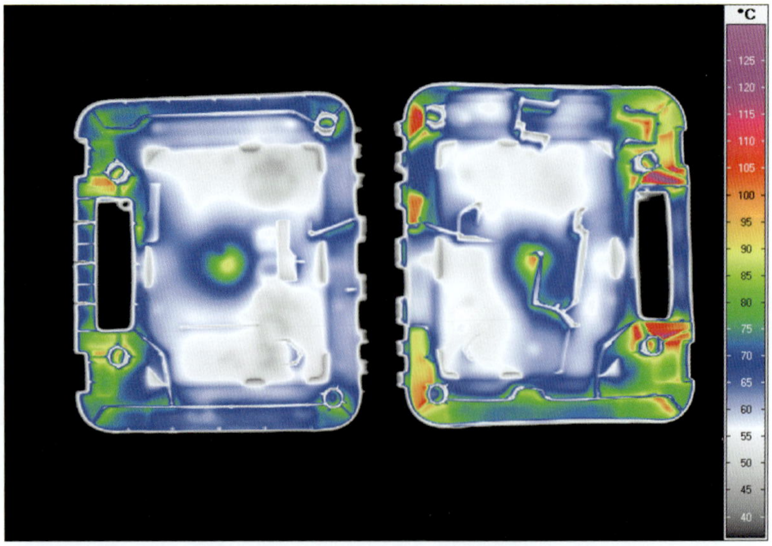

Abb. 1276: Temperaturverteilung eines Spritzgussproduktes 20 Sekunden nach dem Ausformen

5.6.5. Wärmebildkamera für die Kunststoffindustrie

Um die aufgeführten thermografischen Untersuchungen in der Kunststoffindustrie durchführen zu können, sind dafür geeignete Thermokameras notwendig. Im Folgenden werden die Eigenschaften und messtechnischen Parameter der für diese Aufgaben empfohlenen Thermokameras definiert und im Detail erklärt.

Wellenlängenbereich (Spektralbereich)

- langwelliger Bereich (8 ... 12 µm / 7 ... 14 µm) zur Temperaturbestimmung an dickwandigen Kunststoffprodukten und mit entsprechendem Filter für dünne Polyesterfolien
- mittelwelliger Bereich (3 ... 5 µm) zur Temperaturbestimmung an dünnen Polyethylenfolien

Hinweis: Da auch im langwelligen Bereich Temperaturen ohne obere Begrenzung gemessen werden können, lohnt es sich zu prüfen, ob der Objektemissionsgrad den Einsatz günstiger Bolometer-Thermokameras ermöglicht. Im Falle von für langwellige Strahlung undurchlässigen Messfenstern können natürlich nur mittel- oder kurzwelligen Systeme verwendet werden. Die Temperaturmessung an dünnen Polyethylenfolien ist nur im mittelwelligen Bereich möglich.

Thermokameratyp

- Hand-gehaltene Wärmebildkamera für Optimierung und Produktkontrolle
- stationäre Thermokamera für Automatisierung und kontinuierliche Qualitätsüberwachung

Hinweis: Da es bei der Thermografie in der Kunststoffindustrie im Allgemeinen notwendig ist, Produkte und technologische Einrichtungen aus mehreren Blickwinkeln und Messpositionen aufzunehmen, ist eine mobile Thermokamera angeraten. Für Daueranwendung sind natürlich stationäre Kameratypen üblich.

Temperaturmessbereich (Kalibrationsbereich)

- min. 20 ... 500 °C, besser 0 ... 1000 °C

Hinweis: Der Messbereich ist natürlich anhand der zu erwartenden Temperaturen des zu messenden Objektes zu wählen. Ein zu weiter Messbereich geht allerdings meistens auf Kosten des Bildrauschens. Kameras, die ab 0 °C kalibriert sind, bieten allgemein bessere Bildqualität, da sie günstigere NETD-Werte im unteren Temperaturbereich aufweisen. Dies ist insbesondere bei der Temperaturbestimmung an dünnen Folien von Vorteil.

Pixelauflösung

- min. 160x120 Pixel, besser 320x240 / 384x288 Pixel, empfohlen ≥ 640x480 Pixel

Hinweis: Mit kleinen Pixelauflösungen können je Wärmebild nur sehr kleine Flächen aufgenommen werden - mit Thermokameras mit nur 120x160 Pixeln ist es oft nur möglich, „abtastende" Fehlersuche durchzuführen. Vorausgesetzt, die Kamera hat wenigstens eine Alarmfunktion bei Überschreitung eines eingestellten Grenzwertes. Für die Kontrolle umfangreicher Maschinen oder kompletter Produktionsanlagen sind Thermokameras mit geringer Pixelauflösung wegen der hohen Anzahl notwendiger Aufnahmen und eventuell erforderlicher Bildmontagen nicht zu empfehlen.

Geometrische Auflösung

- min. 1,5 mrad, besser 1 mrad

Hinweis: Da den Regeln der geometrischen Auflösung zufolge wenigstens 2 (besser 3) Einzelmesspixel auf die Fläche des kleinsten zu erfassenden Produkt- oder Werkzeugdetails zu kalkulieren sind, beschränkt die geometrische Auflösung die größte Messentfernung und damit die Größe des Sichtfeldes. Bei Thermokameras mit unzureichender geometrischer Auflösung können durchaus wegen den in der Kunststoffindustrie üblichen Sicherheitsabstände und der eventuell sehr kleinen Produkte unmessbare Details vorkommen.

Thermische Auflösung

- min. 100 mK, besser ≤ 50 mK

Hinweis: Bei den Kunststofftechnologien treten typischerweise relativ hohe Temperaturunterschiede auf, weshalb die thermische Auflösung kein kritischer Parameter ist. Eine Ausnahme bildet die Temperaturmessung an dünnen Folien: hier ist eine thermische Auflösung von 30 bis 50 mK notwendig. Je besser die thermische Auflösung ist, um so weniger verrauschen natürlich die Thermogramme, und um so klarer sind mögliche Inhomogenitäten und Probleme identifizierbar.

Bildwiederholrate (Bildfrequenz)

- bei Hand-gehaltenen Kameras (Nutzung ohne Stativ) mindestens 50 Hz
- bei bewegten oder rotierenden Objekten ist eine Bildfrequenz entsprechend der relativen Bewegungsgeschwindigkeit zwischen Kamera und Objekt zu wählen (siehe auch Kapitel 4.2.8. „Messfehler bei dynamischen Prozessen")

Hinweis: Bei „stehenden" Messobjekten ist die Bildwiederholfrequenz allgemein unbedeutend. Für Hand-gehaltene Kameras (bzw. Anwendungen ohne Stativ) ist jedoch zwingend eine Bildrate von mindestens 50 Hz zu empfehlen, um verwackelte Thermogramme zu vermeiden.

Empfohlene Sonderfähigkeiten / Ausstattungsoptionen

- Wechselobjektive: Standard- und Teleobjektiv, in einigen Fällen auch Weitwinkelobjektive
- Autofokus, überlagerte Bilddarstellung (visuell + IR)
- Thermogramm-Sequenzaufzeichnung und Aufnahme von Temperaturdifferenz-Wärmebildern
- entsprechende Schmalbandfilter zur Temperaturbestimmung an dünnen Folien

5.7. Thermografische Messungen an und durch Glas

5.7.1. Typische Thermografieanwendungen in der Glasindustrie

Die Anwendung der Thermografie in der Glasindustrie ist ausgesprochen vielseitig und erstreckt sich von der Überprüfung und Instandhaltung der technologischen Einrichtungen über die temperaturabhängige Regelung von Herstellungsprozessen bis hin zur Produktqualitätskontrolle, Lebensdauerprüfungen und Produktentwicklungen.

Vorteile der Anwendung der Thermografie in der Glasindustrie

- erfordert keinen direkten Kontakt mit dem Prüfobjekt
- Messungen durch geschlossene, gasgefüllte oder evakuierte Glaskolben sind möglich
- ist ausgesprochen schnell, daher können auch Aufwärmvorgänge untersucht werden
- erhöht die Effektivität, Möglichkeiten und Nachkontrolle von Produktentwicklungen
- ermöglicht die temperaturabhängige technologische Steuerung und Regelung
- erweitert den Kreis der zustandsabhängig instandhaltbaren Einrichtungen
- senkt Energieverbrauch durch Aufdecken von Wärmeverlusten

Thermografisch detektierbare Probleme an Herstellungsanlagen der Glasindustrie

- fehlerhafte Funktion von Lüftungen, Kühl- und Heizsystemen
- fehlerhafte Wärmedämmung, schlecht schließende Serviceöffnungen bzw. Einstiegsluken
- Verschleiß, Bruch oder Materialveränderungen hitzebeständiger Ausmauerungen
- Fugenfehler, Wärmeausdehnungslücken, Risse, Ausblasungen
- technologische Überwachung bei Schmelz- und Gussvorgängen
- Überwachung von Glasbearbeitungstechnologien, z.B. formgebende Arbeitsschritte
- Kontrolle und Regelung von Brennern, Gasflammen
- sicherheitstechnische Inspektion von Öfen, Behältern und Formen
- Bestimmen der Wärmebelastung von Dichtungen und Maschinenteilen

Ursache und Ausmaß der Wärmewirkungen bei Fehlern an den technologischen Einrichtungen

- ein guter Indikator für Fehlstellen sind Unterschiede in der Temperaturverteilung durch abweichende Wärmeleitfähigkeit, Wärmekapazität oder durch die Strömung von Materialien mit unterschiedlichen Temperaturen
- die Extremwerte der gemessenen Temperatur und die Steilheit der Gradienten der Temperaturverteilung können die Schwere des erkannten Problems beschreiben (Beispiel: je dünner eine feuerfeste Auskleidung ist, desto geringer ist derer thermischer Widerstand, so dass eine damit proportionale Wärmewirkung auf der Beobachtungsseite auftritt)
- im Falle von Füge- und Abdichtfehlern nimmt typischerweise die Temperaturdifferenz im Vergleich zu den „normalen" Temperaturwerten mit der Schwere des Fehlers zu
- die Messbarkeit der Wärmewirkung hängt von der Wärmeleitfähigkeit des Objekts (von der Fehlerstelle bis zur sichtbaren Oberfläche) und vom Emissionsgrad der Objektoberfläche ab
- mit geeigneter Wärmebildkamera (mit entsprechender Wellenlänge) und Filtern kann zwischen der Temperatur der Träger- und Maschinenelemente, des Glases und der Flamme unterschieden werden, was die Optimierung und Steuerung von Herstellungsprozessen ermöglicht

Thermografisch durchführbare Qualitätskontrollen, Forschung und Entwicklung

- Messungen an Glühlampenteilen durch geschlossene, gasgefüllte oder evakuierte Glaskolben
- Prüfung von Materialveränderungen und Alterung, Erfassung von Aufwärmphasen
- Optimierung der Lichtausbeute von Leuchtkörpern, Erforschung von Kapselmaterialien
- Erfassung der Wärmebelastung der elektrischen Komponenten
- Optimierung der Glasschmelz- und Verarbeitungstechnologien
- Forschungen an Lichtquellen in gasgefüllten Kammern oder Vakuumkammern

Da die thermischen Effekte und die Messbarkeit der Anlagentechnik bzw. der technologischen Ausrüstungen zur Glasschmelzung denen der metallurgischen Anwendungen laut Kapitel 5.5. „Thermografie im Hüttenwesen und in der Metallverarbeitung" ausgesprochen ähnelt, wird dies in diesem Kapitel nicht speziell diskutiert. Statt dessen wird auf den folgenden Seiten näher auf die Möglichkeiten zur Messung der Flammentemperatur im Produktionsprozess und der Objekttemperaturerfassung durch die Flammen eingegangen.

5.7.2. Wichtige grundlegende Hinweise

Die folgende Aufzählung fasst die für alle Messaufgaben dieses Kapitels geltenden allgemeinen „Regeln" kurz zusammen, weitere spezifische Details werden in den nachfolgenden Abschnitten explizit erläutert.

- Es ist sehr wichtig, den Emissionsgrad des Messobjekts so genau wie möglich zu ermitteln. Im Allgemeinen besteht ein großer Unterschied zwischen der Objekt- und der Umgebungstemperatur, weshalb die auf einem ungenauen Emissionsgrad basierende Temperaturberechnung einen sehr großen Messfehler besitzen und damit zu falschen Entscheidungen führen kann.
- Durch Plexiglas oder andere Kunststoffmaterialien hindurch kann keine thermografische Inspektion erfolgen, diese sind vor der Messung zu demontieren. Durch Glas kann mit mittelwelligen Wärmebildkameras und geeigneten Filtern die Temperatur von hinter Glas befindlichen Objekten erfasst werden. Dieses müssen aber mindestens eine Temperatur von 100 ... 150 °C und einen ausreichend hohen Emissionsgrad im Mittelwellenbereich besitzen. Der Zusammenhang zwischen Glasstärke und der messbaren minimalen Objekttemperatur wird im Kapitel 5.7.4. „Wellenlängenbereich für Messungen an und durch Glas" näher beschrieben.
- Die Temperatur von durch Glas verdeckten Objekten kann weder mit auf Mikrobolometern noch auf Photonendetektoren basierenden langwelligen Thermokameras bestimmt werden. Glas lässt diesen Wellenlängenbereich generell nicht durch.
- Bei kleinen Messobjekten (z.B. den Glühfäden, Spiralen oder Elektroden in Leuchtkörpern) oder größeren Messabständen muss die geometrische Auflösung des verwendeten Messsystems berücksichtigt werden. Das Einzeldetektor-Messpixel darf im gegebenen Messabstand höchstens 1/3 der kleinsten zu messenden (Teil-)Fläche betragen, damit die gemessenen Temperaturdaten korrekt ausgewertet werden können. Anderenfalls ist durch die Verwendung geeigneter Optiken (z.B. Teleobjektiv) die geometrische Auflösung an Größe und Entfernung des Objekts anzupassen.
- Die vom Kamerahersteller definierten Betriebsumgebungsparameter sind unbedingt einzuhalten. Die Thermokameras sind optische Messgeräte und dementsprechend vor den Auswirkungen der Technologie (z.B. hohen Temperaturen, Luftverschmutzung, Feuchtigkeit) mit einem geeigneten Schutzgehäuse inklusive mechanischem Schutz, Kühlung, Objektivschutz und/oder kontinuierlicher Linsenfreiblaseeinrichtung zu schützen. Ein Teil hiervon kann nur mit installierten Thermokameras verwirklicht werden, aber auch der Thermograf kann dort nicht arbeiten, wo eine Handgehaltene Wärmebildkamera nicht mehr eingesetzt werden könnte.

5.7.3. Messschwierigkeiten und Lösungsvorschläge im Detail

Die Anwendung der Thermografie in der Glasindustrie ist sehr vielseitig, sie begrenzt sich nicht auf die sicherheitstechnischen Kontrollen, die Wartung und Reparatur der technologischen Ausrüstungen. Eine noch wesentlichere Rolle spielt die Thermografie bei der Regelung oder Automatisierung der Technologien, sowie bei der Qualitätsüberwachung und Endkontrolle der Produkte, sowie in der Forschung und Entwicklung. Die hierbei auftretenden Probleme werden im Folgenden in mehreren Unterkapiteln tiefgreifend erläutert, ergänzt mit Hinweisen zur Verringerung der möglichen Messfehler.

Würde man das Fachgebiet der Glasindustrie streng auf die Herstellungsprozesse begrenzen, deren Halb- und Fertigprodukte nur aus Glas bestehen, dann wären nur die Schwierigkeiten der Glastemperaturmessung zu überdenken. Viele Produkte, die eng mit Glas verbunden sind, gehören fachlich eher in die Kategorie der Elektrogeräte bzw. der Messtechnik. Deren Mehrzahl besitzt Metallkomponenten, die in Glas eingebettet sind oder sich hinter Glas befinden. Aufgrund des sehr niedrigen Emissionsgrades von Metallen kann selbst bei hohen Temperaturen nur mit geringer Strahlungsabgabe gerechnet werden, ganz besonders im langwelligen Infrarotbereich. Da Messungen durch Glas ohnehin auf dem mittleren Wellenlängenbereich basieren, sind hier die etwas höheren mittelwelligen Emissionsgrade der Metalle relevant.

Für Messungen der Glastemperatur (Glasoberflächentemperatur) können langwellige Mikrobolometer-Wärmebildkameras verwendet werden, wobei jedoch mit der - nicht geringen - langwelligen Reflexion von Glas zu kämpfen ist. Die Alternative ist die Verwendung kostenintensiver mittelwelliger Photonendetektor-Thermokameras mit Auf-Glas-Filtern und dem Vorteil, das Glas in diesem Bereich wesentlich weniger reflektiert. Es ist aber auch festzuhalten, das niedrige Glastemperaturen durch langwellige Kameras besser erfasst werden könnten, als dies mit einer mittelwelligen - durch den Filter in ihrer Empfindlichkeit begrenzten - Kamera möglich wäre. Dennoch sind langwellige Messungen - z.B. an verglasten Gebäuden - wegen der Inhomogenität der reflektierten Umgebung zumeist nur schwer (oder gar nicht) auswertbar.

Die Messungen an nichtmetallischen Oberflächen der technologischen Einrichtungen sind dank derer höherem Emissionsgrade einfacher. Da im Allgemeinen jedoch große Unterschiede zwischen der Objekt- und Umgebungstemperatur bestehen, ist es erforderlich, den Emissionsgrad des Messobjekts, sowie die Umgebungstemperatur genau zu ermitteln. Auf ungenauen Werten basierende Temperaturberechnungen besitzen einen sehr großen Messfehler und führen damit leicht zu falschen Auswertungen bzw. Interpretationen.

5.7.4. Wellenlängenbereich für Messungen an und durch Glas

Temperaturmessungen bezüglich Glas sind ein klassisches Thema der spektralen Thermografie. Zur Bestimmung der Glasoberflächentemperatur wie auch zur Messung der Temperatur von Objekten hinter Glas, ist eine mittelwellige Thermokamera notwendig. Da sich die durch das Glas dringende und die von der Glasoberfläche ausgehende Wärmestrahlung zusammenaddiert, werden zu derer Selektion entsprechende Infrarotfilter benötigt. (Daher ist dies eine Anwendung der spektralen Thermografie.)

Beispielsweise werden bei der Entwicklung und Herstellung von Glühfadenlampen bevorzugt auf InSb oder PtSi Photonendetektoren basierende Thermografiesysteme verwendet, welche zur Detektion der Wärmestrahlung in den Bereichen 2 ... 6 µm bzw. 3 ... 5,5 µm fähig sind. Diese Bereiche sind bei der Glasverarbeitung und der Glühlampenherstellung von besonderer Bedeutung, da sie die Messung der Glasoberfläche und ebenfalls auch durch das Glas hindurch ermöglichen. Hierzu sind lediglich die spektralen Eigenschaften von Glas auszunutzen: bis 3,5 µm können Objekte hinter Glas erfasst werden, ab 4 µm kann die Temperatur der Glasoberfläche bestimmt werden.

Bei der Bestimmung der hinter Glas befindlichen Objekttemperaturen ist natürlich der von der Dicke des Glases abhängige Transmissionsverlust zu berücksichtigen. Hierzu ist es notwendig, die genaue Glassorte und Dicke zu kennen, oder experimentell die Übertragungseigenschaften der Glaswandung zu bestimmen. Je dicker das Glas ist, desto höher muss die Temperatur des Objektes sein, welches durch das Glas hindurch gemessen werden soll. Wegen der Begrenzung des Spektralbereiches der Thermokamera durch den Filter ist der Strahlungsverlust auch bei dünnem Glas und idealem Filter schon so groß, das selbst mit den empfindlichsten mittelwelligen Photonendetektorkameras keine Objekttemperaturen unter 100 bzw. 150 °C durch Glas erfasst werden können. Die Methode zur Abschätzung der möglichen minimalen Objekttemperaturen folgt auf der nächsten Seite.

Werden Wellenlängen kürzer als 4 µm ausreichend aus der die Thermokamera erreichenden Strahlung ausgeschlossen sind, kann mit einer Mittelwellen-Wärmebildkamera statt der hinter Glas befindlichen Objekttemperatur die Temperatur der Glasoberfläche bestimmt werden. Selbst im Falle von hinter dem Glas befindlichen Strahlungsquellen mit sehr hohen Temperaturen wird die Messung nicht durch deren Strahlung beeinflusst. Es ist auch vorteilhaft, dass das Glas im mittleren Wellenlängenbereich von 4,5 bis 5,5 µm eine nur geringe Reflexion aufweist, wodurch sich die Reflexion der Umgebungswärmestrahlung kaum auf die Messergebnisse auswirkt. Die Temperatur der Glasoberfläche kann natürlich auch mit langwelligen Thermokameras bestimmt werden, wobei Glas jedoch zwischen 8...12 µm bis zu 25% Reflexion aufzeigt, was eine - bei den Messungen hinderliche - starke Umgebungsspiegelung hervorruft.

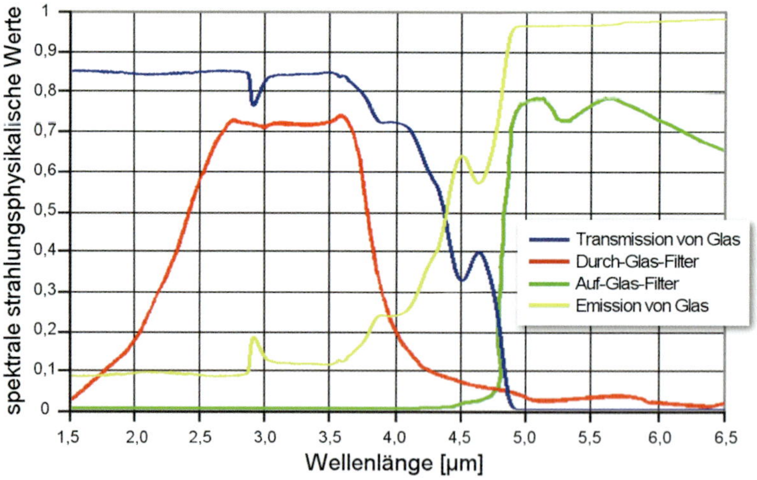

Abb. 1277: spektrale Charakteristiken von Auf-Glas- und Durch-Glas-Filtern

An dieser Stelle sollen einige wichtige Schlussfolgerungen hervorgehoben werden, welche sich auf Grundlage der spektralen Eigenschaften des Glases ergeben. So gibt es definitiv keine Möglichkeit, mittels langwelliger Wärmebildkameras Objekttemperaturen durch Glas hindurch zu bestimmen. Anhand der obigen Abbildung kann aber auch abgeleitet werden, dass das Glas, durch das hindurch gemessen werden soll, selbst einen brauchbaren Durch-Glas-Filter darstellen kann. (Natürlich nur mit entspiegelten Oberflächen.) Nur die Strahlung wird von so einem Filter hindurchgelassen, die bereits vom Messobjekt ausgehend die zu durchmessende Glasschicht passierte. Die vom Glas selbst abgegebene Strahlung wird jedoch dem Kirchhoffschen Gesetz zufolge durch den - aus gleichem Material bestehenden - Filter absorbiert.

Im Folgenden wird bestimmt, welche Mindesttemperaturen ein Objekt in Abhängigkeit von der Glasdicke haben muss, um noch durch das Glas hindurch erfasst werden zu können. Hierzu soll als erster Schritt der Zusammenhang zwischen Transmissionsgrad und Schichtdicke von Glas betrachtet werden.

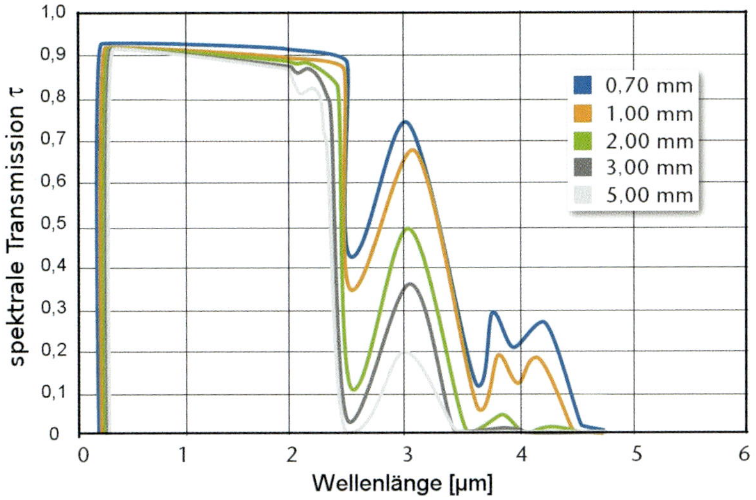

Abb. 1278: spektrale Transmission von Glas in Abhängigkeit von seiner Wandstärke
(erstellt unter Verwendung von [A386], mit freundlicher Genehmigung der SCHOTT AG, www.schott.com/advanced_optics)

Anhand obiger Darstellung kann für die grobe Abschätzung des Wandstärke-abhängigen spektralen Transmissionsgrades von Glas die folgende, absichtlich stark vereinfachte, dem Ziel der momentanen Betrachtung aber genügend genaue Ergebnisse liefernde Gleichung genutzt werden:

$$\tau_{(x,\lambda)} = \tau_{(1,\lambda)}^{x} \qquad \text{Gl. 153}$$

Legende:

$\tau_{(x,\lambda)}$ ... spektraler Transmissionsgrad von Glas mit einer Dicke von x mm
$\tau_{(1,\lambda)}$ ... spektraler Transmissionsgrad von Glas mit einer Dicke von 1 mm
x ... Glaswandstärke [mm]

Hiernach wird nun die Beziehung zwischen der Untergrenze des niedrigsten Kalibrationsbereiches der Thermokamera und der kleinsten, durch Glas messbaren Objekttemperatur untersucht. Es kann angenommen werden, dass nur die Temperatur eines Objekts mit akzeptabler Genauigkeit wahrgenommen werden kann, dessen durch das Glas hindurch dringende Strahlungsintensität diejenige überschreitet, welche von einem schwarzen Körper mit der Temperatur der unteren Messbereichsgrenze abgegeben wird. Da es sich hier nur um eine Schätzung handelt, genügt es, die betreffenden Strahlungen nach dem Stefan-Boltzmann-Gesetz zueinander ins Verhältnis zu setzen. Damit erhält man den Zusammenhang:

$$T_{Kal}^{4} = T_{Objekt}^{4} \cdot \varepsilon_{Objekt} \cdot \tau_{Glas} \cdot \tau_{Filter} \qquad \text{Gl. 154}$$

Legende:

T_{Kal} ... untere Temperatur des Messbereiches der Thermokamera [K]
T_{Objekt} ... Temperatur des hinter dem Glas befindlichen Objektes [K]
ε_{Objekt} ... Emissionsgrad des hinter dem Glas befindlichen Objektes
τ_{Glas} ... mittlerer Transmissionsgrad von Glas (im betrachteten Wellenlängenbereich)
τ_{Filter} ... mittlerer Transmissionsgrad des Filters (im betrachteten Wellenlängenbereich)

Durch Umstellung der vorherigen Gleichung nach der Objekttemperatur erhält man:

$$T_{Objekt} = \sqrt[4]{\frac{T_{Kal}^{4}}{\varepsilon_{Objekt} \cdot \tau_{Glas} \cdot \tau_{Filter}}} \qquad \text{Gl. 155}$$

Sollte nur bekannt sein, dass die untere Kalibrationsbereichsgrenze der Thermokamera -10 °C beträgt, das Glas eine spektrale Transmission von 55% besitzt, der verwendete Durch-Glas-Filter eine Transmission von 0,6 aufweist, auch dann kann die durch das Glas messbare minimale Temperatur eines Objektes abgeschätzt werden. Hat das Objekt einen Emissionsgrad von 35% im betrachteten Wellenlängenbereich, dann lautet das Ergebnis: mindestens 178 °C.

Würde dieses Beispiel für 1 mm dickes Glas berechnet, wie hoch müsste dann die Objektmindesttemperatur im Falle von 2 mm starkem Glas sein? Nach obiger Schätzung mindestens 251 °C!

5.7.5. Messung der Glastemperatur (während der Herstellung)

Beispielsweise bei der Herstellung von Glühlampen ist es während unterschiedlicher technologischer Verarbeitungsstufen sehr wichtig, die Temperatur des Glases möglichst genau (und schnell) zu messen, da schon geringfügig vom Sollwert abweichende Temperaturen drastisch die Qualität des Endproduktes beeinträchtigen können. Die hohen Temperaturen bei der Glasbearbeitung ermöglichen es, den für die Glastemperaturmessung optimalen Spektralbereich von 4,5 bis ... 5,5 µm zu nutzen. Aufgrund des in diesem Wellenlängenbereich niedrigen Reflexionsgrades von Glas verursachen die Reflexionen der Umgebungstemperaturen auf der Glasoberfläche nur geringe Messungenauigkeiten. Anders sieht es bei der Verwendung des langwelligen Spektralbereiches aus: hier beträgt der Reflexionsgrad von Glas bis zu 25%, was bei inhomogenen Messumgebungen zu praktisch unkorrigierbaren Wärmebildern führen kann.

Da während der Herstellung bzw. Verarbeitung von Glas die Umgebungstemperatur typischerweise weit unterhalb der Schmelz- bzw. Umformtemperatur des Glases liegt, ist im mittelwellige Spektralbereich die Reflexion der Umgebungsstrahlung in der Regel kein ernstes Problem. Eine Ausnahme hiervon bilden die in unmittelbarer Nähe befindlichen technologischen Wärmequellen - wie beispielsweise Gasbrenner - deren Strahlung sich auf der Glasoberfläche reflektieren. Meistens zeigt die Reflexion komplizierte geometrische Formen, die daher nur schwer erkannt werden können und daher auch leicht zu Fehlinterpretationen führen. In vielen Fällen hilft die Wahl eines geeigneten Blickwinkels während der Messung oder die Abschottung dieser Störstrahlungsquellen durch eine zeitweilige Abschirmung mittels strahlungsundurchlässigen (aber nicht brennbaren!) Materialien.

Da sich bei automatisierten Produktionsprozessen die Glasteile oft sehr schnell bewegen, ist zur Erfassung der Temperaturänderungen und Anzeige der Temperaturverteilung ein ausreichend schnelles Thermografiesystem notwendig. Oft reichen hierfür die selbst durch modernste Mikrobolometer-Wärmebildkameras gebotenen 50/60 Hz bzw. 240 Hz nicht aus. Da ohnehin der mittelwellige Spektralbereich wesentlich günstiger ist, als der langwellige, spricht auch dieser Umstand für die Anwendung der kostenintensiveren Photonendetektorkameras. Mit der schnellen Thermogrammerfassung (insbesondere bei Sequenzaufzeichnung) entstehen typischerweise große Mengen an Messdaten, die üblicherweise OnLine (in Echtzeit) ausgewertet und angezeigt werden, eventuell auch sofort in die Anlagensteuerung einfließen. Weit verbreitet ist darüber hinaus auch die nachträgliche Auswertung mit verschiedensten thermischen und statistischen Analysen - häufig im Rahmen der Materialforschung, Produktentwicklung, Prozessoptimierung, für Lebensdauerteste und sonstige statistische Qualitätskontrollen.

Aufgrund der hohen Verarbeitungstemperaturen sind meist auch die Umgebungslufttemperaturen recht hoch, zudem besteht die Gefahr der Beschädigung des Messsystems durch verspritzendes oder berstendes Glas, weshalb empfohlen ist, die Thermokamera in einem größeren Abstand zu platzieren. Um die notwendige geometrische Auflösung zu sichern, ist die Verwendung spezieller Teleobjektive unumgänglich. Bei kleinen Glasprodukten - beispielsweise für die Messtechnik oder in der Glühlampenproduktion mit Teilen kleiner als 1 mm - sind sehr hohe geometrische Auflösungen notwendig, welche nur mit Teleobjektiven und Vorsatz- bzw. Makrolinsen gemeinsam erreicht werden können. In diesen Fällen ist für die vibrationsfreie Installation der Kamera Sorge zu tragen und höchst korrekt zu fokussieren!

Wenn die Messung nur aus kleinen Entfernungen durchgeführt werden kann, dann sind die Betriebsbedingungen der Thermokamera durch luft- oder wassergekühlte Schutzabdeckungen zu garantieren. Für eine vollständige Einhausung der Kamera sind zum Schutze der Kameraoptik Schutzfenster mit geeigneter spektraler Transmission (z.B. aus Saphir) zu verwenden*. In den meisten Fällen stellt die geringe Strahlungsabschwächung durch solche Fenster kein Problem dar, müssen jedoch bei der Temperaturbestimmung berücksichtigt werden. Schutzfenster wie Linsen sind vor Verschmutzung zu schützen, was üblicherweise durch kontinuierliches Freiblasen verwirklicht wird. (Anhaftender Schmutz würde nicht nur die Thermogrammqualität, sondern auch die Temperaturmessung beeinflussen, da die Werte im Maße der Verschlechterung der Transmission durch die Verschmutzung absinken.)

** Anmerkung: Bei Versuchen in Vakuumkammern müssen die Kammerfenster eine der thermografischen Messanordnung entsprechende spektrale Transmission besitzen, zumeist also aus Saphir gefertigt werden.*

Bezüglich der verbreitet angewandten Gasbrenner könnte vermutet werden, dass diese eventuell als Störstrahlungsquelle bei langwelligen Messsystemen aufgrund der Reflexionseigenschaften der Glasoberfläche Probleme verursachen. Tatsächlich werden nur die Brenner, Halter und sonstigen erwärmten Konstruktionselemente im langwelligen Bereich reflektiert, die Flamme selbst nicht! Da die bei der Verbrennung entstehenden Gase und der Wasserdampf Spektrallinien außerhalb des langwelligen Spektralbereiches besitzen, ist die Flamme für eine langwellige Thermokamera transparent und die Reflexionen dieser Strahlungen (wegen der identischen Wellenlängen) ebenso „undetektierbar". Bei mittelwelligen Wärmebildsystemen erleichtert zwar die wesentlich geringere Reflexion des Glases die Temperaturmessung auf der Glasoberfläche, jedoch die Verbrennungsgase und Dämpfe, die die Flamme bilden, weisen genau in diesem Bereich starke spektrale Emission auf. Aus diesem Grunde gibt es nicht nur eine starke Störwirkung bei mittelwelligen Messungen auf Glas, sondern aber auch die Möglichkeit zu Bestimmung der Flammentemperatur. Die Grundlagen und Anwendbarkeit der Flammentemperaturmessung folgen in einem weiteren Absatz.

Beispielthermogramme für Messungen der Glastemperatur

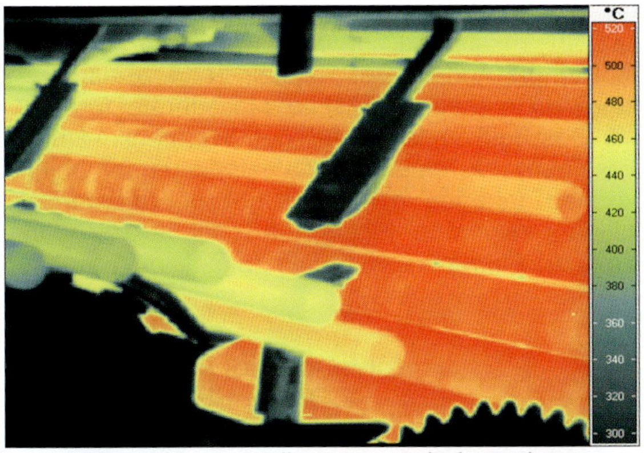

Abb. 1279: Herstellung von Solariumröhren

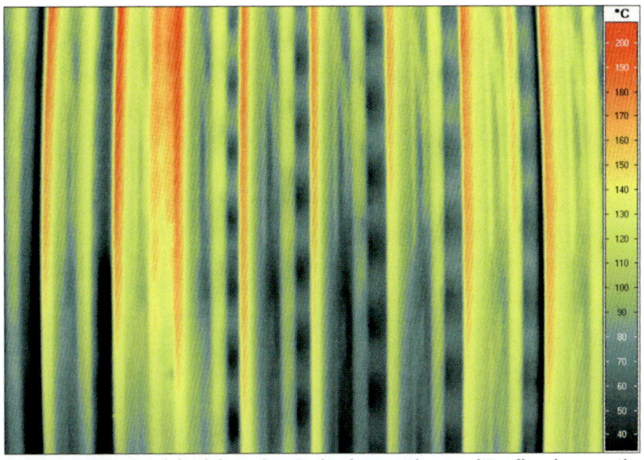

Abb. 1280: abkühlende Solariumröhren (Reflexionen!)

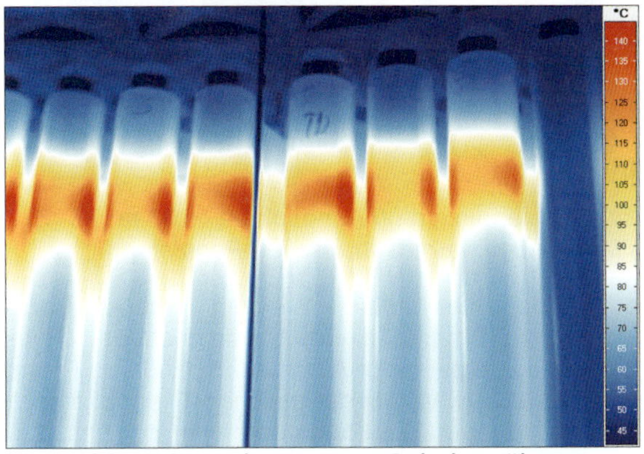

Abb. 1281: Labortest von Solariumröhren

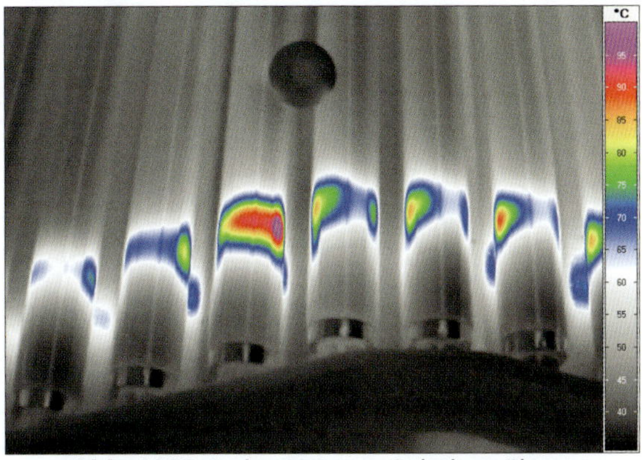

Abb. 1282: Labortest von Solariumröhren

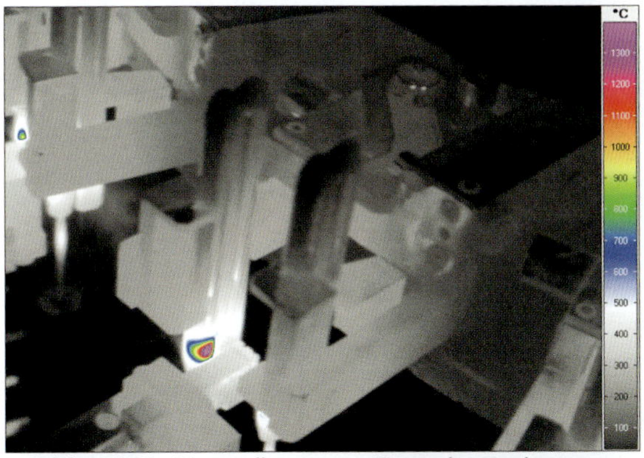

Abb. 1283: Herstellung von Energiesparlampen

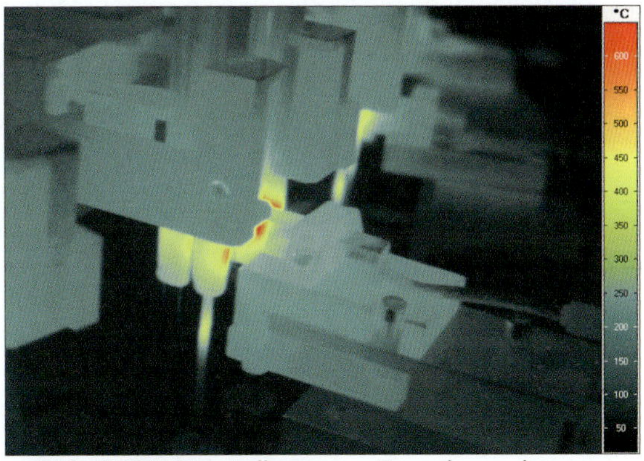

Abb. 1284: Herstellung von Energiesparlampen

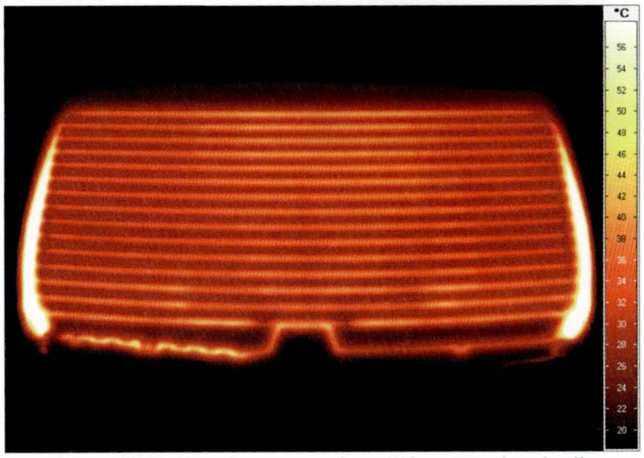

Abb. 1285: Erwärmung einer Pkw-Rückscheibe

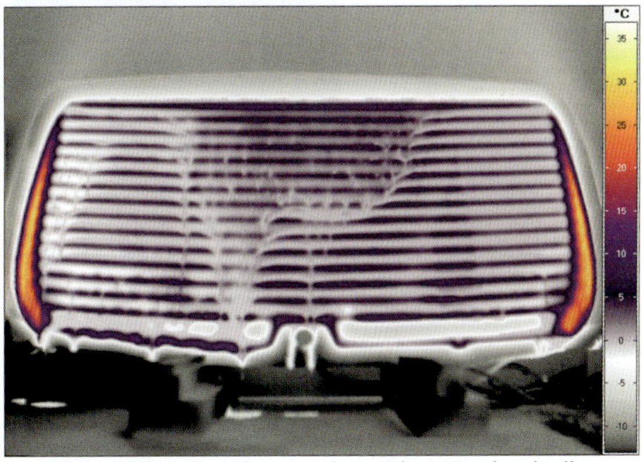

Abb. 1286: Enteisung einer Pkw-Rückscheibe

5.7.6. Messung der Flammentemperatur

Die Temperaturmessung der durch die Verbrennung von Kohlenwasserstoffen erzeugten Flammen basiert auf der Emissionen der durch den Verbrennungsprozess (als Endprodukt) entstehenden Gase und Dämpfe, d.h. hauptsächlich CO, CO_2 und H_2O (als Dampf). Anhand des Kapitels 1.4.4. „Einfluss der Übertragungsstrecke" wird sofort ersichtlich, dass langwellige thermografische Messgeräte für diese Verbrennungsgase und Dämpfe nicht empfindlich sind. Das heißt, mit langwelligen Wärmebildkameras kann durch Flammen hindurch (ohne Einfluss durch dieselben) die Temperatur dahinterliegender Objekte gemessen werden. Mittelwellen-Wärmebildkameras können dagegen in Betracht gezogen werden, um die Flammen zu detektieren, was unter Einsatz eines geeigneten Filters (und bei ausreichender Konzentration der Verbrennungsgase) es auch ermöglicht, die Flammentemperatur zu messen.

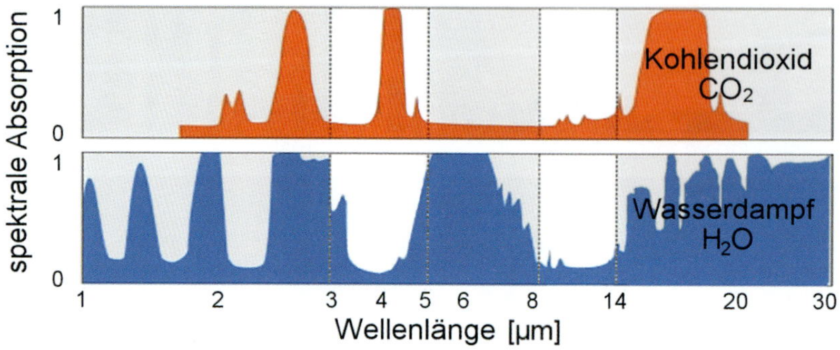

Abb. 1287: spektrale Absorption von Wasserdampf und Kohlendioxyd (in Atmosphäre >100 m, 25 °C)
<u>weiße Flächen</u>: links mittelwelliges, rechts langwelliges atmosphärisches Fenster

Basierend auf der obigen Abbildung sind mittelwellige Thermografiesysteme mit einem schmalen Bandpassfilter von 3,9 µm für die Messung von Objekten durch Flammen hindurch geeignet. Bei dieser Wellenlänge haben weder Kohlendioxid noch Wasserdampf eine signifikante Absorptionsbande und somit - nach dem Kirchhoffschen Gesetz - keinen erheblichen Emissionsgrad. Mit der gleichen Thermokamera, aber mit einem schmalen Bandpassfilter von 4,25 µm kann dagegen die Flammentemperatur bestimmt werden, da auf dieser Wellenlänge eine Spektrallinie von Kohlendioxid mit 100% Absorption vorliegt. Bei dieser Wellenlänge emittiert CO_2 also seiner eigenen Temperatur entsprechende Wärmestrahlung.

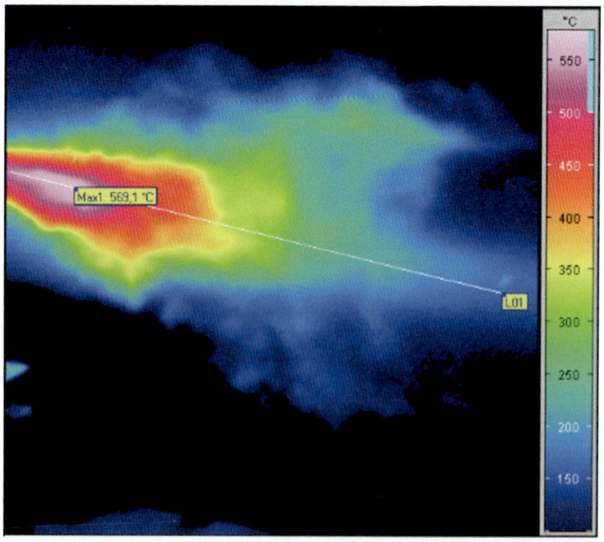

Abb. 1288: Temperaturverteilung an einer Gasflamme
(mit freundlicher Unterstützung der InfraTec GmbH, www.InfraTec.de [A387])

Bei dem vorliegenden Messprinzip ist es jedoch fraglich, inwieweit die sich von der Mitte des chemischen Prozesses zum Randgebiet hin mit der Umgebungsluft immer stärker vermischenden Verbrennungsgase noch eine ausreichende CO_2-Konzentration aufweisen, um die detektierte Strahlung als für die Flammentemperatur noch relevant betrachten zu können. Tatsächlich reicht nämlich der CO_2-Gehalt der atmosphärischen Luft nicht mehr aus, um die Lufttemperatur im mittleren Wellenlängenbereich mit einem Schmalbandpassfilter von 4,25 µm zu ermitteln. Die obige Methode sollte daher nur mit ausreichender Vorsicht zur Flammentemperaturbestimmung anhand von Thermogrammen verwendet werden.

5.7.7. Wärmebildkamera für Flammentemperaturmessung

Die für die Glasindustrie zu empfehlende Thermokamera wird unter 5.7.11. „Wärmebildkamera für Messungen an und durch Glas" spezifiziert. Hier soll nur die für das eingebettete Spezialgebiet der Flammentemperaturmessung empfohlenen Thermografiesysteme näher beschrieben werden. Im Folgenden werden die grundlegenden Eigenschaften und messtechnischen Parameter der für diese Aufgaben empfohlenen Thermokameras definiert und im Detail erklärt.

Wellenlängenbereich (Spektralbereich)

- mittelwelliger Bereich (3 ... 5 µm)
- Schmalbandpassfilter 4,25 µm entsprechend der Absorptionsbande von CO_2

Hinweis: Die bei der Verbrennung von Kohlenwasserstoffen erzeugten Flammen enthalten in bedeutenden Mengen CO_2, das bei 4,25 µm eine Spektrallinie mit 100% Absorption (=Emission) besitzt. Zur Flammendetektion ist daher eine mittelwellige Wärmebildkamera notwendig.

Thermokameratyp

- Hand-gehaltene Thermokamera
- stationäre Wärmebildkamera

Hinweis: Diese Frage ist aufgabenbezogen zu entscheiden. Für zeitweilige Kontrollen sind Hand-gehaltene Kameras zu bevorzugen, für kontinuierliche Messungen dagegen stationäre (wenn es nicht ausreichen sollte, entsprechende Pyrometer / Strahlungsthermometer zu verwenden).

Temperaturmessbereich (Kalibrationsbereich)

- min. 100 ... 800 °C, besser 0 ... 1200 °C

Hinweis: Der Messbereich ist natürlich anhand der zu erwartenden Temperaturen des zu messenden Objektes zu wählen. Ein zu weiter Messbereich geht allerdings meistens auf Kosten des Bildrauschens. Kameras, die ab 0°C kalibriert sind (und mehrere umschaltbare Messbereiche besitzen), bieten allgemein bessere Bildqualität, da sie günstigere NETD-Werte im unteren Temperaturbereich aufweisen.

Pixelauflösung

- min. 160x120 Pixel, besser 320x240 / 384x288 Pixel, empfohlen ≥ 640x480 Pixel

Hinweis: Mit kleinen Pixelauflösungen können je Wärmebild nur sehr kleine Flächen aufgenommen werden - mit Thermokameras mit nur 120x160 Pixeln daher nur jeweils ein technologischer Teilabschnitt oder eine einzelne Flamme. Für die Kontrolle umfangreicher Maschinen oder kompletter Produktionsanlagen sind Thermokameras mit geringer Pixelauflösung wegen der hohen Anzahl notwendiger Aufnahmen nicht zu empfehlen. Für Automatisierungsaufgaben oder Optimierungen von Verbrennungsprozessen sind jedoch Thermokameras mit 160x120 Pixeln oder sogar noch kleineren Auflösungen ebenfalls geeignet.

Geometrische Auflösung

- min. 1,5 mrad, besser 1 mrad

Hinweis: Da den Regeln der geometrischen Auflösung zufolge wenigstens 2 (besser 3) Einzelmesspixel auf die Fläche des kleinsten zu erfassenden Flammenteils zu kalkulieren sind, beschränkt die geometrische Auflösung die größte Messentfernung und damit die Größe des Sichtfeldes. Dies könnte bei den in der Glasindustrie oft angewandten nadelspitzen Flammen schnell zu einem kritischen Parameter werden.

Thermische Auflösung

- min. 120 mK, besser 80 mK, empfohlen ≤ 50 mK

Hinweis: Bei der Flammenmessung treten typischerweise ausreichend hohe Temperaturen auf, weshalb die thermische Auflösung kein kritischer Parameter ist. Je besser die thermische Auflösung ist, um so klarer sind natürlich Probleme und Unterschiede identifizierbar.

Bildwiederholrate (Bildfrequenz)

- bei Hand-gehaltenen Kameras (Nutzung ohne Stativ) mindestens 50 Hz
- bei bewegten oder rotierenden Objekten ist eine Bildfrequenz entsprechend der relativen Bewegungsgeschwindigkeit zwischen Kamera und Objekt zu wählen
  (siehe auch Kapitel 4.2.8. „Messfehler bei dynamischen Prozessen")

Hinweis: Bei „stehenden" Messobjekten ist die Bildwiederholfrequenz allgemein unbedeutend. Für Hand-gehaltene Kameras (bzw. Anwendungen ohne Stativ) ist jedoch zwingend eine Bildrate mit mindestens 50 Hz zu empfehlen, um verwackelte Thermogramme zu vermeiden. Bei Flammen sind durchaus auch Turbulenzen zu erwarten. Sollen auch diese erfasst werden, sind wesentlich höherer Bildfrequenzen (bis in die Größenordnung von einigen kHz) notwendig.

Empfohlene Sonderfähigkeiten / Ausstattungsoptionen

- Schmalbandpassfilter 4,25 µm entsprechend der Absorptionsbande von CO_2
- Wechselobjektive: Standard- und Teleobjektiv
- Autofokus, überlagerte Bilddarstellung (visuell + Infrarot)
- Thermogramm-Sequenzaufzeichnung und Aufnahme von Temperaturdifferenz-Wärmebildern

5.7.8. Qualitätskontrolle an Leuchtkörpern mittels Thermografie

Neben der Messung der Temperaturen während der Herstellungsprozesse wird häufig auch die Temperaturmessung an im Betrieb befindlichen Leuchtkörpern benötigt. Gerade bei der Entwicklung neuer Produkte bringen die Temperaturmessungen wichtige Informationen - beispielsweise für die Lebensdaueroptimierung. Zusätzlich zu der Temperatur der Außenfläche ist es oft notwendig, die Temperaturen der Komponenten innerhalb der Lampe genau zu bestimmen. Die Thermografie ist (neben für einige Teilaufgaben verwendbaren Quotientenpyrometern) die hierzu einzige geeignete Messmethode, aber viele messtechnische Bedingungen und Beschränkungen sind auch hierbei zu berücksichtigen.

Temperaturmessung an der Außenfläche (am Glaskolben) von Leuchtkörpern

Die Messung der Temperatur an der Außenfläche (am Glaskolben) von in Betrieb befindlichen Lichtquellen kann insofern kompliziert sein, dass (abhängig von der Art derselben) auch bedeutende Strahlungsenergien mit Wellenlängen innerhalb des Spektralbereiches der Wärmebildkamera erzeugt werden. Diese wird vom Thermografiesystem zusammen mit der vom Glaskolben ausgesandten Wärmestrahlung erfasst, welche hiernach nicht mehr voneinander unterschieden werden können. Zur Bestimmung der Oberflächentemperatur muss daher bei der Messung der Wellenlängenbereich unter 4,5 µm durch einen Langpassfilter (Auf-Glas-Filter) unterdrückt werden. Insbesondere bei dünnwandigen Glaskolben, extrem hohen Glühdrahttemperaturen, Halogen- oder Xenonlampen ist die Auswahl des Filters mit ausreichend steiler Charakteristik und entsprechend starker Dämpfung sehr schwierig. Letztere kann durch nacheinander angeordnete Filter verbessert werden, wobei sich jedoch das Signal-Rausch-Verhältnis des Gesamtsystems verschlechtert.

Wenn mit Filtern die unerwünschten Strahlungsanteile nicht ausreichend reduziert werden können, kann die Messgenauigkeit manchmal durch die kurzzeitige Abschaltung des Leuchtkörpers und einer entsprechenden Synchronisierung des Thermografiesystems erhöht werden.

Messung an den Innenteilen von Leuchtkörpern

Soll die Temperatur im Innern einer Glühlampe gemessen werden, muss die vom Glaskörper emittierte Strahlung effektiv unterdrückt werden. Der einfachste Filter, der für diesen Zweck verwendet werden kann, ist das Glas selbst, aus dem der Glaskolben besteht. Nur die Strahlung wird durch diesen hindurchgelassen, die bereits vom Messobjekt ausgehend auch den Glaskörper passierte. Die vom Glaskolben selbst abgegebene Strahlung wird jedoch dem Kirchhoffschen Gesetz zufolge durch den - aus gleichem Material bestehenden - Filter absorbiert. Natürlich ist es auch möglich, spezielle Filter mit besonderen Eigenschaften zu entwerfen und herzustellen, die eine ausgezeichnete Transparenz und andererseits eine hohe Dämpfung für den jeweils gewünschten Bereich aufweisen. Es ist auch möglich, verschiedene Spektralfilter zu kombinieren. Für diese Messungen ist übrigens eine große Dämpfung des Nutzsignals akzeptabel, da die Elektrode oder der Glühdraht eine sehr hohe Temperatur aufweisen.

Bei Messobjekten aus Metall verursacht derer niedriger Emissionsgrad jedoch weitere Probleme. Die hohe Betriebstemperatur der Glühdrähte und Elektroden ist insofern günstig, weil der Emissionsgrad der Metalle mit der Temperatur zunimmt. Da die emittierte Strahlung zudem mit der vierten Potenz der Temperatur anwächst, ist die von der Oberfläche des Messobjekts reflektierte Strahlung vernachlässigbar - auch unter Beachtung der bei diesen Messungen stark beschränkten Wellenlängenbereiche.

Allerdings sind die metallischen Teile - Glühfäden, Elektroden und deren Halteelemente - von minimalen Abmessungen, weshalb Wärmebildkameras bei diesen Anwendungen extreme Anforderungen an die geometrische Auflösung erfüllen müssen. Manchmal beträgt die Größe dieser Objekte nur den Bruchteil eines Millimeters, so dass spezielle Optiken (Mikroskoplinsen) mit geometrischen Auflösungen um 10 µm notwendig sind. Bis zu einer bestimmten Größe können auch Standard- oder Teleobjektive mit Vorsatz- oder Makrolinsen zufriedenstellende Ergebnisse bringen, obwohl diese gewisse Kompromisse bei der Bildqualität mit sich bringen können. Gemeinsames Problem all dieser Optiken ist jedoch, dass die für die hohe geometrische Auflösung erforderliche minimale Brennweite einen sehr geringen Schärfentiefebereich zur Folge hat. (Siehe hierzu auch Kapitel 4.2.4.2. „Zusammenhang zwischen Objektabstand und Schärfentiefe".) Daher ist eine sehr präzise Fokussierung besonders wichtig.

Unter den verschiedenen technischen Lösungen zur korrekten Fokussierung sind zu erwähnen:

- Nutzung eines Mikroskopstatives: Fokussierung durch Entfernungseinstellung
- bei Vorhandensein eines Filterrades: Fokus bei „lichtintensiverem" (d.h. kontrastreicherem) Filter
- Schärfentiefeerweiterung (z.B. durch EverSharp): Überlagerung näherer und fernerer Aufnahmen

Noch komplizierter wird es, wenn Teile im Innern der Leuchtkörper gemessen werden sollen, die eine niedrigere Temperatur besitzen. Die von der Dicke des Glases abhängigen Transmissionsverluste ergänzen sich noch durch die Verluste durch den Spektralfilter. Der Strahlungsverlust ist jedoch schon bei dünnem Glas und idealem Filter so groß, das selbst mit den empfindlichsten mittelwelligen Photonendetektorkameras keine Objekttemperaturen unter 100 bzw. 150 °C durch Glas erfasst werden können. Die Methode zur Abschätzung der möglichen minimalen Objekttemperaturen ist im Kapitel 5.7.4. „Wellenlängenbereiche für Messungen an und durch Glas" zu finden.

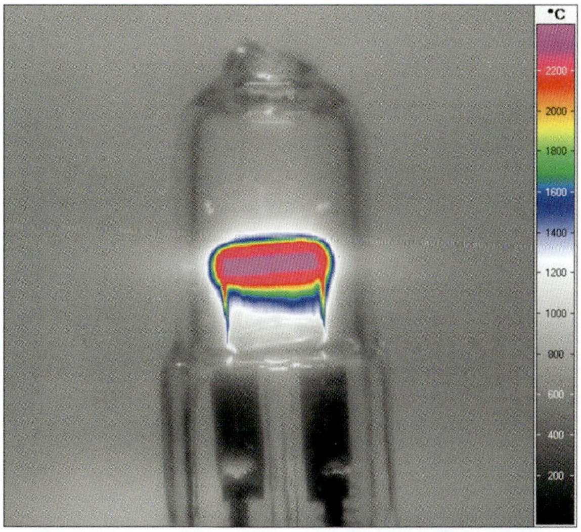

Abb. 1289: Temperaturmessung im mittelwelligen Spektralbereich ohne Filter

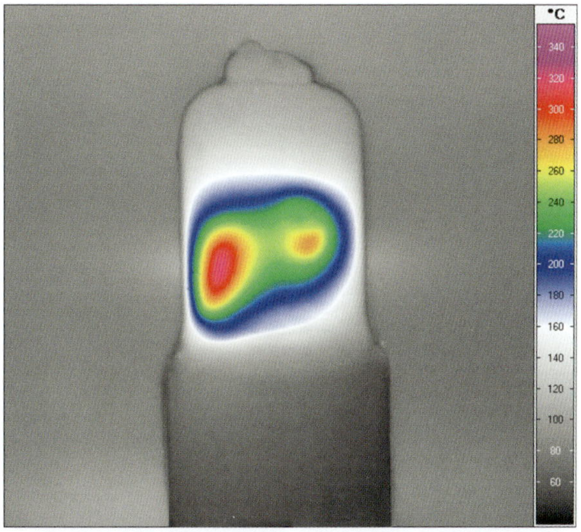

Abb. 1290: mittelwellige Temperaturmessung mit Auf-Glas-Filter (LWP 4 µm)

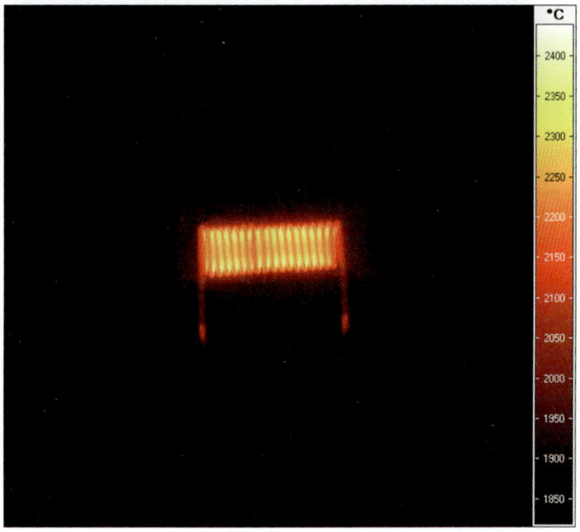

Abb. 1291: mittelwellige Temperaturmessung mit Durch-Glas-Filter (SWP 3,4 µm)

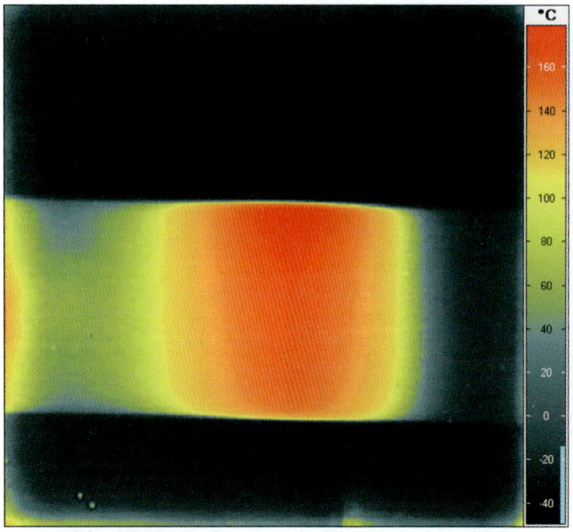

Abb. 1292: Außenwand einer Solariumröhre

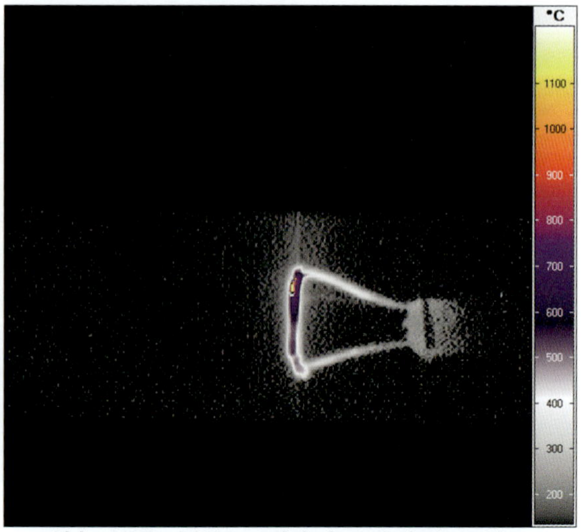

Abb. 1293: Glühwendel einer Solariumröhre

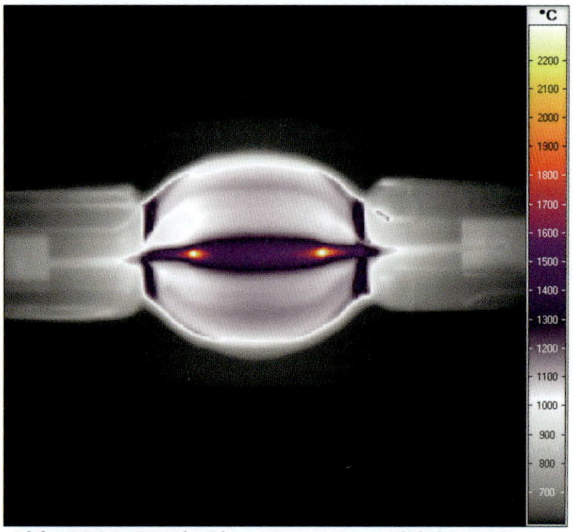

Abb. 1294: Durch-Glas-Messung an Lichtbogenlampe

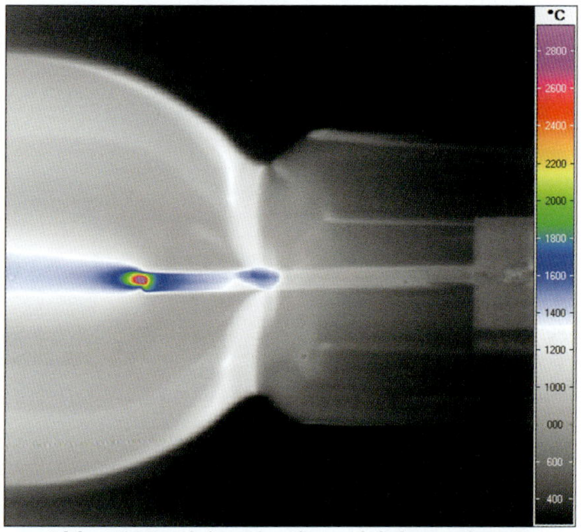

Abb. 1295: Elektrode einer Lichtbogenlampe

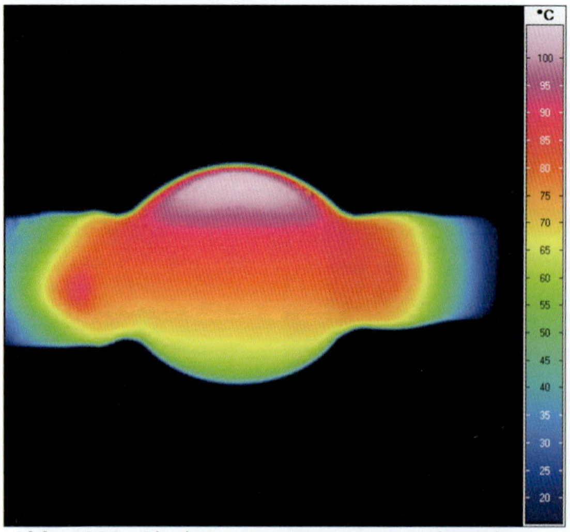

Abb. 1296: Glaskörpererwärmung an Halogenlampe (mit freundlicher Unterstützung der InfraTec GmbH, www.InfraTec.de [A388])

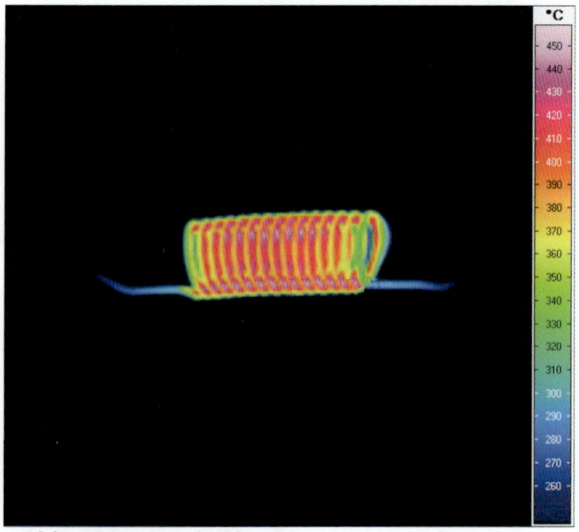

Abb. 1297: Durch-Glas-Messung an Halogenlampe (mit freundlicher Unterstützung der InfraTec GmbH, www.InfraTec.de [A389])

5.7.9. Thermografische Messungen an Glasschmelzöfen

Die Glasbearbeitung erfordert Schmelzöfen, Leit- und Gießkanäle, sowie Glasbecken und -formen. Deren Mauerwerk besteht aus Materialien unterschiedlicher Wärme- und Abriebfestigkeit, je nachdem inwieweit der jeweilige Teil Hitze und mechanischer Beanspruchung ausgesetzt ist. Um Betriebsstörungen und Unfallgefahren zu vermeiden, sind insbesondere die Bereiche des Mauerwerks, die der stark abrasiven Natur des strömenden flüssigen Glases ausgesetzt sind, von Zeit zu Zeit auf ihre Wandstärke hin zu überprüfen - am einfachsten natürlich mit Wärmebildgeräten. Die Methode entspricht dem in Kapitel 5.4. „Untersuchung von Industrieanlagen und Wärmedämmungen" beschriebenem: je höher der Verschleiß ist, desto dünner ist die feuerfeste Auskleidung. In Folge dessen wird die Wärmedämmfähigkeit geringer, was sich durch Temperaturerhöhung auf der Außenseite an den kritisch abgenutzten Stellen zeigt.

Bei den genannten Messungen ist es auch wichtig zu beachten, dass es wegen der relativ geringen Wärmedämmung der Wände solcher Schmelzöfen zu hohen Umgebungstemperaturen kommt. Dementsprechend müssen die Wärmebildkameras nicht nur anhand des Mess- und Kalibrierbereiches geeignet sein, sondern auch einen möglichst weiten Betriebstemperaturbereich besitzen. Es gibt aber nur selten tragbare Wärmebildkameras auf dem Markt, die bei Umgebungstemperaturen über 50 °C oder gar 55 °C dauerhaft betrieben werden könnten. Bei darüber liegenden Temperaturen liefern sie meist keine brauchbaren radiometrischen Daten mehr oder können unter Umständen sogar irreversible Schäden erleiden. Bei installierten Wärmebildkameras hilft natürlich eine ausreichende, kontinuierliche Kühlung.

Da bei der Glasschmelze und -verarbeitung oft Lufttemperaturen über 70 °C - insbesondere in der Umgebung der Schmelzöfen anzutreffen sind, können mit Hand-gehaltenen Wärmebildkameras nur kurzzeitige Messungen oder Inspektionen aus größeren Abständen durchgeführt werden, Ja, auch auf die Gesundheit des Thermografen ist zu achten: nur solche Bereiche sind zu betreten, für die eine entsprechende Sicherheitsfreigabe besteht. Auch die entsprechende Schutzkleidung ist nicht zu vergessen. Unter anderem werden die Griffrohre und auch die Laufgitter über einem Glasschmelzofen so heiß, das die Sohlen ungeeigneter Schuhe ganz einfach wegschmelzen.

Beispielthermogramme für Messungen an Glasschmelzöfen

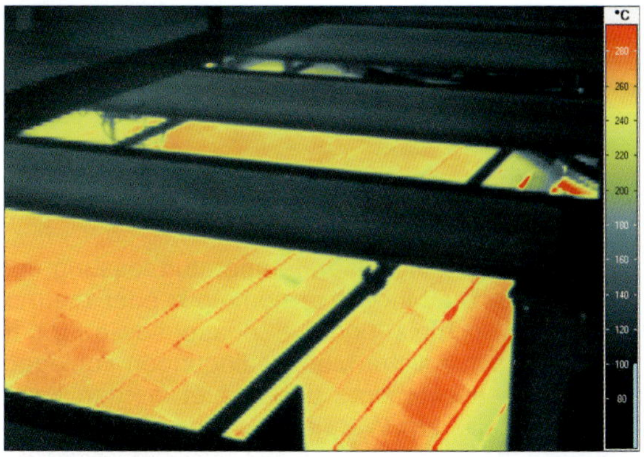

Abb. 1298: Abdeckung eines Glasschmelzofens

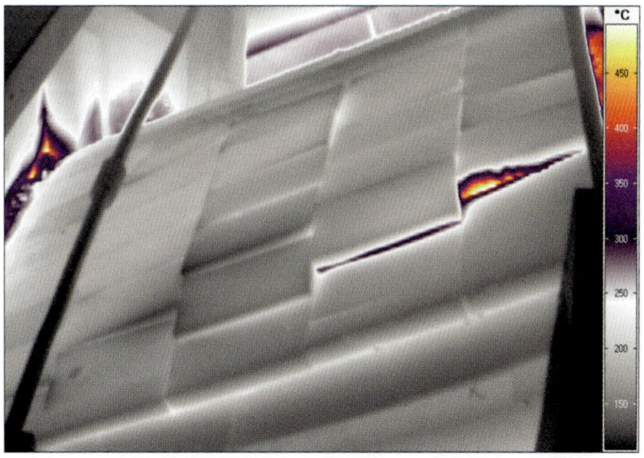

Abb. 1299: Ableitkanal der Glasschmelze

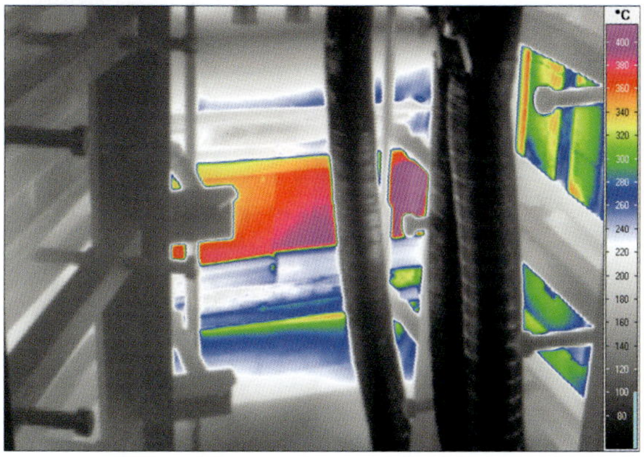

Abb. 1300: Seitenwand eines Glasschmelzofens

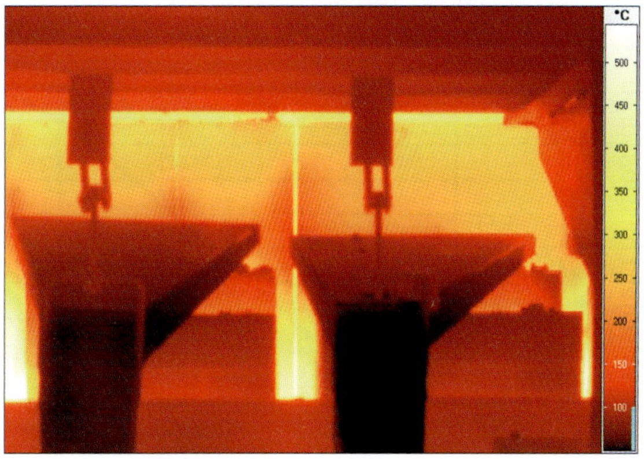

Abb. 1301: Kühlung eines Glasschmelzofens

5.7.10. Schmelzen von Korund (Aluminiumoxid)

Eines der üblichen Rohmaterialien der im vorherigen Kapitel genannten Glasschmelzöfen und der feuerfesten Auskleidung von Glaskanälen und -wannen ist der sehr harte und hoch wärmebeständige Korund, chemisch Al_2O_3, also Aluminiumoxid, wie auch Rubin und Saphir. In Gusstechnologie herstellbare Formteile aus diesem Material sind Grundbausteine der Öfen in der Keramikindustrie, der Tiegel der Hüttenindustrie und auch der Schmelzzellen der Magnesiumverarbeitung. Bei der Herstellung ist es wichtig, die Schmelztemperatur des Elektrolichtbogenofens zu kontrollieren und zu regeln, sowie auch den Abkühlprozess nach dem Gießen zu überwachen. Zu schnelles und ungleichmäßiges Abkühlen kann zu Haarrissen oder sogar zu kompletten Brüchen aufgrund von Materialspannungen führen.

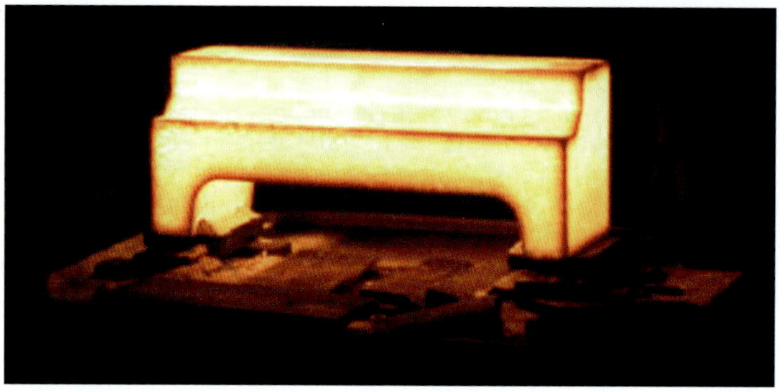

Abb. 1302: abkühlendes Formteil aus Korund nach der Ausformung
(mit freundlicher Genehmigung der MOTIM Kádkő Kft., www.motim.hu [A390])

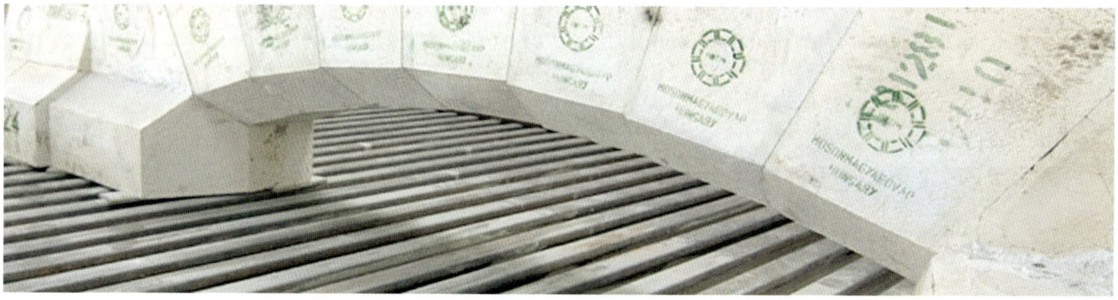

Abb. 1303: Zusammenstellung bearbeiteter Korund-Formteile
(mit freundlicher Genehmigung der MOTIM Kádkő Kft., www.motim.hu [A391])

Aus den oben genannten Gründen heraus ist die Bedeutung berührungsloser Temperaturmessung und der darauf beruhenden technologischer Temperaturregelung mit Strahlungsthermometern oder thermografischen Messsystemen groß. Die Messaufgabe sollte für die Schmelz- und Gießphase, sowie für den Kühlprozess getrennt betrachtet werden, da hierbei völlig unterschiedliche Messbedingungen vorliegen. Während der Kühlprozess ohne weiteres mit tragbaren Wärmebildkameras beobachtet werden kann, sollten Messungen beim Schmelzen oder Gießen mit einer installierten Wärmebildkamera durchgeführt werden. Letztere ist nicht nur wegen der hohen Umgebungslufttemperatur zu kühlen, sondern aufgrund der bei der hohen Schmelztemperatur auftretenden extremen Strahlungsintensitäten auch ausreichend gegen die hohe Wärmestrahlung (durch einen entsprechenden Schutzschirm) zu schützen.

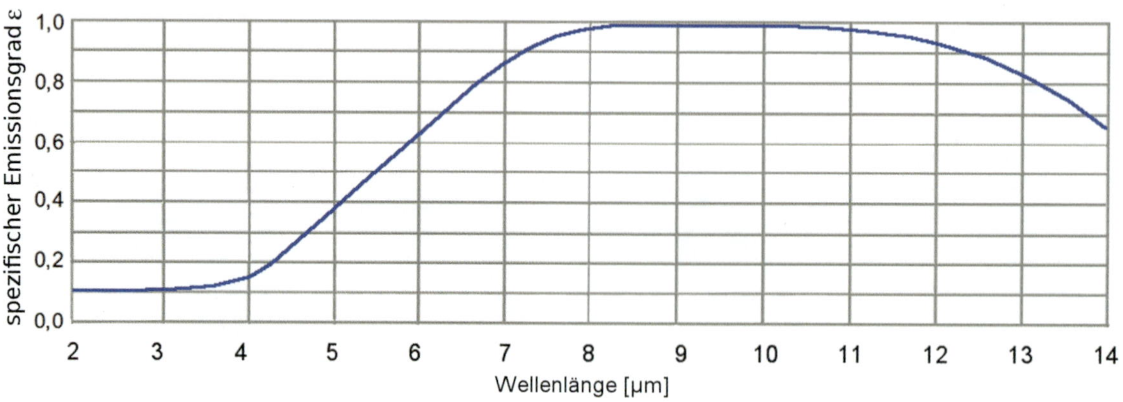

Abb. 1304: Emissionsgrad hochreinen Aluminiumoxyds (Al_2O_3)

Die im vorherigen Diagramm gezeigte Emissionsgradkurve zeigt, dass die Emission von hochreinem Aluminiumoxid im kurz- und mittelwelligen Bereich im Vergleich zu anderen nicht-metallischen Materialien ungewöhnlich niedrig ist. Der sehr hohe langwellige spektrale Emissionsgrad macht es jedoch leicht, die Temperatur anhand der langwelligen Wärmestrahlung zu bestimmen. Aus diesem Grund kann sogar mit Hilfe der kostengünstigen Mikrobolometer-Wärmebildkameras der Schmelz- wie auch oder Abkühlprozess gut gemessen werden. Um den Schmelzprozess im Lichtbogenofen beobachten zu können, ist ein Teleobjektiv zu empfehlen und zusätzlich unbedingt dafür zu sorgen, dass die Wärmebildkamera vor der auftretenden extremen Wärmestrahlung durch ein entsprechendes Schutzschild geschützt ist.

Eine stationare Wärmebildkamera benötigt darüber hinaus auch eine leistungsstarke Kühlung zu Absicherung der Kamerabetriebstemperatur. Noch dazu ist eine Freiblaseinrichtung zu empfehlen, welche für die Staubfreiheit des Objektives zu sorgen hat. Wichtig: Die hierfür genutzte Luft muss unbedingt ölfrei sein. Wäre dies nicht gegeben, würde sich schnell eine Schicht aus Staub und Öl am Objektiv bzw. Schutzfenster festsetzen, welche die Messung schließlich unmöglich macht. Diese Schicht kann sich (wegen ihres hohen Absorptionsgrades) auch stark erhitzen oder entzünden und damit im Extremfall sogar zum thermischen Bruch der Optik führen.

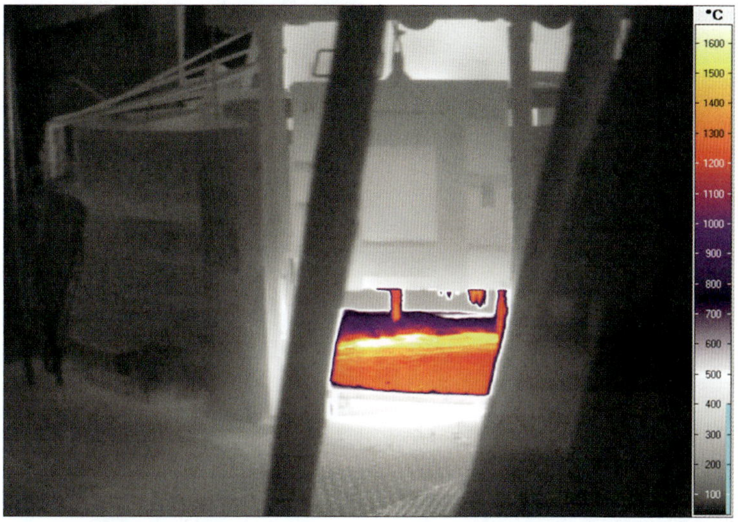

Abb. 1305: Schmelzen von Aluminiumoxyd in einem Lichtbogenofen

Messtechnisch ist jedoch auch für den Fall der obigen Messanordnung zu betonen: da die Umgebungstemperatur (die vom Messobjekt in Richtung des Messsystems reflektierte Strahlung) bei einer Messung durch die geöffnete Ofentür je nach dem Blickwinkel entweder durch die Ofeninnenwände, den Ofendeckel oder aber eben durch die Flächen um den Standort der Thermokamera herum bestimmt werden kann, ist diesem entsprechend dieser Parameter zur Berechnung der Temperaturwerte der Schmelze korrekt anzugeben. Im langwelligen Spektralbereich verursacht dies kaum ein großes Problem, da der Emissionsgrad von Aluminiumoxid hier nahezu 100% beträgt, was bei einer ungenauen Korrektur der Reflexion praktisch nur zu vernachlässigbaren Fehlern führen würde. Im Falle eines mittleren oder kurzwelligen Messsystems kann dies jedoch zu einer kardinalen Frage werden. Für die Abschätzung der Größenordnung des zu erwarteten Fehlers aufgrund einer eventuellen ungenauen Korrektur wird empfohlen, die Erklärungen aus dem Kapitel 4.2.3. „Temperaturmessfehler durch Falscheinstellung der Umgebungstemperatur" zu beachten.

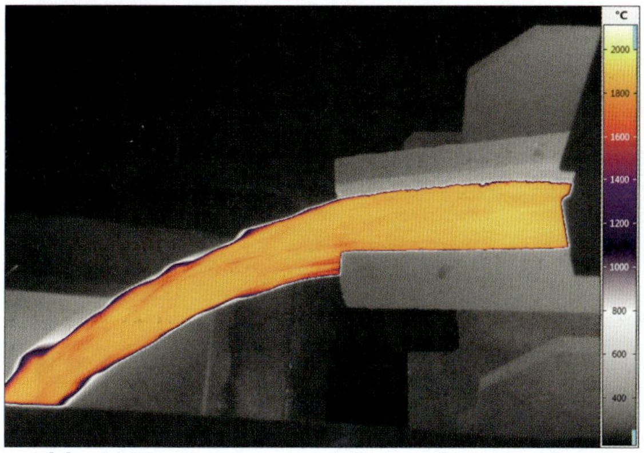

Abb. 1306: Gussvorgang (in „große" Gussform)

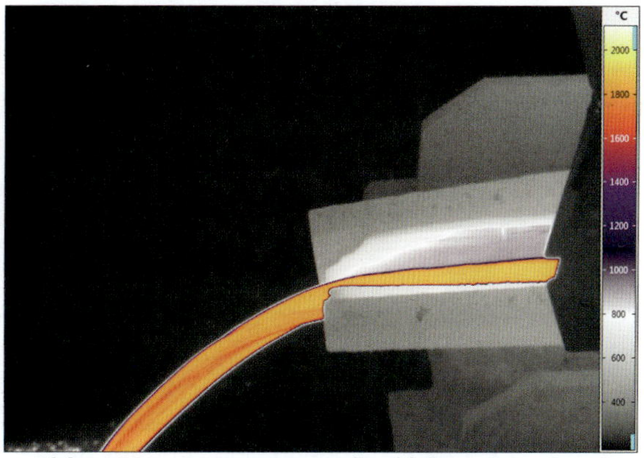

Abb. 1307: Gussvorgang (in „kleine" Gussform)

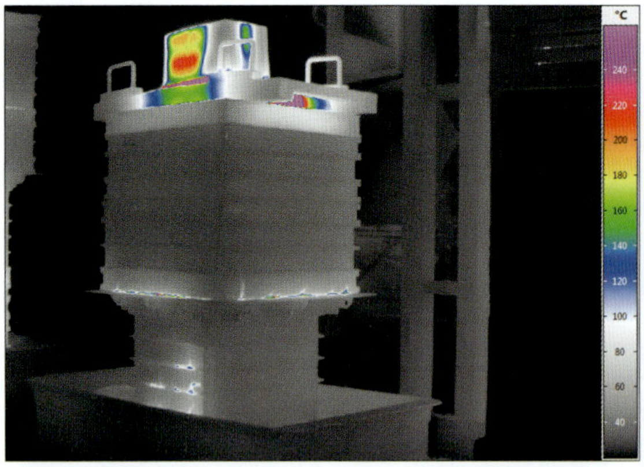

Abb. 1308: mit Al_2O_3-Schmelze gefüllte Gussform

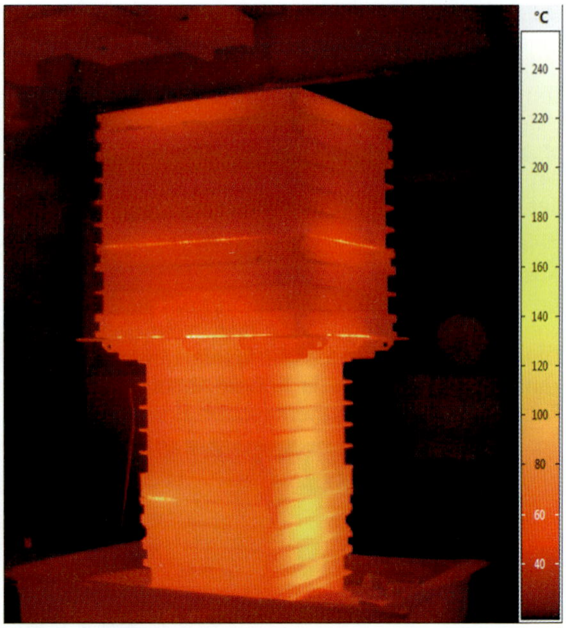

Abb. 1309: mit Al_2O_3-Schmelze gefüllte Gussform

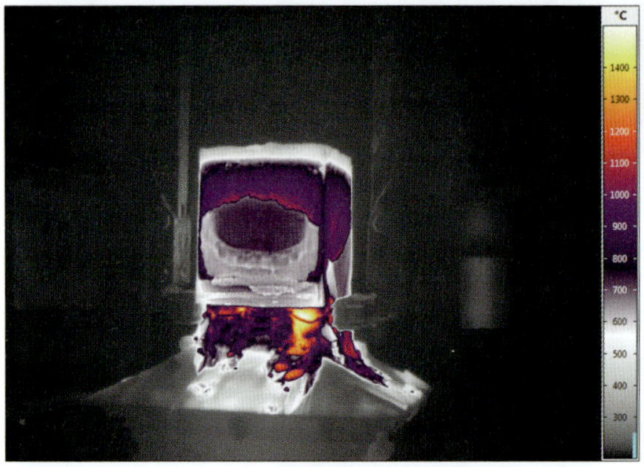

Abb. 1310: Warmausformen eines Formteiles (1.)

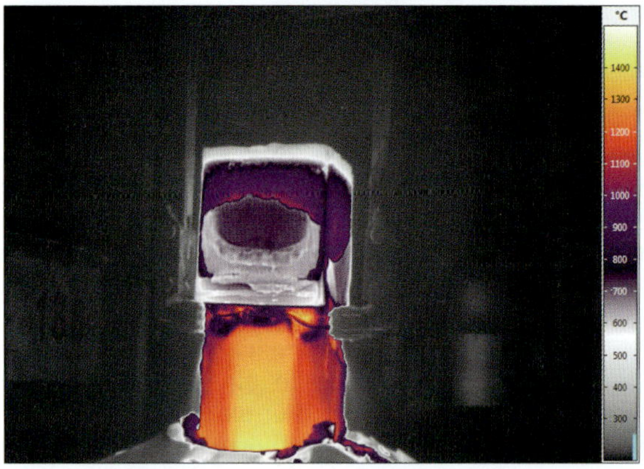

Abb. 1311: Warmausformen eines Formteiles (2.)

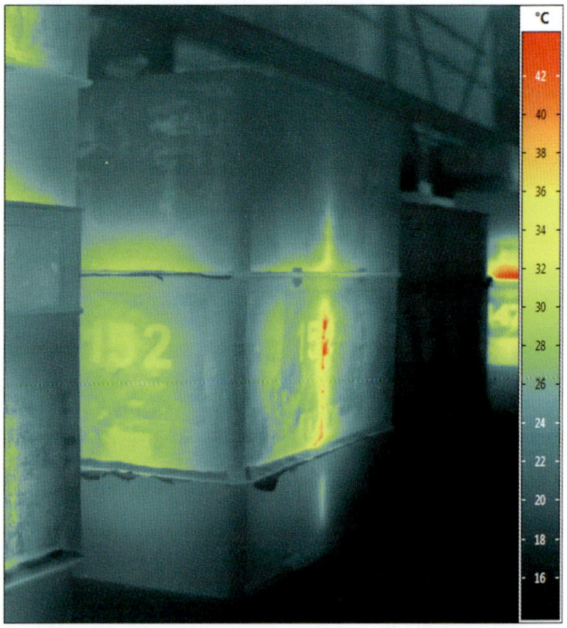

Abb. 1312: Abkühlbox für Al_2O_3-Gussformteile

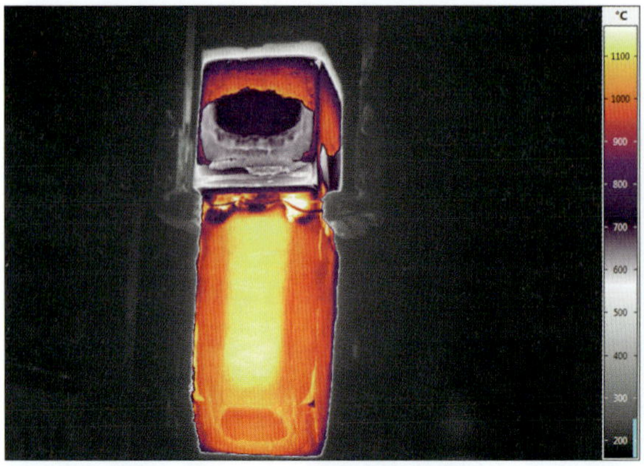

Abb. 1313: Warmausformen eines Formteiles (3.)

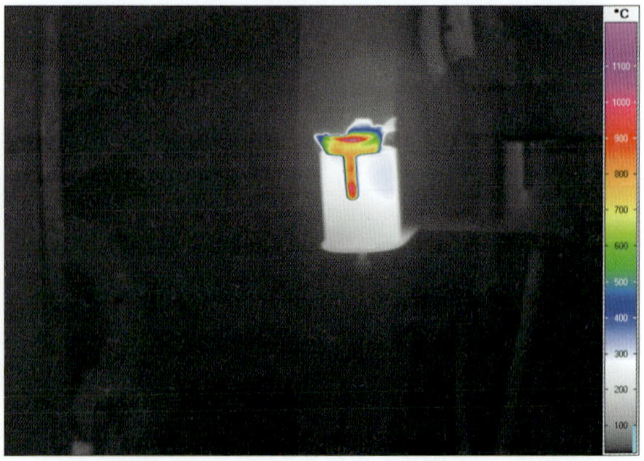

Abb. 1314: abkühlende Al_2O_3-Schmelzprobe

5.7.11. Wärmebildkamera für Messungen an und durch Glas

Um die aufgeführten thermografischen Untersuchungen in der Glasindustrie durchführen zu können, sind dafür geeignete Wärmebildkameras notwendig. Im Folgenden werden die wichtigsten Eigenschaften und messtechnischen Parameter der für diese Aufgaben empfohlenen Kameras definiert und im Detail erklärt.

Wellenlängenbereich (Spektralbereich)

- langwelliger Bereich (8 ... 12 µm / 7 ... 14 µm) für Messungen an Glasoberflächen und Al_2O_3
- kurzwelliger Bereich (3 ... 5 µm) für Messungen an und durch Glas (mit entsprechenden Filtern)

Hinweis: Da Glas für den langwelligen Bereich völlig undurchsichtig ist, kann mit langwelligen Thermokameras nur die Glasoberfläche gemessen werden, noch dazu erschwert durch die fast 25%-ige Reflexion des Glases. Weniger Reflexion tritt im Mittelwellenbereich auf, welcher bis 3,5 µm die Messung durch das Glas, ab 4 µm dagegen die Messung der Glasoberfläche ermöglicht. (Natürlich nur bei Verwendung entsprechender Filter.)

Thermokameratyp

- Hand-gehaltene Thermokamera
- stationäre Wärmebildkamera

Hinweis: Diese Frage ist aufgabenbezogen zu entscheiden. Für zeitweilige Kontrollen sind Hand-gehaltene Kameras zu bevorzugen, für kontinuierliche Messungen dagegen stationäre (wenn es nicht ausreichen sollte, entsprechende Pyrometer / Strahlungsthermometer zu verwenden).

Temperaturmessbereich (Kalibrationsbereich)

- min. 100 ... 1200 °C, besser 0 ... 2000 °C

Hinweis: Der Messbereich ist natürlich anhand der zu erwartenden Temperaturen des zu messenden Objektes zu wählen. Ein zu weiter Messbereich geht allerdings meistens auf Kosten des Bildrauschens. Kameras, die ab 0°C kalibriert sind (und mehrere umschaltbare Messbereiche besitzen), bieten allgemein bessere Bildqualität, da sie günstigere NETD-Werte im unteren Temperaturbereich aufweisen. Für Messungen an hinter Glas befindlichen Objekten mit mittleren Temperaturen sind im Interesse eines guten Signal-Rausch-Verhältnisses möglichst hochempfindliche thermografische Systeme zu wählen.

Pixelauflösung

- min. 160x120 Pixel, besser 320x240 / 384x288 Pixel, empfohlen ≥ 640x480 Pixel

Hinweis: Mit kleinen Pixelauflösungen können je Wärmebild nur sehr kleine Flächen aufgenommen werden - mit Thermokameras mit nur 120x160 Pixeln kann daher entweder nur eine „abtastende" Fehlersuche oder die Aufnahme nur eines jeweils kleinen technologischen Teilabschnittes verwirklicht werden. Für die Kontrolle umfangreicher Technologien sind Thermokameras mit geringer Pixelauflösung wegen der hohen Anzahl notwendiger Aufnahmen und der geringen Übersicht nicht zu empfehlen. Für Automatisierungsaufgaben oder Optimierungen von Temperaturregelungen sind jedoch Thermokameras mit 160x120 Pixeln oder sogar noch kleineren Auflösungen ebenfalls geeignet.

Geometrische Auflösung

- min. 2 mrad, besser 1,5 mrad, bei Glühlampenproduktion oftmals ≤ 0,8 mrad

Hinweis: Da den Regeln der geometrischen Auflösung zufolge wenigstens 2 (besser 3) Einzelmesspixel auf die Fläche des kleinsten zu erfassenden Objekt(details) zu kalkulieren sind, beschränkt die geometrische Auflösung die größte Messentfernung und damit die Größe des Sichtfeldes. Dies könnte bei den in der Glasindustrie ebenfalls vorkommenden kleinen Produkten schnell zu einem wesentlichen Parameter werden, bei der Messung an elektrischen Komponenten in Lichtquellen ist dies mit Sicherheit ein äußerst kritischer Parameter!

Thermische Auflösung

- min. 120 mK, besser ≤ 80 mK

Hinweis: In der Glasindustrie treten typischerweise ausreichend hohe Temperaturen auf, weshalb die thermische Auflösung kein kritischer Parameter ist. Ausnahme hiervon bilden die Messungen an hinter Glas befindlichen Objekten. Hier ist im Interesse hoher Empfindlichkeit (bestem Signal-Rausch-Verhältnis) - insbesondere bei Objekten mit nur mittleren Temperaturen - eine thermische Auflösung von 30 ... 50 mK zu empfehlen.

Bildwiederholrate (Bildfrequenz)

- bei Hand-gehaltenen Kameras (Nutzung ohne Stativ) mindestens 50 Hz
- bei bewegten oder rotierenden Objekten ist eine Bildfrequenz entsprechend der relativen Bewegungsgeschwindigkeit zwischen Kamera und Objekt zu wählen (siehe auch Kapitel 4.2.8. „Messfehler bei dynamischen Prozessen")

Hinweis: Bei „stehenden" Messobjekten ist die Bildwiederholfrequenz allgemein unbedeutend. Für Hand-gehaltene Kameras (bzw. Anwendungen ohne Stativ) ist jedoch zwingend eine Bildrate mit mindestens 50 Hz zu empfehlen, um verwackelte Thermogramme zu vermeiden.

Empfohlene Sonderfähigkeiten / Ausstattungsoptionen

- Spektralfilter je nach Messaufgabe; möglichst in Kamera integriert, per Software wählbar
- Standard-, Teleobjektive, Makrolinsen und bei Bedarf Mikroskopobjektive
- Autofokus, überlagerte Bilddarstellung (visuell + Infrarot)
- Thermogramm-Sequenzaufzeichnung und Aufnahme von Temperaturdifferenz-Wärmebildern

5.8. Thermografieanwendungen in der Elektronikindustrie

Die ständig steigenden Qualitäts- und Lebensdaueranforderungen sowie der sich fortlaufend verbreitende Einsatz von elektronischen Produkten in immer kritischeren Anwendungen (z. B. in Sicherheitssystemen, Fahrzeugsteuerungen, Luft- und Raumfahrzeugen) stellen die Elektronikindustrie aus vielen Aspekten bei Halbzeugen und Fertigprodukten gleichermaßen vor ungeheuer hohe Anforderungen. Somit wächst auch der Zwang nach neuen und umfassenderen Testverfahren, deren Grundbausteine außer den Qualitätskontrollen während der Produktion die komplexe Überprüfung der Wärme- und Vibrationsfestigkeit und in kritischen Anwendungen auch Lebensdauerprüfungen, elektrische Funktions- und Belastbarkeitsuntersuchungen sind.

Die kleinsten Teile elektronischer Schaltungen oder die inneren Komponenten von integrierten Schaltkreisen können fast ausschließlich nur berührungslos gemessen werden. Jegliche berührende Messmethode würde wegen der elektrischen Leitfähigkeit des Sensors, der thermischen Trägheit aufgrund dessen Wärmekapazität, der Beeinflussung des Messobjektes oder alleine wegen seiner Größe nur problematisch oder überhaupt nicht anwendbar sein. So ist es verständlich, dass die Thermografie eine bedeutende Rolle bei der Entwicklung von elektronischen Produkten in Bezug auf Lebensdauer, Zuverlässigkeit, Reduzierung des Energieverbrauchs, bei der optimalen Fehlersuche, bei der Überwachung thermischer Prozesse und bei der Qualitätssicherung während der Produktion spielt.

5.8.1. Elektronische Messungen - Allgemeinüberblick

Auf einzigartige Weise kann die Thermografie unter normalen Betriebsbedingungen durchgeführt werden, ohne die Temperaturverteilung des Messobjekts zu beeinflussen. In Bezug auf andere Testverfahren ist dies einer der wichtigsten Vorteile der Thermografie beim Testen elektronischer Schaltungen. Darüber hinaus können mit der Verwendung einer ausreichend schnellen Wärmekamera sehr schnelle Temperaturprozesse - Erwärmungen oder gar periodische Temperaturschwankungen mit Frequenzen bis über einige 100 Hz gemessen werden. Die Untersuchung der Temperaturverteilung, sowie der Art und Geschwindigkeit der Wärmeausbreitung kann weitere Möglichkeiten zur Produktentwicklung und Qualitätskontrolle bereitstellen.

Anwendungsgebiete

- **Leistungselektronik**
  - Erwärmung von Leitungen, Lötstellen und elektronischen Bauelementen
  - thermische Belastung von integrierten Schaltkreisen und Leiterzügen
  - Wirksamkeit von Kühlrippen, Wärmeleitern und aktiven Kühlsystemen
  - Auswirkung von transienten, impuls- und sinusförmigen Stromlasten
- **Computertechnik**
  - thermische Belastung von integrierten Schaltkreisen und Leiterzügen
  - Auswirkung der Erhöhung der Taktfrequenzen und Änderungen von HW-Treibern
  - Wirksamkeit von Kühlrippen, Wärmeleitern und aktiven Kühlsystemen
- **Integrierte Schaltkreise**
  - thermischen Belastbarkeit verschiedener Gehäuseformen und -materialien
  - Aufdecken eventueller lokaler (punktförmig) konzentrierter Erwärmungen
- **Elektronische Halb- und Fertigprodukte**
  - Kontrolle von Herstellungsprozessen (z.B. Wärmeverteilung beim Wellenlöten)
  - Kontrolle der Werkzeuge und Hilfsmittel (z.B. Temperatur von Lötkolben)
  - Prüfung der Endprodukte (Fehlersuche, Funktionsprobe, Lebensdaueranalyse)

Thermografisch auffindbare Fehler

- schlechte Planung / Dimensionierung (Bauteil, Leiterzugquerschnitt, Kühlrippe, aktive Kühlung)
- fehlerhafte Lötungen, unzureichende Kontaktierung, Kurzschlüsse, fehlerhafte Elektronikbauteile
- inkorrekte technologische Parametereinstellungen (z.B. beim Wellen- oder Laserlöten, Laserscheißen)

Vorteile der thermografischen Messungen

- Temperaturmessung ohne Beeinflussung des Messobjektes
- Objektkontrolle unter normalen Betriebsbedingungen, unter Spannung, ohne Kurzschlussgefahr
- schnelles Messverfahren, Messung vieler tausender Messpunkte gleichzeitig
- weitere Auswertungsmöglichkeiten dank Darstellung der Temperaturverteilung
- Messung schneller periodischer oder transienter Vorgänge, Einschaltvorgänge, Erwärmungen
- Unterschiedsdarstellung zu vorhergehendem Zustand oder Referenzaufnahme

5.8.2. Wichtige grundlegende Hinweise

Die folgende Aufzählung fasst die für alle Messaufgaben dieses Kapitels geltenden allgemeinen „Regeln" kurz zusammen, weitere spezifische Details werden in den nachfolgenden Abschnitten getrennt erläutert.

- Im Falle von elektronischen Schaltungen können auf vielen Bauteilen Reflexionen auftreten, noch dazu mit unterschiedlicher Intensität. Um daraus resultierende Messfehler zu vermeiden, sind die Messungen möglichst aus verschiedenen Positionen zu wiederholen und/oder mittels Einzelflächen- bzw. Material-bezogener Emissionsgradkorrektur zu kompensieren.
- Um die Messung stark reflektierender (glänzender) Metallflächen möglich zu machen, kann der teilweise oder vollständige Überzug mit mattem Lack (oder Kreidespray) helfen.
- Das Innere von gekapselten elektronischen Bauelementen (z.B. von integrierten Schaltkreisen) kann nicht direkt gemessen werden. Vor den Messungen sind jegliche Abdeckungen zu entfernen, da durch die üblichen Gehäusematerialien hindurch keine Wärmestrahlung detektiert werden kann.
- Bei kleinen Messobjekten (elektronische Produkte zählen meistens hierzu) muss die geometrische Auflösung des verwendeten Thermografiesystems sehr kritisch betrachtet werden. Das Einzeldetektor-Messpixel darf im gegebenen Messabstand höchstens 1/3 der kleinsten zu messenden (Teil-)Fläche betragen, damit die gemessenen Temperaturdaten korrekt ausgewertet werden können. Anderenfalls ist durch die Verwendung geeigneter Optiken (z.B. Teleobjektiv und Makrolinsen, notfalls auch Mikroskopobjektive) die geometrische Auflösung an die Größe und Entfernung des Prüfobjekts anzupassen.

5.8.3. Messschwierigkeiten und Lösungsvorschläge im Detail

So vielseitig wie die Anwendbarkeit der Thermografie in der Elektronikindustrie ist, so viele messtechnische Schwierigkeiten sind auch zu bewältigen, welche in erster Linie durch die Eigenschaften der Messobjekte selber verursacht werden. Nachfolgend werden einige der wesentlichsten Probleme aufgeführt, natürlich gleich mit praktischen Ratschlägen zur Verringerung der möglichen Messfehler.

- Die in der Elektronik verwendeten Materialien - Kupfer, Keramik, Kunststoffe etc. - besitzen alle unterschiedliche Emissionsgrade, weshalb diese dementsprechend - jedes Material für sich - zur Bestimmung der jeweiligen Temperatur zu korrigieren sind. Die Korrektur der unzähligen kleinen Einzelflächen „per Hand" mittels Definition von Korrekturflächen ist kaum verwirklichbar. Daher ist es sinnvoll eine Thermokamera und Auswertesoftware mit Fähigkeiten zur pixelweisen Emissionsgradkorrektur zu verwenden. (Das Verfahren wird nachfolgend näher erläutert.)
- Wenn eine solche Software nicht verfügbar ist, besteht eine häufig verwendete Alternative darin, auf allen Bauteilen einen gleich hohen Emissionskoeffizienten mittels einer dünnen Schicht aus mattem Lack zu erzeugen. Diese ermöglicht die genaue Messung aller Bauteile unter Verwendung eines einzigen globalen (noch dazu bekannten und zugleich hohen) Emissionsgrades.
- Farbbeschichtungen können jedoch nur mit gewisser Vorsicht verwendet werden. Einerseits werden die thermischen Eigenschaften des Testobjektes verändert, wobei weniger die minimale Wärmedämmeigenschaft der dünnen Farbschicht ausschlaggebend ist, sondern der erhöhte Emissionsgrad des Messobjektes. Es kann leicht vorkommen, dass thermische Probleme elektronischer Bauteile mit ursprünglich polierter Oberfläche nach der Beschichtung von selbst "verschwinden". Allein dadurch, dass sich wegen der durch den höheren Emissionsgrad verursachten Strahlungsabgabe ein anderes thermisches Gleichgewicht eingestellt hat. Andererseits kann sich bei hochfrequenten Elektroniken ein gänzlich anderes Problem einstellen, da ein großer Teil der Kunststoffe (auch Lacke) im GHz-Frequenzbereich leitend werden. Daher kann die Schaltung aufgrund der Farbbeschichtung funktionsunfähig oder sogar dauerhaft beschädigt werden.
- Bei kleinen Messobjekten, z.B. den Anschlüssen von Integrierten Schaltkreisen, muss die geometrische Auflösung des verwendeten Thermografiesystems berücksichtigt werden. Das Einzeldetektor-Messpixel darf im gegebenen Messabstand höchstens 1/3 der kleinsten zu messenden (Teil-)Fläche betragen, damit korrekte Temperaturdaten gemessen werden können. Anderenfalls ist durch geeignete Optiken (z.B. Teleobjektiv und Makrolinsen, notfalls auch Mikroskopobjektive) die geometrische Auflösung an die Größe und Entfernung des Prüfobjekts anzupassen.
- Bei der Aufzeichnung schneller Prozesse ist die Einhaltung der für die digitale Signalverarbeitung grundlegenden Abtastregel - dem Shannon-Gesetz - erforderlich. Dementsprechend muss die Abtastung - im Fall der Thermografie also die Bildfrequenz der Thermokamera - mindestens doppelt so hoch sein wie die höchste Frequenzkomponente des Prozesses. Ändert sich beispielsweise die Temperatur einer Leistungselektronik aufgrund der Einspeisung mit 50 Hz, dann muss die Bildwiederholrate höher als 100 Hz sein. Ansonsten tritt ein Aliasing-Effekt auf, der bei der Wiederherstellung (und Darstellung) des zeitlichen Verlaufs des Temperaturprozesses eine unwirkliche niedrigere Frequenz abbildet. Zur Aufnahme extrem hochfrequenter und transienter thermischer Vorgänge stehen Thermokameras mit Bildfrequenzen bis zu 9000 Hz zur Verfügung.

5.8.4. Pixelweise Emissionsgradkorrektur (Praxisanwendung)

In den meisten elektronischen Anwendungen hat ein einziges zu messendes Objekt (eine elektronische Schaltung) viele - vielleicht Hunderte - Einzeloberflächen mit unterschiedlichen Emissionsgraden. Wenn die Erzeugung eines gleichmäßigen hohen Emissionsgrades durch eine dünne Beschichtung mit einer matten Farbe nicht möglich ist, müsste der Emissionsgrade für jede Einzelfläche individuell bestimmt und während der Temperaturberechnung angewendet werden. Es ist ziemlich offensichtlich, dass das Definieren von „unendlich vielen" Korrekturoberflächen auf diesem Wege nicht geeignet ist, um effektiv korrekte Messungen durchzuführen. Aus diesem Grund gibt es eine automatisierte, softwaregestützte Lösung zur pixelweisen Emissionskorrektur, die auf verschiedene Weise angewandt werden kann. Der theoretische Hintergrund wurde im Kapitel 4.3.2.4. „Pixelweise Emissionsgradbestimmung und -korrektur" dargelegt. Im Folgenden wird die praktischen Anwendung dieser Methode näher beschrieben.

a) Pixelweise Emissisonsgradkorrektur unter Anwendung einer homogenen Aufheizung

Wenn das zu messende Objekt in einem Temperierofen oder einer Wärmekammer auf eine bekannte Temperatur erhitzt wird, haben alle seine Teilflächen - unabhängig derer Emissionsgrade - die gleiche Temperatur. Bei Betrachtung des Objekts mit einer Wärmebildkamera ist aber festzustellen, dass (ohne Korrektur der Emissionsgrade) unterschiedliche Temperaturen angezeigt werden. Offensichtlich ist dies auf die unterschiedlichen Emissionsgrade der einzelnen Oberflächen zurückzuführen: die Oberflächen mit Temperaturwerten gleich der Umgebungstemperatur (Laborwände) haben spiegelnde Eigenschaften (d.h. ca. 0% Emissionsgrad), die die Aufheiztemperatur zeigenden Oberflächen dagegen verhalten sich nahezu wie ideale Strahler (haben also nahezu 100% Emissionsgrad). Alle anderen dazwischen liegenden Temperaturwerte kennzeichnen Flächen mit Emissionsgraden zwischen dem idealen Spiegel und dem idealen Strahler. Je höher die angezeigte Temperatur ist, desto höher ist der Emissionsgrad.

Das so von der Wärmebildkamera aufgenommene Wärmebild wird dann statt Temperaturskalierung mit einer Skalierung entsprechend der Emissionsgrade versehen, wozu die im oben genannten Kapitel beschriebene Gleichung dient. Zu beachten ist hierbei, dass die Temperaturdifferenz zwischen Umgebungs- und Objekttemperatur mindestens 10 K (Praxiserfahrung 30 K) betragen muss, was aber nur dann gegeben ist, wenn sich das Objekt nicht mehr in der Klimakammer befindet. Ansonsten wären die Innenwände der Kammer die Umgebungstemperatur, welche aber genau der Objekttemperatur entspräche.

Bei Objekten mit hoher Wärmekapazität stellt es kein Problem dar, das Messobjekt nach dem Erwärmen oder Abkühlen auf die gewünschte Temperatur aus dem Ofen oder der Klimakammer herauszunehmen. Ab dann stellen die Wände des Testraumes die Umgebungstemperatur dar, die im Allgemeinen erheblich von der Temperatur des Messobjektes abweicht. Die Messung sollte dann allerdings zügig erfolgen, da sich die Objekttemperatur im Laufe der Zeit stetig immer mehr der Lufttemperatur der Testumgebung annähert. Bei Objekten mit geringer Wärmekapazität - wie auch den elektronischen Schaltungen - ist es jedoch nicht möglich, das Objekt aus dem Ofen oder aus der Klimakammer zu entnehmen. Die Lösung besteht darin, das Objekt in der Nähe der Tür zu positionieren, so dass nach dem Öffnen dieser die von der zu messenden Oberfläche reflektierte Umgebungstemperatur nicht die Strahlung der Ofen- oder Klimakammerwände ist, sondern auch hier die Testumgebung (Wände und Einrichtungen des Prüfraumes). Die Messung ist jedoch unbedingt sofort nach der Öffnung der Kammertür zu erstellen.

Eine weitere Schwierigkeit besteht darin, dass die berechneten Pixelemissionswerte in einer Wärmebildgroßen Matrix gespeichert werden, welche für die spätere Auswertung nur dann mit richtiger Pixelposition verwendet werden kann, wenn es keinerlei Änderung der Positionierung gegenüber dem zu korrigierenden radiometrischen Wärmebild gibt. Es darf also weder die Wärmekamera, noch das Messobjekt zwischen der Aufnahme der Emissionsgradverteilung und der Aufnahme des auszuwertenden - mit diesem Verfahren pixelweise in seinen Emissionsgraden zu korrigierenden - Wärmebild bewegt werden.

Wird anstelle der Klimakammer ein Heizlüfter verwendet, um die Leiterplatte von vorne oder hinten zu erwärmen, ist das nicht nur bequemer, sondern auch wesentlich kostengünstiger. Probeweise kann die Realisierbarkeit der homogenen Erwärmung durch den Heizlüfter mit einer thermografischen Kontrolle einer - für diesen Zweck mit mattem Lack beschichteten - zweiten (eventuell defekten) Leiterplatte erfolgen. Alternativ ist es auch ausreichend zu prüfen, ob die Oberflächen gleichen Emissionsgrades (z.B. gleiche Schaltkreise oder Bausteine, oder eben das Trägermaterial der Leiterplatte) an allen Orten ihres Vorkommens die gleichen Temperaturen zeigen. Trifft dies zu, ist also die Aufheizung mittels des Heizlüfters gleichermaßen zur Bestimmen der pixelweisen Emissionsgrade geeignet, wie die Klimakammer.

Bei einer Beheizung von vorne empfiehlt es sich, den Heizlüfter zum Zeitpunkt der Wärmebildaufnahme auszuschalten der ganz zu entfernen, nicht dass durch einen ungünstig gewählten Blickwinkel dessen Wärmestrahlung die Umgebungsstrahlung beeinflusst. Für die Messung sollte die Umgebungstemperatur (z.B. Wände oder Decke des Prüfraums) vorzugsweise mindestens 20 bis 30 K Temperaturunterschied zur erwärmten Leiterplatte aufweisen. Es ist ratsam, die erreichte Erwärmung (also die tatsächliche Objekttemperatur) durch Verwendung einer kleinen Referenzfläche mit bekannten Emissionsgrad (z.B. eines sehr kleinen selbstklebenden Etiketts) bei der Messung gleich mit zu bestimmen.

b) Pixelweise Emissisonsgradkorrektur durch Änderung der Umgebungstemperatur

Eine völlig andere Methode zur Feststellung der pixelweisen Emissionsgrade beruht darauf, die Umgebungstemperatur bewusst zu verändern, statt das Messobjekt zu erwärmen. Es wird dann statt einer Klimakammer oder einem Heizlüfter nur ein Strahler benötigt. Grundlage dieses Verfahrens ist, dass bei von der Objekttemperatur abweichender „Bestrahlung" abhängig vom Emissionsgrad der Objektoberfläche unterschiedlich starke Reflexion zu beobachten sind. Bei Betrachtung des Objekts mit einer Wärmebildkamera ist festzustellen, dass während der Bestrahlung unterschiedliche Temperaturen angezeigt werden. (Obwohl des Objekt selbst weiterhin Raumlufttemperatur besitzt.) Dies ist natürlich auf die unterschiedlichen Reflexionsgrade der einzelnen Objektoberflächen zurückzuführen: die Flächen mit Temperaturwerten gleich der Strahlertemperatur haben spiegelnde Eigenschaften (d.h. ca. 0% Emissionsgrad), die die tatsächliche Objekttemperatur (hier Raumlufttemperatur) zeigenden Oberflächen dagegen verhalten sich nahezu wie ideale Strahler (d.h. nahezu 100% Emissionsgrad). Alle anderen dazwischen liegenden Temperaturwerte kennzeichnen Flächen mit Emissionsgraden zwischen dem idealen Spiegel und dem idealen Strahler. Je höher die angezeigte Temperatur ist, desto höher ist der Reflexionsgrad.

Das so von der Wärmebildkamera aufgenommene Wärmebild wird wiederum statt der Temperaturskalierung mit einer Skalierung entsprechend der Emissionsgrade versehen. Zu beachten ist natürlich auch hierbei, dass die Temperaturdifferenz zwischen der Strahler- und der Objekttemperatur mindestens 10 K (Praxiserfahrung 30 K) betragen sollte. Weiterhin ist sehr wichtig, dass der Referenzstrahler ein homogener Strahler ist und das Messobjekt aus einer Richtung bestrahlt wird, die die Reflexion der Referenzstrahlung (auf dem Objekt) in Richtung der Thermokamera bewirkt.

Da der Referenzstrahler bewegt (also aus der Messanordnung entfernt) werden kann, muss bei dieser Methode nicht bis zur Abkühlung der Leiterplatte mit derer Messung in eingeschaltetem Zustand gewartet werden. Dass das Messobjekt und die Wärmebildkamera sich zueinander nicht bewegen, ist ebenfalls wesentlich einfacher zu gewährleisten. Als Strahler sind großflächige Referenzstrahler natürlich ideal (und auch teuer), aber mit gewissen Kompromissen können sogar herkömmliche Einzelkochplatten (auf niedrigster Heizstufe) oder sogenannte Infrarotstrahler für diesen Zweck genutzt werden. (Keramik- oder Halogenstrahler sind dagegen nicht geeignet, da diese keine homogene Strahlungsfläche besitzen.)

Zusammenfassend: Beide Verfahren sind genauso wirksam, aber wesentlich kostengünstiger als die Anwendung der Klimakammer. Die Wahl zwischen Objekterwärmung mittels Heizlüfter oder der Änderung der Umgebungstemperatur mittels des Referenzstrahlers kann danach getroffen werden, was im konkreten Anwendungsfall bequemer und einfacher umsetzbar ist. Beide Verfahren haben die gleiche Genauigkeit. Für die Anwendung des Heizlüfters spricht, das hierbei die Messung rechtwinklig auf die Objektfläche möglich ist, bei Verwendung des Strahlers muss dagegen vom rechten Winkel abgewichen werden. Dafür entfällt aber bei der Strahlermethode die Wartezeit bis zur Abkühlung des Messobjektes.

Beispiel zum Vergleich beider Verfahren

Zum Vergleich beider Methoden folgt nun die pixelweise Emissionsgradkorrektur einer PC-Hauptplatine. Besondere Aufmerksamkeit gilt der Temperatur der Anschlüsse der integrierten Schaltkreise.

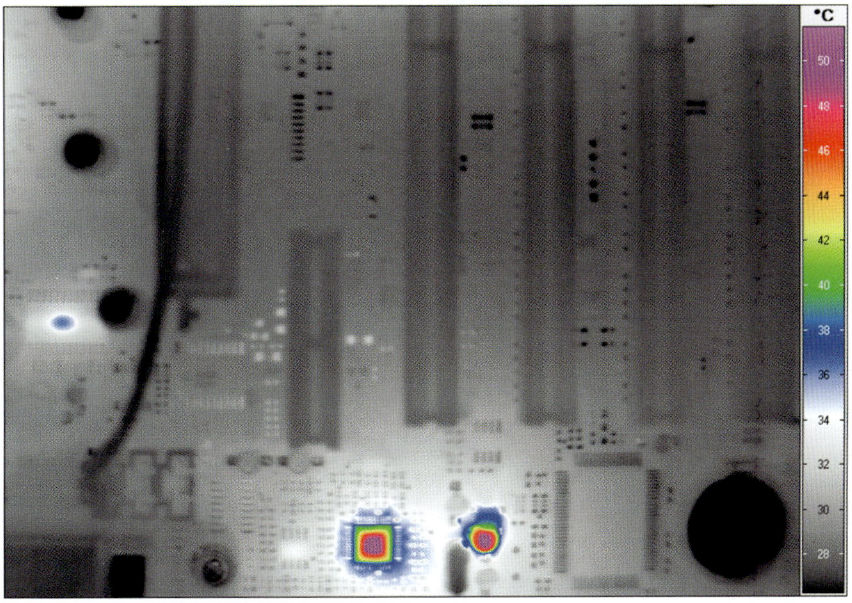

Abb. 1315: Wärmebild ohne Emissionsgradkorrektur

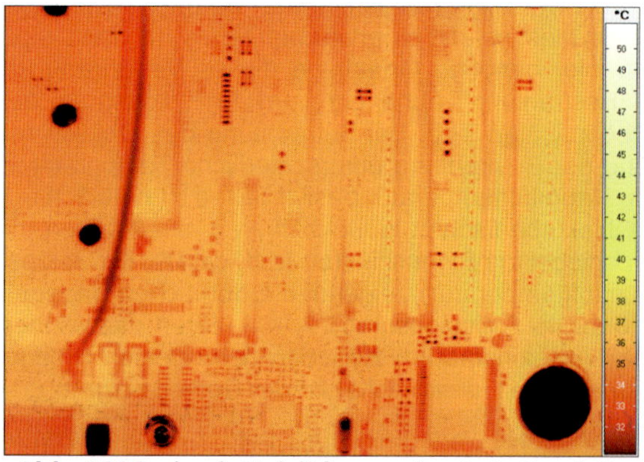

Abb. 1316: durch Heizlüfter erwärmte Leiterplatte

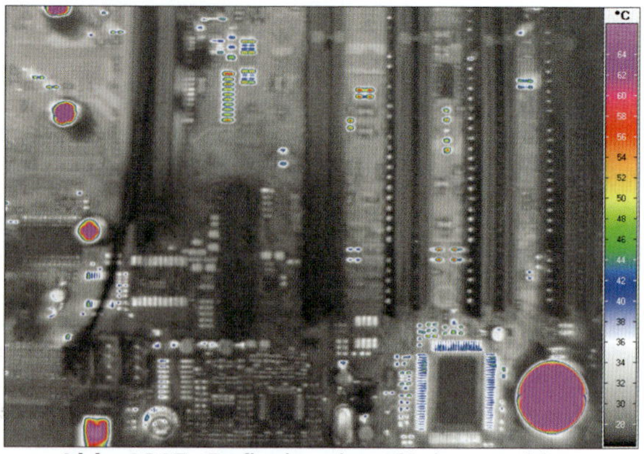

Abb. 1317: Reflexion des Flächenstrahlers

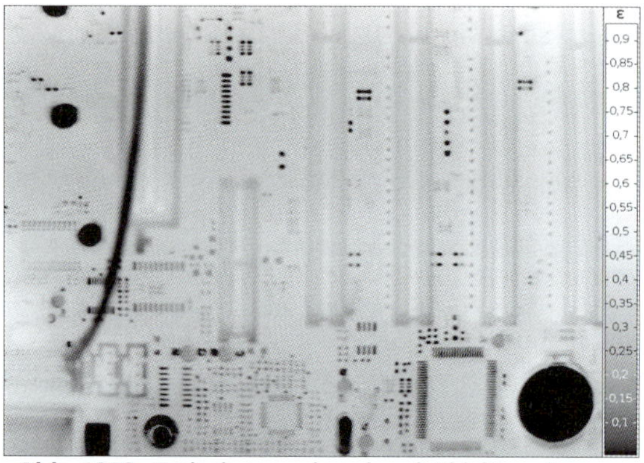

Abb. 1318: Emissionsgrade anhand Objekterwärmung

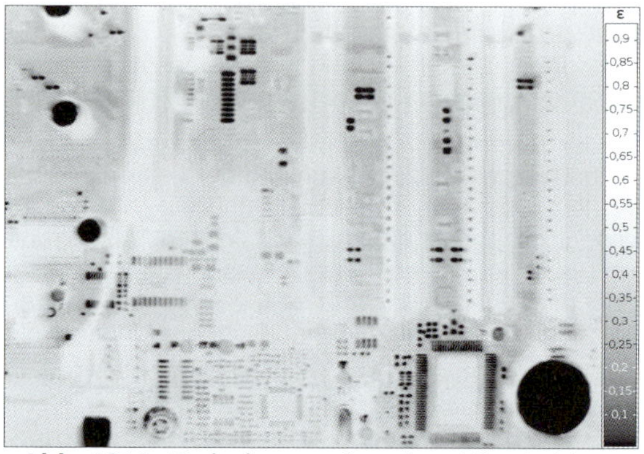

Abb. 1319: Emissionsgrade anhand Bestrahlung

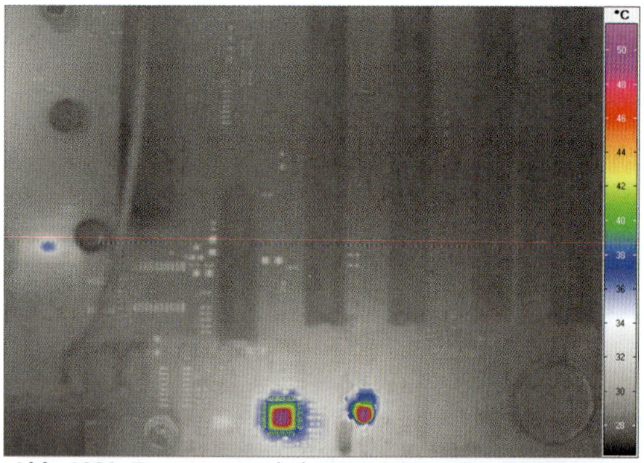

Abb. 1320: Temperaturen bei ε-Korrektion anhand Erwärmung

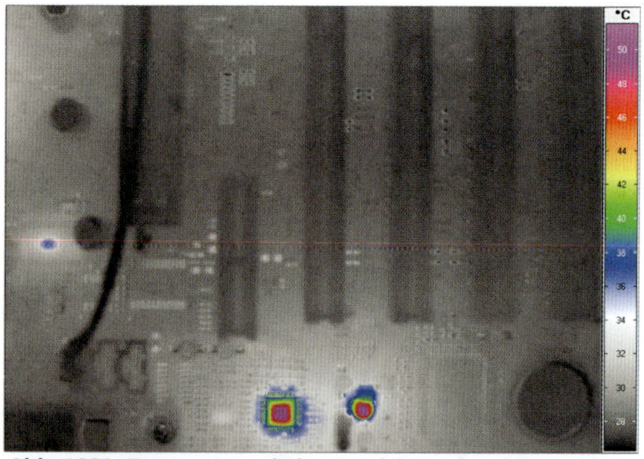

Abb. 1321: Temperaturen bei ε-Korrektion anhand Bestrahlung

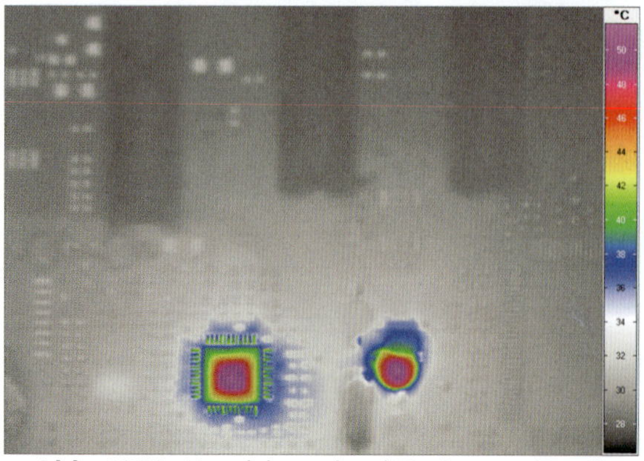

Abb. 1322: Korrektion anhand Erwärmung (Detail)

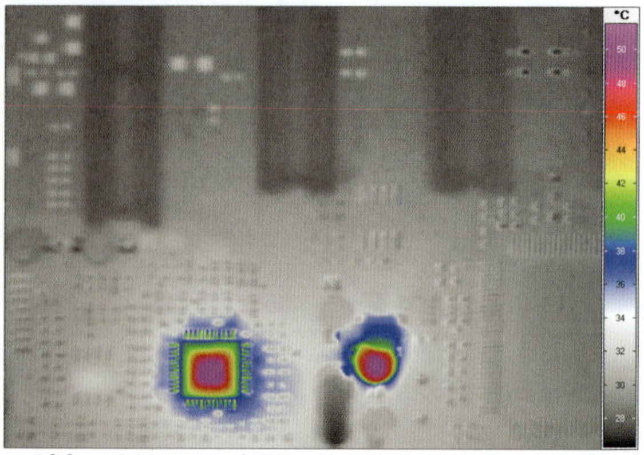

Abb. 1323: Korrektion anhand Bestrahlung (Detail)

Hinweis: Die zwischen den korrigierten Ergebnisthermogrammen bei den Flächen mit niedriger Temperatur erkenntlichen Unterschiede sind eher auf die Empfindlichkeit der angewandten Skalierung und die etwas ungenaue Verwirklichung des reflektiven Korrektionsverfahrens, denn auf tatsächliche Temperaturdifferenzen zurückzuführen. Unter anderem war es zwecks der Vergleichbarkeit notwendig, für beide Verfahren den gleichen rechtwinkligen Beobachtungswinkel anzuwenden, statt bei der Strahleranwendung den Objektoberflächen-Reflektionswinkel bezüglich der vom Strahler ausgesandten Strahlung zu nutzen. Es musste also dem Beispiel zuliebe von den - für die Anwendung des Verfahrens definierten - idealen Messumständen abgewichen werden. Um die gewünschte Reflexion zu erzielen, wurde der Strahler um die senkrecht ausgerichtete Thermokamera herumgeführt, und die dabei aufgenommene Thermogrammsequenz nach ihren Maximalwerten akkumuliert. Die Grenzen der Einzelflächen in der so erzeugten Emissionsverteilung sind daher bei diesem Verfahren leicht verschwommen, was zu Kontrastlinien im korrigierten Wärmebild führt, deren thermische Unterschiede jedoch in Wirklichkeit nicht vorhanden sind.

Zur Angabe der für das Korrekturmodell zur pixelweisen Emissionsgradberechnung in der thermografischen Auswertesoftware erforderlichen Temperaturdaten, wurde die Temperatur des Strahlers, wie auch die durch die Erwärmung mittels Heizlüfter erreichte Leiterplattentemperatur durch Ausnutzung zweier Flächen mit bekanntem Emissionsgrad ermittelt. Hierfür diente einerseits die hochglänzende Knopfzelle der Hauptplatine (runde Fläche unten rechts) mit 95% Reflexionsgrad, sowie ein kleiner Adressaufkleber mit 97% Emissionsgrad, welcher anstelle des fehlenden Schaltkreises links daneben aufgeklebt wurde. Erstere Fläche diente der Bestimmung der Strahlertemperatur, letztere der Feststellung der Leiterplattentemperatur, womit jegliche berührende Temperaturmessung unnötig wurde und die Unbeweglichkeit der Leiterplatte wie auch Thermokamera mit Leichtigkeit garantiert werden konnte.

5.8.5. Anzeigen thermischer Änderungen mittels Differenzwärmebild

Die Lebensdauer elektronischer Schaltungen wird unter anderem durch die Temperatur jedes einzelnen Bauelements bestimmt, welche möglichst wesentlich unter der durch den Hersteller spezifizierten Betriebstemperaturgrenze liegen sollte. Selbst bei extremen Belastungen, unter ungünstigen Betriebszuständen bzw. bei hohen Umgebungstemperaturen sollten sich die Bauteile nicht überhitzen.

Als Beispiel für die in diesem Zusammenhang bestehenden Möglichkeiten der Thermografie soll eine digitalen Schaltung dienen, die auf der Zusammenarbeit programmierbarer Mikrochips basiert. Leider arbeitet ein Chip an der oberen Grenze der Herstellerspezifikation, was seine Lebensdauer vermutlich stark verkürzt. Es könnte aber das Programm geändert und einige Operationen auf andere Chips übertragen werden. Nur stellt sich die Frage, ob dadurch nicht andere überhitzt werden? Um die erreichten Unterschiede aufzuzeigen, ist ein Wärmebild des ursprünglichen Zustandes zu erstellen, ein weiteres nach der Umprogrammierung. Hiernach sind die beiden Wärmebilder auf Veränderungen zu vergleichen.

Natürlich ist diese Methode nicht falsch, aber es ist keine moderne Lösung. Stattdessen ist es sinnvoller, die Differenz-Wärmebildfunktion moderner Thermografiesysteme zu nutzen. Hierzu wird ein Thermogramm im Ausgangszustand benötigt, das als Referenz-Wärmebild dient. Ab dann werden die Temperaturwerte dieses Referenzbildes von jedem der nachfolgend erfassten Wärmebilder pixelweise subtrahiert. Nach der Umprogrammierung ergibt sich zuerst ein Temperaturdifferenzbild von 0 K, ab dann werden jedoch für alle Erwärmungen positive Werte, für Abkühlungen negative Werte dargestellt. Somit können nicht nur die Orte der Veränderungen gefunden, sondern auch deren Ausmaß beurteilt werden.

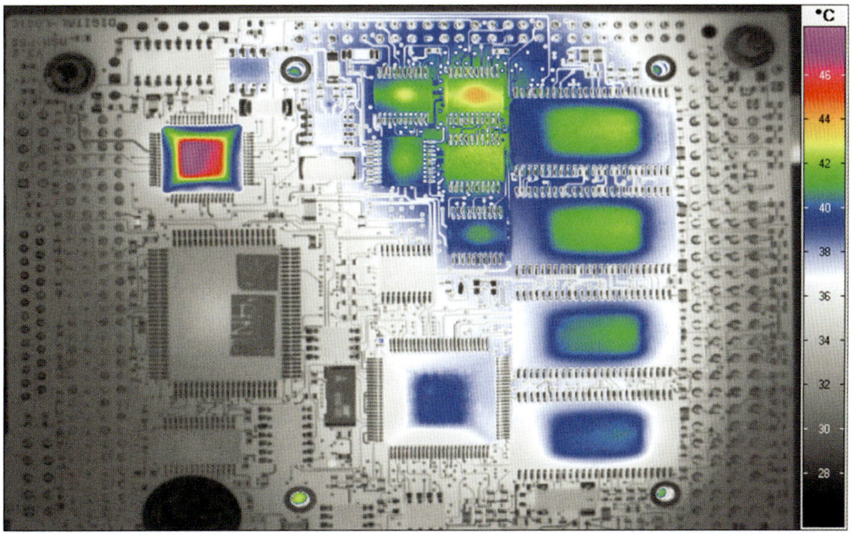

Abb. 1324: Temperaturen der Leiterplatte vor der Programmänderung (ohne Emissionsgradkorrektur)

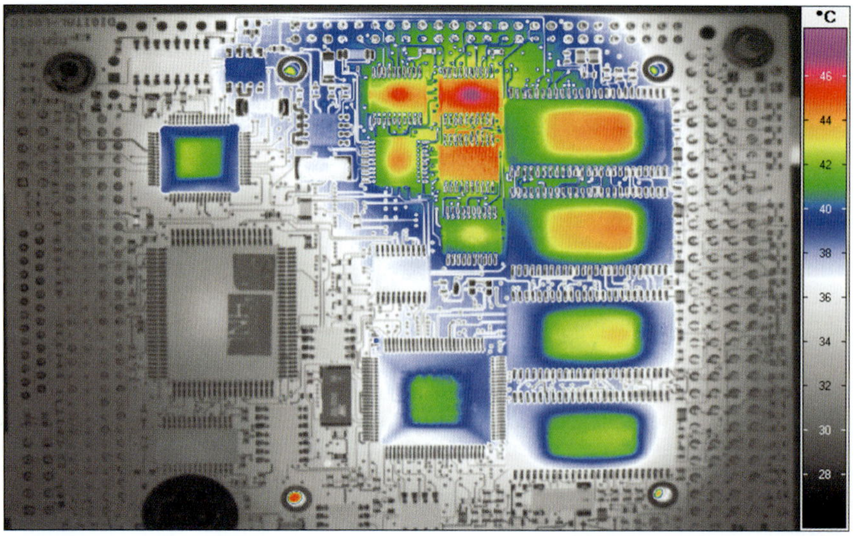

Abb. 1325: Temperaturen der Leiterplatte nach der Programmänderung (ohne Emissionsgradkorrektur)

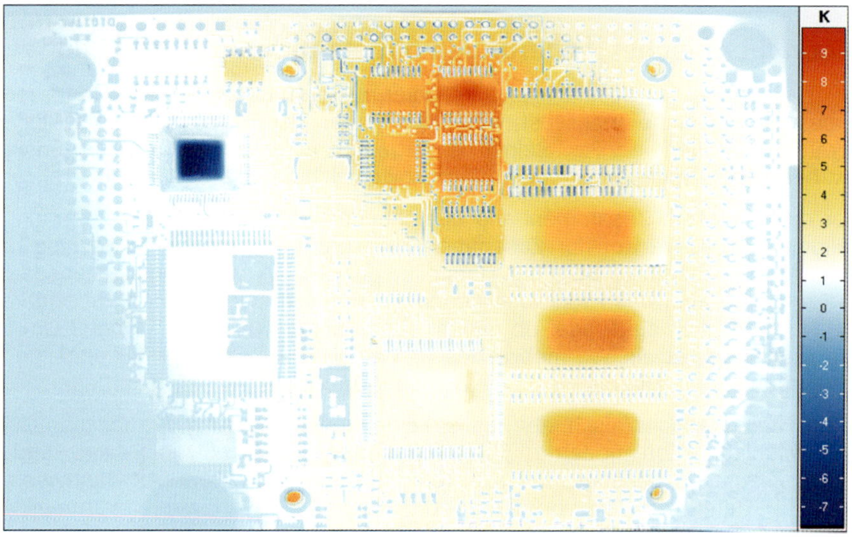

Abb. 1326: die Auswirkung der Umprogrammierung darstellendes Differenz-Wärmebild (ohne Emissionsgradkorrektur)

Verglichen mit der visuellen Suche von Unterschieden zeigt das Differenz-Wärmebild also viel aussagekräftiger die Auswirkung der Umprogrammierung auf, trotz der Tatsache, dass sich die gesamte Leiterplatte seit der Aufnahme des Referenzthermogrammes durch den fortlaufenden Betrieb etwas erwärmte.

5.8.6. Messung von Erwärmung und Temperaturschwankungen

Ein weiterer Vorteil der Temperaturmessung mittels Thermografie besteht in der schnellen Erfassung thermischer Prozesse, welche um Größenordnungen schneller ist als dies je mit Tastfühlern möglich wäre. Dies ermöglicht die Aufzeichnung von Aufwärmvorgängen, transienten (z.B. Einschalt-)Vorgängen oder periodischen Temperaturänderungen. Ein klassisches Beispiel dafür ist die Leistungselektronik, bei der periodische Aufheiz- und Abkühlprozesse bis zu mehreren hundert Hz auftreten können. (Es gab in den Geburtsstunden der Leistungselektronik so einige Bauteile, die sich bei hoher Last selbst auslöteten.) Zusätzlich wächst durch die Erhöhung der Frequenz bei steter Miniaturisierung und Leistungserhöhung digitaler Geräte auch die Leistungsdichte, was zu ernsthaften thermischen Problemen führen kann.

Die zum Testen von Leitungsquerschnitten und Galvanisierungen, sowie zum Auffinden von Unterbrechungen und Kurzschlüssen während der Herstellung verwendeten Spannungsimpulse erzeugen ebenfalls nur kurzzeitige (transiente) thermische Effekte. Die thermografische Beobachtung und Aufzeichnung von schnellen thermischen Vorgängen ist daher sehr vielseitig und eröffnet sogar neue Perspektiven für die Elektronikentwicklung. Allerdings sind für genaue Ergebnisse die Regeln aus dem Kapitel 4.2.8.2. „Messung dynamischer Prozesse mit kurzen Zeitkonstanten" einzuhalten.

Zu den herkömmlichen Wärmebildern bieten thermografische Auswerteprogramme zusätzliche, sehr aussagekräftige Bewertungsfunktionen. Erwähnenswert sind beispielsweise Temperaturkurven von Flächen oder Temperaturprofile über die Zeit, dargestellt als 3D-Temperaturzeitprofile. Durch deren Anwendung ist es nicht nur möglich, die zeitliche Änderung der Objekttemperatur sichtbar zu machen, sondern auch die zeitliche Änderung der Temperaturverteilung (natürlich nur je eines Profiles) darzustellen.

Beispiel einer Erwärmungskurve

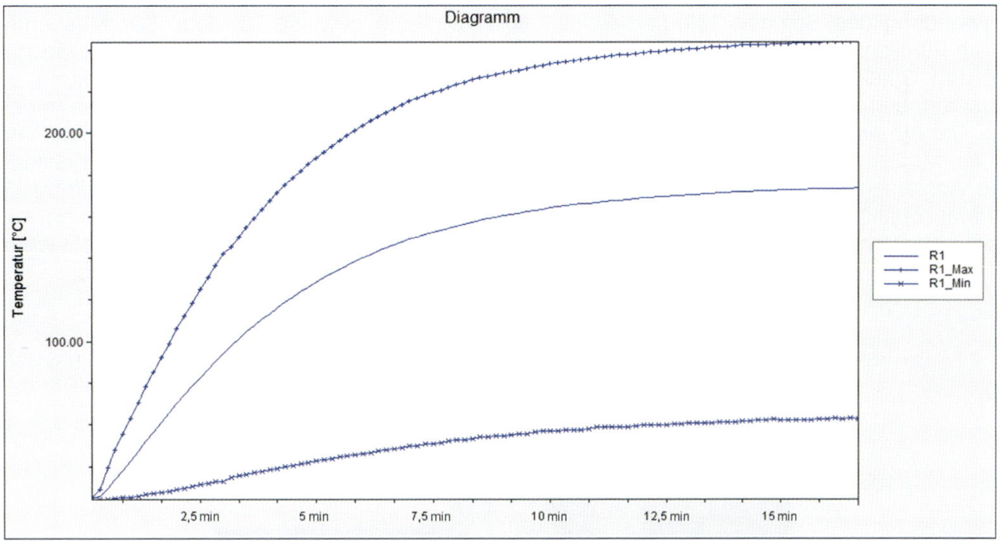

Abb. 1327: Temperaturkurven der Erwärmung einer Fläche mit Minimum-, Maximum- und Mittelwert

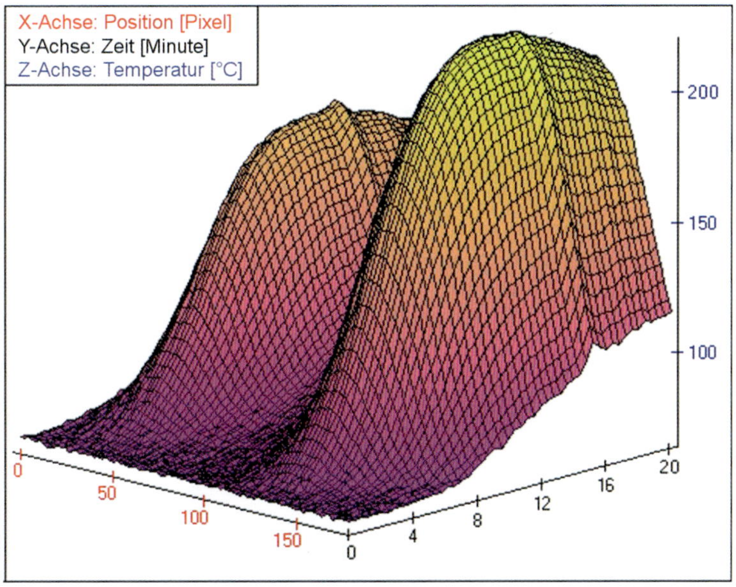

Abb. 1328: 3D-Temperaturprofil-Zeitdiagramm (Temperaturprofildarstellung über die Zeit)

Sollten die hier aufgezeigten Möglichkeiten noch immer nicht ausreichen, dann können noch weitere Auswertemöglichkeiten - wie Galeriedarstellung, Sequenzfolge-Anzeige (kontinuierliche „Thermogramm-Filmwiedergabe"), Histogramm etc. - in Anspruch genommen werden, die natürlich nur begrenzt in einem gedruckten Buch ohne CD-Beilage wiedergegeben werden können. Im Kapitel 4.5. „Softwaregestütze Wärmebildauswertung (passive Thermografie)" und im Kapitel 5.10. „Zerstörungsfreie Materialprüfung mittels aktiver Thermografie" sind noch etliche weitere Auswerte- und Darstellungsmöglichkeiten beschrieben. (Von deren Wiederholung bzw. Duplizierung wird an dieser Stelle abgesehen.)

5.8.7. Beobachtung von Löt- und Schweißtechnologien

An und in Herstellungsanlagen in der Elektronikindustrie ist es oft sehr eng, so dass bei derer Inbetriebnahme, Prozessoptimierung und Fehlersuche ernsthafte Platzprobleme vorkommen, insbesondere da bei Lasertechnologien noch dazu die Sicherheitsabdeckungen und Verkleidungen während des Betriebes nicht entfernt werden dürfen. Eine Montage der Wärmebildkamera mit direkter Sicht auf den Prozess oder das Messobjekt, ist in der Mehrzahl der Fälle ganz einfach unmöglich. Hier hilft die Anwendungen eines Spiegels, wie im Kapitel 5.6. „Thermografische Messungen in der Kunststoffindustrie” beschrieben.

Die Verwendung des Spiegels erfordert jedoch ebenfalls eine gewisse Umsicht. Die Messentfernung ergibt sich nämlich aus der Summe der Abstände zwischen Wärmekamera und Spiegel, sowie zwischen Spiegel und Objektoberfläche. Somit hat die Spiegelpositionierung eine direkte Auswirkung auf den Messabstand und damit über die geometrischen Auflösung auf die Größe des kleinsten messbaren Objekts. Die Auswirkungen auf Fokus und Tiefenschärfe sind ebenfalls nicht vernachlässigbar. Aufgrund dessen ist der Spiegel möglichst genau 45° zur Objektoberfläche zu neigen, da bei anderen Winkeln der optische Abstand zur beobachteten Fläche variiert. Hierdurch würde eine scharfe Abbildung des gesamten Messobjektes aufgrund der sehr kleinen Tiefenschärfe der bei Elektronikmessungen notwendigen Objektive unmöglich werden. (Es könnte nur ein schmaler Streifen des Objektes scharfgestellt werden.)

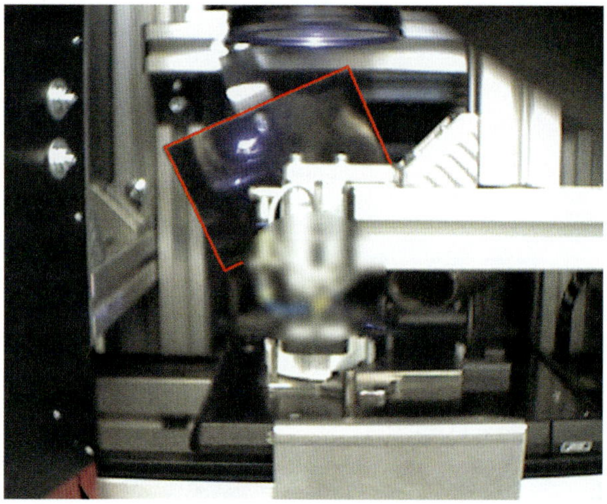

Abb. 1329: Laserlötautomat für elektronische Serienproduktion (wegen Geheimhaltung unscharf), der für die Messung genutzte temporäre Spiegel ist rot umrahmt hervorgehoben

Besondere Aufmerksamkeit muss auch der hohen Leistungsdichte von Lasern, wie beim Laserlöten, Laserschweißen, Laserschneiden und Lasertrimmen verwendet, gelten. Obwohl die meisten Laser nicht auf den von den Wärmebildkameras erfassten Wellenlängen arbeiten, können sie dennoch deren Detektoren zerstören. Der Grund hierfür ist, dass die Optik und die Abdeckung des Thermokameradetektors zwar den Spektralbereich auf das jeweilige atmosphärischen Fenster begrenzen (innerhalb dessen damit die Transmission nahe 100% beträgt), außerhalb dessen die Übertragung jedoch nur auf einen gewissen Minimalwert herabgesetzt wird. Dieser Wert ist aber nicht gleich Null. Folglich ist die hohe Leistungsdichte der Laser ausreichend, um bis zum Detektor durchzudringen und diesen dauerhaft zu schädigen.

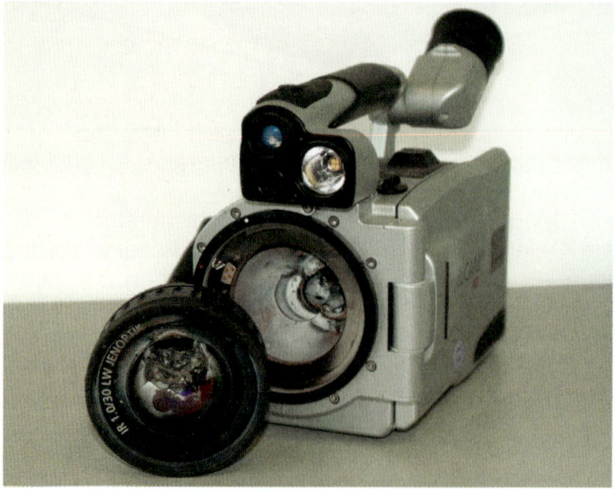

Abb. 1330: durch Laserstrahl irreparabel geschädigte Thermokamera

Leider ist dieser Umstand nicht nur für den direkte Laserstrahl, sondern auch für die vom Messobjekt reflektierten Laserstrahlen gültig. Zur Verringerung dieser Gefahr sind Laserschutzfilter zu empfehlen. Dies gilt besonders bei mit langwelligen Wärmebildkameras erfassten Prozessen, bei denen CO_2-Laser (10,6 µm Laserwellenlänge) Verwendung finden. Trotz der Tatsache, dass auch die für diesen Zweck zur Verfügung stehen Filter keinen 100%-igen Schutz bieten können, können sie durchaus die den Detektor erreichende Energie soweit reduzieren, das diese unter dem schadensverursachenden Niveau bleibt. Bei hochintensiven Laserstrahlen kann die lokale Erwärmung (durch die vom Filter absorbierte Energie) sogar zum Bersten des Filters führen. Eventuell reicht das aber, um die Thermokamera noch zu retten.

Der sich während Schweiß- oder Lötvorgängen ständig bewegende Laserstrahl stellt auch hohe Anforderungen an die Messgeschwindigkeit der Wärmebildkamera, also bezüglich Bildwiederholfrequenz und Integrationszeit, wie bereits im Kapitel 4.2.8.2. „Messung dynamischer Prozesse mit kurzen Zeitkonstanten" diskutiert. Je höher die Laserleistung ist, desto schnellere und abruptere Temperaturanstiege treten auf. Nach jedem Richtungswechsel erhitzt der Laser jedoch sofort die neue Position, während an der vorherigen eine Abkühlung auftritt. Die örtlichen und zeitlichen Änderungen können Frequenzen über mehrere hundert Hz aufweisen, was nur durch eine Thermokamera mit entsprechend kurzen Integrationszeiten bzw. schneller Bildrate erfasst werden kann. Anderenfalls bestünde keine Chance, jemals den „verirrten" Laserstrahl zu detektieren, der immer wieder die Leiterplatte durchlöchert.

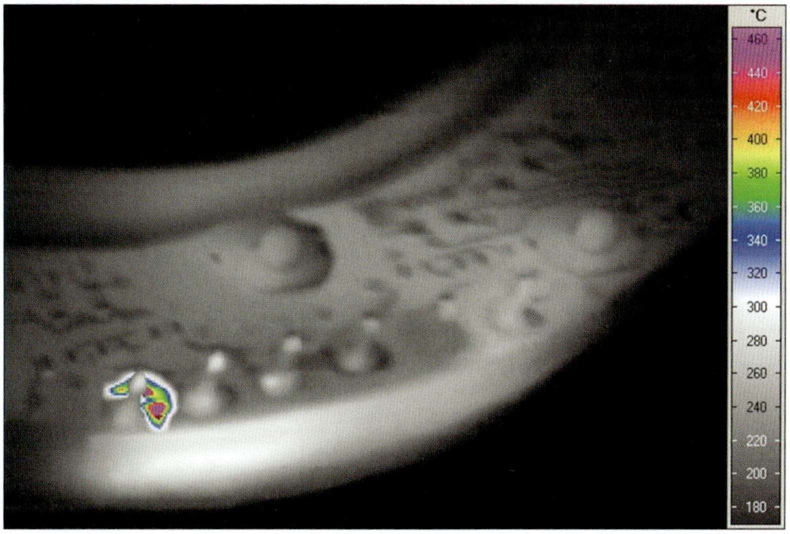

Abb. 1331: bleifreie Laserlötung mit lokaler Erwärmung (wegen Geheimhaltung unscharf)

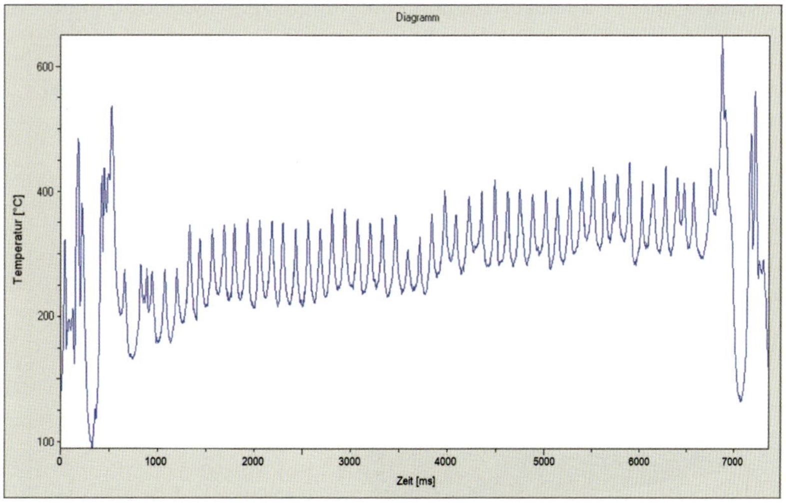

Abb. 1332: Zeitdiagramm des Maximalwertes der Gesamtlötfläche bei Laserlötung

Die obige Abbildung (Abb. 1332) beweist eindrucksvoll, dass bei Lasertechnologien sehr schnelle Temperaturänderungen auftreten. Das abgebildete Zeitdiagramm beruht auf der Aufzeichnung des Laser-Lötvorganges mittels einer Photonendetektor-Wärmebildkamera bei einer Bildwiederholrate von 350 Hz.

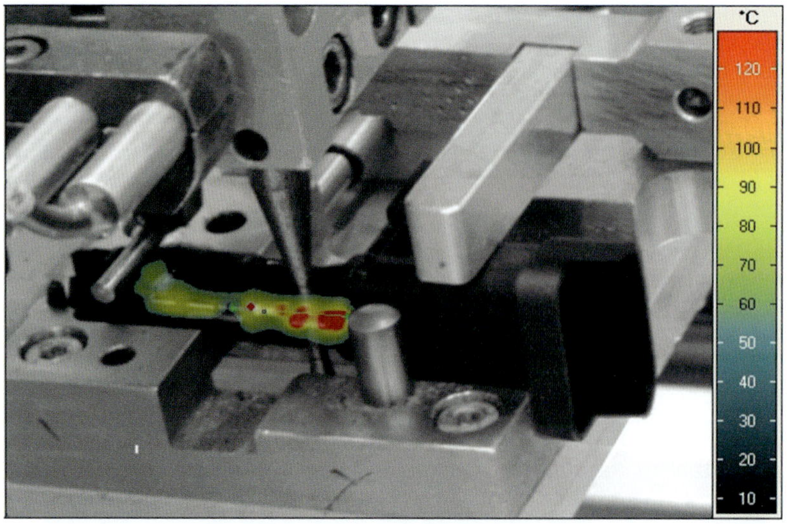

Abb. 1333: lokale Erwärmung bei Kontaktverschweißung (wegen Geheimhaltung unscharf) (Überlagerung Thermogramm + Fotografie)

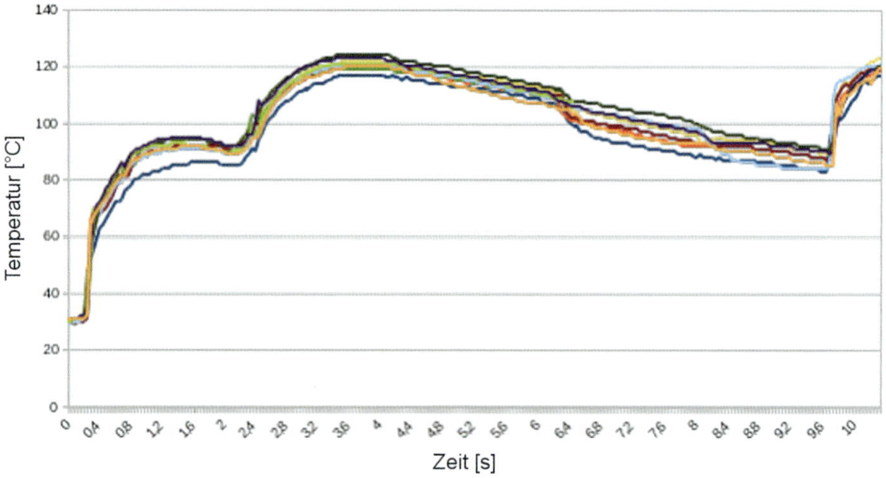

Abb. 1334: Zeitdiagramm der Bauteilerwärmung bei Kontaktverschweißung (mehrere Messpunkte)

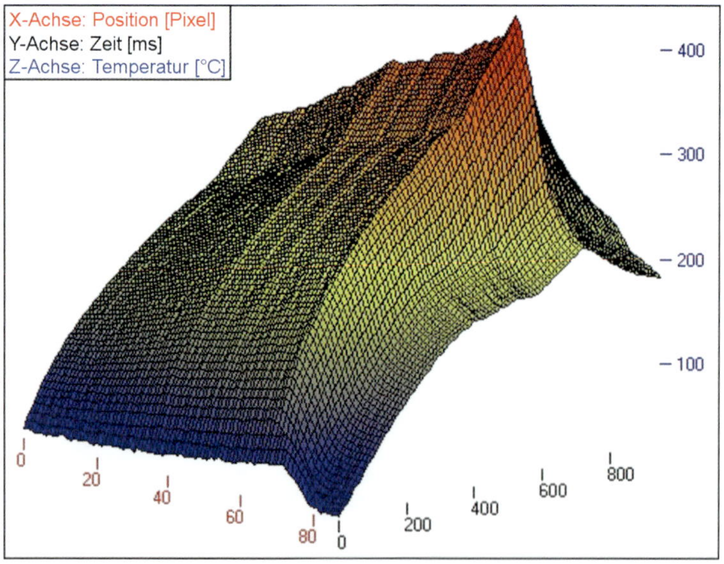

Abb. 1335: 3D-Temperaturprofil-Zeitdiagramm der Bauteilerwärmung (entlang der durch den Schweißpunkt definierten waagerechten Linie - siehe Abb. 1333)

5.8.8. Messbarkeitsgrenzen aufgrund der geometrischen Auflösung

Die immer kleiner werdenden oberflächenmontierten mikroelektronischen Bauteile (SMD-Bauteile), sowie die Notwendigkeit der Untersuchung der Wärmeverteilung in Integrierten Schaltkreisen verursachen immer höhere Anforderungen an die geometrische Auflösung der thermografischen Systeme. Es gab schon so einige Anwender, die versuchten, eine Thermokamera mit einem optischen Mikroskop zu vereinen, um die Kosten eines Infrarot-Mikroskopobjektives für die Wärmebildkamera zu sparen. Selbstverständlich ist dies - anhand der Ausführungen in den theoretischen Kapiteln nachvollziehbar - auf Grund der im optischen Mikroskop verwendeten Linsen (Glas) für mittel- und langwelligen Anwendungen völlig unmöglich. Welche Optik ist also notwendig, um ein den Messanforderungen entsprechendes Messsystem zu erhalten? Die folgenden Beispiele wurden mit einer Themokamera mit 1024 × 768 Pixeln erstellt.

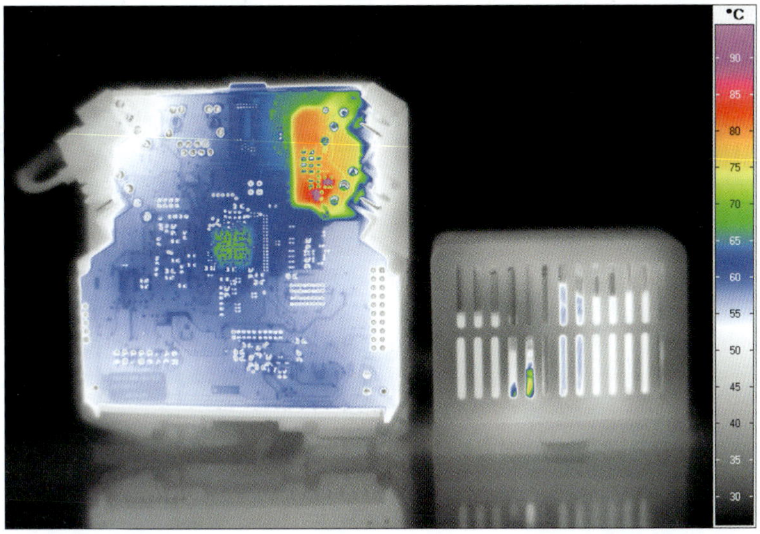

Abb. 1336 : VarioCAM® HD 30 mm Standardoptik --> Pixelabmessung: 0,28 mm (aus 0,5 m Entfernung)

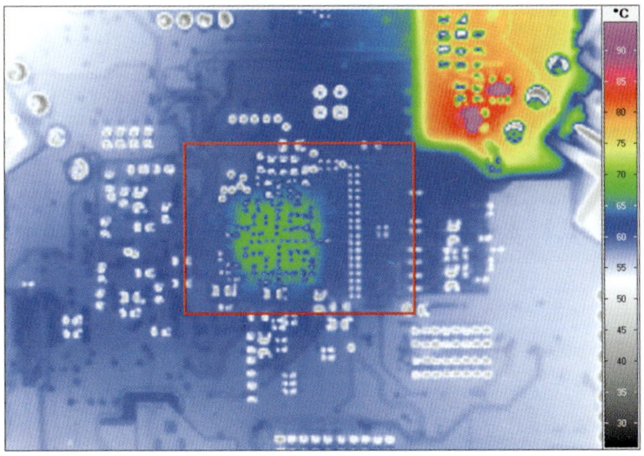

Abb. 1337: Standard- + Makrolinse --> 0,12 mm Pixel

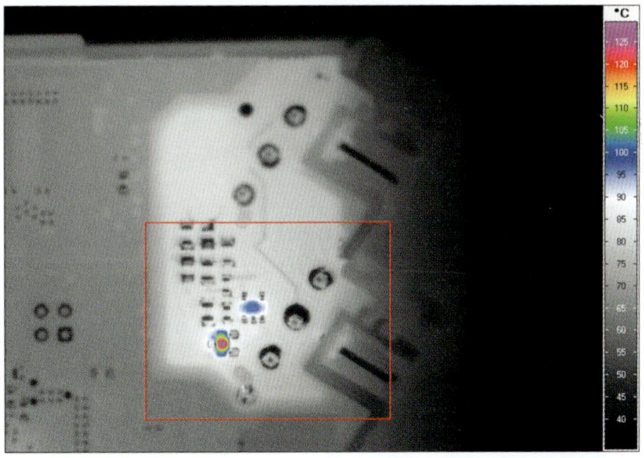

Abb. 1338: Standard- + Makrolinse --> 0,1 mm Pixel

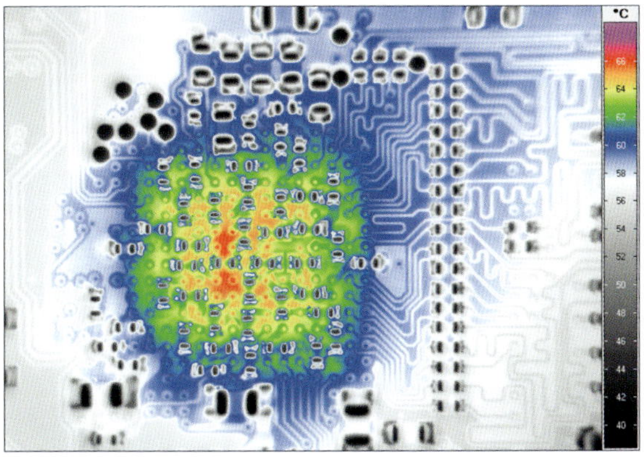

Abb. 1339: Tele- + Makroobjektiv --> 36 µm Pixel

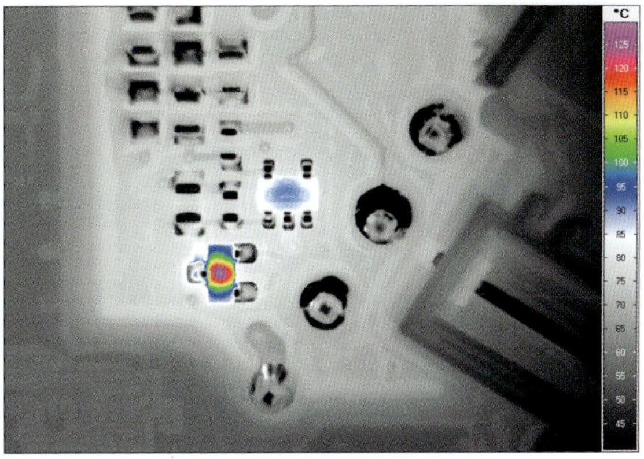

Abb. 1340: Tele- + Makroobjektiv --> 28 µm Pixel

Die folgenden Aufnahmen zeigen thermografische Aufnahmen des Inneren eines geöffneten integrierten Schaltkreises. Die Thermogramme wurden mit einer Wärmebildkamera ImageIR® 8355 mit einer Auflösung von 640x512 Pixeln unter Verwendung spezieller hochauflösender Optiken erstellt.

Beispielthermogramme für Messungen an mikroelektronischen Strukturen

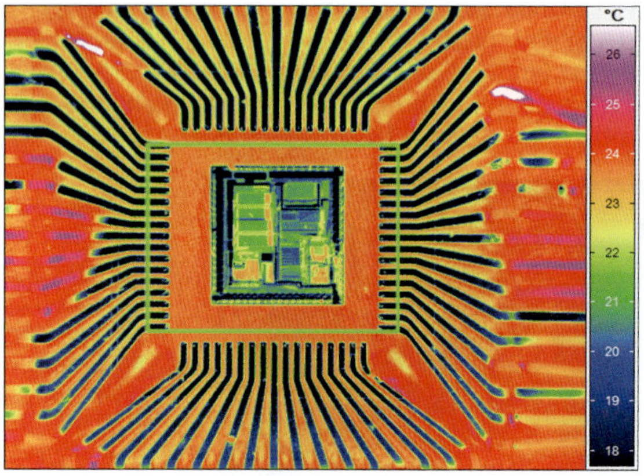

Abb. 1341: 100 mm Teleobjektiv + 500 mm Makro --> Pixelgröße 75 µm

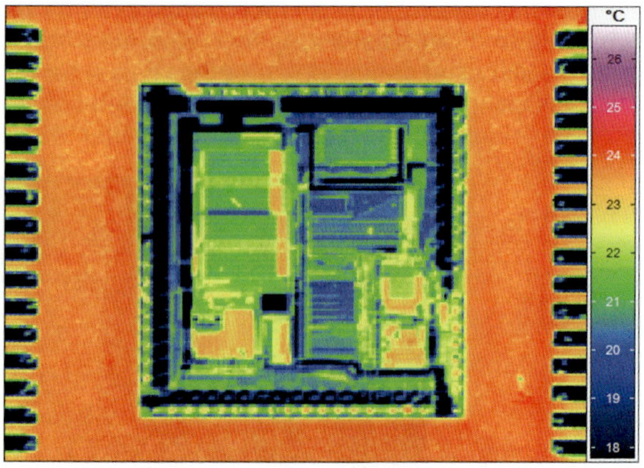

Abb. 1342: Vergrößerung der auf dem linken Wärmebild gekennzeichneten Teilfläche

(mit freundlicher Unterstützung der InfraTec GmbH, www.InfraTec.de [A392] / [A393])

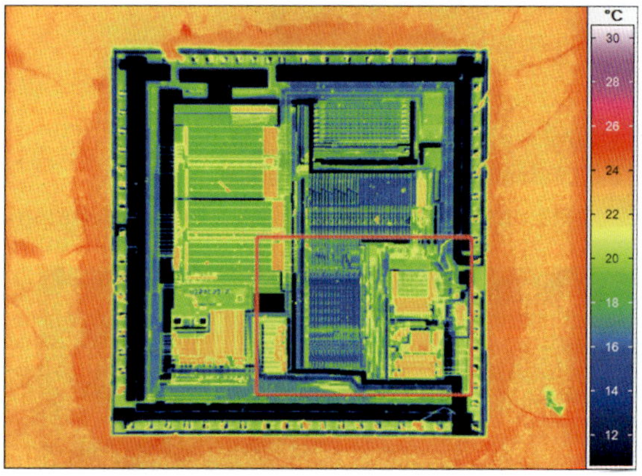

Abb. 1343: Wärmebild mit 1X Mikroskopobjektiv --> Pixelgröße 15 µm

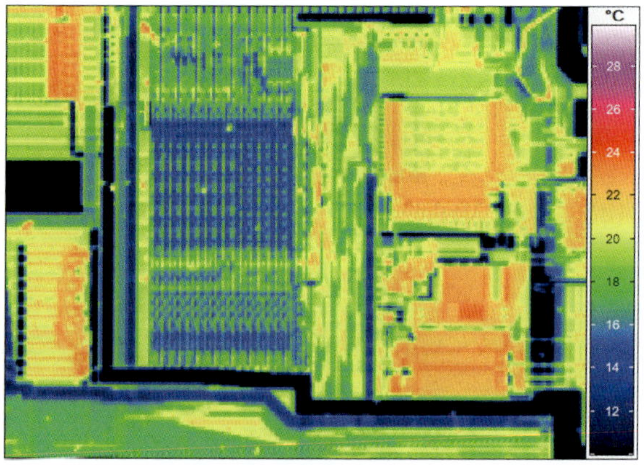

Abb. 1344: Vergrößerung der auf dem linken Wärmebild gekennzeichneten Teilfläche

(mit freundlicher Unterstützung der InfraTec GmbH, www.InfraTec.de [A394] / [A395])

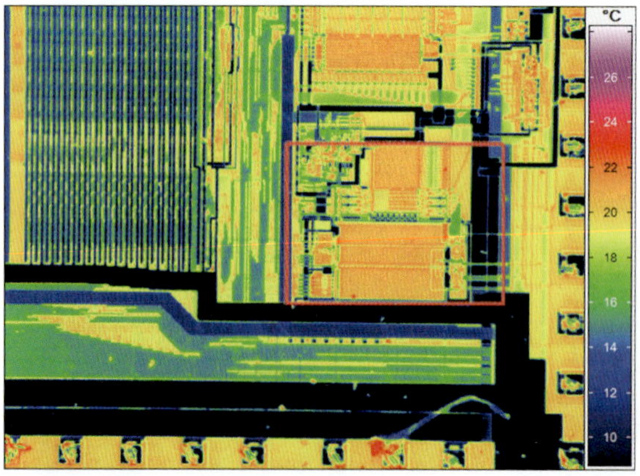

Abb. 1345: Wärmebild mit 3X Mikroskopobjektiv --> Pixelgröße 5 µm

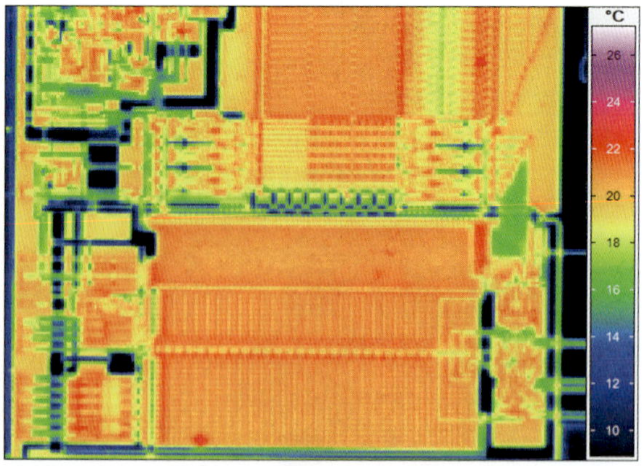

Abb. 1346: Vergrößerung der auf dem linken Wärmebild gekennzeichneten Teilfläche

(mit freundlicher Unterstützung der InfraTec GmbH, www.InfraTec.de [A396] / [A397])

5.8.9. Wärmebildkamera für Messungen in der Elektronikindustrie

Anhand der vorstehenden Ausführung hat sich gezeigt, wie vielseitig die Anwendungen der Thermografie in der Elektronikindustrie sind. Um die aufgeführten Untersuchungen durchführen zu können, sind dafür geeignete Wärmebildkameras notwendig. Im Folgenden werden die grundlegenden Eigenschaften und messtechnischen Parameter der für diese Aufgaben empfohlenen Kameras definiert und im Detail erklärt.

Wellenlängenbereich (Spektralbereich)

- langwelliger Bereich (8 ... 12 µm / 7 ... 14 µm)
- in seltenen Fällen kann mittelwelliger Bereich (3 ... 5µm) notwendig sein

Hinweis: Die Temperaturen an elektronischen Produkten kann sehr verschieden sein. Temperaturen unter 100°C sind am besten im langwelligen Spektralbereich messbar. Oftmals ist es jedoch wesentlich wichtiger, den Wellenlängenbereich anhand der Emissionsgrade des Messobjektes bzw. der Transmissionseigenschaften der Übertragungsstrecke (z.B. Messfenster, Infrarot-durchlässige Abdeckungen) zu wählen.

Thermokameratyp

- keine speziellen Anforderungen

Hinweis: Je nach konkreter Messaufgabe ist die Frage nach stationärer oder mobiler Wärmebildkamera zu entscheiden. Bei hohen Anforderung an die geometrische Auflösungen (mit starken Makroobjektiven oder Mikroskopoptiken), sowie für schnelle Messungen (im kHz-Bereich) sind nur stationäre Thermokameras geeignet.

Temperaturmessbereich (Kalibrationsbereich)

- min. 0 ... 150 °C, besser -20 ... 250 °C

Hinweis: Der Messbereich ist natürlich anhand der zu erwartenden Temperaturen des zu messenden Objektes zu wählen. Ein zu weiter Messbereich geht allerdings meistens auf Kosten des Bildrauschens. Kameras, die ab -20 °C oder -40 °C kalibriert sind, bieten allgemein bessere Bildqualität, da sie günstigere NETD-Werte im unteren Temperaturbereich aufweisen. Das ist bei Messungen im Falle kleiner Lasten vorteilhaft.

Pixelauflösung

- min. 320x240 Pixel, besser 384x288 Pixel, empfohlen ≥ 640x480 Pixel

Hinweis: Mit kleinen Pixelauflösungen können je Wärmebild nur sehr kleine Schaltungen oder nur Teilbereiche dieser aufgenommen werden. Für die Kontrolle umfangreicher Leiterplatten sind Thermokameras mit geringer Pixelauflösung wegen der hohen Anzahl notwendiger (nacheinander aufgenommener) Wärmebilder und eventuell erforderlicher Bildmontagen nicht zu empfehlen. (Schon für eine mittelgroße Leiterplatte können schnell 8 ... 10 Aufnahmen notwendig werden, um die geometrische Auflösung für alle Leiterzüge und Bauelemente abzusichern.)

Geometrische Auflösung

- typisch min. 0,5 mrad --> Makroobjektive / Vorsatzlinsen sind notwendig
- für Messungen an Integrierten Schaltkreisen sind Mikroskopoptiken notwendig

Hinweis: Da den Regeln der geometrischen Auflösung zufolge wenigstens 2 (besser 3) Einzelmesspixel auf die Fläche des kleinsten zu erfassenden Details (z.B. dem kleinsten Schaltkreisanschluss oder dem kleinsten Leiterzug) zu kalkulieren sind, beschränkt die geometrische Auflösung die größte Messentfernung und damit die Größe des Sichtfeldes. Zum Erzielen der notwendigen Pixelabmessungen ist die Verwendung von Makrolinsen oder Mikroskopobjektiven allgemein nicht zu vermeiden.

Thermische Auflösung

- min. 120 mK, besser 80 mK, empfohlen ≤ 50 mK

Hinweis: An elektronischen Schaltungen treten typischerweise ausreichend hohe Temperaturerhöhungen (bzw. Temperaturunterschiede) auf, weshalb die thermische Auflösung kein kritischer Parameter ist. Je besser die thermische Auflösung ist, um so klarer sind mögliche Probleme identifizierbar, also auch kleinere Fehler können schon bei geringen Lasten leichter aufgefunden werden.

Bildwiederholrate (Bildfrequenz)

- 2x Prozessfrequenz

Hinweis: Bei der Aufzeichnung schneller Prozesse ist die Einhaltung des Shannon-Gesetzes erforderlich. Dementsprechend muss die Abtastung - im Fall der Thermografie also die Bildfrequenz der Thermokamera - mindestens doppelt so hoch sein wie die höchste Frequenzkomponente des Prozesses. Ansonsten tritt ein Aliasing-Effekt auf, der bei der Wiederherstellung (und Darstellung) des zeitlichen Verlaufs des Temperaturprozesses eine unwirkliche niedrigere Frequenz abbildet. Zur Aufnahme hochfrequenter und transienter thermischer Vorgänge stehen Thermokameras mit Bildfrequenzen bis zu 9000 Hz zur Verfügung.

Empfohlene Sonderfähigkeiten / Ausstattungsoptionen

- Standard-, Teleobjektive, Makrolinsen und bei Bedarf Mikroskopobjektive
- Autofokus, überlagerte Bilddarstellung (visuell + Infrarot)
- Thermogramm-Sequenzaufzeichnung und Aufnahme von Temperaturdifferenz-Wärmebildern
- Echtzeit-Speicherung von Messdaten mit hoher Messfrequenz (auf Kameraspeicher oder PC)
- pixelweise Emissionsgradkorrektion (in Auswertesoftware)

5.9. Inspektion von Solaranlagen, Photovoltaik-Kraftwerken

Eine der jüngsten, aber wahrscheinlich sehr schnell wachsenden Anwendungen der Thermografie ist die Qualitätskontrolle von Solarzellen während der Produktion und die Zustandserfassung an installierten Modulen, sowie die Inspektion kompletter Solaranlagen bzw. Photovoltaik-Kraftwerke. Die thermografischen Möglichkeiten während der Solarzellenfertigung werden im Kapitel 5.10.5. "Anwendungen der aktiven Thermografie" ausführlich behandelt, der Schwerpunkt des jetzigen Kapitels liegt bei der Überprüfung des Zustandes von installierten, bereits in Betrieb befindlichen Solarmodulen.

Ohne lange Erklärungen ist die Stärke der Thermografie für diese Aufgaben sicher zu verstehen, wenn alleine nur bedacht wird, dass mit dessen Hilfe Solarparks und Photovoltaik-Kraftwerke mit Leistungen von mehreren MW in relativ kurzer Zeit kontrolliert werden können. Da zum Beispiel U-I-Kennlinien nur zeigen, dass es Probleme und eine Verschlechterung des Wirkungsgrades gibt, können diese keine Fehlerorte erkennen und keine Fehlertypen voneinander unterscheiden. Die Thermografie dagegen kann - bei korrekter Ausführung - Fehlerorte lokalisieren und zwischen verschiedenen Fehlerphänomenen unterscheiden. Gerade bei großen Solarparks ermöglicht dies einen effizienten Betrieb und eine wirtschaftliche Wartung. Die Bedeutung dessen wird im Folgenden näher erläutert.

Die Überwachung von Solarzellensystemen ähnelt der Thermografie an Elektroanlagen. Verschlissene oder beschädigte Leitungen und schlechte Verbindungen erwärmen sich aufgrund von erhöhten Übergangswiderständen und in den meisten Fällen erhitzen sich auch elektrische defekte Anlagenteile auf unübliche bzw. unzulässige Temperaturen. Die hieraus abgeleiteten Bewertungsmethoden und Grenzwerte für die Beurteilung von elektrischen Betriebsmitteln gelten auch für Anschlüsse, Verkabelung, Verteiler, Regler und Umrichter an Solaranlagen. Die Solarzellen und Module selbst können jedoch nicht anhand dieser Regeln beurteilt werden. In diesem Kapitel werden daher der theoretische Hintergrund der Solarzelleninspektion und das notwendige spezielle praktische Wissen zusammengefasst.

5.9.1. Messungen an Solarzellen - Allgemeinüberblick

Der größte Unterschied zu den bisher vorgestellten Thermografieanwendungen besteht darin, dass für diese Messungen intensive Sonneneinstrahlung erforderlich ist. Dies steht völlig im Gegensatz zu der Tatsache, dass fast alle anderen thermografischen Anwendungen im Außenbereich nicht bei Sonnenschein und ganz besonders nicht bei direkter Sonneneinwirkung auf das Messobjekt vorgenommen werden, um die Reflexion der Sonnenstrahlung und die Aufheizung des Objekts zu vermieden. Im Falle von Solaranlagen ist jedoch die Sonnenstrahlung erforderlich, damit die durch Fehlfunktionen verursachten Temperaturabweichungen überhaupt auftreten. Deren Wahrnehmbarkeit wird jedoch durch die Sonnenreflexion des Glases erschwert, was wiederum nur durch einen korrekten Beobachtungswinkel vermieden werden kann.

Typische Anwendungsvoraussetzungen, Messbedingungen

- in Energie-erzeugendem Betriebszustand befindliche Solaranlage
- mindestens 600 W/m^2 kontinuierliche Sonneneinstrahlung
- maximal 2/8 Kumulus-Bewölkung, schwache Quell- oder Haufenwolken
- kein Niederschlag, auf den Modulen darf sich weder Wasser noch Schnee befinden
- höchstens 4 Beaufort (20 ... 29 km/h) Windstärke (mäßiger Wind)
- 10 Minuten Wartezeit nach plötzlichen Bestrahlungs- oder Laständerungen (>10% / Minute)
- Erfassung der tatsächlichen Einstrahlung zwecks Umrechnung der Werte auf die Nenneinstrahlung
- entsprechender Blickwinkel und geometrische Auflösung des Messsystems
- Dokumentierung größerer Systeme mittels Fotografien und GPS-Daten

Thermografisch auffindbare Fehler

- **an elektrischen Anlagenteilen und Betriebsmitteln:**
  - unterdimensionierte, überbelastete Kabel und Verbindungen
  - fehlerhafte, lose oder korrodierte Kontakte, Klemm- und Schraubverbinder
  - defekte oder falsch montierte Kabelhülsen, Kabelschuhe
  - fehlerhafte Regler und Konverter
- **an Solarzellen und Solarmodulen:**
  - defekte Zellverbinder, Lötverbindungen, Pressungen
  - Ablösung von Flächen- und Zellkontakten, oder deren Widerstandserhöhung
  - durch Kontaktfehler oder Dauerfunktion von Bypass-Dioden erwärmte Anschlussboxen
  - in Leerlauf befindliche, unbelastete oder kurzgeschlossene Module und Modulzeilen
  - kurzgeschlossene Zellen oder falsche Polarität von Zellen oder Modulen
  - durch Abschattung wegen Pflanzen, Verschmutzung oder Bauwerke verursachte Überhitzung
  - Glasschäden (Brüche oder Mikrorisse), Abrisse von Zellenbereichen
  - PID-Schädigung (Potenzial-induzierte Degradation) von Modulen

5.9.2. Solarzellen, Solarmodule und Solarsysteme

Bevor mit der Thermografie der Solarzellen begonnen werden kann, sollen einige technische Hintergrundinformationen zu Solarzellen und Solaranlagen gegeben werden. Diesen folgt die Behandlung der möglichen Fehlfunktionen und deren möglichen Detektionsverfahren. Schließlich wird das Kapitel durch die Zuordnung der einzelnen thermischen Erscheinung zu den Fehlertypen, also den Möglichkeiten der Thermografie und der hierbei angewandten Technologien abgeschlossen.

5.9.2.1. Funktion der Solarzellen

Solarzellen nutzen den inneren photoelektrischen (photovoltaischen) Effekt. Die aktuell marktführenden Zelltypen basieren auf dem Halbleiter Silizium (Si), dessen gegen die Sonne gerichtete Schicht durch Phosphor-Atome (P) verunreinigt ist und damit eine n-Schicht bildet. Die Rückseitenschicht wird durch Kontamination mit Bor-Atomen in eine p-Schicht gewandelt. Aufgrund der elektrischen Feldstärke der pn-Grenzschicht werden Elektronen aus den durch die eintreffenden Photonen getrennten Elektronen-Loch-Paaren in die ohnehin schon Elektronenüberschuss enthaltende n-Schicht - den Minuspol der Zelle - beschleunigt. Unterdessen verursachen die Löcher einen Elektronenmangel in der p-Schicht, dem Pluspol der Zelle. Durch Verbinden der beiden Pole über einen elektrischen Verbraucher werden die Elektronen in die p-Schicht zurückgeführt, wo eine Rekombination der Elektronenlochpaare stattfindet.

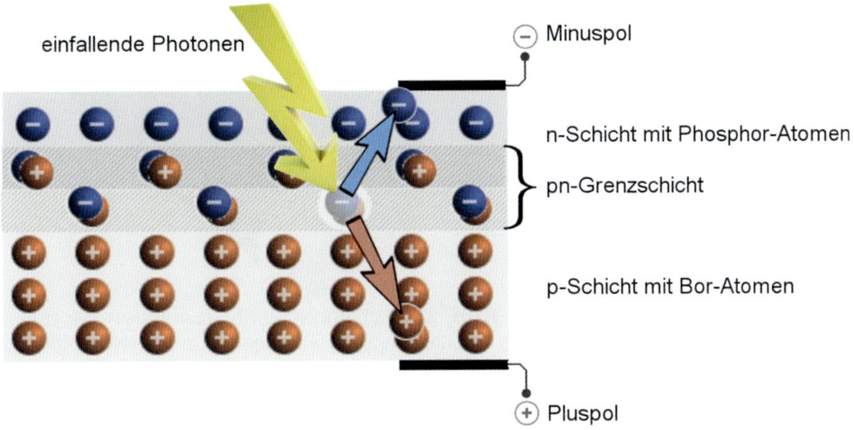

Abb. 1347: innerer photoelektrischer Effekt am pn-Übergang

5.9.2.2. Häufigste Arten der Solarzellen

Unter Ausnutzung des inneren photoelektrischen Effektes werden Solarzellen derzeit - dem Herstellungsverfahren nach - überwiegend in Dickschichttechnologie, seltener in Dünnschichttechnik hergestellt. Die einzelnen Typen unterscheiden sich vor allem durch die Kristallstruktur der verwendeten Materialien.

Solarzellen in Dickschichttechnologie:

- aus Silizium-Einkristall (herkömmliche Siliziumscheibe aus der elektronischen Produktion)
  Diese Solarzelle ist die derzeit effizienteste unter den Massenprodukten. Ihr Wirkungsgrad liegt zwischen 16% und 22%. Dieser Zelltyp ist für direktes Sonnenlicht, aber nicht für diffuse Sonnenstrahlung geeignet. Die Lebensdauer liegt bei 25 bis 30 Jahren, die Herstellung ist jedoch teuer.
- aus polykristallinem Silizium (z.B. gegossenes Silizium)
  Dies ist der derzeit häufigste Solarzellentyp, was seiner guten Effizienz und des gegenüber einkristallinen Zellen günstigeren Preises zu verdanken ist. Sein Wirkungsgrad liegt bei 14 bis 20%, die anderen Eigenschaften ähneln den Einkristalltypen. Die Lebensdauer beträgt ca. 25 Jahre.

Solarzellen in Dünnschichttechnologie:

- aus amorphem Silizium (Aufdampftechnologie)
  Diese Zellen können sehr günstig hergestellt werden, jedoch liegt ihre Effizienz nur bei 5 bis 10%. Sie können auch diffuses Sonnenlicht verwerten. Die Lebensdauer liegt bei 10 bis 20 Jahren.

Es gibt auch Solarzellen aus Cadmiumtellurid (CdTe), Galliumarsenid (GaAs) oder Chalkopyrit (CIGS), deren typische Effizienz höher ist als die der Zellen aus amorphem Silizium. Allerdings sind derer Produktionskosten ein Vielfaches der Silizium-Zellen, so dass diese noch keine nennenswerte Verbreitung erreichen konnten. Auf gänzlich anderen Technologien basierende Solarzellen, wie solche aus organischen Materialien (z.B. aus Halbleiter-Polymeren) oder aus Perovskit-Materialien, sowie die der biologischen Photosynthese nahe stehende Grätzel-Zellen (elektrochemische Farbstoff-Solarzellen) stehen noch am Anfang ihrer Entwicklung. Dennoch haben einige dieser schon jetzt (zumindest unter Laborbedingungen) einen höheren Wirkungsgrad, als bisher auf Silizium-Basis erreicht werden konnte.

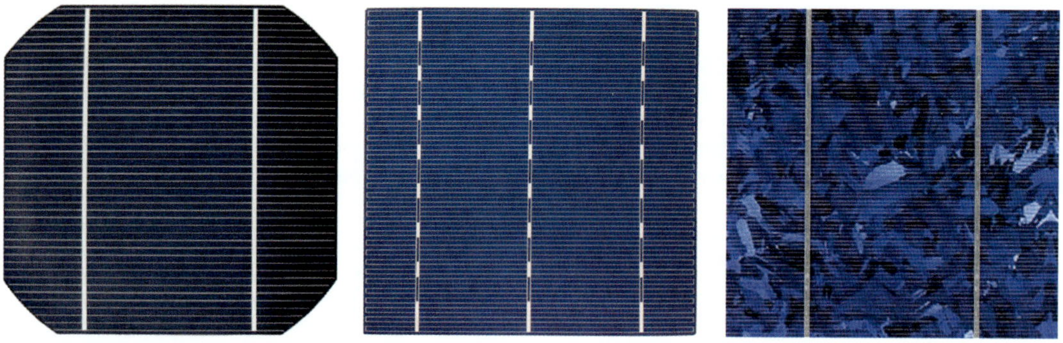

Abb. 1348: Solarzellen aus monokristallinem Silizium (links, Mitte), bzw. aus polykristallinem Silizium (rechts)

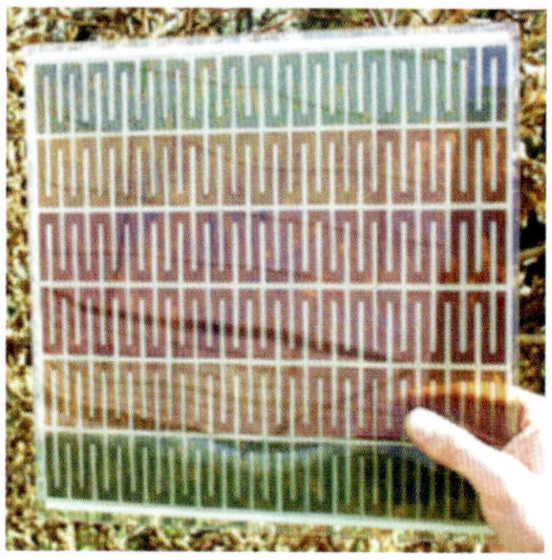

Abb. 1349: Grätzel-Zelle 30x30 cm auf Elektrolyt-Basis (Ronald Vera Saavedra Colombia auf Wikipedia - durch Bildautor als gemeinfrei deklariert [A398], Ausschnitt)

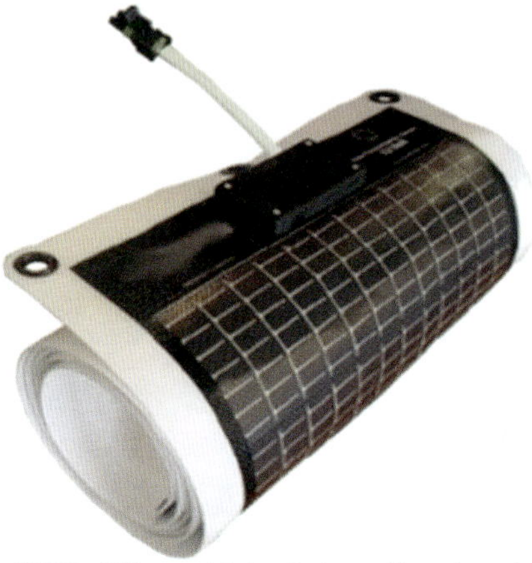

Abb. 1350: Dünnschicht-Solarzellen (Modul) (mit freundlicher Genehmigung der Accusealed GmbH, www.napelem.hu [A399])

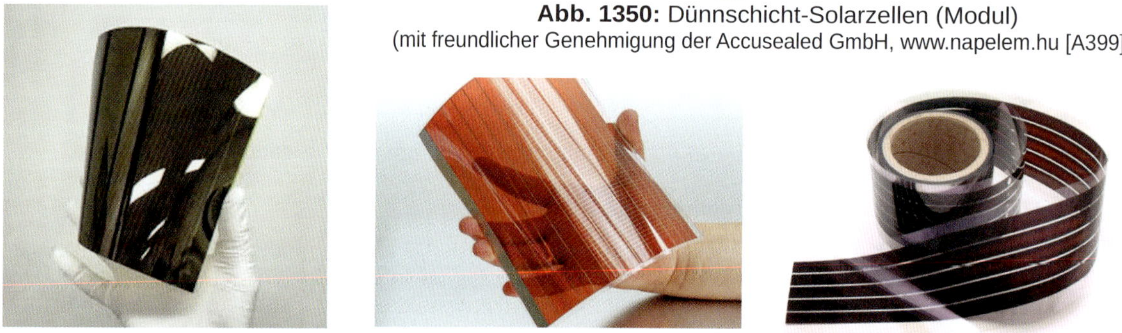

Abb. 1351 - 1353: Perovskit-Solarzellen (undurchsichtig, durchscheinend, sowie als Druckware) (mit freundl. Genehmigung von Yulia Galaga, www.solliance.eu [A400]) (mit freundl. Genehmigung von Niels van Loon, www.solliance.eu [A401]) (mit freundlicher Genehmigung von CSIRO, www.csiro.au [A402])

5.9.2.3. Konventionelles Design von Solarmodulen (aus auf Silizium basierenden Zellen)

Da bisher nur die auf Silizium-Technologien beruhende Solarzellen massenhafte Verbreitung gefunden haben (von Anwendungen bei Einzelhaushalten bis hin zu Solarkraftwerken), werden im Folgenden nur Solarmodule behandelt, die aus solchen Zellen bestehen. Diese haben anhand der Größe der in der Elektronikfertigung üblichen Einkristall-Siliziumscheiben (Wafer) - also des meistverwendeten Ausgangsmaterials für die Solarzellenproduktion - in der Regel eine Abmessung von 6 x 6" (156 x 156 mm). Die mit einer Zelle verfügbare Spannung beträgt ungefähr 0,5 V DC. Da dies für die Nutzung zur Energieerzeugung aufgrund des Spannungsabfalls über die Anschlussleitungen wenig Sinn machen würde, werden in einem Solarmodul üblicherweise 60 Zellen in Reihe geschaltet. Damit steht eine Gleichspannung von etwa 30 V zur Verfügung. Die so zusammengesetzten Solarmodule erreichen (bei Verwendung von polykristallinen Silizium-Zellen) bei 1000 W/m^2 Sonneneinstrahlung 7 bis 8 A Stromstärke.

Für eine bessere Energieübertragung werden jedoch noch bedeutend höhere Spannungen als 30 V benötigt, so dass in den Solarmodulfeldern bis zu 24 Module in Reihe geschaltet werden. Ein solcher Modulstrang (Modulzeile) erreicht dann bereits eine Zeilengleichspannung von 720 V DC. Allerdings bedeutet dies auch, das hierfür 1440 Solarzellen in Reihe geschaltet wurden. Dies beinhaltet das Risiko, dass die Fehlfunktion einer einzigen beschädigten Zelle alle weitere Zellen der Modulzeile (des Stranges) beeinträchtigt und sich auf deren Leistung auswirkt. Tatsächlich ist die Wirklichkeit sogar noch unangenehmer, da die beschädigte Zelle eher als Widerstand denn als Stromgenerator funktioniert. Sie wird also zum Zeilenstrom-begrenzenden Verbraucher, wobei sie sich bedeutend erwärmen wird.

Dieses Problem wird normalerweise durch die technischen Lösung gemildert, dass jedes Modul 3 interne Stränge (sogenannte Substrings) erhält, die jeweils durch eine parallel geschaltete Überbrückungsdiode (Bypass-Diode) kurzgeschlossen werden können. Somit kann zwar im Innern eines Moduls eine Zelle ausfallen, was einen internen Strang lahmlegt, durch die Bypass-Diode wird aber dieser Substring überbrückt und der Strom der übrigen Stränge - somit der Strom der gesamten Modulzeile - wird nicht begrenzt. Zwar ist das Bild auch so noch immer nicht perfekt, weil 20 Zellen wegen einer defekten Zelle ausfallen, aber diese Einschränkung ist immer noch besser, als der Ausfall von 1440 Zellen. Das übliche Layout und die Beschaltung sind in der folgenden Abbildung dargestellt.

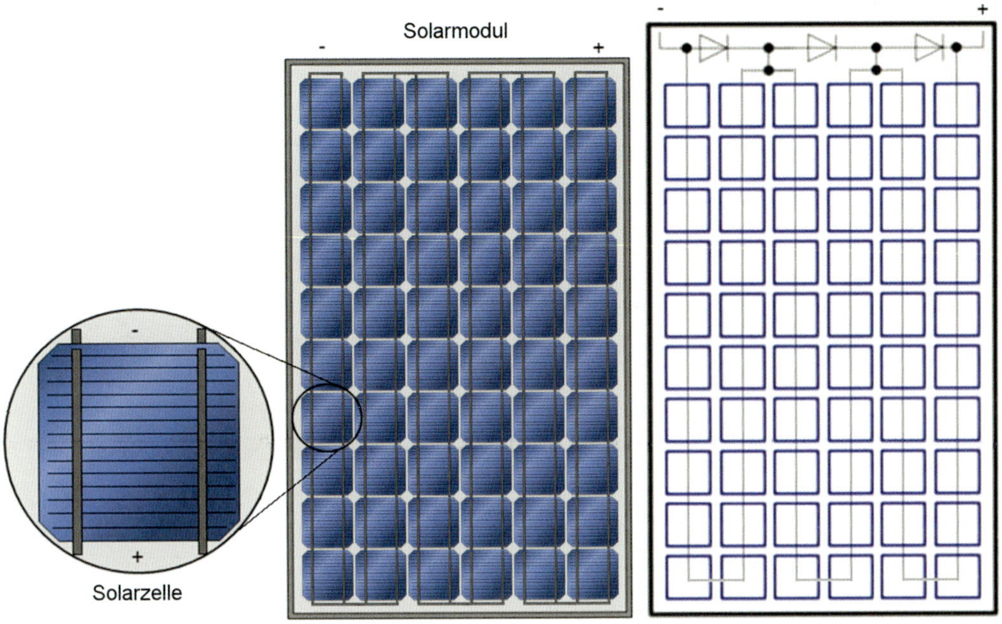

Abb. 1354: Zellenanordnung und interne elektrische Beschaltung von Solarmodulen

<u>Funktion der Bypass-Dioden</u>

Wenn ein Modul-interner Strang aufgrund einer Unterbrechung (z.B. Bruch) oder Abschattung ausfällt, wird die Überbrückungsdiode (Bypass-Diode) des betroffenen Substrings - wie unten gezeigt - aktiv. Die Ausgangsspannung des Moduls fällt wegen des Fehlers um 1/3 der Nennspannung des Gesamtmoduls ab, welche sich noch durch den Spannungsabfall über die Diode (0,3 ... 0,9 V) verringert. In diesem Fall kann ein Modul mit 30 V DC Nennausgangsspannung nur eine Gleichspannung von 19,1 bis 19,7 V bereitstellen. Dies ist zwar ein bedeutender Verlust, aber immer noch besser, als wenn das ganze Modul oder gar ein kompletter Modulstrang ausfallen würde.

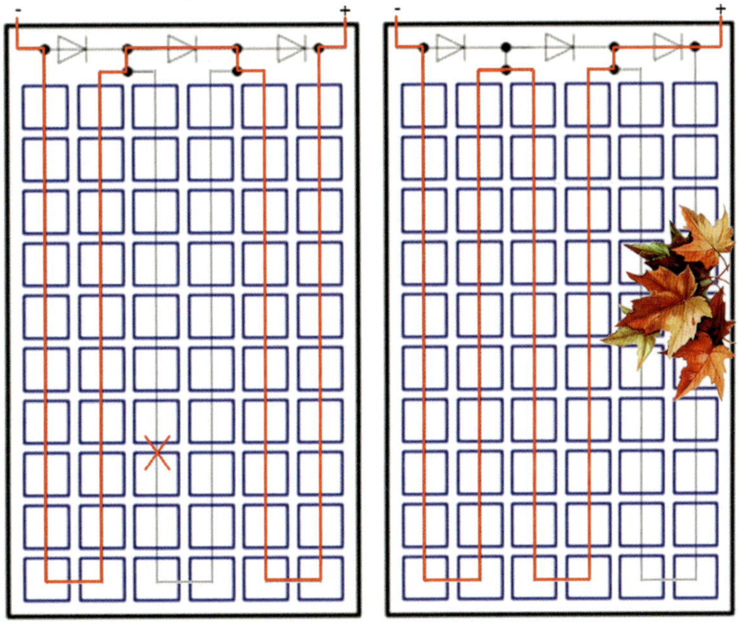

Abb. 1355: Funktion der Bypass-Dioden bei Fehlern oder Beschattung

5.9.2.4. Weitere Elemente von Solaranlagen und -kraftwerken

Solaranlagen werden entweder als lokale Inselsysteme (nur für Eigenverbrauch) oder mit Netzeinspeisung, also zur Stromerzeugung ins öffentliche Netz verwendet. Erstere sind typisch für kleine Systeme (Privatnutzung, Landwirtschaft, Kleinbetriebe), für netzunabhängige lokale Verbraucher (Fernstationen und autonome technische Einrichtungen) oder für solche Örtlichkeiten, die keinen lokalen Zugang zum Netz haben. Systeme mit Netzeinspeisung sind (auf Grund der staatlichen Förderung der Netzeinspeisung) von Privathäusern über industrielle Solarsysteme bis hin zu großen Solarkraftwerken vertreten.

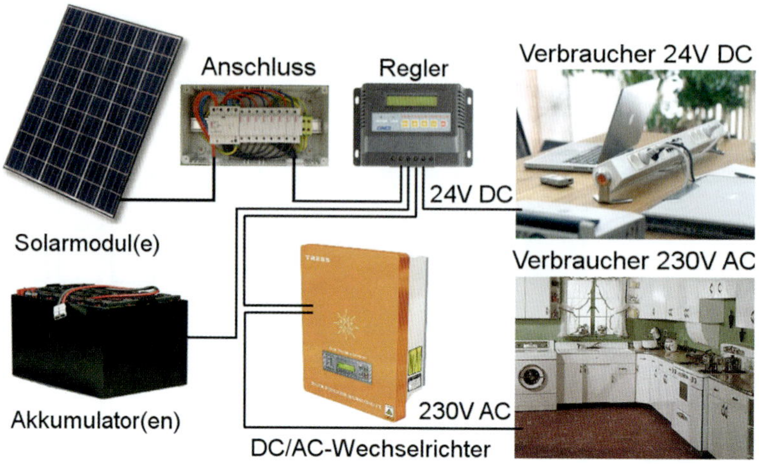

Abb. 1356: typische Struktur eines Insel-Solarenergiesystems

In der obigen Darstellung sind der Regler (Controller) und der Wechselrichter getrennt gezeigt, was darauf hinweist, dass der Wechselrichter ein optionales Element ist, das nur notwendig wird, wenn Verbraucher mit 230 V AC Spannung von der Solaranlage versorgt werden sollen. Der Regler dagegen ist nicht nur ein Laderegler für die Akkumulatoren (wie er auf vielen Webseiten fälschlich dargestellt wird), sondern auch der Lastregler für die Solarmodulstränge. Die Module können nämlich nur dann ihre maximale Leistung bei der aktuellen Bestrahlung liefern, wenn die Last auf deren optimalen Arbeitspunkt eingestellt ist. Bei kleinen Wechselspannungssystemen kann man oft kompakten Einheiten begegnen, die die Regelung und den Wechselrichter in sich integrieren.

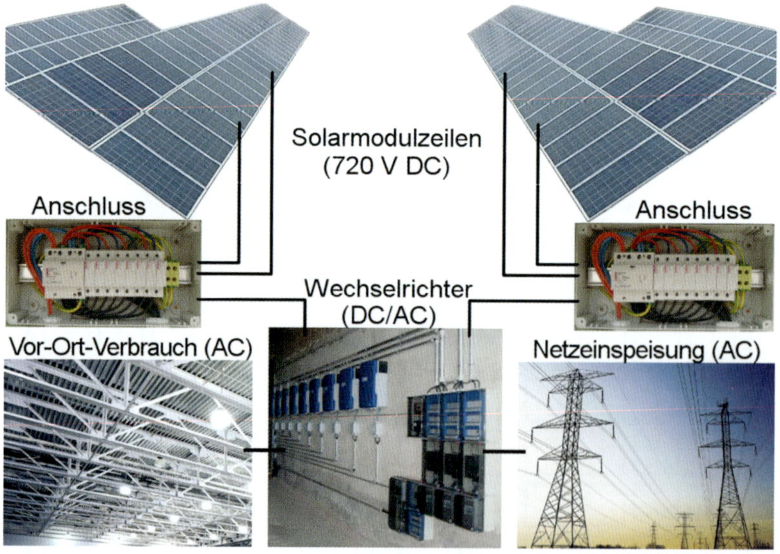

Abb. 1357: typische Struktur eines Solarenergiesystems mit Netzeinspeisung

Ähnliche Elemente werden auch bei „großen" Systemen vorgefunden, die an das öffentliche Netz angebunden sind. Die von den Solarmodulen erzeugte Gleichspannung wird über die Anschluss- und Sammelleitungen an den Wechselrichter geleitet. Die notwendige Lastoptimierung der Modulzeilen, sowie die Synchronisierung mit der Netzfrequenz obliegt hierbei der zentralen Steuerelektronik. Es gibt auch Lösungen, wo die Lastoptimierung dezentralisiert den Zeilenanschlüssen obliegt und nur der Wechselrichter an einer zentralen Stelle angeordnet wird. Bei Solarkraftwerken gibt es noch einen für die Netzeinspeisung notwendigen Hochspannungstransformator, dem eine zentrale Wechselrichtereinheit voransteht.

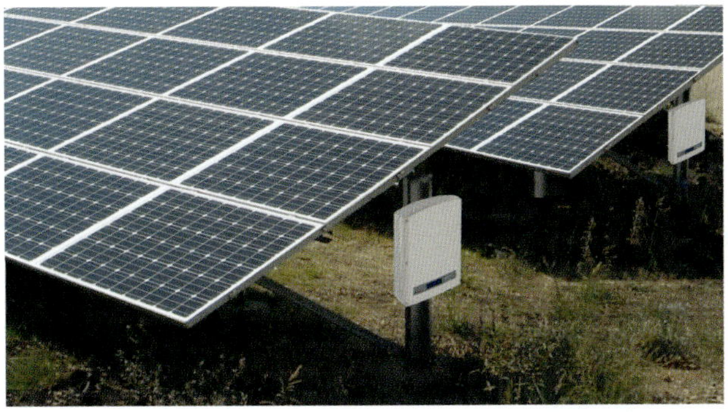

Abb. 1358: dezentralisierte Modulzeilenkontrolle und -optimierung in den Stranganschlüssen

5.9.3. Typische Fehler von Solaranlagen, Fehlerursachen

Fehler in Photovoltaikanlagen verursachen nicht nur Probleme, die sich auf den Wirkungsgrad auswirken, sondern können auch Risiken bezüglich der Betriebssicherheit oder gar Brandgefahr darstellen. Eine Vielzahl von Gründen können Fehler verursachen, die von der Produktqualität über den Transport und die Installation bis hin zu schlechten Betriebs- oder Witterungsbedingungen reichen. Einige Probleme können visuell wahrgenommen werden, für die Detektion der meisten von ihnen sind jedoch geeignete Messverfahren erforderlich. Unter diesen sind die Auswertung der U-I-Kennlinie, sowie die Elektrolumineszenzuntersuchungen und die thermografischen Inspektionen am weitesten verbreitet.

Die Fehler können wie folgt kategorisiert werden:

- elektrische Anschlussfehler (falsche Polarität, Kontaktfehler, Kurzschluss)
- Steuerungsfehler (Betrieb außerhalb des Arbeitspunktes, Abschaltung von Modulen oder Zeilen)
- Fehler auf Modulebene (Kontaktfehler - intern oder an Anschluss, Abschattung, defekte Bypass-Diode)
- Fehler auf Zellenebene (Bruch, Haarriss, interne Unterbrechung, sonstige Alterung, Kurzschluss, PID)

Die meisten der oben aufgezählten elektrischen und mechanischen Fehler sind auf einen schlechten Transport und eine nicht fachgerechte (oder „zu sparsame") Installation zurückzuführen. Das Problem der Abschattung wird typischerweise durch eine schlechte Installation, eine schlecht geplante Anordnung oder natürlichen Bewuchs bzw. Oberflächenverunreinigungen verursacht. Seltener sind die ausschließlich nur auf Alterung zurückzuführenden Fehler.

Um Irrtümern vorzubeugen, soll hier nun auf einige visuell sehr auffällige Erscheinungen aufmerksam gemacht werden, welche jedoch eher keine oder nur unbedeutende Probleme verursachen. Es gibt Fälle, deren Anblick aus Sicht eines Laien schwerwiegende Fehler bedeuten könnte, aber in Wirklichkeit ist der Einfluss auf den Betrieb und die Leistung der Photovoltaikanlage verschwindend oder generell Null.

Fehlerbild / Fotografie	Beschreibung, Ursache und Auswirkungen
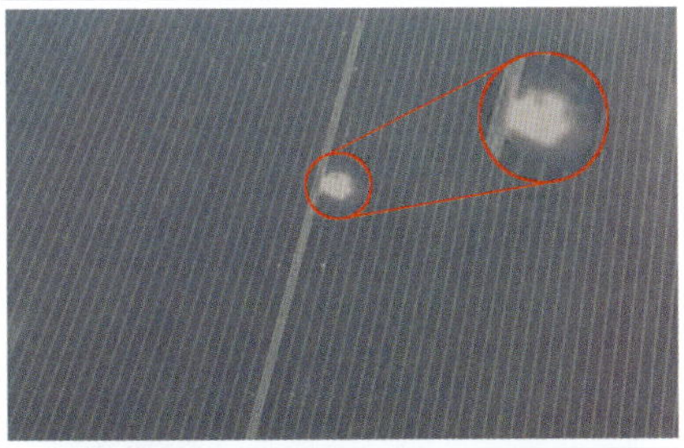	• während der Produktion eingeschlossene - lokal begrenzte - Verschmutzung oder Oxydierung in einer Dünnschichtzelle • allgemein ohne bedeutenden Leistungsverlust **Abb. 1359**
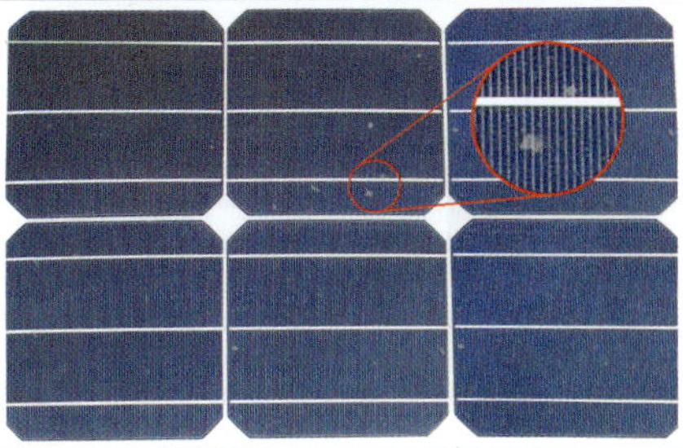	• während der Produktion (unter Laminatfolie) eingeschlossene Verschmutzung oder Oxydierung bei einer Solarzelle aus monokristallinem Silizium • allgemein ohne bedeutenden Leistungsverlust **Abb. 1360**

Fehlerbild / Fotografie	Beschreibung, Ursache und Auswirkungen
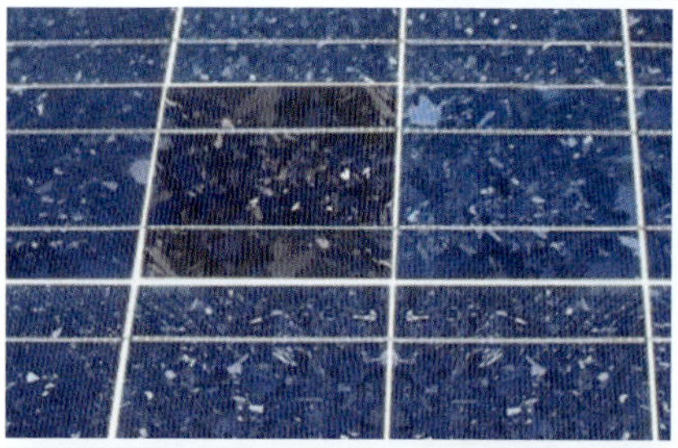	• verschiedene Zellenfärbung bei polykristallinen Modulen • Ursache: unterschiedliche Dicke der Antireflexionsfolie • völlig ohne Einfluss auf die Modulleistung **Abb. 1361**
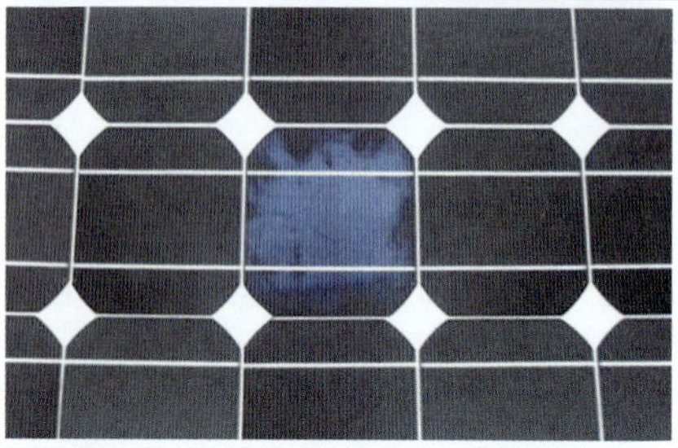	• Zellverfärbung bei einkristallinen Modulen durch unterschiedliche Eigenschaften der Antireflexionsfolie • seltener: Anzeichen für Delamination (siehe unten) • allgemein ohne Einfluss auf die Modulleistung **Abb. 1362**
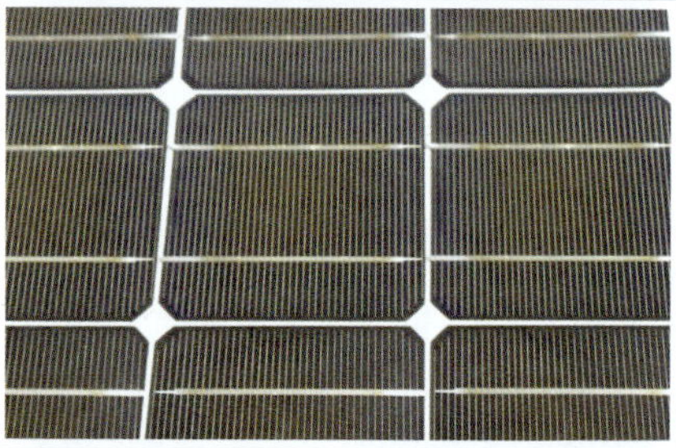	• Verfärbungen (Browning) der vorderseitigen EVAC-Folie (EVAC-Folie = Folie aus Ethylen-Vinylacetat-Copolymer) • Anzeichen für eine schlechte UV-Beständigkeit der Folie • wirkt sich je nach Ausprägung in geringem Maße auf die Zellenleistung aus (weniger Energieeintrag durch verringerte Transparenz der EVAC-Folie) **Abb. 1363**
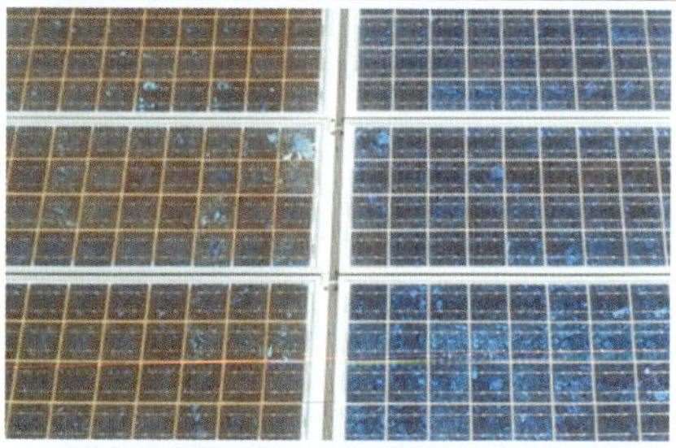	• über gesamtes (linkes) Modul reichende (ganzflächige) Verfärbung der vorderseitigen EVAC-Folie • Anzeichen für eine schlechte UV-Beständigkeit der Folie • unterschiedlicher Chargen innerhalb einer Installation oder unterschiedliche Installationszeitpunkte (Jahre) • wirkt sich je nach Ausprägung auf die Modulleistung aus (weniger Energieeintrag durch verringerte Transparenz) **Abb. 1364** (mit freundl. Genehmigung von Elsevier (Publisher) [A403], Ausschnitt)
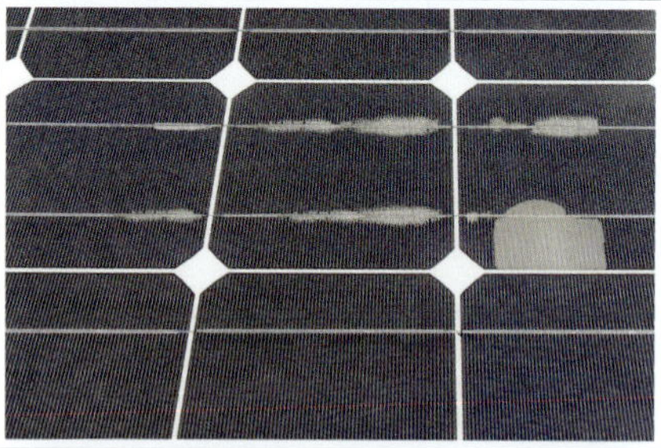	• Delamination (Ablösen der Laminatfolie vom Kristall) in der Umgebung der Strangverbinder • hervorgerufen durch Überhitzung oder chemische Reaktion des Lötflussmittels oder anderer Rückstände • bei der linken und mittleren Zelle des Fotos ohne bedeutenden Leistungsverlust, bei der rechten Zelle kann die erhöhte Opazität der „Sonnenseite" zu Verlusten führen • mögliche Folge: Isolationsfehler durch kapillare Feuchte **Abb. 1365**
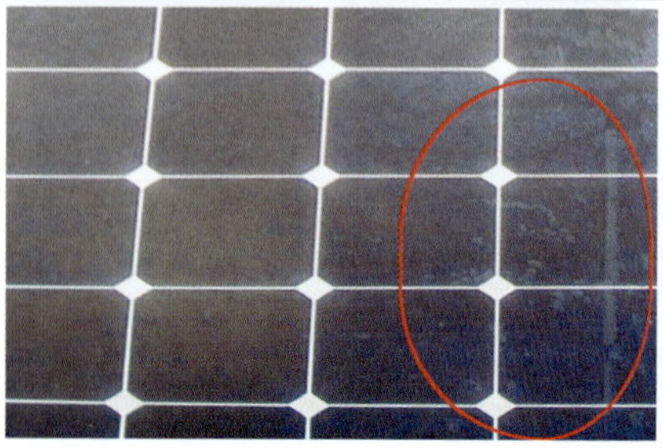	• Delamination (Ablösen der Laminatfolie vom Kristall) • hier: Blasenbildung und linienförmige Ablösung im eingerahmten Modulbereich • Ursache vermutlich mangelnde Folienqualität, lokale chemische Verunreinigung oder technologischer Fehler beim Auflaminieren der EVAC-Folie • zumeist ohne bedeutenden Leistungsverlust • mögliche Folge: Isolationsfehler durch kapillare Feuchte **Abb. 1366**

Fehlerbild / Fotografie	Beschreibung, Ursache und Auswirkungen
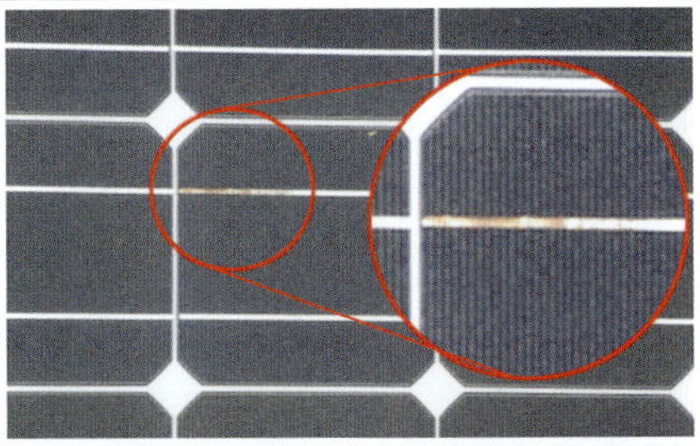	• lokal begrenzte Verfärbung der Zellverbinder • hervorgerufen durch chemische Reaktion des Lötflussmittels oder anderer Rückstände • technologischer Qualitätsmangel beim Laminieren • seltener: Verfärbung als Folge einer Überhitzung • allgemein kein Leistungsverlust (Ausnahme Überhitzung) **Abb. 1367** (mit freundlicher Genehmigung der SecondSol GmbH, www.secondsol.com [A404], durch Autor mit Vergrößerung ergänzt)
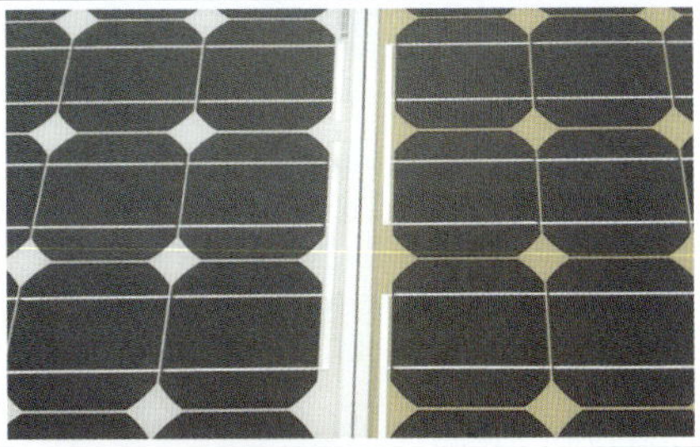	• Verfärbung der Rückseitenfolie durch UV-Einstrahlung, oftmals erst nach mehreren Jahren (hier: rechtes Modul stark gealtert, linkes Solarmodul in Neuzustand) • bei Verfärbung nach kurzer Betriebsdauer ist eine starke Verfärbung jedoch ein Indiz für einen Herstellungsfehler bzw. eine ungeeignete (UV-unbeständige) Rückseitenfolie **Abb. 1368**
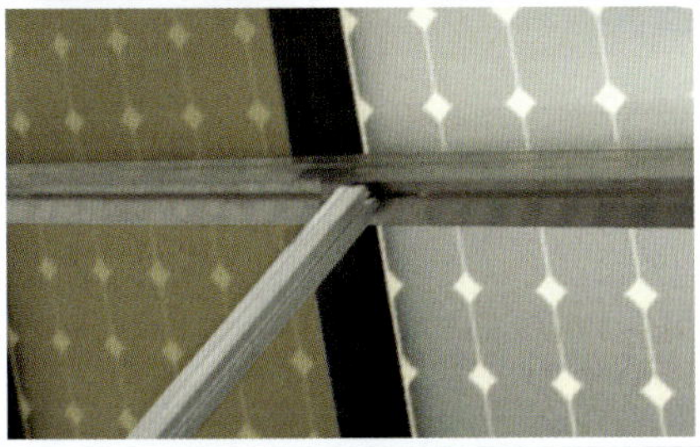	• Verfärbung der Rückseitenfolie eines Solarmoduls, von der Modulrückseite aus betrachtet • allgemein erst nach mehreren Jahren auftretende Alterungserscheinung durch UV-Strahlung • bei Verfärbung nach kurzer Betriebsdauer ist dies als ein Indiz für einen Herstellungsfehler bzw. eine ungeeignete Rückseitenfolie zu betrachten **Abb. 1369**
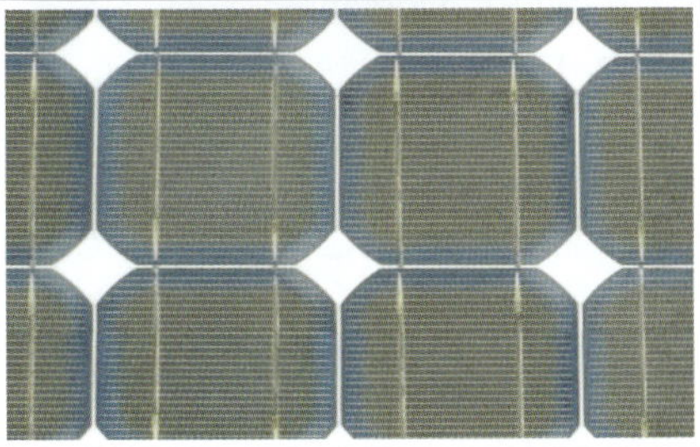	• Degradation der Antireflexschicht an den Zellenrändern • allgemein erst nach mehreren Jahren auftretende Alterungserscheinung durch Einwirkung der UV-Strahlung • bei Auftreten nach kurzer Betriebsdauer ist dies als ein Indiz für einen Herstellungsfehler bei der Lamination oder eine ungeeignete (UV-unbeständige) Antireflexionsschicht **Abb. 1370** (mit freundlicher Genehmigung von Prof. Dr. Udo Rindelhardt [A405], bearbeitet)

Viele ernsthafte Probleme sind dagegen visuell wesentlich unauffälliger, hier zwei Beispiele dazu:

Fehlerbild / Fotografie	Beschreibung, Ursache und Auswirkungen
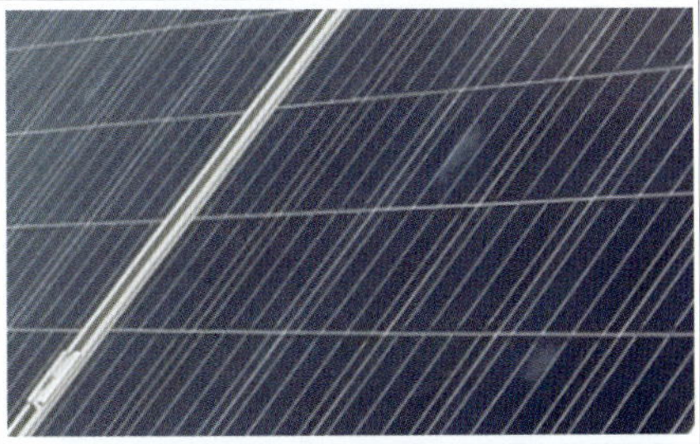	• kaum sichtbare Spuren eines groben Hagelschadens • der reale Schaden wird erst nach einiger Zeit sichtbar, nachdem durch in Zellschichten eingedrungenes Wasser Oxydierung einsetzt und zum Versagen der Zellen führt • erhebliche Leistungseinbußen sind durch den Ausfall der betroffenen Zelle oder des Moduls zu erwarten **Abb. 1371**
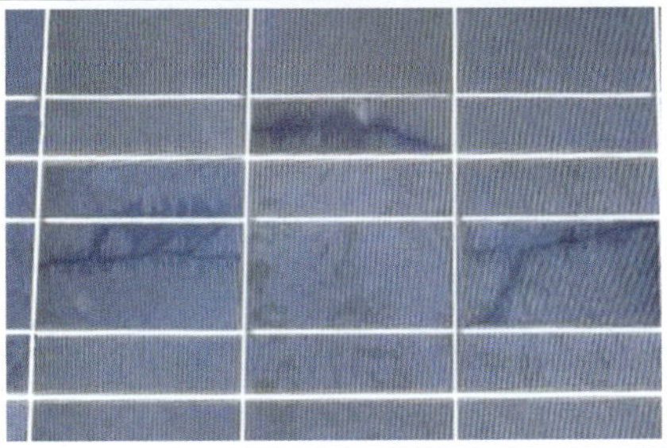	• auf Haarrisse der Zellen hindeutende „Schneckenspuren" • durch Betreten, Verspannung, falsche Handhabung bei Transport und Montage, selten durch Produktionsfehler • der reale Schaden wird erst nach einiger Zeit sichtbar, nachdem durch in Zellschichten eingedrungenes Wasser Oxydierung einsetzt und zum Versagen der Zellen führt • erhebliche Leistungseinbußen sind durch den Ausfall der betroffenen Zelle oder des Modulstranges zu erwarten **Abb. 1372** (mit freundlicher Genehmigung von Stefan Eisenknappl [A406], bearbeitet)

Visuelle Erkennbarkeit von Fehlern mit Einfluss auf den Betrieb und die Leistung der Photovoltaikanlage:

Fehlerbild / Fotografie	Beschreibung, Ursache und Auswirkungen
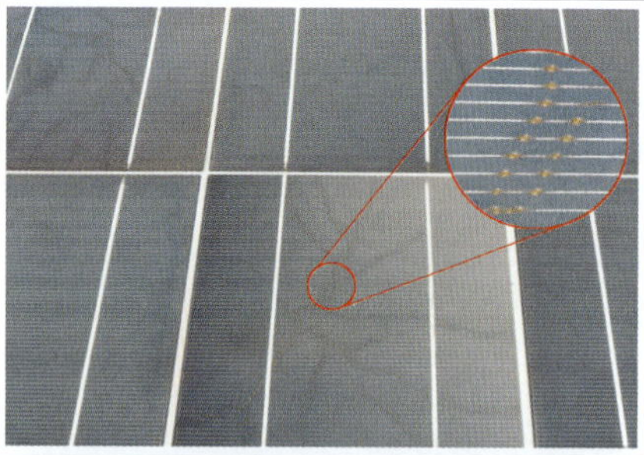	• Schneckenspuren-Schäden in „fortgeschrittenem" Stadium mit bereits starker Oxydation der Zellverbinder • Hinweis auf Mikrohaarrisse und Zellbrüche mit bereits bis zur Kristallebene tief eindringender Feuchtigkeit • von der Form her hier kein Hagelschaden, sondern vermutlich durch Betreten, Verspannung, oder falsche Handhabung bei Transport bzw. Montage hervorgerufen **Abb. 1373** (mit freundlicher Genehmigung von Stefan Eisenknappl [A407] / [A408], Fotomontage der Vergrößerung durch Autor)
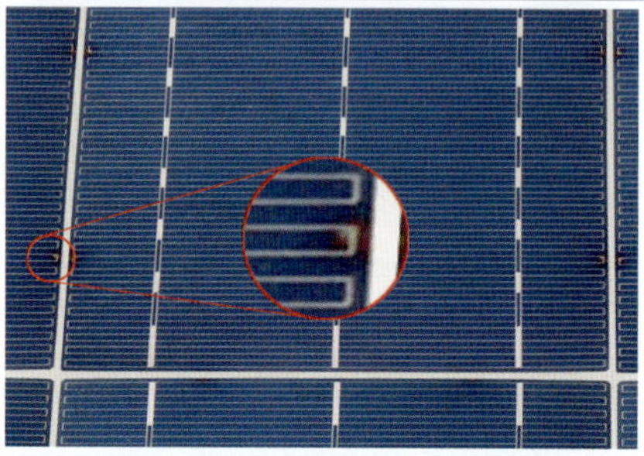	• Verfärbung der EVAC-Folie an den Leitungsmäandern • bei gleichmäßig symmetrischer Verteilung an allen Zellen: produktionstechnisch bedingte Verfärbung, welche allgemein kein Problem und keine Leistungsverluste darstellt • lokale (vereinzelt auftretende) Verfärbung: Anzeichen für Überhitzung durch Überspannung, Falschbeschaltung, Herstellungsfehler und/oder Beschattung • Folgefehler (Zellenausfall) sowie Leistungsabfall möglich **Abb. 1374**
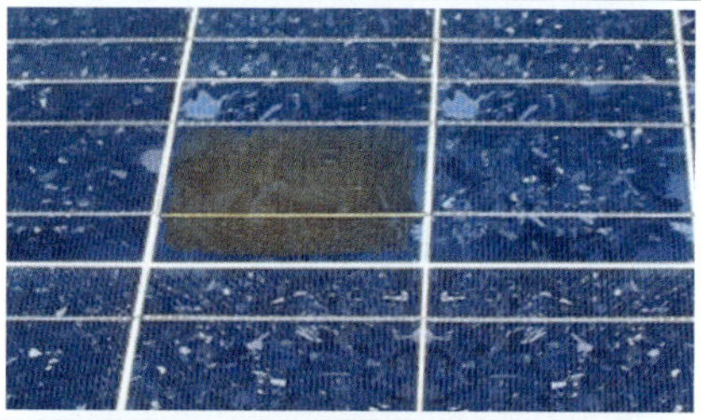	• Verfärbung der EVAC-Folie durch lokale Überhitzung (über 125°C) an einem polykristallinem Solarmodul • mögliche Ursachen: Abschattung, Zellbruch, falsche Beschaltung der Zelle (Herstellungsfehler), Kontaktfehler der Zelle (Herstellungsfehler oder Alterung) • Zellenschädigung bzw. Totalausfall und damit eindeutiger Leistungsverlust, u.U. sogar Brandgefahr **Abb. 1375**
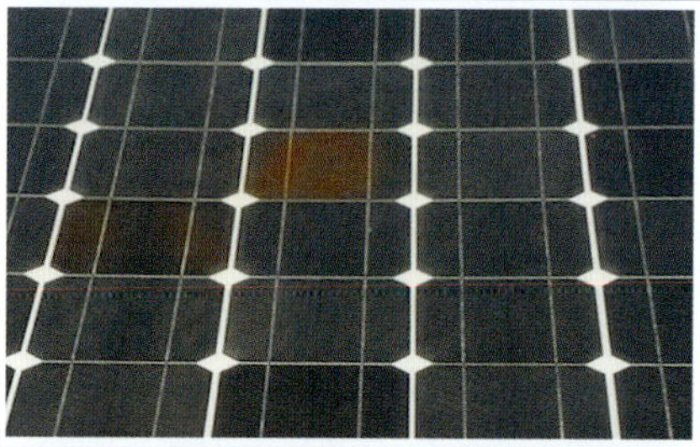	• Verfärbung der EVAC-Folie durch lokale Überhitzung an einem monokristallinem Modul (Erwärmung über 125°C) • Ursachen und Folgen sind gleich wie für die oben gezeigte Verfärbung an einem polykristallinem Solarmodul **Abb. 1376** (mit freundlicher Genehmigung der SecondSol GmbH, www.secondsol.com [A409], Ausschnitt bearbeitet)
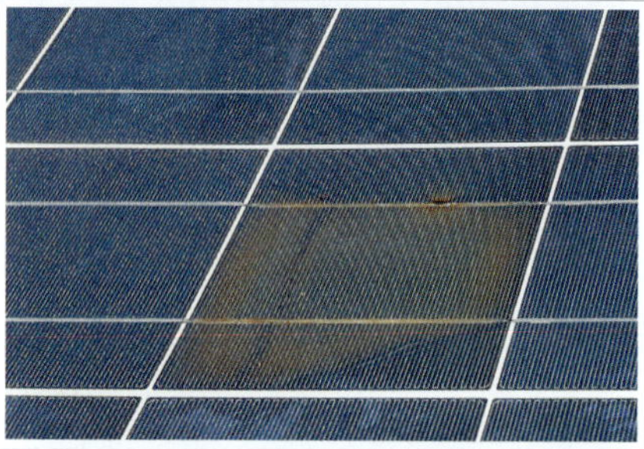	• Verfärbung der EVAC-Folie durch lokale Überhitzung und Oxydationserscheinung an den Zellverbindern durch partiellen Zellabriss (Kristallbruch) • Ursache kann mechanische Belastung des Moduls (bei Transport oder Montage, durch Betreten oder extreme Schneelast) oder aber auch ein Herstellungsfehler sein • starke Zellenschädigung (praktisch Totalausfall) und damit eindeutiger Leistungsverlust, u.U. sogar Brandgefahr **Abb. 1377** (mit freundlicher Genehmigung des Photovoltaik-Institut Berlin, www.pi-berlin.com [A410], Ausschnitt bearbeitet)
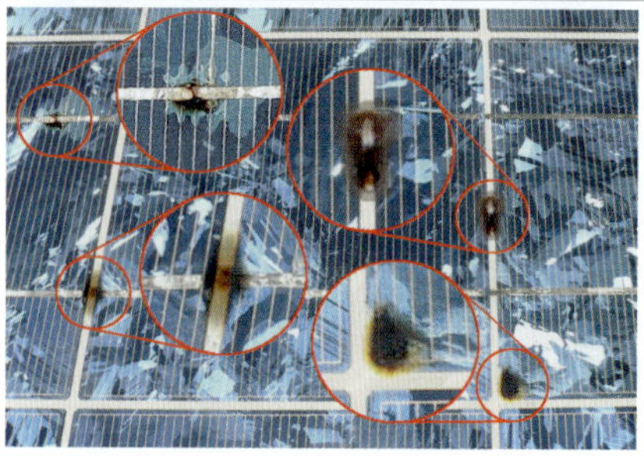	• fehlerhafte Lötverbindung zwischen den Zellen, oder an der Verbindung der Substränge zum Hauptzellverbinder • Herstellungsfehler oder durch thermische bzw. mechanische Belastung verursachter Bruch der Lötung • der verringerte bzw. fehlende Kontakt führt - wie bei Zellbrüchen - zum Ausfall der Zelle bzw. des Teilstranges • der hohe Übergangswiderstand mangelhafter Lötstellen führt zur starken Erwärmung derselben: u.U. Brandgefahr! **Abb. 1378**

Fehlerbild / Fotografie	Beschreibung, Ursache und Auswirkungen
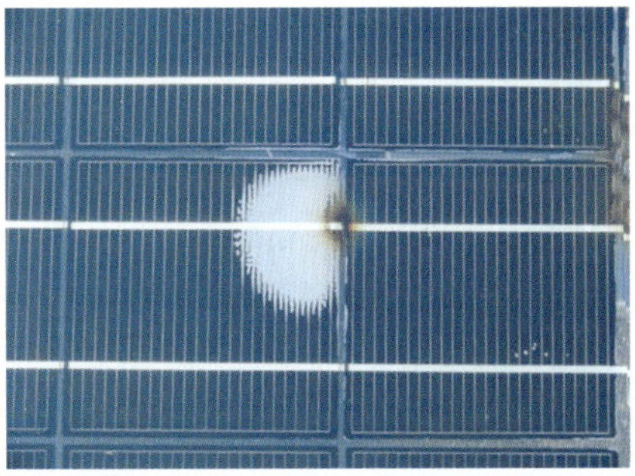	• Überhitzung wegen fehlerhaft verlöteter Zellverbinder • in Folge dessen Delamination und schließlich Unterbrechung der Stromleiter • unter Umständen Brandgefahr **Abb. 1379** (mit freundlicher Genehmigung von Prof. Dr. Udo Rindelhardt [A411], bearbeitet)
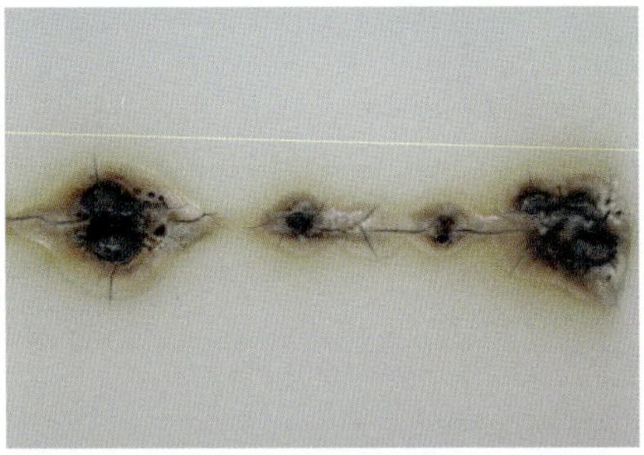	• Spuren lokaler Überhitzung auf der Solarmodul-Rückseite • Ursache wie auf den Abbildungen 1375 ... 1379 beschrieben • Anzeichen für Totalausfall einer Zelle bzw. eines Modulstranges, gleichzeitig Zeichen erhöhter Brandgefahr **Abb. 1380** (mit freundlicher Genehmigung der SecondSol GmbH, www.secondsol.com [A412])
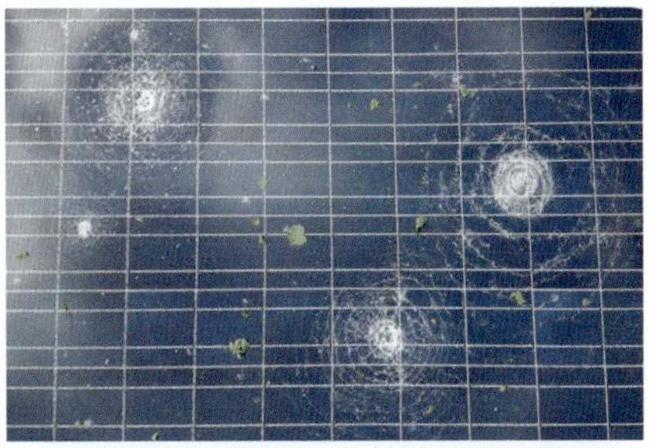	• Bruchschaden durch extremen Hagelschlag • in Folge dieser Schädigung sind mit Wassereintritt, Delamination, schließlich Zellbruch, Zellen- und Strangausfall und somit mit lokalen Überhitzungen zu rechnen • ein Weiterbetrieb von Modulen in diesem Zustand ist nicht zu empfehlen (erhöhte Brandgefahr) **Abb. 1381** (mit freundlicher Genehmigung von Sachverständigenbüro Jahrstorfer, www.solargutachter.bayern [A413], bearbeitet)
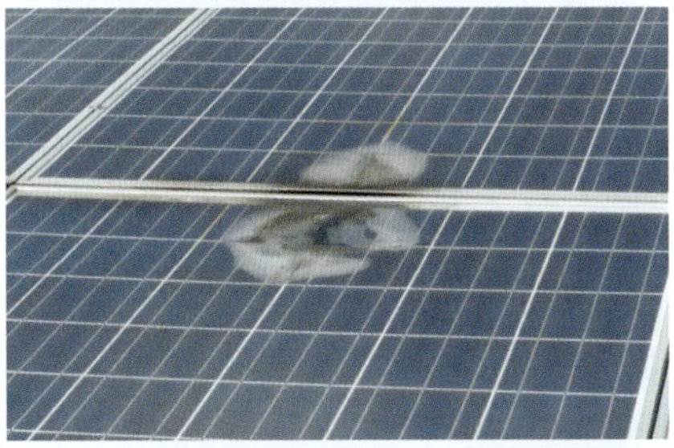	• Blitzeinschlag (direkt in Solaranlage) • sofortiger Zellen- bzw. Strangausfall • mit einer Schädigung der Stranganschlüsse und eventuell auch der Wechselrichter ist ebenfalls zu rechnen • ein Weiterbetrieb ohne Reparatur ist nicht zu empfehlen **Abb. 1382** (mit freundlicher Genehmigung von RieTec, rietec24.de [A414])
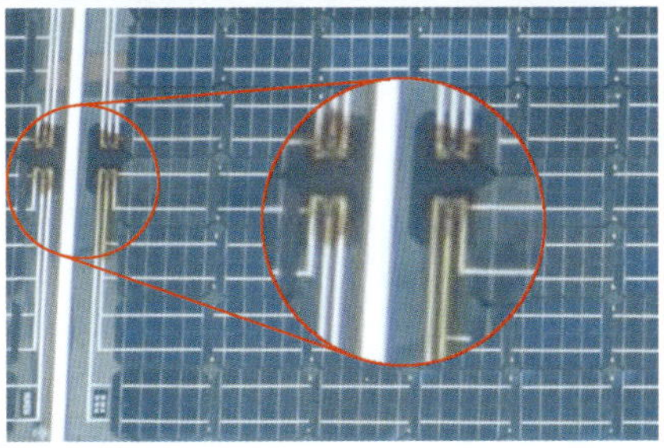	• Verfärbung der EVAC-Folie an den Lötstellen der Modulsammelleiter im Bereich der Moduldosen • Ursache kann eine Erwärmung der Lötstellen und/oder der Moduldosen sein, eventuell auch ein hygroskopisches Eindringen von Feuchtigkeit (von der Rückseite her) **Abb. 1383** (mit freundlicher Genehmigung von Prof. Dr. Udo Rindelhardt [A415], durch Autor mit Vergrößerung ergänzt)

Die auf dem vorangehenden Foto zu erkennende Verfärbung kann unter anderem durch die im folgenden aufgezeigten - sogar relativ häufig auftretenden - Probleme mit den Anschlussdosen verursacht werden. Vermutlich ist die Ursache für etliche Brandschäden ebenso hier zu suchen, weshalb eine regelmäßige Kontrolle der Anschlussdosen auf abnormale Erwärmung (wie auch die Steckverbinder der DC-Strangleitungen) dringend zu empfehlen ist. Den Ausführungen aus dem Kapitel 5.2. „Thermografie an elektrischen Geräten und Anlagen" zufolge ist hierfür die Thermografie sehr gut geeignet - vorausgesetzt die Anforderung der geometrische Auflösung wird für die Abmessung der Anschlussdosen eingehalten. Weiterhin wird eine thermografische Begutachtung auch von der Modulrückseite aus als sinnvoll erachtet.

Fehlerbild / Fotografie	Beschreibung, Ursache und Auswirkungen
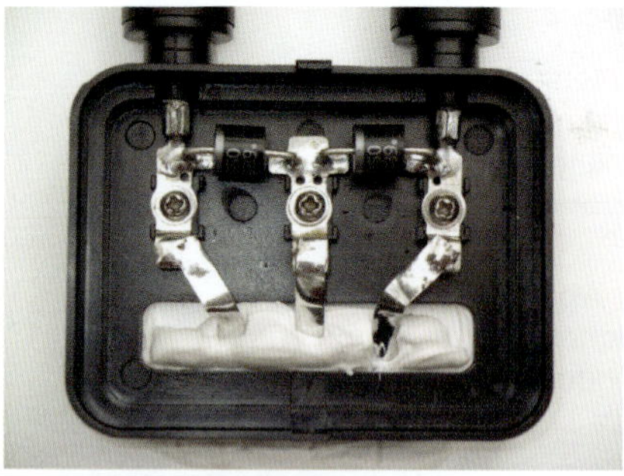	• kalte Lötstellen an den Lötungen der Modulanschlüsse (mittlere und rechte Lötung) • durch Punktschweißen könnte hier wahrscheinlich eine sicherere Kontaktierung erreicht werden • Brandgefahr! **Abb. 1384** (mit freundlicher Genehmigung von www.wohnmobilforum.de [A416])
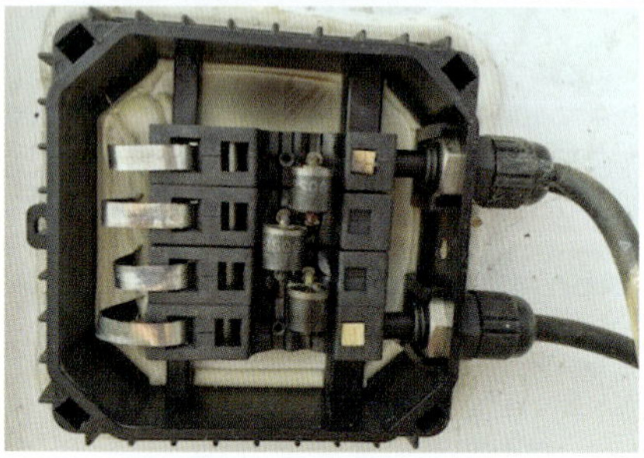	• Überlast bzw. schlechter Kontakt an den Kontaktfahnen • defekte (oder überlastete) Bypass-Diode (untere) • Brandgefahr! **Abb. 1385** (mit freundlicher Genehmigung der SecondSol GmbH, www.secondsol.com [A417])
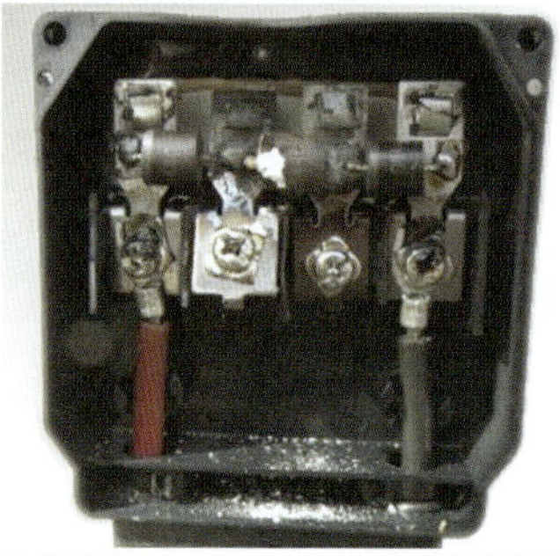	• Überspannungsschaden in Anschlussdose • defekte Bypass-Diode (mittlere) • Brandgefahr! **Abb. 1386** (mit freundlicher Genehmigung der Envaris GmbH, www.envaris.de [A418])

Bei Mindererträgen und Schäden an Solaranlagen werden gerne Qualitätsmängel und/oder extreme Witterungsbedingungen als Ursache benannt. In Wirklichkeit werden aber viele Module bereits bei Transport und Montage unwiderruflich zerstört. Hierbei spielt sicher auch die (meistens eher nicht zutreffende) Bewerbung der mechanischen Belastbarkeit durch einige Hersteller eine nicht unbedeutende Rolle: man könnte annehmen, dass deren Module bei der Montage ruhig belastet, sogar betreten oder überklettert werden dürfen. Dem ist aber nicht so! Die meisten "Schneckenspuren" und damit die fortlaufende Zustandsverschlechterung und schließlich der Totalausfall von Zellen und Zellsträngen finden hier ihren Anfang!

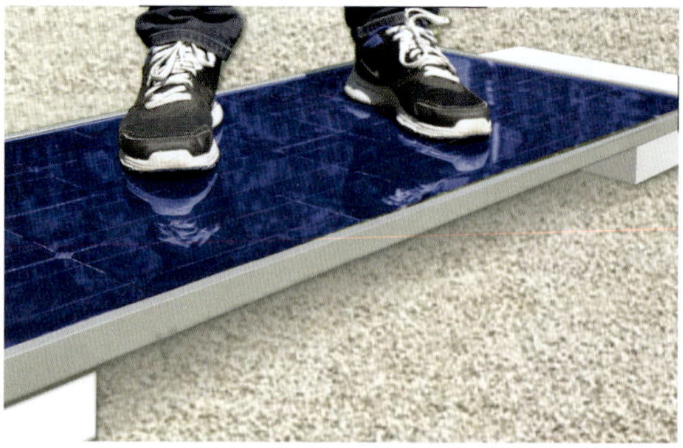

Abb. 1387: Werbung für „begehbare" Solarmodule (Illustration)

Zahlenbeispiel: Laut Hersteller soll ein von ihm angepriesenes Solarmodul bis 18.000 Pa belastbar, daher also begehbar sein. Diese Angabe entspricht einem statischer Flächendruck von 18 kN/m^2, das sind bei Erdbeschleunigung 1,83 t/m^2. Die Auflagefläche einer Schuhsohle beträgt ca. 25 cm^2, beim Gehen verlagert sich die gesamte Körperlast (ca. 90 kg) auf diese Fläche. Der residierende Flächendruck (ohne Beachtung der zusätzlichen dynamischen Komponente) beträgt also 90 kg / 0,0025 m^2 = 36 t/m^2. Das ist fast das 20-fache der hier beispielhaft zitierten Herstellerangabe. Fazit: Das Modul ist nicht begehbar!

Beispiele für unzulässige mechanische Belastungen von Solarmodulen

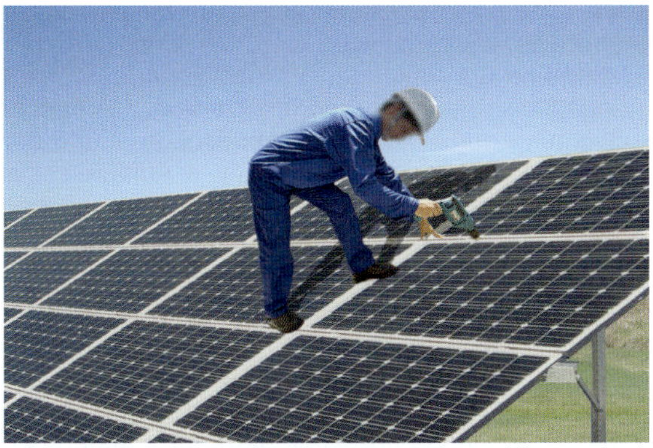

Abb. 1388: nicht zulässiges Besteigen (Illustration)

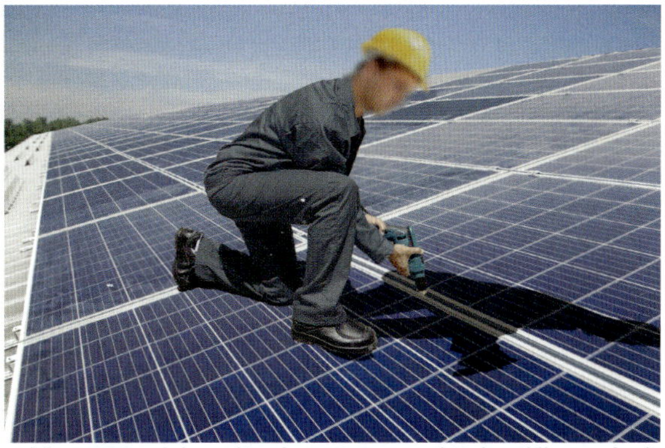

Abb. 1389: nicht zulässiges Betreten / Knien (Illustration)

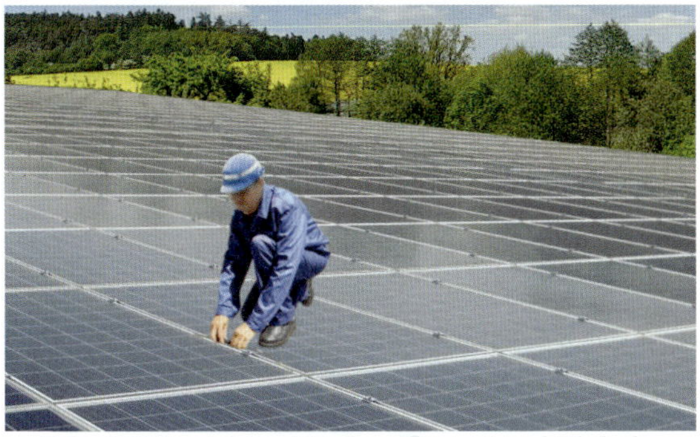

Abb. 1390: nicht zulässiges Betreten / Hinknien bei Verkabelung bzw. Wartung (Illustration)

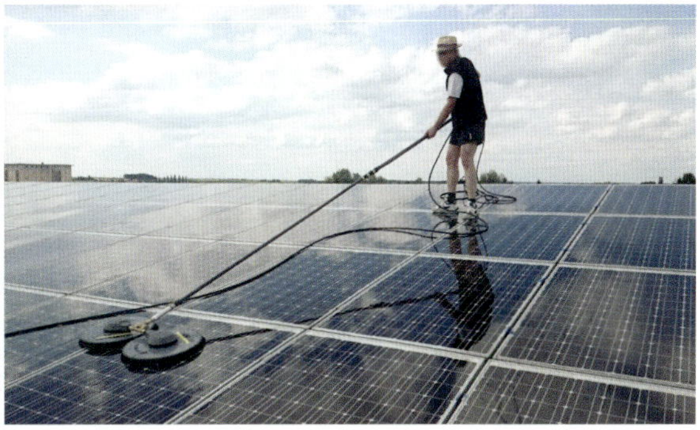

Abb. 1391: unzulässiges Betreten bei Reinigung (mit freundl. Genehmigung der Getmas GmbH, www.getmas.de [A419])

Dem vorangehenden Zahlenbeispiel folgend sind also alle - durch obige Abbildungen aufgezeigten - weit verbreiteten Vorgehensweisen bei Montage, Anschluss und Wartung von Solarmodulen nicht zulässig. Selbst durch das Abstützen mit dem Knie oder aber das Stehen auf dem Rahmen entstehen zu hohe lokale Belastungen. Zusätzlich gilt der Hinweis darauf, dass jedwedes Steinchen zwischen Schuhsohle und Moduloberfläche die Situation noch drastisch verschlimmert: statt einer Lastverteilung auf 25 cm^2 wird diese zur „Punktlast" auf wenige mm^2, d.h. es entstehen Flächendrücke von mehreren Tausendfachen der als Beispiel genannten Herstellerangabe. Das Ergebnis sind zu erwartende irreparable Modulschäden (z.B. Haarrisse, Zellbrücke oder Unterbrechungen der Zellverbinder).

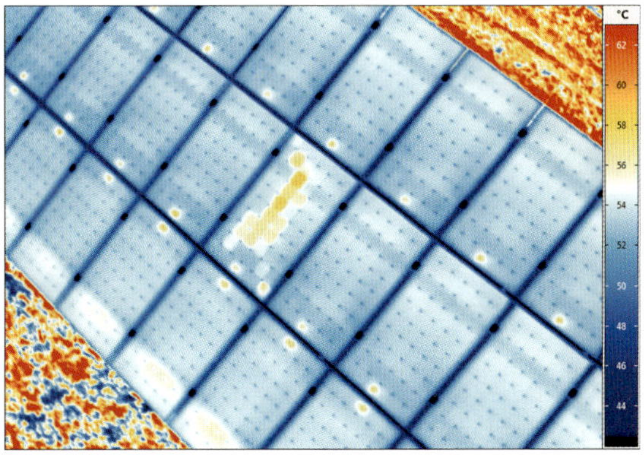

Abb. 1392: Wärmebild eines durch Besteigen (Überklettern) verursachten Solarmodulschadens

Noch ein Hinweis: Natürlich sind die Folgen von starkem Hagelschlag oder Brüche durch Steinwurf auch optisch erkennbar, wie dies auch die Abbildung 1381 zeigt. Es ist jedoch nicht sicher, ob die anderen - visuell unbeschädigt erscheinenden - Module auch wirklich vom Sturm (oder Vandalismus) unbehelligt geblieben sind. Die mit dem bloßen Auge unsichtbaren Haarrisse können nur mit einem der folgenden Testverfahren festgestellt werden. In vielen Fällen jedoch auch mit diesen nur einige Zeit nach der mechanischen Schädigung durch deren Auswirkungen, d.h. nachdem Feuchtigkeit eingedrungen ist, sich die Risse ausbreiten und der Siliziumkristall selbst bricht, oder Kurzschlüsse und Zellabbrüche auftreten.

Spannungsinduzierte Degradation (PID):

Das visuell kaum feststellbare PID-Phänomen kommt am ehesten in solchen Systemen vor, bei denen keiner der Pole der Modulzeilen geerdet ist (beispielsweise aufgrund der Anschlussanforderungen geerdeter, nicht galvanisch getrennter Wechselrichter). Aufgrund der fehlenden Erdung können Zellen in der Nähe des Solarmodulrahmens einer signifikanten negativen Spannung ausgesetzt sein. Als dessen Ergebnis können Elektronen von der Antireflexionsbeschichtung durch das Einbettungsmaterial und den Rahmen als Kriechstrom zum Erdboden abfließen. Dies führt jedoch zu einer positiven Aufladung der Antireflexionsschicht, wo jedoch bei herkömmlichen Silizium-Solarzellen* der negative Pol des pn-Übergangs liegt. Die Ladung der beiden Schichten und die sich daraus ergebenden elektrischen Felder sind genau entgegengesetzt, weshalb sie sich beeinflussen oder sogar auslöschen können.

Mit der Zeit nimmt die positive Ladung der Antireflexionsschicht immer weiter zu, womit die n-Schicht des pn-Übergangs langsam ihre Wirkung und somit die Zelle Ihre Funktionsfähigkeit verliert, da der innere Photoeffekt nicht mehr auftritt. Die Leistungsabgabe fällt bedeutend ab, es entstehen jedoch bei den betroffenen Dickschicht-Zellen keine dauerhaften Schäden. Durch eine (auch nur temporäre) Erdung des negativen Pols des Modulstranges kann die Funktionsfähigkeit wiederhergestellt werden. Achtung: Bei Solarzellen mit umgekehrter Schichtfolge wird die positive Schicht des pn-Übergangs zur Sonnenstrahlung gerichtet. Bei diesen ist der Pluspol zu erden.

(*Bei herkömmlichen Silizium-Solarzellen bildet üblicherweise die zur Sonne gerichtete n-Schicht den Minuspol.)

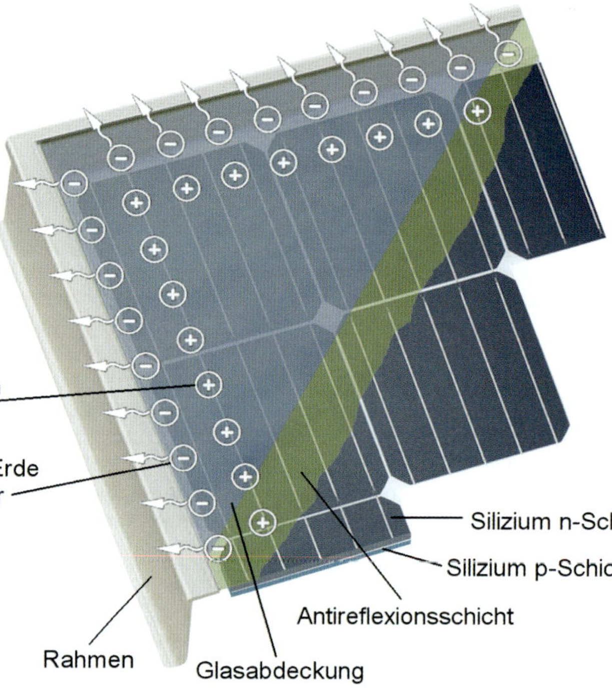

Abb. 1393: Erklärung der spannungsinduzierte Degradation (PID)

5.9.4. Prüfung von Solaranlagen durch Elektrolumineszenzaufnahmen

Um die Fehlfunktion und deren Schwere für eine Anlage im Ganzen zu beurteilen, ist die Aufzeichnung und Analyse der U-I-Kennlinie viel genauer und effizienter, als die visuelle Inspektion. Noch umfassendere Ergebnisse liefern Kontrollen auf Basis von Elektrolumineszenz oder Thermografie. Während die U-I-Kennlinienauswertung nur für je eine komplette Zeile (oder Strang) - also für mehrere Module gleichzeitig - Informationen über den Zustand und den aktuellen Wirkungsgrad liefern kann, können die beiden anderen Methoden Fehler in Position, Art und Schwere bis auf die betroffenen Zellen genau lokalisieren.

Bevor zur Anwendung der Thermografie übergegangen wird, sollen auch einige Ausführungen zur Elektrolumineszenz und (im nächsten Abschnitt auch zur UV-Fluoreszenz) und den hierauf beruhenden Untersuchungsmethoden gemacht werden. Das den auf Elektrolumineszenz beruhenden Inspektionen zugrunde liegende physikalische Prinzip ist, dass Solarzellen elektronisch betrachtet eine großflächige lichtempfindliche Diode darstellen. Wenn sie also durch Lichtbestrahlung Strom erzeugen können, müssen sie auch in der Lage sein, bei angelegter Spannung Licht zu emittieren. Zellen, die auf diese Weise Licht über ihre Oberfläche abgeben, sollten auch im energieerzeugenden Betriebszustand gut funktionieren. Hierauf beruhend führen auch viele Hersteller die Zellenkontrolle während der Produktion durch.

Der Spektralbereich der von Solarzellen emittierten Strahlung bewegt sich überwiegend im kurzwelligen Infrarotbereich, wonach es möglich ist, diese Abstrahlung mit kurzwelligen Thermografiesystemen zu erfassen. Das wird in der Praxis aber eher nur bei in die Fertigung integrierten Zellenkontrollen durch die Solarzellenhersteller verwendet, da hier eine schnelle Aufnahme und Bewertung (entsprechend der Taktzeiten der Produktionslinien) notwendig ist. Für mobile Anwendungen ist das Gewicht der (üblicherweise stationären) Photonendetektorsysteme nachteilig, von den hohen Anschaffungskosten ganz abgesehen.

Statt dessen bestehen übliche Vor-Ort-Elektrolumineszenz-Messsysteme eher aus umgebauten digitalen Fotoapparaten, zumeist digitalen Spiegelreflexkameras. Deren CMOS-Detektoren sind ausreichend empfindlich und haben meist einen breiten Spektralbereich. Durch Entfernen der eingebauten Infrarot-Filter und bei Verwendung eines lichtstarken Objektives sind diese dann zur Detektion der durch die Solarzellen ausgesandten kurzwelligen Infrarotstrahlung fähig. Nachteilig ist, dass das Ergebnis nicht kalibriert (und damit nicht quantitativ ausgewertet) werden kann und die Messung eine lange Belichtungszeit erfordert - unter Umständen sogar von bis zu mehreren Minuten.

Da die auf die Module tagsüber einfallende Sonnenstrahlung die von den Solarzellen im Umkehr-Betriebszustand abgegebene Strahlung um Größenordnungen übertrifft, werden Elektrolumineszenz-Inspektionen vorteilhaft nachts durchgeführt. Für Messungen am Tage sind spezielle Abdeckzelte erforderlich. Natürlich müssen die Module oder Stränge zum Zwecke der Messung elektrisch aus dem System abgekoppelt und mit der entsprechenden Prüfspannung beaufschlagt werden. Zwecks schnellerer Messung - auch am Tag ohne Zelt - sind Wärmebildkameras zu verwenden. Neueste kurzwellige Thermokameras mit CMOS-Detektor und entsprechendem Filter ermöglichen Elektrolumineszenzaufnahmen auch bei Tageslicht.

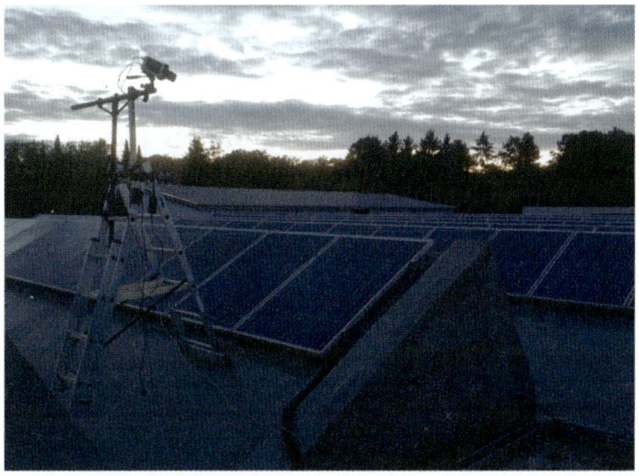

Abb. 1394: nächtliche Elektrolumineszenz-Prüfung (mit freundlicher Genehmigung der Envaris GmbH, www.envaris.de [A420])

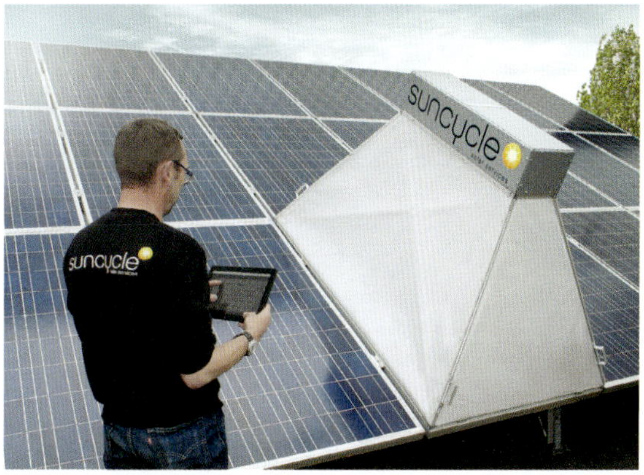

Abb. 1395: Elektrolumineszenz-Prüfung am Tage (mit freundlicher Genehmigung der SUNCYCLE GmbH, www.suncycle.de [A421])

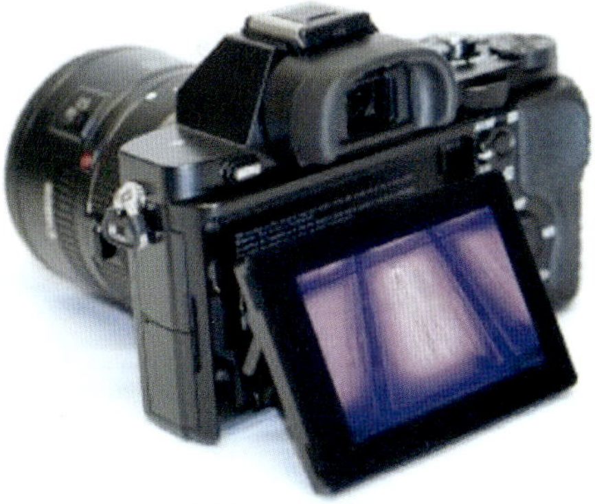

Abb. 1396: Beispiel für digitalen Fotoapparat, umgebaut für Elektrolumineszenz-Prüfungen

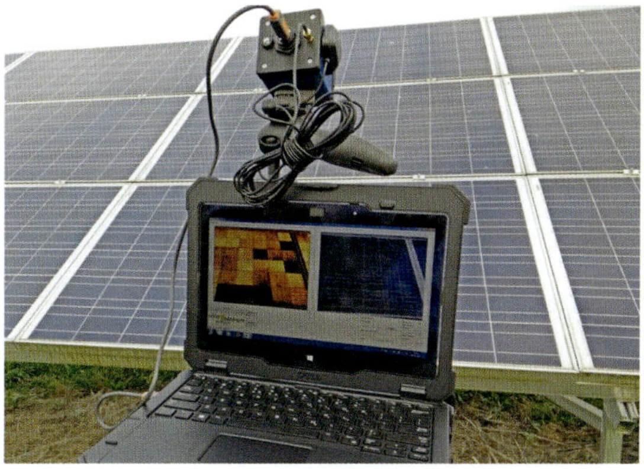

Abb. 1397: Beispiel für zu Elektrolumineszenz-Messungen (am Tage) verwendbare Thermokamera

(mit freundlicher Genehmigung der Solarzentrum Stuttgart GmbH, www.solarzentrum-stuttgart.com [A422] / [A423])

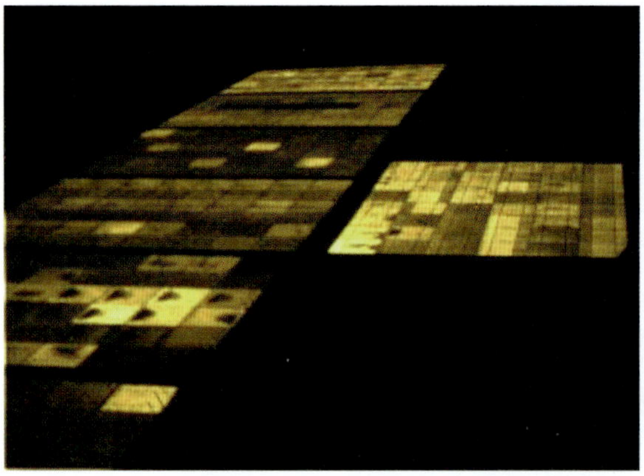
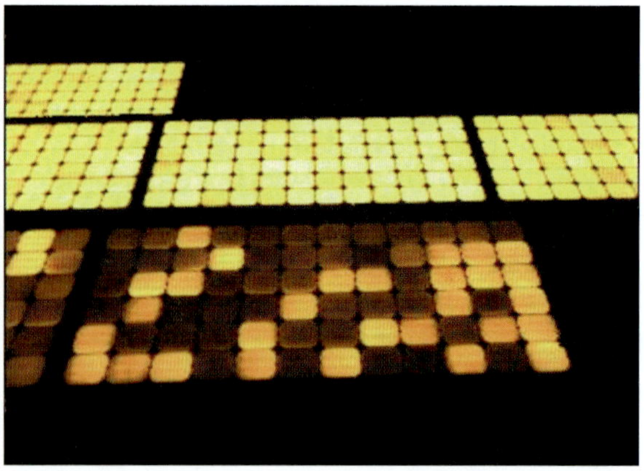

Abb. 1398 und **1399:** Beispiele für Ergebnisse von Elektrolumineszenz-Prüfungen
(mit freundlicher Genehmigung der Solarzentrum Stuttgart GmbH, www.solarzentrum-stuttgart.com [A424] / [A425])

Durch Elektrolumineszenz-Prüfungen aufdeckbare Fehler:

- Mikrorisse und Brüche
- Zellflächenabrisse, -abbrüche
- Ablösungen oder erhöhter Widerstand von Flächen- und Zellkontakten
- Kurzschlüsse in Zellen oder zellinternen Zweigen
- spannungsinduzierten Degradation

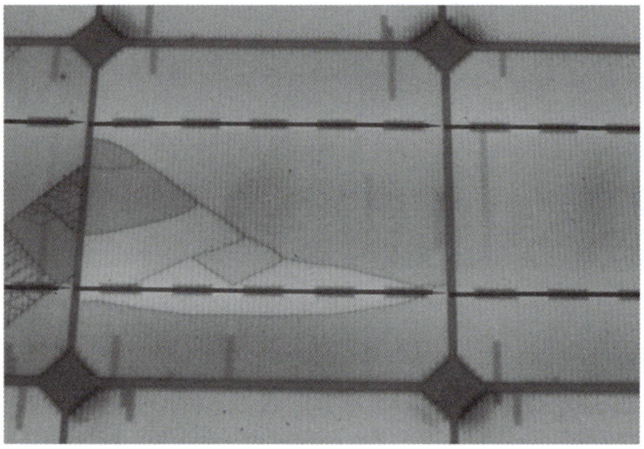

Abb. 1400: Zellenbruch
(Elektrolumineszenz-Aufnahme [A426])

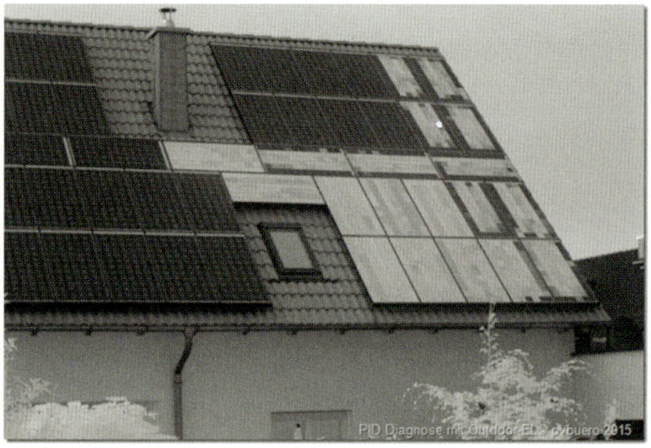

Abb. 1401: PID (Zellen an den Modulrahmen sind betroffen)
(Elektrolumineszenz-Aufnahme [A427])

(mit freundlicher Genehmigung von photovoltaikbuero Ternus & Diehl GbR, http://photovoltaikbuero.de)

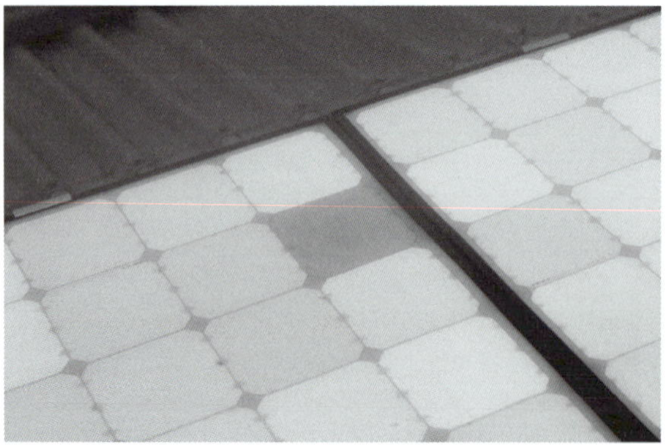

Abb. 1402: Zellenkurzschluss
(Elektrolumineszenz-Aufnahme [A428])

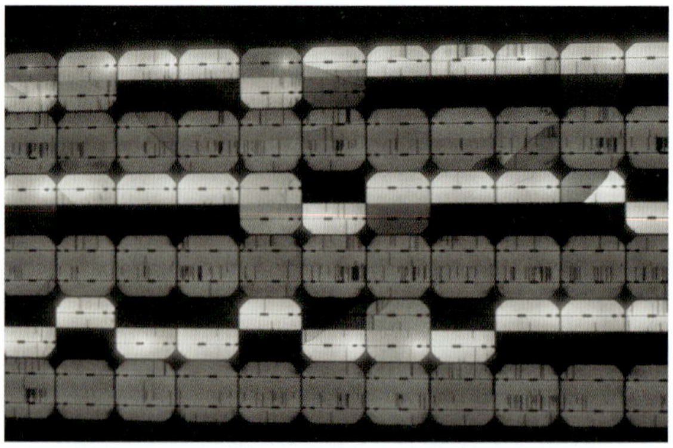

Abb. 1403: abgelöste Flächenkontakte
(Elektrolumineszenz-Aufnahme [A429])

(mit freundlicher Genehmigung von photovoltaikbuero Ternus & Diehl GbR, http://photovoltaikbuero.de)

5.9.5. Prüfung von Solaranlagen anhand UV-Fluoreszenz

Die Kontrollen von Solaranlagen auf Basis von Elektrolumineszenz ist an den kurzwelligen (ultra-kurzwelligen) infraroten Wellenlängenbereich geknüpft. Auch andere Wellenlängenbereiche können gewisse Aussagen über Zustand und Alterung von Solarmodulen oder einzelnen Zellen ermöglichen. Die - relativ neue und auch noch nicht umfassend belegte - Untersuchung von Solarmodulen auf Grundlage der UV-Fluoreszenz geht beispielsweise davon aus, dass die vorderseitige EVAC-Folie durch die dauerhafte Sonnenstrahlung eine zunehmende UV-Fluoreszenz aufweist.

Diese sich mit der Alterung verstärkende UV-Fluoreszenz wird wiederum - nach Meinung des Institutes für Solarenergieforschung Hameln/Emmerthal an der Leibnitz Universität Hannover - durch bis zur EVAC-Folie dringenden Sauerstoff abgeschwächt. Sauerstoff diffundiert fortlaufend (und sehr langsam) durch das Laminat der Modulrückseite bis zu den Siliziumwafern, durch welcher er aber nicht weiter in Richtung Frontseite gelangt. Befinden sich jedoch Mikrorisse in den Siliziumzellen, bilden sich diese laut der Forschungsberichte des genannten Institutes wegen des bis zur vorderen EVAC-Folie durchdringenden Sauerstoffs als Streifen schwächerer UV-Fluoreszenz ab.

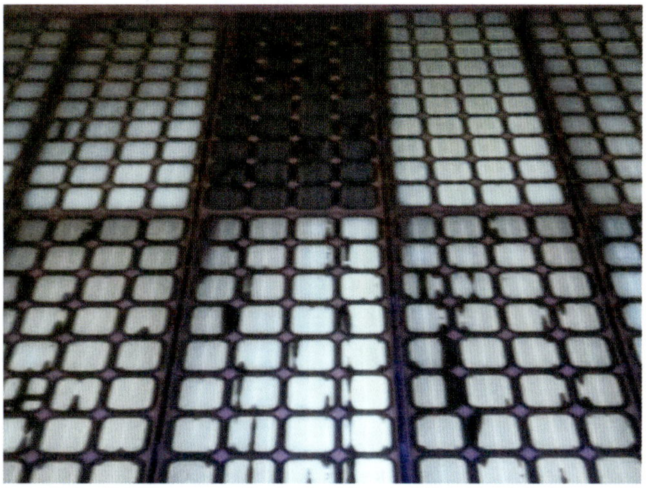

Abb. 1404: geringere UV-Fluoreszenz eines ausgetauschten - weniger gealterten - Moduls
(mit freundlicher Genehmigung von photovoltaikbuero Ternus & Diehl GbR, http://photovoltaikbuero.de [A430])

Der obigen Erklärung widersprechen allerdings die Beobachtungen bei Feldversuchen zur UV-Fluoreszenz, welche das photovoltaikbüro Ternus&Diel GbR durchführte. U.a. zeigte sich hierbei auch eine stark abgeschwächte UV-Fluoreszenz im Bereich der Frontkontakte. Jetzt ließe es sich annehmen, dass dort bei der Lötung Mikrorisse entstanden sind. Viel eher deutet - nach fachlicher Ansicht des Buchautors - die an diesen Stellen verringerte Fluoreszenz auf einen durch Lötmittelrückstände oder die Oxydation der Kontaktstreifen hervorgerufenen chemischen Vorgang in der Antireflexionsschicht bzw. der EVAC-Folie hin. Das sind im Allgemeinen auch die Stellen, die später durch Verfärbung der AR-Schicht bzw. durch Delamination betroffen sind. Risse als Folge des Lötens (auch wenn hierbei eine konzentrierte thermische Belastung während der Produktion aufgetreten sein könnte) erscheinen eher unwahrscheinlich.

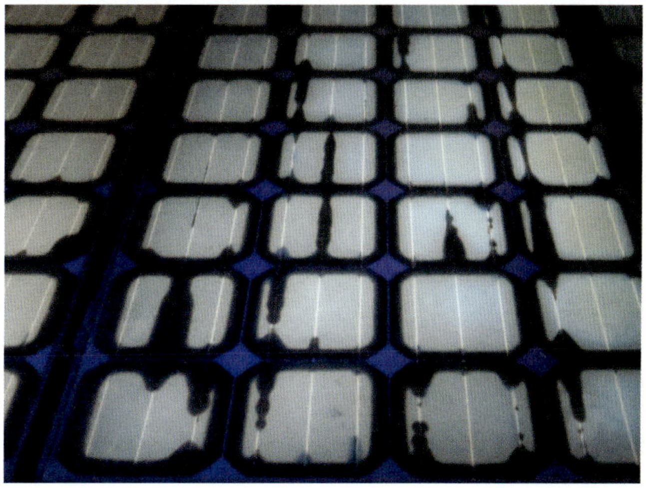

Abb. 1405: stark abgeschwächte UV-Fluoreszenz im Bereich der Frontkontakte
(mit freundlicher Genehmigung von photovoltaikbuero Ternus & Diehl GbR, http://photovoltaikbuero.de [A431])

Nimmt man diese Beobachtung als Grundlage für weitere Überlegungen, kann vermutet werden, dass sich die UV-Fluoreszenz durch chemische Änderungen der Antireflexionsschicht, der EVAC-Folie oder deren Kontakt zu den Siliziumzellen ändert. Ob nun diese Änderung durch diffundierten Sauerstoff, oder aber durch sonstige chemische Einflüsse - beispielsweise durch an „Schneckenspuren" durch Mikrorisse eindringende Feuchtigkeit - hervorgerufen werden, ist noch nicht eindeutig geklärt. Da auch sich im Betrieb überdurchschnittlich (beispielsweise durch Verschattung oder Falschanschluss) erwärmenden Zellen durch (gegenüber den benachbarten Zellen) geringere UV-Fluoreszenz darstellen, muss wohl auch nach einer Erklärung der chemischen Vorgänge ohne Berufung auf die Sauerstoff-Diffusion gesucht werden.

Obwohl weder die theoretischen Grundlagen, noch die praktische Erfahrungen als ausreichend betrachtet werden können, scheint die UV-Fluoreszenz dennoch eine vielversprechende Methode werden zu können, um Schäden an Solarmodulen nachzuweisen und eventuell auch Informationen zum Zeitpunkt der Schädigung zu erhalten. Letzteres könnte eventuell anhand der Breite der Streifen abgeschwächter Fluoreszenz bestimmt werden. Vorausgesetzt natürlich, es gibt für diese Deutung ausreichend viele - statistisch auswertbare - Beobachtungsergebnisse vergleichbarer Modultypen und Bestrahlungen.

Ähnlich wie die Elektrolumineszenz-Inspektionen sind auch die Messungen der UV-Fluoreszenz vorteilhafterweise nachts durchzuführen. Für Messungen am Tage sind spezielle (fremdlichtdichte) Abdeckzelte erforderlich. Für diese Prüfungen müssen die Module zwar mit UV-Strahlung angeregt werden, aber ein elektrisches Abkoppeln der Module oder Stränge aus dem System und die Beauflagung mit einer Prüfspannung entfällt dagegen.

5.9.6. Thermografische Prüfung von Solaranlagen - wichtige Hinweise

Die Solaranlageninspektion mittels Thermografie scheint aufgrund des Anschaffungspreises der notwendigen Thermokamera, der Anforderung an die minimale Sonneneinstrahlung und der weiteren messtechnischen Beschränkungen gegenüber der Elektrolumineszenzprüfung nicht gerade wettbewerbsfähig zu sein. Und dennoch hat die Thermografie ihre Daseinsberechtigung, was zum Einen darauf zurückzuführen ist, das das nicht unkomplizierte (und nicht ungefährliche) Abklemmen und die rückseitige Fremdeinspeisung der Module bzw. Modulstränge unterbleiben kann. In diesem Zusammenhang entfällt auch der Transport und die Energieversorgung des Gleichstromnetzteiles, was alleine 18 bis 30 kg wiegt. Auf der anderen Seite ist die Thermografie in der Lage, wesentlich größere Anlagen in bedeutend kürzerer Zeit zu inspizieren. Daher ist sie die wichtigste Technologie zur Kontrolle großer Solarsysteme, deren Betrieb sogar während der Inspektion in keiner Weise beeinflusst wird.

Allgemeine messtechnische „Regeln"

Die folgende Aufzählung fasst die für alle Messungen an Solarsystemen geltenden allgemeinen „Regeln" kurz und übersichtlich zusammen, weitere aufgabenspezifische Details werden in den nachfolgenden Abschnitten explizit erläutert.

- An Hochspannungsanlagen von Solarsystemen muss zur Vermeidung von Unfall- bzw. Lebensgefahr der Sicherheitsabstand eingehalten werden.
- Um Reflexionen der Sonnenstrahlung, und störende Hintergrundstrahlung und Eigenreflexion zu vermeiden, muss der Betrachtungs- und Messwinkel sorgfältig gewählt werden.
- Bei unerklärlichen Wärmeeffekten sollten die Messungen aus mehreren Messpositionen durchgeführt werden, um Messfehler oder Fehlinterpretationen durch Reflexion zu vermeiden.
- Den Regeln der geometrischen Auflösung zufolge sind wenigstens 2 (besser 3) Einzelmesspixel auf die Fläche des kleinsten zu erfassenden Details zu kalkulieren sind, was anhand der geometrische Auflösung des Messsystems die größte Messentfernung und damit auch die Größe des Sichtfeldes beeinflusst. Dies ist besonders bei „Übersichtsaufnahmen" aus großer Entfernung oder bei fluggestützen Inspektionen ein wesentlicher Aspekt.
- Das Betreten oder Überklettern von Solarmodulen, sowie eine dauerhafte Abdeckung von Zellen in Betrieb befindlicher Module ist verboten.
- Zur Begutachtung der elektrischen Anschlüsse (Anschlussdosen, DC-Strang-Verbindungskabel und deren Stecker, eventuelle Sammel- und Verteilerboxen) ist eine thermografische Prüfung von der Modulrückseite her zu empfehlen. Außer einer eventuellen abnormalen Erwärmung der an die Modulrückseite montierten Modulanschlussdosen sind Fehler der besagten Elemente von der Sonnenseite weder per „Handmessung", noch mit Messungen von erhöhter Position (siehe nachfolgende Ausführungen), oder per fluggestützer Inspektionen feststellbar. Leistungsrückgänge und Brandfälle haben aber oftmals hier ihre Ursache.

5.9.7. Messschwierigkeiten und Lösungsvorschläge im Detail

So sehr vorteilhaft die Anwendbarkeit der Thermografie für die Inspektion von Solaranlagen aller Art und Ausführungen ist, so viele messtechnischen Schwierigkeiten sind aber auch im Zusammenhang mit den thermografischen Messungen zu bewältigen. Nachfolgend werden einige der wesentlichsten Probleme aufgeführt, natürlich gleich mit praktischen Ratschlägen zur Lösung derselben und zur Verringerung der eventuell auftretenden Messfehler.

Probleme durch die Reflexion der Umgebungstemperatur

Das größte Problem ergibt sich aus dem Messobjekt, genauer gesagt aus dessen Glasoberschicht, und der Messdurchführung bei strahlendem Sonnenschein. Anhand der Ausführungen der Kapitel zur Theorie der thermografischen Messungen ist bekannt, dass es aufgrund der zu messenden Temperaturen ratsam ist, eine langwellige Wärmebildkamera zu nutzen. Aufgrund der Emissionseigenschaften der zu messenden Glasflächen wären mittelwellige Thermokameras mit entsprechenden Filtern ideal, jedoch sind die zu messenden Temperaturen hierfür zu niedrig. Darüber hinaus basieren mittelwellige Wärmebildkameras auf Photonendetektoren, wodurch diese sehr teuer und - für mobile Anwendungen - sehr unhandlich sind. Daher ist es üblich, Mikrobolometer-Thermokameras (also Kameras mit langwelligem Spektralbereich) zu wählen, die auch für die Bewertung von elektrischen Geräten und Anlagen geeignet sind. Das bringt selbstverständlich mit sich, dass hierdurch die Umgebungsreflexion anhand des jeweiligen Beobachtungswinkels die Messergebnisse stark beeinflussen wird.

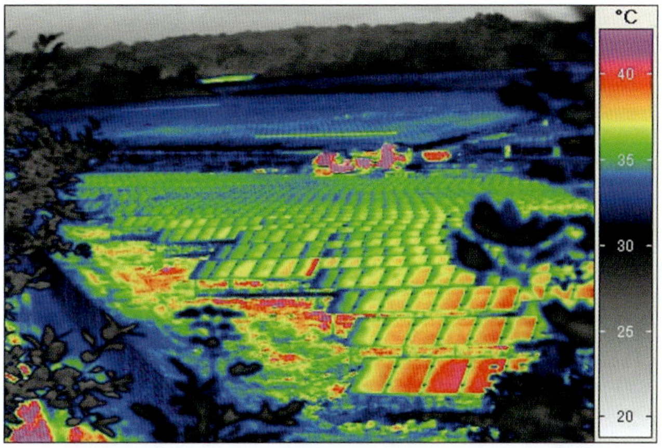

Abb. 1406: blickwinkelabhängige Reflexionen enthaltendes - unauswertbares - Wärmebild (mit freundlicher Genehmigung von HaWe Engineering GmbH, www.hawe-eng.com [A432])

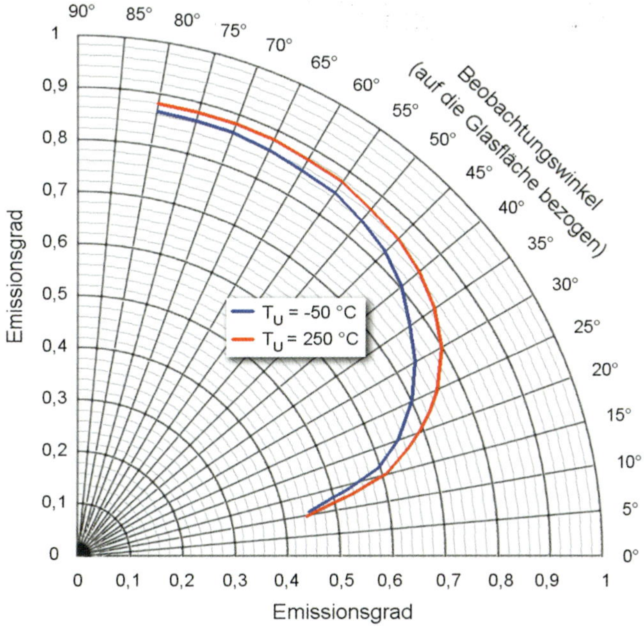

Abb. 1407: Reflexion von Glas im langwelligen Spektralbereich in Abhängigkeit vom Blickwinkel und von der reflektierten Umgebungstemperatur T_U

Wie auch bei allen anderen thermografischen Anwendungen gelten natürlich auch hier die Gesetzmäßigkeiten des Reflexionswinkels. Sollten sich merkwürdige thermischen Effekte auf dem Thermogramm darstellen, ist wegen Verdachts auf Reflexion der Betrachtungswinkel zu ändern, indem die Messung von einem anderen Standort wiederholt wird. Wenn sich hierbei die Position (und Form) des auffälligen Wärmeeffekts auf dem Wärmebild ändert, dann ist es tatsächlich eine Reflexion. In diesem Fall ist zu empfehlen, nach einer dritten Beobachtungsrichtung zu suchen, in der die Reflexion die Messung nicht beeinflusst. Ist dies nicht möglich, bleibt leider nur übrig, die Tatsache der Reflexion für die spätere Dokumentation zu notieren. (Immerhin besteht ja keine Möglichkeit, die Sonneneinstrahlung bei Messungen an Solarmodulen zwecks Vermeidung von Reflexionen abzuschirmen.) Insofern sich jedoch die Position der auffälligen Wärmewirkung auf dem Wärmebild bei der Sichtwinkeländerung nicht verlagert, dann ist anzunehmen, das es ein lokaler thermischer Effekt im Zusammenhang mit dem Solarmodul ist.

Die Schwierigkeiten bei der richtigen Wahl des Betrachtungswinkels sind mittels der folgenden Abbildungen speziell für die Beurteilung von Solarzellensysteme dargestellt. Da das langwellige Reflexionsvermögen von Glas Betrachtungswinkel-abhängig 15% bis über 50% erreicht, stellen die Sonneneinstrahlung, der Himmel oder auch die Körperwärme des Thermografen je nach dem - sich aus dem aktuellen Sichtwinkel ergebenen - Reflexionswinkel eine beträchtliche Störstrahlungsquelle dar. Während der Messung dürfen die gerade zu messenden Module (Zellen) auch nicht dauerhaft abgedeckt werden - was leicht Probleme bei auf Hebebühnen und Arbeitskörben basierenden Messanordnungen verursacht.

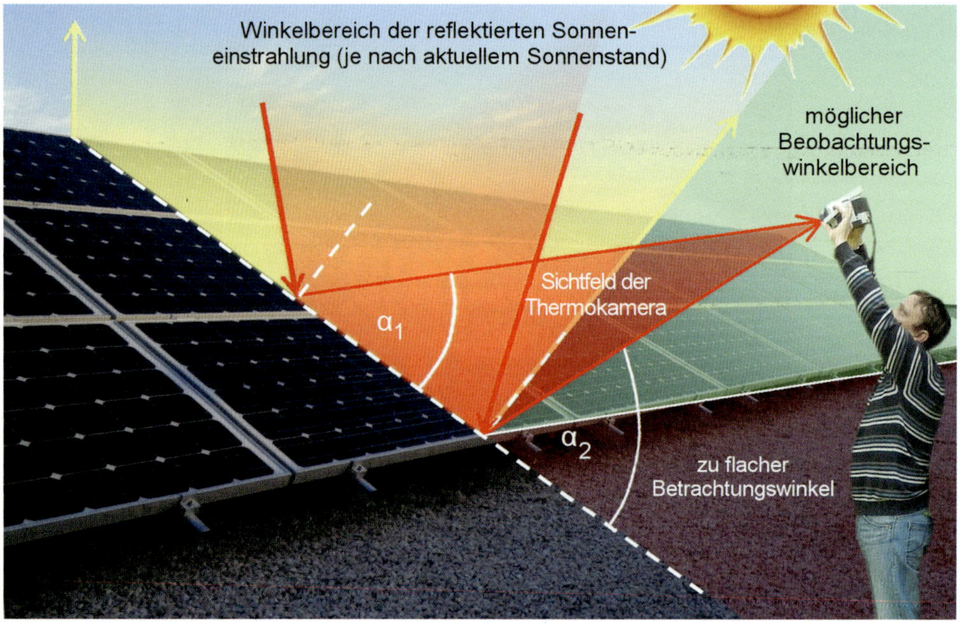

Abb. 1408: Grenzen der möglichen Betrachtungswinkel an 30° geneigten Solarmodulen

Um Messunsicherheit und Falschinterpretationen von Wärmebildern zu vermeiden, muss also der Beobachtungswinkel für die Aufnahmen sehr durchdacht gewählt werden. Hierbei ist auch der Sonnengang während der Messung zu beachten, dessen Höhen- und Seitenwinkel von der Jahres- und Tageszeit abhängt, wie auf der folgenden Darstellung zu sehen ist.

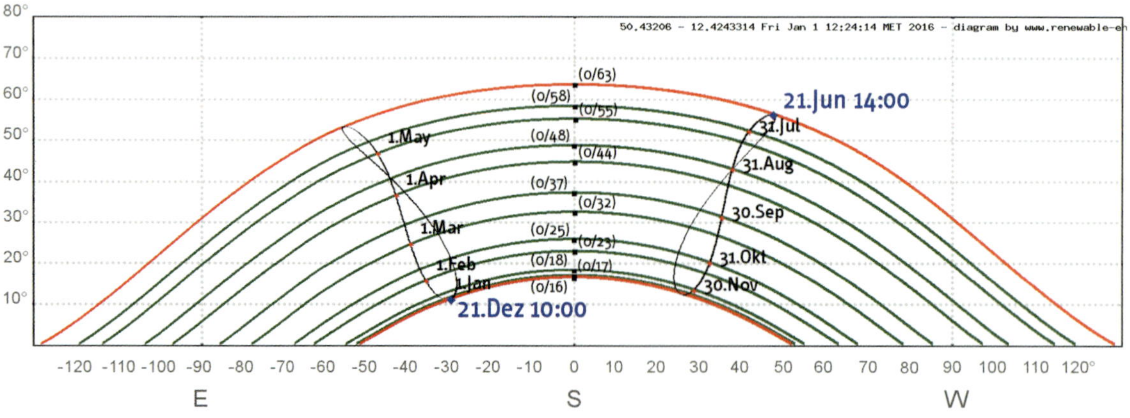

Abb. 1409: Sonneneinfallswinkel nach Jahreszeit und Himmelsrichtung
(mit freundlicher Genehmigung von Stefan Gleis, www.renewable-energy-concepts.com [A433])

Prinzipiell kann aus dem Winkel auf die Module gemessen werden, aus dem auch die Sonneneinstrahlung eintrifft, wobei wegen Vermeidung der Eigenreflexion (und bei rechtwinklig zur Einstrahlung geneigten Modulen) statt 90° max. 80° Sichtwinkel (also ein gegenüber dem maximalen Sonneneinfallswinkel flacheren Winkel) genutzt werden können. Der minimale Sichtwinkel auf die Modulfläche sollte dabei aber wenigsten 50° betragen. (Siehe das Diagramm der Glasemission auf Abbildung 275.) Die Schätzung des möglichen Betrachtungswinkels kann diesem Grundgedanken nach wie folgt gelöst werden:

Beispieldaten (relativ zur Waagerechten, also dem Erdboden):
- Neigungswinkel der Module: 30° (typischer Wert für besten ganzjährigen Wirkungsgrad: 32°)
- niedrigster Sonneneinstrahlungswinkel (zu Beginn oder Ende der Messzeit): 50°
- höchster Sonnenstand um Mittag (von genauer geografischer Lage abhängig): 60°

Der Reflexionswinkelbereich der einfallenden Sonnenstrahlung, der keinesfalls zur Inspektion verwendet werden kann, ergibt sich aus den Beispieldaten wie folgt:
- mittags: > 60° relativ zur Waagerechten (Erdboden), also > 90° zur Moduloberfläche
- bei niedrigstem Sonnenstand: > 80° zur Waagerechten (Erdboden), also (> 100° zur Moduloberfläche)

Der geeignete Beobachtungswinkel sollte demnach (mit 5° Reserve zur Sonnenreflexion) zwischen 20° und 55° relativ zur Waagerechten (Erdboden), also 50° bis 85° zur Moduloberfläche betragen. Das bedeutet, dass auch der Betrachtungswinkel auf die Modulfläche α_2 in der Abbildung 1408 wenigstens 50° zur Glasfläche betragen sollte. Für die Beobachtung vom Boden aus ist der Beobachtungswinkel also besonders für die höher liegenden Module von typischen Modultischen (bis zu 5 Modulen „hoch") kritisch.

In Anbetracht dessen ist leicht einzusehen, dass Solarmodule möglichst aus einer erhöhten Position inspiziert werden müssen. In der Hand gehalten, aus einer Höhe von 1,5 bis 1,7 m ist man kaum in der Lage, die obersten Module von großen Modultischen korrekt zu messen. Daher werden von auf Solaranlageninspektion spezialisierten Unternehmen auch die unterschiedlichsten Methoden zur Erhöhung der Kameraposition angewendet. Vom Boden aus sind dies lange Teleskopstangen oder mobile Hebebühnen, alternativ ist es die Anwendung der luftgestützten Thermografie mittels Drohnen oder Hubschraubern.

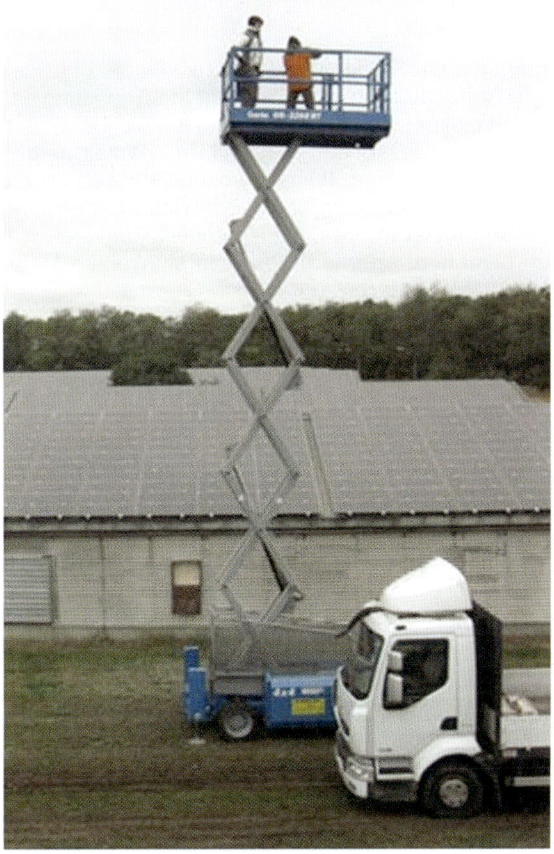

Abb. 1410: Solarmodulinspektion mittels Arbeitsbühne (mit freundlicher Genehmigung von HaWe Engineering GmbH, www.hawe-eng.com [A434])

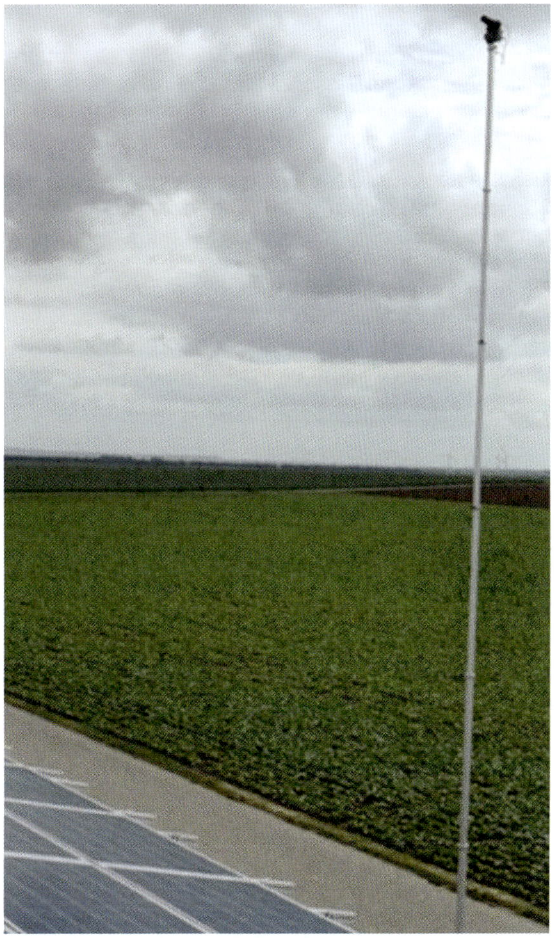

Abb. 1411: Nutzung einer langen Teleskopstange (mit freundlicher Genehmigung von Sachverständigenbüro für Photovoltaik Aachen Andreas Fladung, www.solartechnik-fladung.de [A435], geschnitten)

Grenzen aus Sicht der geometrischen Auflösung

Ein weiteres - nicht zu unterschätzendes - Problem betrifft die geometrische Auflösung der Wärmebildkamera. Wegen der Wichtigkeit dieser Thematik wurde diese zwar in den Kapiteln zur Theorie bereits sehr ausgiebig behandelt (siehe Kapitel 3.2.10.2. „Geometrische Auflösung thermografischer Systeme“ bzw. 4.2.5. „Messfehler im Zusammenhang mit der geometrischen Auflösung“), dennoch erscheint es sinnvoll, diese auch hier explizit anzusprechen. Es wird leider selbst bei fachlich renommierten Gremien diskutiert, das aus wirtschaftlichen Gründen bei der Thermografie gewisse Kompromisse bezüglich der Anforderungen der Auflösung im Vergleich zu Inspektionen an anderen elektrotechnischen Geräten oder Anlagen notwendig oder möglich sei. Das ist jedoch schon vom Grundsatz her äußerst fraglich, da es hier nicht um eine ökonomische Abschätzung, sondern um messtechnische Belange geht!

Eine Akzeptanz geringerer geometrischer Auflösung klingt natürlich nach einer sehr effektiven Kontrolle, welche aber auch nur Informationen über Probleme liefern kann, die dieser Auflösung entsprechende Flächenabmessungen erreichen bzw. überschreiten. Als Konsequenz könnten beispielsweise die Wärmeeffekte von Flächenkontakten und Zellanschlüssen, oder gar von Anschlussdosen unbemerkt bleiben. Dann stellt sich aber die Frage, ob es wirklich wirtschaftlich ist, eine Inspektion zu machen, die nur auf einen Teil der möglichen Fehler begrenzt ist. Auch wenn es teurer sein sollte, ist es immer sinnvoller eine gründliche Untersuchung durchzuführen, als zum halben Preis nur eine Halbe. (Das wäre so etwas, wie die Beauftragung der Autowerkstatt zu einer halben Fahrzeugdurchsicht.) Auch verursachen im Endeffekt die nicht erkannten Fehler einen Leistungsabfall, der ebenfalls bedeutende ökonomische (finanzielle) Auswirkung hat, unter Umständen in Form hoher Verlustfaktoren über Jahre hin.

Die eigentliche Begründung für die Ablehnung der genannten Kompromisse geben jedoch die betroffenen physikalischen und messtechnischen Gesetze selbst. Der Ausgangspunkt der Überlegungen sind die Abmessungen der zu erwartenden lokalen thermischen Effekte typischer Fehler. Die Beschädigung einer Zelle oder deren vollständiges Versagen, also deren Erwärmung durch den Widerstandsbetrieb, führt zu einer warmen Oberfläche in Zellengröße. Eine teilweiser Zellabbruch ergibt eine Erwärmung auf der elektrisch abgetrennten Fläche, Bypass-Dioden- oder Anschlusskontaktfehler erzeugen eine Wärme in Größe der Anschlussdose. Die Wärmeeffekte mit kleinster Abmessung können bei Zellkontaktfehlern oder lokalem Kurzschluss innerhalb einer Zelle auftreten. Ausgehend von der Tatsache, dass die einige Millimeter starke Glasabdeckung eine senkrechte und seitliche Wärmeleitung hat, erzeugen aber auch diese „kleinsten” Fehler eine Erwärmung auf gut 25 x 25 mm Fläche.

Gemäß den Regeln der geometrischen Auflösung ist immer die Größe der kleinsten Messfläche - hier die kleinste flächige Ausdehnung eines möglichen Fehlers - in Betracht zu ziehen. Die korrekte Erfassung der 25 mm großen Wärmewirkungen erfordert also einen Einzelmessfleck (Einzeldetektor-Sichtfeld) von höchstens 8 mm, d.h. 1 mrad geometrischer Auflösung bei 8 m Messentfernung. Mit den derzeit bereits schon recht kostengünstig verfügbaren Wärmebildkameras mit einer Auflösung von 640 x 480 Pixeln kann mit einem einzigen Thermogramm unter Beachtung der genannten Auflösungsanforderung eine Fläche von ca. 4 x 3 = 12 Modulen mit je 1,0 x 1,6 m Größe erfasst werden. Da Photovoltaikanlagen von ca. 1 MW Größe aus ungefähr 4500 bis 5000 Modulen bestehen, erfordert dies - in sinnvollem Maße überlappende Aufnahmen vorausgesetzt - ca. 450 bis 500 Wärmebilder.

Während die obigen Berechnungen eine Erfassung alle Fehlertypen - also eine vollständige (100%-ige) - Inspektion ermöglicht, hat der Solarinspektionsanbieter Solarschmiede GmbH anhand einer Vor-Ort-Studie nachgewiesen, dass für eine Trefferquote von 30% bereits 6 x 6 Pixel je Zelle ausreichend sind. Dies bedeutet, dass der hierfür notwendige Einzelmessfleck ungefähr 24 mm groß sein könnte, also aus einer Entfernung von 8 m nur 3 mrad geometrische Auflösung benötigt würden. Nun stellt sich die Frage: Lohnt es sich, die Anzahl der aufzunehmenden Thermogramme auf ein Drittel herabzusetzen und sich dabei statt mit 100% mit nur 30% Trefferquote zu begnügen? Noch dazu unter dem Aspekt, dass die vollständige Inspektion die Kosten der „sparsamen” Lösung vermutlich kaum um 30% überschreiten wird?

5.9.8. Messtechnische Aspekte für fluggestützte Aufnahmen

Wegen dem Umfang der oben genannten Messungen und der Schwierigkeiten bezüglich des idealen Blickwinkels, werden thermografische Aufnahmen von Solarsystemen, hauptsächlich von großflächigen Solarzellenparks und Photovoltaik-Kraftwerken (mit Abmessungen von mehreren Hektar) aus der Luft erstellt. Ideal sind hierfür Drohnen mit etwas größerer Tragfähigkeit und längerer Flugdauer (also nicht die „Hobby”-Drohnen) anwendbar, möglichst mit Gimbal und mit Fähigkeiten zu automatisierten Missionen. Zu bedenken ist natürlich, dass der Einsatz von Drohnen strengen Vorschriften und gesetzlichen Bestimmungen unterliegt, und dieser zusätzliche technische und rechtliche Risiken mit sich bringen kann.

Bei diesen Technologien sind zwei Trends zu beobachten: zum Einen die Verwendung von Drohnen mit Verbrennungsmotor oder Gasturbine, mit Nutzlasten um 4 bis 5 kg und Flugzeiten bis zu mehreren Stunden. Zum Anderen haben sich aber auch die mit deutlich geringerer Tragfähigkeit ausgestatteten Elektromotor-Drohnen (mit 4, 6 oder 8-Rotoren) etabliert, die mit kaum mehr als 1 kg eine halbe Stunde fliegen können. (Dafür liegt deren Preis aber auch nur bei einem Zehntel der nicht-elektrischen Drohnen.)

Da Wärmebildkameras mit hoher Pixelauflösung (und entsprechender Optik) auch eine gute geometrische Auflösung bei gleichzeitig großem Sichtfeld bieten, können mit diesen bei einer akzeptablen Anzahl von aufzunehmenden Wärmebildern auch große Solarkraftwerke inspiziert und dokumentiert werden. Nachteilig sind jedoch die größeren Abmessungen und das höhere Gewicht dieser Thermokameras, weshalb diese effektiv nur auf großen Drohnen mit Verbrennungsmotor oder Gasturbine genutzt werden können. Das bringt außer der höheren Investition für solche Thermokameras auch höheren Anschaffungs- und Wartungskosten für die entsprechende Drohne mit sich. Neuerdings sind auch Riesendrohnen mit Elektroantrieb erhältlich, welche zum Transport von 2,5 bis 4 kg Nutzlast bei Flugzeiten (je nach Last) bis zu eine halben Stunde fähig sind. Die Kosten für Erwerb und Instandhaltung dieser sind wesentlich moderater.

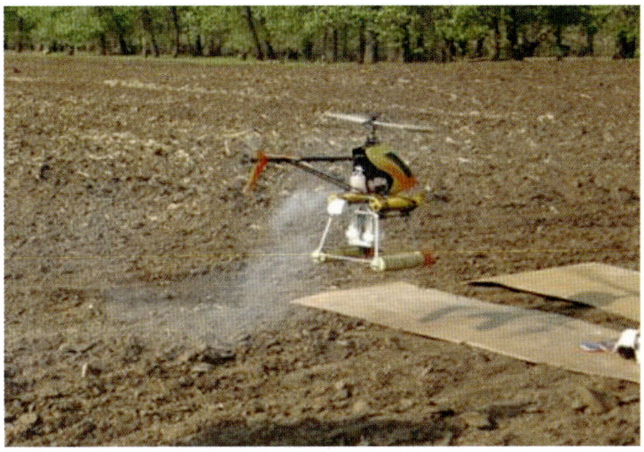

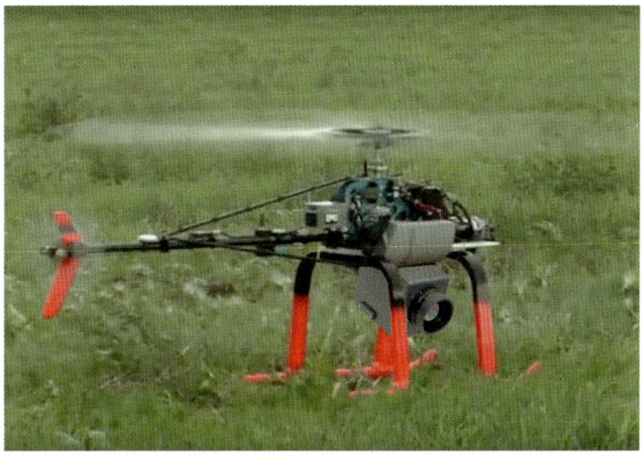

Abb. 1412 und **1413:** Drohnen mit Verbrennungsmotor bzw. Gasturbine und leistungsfähiger Thermokamera

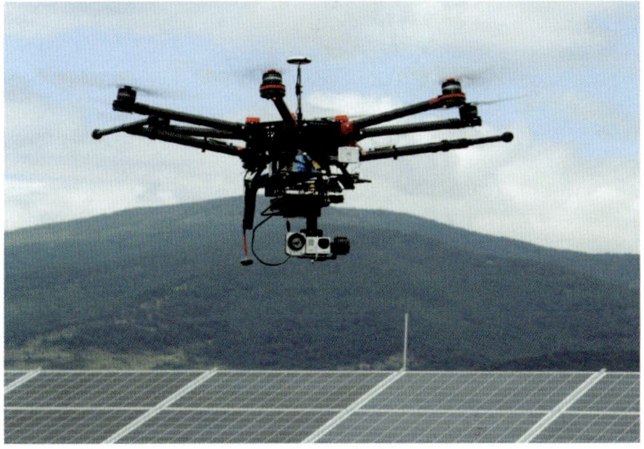

Abb. 1414: 6-rotorige Elektromotor-Drohne mit kleiner Thermokamera und Videokamera

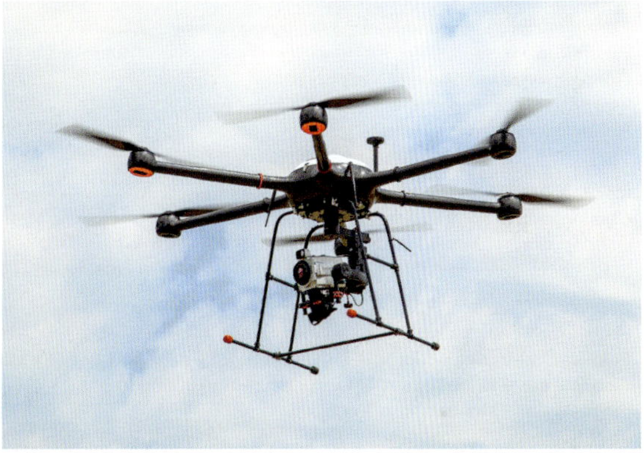

Abb. 1415: 6-rotorige Elektromotor-Riesendrohne mit Hochleistungsthermokamera (VarioCAM® HD)

(mit freundlicher Genehmigung der Rotors & Cams GmbH, www.rotorsandcams.com [A436], [A437])

Die größten Vorteile der Luftaufnahmen sind, das auch große Flächen praktisch ohne Risiko etwaiger Abschattungen relativ schnell aus optimalem Betrachtungswinkel inspiziert werden können. Für eine korrekte Fokussierung der Wärmebilder ist allerdings der Messabstand zu den Modultischen genau einzuhalten. Der bei „größeren" Wärmebildkameras vorhandene Motorfokus kann das zwar lösen, erfordert aber viel Energie, was größere Akkumulatoren notwendig macht. Aufgrund der den Thermokameras eigenen geringen Tiefenschärfe ist weiterhin möglichst rechtwinklig auf die Modultafeln zu messen (was dem flachsten Sonnenreflexionswinkel nahekommen kann), aber nur so wird die Abbildung über alle Module scharf.

Ein weiteres Problem hängt mit der relativen Bewegung der Kamera zum Objekt zusammen. Anhand der Integrationszeit der Thermokamera kann die Pixelverzerrung, unter Beachtung der Abmessung des kleinsten zu detektierenden Objektes (hier kleinste Fehlerstellenabmessung) dann die maximalen Fluggeschwindigkeit und mit dieser gemeinsam der maximale Messabstand (Flughöhe) und die Bildaufnahmefrequenz zur lückenlosen - ausreichend überlappenden - Aufzeichnung bestimmt werden. Da diese Parameter voneinander abhängig sind, ist es angebracht, für die Entscheidungsfindung und Missionsplanung die Tabelle auf der nächsten Seite (mit eingebettetem Gleichungssystem) anzuwenden. Hierbei können auch Fluggeschwindigkeit, Gesamtflugzeit und die entstehende Anzahl der thermografischen Aufnahme - in Kombination zueinander - optimiert werden.

Zusätzlich ist auch der Breite des Wärmebildes (des Kamerasichtfeldes) senkrecht zur Flugrichtung in Bezug auf die Objektbreite („Höhe" der Modultische) Aufmerksamkeit zu schenken. Wenn das Sichtfeld (in ausreichender geometrischer Auflösung sichernder) Flughöhe mit einer gewissen Sicherheit über die Tischhöhe hinausreicht, dann sind die Tischreihen (Zeilen) nur einmal abzufliegen. Andernfalls multiplizieren sich mehrere Hin- und Rückflüge in der Flugzeit und in der Anzahl der Thermogramme.

Solarzellenpark / Photovoltaik-Kraftwerk				
				Hinweise
Zu prüfende Fläche				
Gesamtfläche [m] x [m]	700		400	Anlagenparameter
Zerteilungsgrad [%]			5	anhand der geometrischen Form
Modultischbreite („Höhe") [m]			6	Anlagenparameter
A) Berechnung mit Elektrodrohne und kleiner Thermokamera				
Messtechnische Parameter der Thermokamera				
Wärmebild-Pixelauflösung	288	x	382	rechtwinklig zur Flugrichtung x in Flugrichtung
Geometrische Auflösung (IFOV) [mrad]			1,8	je nach Konfiguration Kamera + Linse
Integrationszeit im genutzten Messbereich [ms]			**8**	wenn nicht angegeben, dann aus Bildfrequenz ableiten
Sichtfeld (aus 1 m Entfernung) [mm]	692,6	x	507,9	rechtwinklig zur Flugrichtung x in Flugrichtung
Missionsparameter				
Kleinste zu detektierende Fehlerfläche felület [mm]			**25**	für Optimierung einstellbarer Parameter
Überlappung in Flugrichtung [%]			10	für Optimierung einstellbarer Parameter
Überlappung rechtwinklig zur Flugrichtung [%]			0	für Optimierung einstellbarer Parameter
Fluggeschwindigkeit [km/h] bzw. [m/s]	**4,0**	bzw.	**1,1**	für Optimierung einstellbarer Parameter
Berechnete Werte				
Pixelverzerrung innerhalb der Integrationszeit [mm]			8,8	beeinflusst Thermogrammqualität (kleinste erkannbare Fehlerstelle)
Flugabstand (rechtwinklig auf Modulfläche) [m]			**9,0**	ist Anhand der Modulneigung noch auf Flughöhe umzurechnen
Sichtfeld aus Flugabstand rechtwinklig zu Flugrichtung [m]			6,2	für einmaliges Abfliegen ist die Modultischbreite zu überschreiten
Sichtfeld aus Flugabstand in Flugrichtung [m]			4,6	beeinflusst die notwendige Speicherrate
Thermogramm Speicherrate [s]			**3,7**	Thermokameraeinstellung für Mission
Anzahl der Überflüge pro Zeile			**1**	1 = einfacher Überflug, 2 = Hin- und Rückflug
Gesamtflugstrecke [km]			**49,0**	ohne Wendungen und Anflüge kalkuliert
Gesamtflugzeit [Stunden] bzw. [Minuten]	**12**	bzw.	**742,4**	ohne Zeitbedarf für Wendungen kalkuliert
Anzahl entstehender Thermogramme [Tausend Stück]			**11,9**	
B) Berechnung mit Großdrohne und professioneller Thermokamera				
Messtechnische Parameter der Thermokamera				
Wärmebild-Pixelauflösung	640	x	480	rechtwinklig zur Flugrichtung x in Flugrichtung
Geometrische Auflösung (IFOV) [mrad]			0,8	je nach Konfiguration Kamera + Linse
Integrationszeit im genutzten Messbereich [ms]			**7**	wenn nicht angegeben, dann aus Bildfrequenz ableiten
Sichtfeld (aus 1 m Entfernung) [mm]	400,0	x	530,0	rechtwinklig zur Flugrichtung x in Flugrichtung
Missionsparameter				
Kleinste zu detektierende Fehlerfläche felület [mm]			**25**	für Optimierung einstellbarer Parameter
Überlappung in Flugrichtung [%]			10	für Optimierung einstellbarer Parameter
Überlappung rechtwinklig zur Flugrichtung [%]			0	für Optimierung einstellbarer Parameter
Fluggeschwindigkeit [km/h] bzw. [m/s]	**6,5**	bzw.	**1,8**	für Optimierung einstellbarer Parameter
Berechnete Werte				
Pixelverzerrung innerhalb der Integrationszeit [mm]			12,6	beeinflusst Thermogrammqualität (kleinste erkannbare Fehlerstelle)
Flugabstand (rechtwinklig auf Modulfläche) [m]			**15,5**	ist Anhand der Modulneigung noch auf Flughöhe umzurechnen
Sichtfeld aus Flugabstand rechtwinklig zu Flugrichtung [m]			6,2	für einmaliges Abfliegen ist die Modultischbreite zu überschreiten
Sichtfeld aus Flugabstand in Flugrichtung [m]			8,2	beeinflusst die notwendige Speicherrate
Thermogramm Speicherrate [s]			**4,1**	Thermokameraeinstellung für Mission
Anzahl der Überflüge pro Zeile			**1**	1 = einfacher Überflug, 2 = Hin- und Rückflug
Gesamtflugstrecke [km]			**49,0**	ohne Wendungen und Anflüge kalkuliert
Gesamtflugzeit [Stunden] bzw. [Minuten]	**8**	bzw.	**453,7**	ohne Zeitbedarf für Wendungen kalkuliert
Anzahl entstehender Thermogramme [Tausend Stück]			**6,6**	

Tabelle 47: Optimierung von fluggestützten Inspektionen von Photovoltaik-Kraftwerken (gelbe Felder: Parameter für die Planung der Drohnenmissionen)

Die obige Tabelle wurde einmal (oben) mit den Parametern einer relativ kleinen Wärmebildkamera, darunter dann für eine Kamera mit höheren Leistungsparametern berechnet. Das Messobjekt ist ein 16MW-Photovoltaik-Kraftwerk mit 72 Tausend Solarmodulen auf ca. 28 Hektar (mäßig „zerteilter") Fläche. Die in der Tabelle verwendeten Gleichungen sind in den relevanten Kapiteln bereits enthalten (siehe auch Kapitel 4.2.8.1. „Integrationszeit contra relative Bewegungsgeschwindigkeit") und werden daher hier nicht wiederholt. Zu erkennen ist, das mit einer kleinen Drohne mindestens 2 Sonnentage (mit je 6 Stunden Flugzeit) zur vollständigen Inspektion notwendig sind, mit der großen Drohne könnte es an einem „langen" Tag klappen, während auch die Anzahl der auszuwertenden Thermogramme wesentlich geringer ausfällt. (Dies ist wiederum für die nachfolgende Auswertung aus Sicht des Zeitbedarfes - also der Arbeitseffektivität - ein wichtiger Aspekt.)

Der nächste Schritt ist, den Flugplan selbst zu erstellen, also die Gestaltung einzelner Missionen. Im Allgemeinen besteht das Problem nicht in der Speicherkapazität der Wärmebildkamera, sondern in der Flugzeit und Reichweite der verwendeten Drohne. Um dieses Problem zu reduzieren, ist es ratsam, die optimalen Routen im Voraus zu planen, abhängig von der Anordnung der Modultischzeilen und des gesamten Feldes. Hierfür sind korrekte GPS-Koordinaten, Kartendaten und Höhenprofile des Solarzellen-parkes sehr hilfreich, insbesondere, wenn die Drohne hiernach zu automatischen Missionen fähig ist.

Bei der Planung der einzelnen Missionen ist auch zu berücksichtigen, dass die Betankung oder der Batteriewechsel, sowie das Herunterladen der Daten bzw. der Tausch der Speicherkarte, sowie das Laden der neuen Mission ebenfalls Zeit beansprucht. Darüber hinaus begrenzt auch die notwendige Sonneneinstrahlung die nutzbare Messzeit, welche von der Jahreszeit abhängig stark schwankt. Im unten aufgeführten Beispiel war die erforderliche Bestrahlung nur von 10 bis 15:30 Uhr verfügbar, was in der Praxis (aufgrund des Zeitbedarfs zwischen den Missionen) gerade 10 - jeweils halbstündige - Flüge ermöglichte.

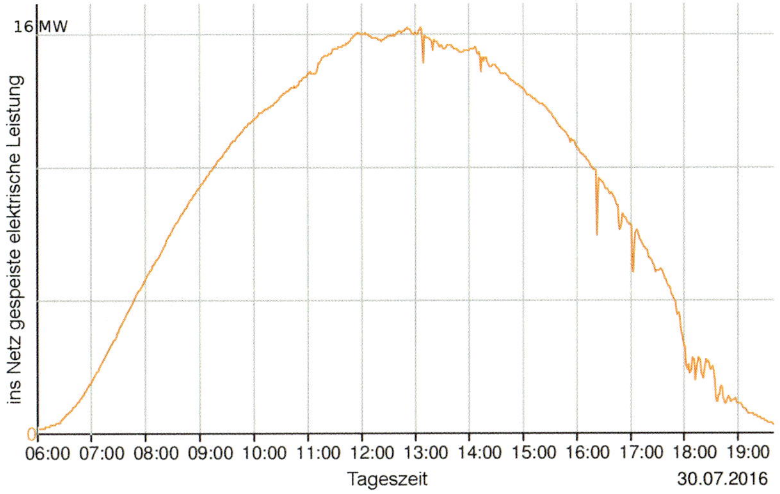

Abb. 1416: registrierte Netzeinspeisung (steht in Abhängigkeit zur Sonneneinstrahlung)

Bei günstigem Wetter und damit ununterbrochenem Betrieb des Solarsystems können die Daten anhand einer Kartenübersicht über den Zeit- und Flugplan der einzelnen Missionen relativ leicht ausgewertet werden. Es ist nützlich, wenn hierbei auch visuelle Bilder zusammen mit den Wärmebildern aufgenommen werden können, vorzugsweise synchronisiert und möglicherweise auch mit GPS-Koordinaten versehen. Dank der vielen, gleich aussehenden Module und Modultische könnten ansonsten leicht irrtümliche geografische Positionen statt der wirklichen für die aufgedeckten Fehler gekennzeichnet werden. Das würde natürlich die gesamte Inspektion in Frage stellen. Sollte es keine Möglichkeit zur Einbindung von GPS-Koordinaten geben, empfiehlt es sich, am Anfang und Ende jeder Modultafelzeile eine auf der Videoaufzeichnung und auch auf dem Wärmebild klar erkennbare große Zeilennummer zu schaffen. Dies kann durch Zahlen aus matter Farbe auf einer Tafel mit spiegelndem Untergrund gelöst werden, wie auch durch das Auslegen schmaler Aluminiumfolienstreifen als römische Zahlen (einfach auf den Boden neben die Tafelreihenenden). Außer der Auswertung macht dies auch die Flugroutenüberwachung einfacher, insofern von der Drohne Video- und/oder Wärmebildübertragung in Echtzeit möglich ist.

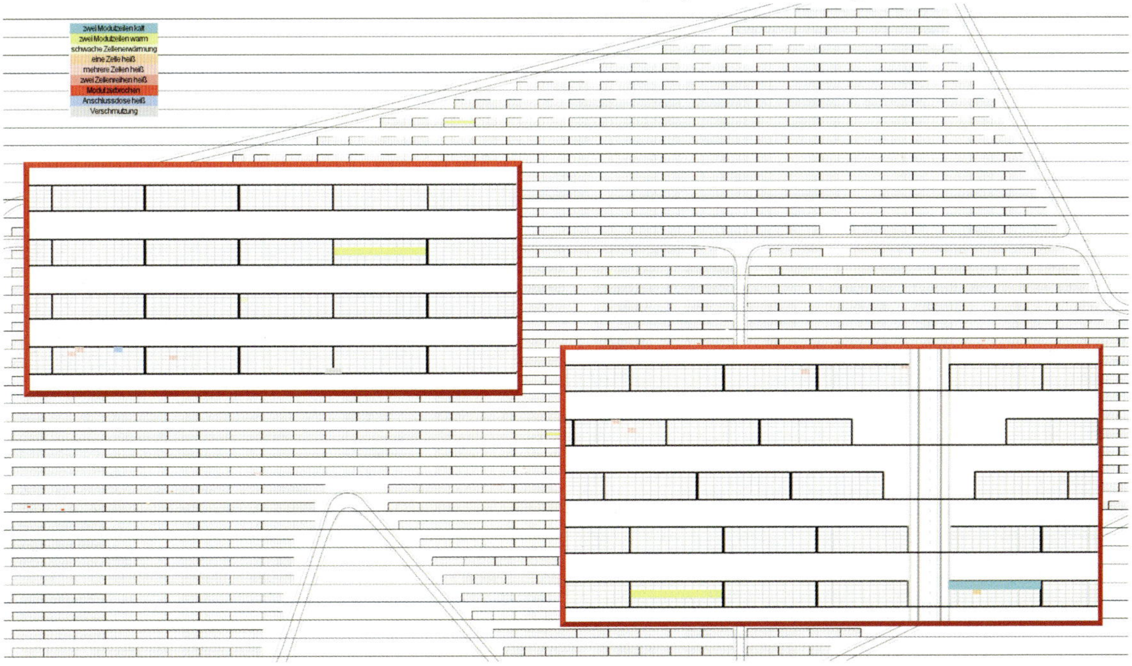

Abb. 1417: Fehlerstelleneinträge auf dem Lageplan der Solaranlage (zwei Teilbereiche vergrößert)

Die folgenden Wärmebilder sind Beispiele für Aufnahmen, die mit einer kleinen Thermokamera mittels einer Elektromotoren-Drohne aufgezeichnet wurden - ein gutes Beispiel dafür, dass diese Technologie wirklich schnell und effizient, sowie bei richtiger Anwendung auch genau ist. Vorausgesetzt natürlich, eine Fehlerdetektion bis auf die Größe der Anschlussdosen ist ausreichend, so wie das derzeit von Photovoltaik-Kraftwerksbetreibern wie auch Solarzellenpark-Inspektionsdienstleistern bevorzugt gehandhabt wird.

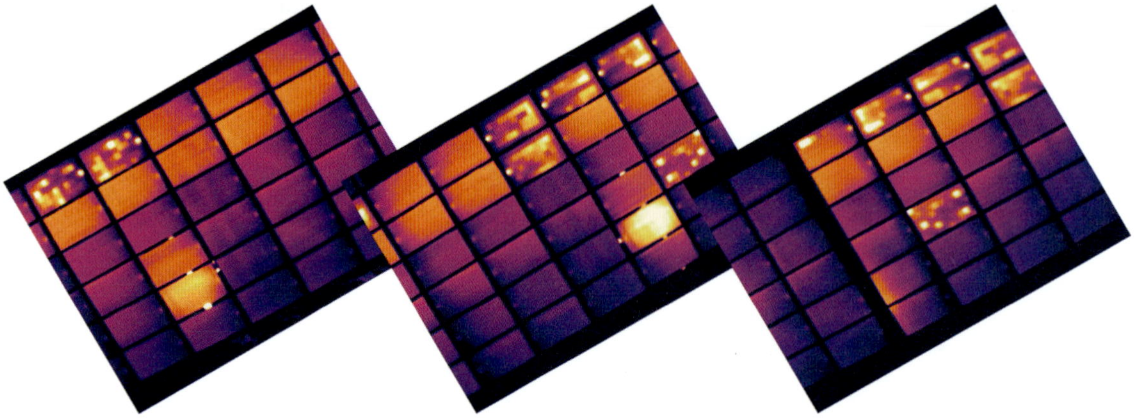

Abb. 1418: Aufnahmen mit Thermokamera Optris PI450 von einer Elektromotoren-Drohne aus (fortlaufender Stream mit Wärmebildauflösung von je 384 x 288 Pixeln)

Mehr Details sind natürlich bei Verwendung von Thermokameras mit höherer Pixelauflösung zu erkennen, was die Zuverlässigkeit der Fehlerdetektion stark erhöht. Dem gegenüber stehen natürlich die weit höheren Kosten für die verwendete Thermokamera und Drohne. Eine Abwägung von Aufwand und Nutzen begründet die Anwendung der Hochleistungssysteme aber sicher nur bei großen Solarsystemen (Solarkraftwerken) und für professionelle Dienstleister, deren Haupttätigkeit auf die Inspektion von großflächigen Solar- und Industrieanlagen ausgerichtet ist.

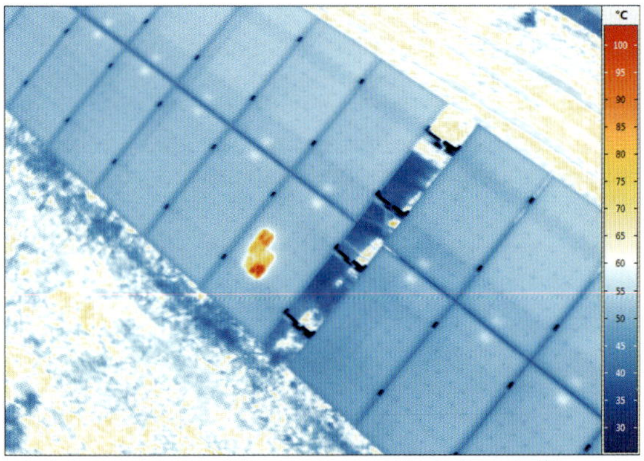

Abb. 1419: Modulzerstörung durch Vandalismus

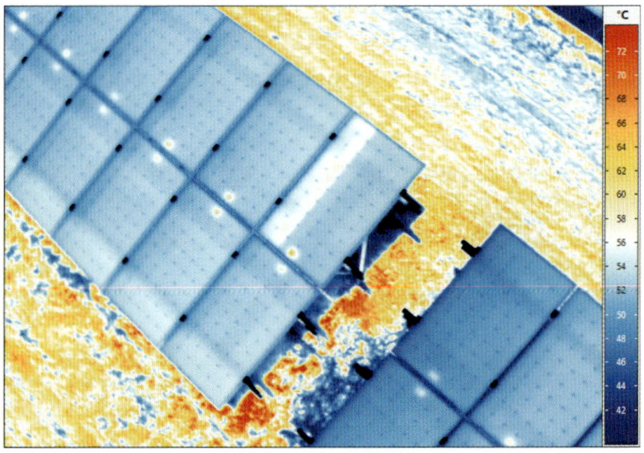

Abb. 1420: aktiver Bypass (Stringfehler in Modul)

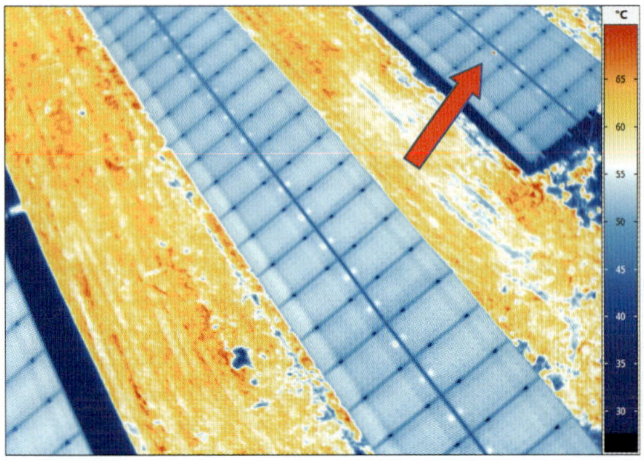

Abb. 1421: stark erhitzte Anschlussdose („von Ferne")

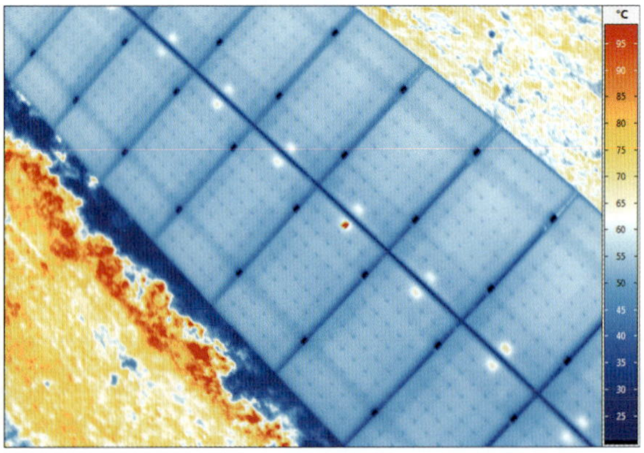

Abb. 1422: stark erhitzte Anschlussdose im Detail

Aufnahmen mit Hochleistungsthermokamera VarioVAM® HD von 6-rotoriger Elektromotor-Riesendrohne (fortlaufender Stream mit Wärmebildauflösung von je 1024 x 768 Pixeln)

Es ist natürlich sinnvoll, statt der üblicherweise (sehr) großen Zahl von einzelnen Wärmebildern eher einige wenige übersichtliche „Panoramaaufnahmen" zu bewerten, wofür die Montage der Thermogramme mittels entsprechender Software praktisch fast automatisch erfolgen kann. Insbesondere zur Abschätzung der Fehlerschwere (im Vergleich zu den „normalen" Erwärmungen) ist dies sehr hilfreich. (Für die genannte „automatische" Montage muss allerdings vorausgesetzt werden, dass die Einzelthermogramme in entsprechender Qualität - d.h. mit gleichem Blickwinkel, gleichem Abstand, gleicher Neigung und gleicher Temperaturskalierung - aufgezeichnet werden konnten. Das ist leider selbst mit Gimbal nicht immer einfach zu erreichen.)

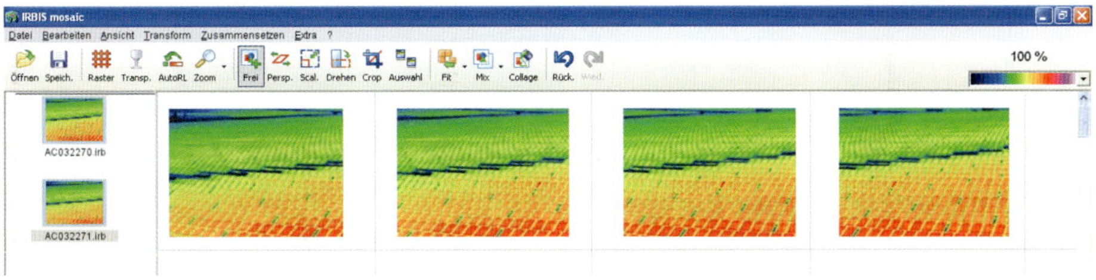

Abb. 1423: Wärmebild-Montage mit Hilfe der Software IRBIS®3 mosaic (Infratec GmbH)

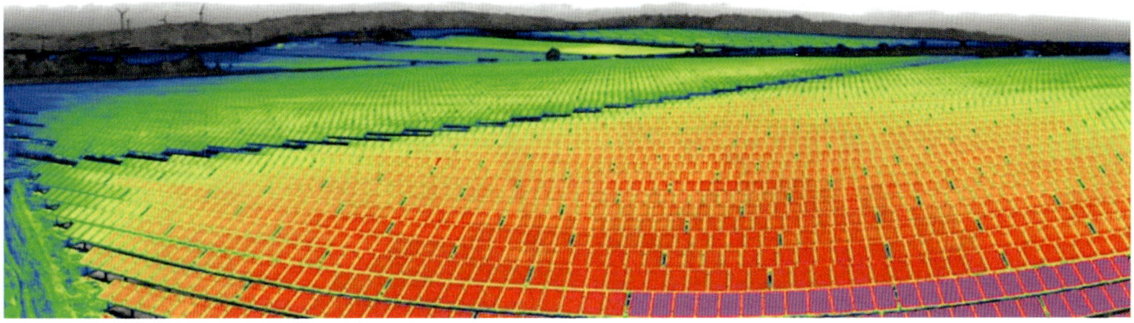

Abb. 1424: Strangfehler, dargestellt mit Panorama-Wärmebild (erstellt aus obigen Einzelthermogrammen)
(mit freundlicher Genehmigung von HaWe Engineering GmbH, www.hawe-eng.com [A438], bearbeitet)

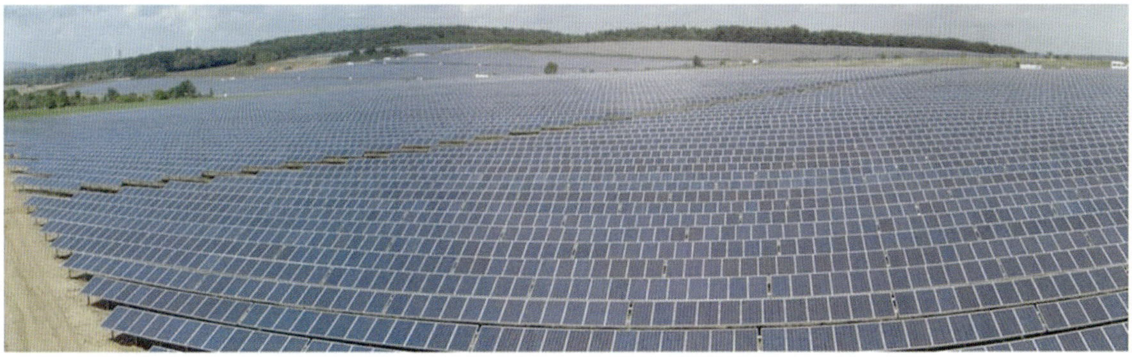

Abb. 1425: Fotografie der thermografisch begutachteten Solaranlage
(mit freundlicher Genehmigung von HaWe Engineering GmbH, www.hawe-eng.com [A439])

Die im folgenden dargestellten Thermogramme über Fehler an Solaranlagen sind übrigens alle mittels handgehaltener, hochauflösender Thermokamera (VarioCAM® hr) entstanden. Nicht deswegen, weil eine fluggestütze Begutachtung der Anlagen nicht aussagekräftig gewesen wäre, sondern weil zum Zeitpunkt der Erstellung dieser Aufnahmen dem Autor noch keine Drohne zu Verfügung stand, die eine Thermokamera dieser Größe und dieses Gewichtes hätte tragen können. Die Auswertung der Thermogramme ist hierbei durch den bei Aufnahmen vom Boden aus bedingt ungünstigen Blickwinkel erschwert, was an den vom Blickwinkel abhängigen scheinbaren Temperaturunterschieden auf mehreren Wärmebildern auch gut zu erkennen ist. Schlussfolgernd also eine klare Empfehlung für die Verwendung von Drohnen zur Begutachtung von Solaranlagen.

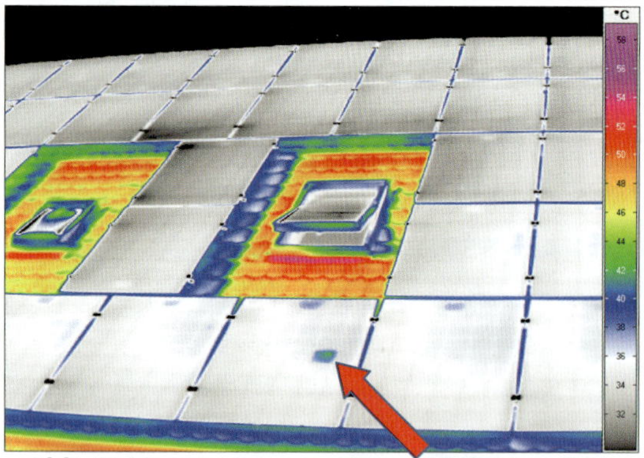

Abb. 1426: 7K wärmere, aber nicht defekte Zelle

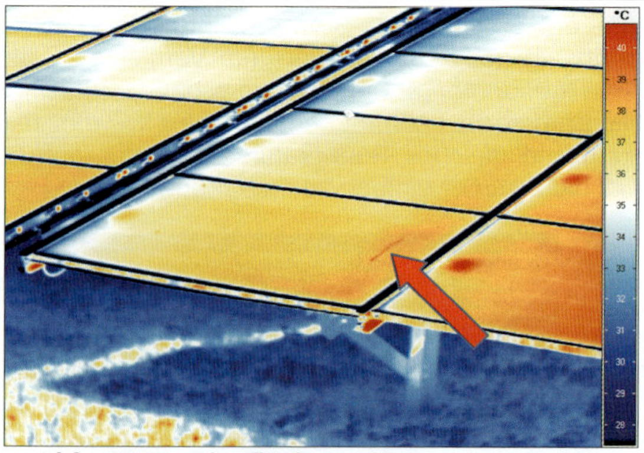

Abb. 1427: Oberflächenschmutz, kein Fehler

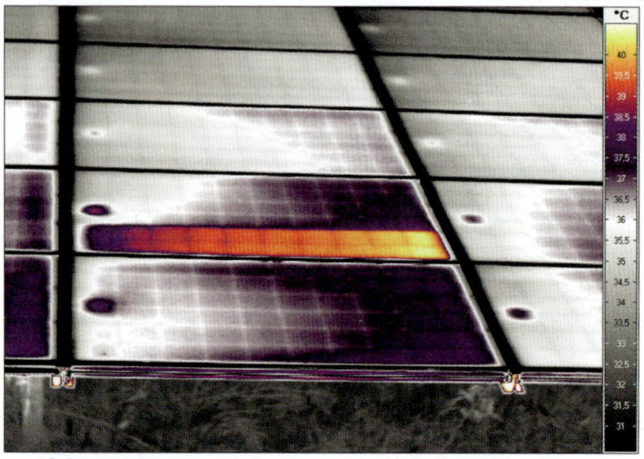

Abb. 1428: Modul mit in Leerlauf befindlichem Strang (Kontakt- oder Bypass-Dioden-Fehler)

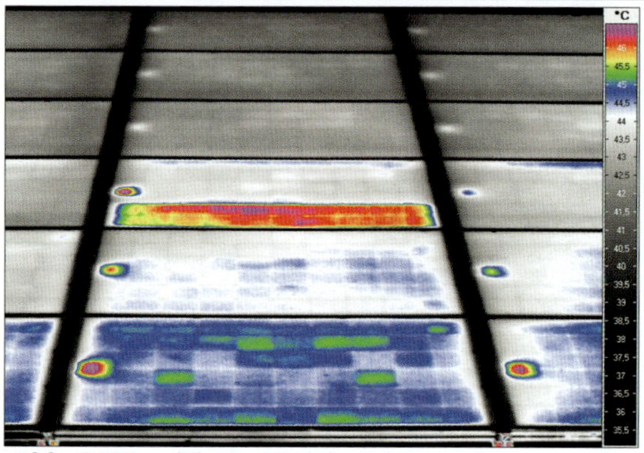

Abb. 1429: mittleres Modul mit Leerlaufstrang, unteres Modul in Kurzschluss (typisches „Patch"-Muster)

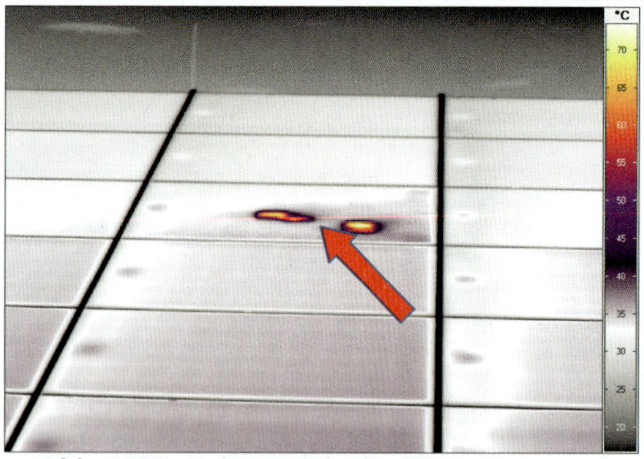

Abb. 1430: Solarmodul mit >30 K wärmeren, defekten Zellen (70°C Oberflächentemperatur)

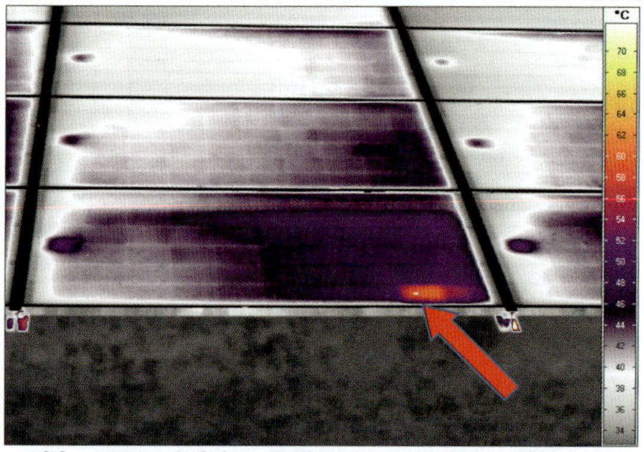

Abb. 1431: defekte Zelle eines Solarmoduls mit 70°C heißem Punkt (Kurzschluss in der Zelle)

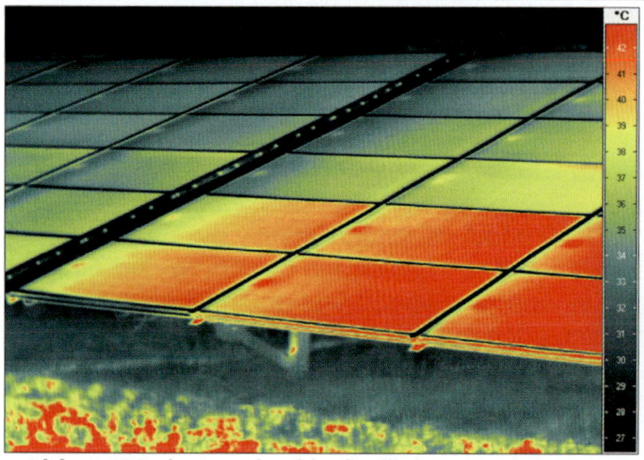

Abb. 1432: in Leerlauf befindlicher Modulstrang

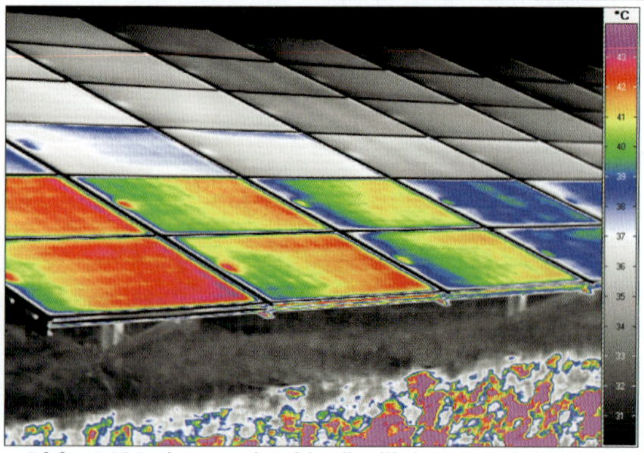

Abb. 1433: in Leerlauf befindlicher Modulstrang

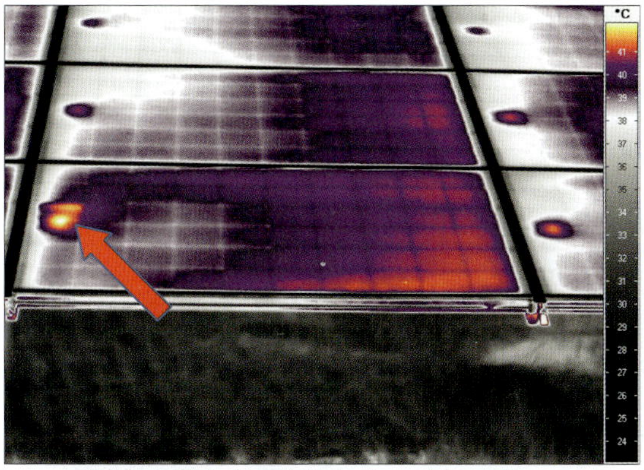

Abb. 1434: überhitzte Anschlussdose

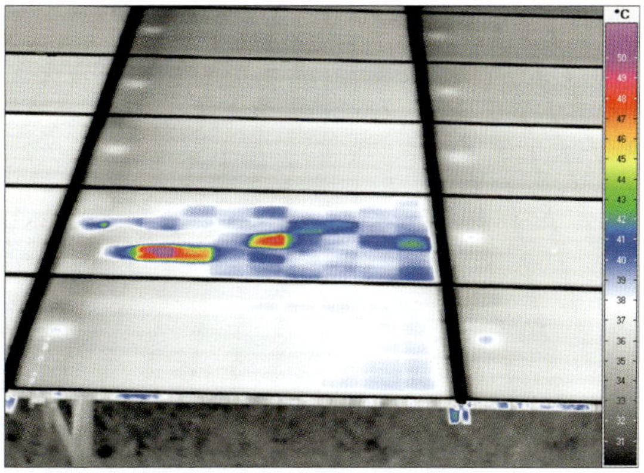

Abb. 1435: Modul mit Hagelschaden (Bruch)

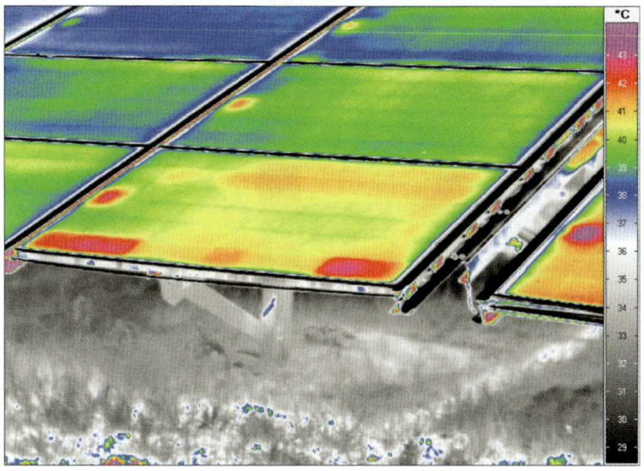

Abb. 1436: Erwärmung durch schwachen PID

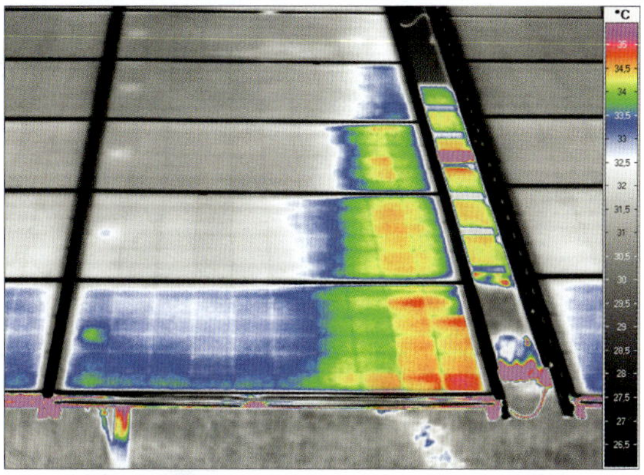

Abb. 1437: Erwärmung durch PID-Effekt

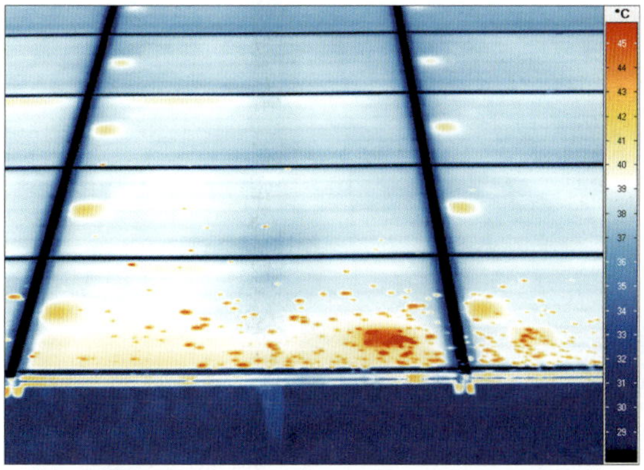

Abb. 1438: durch Verschmutzung erwärmte Zellen

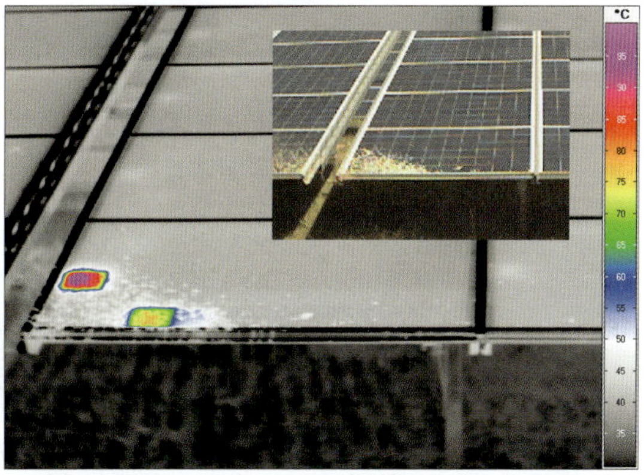

Abb. 1439: verschmutzte, heiße Zellen (>100°C)

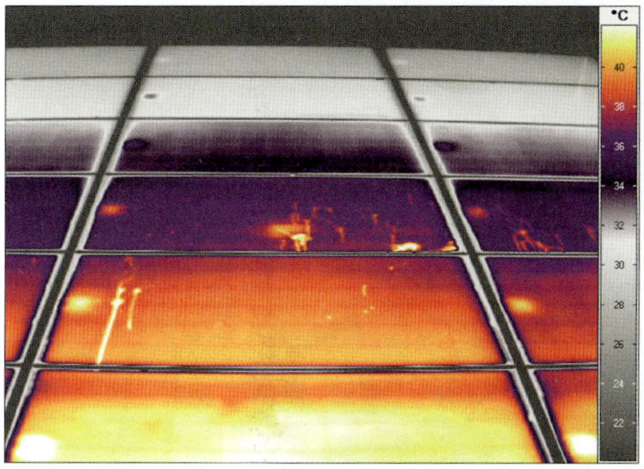

Abb. 1440: Zellenerwärmung wegen durch Vögel verursachter Verschmutzung

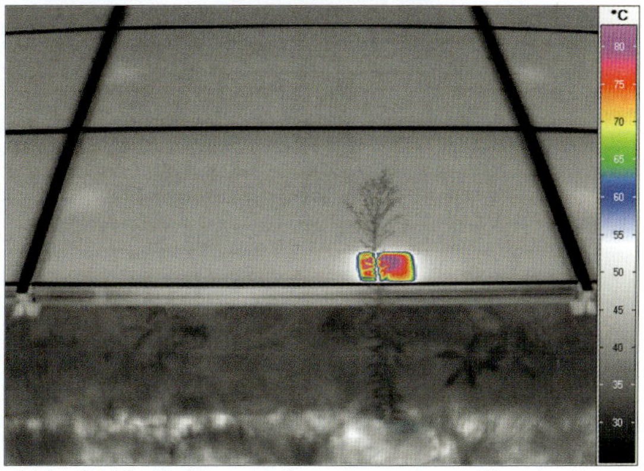

Abb. 1441: Zellenerwärmung wegen Abschattung durch Pflanze (>85°C)

Als Gedankenanregung sollte hier noch erwähnt werden, dass bei bestimmten Defekten (wie heißen Anschlussdosen oder Modulsteckern) auch von der Rückseite der Modultische aus sehr effizient Wärmebilder erstellt werden können, noch dazu ohne Probleme mit den vom Sichtwinkel anhängigen Reflexionen des Sonnenlichtes. Insbesondere bei Solaranlagen mit breiten Modultafeln (d.h. mit vier und mehr Modulen übereinander) macht die Messung von der Rückseite Sinn, auch als Ergänzung zur fluggestützten Inspektion.

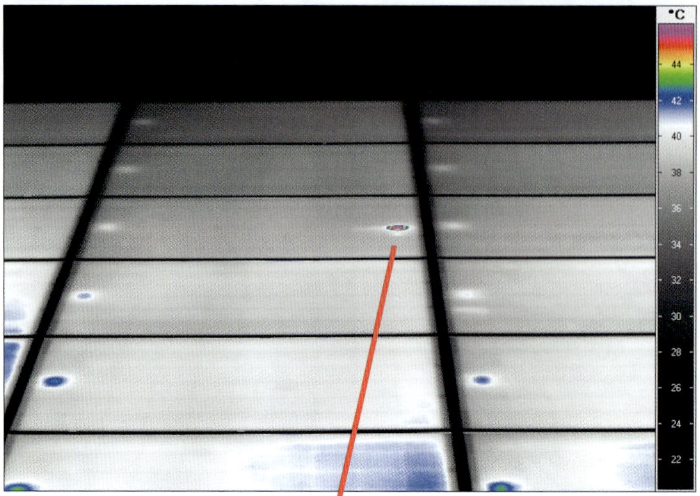

Abb. 1442: Aufnahme eines Zellenkurzschlusses von der Sonnenseite aus (erfasste Temperatur: 46,6°C)

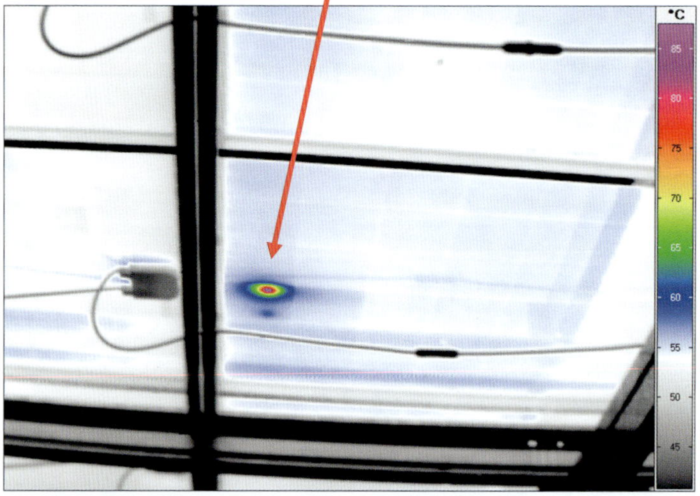

Abb. 1443: Aufnahme eines Zellenkurzschlusses von der Rückseite aus (erfasste Temperatur: 87,4°C)

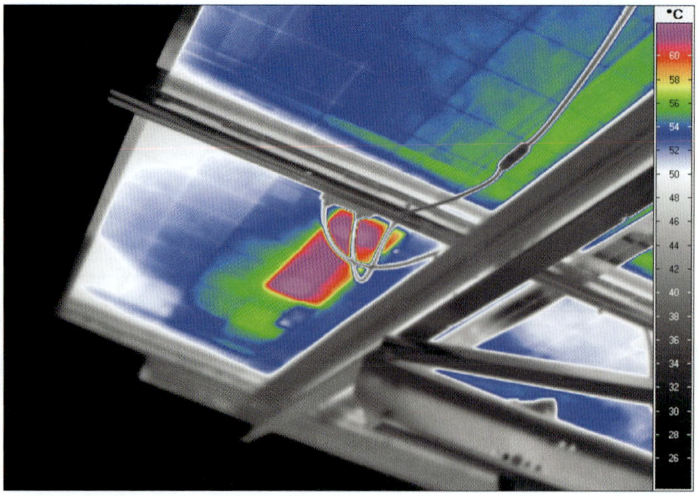

Abb. 1444: Erwärmung einer Zellenzeile, von der Modulrückseite aus betrachtet

5.9.9. Wärmebildkamera für Messungen an Solaranlagen

Um die aufgeführten thermografischen Untersuchungen an Solaranlagen und Photovoltaik-Kraftwerken durchführen zu können, sind dafür geeignete Wärmebildkameras notwendig. Im Folgenden werden die grundlegenden Eigenschaften und messtechnischen Parameter der für diese Aufgaben empfohlenen Thermokameras definiert und im Detail erklärt.

Wellenlängenbereich (Spektralbereich)

- langwelliger Bereich (8 ... 12 µm / 7 ... 14 µm)

Hinweis: Die typischen Temperaturen im Bereich um 0 °C bis 150 °C können natürlich auch mit mittelwelligen Thermokameras erfasst werden. Da der mittelwellige Bereich jedoch nur durch schwere und unhandliche, auf Photonendetektoren beruhende Wärmebildkameras abgedeckt werden kann, sind auch aus Kostengründen eher langwellige, auf Mikrobolometern basierende Thermokameras anzuwenden.

Thermokameratyp

- Hand-gehaltene Thermokamera für Messungen vom Boden
- stationäre Kamera (mit integriertem oder mitgeliefertem Miniatur-PC) für luftgestützte Messungen

Hinweis: Da es bei der luftgestützten Thermografie wesentlich ist, Messsysteme mit minimalem Gesamtgewicht zu verwenden, sind hier die mobile Thermokameras mit eigenen Bedienelementen und Farbanzeige unnütz groß und schwer gegenüber messtechnisch vergleichbaren (oder sogar identischen) „stationären" Typen.

Temperaturmessbereich (Kalibrationsbereich)

- min. 0 ... 150 °C, besser -20 ... 250 °C

Hinweis: Der Messbereich ist natürlich anhand der zu erwartenden Temperaturen der Anlagenteile bzw. Module zu wählen. Ein zu weiter Messbereich geht allerdings meistens auf Kosten des Bildrauschens. Kameras, die ab -20°C oder -40 °C kalibriert sind, bieten allgemein bessere Bildqualität, da sie noch günstigere NETD-Werte im unteren Temperaturbereich aufweisen. Dies ist bei der Bewertung von Solarmodulen durchaus von Vorteil.

Pixelauflösung

- min. 320x240 Pixel, besser 384x288 Pixel, empfohlen ≥ 640x480 Pixel

Hinweis: Mit kleinen Pixelauflösungen können je Wärmebild nur sehr kleine Flächen aufgenommen werden - mit Thermokameras mit nur 120x160 Pixeln wären dies gerade 4 x 4 Module bei detektierbaren Fehlern mit mindestens Zellgröße. Mit solchen Kameras ist es also nur möglich, „abtastende" Fehlersuche durchzuführen. Vorausgesetzt, die Kamera hat wenigstens eine Alarmfunktion bei Überschreitung eines eingestellten Grenzwertes. Für die Kontrolle umfangreicher Solaranlagen sind Thermokameras mit geringer Pixelauflösung wegen der extrem hohen Anzahl notwendiger Aufnahmen und der erforderlichen Bildmontagen nicht zu empfehlen.

Geometrische Auflösung

- min. 2 mrad, besser ≤ 1,5 mrad (bei luftgestützter Thermografie ≤ 1 mrad)

Hinweis: Da den Regeln der geometrischen Auflösung zufolge wenigstens 2 (besser 3) Einzelmesspixel auf die Fläche des kleinsten zu erfassenden Maschinenteils zu kalkulieren sind, beschränkt die geometrische Auflösung die größte Messentfernung und damit die Größe des Sichtfeldes. Bei Thermokameras mit unzureichender geometrischer Auflösung können durchaus sehr nahe Messabstände notwendig werden, was wegen der Beschränkungen des Sichtwinkels und/oder wegen auftretender Abschattung unmöglich sein könnte. Für Messungen mit Drohnen sind zwecks sicherer Flughöhen ebenfalls hohe geometrische Auflösungen zu empfehlen.

Thermische Auflösung

- min. 80 mK, besser 50 mK, empfohlen ≤ 35 mK

Hinweis: Bei Fehlern an photovoltaischen Systemen treten typischerweise ausreichend hohe Temperaturerhöhungen (bzw. Temperaturunterschiede) auf, weshalb die thermische Auflösung kein kritischer Parameter ist. Je besser die thermische Auflösung ist, um so klarer sind jedoch mögliche Probleme identifizierbar, also schon kleinere Fehler können leichter - auch schon bei geringerer Sonneneinstrahlung - gefunden werden. Das erhöht die Anzahl der möglichen Anwendungstage und die Länge der nutzbaren Tageszeit, weshalb sich eine Mehrinvestition in eine höhere thermische Auflösung schon in kürzester Zeit rentiert.

Bildwiederholrate (Bildfrequenz)

- bei Hand-gehaltenen Kameras (Nutzung ohne Stativ) mindestens 50 Hz
- bei luftgestützten Aufnahmen (z.B. mit Drohnen) ist eine Bildfrequenz entsprechend der relativen Bewegungsgeschwindigkeit zwischen Kamera und Objekt zu wählen (siehe auch Kapitel 4.2.8. „Messfehler bei dynamischen Prozessen")

Hinweis: Bei „stehenden" Messobjekten ist die Bildwiederholfrequenz allgemein unbedeutend. Für Hand-gehaltene Kameras (bzw. Anwendungen ohne Stativ) ist jedoch zwingend eine Bildrate mit mindestens 50 Hz zu empfehlen, um verwackelte Thermogramme zu vermeiden. Bei Aufnahmen aus der Luft sind Kameras mit möglichst kurzen Integrationszeiten (< 10 ms) zu nutzen, was nur bei Modellen mit Bildraten > 50 Hz gewährleistet ist. Anderenfalls müsste eine uneffektiv geringe Fluggeschwindigkeit gewählt werden.

Empfohlene Sonderfähigkeiten / Ausstattungsoptionen

- Wechselobjektive: Standard- und Teleobjektiv
- Autofokus, überlagerte Bilddarstellung (visuell + Infrarot)
- Thermogramm-Sequenzaufzeichnung und GPS-Datenspeicherung für luftgestützte Aufnahmen

5.10. Zerstörungsfreie Materialprüfung mit aktiver Thermografie

Die Thermografie hat sich zu einem der am häufigsten verwendeten und am weitesten verbreiteten Mess- und Prüfverfahren entwickelt. Anwendungsbeispiele sind Messungen an Wärmedämmungen, an Industrieanlagen und Maschinen, Elektroanlagen, an Elektronik, in der Qualitätskontrolle, sowie in der Forschung und Entwicklung. Die meisten Anwendungen sind als passive Thermografie zu klassifizieren, wobei zunehmend auch die aktive Thermografie bei zerstörungsfreien Materialprüfungen anzutreffen ist.

Als aktive Thermografie werden thermografische Verfahren bezeichnet, bei denen dem Messobjekt gezielt Energie zugeführt oder von diesem abgeleitet wird, um die gewünschten Messergebnisse zu erreichen. Hierfür können verschiedenste Energieformen genutzt werden: elektromagnetische Wellen (Licht, Wärme), Konvektion oder mechanische Anregung (z.B. Ultraschall). Je nach Messanordnung und der im Objekt angeregten Temperaturänderungen und deren Beobachtung werden mehrere Verfahren unterschieden.

5.10.1. Typische Messanordnungen der aktiven Thermografie

Messung der Wärmedurchdringung (Wärmeleitung) = Durchlicht-Methode

Bei dünnen, gut wärmeleitenden Materialien sind mit dieser Methode gute Ergebnisse zu erwarten. Der Energieeintrag auf der Rückseite führt zu Temperaturänderungen auf der (gegenüber liegenden) Vorderseite, welche bei diesem Verfahren die Beobachtungsseite darstellt. Die eventuellen Inhomogenitäten innerhalb des Materials verursachen Abweichungen in der Wärmeleitfähigkeit des Objektes, was wiederum zu unterschiedlichen Auswirkungen des Energieeintrages auf die Temperaturen der Beobachtungsseite führt. Hierbei treten nicht nur Unterschiede in den Spitzentemperaturen, sondern auch bezüglich der Zeit bis zu den signifikanten Temperaturänderungen auf der Beobachtungsseite auf.

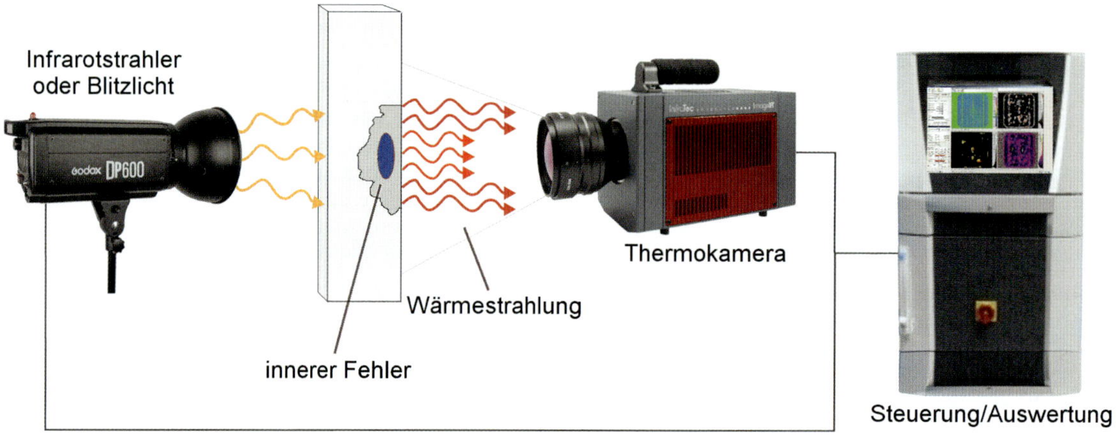

Abb. 1445: typische Messanordnung bei der Durchlicht-Methode

Messung der Wärmeableitung nach Anregung = Auflicht-Methode

Grundlage dieser Methode ist der Energieeintrag von der Beobachtungsseite des Objektes aus, dessen Auswirkungen dann als Oberflächentemperaturwerte bzw. Temperaturänderungen auch von dieser Seite aus beobachtet werden. Die Anwendung dieser Methode ist dann zu empfehlen, wenn oberflächennahe Inhomogenitäten in schlecht wärmeleitenden Materialien gesucht werden. Es gibt auch Anwendungen, bei denen eine Messung der reflektierten Strahlung angestrebt wird, also nicht die Messung der nach der Anregung emittierten Strahlung, die die Oberflächentemperatur des Objekts darstellen würde.

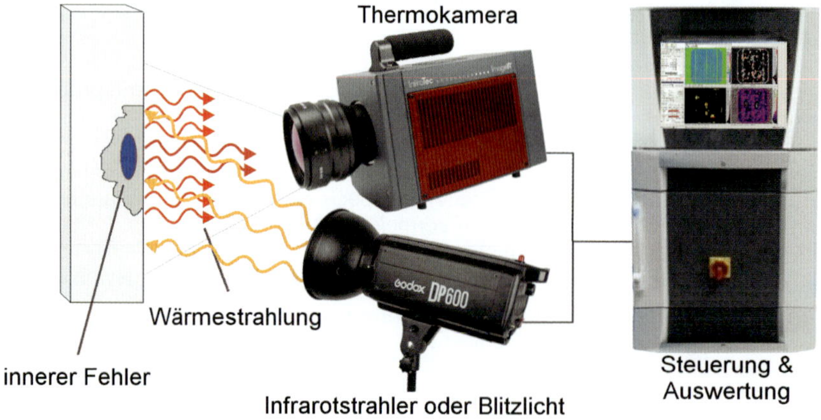

Abb. 1446: typische Messanordnung bei der Auflicht-Methode

Messung der Oberflächentemperatur nach innerer (reaktiver) Anregung

Da bei diesem Verfahren die zugeführte Energie im Inneren des Objekts in Wärmeenergie umgewandelt wird, ähnelt die Messanordnung am ehesten der des Durchlichtverfahrens, natürlich abhängig von der Natur der Energiequelle. Die Anregung kann ein beliebiger elektrischer oder mechanischer Prozess sein, der Wärme innerhalb des Objekts erzeugen kann. Abhängig von der physikalischen Natur der Fehlerstelle kann die Temperatur, die auf der beobachteten Objektoberfläche gemessen werden kann, niedriger oder aber auch höher sein.

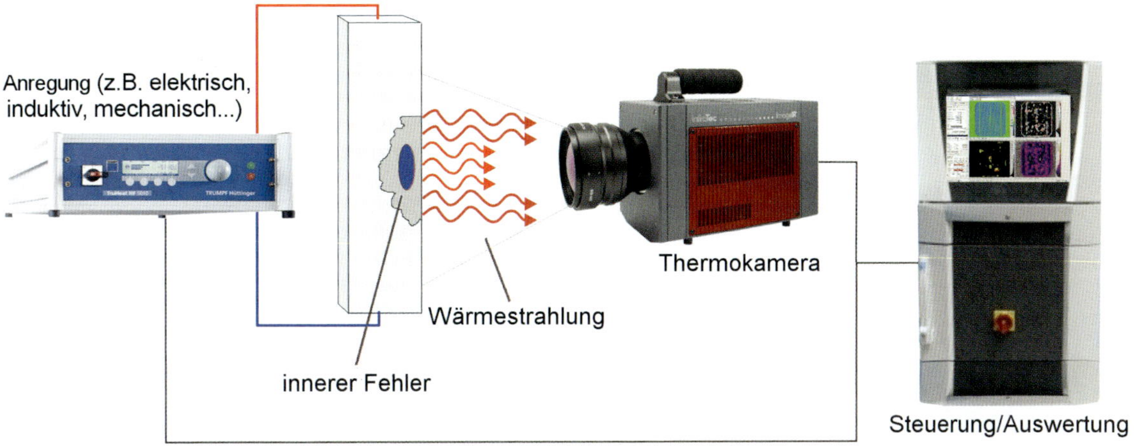

Abb. 1447: typische Messanordnung bei Verfahren mit innerer Anregung

5.10.2. Möglichkeiten des Energieeintrages / Objektanregung

Um die Temperaturänderungen hervorzurufen, die für die aktive Thermografie erforderlich sind, sollte zur geeigneten Zeit (und mit geeigneter Zeitdauer) eine ausreichende, jedoch nicht übermäßige (also für das Prüfobjekt nicht schädliche) Energiemenge an das Testobjekt übergeben werden. Im Hinblick auf die Eigenschaften des Prüfobjektes und die benötigte Energiemenge werden hierfür verschiedene physikalische Verfahren und damit unterschiedlichste Anreger verwendet. Die energetische Anregung kann hierbei die Form äußerer oder innerer Anregung annehmen. Für die äußere Anregung sind elektromagnetische Wellen und Konvektion am gebräuchlichsten, für innere Anregung können je nach Prüfobjekt elektrische, induktive oder mechanische Vorgänge genutzt werden.

Anregung mittels elektromagnetischer Wellen (Licht, Wärmestrahlung, Laser, Mikrowellen)

Der Energieeintrag durch Strahlung ist sehr gebräuchlich, abhängig von der Menge der zu übermittelnden Energiemenge und abhängig vom Absorptionsspektralbereich des Objekts werden in erster Linie die folgenden Anreger verwendet:

- Heizstrahler (z.B. Quarzstrahler), Infrarotlampe, Carbonstrahler
- Halogenlampen
- fotografische Blitzlichter
- Hochleistungs-LED-Paneele
- Laser unterschiedlicher Wellenlängen
- Magnetron (Mikrowellengenerator)

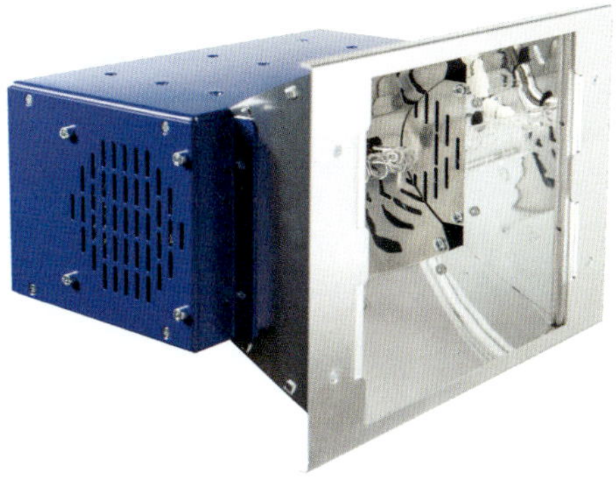

Abb. 1448: Hochleistungs-Blitzlicht (6000 Ws) z.B. für das Durchlicht-Verfahren (mit freundl. Genehmigung der Hensel-Visit GmbH&Co.KG, www.hensel.de [A440])

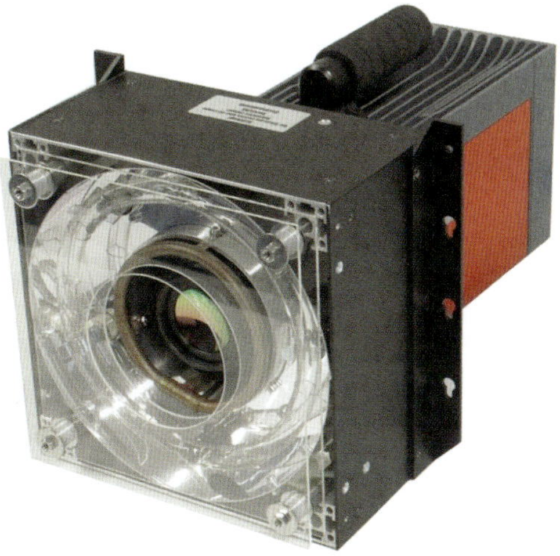

Abb. 1449: kreisförmige, Hochleistungslichtquelle (6 kJ) für das Auflicht-Verfahren (dahinter IR-kamera ImageIR®) (mit freundl. Unterstützung der InfraTec GmbH, www.InfraTec.de [A441])

Die Auswahl der am besten geeigneten Energiequelle erfolgt in erster Linie anhand des Gesichtspunktes, dass mit einem möglichst kleinen, aber gezielten Energieeintrag das Energieniveau im Prüfobjekt erreicht werden kann, welches die Temperaturänderungen verursacht, die für die angestrebte aktiv-thermografische Begutachtung erforderlich sind. Im Falle der Anregung durch Lichtquellen oder Wärmestrahler ist es vorteilhaft, dass mit diesen das Prüfobjekt mit sehr kurzen, in Dauer oder Wiederholfrequenz exakt bekannten Impulsen oder sogar mit quasi-sinusförmigen Anregungen erwärmt werden kann. Nachteilig ist jedoch, dass dieser Energieeintrag von der Absorptionsfähigkeit der Objektoberfläche abhängt. Für Objekte mit ausgesprochen geringen Absorptionseigenschaften ist diese Anregungsmethode daher eher unwirksam und kann auch nicht exakt wiederholt werden. Zusätzliche Probleme treten auf, wenn der Absorptionsgrad des Objekts lokal verschieden ist.

Anregung mittels Konvektion

Eine weitere sehr übliche Methode besteht darin, das Objekt mit heißen Gasen zu erwärmen, beispielsweise mit einem Heißluftgebläse. Günstig ist hierbei, dass diese Energiezufuhr nicht von der Strahlungsabsorptionsfähigkeit des Prüfobjekts abhängt. Mit einer richtig gewählten Wärmequelle kann viel Energie übermittelt werden. Darüber hinaus ist es nicht nur möglich, das Prüfobjekt zu erhitzen, sondern auch mit kalten Gasen zu kühlen. Es ist allerdings recht umständlich, mit Hilfe von Heizgebläsen völlig gleichförmige Erwärmungen zu erzielen. Für eine Anregung des Prüfobjektes mittels kurzzeitiger, präzise getakteter Energieimpulse ist diese Art der Anregung praktisch nicht anwendbar.

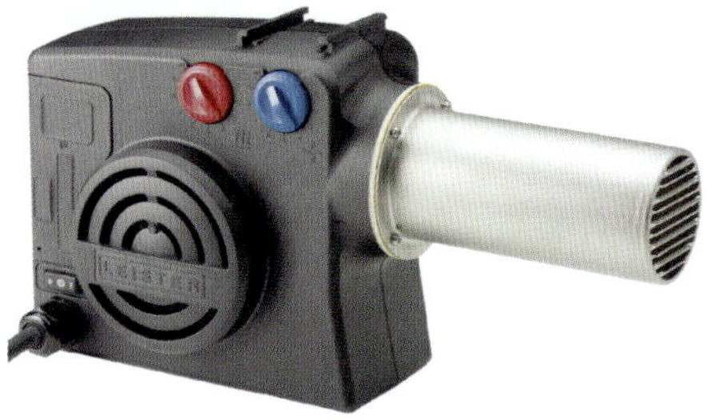

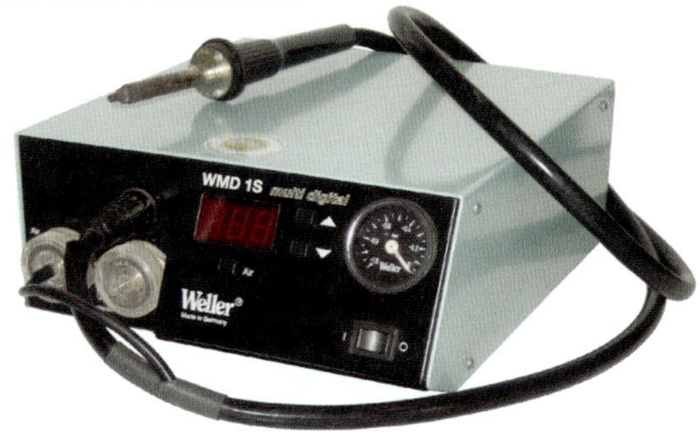

(mit freundl. Genehmigung der Leister AG, www.leister.com [A442])

Abb. 1450 und **1451:** Beispiele für Heißluftquellen zur konvektiven Prüfobjektanregung

Mechanische Anregung

Der mechanische Energieeintrag mit periodischen Zug- und Druckkräften führt zu Temperaturerhöhungen durch innere Reibung. Auf diese Weise können natürlich auch die Prüfobjekte der aktiven Thermografie angeregt werden. Eine typische Form der mechanische Anregung ist hierfür die Verwendung von Ultraschall. Günstig ist dabei, dass das Prüfobjekt mit sehr kurzen, in Dauer oder Wiederholungsfrequenz exakt bekannten Impulsen oder sogar mit quasi-sinusförmigen Anregungen erwärmt werden kann. Weiterhin ist es vorteilhaft, dass der Energieeintrag nicht von der Strahlungsabsorptionsfähigkeit der Objektoberfläche abhängt. Nachteilig ist, dass auf diese Weise nur eine geringe Materialmenge ausreichend angeregt werden und typischerweise nur wenig Energie in das Prüfobjekt eingebracht werden kann. Eine weitere Schwierigkeit ergibt sich durch den flächig ungleichen Energieeintrag anhand der lokalen Maxima und Minima aufgrund der Resonanzeigenschaften der Objektstruktur.

Es ist aber auch möglich, das Prüfobjekt durch mechanisch gekoppelte Schwingungen (z.B. auf einem Vibrationsprüfstand oder mittels Modalshaker) anzuregen. Unter der Annahme der dynamischen Verformung des Objekts kann auch dies je nach Materialhomogenität und -geometrie zu messbaren Temperaturerhöhungen führen.

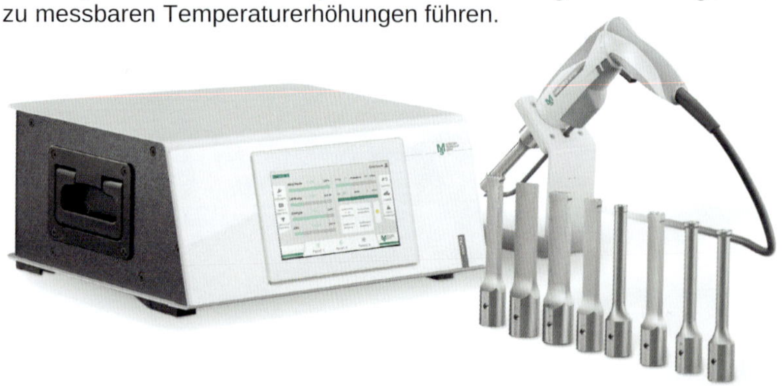

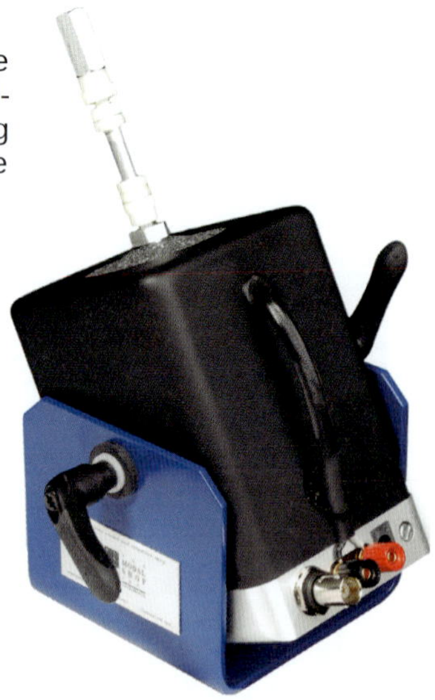

(mit freundl. Genehmigung der MS Ultraschall Technologie GmbH, www.ms-ultraschall.de [A443])

(mit freundl. Unterstützung von The Modal Shop Inc., www.modalshop.com [A444])

Abb. 1452 und **1453:** Beispiele für Ultraschall- und Schwingungsanreger

Induktionsanregung

Sehr häufig wird auch Induktion zur gezielten Anregung von Prüfobjekten verwendet. Selbstverständlich kann Induktion nur für Materialien (Metalle, einige Halbleiter) angewandt werden, in denen Wirbelströme erzeugt werden können. Günstig ist hierbei, dass das Prüfobjekt mit sehr kurzen, in Dauer oder Wiederholungsfrequenz exakt bekannten Impulsen oder sogar mit quasi-sinusförmigen Anregungen erwärmt werden kann. Weiterhin ist es vorteilhaft, dass der Energieeintrag nicht von der Strahlungsabsorptionsfähigkeit der Objektoberfläche abhängt. Noch dazu können mit dieser Anregung sogar enorme Energien (innerhalb kürzester Zeit) an das Prüfobjekt übergeben werden. Die Objekterwärmung erfolgt allerdings aus dessen Materialstruktur heraus, nicht an dessen Oberfläche.

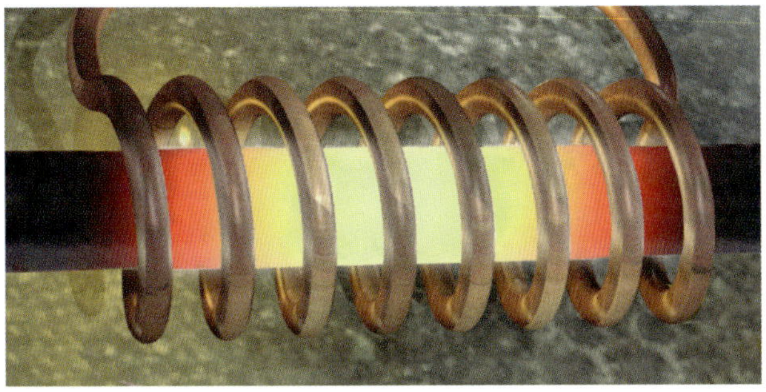

Abb. 1454: Beispiel für ein induktiv erhitztes Objekt (Illustration)

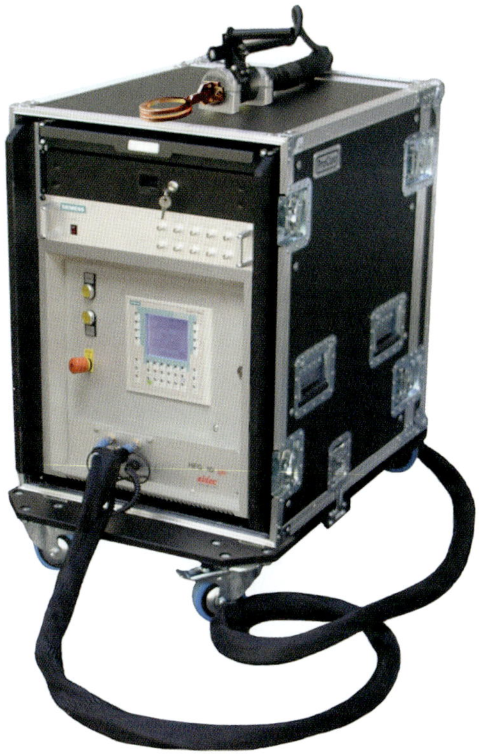

Abb. 1455: mobiler Induktionsanreger (Illustration)

Elektrische Anregung

Ein weiteres, übliches Verfahren - die konduktive Anregung - besteht darin, das Objekt durch elektrische Belastung (und damit Eigenerwärmung) seiner eigenen elektrischen Elemente anzuregen, oder die Objektstruktur (im Ganzen) hochfrequenter Spannung auszusetzen. Dies ist natürlich nur für elektrisch leitende Materialien möglich, wobei der für den aktiven thermografischen Test erforderliche Temperaturanstieg durch die Betriebswärme der elektrischen Elemente oder durch die Verlustwärme am Innenwiderstand der Prüfobjektstruktur erzeugt wird.

Interessanterweise ist bei der objektgekoppelten konduktiven Anregung zu beobachten, dass mit zunehmender Frequenz im Allgemeinen bessere Möglichkeiten zur Detektion eventueller Risse, Lücken und Inhomogenitäten im Material des Prüfobjektes bestehen. Mit der höheren Frequenz konzentriert sich nämlich die höhere Stromdichte aufgrund des Skin-Effektes gerade auf die Fehlerstellen, was zu lokal deutlich höheren Temperaturen an diesen Orten führt.

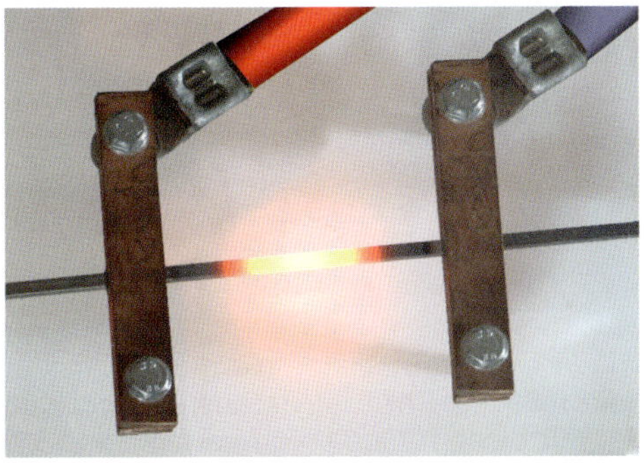

Abb. 1456: konduktiv erhitzter Stahlstab

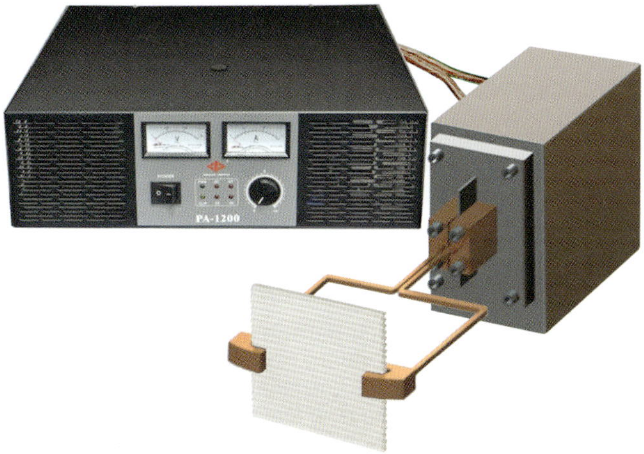

Abb. 1457: Beispiel konduktiver (elektrischer) Objektanregung mittels Shaker-Leistungsverstärker (Fotomontage, Illustration)

5.10.3. Theoretischer Hintergrund der aktiven Thermografie

Um die für die aktive Thermografie typischen Auswertungsmethoden des nächsten Kapitels verstehen zu können, ist es natürlich notwendig, den theoretischen Hintergrund der aktiven Thermografie zu kennen. Dazu soll die Abhandlung mit der grundsätzlichen Frage begonnen werden: Warum ist aktive Thermografie anders als passive Thermografie? Warum bietet sie andere Anwendungsmöglichkeiten?

Die passive Thermografie beruht in vielen Fällen auf den statischen, oder quasi-statischen thermischen Zuständen, wie sie beispielsweise bei der Bewertung der Wärmedämmung von Gebäuden beschrieben wurden. Bei diesen Messungen werden Objekttemperatur, Wärmestrom oder Wärmekapazität ausgenutzt. Bei der Analyse thermischer Vorgänge kann man jedoch leicht feststellen, dass viele Prozesse eher dynamischer Natur sind. Die Zeitkonstante ist im Vergleich zu mechanischen oder elektrischen Effekten höchstens sehr lang. Wie lange? Zum Beispiel hat ein guter Weinkeller eine so dicke Deckschicht, dass die Sommerhitze gerade im Winter, die Winterkälte dagegen im Sommer das Gewölbe erreicht.

Um die Theorie der dynamischen thermischen Vorgänge so einfach wie möglich zu gestalten, sollen einige Vereinfachungen definiert werden. U.a. soll aus Sicht der Wärmeleitungsgleichung davon ausgegangen werden, dass das Prüfobjekt keine eigenen internen Wärmequellen hat und die thermodynamischen materialspezifischen Eigenschaften sich nicht in Abhängigkeit vom Temperaturwert ändern. Unter diesen Bedingungen gilt die vereinfachte Wärmeleitungsgleichung, die hiermit die folgende Form annimmt:

$$\rho \cdot c \cdot \frac{\partial \Theta}{\partial t} = \lambda \cdot div\ grad\Theta$$ Gl. 128 (aus Absatz 5.1.1)

Legende:
θ ... Temperaturwelle (Temperaturfeld) (zeit- und ortsabhängig)
ρ ... materialspezifische Dichte (spezifisches Gewicht) [kg/m^3]
c ... spezifische Wärmekapazität [J/kg·K]
λ ... Wärmeleitfähigkeit [W/(m·K)]
t ... Zeit [s]

Hieraus ergeben sich die folgenden Zusammenhänge:

A) **Temperaturausbreitung im nicht-stationären Zustand**:

$$\frac{\partial \Theta}{\partial t} = \frac{\lambda}{\rho \cdot c} \cdot div\ grad\Theta$$ Gl. 129 (aus Absatz 5.1.1)

B) **Stationärer Zustand** (keine Temperaturänderung, d.h. keine Temperaturausbreitung):

$$0 = \lambda \cdot div\ grad\Theta$$ Gl. 156

Während λ die Wärmeleitfähigkeit darstellt, wird die Temperaturleitfähigkeit (also die Geschwindigkeit der Ausbreitung der Temperaturwelle bzw. des Temperaturfeldes im Material) durch die Temperaturleitfähigkeit (oder Temperaturleitzahl) α gekennzeichnet und mit folgendem Quotienten beschrieben:

$$\alpha = \frac{\lambda}{\rho \cdot c}$$ Gl. 130 (aus Absatz 5.1.1)

Legende:
α ... Temperaturleitfähigkeit (Temperaturfeld-Ausbreitungsgeschwindigkeit) [m^2/s]

Um zu definieren, zu einer wie schnellen (oder intensiven) Wärmeaufnahme das Material in der Lage ist, dann ist der Wärmeabsorptionsgrad (oder Wärmeeindringkoeffizient) b der kennzeichnende Parameter:

$$b = \sqrt{\lambda \cdot \rho \cdot c}$$ Gl. 131 (aus Absatz 5.1.1)

Legende:
b ... Wärmeeindringkoeffizient [W$\sqrt{s}$/(m^2·K)]

Für die Praxis ist natürlich der raumbezogene (für 3 Dimensionen geltende) Faktor *div grad θ* in der Gleichung für die Temperaturausbreitung zu kompliziert. Für die meisten Fälle ist es ausreichend, die Temperaturausbreitung für nur eine Dimension zu untersuchen. Mit diesem Gedanken vereinfacht sich die Wärmeleitungsgleichung zu folgender Form:

$$\frac{\partial \Theta}{\partial t} = \frac{\lambda}{\rho \cdot c} \cdot \frac{\partial^2 \Theta}{\partial^2 s}$$ Gl. 157

Legende:
s ... Entfernung (Tiefe) der Temperaturwelle (vom Ort der Energiezufuhr aus) [m]

Der lokale und zeitliche Temperaturwert wird nunmehr durch den Wert und die Dauer der von außen einwirkenden Wärmeenergie (bzw. derer Temperatur) bestimmt. Konstante Temperatur führt zu einem stationären Zustand. Die thermischen Zustände, die sich aus der impulsartigen oder sinusförmigen Temperatureinwirkung ergeben, können jedoch nur in (mathematisch) wesentlich komplizierteren Zusammenhängen beschrieben werden. Für die weitere theoretische Abhandlung muss daher auch die Art der einwirkenden Temperaturänderung berücksichtigt werden.

Oberflächenanregung mittels Temperatur-Sinuswelle

Für den Fall einer auf das Prüfobjekt (von einer Seite her) einwirkenden sinusförmigen Temperaturänderung stellt sich die **Wärmeleitgleichung** als eine extrem gedämpfte - vom Abstand zur Energiezufuhr abhängige - in Raum und Zeit veränderliche Temperaturwellenantwort dar.

Die Gleichung der Temperaturausbreitung nimmt bei Sinusanregung folgende Form an:

$$\vartheta(s,t) = \underbrace{\vartheta_0}_{\text{Maximumwert der Oberflächentemperatur}} \cdot \underbrace{e^{-\sqrt{\frac{\omega pc}{2\lambda}}\cdot s}}_{\text{Dämpfung}} \cdot \underbrace{\cos\left(\omega \cdot t - \sqrt{\frac{\omega pc}{2\lambda}}\cdot s\right)}_{\text{Temperaturwelle}} \qquad \text{Gl. 158}$$

Legende:
ϑ ... Temperaturwert (zeit- und ortsabhängig) [°C]
s ... Entfernung (Tiefe) der Temperaturwelle (vom Ort der Energiezufuhr) [m]
ρ ... materialspezifische Dichte (spezifisches Gewicht) [kg/m^3]
c ... spezifische Wärmekapazität [J/kg ·K]
λ ... Wärmeleitfähigkeit [W/(m·K)]
ω ... Kreisfrequenz der Energiezufuhr (ω = 2·¶·f) [1/s]
t ... Zeit [s]

Bei Sinusanregung ergibt sich die **thermische Eindringtiefe (μ)** anhand folgender Gleichung:

$$\mu = \sqrt{\frac{2\lambda}{\omega \cdot p \cdot c}} = \sqrt{\frac{2\alpha}{\omega}} \qquad \text{Gl. 159}$$

Legende:
μ ... thermische Eindringtiefe [m]

Durch Einsetzen der thermische Eindringtiefe in die Gleichung 158 erhält man:

$$\vartheta(s,t) = \underbrace{\vartheta_0}_{\text{Maximumwert der Oberflächentemperatur}} \cdot \underbrace{e^{-\frac{s}{\mu}}}_{\text{Dämpfung}} \cdot \underbrace{\cos\left(\omega \cdot t - \frac{s}{\mu}\right)}_{\text{Temperaturwelle}} \qquad \text{Gl. 160}$$

In dieser Gleichung ist der Dämpfungsfaktor der mit Abstand größte Faktor, wesentlich größer als der den Sinuscharakter der Temperaturwelle beschreibende Cosinus. In Folge dessen verflacht und „verschwindet" schließlich die Temperaturwelle mit dem Fortschreiten der Zeit und der Vergrößerung des Abstandes. (Mathematisch spricht man deswegen von einem aperiodischen Prozess). Diese mathematische Beschreibung bietet jedoch die Möglichkeit zur Definition der durch die Anregung noch thermisch zu beeinflussenden maximalen Materialtiefe. In einer der Eindringtiefe μ entsprechenden Materialtiefe s tritt nur noch ein Drittel (genau: 37%) der Anregungstemperatur auf. Setzt man 10% der Oberflächentemperatur als Praxisgrenzwert, so ergibt sich die dazugehörige thermische Eindringtiefe ($\mu_{10\%}$) wie folgt:

$$\mu_{10\%} \approx 3 \cdot \sqrt{\frac{\lambda}{\omega \cdot p \cdot c}} \qquad \text{Gl. 161}$$

Hinweis: Da e^{-2} ≈ 13% beträgt, müsste der genaue Faktor 2 · √2 = 2,83 betragen. Da es hier aber nur um eine Schätzung geht, ist der Faktor 3 durchaus als Näherung für die 10%-ige Eindringtiefe akzeptabel.

Aus der obigen Gleichung kann geschlossen werden, dass sich die Eindringtiefe mit der Wärmeleitfähigkeit des Materials erhöht, aber mit dessen Dichte und spezifischer Wärmekapazität abnimmt. Außerdem ist es erkenntlich, dass die Einwirkung umso tiefer ist, je niedriger die Frequenz der sinusförmigen Anregung ist. Aber selbst bei idealer Anregung sind tiefer als 3·μ (dreifacher Eindringtiefe) praktisch keine Auswirkungen der Anregung mehr zu verzeichnen.

Die Ausbreitung der Sinus-angeregten Temperaturwelle zeigt die folgende Darstellung in Abhängigkeit von Zeit und Tiefe (in einem homogenen Material).

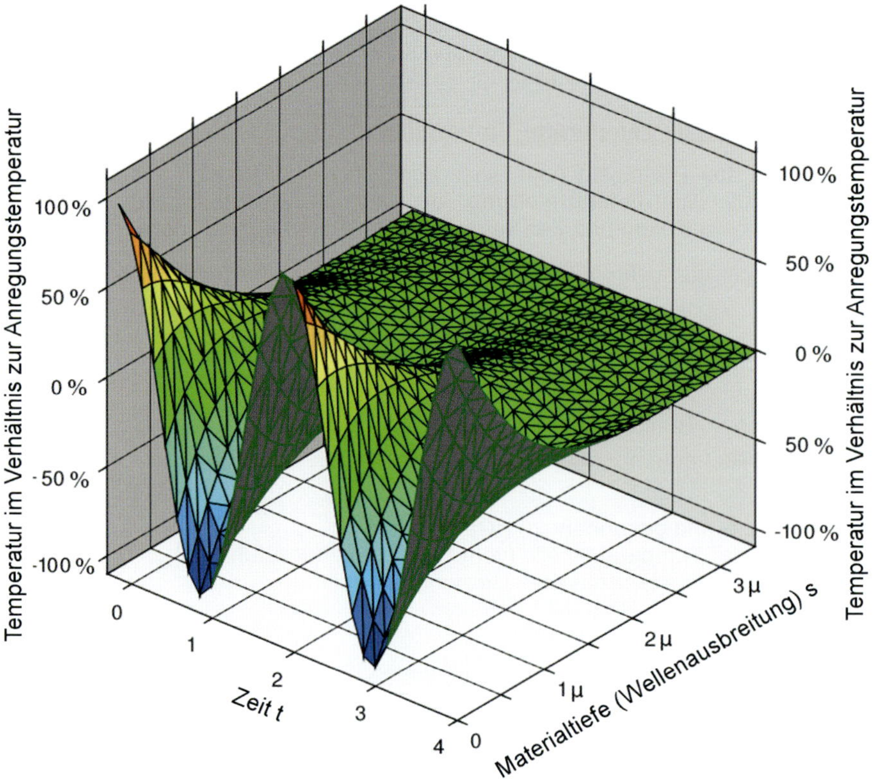

Abb. 1458: Ausbreitung einer Sinus-angeregten Temperaturwelle
(100% = maximale Anregungstemperatur, -100% = minimale Anregungstemperatur)

Oberflächenanregung mittels Temperatur-Impuls

Wird anstelle der Anregung mittels einer Sinuswelle ein Temperaturimpuls angewandt, ist als mathematisches Modell der Temperaturwellen-Ausbreitung folgende Gleichung anzuwenden:

$$\vartheta(s,t) = \frac{\Theta}{\sqrt{\pi \cdot t} \cdot b} \cdot e^{-\frac{s^2}{4 \cdot \alpha \cdot t}}$$ Gl. 162

Legende:
ϑ ... Temperaturwert (zeit- und ortsabhängig) [°C]
Θ ... eingebrachte Wärmemenge [J]
b ... Wärmeeindringkoeffizient [$W\sqrt{s}/(m^2 \cdot K)$]
α ... Temperaturleitfähigkeit (Temperaturfeld-Ausbreitungsgeschwindigkeit) [m^2/s]
s ... Entfernung (Tiefe) der Temperaturwelle (vom Ort der Energiezufuhr) [m]
t ... Zeit (seit Impulseinwirkung) [s]

Charakteristisch ist auch hier, dass die Dämpfung viel größer ist als der Faktor, der den Impuls selbst charakterisiert, was selbstverständlich dazu führt, dass die Temperaturwelle in aperiodischer Weise abklingend in Raum und Zeit „verschwindet". Natürlich kann auch für eine Anregung mittels eines Impulses eine maximale Eindringtiefe definiert werden, bis zu der die Temperatur im Material noch durch die Temperaturanregung signifikant beeinflusst wird. Die praktische Empfindlichkeitsschwelle soll auch hier 10% der durch die Anregung verursachten Oberflächentemperatur betragen, so dass die Schätzung des praktischen Grenzwerts für die thermische Eindringtiefe bei Impulsanregung wie folgt lautet:

$$\mu_{10\%} \approx \frac{s^2}{2 \cdot \alpha \cdot t}$$ Gl. 163

Die nachfolgenden Darstellungen machen die auftretenden dynamischen Temperaturprozesse sichtbar.

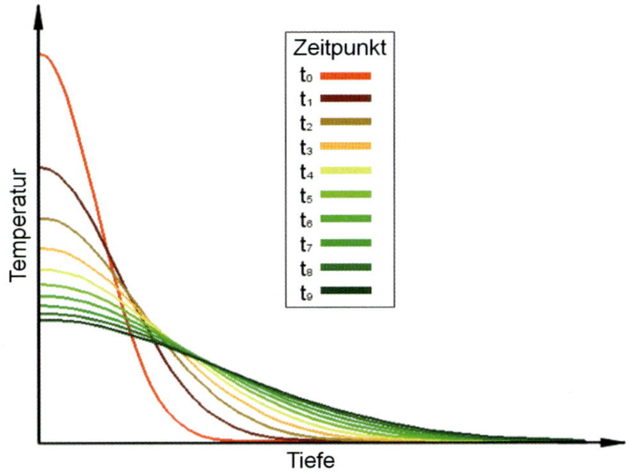

Abb. 1459: Ausbreitung einer Impuls-angeregten Temperaturwelle in Abhängigkeit der Materialtiefe (Temperaturverlauf in die Materialtiefe zu verschiedenen Zeitpunkten)

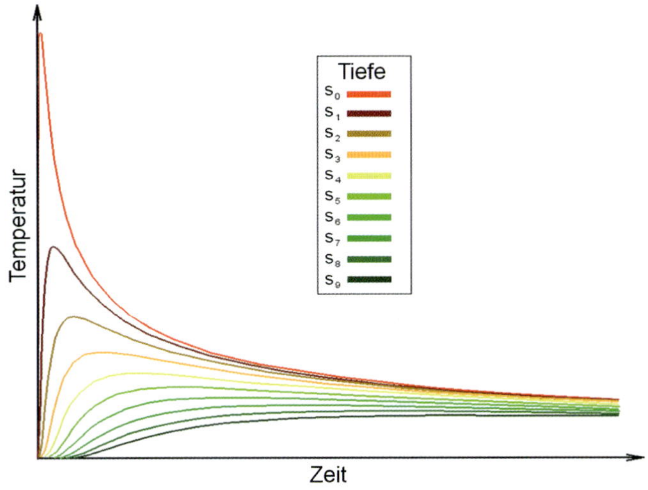

Abb. 1460: Ausbreitung einer Impuls-angeregten Temperaturwelle in Abhängigkeit von der Zeit (Temperatur-Zeitkurven in verschiedenen Materialtiefen)

Anhand der obigen Darstellungen ist zu erkennen, dass sich der Temperaturspitzenwert (entsprechend der Materialeigenschaften) in den jeweiligen Materialtiefen erst nach einer gewissen Zeit einstellt. Der Zeitpunkt selbst kann mit folgender Gleichung bestimmt werden:

$$t_{max} = \frac{s^2}{2 \cdot \alpha} \qquad \text{Gl. 164}$$

Legende:
α ... Temperaturleitfähigkeit (Temperaturfeld-Ausbreitungsgeschwindigkeit) [m^2/s]
s ... Entfernung (Tiefe) der Temperaturwelle (vom Ort der Energiezufuhr aus) [m]
t_{max} ... Zeit (seit Impulseinwirkung) [s]

Die Oberflächentemperatur verringert sich nach der Impulseinwirkung (unter Voraussetzung eines homogenen, unendlich dicken Objektes, mit im gegebenen Temperaturbereich unveränderlichen materialspezifischen Eigenschaften) entsprechend folgender Beziehung:

$$\vartheta(0,t) = \frac{\Theta}{\sqrt{\pi \cdot t} \cdot b} \qquad \text{Gl. 165}$$

Legende:
ϑ(0,t) ... Oberflächentemperatur [°C]
Θ ... eingebrachte Wärmemenge [J]
b ... Wärmeeindringkoeffizient [$W\sqrt{s}/(m^2 \cdot K)$]
t ... Zeit (seit Impulseinwirkung) [s]

Physikalische Grenzen anhand der Objektmaterialeigenschaften

Die maximale thermische Eindringtiefe ist sowohl bei der Diskussion der theoretischen Grundlagen der Anregung mittels Impuls wie auch im Zusammenhang mit einer Sinusanregung beschrieben und grafisch dargestellt worden. Nicht ohne Grund: diese stellt nämlich eine wesentliche materialspezifische physikalische Grenze der Anwendbarkeit der aktiven Thermografie dar. Außer den materialspezifischen Eigenschaften des Prüfobjektes hängt sie linear von der Zeitdauer (bzw. Periodendauer, Frequenz) der Temperaturanregung und von der Materialtiefe ab, d.h. bei unendlicher Materialtiefe wäre auch eine unendlich lange andauernde Temperaturanregung notwendig. Da es keinen Sinn macht, tage- oder wochenlange thermische Prüfungen durchzuführen, ist es hilfreich, die benötigten Zeiten in Abhängigkeit vom Objektmaterial in ihren Größenordnungen zu kennen. Folgende Tabelle und Grafik leisten dazu Hilfe.

Material	***Wärmeleitfähigkeit*** *λ [W/(m·K)]*	***spezifisches Gewicht*** *ρ [kg/m³]*	***spezifische Wärmekapazität*** *c [J/kg ·K]*	***Temperaturleitfähigkeit*** *α [m²/s]*
Gold	320,00	19,30	0,13	127,54
Kupfer	399,00	8,96	0,38	117,58
Aluminium	237,00	2,70	0,89	98,63
Silicon	148,00	2,33	0,70	90,74
Nickel	91,00	8,85	0,45	22,85
Stahl	47,00	7,86	0,48	12,46
Titan	22,00	4,50	0,52	9,40
Edelstahl	15,00	7,80	0,50	3,85
Glas	1,40	2,21	0,73	0,87
Keramik (ZrO_2)	1,50	5,90	0,42	0,61
Holz	0,14	0,42	2,72	0,12

Tabelle 48: Wärme- und Temperaturleitfähigkeit einiger häufiger Materialien

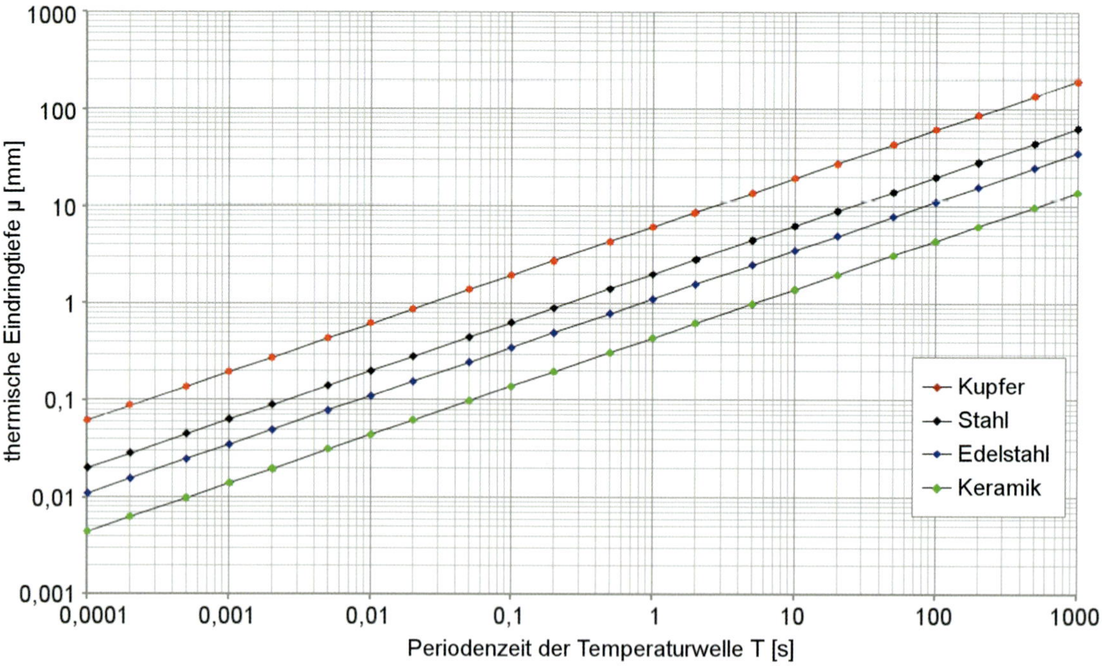

Abb. 1461: thermische Eindringtiefe in Abhängigkeit von der Impulslänge / Periodendauer der Anregung

Schlussfolgerungen:

- die thermische Eindringtiefe wächst mit der Wärmeleitfähigkeit des Materials
- die thermische Eindringtiefe nimmt mit der Materialdichte und der spezifischen Wärmekapazität ab
- mit der Impulslänge / Periodendauer der Anregung wächst die erreichbare thermische Eindringtiefe

5.10.4. Typische mathematische Auswertemethoden

Die mathematische Bearbeitung und Auswertung der Messergebnisse in der aktiven Thermografie kann auf verschiedene Weise erfolgen. Die einfachste, aber in der aktiven Thermografie nur selten angewandte „Auswertung" ist die Nutzung der absoluten Temperaturwerte ohne jegliche mathematische Analyse. Zu diesem Zweck ist es empfehlenswert, möglichst große Energiemengen einzubringen, um relativ große thermische Änderungen hervorzurufen. Die mathematischen Analysemethoden sind hiermit verglichen wesentlich empfindlicher und effizienter. Mittels ihrer Anwendung können sogar um eine Größenordnung kleinere Temperaturunterschiede detektiert werden, als die thermische Auflösung der verwendeten Wärmebildkamera (ihrem NETD-Werte entsprechend) an sich ermöglichen würde.

Jedes dieser Verfahren liefert die höchste Empfindlichkeit und Genauigkeit in voneinander verschiedenen Fällen, was abhängig ist von den Eigenschaften des Objekts und der Messanordnung. Gemeinsam ist jedoch für alle (hier aufgeführten) mathematischen Auswerteverfahren, dass diese unabhängig vom Emissionsfaktor des Objekts sind. Dies ist ein unschätzbarer Vorteil bei Oberflächen mit örtlich unterschiedlichen Emissionsfaktoren.

Auswertung von Temperaturen ohne jedwede mathematische Analyse

Die einfachste „Auswertung" ist die Nutzung der absoluten Temperaturwerte ohne Anwendung irgendeiner mathematischen Analyse, womit diese Methode praktisch der passiven Thermographie entspricht. Natürlich können nur Prozesse oder Energieeinträge beobachtet werden, die zu wesentlich höheren Temperaturdifferenzen führen als die bei auf mathematischen Analysen beruhenden Verfahren. Bei Untersuchungsobjekten mit homogenen Emissionsfaktoren lassen sich mit diesem einfachen Verfahren dennoch gute Ergebnisse bei ausreichendem Energieeintrag erzielen. Der Vorteil ist dabei, dass hierfür keinerlei Spezialsoftware benötigt wird.

Quotientenmethode

Diese Methode ist unter den mathematischen Auswertungen die mit Abstand einfachste. Es müssen hierzu nur zwei Wärmebilder aufgezeichnet werden: eines zu Beginn des Heizprozesses und eines am Ende. Um die Auswirkungen der Umgebungstemperatur und einer eventuellen ungleichmäßigen Temperaturverteilung (im Anfangszustand) auf das Messergebnis zu minimieren, sollten die beiden Thermogramme nach dem ersten 1/10 und dann nach 9/10 der Gesamtzeit des Verfahrens (oder nach 1/10 bzw. 9/10 der erzielten Temperaturerhöhung) aufgezeichnet, sowie anhand eines vorab aufgenommenen „Ausgangszustands"-Wärmebildes normiert werden. Die zwei normierten Thermogramme sind hiernach lediglich miteinander zu dividieren. Da der Emissionsgrad der Objektoberfläche bei beiden Wärmebildern gleich ist (und diese also gleichermaßen beeinflusst), erhält man durch die Division ein Emissionsgrad-unabhängiges Ergebnis!

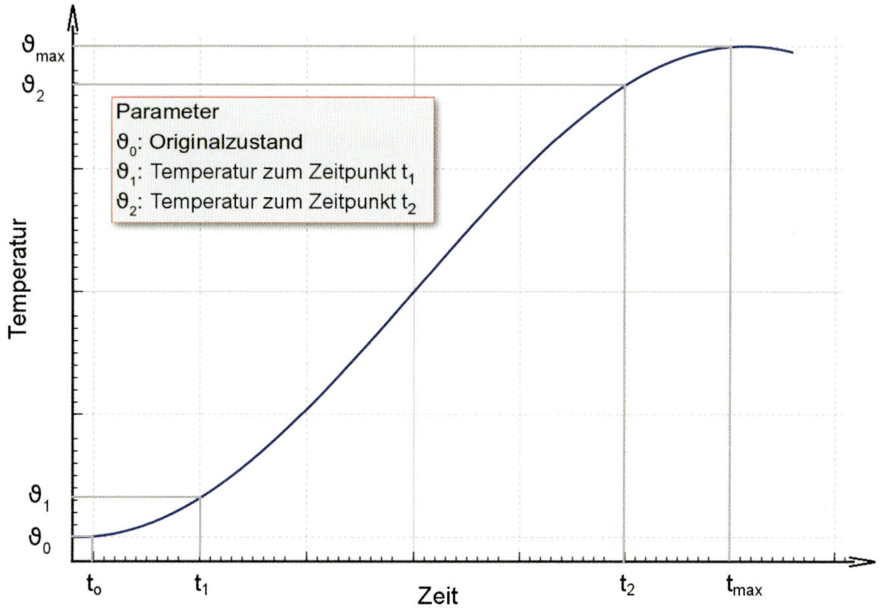

Abb. 1462: Beispiel für Speicherungszeitpunkte der Wärmebilder für die Quotientenmethode

Die denkbar einfache Auswertemethode beruht auf folgender Division:

$$\Theta = \frac{\vartheta_{t2} - \vartheta_{t0}}{\vartheta_{t1} - \vartheta_{t0}} \qquad \text{Gl. 166}$$

Impulsanregung (Puls-Phasen-Thermografie = PPT)

Geschieht die Anregung des Prüfobjektes mit einem Wärmeimpuls, so kann der mittels diesem erzeugte Wärmeeffekt durch Fourier-Transformation in Amplituden- und Phasenantworten für verschiedenen Frequenzen zerlegt werden. Dazu müssen n Wärmebilder erfasst werden, die mit diskreter Fourier-Transformation durch folgende mathematischen Schritte nach der k-ten Frequenz untersucht werden können.

Diskrete Fourier-Transformation für die k-te Frequenz (für jedes Pixel!):

$$F_k = \Delta t \sum_{i=0}^{n-1} T(i \cdot \Delta t) \cdot e^{-j2\pi ik/n} = Re_k + Im_k \qquad \text{Gl. 167}$$

Legende:

F_k ... k-te Frequenz, max. 1 / (2 · Δt) [Hz]
n ... Anzahl der aufgezeichneten Wärmebilder
Δt ... Periodenzeit der Signalabtastung
T .... Temperatur
Re_k ... Realteil der k-ten Frequenzkomponente
Im_k ... Imaginärteil der k-ten Frequenzkomponente

Die Berechnung der Temperaturverteilung der k-ten Frequenzkomponente (Amplitudenbild) erfolgt durch:

$$A_k = \sqrt{Re_k^2 + Im_k^2} \qquad \text{Gl. 168}$$

Legende:

A_k ... Amplitudenwert der k-ten Frequenzkomponente

Die Bestimmung der Zeitverzögerung der k-ten Frequenzkomponente (Phasenbild) erfolgt durch:

$$\Phi_k = tan^{-1}\left(\frac{Im_k}{Re_k}\right) \qquad \text{Gl. 169}$$

Legende:

Φ_k ... Phasenwert der k-ten Frequenzkomponente

Die Obigem zufolge pixelweise bestimmten Daten können - mit den üblichen Farbskalen - wie „gewöhnliche" Thermogramme dargestellt werden. Oftmals liefert das Phasenbild kontrastreichere Darstellungen über die Inhomogenitäten im Material, als das Amplitudenbild.

Hinweis 1: Die k-te Frequenz ergibt sich durch f = k / Δt, wobei Δt die Periodenzeit der Signalabtastung ist.

Hinweis 2: Zwecks Verringerung des Einflusses der strahlungsphysikalischen Unterschiede der Objektoberfläche wird üblicherweise vor der Fourier-Transformation noch eine Normalisierung der Wärmebilder durch Abzug des der Anregung vorangehenden Wärmebildes durchgeführt.

Sinusanregung und deren Auswertung (Lock-In-Thermografie)

Bei sinusförmiger Anregung liegt es völlig auf der Hand, die auf diese periodische Anregung gegebene Temperaturantwort durch die Fourier-Transformation in den Frequenzbereich zu übertragen und auf die Amplituden- und Frequenzkomponenten hinzu untersuchen.

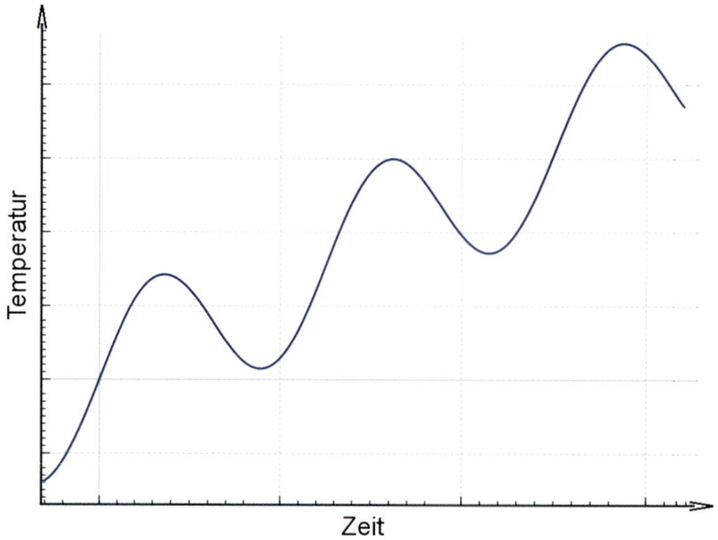

Abb. 1463: Zeitfunktion der Wärmewirkung (Temperaturerhöhung) bei Sinusanregung

Die zu analysierende Frequenz kann außer der Anregungsfrequenz selbst auch eine subharmonische Frequenz sein oder sogar ganzzahlige Vielfache davon betragen. Die höchste analysierbare Frequenz hängt natürlich von der Bildrate (genauer: Aufzeichnungsfrequenz) der verwendeten Wärmebildkamera ab. Zur Erfüllung der Shannon-Regel muss diese wenigstens eine Aufzeichnungsfrequenz besitzen, die dem Doppelten der höchsten Frequenzkomponente des thermischen Prozesses entspricht. Bis zur halben Aufzeichnungsfrequenz kann dann der Prozess ohne Auftreten von Aliasing-Effekten analysiert werden.

Die auf diese Weise verwirklichte „synchronisierte" Signalanalyse erlaubt nicht nur die Emissionsgrad-unabhängige Auswertung, sondern wirkt auch wie ein Rauschfilter. Im Falle thermografischer Mess-systeme ist das Rauschen durch den NETD beschrieben, welcher die thermische Auflösung einschränkt. Für die Filterung wird die sinusförmige Anregung als Referenzsignal mit bekannter Frequenz und Phase betrachtet. Ziel der Bewertung ist die auf diese Anregung gegebene thermischen Antwort, die im gemessenen Signal enthalten ist. Dazu kann die Kreuzkorrelation genutzt werden, ein mathematisches Verfahren, das die Übereinstimmung bzw. Ähnlichkeit zweier Signale feststellen kann. (Dessen Funktion kann mit der eines auf die Senderfrequenz abgestimmten Empfängers verglichen werden, der das Signal des Senders auch bei Existenz vieler weiteren Signal- und Rauschquellen herausfiltern kann.)

Die mathematische Kreuzkorrelation der Temperaturmesswerte kann wie folgt ausgedrückt werden:

$$\vartheta_{korr} = \frac{1}{t_{int}} \int_0^{t_{int}} \vartheta_{mess}(t) \cdot \vartheta_{ref}(t)\, dt$$ Gl. 170

Legende:

ϑ_{korr} ... Kreuzkorrelations-Temperaturwerte [°C]
$\vartheta_{mess}(t)$ ... Zeitfunktion der gemessenen Temperatur [°C]
$\vartheta_{ref}(t)$ ... Zeitfunktion der Anregertemperatur [°C]
t_{int} ... Integrationszeit [s]

Die Eigenschaften der obigen Kreuzkorrelation sind hierbei die Folgenden:

- das Messsignal enthält Komponenten mit Frequenz und Phase der Anregung (f_{ref} Î f_{mess} & $\varphi_{mess} = \varphi_{ref}$): ϑ_{korr} konvergiert bei $t_{int} \rightarrow \infty$ auf die Amplitudenwerte des Signals ϑ_{mess} mit der Frequenz f_{ref}
- das Messsignal hat Anteile mit Anregungsfrequenz, aber mit anderer Phase (f_{ref} Î f_{mess}, aber $\varphi_{mess} \neq \varphi_{ref}$): ϑ_{korr} konvergiert bei $t_{int} \rightarrow \infty$ auf verringerte Amplitudenwerte des Signals ϑ_{mess} mit der Frequenz f_{ref}
- das Messsignal enthält Anteile mit Anregungsfrequenz, aber in Gegenphase (f_{ref} Î f_{mess}, aber $\Delta\varphi = 180°$): ϑ_{korr} löscht genau die Amplitudenwerte des Signals ϑ_{mess} mit der Frequenz f_{ref} aus
- das Messsignal enthält keine Komponenten mit Frequenz der Anregung (f_{ref} Ï f_{mess}): ϑ_{korr} konvergiert bei $t_{int} \rightarrow \infty$ auf den Wert 0

Insofern die Anregung ein harmonisches, nullsymmetrisches Signal ist (z.B. Sinus oder Cosinus), dann kann von einer zweikanaligen Korrelation bzw. Kreuzkovarianz gesprochen werden. Hierbei kann die Anregung durch zwei zueinander rechtwinklige Korrelationssignale abgebildet werden, wonach die Amplituden- und auch die Phasenwinkel-Korrelation ermittelt werden kann. Mathematisch beschrieben:

$$F(t) = \vartheta_{mess} \cdot sin(2\pi \cdot f_{ref} \cdot t + \varphi)$$ Gl. 171

Legende:

ϑ_{mess} ... Amplitudenwert der gemessenen Temperatur [°C]
f_{ref} ... Frequenz der Anregung [Hz]
φ ... Phasenwinkel

Abbildung der Anregung durch zwei - zueinander 90° Phasenwinkel besitzende - Korrelationssignale:

$$K_0(t) = 2 \cdot sin(2\pi \cdot f_{ref} \cdot t)$$ Gl. 172

$$K_{90}(t) = 2 \cdot cos(2\pi \cdot f_{ref} \cdot t)$$ Gl. 173

Das Ergebnis der Korrelation lautet bei Anwendung der Gleichung 170:

$$S_0(t) = \vartheta_{mess} \cdot cos(\varphi)$$ Gl. 174

$$S_{90}(t) = \vartheta_{mess} \cdot sin(\varphi)$$ Gl. 175

Da diese beiden Signale zueinander rechtwinklig stehen, können Amplitude und Phase des aus den beiden Signalen gebildeten Vektors anhand sehr einfacher mathematischer Beziehungen bestimmt werden :

$$\vartheta_{max} = \sqrt{S_0^2 + S_{90}^2}$$ Gl. 176

$$\varphi = \arctan\left(\frac{S_{90}}{S_0}\right)$$ Gl. 177

Die bisherigen Gleichungen stellen die mathematische Grundlage der Amplituden- und Phasenkorrelation bei einem kontinuierlichen Sinussignal dar. Da aber die thermografischen Messsysteme diskrete Wertefolgen erzeugen, beruht auch die anzuwendende Kreuzkorrelation (Gleichung 170) statt (kontinuierlicher) Integration auf einer Summierung diskreter Werte:

$$\vartheta_{korr} = \frac{1}{n}\sum_{k=1}^{n} \vartheta_{\mathrm{mess}}(k)\cdot\vartheta_{\mathrm{ref}}(k) \qquad \text{Gl. 178}$$

Legende:
ϑ_{korr} ... Kreuzkorrelations-Temperaturwert [°C]
$\vartheta_{mess}(k)$ ... k-ter Amplitudenwert der gemessenen Temperatur [°C]
$\vartheta_{ref}(k)$ ... k-ter Amplitudenwert der Anregungstemperatur [°C]
n ... Anzahl der gespeicherten Daten

Für die Beschreibung der Kreuzkorrelation wird daher $t_{int} \to \infty$ durch $k \to \infty$ ersetzt. Daraus folgt, dass bei Synchronisation der Abtastung zu Frequenz und Phasenwinkel des Referenzsignals, eine geeignete Anzahl an Abtastwerten nicht nur zur Auswertung des Signals auf Korrelation zur Anregung verwendet werden kann, sondern auch zum Filtern des Nutzsignals aus sehr verrauschten Signalen. In der Praxis ist es jedoch nicht sinnvoll, unendlich viele Abtastwerte (Wärmebilder) aufzunehmen, also unendlich lange zu messen. Statt dessen erscheint es sinnvoll, den Wirkungsgrad der Filterung (die Verbesserung der thermischen Auflösung) näher zu untersuchen. Hierfür wird der NETD wie weißes Rauschen betrachtet.

$$NETD_{korr} = \frac{2}{\sqrt{f_{bf}\cdot t_{mess}}}\cdot NETD \qquad \text{Gl. 179}$$

Legende:
$NETD_{korr}$ ... durch Korrelation erreichter gefilterter NETD-Wert
f_{bf} ... Bildwiederholrate (Bildfrequenz) der Thermokamera [Hz]
t_{mess} ... Messdauer [s]

Auch hier ist wieder zu beachten, dass Thermokameras diskrete Folgen von Temperaturwerten speichern, so dass statt des Signals $f_{bf} \cdot t_{mess}$ von einer endlichen Anzahl von Abtastwerten (Wärmebildern) ausgegangen werden muss. Um eine Korrelation zum Referenzsignal zu erreichen, muss die Abtastwertefolge in Phase zur Anregung erfasst werden, weshalb die Anzahl der Abtastwerte nur aus der Anzahl der zu messenden Perioden und einer ganzzahligen Menge an Abtastwerten pro Periode bestehen kann. Bei einer zu niedrigen Bildwiederholfrequenz kann ein genau identischer Phasenwinkel auch durch eine Abtastung in jeder zweiten, dritten oder x-ten Periode erreicht werden. Die Gleichung lautet damit:

$$NETD_{korr} = \frac{2}{\sqrt{n_p\cdot p}}\cdot NETD \qquad \text{Gl. 180}$$

wobei: n_p = {1/a oder a, a = positive ganze Zahl}
p = positive ganze Zahl

Legende:
n_p ... je Periode aufgezeichnete Abtastwerte
p ... Anzahl der Perioden

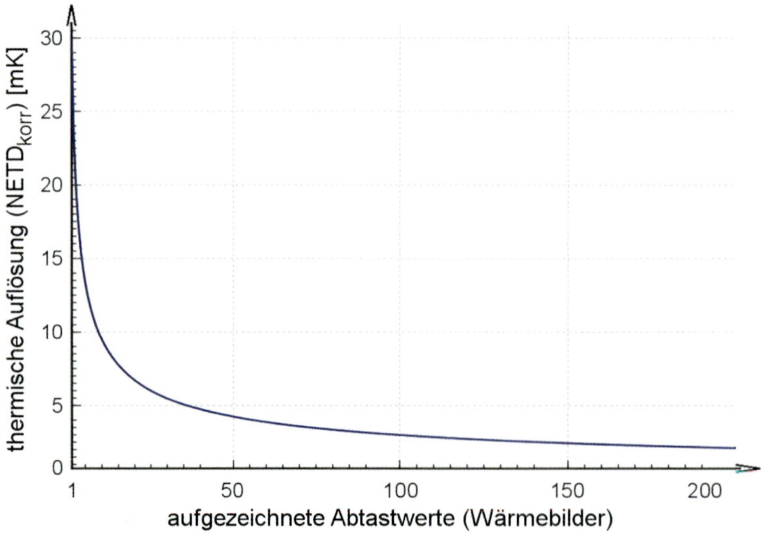

Abb. 1464: in Abhängigkeit der Abtastwerteanzahl erreichbare thermische Auflösung (Ausgangswert: 30 mK)

5.10.5. Anwendungen der aktiven Thermografie

Inspektion von Flugzeug-Bremsklappen

Eine der aus Sicht der Anforderungen an die Messtechnik wie auch an die Datenauswertung einfachsten Anwendungen der aktiven Thermografie ist die Überprüfung der Bremsklappen an großen Passagierflugzeugen. Da diese Klappen aus mehrschichtigem Glasfaserkunststoff bestehen, stellt das durch Beschädigungen zwischen die Schichten eingedrungene Wasser ein Sicherheitsrisiko dar. Es gefriert bei hohen Flughöhen, presst dabei die Schichten auseinander. Beim Schmelzen nach der Landung kriecht es dann kapillar weiter zwischen die Schichten. Dieser Prozess kann sich (wenn über längere Zeit unentdeckt) bis zum Verlust der Festigkeit der Bremsklappen fortsetzen.

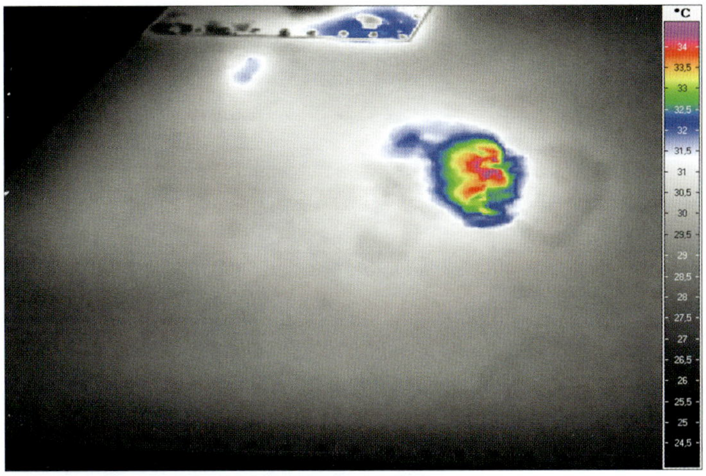

Abb. 1465: Kontrolle einer Flugzeugbremsklappe auf Wassereinschluss

Der Nachweis von Wasser, das bereits in die Schichten eingedrungen ist, kann folgendermaßen erfolgen: Mittels Wärmestrahler wird die Bremsklappe gleichmäßig erwärmt, dann die Strahler abgeschaltet. Während des anschließenden Abkühlprozesses kühlt sich der Kunststoff wegen seiner geringen Wärmekapazität schnell auf die Umgebungslufttemperatur ab. Die Stellen jedoch, an denen eingedrungenes Wasser vorhanden ist, kühlen wegen der immens hohen Wärmekapazität des Wassers nur viel langsamer ab. Zum Nachweis dieses physikalischen Zusammenhanges sollte eine ausreichend gut thermisch auflösende Wärmebildkamera verwendet werden, andere spezielle Anforderungen oder mathematische Auswertungen sind jedoch nicht notwendig.

Überprüfung von Trägerplatinen elektronischer Schaltungen

Die zunehmende Leistungsdichte und damit die zunehmende thermische Belastung bei Produkten aus der Leistungselektronik zwingt dazu, Keramik anstelle von auf Glasfaserkunststoff basierenden Trägermaterialien zu verwenden. Keramik hat eine ausgezeichnete Wärmebeständigkeit, jedoch verursacht deren Sprödigkeit neue Probleme. Die zerstörungsfreie Qualitätskontrolle - z.B. auf Rissfreiheit - kann durch aktive Thermografie mittels Einbringen minimaler Wärmemengen effizient gelöst werden kann.

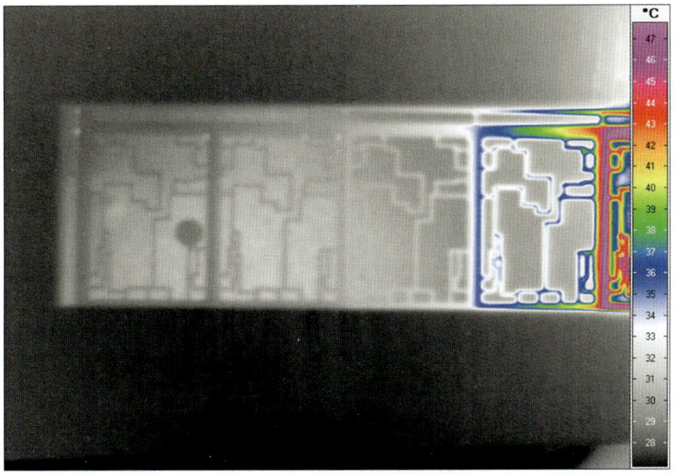

Abb. 1466: Haarrisskontrolle eines Keramikträgers aus der Leistungselektronik (Aufnahme eines angebrochenen Keramikträgers)

Durch eine gezielte einseitige Wärmezufuhr auf den Keramikträger (wie auf Abbildung 1466 zu sehen), kann aufgrund dessen einwandfreier Wärmeleitfähigkeit die Rissfreiheit der Leiterbahnen anhand der kontinuierlich (gleichmäßig) abnehmenden Wärmeverteilung nachgewiesen werden. Dies kann durch ein 3D-Temperatur-Zeitprofil am leichtesten erkennbar dargestellt werden, wie dies auch die folgenden Diagramme zeigen. Die erste Abbildung zeigt die Temperaturänderung (entlang einer Messlinie über die Zeit) einer intakten, die darauffolgende die einer beschädigten Trägerplatte.

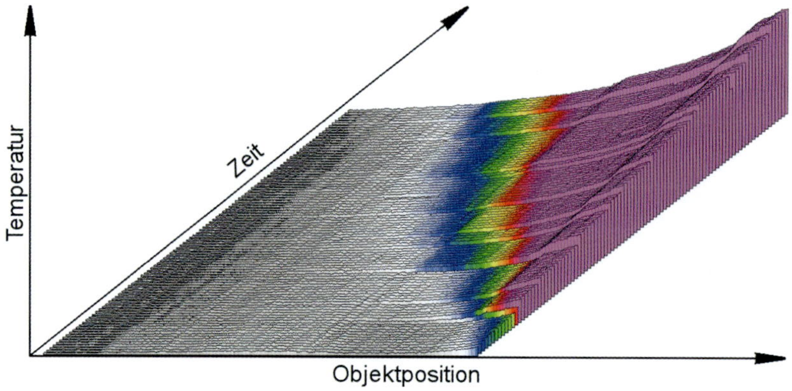

Abb. 1467: 3D-Temperatur-Zeitprofil eines fehlerfreien Keramikträgers bei örtlicher Erwärmung

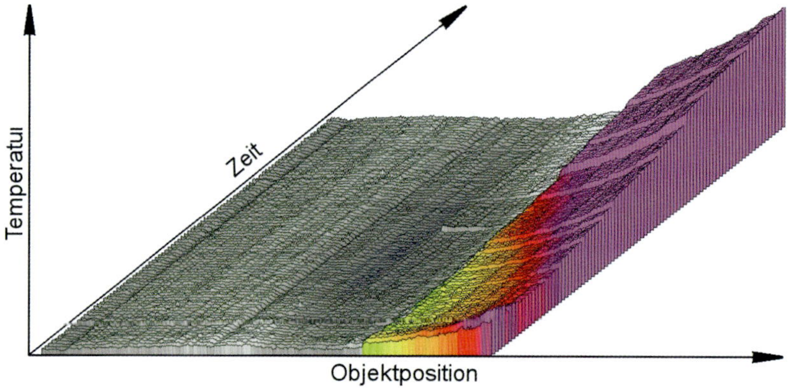

Abb. 1468: 3D-Temperatur-Zeitprofil eines Keramikträgers mit Haarriss bei örtlicher Erwärmung

Anhand der obigen Diagramme kann die Tatsache und der Ort des Haarrisses erkannt werden. Das Verfahren ist in dieser Form jedoch nur für Risse geeignet, die quer zur Richtung der Wärmeausbreitung liegen. Dementsprechend muss der Messvorgang von mehreren Seiten oder beispielsweise von der Mitte aus wiederholt werden.

Kontrolle von dünnen Kunststoff-Formteilen und Verbundwerkstoffen

Glas- oder Kohlenfaser-verstärkte Kunststoffe, bzw. sonstige Verbundwerkstoffe spielen eine immer bedeutendere Rolle in der Luftfahrt- und Automobilindustrie. Damit wächst aber auch gleichzeitig der Bedarf an zerstörungsfreien Qualitätskontrollverfahren, u.a. auf Bruchfreiheit, Homogenität und Delamination. Herkömmliche Ultraschall- oder Röntgenuntersuchungen können nicht immer ausreichend genaue Antworten liefern, oder ihre Anwendbarkeit ist aufgrund der notwendigen Messbedingungen bzw. der Größe und Form des Prüfobjekts begrenzt. In vielen Situationen ist die Anwendung dieser Verfahren auch aus wirtschaftlichen Gründen nicht akzeptabel.

Die Verwendung der aktiven Thermografie ist in dieser Hinsicht ziemlich einfach, beinhaltet keine gefährliche Strahlung und kann auf Objekte fast aller Formen und Größen angewendet werden. Auch die Kosten halten sich in Grenzen, da außer einer entsprechenden Anregung (Wärmequelle) und einer Thermokamera weder weitere Ausstattungen, noch Verbrauchsmaterialien notwendig sind.

Leider hat aber auch die aktive Thermografie Grenzen in ihrer Anwendbarkeit. Vor allem aufgrund der relativ geringen Wärmeleitfähigkeit von Kunststoffen bestehen erhebliche Einschränkungen hinsichtlich der maximalen Materialdicke und der maximalen Tiefe der detektierbaren Anomalien. Zur experimentellen Bestimmung der materialspezifischen Möglichkeiten und der optimalen Testparameter ist es sinnvoll, erfahrende Thermografie-Dienstleister in Anspruch zu nehmen. Es gibt aber auch universelle Testsysteme, die leicht vom „Endverbraucher" parametrisiert werden können. Dann sind mittels Verwendung von entsprechenden Fehlerproben die notwendigen Parameter experimentell selbst zu ermitteln.

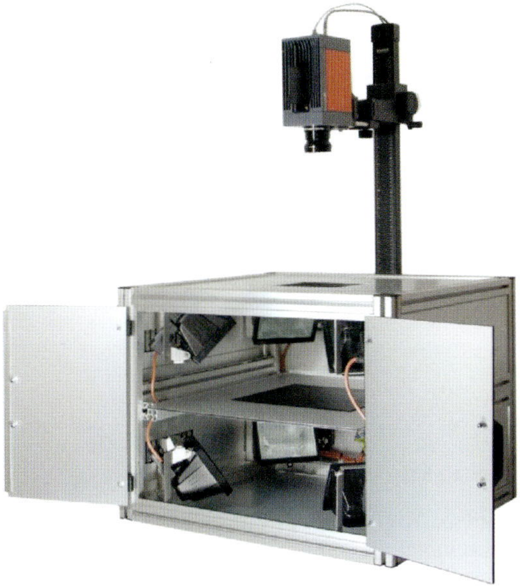

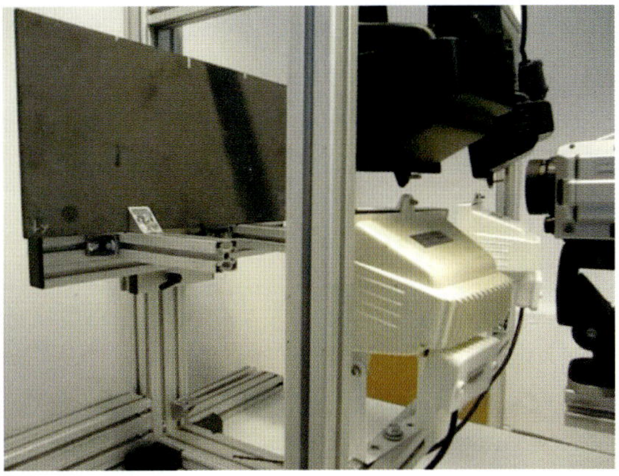

Abb. 1469 und **1470:** Prüfstationen für aktive Thermografie
(mit freundlicher Unterstützung der InfraTec GmbH, www.InfraTec.de [A445] / [A446])

Auf dem Bild oben rechts ist eine Glasfaser-verstärkte Kunststoffplatte mit inneren Fehlstellen zur Demonstration der Wirksamkeit der Auswerteverfahren der aktiven Thermografie zu sehen. Mit den - im theoretischen Abschnitt zur aktiven Thermografie beschrieben - mathematischen Auswertealgorithmen konnten folgende Fehlererkennungsergebnisse nach (entsprechend geregelter und synchronisierter) Anregung durch zwei (nebeneinander angeordnete) Halogenstrahler erzielt werden:

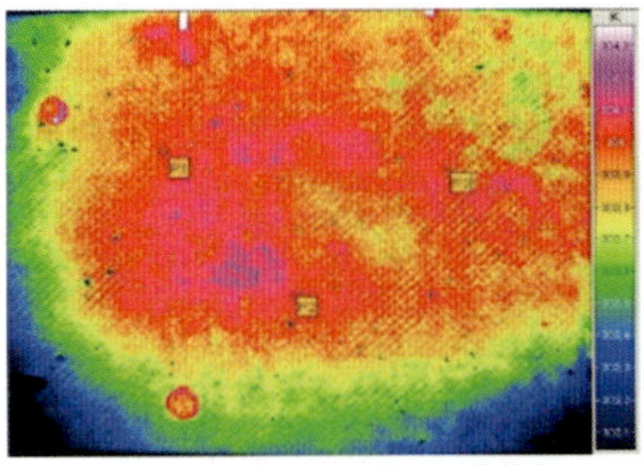

„normales" Wärmebild

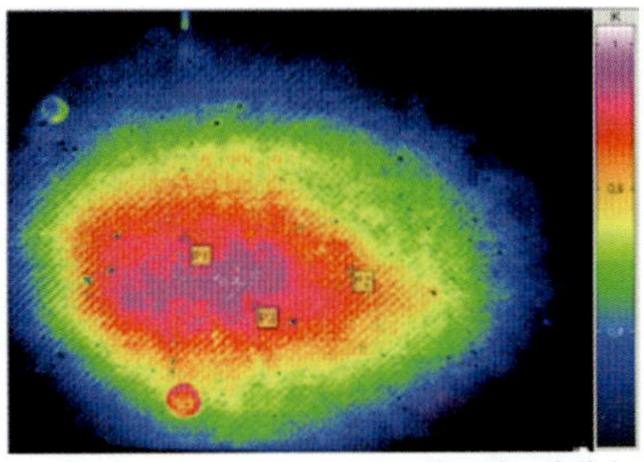

Pulsanregung Amplitudenbild

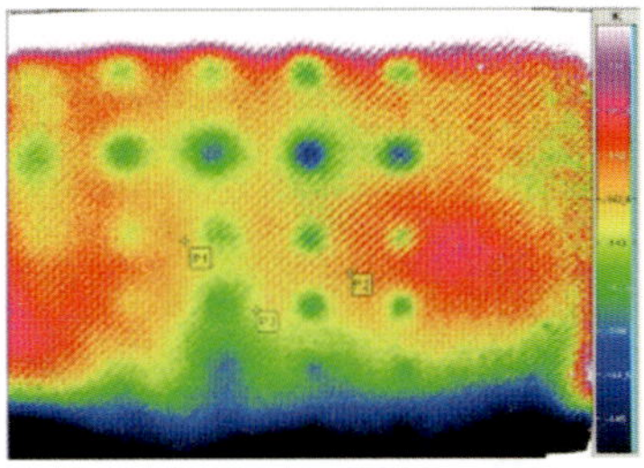

Pulsanregung Phasenbild

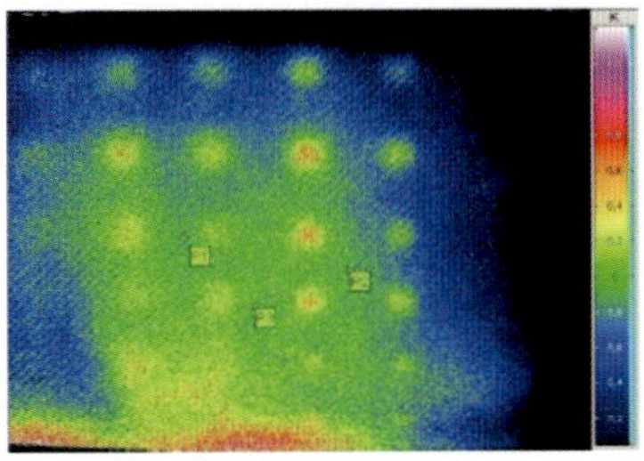

Quotientenmethode

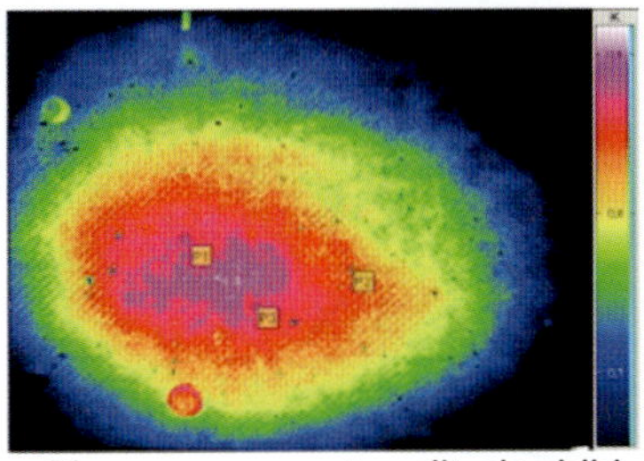

Sinusanregung Amplitudenbild

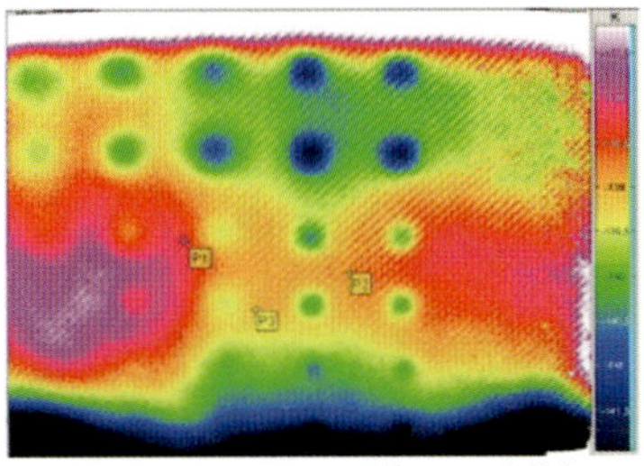

Sinusanregung Phasenbild

Abb. 1471 - **1476:** Fehlererkennungsergebnisse an einer Glasfaser-verstärkten Kunststoffplatte mittels aktiver Thermografie in Abhängigkeit von der Anregung und des Auswertealgorithmus
(mit freundlicher Unterstützung der InfraTec GmbH, www.InfraTec.de [A447] ... [A452])

Die besten Ergebnisse konnten bei diesem Objekt bei Verwendung folgender Parameter erreicht werden:

Messanordnung:	Durch-Licht-Methode (Messung der Wärmeleitung)
Anregung/Auswertung:	Sinusanregung (Lock-In-Thermografie)
Anregungsfrequenz:	0,01 Hz (Lock-In-Frequenz)
Messdauer:	5 Minuten (= 3 Perioden)
Bildrate (Speicherfrequenz):	1 Hz

Leider kann die Auswahl des effektivsten mathematischen Verfahrens, sowie der erforderlichen Anregungs- und Messparameter höchstens durch Empfehlungen bzw. allgemeine Richtlinien unterstützt werden. Ein automatisches Verfahren zur Optimierung gibt es bisher nicht, weshalb für die meisten Anwendungsfälle als beste und zuverlässigste (oder gar einzige) Methode zu empfehlen ist, entsprechende Experimente mit präparierten Probematerialien durchzuführen. Je nach Art und Dicke des zu prüfenden Materials kann vorab lediglich anhand der folgenden Hinweise grob abgeschätzt werden, welche Messanordnung, Anregung und Messsystem notwendig sein könnte, sowie in welchem Rahmen sich die Auswertemethode und dazugehörigen Messbedingungen bewegen sollten.

Ausgangspunkte für die Abschätzung

- Dicke (Wandstärke) des Prüfobjektes
- Wärmeleitfähigkeit und Wärmekapazität des Objektmaterials
- Tiefe und Größe der aufzufindenden Fehlerstelle
- Möglichkeiten der Energiezufuhr

Entscheidungsfindung vor den Experimenten

- Messanordnung und Anregungsart
- Anforderung an minimale Messfrequenz des Thermografiesystems

Hierbei ist es sinnvoll, die obigen Überlegungen noch mit etwas Theorie zu ergänzen. Die Wirksamkeit des Tests hängt auch davon ab, zu welchem Zeitpunkt (nach welcher Zeitdauer seit der Anregung) auf der Oberfläche die maximale Temperaturdifferenz im Vergleich zu der intakten Umgebung der vermuteten Fehlerstelle auftritt. Dies kann auch als der Zeitpunkt des maximalen Kontrastes zur Erkennung einer Fehlerstelle benannt werden. Wichtig ist die Kenntnis dieses Zeitpunktes, da die Dauer der Anregung länger sein muss, als die Zeit, die für die thermische Eindringtiefe notwendig ist, gleichzeitig aber die Zeitdauer bis zum maximalen Kontrast nicht überschreiten darf. Die folgende Schätzung hilft, den Zeitpunkt (bzw. die Zeit ab Beginn der Anregung) der größten Temperaturdifferenz einer Fehlerstelle in einer Tiefe s (von der Oberfläche aus) zu bestimmen.

$$t_{max,O} \approx \frac{s^2}{\alpha} \qquad \text{Gl. 181}$$

Legende:

α ... Temperaturleitfähigkeit (Temperaturfeld-Ausbreitungsgeschwindigkeit) [m^2/s]
s ... Entfernung (Tiefe) der Temperaturwelle (vom Ort der Energiezufuhr) [m]
$t_{max,O}$ ... Zeit bis zum maximalen Temperaturunterschied auf der Oberfläche (seit Anregung) [s]

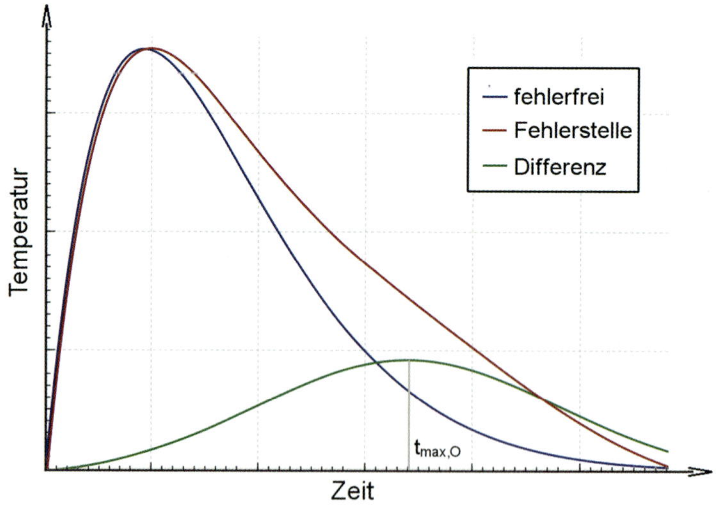

Abb. 1477: Zeitpunkt der höchsten Oberflächentemperaturdifferenz zwischen Fehlerstelle und Umgebung

Noch eine letzte Anmerkung: Natürlich beeinflusst auch die Größe des Defekts seine Entdeckbarkeit. Als allgemeine Schätzung hat sich in der Praxis bewährt, dass bei Kunststoffen mit thermografischen Messsystemen mit 30 bis 40 mK thermischer Auflösung Fehlerstellen bis zur dreifachen Tiefe derer Abmessung detektiert werden können. Vorausgesetzt natürlich, dass in das Material ein ausreichend intensiver und andauernder Wärmeeintrag erfolgt ist, ohne dies dabei zu schädigen. Weiterhin ist Bedingung, dass die verwendete Wärmebildkamera auch mit einer Optik mit einer der Fehlergröße entsprechenden geometrischen Auflösung ausgestattet sein muss.

Glas- oder kohlefaserverstärkte Kunststoff-Verbundmaterialien können nicht nur herstellungsbedingte Inhomogenitäten, Schichtbindungsdefekte oder Lufteinschlüsse aufweisen, sondern beispielsweise auch während ihrer Nutzung durch mechanische Überbeanspruchung (z.B. Einschläge) induzierte Delamination (Schichttrennung) erleiden. Ein ebenso die Delamination betreffender Fall ist die Schichtentrennung durch eingedrungenes, gefrierendes Wasser in den Flugzeugbremsklappen, deren auf Thermografie basierende Methode zur Detektion der Fehlerstellen zu Beginn dieses Kapitels vorgestellt wurde. Bei der nächsten Fallstudie kann allerdings die hohe Wärmekapazität von an der Fehlerstelle befindlichem Wasser nicht zur Erkennung von Ort und Ausmaß des Fehlers ausgenutzt werden, da es sich um ein trockenes Bauteil handelt. Hier muss also eher der Unterschied in der Wärmeleitfähigkeit zwischen intakten und geschädigten Schichten durch einen gezielten Energieeintrag und Messung der dadurch hervorgerufenen Temperaturunterschiede ausgenutzt werden.

Die durch punktuelle Schlagbelastung hervorgerufene lokale Materialstrukturschädigung von Kunststoff-Verbundmaterialien zeigt überwiegend folgendes Schadensbild über die verschiedenen Schichten:

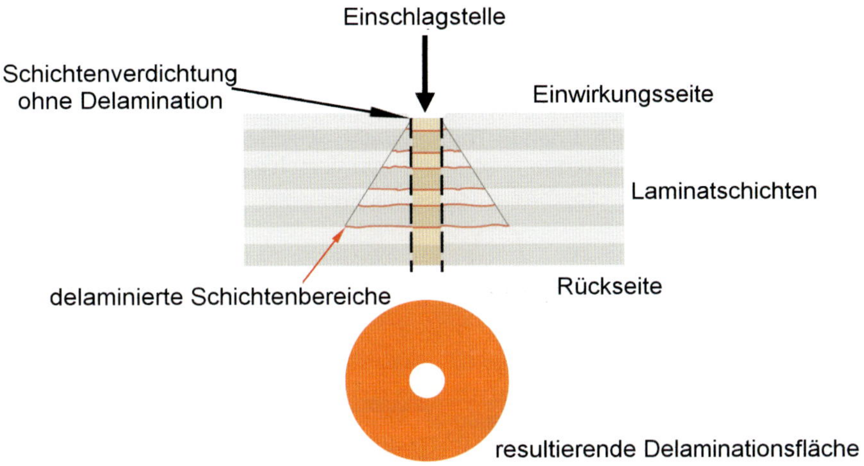

Abb. 1478: durch punktuelle Schlagbelastung hervorgerufene Materialstrukturschädigung in Verbundwerkstoffen (glas- oder kohlefaserverstärkten Laminaten) (Schnittdarstellung) (erstellt unter Verwendung von [A453], mit freundlicher Genehmigung von Gerd Busse, Universität Stuttgart)

Um die Ausmaße der Schädigung erkennen zu können, scheint die Lock-In-Thermografie am besten geeignet zu sein. Die voneinander getrennten Schichten weisen eine schwächere Wärmeleitfähigkeit (durch das wärmedämmende Luftpolster statt des direkten Wärmekontaktes) auf, was zu einer lokalen "Verzögerung" der Wärmeleitung führt. Bei einer geeignet gewählten Anregungs- und Analysefrequenz kann dank der so auftretenden Phasenverschiebung die Schichtenablösung in unterschiedlichen Tiefen detektiert werden. Je länger die Periode der Anregung ist und je niedriger die dazu passende Analysefrequenz gewählt wird, desto tiefere Schichten können untersucht werden. Wegen der relativ geringen Wärmeleitfähigkeit der Kunststoffe und ihrer damit verbundenen geringen Temperaturleitfähigkeit ist die thermisch analysierbare Schichtentiefe jedoch nur relativ gering. Die untersuchbare maximale Tiefe von ca. 8 mm kann selbst mit sehr langer thermischer Anregung und langen Messdauern in der Praxis nicht überschritten werden.

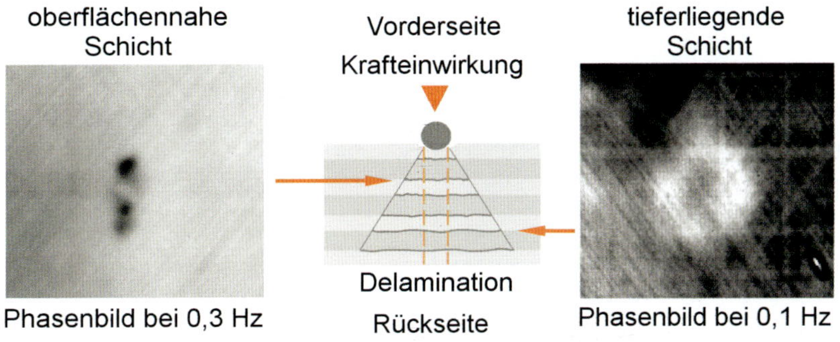

Abb. 1479: Nachweis von durch punktuelle Schlagbelastung hervorgerufenen Materialstrukturschädigungen in glasfaserverstärkten Laminaten mittels Lock-In-Thermografie (erstellt unter Verwendung von [A454], mit freundlicher Genehmigung von Gerd Busse, Universität Stuttgart)

Qualitätskontrolle an Kunststoffprodukten mit Oberflächenbezug oder Mehrschichtenaufbau

Es gibt viele Kunststoffprodukte, deren Schichtenaufbau durch eine relativ dünne - vom übrigen Material abweichende - Deckschicht bestimmt ist, sei es durch einen nachträglichen „Bezug" oder durch eine mit Kunststoff ausgefüllte (z.B. ausgeschäumte) „verlorene" Form. Etwaige Fehler, die unter der Oberfläche der sichtbaren Abdeckung verborgen sind - eventuell entstanden durch schlechte Haftung des Deckmaterials oder durch Lufteinschlüsse während der Herstellung - können unter Umständen entscheidende Qualitätsmängel darstellen. Beispiele für solche Schichtenaufbauten sind Türverkleidungen, Armstützen und Armaturenbretter von Fahrzeugen, aber auch die (geklebten) Bezüge von Stühlen und Polstermöbeln. Lufteinschlüsse, Schaumfehlstellen oder schlechte Haftung des Deckmaterials sind unerwünscht. Als zerstörungsfreies Prüfverfahren hierfür hat sich die aktive Thermografie als schnell und zuverlässig erwiesen.

Das Verfahren selbst basiert auf der Anregung mit einem kurzen Wärmeschock, entweder durch einen Wärmestrahler oder durch Anwendung eines Heißluftgebläses und der danach folgenden Erfassung der Oberflächentemperaturen. Dort, wo hohe Temperaturen herrschen, gibt es vermutlich Luftblasen oder andere Mängel unter dem Oberflächenmaterial (z.B. Ablösung des Deckmaterials), da hier die eingebrachte Wärme nicht durch das dahinterliegende Material abgeleitet wurde. Bei Anwendung einer geeigneten Anregung können schon mittels einfacher Differenzbild-Darstellung oder mit der Quotientenmethode bei geschickt gewählter Anregungsdauer gut Inhomogenitäten, Schichtablösungen, Lufteinschlüsse und abweichende Schichtdicken visualisiert werden. Noch detailliertere Ergebnisse bringen natürlich die Puls-Phasen- oder die Lock-In-Thermografie, welche aber mit wesentlich mehr Auswerteaufwand einhergehen. Je nach Frequenz können sogar verschiedene Tiefen untersucht werden.

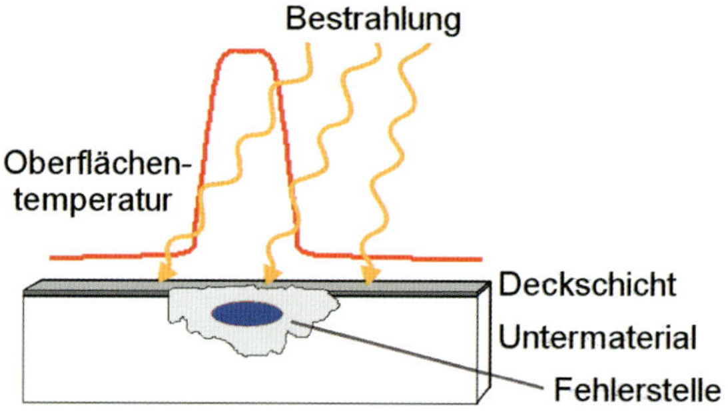

Abb. 1480: Prinzip des Prüfverfahrens unter Nutzung der aktiven Thermografie

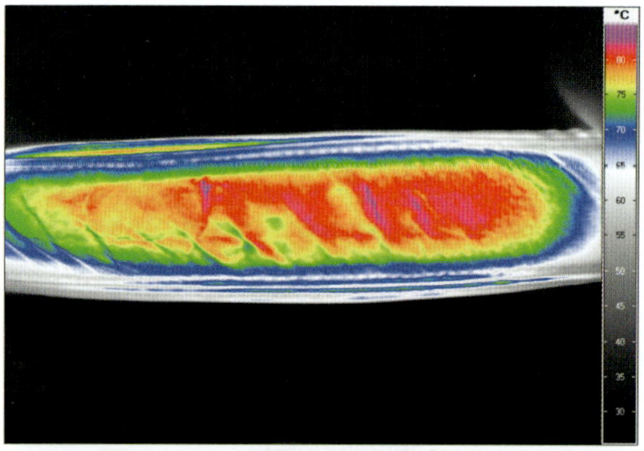

Abb. 1481: teilweise abgelöster Lederbezug

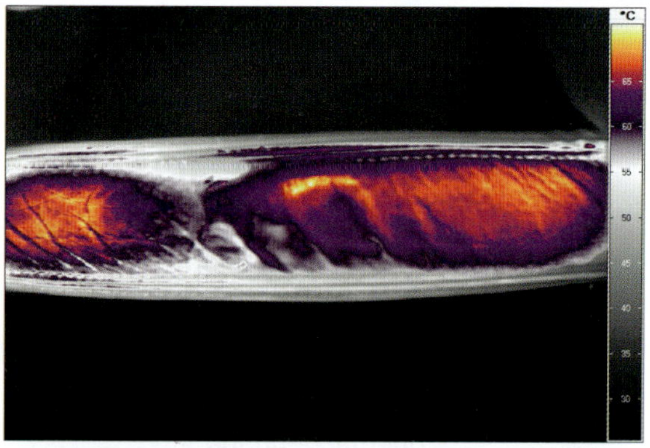

Abb. 1482: natürliche Aderstruktur des Leders

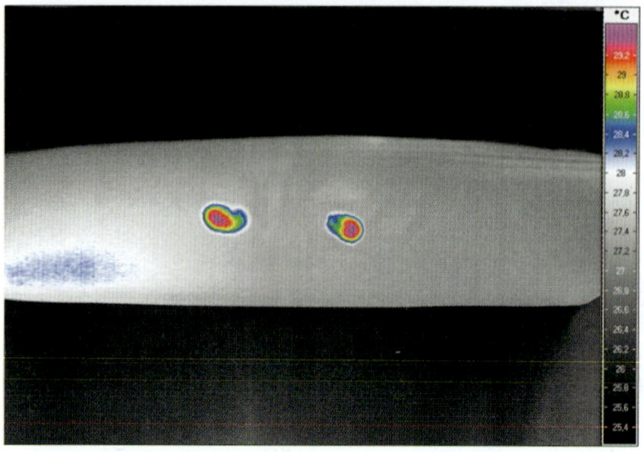

Abb. 1483: Fehlstellen nach Warmluftanregung

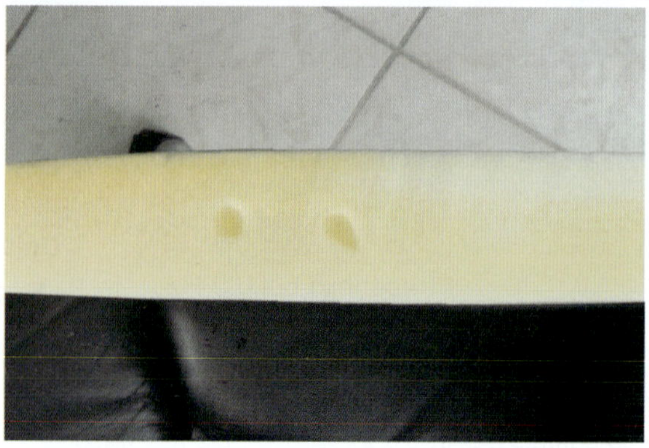

Abb. 1484 freigelegte Fehlstellen (Leder abgezogen)

Prüfung und Bewertung verdeckter Konstruktionselemente und Trägerstrukturen

Bei Objekten mit nicht demontierbaren Abdeckungen oder Verkleidungen, insbesondere bei solchen mit innenliegender tragender Konstruktion, sind von außen unsichtbare innere Beschädigungen allgemein nicht nur ein Qualitätskriterium, sondern eventuell sogar ein aus Sicherheitsgründen die Nutzung ausschließender Umstand. Je nach Material kann zur zerstörungsfreien Prüfung die Röntgenuntersuchung oder das „Durchleuchten" mit geeigneter radioaktiver Strahlung genutzt werden. Diese Verfahren sind jedoch nicht überall anwendbar und können durchaus unerwünschte „Nebenwirkungen" haben. Als neue zerstörungsfreie Prüfmethode ist auch hier die aktive Thermografie eine gefragte und oftmals hoch effektive Lösung. Übersehen werden darf aber nicht, dass auch die Thermografie Probleme mit sich bringt und in ihren Möglichkeiten stark eingegrenzt ist. Der größte Nachteil ist die in den meisten Fällen sehr geringe Untersuchungstiefe, deren Ausnutzung die Optimierung der erforderlichen Anregungs- und Messparameter durch zeitaufwendige Experimente erfordert.

Das Verfahren basiert auf der intensiven (kurzzeitigen) Wärmezufuhr durch Heißluft, Bestrahlung oder Ultraschallanregung und der Sequenzaufzeichnung des hervorgerufenen thermischen Effekts auf der Prüfobjektoberfläche. Unterschiede in Temperaturwerten oder Phasenverzögerungen lassen Rückschlüsse auf die hinter der Abdeckung befindlichen Strukturelemente, deren Form, Position und Materialhomogenität, sowie zu möglichen Fehlern in der Anbindung der Außenverkleidung an die Trägerstruktur zu. Beispiele für derartige Anwendungen finden sich von der Automobil- und Luftfahrtindustrie bis zur Untersuchung von Eisenbewehrungen und tragenden Strukturen bei Bauwerken (z.B. Zustandsüberprüfung an Stahlbetonbrücken und Tunneln). Während bei den erstgenannten Anwendungen nur relativ kleine und kurzzeitige Energieeinträge benötigt werden, können das bei der Untersuchung von Betonkonstruktionen extreme Energiemengen und sogar Anregungszeiten von weit mehr als 10 Minuten sein.

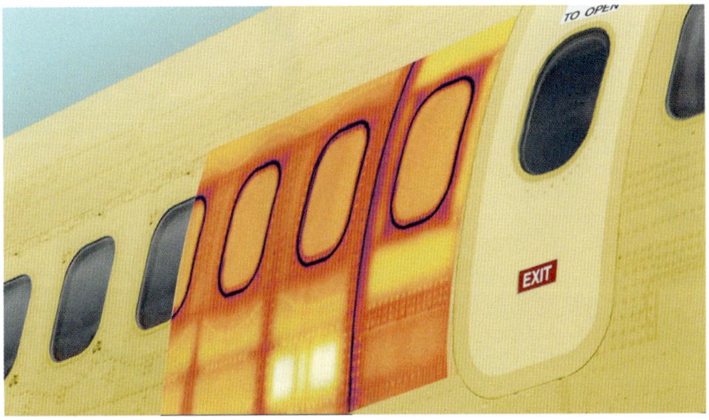

Abb. 1485: Flugzeugrumpfprüfung mit aktiver Thermografie (Fotomontage unter Nutzung von [A455], mit freundlicher Genehmigung der Automation Technology GmbH, www.automationtechnology.de)

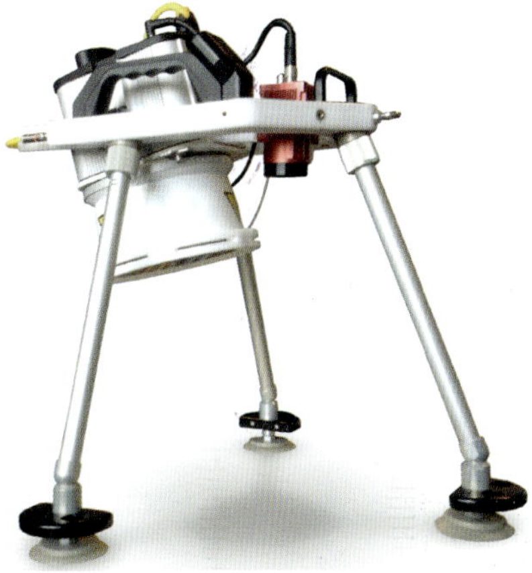

Abb. 1486: mobiles Prüfgerät mit Strahler und Wärmebildkamera (mit freundl. Genehmigung der Automation Technology [A456]

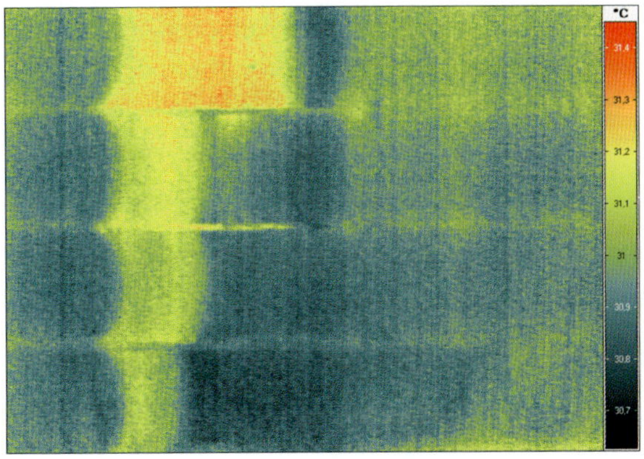

Abb. 1487: „normales" Wärmebild des Flügels

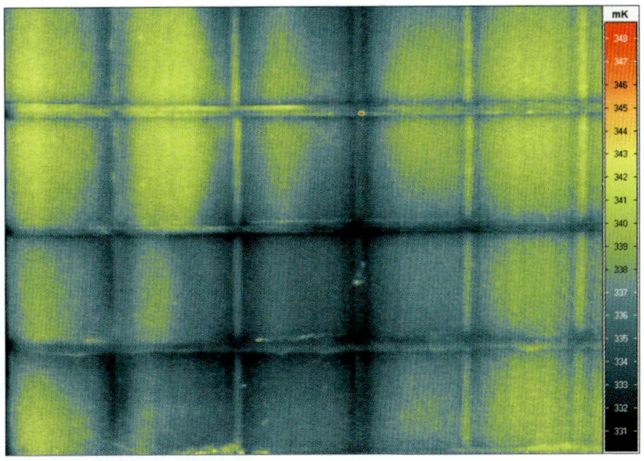

Abb. 1488: Lock-In Amplitudenbild des Flügels

Eine weitere interessante Anwendung der Thermografie ist die Prüfung von Kühlschränken und Kühltruhen auf Schaummangel. Dies kann einerseits während der Produktion geschehen, indem die je nach lokalem Ausfüllungsgrad unterschiedlichen Oberflächentemperaturen anhand des exothermen Charakters des Ausschäumprozesses ausgenutzt werden. (Stellen mit tieferen Temperaturen deuten auf Schaummangel hin.) Anderseits ist auch eine nachträgliche Laborprüfung mittels aktiver Thermografie möglich, indem eine kurzzeitige Bestrahlung oder Heißlufterwärmung angewandt wird. Hiernach erscheinen die Stellen mit Schaummangel wärmer. (Siehe hierzu auch die Ausführungen auf der vorherigen Seite.)

Qualitätskontrolle an Solarzellen im Produktionsprozess

Solarzellensysteme können selbstverständlich nach der Installation (im Betriebszustand) kontrolliert werden, was aus dem Gesichtspunkt von während der Nutzung auftretenden Fehlern oder Beschädigungen auch in Ordnung ist. Dazu wird eine geeignete Wärmebildkamera und starke Sonneneinstrahlung benötigt, da sonst die erhöhten Temperaturen in den Fehlerzonen nicht zu detektieren wären. Die Qualität und Fehlerfreiheit von Solarmodulen sollte jedoch schon weit vor der Installation, also am besten während der Herstellung überprüft werden. Möglichst auf Zellenebene vor dem Zusammenbau von Modulen, da eine einzige fehlerhafte Zelle in einem fertig laminiertem Modul zum Ausschuss des gesamten Moduls führt. Auch die korrekte Montage der Zellen und der Zellenverbindungen sollte vorzugsweise vor dem Laminieren geprüft werden, da dies der letzte Zeitpunkt einer möglichen Fehlerbehebung ist.

Natürlich sollten die genannten Prüfungen nicht mit einer Energiemenge der den Betriebsbedingungen entsprechenden Sonneneinstrahlung durchgeführt werden, da der Energiebedarf dafür katastrophal hoch wäre. Statt dessen werden alternative Anregungen verwendet, und natürlich empfindliche Mess- und Auswertungsmethoden, wie sie gerade der aktiven Thermografie eigen sind. Die bewährtesten Anregungsformen sind die mittels sinusförmiger Bestrahlung durch extrem lichtintensive LED-Paneele, oder die "rückseitige" Einspeisung der Zellen mit einer Sinusspannung. Als Bewertungsverfahren hat sich die Lock-In-Thermographie etabliert, wobei die kontrastreichsten Ergebnisse am ehesten in den Phasendarstellungen zu finden sind.

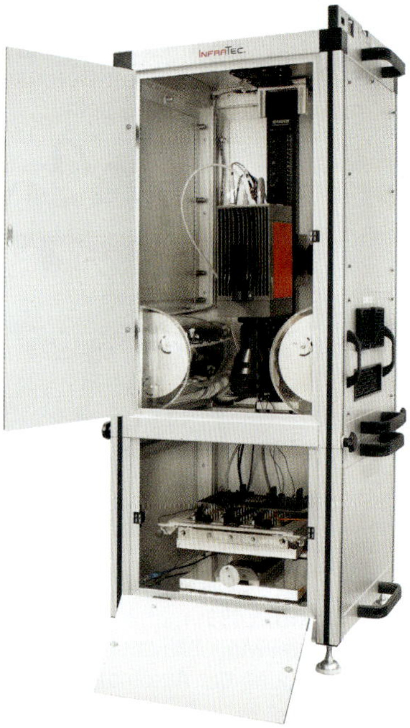

ILIT Testschrank mit Lichtanregung

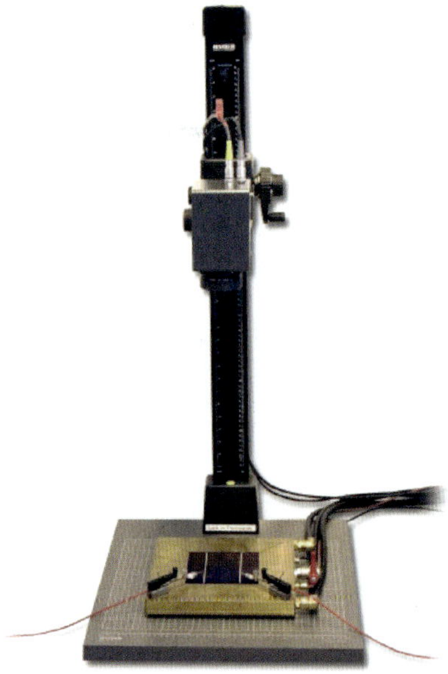

DLIT Teststand mit elektrischer Anregung

Abb. 1489 und **1490:** Prüfeinrichtungen für Kontrolle von Solarzellen mit aktiver Thermografie (mit freundlicher Unterstützung der InfraTec GmbH, www.InfraTec.de [A457] / [A458])

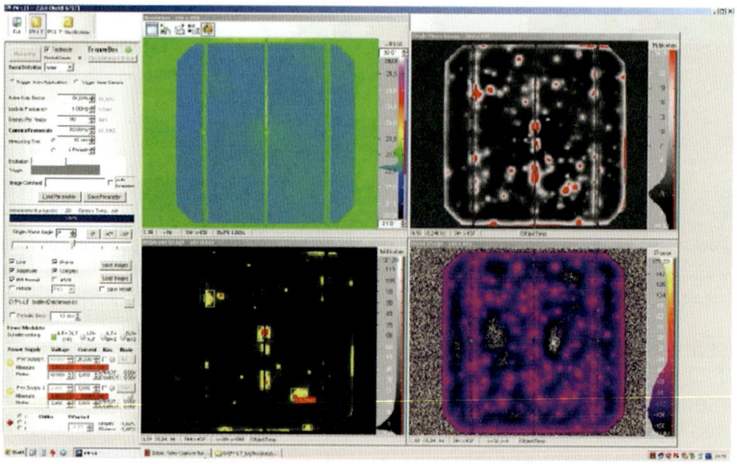

Abb. 1491: Auswertung von Fehlstellen auf Solarzellen mittels aktiver Thermografie (mit freundlicher Unterstützung der InfraTec GmbH, www.InfraTec.de [A459])

Mit aktiver Thermografie erreichte Ergebnisse:

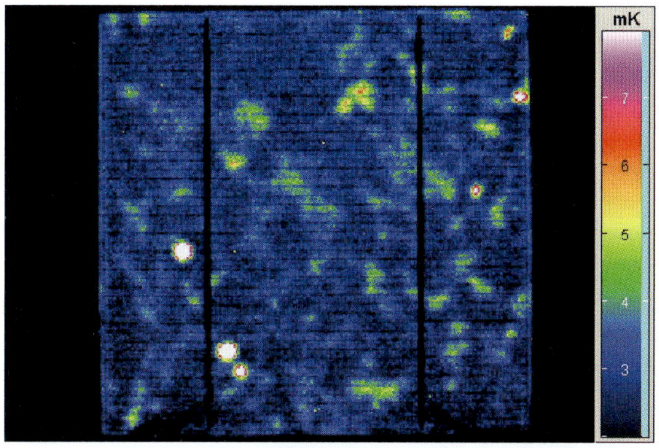

Lock-In Amplitudenbild bei Lichtanregung [A460]

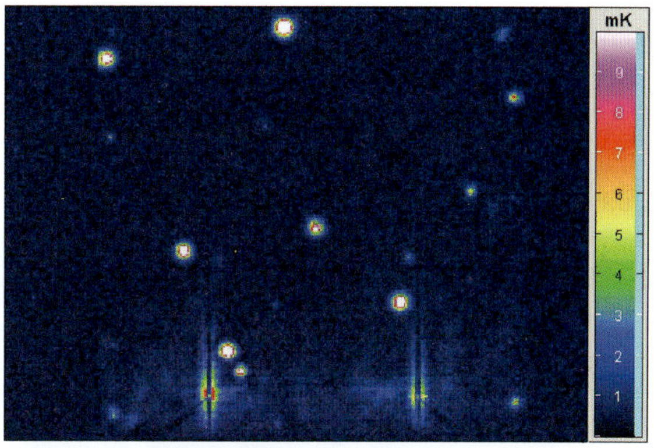

Lock-In Amplitudenbild bei elektrischer Anregung [A461]

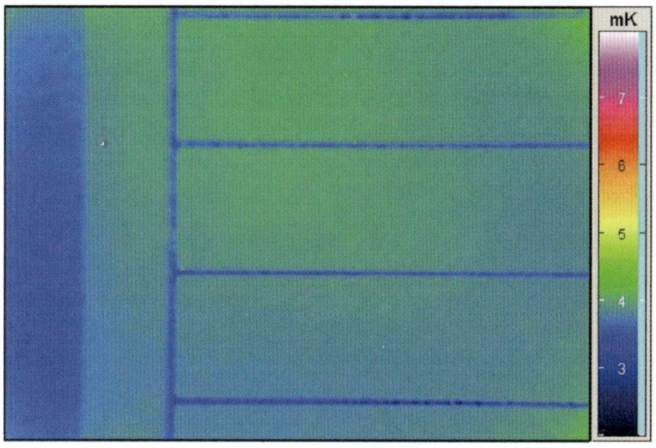

„normales" Wärmebild (Temperaturwerte) [A462]

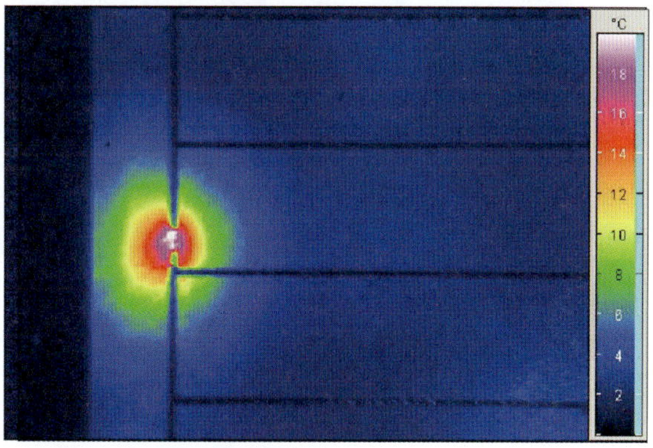

Lock-In Amplitudenbild bei Lichtanregung [A463]

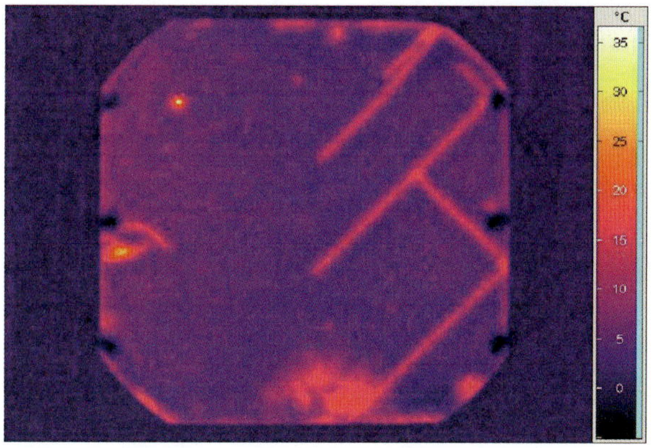

Lock-In Amplitudenbild bei Lichtanregung einer gebrochenen Zelle [A464]

Abb. 1492 - 1496: Nachweis von Fehlern während der Solarzellenproduktion durch aktive Thermografie

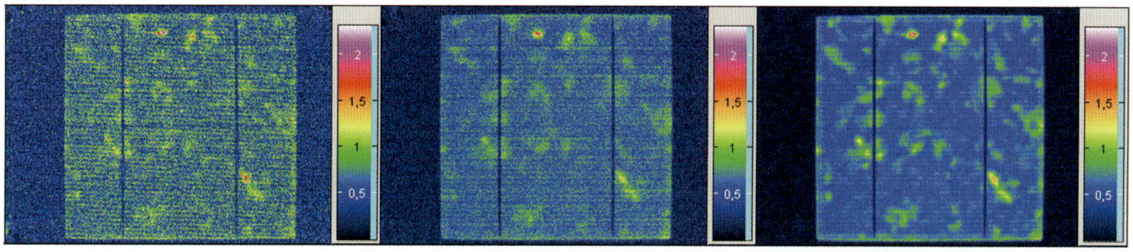

4,8 Sekunden 20 Sekunden 300 Sekunden

Abb. 1497 - 1499: Zusammenhang zwischen Messdauer und mittels Lock-In-Auswertung erreichbarer thermischer Auflösung (300 Sekunden --> 2mK) [A465] / [A466] / [A467]

(alle Thermogramme dieser Seite mit freundlicher Unterstützung der InfraTec GmbH, www.InfraTec.de)

Kontrolle und Bewertung von Schweißungen und Nietverbindungen

Beim herkömmlichen Elektroden- oder Punktschweißen, aber auch beim Laserschweißen, kann mittels eines zu Prüfzwecken auf die Schweißstelle eingebrachten kurzen Energieimpulses anhand der Temperaturdifferenzen bzw. der Temperaturverteilungen auf der gegenüberliegenden Seite (Rückseite) die Position der Schweißstelle und die Form der Fläche mit korrekt verschmolzenem Metall festgestellt werden. Auf diesem - mit den verschiedenen Auswerteverfahren der aktiven Thermografie ergänzten - Prinzip basieren auch die automatisierten Schweißkontrollverfahren, die zunehmend in der Automobilindustrie Anwendung finden.

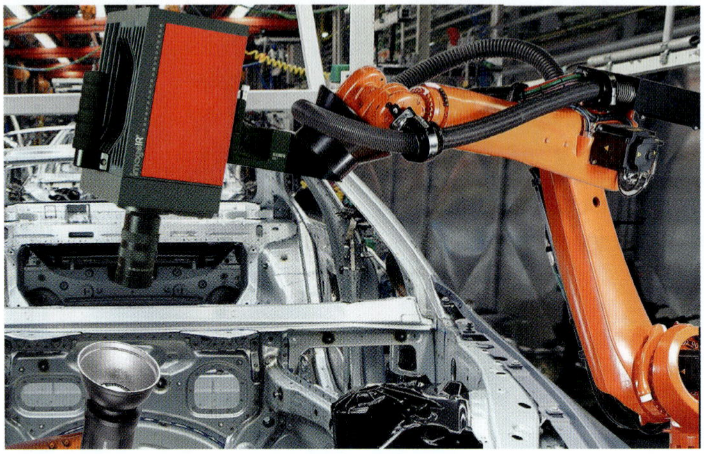

Abb. 1500: automatisierte Kontrolle von Punktschweißungen mit aktiver Thermografie (Illustration)

Im Gegensatz zu den vorherigen Beispielen wird hier jedoch keine sinusförmige Anregung verwendet, sondern nur ein einziger hoch-intensiver Energieimpuls (Licht- oder Wärmestrahlung). Die Auswertung berücksichtigt die erreichte Höchsttemperatur und auch deren Phasenverschiebung (Verzögerung). Zur Erfassung der Temperaturen sind aufgrund kurzen Zeitkonstanten (wegen der hohen Wärmeleitfähigkeit der Metalle) extrem schnelle Wärmebildkameras (auf Basis von Photonendetektoren) erforderlich.

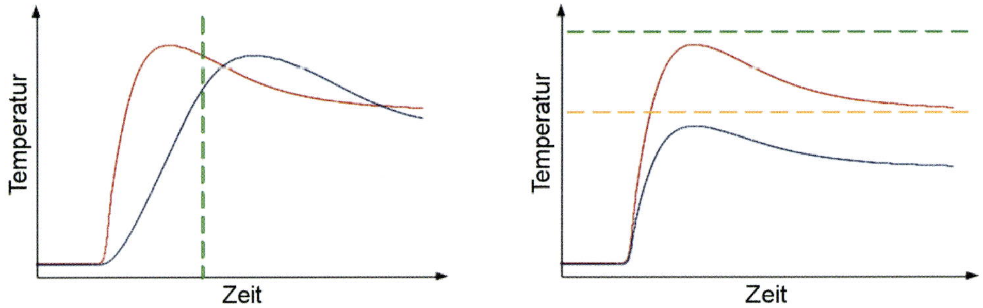

Abb. 1501: Temperaturprofilbeispiele (Beurteilungsgrenzen: grün = Maximum, Gelb = Minimum)
(mit freundlicher Unterstützung der InfraTec GmbH, www.InfraTec.de [A468])

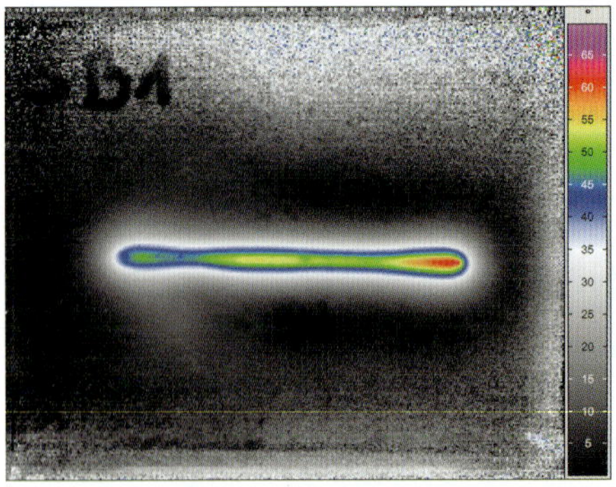

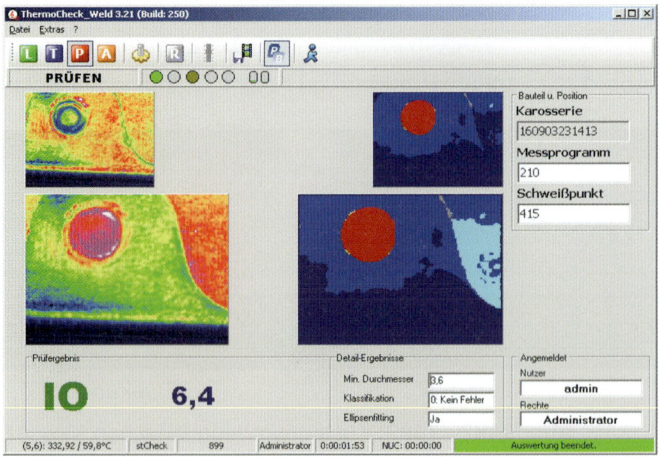

Abb. 1502: Phasenbild einer Schweißnaht **Abb. 1503:** automatische Punktschweißprüfung (Ergebnis)
(mit freundlicher Unterstützung der InfraTec GmbH, www.InfraTec.de [A469] / [A470])

Natürlich kann nicht nur die Anregung über Strahlung oder Konvektion (Heißluft) zu auswertbaren Temperaturänderungen führen, in vielen Fällen ist - vom Material abhängig - die mechanische (z.B. Ultraschall-)Anregung viel effizienter. Grundsätzlich basiert diese Form der Anregung auf der „inneren" Absorption der Ultraschallenergie durch Reibung im Material des Prüfobjektes und der dies ergänzenden Tatsache, dass an der Position von Inhomogenitäten, Lufteinschlüssen und eventuellen Haarrissen oder Brüchen die größte mechanische Verformung entsteht und somit eine lokal konzentrierte Erwärmung auftritt. Das folgende Beispiel veranschaulicht die Anwendung der Ultraschall-angeregten aktiven Thermografie bei der Flugzeugwartung.

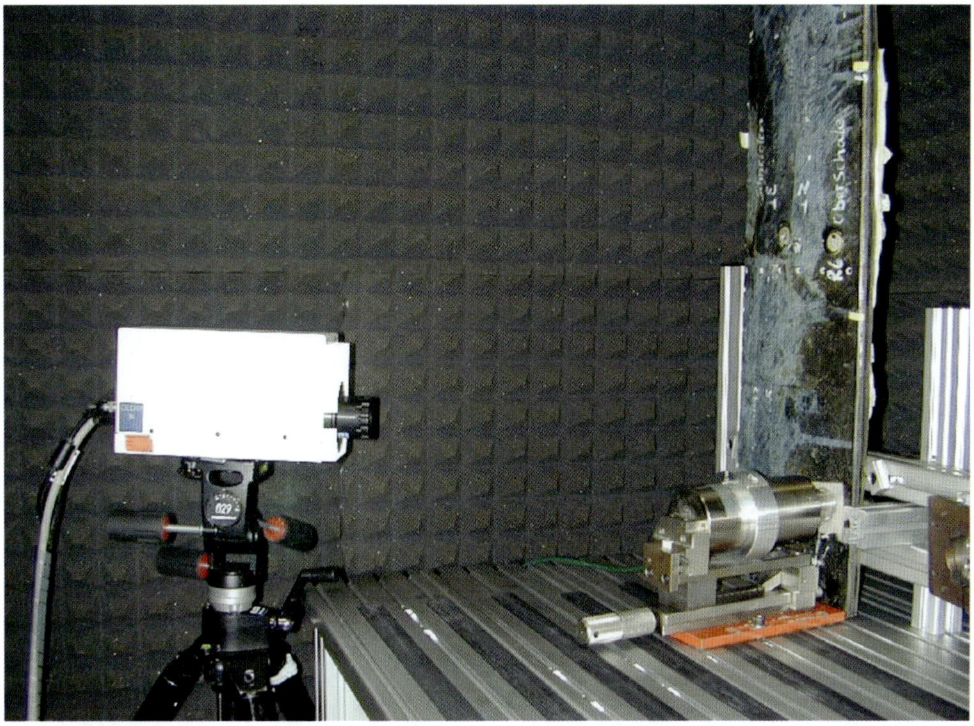

Abb. 1504: Prüfung von Nietverbindungen mittels Ultraschall-angeregter Lock-In-Thermografie
(mit freundlicher Genehmigung von Gerd Busse, Universität Stuttgart [A471])

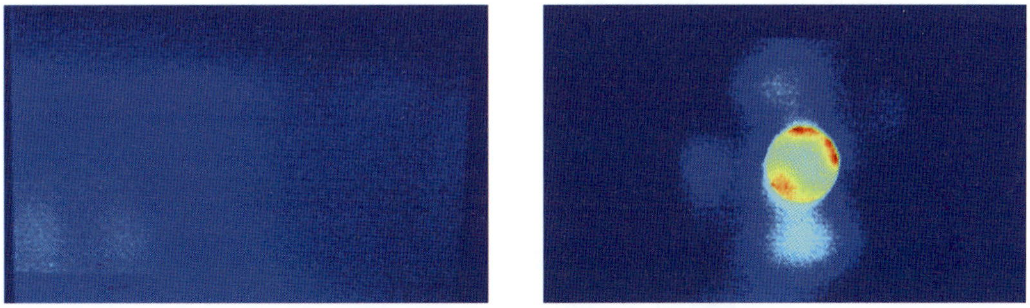

Abb. 1505 und **1506:** Erwärmung von Nieten durch Ultraschallanregung - links: i.O., rechts: lose
(mit freundlicher Genehmigung von Gerd Busse, Universität Stuttgart [A472] / [A473])

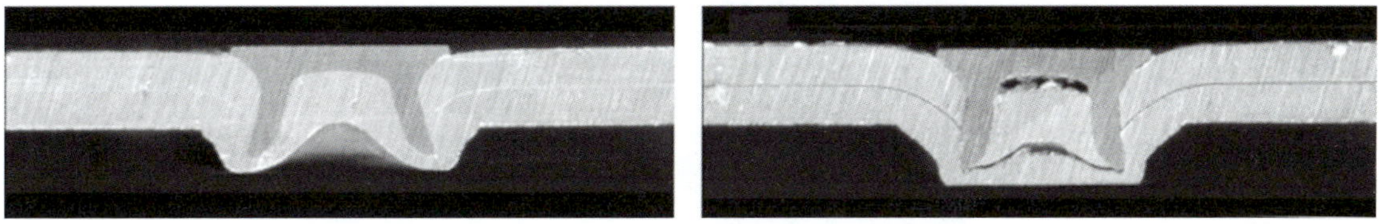

Abb. 1507 und **1508:** Schnitt durch die geprüften Nieten - links: i.O., rechts: lose
(mit freundlicher Genehmigung von Gerd Busse, Universität Stuttgart [A474] / [A475])

Prüfung elektronischer Schaltungen mittels aktiver Thermografie

Die bisherigen Beispiel belegen, dass die aktive Thermografie aufgrund der lokal abweichenden thermischen Eigenschaften der darunter liegenden Schichten Informationen über Materialqualität und Fehlstellen ermöglicht. Erwähnt wurde aber bei der theoretischen Behandlung der Auswertungen der aktiven Thermografie auch, dass die Kreuzkorrelation der Lock-In-Thermografie eine ausgezeichnete Filtereigenschaft besitzt, welche verwendet werden kann, um die thermische Auflösung der Wärmebildkameras zu erhöhen. Das folgende Beispiel soll die hierdurch verfügbaren - erweiterten Messmöglichkeiten bei der mikroskopischen aktiven Thermografie demonstrieren.

Die konkrete Aufgabe besteht darin, die Kontinuität der Querschnitte der kleinen Mäander zu prüfen, ohne diese dabei zu beschädigen. Hohe Ströme, die eine lokale (messbare) Erwärmung verursachen würden, können wegen der Gefahr der Beschädigung der Mäander nicht angewandt werden. Kleine Ströme verursachen jedoch nur zu geringe, nicht ausreichend detektierbare Erwärmungen. Lang andauernde Ströme sind auch nicht gut, weil sie zu einer sich ausbreitenden (und gleichzeitig ausgleichenden) Erwärmung ohne scharfen Kontraste führen würden. Die Lösung ist eine sinusförmige Anregung mit entsprechender Frequenz und die Auswertung der thermischen Sequenz nach den Methoden der Lock-In-Thermografie.

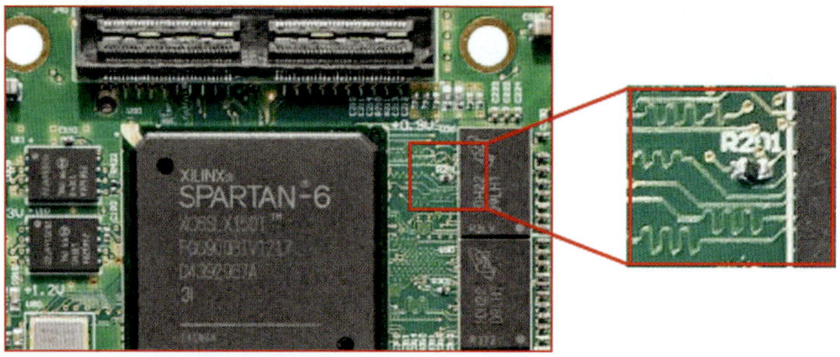

Abb. 1509: auf Kontinuität der Querschnitte zu prüfende Mäander
(mit freundlicher Unterstützung der InfraTec GmbH, www.InfraTec.de [A476])

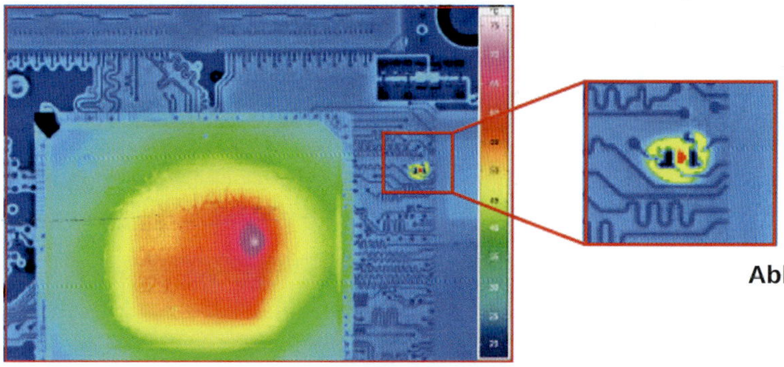

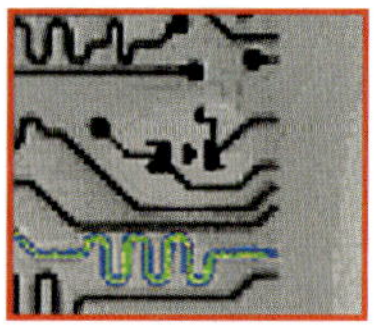

Abb. 1510: Lock-In-Amplitudenbild (Illustration)

Abb. 1511: Wärmebild der Mäander und dessen Ausschnittvergrößerung
(mit freundlicher Unterstützung der InfraTec GmbH, www.InfraTec.de [A477])

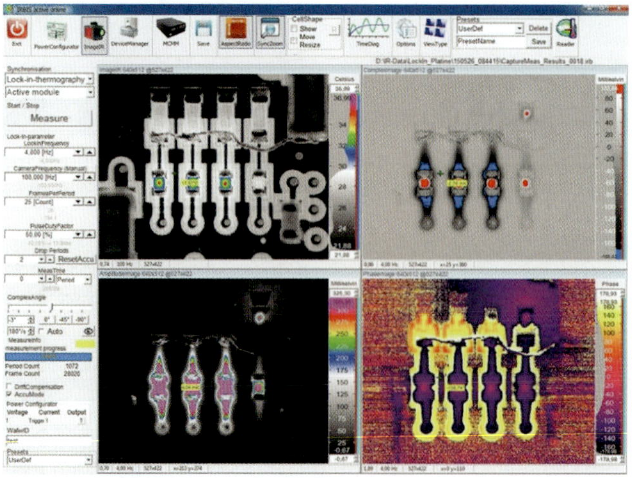

Abb. 1512: Thermogramm eines Details einer elektronischen Schaltung (oben links) und verschiedene Ergebnisse der Lock-In-Thermografie
(mit freundlicher Unterstützung der InfraTec GmbH, www.InfraTec.de [A478])

Erfassung der Wärmewirkung schneller periodische Prozesse und rotierender Messobjekte

Soll ein periodischer thermischer Prozess aufgezeichnet werden, dessen Frequenz die Bildaufnahmefrequenz des thermografischen Systems übersteigt, dann kann auch hier die aktive Thermografie Hilfe leisten. Hierzu ist zwecks Ausnutzung des Filtereffekts der in der Lock-In-Thermografie angewandten Auswertung auf Basis der Kreuzkorrelation genau auf die Frequenz des zu messenden Prozesses zu synchronisieren. Bei richtiger Synchronisation und stabilem Phasenwinkel kann auch dann die minimale oder maximale Temperatur eines periodischen Prozesses erfasst werden, wenn die Bildspeicherfrequenz des thermografischen Systems unter der Prozessfrequenz liegt. Die Grenze der höchsten - noch aufzeichenbaren - Frequenz hängt natürlich auch noch von der Integrationszeit der Thermokamera ab.

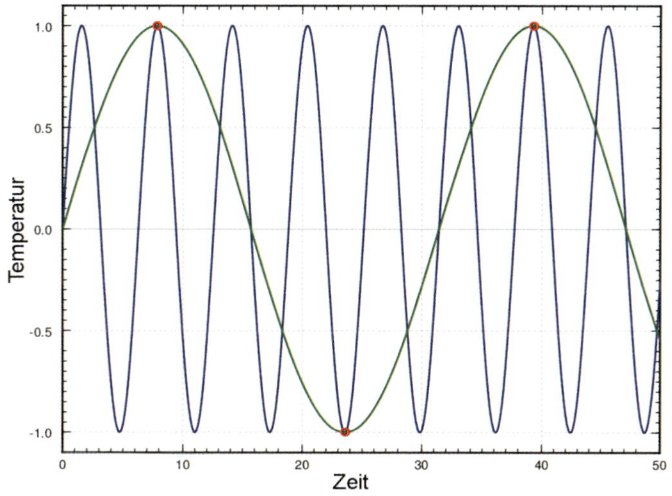

Abb. 1513: Erfassung korrekter Maximum- und Minimumwerte durch Synchronisation (o = Abtastzeitpunkte)

Der Filtereffekt der Lock-In-Thermografie kann auf diese Weise auch die Messbarkeit thermischer Effekte an rotierenden Teilen erhöhen. Da die Lock-In-Frequenz mit der Rotationsfrequenz des Messobjekts synchronisiert werden kann, ist dies so, als ob man ein rotierendes Teil mittels eines auf die Drehfrequenz synchronisiertes Stroboskop betrachten würde. Das Ergebnis ist ein Standbild, das dank des Lock-In-Verfahrens mit einer thermischen Auflösung dargestellt werden kann, welche besser ist, als die des Thermografiesystems anhand dessen eigener thermischen Auflösung (NETD-Wert). Die Grenze der Anwendbarkeit ist natürlich auch hier die Integrationszeit des Detektors und die dieser entsprechenden Pixelverzerrung.

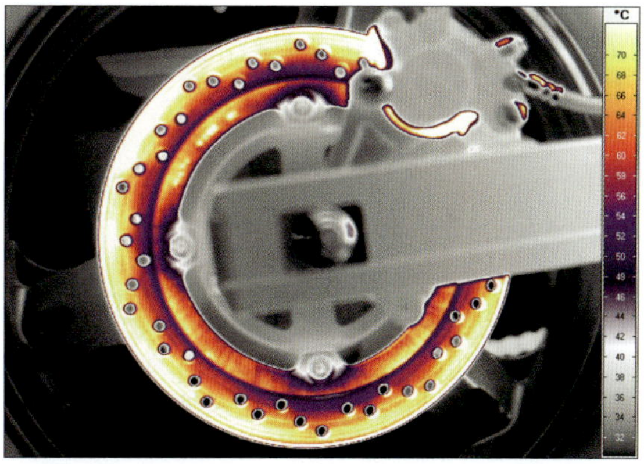

Abb. 1514: stehende Bremsscheibe (als Vergleichsthermogramm)

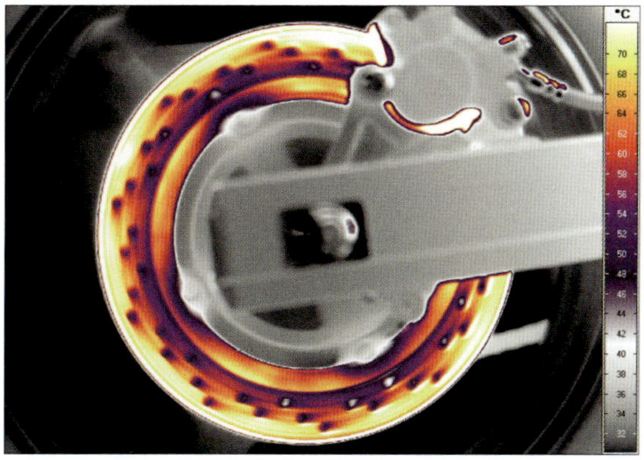

Abb. 1515: „Normal"-Thermogramm der rotierenden Bremsscheibe

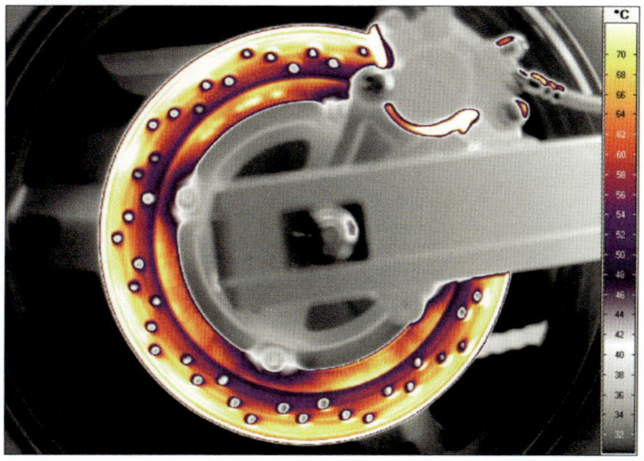

Abb. 1516: synchronisierte „Lock-In"-Aufnahme der rotierenden Bremsscheibe

Archäologie und Kunsthistorik, Forschung und Restaurierung

Die aktive Thermografie wird zunehmend auch eingesetzt, um alte Gemälde zu untersuchen und sich auf deren Restaurierungen vorzubereiten, oder historische Gebäude und Wandmalereien auf deren Zustand und geschichtliche Veränderungen zu untersuchen bzw. Möglichkeiten zu derer Instandhaltung aufzuzeigen. Je nach Material und Schichtdicke des zu untersuchenden Objektes können periodische (z.B. sinusförmige) thermische Anregungen oder Wärmeimpulse verwendet werden, um anhand der Temperaturantwort der getesteten Oberfläche verborgene Strukturen oder tieferliegende Schichten aufzudecken. Der Filtereffekt der Kreuzkorrelationsauswertung der Lock-In-Thermografie zeigt hierbei auch kleinste Temperaturunterschiede auf, was es ermöglicht, auswertbare Messergebnisse auch schon bei Anregungen mit kleinsten Energiemengen zu erhalten. Das bedeutet, dass nur geringe Wärmemengen auf das zu prüfenden Objekt übertragen werden müssen, was wiederum sicherstellt, dass es keinesfalls durch die Testwärme beschädigt wird.

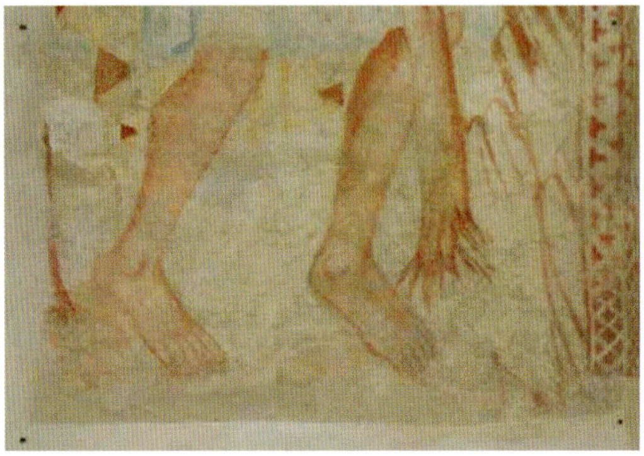

Abb. 1517: Wandgemälde auf abgelöstem Kalkputz (mit freundlicher Genehmigung vom Institut für Diagnostik und Konservierung an Denkmalen in Sachsen und Sachsen-Anhalt e.V. [A479])

Thermografische Aufnahme vor der Restaurierung zur Feststellung der losen Partien:

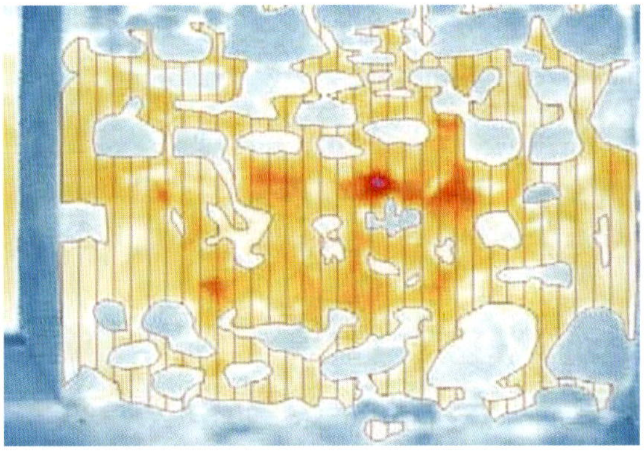

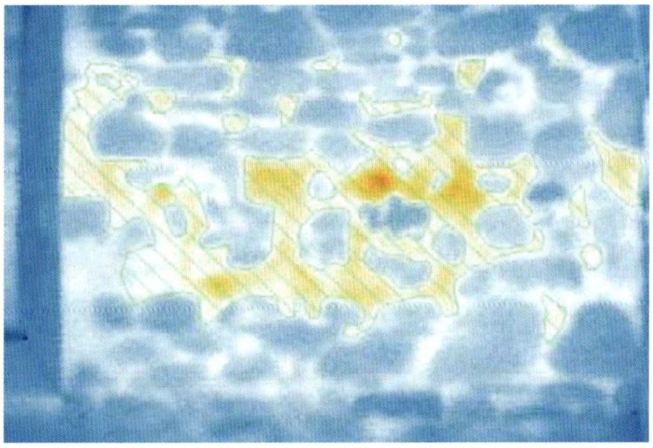

Abb. 1518: sofort nach der thermischen Anregung **Abb. 1519:** während der Abkühlung registriert

(mit freundl. Genehmigung vom Institut für Diagnostik u. Konservierung an Denkmalen in Sachsen u. Sachsen-Anhalt e.V. [A480] / [A481])

Kontrollaufnahmen nach der Restauration (Einrahmungen zeigen erfolgreich befestigte Partien):

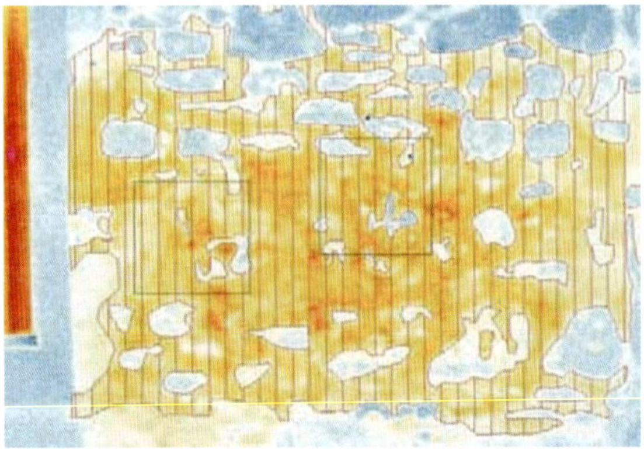

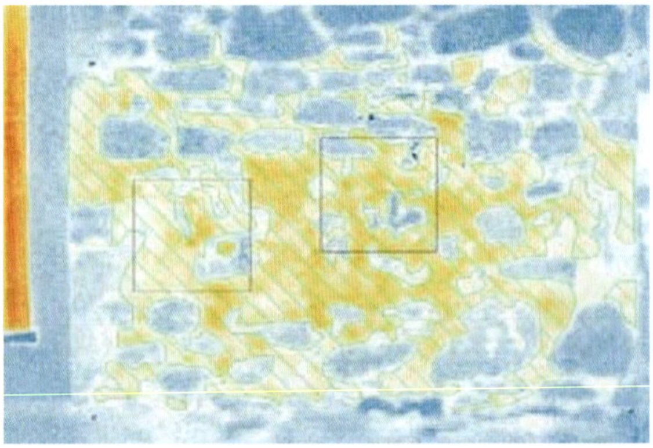

Abb. 1520: sofort nach der thermischen Anregung **Abb. 1521:** während der Abkühlung registriert

(mit freundl. Genehmigung vom Institut für Diagnostik u. Konservierung an Denkmalen in Sachsen u. Sachsen-Anhalt e.V. [A482] / [A483])

Ein anderes Beispiel ist die Untersuchung des Temperagemäldes der Kirche St. Stephanus (in Moosen a.d. Vils, in der Gemeinde Freising) aus dem 15. Jahrhundert. Das Gemälde wurde auf Kiefernholz gemalt und wahrscheinlich mehrmals mit Ölfarbe ausgebessert. Die mit einem Blitzlicht angeregte thermografische Untersuchung nutzte leider noch nicht alle Möglichkeiten der aktiven Thermografie aus. Die aus den Wärmebildern abgeleiteten Schlussfolgerungen sind auch die Gedanken des Autors dieses Buches, nicht die des Verfassers der als Quelle der hier aufgeführten Wärmebilder erwähnten Diplomarbeit.

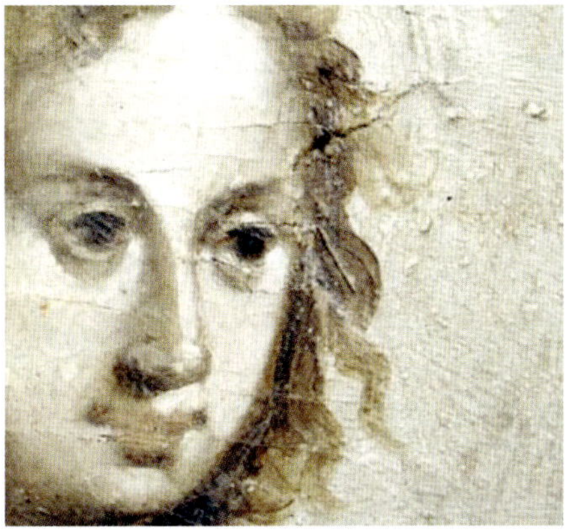

Abb. 1522: Detail des Gesichtes von „Johannes der Täufer"
(mit freundlicher Genehmigung von Philipp H. Westebbe, www.moebelrestaurierung.berlin [A484])

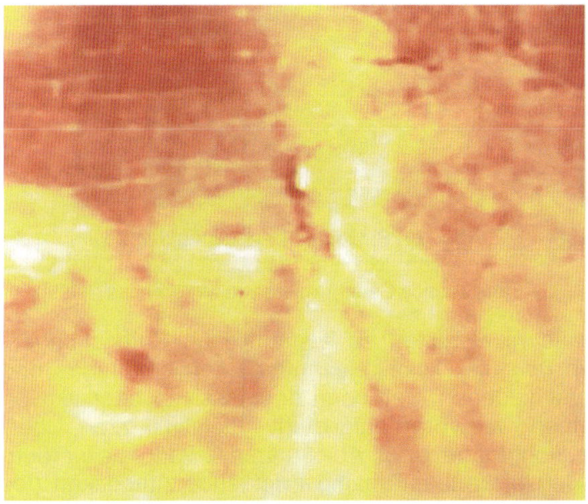

Abb. 1523: IR-Bild nach 0,5 s --> unterschiedliche Zusammensetzung der oberen Farbschicht [A485]

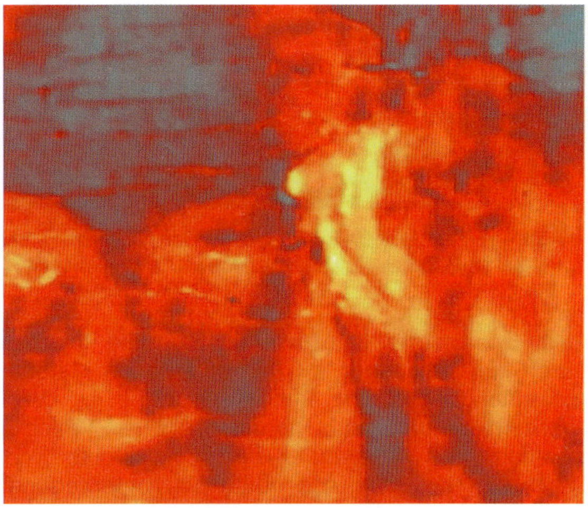

Abb. 1524: IR-Bild nach 1 s --> unterschiedliche Farbschichtdicke [S486]

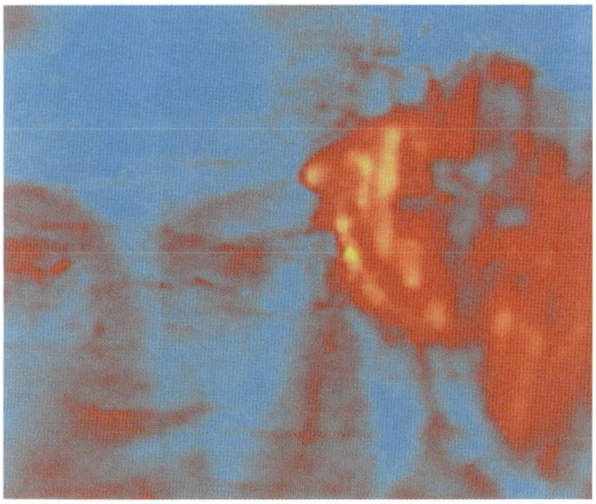

Abb. 1525: IR-Bild nach 2 s --> unterschiedliche Farbschichtdicke + Kitt [A487]

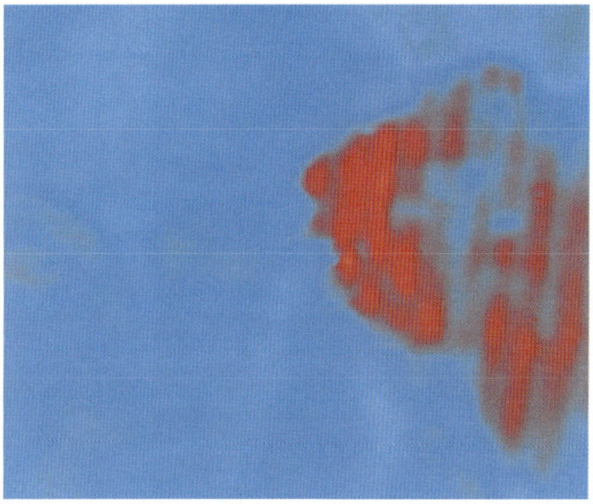

Abb. 1526: IR-Bild nach 2,5 s --> Holzersatz durch Kitt [A488]

(obige Thermogramme mit freundlicher Genehmigung von Philipp H. Westebbe, www.moebelrestaurierung.berlin)

Als drittes kunsthistorisches Beispiel wird hier noch die thermografische Untersuchung des Altarflügelbildes „Johannes der Evangelist" im „Museum Narodowe" in Warschau erwähnt. Die Untersuchung des ebenfalls durch Blitzlicht angeregten Gemäldes basierte hier aber nicht auf der durch die Energieabsorption hervorgerufenen Wärmewirkungen, sondern auf der Reflexion der Anregung und derer Bewertung mit einer kurzwelligen Thermokamera (Vidicon mit einem Spektralbereich von 0,9 ... 1,6 / 2 µm). Als Ergebnis wurde sichtbar, dass das Gemälde auf eine visuell unsichtbare Skizze aufgetragen wurde, von der das Ölgemälde (also das visuell sichtbare Bild) in vielen Details stark abweicht.

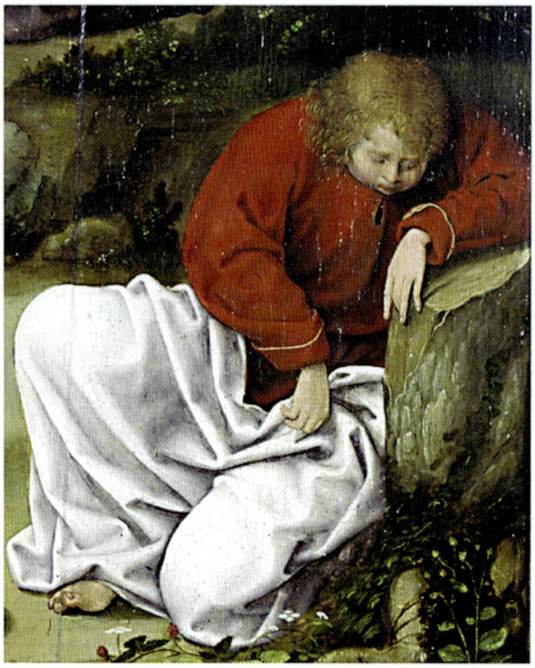

Abb. 1527: Detail des Altarflügelbildes „Saint John the Evangelist" (mit freundlicher Genehmigung von Micha Leeflang [A489])

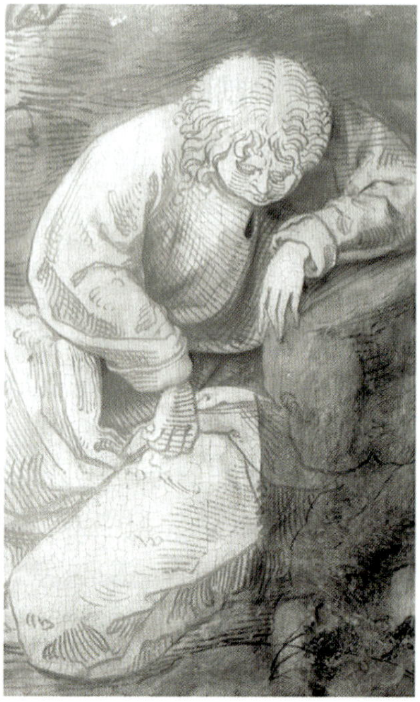

Abb. 1528: digitale Darstellung der als IR-Reflexion sichtbaren (darunterliegenden) Skizze (mit freundl. Genehmigung von Molly Faries [A490])

Auch bei anderen Kunstwerken führt die Thermografie nicht selten zu erstaunlichen Entdeckungen. Durch die Wahl eines für den gegebenen Materialtyp und die Dicke relevanten Energieeintrages und spektraler Wellenlänge, können Gemälde mit den verschiedenen Methoden der passiven oder aktiven Thermografie untersucht werden. Auf diese Weise können - wie vorab aufgezeigt - Bleistiftskizzen, Übermalungen und Reparaturen der Lackschichten, oder Hohlräume bzw. Ablösungen erkennbar werden. Darüber hinaus kann das durch Blitzlichtanregung oder Infrarotbestrahlung erfolgende Aufdecken des Wasserzeichens, das in Papierfabriken / Papiermanufakturen verwendet wurde, vermutlich auch bei der Altersbestimmung und Authentifizierung von Originalen helfen.

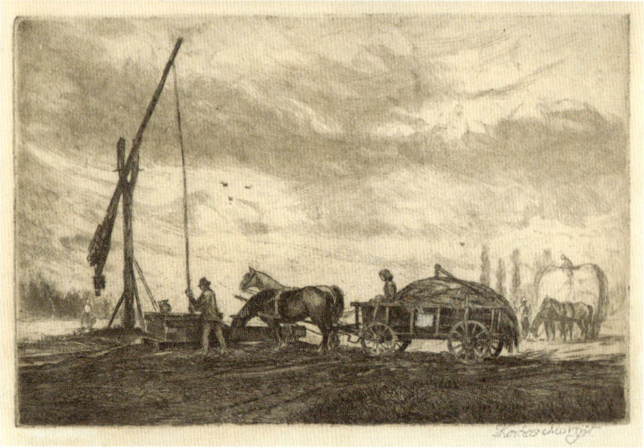

Abb. 1529: Margit Kovács: „Ernte", Ritzzeichnung auf Karton [A491]

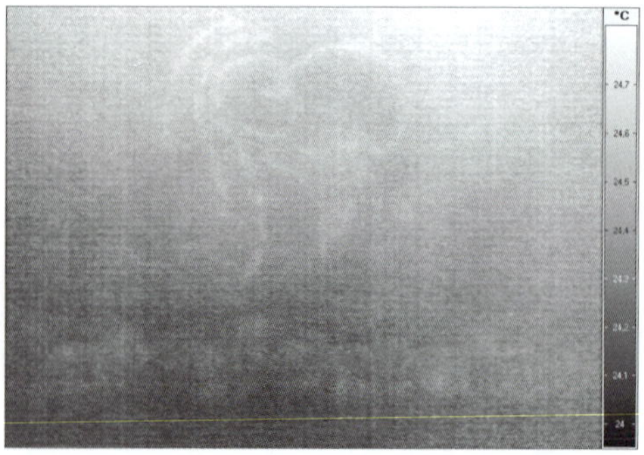

Abb. 1530: langwellige Infrarotaufnahme, bei Wärmestrahlung sichtbares Wasserzeichen

Prüfung kritischer, thermisch hoch belasteter Maschinenelemente

Es ist bekannt, dass Turbinenschaufeln hohen mechanischen und thermischen Belastungen ausgesetzt sind. Ihre Prüfung ist daher von besonderer Bedeutung, schon im Laufe des Herstellungsprozesses und auch bei den nachfolgenden Zustandskontrollen während der Wartungen. Das Unternehmen Siemens produziert in Deutschland (in naher Zukunft in Ungarn) Keramik-beschichtete Turbinenschaufeln für Wärmekraftwerke, die extrem hohen Temperaturen auf der Eintrittsseite langfristig zu widerstehen haben. Im Rahmen der Qualitätskontrolle ist zu prüfen, ob die dies ermöglichende Keramikschicht richtig haftet und ob der Querschnitt der sehr engen Strömungskanäle auch nach dem Beschichten noch ausreichend gegeben ist. Für die diesbezügliche automatisierte Prüfung und Qualitätsbewertung von solchen Turbinenschaufeln hat die Infratec GmbH eine auf aktiver Thermografie beruhende Prüfstation entwickelt.

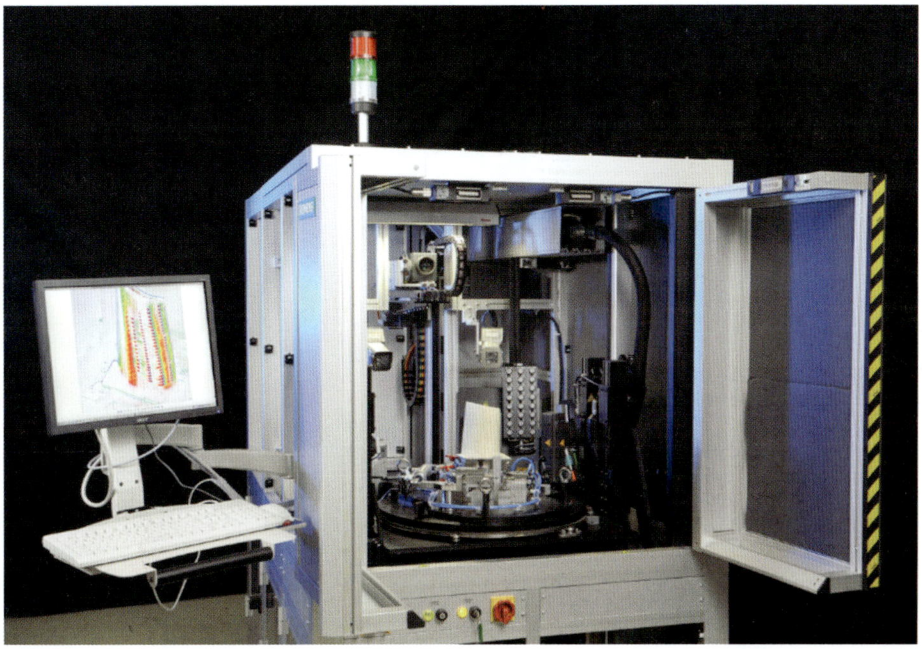

Abb. 1531: auf aktiver Thermografie beruhende Prüfstation für Turbinenschaufeln mit automatischer Messung, Auswertung und Qualitätsprotokollierung (mit freundlicher Genehmigung der Siemens AG, www.siemens.com [A492])

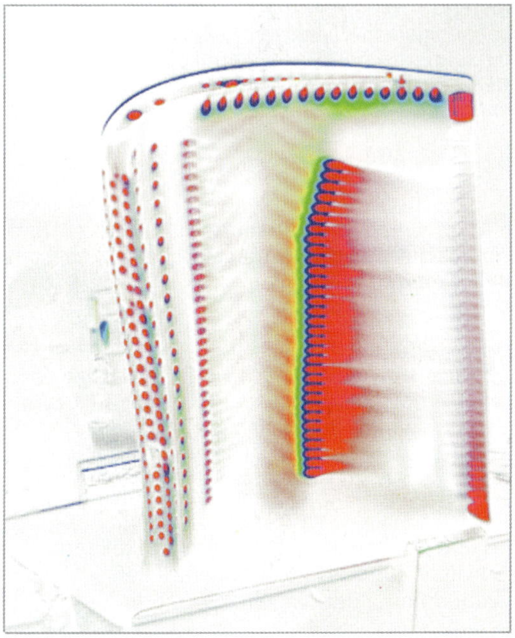

Abb. 1532: aktiv-thermografische Begutachtung einer Turbinenschaufel (mit freundlicher Genehmigung der Siemens AG, www.siemens.com [A493])

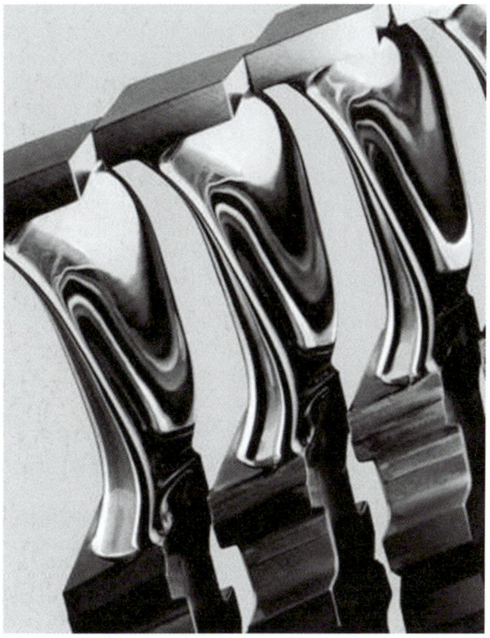

Abb. 1533: Siemens Turbinenschaufel (mit freundlicher Genehmigung der Siemens Zrt., www.siemens.hu [A494])

5.10.6. Wärmebildkamera für aktive Thermografie

Die aktive Thermografie ist ein sehr vielseitiges Verfahren und die Anforderungen an das thermografische Messsystem sind in der Regel streng aufgabenspezifisch. Dennoch soll im Folgenden versucht werden, einige allgemeine Richtlinien zusammenzutragen, die grundlegenden Eigenschaften und messtechnischen Parameter der für diese Aufgaben empfohlenen Thermokameras zu definiert. Die wichtigsten Eigenschaften werden im Detail erläutert.

Wellenlängenbereich (Spektralbereich)

- häufig langwelliger Bereich (8 ... 12 µm / 7 ... 14 µm)
- je nach Material können auch andere Wellenlängenbereiche notwendig sein

Hinweis: Die typischen Temperaturen bei der aktiven Thermografie liegen zumeist im Bereich unter 100 °C, welche natürlich auch mit mittelwelligen Thermokameras erfasst werden können. Insofern kurze Zeitkonstanten nicht ohnehin zur Verwendung von Photonendetektoren-Thermokameras zwingen, sind aus Kostengründen eher langwellige, auf Mikrobolometern basierende Wärmebildkameras anzuwenden. Noch wesentlicher ist aber zu prüfen, ob der spektrale Objektemissionsgrad bzw. eventuell vorhandene - für bestimme Wellenlängen undurchlässige - Messfenster die Anwendung nur eines der verfügbaren Wellenlängenbereiche ermöglicht.

Thermokameratyp

- typisch stationäre Wärmebildkamera
- seltener Hand-gehaltene Thermokamera

Hinweis: Da es bei der aktiven Thermografie im Allgemeinen notwendig ist, sehr schnelle Thermogrammsequenzen aufzuzeichnen, wird dies typisch mit stationären oder auf Stativ unbeweglich montierten (mobilen) Thermokameras durchgeführt.

Temperaturmessbereich (Kalibrationsbereich)

- min. 0 ... 150°C, besser -20 ... 250°C

Hinweis: Der Messbereich ist natürlich anhand der zu erwartenden Temperaturen des zu messenden Objektes zu wählen. Ein zu weiter Messbereich geht allerdings meistens auf Kosten des Bildrauschens. Kameras, die ab -20°C oder -40 °C kalibriert sind, bieten allgemein bessere Bildqualität, da sie günstigere NETD-Werte im unteren Temperaturbereich aufweisen. Dies ist insbesondere bei der Prüfungen mit geringsten Wärmemengen - d.h. kleinsten Temperaturunterschieden - von ausschlaggebender Bedeutung.

Pixelauflösung

- min. 320×240 Pixel, besser 384×288, empfohlen ≥ 640×480 Pixel

Hinweis: Mit kleinen Pixelauflösungen können je Wärmebild nur sehr kleine Flächen aufgenommen werden. Für die Kontrolle umfangreicher Objekte oder komplexer Zusammenhänge sind Thermokameras mit geringer Pixelauflösung wegen der hohen Anzahl an - jeweils für sich anzuregender und zu bewertender - Teilaufnahmen nicht zu empfehlen.

Geometrische Auflösung

- in Abhängigkeit von Messobjekt(-detail) und Messabstand

Hinweis: Da den Regeln der geometrischen Auflösung zufolge wenigstens 2 (besser 3) Einzelmesspixel auf die Fläche des kleinsten zu erfassenden Details zu kalkulieren sind, beschränkt die geometrische Auflösung die größte Messentfernung und damit die Größe des Sichtfeldes. Die Handbewegung ausnutzenden Verfahren zur Erhöhung der Pixelauflösung sind hier generell nicht anwendbar, da nur zueinander „unbewegte" Thermogramme ausgewertet werden können.

Thermische Auflösung

- min. 50 mK, besser 30 mK, empfohlen ≤ 20 mK

Hinweis: Im Zusammenhang mit Untersuchungen der aktiven Thermografie treten oftmals nur kleinste Temperaturunterschiede auf. Daher ist die thermische Auflösung ein absolut kritischer Parameter, der am ehesten mittels hochempfindlichen Photonendetektor-Wärmekameras erfüllt werden kann.

Bildwiederholrate (Bildfrequenz)

- min. 2× Prozessfrequenz bzw. entsprechend der Auswertefrequenz

Hinweis: Dieser Parameter ist bei der Aufzeichnung schneller Prozesse und zwecks Erfüllung der Anforderungen der Auswertealgorithmen der aktiven Thermografie der (neben der thermischen Auflösung) kritischste Parameter. Bezüglich dieses messtechnischen Wertes sind die Informationen aus dem Kapitel 4.2.8. „Messfehler bei dynamischen Prozessen" und die Kapitel 5.10.3. „Theoretischer Hintergrund der aktiven Thermografie" sowie 5.10.4. „Typische mathematische Auswertemethoden" zu Rate zu ziehen.

Notwendige Sonderfähigkeiten / Ausstattungsoptionen

- Thermogramm-Sequenzaufzeichnung und Aufnahme von Temperaturdifferenz-Wärmebildern
- auf Anregung bezogene Triggerfähigkeit (Messstart, Aufnahmefrequenz, Phasenwinkel)
- spezielle Software zur Anwendung der Auswertungsalgorithmen der aktiven Thermografie

Empfohlene Sonderfähigkeiten / Ausstattungsoptionen

- Echtzeit-Datenspeicherung auf internen Speicher oder angeschlossenem Computer
- Standard-, Teleobjektive, Makrolinsen und bei Bedarf Mikroskopobjektive und/oder Filter

5.11. Produktkontrolle, Prozessautomatisierung

Aufgrund der Vielseitigkeit der Thermografie und der Tatsache, dass die meisten Prozesse mit Energiezufuhr oder mechanischen Umwandlung durch damit verbundene Wärmeeffekte messbar sind, könnte dieses Kapitel auf die Ausmaße eines Bücherregals ausgedehnt werden. Ohne jeglichen Anspruch auf "Vollständigkeit" sind hier nur einige spezielle oder sehr interessante Anwendungen aus der unendlichen Vielzahl bekannter, bewährter oder eben spektakulärer thermografischer Lösungen herausgegriffen worden. Auch werden die thermografischen Anwendungen nicht noch einmal wiederholt, die bereits in den branchenspezifischen Kapiteln bereits Erwähnung fanden.

5.11.1. Überprüfung von Aluminiumzylinderköpfen

Sollen Defekte festgestellt werden, welche sich unter der sichtbaren Oberfläche befinden, tritt sofort die aktive Thermografie in den Vordergrund. Das folgende Anwendungsbeispiel zählt trotz der aktiven Bestrahlung dennoch nicht zur klassisch aufgefassten aktiven Thermografie. Hier wird nämlich statt hervorgerufener Temperaturänderungen eher eine (statische) strahlungsphysikalische Besonderheit des Aluminiumgusses ausgenutzt. Im näheren Umfeld von Lufteinschlüssen (wie auch unter den während des Gießens mit der Luft in Berührung stehenden Flächen) erfährt Aluminium eine andere Abkühlung und erhält damit eine abweichende Kristallstruktur. Durch diese Abweichung besitzen die betroffenen Bereiche bis zu einer bestimmten Tiefe (gegenüber den entfernter bzw. tiefer liegenden Bereichen) auch einen signifikanten Unterschied in der Reflexion der langwelligen Infrarotstrahlung.

Vorauszusetzen ist natürlich hierbei, dass beide Kristallstrukturen Teilflächen einer Oberfläche mit gleichem Bearbeitungszustand darstellen. Dementsprechend können die optisch noch unsichtbaren, dank einer dünnen Materialschicht unter der bearbeiteten Oberfläche befindlichen Lufteinschlüsse bei Aluminiumprodukten durch eine kurze Infrarotbestrahlung und eine Detektion der dabei auftretenden reflektierten Wärmestrahlung sichtbar gemacht werden. Damit kann das fehlerhafte Halbfertigprodukt schon vor dem nächsten Bearbeitungsschritt ausselektiert werden. Die Energie- und Zeitanforderungen dieses Verfahrens sind übrigens absolut minimal.

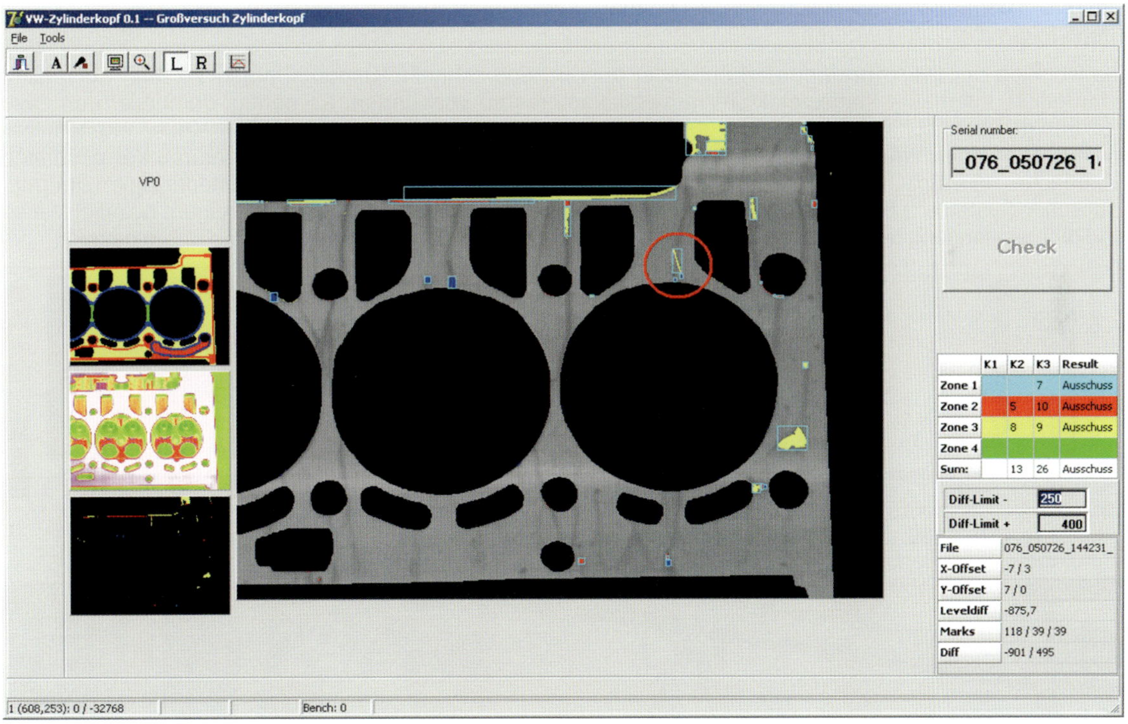

Abb. 1534: Lunker-Kontrolle an Aluminiumzylinderkopf mittels Erfassung der Infrarotreflexion (mit freundlicher Unterstützung der InfraTec GmbH, www.InfraTec.de [A495])

Auch gebogene Aluminiumprodukte können nach dem gleichen Prinzip einfach und schnell getestet werden, ob an der Biegung Mikrorissanhäufungen oder Kristallstrukturänderungen in unzulässigem Maße aufgetreten sind, durch welche das Produkt schließlich brechen könnte. Die Änderung der Infrarotstrahlungsreflexion macht die eingetretene Änderung der Kristallstruktur bei Aluminium besser und zuverlässiger sichtbar, als die bei übermäßiger Biegung auch optisch sichtbare Oberflächenänderung, Graufärbung oder Ermattung.

5.11.2. Überwachung von Drehrohröfen

In vielen Technologien der Schwerindustrie sind Drehrohröfen zu finden. Die bekanntesten sind die Zement- und Müllverbrennungsöfen. Deren Lebensdauer hängt bedeutend vom Zustand bzw. der regelmäßigen Instandhaltung der feuerfesten Innenauskleidung ab. Es sollte rechtzeitig erkannt werden können, wann derer Verschleiß das nicht mehr akzeptable Niveau erreicht hat oder eben eine unerwarteter Schaden aufgrund von Konstruktions- oder Betriebsfehlern eingetreten ist.

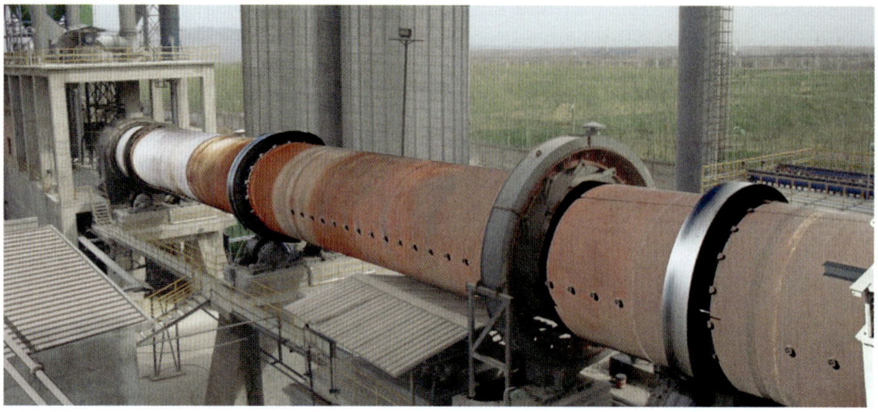

Abb. 1535: Zementdrehrohrofen (Fotomontage, Illustration)

Die physikalische Grundlage der thermografischen Beobachtung ist an sich völlig logisch, da der übermäßige Verschleiß oder das lokale Versagen der feuerfesten Auskleidung zu einer starken, örtlich begrenzten Erwärmung der Außenhaut führt. Die Länge und konstante Rotation der Drehrohröfen macht es jedoch schwierig, sie zu beobachten und zu bewerten. Die gesamte Länge aus einer Position zu beobachten ist wegen der oftmals sehr begrenzten Draufsicht nur schwer zu verwirklichen, weshalb oft mehrere Thermokameras gleichzeitig verwendet werden und deren Wärmebilder dann der Länge des Ofens folgend montiert werden.

Die Rotation der Ofenröhre erfordert entweder ausreichend schnelle Kameras, macht es aber auch nicht erforderlich, überhaupt Matrixdetektor-Wärmebildkameras zu verwenden. Es genügt durchaus, den Ofen der Länge nach auf nur einer Linie zu scannen. Durch die Drehung der Röhre selbst entsteht bei fortlaufender Speicherung nach einer Umdrehung ein komplettes Abbild der Temperaturen der gesamten Oberfläche. (Bezüglich des Verfahrens siehe auch Abschnitt 3.2.4. „Bildaufnahmeprinzipien thermografischer Systeme".) Es gibt auch mehrere Möglichkeiten, das Messergebnis anzuzeigen: beispielsweise als Rechteck entlang des Umfangs der Zylinderoberfläche oder als 3D-Darstellung, wie unten gezeigt.

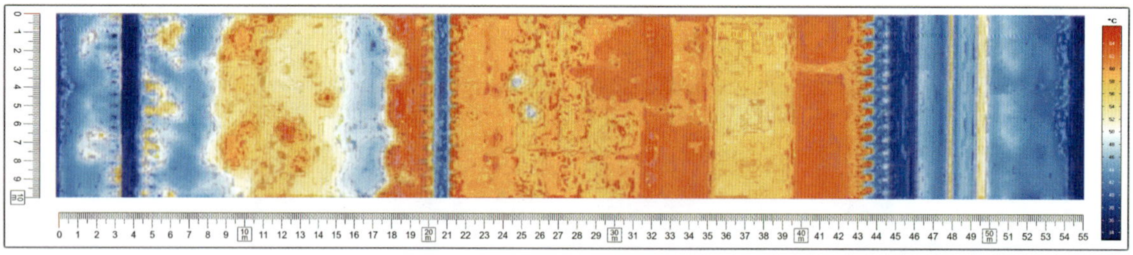

Abb. 1536: Zementdrehrohrofen - Abwicklungsthermogramm der Gesamtoberfläche

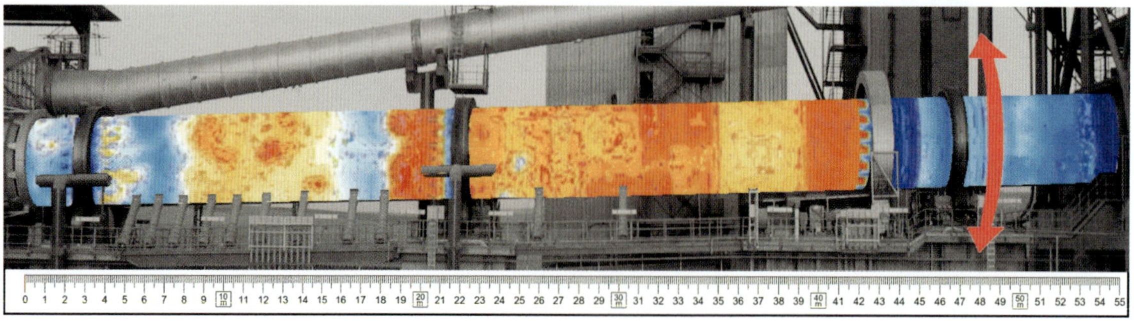

Abb. 1536: Zementdrehrohrofen - 3D-Thermogramm über die gesamte Länge
(erstellt mit hinterlegter Anlagenfotografie)

Ähnlich wie die Drehrohröfen können auch Kalander der Papierindustrie, Laminier- und Einbrennwalzen aus der Folienverarbeitung thermografisch gemessen und ausgewertet werden. Wegen der typischerweise ohnehin hohen Temperaturen und den starken Temperaturdifferenzen an eventuellen Fehlstellen an einem Drehrohrofen (insbesondere in der Zementproduktion), kann die Temperatur der matt lackierten oder matten, rostigen Außenfläche auch tagsüber problemlos thermografisch erfasst werden. Unter den anderen aufgeführten Walzen und Röhren gibt es jedoch solche, bei denen deren glatte, glänzende Oberfläche die berührungslose Temperaturmessung direkt auf dem Zylinder unmöglich macht. Solange die Papier- oder Folienbahn darauf läuft, ist diese als Messfläche nutzbar. Die Wärmedämmwirkung derer - im Allgemeinen - geringen Schichtdicken ist meist völlig vernachlässigbar.

5.11.3. Qualitätskontrolle von Laserschweißnähten

Mit Laser kann unter anderem getrennt, gelötet und geschweißt, bzw. Oberflächenstrukturen geschaffen werden. Die Materialien, die auf diese Weise bearbeitet werden können, sind ebenfalls sehr vielseitig, sowohl Kunststoffe als auch Metalle sind möglich. Interessant ist, das mittels Laser auch bisher „unmögliche" Materialkombinationen, beispielsweise wegen sehr unterschiedlicher Schmelzpunkte, miteinander verschweißt werden können. Dies macht viele neue Technologien möglich, erhöht aber auch die Anforderungen an die Steuerung und Kontrolle dieser technologischen Prozesse.

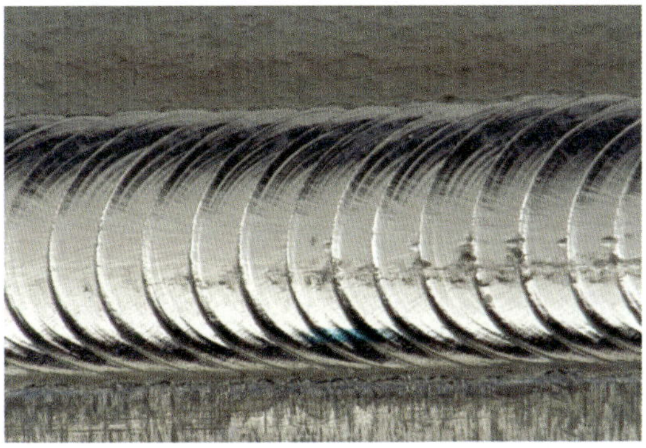

Abb. 1538: Laserschweißnaht
(mit freundlicher Genehmigung der Kunststofftechnik Weißer, www.ktw-weisser.de [A496])

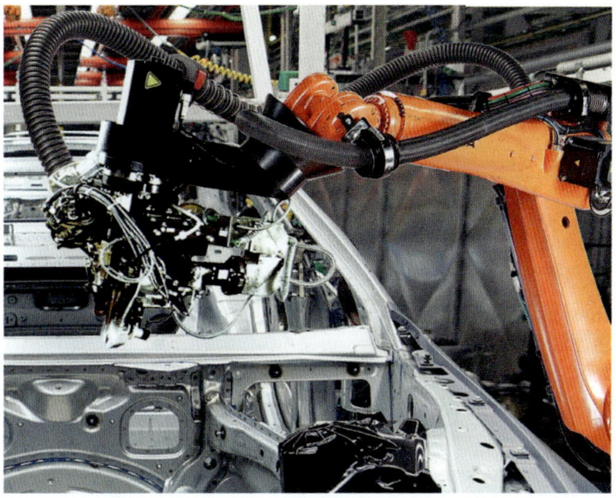

Abb. 1539: Laserschweißroboter in der Autoindustrie
(Fotomontage, Illustration)

Das direkte Beobachten des Laserschweißprozesses mit einer Wärmebildkamera bringt mehrere Probleme mit sich. Die hohe Energiedichte des Laserstrahls kann selbst in Form von reflektierter Strahlung eine Schädigung der Thermokamera hervorrufen, was durch die Verwendung von Laserschutzfiltern großteils verhindert werden kann. Die Dynamik und Geschwindigkeit der thermischen Änderungen erfordert zudem hohe Bildwiederholraten, was oftmals zur Verwendung von Photonendetektor-Thermokameras zwingt. Bei Metallen stellt der niedrige Emissionsgrad der Oberfläche eine weitere Schwierigkeit dar, was zu einer starken Abhängigkeit des Messergebnisses von der im Blickwinkel der Wärmebildkamera reflektierten Umgebungstemperatur führt. Bei gekrümmten Objekten und Nahtgeometrien wird dadurch die mögliche Genauigkeit der Temperaturmesswerte stark geschmälert. Bei gut durchdachten Messanordnungen, korrekter Validierung der Ergebnisse und der Verwendung von Laserschutzfiltern kann jedoch die Thermografie zur automatisierten Kontrolle von Laserbearbeitungen angewendet werden.

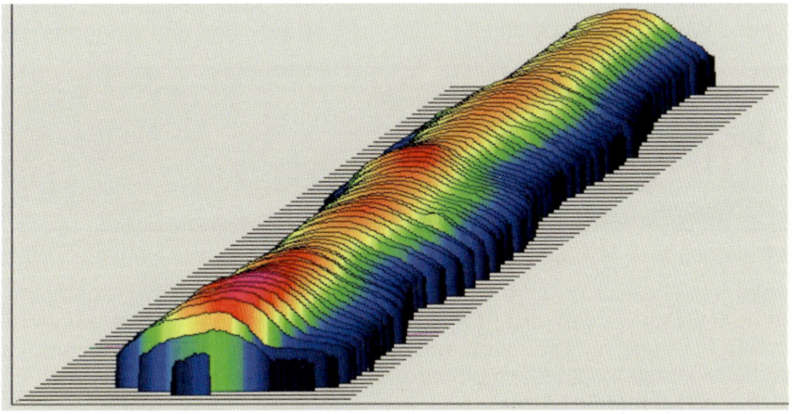

Abb. 1540: 3D-Temperatur-Zeitverteilung einer Laserschweißnaht
(mit freundlicher Unterstützung der InfraTec GmbH, www.InfraTec.de [A497])

5.11.4. Kontrolle der Wärmedämmung an Personenwaggons

Es gibt viele interessante und anspruchsvolle thermografische Aufgaben im Rahmen der Fahrzeugtechnik, welche sich keinesfalls auf die Automobilbranche beschränken. Bei schienengebundenen Fahrzeugen wäre die Wärmeentwicklung und damit Stahlstrukturänderung an Eisenbahnrädern durch Bremsvorgänge oder durch die hochintensiven dynamischen (Stoß-)Belastungen bei hohen Fahrgeschwindigkeiten zu erwähnen. Auch gibt es so etliche Forschungs- oder Qualitätskontrollaufgaben bei Personenwaggons im Zusammenhang mit der Heizung, Kühlung und Wärmedämmung. Die hier vorgestellte Messaufgabe ist zwar messtechnisch absolut nicht spektakulär, aber doch eine Herausforderung, da sich die Umgebung des kurzen Abstellgleises für eine thermografische Aufnahme mittels Rundumbesichtigung des zu prüfenden Personenwaggons als völlig unbrauchbar erwies.

Praktisch war weder eine Erstellung von Wärmebildern durch "Umlaufen" des Waggons, noch eine "Gesamtaufnahme" aus ausreichender Entfernung möglich. Allerdings hat dieses Dilemma zu einer Methode geführt, welche ein hoch aufgelöstes Wärmebild über je eine gesamte Waggonseite in einer Bruchzeit des "Umlaufens" ergab.

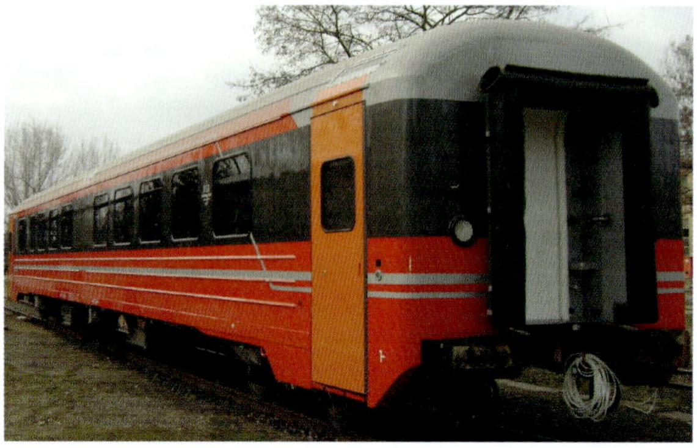

Abb. 1541: der geprüfte Personenwaggon

Die Wärmebildkamera wurde hierzu so positioniert, dass sie die Gesamthöhe des Waggons rechtwinklig wahrnehmen konnte. Für die mit vollkommen gleichem Winkel, gleichmäßigem Abstand und ausreichender Überlappung zu erstellenden Wärmebilder über die Gesamtlänge des Waggons wurde die Kamera auf kontinuierliche Aufzeichnung geschaltet und der Waggon mit lediglich 2 Personen gleichmäßig an der Kamera vorbeigeschoben.

Mit Hilfe des Programms InfraTec IRBIS® Mosaic konnten die so gewonnenen Thermogramme automatisch montiert werden, womit die unten zu sehenden Wärmebilder also per Knopfdruck in Sekundenschnelle ohne jede Fehlerkorrektur erstellt wurden. Für die weitere Auswertung standen damit je Waggonseite zwei große, aber ohne Einschränkungen auswertbare Wärmebild-Datendateien in einer Größe von jeweils 480×3000 Pixel zur Verfügung!

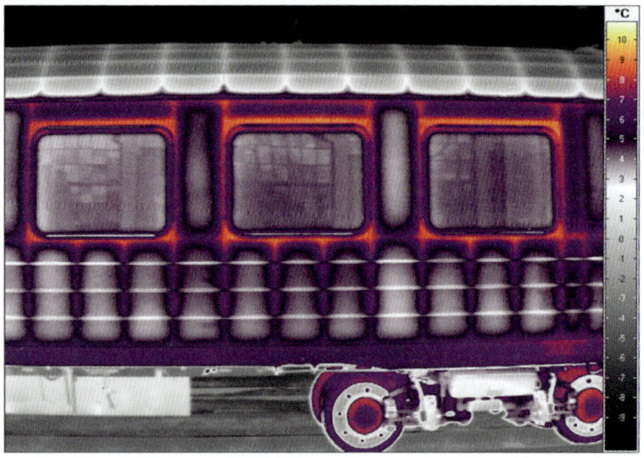

Abb. 1542: zweite Aufnahme
(Bewegung des Waggons nach rechts)

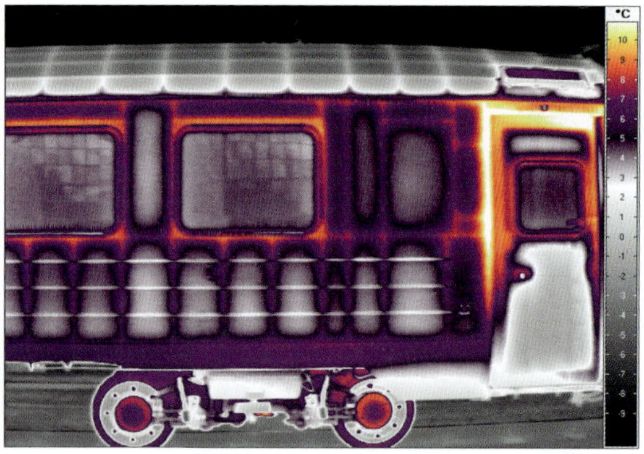

Abb. 1543: erste Aufnahme
(Bewegung des Waggons nach rechts)

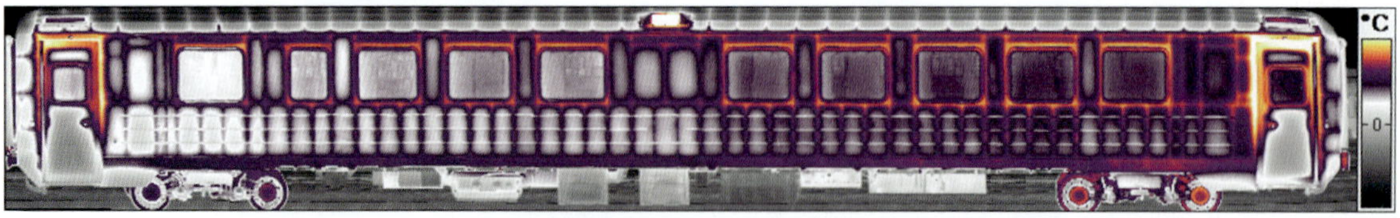

Abb. 1544: montiertes - voll auswertbares - Thermogramm einer kompletten Waggonseite

Die hier gezeigte Vorgehensweise kann für jedes gleichmäßig bewegtes - z.B. auf einem Förderband befindliches - Objekt angewandt werden. Die Frequenz der Aufzeichnungen sollte so gewählt werden, dass weder eine übermäßige Menge an Thermogrammen entsteht, noch die Überlappung zu gering ausfällt. Für die automatische Montage ist ein Minimum von 25% Überlappung zu empfehlen. Es sollte weiterhin vor der Messung die maximale Geschwindigkeit der Bewegung (wegen der Pixelverschiebung bzw. -verzerrung) bestimmt werden, da eine nachträgliche Korrektur nicht möglich ist. (Siehe auch den Absatz 4.2.8.1. „Integrationszeit contra relative Bewegungsgeschwindigkeit").

5.11.5. Brandschutz bei Müllbunkern und Biomassetransporten

Durch die Verbreitung von Kraftwerken auf Basis kommunaler Abfälle und Biomasse ergeben sich auch neue Aufgaben im Zusammenhang mit dem Brandschutz. Die oft chemisch indifferente Masse der zusammengemischten Abfälle, aber auch deren sortierte Varianten und eine Vielzahl der "Biomassen" sind nicht nur brennbar, sondern haben eine nicht unbedeutende Neigung zur Selbstentzündung. Selbst ein so harmlos erscheinendes Material wie ein Ballen Heu, kann ohne jede Fremdwärme-Einwirkung von selbst in Brand geraten. Hierzu reicht es, wenn der Ballen feucht geworden ist und der exotherme biologischen Vorgang der Verrottung in Gang kommt. Bei etwas intensiverer Frischluftzufuhr kommt schnell eine Selbstentzündung zu statten.

Um Unfälle (Brände) zu vermeiden, wird immer häufiger Thermografie als Brandschutzsystem eingesetzt. Grundsätzlich haben sich dafür zwei technische Lösungen durchgesetzt: Die Verwendung einer stationären Hochleistungs-Wärmebildkamera mit Schwenkeinheit, oder als Alternative die dezentrale Platzierung mehrerer kleinerer stationärer Thermokameras an verschiedenen Punkten verteilt über den zu überwachenden Bereich. Bei beiden Lösung ist es erforderlich, die Thermokameras durch Überdruck-Schutzgehäuse unbedingt gegen Staub und aggressive Gase bzw. Dämpfe inklusive einer Linsen-freiblaseinheit zu schützen.

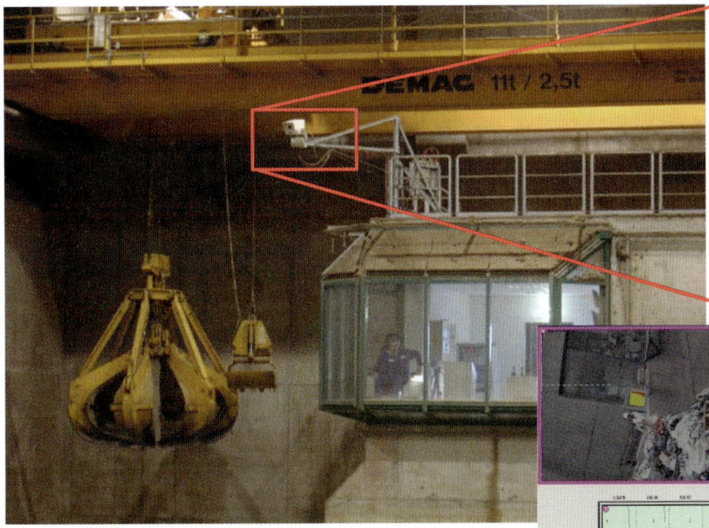

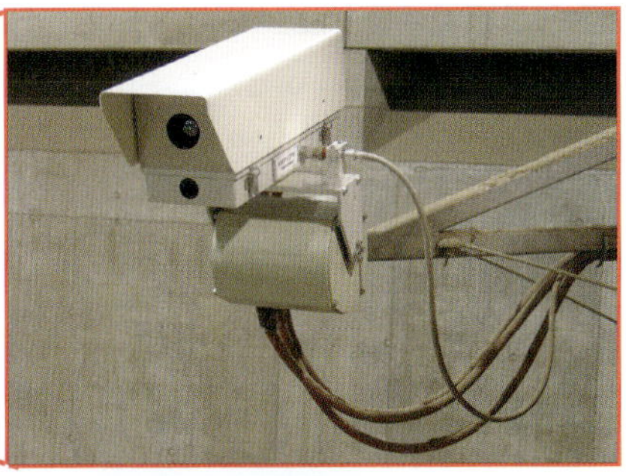

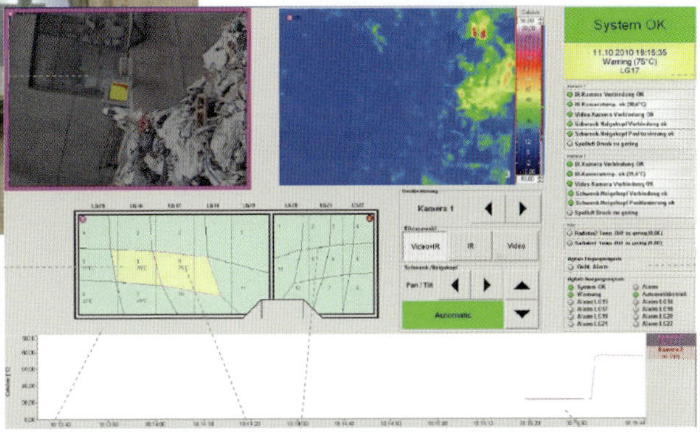

Abb. 1545 - 1547: Hochleistungs-Thermokamera als automatische Müllbunker-Brandschutzüberwachung (mit freundlicher Unterstützung der InfraTec GmbH, www.InfraTec.de. [A498] / [A499] / [A500])

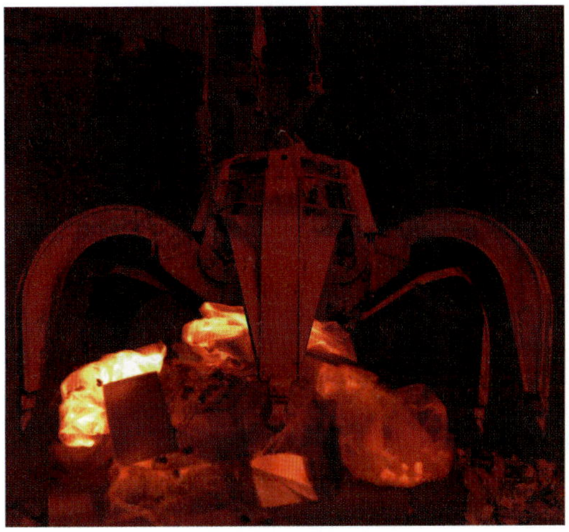

Abb. 1548: mit Kran angehobener heißer Müllmasse

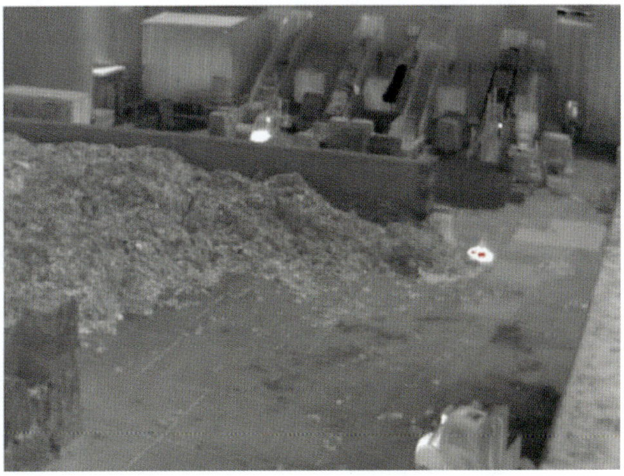

Abb. 1549: Brandgefahr-Meldesystem einer Papierfabrik (rote Kennzeichnung = Gefahrmeldung) (mit freundlicher Genehmigung der DIAS Infrared GmbH, www.dias-infrared.de [A501])

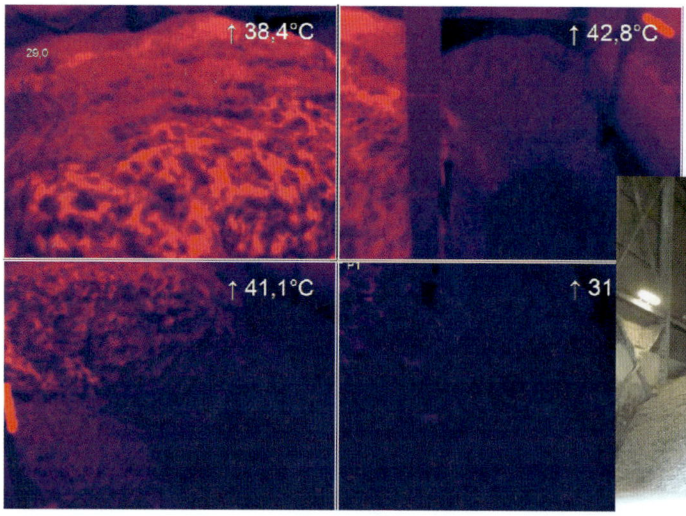

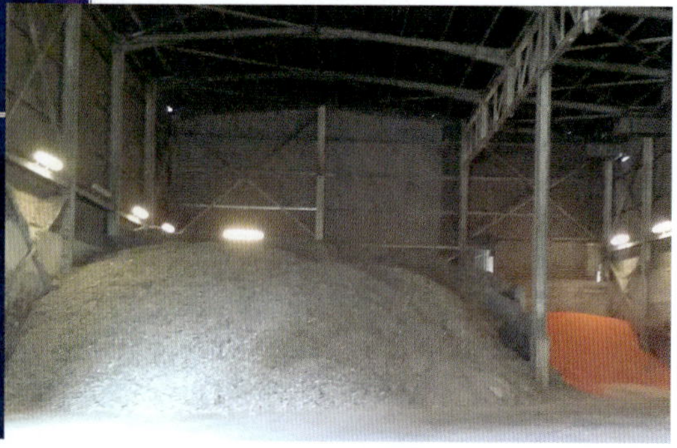

Abb. 1550 und **Abb. 1551:** Brandgefahrüberwachung eines PET-Hackgutlagers mit 4 Thermokameras

Es ist praktisch fast egal, welche Art von brennbarem Material transportiert oder gelagert wird, es besteht in vielen Fällen die Gefahr der Selbstentzündung. Wie gefährlich Biomassen (wie z.B. Stroh) aus dieser Sicht sind, wird oft unterschätzt. Die Thermografie kann solche Gefahren vermeiden helfen, wenn sie schon während des Ladens verwendet wird, um rechtzeitig den Wärmeanstieg durch die natürliche Fäulnis zu bemerken. Dann kann eine Selbstentzündung aufgrund von intensiver Sauerstoffzufuhr aus der Luftbewegung während des Transportes noch rechtzeitig vermieden werden.

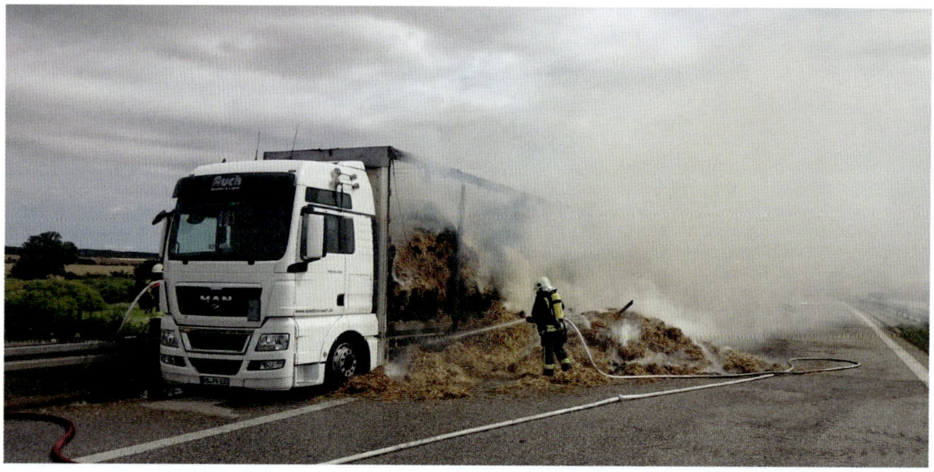

Abb. 1552: Lkw-Brand (vermutlich) durch Selbstentzündung von Strohballen (mit freundlicher Genehmigung von Freiwillige Feuerwehr Bad Doberan, www.feuerwehr-baddoberan.de [A502])

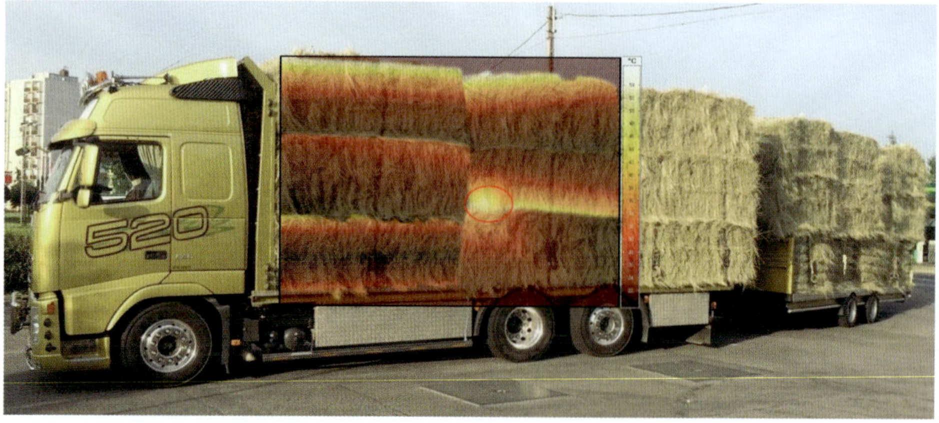

Abb. 1553: thermografische Kontrolle eines Strohballentransportes (Illustration unter Verwendung von [A503], mit freundlicher Genehmigung von Agro Dame Kft., www.agrodame.hu)

5.11.6. Überwachung von Umspann- und Verteilerstationen

Die zunehmende Verlagerung des Energiemarktes von kontinuierlich arbeitenden Grundlastkraftwerken und wenigen Spitzenlastkraftwerken zu nur begrenzt regelbaren, vom Wetter abhängigen Energieerzeugungstechnologien mittels Solarzellen und Windturbinen, erhöht sich die Belastung des Verteilungsnetzes erheblich. Im Absatz 5.2. „Thermografie an elektrischen Geräten und Anlagen" sind die Schwierigkeiten im Zusammenhang mit Außenmessungen an Elektroanlagen ausführlich besprochen worden. Die folgende Lösung ist ein gutes Beispiel dafür, wie Wettereinflüsse und Sonnenstrahlung durch den gleichzeitigen Einsatz mehrerer Wärmebildkameras und entsprechender automatisierter Auswertealgorithmen in ihrer Auswirkung auf die Messergebnisse verringert werden können.

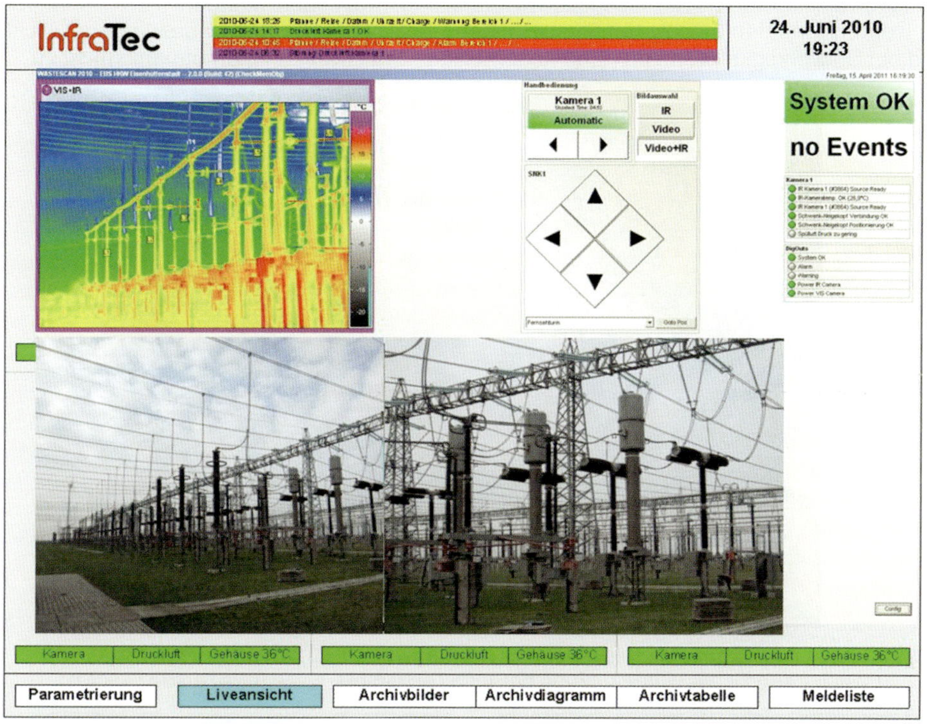

Abb. 1554: kontinuierliche thermografische Beobachtung von Verteiler- und Unterstationen (mit freundlicher Unterstützung der InfraTec GmbH, www.InfraTec.de [A504])

Die Auswertung hängt natürlich auch von der richtigen Platzierung und vom Betrachtungswinkel der Wärmebildkameras ab. Es ist u.a. darauf zu achten, das die Thermokamera nicht in der Reflexionsrichtung des Sonnenlichts arbeitet oder gar den direkten Sonnenschein mit erfasst. Darüber hinaus muss auch für die notwendige geometrische Auflösung Sorge getragen werden. All dies zusammen stellt natürlich eine recht komplexe Aufgabe dar.

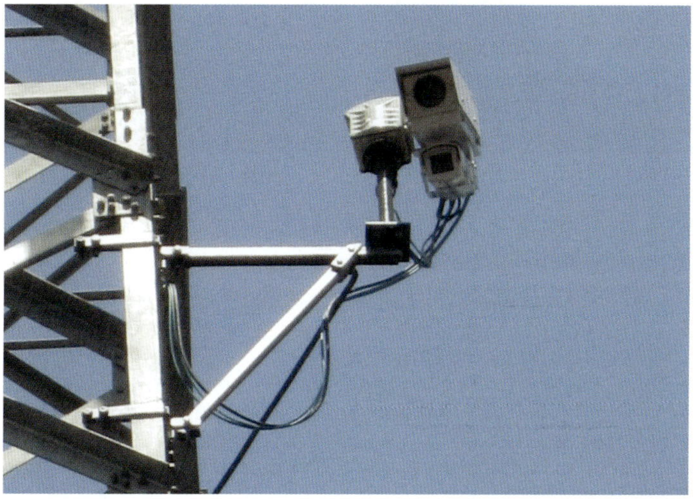

Abb. 1555: Thermokamera für die kontinuierliche Beobachtung von Verteiler- und Unterstationen (mit freundlicher Unterstützung der InfraTec GmbH, www.InfraTec.de [A505])

5.11.7. Verpackungsindustrie - Überprüfung des Produktverschlusses

In vielen Branchen ist es wichtig, dass Produkte (oder deren Verpackung) luftdicht, schutzgasdicht oder vakuumdicht sind. Klassische Beispiele sind die Verpackungstechnologien der Lebensmittel- und Pharmaindustrie. Die meisten Verschluss- oder Versiegelungsverfahren basieren auf Heißkleben, Schmelzkleben oder Heißpressen, typischerweise also alles Technologien, die mit Erwärmung verbundenen sind. Damit kann durchaus die Thermografie genutzt werden, um den Verschluss des Produkts qualitativ zu bewerten. Durch die Integration eines Thermografiesystems in die Produktionslinie ist auch eine automatische Kontrolle, Zertifizierung und Selektion möglich. Der Wellenlängenbereich der Thermokamera sollte hierbei entsprechend der Emissions- und Transmissionseigenschaften des zu messenden Objekts ausgewählt werden. Bei schnellen Herstellungsprozessen können kurze Integrationszeiten notwendig werden, was den Einsatz von kostspieligen Photonendetektoren nahezu unausweichlich macht. (Diese sind bei Notwendigkeit von kurz- und mittelwelligen Spektralbereichen ohnehin nicht zu umgehen.)

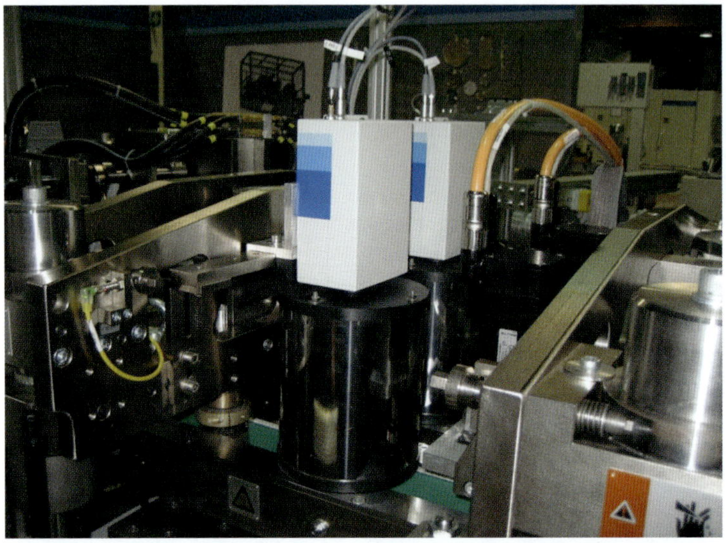

Abb. 1556: thermografische Prüfung von Vakuumverpackungen
(mit freundlicher Unterstützung der InfraTec GmbH, www.InfraTec.de [A506])

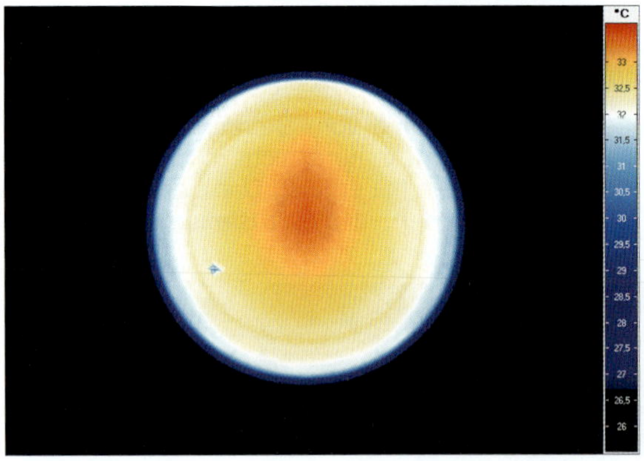

Abb. 1557: defekte Verschlussmembrane

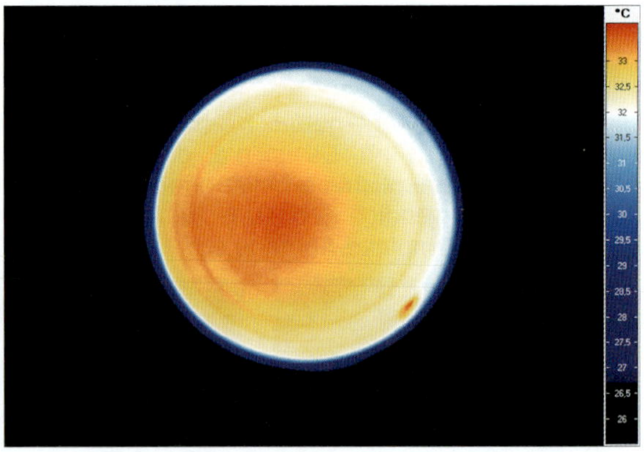

Abb. 1558: fehlerhafte Randverklebung

5.11.8. Verpackungsindustrie - Stückzahlkontrolle

Im Falle optisch undurchsichtiger Verpackungen ist es oft notwendig, das Endprodukt auf seinen Füllstand oder auf die Anzahl der umhüllten Einzelstücke zu kontrollieren. Eine naheliegende Lösung könnte das präzise Wiegen sein, was jedoch wegen der dynamischen Kräfte, die bei schnellen Produktionsprozessen und deren Bewegungsgeschwindigkeiten erzeugt werden, schwierig oder unmöglich ist. Temperaturen an sich schnell auf diesen Transportbändern bewegenden Produkte mit modernen Wärmebildkameras zu erfassen, ist jedoch kein Problem. Es müssen nur für die umhüllten Einzelprodukte kennzeichnende, ausreichend hohe Temperaturunterschiede an der beobachtbaren Außenseite vorliegen oder eben das Verpackungsmaterial (meistens dünne Folien) für Wärmestrahlung in gewissem Maße durchlässig sein. Da bei diesen Anwendungen keine exakten Temperaturwerte benötigt werden, ist selbst die genaue Transmissionskurve der Folie nicht erforderlich.

Es muss lediglich ein thermografisches System mit einem solchen Spektralbereich gewählt werden, welches den stärksten Transmissionsbereich der Folie umfasst. Für die meisten Folien auf Kohlenwasserstoffbasis kann dies unabhängig von der Oberflächenbedruckung durch langwellige thermografische Systeme erreicht werden. Aus ökonomischer Sicht ist es üblich, Mikrobolometer-basierende Wärmebildkameras zu verwenden, vorausgesetzt, dass die Objektbewegung die Geschwindigkeitsgrenze in Abhängigkeit von der Integrationszeit der Mikrobolometer nicht überschreitet. (Siehe hierzu auch Kapitel 4.2.8.1. „Integrationszeit contra relative Bewegungsgeschwindigkeit".)

Die hier als Beispiel aufgeführte Anwendung befindet sich an der Grenze zwischen der passiven und der aktiven Thermografie, da der Produktionsprozess selbst mit einer Wärmewirkung einhergeht, der für das thermografische Zählen der verpackten (in optisch undurchsichtig bedruckte Folie eingeschweißten) Damenbinden ausgenutzt werden kann. Da die Einzelprodukte während des Herstellungsverfahrens etwas wärmer sind als die Umgebung, zeichnen diese sich auch durch die Verpackungsfolie als voneinander gut unterscheidbare wärmere Einzelstücke ab, was eine sichere und einfache Zählung über eine (genauer: zwei senkrechte) Temperaturmesslinien möglich macht. Sollte die Endverpackung in beliebiger Position kontrolliert werden können, ist jedoch schon etwas mehr Aufwand mittels eines „grafischen" Auswerteprogramms notwendig.

Wenn allerdings eine Produktionslinie aufgrund eines Fehlers stoppt, kühlen sich die bereits verpackten Hygienebinden ab, die bisher ausgenutzten Temperaturabweichungen gleichen sich aus. Um einen zur Zählung der Binden notwendigen Temperaturunterschied zu erzeugen, reicht ein kleines Warmluftgebläse (kurzzeitig!) oder ein starkes Blitzlicht aus. In diesem Fall wird die Wärmeableitung über den Kontakt der Folie zu den Damenbinden ausgenutzt. Die die Lücken zwischen den einzelnen Binden überspannende Folie kann keine Wärme weitergeben, sie erhitzt sich daher also stärker. Daher kehren sich die thermischen Effekte gegenüber dem „Originalzustand" anhand der Herstellungswärme um, die Zählung ist jedoch davon unabhängig anhand eines (hier: zwei senkrechter) Temperaturprofile möglich. (Statt der Maximalwertepositionen sind nun die Positionen der Minimalwerte zu zählen.)

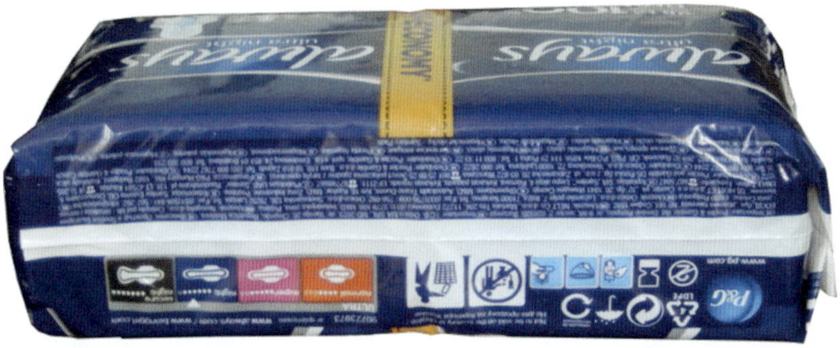

Abb. 1559: mit optisch undurchsichtig bedruckter Folie verpackte Damenbinden

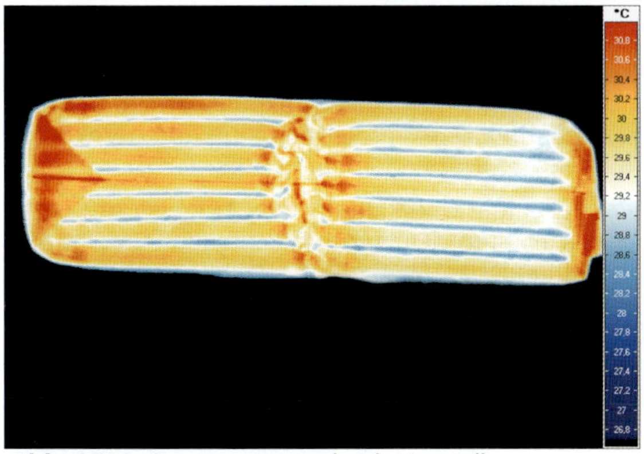

Abb. 1560: Temperaturen durch Herstellungsprozess

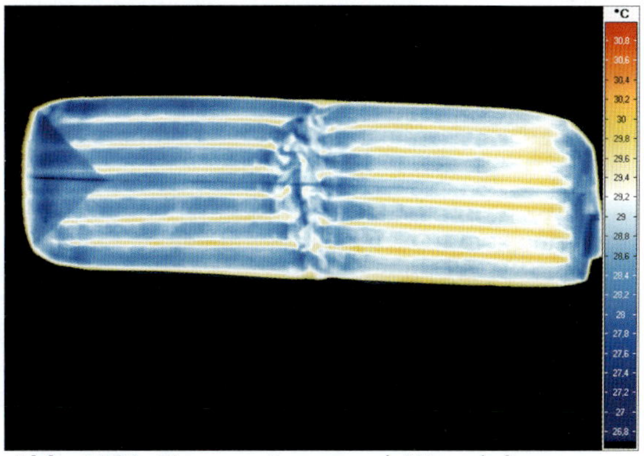

Abb. 1561: Temperaturen nach Warmluftanregung

Die Thermografie kann natürlich nicht nur zur Produktzählung, sondern auch auch bei der Abfüllung von Flüssigkeiten und cremigen Produkten in der Pharmazie, Lebensmittelindustrie oder zur Körperpflege statt in Fließbändern integrierte superschnelle Waagen zur Füllstandskontrolle verwendet werden. Bedingung hierfür ist, dass das Verpackungsmaterial für Wärmestrahlung einigermaßen durchscheinend sein muss, oder dank seiner Wärmeleitfähigkeit auf den Inhalt geschlossen werden kann. Es ist aber grundsätzlich bei jeder Anwendung einzeln abzuschätzen, welche Technologie wirtschaftlicher ist und ob tatsächlich die gewünschte Genauigkeit und Betriebssicherheit erreicht werden kann.

5.11.9. Kontrolle von Sonnenkollektoren (thermischen Solarkollektoren)

Ein Sonnenkollektor oder auch Solarkollektor (auf lateinisch sol = Sonne und colligere = sammeln), auch thermischer Sonnenkollektor oder Solarthermiekollektor, wandelt Sonnenstrahlung direkt in Wärmeenergie um. Diese Wärme kann - je nach Auslegung und Größe der die Kollektoren beinhaltenden thermischen Solaranlage zu Heizzwecken (Raumheizung, Warmwasser, Schwimmbad), aber auch zur Wasserdesinfektion oder -entsalzung verwendet werden.

Der größte Vorteil der Solarthermie gegenüber der solaren Elektrizitätserzeugung durch Solarmodule ist der wesentlich höhere Wirkungsgrad von über 75% (gegenüber derzeit max. 25% bei Solarmodulen). Natürlich nur bei korrekt konzipierten Systemen, entsprechendem Kollektortyp und idealer Ausrichtung zur Sonne. Nachteilig ist die geringe Flexibilität bezüglich der erzeugbaren Energieform, da ja primär ausschließlich nur Wärme erzeugt werden kann, deren dauerhafte Speicherung ebenso schwierig ist, wie die ökonomische Speicherung von Elektroenergie.

Installiert werden Solarkollektoren in erster Linie auf Gebäudedächern, als Großanlagen (als Bestandteil von solaren Fernwärmesystemen) auch als Freiflächenanlagen. In den Kollektoren wird meist Öl oder Wasser (mit Glykol) als flüssiger Wärmeträger erwärmt, seltener nutzt man die Erhitzung von Luft (in sogenannten Luftkollektoren). Für Solarthermiekraftwerke (Sonnenwärmekraftwerke) entsteht der bis zu 400°C heiße Dampf für den Betrieb der Elektroenergie erzeugenden Turbine oder Stirlingmotor durch auf einen Absorber gerichtete Spiegel oder konzentrierende Kollektoren nach dem Brennspiegelprinzip.

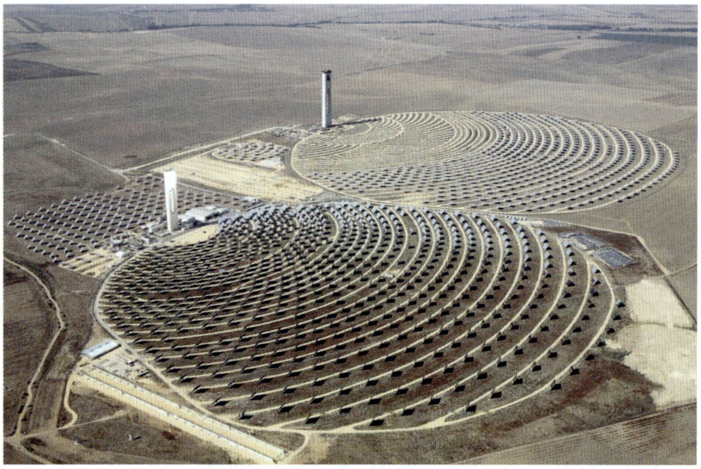

Abb. 1562: Sonnenwärmekraftwerk PS10 und PS20 (in Bau) bei Sevilla, Spanien (von Koza1983 auf Wikipedia, frei verwendbare Lizenz [A507])

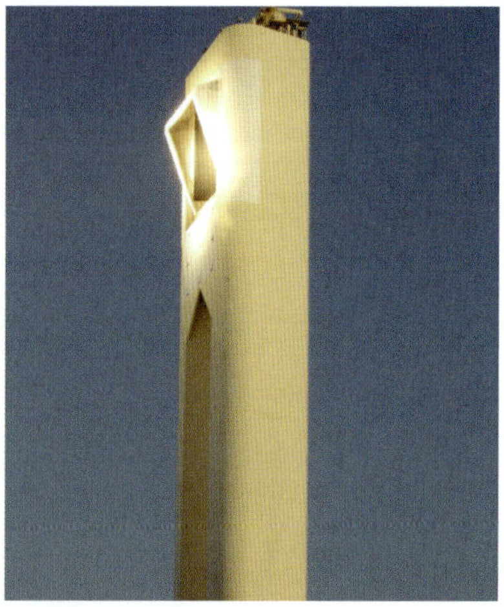

Abb. 1563: Absorber (Álvaro C.E. auf Wikipedia, frei verwendbare Lizenz [A508])

Aus der Vielzahl der für die lokale Wärmeerzeugung üblichen Solarkollektor-Ausführungen sollen hier nur die am weitesten verbreiteten technischen Lösungen kurz erwähnt werden:

- Einfachabsorber aus Kunststoffrohren als Niedertemperatur-Kollektoren (z.B. zur Schwimmbadheizung)
- Flachkollektoren aus flüssigkeitsdurchströmten Metallröhren mit „gewöhnlicher" Wärmedämmung
- Flachkollektoren aus flüssigkeitsdurchströmten Metallröhren mit hoch effektiver Vakuumwärmedämmung
- Vakuumröhrenkollektoren, flüssigkeitsdurchströmt mit hoch effektiver Wärmedämmung durch Vakuum
- Vakuumröhrenkollektoren mit Heat-Pipe und mit hoch effektiver Wärmedämmung durch Vakuum

Im Falle optisch sichtbarer Fehler (z.B. Bruch durch Vandalismus, Überklettern oder Hagelsturm) ist die Notwendigkeit des Austausches defekter Kollektoren (oder Röhren) leicht zu entscheiden. Es gibt aber auch Fehler, bei deren Aufdeckung (insbesondere bei umfangreichen Anlagen) die Thermografie ein sehr effektives Instrument darstellt. Eines der Probleme (gerade bei fortgeschrittenem Alter der Anlagen) sind Undichtigkeiten, welche bei Einfachabsorbern und Flachkollektoren (auch innerhalb derselben) mit den Methoden der Thermografie erkannt werden können, wie dies im Kapitel 5.1.5.7. „Lokalisierung gebäudetechnischer Rohrleitungen und Lecks" beschrieben ist.

Komplizierter ist die Aufgabe jedoch, wenn an Röhrenkollektoren festzustellen ist, ob das Vakuum noch besteht. Laut Betriebsanleitung reicht es hierfür zu kontrollieren, ob der am unteren Ende der Röhren aufgedampfte Bariumspiegel noch als silberner Bereich zu sehen ist. Was aber, wenn selbst durch Besteigen des Daches die unteren Enden der Röhren nicht begutachtet werden können (z.B. wegen Montage ohne Zwischenraum zum darunterliegenden Kollektor), oder die untere Röhrenhalterung im montierten Zustand den schmalen Spiegelbereich völlig verdeckt? (Siehe hierzu die rechte Abbildung.) Ohne Thermografie eine unlösbare Aufgabe.

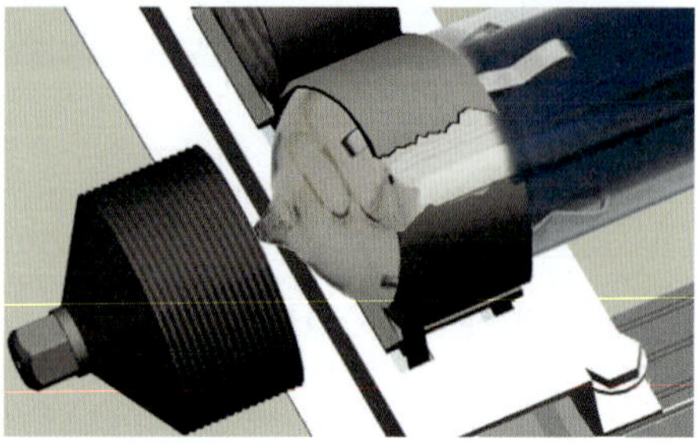

Abb. 1564: untere Vakuumröhrenbefestigung

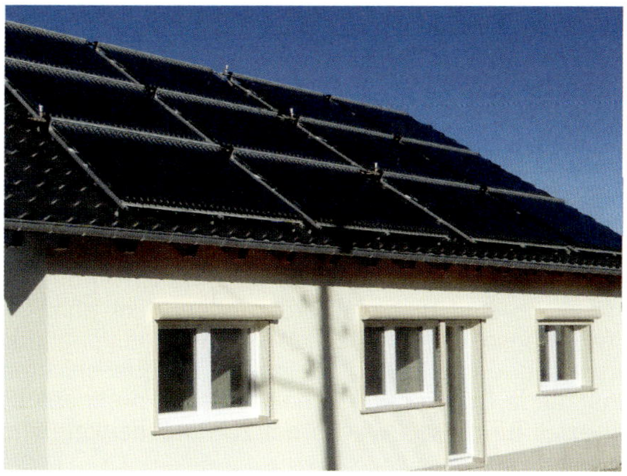

Abb. 1565: eng angeordnete Röhrenkollektoren

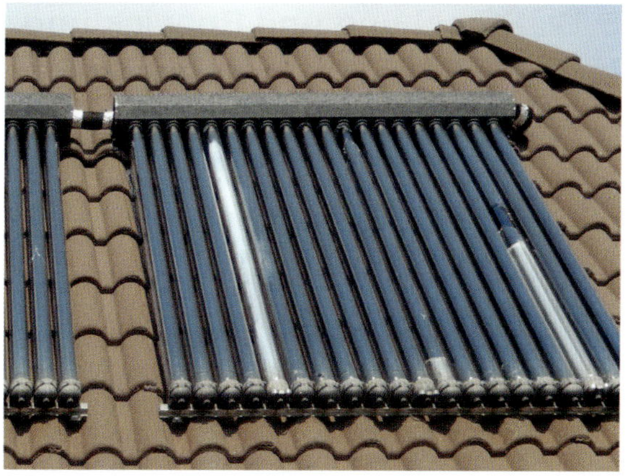

Abb. 1566: durch Hagelsturm zerstörte Vakuumröhren

Die auf Abbildung 1565 dargestellte Solarthermieanlage wurde nach Inbetriebnahme (bei mittlerer Sonnenbestrahlung an einem Oktobernachmittag) mittels Thermografie kontrolliert. Hierbei fiel die - von rechts fünfte - Vakuumröhre des mittleren unteren Solarkollektors durch - gegenüber den benachbarten Röhren - erhöhte Temperaturen auf. Im IR-Bild (Abb. 1568) ist die betroffene Röhre durch einen roten Pfeil gekennzeichnet. Der Verdacht auf Vakuumverlust lag nahe, jedoch eine Kontrolle des Bariumspiegels am unteren Röhrenende (nach Demontage der diesen verdeckenden unteren Befestigung) zeigte keine Abnormalitäten (d.h. der Spiegel war unverändert glänzend).

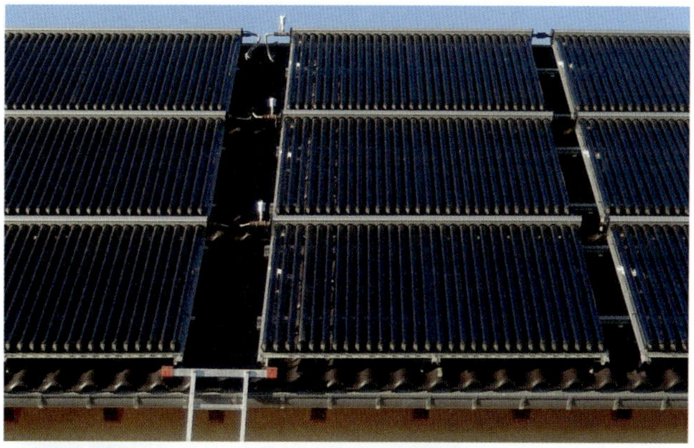

Abb. 1567: mit Thermografie geprüfte Vakuumröhrenkollektoren

Um die Frage des vermuteten Vakuumverlustes eindeutig beantworten zu können, wurde daraufhin im Austausch für eine intakte Vakuumröhre (vierte Röhre von links im mittleren unteren Solarkollektor) eine solche Röhre montiert, die definitiv kein Vakuum mehr hatte (da bei derer Erstmontage der Evakuierungs-Glasnippel abbrach) und dementsprechend auch keinen Bariumspiegel mehr aufwies. Schon auf dem - nur eine Stunde nach dem Tausch - aufgenommenen Thermogramm ist auch bei dieser Röhre eine signifikante Temperaturerhöhung gegenüber den benachbarten Röhren zu erkennen.

Anhand des Ergebnisses dieses Tests ist also die Thermografie auch zur schnellen und sicheren Kontrolle von Vakuumröhrenkollektoren auf schwer zugänglichen oder wegen ihrer Anordnung nur umständlich kontrollierbaren thermischen Solaranlagen geeignet. Für eine effektive Begutachtung sind als wesentliche Voraussetzungen jedoch unbedingt eine ausreichende Pixelauflösung, thermische Empfindlichkeit und geometrische Auflösung der verwendeten Thermokamera zu nennen. Unter Umständen kann auch die Nutzung von Drohnen hilfreich sein (zwecks Absicherung eines günstigem Beobachtungswinkels, wie bei der Inspektion von Solarmodulen im Kapitel 5.9.6. „Messschwierigkeiten und Lösungsvorschläge im Detail" bereits hinreichend beschrieben.

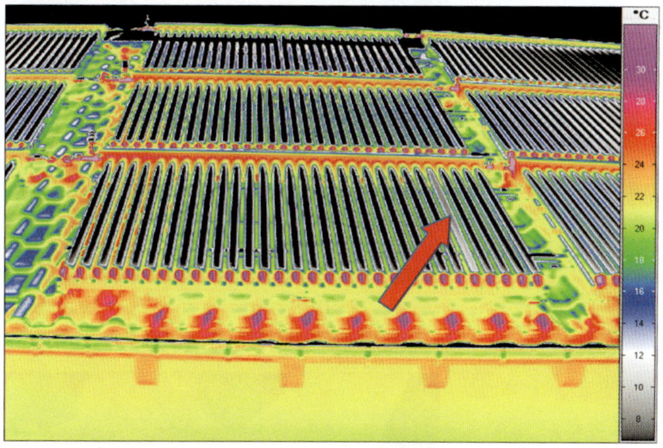

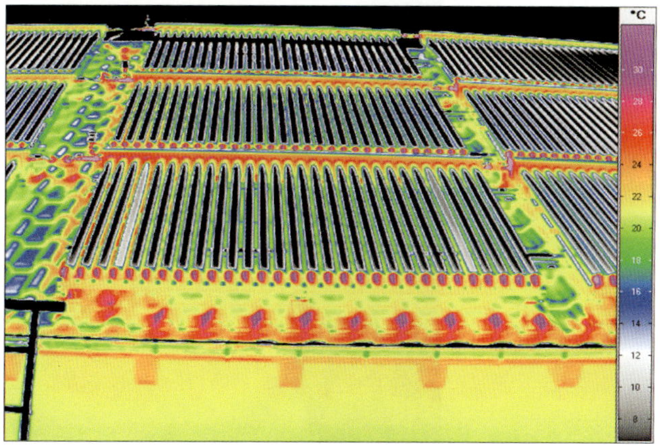

Abb. 1568 und **1569:** Solarkollektor mit defekten Vakuumröhren

5.12. Forschung und Entwicklung

Schon durch eine pure Auflistung der Anwendungen der Thermografie in F&E-Bereichen alleine könnte ein ganzes separates Buch gefüllt werden. Deswegen sind hier nur einige - zum Nachdenken anregende - spezielle Aufgaben und deren Lösungen aufgeführt.

5.12.1. Textilindustrielle Forschung und Entwicklung

Eine luftdurchlässige, aber dennoch gut wärmende Bekleidung, oder Schweißfüße vermeidende Transpiration ermöglichende, aber dennoch wasserdichte Schuhe sind schon recht allgemeine Erwartungen. Betrachtet man jedoch deren physikalischen Hintergrund, so sind diese Anforderungen nicht ganz so trivial: Luftdurchlässigkeit und Wärmespeicherung sind ebenso widersprüchlich wie Verdunstung und Wasserundurchlässigkeit. Die formulierten Anforderungen können nur durch geeignete Gewebeschichten erfüllt werden. Für diese sind jedoch nicht zu unterschätzende Entwicklungsarbeiten und experimentelle Kontrollmessungen erforderlich, wobei auch letztere speziell für diese Zwecke gut zu durchdenken sind (um Fehlinterpretationen zu vermeiden).

Sehr anschauliche Beispiele für textilindustrielle Forschungen sind die unten aufgeführten Experimente zur Transpirationsfähigkeit von Sportschuhen bzw. dünnen Sommerbekleidungen. Die Schwierigkeiten solcher Experimente liegen übrigens nicht bei der Erfassung der Temperaturen (Textilien und die menschliche Haut sind exzellente Wärmestrahler), sondern bei der Wahl der Messbedingungen und der Auswertung (Interpretation) der so erzielten Messergebnisse. Es treten gleichzeitig viele, sich gegenseitig beeinflussende physikalische Vorgänge wie z.B. Wärmeleitung und -strahlung, Verdunstung (d.h. Verdunstungskälte) und Luftströmung (d.h. Konvektion) auf.

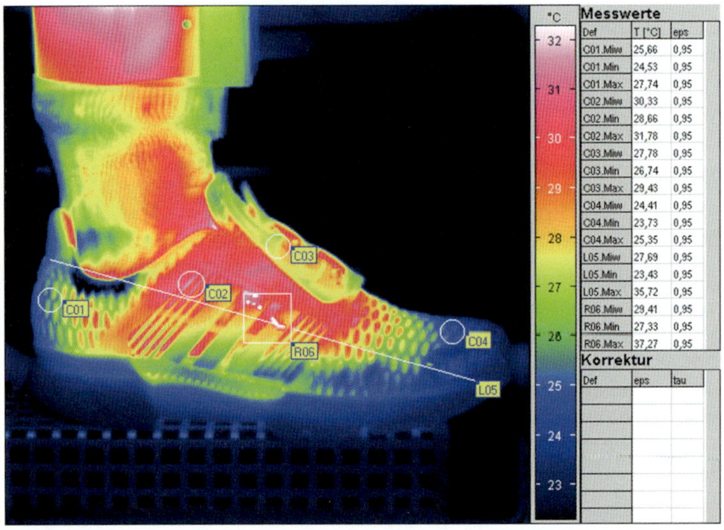

Abb. 1570: Kontrolle der Transpirationsfähigkeit von Sportschuhen
(mit freundlicher Unterstützung der InfraTec GmbH, www.InfraTec.de [A509])

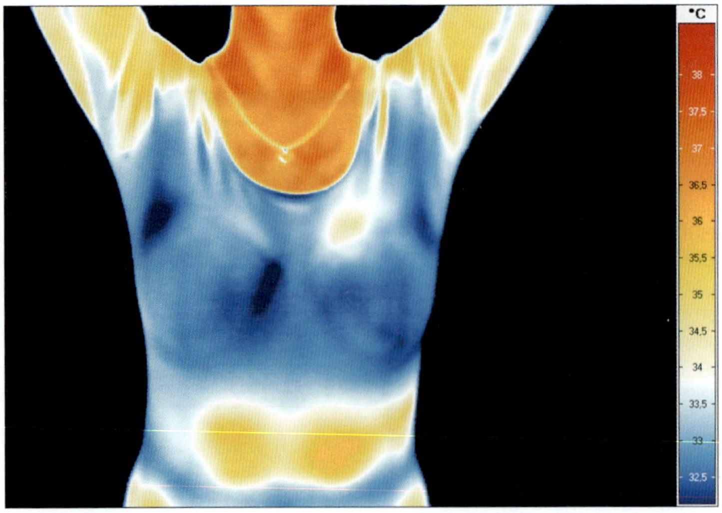

Abb. 1571: Untersuchung zur Luftdurchlässigkeit dünner Sommerbekleidung

In der medizinischen Textilindustrie gibt es dagegen eine ganz andere Aufgabe, um neue (auf Thermografie beruhende) Möglichkeiten der kontinuierlichen Patientenversorgung im Krankenhaus - beispielsweise auf einer Intensivstation - ausnutzen zu können. Hier ist die Frage, welche Art von Decke verwendet werden kann, die eine Beobachtung und Analyse der Bewegungen des Patienten erlaubt, ohne seine Persönlichkeitsrechte zu verletzen. Ziel ist es also nicht, die wahre Temperatur aller Körperteile zu messen, sondern nur die aus ärztlicher Sicht wertvolle Bewegungserkennung bei einem mit einer Decke abgedeckten Patienten möglich zu machen. Mit anderen Worten, der Patient sollte optisch vor den weiteren Patienten auf der Station (oder im Behandlungsraum) nicht „nackt" sein, dennoch aber die kontinuierliche thermografische Beobachtung seiner Bewegungen möglich werden.

Hierbei ist sofort klar, dass eine zu dicke textile Abdeckung das Erfassen von Körperwärmestrahlung sofort verhindern würde, zu dünne Materialien aber durchscheinend sein könnten oder die (zum Wohlbefinden des Patienten bzw. für die natürliche Wärmeregulierung des menschlichen Körpers notwendige) minimale Wärmedämmung und auch die gewünschte Undurchsichtigkeit nicht mehr absichern würden. (Die Lösung liegt also irgendwo „dazwischen".)

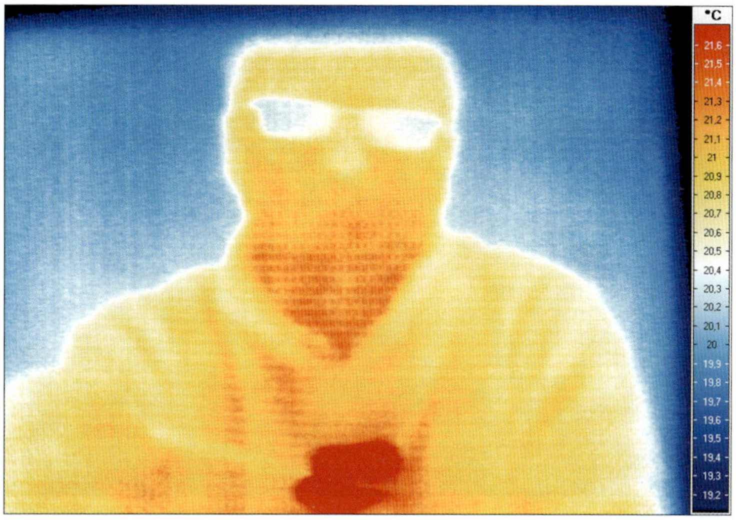

Abb. 1572: Wärmedurchstrahlung und Wärmeleitung an Kontaktstellen bei grobem Gewebe

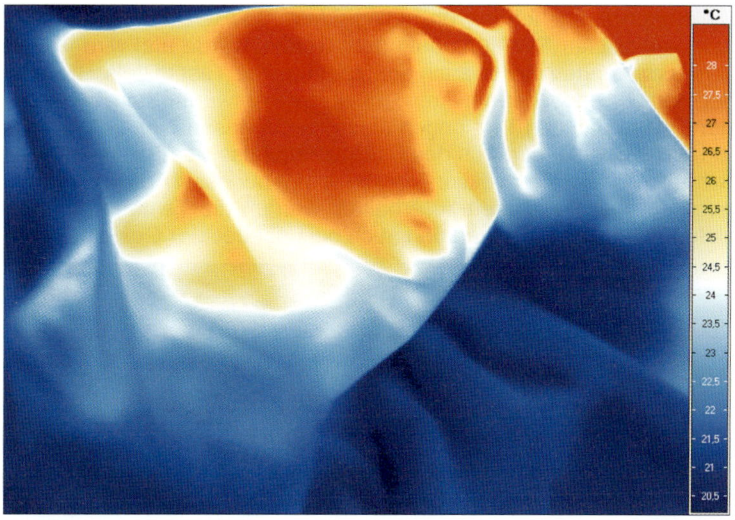

Abb. 1573: Wärmedurchstrahlung und Wärmeleitung an Kontaktstellen bei feinem Gewebe

An dieser Stelle macht es auch Sinn, alle Flugpassagiere zu beruhigen, dass es keine Wellenlänge in der Thermografie gibt, die jemanden vor den freundlichen Beamten der Durchlasskontrolle als Nacktfoto erscheinen lassen würden. Dies ist auf Grund der typischerweise mehrschichtigen textilen Körperumhüllung, derer begrenzter Wärmeleitfähigkeit und noch stärker limitierten Wärmestrahlungsdurchlässigkeit sicher. Das beste Ergebnis dürfte in seiner Detailliertheit nicht mehr Details „verraten", als wenn jemand mit eng anliegender Kleidung ein Wasserbad genossen hätte. Anders sieht das natürlich bei aktiven Bestrahlungen (z.B. Röntgenverfahren) aus. Das ist aber allgemein nicht Teil der Personenkontrolle, sondern der „Durchleuchtung" der Gepäckstücke.

5.12.2. Elektronische Produktentwicklung

Da im Kapitel 5.8. „Thermografieanwendungen in der Elektronikindustrie“ die Anwendung der Thermografie bei elektronischen Produkten sehr tiefgreifend und detailliert behandelt wurde, sollen hier nur zwei Messungen aus der Vielzahl der Anwendungen in dieser Branche hervorgehoben werden. Zum einen soll hier an die Rolle der Thermografie bei der Entwicklung von Leistungshalbleitern erinnert werden, bei der die Wichtigkeit von berührungslosen Temperaturmessungen kaum lange zu erklären ist. Hauptproblem moderner Leistungselektroniken ist die extrem hohe Leistungsdichte, die zu eng begrenzten lokalen Überhitzungen führen kann.

Berührende Temperaturmessverfahren können zur Kontrolle der thermischen Zustände von Leistungselektronik-Bauteilen in der Regel weder aufgrund ihres Einflusses auf das Messobjekt, noch wegen ihrer Trägheit und Wärmekapazität verwendet werden. Auch wenn die Thermografie schon prinzipiell wesentlich schneller ist, gibt es Leistungselektroniken, deren hohe Arbeitsfrequenz mit gleich frequentierten Erwärmungen einhergeht, so dass u.U. sogar Photonendetektor-Systeme mit Bildfrequenzen von über 500 Hz notwendig sind, um den zeitlichen Verlauf der Temperaturänderungen korrekt aufzuzeichnen.

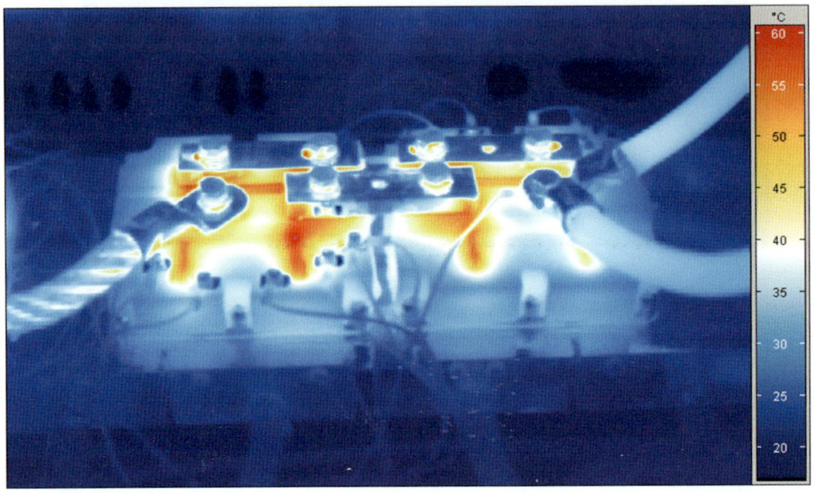

Abb. 1574: Entwicklung von leistungselektronischen Bauelementen
(mit freundlicher Unterstützung der InfraTec GmbH, www.InfraTec.de [A510])

Über die von Mobiltelefonen ausgehenden physiologischen, sowie direkten und indirekten thermischen Auswirkungen elektromagnetischer Strahlung auf unser Gehirn, wurde und wird viel diskutiert. Zum Nachweis der thermischen Auswirkungen diente auch der hier folgende Test mittels Thermografie, wobei nur die Wärmeeffekte auf der Haut zu beobachten waren. Es wurden Antworten darauf gesucht, ob die Temperaturen der Haut mit der Erwärmung des Telefongehäuses, der abgesandten elektromagnetischen Strahlung oder aber mit der Abdeckung der Haut durch das Mobiltelefon (also der Einschränkung der Wärmeabgabe der Haut durch Abstrahlung bzw. Konvektion an die Umgebungsluft) im Zusammenhang stehen. Um wissenschaftlich genau auswertbare Daten zu erhalten, wurden die Tests in einem streng klimatisierten Raum mit realen Telefonen, Placebo-Geräten und auch bei unbedeckter Gesichtsfläche durchgeführt.

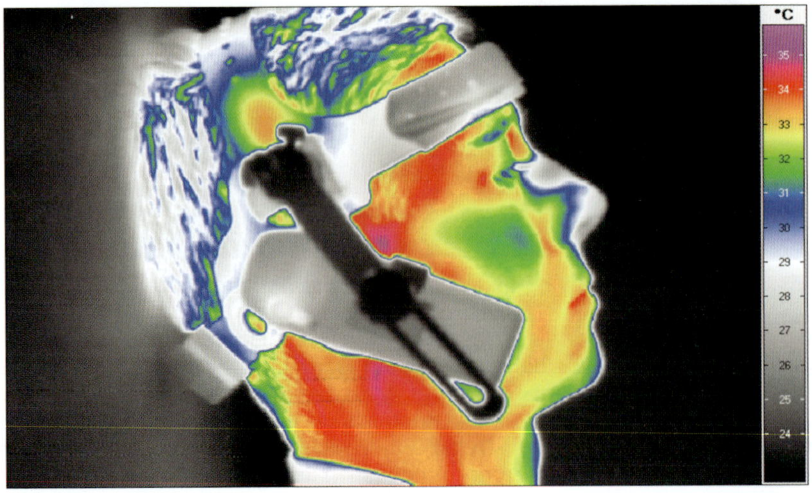

Abb. 1575: Untersuchung direkter und indirekter Wärmewirkungen bei Mobiltelefonnutzung

Um die innerhalb einer Steckverbindung auftretenden Erwärmungen feststellen zu können, ist - insbesondere bei kleinen Steckerbauformen - die Anwendbarkeit von berührenden Messmethoden mit Sicherheit auszuschließen. Auch mit der Thermografie steht man vor einem großen Problem: die sich erwärmenden Kontakte und Anschlussleitungen liegen hinter der Ummantelung (Gehäuse) des Steckers, sind also einer direkten Draufsicht (wie für die Thermografie notwendig) entzogen. Für die Beobachtung von Erwärmungen ohne zusätzliche mechanische Belastung ist es durchaus ausreichend, einen Teil des Steckergehäuses zu entfernen und durch eine - wenige Mikrometer dünne - luftdicht angebrachte Kunststofffolie zu ersetzen. Den Effekt der Abdichtung zeigen die folgenden Abbildungen.

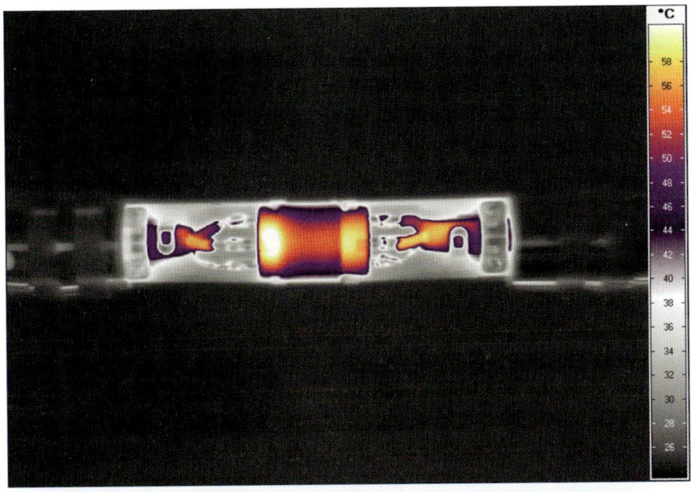

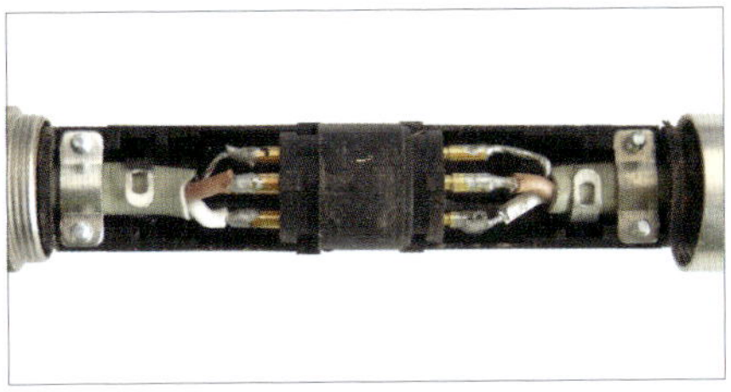

Abb. 1576: vollständig geöffneter Stecker

Steckergehäuse vollständig geöffnet (demontiert), höchste Temperatur (nach 10 Minuten bei 300% der Nennstrombelastung): 59,8°C

Abb. 1577: Temperaturen bei vollständig geöffnetem Steckergehäuse

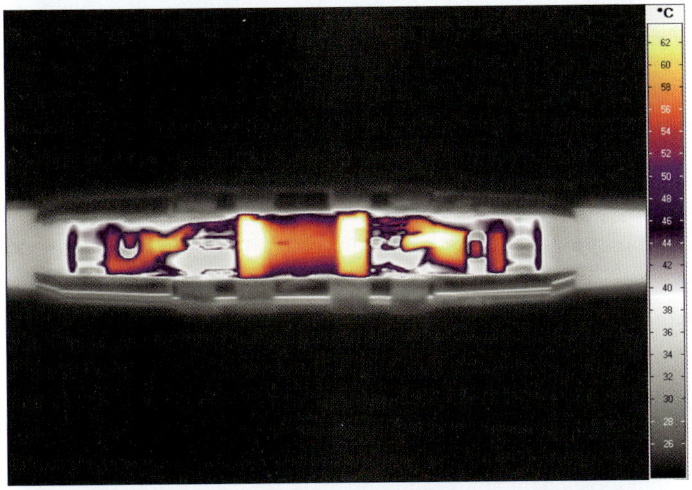

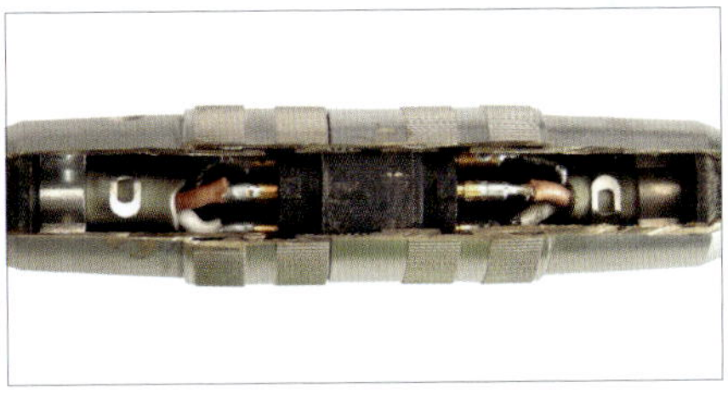

Abb. 1578: aufgeschlitztes Steckergehäuse

Steckergehäuse durch Aufschlitzen geöffnet, höchste Temperatur (nach 10 Minuten bei 300% der Nennstrombelastung): 63,4°C

Abb. 1579: Temperaturen bei längsseitig aufgeschlitztem Steckergehäuse

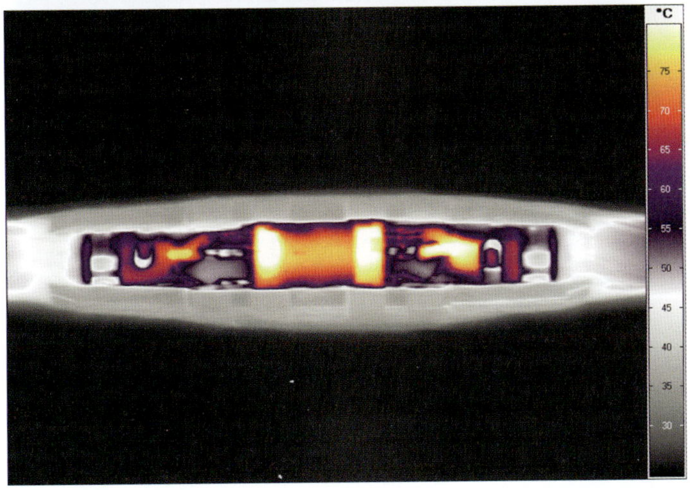

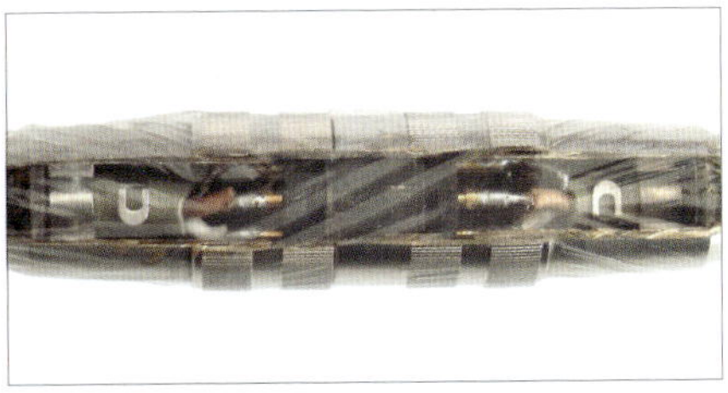

Abb. 1580: Gehäuse mit Folienabdichtung

Steckergehäuse mit Beobachtungsschlitz und Folienabdeckung, höchste Temperatur (nach 10 Minuten bei 300% der Nennstrombelastung): 80,2°C

Abb.1581: Temperaturen bei aufgeschlitztem Gehäuse mit Folienabdichtung

Hinweis: Die Temperaturen auf der Abb. 1581 sind unter Berücksichtigung (Korrektur) der Strahlungsverluste durch die abdeckende dünne Folie (τ = 97%) in der Übertragungsstrecke bestimmt worden.

Soll aber der Stecker jedoch gleichzeitig auf seine mechanische Beständigkeit (z.B. durch einen Shaker oder Schwingungsanreger) geprüft werden, ist eine teilweise Demontage des Gehäuses oder ein Ausschneiden von Teilflächen desselben eher nicht anwendbar. Abhilfe könnten kleine Bohrungen im Steckergehäuse schaffen, durch die hindurch die Kontakte beobachtet werden könnten. Jedoch hat auch diese Methode gewisse Nachteile: Zum Einen begrenzt sich die Kontaktbeobachtung jeweils auf den Durchmesser (und die Richtung) der jeweiligen Bohrung, was bei Steckern mit kleinsten Bauformen schnell zu Problemen mit der geometrischen Auflösung führt.

Zum Anderen führt das Vorhandensein der Beobachtungsbohrungen (ab einer bestimmten Größe derselben) auch wieder zu einer ungewollten (wenn auch geringen) Durchlüftung des Steckers. Dies kann die auftretenden Temperaturen gegenüber dem geschlossenen Zustand durchaus beeinflussen (siehe Messergebnisse zum aufgeschlitzten Stecker). Höchstwahrscheinlich würden in einem solchen Falle die gemessenen Werte zwar nur geringfügig unter den Temperaturen liegen, welche unter gleicher Strombelastung in einem Stecker ohne Bohrungen auftreten könnten, dennoch kann gerade das die Auswertbarkeit der Messungen in Frage stellen.

Einen Ausweg aus diesem Dilemma bietet eventuell die Herstellung eines für Infrarotstrahlung durchlässigen Steckergehäuses. Da bei vielen koaxialen Steckern das Hauptteil des Gehäuses ein rotationssymmetrischer Hohlzylinder ist, ist dies eine technisch durchaus abzuwägende Lösung. Es muss allerdings das Material für diese „Hülse" korrekt ausgewählt werden, was anhand der Hinweise des Kapitels 3.2.8.1. „Linsenmaterialien für thermografische Objektive" möglich ist. Statt mechanischer und chemischer Beständigkeit werden hierbei sicher die Parameter „leichte Bearbeitbarkeit" und „geringe Materialkosten" einen gewissen Vorrang genießen.

5.12.3. Entwicklung medizinischer Spezialprodukte

Mittels Infrarotkamera kann schnell und ohne Beeinflussung des Messobjektes die Funktion, Wirkungsweise und Zuverlässigkeit verschiedenster medizinischer Spezialprodukte - beispielsweise von Implantaten - schon im Entwicklungsstadium nachgewiesen werden. Selbstverständlich können Temperaturen von derartigen Produkten nur außerhalb des Körpers gemessen werden, da wegen der praktisch fast idealen Emissionsfähigkeit der Haut keine auswertbare Transmission von Infrarot-Strahlung aus dem Körperinneren auftritt. Die entsprechenden Messungen sind also nur unter gut durchdachten Laborbedingungen (und bei Vergleich mit entsprechenden Modellsimulationen) außerhalb biologischer Systeme durchführbar.

Folgendes Beispiel ist die Messung der Temperaturen eines durch Induktion erwärmten Stents, wie diese in den Halsschlagadern oder den Arterien eingesetzt werden. Obwohl diese Messung an der Luft nicht durch störende Einflüsse wegen Transmissionsminderung der Übertragungsstrecke beeinträchtigt wurde, stellt sich ein Stent selbst als schwer messbares Objekt dar: zum Einen besteht ein solches aus nur sehr filigranem Draht (oder Gaze), zum anderen geht es bei einem Stent mit unbehandelten Oberflächen um blankes Metall. Kein Wunder also, das trotz der durch Induktion kreissymmetrisch zu erwartenden Erwärmung erhöhte Temperaturen nur an den „Rändern" zu sehen sind: hier addieren sich einerseits die Strahlung der an der Grenze der geometrischen Auflösung des verwendeten Messsystems nahe kommenden, hintereinander liegenden Objektebenen auf. Anderseits liegt aber auch genau hier (an den „Rändern") der bei Metallen im spitzen Betrachtungswinkel auftretende höchste Emissionsgrad vor.

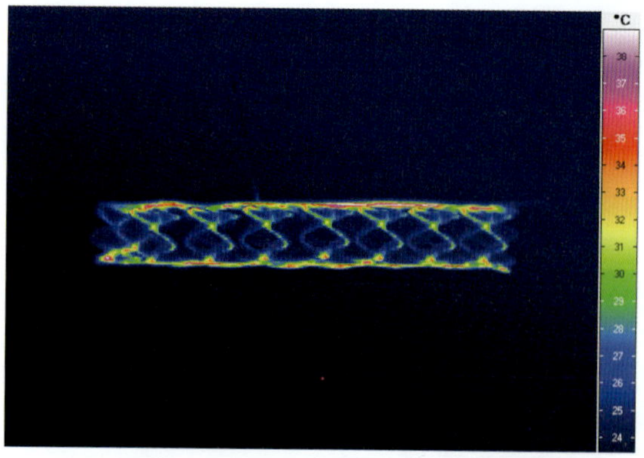

Abb. 1582: Induktionserwärmtes Implantat (an zwei Zwirnsfäden aufgehängt)

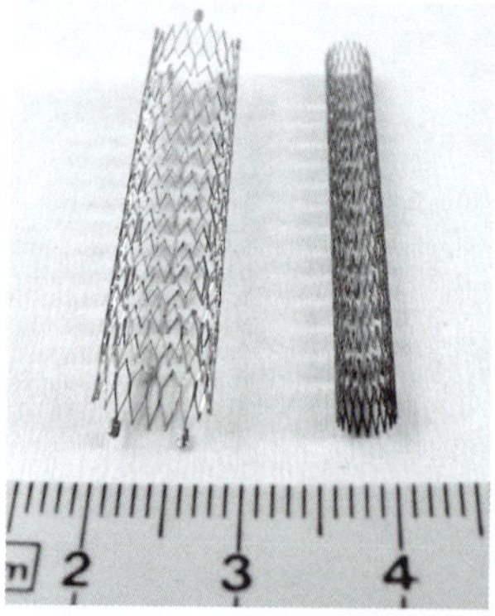

Abb. 1583: Zwei Stents von schräg vorne mit Zentimetermaß (von Frank C. Müller auf Wikipedia, lizenziert unter Creative Commons Attribution-Share Alike 2.5 Generic [A511])

5.12.4. Entwicklung von Produkten für extreme Umgebungen

Die Förderung von Kohlenwasserstoffen - sprich Erdöl und Erdgas - geschieht oftmals unter extremen Umweltbedingungen. Hier sind unter anderem die geographisch begründeten Klimabedingungen zu erwähnen - die extreme Hitze in den arabischen, asiatischen oder amerikanischen Fördergebieten, oder eben die grausame Kälte in den Fördergebieten Alaskas oder Sibiriens. Während erstere Schwierigkeiten für den Brand- und Explosionsschutz bedeuten, fordern die letzteren Gebiete dagegen spezielle technische Lösungen für die Maschinenausrüstungen bezüglich derer Kältebeständigkeit. Es ist dabei auch sicherzustellen, dass selbst das geförderte Öl flüssig und mit Pumpen transportierbar bleibt, was bei -40°C bis -55°C gar keine so einfache Frage ist. Flexible Gummischläuche müssen dazu zusätzlich mit einer elektrischen Heizung ausgestattet sein.

Um die Heizeffizienz solcher Schlauchleitungen in gut -35 °C kalten Kühlhäusern experimentell nachweisen zu können, sind thermografische Systeme mit Kalibrationsbereichen ab -40 °C notwendig, was professionelle Mikrobolometer-Wärmebildkameras durchaus können. Allerdings beginnt der Arbeitstemperaturbereich der meisten thermografischen Systeme nur bei -20 °C, was bedeutet, das der spezifizierte Umgebungstemperaturbereich der Thermokamera während der Messung durch die genannte Messumgebung nicht eingehalten wird. Eine mögliche Lösung ist es, die Thermokamera während der Messung (auch über viele Stunden) in ein dickes Handtuch zu wickeln, was eine gute Wärmedämmung bewirkt. Die durch die kamerainterne Elektronik während des Betriebes erzeugte Wärmemenge reicht bei einer solchen Wärmeisolierung aus, um die Betriebstemperatur der Thermokamera abzusichern.

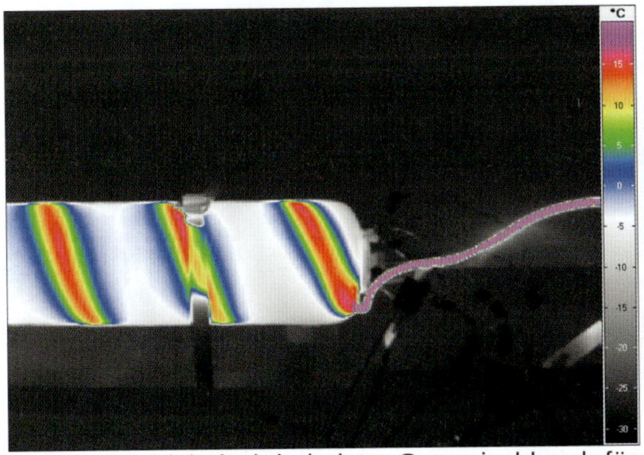

Abb. 1584: elektrisch beheizter Gummischlauch für die Erdölförderung in Sibirien

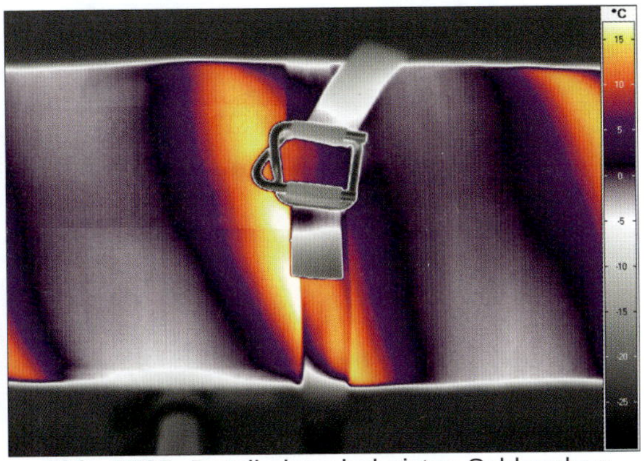

Abb. 1585: Detail eines beheizten Schlauches (Gewebetextur und aufvulkanisiertes Typenschild)

Allerdings ist es wichtig, auch an das Ende der Messung zu denken. Noch dazu rechtzeitig! Da sich im Inneren der Kühlkammer auch die Thermokamera stark abkühlt, liegt derer Temperatur nach dem Verlassend der Kühlkammer ins Freie mit Sicherheit unter dem Taupunkt. Es muss also damit gerechnet werden, dass sich bis zur Erwärmung auf die Umgebungstemperatur der Wasserdampf der Umgebungsluft auf und in der Thermokamera niederschlägt (was durch Feuchte auf der Elektronik sogar zu irreparablen Schäden an der Thermokamera führen könnte). Um dieses Problem zu vermeiden, empfiehlt es sich, die Kamera schon vor Verlassen der Kühlkammer in eine luftdichte Plastiktüte zu verpacken. Während sich die Thermokamera an der Umgebungsluft erwärmt, kommt sie nur mir der Luft in Kontakt, die sich in der Tüte befindet. Deren relative Luftfeuchtigkeit sinkt durch die Erwärmung ebenfalls, eine Kondenswasserbildung ist also innerhalb der Tüte (und damit auf der Kamera) vollkommen ausgeschlossen. Bleibt die Thermokamera während dessen eingeschaltet, geht der Erwärmungsprozess sogar noch schneller von statten.

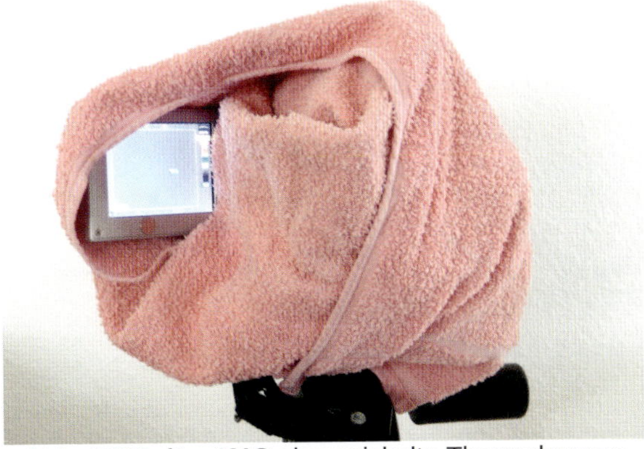

Abb. 1586: für -40°C eingewickelte Thermokamera

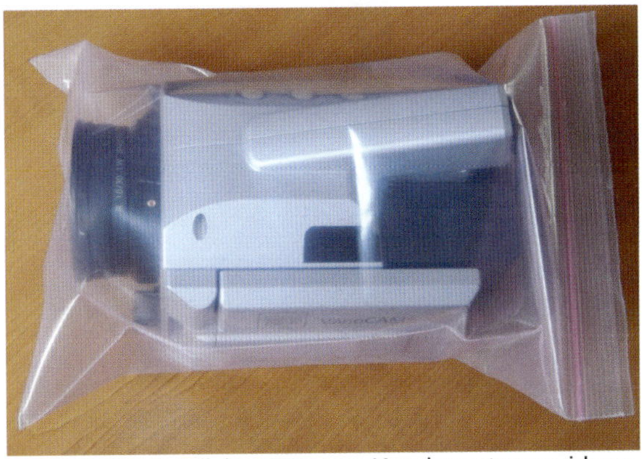

Abb. 1587: luftdichte Tüte zur Kondensatvermeidung

5.12.5. Entwicklung und Prüfung von Bremsen und Kupplungen

Unbestreitbar sind die Bremsscheiben neben den Fahrzeugkomponenten Motor, Abgassystem und Katalysator die den stärksten thermischen Belastungen ausgesetzten Teile bei Straßen- und Schienenfahrzeugen. Die Wärmeeinflüsse beeinflussen den Verschleiß und die Materialstruktur der Bremsscheibe. Eventuell ungleichmäßigen Temperaturen können durch Bremsflattern, Resonanzen, durch Falschfunktion des ABS-Systems oder durch Materialinhomogenitäten der Bremsscheibe verursacht werden. Für den Nachweis all dieser Effekte gibt es individuelle Testeinrichtungen (Prüfstände), mit Wärmebildkamera ausgestattete Fahrzeuge und in die Herstellungsprozesse integrierte Qualitätskontrollverfahren.

Jede dieser technischen Lösungen hat mit dem Problem des niedrigen - sehr oft nicht einmal gleichmäßigen - Emissionsgrades der glänzenden Bremsscheibenflächen zu kämpfen, was durch die Verwendung von Auswerteverfahren der aktiven Thermografie in gewissem Maße verringert werden kann. Ein anderes, allgemein zu lösendes Problem ist, dass es sich um schnell rotierende Fahrzeugteile handelt. Die Daten können daher entweder nur von einer Photonendetektor-Wärmebildkamera oder entsprechend schnellen Zeilenscanner-Thermokamera erfasst werden, die per Software die Daten als Kreisscheiben projiziert. Bei Messung mit Mikrobolometer-Wärmebildkameras müsste die Bremsscheibe mit Hilfe einer externen Abbremsung plötzlich zum Stillstand gebracht werden, damit die Aufnahme der durch die Wärmekapazität noch vorhandenen Temperaturen erfolgen kann.

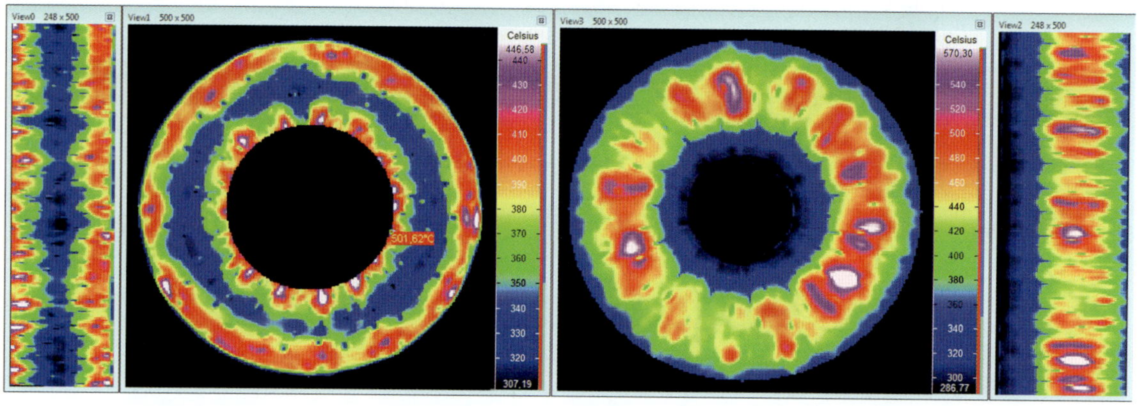

Abb. 1588: formrichtige Darstellung der Temperaturverteilung einer Doppelbremsscheibe (mit freundlicher Unterstützung der InfraTec GmbH, www.InfraTec.de [A512])

Um sicherzustellen, dass die Erwärmung beider Seiten der Bremsscheibe oder beider Scheiben einer Doppelbremsscheibe (Zwillings-Bremsscheibe) gleichzeitig erfasst werden, ist es am besten, einen Spiegel zu verwenden, wie auf dem nächsten Wärmebild dargestellt. Außer der Gleichzeitigkeit der Temperaturerfassung gibt es noch einen weiteren Vorteil: es ist zur Messung beider Seiten nur eine einzige Wärmebildkamera notwendig.

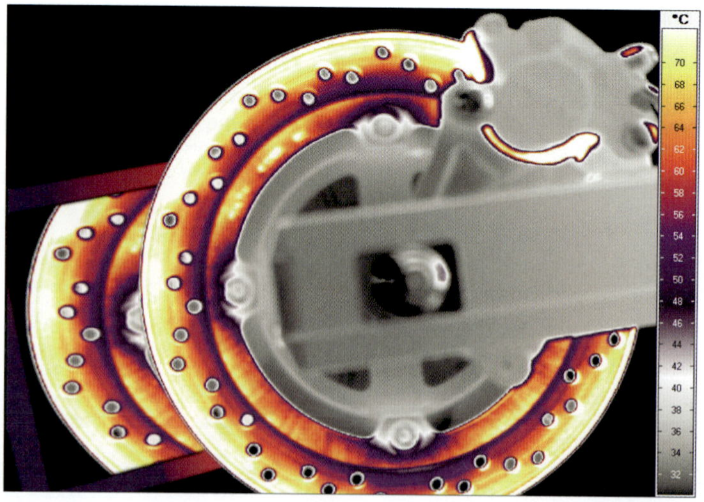

Abb. 1589: Temperaturerfassung an Bremsscheiben unter Anwendung eines Spiegels

Hinweis: Der Messfehler, der aufgrund der nicht idealen Reflexion des Spiegels als Bestandteil der Übertragungsstrecke verursacht wird, ist gegenüber der durch die minimale Emission der zu messenden (metallisch blanken) Objektoberflächen verursachten Messunsicherheit völlig vernachlässigbar.

5.12.6. Thermografische Prüfung von aktiven Kfz-Sicherheitssystemen

Kontrolle und Optimierung von ABS-Bremssystemen

Eines der wichtigsten aktiven Sicherheitselemente von modernen Fahrzeugen ist das auf das Bremssystem wirkende Antiblockiersystem - kurz ABS. Die Optimierung und Kontrolle dessen Funktion ist ein wichtiges Thema innerhalb der Entwicklungstätigkeiten im Transportwesen. Die Thermografie kann - natürlich nur mit einer ausreichend schnellen Wärmebildkamera - die Wärmeeffekte beim Bremsen erkennen, mit denen die Funktionsweise des ABS-Systems analysiert (und weiterentwickelt) werden kann.

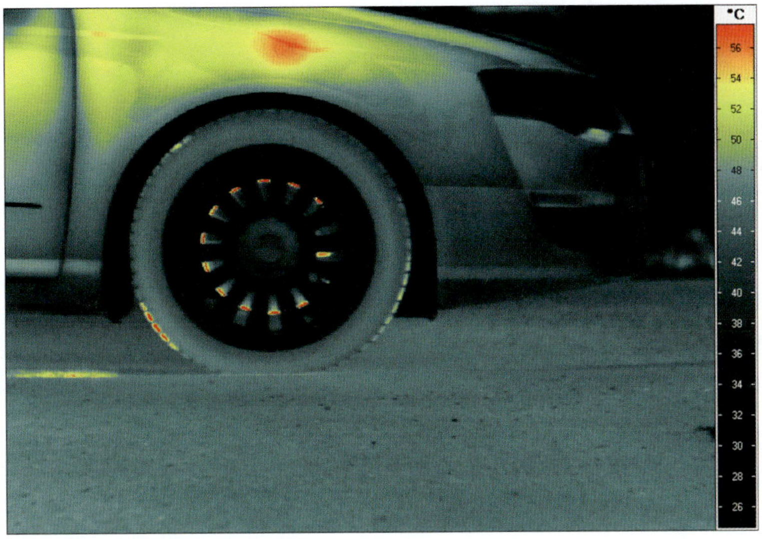

Abb. 1590: auf den Eingriff des ABS-Systems hinweisende Wärmeeffekte bei einer Vollbremsung

Überprüfung von Airbags (Luftkissen zum Insassenschutz)

Ein weiteres wichtiges aktives Element des Insassenschutzes ist das Airbag-System. Es ist wichtig, dass sich die Luftkissen in nur 8 bis 30 ms schnell bis zum vollen Volumen füllen. Die technische Ausführung der meisten Typen ist pyrotechnischer Natur, was natürlich auch thermische „Nebenwirkungen" hat. Die resultierende Wärmeentwicklung auf der Kissenoberfläche darf jedoch keine höheren Temperaturen, haben, als das die menschliche Haut ohne Verletzung (Verbrennung) überstehen kann. Es ist selbstverständlich unmöglich, diese Temperaturen mit berührenden Technologien (Tastfühlern) oder in das Gewebe integrierten Messfühlern zu erfassen, da deren Zeitkonstante in allen Fällen weit die Zeitdauer das zu messenden Prozesses überschreitet. Abhilfe schafft die Thermographie, welche wegen des hohen Emissionsgrades der Airbag-Gewebeoberfläche aus Sicht der Messbarkeit des Messobjektes gute Voraussetzungen erhält. Allerdings ist selbst für die Thermografie die Dynamik des Airbag-Aufblähens - also einerseits die Gesamtzeit des Vorganges, andererseits aber auch die Bewegungsgeschwindigkeiten der zu messenden Flächen eine Herausforderung. Diese Temperaturänderungen und Bewegungen können nur durch ausgesprochen schnelle Photonendetektorsysteme erfasst werden.

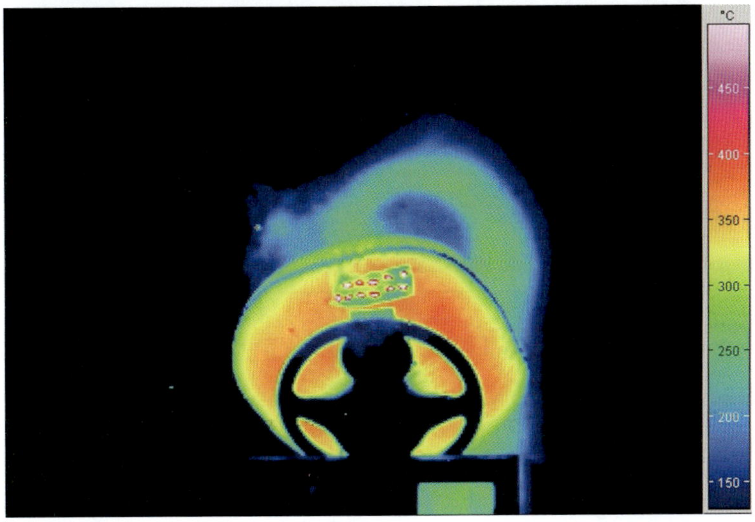

Abb. 1591: Erwärmung eines Airbags (Aufnahme mit schneller Photonendetektor-Thermokamera)
(mit freundlicher Unterstützung der InfraTec GmbH, www.InfraTec.de [A513])

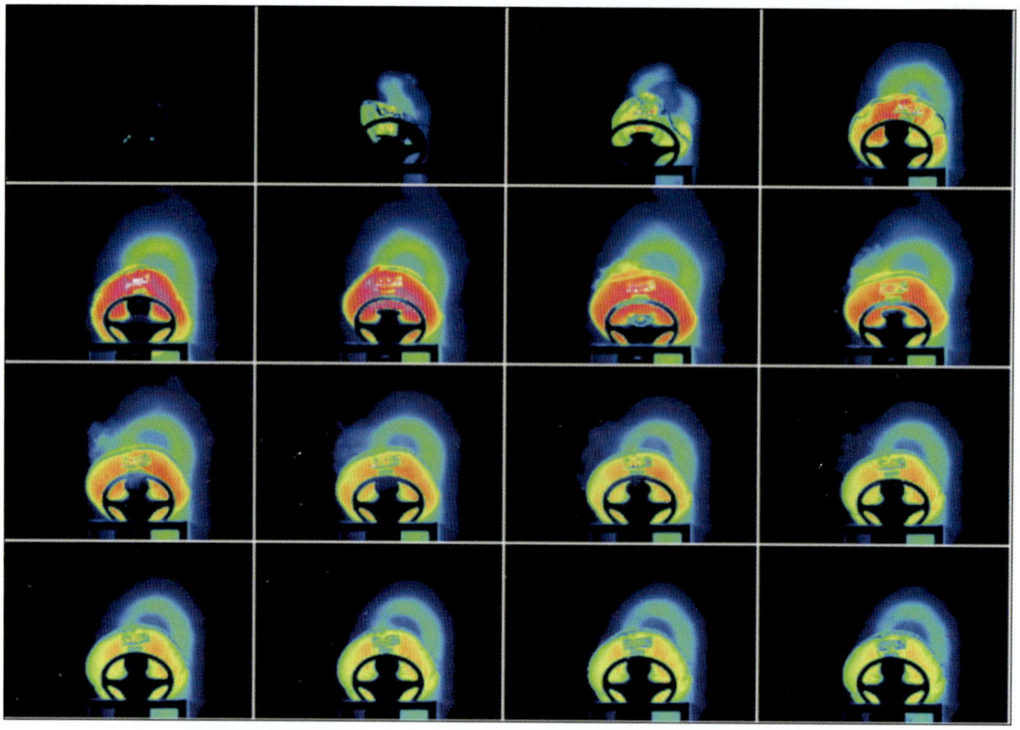

Abb. 1592: Erwärmung eines Airbags - Prozess dargestellt als Galerie
(Aufnahme mit schneller Photonendetektor-Thermokamera)
(mit freundlicher Unterstützung der InfraTec GmbH, www.InfraTec.de [A514])

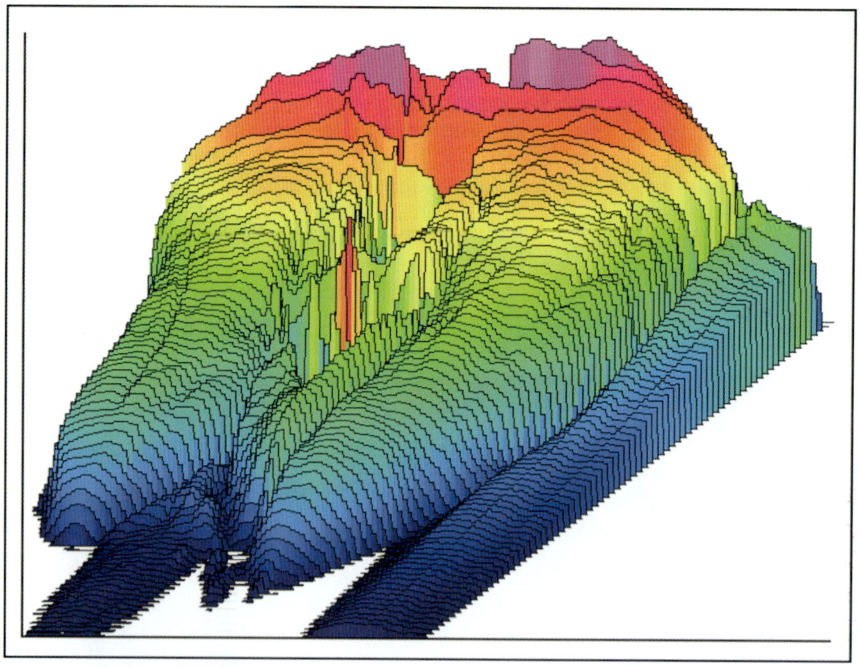

Abb. 1593: Erwärmung eines Airbags - 3D-Darstellung eines Temperaturprofiles über die Zeit
(mit freundlicher Unterstützung der InfraTec GmbH, www.InfraTec.de [A515])

Zur Erstellung derartigen Aufnahmen des Zünd- und Aufblasvorganges von Airbags sind Photonendetektor-Kameras mit Integrationszeiten kürzer als 1 ms (eher sogar nur 0,5 ms) notwendig. Um die Temperaturen der ausströmenden Gase feststellen zu können, sind Thermokameras im mittelwelligen Infrarotbereich (und entsprechende Filter) notwendig. Bei Verwendung von langwelligen thermografischen Systemen kann dagegen die Oberflächentemperatur der Kissengewebe ohne bedeutende Influenz durch die entstehenden heißen Gase beobachtet werden.

5.12.7. Überwachung / Optimierung von Sonderbearbeitungstechnologien

Thermische Auswirkungen bei Bohr- und Fräsbearbeitungen

In der Automobilindustrie, und noch mehr in der Luft- und Raumfahrtindustrie, werden glas- und kohlenstofffaserverstärkte Kunststoffe oft auch für extrem hoch belastete, kritische Konstruktionsteile verwendet. Es ist dabei dringend erforderlich, dass auch die - beispielsweise mittels Bohren oder Fräsen - bearbeiteten Oberflächen und Passungen unveränderte Materialeigenschaften behalten. Weder thermische Verformung, „Verbrennung" noch Delamination dürfen während und als Folge der Bearbeitung auftreten. Thermografie hat sich zur thermischen Kontrolle solcher Prozesse bewährt. Da nichtmetallische Oberflächen gemessen werden, gibt es hierbei auch keine Probleme mit dem Emissionsgrad des Messobjektes. Es ist lediglich sicherzustellen, dass das Werkzeug selbst nicht die Sicht auf das Werkstück verdeckt und die entstehenden Staubpartikel bzw. Späne das Kameraobjektiv nicht verschmutzen.

Beim Beobachten der Bearbeitung von metallischen Werkstoffen erfordern die bei der Metallbearbeitung typischen blanken, metallisch glänzenden Oberflächen aufgrund ihrer geringen Emissionsgrade eine Korrektur der auftretenden Reflexionen. Dies ist aber äußerst schwierig, die sich die Geometrie während der Bearbeitung ständig ändert und die Umgebung (Maschine und Werkzeug) keinesfalls als homogen betrachtet werden kann. Im Allgemeinen ist es also fast unmöglich, die durch den Bearbeitungsprozess hervorgerufenen tatsächlichen Temperaturen an der bearbeiteten Oberfläche zu bestimmen.

Bei flüssigkeitsgekühlten Bearbeitungen kann die Werkstücktemperatur zudem aufgrund der fehlenden Infrarot-Transmission der meisten Flüssigkeiten überhaupt nicht gemessen werden. (Es würde lediglich die Oberflächentemperatur des jeweiligen Kühlmittels erfasst werden.) Durch tief gekühlte Gase können flüssigkeitsgekühlte Prozesse zur thermografischen Erfassungen der Werkstücktemperaturen für Forschungsaufgaben mit gewissen Kompromissen modelliert werden, da diese (je nach Gas) für die Wärmestrahlung innerhalb der atmosphärischen Fenster meist transparent sind.

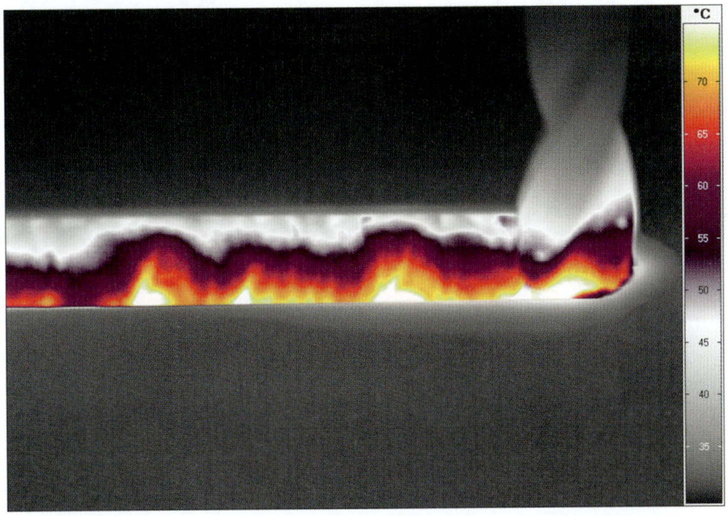

Abb. 1594: Temperaturverteilung bei Kunststoff-Fräsvorgängen

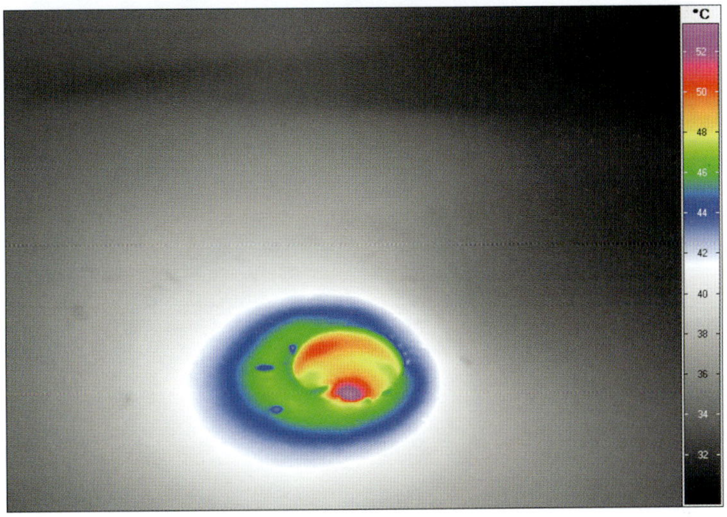

Abb. 1595: Materialerwärmung um eine Bohrung

Optimierung von Spanwerkzeugen

Besonders bei den hochmodernen Schneid-, Fräs- und Bohrtechnologien mit hohen Drehzahlen (mit bis zu 30 Tausend Umdrehungen je Minute) können transiente Temperaturänderungen mit extrem hohen Temperaturspitzen an den Werkzeugschneiden auftreten. Nur mit einem ausreichend schnellen thermografischen Systemen können solche Erwärmungen beobachtet werden, was die Untersuchung der Zusammenhänge zwischen den technologischen Parametern (Vorschub, Drehzahl, Kühlung) und dem Werkzeugzustand bzw. der Werkzeugbelastung möglich macht. Aufgrund der geringen Emission der glänzenden Werkzeugschneiden ist allerdings die Genauigkeit der Temperaturbestimmung sehr begrenzt. Auch können keine Kühlmittel verwendet werden - siehe hierzu die Ausführungen des Vorabschnittes.

Bei hohen Drehzahlen können die Messungen nur mit Wärmebildkameras mit entsprechend hoher Bildwiederholfrequenz durchgeführt werden. Praktisch schon ab 100 U/min können Mikrobolometer aufgrund ihrer Integrationszeit (> 7 ms) nicht mehr verwendet werden. Auch das Anhalten der Spindel würde zu lange dauern, um die Temperatur der Werkzeugschneiden noch vor deren Abkühlung zu erfassen.

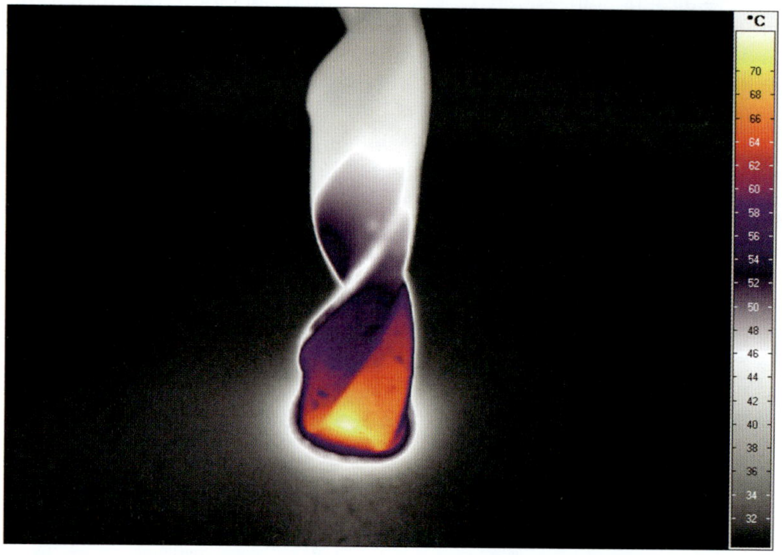

Abb. 1596: Erwärmung eines Spiralbohrers

Kryogene Zerspanung

Wie ist die zerspanende Präzisionsbearbeitung einer weichen, flexiblen Kontaktlinse möglich? Durch eine Abkühlung auf eine sehr niedrige Temperatur, so dass sie hart wird, und damit zerspanend bearbeitet werden kann. Während der Bearbeitung ist allerdings für die fortlaufende ausreichende Kühlung zu sorgen, was mittels Thermografie kontrolliert werden kann. Im vorliegenden Beispiel ist das Messobjekt dank seiner Kunststoffoberfläche gut messbar, da die ohnehin bei tiefen Temperaturen nur geringen Strahlungsmengen nicht noch durch einen geringen Emissionsgrad weiter reduziert werden.

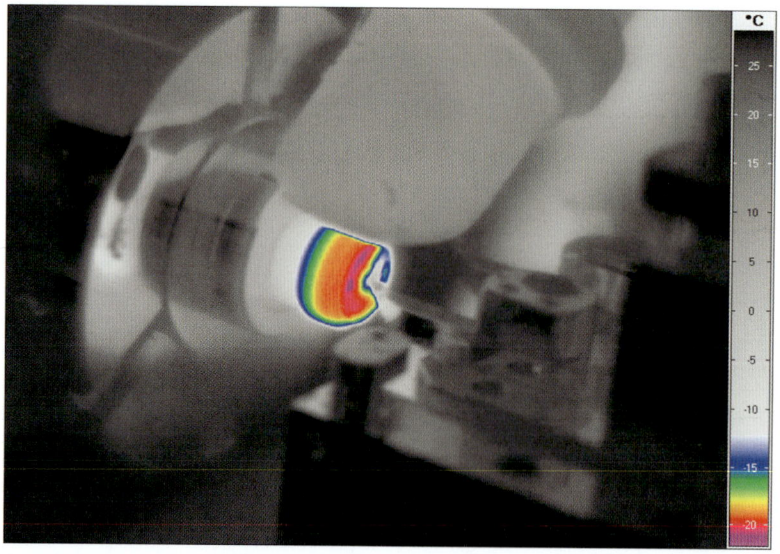

Abb. 1597: kryogene Zerspanung (Darstellung mit inverser Temperaturskala)

5.12.8. Biologische und medizinische Anwendungen der Thermografie

Ein weiterer Beweis für die Vielseitigkeit der Thermografie ist die Vielzahl von biologischen und medizinischen Anwendungen. Sowohl Pflanzen als auch Tiere werden thermografischen Beobachtungen unterzogen, welche eine Ergänzung anderer Methoden darstellen oder sogar eine völlig eigenständige Rolle spielen können. Leider entbehren jedoch viele der mittels Thermografie - insbesondere im „medizinischen" Alltag - erreichten Ergebnisse der notwendigen grundlegenden physikalischen und messtechnischen Kenntnisse der Thermografie. Daher sind die in den Medien oftmals hoch angepriesenen Erfolge eher scheinbarer Natur und deren Interpretationen in vielen Fällen völlig irreführend oder zumindest nicht mehr als wage Spekulationen. Dazu gehören insbesondere die meisten der „sensationellen" Publikationen zur thermografischen Diagnostik der inneren Organe des menschlichen Körpers.

Das reichhaltige Anwendungsspektrum umfasst alleine aus der Sicht der Fauna die Physiologie von Pflanzen, deren „Stress-"Reaktion auf Hitzeschock, Wassermangel oder Klimawandel, Methoden zur Feststellung der Bodenqualität und -kultivierung, sowie die Beobachtung der qualitativen Veränderungen bei Obst und Gemüse während derer Lagerung. Die größte Schwierigkeit all dieser Anwendung besteht darin, dass extrem kleine Temperaturdifferenzen zu erfassen sind und die Messbedingungen starken Einfluss auf das Messergebnis haben können. Daher sind viele Forschungen an Pflanzen unter freiem Himmel möglicherweise nicht korrekt, da die Messungen meist in praller Sonne durchgeführt wurden, anstatt hierzu eine kurzzeitige Abschattung zu verwenden. Die Sonnenreflektion ist selbst bei einem Pflanzenblatt mit 95% Emission eine Größenordnung höher als die Emission des Blattes anhand seiner eigenen Temperatur.

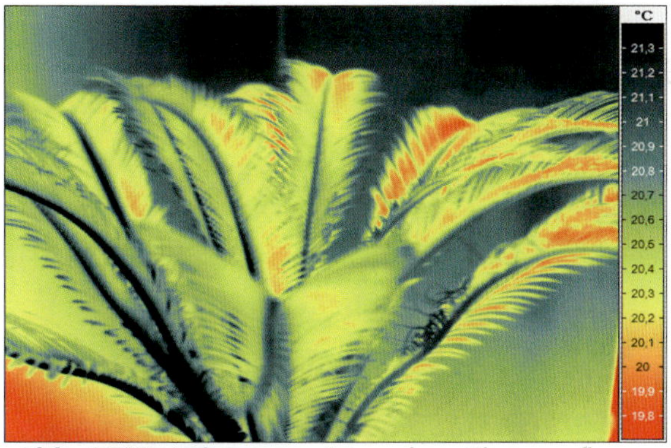

Abb. 1598: Lebensvorgänge einer Zimmerpflanze

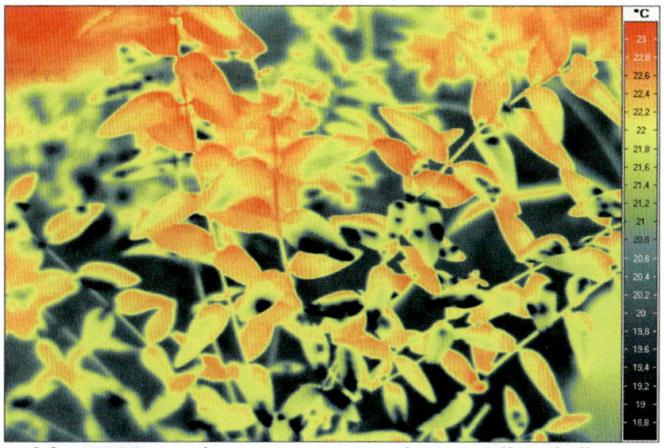

Abb. 1599: Lebensvorgänge einer Freilandpflanze

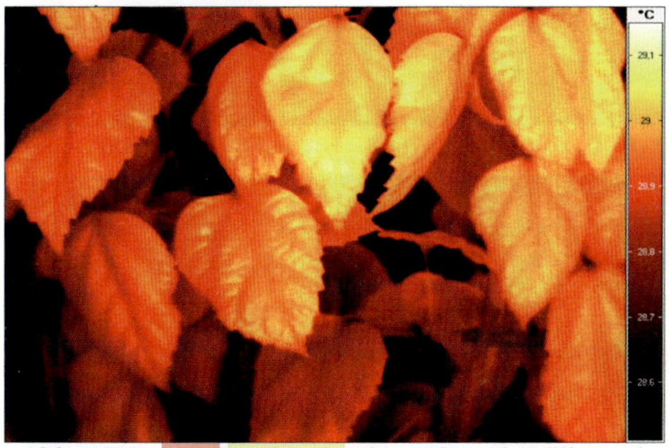

Abb. 1600: neue/sterbende Blätter (Feuchtedifferenz)

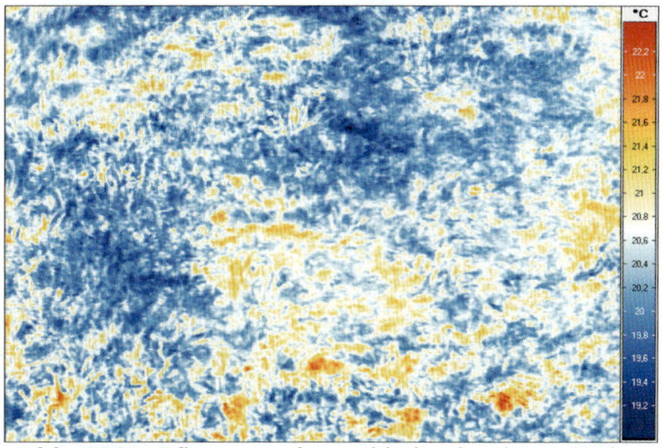

Abb. 1601: Pflanzen auf verschieden feuchtem Boden

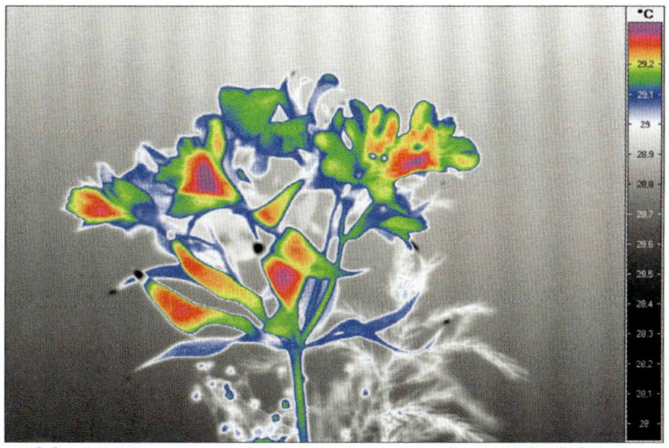

Abb. 1602: Austrocknungsvorgang einer Schnittblume

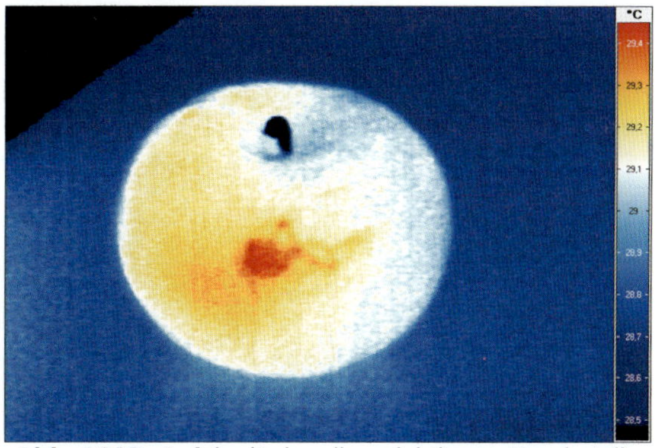

Abb. 1603: Apfel mit visuell unsichtbarer Druckstelle

Die Thermografie gewinnt in der Biologie, der pharmazeutischen und medizinischen Forschung und sogar auf dem Gebiet der alltäglichen humanmedizinischen Anwendungen immer mehr an Bedeutung. Unter anderem hat die Thermografie zuverlässige Ergebnisse bei der Erkennung von Entzündungen und der Diagnose von peripheren Durchblutungsstörungen gebracht. Bei solchen Anwendungen sollte natürlich auch auf die Grenzen der Thermografie durch die strahlungsphysikalischen Eigenschaften des Messobjektes und der messtechnischen Eigenschaften der thermografischen Systeme geachtet werden. Vor allem, weil auf der ganzen Welt Aussagen über eine Unzahl von Krankheiten kreisen, die angeblich mittels Thermografie entdeckt werden können. Einige dieser (Falsch-)Aussagen sind Thema eines separaten Kapitels.

Beispiele für Tierversuche und tiermedizinische Anwendungen

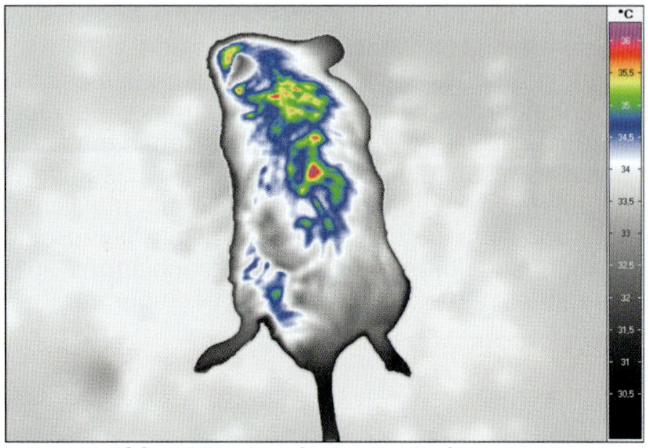

Abb. 1604: operierte Versuchsmaus

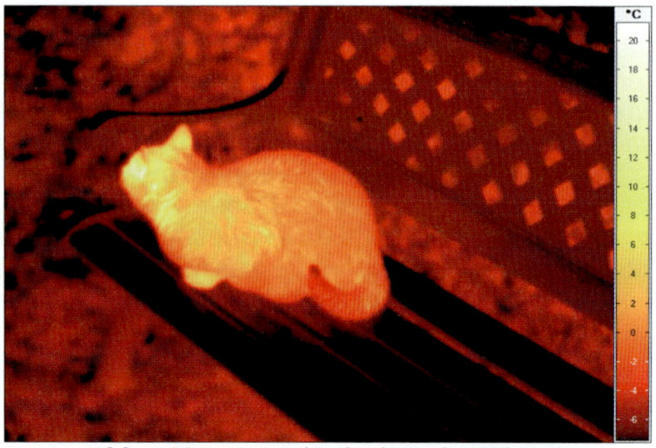

Abb. 1605: Katze (Aufnahme im Winter)

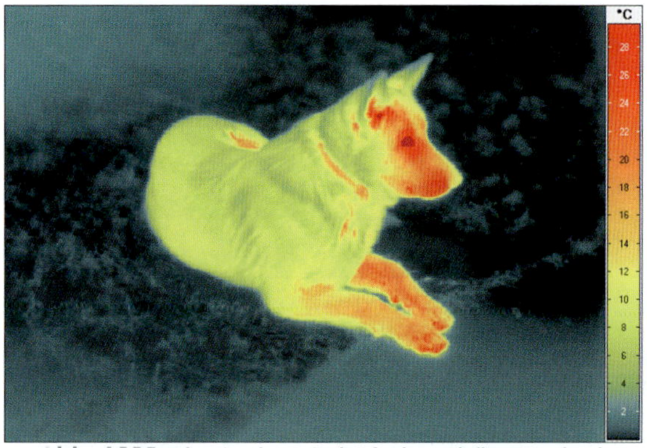

Abb. 1606: deutscher Schäferhund (im Herbst)

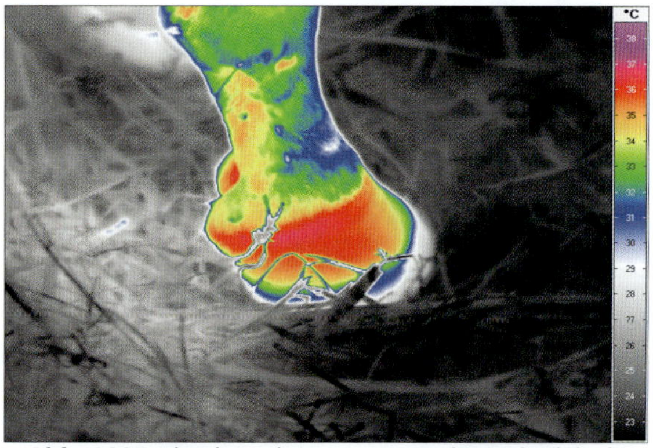

Abb. 1607: durch Verletzung entzündete Pferdehufe

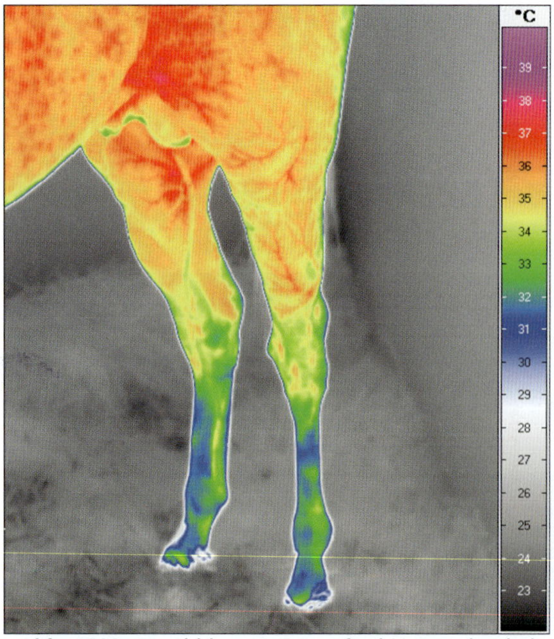

Abb. 1608: Durchblutung Rennpferd-Unterschenkel

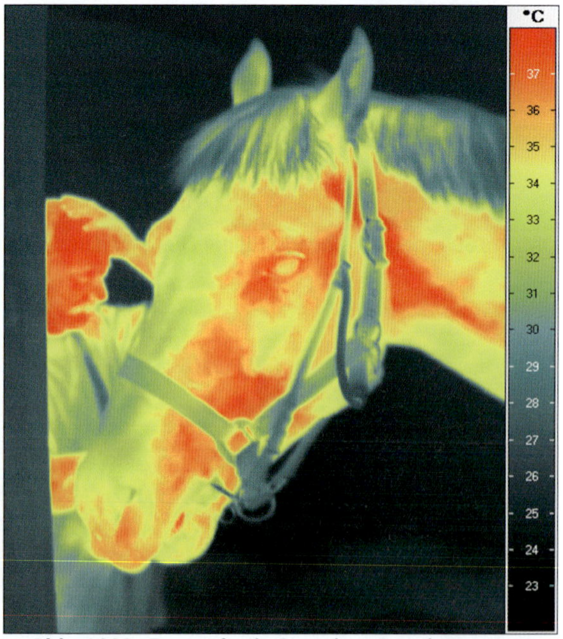

Abb. 1609: Rennpferd „Overdose" und Betreuer

Die Grundlagen und Einschränkungen von thermografischen Messungen im Zusammenhang mit dem menschlichen Körper können wie folgt zusammengefasst werden:

- Der menschliche Körper entspricht aus strahlungsphysikalischer Sicht einem grauem Strahler mit 303 K Temperatur, 95 ... 97% Emissionsgrad und natürlich gleichem Absorptionsgrad. Die in einer Umgebungstemperatur von 293 K - ohne schweißbedingten Verdunstungswärme - abgegebene Wärmeenergie beträgt 60 W/m^2. Der menschliche Körper gibt knapp die Hälfte der Wärmeenergie in Form von Wärmestrahlung ab, mehr als 30% über Konvektion (über die Haut), ca. 2% durch die Atemluft und fast 20% über Verdunstungswärme beim Schwitzen. Die Wellenlänge der intensivsten Abstrahlung liegt bei 950 nm (=9,5 µm).
- Die Oberflächentemperatur kann mittels Thermografie nur anhand der von den optisch sichtbaren, unbedeckten (Haut-)Flächen ausgesandten Wärmestrahlung gemessen werden. Es gibt keine direkte Information über die inneren Schichten, da von diesen aus jegliche Wärme die Haut nur durch die Wärmeleitfähigkeit der Gewebe oder die Wärmeübertragung des Blutkreislaufes erreicht. Die Haut selber hat im langwelligen Infrarot ca. 97% Emissionsgrad, >2% Reflexionsgrad, woraus sich ergibt: es gibt praktisch keine Transmissionsfähigkeit für Wärmestrahlung.
- Der Emissionsgrad der Haut kann aufgrund vieler Faktoren wie Feuchtigkeit, Schweiß, Creme und Öle variieren. Jegliche Behaarung stellt dagegen eine Wärmedämmschicht dar.
- Die gewünschte Erfassung nur weniger Hundertstel °C großer Temperaturunterschiede innerhalb des typischen Temperaturbereiches von 30 °C bis 40 °C kann nur mittels Thermokameras mit sehr hoher thermischer Auflösung (also extrem geringem NETD) erreicht werden.
- Für korrekte Messungen sind entsprechende Messbedingungen durch temperierte oder klimatisierte Räume zu schaffen, und auch die zu untersuchende Person muss sich in einem dem Untersuchungsziel entsprechenden ruhenden, belasteten oder „temperiertem" Zustand befinden und praktisch unbekleidet sein.

Die medizinische Diagnose mittels Thermografie reicht bis zu den Jahren 1965 - 1966 zurück, als das AGA Thermovision® Model 651 erstmals für veterinärmedizinische Zwecke an Pferden eingesetzt wurde. In Bezug auf intensive Forschung zu Messungen an Menschen und entsprechender Softwareentwicklung sollten die amerikanischen Unternehmen Therma-Scan und Meditherm sowie die deutsche Inframedic erwähnt werden. Nach den plötzlichen ersten Erfolgen ist jetzt eher eine Stagnation zu verzeichnen. Ein Grund dafür kann sein, dass zwar professionelle Thermografie gewisse medizinische Möglichkeiten bietet, diese jedoch aus biologischen, physikalischen und messtechnischen Gründen sehr begrenzt sind. Ein weiterer Grund für die allgemeine Ablehnung der Thermografie als ärztliches Diagnoseinstrument ist das Auftreten unzähliger fragwürdiger Unternehmen, die ohne wissenschaftlichen Hintergrund über angebliche spektakuläre Ergebnisse berichteten, die sich früher oder später als falsch herausstellten. Das hat die Glaubwürdigkeit der tatsächlichen medizinischen Diagnostikanwendungen der Thermografie geschmälert.

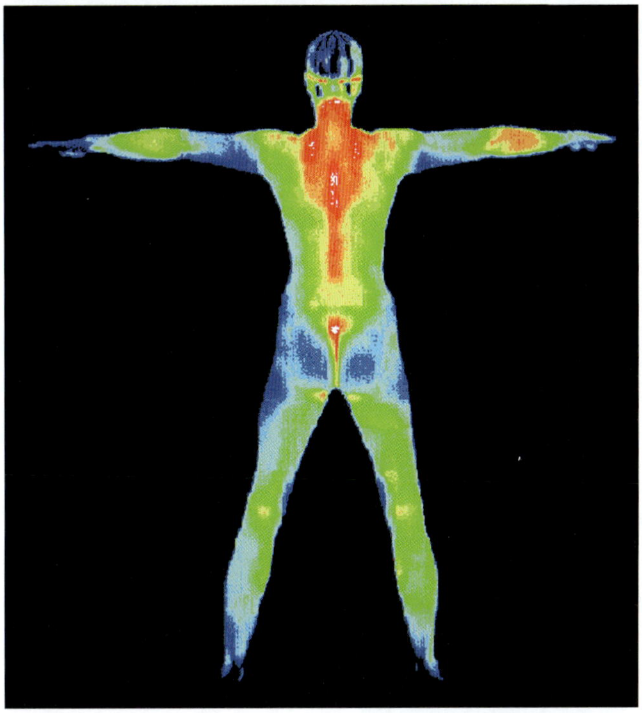

Abb. 1610: Ganzkörper-Thermografie, mit der sich Meditherm schon seit 1997 präsentiert (mit freundlicher Genehmigung der Meditherm Inc., www.meditherm.com [A516])

In medizinischen Fachkreisen sind die Meinungen und Forschungsergebnisse darüber geteilt, welche Krankheiten mit Thermografie real untersucht und zuverlässig erkannt werden können. Einer der Schwierigkeiten medizinischer Interpretationen ist die automatische Temperaturregelung des Körpers über die Haut, und deren Einflussfaktoren wie Schweiß, lokale und globale Auswirkungen von thermischen und physiologischen Belastungen vor der Messung, die Wärmedämmung durch die Bekleidung etc. Um dies alles in seinen Wirkungen zu begrenzen, empfiehlt es sich beispielsweise, die Messung der Hauttemperatur nach dem Entkleiden durchzuführen und nach einigen Minuten noch einmal zu wiederholen.

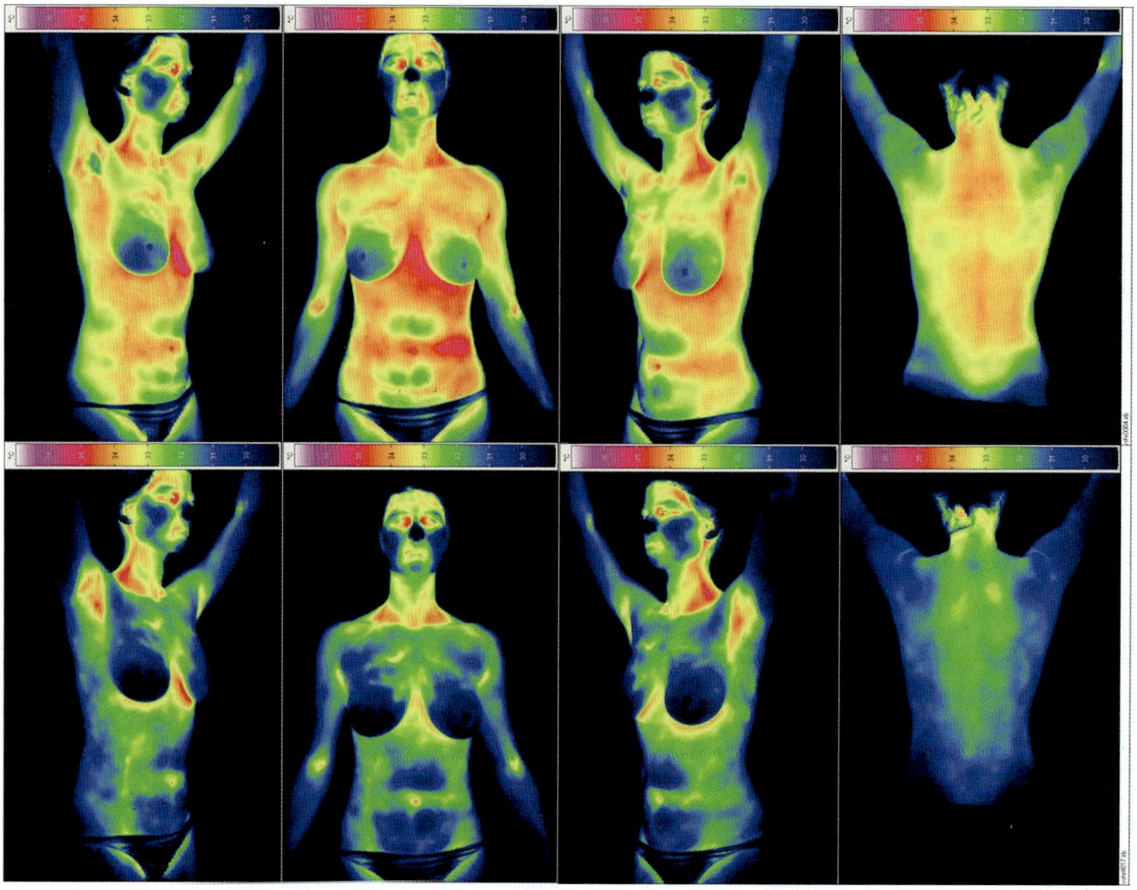

Abb. 1611: Regulationsthermografie (obere Thermogramme nach Entkleiden, untere 10 Minuten später) (mit freundlicher Genehmigung von Prof. Dr. med. Reinhold Berz [A517])

Die Fähigkeit der Thermografie, die Temperatur von mikroskopisch kleinen Objekten oder Strukturen zu bestimmen, kann auch eine Menge zusätzlicher Informationen zur Untersuchung der Hautfunktionen und derer Funktionsstörungen liefern. Das gleiche gilt für mikrobiologische (bakteriologische, virologische) Untersuchungen. Die Messgrenze ist die geometrische Auflösung der Optik der Wärmebildkamera und die durch den NETD limitierte thermische Auflösung.

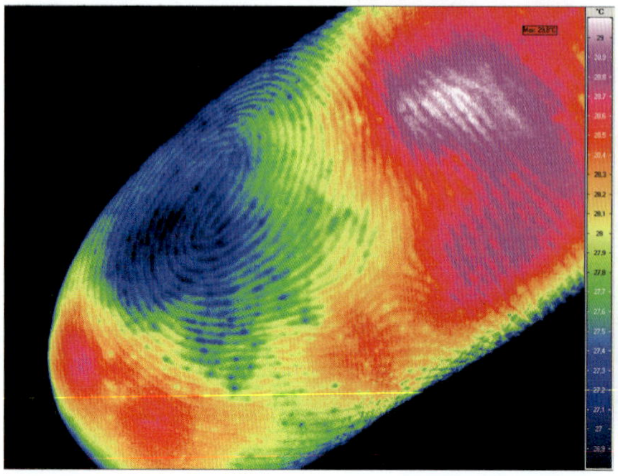

Abb. 1612: Schweißdrüsen an Fingerspitze

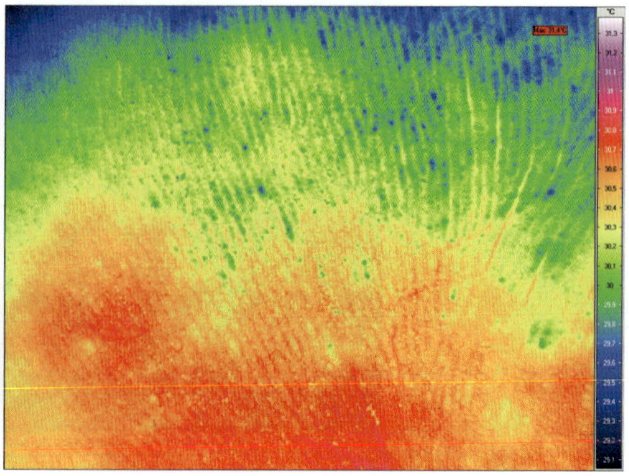

Abb. 1613: Aufnahme der Haut mit Makrolinse

Beispielthermogramme für humanbiologische / „medizinische" Anwendungen

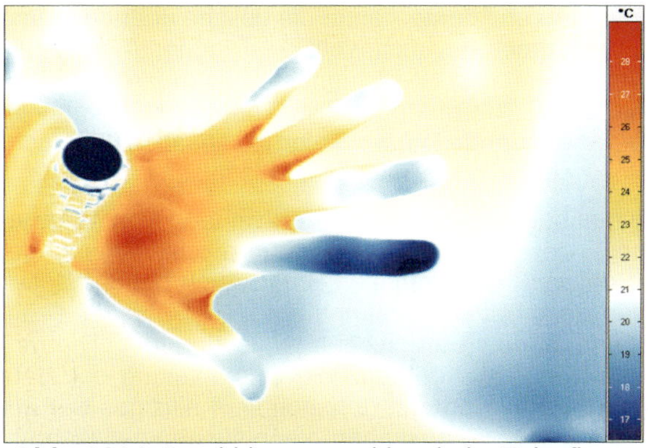

Abb. 1614: Durchblutungsproblem beim Zeigefinger

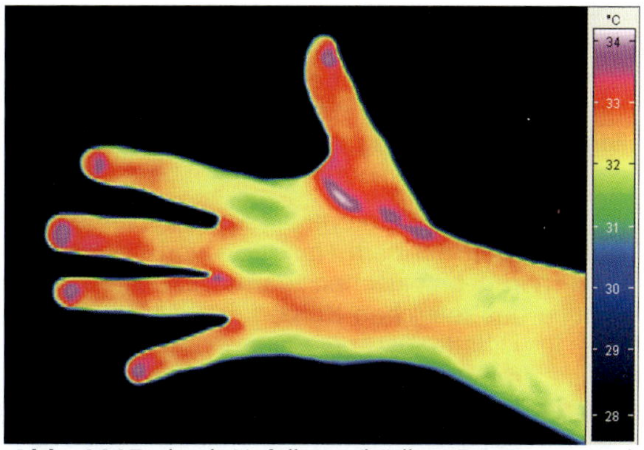

Abb. 1615: durch Unfall geschädigte Daumenwurzel

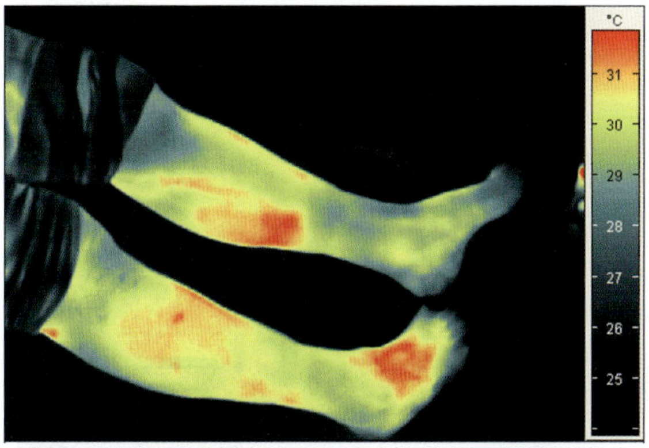

Abb. 1616: Durchblutungsproblem mit Sepia-Skala

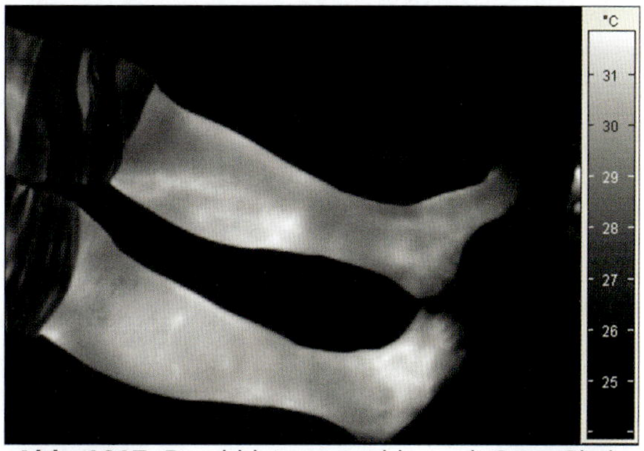

Abb. 1617: Durchblutungsproblem mit Grau-Skala

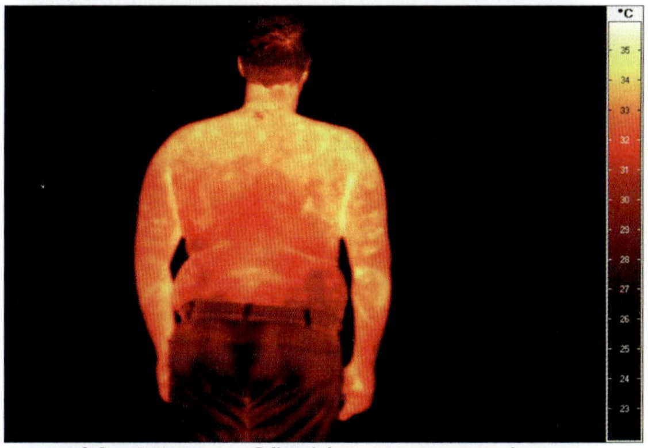

Abb. 1618: großflächige Hautveränderung

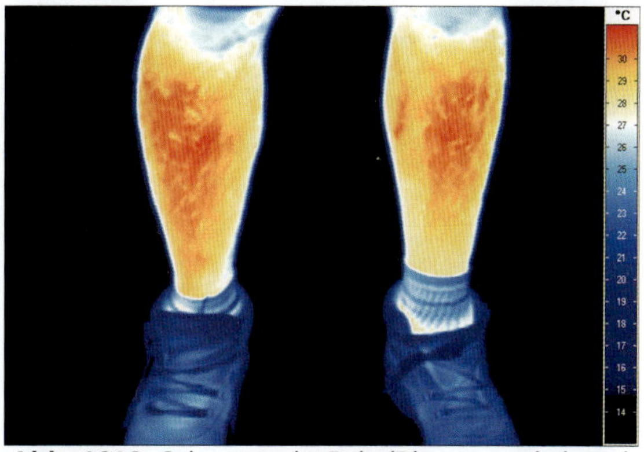

Abb. 1619: Schmerzen im Bein (Diagnose unbekannt)

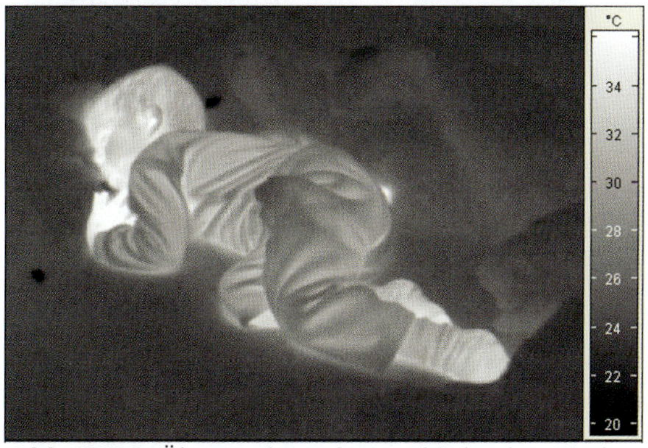

Abb. 1620: Überwachen eines schlafenden Kindes (Krankenüberwachung mit Alarmfunktion)

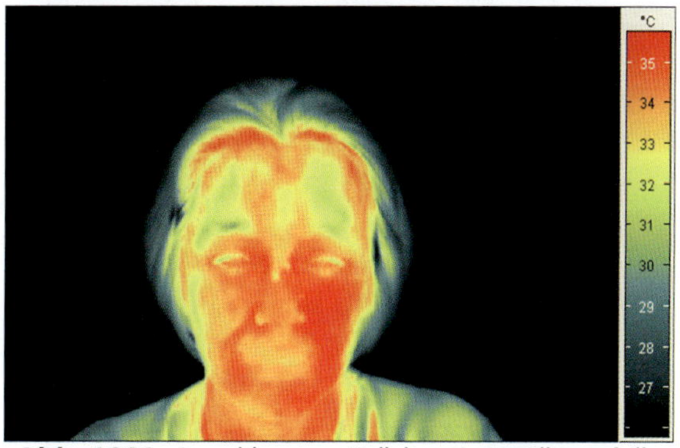

Abb. 1621: Auswirkung natürlicher Kosmetika auf die Hautdurchblutung (linke Gesichtshälfte Hautberuhigung durch Kamille, rechte Hälfte Anregung durch Paprika)

Ein sehr effektives Einsatzgebiet der Thermografie kann neben der Erkennung von Blutkreislaufstörungen, Entzündungen und Hautveränderungen auch die Untersuchung der Brüste darstellen, was eventuell die Möglichkeiten zur Früherkennung von Brustkrankheiten ergänzen könnte - ohne die übliche unangenehme Kompression und ohne schädliche Strahlung. Es steht hier jedoch bewusst nicht die Diagnose von Brustkrebs, da dies die Aufgabe der Mammographie ist. Auch Bildgebung und Diagnostik der inneren Organe sind Gegenstand verschiedener Röntgenverfahren, nicht der Thermografie. Die Thermografie kann im allgemeinen keine diagnostischen Messergebnisse über die inneren Organe liefern. Sensationelle Nachrichten über solche angeblichen thermografischen Erfolge haben sich immer wieder als falsch erwiesen.

Die Grundlage zur Erkennung von Problemen und Krankheiten bei den Brüsten anhand von Wärmebildern basiert auf dem Nachweis von abnormal hohen oder niedrigen Temperaturen oder einer ungewöhnlichen geometrischen Wärmeverteilung zwischen der rechten und linken Brust. Auch bei der Untersuchung des restlichen Körpers ist die Abweichung von der üblichen Symmetrie der Indikator für eventuelle krankhafte Veränderungen. Bei einer ausreichend hohen thermischen Auflösung der Thermokamera und entsprechender Temperierung des Untersuchungsraumes kann die Durchblutung der Haut bis auf die kapillaren Adern aufgezeigt werden. Die Thermografie ersetzt dennoch kein einziges der üblichen medizinischen Untersuchungsverfahren. Und Krankheiten „voraussehen" kann sie generell nicht.

Beispielthermogramme für Aufnahmen der Brüste

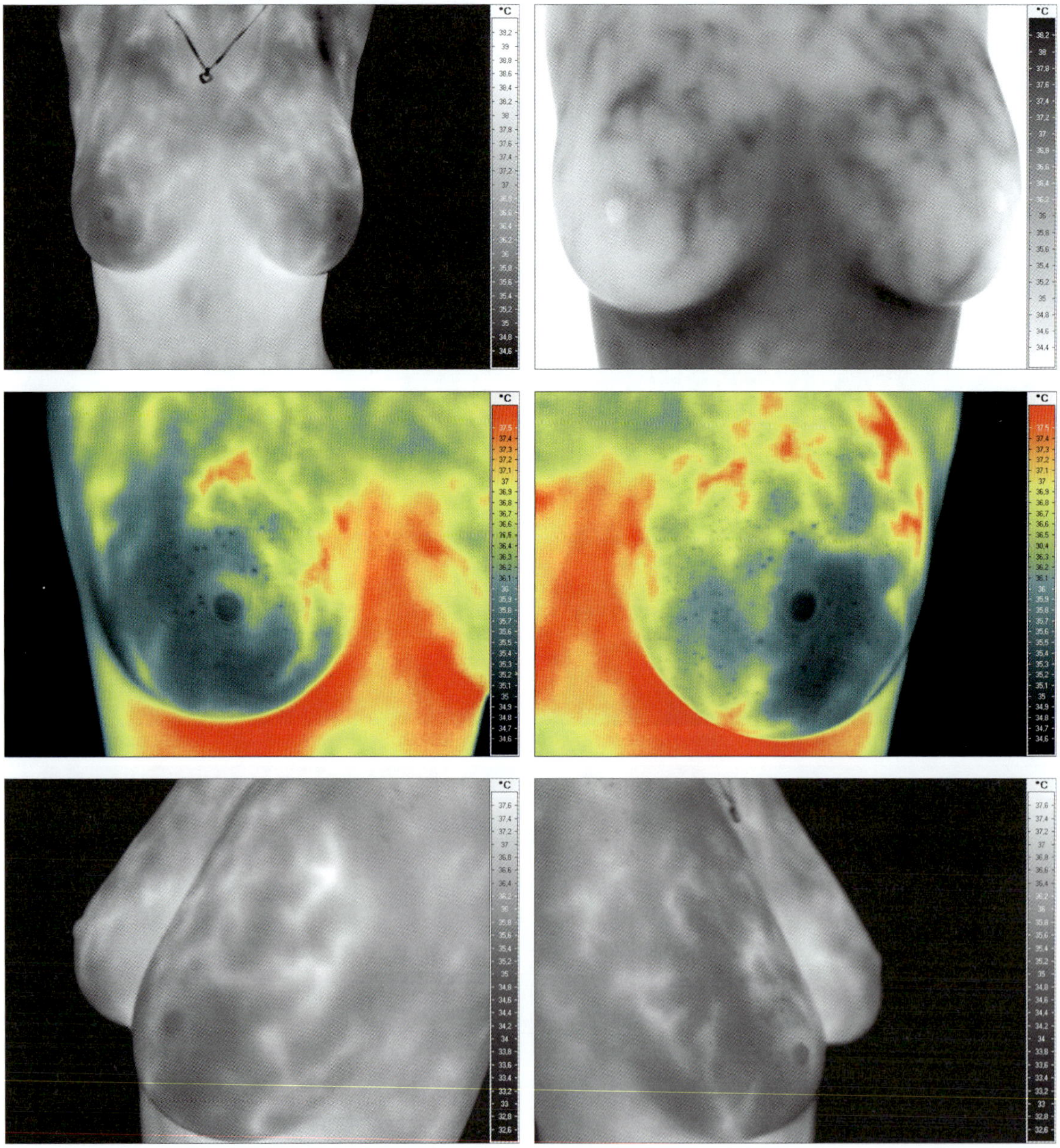

Abb. 1622 - 1627: Thermogramme der Brüste (ohne jegliche ärztliche Interpretation)

Thermografisch nur bedingt verwirklichbare „medizinische" Anwendungen

Aufgrund der abertausenden irreführenden, auf angeblich hochspezialisierten thermografischen Instrumenten basierenden, Erfolgsnachrichten in der Presse und im Internet, folgt hier nun ein recht umfangreicher Absatz, der die Anwendungen zusammenfasst, die durch berührungslose Temperaturmessung generell <u>nicht</u> (oder nicht durch viele der gerade hierfür angepriesenen „Systeme" gelöst werden) können.

Fernerkennung von Personen mit erhöhter Körpertemperatur

Es soll vorerst lediglich die „einfache" Aufgabe gelöst werden, Personen mit erhöhter Körpertemperatur mittels Thermografie zu erkennen. Es ist ja ein weltbekanntes Thema, dass zur Eindämmung der Vogelgrippe, SARS 2002/2003, Covid 2019 und anderer epidemiologischer Erkrankungen auf vielen Flughäfen, an Grenzstationen und auch immer mehr verbreitet selbst in den Eingangsbereichen von öffentlichen Institutionen, Krankenhäusern, Schulen und Universitäten, Einkaufszentren, Großbetrieben, sowie Sportstadien oder Kulturzentren bei der Passagier- bzw. Eingangskontrolle thermografische Systeme eingesetzt wurden und werden. Leider sind diese jedoch nur bedingt (oftmals leider eher nicht) in der Lage, diese Aufgabe auch wirklich zuverlässig zu erfüllen. Das ist auf strahlungsphysikalische, geräte- und messtechnische Grenzen sowie auch biologische Faktoren zurückzuführen. Darüber hinaus sind die umgangssprachlich häufig im Zusammenhang mit solchen thermografischen Systemen geprägten Begriffe „Fieber messen" oder „Fieber detektieren" als eher unzutreffend anzusehen. Die detaillierte Auflistung der hiermit verbundenen Probleme und Fakten sowie die Erklärung derselben ist folgende:

Messtechnische Anforderungen

- **absolute Messgenauigkeit**: min. 0,3 °C, besser 0,1 °C im Bereich von 33 °C bis 39 °C
  - Verwirklichung: Thermokameras im langwelligen Spektralbereich
  - derzeit beste absolute Messgenauigkeiten (glaubwürdige Werte, ohne Referenzstrahler):
    · für Wärmebildkameras mit Mikrobolometer: +/- 0,5 °C
    · für Photonendetektor-basierende Thermokameras: +/- 0,3 °C

Die Tabelle 49 beweist anschaulich, dass die absolute Messgenauigkeit der für industrielle Belange hergestellten Infrarot-Messsysteme nicht ausreichend ist, um Personen nach erhöhter / nicht-erhöhter Körpertemperatur eindeutig zu unterscheiden. Als Ausweg kann die wesentlich kleinere Messunsicherheit (Temperaturabweichung) innerhalb eines Thermogrammes ausgenutzt werden, welche durch die thermische Auflösung der Wärmebildkamera - also deren NETD-Wert - begrenzt ist. Dazu muss die Thermokamera bei der Aufnahme der Person auch einen entsprechend genauen Referenzstrahler mit erfassen. Die Temperatur solcher Strahler kann unter idealen Bedingungen sogar bis zu 0,01 °C genau sein, so dass rein theoretisch die Messung in der notwendigen absoluten Genauigkeit möglich wird.

„Kategorie" des thermografischen Systems	*typische absolute Messgenauigkeit*	*tatsächliche Körpertemperatur*	*angezeigter Temperaturwert*	*Schlussfolgerung* (falsche Wertungen durchgestrichen)	
Low-Cost Thermokamera	+/-2°C	37,0°C	35,0 ... 39,0°C	gesund	~~starkes Fieber~~
		39,0°C	37,0 ... 41,0°C	~~gesund~~	~~„todkrank"~~
Professionelle Thermokamera	+/-1°C	37,0°C	36,0 ... 38,0°C	gesund	~~schwaches Fieber~~
		39,0°C	38,0 ... 40,0°C	~~schwaches Fieber~~	starkes Fieber
IR-Messsystem mit Referenzstrahler	+/-0,2°C	37,0°C	36,8 ... 37,2°C	gesund	
		39,0°C	38,8 ... 39,2°C	starkes Fieber	

Tabelle 49: typische Messwertschwankungen mit sich daraus ergebenden Schlussfolgerungen

- notwendige **geometrische Auflösung** zur Aufnahme des Augenwinkels, ca. 3 mm² (siehe Abb. 1628):
  - aus 1 m Messentfernung: 1,0 mrad
  - aus 3 m Messentfernung: 0,3 mrad
  - aus 10 m Messentfernung: 0,1 mrad

Infolgedessen sind sehr ernsthafte Optiken erforderlich, die Person muss ihr Gesicht zur Thermokamera richten und gleichzeitig muss die Thermokamera auch den Referenzstrahler im Blickfeld haben. Das ist von der Messanordnung her und auch organisatorisch eine anspruchsvolle Aufgabe.

- notwendige ***Bildwiederholrate*** für Aufnahme des Augenwinkels bei sich bewegenden Personen:
  > 50 Hz (max. 10 ms Integrationszeit)

Typische Integrationszeiten für die oben geforderte thermische Auflösung:
  - bei Photonendetektoren: 1 ... 2 ms
  - bei Mikrobolometern: 7 ... 20 ms

Demzufolge können nur genaue und gleichzeitige schnelle Mikrobolometer oder Photonendetektoren (bei höheren Kosten) in Betracht gezogen werden.

Biologische Fakten und Probleme

- der **Emissionsgrad** trockener Haut beträgt ca. 97% im langwelligen Bereich (d.h. dies bedeutet gute Messbedingung für trockene, unbehaarte und unbekleidete Haut)
- die **Hauttemperatur** hängt von körperlicher Belastung (Aktivität) und der Verdunstungskälte durch den Schweiß ab (weist also lokale und zeitliche Unterschiede auf)
- die **Körpertemperaturregulation** hängt auch von der Änderung der Umgebungstemperatur ab (Innen- bzw. Außenraum, Sonnenschein, Luftströmung)
- die **fieberhafte Erkrankung** selbst ist ein komplexes medizinisches Phänomen und verursacht zeitlich veränderliche Körper- und Hauttemperaturen, wobei letztere grundsätzlich (eventuell sogar bedeutend) unter der tatsächlichen Körpertemperatur liegt
- die optisch sichtbare Körperoberfläche mit der höchsten (der Körpertemperatur am nächsten kommenden) Temperatur ist bei bekleideten Personen der **Augenwinkel** nahe des Tränenkanals (siehe Abbildung 1628)

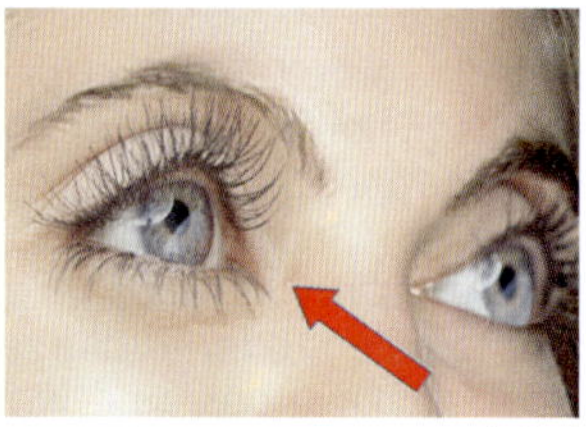

Abb. 1628: Körpertemperatur-relevanter Augenwinkel

Der Einfluss der aufgeführten Abhängigkeiten auf die Hauttemperatur ist in vielen Fällen schnell größer als die Auswirkung des durch eine eventuelle Erkrankung verursachte Körpertemperaturerhöhung (u.U. Fieber). Für zuverlässige Messungen sollten daher stabile Temperaturbedingungen und ein Ruhezustand von mehr als zehn Minuten vorgesehen sein. Das Durchqueren von Eingangsschleusen aus dem Freien kommend, oder gar im Freien aufgestellt, verursacht schon an sich große (unkorrigierbare) Temperaturunterschiede. Solche Lösungen sind also aus Sicht von Wiederholbarkeit und Zuverlässigkeit her in Frage zu stellen.

Zusammenfassung

Die Erkennung von erkrankten Personen mit Thermografie ist nur bei gleichzeitiger Erfüllung aller oben genannten Bedingungen möglich, d.h. neben den technischen Bedingungen ist es notwendig, dass sich die Person wenigstens zehn Minuten in Ruhe befindet und nicht auf der für die Messung gewählten Hautoberfläche schwitzt. Wenn aber dennoch die Körpertemperatur - vom biologisch indifferenten Zustand abgesehen - aus der Bewegung anhand des Augenwinkels gemessen werden soll, sind schnelle und hoch-genaue Wärmebildkameras nötig, innerhalb deren Sichtfeld sich auch noch ein hochpräziser Referenzstrahler befinden muss. Um dies zu verwirklichen, müsste die Person langsam durch einen engen Korridor gehen und dabei den Kopf in eine definierte Richtung drehen.

Die prinzipielle Unsicherheit aktuell installierter Flughafenlösungen kann also nur wenig zu einer echten Erkennung erkrankter Personen beitragen. Ähnlich wenig hilfreich sind Wärmebildkameras am Eingang zu Bürogebäuden. Dennoch muss hervorgehoben werden, dass all diese Lösungen wesentlich genauere Informationen liefern, als die oftmals praktizierte Kontrolle von Personen durch eine Erfassung der Stirntemperatur mit einem handgehaltenen Infrarot-Thermometer. Erstens überschreitet deren Messunsicherheit die der entsprechend ausgestatteten und kalibrierten Thermokamerasysteme oft um ein Vielfaches. Zweitens ist die Messung auf der Stirnfläche generell nicht geeignet, ein sicheres Indiz auf erhöhte Körpertemperatur zu liefern. Der Messfleck der Infrarot-Thermometer ist wegen derer geometrischen Auflösung aber auch definitiv (um Größenordnungen) zu riesig, um die Temperatur des Augenwinkels (Tränenkanals) zu erfassen. Ähnliche Zusammenhänge machen eine „Fieberdetektion" durch mit mehreren Infrarot-„Punkt"-Sensoren ausgestatteten Eingangsschleusen unmöglich.

Die enorme Nachfrage nach Systemen zur berührungslosen Detektion von Personen mit erhöhter Körpertemperatur regt natürlich nicht nur die Entwicklung bei den etablierten Thermografiesystemherstellern an, sondern es erscheinen auch viele „neue" Anbieter mit angeblich einzigartige, ja sogar sensationelle Parameter aufweisenden technischen Lösungen zur „Fieberdetektion". Das reicht von „speziell kalibrierten" Smartphone-Zubehören bis zu auf Drohnen installierten Beobachtungskameras mit „besonderen" Temperaturmessfähigkeiten. Während ernsthafte (und auch kalibrierte) Systeme bereits ab einem Preisniveau von ca. 10.000 EUR erhältlich sind, wird der Markt (aus Sparsamkeitsgründen) in der Menge durch in Wirklichkeit eher unbrauchbare LowCost-Produkte beherrscht. Aus Sicht des angestrebten Zieles des Erkennens erkrankter Personen zwecks Eindämmung der Epidemie oder Pandemie sind das aber in der Mehrzahl eigentlich Fehlinvestitionen.

Auf den folgenden Seiten sollen Beispiele für „kostengünstige" wie auch professionelle Systeme folgen. Klar ist, selbst das kleinste (und ungenaueste) thermografische Überwachungsgerät ist besser als überhaupt keine Kontrolle. Lediglich die Frage der Anzahl von unnützen und (schlimmer) unterbliebenen Alarmen wäre am Ende zu stellen...

Beispiele für Systeme zur Erkennung von Personen mit erhöhter Körpertemperatur

KANG ATM6

Eines der kleinsten und gleichzeitig kostengünstigen Systeme könnte das ATM6 des chinesischen Herstellers KANG sein. Die im Prospekt angegebenen technischen Daten klingen allerdings - für die Ausführung und Abmessungen (insbesondere Linsengröße) der verwendeten Thermokamera - etwas zu gut. Da widersprechende Erfahrungen nicht vorliegen, sollen aber die technischen Parameter - bezüglich der Messfähigkeiten - nicht gleich in Zweifel gezogen werden. Die angepriesene Messgenauigkeit von ±0,3°C bei einer Temperaturauflösung von gerade einmal 0,1°C könnte aber dennoch ein wenig zu optimistisch angegeben worden sein. Insbesondere deswegen, da all dies ohne Referenzstrahler möglich sein soll.

Der grundlegende Aufbau des Systems lässt sich als ein auf einen Ständer montiertes Smartphone (oder Tablett-PC) mit aufgesteckter USB-Thermokamera beschreiben. Aus den technischen Informationen sollen hier nur die aus Sicht der Temperaturmessung relevanten Herstellerangaben Erwähnung finden:

Technische Daten KANG ATM6

Temperaturmessbereich:	16 ... 40 °C (Innenraum ohne Wind)
Absolute Messgenauigkeit:	± 0,3 °C
Temperaturauflösung:	100 mK
Entfernung für Temperaturmessung:	≤ 0,4 m bzw. 0,3 ... 1,5 m (widersprüchliche Angabe)
Messzeit (Integrationszeit):	300 ms
Auswertedauer:	0,5 s
IR-Optik, Sichtwinkel:	6 mm, 30° x 30°

Besonderheiten sind die visuelle Gesichtserkennung (und Speicherung von bis zu 10.000 Gesichtern), die Maskendetektion und die automatische Warnung auf dem Display, durch Sprachansage und über verschiedene Interface:
1x Digitalausgang / GPIO Port, 1x RJ45 10M/100M/GB Ethernet
1x Wiegand-Interface, 1x RS485 und 1x USB

Übrigens bietet KANG selbst die kleine Taschen-Wärmebildkamera KANG ATH1B mit einer thermischen Auflösung von 50 mK und einer Messgenauigkeit von <± 0,5°C (Herstellerangabe!) an. (Siehe hierzu auch die Beschreibung dieser Kamera im Absatz 3.4.1. „Miniaturisierung, Massenproduktherstellung".)

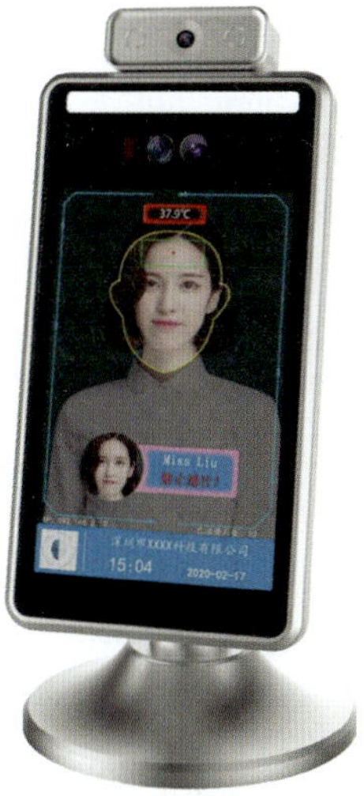

Abb. 1629: KANG ATM6 (mit freundl. Genehmigung von Kang Meter Technology, www.kangmeter.com [A518])

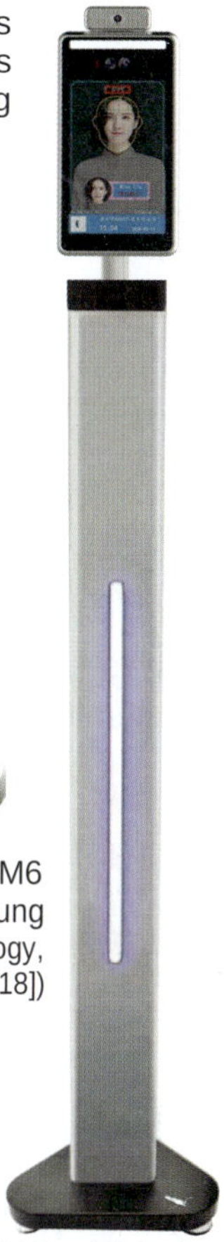

Abb. 1630: ATM6 auf Ständer (mit freundl. Genehmigung von Kang Meter Technology, www.kangmeter.com [A519])

KANG AT300

Für genauere Messungen und die Überwachung frequentierter Gebäude bietet KANG auch noch weitere Systeme an. Das System AT300 ist eines, welches mit Referenzstrahler angeboten wird. Die angegebenen Messfähigkeiten machen einen soliden Eindruck, die Funktionen der Auswertesoftware sind sehr umfangreich und gut durchdacht. Auch hier sollen nur einige wesentliche technischen Angaben erwähnt werden:

Technische Daten KANG AT300

Temperaturmessbereich:	28 ... 42 °C
Absolute Messgenauigkeit	
ohne Referenzstrahler:	± 0,4 °C
mit Referenzstrahler:	± 0,2 °C
Thermische Auflösung:	80 mK
Bildauflösung (IR-Detektor):	384 × 288 Pixel
Messentfernung:	> 0,5 m
Auswertedauer:	0,5 s
Interface:	Ethernet
Optik / Fokus:	48° × 36°, Autofokus
Referenzstrahler	
Temperaturbereich:	3 °C ... 50 °C
Emissionsgrad:	0,97% ± 0,02%
Genauigkeit / Stabilität:	± 0,1 ... 0,2 °C

Auch dieses System beherrscht die visuelle Gesichtserkennung und Anzeige der auf dieses bezogenen Maximumtemperatur (auch bei gleichzeitig mehreren Personen), sowie den Autoalarm.

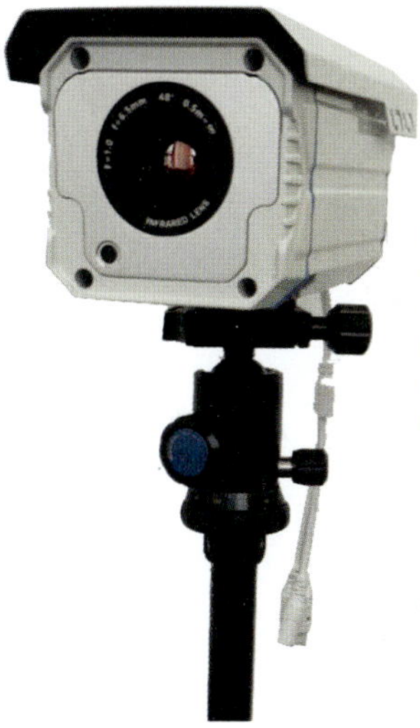

Abb. 1632: KANG AT300 (mit freundl. Genehmigung von Kang Meter Technology, www.kangmeter.com [A521])

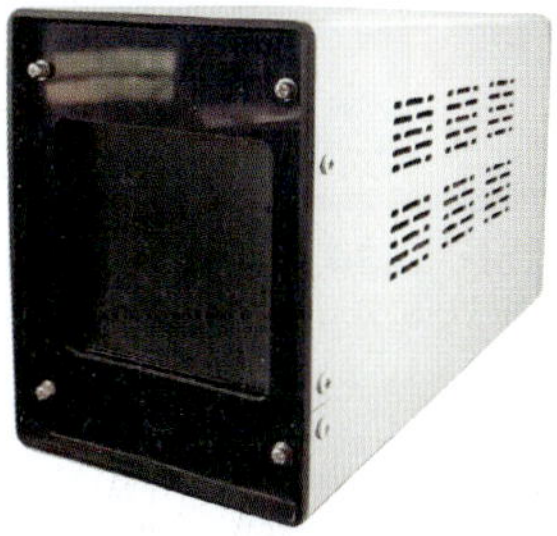

Abb. 1631: Referenzstrahler (BlackBody zu KANG AT300) (mit freundl. Genehmigung von Kang Meter Technology, www.kangmeter.com [A520])

Guide IR236 (Pro) / Guide M400A

Der chinesischen Thermokamera-Hersteller Guide Sensmart bietet als Low-Cost-Lösungen zur Detektion von Personen mir erhöhter Körpertemperatur interessanterweise seine zwei kleinsten Handgeräte an. Zum Einen die an Android TM bzw. iOS basierende Smartphone aufsteckbare MobIR Air in der Version CB360 (120×90 IR-Pixel) mit Algorithmus zur Gesichtserkennung, visueller Kontureinblendung (MIF) und speziellem Messbereich (28 ... 45 °C) mit ± 0,5 °C absoluter Messgenauigkeit. (Dieser Wert klingt ohne Referenzstrahler und in Anbetracht der kleinen IR-Optik sehr optimistisch.) Zum Anderen soll auch die T120H - die kleinste Pistolen-förmige Hand-gehaltene - Thermokamera von Guide sensmart mit einem 120×90 Pixel großen IR-Detektor gleiche Fähigkeiten und Messgenauigkeiten besitzen.

Für die stationäre Überwachung großer Gebäude (z.B. Bürokomplexe, Einkaufszentren), Bahn- und Metrostationen, sowie Flughäfen bietet Guide sensmart ebenfalls gleich mehrere Systeme mit ± 0,3 °C absoluter Messgenauigkeit an. Eine Besonderheit dieser ist hierbei, dass alle einen Referenzstrahler haben, welcher - je nach System - extern oder aber auch integriert (Serie QT) sein kann. Die Auslegung der Systeme reicht von Ständerausführungen bis zu an vorhandene Kontrolltore und Eingangsschleusen durch seitliches Anhängen montierbare Kompaktversionen (Guide M400A). Die Messung und Auswertung kann entweder mittels einer auf Android basierenden Auswertebox (Guide QT400), über einen externen Notebook oder PC, beziehungsweise mit komplettem Bedienpult (Guide IR236 Pro) erfolgen.

Die vom Hersteller angegebenen Messparameter aller aufgeführte Systeme und Varianten sind ausgesprochen gut, es können IR-Sensoren mit 120×90 (Guide G120), 256×192 (Guide QT200) oder mit 400×300 Bildpunkten (für alle anderen Systeme) gewählt werden. Selbst für die Optiken steht eine Palette von Weitwinkel (115°) bis Teleobjektiv (33,8°) zur Verfügung. Die Funktionen der Auswertesoftware sind umfassend und praktisch. Visuelle Gesichtserkennung und Anzeige der auf diese bezogenen Maximaltemperaturen (auch bei gleichzeitig mehreren Personen), sowie eine automatische Alarmfunktion sind Grundausstattung. Aus den technischen Informationen sollen auch nachfolgend wieder nur die aus Sicht der Temperaturmessung relevanten Herstellerangaben Erwähnung finden:

Technische Daten Guide IR236 / M400A / QT400

Temperaturmessbereich:	-10 ... 50 °C QT: 28 ... 45 °C
Absolute Messgenauigkeit: (bei 16 ... 30 °C Umgebungstemperatur)	± 0,3 °C
Thermische Auflösung:	40 mK
Bildauflösung (IR-Detektor):	400 × 300 Pixel
Bildwiederholrate:	25 Hz
Interface:	2x Ethernet
Optik (wählbar):	33,8°... 115°
Referenzstrahler (extern)	
Flächeninhomogenität:	≤ 0,1 °C
Genauigkeit / Stabilität:	≤ ± 0,2 °C

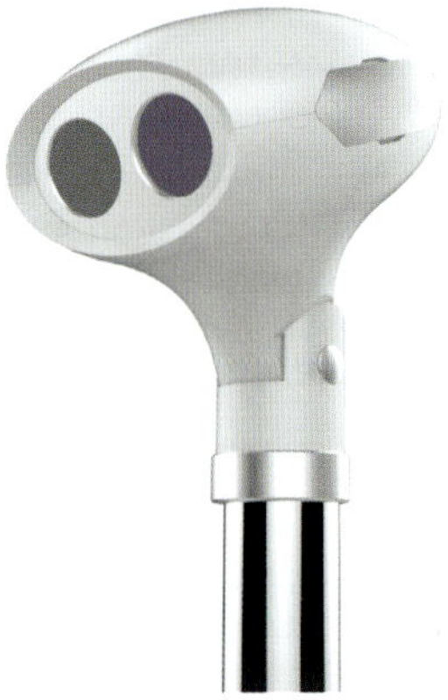

Abb. 1633: Guide IR236
(mit freundl. Genehmigung von Guide Sensmart, www.guideir.com [A522])

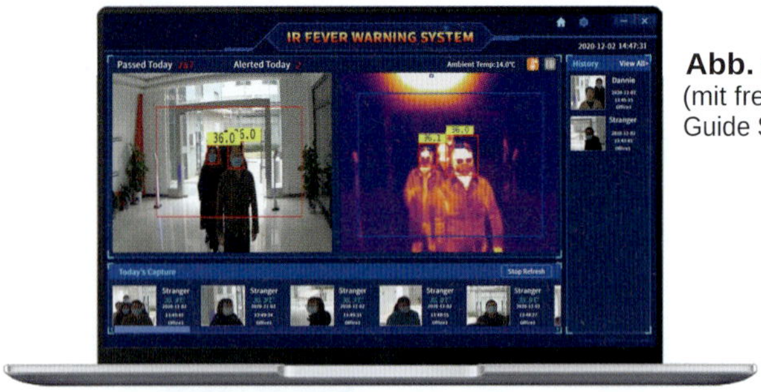

Abb. 1634: Auswertesoftware Guide IR236 / M400A / QT410
(mit freundl. Genehmigung von Guide Sensmart, www.guideir.com [A523])

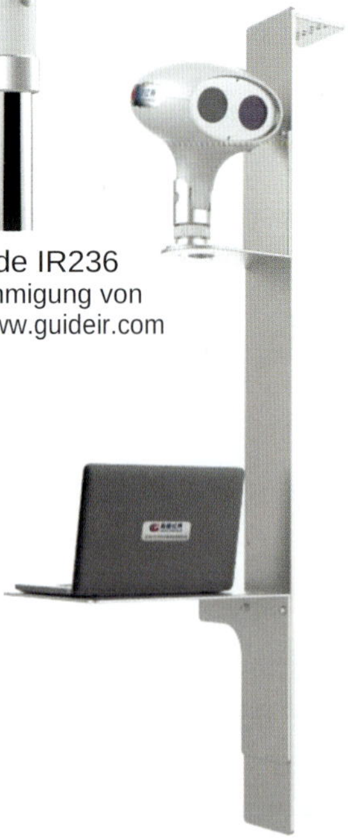

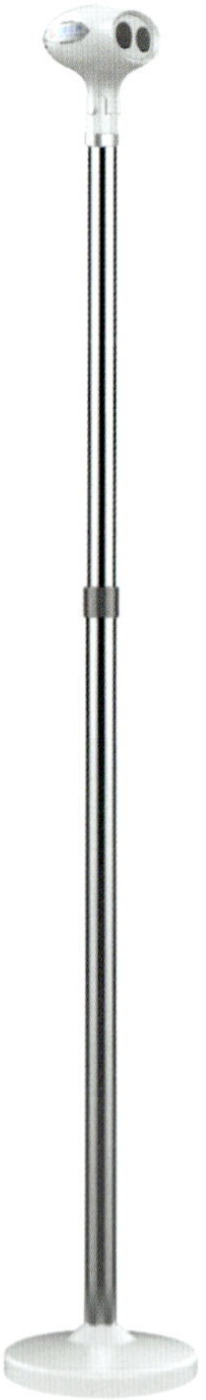

Abb. 1635 und **1636:** Guide M400A bzw. Guide IR236 (rechts)
(mit freundl. Genehmigung von Guide Sensmart, www.guideir.com [A524] / [A525])

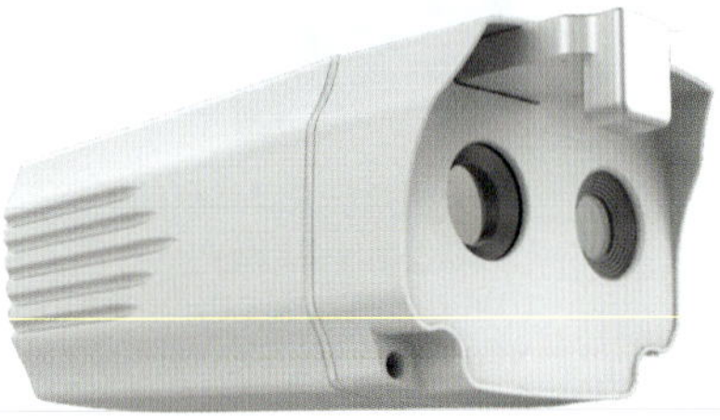

Abb. 1637: Guide QT-Serie mit integriertem Referenzstrahler
(mit freundl. Genehmigung von Guide Sensmart, www.guideir.com [A526])

Workswell MEDICAS

Der am schnellsten auf die Marktbedürfnisse während der Covid19-Pandemie reagierende europäische Wärmebildkamerahersteller war vermutlich die tschechische Firma Workswell mit seinem speziell für die Detektion von Personen mit erhöhter Körpertemperatur entwickelten IR-System MEDICAS. Gegenüber den auf den vorigen Seiten vorgestellten chinesischen Systemen legt Workswell Wert darauf, das die Körpertemperatur anhand des hierfür relevanten Augenwinkels (nicht Stirn oder Wange) gemessen werden soll. Dementsprechend hat MEDICAS einen anspruchsvollen Detektor mit 640×512 Pixeln und <30 mK thermischer Auflösung. Die absolute Messgenauigkeit von ± 0,2 °C wird durch eine alle 2 Sekunden automatisch erfolgende Kalibration zum systemeigenen, ± 0,09 °C genauen, externen Referenzstrahler erreicht.

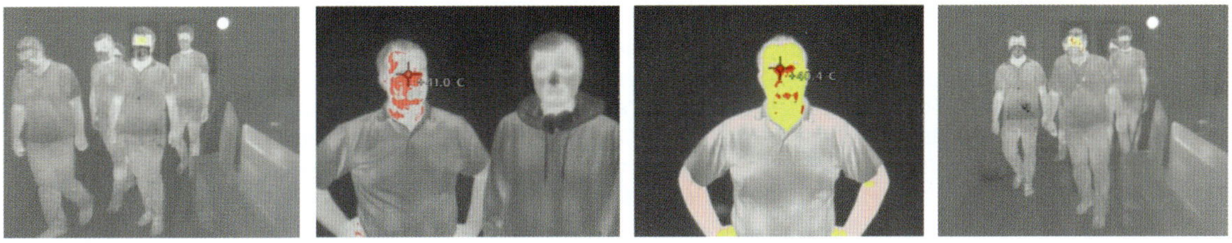

Abb. 1638: Workswell MEDICAS -Thermogramme mit Automatikalarm bei erhöhter Körpertemperatur (mit freundlicher Genehmigung von Workswell, https://workswell.cz [A527])

Ein weiterer interessant Fakt zur MEDICAS ist, dass zu derer Betrieb kein PC oder Notebook erforderlich ist! Ein HDMI-Bildschirm und eine USB/Bluetooth-Tastatur können direkt an die Wärmebildkamera angeschlossen werden. Alle Systemfunktionen (Konfiguration, Abfrage und Verwaltung der aufgezeichneten Daten), sowie die gleichzeitige Anzeige von Live-Wärmebild und Videobild werden durch das in die Thermokamera integrierte Betriebssystem gewährleistet. Zur Fernkommunikation oder Integration in ein Gebäudemanagementsystem ist auch gleich ein Ethernet-Server in die Wärmebildkamera integriert.

Die Live-Auswertung selbst erfolgt durch die auf der Wärmebildkamera installierte Software, welche die kontinuierliche Echtzeit-Referenzstrahler-Kompensation, die automatische Erkennung von Gesichtern und zwei Alarme mit vom Benutzer einstellbaren Temperaturschwellen enthält. Es gibt auch verschiedene Möglichkeiten (je nach aktuellem Bedarf), Daten über Ethernet zu übertragen oder auf der internen 256 GB SSD-Festplatte in der Wärmebildkamera zu speichern, oder aber eine Micro-SD-Speicherkarte bzw. eine externe USB-Festplatte zu nutzen.

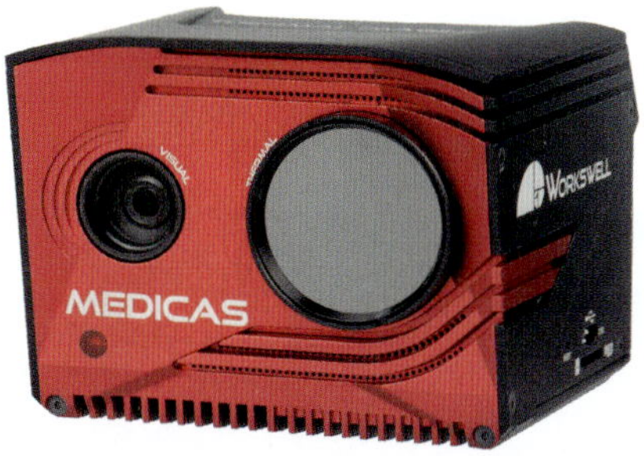

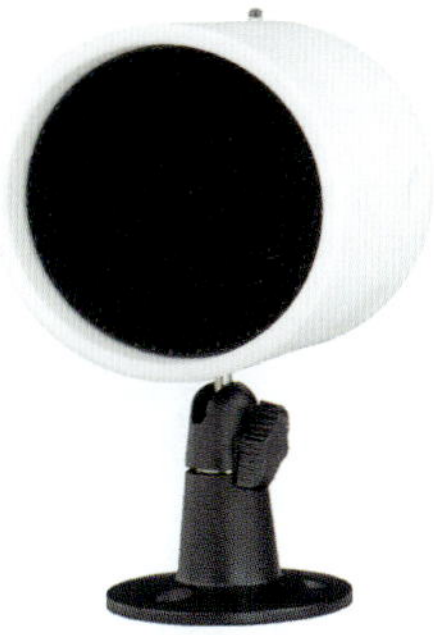

Abb. 1639 und **1640:** Workswell MEDICAS und Referenzstrahler (mit freundl. Genehmigung von Workswell, https://workswell.cz [A528] / [A529])

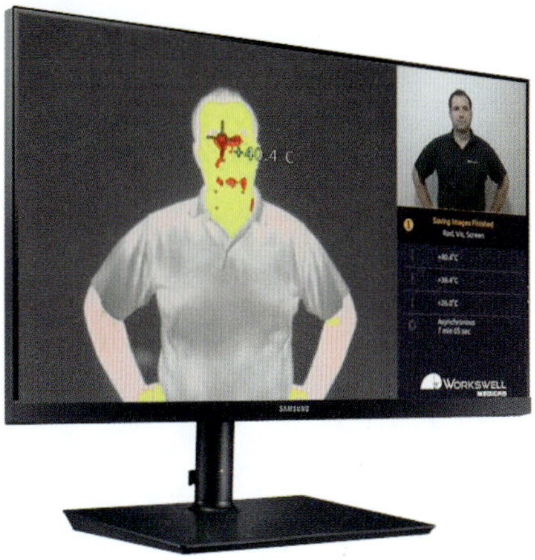

Abb. 1641: Workswell MEDICAS HDMI-Anzeige (ohne externen PC) (mit freundl. Genehmigung von Workswell, https://workswell.cz [A530])

Hier nun die aus Sicht der Temperaturmessung und Datenauswertung relevanten Herstellerangaben:

<u>Technische Daten Workswell MEDICAS</u>

Temperaturmessbereich:	0 ... 50 °C
Absolute Messgenauigkeit:	± 0,2 °C (im Körpertemperaturbereich)
Thermische Auflösung:	< 30 mK
Bildauflösung (IR-Detektor):	640 × 512 Pixel
Interface:	Ethernet, Micro-USB, USB, Bluetooth, Micro-HDMI
Optik (Sichtwinkel):	45°
Datenspeicherung:	interne 256 G SSD oder externe micro-SD bzw. USB-HDD
Referenzstrahler:	BB200, extern
Genauigkeit / Stabilität:	± 0,09 °C

Thermal-Check von Infratec

Das mit 60 Hz (oder höherer) Bildwiederholrate schnellste bzw. durch einen IR-Detektor in XGA-Bildformat die höchste geometrische Auflösung, und dank beider Parameter das die besten Detektionsfähigkeiten (für die Erfassung der Temperatur des relevanten Augenwinkels) besitzende System zur Körpertemperaturkontrolle auf dem europäischen Markt ist wahrscheinlich das durch die Dresdener Infratec GmbH entwickelte Thermal-Check. Dieses beruht auf den Mikrobolometer-Hochleistungskameras VarioCAM® HD (von Jenoptik GmbH) oder den HighEnd-Photonendetektorkameras ImageIR® (aus eigener Produktion von Infratec) mit hoch genauer Spezialkalibration im Körpertemperaturbereich. Der Clou aber ist die sich den Messbedingungen automatisch anpassende Auswertesoftware, dank derer die absolute Messgenauigkeit von ± 0,3 °C ohne Nutzung eines externen Referenzstrahlers erreicht werden kann.

Ebenso wesentlich ist die Fähigkeit von Thermal-Check, auf Grundlage hoher Bildwiederholrate und hoher Bildauflösung (hohe Pixelzahl) die Kontrolle des Augenwinkels von 2 Personen gleichzeitig möglich zu machen. An hoch frequentierten Gebäudeeingängen und bei Verkehrsknotenpunkten ist damit die Verwendung dieses Systems flexibler und wirtschaftlicher, als beispielsweise zwei alternative Beobachtungskameras mit ihrem jeweiligen Referenzstrahler zu installieren und parallel zu betreiben. (Ein weiterer positiver Aspekt ist auch, dass Thermal-Check eine Ergänzung zu den Hand-gehaltenen und stationären Ausführungen der genannten Thermokamera-Serien darstellt. In Zeiten, wo keine Körpertemperaturkontrolle notwendig ist, können die Kameras wie gewohnt - ohne jegliche „Umprogrammierung" oder „Neukonfiguration" für andere Anwendungen genutzt werden.)

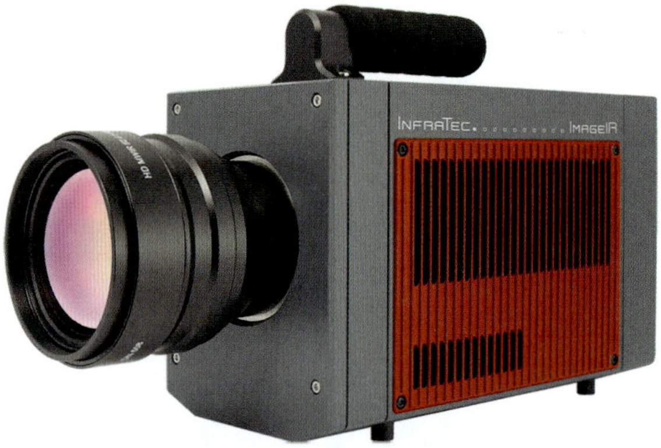

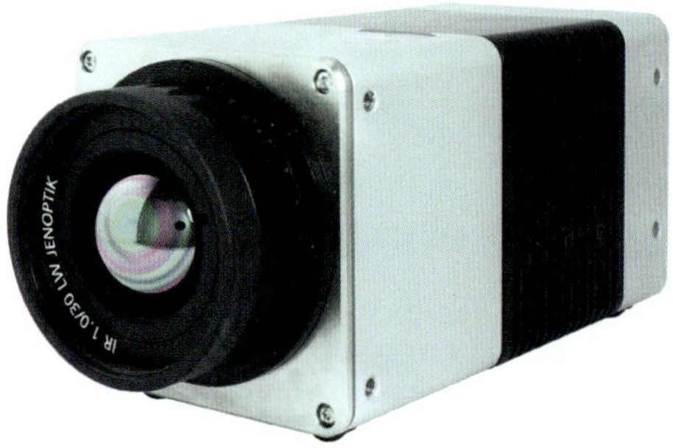

Abb. 1642 und **1643:** Thermokamera InfraTec ImageIR® bzw. Jenoptik VarioCAM® HD head
(mit freundlicher Unterstützung der InfraTec GmbH, www.InfraTec.de [A353] / [A531])

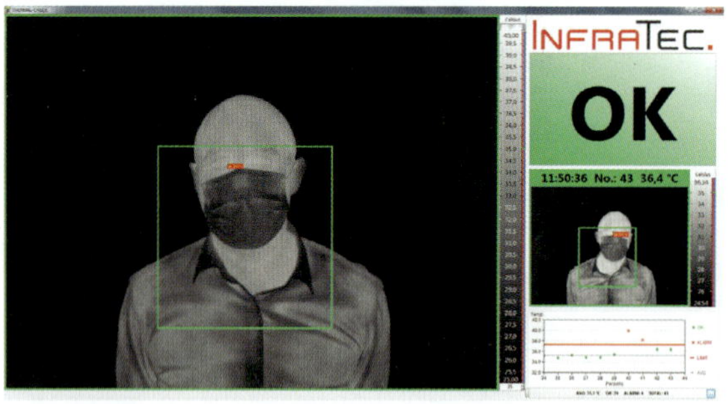

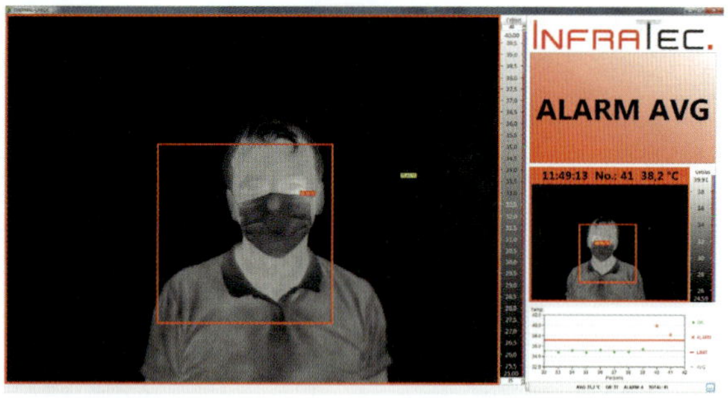

Abb. 1644 und **1645:** Anzeige von Thermal-Check bei Körpertemperatur unter bzw. über Alarmgrenze
(mit freundlicher Unterstützung der InfraTec GmbH, www.InfraTec.de [A532] / [A533])

Aus Sicht der Temperaturmessung sind folgende Herstellerangaben von Bedeutung:

Technische Daten Infratec Thermal-Check

Geeignete Thermokamera:	Jenoptik VarioCAM® HD, VarioCAM® HDx, Infratec ImageIR®
Temperaturmessbereich:	0 ... 50 °C (abhängig vom verwendeten Thermokameratyp)
Absolute Messgenauigkeit:	± 0,3 °C (im Körpertemperaturbereich, ohne Referenzstrahler)
Thermische Auflösung:	< 15 ... 30 mK (abhängig vom verwendeten Thermokameratyp)
Bildauflösung (IR-Detektor):	640 × 512 ... 1024 × 768 Pixel (entsprechend Thermokameratyp)
Bildwiederholrate:	30 Hz, 60 Hz oder höher (entsprechend Thermokameratyp)
Interface:	GB-Ethernet
Datenspeicherung:	auf externem PC oder über Datennetz, praktisch unbegrenzt
Referenzstrahler:	nicht notwendig

Kritisch zu betrachtende „ärztliche" Anwendungen der Thermografie

„Thermografische Kardiologie" und „Thermografische Urologie"

Die in der Überschrift genannten thermografischen Anwendungen klingen durchaus gut, schon weil sie eine schmerzfreie Untersuchungsmöglichkeit der genannten Organe ohne Röntgenstrahlung verkünden. Hinter den großen Worten stehen jedoch oft nur grundlose Behauptungen (und Quacksalberei). Die nachfolgenden Ausführungen sollen daher als Warnung dienen, nicht alle Anwendungen der Thermografie kritiklos als erfolgreiche oder funktionsfähige Technologien anzunehmen.

Zum Beispiel wird eine <u>*thermografische Herzuntersuchung*</u> in Verbindung mit Ultraschall - als ein einzigartiges ultra-thermografisches Verfahren bezeichnet - angeboten, das angeblich eine in Herzfrequenz pulsierende grafische Darstellung der Temperaturschwankung am Herz bieten kann. Schon anhand der theoretischen Kapitel dieses Buches ist leicht zu verstehen, dass die hier abgebildete Bildsequenz nur eine irreführende Simulation ohne wirklichen thermografischen Inhalt sein kann. Zum einen kann die Wärmeleitung im Körper (wegen der Wärmekapazität der über dem Herz liegenden Schichten und der sich daraus ergebenden Zeitkonstante) dem Herzrhythmus nicht folgen, der 97%-ige Emissionsgrad der Haut dagegen verhindert schon alleine (von den weiteren Geweben abgesehen) die direkte Thermografie der körperinneren Organe anhand derer Wärmestrahlung.

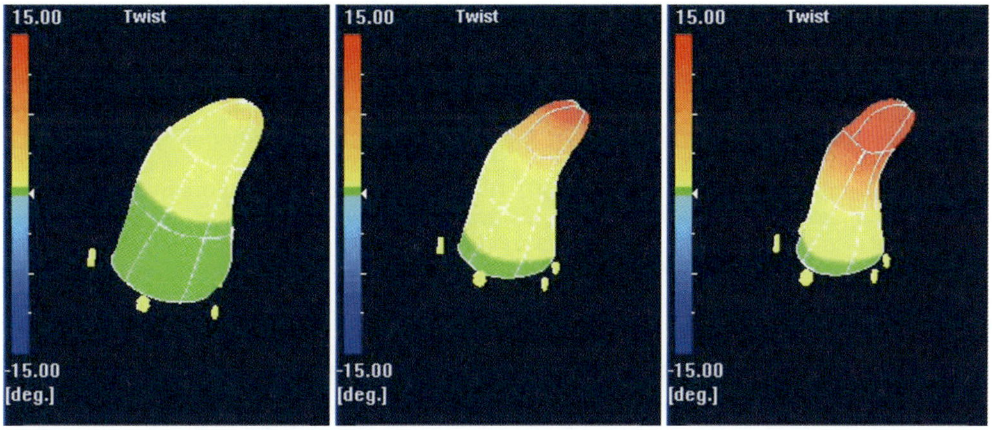

Abb. 1646: ultra-thermografische kardiologische Untersuchung (Quellenangabe auf Nachfrage beim Autor [A534])

Über die „<u>*Thermografische urologische Untersuchung*</u>" ist sogar auf dem Internet zu lesen:

„Urologische Erkrankungen konzentrieren sich meist auf einen sehr engen Bereich des menschlichen Körpers. In diesem engen Bereich ist es mit herkömmlichen Methoden sehr schwierig oder fast unmöglich, den hauptsächlichen Schwerpunkt der Krankheit genau zu bestimmen. Mit der Thermografie kann die Temperatur eng benachbarten Organe genau gemessen werden, so dass der Urologe die zentrale Stelle der Entzündung genau lokalisieren kann.

... die Infrarot-Thermografie kann effektiv bei der Diagnose von entzündlichen Erkrankungen der Harnwege und der äußeren und inneren Geschlechtsorgane verwendet werden (besonders wichtig - fast das einzige - Werkzeug in den Händen der Ärzte, um latente Infektionen zu erkennen):

- *Nierenbeckenentzündung*
- *Blasenentzündung*
- *Harnwegsinfektionen*
- *bilaterale, nicht bakterielle Nierenentzündung*
- *Harnwegsteine (in Nieren oder Harnwegen)*
- *Nierenabsenkung*
- *Prostataentzündung*
- *Entzündung der Vorhaut oder der Eichel*
- *Entzündung der Hoden und der Nebenhoden*
- *Hodenbruch*
- *Hoden-Krampfadern"*

(Ungarische Quelle, wortwörtlich ins Deutsche übersetzt, Quellenangabe für obigen Text und Abbildung 1647 auf Nachfrage beim Autor)

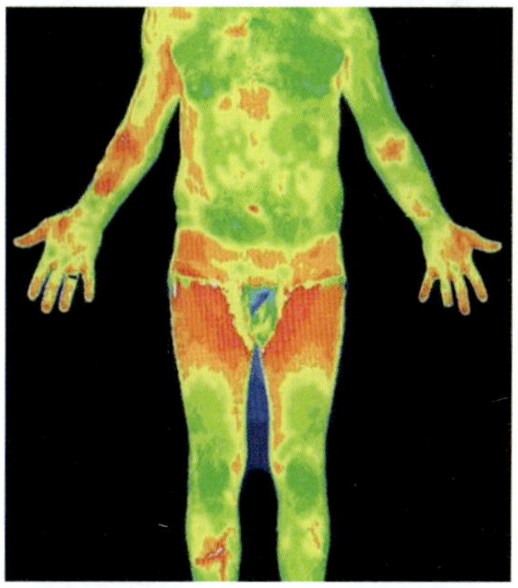

Abb. 1647: angeblich thermografische Urologie [A535]

Ohne dass jede der obigen Aussagen Punkt-für-Punkt widerlegt werden sollen, ist es dem Leser sicher sofort klar, dass sich die Thermografie bei den oben genannten Krankheiten (insofern sie überhaupt eine lokale thermische Wirkung haben) aufgrund der fehlenden Infrarotdurchlässigkeit der Gewebe (einschließlich der Haut) auf die Temperaturbestimmung an der Haut begrenzt. Die mit den Krankheiten verbundenen Wärmewirkungen können also nur durch Wärmeleitung der Gewebe und dem Wärmetransport durch den Blutkreislauf auf die Haut übertragen werden. Daher sind eindeutige biomedizinische Zuordnungen von Ursachen und Wirkungen bei den meisten der oben aufgezählten Krankheiten ziemlich unwahrscheinlich.

Natürlich versuchen noch viele weitere, thermografische Wunder zu vollbringen. Ein weiteres Besipiel ist

Somatoinfra - eine medizindiagnostische Mediensensation (aus Ungarn)

Unter dem Phantasienamen Somatoinfra wurde in Ungarn über Jahre ein angeblich unglaublich effektives thermografisches Verfahren für die medizinische Diagnostik publiziert und auch auf internationalen Konferenzen bekannt gemacht. Um sicherzustellen, dass niemand die Grundlagen und den technischen Hintergrund dieses Verfahrens mit der Hauttemperaturmessung mittels thermografischer Systeme vergleicht, wurden gezielt Falschinformationen kreiert und in die Medien getragen. Trotz der bereits von mehreren Fachgremien dementierten Falschaussagen wurde dieses angeblich einzigartige Verfahren sogar bis zur defacto-Anerkennung als medizinische Untersuchungsmethode mit Unterstützung der ungarischen Krankenversicherung "gefördert".

Das in Wirklichkeit auf einer kommerziellen langwelligen Mikrobolometer-Thermokamera beruhende System wurde als Entwicklung des Somatoinfra-Laboratoriums des Lehrstuhles für Nukleartechnik der TU Budapest propagiert. (Ein tatsächlicher solcher Zusammenhang zur TU Budapest ist nicht bekannt.) Es wurde ihm im gleichen Atemzug die Möglichkeit der kontinuierlichen spektralen Bandbreiteneinstellbarkeit und damit eine Darstellung der vom menschlichen Körper ausgestrahlten "*gemischten Infrarotstrahlung in komplexer und selektiver Form*" bescheinigt. Weiterhin wurde betont, dass Somatoinfra nicht einfach ein Wärmebildverfahren ist, wie die meisten Thermografiesysteme. Es könne daher nicht nur Informationen zu Organen nahe der Körperoberfläche geben, sondern auch zu Organen in der Tiefe des Körpers! Begründet wurde das schließlich damit, das Somatoinfra keine Temperaturen messe, sondern nur die "*Verstimmung*" der elektromagnetischen Wellen berücksichtige.

Die bisher genannten Äußerungen wurden noch damit übertroffen, dass dem System Fähigkeiten nicht nur zur Früherkennung und sondern auch zum Nachweis früherer Erkrankungen, ja sogar von Zucker, Allergien und Dioptrie zugeschrieben wurden. Grundlage all dessen soll ein SDS-Diagnosesystem sein, dessen Detektor Temperaturdifferenzen von 0,001 °C detektieren kann. Hierzu ein Zitat aus der Quelle http://infravizsgalat.hu/department/infravizsgalat, wortwörtlich aus dem Ungarischen übertragen: "*... die Aufnahmen zeigen nicht die Struktur, wie Ultraschall und Röntgenaufnahmen, sondern machen die im Körper aus Sicht der Zellfunktion schädlichen Prozesse sichtbar .... durch die Infrarotprüfungen können häufig bereits VOR der Ausbildung von strukturellen Änderungen Informationen über die ersten Phasen des pathologischen Prozesses erhalten werden.*"

Krebsfrüherkennung durch Thermografie mit unglaublichen Fähigkeiten

Durch die Thermografie kann eine abnormale Durchblutung erkannt werden. Etliche medizinische Institutionen halten diesen Fakt auch in Deutschland ausreichen dafür, die Aussage zu treffen, Brustkrebs früherer und sicherer mit Thermografie entdeckt zu können, als das dieser als Knoten bei einer Brustuntersuchung oder durch Mammografie entdeckt werden könnte. Beispielsweise auf www.zentrum-der-gesundheit.de/thermographie-ia.html ist hierzu (am 31.03.2018) zu finden: "*Die Thermographie kann die Entstehung von Krebs offenbar schon ab einer Grösse von 256 Zellen aufspüren, was etwa der Grösse eines Stecknadelkopfes entspricht. Mit der Mammographie kann Krebs erst entdeckt werden, wenn er aus ungefähr 4 Milliarden Zellen besteht. Schätzungen zu Folge könnte die Thermographie die Entstehung von Krebs in vielen Fällen 6 bis 10 Jahre früher entdecken, als dies mit einer Mammographie möglich ist.*"

Zusammenfassung

Weder die angeblichen "Fakten" zur Somatoinfra, noch die oben erwähnten Zahlen der kleinsten detektierbaren Krebstumorgröße sind in irgendeiner Weise untermauert. Die Anwendung der Thermografie als medizinische Diagnosemethode ist bis heute nicht ausreichend, oder nur sehr widersprüchlich klinisch erforscht und getestet. Zuverlässige Statistiken und ernsthafte Fachartikel fehlen fast ganz. Dennoch hoffen viele Ärzte, wie auch Patienten, auf einen wissenschaftlich fundierten zukünftigen Einsatz der Thermografie (zumindest als Ergänzung zu den bisherigen Methoden) in mehreren Bereichen der medizinischen Diagnostik, da diese Technologie viele Vorteile gegenüber den traditionellen Verfahren hätte:

- schnell und berührungslos (und damit steril)
- keine ionisierende Strahlung (wie z.B. beim Röntgen)
- absolut schmerzlos und nebenwirkungsfrei
- leicht ausführbar und dokumentierbar
- mögliche Trend- bzw. Verlaufskontrolle

Fachlicher Standpunkt des Autors

Aus strahlungsphysikalischen und messtechnischen Gründen besteht keine Möglichkeit, die Wärmestrahlung der inneren Organe direkt zu erfassen. Es ist auch aus biologischer Sicht sehr unwahrscheinlich, dass es eine Möglichkeit gäbe, Krankheiten anhand der Hauttemperatur schon VOR der eigentlichen Erkrankung vorherzusagen. Jede Anwendung oder jede Behauptung, die diesen Feststellungen widerspricht, ist fachlich nicht vertretbar und widerspricht auch der Realität. Es ist sehr bedauerlich, dass die fachliche Selbstkontrolle (auch) bei diesem wichtigen Thema nicht funktioniert (siehe hierzu auch Kapitel 6 "Fachliche Aus- und Weiterbildung").

5.12.9. Umwelt- und Klimaforschung, Luftfahrzeug-gestützte Thermografie

Eine der effektivsten Anwendungen der Thermografie ist die Bewertung der Temperaturverteilung großer Objekte oder Bereiche, beispielsweise aus der Luft. Solche Wärmebilder, natürlich unter der Annahme der Einhaltung der notwendigen Mess- und Umgebungsbedingungen und deren fachmännischer Auswertung - können für folgende Aufgaben verwandt werden:

- Bewertung der Wärmedämmung von Dachkonstruktionen und Wasserdichtheit bei Flachdächern
- Beurteilung des Wirkungsgrades und Betriebszustandes von Solaranlagen und PV-Kraftwerken
- Bewertung von Elektro-Überlandleitungen (schnell, ohne Flurschäden)
- Entdeckung illegaler Deponien mit dünner Erdabdeckung (durch Abwärme des Abfalls)
- Nachweis von Ab- und Brauchwassereinführungen in Flüsse oder Seen
- Monitoring von Bodeneigenschaften (basierend auf Agrar- und Umweltaspekten)
- Untersuchungen zu Vegetationsveränderungen, Klimaforschung
- Beobachtungen zu Forstwirtschaft, Wildzug, Wildzählung
- Brandschutzüberwachung in Tagebauen, bei Holzlagern und Mülldeponien
- Gefahrenwarnung oder Unterstützung der Brandbekämpfung bei Wald- und Buschfeuern
- Hilfe beim Hochwasserschutz durch Detektion von Durchnässungen und Quellen an Dämmen
- Unterstützung von Katastrophenschutz / Polizei und Feuerwehr bei der Personensuche
- Bewertung der Wärmedämmung von Fernwärmeleitungen, Aufdecken eventueller Lecks
- Suche nach terrestrischen Thermalquellen, bodennahen Bodenschätzen
- Unterstützung archäologischer Forschungen
- Erkennung von Undichtigkeiten und Fremdanschlüssen an Erdölleitungen und Tanks

Die meisten der oben genannten Anwendungen können vom Boden aus entweder überhaupt nicht, oder nur unwirtschaftlich durchgeführt werden, da entweder nur sehr kleine Bereiche mit einem Wärmebild erfasst werden könnten oder der Blickwinkel zu sehr vom rechten Winkel abweichen würde. Im letzteren Fall wären die Messergebnisse aufgrund der Winkelabhängigkeit des Emissionsgrades des Messobjektes vermutlich nicht korrekt, zu dessen Korrektion auch oftmals keine Möglichkeiten gegeben sind.

Zur Vermeidung all dieser Probleme ist die Thermografie aus der Luft geeignet. Zu diesem Zweck ist eine (oder mehrere) Wärmebildkamera auf eine Drohne, einen Hubschrauber oder in ein Kleinflugzeug zu installieren. Diese Thermokameras sollten möglichst mit hoher thermischer Auflösung, hoher Pixelauflösung und - am wichtigsten - mit schneller Bildwiederholrate bzw. Aufzeichnungsgeschwindigkeit ausgestattet sein. Sequenzaufzeichnung mit entsprechender Auswertesoftware, Motorfokus, Wechselobjektive oder gar ZOOM-Objektive erhöhen die Effektivität der Aufnahmen bedeutend.

Je nach den aufgabenspezifischen Messbedingungen der obigen Anwendungen sollte eine Wärmebildkamera mit mittelwelligem oder langwelligem Spektralbereich oder eine Dualband-Thermokamera (zur gleichzeitigen Abdeckung beider Bereiche) verwendet werden. Zusätzlich ist von Vorteil, auch visuelle Videodaten und GPS-Koordinaten synchron zu den thermografischen Messdaten aufzuzeichnen. Wichtig ist aber auch, dass die Daten von einer qualifizierten Fachperson aufgezeichnet und ausgewertet werden. Es besteht ansonsten die Gefahr, dass ohne das notwendige Wissen bezüglich der Messobjekte und der Regeln der Thermografie (von den Messanforderungen bis zu den notwendigen Korrekturberechnungen) die Daten Fehlinterpretation zum Opfer fallen können. Unter anderem sind die Flugparameter (z.B. die Fluggeschwindigkeit) entsprechend den messtechnischen Fähigkeiten der verwendeten Thermokamera im Voraus unbedingt sehr genau zu bestimmen. Leicht kann sich nach einem stundenlangen (teuren) Hubschraubereinsatz herausstellen, das das Ziel der Messung ganz einfach verfehlt wurde! Die Hinweise zur Berechnung sind in den theoretischen Abhandlungen bzw. im Kapitel 5.9.7. „Messtechnische Aspekte für fluggestützte Aufnahmen” enthalten.

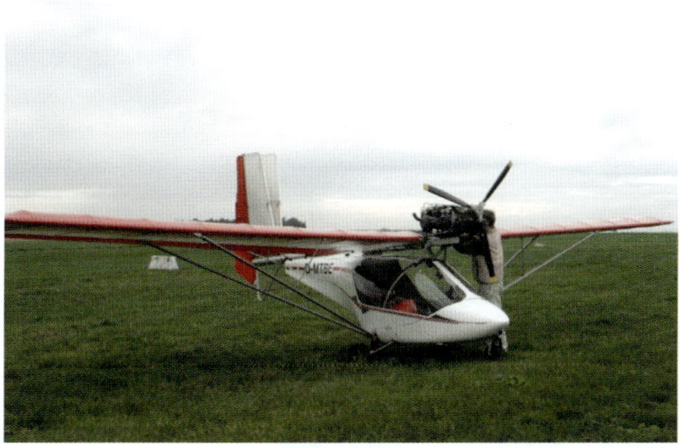

Abb. 1648: Ultraleichtflugzeug mit Thermokamera (mit freundlicher Genehmigung von aerosense Ingenieurbüro, www.aerosense.de [A536])

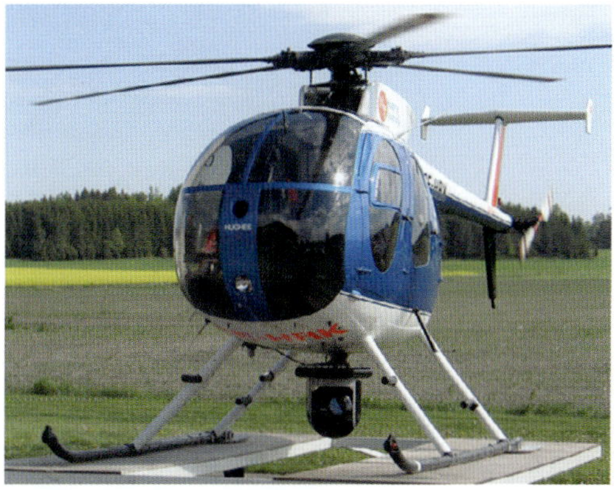

Abb. 1649: Hubschrauber mit Thermokamera in Gimbal (mit freundlicher Genehmigung von sp swisscontrolling GmbH, www.swisscontrolling.com [A537])

Beispiele zu Klimaforschung und landwirtschaftlicher Thermografie

Luftgestütze und Langzeit-Thermografie über große landwirtschaftliche oder Forstflächen eröffnen neue Perspektiven in der Klimaforschung und in der Bewirtschaftung der Anbaufelder. Obwohl die Luftströmung selbst für die Wärmebildkamera nicht sichtbar ist, ist ihre Auswirkung auf die Temperatur auf dem Boden bei Daueraufnahmen gut zu erkennen. Auf dieser Erkenntnis aufbauend können im Laufe des Tages mittels thermografischen Langzeitbeobachtungen unterschiedlich starke Warm- und Kraftluftströmungen aufgezeichnet werden, die beispielsweise die Landwirtschaft und die Mikroklimaforschung unterstützen können. Neben den Auswirkungen der Sonneneinstrahlung kann auch Bodenfeuchtigkeit durch Thermografie nachgewiesen werden, wie dies das untere Thermogramm (Abb. 1652) auf dieser Seite zeigt.

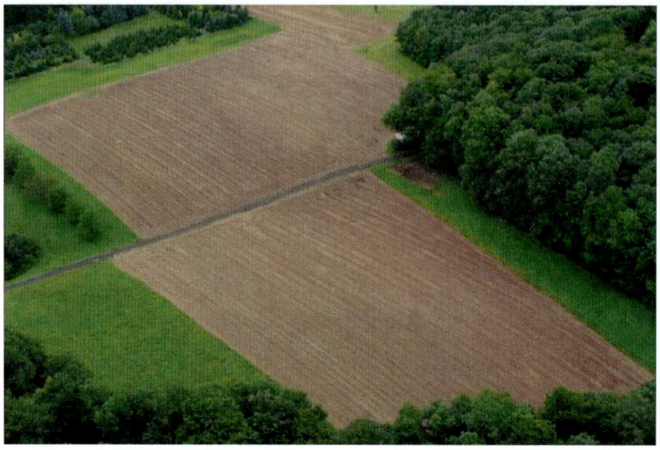

Abb. 1650: bewirtschaftete Ackerfläche, welche mit Langzeitthermografie beobachtet wurde (mit freundlicher Genehmigung von Roland Vogt, Universität Basel, https://www.unibas.ch [A538])

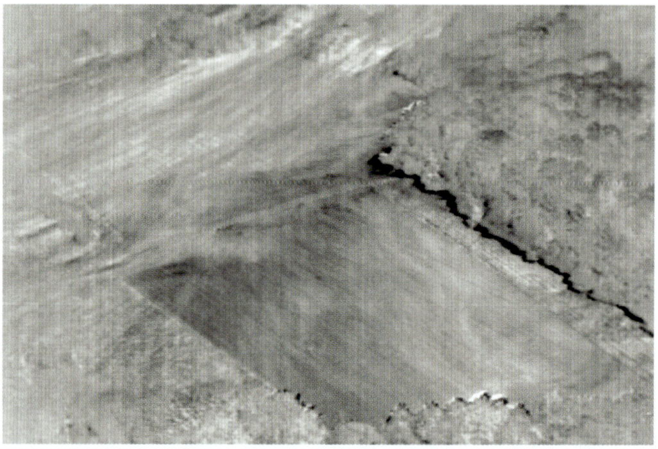

Abb. 1651: mittels Langzeitthermografie aufgezeigte Luftströmungen (mit freundlicher Genehmigung von Roland Vogt, Universität Basel, https://www.unibas.ch) [A539])

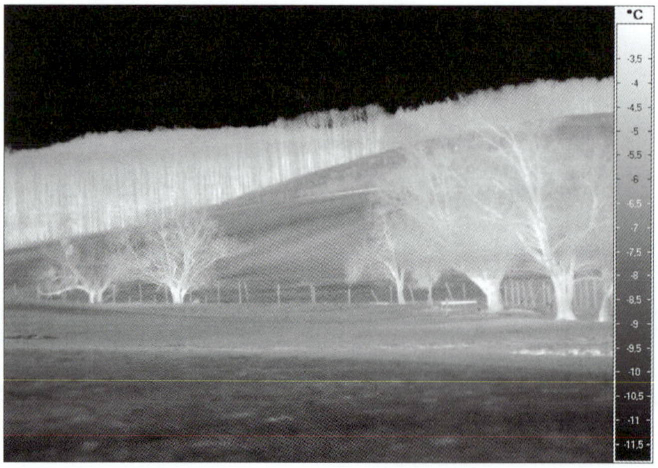

Abb. 1652: thermografisch nachgewiesene Bodenfeuchte (feuchte Gebiete sind wärmer)

In der thermografischen Untersuchung zur Bodenfeuchte wurde ausgenutzt, dass die Wärmekapazität des Bodens in Abhängigkeit von seinem Feuchtigkeitsgehalt unterschiedlich ist. Basierend hierauf kann bei den Lufttemperaturänderungen am Morgen oder Abend davon ausgegangen werden, dass der Boden seiner Wärmekapazität entsprechend unterschiedlich schnell den Veränderungen der Lufttemperatur folgt. Die resultierenden Temperaturunterschiede erlauben dann den Rückschluss auf die Bodenfeuchte.

Ein ganz anderes und immer dringenderes Problem ist die Erwärmung bzw. sprichwörtliche Überhitzung der Großstädte im Sommer. Die Erfassung kritischer Bereiche und in einigen Fällen die Erkundung der Ursache der Erwärmung sind Beiträge der thermografischen Luftbilder zu diesem Thema. Um dies zu erreichen, ist natürlich nicht nur ein geeignetes Fluggerät, sondern auch eine komplexe Ausrüstung zur Datenerfassung notwendig. Hierzu sind ausgesprochen schnelle Wärmebildkameras mit ausreichender thermischer und geometrischer Auflösung, eine ebenso schnelle Videokamera, ein Hochleistungs-computer zur kontinuierlichen Aufzeichnung sowie eine synchronisierte (und genaue) GPS-Daten-erfassung notwendig. Selbstverständlich sollte die Verarbeitungs- und Auswertungssoftware die Daten zusammenfügen und möglichst im Ganzen bearbeiten können.

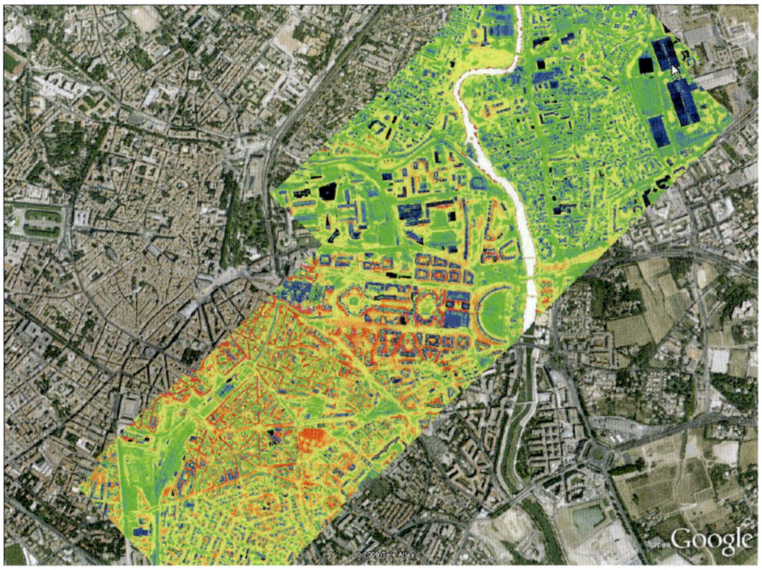

Abb. 1653: Stadtplandarstellung der Erwärmung anhand thermografischer Luftaufnahmen (mit freundlicher Genehmigung von Ville de Montpellier, https://www.montpellier.fr [A540])

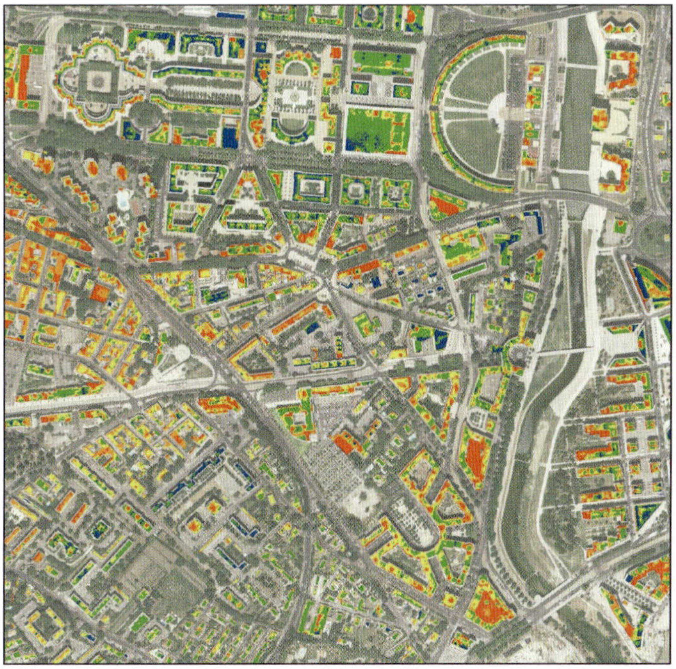

Abb. 1654: Detail aus der Stadtplandarstellung anhand thermografischer Luftaufnahmen (mit freundlicher Genehmigung von Ville de Montpellier, https://www.montpellier.fr [A541])

Beispielaufnahmen für Großgebäude und Fernleitungen

Das folgende Wärmebild zeigt ein Flachdach, dessen (hellere) Teilbereiche undicht, und bereits mit Wasser durchdrungen sind. Die höheren Temperaturen an den nassen Bereichen sind hierbei auf die erhöhte Wärmeleitung (beheiztes Gebäude) und - bei entsprechend gewähltem Messzeitpunkt - die langsamere Abkühlung der tagsüber aufgetretenen Sonnenerwärmung wegen der hohen Wärmekapazität des eingedrungenen Wassers zurückzuführen. Es empfiehlt sich also, einen solchen Messzeitpunkt zu wählen, wo sich die beiden Wärmeeffekte (Wärmestrom und Wärmekapazität) verstärken. Dies garantiert höchsten Kontrast und eine maximale Unabhängigkeit von den möglichen Emissionsgradunterschieden der zu messenden Oberfläche.

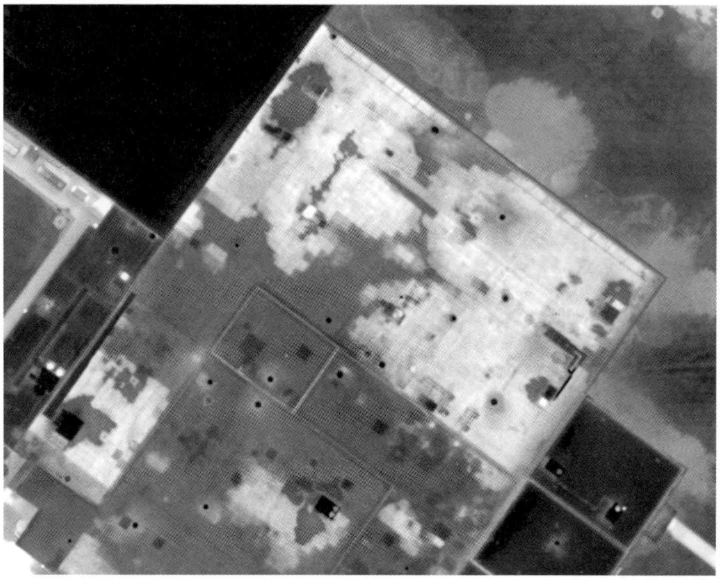

Abb. 1655: von Wasser durchdrungene Flachdachbereiche (= wärmer, d.h. heller)
(mit freundl. Genehmigung von Stockton Infrared Thermographic Services, Inc., www.StocktonInfrared.com [A542])

Das folgende Wärmebild zeigt den thermischen Effekt eines Lecks an einer unterirdischen Dampfleitung, die über ein Industriegelände verläuft. Der Fehler ist visuell unsichtbar (außer eventuell im Winter aufgrund des schnelleren Abschmelzens des Schnees im betroffenen Bereich), so dass die Thermografie aus der Luft sich auch hier als leistungsfähiges Mittel zum Erfassen von Material- und Energieverlusten bewiesen hat. Der Erfolg solcher Lecksuchen hängt jedoch weitgehend davon ab, ob die Messbedingungen (Tageszeit, Jahreszeit, Wetter, Wellenlänge) gerade günstig sind (oder sorgfältig gewählt wurden), der Fehler nicht zu tief im Boden liegt und mit einer thermisch ausreichend empfindlichen Wärmebildkamera gearbeitet wurde.

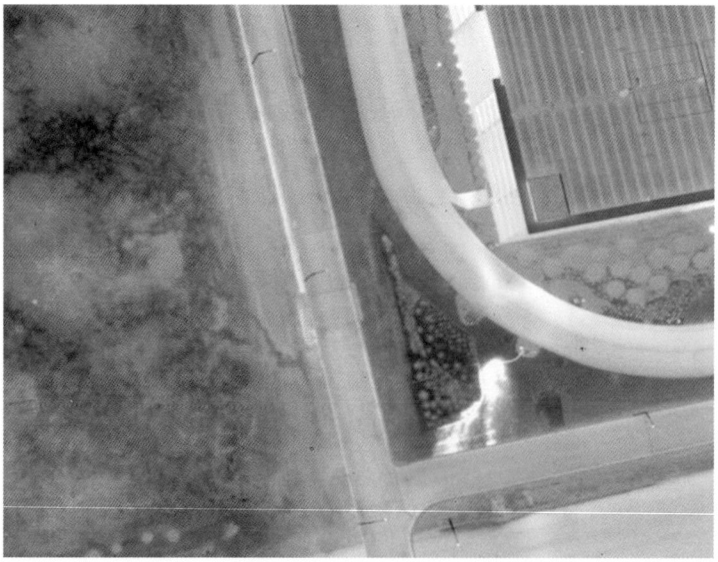

Abb. 1656: Leck an einer unterirdischen Dampfleitung
(mit freundl. Genehmigung von Stockton Infrared Thermographic Services, Inc., www.StocktonInfrared.com [A543])

5.13. Anwendung der Infrarotdetektion ohne Temperaturmessung

Im Alltag gibt es inzwischen eine unglaubliche Vielfalt an Infrarot-Strahlungsdetektoren, deren Existenz schon zu einer Selbstverständlichkeit geworden ist.

A) mit einem Punktdetektor

- Infrarot-Fernbedienung
- IR-Port an Mobiltelefonen, Notebooks, Druckern
- Bewegungssensoren für Objektschutz
- Zugangskontrollsysteme
- Gas- und Rauchmelder
- Gasanalysatoren

B) mit einem Matrixdetektor

- Infrarotkamera (CCD, CMOS) für Objektschutz
- Infrarotkamera (Vidicon, Mikrobolometer) für den Katastrophenschutz
- Infrarotkamera auf Satelliten (Naturforschung, Umweltschutz, Wettervorhersage)
- Nachtsichtgeräte (Polizei, Armee, Jagd, Natur- und Klimaschutz)
- Infrarot-Teleskope (Polizei, Armee, Grenzschutz)
- sichtverbessernde Systeme für Flugzeuge und Bodenfahrzeuge
- militärische Anwendungen (Raketen- und Luftraumüberwachung, Zielsysteme)
- Weltraumforschung von der Erde aus und im All
- Hilfsmittel für Restaurierungen und Archäologie

Aus dieser „unendlichen Vielfalt" sollen im folgenden nur einige wenige, interessante (nicht-militärische), auf Infrarotstrahlungsdetektion beruhende Geräte und Systeme inklusive ihrer typischen Bilddarstellung kurz vorgestellt werden.

5.13.1. Rauchdetektion und Gasanalyse

Mit im entsprechenden Spektralbereich empfindlichen thermografischen Systemen - selbstverständlich mit zusätzlichen Spektralfiltern ausgestattet - können wie mit pyrometrischen Sensoren der Gaschromatografie bestimmte Rauchgase nachgewiesen werden. Auch eine Schlussfolgerung auf die Zusammensetzung und Konzentration ist in bestimmten Grenzen möglich. Bei der Untersuchung von Umweltbelastungen, Verunreinigungen und solchen Problemen, die weite - groß ausgedehnte - Gebiete betreffen, eröffnet dies neue Perspektiven im Vergleich zu allen anderen Mess- und Beobachtungsmethoden. Darüber hinaus kann das räumliche Ausmaß der Wirkungen von Verschmutzungen auf die Vegetation, den Boden oder das Wasser am einfachsten durch thermografische Beobachtungen nachgewiesen werden, und durch deren Anwendung eventuell auch die Verursachung aufgedeckt werden.

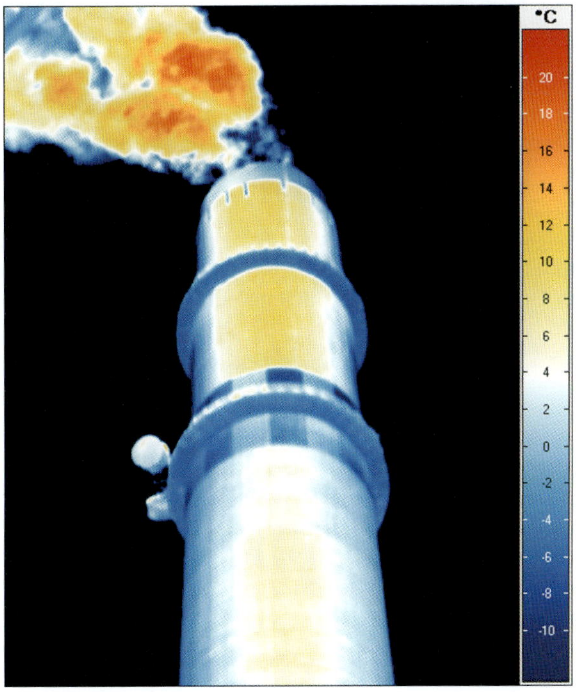

Abb. 1657: Gas- und Dampfaustritt aus Kraftwerksschornstein (der Dampf kondensiert sofort)

5.13.2. Gasdetektion und Lecksuche an Industrie- und Klimaanlagen

5.13.2.1. Leckprüfung mittels elektrochemischer oder UV/IR-Absorption messender Gasdetektoren

Beschreibung der theoretischen Grundlagen und der Messbedingungen

Je nach Gas gibt es die unterschiedlichsten chemischen oder physikalischen Vorgänge, die ausgenutzt werden können, um ein der Konzentration des zu bestimmenden Gases entsprechendes elektrisches Signal zu erhalten. Es werden üblicherweise folgende Technologien angewandt:

- Metalloxid-Halbleitergassensoren (MOX)
- Photoionisationsdetektoren (PID)
- UV-Photometer (Absorptionsmessung)
- Infrarot-Sensoren (Absorptionsmessung)
- auf Polymeren basierende elektrochemische Detektoren

Auf die genannten Technologien soll hier nicht näher eingegangen werden, lediglich ein Hinweis auf das Kapitel 3.1.2.3. „Detektoren in Strahlungsthermometern" soll darauf hindeuten, dass viele moderne Geräte zum Nachweisen verschiedener Gase auf der Anwendung von IR-Sensoren mit schmalen Bandpassfiltern entsprechend den Absorptionsbanden des jeweils gesuchten Gases beruhen.

Gemeinsam für alle Messinstrumente mit Gasdetektoren, die auf direkten Kontakt mit dem zu detektierenden Gas angewiesen sind, ist der Umstand, dass diese das Gas einsaugen (oder in beliebiger anderer Weise eine Gasprobe nehmen), wonach die Detektion und eventuelle Konzentrationsbestimmung dann im Geräteinnern geschieht. Damit ist klar, das eine Detektion nur dann geschehen kann, wenn das Gerät (oder zumindest dessen „Schnüffler") bereits derartig in Lecknähe ist, das das gesuchte Gas selbst als ausreichend hoch konzentrierte Gaswolke Einfluss auf die aktuelle Gasprobe hat.

Wegen der genannten Messvoraussetzung ist also eine Lecksuche aus größerer Entfernung kaum möglich, wie auch der folgende Ausschnitt aus dem Handbuch eines Kältemittel-Detektors belegt: „Die Sonde muss bei jedem überprüften Bereich mit einer Geschwindigkeit von maximal 25 bis 50 mm pro Sekunde nicht weiter als 5 mm von der Oberfläche entfernt um die fragliche Stelle bewegt werden. Eine langsamere und nähere Bewegung der Sonde verbessert die Wahrscheinlichkeit, ein Leck zu finden, beträchtlich." Das ist natürlich als Nachweis austretender Gase praktischer als die Anwendung von Seifenwasser, hilft aber weder bei der Groblokalisierung von Lecks an ausgedehnten und komplexen Industrieanlagen noch bei der Suche noch Kühlmittellecks an Klimaanlagen größerer Gebäudekomplexe.

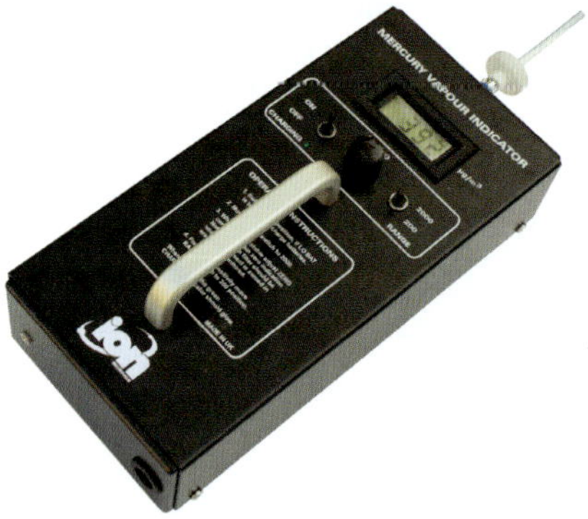

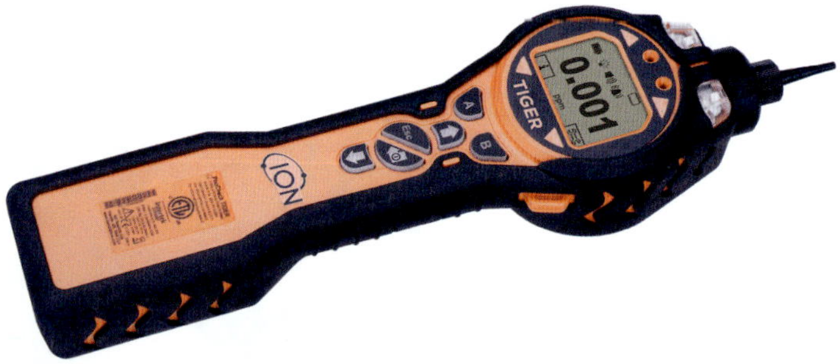

Abb. 1658: ISM MVI Zweistrahl-UV-Photometer zur Messung von Quecksilberdämpfen

Abb. 1659: ISM TIGER PID-Gasdetektor für die Messung flüchtiger organischer Verbindungen (VOC)

(mit freundlicher Genehmigung von Ion Science Ltd., www.ionscience.com [A544] / [A545])

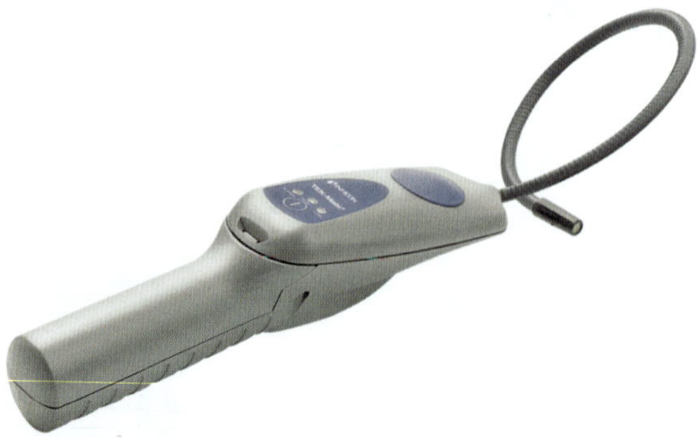

Abb. 1660: INFICON TEK-Mate® Kühlmittel - Lecksucher
(mit freundlicher Unterstützung durch INFICON, www.inficon.com [A546])

5.13.2.2. Gaslecksuche auf Basis von Ultraschalldetektion

Beschreibung der theoretischen Grundlagen und der Messbedingungen

Eine gewisse Lösung für das vorgenannte Problem stellt die die Lecksuche auf Grundlage der Ultraschalldetektion dar. Schall und Ultraschall sind gleichermaßen mechanische Schwingungen von Materie. Ultraschall hat eine Frequenz über 20 kHz, welcher daher für das menschliche Ohr mit seinem Hörbereich zwischen 20 Hz und 20 kHz nicht mehr wahrnehmbar ist. Ultraschall breitet sich in Gasen und Flüssigkeiten gut aus (mit stoffspezifischer Schallgeschwindigkeit) und wird beispielsweise an Flüssigkeits- und Festkörperoberflächen reflektiert.

Ultraschall entsteht im Falle jedweder Fluidströmungen (Gasen und Flüssigkeiten) aufgrund derer Turbulenzen bzw. durch hohe Schwingfrequenzen von Festkörpern (z.B. an Wälzlagern aufgrund mechanischer Probleme). Auch elektrische Phänomene wie Lichtbögen, Koronaentladungen usw. erzeugen ebenfalls Ultraschall. An Leckagen von unter Druck stehenden Gasen entsteht wegen der Turbulenzen des austretenden Mediums prinzipiell Ultraschall. Je höher die Ausströmgeschwindigkeit, um so stärker sind die Verwirbelungen und um so höher ist die Ultraschallemission.

Allerdings ist die Stärke des Ultraschalles umgekehrt kein Maß für das Leckvolumen, für den Gasverlust oder die Größe des Lecks. Grund dafür ist, dass die Ultraschallemission eher von der Art des Gases, den Druckunterschieden, dem Leckstellenmaterial sowie der Rissgeometrie/Zerklüftung abhängt. (Es gibt ein von der SONOTEC Ultraschallsensorik Halle GmbH zum Patent angemeldetes Verfahren, welches laut Herstellerangabe anhand der Spektralanalyse des Ultraschalles über dessen Frequenzbereich von 20 bis 100 kHz als Grundlage der Leckgrößenbestimmung dienen könnte. Für die Anwendung und Zuverlässigkeit dieses Verfahrens bestehen jedoch bisher noch keine eigenen Erfahrungen des Autors.)

Bei Leckagen in Druckgassystemen kann die Ultraschallemission an den Leckagen zu derer Lokalisierung, jedoch (obigem zufolge) nicht direkt zur Feststellung der Leckgröße (oder der Ausströmmenge) genutzt werden. Nachteilig sind aus Sicht der Zuverlässigkeit der Leckdetektion weiterhin der Einfluss gleichzeitig vorhandener sonstiger Ultraschallquellen (Antriebe, Beleuchtung, Strömung innerhalb der Rohrleitungen, insbesondere an Ventilen, Reglern und Druckminderern) und die Reflexion jedweden Ultraschalls (auch dessen der Leckstelle) an (glatten, ebenen) Festkörperoberflächen in der Umgebung. Auch können nur solche Leckagen detektiert werden, deren Schallemission möglichst geradlinig mit einem entsprechenden Detektor (Ultraschallmikrofon) empfangen werden können.

Mit einem im Ultraschall-Frequenzbereich empfindlichen Messsystem ist theoretisch außer der Detektion von ausströmenden Gasen und Dämpfen auch der Nachweis von an Lecks unter hohem Druck austretenden (und dabei also verdampfenden) Kältemitteln möglich. Erschwerend sind allerdings bei Industrieanlagen und auch bei Klimasystemen großer Gebäude, dass die Rohrleitungen und Fittinge allgemein in bedeutender Entfernung (bzw. großer Höhe) zu finden sind. Ohne spezielle Richtungstrichter oder Parabolspiegel für die Ultraschallmikrofone ist daher an eine Ortung von Lecks in diesen Fällen kaum zu denken. Eine Detektion aus der nächsten Nähe der Leitungen würde dagegen hohen Arbeitszeitbedarf und Kosten durch die Notwendigkeit an mobilen Arbeitsbühnen und Leitern verursachen.

Ein weiteres Problem ergibt sich aus der häufigen Ummantelung von Rohrleitungen und Fittingen durch flexible Wärmedämmmaterialien. Das durch Undichtigkeiten austretende Gas, Dampf oder Kältemittel erzeugt durchaus ausreichend starken Ultraschall an der Leckstelle, welcher jedoch durch das Dämmmaterial auf einen nicht mehr detektierbaren Wert gedämpft wird. Die Erkennbarkeit von Leckagen derartig kontinuierlich verkleideter (wärmegedämmter) Rohrleitungen und Anlagen ist also vermutlich extrem gering. Eine Demontage der Ummantelungen dürfte dagegen aber in vielen Fällen recht unökonomisch sein.

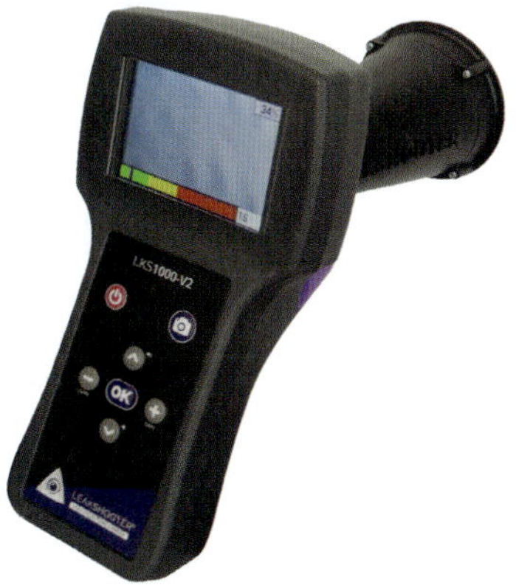

Abb. 1661: Synergys Leakshooter LKS1000-V2 zur Leckdetektion durch Ultraschallmessung (mit freundl. Genehmigung der PIM Professionelle Industrie-Meßtechnik GmbH, www-pim-ltd.hu [A547)]

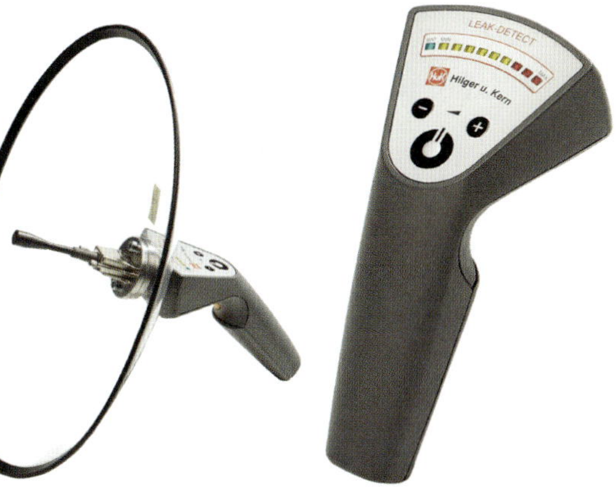

Abb. 1662 + 1663: HUK LeakDetect mit Parabolspiegel zur Leckdetektion durch Ultraschallmessung (mit freundl. Genehmigung von Hilger u. Kern GmbH, www.hilger-kern.com [A548] / [A549])

5.13.2.3. Lecksuche und Gasdetektion mittels Thermografie

Beschreibung der theoretischen Grundlagen und der Messbedingungen

Die Detektion von Gasen mittels Thermografie ähnelt in ihrer messtechnischen Aufgabenstellung der Flammentemperaturmessung, wie im Kapitel 5.7.6. „Messung der Flammentemperatur" beschrieben. Der signifikanteste Unterschied besteht in der sich - im Gegensatz zur Flammentemperatur bei Verbrennungsprozessen - oftmals nur gering von den Temperaturen der Hintergrundobjekte unterscheidenden Gastemperaturen. Das macht die Detektion von Gasen schon vom Prinzip her schwierig und begrenzt gleichzeitig auch stark die allgemeine Anwendbarkeit dieser Technologie.

Anhand des Kapitels 1.4.4. „Einfluss der Übertragungsstrecke" ist leicht erklärbar, dass folgende Messsituationen voneinander zu unterscheiden sind:

- ausströmendes Gas ist heißer als das Objekt im Hintergrund
- ausströmendes Gas ist kälter als das Objekt im Hintergrund

Für beide Fälle stellen die nachfolgenden Abbildungen die auftretenden strahlungsphysikalischen Umstände dar. Hierbei ist leicht erkennbar, dass die Erkennbarkeit der Gase stark von derer Konzentration und dem Temperaturunterschied zwischen Gas und Hintergrundobjekt abhängt.

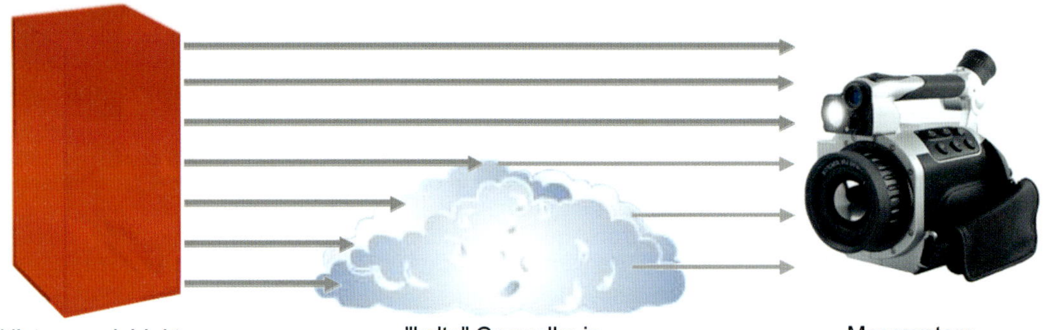

Abb. 1664: Strahlungsmengenänderung bei kaltem Gas vor heißem Hintergrundobjekt

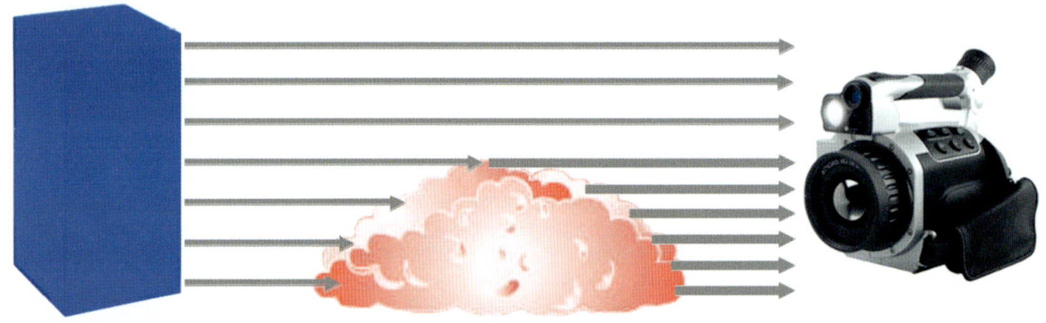

Abb. 1665: Strahlungsmengenänderung bei heißem Gas vor kaltem Hintergrundobjekt

Gerade wegen der oftmals nur relativ kleinen Temperaturunterschiede zwischen Gas und Hintergrundobjekt (und der relativ schnellen Temperaturangleichung an die Umgebung durch die geringe Wärmekapazität der Gase, noch dazu bei fortlaufender Konzentrationsverringerung) wären langwellige thermografische Messgeräte wegen ihrer Empfindlichkeit für niedrige Temperaturen und gleichzeitig hoher thermischer Auflösung die "sensibelste" Lösung. Voraussetzung derer Anwendung ist aber, das die Absorptionsbanden des zu detektierenden Gases auch im langwelligen Infrarotbereich liegen muss.

Leider liegen aber die Absorptionslinien vieler interessierender Gase im mittelwelligen Infrarot-Wellenlängenbereich. Hierfür können daher also nur Mittelwellen-Wärmebildkameras in Betracht gezogen werden, die - entsprechend hohe Empfindlichkeit vorausgesetzt - unter Einsatz eines geeigneten Filters (und bei ausreichender Konzentration der Gase) die Detektion auch dieser Gase ermöglicht. Nach dem Planckschen Strahlungsgesetz ist aber auch sofort klar, wie begrenzt die Detektivität dieses Verfahrens selbst bei hochempfindlichen Photonendetektor-basierenden Infrarotkameras ist: je tiefer die Temperaturen von Hintergrundobjekt und Gas liegen, desto geringere Strahlungsmengen stehen zur Verfügung, um die durch das Gas hervorgerufenen minimalen Strahlungsintensitätsunterschiede zu erkennen.

Folgende Tabelle fasst die Absorptionswellenlängen einiger Gase zusammen, deren Detektion entweder aus technischer Sicht, wegen ihrer gesundheitsschädigenden (toxischen) Wirkung oder aber aus Sicht des Klimawandels (Treibhauseffekts) einen hohen Stellenwert besitzt. (Alle Gase bis zur Doppellinie sind im mittleren und im langwelligen Infrarotbereich gleichermaßen detektierbar.)

mittelwelliges Infrarot		**langwelliges Infrarot**	
Gas	**Absorptionsbande**	**Gas**	**Absorptionsbande**
Acrylaldehyd C_3H_4O	3,3 µm	Acrylaldehyd C_3H_4O	8,6 µm & 10,5 µm
Äthylen C_2H_4	3,4 µm	Äthylen C_2H_4	10,5 µm
Brommethan CH_3Br	3,5 µm	Brommethan CH_3Br	7,8 µm & 10,5 µm
Difluormethan CH_2F_2	3,3 µm	Difluormethan CH_2F_2	9,1 µm
Ethanol C_2H_6O	3,35 ... 3,45 µm	Ethanol C_2H_6O	9,5 µm
Methan CH_4	3,2 ... 3,4 µm	Methan CH_4	7,65 µm
Methanol CH_4O	3,6 µm	Methanol CH_4O	9,3 ... 10 µm
Methylethylketon C_4H_8O	3,4 µm	Methylethylketon C_4H_8O	8,9 µm
Methylsilan CH_6Si	4,3 µm	Methylsilan CH_6Si	10,8 µm
Oxacyclopentan C_4H_8O	3,6 µm	Oxacyclopentan C_4H_8O	9,25 µm
Propylen C_3H_6	3,6 µm	Propylen C_3H_6	10,95 µm
Stickstoffdioxyd (Lachgas) N_20	4,4 µm	Stickstoffdioxyd (Lachgas) N_20	7,8 µm
Tetrafluormethan CF_4	4,5 µm	Tetrafluormethan CF_4	7,9 µm
Benzin C_6H_6	3,2 µm	Acetylchlorid C_2H_3ClO	8,7 µm & 10,3 µm
Butan C_4H_{10}	3,4 µm	Acethylen C_2H_2	13,7 µm
Ethan C_2H_6	3,3 ... 3,4 µm	Acrylnitril C_3H_3N	10,5 µm
Ethylbenzol C_8H_{10}	3,4 µm	Allylbromid C_3H_5Br	8,2 µm & 10,8 µm
Heptan C_7H_{16}	3,6 µm	Allylchlorid C_3H_5Cl	7,9 µm & 10,8 µm
Hexan C_6H_{14}	3,4 µm	Allylfluoride C_3H_5F	9,7 ... 9,8 µm
Isobutan C_4H_{10} $(CH(CH_3)_2CH_3)$	3,6 µm	Ammoniak (wasserfrei) NH_3	10,2 ... 10,4 µm
Kohlendioxid CO_2	4,25 µm	Chlordifluormethan $CHClF_2$	9 µm
Kohlenmonoxid CO	4,52 ... 4,67 µm	Essigsäure $C_2H_4O_2$	7,8 µm
Methylisobutylketon $C_6H_{12}O$	3,4 µm	FREON-11 CCl_3F	9,4 µm & 11,9 µm
Nonan C_9H_{20}	3,4 µm	FREON-12 CCl_2F_2	10,8 ... 11,4 µm
Oktan C_8H_{18}	3,4 µm	Isopren C_5H_8	11,3 µm
Pentan C_5H_{12}	3,4 µm	Methylvinylketone C_4H_6O	10,4 µm
Pentafluorethan C_2HF_5	3,3 µm	Oxacyclopentadien C_4H_4O	10 µm & 11...14 µm
Propan C_3H_8	3,4 µm	Schwefelhexafluorid SF_6	10,6 µm
		1,1,1,2-Tetrafluorethan $C_2H_2F_4$	7,7 µm
		Trichlorethen C_2HCl_3	10,5 µm & 11,8 µm
		Trichlormethan $CHCl_3$	8,2 µm & 12,8...13,2 µm
		1,1,1-Trifluorethan $C_2H_3F_3$	7,8 µm & 8,2 µm
		Vinylether C_4H_6O	8,4...8,6 µm & 11,9 µm

Tabelle 50: Absorptionsbandwellenlängen einiger wichtiger Gase

Aus der vorstehenden Tabelle lässt sich vereinfachend ableiten, das viele Kohlenwasserstoffe mittels einer mittelwelligen Thermokamera unter Verwendung eines schmalen Bandpassfilters im Bereich 3,2 ... 3,4 µm detektiert werden können. Mit einem Filter mit 4,2 ... 4,7 µm Transmissionsbereich sind dagegen Gaswolken aus Kohlendioxyd, Kohlenmonoxyd, Stickstoffdioxyd, sowie Tetrafluormethan (Tetrafluorkohlenstoff) erfassbar.

Im langwelligen Infrarotbereich können leider keine so universelle Filterbereiche definiert werden. Für Kältemittel (z.B. R-125, R-134A, R-143A, R-245fa, R-404A, R-407C...) wird in der Literatur verallgemeinert der Wellenlängenbereich 8,0 ... 8,6 µm empfohlen. Würde statt dessen ein Transmissionsbereich beginnend ab 7,65 µm verwendet werden, dann könnten u.a. auch Methan, Lachgas und Tetraflourmethan mit einem solchen Filter detektiert werden. Mit einem Bandpassfilter des Wellenlängenbereiches 10 ... 10,7 µm sind beispielsweise Methanol, Ammoniak, Äthylen, Brommethan und Schwefelhexafluorid (SF_6) als Gaswolke erkennbar. FREON benötigt einen Filter mit einer Transmission zwischen 10,8 ... 11,9 µm, Acethylen dagegen einen Schmalbandfilter, der bei 13,6 ... 13,8 µm durchlässig ist.

Um die bei den Kältemitteln zu erwartenden Absorptionsbanden leichter verstehen zu können, soll hier eine Tabelle über die derzeit verbreitetsten dieser Medien folgen. Hinweis: bei den „gemischten" Kältemitteln erscheinen die Absorptionslinien aller beteiligten chemischen Komponenten, jedoch in entsprechend ihrer verringerten Konzentration geringerer Absorptionsstärke. Bei dem Kältemittel R-404A wird daher mit den Absorptionsbanden des darin nur mit 2% vorkommenden R-134a nicht gerechnet. Auch scheint die allgemeine Literaturempfehlung für R-125 nicht wirklich zutreffen. (Die mit der oben genannten Verallgemeinerung detektierbare Kältemittel sind mit grünem Hintergrund hervorgehoben.)

ASHRAE	Chemische Bezeichnung bzw. Zusammensetzung	Chemische Summenformel	Absorptionsbanden
R-22	Chlordifluormethan	$CHClF_2$	9 µm
R-32	Difluormethan	CH_2F_2	3,3 µm & 9,1 µm
R-125	Pentafluorethan	C_2HF_5	3,3 µm
R-134a	1,1,1,2-Tetrafluorethan	$C_2H_2F_4$	7,7 µm
R-143a	1,1,1-Trifluorethan	$C_2H_3F_3$	7,8 µm & 8,2 µm
R-290	Propan	C_3H_8	3,4 µm
R-404A	44% R-125 + 2% R-134a + 52% R-143a	$C_2HF_5 + C_2H_2F_4 + C_2H_3F_3$	3,3 µm & 7,8 µm & 8,2 µm
R-407C	23% R-32 + 25% R-125 + 52% R-134a	$CH_2F_2 + C_2HF_5 + C_2H_2F_4$	3,3 µm & 7,7 µm & 9,1 µm
R-410A	50% R-32 + 50% R-125	$CH_2F_2 + C_2HF_5$	3,3 µm & 9 µm
R-507[A]	50% R-125 + 50% R-143a	$C_2HF_5 + C_2H_3F_3$	3,3 µm & 7,8 µm & 8,2 µm
R-600	Butan	C_4H_{10} ($CH_3CH_2CH_2CH_3$)	3,4 µm
R-600a	Isobutan	C_4H_{10} ($CH(CH_3)_2CH_3$)	3,6 µm
R-717	Ammoniak	NH_3	10,2 ... 10,4 µm
R-744	Kohlendioxyd	CO_2	4,25 µm
R-1270	Propylen	C_3H_6	3,6 µm & 10,95 µm

Tabelle 51: Absorptionsbandwellenlängen einiger wichtiger Kältemittel

Bei dem vorliegenden Messprinzip ist es jedoch nicht immer trivial, in wie weit eine - sich zum Randgebiet hin mit der Umgebungsluft immer stärker vermischende - Gaswolke auch in industriellen Umgebungen wirklich gefunden werden kann. Nicht immer weicht die Temperatur der an einem Leck austretenden Gase signifikant von den Temperaturen der Oberflächen der umliegenden technologischen Einrichtungen ab. Auch ein gleichmäßig homogener Hintergrund ist praktisch nicht generell zu erwarten und bei Freiluftanwendungen (z.B. in der Petrolchemie, oder an Gastransferstationen) stören tagsüber die starken Einstrahlungen durch den Sonnenschein (sowie die damit einhergehende partielle Hintergrundobjekterwärmung) bzw. die rasche Verteilung der Gaswolke schon bei nur leichtestem Wind.

Trotz der erwähnten Schwierigkeiten beschäftigen sich viele Forschungsinstitute, Systementwickler Thermokamerahersteller und Dienstleister mit der thermografischen Gasleckdetektion. Grund hierfür ist sicher, das auch die einleitend genannten Alternativmethoden (beispielsweise der direkte elektrochemische Nachweis des Gases, oder die Detektion von Ultraschall, welcher durch der Turbulenzen an der Leckstelle verursacht wird) ebenfalls keine allumfassende und völlig sichere Detektionsmöglichkeit bieten. Im folgenden sollen einige - verblüffend gute - Beispiele für thermografische Gasdetektionssysteme und deren Anwendung folgen, sowie die mittels dieser erreichten Ergebnisse im Vergleich zu den „traditionellen" Technologien.

Gasdetektionssysteme im langwelligen Infrarotbereich

In diesem Wellenlängenbereich sind technische Lösungen unter Nutzung kostengünstiger Mikrobolometer (jedoch mit großen Objektiven und langsamer Bildwiederholrate) durchaus denkbar, welche jedoch wegen ihrer - zur Erreichung der notwendigen thermischen Auflösung - langen Integrationszeit zur Verwendung von Stativen zwingen würden. Die mit Photonendetektoren (beispielsweise QWIP-Sensoren) ausgestattete Systeme sind dagegen auch bei Bildfrequenzen von 50 ... 60 Hz weit empfindlicher als die auf Bolometern basierenden Instrumente, was eine höhere Detektivität bei gleichzeitiger Hand-gehaltener Nutzbarkeit (und damit bequemerer und schnellerer Vor-Ort-Tätigkeit) mit sich bringt. (Selbstverständlich ist die Frage der Nutzung ohne Stativ für stationäre Systeme ohne Relevanz.)

Durch Anwendung der als Zusammenfassung der Tabelle 50 genannten langwelligen IR-Filter kann die Empfindlichkeit der Systeme für die zu detektierenden Gase gezielt erhöht (bzw. überhaupt erst geschaffen) werden. Zum Ausgleich der hierdurch sinkenden thermischen Auflösung des Gesamtsystems, werden auch im langwelligen Bereich üblicherweise Photonendetektoren angewandt.

OLIP Gas Monitor für SF_6 und weitere Gase

Diese Wärmebildkamera hat einen im langwelligen Infrarotbereich (9,8 ... 11,2 µm) sensiblen, gekühlten QWIP-Detektor. Laut Herstellerangabe sollen hiermit in erster Linie Schwefelhexafluorid (SF_6), weiterhin auch Ammoniak, Ethylcyanacrylat, Chlordioxyd, Essigsäure, Chlordifluormethan, Äthylen und Methylethylketon detektierbar sein. So ganz passt diese Aufzählung allerdings nicht zu den in der Tabelle 51 aufgeführten Absorptionsbanden, sollte daher also nicht als 100% untermauert betrachtet werden.

Technische Daten:

Detektor:	QWIP Matrixdetektor
Kühlung:	gekühlt, keine näheren Angaben
Spektralbereich:	9,8 ... 11,2 µm höchste Empfindlichkeit: 10,55 µm
Bildpunkte:	320 × 256
Bildrate:	60 Bilder / Sekunde
Thermische Auflösung:	25 mK (bei 30 °C)
Anzeige:	5” TFT-Bildschirm + farbiger OLED-Sucher
Masse:	2,5 kg

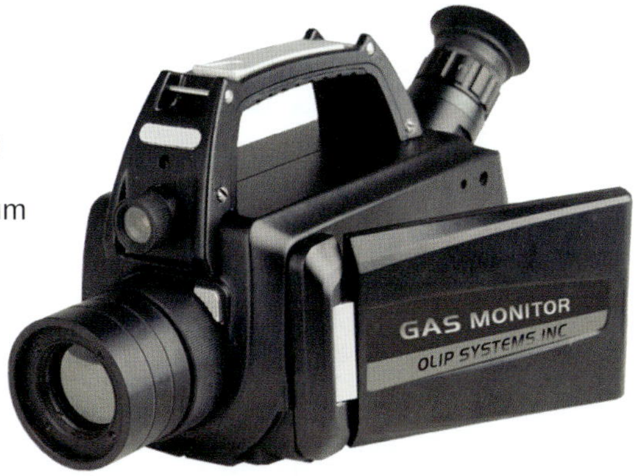

Abb. 1666: OLIP Gas-monitor Wärmebildkamera
(mit freundlicher Unterstützung durch OLIP Systems Inc., www.olipsystems.com [A550])

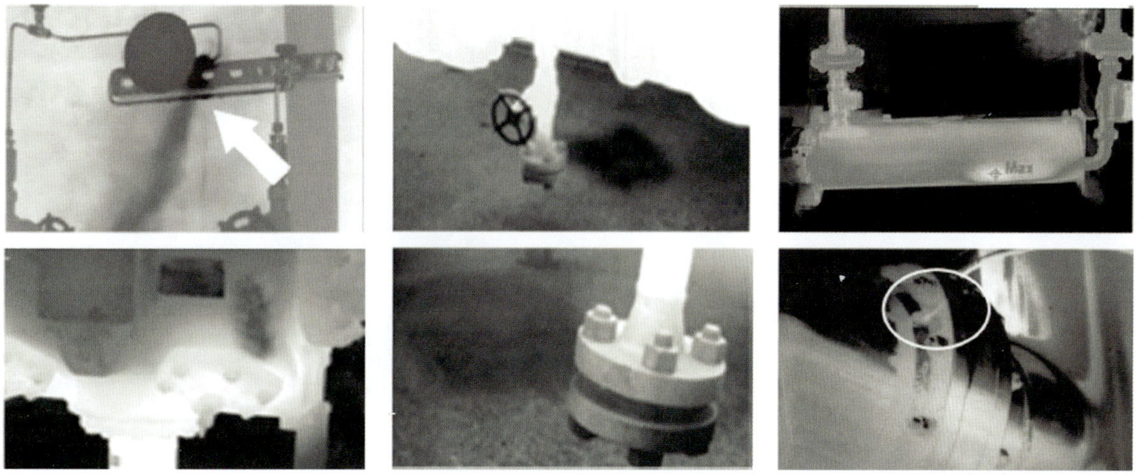

Abb. 1667 - 1672: Beispielthermogramme für Gaslecks, aufgezeigt mit OLIP Gas Monitor
(mit freundlicher Unterstützung durch OLIP Systems Inc., www.olipsystems.com [A551])

FLIR GF306 - Infrarotkamera für SF_6 Gaslecks

Bei dieser Infrarotkamera wird ein im langwelligen Infrarotbereich (9 ... 11 µm) sensibler, gekühlter QWIP-Matrixdetektor genutzt, dessen Wellenlängenbereich durch einen Bandpassfilter auf den Spektralbereich von 10,3 bis 10,7 µm begrenzt wird. Laut Herstellerangabe sind mit dieser Kamera insbesondere Schwefelhexafluorid (SF_6), weiterhin auch Ammoniak und Äthylen nachweisbar.

Technische Daten:

Detektor:	QWIP Matrixdetektor
Kühlung:	Stirling-Kühler
Spektralbereich:	10,3 ... 10,7 µm , höchste Empfindlichkeit: 10,5 µm
Bildpunkte:	320 × 240
Bildrate:	60 Bilder / Sekunde
Thermische Auflösung:	15 mK (bei 30 °C)
Anzeige:	4,3” TFT-Bildschirm + farbiger OLED-Sucher
Masse:	2,48 kg

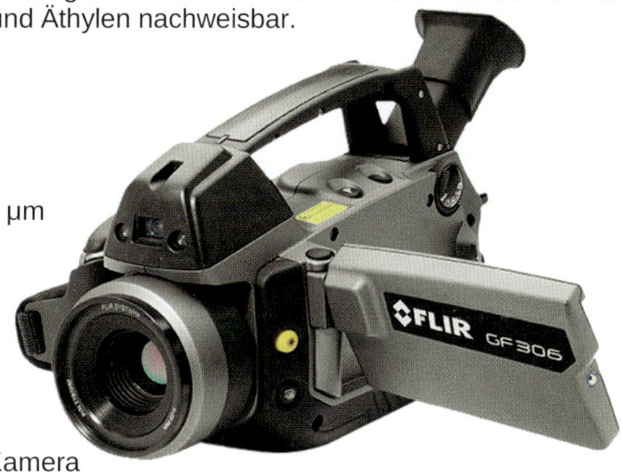

Abb. 1673: FLIR GF306 IR-Kamera
(© 2019 FLIR Systems, Inc. All rights reserved. Mit freundlicher Genehmigung von FLIR Systems, Inc. [A552]

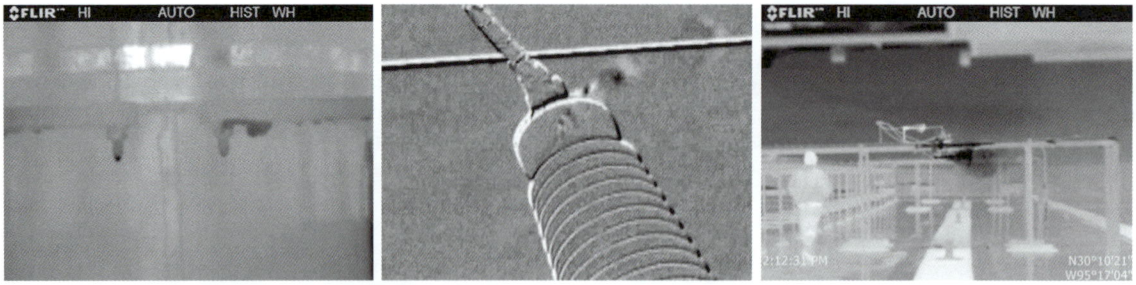

Abb. 1674 - 1676: Beispielthermogramme für Gaslecks, aufgezeigt mit FLIR GF306
(links und Mitte: SF6; rechts: Ammoniak)

[A553] / [A554] / [A555])

<u>FLIR GF304 - Thermokamera für Kältemittellecks</u>

Bei dieser Infrarotkamera wird ein im langwelligen Infrarotbereich (ab 8 µm) sensibler, gekühlter QWIP-Matrixdetektor genutzt, dessen spektrale Empfindlichkeit durch einen Bandpassfilter auf 8,0 ... 8,6 µm eingeschränkt wird. Laut Angabe des Herstellers ist diese Kamera ideal für Anwendungen in der Lebensmittel- und Pharmaindustrie, sowie für die Überprüfung von Klimaanlagen im Gebäude- und Automobilbereich. Es sind hierfür Lecks folgender Kältemittel visualisierbar:

R-22	R-245fa	R-417A
R-125	R-404A	R-422A
R-134A	R-407C	R-507A
R-143A	R-410A	

Technische Daten:

Detektor:	QWIP Matrixdetektor
Kühlung:	Stirling-Kühler
Spektralbereich:	8,0 ... 8,8 µm
Bildpunkte:	320 × 240
Bildrate:	60 Bilder / Sekunde
Thermische Auflösung:	15 mK (bei 30 °C)
Anzeige:	4,3" TFT-Bildschirm + farbiger OLED-Sucher
Masse:	2,48 kg

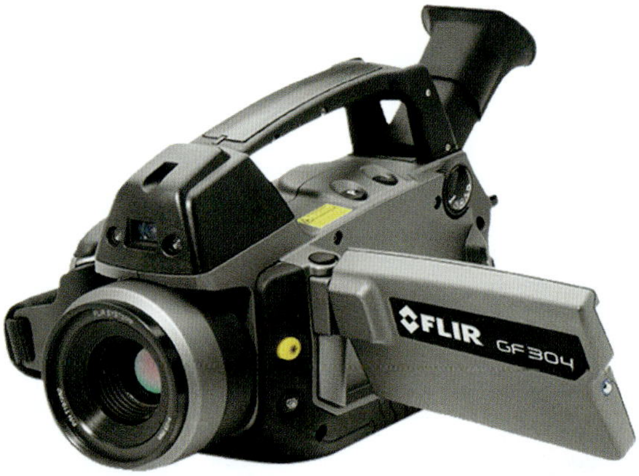

Abb. 1677: FLIR GF304 Thermokamera
 [A556])

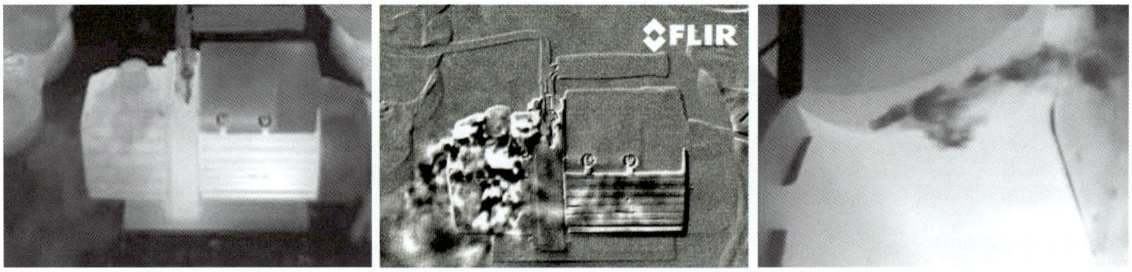

Abb. 1678 - 1680: Beispielthermogramme für Kältemittellecks, aufgezeigt mit FLIR GF304
(links Standardthermogramm; Mitte: High Resolution Mode)

[A557] / [A558] / [A559])

Hinweis: Wegen der an Klimaanlagen typischerweise vorhandenen Wärmedämmungen an Rohrleitungen und Fittichen, ist der thermografischen Nachweis von Kältemittel-Lecks (insbesondere bei nur geringen Verlustmengen) in der Praxis nicht so kontrastreich, wie auf den hier abgebildeten Beispielen. Immerhin muss ja das austretende Kältemittel vor dem Austritt ins „Freie" erst die Dämmung durchdringen, wobei während dessen eine Verteilung und Temperaturangleichung stattfindet.

Esders GasCam® SG für Methan (und weitere flüchtige organische Verbindungen)

Diese Gasdetektionskamera ist zwar ebenfalls eine im langwelligen Infrarotbereich arbeitende Wärmebildkamera, ihre Funktion unterscheidet sich jedoch gravierend von den bisher erwähnten Geräten. Der in die GasCam® SG eingebaute Bandpassfilter hat einen Transmissionsbereich entsprechend der Absorptionslinie von Methan (7,8 µm). Anhand des Vergleiches der zeitlich nacheinander erfassten Thermogramme kann bei typischen „Bewegungen" durch einen Software-Auswertealgorithmus auf das Vorhandensein einer Gaswolke geschlossen werden. Die GasCam® SG macht schließlich die detektierte Gaswolke als Falschfarbenbild innerhalb der visuellen Grauton-Darstellung sichtbar.

Technische Daten:

Detektor:	QWIP Matrixdetektor
Kühlung:	gekühlt, keine nähere Angabe
Spektralbereich:	9 ... 11 µm,
Bandpassfilter:	7,8 µm
Bildpunkte:	384 × 288 (192×144 für Gasdetektion)
Bildrate:	5 Bilder / Sekunde
Thermische Auflösung:	12 mK (bei 30 °C)
Anzeige:	externer Notebook
Masse:	3,8 kg (ohne Batterie) (ohne Notebook)

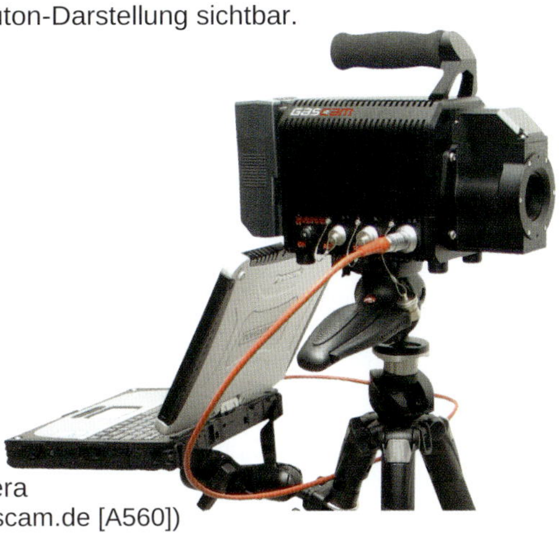

Abb. 1681: Esders GasCam® SG Multispektral-Infrarotkamera
(mit freundlicher Unterstützung durch Esders GmbH, www.gascam.de [A560])

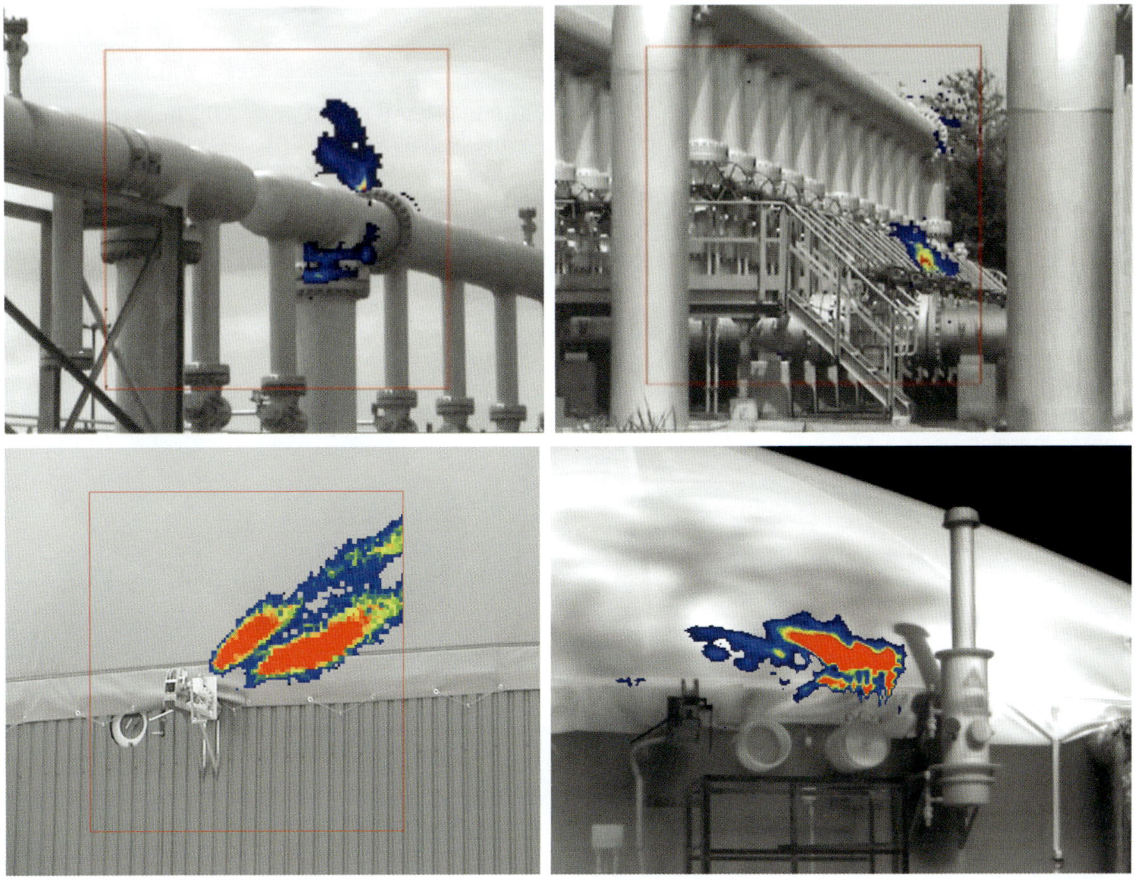

Abb. 1682 - 1685: Beispielthermogramme für Methan-Gaslecks, aufgezeigt mit Esders GasCam® SG
(mit freundlicher Unterstützung durch Esders GmbH, www.gascam.de [A561] / [A562] / [A563] / [A565])

Es ist leicht zu erkennen, das zwar die Bildwiederholrate von nur 5 Hz zur Verwendung eines Kamerastativs zwingt, sich jedoch dank des Signatur-Auswertealgorithmus eine wesentlich höhere Plausibilität bei der Anzeige der detektierten Gase ergibt, als bei jedem anderen der hier aufgeführten Produkte zur Gasdetektion. Auch die vom Hersteller angegebene Empfindlichkeit von < 50 ppm · m (rauschäquivalente Säulendichte für Methan) ist durchaus vielversprechend.

Gasdetektionssysteme im mittelwelligen Infrarotbereich

In diesem Wellenlängenbereich können nur hochempfindliche Photonendetektoren (beispielsweise gekühlte InSb- oder MCT-Sensoren) zur Detektion der durch die Gaswolke gegenüber dem Hintergrund verursachten minimalen Temperaturunterschiede genutzt werden. Grund hierfür ist, dass einerseits bei Temperaturen in der Höhe typischer Umgebungstemperaturen ohnehin nur relativ wenig mittelwellige Infrarot-Strahlungsenergie zur Verfügung steht (siehe Planksches Strahlungsgesetz). Andererseits wird durch die Verwendung der den Absorptionsbanden der jeweiligen Gase entsprechenden Filter diese Strahlungsmenge auf einen Bruchteil der mittelwelligen Gesamtstrahlung begrenzt. Wärmebildkameras für diese Aufgabenstellung müssen also über ein besonders guten NETD-Wert (< 15 mK) verfügen.

OPGAL EyeCGas® 2.0 für Methan und weitere flüchtige organische Verbindungen

Diese Wärmebildkamera hat einen im mittelwelligen Infrarotbereich sensiblen, gekühlten MCT-Photonendetektor, dessen spektrale Empfindlichkeit durch einen Bandfilter (3,2 ... 3,4 µm) begrenzt wird. Laut Herstellerangabe sollen hiermit flüchtige organische Verbindungen - unter anderem Methan - detektierbar sein. Für den Nachweis von Halogenen kann auch ein alternativer Spektralfilter von 3,3 bis 3,5 µm gewählt werden.

Technische Daten EyeCGas® 2.0:

Detektor:	MCT Photonendetektor
Kühlung:	gekühlt, keine näheren Angaben
Spektralbereich:	3,2 ... 3,4 µm
	Option: 3,3 ... 3,5 µm
Bildpunkte:	320 × 240
Bildrate:	k.A.
Thermische Auflösung:	10 mK (bei 25 °C)
Anzeige:	TFT-Bildschirm
Masse:	2,3 kg
Besonderheit:	ATEX Zone 2 zertifiziert

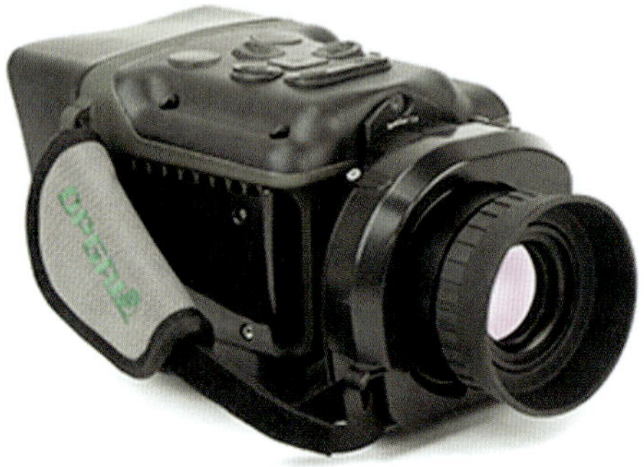

Abb. 1686: OPGAL EyeCGas® 2.0 Wärmebildkamera
(mit freundlicher Genehmigung von OPGAL, www.opgal.com [A565])

OPGAL EyeCGas® CO für Kohlenmonoxyd / EyeCGas® CO_2 für Kohlendioxyd

Diese Infrarotkameras besitzen jeweils einen im mittelwelligen Infrarotbereich sensiblen, gekühlten MCT-Photonendetektor. Je nachdem, ob Kohlenmonoxyd oder -dioxyd zu detektieren ist, wird dieser Kameratyp entweder mit einem Bandlfilter von 4,5 bis 4,7 µm oder von 3 bis 4 µm hergestellt. (Das ist naturlich keine nachträglich tauschbare Option.)

Technische Daten EyeCGas® CO:

Detektor:	MCT Photonendetektor
Kühlung:	gekühlt, keine näheren Angaben
Spektralbereich:	CO: 4,5 ... 4,7 µm
	CO_2: 3 ... 4 µm
Bildpunkte:	320 × 240
Bildrate:	k.A.
Thermische Auflösung:	12 mK (bei 25 °C)
Anzeige:	TFT-Bildschirm
Masse:	2,6 kg
Besonderheit:	ATEX Zone 2 zertifiziert

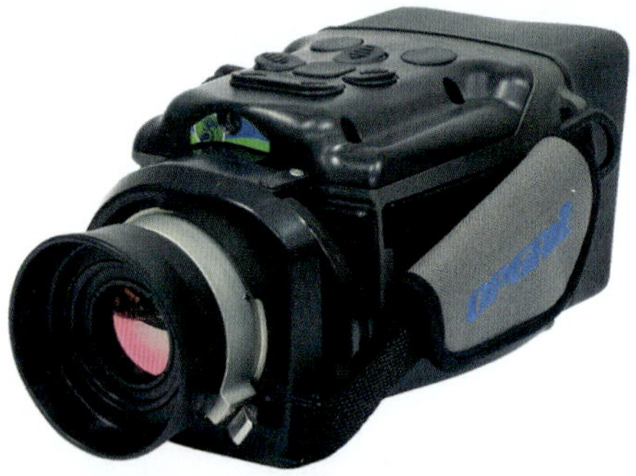

Abb. 1687: OPGAL EyeCGas® CO Wärmebildkamera
(mit freundlicher Genehmigung von OPGAL, www.opgal.com [A566])

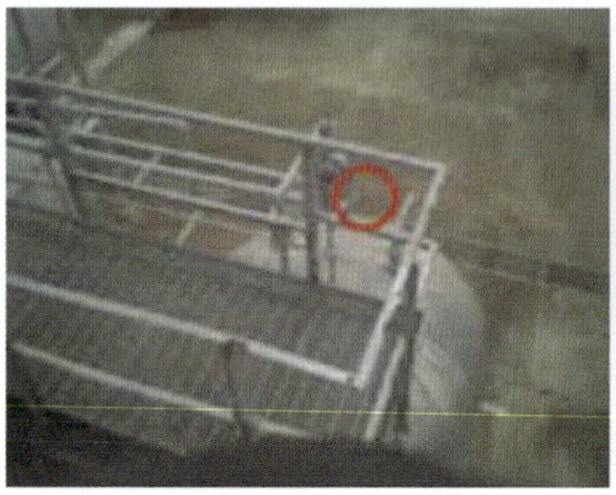
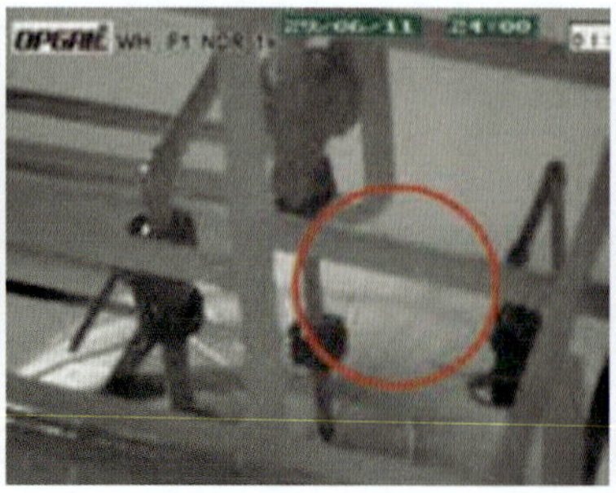
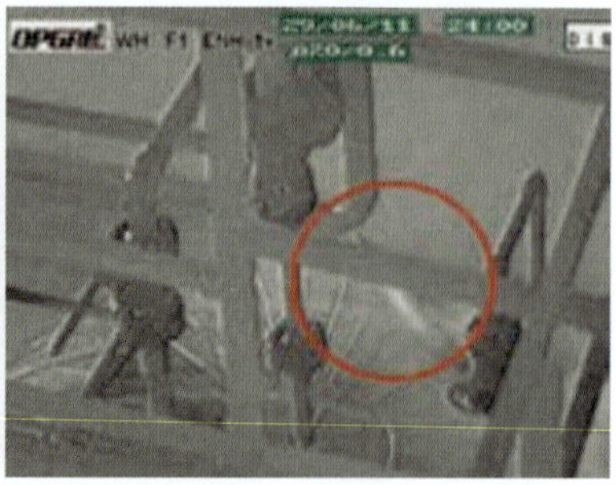

Abb. 1688 - 1690: Foto, Normalthermogramm und Gasdetektion mit OPGAL EyeCGas®
(mit freundlicher Genehmigung von OPGAL, www.opgal.com [A567] / [A568] / [A569])

FLIR GF320 für Methan / FLIR GF343 für Kohlendioxyd / FLIR GF346 für Kohlenmonoxyd

Bei diesen Infrarotkameras wird ein im mittelwelligen Infrarotbereich (3 ... 5 µm) sensibler, gekühlter InSb-Photonendetektor genutzt, dessen Wellenlängenbereich durch einen Bandpassfilter für den jeweils dem zu detektierenden Gas entsprechenden Spektralbereich begrenzt wird. Für Methan hat dieser Filter eine Bandbreite von 3,2 bis 3,4 um, für CO_2 von 4,0 bis 4,4 µm und für CO von 4,52 bis 4,67 µm. Natürlich sind auch weitere - in dem jeweiligen Spektralbereich Absorptionsbanden besitzende - Gase mit diesen Wärmebildkameras detektierbar.

Technische Daten:

Detektor:	InSb Photonendetektor
Kühlung:	Stirling-Kühler
Spektralbereich:	Methan: 3,2 ... 3,4 µm
	CO_2: 3,2 ... 3,4 µm
	CO: 4,52 ... 4,67 µm
Bildpunkte:	320 × 240
Bildrate:	60 Bilder / Sekunde
Thermische Auflösung:	15 mK (bei 30 °C)
Anzeige:	4,3" TFT-Bildschirm
	+ farbiger OLED-Sucher
Masse:	2,48 kg

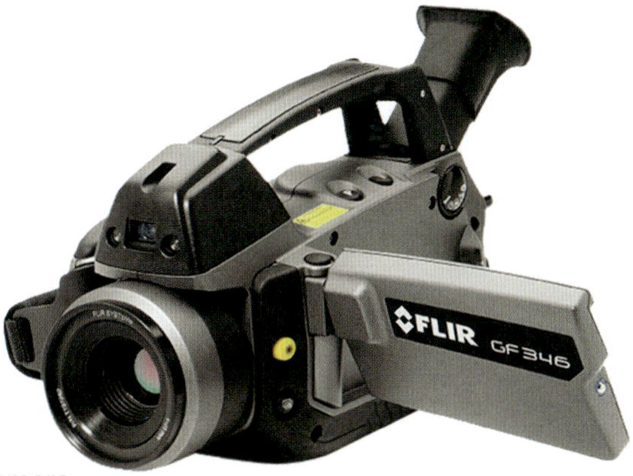

Abb. 1691: FLIR GF346 IR-Kamera
(© 2019 FLIR Systems, Inc. All rights reserved. Mit freundlicher Genehmigung von FLIR Systems, Inc. [A570])

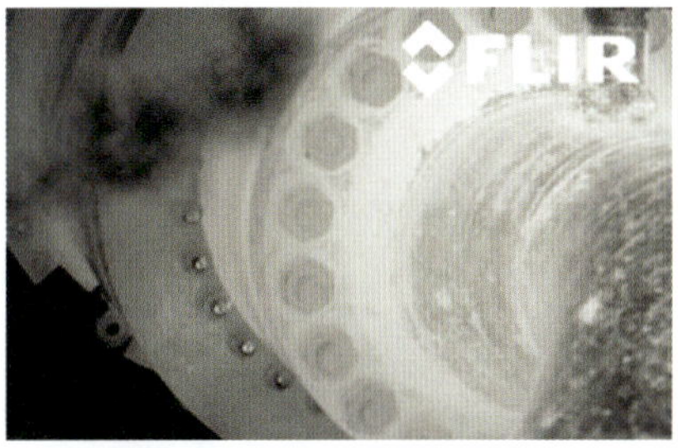

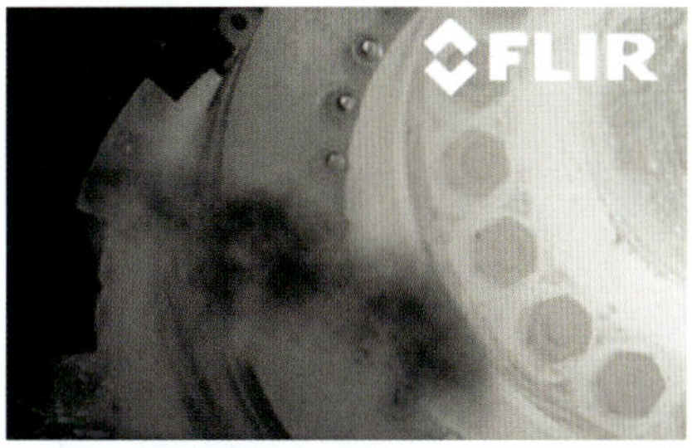

Abb. 1692 und **1693:** Beispielthermogramme für Gaslecks, detektiert mit FLIR GF320
(© 2019 FLIR Systems, Inc. All rights reserved. Mit freundlicher Genehmigung von FLIR Systems, Inc. [A571] / [A572])

Workswell GIS320 für Methan und weitere flüchtige organische Verbindungen

Ein weiteres Beispiel für eine mittelwellige Infrarotkamera zur Anwendung als thermografisches Instrument zur Gasleckdetektion ist die Workswell GIS320, welche speziell für die Nutzung mittels unbemannter Luftfahrzeuge (Drohnen) ausgelegt wurde. Diese Wärmebildkamera besitzt einen gekühlten InSb-Photonendetektor mit 320×240 Pixeln. Der Spektralbereich von 3,2 bis 3,4 µm ist ideal für die Detektion von flüchtigen organischen Verbindungen, insbesondere von Methan.

Auch wenn die Abmessungen (201×150×105 mm) und das Gewicht (1,6 kg) dieser Kamera nicht gerade als gering zu bezeichnen sind, kann die Drohne DJI M600 Pro diese Wärmebildkamera gut 20 Minuten in der Luft halten. Das schafft die Möglichkeit, Gasdetektion und Leckortung für große Areale (Industrieanlagen, logistische Einrichtungen) effektiver denn je und auch bei schwerer Bodenzugänglichkeit durchzuführen.

Technische Daten:

Detektor:	InSb-Photonendetektor
Kühlung:	gekühlt, keine näheren Angaben
Spektralbereich:	3,2 ... 3,4 µm
Bildpunkte:	320 × 240
Bildrate:	30 Hz
Thermische Auflösung:	15 mK (bei 30 °C)
Anzeige:	keine
Masse:	1,6 kg
Besonderheit:	1× ... 8× optischer ZOOM

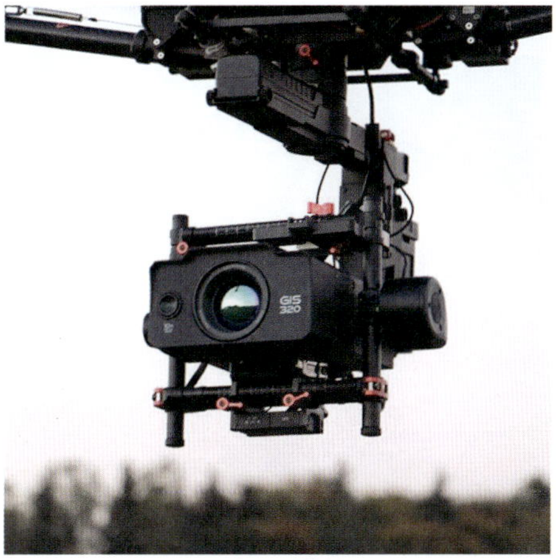

Abb. 1694: Workswell GIS320 IR-Kamera, getragen von Drohne DJI M600 Pro
(mit freundlicher Genehmigung von Workswell, www.workswell-thermal-camera.com [A573])

Mobiler Inspektionsroboter mit optischer Gasfernmesstechnik für Methan

Ein herausragendes Forschungsprojekt aus Sicht der Anwendung der Thermografie zur Gasdetektion und Leckortung ist das an der Universität Kassel entwickelte und erprobte autonome, mobile Robotersystem RoboGas Inspection. Dies ist mit einer langwelligen Infrarotkamera (Jenoptik VarioCAM hr head), einer mittelwelligen Gasdetektions-IR-Kamera (FLIR GF320), einem 2D-Laserscanner (Sick LMS 151), einer visuellen Kamera und einem aktiven Gasfernmessgerät (Sewerin RMLD) ausgestattet.

Vorrangiges Ziel der Forschungs- und Entwicklungsarbeit war die Erarbeitung und praktische Prüfung neuer methodischer Ansätze für automatisierte Gasdetektions- und Leckortungsstrategien. Die erreichten Ergebnisse und die sich daraus ergebenden Zukunftsvisionen für diese Technologie sind beeindruckend. Vermutlich könnte eine Weiterentwicklung dieses Systems in Nutzung des Auswertealgorithmus der Esders GasCam® SG Multispektral-Infrarotkamera und der Ergänzung durch luftgestützte Technologien (Drohnen) den Weg zur "unbemannten" Anlagenüberwachung und Leckortung darstellen.

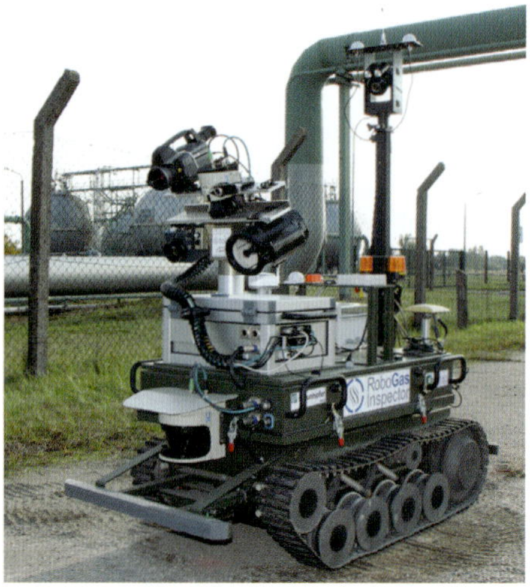

Abb. 1695: Cobham 1 tEODor Roboterplattform mit montiertem Messmodul für Freifeldtests (mit freundlicher Genehmigung von Dr.-Ing. Gero Bonow [A574])

Beispielaufnahmen von einer Klimaanlage eines Großgebäude-Komplexes

Absperrventil am linken Strang

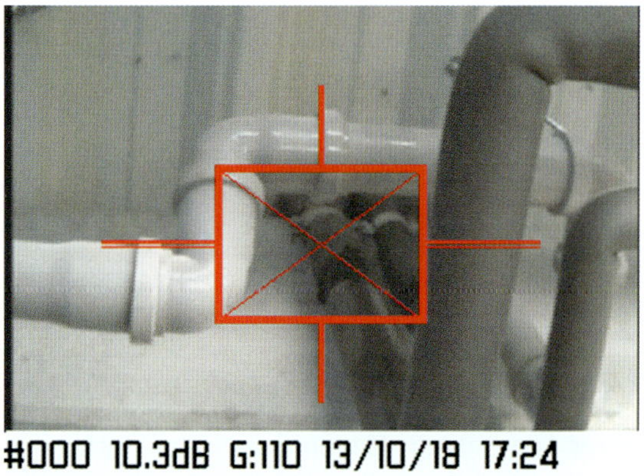

- für Leck typischer Ultraschall ist detektierbar
- Kältemittel-Detektor signalisiert ebenfalls

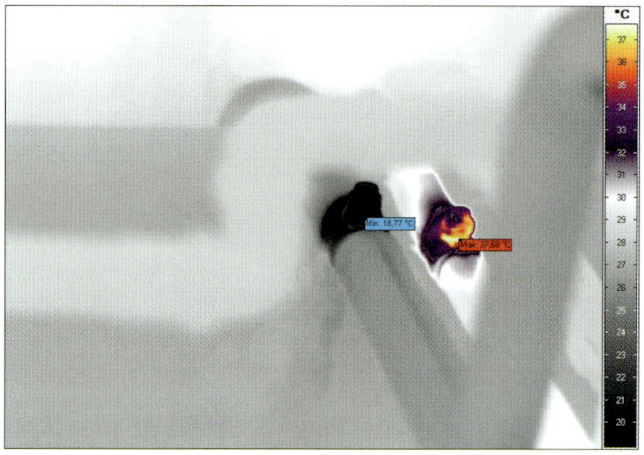

abnormale Abkühlung (Verdunstungskälte) und „Gaswolke" auf Thermogramm erkennbar

Abb. 1696 und **1697:** undichtes Absperrventil detektiert mit Ultraschall, Kältemittel-Detektor und Thermografie

Verschraubung am Klimaaggregat

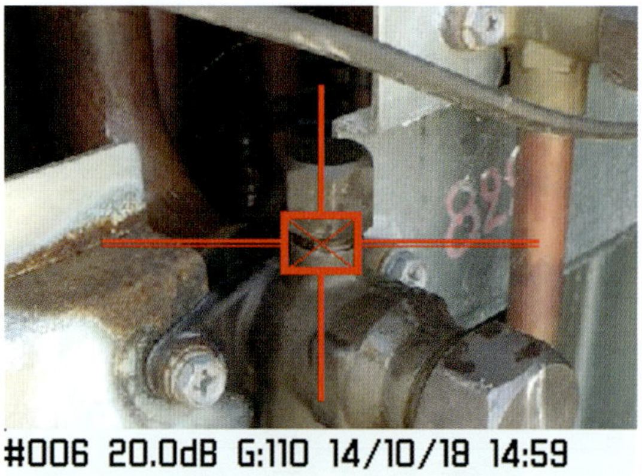

- für Leck typischer Ultraschall ist detektierbar
- wegen starkem Luftstrom (durch Kühlventilator) signalisiert Kältemittel-Detektor nur sporadisch

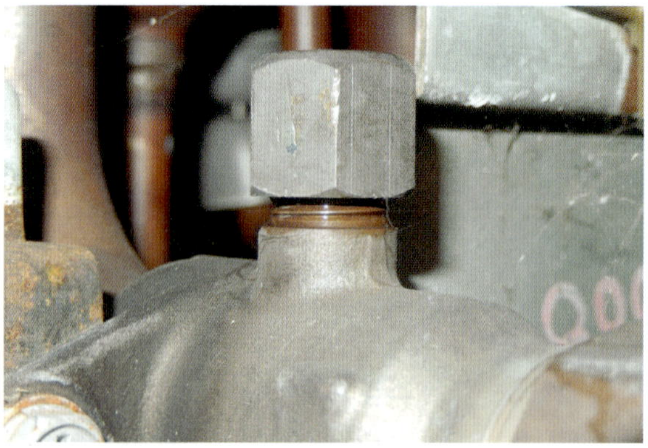

- visuell ist ölige Oberfläche auffällig
- auf Thermogramm sind keine Auffälligkeiten zu erkennen (vermutlich wegen starker Kühlluft)

Abb. 1698 und **1699:** undichte Verschraubung detektiert mit Ultraschall und visueller Kontrolle

5.13.3. Wildzählung, Vogelbeobachtung

Thermografische Wild- und Vogelbeobachtungen sind geeigneter als jede andere (optische) Methode, wesentlich unabhängiger von Sonne und Wetter. Es besteht ein großes Interesse seitens der Jagdvereine, in der Forst- und Wildwirtschaft, bei Tierschutz- und Umweltverbänden und in der Umwelt- und Klimaforschung an derartigen thermografischen Beobachtungssystemen. Insbesondere vorteilhaft ist der Umstand, dass das natürliche visuelle Tarnungsverhalten der Tiere deren thermische Wahrnehmbarkeit nicht oder nur unbedeutend beeinträchtigt. Für die Beobachtung besteht auch keine Notwendigkeit für eine Bestrahlung oder Beleuchtung, da ja alle lebenden Organismen von ihrer Oberfläche bedeutende Mengen an Wärmestrahlung (entsprechend ihre Körpertemperatur und ihres Emissionsgrades) abgeben.

Natürlich ist nicht alles so einfach, wie es aussieht. Da Wärmestrahlung durch Laub hindurch nicht wahrnehmbar ist, ist die Möglichkeit der Wildbeobachtung typischerweise auf die Winterperiode beschränkt. Für die Beobachtung aus der Luft sind möglichst hoch fliegende und geräuscharme Fluggeräte (z.B. mit Elektroantrieb) notwendig. Oftmals sind diese jedoch zu schwach, um leistungsfähigere Thermokameras mit größeren Optiken (wegen der Anforderungen an die optische Auflösung) und höherer Bildraten zu tragen. Alternativ kommen damit Turbinen-getriebene Drohnen, oder gar kleine Luftschiffe in Betracht. Hierbei sind die ersteren wegen ihres Lärms, letztere wegen ihrer geringen Fluggeschwindigkeit auch nicht ideal. Immerhin könnte das Wild während der Beobachtung leicht über mehrere Kilometer weiterziehen.

Ein weiteres Problem ergibt sich im Winter aufgrund der guten Wärmeisolation von Fell und Gefieder der Tiere. Ihre Erkennung ist daher nur mit ausreichend empfindlichen, möglichst <30 mK thermische Auflösung bietenden und schon ab -40°C kalibrierten Wärmebildkameras möglich. Auch sollte der Betriebstemperaturbereich der Thermokamera schon ab ausreichend tiefen Temperaturen beginnen, damit nicht auch noch deren Temperierung verwirklicht werden muss. Seitens der Software sind geeignete automatische Auswertealgorithmen vorzuziehen, da es wohl keinen Menschen gibt, der auf Tausenden von Wärmebildern eine Vielzahl von Wildtieren (ihrer Größe und Temperatursignatur nach) zu zählen bereit wäre.

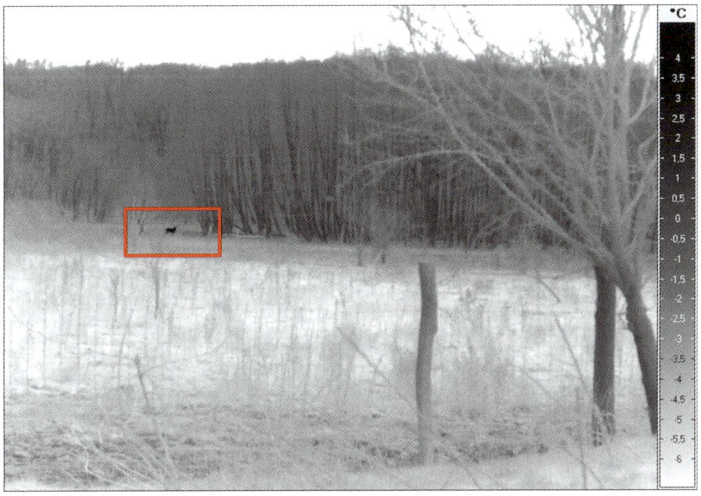

Abb. 1700: Wildbeobachtung mit professioneller Thermokamera vom Boden aus

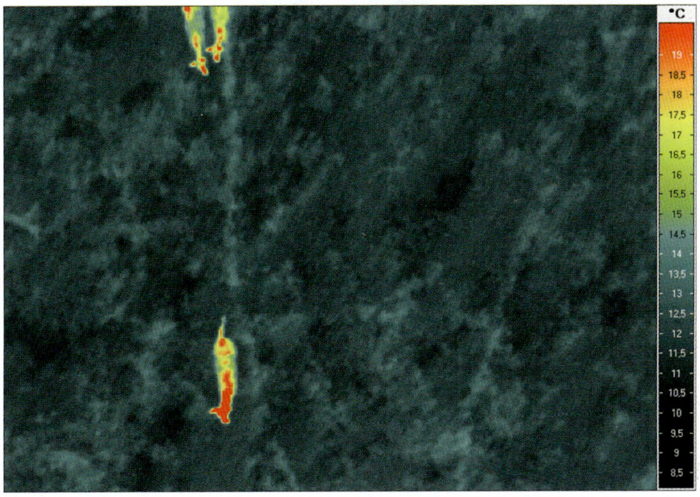

Abb. 1701: Wildbeobachtung mit professioneller Thermokamera aus der Luft (mit automatisch gesteuerter Drohne aufgenommen)

5.13.4. Archäologische Erschließungen

In den letzten Jahren sind so einige Erfolge der archäologischen Forschung auf die visuellen oder Infrarot-Aufzeichnungen von Satelliten zurückzuführen. Beispiele sind neuesten türkischen, indischen, ägyptischen, italienischen und chinesischen Ausgrabungen, die Erforschung der Inka-Kultur und viele europäische archäologische Erfolge. Die jüngste "berühmte" Anwendung der Thermografie steht im Zusammenhang mit dem noch unentdeckten Grab der altägyptischen Königin Nofretete, das man in einer vermuteten Kammer neben dem Grab des Pharaos Tutanchamun zu finden hofft. Es wurden angeblich Temperaturunterschiede zwischen den Blöcken der Nordwand entdeckt, die eine Tür oder einen Durchgang vermuten lassen.

Die Grundlage für die thermische Detektierbarkeit von archäologischen Objekten in den oberen Schichtungen des Erdbodens anhand von Temperaturabweichungen auf der Bodenoberfläche ist einerseits die sich fortlaufend ändernde Wärmewirkung (Bestrahlung) durch den Sonnenstandwechsel zwischen Tag und Nacht, andererseits die durch unbeständigen klimatische Verhältnisse verursachten dynamischen Lufttemperaturunterschiede. (Diese wirken als thermische Anreger, wie bei der aktiven Thermografie beschrieben.)

Die Temperatur der Bodenoberfläche selbst wird über diese Anregung hinaus lokal durch die Bodenzusammensetzung (Körnigkeit, Materialzusammensetzung), durch die Struktur und Dichte, weiterhin durch die aktuell gespeicherte Feuchte (Kapillarität, Speicherfähigkeit), sowie schließlich durch den Bewuchs (Flora) beeinflusst. Jedwede Abweichung dieser Parameter führt zu einer Änderung der lokalen Wärmekapazität, der Wärmeleitfähigkeit und / oder der Temperaturleitfähigkeit des Bodens. In dessen Folge weicht dessen Temperatur lokal von der Temperatur der umgebenden Bodenfläche ab, was wiederum einen Hinweis auf Bodenstrukturänderungen dank menschlicher Tätigkeiten darstellen kann. Insbesondere die für Bauwerke und Siedlungen typischen geometrischen Anordnungen können auf Wärmebildern daher als grafische Zusammenhänge augenscheinlich werden.

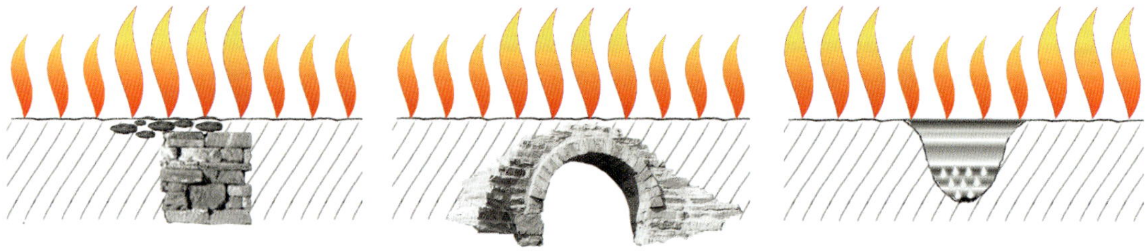

Geröll, Schutt, Mauerreste — Gewölbe, Hohlräume — Gräben, Auffüllungen (nass)

Abb. 1702 - 1704: Erdoberflächentemperaturen während der Aufwärmung

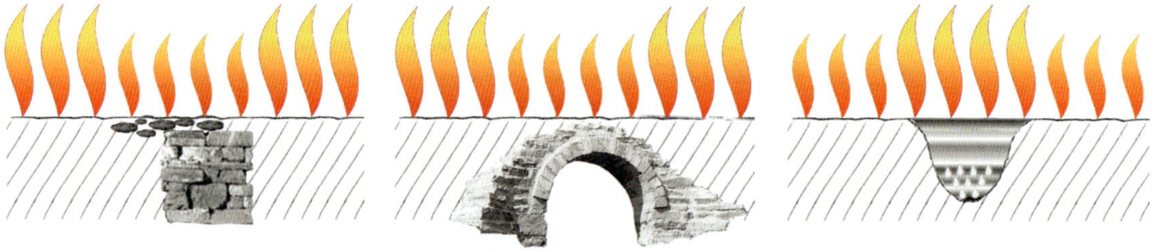

Geröll, Schutt, Mauerreste — Gewölbe, Hohlräume — Gräben, Auffüllungen (nass)

Abb. 1705 - 1707: Erdoberflächentemperaturen während der Abkühlung

Der Erfolg der Thermografie hängt selbstverständlich von der Wahl der Jahres- und Tageszeit, sowie auch von den momentanen klimatischen Bedingungen ab. Weiterhin spielt auch der (zum Untersuchungsobjekt passende) Spektralbereich und die thermische Empfindlichkeit des Messsystems eine bedeutende Rolle, wie auch der angewandte Auswertealgorithmus, welcher vom herkömmlichen Wärmebild über die Temperaturdifferenzanzeige bis zu den aus der aktiven Thermografie bekannten Frequenzanalysen mit Amplituden- oder Phasenbildern reichen kann. (Dies gilt insbesondere für das Aufdecken von unterirdischen Hohlräumen oder „geheimen" Zugängen in Gebäuden.)

Da die Temperaturunterschiede (je nach Messbedingungen und Zeitpunkt) zum Teil nur minimal sind, sind für diese Messungen hochempfindliche Wärmebildkameras mit einem möglichst guten NETD-Wert (also nur geringstem Rauschen) vorteilhaft. Teilweise können weitere Details durch Anwendung spezieller Bandpassfilter sichtbar gemacht werden.

Die folgenden Fotos und Wärmebilder sind Beispiele für visuell nicht erkennbare „thermische" Anomalien, deren thermografische Darstellung archäologische Zusammenhänge erkennbar macht.

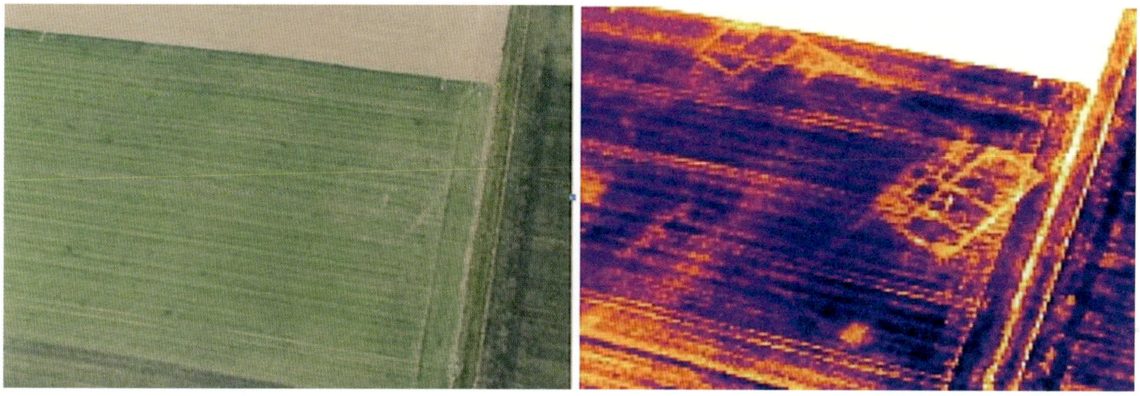

Abb. 1708 und **1709:** Luftbild und Thermogramm unsichtbarer Gebäudereste
(mit freundlicher Genehmigung von archaeoflug.de, www.archaeoflug.de [A575] / [A576])

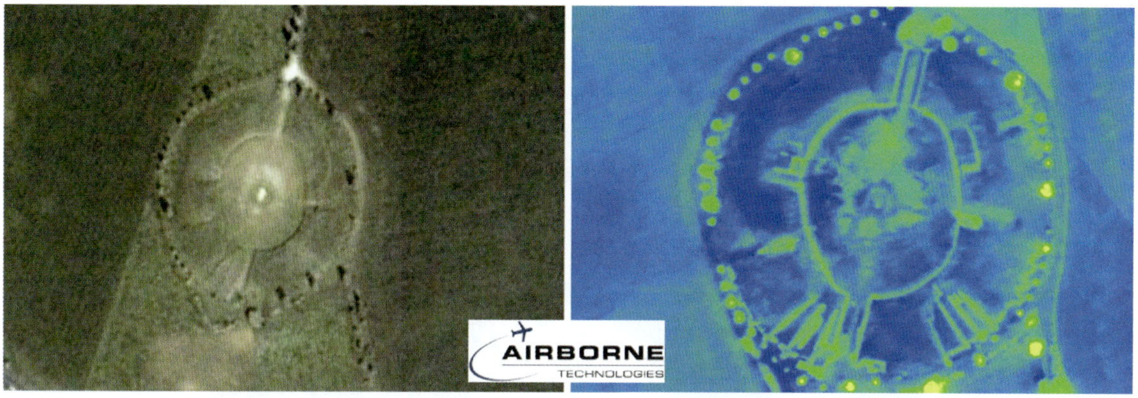

Abb. 1710 und **1711:** Luftbild und Wärmebild von mit Erde und Bewuchs verdecktem Bauwerk
(mit freundlicher Genehmigung von Airborne Technologies, www.airbornetechnologies.at [A577] / [A578])

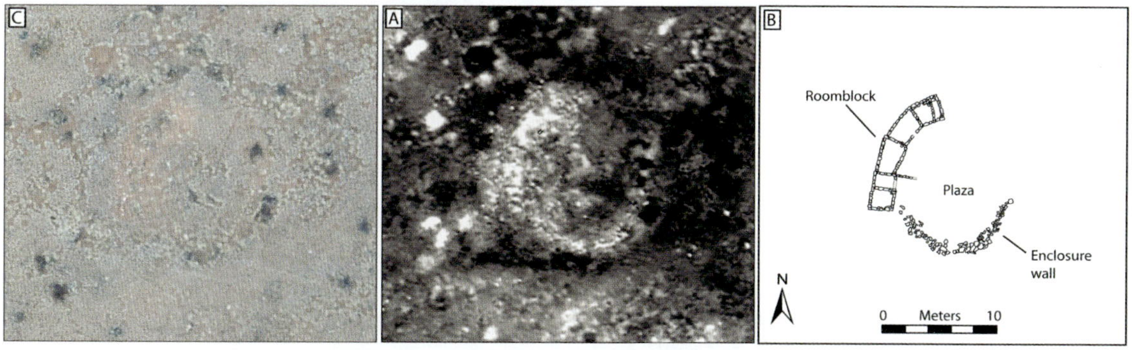

Abb. 1712 - **1714:** Luftbild, Wärmebild und Skizze der Gebäudereste (von links nach rechts)
(mit freundlicher Genehmigung von Prof. Jesse J. Casana [A579] / [A580] / [A581])

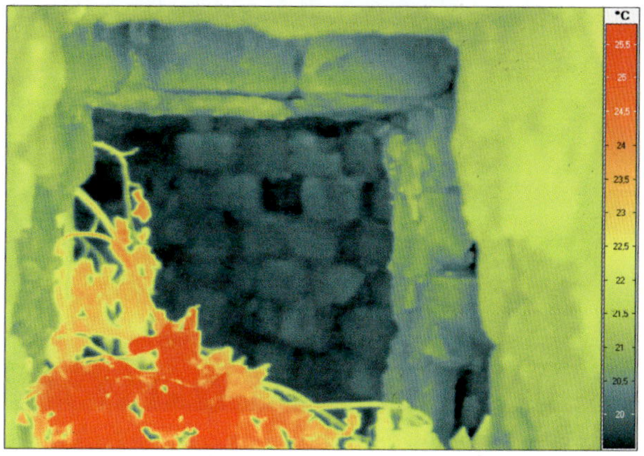

Abb. 1715: Thermogramm, erstellt während einer archäologischen Erschließung

5.13.5. Schlechtwetter- und Nachtsichtsysteme für Verkehrsmittel

5.13.5.1. Erweiterte Flugsichtsysteme (EVS, EFVS)

Schon seit einigen Jahren beschäftigen sich einige Unternehmen intensiv mit der Entwicklung und Herstellung von sichtverbessernden Systemen (Schlechtwetter- und Nachtsichtsysteme bzw. Anflugs- und Landeassistenten, englisch "Enhanced Flight Vision System" = EFVS oder EVS) auch für zivile Flugzeuge. Gulfstream Aerospace war 2001 der erste Hersteller geschäftlicher Strahlflugzeuge (Business-Jets) der ein auf Thermografie beruhendes EVS in Zusammenarbeit mit Kollsman (heute Elbit Systems of America) auf den Markt brachte. Die Echtzeitanzeige des Systems basierte auf einer mit einem beheiztem Saphir-Schutzfenster ausgestatteten Thermokamera, welche auf der Nase (unter den Cockpitfenstern) des Flugzeugs untergebracht war.

Inzwischen haben solche Systeme eine große Verbreitung gefunden. Neben Gulfstream statten u.a. auch ATR, Cessna, Dassault und Embraer ihre Flugzeuge mit auf Infrarotdetektion basierend Sichtsystemen aus. Bekannte Entwickler und Hersteller solcher (ziviler) Geräte und/oder wesentlicher Komponenten derselben sind Elbit Systems (und dessen Tochterunternehmen Universal Avionics), Honeywell, Garmin und Rockwell Collins. (Beide Aufzählungen sind nur Beispiele und erheben keinerlei Anspruch auf Vollständigkeit.)

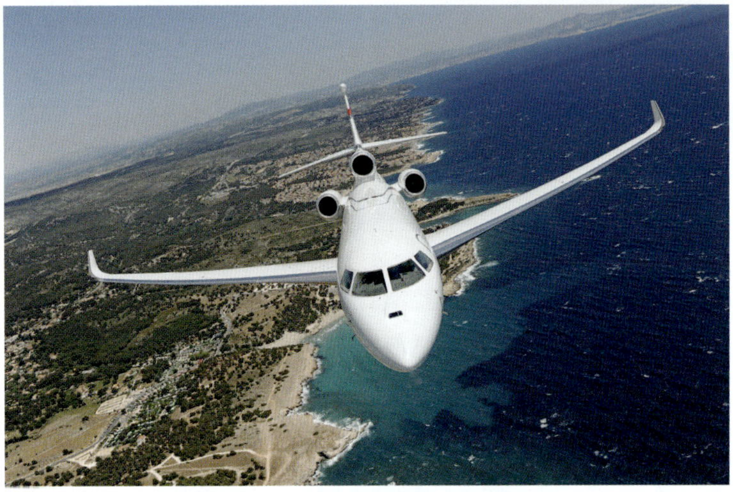

Abb. 1716: Dassault Falcon Business-Jet mit EFVS (auf Flugzeugnase, unter Cockpitfenster)
(mit freundlicher Unterstützung durch Dassault Aviation, www.dassault-aviation.com [A582])

Neben einer möglichst detaillierten Echtzeit-Darstellung der multispektralen Kamerabilder (mit bis zu 6 Detektoren unterschiedlicher Wellenlängen vom sichtbaren Licht über SWIR bis zu LWIR) wurde nunmehr auch die Verbindung mit der Geländeabbildung durch Simulationssichtsysteme (englisch "Synthetic Vision System" = SVS) zu einem kombinierten Sichtsystem (englisch "Combined Vision System" = CVS) entwickelt. Dieses zeigt die die Umgebung als 3D-Animation basierend auf Gelände- und Hindernisdatenbanken des SVS, ergänzt mit den Echtzeit-Informationen aus dem EFVS, was die Orientierung und Situationserkennung insbesondere bei schlechter Sicht oder Nachts bedeutend verbessern hilft.

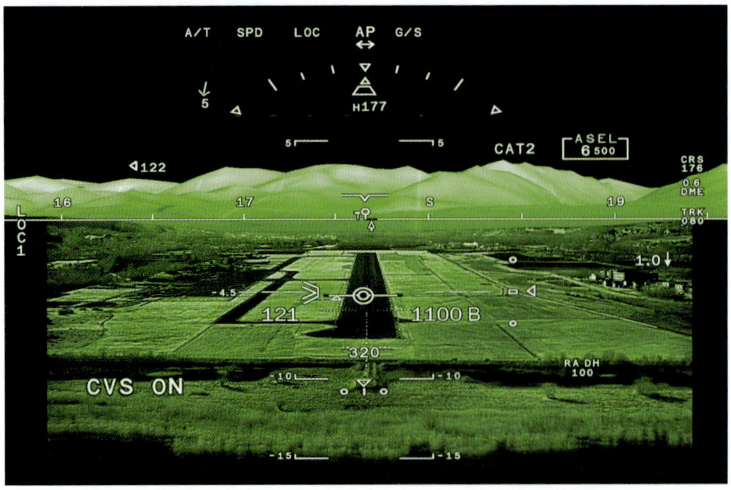

Abb. 1717: CVS-Darstellung: Echtzeit-Überlagerung von EFVS-Bild und SVS-Daten
(mit freundlicher Unterstützung durch Dassault Aviation, www.dassault-aviation.com [A583])

Ein erfreulicher Meilenstein in der Entwicklung dieser Systeme ist, dass inzwischen schon EASA-Zulassungen erteilt wurden, wonach auch Passagierflugzeuge mittels EFVS bei Nacht und schlechtem Wetter auf Flugplätzen ohne bodengestützte Anflugleitsysteme landen dürfen. Entsprechend ausgebildete Crews können somit (ILS-)Anflüge nach CAT I und CAT II oder LPV bis zum Aufsetzen durchführen. Hierbei setzt nur noch die Landebahn-Sichtweite eine Grenze: sie muss über 305 m betragen. Flüge können dank dieser Systeme also auch bei schlechten Sichtverhältnissen durchgeführt werden, die Sicherheit bei Start und Landung wird erhöht und aus dem Aspekt von Wirtschaftlichkeit und Umweltschutz ist die Verminderung von Schlechtwetter-Flugumleitungen ebenfalls eine große Errungenschaft.

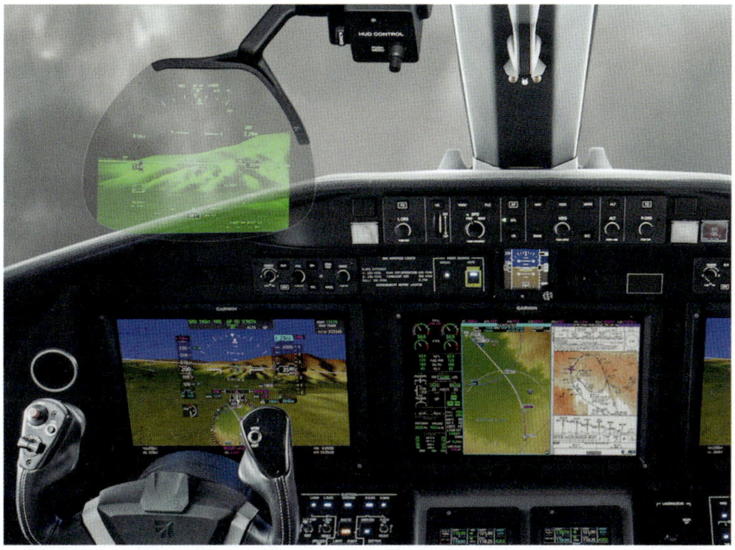

Abb. 1718: Überkopf-Anzeige (Head Up Display) mit CVS-Darstellung bei Nebel
(mit freundlicher Genehmigung von Garmin, www.garmin.com [A584])

Die Anzeige der EFVS- oder CVS-Darstellung erfolgt entweder über ein Farbdisplay, oder aber - als modernere Lösung - über eine durchsichtige Überkopf-Anzeige (englisch „Head Up Display" = HUD) oder über eine virtuelle Brille (oder Datenbrille) (auf Englisch „Head Wearable Display" = HWD). Hierdurch wird es möglich, dass der Pilot über seine eigene visuelle Sicht hinaus die simulierte bzw. Echtzeitdarstellung der Umgebung sowie wesentliche Flug- und Navigationsdaten gleichzeitig im Blickfeld hat.

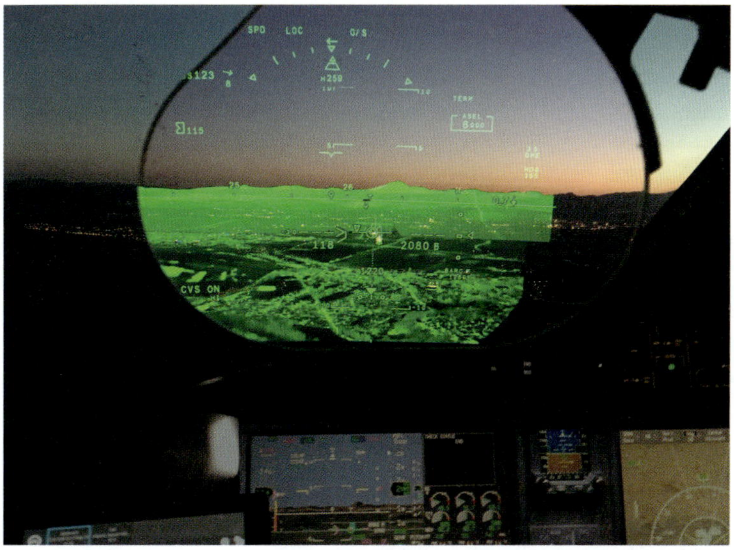

Abb. 1719: Überkopf-Anzeige (Head Up Display) mit CVS-Darstellung bei Dunkelheit
(mit freundlicher Unterstützung durch Dassault Aviation, www.dassault-aviation.com [A585])

Ähnliche Systeme sind auch in Jumbo-Jets, Hubschraubern und - selbstverständlich - auch in militärischen Flugmaschinen anzutreffen. Letztere hatten aus Entwicklungssicht sogar gewisse Vorteile, da die SWIR-FPAs (kurzwellige Infrarot-Matrixdetektoren) unter die Restriktionen von ITAR fallen. Aus diesem Grunde stehen solche Sensoren der zivilen Luftfahrt erst seit dem Zeitpunkt zur Verfügung, ab dem mittels spezieller Sicherheitsmechanismen verhindert werden kann, dass SWIR-Sensoren nach dem Ausbau aus einem EVS eventuell zu anderen Zwecken weiter verwendet werden könnten.

5.13.5.2. Schlechtwetter- und Nachtsichtsysteme für Schiffe

Ebenso wichtig ist es, die visuelle Navigation von Schiffen bei Nacht und Nebel zu unterstützen. Abhängig vom Spektralbereich des verwendeten Thermografiesystems können hierbei unterschiedliche Fähigkeiten erreicht werden. Langwellensysteme liefern eine bessere Bildqualität bei niedrigen Temperaturen, mittelwellige Infrarotsysteme können bei Nebel etwas bessere Ergebnisse erzielen. In dichtem Nebel kann jedoch kein auf Detektion von Infrarotstrahlung beruhendes System brauchbare Darstellungen liefern, so dass durch diese Radarsysteme also nicht ersetzt werden können.

Als Beispiel sollen hier zwei Systeme dienen. Das eine ist das Produkt SeaFLIR 230 der amerikanischen Firma FLIR mit 9" Gimbal und einer Thermokamera mit 3 ... 5 µm spektraler Empfindlichkeit auf Basis eines InSb 640×480 Photonendetektors, sowie einer Optik mit 18-facher kontinuierlicher optischer Vergrößerung. Weiterhin enthält das SeaFLIR 230 auch eine visuelle Kamera, deren Wellenlängen-bereich vom sichtbare Licht bis zum kurzen Infrarot reicht. Diese soll insbesondere das Sehen in der Dämmerung am frühen Morgen und am späten Abend verbessern.

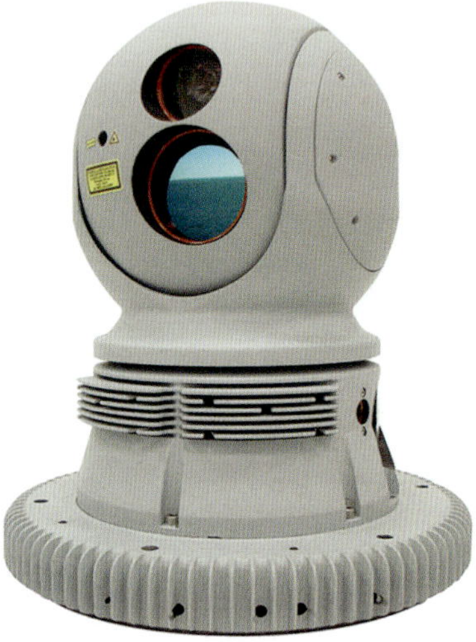

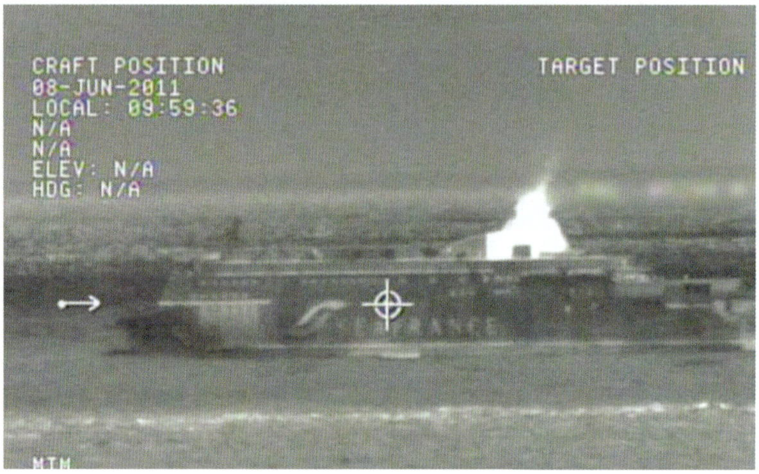

Abb. 1720: FLIR SeaFLIR230

Abb. 1721: Wärmebild der FLIR SeaFLIR230 Sichtunterstützung für Schiffe

Das zweite Beispielsystem ist die Produktserie Night Navigator NN 6000 der kanadischen Firma Current Corporation. Dieses System verwendet auch eine Gimbal, in die aber gleich bis zu drei Kameras installiert werden. Zum einen gibt es (je nach Typ) eine ungekühlte Mikrobolometer-Wärmebildkamera mit 640×480 Pixel (8 bis 14 µm) oder eine gekühlte mittelwellige Photondetektorkamera mit 640×512 Pixel (3 bis 5 µm), jeweils ausgestattet mit 6-, 14- oder gar 22-fachem kontinuierlichen optischen ZOOM. Zum anderen ist für Tagessicht und schwache Lichtverhältnisse eine CMOS-HD-Kamera (0,013 Lux) mit gefilterter Bildverstärkung und 30-fachem kontinuierlichen optischen ZOOM, sowie optional eine extrem lichtempfindliche visuelle Kamera (0,000001Lux) oder ein Laserabstandsmesser vorgesehen.

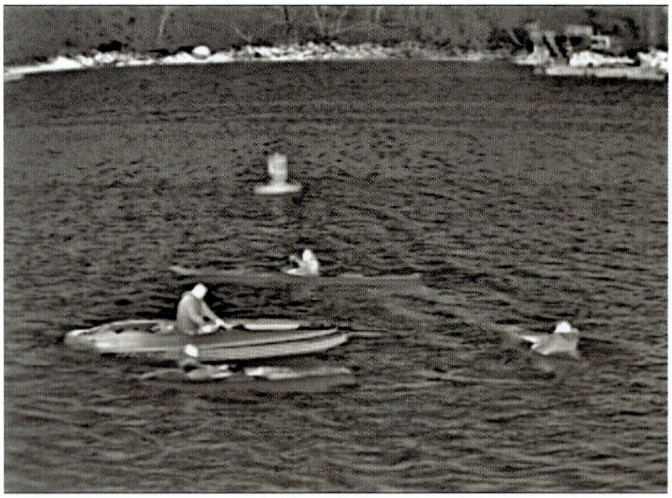

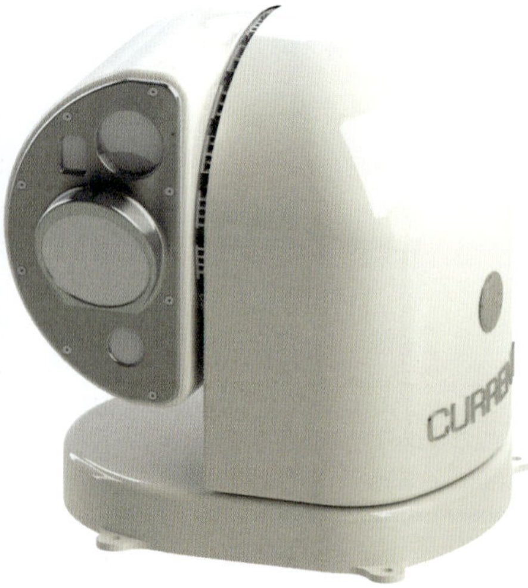

Abb. 1722: MWIR-Anzeige des Current Night Navigator NN6000 **Abb. 1723:** Current Night Navigator NN6000

(mit freundlicher Unterstützung der Current Scientific Corporation, www.currentcorp.com [A588] / [A589])

5.13.5.2. Schlechtwetter- und Nachtsichtsysteme für Landfahrzeuge

Bei einer Aufzählung sichtunterstützender Systeme können natürlich die auf Thermografie basierenden Systeme für die Landfahrzeuge nicht vergessen werden. Vermutlich wird mit der zunehmenden Verkehrsdichte und den immer extremeren Wetterbedingungen auch die Wichtigkeit der - bisher nur in Luxusfahrzeuge eingebauten - Schlechtwettersicht und / oder Nachtsicht verbessernden Systeme anwachsen. Die Bedeutung dieser Entwicklungen in Bezug auf Unfallverhütung und Fußgängerschutz wird in der folgenden Abbildung deutlich. Es ist nur schade, dass solche Systeme nicht für jedes Auto Pflicht sind.

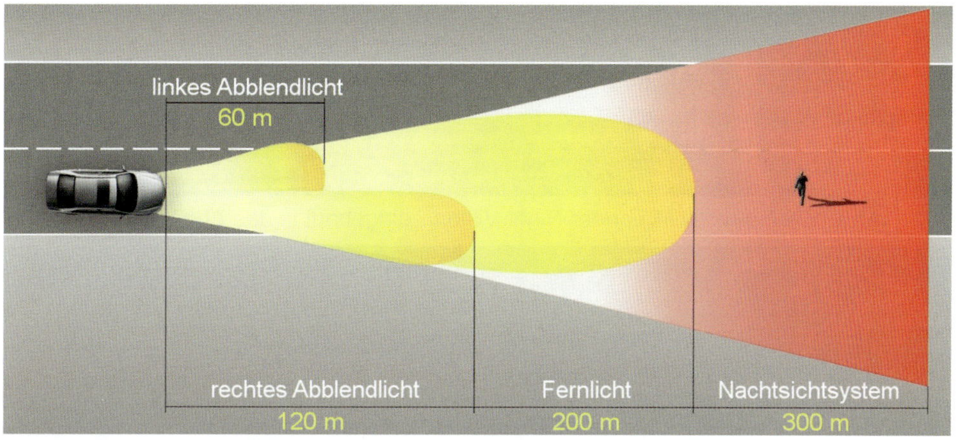

Abb. 1724: Sichtbereiche der Fahrzeugbeleuchtung und eines Nachtsichtsystems

Ein gutes Beispiel für die technisch mögliche Sichtverbesserung sind die Entwicklungen des schwedischen Fraunhofer-Chalmers-Forschungszentrums, die gemeinsam mit Volvo durchgeführt wurden. Die folgenden Bilder sprechen für sich selbst.

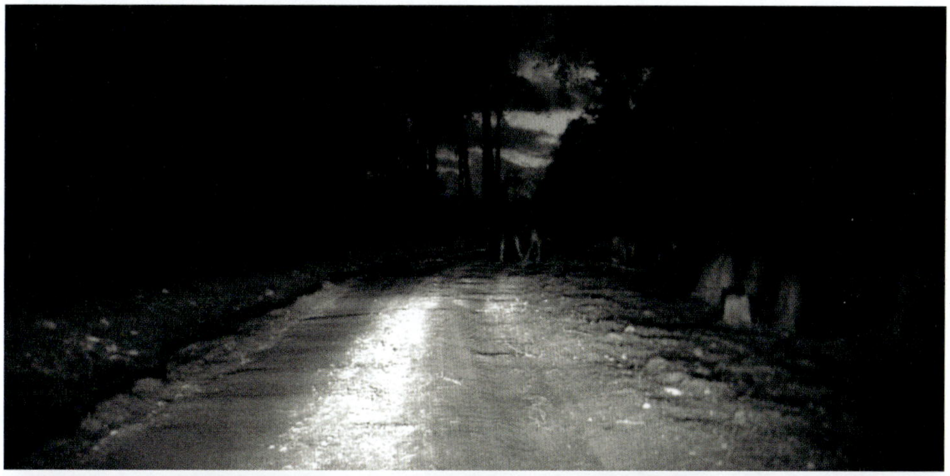

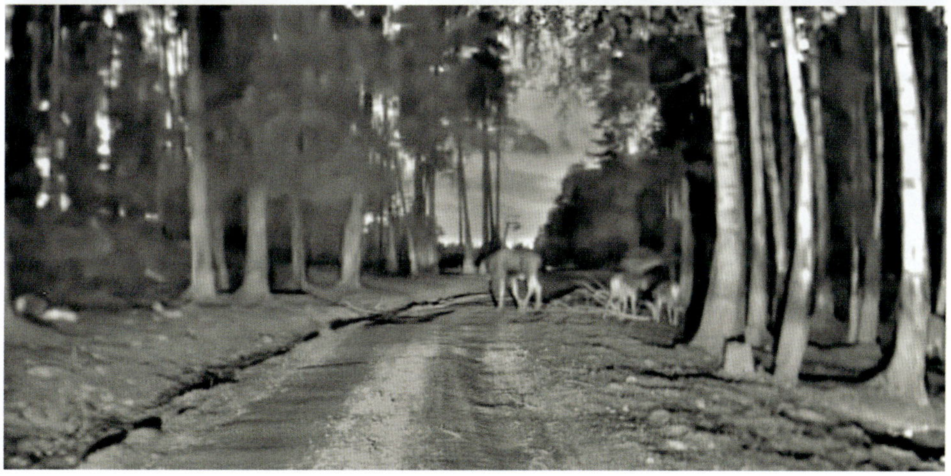

Abb. 1725 und **1726**: beleuchtete Sicht und Darstellung des Nachtsichtsystems (unten) [A590] / [A591]
(Copyright © Volvo Car Corporation, mit freundlicher Genehmigung der Volvo Car Corporation, www.volvocars.com)

Einer der wichtigsten Akteure der praktischen Umsetzung ist in Europa das schwedische Unternehmen Autoliv, das schon seit Jahren Nachtsicht- und Fahrassistenzsysteme für nahezu alle europäischen Luxusautomobilhersteller entwickelt und liefert.

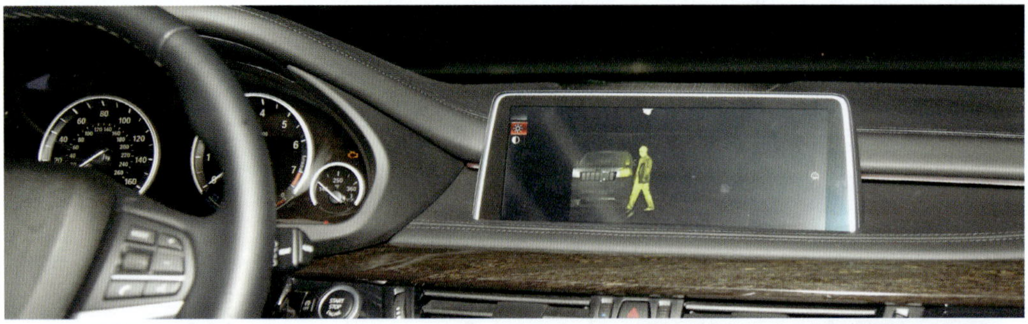

Abb. 1727: Autoliv / Veoneer Night Vision - eingebaut in das Armaturenbrett [A592]

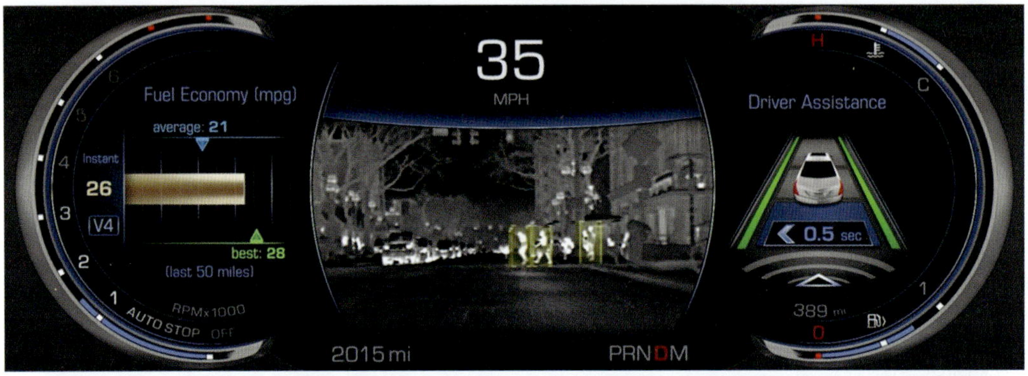

Abb. 1728: Autoliv 2016 Cadillac CT6 Cluster - eingebaut in die Instrumententafel [A593]

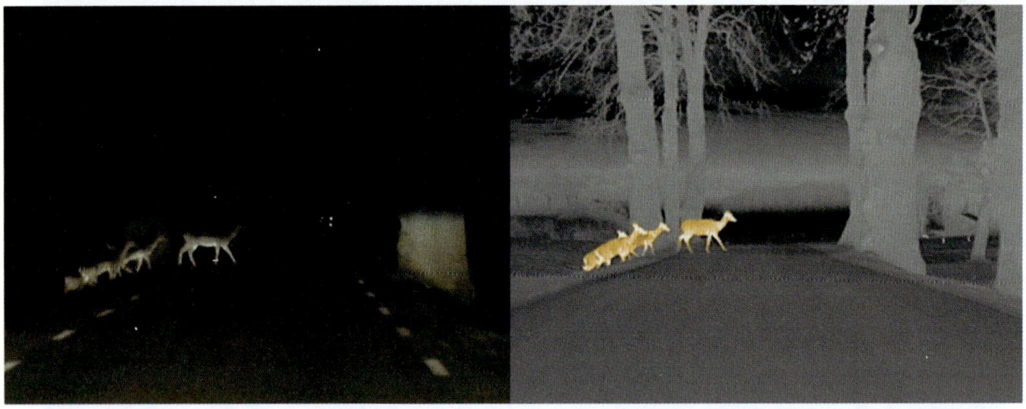

Abb. 1729: Autoliv BMW Night Vision 3 - Vergleich von visueller Sicht und Nachtsichtanzeige [A594]

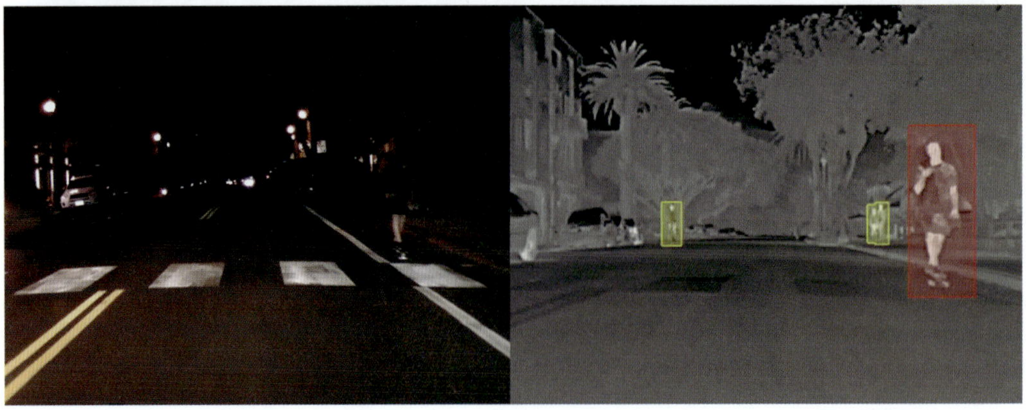

Abb. 1730: Autoliv Audi Night Vision Assistant 5 - Vergleich von visueller Sicht und Nachtsichtanzeige [A595]
(alle obigen Bilder mit freundlicher Genehmigung von Veoneer, www.veoneer.com)

Es überrascht nicht, dass aufgrund des großen Interesses auch in China intensiv Entwicklung und Produktion solcher Systeme stattfindet. Als Beispiel wäre hier das Guide N-Driver System des chinesischen Thermokameraherstellers Guide Infrared zu nennen, welches ein auf Thermografie basierendes intelligentes Fahrassistenzsystem ist. Laut Herstellerangaben kann das System Sichtprobleme bei Nebel, Rauch, dichtem Regen und Schnee, oder mit dunklen Hindernissen in der Nacht und bei Gegenlichtblendung effektiv reduzieren. Es klingt verlockend, dass N-Driver zu einem vernünftigen Preis an jedem Fahrzeug nachgerüstet werden könnte.

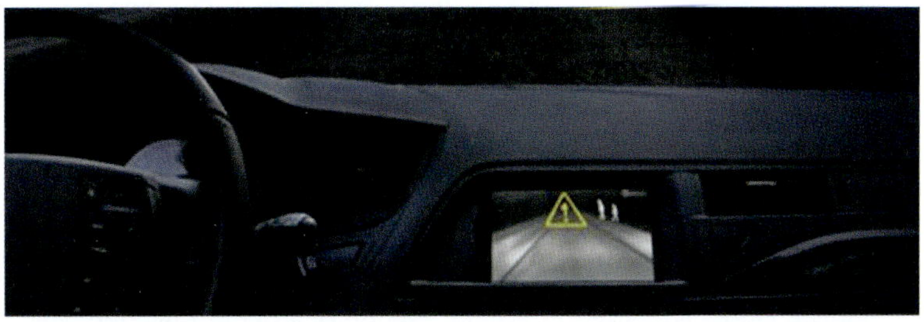

Abb. 1731: Guide N-Driver - eingebaut in das Armaturenbrett
(mit freundlicher Genehmigung von GUIDE Infrared, www.guideir.com [A596])

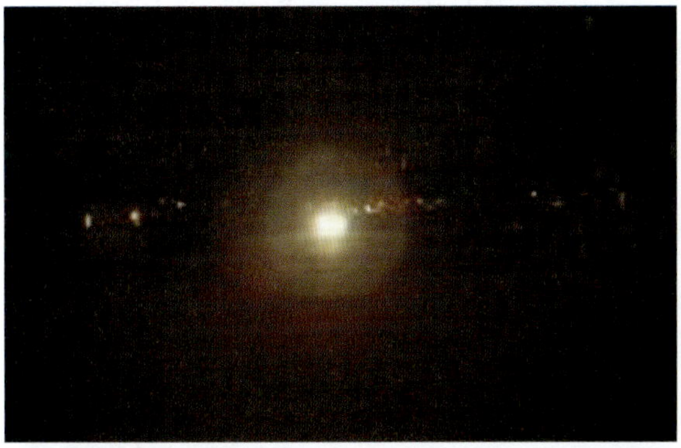

Abb. 1732: visuelles Bild bei Gegenlichtblendung [A597]

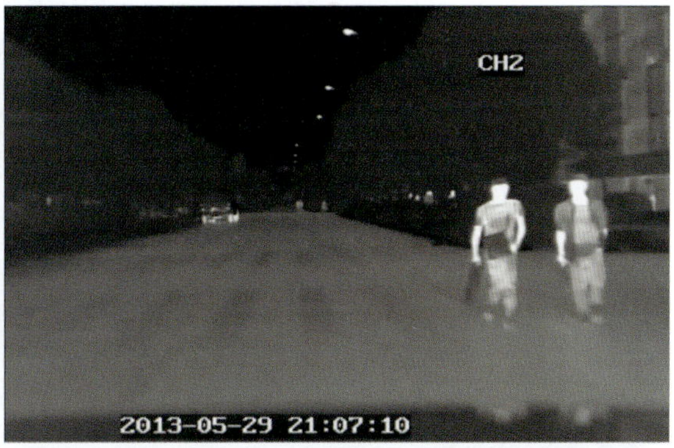

Abb. 1733: Anzeige des Sichtsystems N-Driver [A598]

Abb. 1734: visuelles Bild bei Nebel bzw. Rauch [A599]

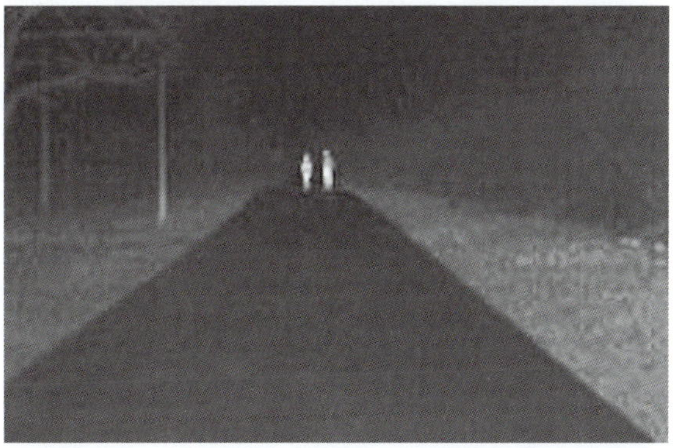

Abb. 1735: Anzeige des Sichtsystems N-Driver [A600]

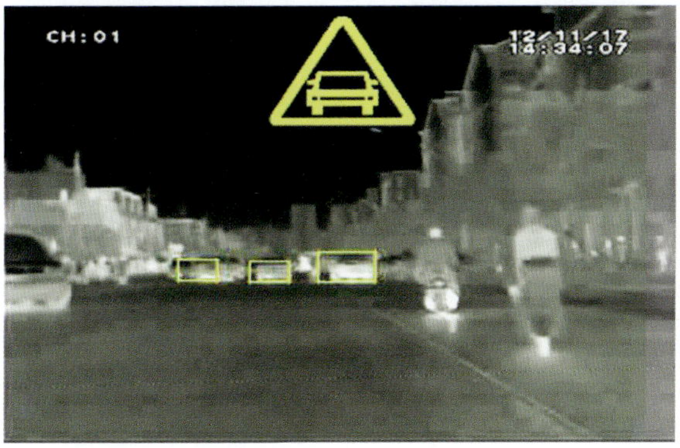

Abb. 1736: N-Driver Fahrzeug-Crashwarnung [A601]

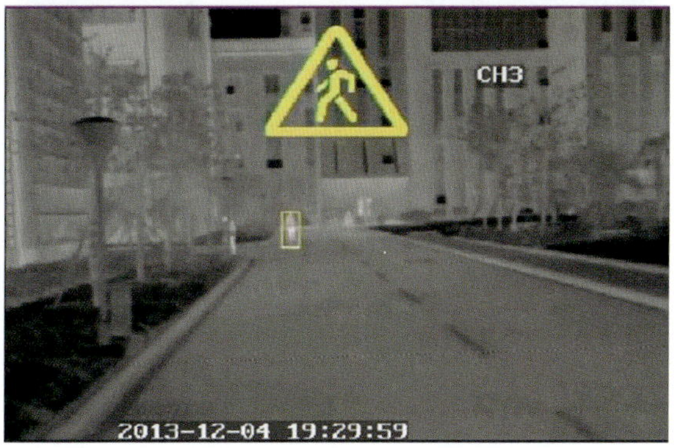

Abb. 1737: N-Driver Fußgängerwarnung [A602]

(alle obigen Darstellungen mit freundlicher Genehmigung von GUIDE Infrared, www.guideir.com)

5.13.6. Objektschutz, Grenzschutz, Polizeianwendungen

Auch der Objektschutz ist aus Sicht der Anwendungen der Thermografie nicht auszulassen. Obwohl es eine breite Palette von Systemen gibt, die zwecks Nachtsicht außer dem visuellen Spektralbereich auch den nahen Infrarotstrahlungsbereich detektieren können, erfordert diese (wegen ihrer geringen Sensitivität) eine aktive Infrarotbestrahlung des zu messenden Bereichs. Dementsprechend ist deren Reichweite auf den Bereich der infraroten Ausleuchtung beschränkt. Objektschutzsysteme auf Basis von Objektiven, Detektoren und Auswerteelektroniken der Thermografie haben jedoch die gleichen Wellenlängenbereiche, Empfindlichkeiten und „Reichweiten", wie die in den vorangegangenen Kapiteln behandelten Wärmebildkameras. Ihre Preisspanne liegt allerdings um Größenordnungen höher, als die mit nahem Infrarot „erweiterten" visuellen Systeme, was einer allgemeinen Verwendung entgegensteht.

Die Fähigkeiten moderner thermografischer Detektoren sind natürlich auch die Basis für die beim Grenzschutz, der Polizei und natürlich auch bei militärischen Anwendungen zu findenden Systeme. Hierbei gibt es durchaus Technologien, die weitaus höhere Pixelauflösung besitzen oder empfindlicher und schneller sind, als die für Temperaturmessungen angewandten. Jedoch sind dafür radiometrische Fähigkeiten in solche Systeme nicht integriert (da ohnehin für derartige Applikationen unnütz), weshalb also Temperaturbestimmungen nicht möglich sind. Die folgenden Bilder zeigen einige der üblichen zivilen Anwendungen.

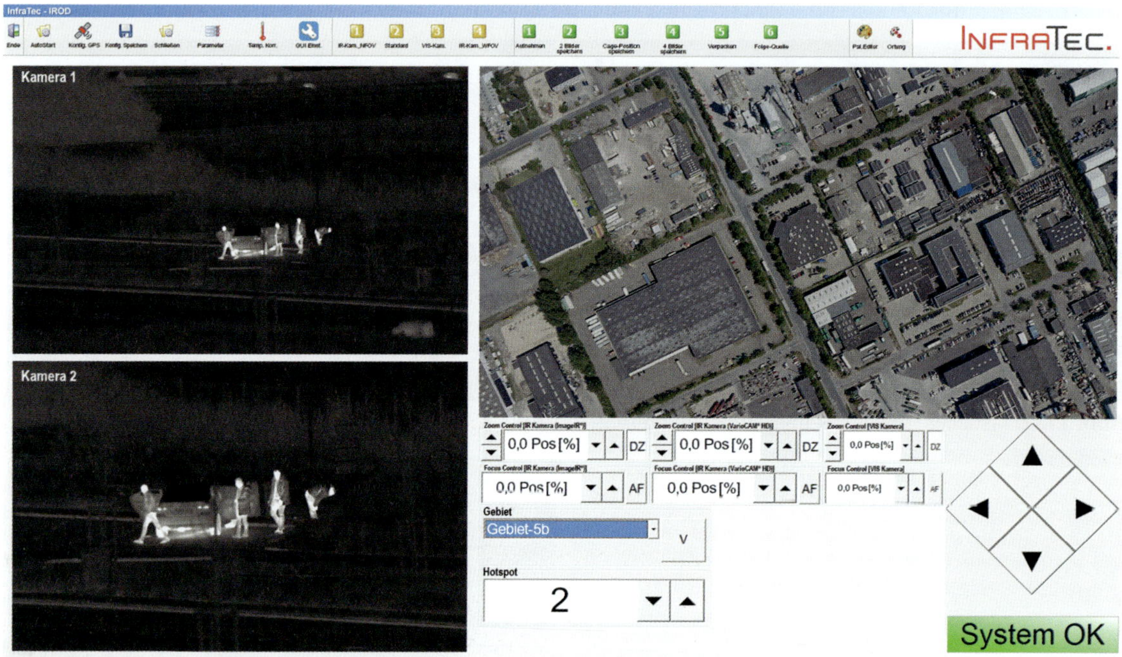

Abb. 1738: Objektschutz mittels hochauflösenden Thermokameras
(mit freundlicher Unterstützung der InfraTec GmbH, www.InfraTec.de [A603])

Abb. 1739: Gebietsüberwachung für Umweltschutz

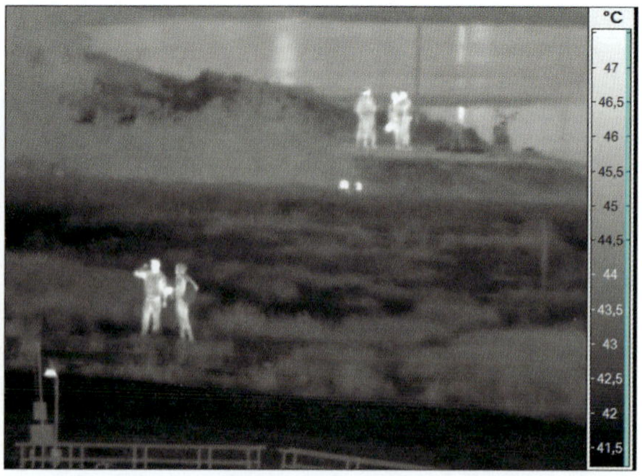

Abb. 1740: polizeiliche Gebietsüberwachung

(mit freundlicher Unterstützung der InfraTec GmbH, www.InfraTec.de [A604] / [A605])

Die derzeit mittels ziviler thermografischer Systeme verfügbare Auflösung wird durch die folgende Wärmebilddarstellung veranschaulicht, welche mit einer mittelwelligen Infrarot-Thermokamera vom Typ InfraTec ImageIR® 10300 (auf einem Photonendetektor mit 1920×1536 Pixeln basierend) aufgenommen wurde. Einige Details wurden als Ausschnitte aus dem Thermogramm vergrößert.

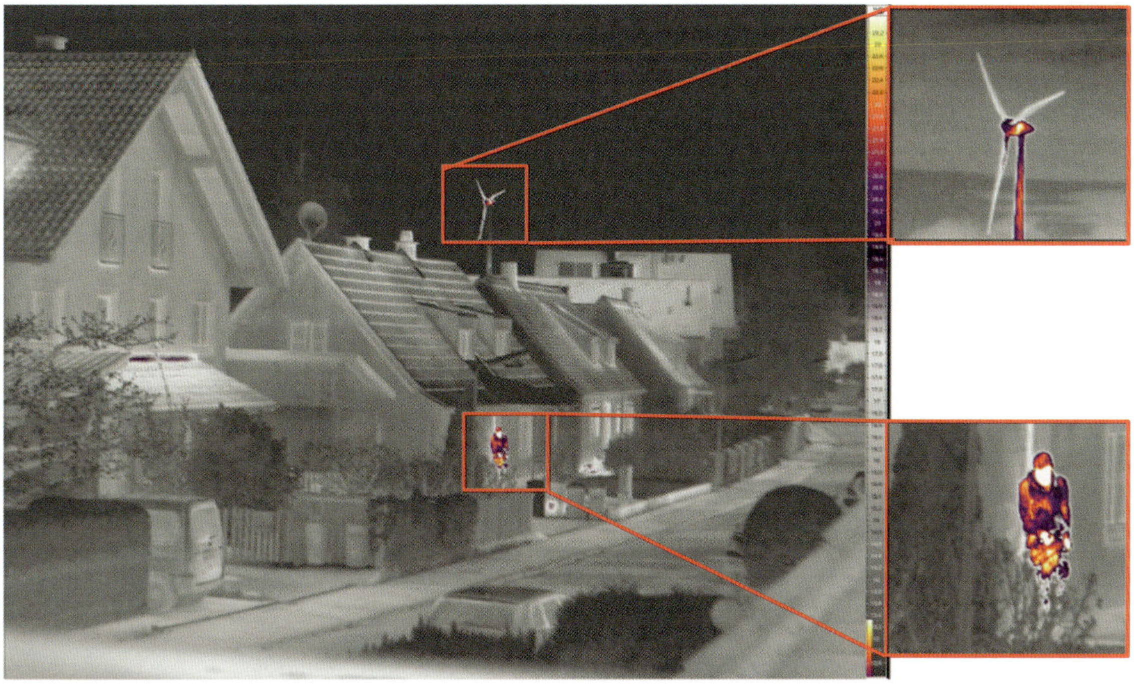

Abb. 1741: Wärmebild der Thermokamera ImageIR® 10300 mit 1920×1536 Pixel (Photonendetektor) (mit freundlicher Unterstützung der InfraTec GmbH, www.InfraTec.de [A606])

Die für die Aufzeichnung des obigen Wärmebildes verwendete Thermokamera kann allerdings keinesfalls als mobil bezeichnet werde. Sie ist weder von Größe und Gewicht, noch aus Sicht des Energiebedarfes für Hand-gehaltene Anwendungen geeignet. Auf Mikrobolometer basierende, daher kleinere, ungekühlte mobile Wärmebildkameras werden dagegen beim Katastrophen- und Grenzschutz, sowie bei polizeilichen Aufgaben eingesetzt. Die folgenden Wärmebilder sind Beispiele für die Bildqualität und Detailliertheit, die mit modernsten Gerätetypen dieser Kategorie bereits erzielt werden können.

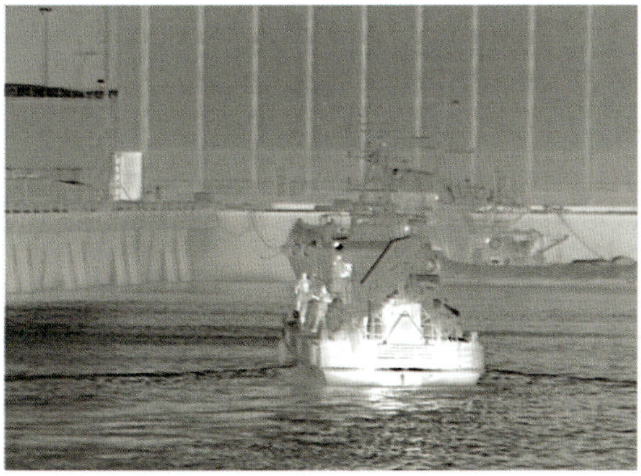

Abb. 1742: Wasserschutzpolizeiliche Beobachtung

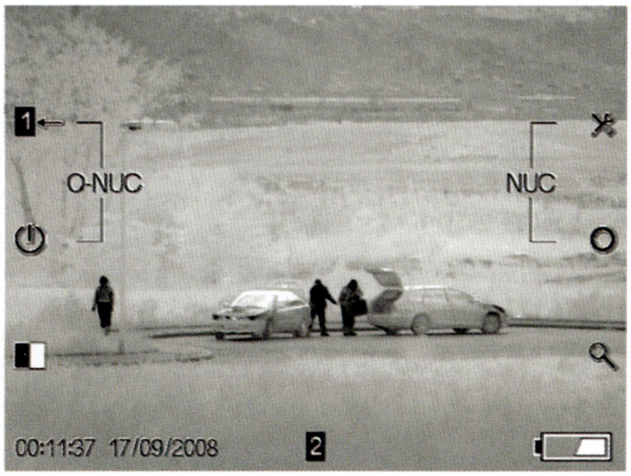

Abb. 1743: thermografische Polizeiaufnahme

(mit freundlicher Unterstützung der InfraTec GmbH, www.InfraTec.de [A607] / [A608])

6. Fachliche Aus- und Weiterbildung, Normen und Richtlinien

6.1. Grundlagen, Aus- und Weiterbildung

6.1.1. Thermografie - auch ohne Grundlagenkenntnisse nutzbar?

Im Laufe der Jahre ist in immer mehr Branchen über den Einsatz der Thermografie zu hören. Die Vielseitigkeit der Thermografie zeigt sich auch in diesem Buch. Die Erkennung von Wärmedämmungsproblemen an Wohngebäuden, die Inspektion von elektrischen Anlagen und Geräten, sowie die Kontrolle von Maschinen und Industrieanlagen haben eine weite Verbreitung, aber auch die human-biologischen (medizinischen?) Anwendungen sind in den Medien schon fast etwas Alltägliches geworden. Während die Thermografie bereits durch tausende Anwender eingesetzt wird, ist deren erforderliche berufliche Ausbildung - also die Vermittlung fachlicher Kenntnisse an alle die Personen, die die thermografische Messtechnik bedienen oder Thermogramme auswerten - keinesfalls zufriedenstellend gelöst. Es gibt keinen Beruf "Thermograf", dementsprechend auch keine derartige Berufsausbildung. Momentan ernennen sich daher viele selbst zum Thermografen, nachdem sie eine möglichst kostengünstige (LowCost-)Thermokamera kauften.

Wie kann aber jemand als thermografischer Dienstleister auf dem Markt auftreten, ohne die dafür notwendige Qualifikation nachzuweisen? Selbst ein Friseur muss vor der Eröffnung seines Ladens eine Meisterprüfung ablegen. Der Gesetzgeber bequemt sich hier, sich auf die Selbstregulierung des Marktes zu verlassen. D.h. es obliegt den Auftraggebern, nur solche Personen zu thermografischen Dienstleistungen zu beauftragen, die dafür geeignete fachliche Kenntnisse nachweisen können. Das setzt aber voraus, das die Auftraggeber über Wissen darüber verfügen müssten, was als ein entsprechender Fähigkeitsnachweis überhaupt existent und akzeptabel ist. Leider ist aber auch das nicht gegeben, die wenigen Bemühungen zur Verbreitung der Zertifikation entsprechend DIN EN ISO 9712:2012 (bis 2012 entsprechend EN473) sind wie ein Tropfen Wasser auf den heißen Stein. Die Aktivitäten und Richtlinien des VDI, VDE, des VdS und des VATh sind bei Personen außerhalb des fachlich qualifizierten Personenkreises ebenso weitgehend unbekannt. Nachteilig ist hierbei auch, das all diese Richtlinien und Normen nur für teures Geld erworben werden können.

Eine gewisse Berichtigung der Situation erfolgte zumindest in der Elektrotechnik durch das "2. Gesetz zur Neuregelung des Energiewirtschaftsrechtes vom 07. Juli 2005", dessen Paragraph 49 die Verpflichtung zur Durchführung regelmäßiger thermografischer Prüfungen elektrischer Schalt- und Verteileranlagen enthält, wobei bezüglich deren Durchführung eine Berufung auf die technischen Regeln des Verbandes Deutscher Elektrotechniker (VDE) zu finden ist. Die Thermografische Prüfung elektrischer Anlagen nach DIN 54191 bestimmt zudem unter Punkt 4 "Personalqualifikation", dass als Nachweis für die Qualifikation des Prüfpersonals nur Zertifikate nach DIN 54162 oder EN 473 bzw. VdS-Richtlinie 2859 akzeptabel sind.

Selbst aber auch diese rechtliche Bestimmung löst nicht alle Probleme wegen fehlender Ausbildung und Qualifikationsnachweisen, insbesondere da für andere industrielle Messungen und für die Anwendungen in der Baubranche keine verbindlichen Vorschriften die Tätigkeiten der unzähligen unqualifizierten Unternehmer einschränken. Die Richtlinien und Empfehlungen von VdS und VATh haben leider keine obligatorische Natur, auch die EN 13187 und EN 9972:2015 bremsen nicht die unausgebildeten "Thermografen" in ihrer Tätigkeit in der Baubranche. Ganz im Gegenteil: viele fühlen sich eher noch als besonders befähigt, da ihre Kamera laut Herstellerprospekt oder Handbuch über eine Software verfügt, die Berichtsschablonen nach EN 13187 enthält. Dass dieser Zustand nicht nur zu groben Anwendungs- und Auswertefehlern führt, sondern auch immense wirtschaftliche Schäden verursacht, soll auf den folgenden Seiten Beweis finden.

Internetbeispiele* für aus Unwissenheit falsche thermografische "Ergebnisse"

Ohne weitere Kommentare ist bei den drei nun folgenden Thermogrammen zu erkennen, dass diese keinen verwertbaren messtechnischen Inhalt besitzen. Eine eventuelle Interpretation dieser kann also definitiv nur zu falschen Schlussfolgerungen und Entscheidungen führen.

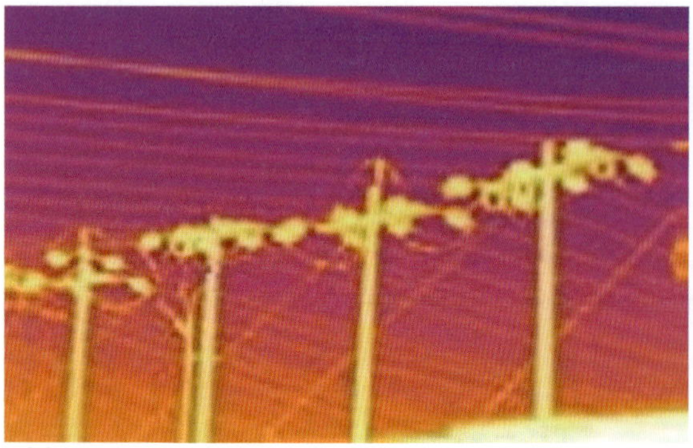

Abb. 1744: „fehlerfreie" Freileitungen mit 2,3 mrad aus 50m bei Sonnenschein „gemessen" (160×120 Pixel) [A609]

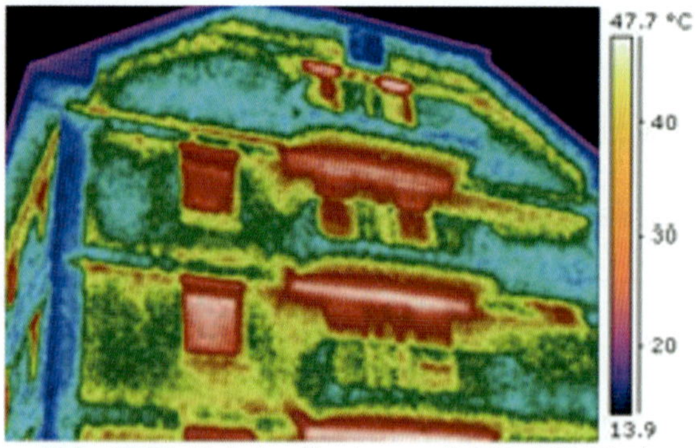

Abb. 1745: Mehrfamilienhaus mit 160x120 Pixeln (Einzelpixel >7 cm) und nicht passendem Farbkeil [A610]

(* Quellenangaben beim Autor)

Thermografie, 1. Auflage. Eric Rahne.

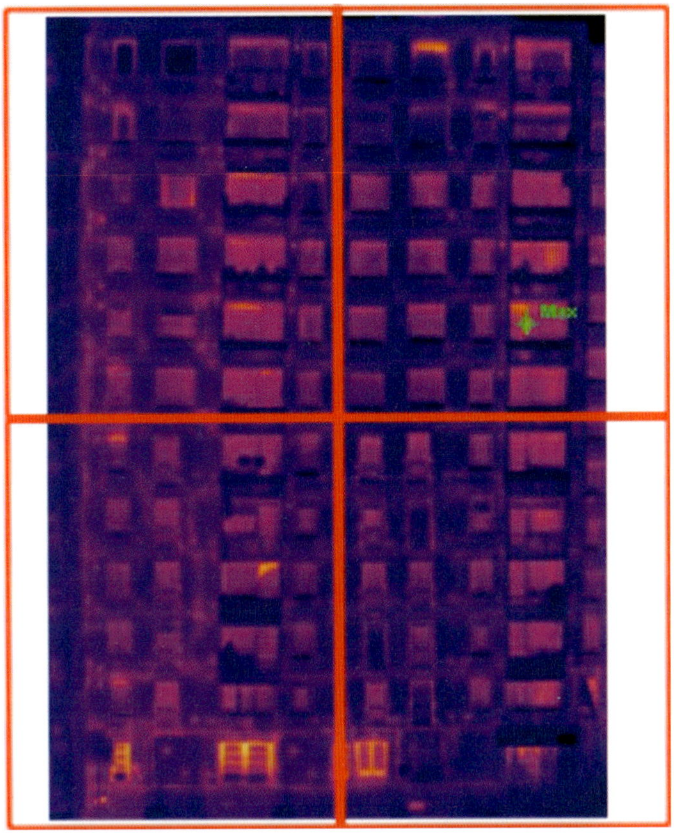

Abb. 1746: Plattenwohnhaus aus 4 Wärmebildern mit je 320×240 Pixeln, bei unzureichender geometrischer Auflösung (Einzelpixel: 6 ... 10 cm --> messbares Objekt: >18 ... 30 cm) [A611] (zusätzlich ist eines der rechten Thermogramme offensichtlich irrtümlich hier eingefügt worden)

Notwendigkeit entsprechender Ausbildung

„Wozu Schulung? Moderne Wärmebildkameras sind so einfach zu handhaben, dass dies jeder kann, der eine Videokamera bedienen kann." Dies ist nicht selten zu hören, während die obigen Beispiele gerade einmal auf die Spitze des Eisbergs falscher thermografischer „Ergebnisse" hinweisen, der durch dies Ansichten hervorgerufen wurde. Ja, es sind hierbei sogar Protokolle und Expertenberichte anderer Fachgebiete involviert, deren Fachleute sich in unwissender Weise der Thermografie als Hilfsmittel bedienten.

Häufige Fehler aufgrund mangelnder Ausbildung:

- Nichtbeachtung der Messbedingungen (Zeitpunkt, Temperaturverhältnisse, Übertragungsstrecke ...)
- Messungen an nicht messbaren (völlig reflektierenden) Objekten
- ungenaue oder fehlende Angabe von Emissionsgrad oder Umgebungstemperatur
- Falschinterpretation von Reflexionen oder dynamischen Vorgängen
- Ignoranz der Anforderungen an die geometrische und thermische Auflösung
- Berufung auf technisch unmögliche absolute Temperaturmessgenauigkeit

Aufgrund obiger Fehler kann eine korrekte Temperaturmessung niemals realisiert werden. Daraus kann geschlossen werden, dass nur genaue Kenntnis und Anwendung der Theorie zu genauen Temperaturdaten anhand der Infrarotstrahlungsmessung führt. Mangelnde Messgenauigkeit und grundsätzlich fehlerhafte Protokolle aufgrund fehlender theoretischer Kenntnisse können jedoch schwerwiegende wirtschaftliche Folgen haben! Nur ein paar Beispiele hierfür:

- Ersatz von Türen und Fenstern anstelle Wärmedämmung der Wand
  (weil jemand festzustellen glaubte, dass die Wärmeisolierung der Glasflächen schlecht ist)
- Wärmedämmung der Wand anstelle Ersatz oder Reparatur undichter Türen und Fenster
  (weil die Undichtigkeiten wegen unzureichender geometrischer Auflösung unsichtbar waren)
- Unterlassung notwendiger Instandhaltung an elektrischen Anlagen, mit folgender Brandgefahr
  (weil die Messschwierigkeiten durch Reflexion unbekannt waren)
- fehlerhafte oder überflüssige Reparatur von Wärmeisolationen an Industrieanlagen
  (aufgrund von Falschinterpretationen der Reflexionen anderer Wärmequellen)

Die obigen Beispiele veranschaulichen nicht nur sinnlose Investitionen und falsche Instandhaltungen, sondern auch damit verbundene erhebliche Produktionsverluste, Brand- und Unfallgefahren. Die Person oder Firma, die die thermografische Messung und Auswertung durchführt, trägt also eine große Verantwortung. Mit entsprechender Berufsausbildung könnte die Fehlerquote auf einen Bruchteil reduziert werden.

6.1.2. Tausende "Thermografen" ohne Ausbildung

Es gibt den Beruf "Thermograf", weder in Deutschland, noch (nach Wissen des Autors) irgendwo in Europa - dementsprechend auch keine derartige Berufsausbildung. Dafür gibt es aber abertausende selbsternannte Thermografen, die nach Investition in eine LowCost-Thermokamera auf dem Markt tätig werden. Leider steht dem (fast) nichts entgegen - insbesondere auch wegen der Unwissenheit der unendlich vielen privaten Inanspruchnehmer solcher Dienstleistungen, aber auch durch die "Beihilfe" von einigen Städten und Gemeinden, die Thermografen als kostengünstige Unterstützung der Energieeinsparungsmaßnahmen (im Sinne des Umweltschutzes) an die Bewohner weitervermitteln, jedoch die Qualifikation dieser Unternehmer im Vorab nicht überprüfen. Erschreckender Weise sieht die Situation auch in der Industrie nicht unbedingt viel besser aus: auch hier wird nach dem Prinzip "so billig wie möglich" lieber ein nicht zertifizierter Thermograf bestellt oder noch eher in eine der sich derzeit rasant verbreitenden Low-Cost-Thermokameras investiert. Motto: Können wir ja auch selber...

Der Grund für die unhaltbare Situation liegt darin, dass weder die Personalzertifikation nach DIN EN ISO 9712:2012 (bis 2012 entsprechend EN473), noch die Qualifikationen nach den Richtlinien bzw. Prüfungen des VDI / VDE, des VdS oder des VATh verpflichtend vorgeschrieben sind. Damit kann - bei Akzeptanz durch den (zumeist unwissenden) Inanspruchnehmer - jeder thermografische Dienstleistungen durchführen, der wenigstens als Selbständiger zur Rechnungslegung in der Lage ist. Warum wird nicht auch in der Baubranche - wie bezüglich der DIN 54191 in der Elektrotechnik geschehen - die EN 13187 und EN 9972:2015 als obligatorisch erklärt und in diesen die Qualifikation nach EN ISO 9712:2012 festgelegt? (Und nicht nur durch den Hinweis unter 5.2, dass Personen die Messungen nur ohne Aufsicht durchführen dürfen, wenn sie Stufe 2 oder 3 zertifiziert sind. Hier könnte die Idee aufkommen, der Bauherr als Aufsicht löse das Problem.) Wenigstens für öffentliche Gebäude und Investitionen unter Verwendung öffentlicher Zuschüsse wäre hier ein ernsthafteres Eingreifen wünschenswert.

Bisher ist also die Situation lediglich in der Elektrotechnik durch das "2. Gesetz zur Neuregelung des Energiewirtschaftsrechtes" mit der Verpflichtung zur Durchführung thermografischer Prüfungen der elektrischen Anlagen nach der DIN 54191 gelöst, wobei in dieser bestimmt wurde, dass die Qualifikation des Prüfpersonals durch Zertifikate nach DIN 54162 (früher EN 473) bzw. VdS-2859 nachzuweisen ist. Hierbei ist es allerdings etwas merkwürdig, warum für das gleiche Fachgebiet (sprich Elektrotechnik) gleich drei Personalzertifikationen existieren: EN ISO 9712:2012, VdS 2859:2011-03(3) und die ISO 17024. Klar, das letztere für Sachverständige besondere Ansprüche stellen muss. Jedoch ist die Parallelität der Zertifikation entsprechend EN ISO 9712 (Sektor PE) und die Anerkennung durch die VdS 2859 doch etwas merkwürdig. Warum erteilt der VdS kein Zertifikat entsprechend EN ISO 9712 Sektor PE?

Es ist auch ein allgemeines Missverständnis, dass Energieberater, die im Zusammenhang mit ihrer Tätigkeit auch Thermografie anbieten, automatisch auch über eine entsprechende thermografische Ausbildung verfügen. Dies ist nur dann der Fall, wenn sie einen zusätzlichen Lehrgang hierfür abgelegt haben, da die Thermografie (mit entsprechender Zertifizierung) an sich kein Bestandteil der Energieberaterausbildung ist.

6.1.3. Personalqualifizierung und Weiterbildung in der Thermografie

Die Thermografie als Testverfahren gehört zu den zerstörungsfreien Prüfverfahren, dementsprechend ordnet sich dieses Verfahren unter die Technologien und die Personalqualifizierung des ZfP ein. In Europa wurde 1987 das europäischen Normungsgremium CEN gegründet, 1992 wurde durch dieses der Ausbildungs- und Zertifizierungsstandard EN 473:1993 eingeführt und mit der EN 473:2000 etwas modifiziert. Diese Norm legt ein dreistufiges Schulungs- und Qualifikationssystem für das zerstörungsfreie Prüfungen ausführende Personal fest. Die Norm EN 473 wurde 2012 durch die Norm DIN EN ISO 9712:2012 „Zerstörungsfreie Prüfung - Qualifizierung und Zertifizierung von Personal" ersetzt und in die jeweiligen nationalen Normensysteme eines Großteils der europäischen Staaten aufgenommen.

Organisatorischer Aufbau:

- Zertifizierungsstelle (Zertifizierung und Kontrolle der Bildungs- und Prüfungszentren)
- Schulungszentren (Schulung der Teilnehmer im Rahmen der Zertifizierung)
- Prüfungszentren (Prüfen der Teilnehmer auf der Grundlage der Zertifizierung)

Drei Ebenen für Ausbildung und Prüfung:

- Stufe 1: Personen dieser Qualifikation können Messung und Auswertung anhand von Messanweisungen und unter Aufsicht von Personen mit Qualifikation der Stufe 2 oder 3 durchführen.
- Stufe 2: Personen dieser Qualifikation können selbständig Prüfverfahren auswählen, Messgeräte einstellen und kontrollieren, schriftliche Prüfanweisungen ausarbeiten, Personen der Stufe 1 anleiten Prüfergebnisse nach Regelwerk beurteilen.
- Stufe 3: Dies ist die höchste Qualifizierungsstufe. Personen dieser Qualifikation tragen Gesamtverantwortung, können Prüfverfahren auswählen und erarbeiten, Regeln und Normen auslegen, Mit entsprechender Autorisierung können sie auch schulen und prüfen.

Zu jeder Stufe muss die entsprechende Berufspraxis nachgewiesen, an der jeweiligen Schulung teilgenommen und eine erfolgreiche Prüfung absolviert werden. Auch die Sehfähigkeit ist nachzuweisen.

Spezialisierungsrichtungen (Sektoren) innerhalb der Thermografie:

- Bauthermografie: Erkennung baulicher Fehler an Gebäuden (Bewertung von Wärmedämmungen, Aufdecken von Feuchtekondensation, Durchfeuchtung, Luftdichtheit, Suche nach Lecks, Überprüfung von Türen und Fenstern ...)
- Elektrothermografie: Zustandsüberprüfung elektrischer Geräte und Anlagen (Überprüfen von Schaltschränken, Transformatoren, Übertragungsleitungen, Kabeln, Verteilern, Elektromotoren ...)
- Industriethermografie: Zustandsüberprüfung an Maschinen und technologischen Geräten (Aufspüren von Lager- und Ausrichtungsfehlern, Bewerten von Wärmedämmungen und Verschleiß, Lecksuche ...)

Prüfungsinhalte:

- Stufe 1: schriftliche Prüfung über technologische Fachkenntnisse (Basiswissen zu Prüfobjekt oder geprüfter Technologie, Basiswissen zum Prüfverfahren) + praktische Prüfung (mindestens drei thermografische Prüfungen zu jedem Sektor)
- Stufe 2: schriftliche Prüfung über fortgeschrittene technologische Fachkenntnisse (erweitertes Wissen zu Prüfobjekt oder geprüfter Technologie, umfassende Kenntnisse zum Prüfverfahren) + praktische Prüfung (mindestens drei thermografische Prüfungen zu jedem Sektor)
- Stufe 3: umfassende allgemeine Prüfung über ZfP-Prüfverfahren (nicht nur über Thermografie) und das Qualifizierungssystem, erweiterte schriftliche Prüfung über technologische Fachkenntnisse (erweitertes Wissen zu Prüfobjekt oder geprüfter Technologie, umfassende Kenntnisse zum Prüfverfahren) + praktische Prüfung (Ausarbeitung von Prüfverfahren je Sektor)

Die Prüfung gilt als erfolgreich, wenn mindestens 70% jeder der Teilprüfungen erreicht wurden. Wenn eine fehlgeschlagen ist, kann nach min. 30 Tagen ist eine Nachprüfung abgelegt werden (höchstens bis zu zweimal). Schlagen diese jedoch fehl, muss die vollständige Prüfung wiederholt werden. Zum Erreichen eine höheres Qualifikationsniveaus ist der Nachweis der entsprechenden Berufserfahrung (Praxis) erforderlich, es muss an der jeweiligen Schulung teilgenommen und eine erfolgreiche Prüfung absolviert werden. Auch die Sehfähigkeit ist nachzuweisen.

In Deutschland bieten folgende Unternehmen (in alphabetischer Reihenfolge) Schulungen und Prüfungen zur Thermografie entsprechend DIN EN ISO 9712:2012 (alphabetisch geordnet):

- DGZfP
- ITC
- TÜV-Rheinland
- SECTOR Cert

Die von diesen Unternehmen verliehenen Zertifikate sind international anerkannt (zumindest in Europa). Die anhand dieser Zertifikate qualifizierten Fachleute können thermografische Dienstleistungen entsprechend ihrer Spezialisierungsprüfung durchführen. Bei der Begutachtung elektrischen Anlagen und Geräte gibt es allerdings eine Besonderheit: neben der Qualifikation nach EN ISO 9712:2012 in Stufe 2 oder 3 ist auch eine Prüfung nach der VdS-Richtlinie 2859 möglich, die eine Qualifikation als anerkannter Sachverständiger für Elektrothermografie ermöglicht.

Wie auch in anderen europäischen Staaten gibt es auch in Deutschland keine explizite gesetzliche Regelung darüber, welche Qualifikationen und Mittel zum Erbringen welcher thermografischer Dienstleistungen notwendig sind. Die große Verantwortung zwingt allerdings Dienstleistungsanbieter dazu, eine entsprechende Haftpflichtversicherung abzuschließen und ihr Risiko durch geeignete Schulungen und Qualifikationsprüfungen zu reduzieren. In immer mehr Segmenten der Industrie, bei Aufträgen von Gemeinden, Städten und Ländern, oder als Voraussetzung für staatlich geförderte Dienstleistungen wird eine Qualifikation nach EN ISO 9712:2012 gefordert. (Jedoch noch immer nicht generell in jedem Fall.)

Fachlich wünschenswert

Um die weitere Verbreitung der unqualifizierten „Thermografen" zu unterbinden, wäre es sinnvoll, die Erbringung thermografischer Dienstleistungen grundsätzlich an eine Zertifikation entsprechend EN ISO 9712:2012 zu knüpfen. Weiterhin sollte in der Baubranche die EN 13187 und EN 9972 als obligatorisch erklärt und in diesen die Qualifikation nach EN ISO 9712:2012 eindeutig formuliert werden. Wenigstens für öffentliche Gebäude und Investitionen unter Verwendung öffentlicher Zuschüsse wäre hier ein sofortiges und eindeutiges Eingreifen wünschenswert. Schließlich wäre es auch unbedingt notwendig, mit höchster Strenge gegen alle nicht zugelassene medizinische Anwendungen der Thermografie vorzugehen. Es ist bei diesen oft fast nicht zu unterscheiden, ob es einfach um Pfusch oder gar Betrug geht. Nur eins ist sicher: es gibt nur sehr wenige medizinisch zugelassene thermografische Diagnoseverfahren und Thermografiesysteme. Wie kommen dann aber so einige Dutzend medizinische Dienstleister mit öffentlich (auf dem Internet) angepriesenen thermografischen Diagnosemethoden zustande?

6.2. Europäische Normen, Empfehlungen und Richtlinien

Die Thermografie kann als berührungslose Temperaturmessung und als Verfahren zur zerstörungsfreie Material- und Geräteprüfung heute schon auf mehr als ein halbes Jahrhundert Anwendungsgeschichte zurückblicken. Während dieser Zeit versuchten amerikanische, französische und deutsche Spezialisten, die thermografischen Anwendungen mit Empfehlungen, Richtlinien und Normen zu standardisieren und zueinander anzupassen. Während es in Amerika eher auf darauf beruhte, der amerikanischen Rechtsprechung bezüglich der Verantwortlichkeit genüge zu tun, basierten die aus Europa ausgehenden Bemühungen auf der Erwartung, dass mit den Normen Standardisierungen aus ingenieurtechnischer Sicht verwirklicht werden und zur Anwendung kommen.

Im Laufe der Jahre sind viele Richtlinien und Standards gescheitert, umgeschrieben, umgewandelt oder sogar zurückgerufen worden. Es ist eine große Errungenschaft, dass die amerikanischen und europäischen Normen und Vorschriften sich in ihren Inhalten inzwischen recht nahe gekommen sind. Und zumindest in Papierform gelten überall in Europa (jedenfalls innerhalb der EU) die gleichen Standards. Im Folgenden werden die mit der Thermografie im Zusammenhang stehenden aktuellen Standards, Empfehlungen und Richtlinien - mit einigen zusätzlichen Informationen ergänzt - aufgeführt.

6.2.1. Allgemeine - mit der Thermografie zusammenhängende - Normen

DIN EN ISO 9288:1996-08
Titel: Wärmeschutz- Wärmeübertragung durch Strahlung
Untertitel: Physikalische Größen und Definitionen

DIN 54190
Titel: Zerstörungsfreie Prüfung - Thermografische Prüfung
Inhalt: Grundlagen und Instrumente der thermografischen Prüfung

> **DIN 54190-1:** Zerstörungsfreie Prüfung - Thermografische Prüfung
> **Untertitel:** Teil 1: Allgemeine Grundlagen
> **Inhalt:** allgemeine Bedingungen, physikalische Grundlagen
>
> **DIN 54190-2:** Zerstörungsfreie Prüfung - Thermografische Prüfung
> **Untertitel:** Teil 2: Geräte
> **Inhalt:** messtechnische Ausrüstung und Geräte
>
> **DIN 54190-3:** Zerstörungsfreie Prüfung - Thermografische Prüfung
> **Untertitel:** Teil 3: Begriffe
> **Inhalt:** Begriffe, Definitionen

DIN 5031
Titel: Strahlungsphysik im optischen Bereich und Lichttechnik
Inhalt: Strahlungsphysik, Thermografie und Lichttechnik

VDI/VDE* 3511
Titel: Technische Temperaturmessungen, Strahlungsthermometrie
Inhalt: Grundlagen und Geräte der technische Temperaturmessung, Strahlungsthermometrie

VdS* 2851
Titel: Berührungslose Temperaturmessung (Thermografie) - Hinweise für die Praxis
Inhalt: Praxishinweise zur berührungslosen Temperaturmessung

6.2.2. Normen für die Bewertung elektrotechnischer Geräte und Anlagen

DIN 54191:2017
Titel: Thermografische Prüfung elektrischer Anlagen
Inhalt: Durchführung von thermografischen Prüfungen an elektrischen Anlagen zwecks Zustandsanalyse

VdS 2858
Titel: Thermografie in elektrischen Anlagen
Inhalt: Richtlinien zur praktischen Durchführung der Thermografie an elektrischen Anlagen

VdS 2860
Titel: Muster-Untersuchungsbericht zur Elektrothermografie
Inhalt: Richtlinien zur Berichtserstellung bei thermografischen Prüfungen an elektrischen Anlagen

VATh*-Richtline zur Elektrothermografie
Inhalt: Richtlinien zu Voraussetzungen und praktischer Durchführung der Elektrothermografie

*VDI = Verein Deutscher Ingenieure
*VDE = Verband der Elektrotechnik, Elektronik und Informationstechnik
*VdS = Verband der Sachversicherer
*VATh = Bundesverband für Angewandte Thermografie

6.2.3. Normen für die thermografische Bewertung von Gebäuden

DIN EN 13187
Titel: Wärmetechnisches Verhalten von Gebäuden - Nachweis von Wärmebrücken in Gebäudehüllen
Untertitel: Infrarot-Verfahren
Inhalt: Grundlagen, Ausführung und Auswertung thermografischer Nachweise von Wärmebrücken

DIN EN 13829
Titel: Wärmetechnisches Verhalten von Gebäuden - Bestimmung der Luftdurchlässigkeit von Gebäuden
Untertitel: Differenzdruckverfahren
Inhalt: Grundlagen, Ausführung und Auswertung von Differenzdruckmessungen als Nachweis der Dichtigkeit von Gebäuden

VATh-Richtline zur Bauthermografie
Inhalt: Bedingungen und Ausführung der Thermografie an Gebäuden

VATh-Richtline zur Leckageortung
Inhalt: Bedingungen und Ausführung der Lecksuche (mittels Thermografie)

6.2.4. Normen für die Thermografie in Maschinenbau und Industrieanlagen

VDI 2878
Titel: Anwendung der Thermografie zur Diagnose in der Instandhaltung
Inhalt: Methoden und Instrumente zur praktischen Durchführung der Thermografie in der Instandhaltung

ISO 18434
Titel: Zustandsüberwachung und -diagnostik von Maschinen - Thermografie
Inhalt: Methoden und Instrumente zur praktischen Durchführung der Thermografie in der Instandhaltung

6.2.5. Normen für die zerstörungsfreie Materialprüfung

DIN 54192:2010-11
Titel: Zerstörungsfreie Prüfung - Aktive Thermographie
Inhalt: Anwendung der aktiven Thermografie zur Detektierung von Materialfehlern, Anomalien, Schichtdicken- und thermischen Unterschieden

ISO 10878:2013
Titel: Zerstörungsfreie Prüfung - Infrarotthermografie - Terminologie
Inhalt: Begriffe und Definitionen der zerstörungsfreie Prüfungen mittels Infrarotthermografie

ISO 18251:2017
Titel: Zerstörungsfreie Prüfung - Infrarotthermografische Prüfung - System und Prüfausrüstung
Inhalt: Technologien und Instrumente der zerstörungsfreie Prüfungen mittels Infrarotthermografie

DIN EN 15042-2
Titel: Schichtdickenmessung und Charakterisierung von Oberflächen mittels Oberflächenwellen
Untertitel: Teil 2: Leitfaden zur photothermischen Schichtdickenmessung

6.2.6. Normen für die Personalqualifizierung

EN ISO 9712:2012
Titel: Zerstörungsfreie Prüfung - Qualifizierung und Zertifizierung von Personal der zerstörungsfreien Prüfung
Inhalt: grundlegende Anforderungen für die Qualifizierung und Zertifizierung von ZfP-Personal

Die Qualifizierung nach der Norm EN ISO 9712:2012 erstreckt sich über folgende Sektoren:
a) Ultraschallprüfung (UT)
b) Wirbelstromprüfung (Elektromagnetische Prüfung) (ET)
c) Thermografische Prüfungen (TT)
d) Dichtheitsprüfung (Lecktest) (LT)
e) Magnetpulverprüfung (MT)
f) Eindringprüfung (Penetrierprüfung) (PT)
g) Durchstrahlungsprüfung (Radiographie) (RT)
h) Dehnungsmessstreifenprüfung
i) Schallemission (AT)
j) Sichtprüfung (Visuelle Prüfung) (VT)

VDS 2859
Titel: Richtlinien für die Anerkennung von Sachverständigen für Elektrothermografie
Inhalt: Beschreibung des Anerkennungsverfahrens, Verfahrensrichtlinien

Anhang

Emissionsgrade

Die hier aufgeführten Emissionsfaktoren sind an die typischen Spektralbereiche thermografischer Systeme angepasst. Die Werte wurden aus fast unzähligen gedruckten Werken und Internetquellen zusammengestellt. Aufgrund der Widersprüche der verwendeten Quellen kann jedoch keine Gewähr für deren Richtigkeit übernommen werden. Leider ist auch die Möglichkeit zur Gegenprüfung durch das Fehlen von 100% zuverlässigen Quellen praktisch unmöglich. Anstatt also die Emissionsfaktoren für das aktuelle Objekt ohne Kontrolle zu verwenden, wird empfohlen die im Kapitel 4.3.2. "Verfahren zur Bestimmung des Emissionsgrades" beschriebenen Möglichkeiten zur genauen Bestimmung des Emissionsgrades des vorliegenden Objektes zu verwenden. Die folgenden Tabellen sollen daher eher nur zur Unterstützung für die Abschätzung der Machbarkeit geplanter Messungen dienen.

Emissionsgrade einiger Nichtmetalle in verschiedenen Spektralbereichen

		Spektralbereich		
Material	**Eigenschaften**	**SW ε 0,8 ... 1,8 µm**	**MW ε 2,5 ... 5,5 µm**	**LW ε 7,5 ... 14 µm**
Asphalt		85%	90%	95 ... 97%
Asbest		90%	94%	96%
Basalt		65%	70%	73%
Beton		65%	90%	95%
Haut (menschliche)		-	85 ... 90%	97 ... 98%
Gebrannte Ziegel	je nach Farbe und Rauheit	40 ... 70%	68 ... 79%	86 ... 93%
Holz	je nach Art und Rauheit	-	70 ... 85%	85 ... 98%
Erde		50 ... 60%	80 ... 90%	90 ... 98%
Gips		35 ... 50%	45 ... 97%	80 ... 95%
Graphit		75 ... 88%	78 ... 90%	75 ... 93%
Granit	je nach Oberfläche	-	95 ... 97%	77 ... 88%
Gummi	schwarz	80 ... 90%	94 ... 95%	94 ... 95%
Schnee		-	88 ... 92%	90 ... 95%
Sand		80%	90%	90%
Eis		-	90 ... 95%	95 ... 97%
Keramik		40 ... 70%	50 ... 80%	60 ... 95%
Ruß		89 ... 95%	90 ... 96%	92 ... 98%
Quarzglas	als Tafel	5 ... 15%	95 ... 98%	85 ... 95%
Quarzglas	geschmolzen	5 ... 15%	90%	85 ... 90%
Lackfarbe, matt	deckend, dunkle Farbe	80 ... 90%	85 ... 95%	90 ... 96%
Lackfarbe, matt	deckend, helle Farbe	45 ... 75%	85 ... 95%	90 ... 96%
Kalksandstein		45 ... 70%	60 ... 80%	70 ... 95%
Kunststoff, matt	dunkle Farbe	80 ... 90%	85 ... 95%	90 ... 96%
Kunststoff, matt	helle Farbe	45 ... 75%	85 ... 95%	90 ... 96%
Pflanzenblatt (grün)		67%	89 ... 90%	91 ... 94%
Papier	je nach Art und Rauheit	-	70 ... 85%	87 ... 97%
Schamotte		60 ... 70%	70 ... 85%	80 ... 90%
Kohle		75 ... 92%	79 ... 93%	85 ... 95%
Stoffgewebe	fein	70 ... 85%	70 ... 90%	75 ... 95%

Tabelle 52: Emissionsgrade einiger Nichtmetalle in verschiedenen Spektralbereichen

Thermografie, 1. Auflage. Eric Rahne.

Emissionsgrade einiger Metalle in verschiedenen Spektralbereichen				
		Spektralbereich		
		SW	MW	LW
Material	**Eigenschaften**	**ε 0,8 ... 1,8 µm**	**ε 2,5 ... 5,5 µm**	**ε 7,5 ... 14 µm**
Aluminium	raue Oberfläche	20 … 80%	20 … 60%	10 … 30%
	eloxiert	20 … 40%	10 … 40%	50 … 80%
	stark oxydiert	10 … 40%	10 … 40%	40 … 75%
	nicht oxydiert	10 … 20%	3 … 15%	4 … 7%
	poliert	10 … 15%	2 … 10%	1 … 5%
Blei	raue Oberfläche	65%		
	stark oxydiert	70%	55 … 65%	28%
Chrom		38 … 40%	28 … 38%	10%
Eisen, Stahl	geschmolzen	35%	40 … 60%	30 … 60%
	nicht oxydiert	30 … 40%	25 … 30%	15 … 25%
	verrostet	80 … 90%	70 … 90%	60 … 80%
	Guß, mit Zunder	85 … 95%	80 .. 90%	75 ...81%
	geschmiedet	90%	90%	90%
	gewalzt	40 … 55%	20 … 30%	20 … 30%
	poliert	30 … 35%	15 … 30%	10 … 25%
Messing	oxydiert	50 … 60%	50 … 60%	55 … 64%
	nicht oxydiert	10 … 35%	5 … 10%	2 … 10%
	poliert	15 … 20%	2 … 4%	1 … 5%
Kupfer	stark oxydiert	30 … 70%	30 … 70%	30 … 80%
	nicht oxydiert	6 … 20%	5 … 10%	3 … 10%
	poliert	5 … 10%	2 … 4%	1 … 5%
Bronze	stark oxydiert	20 … 70%	20 … 70%	20 … 70%
	nicht oxydiert	8 … 20%	4 … 8%	3 … 6%
	poliert	6 … 12%	2 … 4%	1 … 5%
Gold		2 … 10%	<5%	<2%
Nickel	oxydiert	70 … 85%	20 … 60%	20 … 50%
	poliert	15 … 30%	5 … 8%	1 … 5%
Inconel	oxydiert	50 … 80%	60 … 80%	70 … 95%
	matt, oxydfrei	35 … 65%	30 … 60%	30 … 60%
	poliert	20 … 50%	20 … 30%	15%
Platin	matt, schwarz	85 … 95%	80 … 90%	80 … 90%
	poliert	2 … 10%	<5%	<2%
Silber		3 … 10%	4 … 7%	2 … 4%
Titan	oxydiert	50 … 75%	60 … 80%	50 … 60%
	poliert	30 … 50%	20 … 30%	10 … 15%
Wolfram	matt	20 … 60%	15 … 20%	3 … 6%
	poliert	35 … 40%	<5%	<2%
Zink	oxydiert	55 … 65%	15 … 25%	5 … 15%
	poliert	45 … 55%	5 … 8%	<2%
Zinn	matt, oxydfrei	25 … 30%	5 … 8%	1 … 5%

Tabelle 53: Emissionsgrade einiger Metalle in verschiedenen Spektralbereichen

Literaturverzeichnis

Wissenschaftliche und theoretische Werke (in alphabetischer Reihenfolge)

T1 .:nsoft plus! 2 – optika 2., http://nandisoft.uw.hu/Optika.pdf
.:nsoft plus! Skript, .:nsoft, 2007 (heruntergeladen: 12.08.2015)

T2 1. Fraunhofer diffrakció, Airy-féle elhajlási kép
http://titan.physx.u-szeged.hu/opt/edu/mtech/I-03/mt-I-03-2.html, Universität Szeged, Szeged, 2003 (heruntergeladen: 16.07.2015)

T3 3.2. A sugárzás spektruma és törvényszerűségei
http://elte.prompt.hu/sites/default/files/tananyagok/MeteorologiaAlapismeretek/ch03s02.html
Internetpublikation, Universität ELTE, Budapest, 2015 (heruntergeladen: 13.09.2015)

T4 7. Instationäre Wärmeleitung
www.uni-magdeburg.de/isut/TV/Download/Kapitel_7_Waerme-_und_Stoffuebertragung.pdf
Universität Magdeburg, 2010 (heruntergeladen: 19.05.2017)

T5 Active Thermography - How to boost thermal accuracy…
Presentation_Active_Thermography_sales_meeting_2014.pptx
(Vortragsfolien), InfraTec GmbH, Dresden, 2014 (durch InfraTec bereitgestellt)

T6 Active Thermography: A short theoretical introduction
(Vortragsfolien), Infratec GmbH, Dresden, 2012 (durch InfraTec bereitgestellt)

T7 Ács Ferenc: Légköri sugárzástan, http://nimbus.elte.hu/~acs/pdf/OKTATAS/legkori_sugarzastan.pdf
(Vortragsfolien), Universität ELTE, Földrajz- és Földtudományi Intézet, Meteorológiai Tanszék, 2016 (heruntergeladen: 23.07.2017)

T8 AGA Museum, www.aga-museum.nl/page/thermovision
AGA Museum Te Emmen, Ta Emmen, 2016 (heruntergeladen: 25.07.2017)

T9 Albert Book: Optische Temperaturmessung von flüssigen Metallen
www.keller-msr.de/dl.php?f=keller-ftp/ITS/öffentlicher Bereich freier Zugang/de/Fachberichte/TR Gießerei_201204_de.pdf, KELLER HCW GmbH, Ibbenbüren, 2012 (heruntergeladen: 13.12.2015)

T10 Alexander Utz: Entwicklung einer automatischen Testumgebung für Ferninfrarot-Bauelemente
http://duepublico.uni-duisburg-essen.de/servlets/DerivateServlet/Derivate-31094/Utz_Zugl_Diss.pdf
Dissertation, Universität Duisburg-Essen, Fakultät für Ingenieurwissenschaften
Abteilung Elektrotechnik und Informationstechnik, Duisburg, 2012 (heruntergeladen: 24.12.2015)

T11 Alapiné Ecseri Éva: Geometriai optika (Skript), ecseri.puskas.hu/oktseged/optika/geometriai_optika.pdf
Puskás Tivadar Távközlési Technikum, Budapest, 2010 (heruntergeladen: 09.08.2017)

T12 Antoni Rogalski: HgCdTe infrared detector material: history, status and outlook
HgCdTe-infrared-detector-material-history-status-and-oulook.pdf, erreichbar:
stacks.iop.org/RoPP/68/2267
Rep. Prog. Phys. 68 (2005) 2267–2336, doi:10.1088/0034-4885/68/10/R01
Institute of Applied Physics, Military University of Technology, Warsaw, 2005 (heruntergeladen: 10.08.2017)

T13 Antoni Rogalski: History of infrared detectors (heruntergeladen: 31.01.2016)
Opto−Electronics Review 20(3), 279–308, DOI: 10.2478/s11772−012−0037−7, SEP, Warsaw, 2012
http://antonirogalski.com/wp-content/uploads/2012/12/History-of-infrared-detectors.pdf

T14 Antoni Rogalski: Infrared Detectors for the Future, Acta Physica Polonica A, Vol. 116, No. 3., 2009
http://przyrbwn.icm.edu.pl/APP/PDF/116/a116z337.pdf (heruntergeladen: 17.02.2016)

T15 Antoni Rogalski: Infrared detectors: an overview, Infrared-detectors-an-overview1.pdf
Infrared Physics & Technology 43 (2002) 187–210, erreichbar: www.elsevier.com/locate/infrared
Institute of Applied Physics, Military University of Technology, Warsaw, 2002 (heruntergeladen: 10.08.2017)

T16 Antoni Rogalski: Infrared detectors: status and trends
Progress in Quantum Electronics 27 (2003) 59–210 Review, Elsevier Science Ltd., 2003
www.elsevier.com/locate/pquantelec/10.1.1.473.1300.pdf (heruntergeladen: 27.12.2015)

T17 Antoni Rogalski: Quantum well photoconductors in infrared detector technology
American Institute of Physics, Journal of applied physics, Volume 93, Number 8, 15.04.2003
http://antonirogalski.com/wp-content/uploads/2011/12/Quantum-well-photoconductors-in-infrared-detector-technology.pdf (heruntergeladen: 27.12.2015)

T18 Antoni Rogalski: Review - Progress in focal plane array technologies
Progress in Quantum Electronics 36 (2012) 342–473, Progress-in-focal-plane-array-technologies.pdf
13.06.2012, erreichbar: www.elsevier.com/locate/pquantelec (heruntergeladen: 18.02.2016)

Wissenschaftliche und theoretische Werke (Fortsetzung)

T19 A. Rogalski, K. Chrzanowski: Infrared devices and techniques, Opto−Electronics Review 10(2), 111–136 (2002)
http://antonirogalski.com/wp-content/uploads/2011/12/Infrared-devices-and-techniques.pdf
Institute of Applied Physics, Military University of Technology, Warsaw, 2002 (heruntergeladen: 10.08.2017)

T20 Applikationsbeispiele der Thermografie, IT_04_Anwendungsgebiete.ppt
(Vortragsfolien), InfraTec GmbH, Dresden, 2008 (durch InfraTec bereitgestellt)

T21 B. Weinreich, B. Schauer, T. Reich: Geometrische Auflösungen in der PV-Thermografie aus technischer und wirtschaftlicher Sicht, Thermographie-Kolloquium 2013 - Vortrag 8, 2013 (Solarschmiede GmbH, München)
http://www.dgzfp.de/Portals/thermo2013/BB/vortrag%208.pdf (heruntergeladen: 12.08.2016)

T22 Bernd Glück (Prof. Dr.-Ing. habil.): Simulationsmodell zweidimensionale Wärmeleitung, Jößnitz, 2015
http://berndglueck.de/dl/?dl=Waermeleitung+Bericht_Waermeleitung.pdf (heruntergeladen: 10.08.2017)

T23 Bernd Schindel: Thermografie in der Theorie und Praxis (Ausgabe: Handbuch im WEB (2007))
ebs ATuS GmbH, München, 2007, www.thermografie.co.at/files/ebs.pdf (heruntergeladen: 18.02.2016)

T24 Bihari Péter: Műszaki hőtan, 4. fejezet - Hővezetés és hősugárzás
www.tankonyvtar.hu/hu/tartalom/tamop412A/2010-0017_42_muszaki_hotan/ch04.html
Hochschule EDUTUS, Tatabánya, 2012 (heruntergeladen: 23.07.2017)

T25, Bo Hanus: Solar-Dachanlagen - Fehler finden und beheben
http://docplayer.org/13367838-Solar-dachanlagen-fehler-finden-und-beheben.html
FRANZIS Energietechnik, München, 2009, ISBN 978-3-7723-4897-6 (heruntergeladen: 10.08.2017)

T26 Brigitte Bujok: Thermoregulation im Brutbereich der Honigbiene Apis mellifera carnica
https://opus.bibliothek.uni-wuerzburg.de/files/1364/Brigitte_Bujok_Nov05.pdf
Dissertation, Universität Würzburg, Fakultät für Biologie, Würzburg, 2005 (heruntergeladen: 08.08.2017)

T27 C. Zöcke, A. Langmeier, A. Hasenstab, A. Schönitz: Aktive Thermografie mit Phasenauswertung, Praktische Anwendung im Bauwesen - Poster 58, DACH-Jahrestagung, St.Gallen, 2008
http://www.ndt.net/article/dgzfp2008/Inhalt/p58.pdf (heruntergeladen: 21.09.2016)

T28 C.R. Mattmüller: Ein Temperaturmodell für den Boden
www.forschung-geotechnik.org/Forschung/Geothermik/temperaturmodell.htm
Geotechnisches Büro Dr. Mattmüller, Jettenburg, 2016 (heruntergeladen: 27.07.2017)

T29 Ch. Maierhofer, M. Röllig, H. Steinfurt, M. Ziegler, S. J. Heck, Ch. Scheuerlein: Aktive Thermografie zur zerstörungsfreien Prüfung von Lötverbindungen, DGZfP-Jahrestagung 2011 - Di.1.C.1,
www.jt2011.dgzfp.de/Portals/jt2011/BB/di1c1.pdf (heruntergeladen: 25.10.2014)

T30 Chao Chen, Long Zhang, Yun Zhou, Xing Zheng, Jianghui Dong: „Analysis on vibrations and infrared absorption of uncooled microbolometer" in Journal of Vibroengineering, Vol. 17, Issue 5, 2015, p. 2733-2741., Copyright © 2015 JVE International Ltd., hwww.jvejournals.com/article/15829 (heruntergeladen: 20.12.2018) (This is an open access article distributed under the Creative Commons Attribution License, which permits unrestricted use, distribution, and reproduction in any medium, provided the original work is properly cited.)

T31 Chieu D. Tran, Victor I. Grishko: Determination of water contents in leaves by a near-infrared multispectral imaging technique (0026-265X/04/$ / doi:10.1016/j.microc.2003.10.015)
www.researchgate.net/publication/
222401775_Determination_of_water_contents_in_leaves_by_a_near-infrared_multispectral_imaging_technique (heruntergeladen: 23.07.2008)
Microchemical Journal 76 (2004) 91–94, Elsevier B.V., Oktober 2003

T32 D. Hewak, A. Ravagli, J. Lincoln: Next generation chalcogenide glasses for visible and IR imaging
https://chalcogenide.files.wordpress.com/2016/10/next_generation_chalcogenide_glasses_visible_ir_imaging_edinburgh_hewak.pdf (heruntergeladen: 22.06.2017)
University of Southampton, Optoelectronics Research Centre, Novel Glass Group, Southampton
SPIE Security + Defence and Remote Sensing 2016, Edinburgh, 28. September 2016

T33 D. Ostrower: Optical Thermal Imaging - replacing microbolometer technology and achieving universal deployment, www.sciencedirect.com/science/article/pii/S0961129006717641#
ScienceDirect, Elsevier Ltd., 2006 (heruntergeladen: 23.07.2015)

T34 Damjanovich Sándor, Fidy Judit, Szöllősi János: Orvosi biofizika
http://www.tankonyvtar.hu/hu/tartalom/tamop425/2011_0001_524_Biofizika/adatok.html
Medicina Könyvkiadó Zrt., Budapest, 2007, ISBN 978-963-226-127-0 (heruntergeladen: 07.08.2017)

Wissenschaftliche und theoretische Werke (Fortsetzung)

T35 Daniel May: Transiente Methoden der Infrarot-Thermografie zur zerstörungsfreien Fehleranalytik in der mikroelektronischen Aufbau- und Verbindungstechnik
http://www.qucosa.de/fileadmin/data/qucosa/documents/16308/Dissertation_Daniel_May.pdf
Dissertation, Technische Universität Chemnitz, 2015 (heruntergeladen: 25.03.2017)

T36 Daniel W Hewak: Chalcogenide Glasses for Photonics Device Applications
http://chalcogenides.com/ChalcogenideGlassesforPhotonicsDeviceApplications.pdf
Optoelectronics Research Centre, United Kingdom (heruntergeladen: 05.03.2016)

T37 Debreczeni Michael: A fotovillamos energia ismertetése és alkalmazása kompetens partnerrel
http://greentechnic.hu/szakkonyvek/ ... Greentechnic_PV-szakkonyv_ebook2013-01-07.pdf
Greentechnic Hungary Kft., e-Book, Budapest, Juli 2012 (heruntergeladen: 02.07.2017)

T38 Franzen, C., Löther, T., Meinhardt-Degen J., Weise, S. : Detektierung und Konservierung infolge von Umwelteinflüssen hohlstehender Wandmalereien am Beispiel der national wertvollen mittelalterlichen Kirchen in Kühren und Bad Schmiedeberg, Projektabschlussbericht DD 34/2007 des Instituts für Diagnostik und Konservierung an Denkmalen in Sachsen und Sachsen-Anhalt e. V. (IDK), Förderung: Deutsche Bundesstiftung Umwelt (DBU) AZ: 21045, 137 S., DOI: 10.5165/hawk-hhg/62, heruntergeladen von http://193.175.110.9/hornemann/german/epubl_txt/DD34_2007_DBU-IR_low.pdf (heruntergeladen: 14.06.2017)

T39 Dietmar Staudacher: Fronius, FAQ - PID (potentialinduzierte Degradation)
www3.fronius.com/cps/rde/xbcr/SID-5A83776C-D25D0FB2/fronius_deutschland/SE_TEA_FAQ_PID_DE_241371_snapshot.pdf (heruntergeladen: 08.08.2017)
Fronius International GmbH, Sattledt, Juli 2011

T40 Dietrich Schneider: Einführung in die praktische Infrarot-Thermografie
SHAKER Verlag, Aachen, 2012, ISBN 978-3-8440-0784-8

T41 DIN 54190-1: Zerstörungsfreie Prüfung - Thermografische Prüfung - Teil 1: Allgemeine Grundlagen
DIN Deutsches Institut für Normung e.V., Berlin, 2004

T42 DIN 54190-2: Zerstörungsfreie Prüfung - Thermografische Prüfung - Teil 2: Geräte
DIN Deutsches Institut für Normung e.V., Berlin, 2003

T43 DIN 54190-3: Zerstörungsfreie Prüfung - Thermografische Prüfung - Teil 3: Begriffe
DIN Deutsches Institut für Normung e.V., Berlin, 2006

T44 DIN 54191: Zerstörungsfreie Prüfung - Thermografische Prüfung elektrischer Anlagen
DIN Deutsches Institut für Normung e.V., Berlin, 2006 (Entwurf)

T45 DIN EN 13187: Nachweis von Wärmebrücken in Gebäudehüllen
DIN Deutsches Institut für Normung e.V., Berlin, 1998

T46 DIN EN 473: Qualifizierung und Zertifizierung von Personal der zerstörungsfreien Prüfung
DIN Deutsches Institut für Normung e.V., Berlin, 2001

T47 Dipl.-Ing. Matthias Mach: Thermographie, Versuch 15 im Informationselektronischen Praktikum
www.tu-ilmenau.de/fileadmin/media/mne_ess/IEP_V15_Thermografie.pdf (heruntergeladen: 26.07.2016)
Technische Universität Ilmenau: Fakultät für Elektrotechnik und Informationstechnik, Ilmenau, 2010

T48 Dominik Rennschmid: WACKER Elektro - Thermografie, ZI-T-MWI, 07.07.2009
(Vortragsfolien), Wacker Chemie AG, 2009 (heruntergeladen: 08.10.2009)

T49 Dr. Ábrahám Gy., Dr. Kovács G., Dr. Antal Á., Németh Z., Veres Á. L.: Jármű optika
3. fejezet - Világítástechnikai alapismeretek, BME MOGI, Budapest, 2014, ISBN 978-963-313-144-2
www.mogi.bme.hu/TAMOP/jamu_optika/ch03.html (heruntergeladen: 29.07.2015)

T50 Dr. Ábrahám György, Dr. Wenzelné Gerőfy Klára, Dr. Antal Ákos, Dr. Kovács Gábor: Műszaki Optika
www.mogi.bme.hu/TAMOP/muszaki_optika/book.html#ch-II.2, BME-MOGI, Budapest, 2014
(heruntergeladen: 15.03.2016)

T51 Dr. Bernd Schönbach: 2. Strahlung + IR - Optik (SIS_IT3-02-Optik_V2.pdf)
SIS Schönbach Infrarot Service, Darmstadt, Troisdorf, 2005
(elektronische Schulungsunterlagen, durch SectorCert 2008 bereitgestellt)

T52 Dr. Bernd Schönbach: Instationäre Wärmeleitung (IT 3), Seite 18 - 36
SIS Schönbach Infrarot Service, Darmstadt, Troisdorf, 2005
(elektronische Schulungsunterlagen, durch SectorCert 2008 bereitgestellt)

T53 Dr. Bernd Schönbach: PULS-Thermografie - Theoretischer Hintergrund (IT 3), Seite 2 - 5
SIS Schönbach Infrarot Service, Darmstadt, 2007
(elektronische Schulungsunterlagen, durch SectorCert 2008 bereitgestellt)

Wissenschaftliche und theoretische Werke (Fortsetzung)

T54 Dr. Guido Mahler: Wärmefluss-Thermographie mit Strahlungsanregung im VIS/IR-Bereich (Vortragsfolien), InfraTec GmbH, Dresden, 2010 (Stand: 08.02.2011) (durch InfraTec bereitgestellt)

T55 dr. Hodúr Cecilia, dr. Sárosi Herbert: Hőtani Műveletek levelező hallgatók számára http://csuka.mk.u-szeged.hu/~temut/letoltes/hotanlev.pdf (heruntergeladen: 14.07.2015) Universität Szeged, Szeged, 2007

T56 Dr. Író Béla, Dr. Zsenák Ferenc: Műszaki hőtan (termodinamika, hőközlés) www.sze.hu/Íro/Hő- és Áramlástan/Alapképzési (BSc) szak/Jegyzet/Műszaki hőtan _termodinamika, hőközlés_.pdf Széchenyi István Universität, Műszaki Tudományi Kar, Közlekedési és Gépészmérnöki Intézet, Általános Gépészeti Tanszék, Győr, 2004 (heruntergeladen: 15.06.2008)

T57 Dr. Sánta Imre: Optoelektronika www.tankonyvtar.hu/en/tartalom/tamop412A/2011_0025.../2011_0025_fiz_8.pdf Universität Pécs, Pécs, 2013 (heruntergeladen: 17.11.2015)

T58 Dr. Szacsky M., Dr. Keszthelyi T., Prof. Dr. Szatmáry Z.: „Szomatoinfra" diagnosztikai rendszer bevezetése és alkalmazása egy komplex katona-egészségügyi és fizikális állapot meghatározására tervezett rendelőintézetnél, Hadtudományi tájékoztató, Budapest, 2005 https://anzdoc.com/taj-bb-13-kr-2-tom.html (heruntergeladen: 27.05.2006)

T59 Dr.-Ing. Frank Bernhard Hrsg.: Handbuch der Technischen Temperaturmessung (2. Auflage) Springer Vieweg Verlag, Berlin Heidelberg, 2014, ISBN 978-3-642-24505-3

T60 Dr.-Ing. K. Gruner: Grundlagen der berührungslosen Temperaturmessung „Strahlungsthermometrie" http://www.thermografie.co.at/files/Raytek.pdf (heruntergeladen: 08.12.2015) Raytek GmbH, 55514-1 Rev.B1 12/2004, Berlin, 2004

T61 Dr.-Ing. Monika Weineck, Dr.-Ing. Georg Ditté: Bauthermografie und FORNAX-Softwaretool Lehrgangsskript, Infratec GmbH, Dresden, April 2009 (Druckausgabe)

T62 Ed Kochanek, Thermal Imaging from the Beginning of the Thermographer's Camera to the Present www.irinfo.org/articleofmonth/pdf/12-01-2013-Kochanek.pdf (heruntergeladen: 15.04.2016) FLIR Systems Inc., Nashua, 2016

T63 Edmund Koch, Nico Hoffmann, Florian Weidner, Peter Urban, Tobias Meyer, Christian Schnabel, Yordan Radev, Gabriele Schackert, Uwe Petersohn, Stefan Gumhold, Gerald Steiner, Matthias Kirsch: Framework for 2D-3D image fusion of infrared thermography with preoperative MRI https://doi.org/10.1515/bmt-2016-0075 (heruntergeladen: 08.04.2017)

T64 Electrophysics Resource Center: Understanding Infrared Camera Thermal Image Quality http://blog.lk-shop.com/wp-content/uploads/2015/06/WP-Understanding_IR.pdf Electrophysics Corp., Thermal Imaging, Fairfield, 2011 (heruntergeladen: 17.07.2016)

T65 Elektrolumineszenz Messung an Solarmodulen zur Erkennung von Microrissen und Zellbruch www.envaris.de/de/blog/elektrolumineszenz-messung-an-solarmodulen-zur-erkennung-von-microrissen-und-zellbruch, Envaris GmbH, Berlin, 17.07.2015 (heruntergeladen: 23.04.2017)

T66 Elektrolumineszenz-Verfahren, www.photovoltaik.org/wissen/elektrolumineszenz-verfahren Christian Münch GmbH, Bad Homburg, 2017 (heruntergeladen: 24.04.2017)

T67 Emissionsgrad-Tabelle - viZaar thermography xtra, Thermografie - xtra | viZaar AG, Albstadt, 2017 www.thermografie-xtra.de/tipps-tricks/emissionsgrad-tabelle (heruntergeladen: 24.04.2017)

T68 Emissionsgradtabelle, www.kleiberinfrared.de/index.php/de/amanwendungen/emissionsgrade.html KLEIBER Infrared GmbH, Unterwellenborn, 2017 (heruntergeladen: 23.04.2017)

T69 Emissionsgradtabelle - Metalle, www.raytek.com/Raytek/de-r0/IREducation/EmissivityTableMetals.htm Raytek Corporation, Santa Cruz / Berlin, 2017 (heruntergeladen: 18.06.2017)

T70 Emissionsgradtabelle - Nichtmetalle, www.raytek.com/raytek/de-r0/ireducation/emissivitynonmetals Raytek Corporation, Santa Cruz / Berlin, 2017 (heruntergeladen: 18.06.2017)

T71 Emissionsgradtabelle für Metalle, PCE Deutschland GmbH, Meschede, 2016 (heruntergeladen: 23.07.2017) www.warensortiment.de/technische-daten-1a/emissionsgradtabelle-metalle.htm

T72 Emissivity tables (Publ. No. 1 557 954 Rev. a 94 - ENGLICH (EN) - April 14, 2005) FLIR Systems AB, World Wide Thermography Center, Danderyd, 2005 (Druckausgabe)

T73 Emissivity Values for Common Materials, www.infrared-thermography.com/material.htm www.infrared-thermography.com/material-1.htm, www.infrared-thermography.com/material-2.htm Infrared Services Inc., Littleton, 2016 (heruntergeladen: 24.07.2017)

T74 Erdei Gábor: FIZIKA BSc, III. évfolyam / 1. félév, „Optika" tárgy, DIFFRAKCIÓ - Vorlesungsskript https://www.fat.bme.hu/student/archive/optika/6_diffrakcio_images.pdf (heruntergeladen: 12.08.2015) TU Budapest, Atomfizika Tanszék, Optika I - Mérnökfizikus szak III/1. - 2006. 9 / 1.Budapest, 2010

Wissenschaftliche und theoretische Werke (Fortsetzung)

T75 F. Niklaus, C. Vieider, H. Jakobsen: MEMS-Based Uncooled Infrared Bolometer Arrays–A Review
www.researchgate.net/publication/229039574_MEMS-Based_Uncooled_Infrared_Bolometer_Arrays-A_Review
März 2008, Proc. of SPIE Vol. 6836 68360D-1 (heruntergeladen: 24.07.2017)

T76 FLIR Systems Photographs from our company archives
http://allgemein.ace-tec.org/0001 WBK FLIR/CD 2007-2013/Company history/History.pdf
FLIR Systems AB, World Wide Thermography Center, Danderyd, 2012 (heruntergeladen: 07.05.2016)
© 2011, FLIR Systems, Inc. All rights reserved worldwide. Publ. No. T559629, rev. B

T77 Friedemann Sebastian Winkler: Spezialfälle der instationären Wärmeleitung (heruntergeladen: 27.07.2017)
http://me-lrt.de/spezialfall-instationare-warmeleitung, Mathematical Engineering - LRT, 2016

T78 G. L. Bach, R. Czurda, J.-M. Engel, O. Fischedick, M. Franke, K. Meythaler, H. Müller-Fassbender, P. Pfannenstiel, N. Thumb, D. Wessinghage, H. Mathies, H. Greiling, A. Gressner, K. Kleesiek:
Handbuch der inneren Medizin, Rheumatologie, A: Allgemeiner Teil (Auszüge und Vorschau auf Internet)
Springer-Verlag, Berlin, Heidelberg, NewYork, Tokyo, 1983, ISBN-13 978-3-642-68648-1

T79 G.L. Hover, J.V. Plourde: Evaluation of Infrared Sensors for Oil Spill Response Operations
www.dtic.mil/dtic/tr/fulltext/u2/a302656.pdf (heruntergeladen: 09.08.2017)
U.S. Department of Transportation, United States Coast Guard, Washington, 1995

T80 Gerd Busse: Lock-in Thermografie: Prinzip und technische Anwendungen
www.frm2.tum.de/fileadmin/w00bnv/www/_migrated_content_uploads/Expertenforum_2010_Busse.pdf
Universität Stuttgart (IKT-ZfP), VDI Expertenforum, 2010.04.13. (heruntergeladen: 08.07.2017)

T81 Greg Stockton: Aerial Infrared – An Asset Management Tool for District Heating System Operators
https://reliabilityweb.com/articles/entry/aerial_infrared_an_asset_management_tool_for_district_heating_system_operat, Stockton Infrared Thermographic Services, Inc., Randleman, 2007, Published at the International District Energy Association Conference in Scottsdale (heruntergeladen: 09.08.2017)

T82 Gróf Gyula: Hőközlés (Zwischenstand-Skript) (heruntergeladen: 14.09.2016)
ftp://ftp.energia.bme.hu/pub/muszaki_hotan/Hokozles_jegyzet.pdf, TU Budapest, Budapest, 1999

T83 Grundlagen der berührungslosen Temperaturmessung, Infrarotthermometer und Infrarotkameras
www.optris.de/grundlagen-infrarot-temperaturmessung?file=tl_files/pdf/Downloads/Zubehoer/IR-Grundlagen.pdf, Optris GmbH, Berlin, 2006 (heruntergeladen: 04.08.2008)

T84 Grundlagen der Wärmeübertragung / 2. Wärmeleitung - analytische Methode
www.itw.uni-stuttgart.de/dokumente/Lehre/waermeuebertragung/2_Waermeleitung.pdf
(heruntergeladen: 19.05.2017)

T85 H. Grötzebauch, T. Hahn, V. Nordmeier: Bau- und Betriebsanleitung Wärmebildkamera als Selbstbau im „Low Cost“ Bereich (DidCAM, Version vom 28.9.2015), Freie Universität Berlin, 2015
https://didaktik.physik.fu-berlin.de/DidCAM_PhyDid_Bauanleitung.pdf (heruntergeladen: 27.02.2016)

T86 Hans-Rolf Tränkler, Ernst Obermeier: Sensortechnik: Handbuch für Praxis und Wissenschaft
Springer, 1998, ISBN 978-3-662-09867-7 (Auszüge und Vorschau auf Internet)

T87 Herbert Kaplan: Practical Applications of Infrared Thermal Sensing and Imaging Equipment
SPIE Press, Bellingham, Washington, 2007, ISBN: 978-0-8194-6723-2 (Auszüge und Vorschau auf Internet)

T88 Herbert Wiggenhauser, Mathias Röllig, Christiane Maierhofer, Arne Brink: Application of quantitative impulse-thermography for structural evaluation in civil engineering – comparison of experimental results and numerical simulations, Federal Institute for Materials Research and Testing (BAM)
https://www.fsb.unizg.hr/Qirt2002/abstract/32.doc (heruntergeladen: 12.01.2015)

T89 Igor Wallossek: Praxis Infrarot-Messtechnik: So misst man richtig und vermeidet Messfehler
www.tomshardware.de/infrarot-kamera-messungen-grundlagen-emission,testberichte-241701-2.html
2014 (heruntergeladen: 11.08.2017)

T90 Infrared Thermography (Marktforschung, interne Information CSI Corp., Knoxville, USA)
Proprietary to CSI, August 1996 (Druckausgabe)

T91 Infrarot & Thermografie, www.thermografie.de (Stand: 28.12.2015)
Dr.-Ing. Georg Dittié, Königswinter, 2015

T92 Infrarot-Chalkogenid-Gläser
www.schott.com/advanced_optics/german/products/optical-materials/ir-materials/infrared-chalcogenide-glasses/index.html, SCHOTT AG, Mainz, 2017 (heruntergeladen: 08.08.2017)

T93 InfraTec Informationsveranstaltung zum Thema: „Möglichkeiten und Grenzen der Infrarotthermografie“
Thermografie-Tage_Teil-1_pm_15.06.2015.pptx (Vortragsfolien)
InfraTec GmbH, Dresden, 2015 (durch InfraTec bereitgestellt)

Wissenschaftliche und theoretische Werke (Fortsetzung)

T94 ISO/DIS 18434-1: Condition monitoring and diagnostics of machines - Thermography - Part1: General procedures, International Organization for Standardization, Geneva, 2005

T95 Ist die thermografische Prüfung elektrischer Schalt- und Verteilanlagen in Deutschland obligat? www.ingenieurbuero-adler.de/index.php/industrieanwendungen/zustandsorientierte-instandhaltung/elektro-thermografie/38-kurzcheck01, Ingenieurbüro Adler, Herten, 2017 (heruntergeladen: 20.10.2016)

T96 Ivy Tools Blog » thermal camera, http://thermal994.rssing.com/chan-51799737/all_p1.html rssing.com, 2017 (heruntergeladen: 24.07.2017)

T97 Jie Zhang, Win-Ching Hung: Quantum Well Infrared Detector (Vortragsfolien) www.ece.rochester.edu/courses/ECE580/docs/Quantum_Well_Infrared_Detector_(Jie_Zhang__Win-Ching_Hung).ppt (heruntergeladen: 10.08.2017) University Rochester, Department of Electrical and Computer Engineering, 2007

T98 J. D. Hardy, C. Muschenheim: Radiation of heat from the human body v. the transmission of infra-red radiation through skin, www.ncbi.nlm.nih.gov/pmc/articles/PMC424754/pdf/jcinvest00536-0009.pdf Russell Sage Institute of Pathology in affiliation with the New York Hospital, New York, 1935 (heruntergeladen: 10.04.2010)

T99 Josef Maier (Prof. Dr.): Instrumentelle Analytik, Strahlungsdetektoren http://dodo.fb06.fh-muenchen.de/maier/analytik/Blaetter/N06_Detektoren_d_BAneu.pdf München, 2011 (heruntergeladen: 22.12.2015)

T100 J. Václavík, D. Vápenka: Gallium Phosphide as a material for visible and infrared optics EPJ Web of Conferences 48, 00028 (2013), DOI: 10.1051/epjconf/20134800028 www.epj-conferences.org/articles/epjconf/pdf/2013/09/epjconf_OAM2012_00028.pdf published by EDP Sciences, Turnov, 2013 (heruntergeladen: 01.03.2016) (This is an Open Access article distributed under the terms of the Creative Commons Attribution License 2.0, which permits unrestricted use, distribution, and reproduction in any medium, provided the original work is properly cited.)

T101 J.B.Hoover, F.K.Lepple, J.T.Leomard, Vision Enhancement for Fire Fighters www.dtic.mil/dtic/tr/fulltext/u2/a210675.pdf (heruntergeladen: 06.10.2009) Navy Technology Center for Safety and Surviability, Chemistry Division, Washington, May 1989

T102 J.Bartl, M. Baranek: Measurement of Physical Quantities, Emissivity of aluminium and its importance for radiometric measurement, www.measurement.sk/2004/S3/Bartl.pdf Measurement Science Review, Vol. 4, Section 3, Bratislava, 2004 (heruntergeladen: 18.02.2017)

T103 James J. Haggerty: Spinoff 1996 (NP-1996-10-222-HQ), NASA, Washington, 1996 https://spinoff.nasa.gov/spinoff1996/spin96.pdf (heruntergeladen: 17.07.2016)

T104 Jasoslav Dufka: Korszerű padlófűtés CSER Kiadó, Budapest, 2007, ISBN 978-963-9759-13-8

T105 Jeffrey L. Tosii, Kumar M. Khajurivala: Common Infrared Optical Materials and Coatings: A Guide to Properties, Performance and Applications, Janos Technology LLC, Photonics Handbook, 2009 www.photonics.com/EDU/Handbook.aspx?AID=25495 (heruntergeladen: 24.07.2017)

T106 Jesse Casana, John Kantner, Adam Wiewel, Jackson Cothren: Archaeological aerial thermography, a case study at the Chaco-era Blue J community, New Mexico www.researchgate.net/publication/260478460_Archaeological_aerial_thermography_A_case_study_at_the_Chaco-era_Blue_J_community_New_Mexico (heruntergeladen: 17.06.2017) Journal of Archaeological Science 45 (p. 207-219), 2014

T107 Jens Hesselbach: Energie- und klimaeffiziente Produktion: Grundlagen, Leitlinien und Praxisbeispiele Verlag Springer Vieweg, 2012, ISBN 978-3-8348-9956-9 (eBook) (Auszüge und Vorschau auf Internet)

T108 Johannes Vrana: Grundlagen und Anwendungen der aktiven Thermographie mit elektromagnetischer Anregung Induktions- und Konduktionsthermographie http://scidok.sulb.uni-saarland.de/volltexte/2008/1482/pdf/20080407_Dissertation_Johannes_Vrana.pdf Dissertation, Universität des Saarlandes, Saarbrücken, 2008 (heruntergeladen: 18.05.2017)

T109 John Lester Miller: Principles of Infrared Technology (a practical guide to the state of the art) Chapman and Hall, Mai 1994, ISBN 0442 012101 (Auszüge und Vorschau auf Internet)

T110 Jürgen Schoof: Qualifizierungskurs IT Stufe 3 nach EN473, 2.1_Strahlungphysik_3.doc SECTOR Cert, Troisdorf, 2005 (elektronische Schulungsunterlagen, 2008)

T111 Jürgen Schoof: Qualifizierungskurs IT Stufe 3 nach EN473, 2.2_Emissionsgrad_X.doc SECTOR Cert, Troisdorf, 2005 (elektronische Schulungsunterlagen, 2008)

Wissenschaftliche und theoretische Werke (Fortsetzung)

T112 K.L. Moazed: Molecular Beam Epitaxial Groth of Hg1-xCd$_x$Te,
www.dtic.mil/dtic/tr/fulltext/u2/a207218.pdf
North Carolina State University, Juni 1980 (heruntergeladen: 20.08.2015)

T113 Kálmán P., Tóth A.: Hullámoptika/2 (ergänzter Vorlesungsskript) (heruntergeladen: 02.01.2016)
http://goliat.eik.bme.hu/~tothaf/Tananyagok/Letoltesek/hullamopt_2.pdf, TU Budapest, Budapest, 2005

T114 Kevin C. Liddiard: Extending the reach of mosaic pixel IR focal-plane arrays
https://uploads.strikinglycdn.com/files/365905/be023ae0-eaea-4795-864d-94f698d3dc61/
spie_newsroom-mosaic_pixel_fpa.pdf (heruntergeladen: 14.02.2016)
(10.1117/2.1201110.003904), SPIE Newsroom, 2011

T115 Laboratorium für Elektrowärme I, Pyrometrische Temperaturmessung und Thermografie
www.etp.uni-hannover.de/fileadmin/institut/pdf/T4.pdf (heruntergeladen: 07.08.2017)
Leibniz Universität Hannover, 2006

T116 Lester J. Kozlowski, Walter F. Kosonocky: Infrared Detector Arrays (Handbook of Optics vol2 ch33)
www.mhprofessional.com/handbookofoptics/pdf/Handbook_of_Optics_vol2_ch33.pdf
Altasens, Inc., Westlake Village; New Jersey Institute of Technology, Newark, 2009
(heruntergeladen: 01.02.2016)

T117 Lexikon der Physik Rayleigh-Kriterium, www.spektrum.de/lexikon/physik/rayleigh-kriterium/12151
Spektrum der Wissenschaft Verlagsgesellschaft mbH, Heidelberg, 2017 (heruntergeladen: 24.07.2017)

T118 M. Abuhamad, U. Netzelmann, C. Reuss, T. Hierl: Anwendung einer Dual-Band Infrarotkamera
in der aktiven und passiven Thermographie, Thermographie-Kolloquium 2011 - Vortrag 15
www.dgzfp.de/Portals/thermo2011/BB/v15.pdf (heruntergeladen: 04.04.2017)

T119 M. Loose, J. Beletic, J. Garnett, Min Xu: High-Performance Focal Plane Arrays Based on the HAWAII-2RG/4RG and the SIDECAR ASIC
http://ridl.cfd.rit.edu/products/publications/spie/psi66900c.pdf (heruntergeladen: 19.02.2016)
Proc. of SPIE Vol. 6690 66900C-1, Teledyne Imaging Sensors, Camarillo, 2010

T120 M. Loose, J. Beletic, J. Garnett, N. Muradian: Space Qualification and Performance Results of the
SIDECAR ASIC, https://pdfs.semanticscholar.org/c8a5/d2df545e3c4b040595cee21af96e3373fc8b.pdf
Proc. of SPIE Vol. 6265 62652J-1, Rockwell Scientific, Camarillo, 2007 (heruntergeladen: 19.02.2016)

T121 Marc Klegrewe: Max Planck - Das plancksche Wirkungsquantum (Vortragsfolien)
www.physik.uni-bielefeld.de/~yorks/pro13/klegrewe.pdf, Universität Bielefeld, 2013
(heruntergeladen: 26.12.2015)

T122 Markus Brandner: Optische Methoden in der Messtechnik, VO, Kapitel 3 - Detektoren (Vortragsfolien)
https://slidex.tips/download/optische-methoden-in-der-messtechnik-vo-kapitel-3-detektoren
Technische Universität Graz, Institut für Elektrische Meßtechnik und Meßsignalverarbeitung, 2011
(heruntergeladen: 25.10.2014)

T123 Marvin J. Weber: Handbook of optical marterials (heruntergeladen: 01.03.2016)
http://iate.oac.uncor.edu/~manuel/libros/Optics/Optics Handbook Of Optical Materials - webber.pdf
University of California / CRC Press LLC, ISBN 0-8493-3512-4, Berkeley, 2002

T124 Materialprüfung mit aktiver Thermografie (Vertriebsunterlagen)
InfraTec GmbH, Dresden, 2015 (durch InfraTec bereitgestellt)

T125 Material Testing Using Active Thermography, Procedure, Products, Advantages and Limitations,
Presentation_Active_Thermography_Material_Testing_10_Sales_Meeting_2016.pptx
(Vortragsfolien), InfraTec GmbH, Dresden, 2016 (durch InfraTec bereitgestellt)

T126 Matthias Diehl: Outdoor Elektrolumineszenz Untersuchungen an Photovoltaikanlagen
www.photovoltaikbuero.de/pv-know-how-blog/outdoor-elektrolumineszenz-photovoltaik
Ternus & Diehl GbR, Rüsselsheim, 2. März 2014 (heruntergeladen: 28.12.2016)

T127 Mike Lampton: Microbolometer Arrays for Airborne Fire Sensing, UCB SSL, April 2014
www.ssl.berkeley.edu/~mlampton/Airborne_18April.pdf (heruntergeladen: 07.08.2017)

T128 Mit der Elektrolumineszenz ins Innere der Module schauen (heruntergeladen: 28.12.2016)
http://enetz.ch/dienstleistungen/elektrolumineszenz, Energie Netzwerk GmbH, Bachenbülach, 2015

T129 muszakiak.hu: Hazai technikatörténet
www.muszakiak.hu/hasznos-linkek/szakmai-linkek/hazai-technikatortenet (heruntergeladen: 23.07.2017)

T130 Nabil A. Fouad, Torsten Richter: Leitfaden Thermografie im Bauwesen (3. Auflage)
Fraunhofer IRB Verlag, Stuttgart, 2009, ISBN 978-3-8167-7669-7

T131 Nibir K. Dhar, Ravi Dat and Ashok K. Sood: Advances in Infrared Detector Array Technology, Chapter 7
http://dx.doi.org/10.5772/51665, Dhar et al.; licensee InTech, 2013 (heruntergeladen: 18.02.2016)

Wissenschaftliche und theoretische Werke (Fortsetzung)

T132 Norbert Schuster, Valentin G. Kolobrodov: Infrarotthermographie (2. Auflage)
WILEY-VCH Verlag, Berlin, 2004, ISBN 978-3-527-40509-1

T133 Osztroluczky Miklós: Épületkárok
CSER Kiadó, Budapest, 2011, ISBN 978-963-278-187-7

T134 Osztroluczky Miklós: Hőszigetelés
CSER Kiadó, Budapest, 2009, ISBN 978-963-278-036-8

T135 P. Böckh: Wärmeübertragung, Grundlagen und Praxis (2.2. fejezet)
Springer, 2006, ISBN 978-3-540-31432-5 (Auszüge und Vorschau auf Internet)

T136 Papier + Technik, Technik 5/2017: Neue Infrarot Feuchtemessung an der Papierbahn
www.papierundtechnik.de/pt/live/fachartikel/detail/1/55.html
Dr.Curt Haefner-Verlag GmbH, Heidelberg, 2017 (heruntergeladen: 22.08.2017)

T137 PD Dr.-Ing. habil. H. Löbl: Versuch G 7, Stromverdrängung in elektrischen Leitern
Elektrotechnik_Stromverdrangung.pdf (heruntergeladen: 25.01.2010)
Technische Universität Dresden, Praktikum Hochstromtechnik, Sk/02.05.01, 2003

T138 Pelyhe János: Világítástechnikai Skript 2006, FÉNYTAN I.-II., 1.-2. tétel
http://docplayer.hu/218127-Pelyhe-janos-vilagitastechnikai-jegyzet-2006-szinhaz-es-filmmuveszeti-egyetem-fenytan-i-ii-1-2-tetel.html (heruntergeladen: 20.07.2015)
Színház és Filmművészeti Egyetem, Budapest, 2006

T139 Pelyhe János: Világítástechnikai Skript, Fénytan I.-II.
www.sasovits.hu/cnc/irodalom/Fenytan.pdf (heruntergeladen: 20.07.2015)
Színház és Filmművészeti Egyetem, Budapest, 2006

T140 Peter Fette (Dipl.-Ing.): Wie arbeitet der Stirlingmotor? Eine Beschreibung mit vielen Bildern.
www.stirling-fette.de/howdo.htm, Peter Fette, Walzbachtal, 2010 (heruntergeladen: 25.12.2015)

T141 Philipp H. Westebbe: Untersuchungen an Kunst- und Kulturgut mittels der Infrarot-Thermografie - Eine zerstörungsfreie Analysemethode - Diplomarbeit
www.rkk.ar.tum.de/fileadmin/w00ble/www/media_rkk/downloads/Diplom-_und_BA-Arbeiten/Westebbe_Infrarot-Thermografie_Dipl-Arb-2004.pdf (heruntergeladen: 14.07.2017)
TU München, Lehrstuhl für Restaurierung, Kunsttechnologie u. Konservierungswissenschaft, 2004

T142 Piotr Kropelnicki: Thermisch isolierte einkristalline Siliziumdioden als Detektoren für Mikrobolometer
duepublico.uni-duisburg-essen.de/servlets/DocumentServlet?id=24793 (heruntergeladen: 30.10.2016)
Dissertation, Universität Duisburg-Essen, Duisburg, 2010

T143 Poós Tibor: Olajprés hőkamerás vizsgálata, kutatási jelentés
Olajpres_jelentes_PoosTibor_110202B.pdf (vom Autor bereitgestellt am 31.12.2014)
TU Budapest, Gépészmérnöki kar, Épületgépészeti és gépészeti eljárástechnikai tanszék, Budapest, 2011

T144 Prof. Dr. Lutz Bannehr: Thermografie-Vortrag HS Anhalt Dessau (IR-Vortrag-Englisch) (Vortragsfolien),
Hochschule_Anhalt.pptx, Dessau, 2013, durch Prof. Dr. Lutz Bannehr bereitgestellt

T145 Prof. Dr.-Ing. Ralf-Dieter Rogler: Praktikum/Übung SchAT, Versuch: Erwärmung elektrotechnischer Geräte
Elektrotechnik_Erwaermung.pdf (heruntergeladen: 10.09.2009)
Hochschule für Technik und Wirtschaft Dresden (FH), Fachbereich Elektrotechnik, Dresden, 2009

T146 Prof. Dr.-Ing. Ralf-Dieter Rogler: Berechnung und Auswirkungen der Erwärmung von NS-Anlagen
www-docs.tu-cottbus.de/energieverteilung-hochspannungstechnik/public/Puplikationen/Energietag_2009_Vortrag_Rogler.pdf (Vortragsfolien) (heruntergeladen: 08.10.2015)
Energietag Brandenburg, Cottbus, 10. September 2009

T147 Развитие тепловизионной техники
http://diagnost.ru/novosti/razvitie-teplovizionnoj-tehniki.html (heruntergeladen: 19.06.2016)
ООО Диагност, Moszkva, 2015

T148 R. Berz, H. Sauer: The Medical Use of Infrared-Thermography, History and Recent Applications
http://www.ndt.net/article/dgzfp-irt-2007/Inhalt/v04.pdf (heruntergeladen: 12.03.2009)
Thermografie-Kolloquium 2007 - Vortrag 04, 2007

T149 Real-Time Video Enhancement for Automotive Applications
www.fcc.chalmers.se/focus-areas/ict/real-time-video-enhancement-for-automotive-applications
Fraunhofer-Chalmers Centre, Gothenburg, 2014 (heruntergeladen: 13.10.2016)

T150 Rolf Danker: Dynamische EL – „Erleuchtung" für PV-Anlagenbesitzer
http://de.blog.milkthesun.com/dynamische-el-erleuchtung-fuer-pv-anlagenbesitzer
Sun Energy Services, 2015.06.01. (heruntergeladen: 27.12.2016)

Wissenschaftliche und theoretische Werke (Fortsetzung)

T151 Romy Stein: Der Farbraum – RGB und CMYK im Vergleich
www.saxoprint.de/blog/der-farbraum-rgb-und-cmyk-im-vergleich
Saxoprint GmbH, Dresden, 2013 (heruntergeladen: 21.05.2017)

T152 S.D. Gunapala, D.R. Rhiger, C. Jagadish: Advanced in Infrared Photodetectors
Semiconductors and Semimetals Volume 84 (Auszüge und Vorschau auf Internet)
Academic Press, San Diego, Waltham, London, 2011, ISBN 978-0-12-381337-4

T153 S.D. Gunapala, S.V. Bandara, A.K. Liu, J.K. Liu, S.B. Rafol, D.Z. Ting, M. Mumolo, F.M. Reininger, J.M. Fastenau: Large format, Broadband and Multi-Color GaAs/AlGaAs Quantum Well Infrared Photodetector (QWIP) Focal Plane Arrays, https://trs.jpl.nasa.gov/bitstream/handle/2014/13282/01-2026.pdf?sequence=1 Semiconductors and Semimetals, Vol. 62, 197-282, Academic Press, 1999 (heruntergeladen: 14.08.2017)

T154 S.D. Gunapala, S.V. Bandara, J.K. Liu, E.M. Luong, N. Stetson, C.A. Shott, J.J. Bock, S.B. Rafol, J.M. Mumolo, M.J. McKelvey: Long-Wavelength 256x256 GaAs/AlGaAs Quantum Well Infrared Photodetector (QWIP) Palm-Size Camera, http://119.235.48.163/library/Journals/ECE/Electron_Devices_IEEE_Transac/Long-wavelength_256amp%3Btimes%3B256_GaAsAlGaAs_quantum_well_infrared_photodetector_QWIP_palm-size_camer-rps.pdf (heruntergeladen: 08.05.2016)
IEEE Transactions on Electron Devices, Vol. 47, No. 2, Februar 2000

T155 S.D. Gunapala, S.V. Bandara, J.K. Liu, E.M. Luong, S.B. Rafol, J.M. Mumolo, D.Z. Ting, J.J. Bock, M.E. Ressler, M.W. Werner, P.D. Levan, R. Chehayeb, C.A. Kukkonen, M. Levy, P. Levan, M.a. Fauci: Recent developments and applications of quantum well infrared photodetector focal plane arrays, www.wat.edu.pl/review/optor/2001/2/9(2)150.pdf, Opto-Electronics Review 9(2), 150-163, 2001 (heruntergeladen: 14.08.2017)

T156 Schwerpunkt | Thermografiekameras - Mehr als bunte Bilder (TestReport-Photon-DE.pdf)
www.testo.at/resources/media/global_media/campaigns/best_in_class/TestReport-Photon-DE.pdf
Photon Profi Mai 2013, Photon Europe, Aachen, 2013 (heruntergeladen: 08.05.2016)

T157 Seminar Photovoltaik-Thermografie (Vortragsfolien)
InfraTec_PV-Thermo-DV-komplett.pptx (durch InfraTec bereitgestellt)
InfraTec & HaWe Engineering GmbH, Dresden, 2015

T158 Seres István: Fizika I. BSc I. évfolyam, 2006/07 tanév 13. hét
http://fft.szie.hu/fizika/fizika1/2006-07/bsc/kiurul_hovez_hoat_hosug.pdf (heruntergeladen: 14.06.2008)
Szent István Universität, fft.szie.hu, Gödöllő, 2006

T159 Simándi Béla, Székely Edit: Hőtan - Vegyipari és biomérnöki műveletek segédanyag
http://vebi.kkft.bme.hu/hallgatoi/Hotan_hallgatoi.pdf (heruntergeladen: 10.08.2017)
TU Budapest, Kémiai és Környezeti Folyamatmérnöki Tanszék, 2012

T160 Sólyomi Péter: Hőhidak meghatározásának bizonytalansága, hohidak_solyomi_peter_emi.pdf
(Vortragsfolien) ÉMI Nonprofit Kft., Budapest, 2010 (vom Autor bereitgestellt am 08.11.2010)

T161 Sonne Wind & Wärme: Solaranlagen-Check mit Helikopter und Thermo-Kamera
www.sonnewindwaerme.de/pressemitteilung-photovoltaik/solaranlagen-check-mit-helikopter-und-thermo-kamera (heruntergeladen: 11.08.2017)
Bielefelder Verlag GmbH & Co. KG, Bielefeld, 2016, ISSN 1861-2741

T162 Szabó László: Hőközlés (munkaanyag)
www.kepzesevolucioja.hu/dmdocuments/4ap/8_2047_028_101215.pdf (heruntergeladen: 17.03.2015)
Nemzeti Szakképzési és Felnőttképzési Intézet, Budapest, 2010

T163 Autorenkollektiv, Redakteur: Nagy János (elektronische Version: Arató András):
Világítástechnikai kislexikon, MEE Világítástechnikai Társaság, Budapest, 2001
www.muszeroldal.hu/assistance/vilagitaslexikon.pdf (heruntergeladen: 27.12.2015)

T164 Autorenkollektiv: Skriptum Qualifizierungskurs IT Stufe 1
Infratec GmbH, SECTOR Cert, Troisdorf, Dresden, 2009 (durch InfraTec bereitgestellt)

T165 Autorenkollektiv: Einführung in Theorie und Praxis der Infrarot-Thermografie
Lehrgangsskript, Infratec GmbH, Dresden, 2004 (durch InfraTec bereitgestellt)

T166 Autorenkollektiv: Einführung in Theorie und Praxis der Infrarot-Thermografie
Lehrgangsskript, Infratec GmbH, Dresden, 2009 (bearbeitet und ergänzt durch Eric Rahne)

T167 Autorenkollektiv: Einführung in Theorie und Praxis der Infrarot-Thermografie
Lehrgangsskript, Infratec GmbH, Dresden, 2012 (durch InfraTec bereitgestellt)

T168 Autorenkollektiv: Einführung in Theorie und Praxis der Infrarot-Thermografie
Lehrgangsskript, Infratec GmbH, Dresden, 2015 (durch InfraTec bereitgestellt)

Wissenschaftliche und theoretische Werke (Fortsetzung)

T169 Autorenkollektiv: Einführung in Theorie und Praxis der Infrarot-Thermografie / Anwenderseminar (Vortragsfolien), Vortragender: Eric Rahne, InfraTec GmbH, Dresden, 2015

T170 Autorenkollektiv: Elektrothermografie nach CFPA-Richtlinie, Übliche Temperaturen und Grenztemperaturen von Betriebsmitteln, SECTOR Cert, VATh, Troisdorf, 2005 (elektronische Schulungsunterlagen, durch SectorCert 2008 bereitgestellt)

T171 Alan W. Hoffman, Peter J. Love, Joseph P. Rosbeck: Mega-Pixel Detector Arrays: Visible to 28 µm AHoffman-SPIE-5167.pdf (heruntergeladen: 07.10.2018), Raytheon Vision Systems, Goleta, CA, USA Focal Plane Arrays for Space Telescopes, edited by Thomas J. Grycewicz, Craig R. McCreight, Proceedings of SPIE Vol. 5167 (SPIE, Bellingham, WA, 2004) 0277-786X/04/$15 · doi: 10.1117/12.516509

T172 T. Akin: CMOS-based Thermal Sensors (Advanced Micro and Nanosystems. Vol. 2. CMOS – MEMS) WILEY-VCH Verlag GmbH & Co. KGaA, Weinheim, 2005, ISBN 3-527-31080-0 http://educypedia.karadimov.info/library/CMOS-MEMS_Ch10.PDF (heruntergeladen: 17.02.2016) Middle East Technical University, Ankara, 2004

T173 T. Jackowski: Kalibrierung und Anwendung eines Mikrobolometer-Infrarot-Messsystems - Diplomarbeit http://jackowski.de/_media/diplomarbeit-thomas_jackowski.pdf (heruntergeladen: 30.10.2016) Karlsruher Institut für Technologie, Institut für Thermische Strömungsmaschinen, Karlsruhe, Juli 2013

T174 T. Krell, J. Wolfrum, B. Deus: Puls-Phasen-Thermographie an definiert geschädigten und reparierten Faserverbundbauteilen, www.ndt.net/article/dgzfp-irt-2007/Inhalt/v14.pdf (heruntergeladen: 21.09.2016) Thermografie-Kolloquium 2007 - Vortrag 14, 2007

T175 Technical Information SD-12, Characteristics and use of infrared detectors www.hamamatsu.com/resources/pdf/ssd/infrared_kird9001e.pdf (heruntergeladen: 17.02.2016) Hamamatsu Photonics, Cat. No. KIRD9001E04 Mar. 2011 DN, Hamamatsu, März 2011

T176 The „Bolometer" by Prof. S. P. Langley (read before the American Metrological Society) https://archive.org/stream/bolometerlangley00langrich#page/n3/mode/2up Allegheny Observatory Pa., New York, 1880 (heruntergeladen: 16.08.2015)

T177 The Correct Material for Infrared (IR) Applications www.edmundoptics.com/resources/application-notes/optics/the-correct-material-for-infrared-applications Edmund Optics Inc., Barrington, 2016 (heruntergeladen: 30.03.2016)

T178 The Ultimate Infrared Handbook for R&D Professionals (T559243{en-SV}_A) www.flirmedia.com/MMC/THG/Brochures/T559243/T559243_EN.pdf (heruntergeladen: 27.03.2016) FLIR AB, Täby, 2013

T179 Thermal detectors (HBeng2014-7章-0825.indd) www.hamamatsu.com/resources/pdf/ssd/e07_handbook_Thermal_detectors.pdf Hamamatsu Photonics, Hamamatsu, 2014 (heruntergeladen: 27.12.2015)

T180 Thermal Imager Quick Comparison, www.itm.com/files/Thermal-Imager-Comparison-Chart.pdf ITM Instruments Inc., Montreal, 2014 (heruntergeladen: 21.08.2016)

T181 ThermoControl - Elektrothermografie / -thermographie nach VDS 2858 / DIN 54191 / VDI 2878 www.waermebilder.info/Elektrothermografie.htm, Sauer Engineering GmbH, Altena, 2017 (heruntergeladen: 03.10.2016)

T182 Thermodiagnostics in the power engineering sector www.drone-thermal-camera.com/drone-uav-thermography-inspection-highvoltage Workswell s.r.o., Praha, 2017 (heruntergeladen: 27.06.2017)

T183 Termoelem - Hőmérők (elméleti összefoglaló) ftp://ftp.energia.bme.hu/pub/Energetikai_es.../3_Termoelem-homerok.pdf (heruntergeladen: 10.08.2017) TU Budapest, Energetikai Gépek és Rendszerek Tanszék, Budapest, 2005

T184 Thomas Hierl: Infrarot-Sensoren spectronet.de/story_docs/vortraege_2007/071205_fraunhofer_vision/071025_19_hierl_thermosensorik.pdf (Vortragsfolien), Thermosensorik GmbH, Erlangen, 2007 (heruntergeladen: 07.08.2017)

T185 Thomas Joos: Neue Richtlinien des VATh für Elektrothermografie www.elektrofachkraft.de/expertenbeitraege/neue-richtlinien-des-vath-fuer-elektrothermografie WEKA MEDIA GmbH & Co. KG, Kissing, 2016.05.18.

T186 Tim Rekersdrees, Henning Schliephake und Klaus Schulbert, Aufbau und Prozessführung des Lichtbogenofens unter besonderer Berücksichtigung des Schlackenmanagements (heruntergeladen: 24.02.2017) www.vivis.de/phocadownload/Download%2F2014_mna/F2014_mna_305_326_schliephake.pdf

T187 Tóth Péter: Az energetikai számítás/tanúsítás gyakorlati buktatói, módszer kritika (Vortragsfolien) hotechnika-audit-kritika_toth_peter_emi.pdf (vom Autor bereitgestellt am 08.11.2010) ÉMI Nonprofit Kft., Épületszerkezeti Tudományos Osztály, Budapest, 2010

Wissenschaftliche und theoretische Werke (Fortsetzung)

T188 Udo Netzelmann: Moderne Thermographieverfahren - Impuls- und Lock-In-Thermographie
www.qz-online.de/qualitaets-management/qm-basics/messen_pruefen/thermographie/artikel/moderne-thermographieverfahren-impuls-und-lock-in-thermographie-157143.html
Forrás: Leitfaden zur Wärmefluss-Thermographie. Zerstörungsfreie Prüfung mit Bildverarbeitung, oldal 8-11, Norbert Bauer (Herausgeber), Erlangen, 2005

T189 UK Government Web Archive, www.ingenious.org.uk/see/Scienceandtechnology/Physicsoptics
The National Archives, Surrey, 2016 (heruntergeladen: 25.05.2016)

T190 Vankó (Redakteur): Hőmérsékletérzékelők hitelesítése (Fizipédia) (heruntergeladen: 23.07.2015)
http://fizipedia.bme.hu/index.php/Hőmérsékletérzékelők_hitelesítése, TU Budapest, 24.02.2015

T191 Varga Ádám: U érték meghatározásának módszerei (Vortragsfolien)
u-ertek_meghatarozasa_varga_adam_emi.pdf (vom Autor bereitgestellt am 08.11.2010)
ÉMI Nonprofit Kft., Budapest, 27.10.2010

T192 VATh - Bundesverband für Angewandte Thermografie, www.vath.de (heruntergeladen: 15.07.2017)
Bundesverband für Angewandte Thermografie e.V, Nürnberg, 2016-2017

T193 VATh-Richtlinie: Elektrothermografie
www.vath.de/docs/richtlinien/VATh-Richtlinie_Elektro_NS+PV_web.pdf (heruntergeladen: 12.08.2016)
Bundesverband für Angewandte Thermografie e.V., Tabarz, 2016

T194 Véghely Tamás: Napenergia hasznosító berendezések (rendszerek)
www.tankonyvtar.hu/hu/tartalom/tamop412A/2010-0017_09_napenergia/ch04s05.html
EDUTUS Hochschule, Tatabánya, 2012 (heruntergeladen: 26.12.2017)

T195 Világítástechnika, II. rész - Anyagok fénytechnikai tulajdonságai; fényeloszlás, Lambert törvény, fénysűrűségi tényező; belsőtéri világítás méretezése manuális számításokkal, a LiTG hatásfok módszerével., vili.pmmf.hu/~mate/oktatas/VilTech_segédletek/VT_prezentáció_2.odp, Mai 2015 (heruntergeladen: 29.07.2015)

T196 W. Heering: Optoelektronik II
www.lti.kit.edu/rd_download/opto2_8.pdf (heruntergeladen: 11.08.2017)
Universität Karlsruhe, Lichttechnisches Institut, 2004

T197 W. Mühleisen, Ch. Hirschl, L. Neumaier, A. Kogler, A. Plösch: Identifikation von fehlerhaften PV Modulen und Anlagen mittels Thermografie (Mühleisen-Thermografie PV_B9.pdf)
www.top50-solar.de/experten-forum-energiewende/4013/identifikation-von-fehlerhaften-pv-modulen-und-anlagen-mittels-thermografie, 2014 (heruntergeladen: 12.08.2016)

T198 Walter Bläsi: Bauphysik (7. Auflage)
Verlag Europa Lehrmittel, Nourney, Vollmer GmbH&Co.KG, Haan-Gruiten, 2008, ISBN 978-3-8085-4267-5

T199 Window Transmission Curves
www.janis.com/Products/AccessoriesandAncillaryEquipment/WindowTransmissionCurves.aspx
Janis Research Company, Woburn, 2016 (heruntergeladen: 14.02.2016)

T200 Worldwide Industrial Camera Directory
www.vision-systems.com/content/dam/VSD/print-articles/2015/10/industrial-camera-dir.pdf
Vision Systems Design, PennWell Corporation, Tulsa, 2015 (heruntergeladen 29.03.2016)

T201 Worldwide Industrial Camera Directory (1511VSD_21 21 ... 1511VSD_62 62)
www.vision-systems.com/content/dam/VSD/print-articles/2015/10/industrial-camera-dir.pdf
Vision Systems Design (www.vision-systems.com), PennWell Corporation, Tulsa, november 2015 (heruntergeladen: 27.12.2015)

T202 Yew Sing Quek: Characterization of 3-5 micron thermal imagers and analysis of narrow band images
http://hdl.handle.net/10945/1237, Downloaded from NPS Archive: Calhoun
Naval Postgraduate School, Monterey, 2004 (heruntergeladen: 09.08.2017)

T203 Yu Xin: Infrared Thermal Technique: Advances and Prospects (Guangxue Jishu, Nr. 6, 1994; pp. 1-3)
https://archive.org/details/DTIC_ADA297635 (heruntergeladen: 17.07.2016)
Fordítás: Edward A. Suter, National Air Intelligence Center, 1995

T204 Денис Лездин: Эволюция тепловизоров, http://teplonadzor.ru/history
Teplonadzor.ru, Sankt Petersburg, 23.12.2012 (heruntergeladen: 21.07.2015)

T205 Приборы и оборудование NEC - Купить по доступной цене на geo-ndt.ru!
www.geo-ndt.ru/proizvoditeli-76-nec.htm, ГЕО-НДТ, Moszkva, 2016 (heruntergeladen: 30.05.2016)

Prospekte, Produktblätter, Handbücher, Marketingmaterialien (in alphabetischer Reihenfolge)

P1 400 series infrared camera system features, www.predictive-maintenance.com/400_features.htm
TICPM Co., 2001 (heruntergeladen: 16.08.2016)

P2 Advanced Thermo TVS - 500FXZ Industry breakthrough-thermography with a zoom lens (Catalog ref: NA013 / S0804A5), http://teplovizo.ru/download/nec/tvs-500exz-e.pdf
NEC Avio Infrared Technologies Co. Ltd., Tokyo, 2008 (heruntergeladen: 16.05.2016)

P3 Advanced Thermo TVS-500EXZ Достижение в промышленной термографии
http://infra.su/catalog/infraredcameras/files/nec_TVS_500EXZ_ru.pdf (heruntergeladen: 09.08.2017)
NEC Avio Infrared Technologies Co. Ltd., ПАНАТЕСТ, Tokyo, Moszkva, 2008

P4 AGA Thermovision® 750 (Publication 556 556 402)
http://support.flir.com/DocDownload/Assets/dl/1557585$a.pdf
AGA Infrared Systems AB, Lidingö,1978 (heruntergeladen: 24.04.2016)

P5 AGA Thermovision® 782 (Publication 556 556 636)
http://support.flir.com/DocDownload/Assets/dl/1557616$a.pdf
AGA Infrared Systems AB, Danderyd, 1979 (heruntergeladen: 24.04.2016)

P6 Airborne Thermography, 08_Airborne_2012.ppt (Vortragsfolien)
Infratec GmbH, Dresden, 2012 (durch InfraTec bereitgestellt)

P7 Automationslösungen von InfraTec, IT_05_Automationslösungen.ppt (Vortragsfolien)
InfraTec GmbH, Dresden, 2009 (durch InfraTec bereitgestellt)

P8 BLACKBODY White Paper, HGH Infrared Systems, Igny, 2013 (heruntergeladen: 28.03.2016)
www.hgh-infrared.com/content/download/662/6400/version/2/file/Blackbody_WP_A4.pdf

P9 BOROFLOAT® 33 & Glass Wafers: A Union of Inspiration & Quality
www.us.schott.com/borofloat/english/success-stories/glass-wafer.html
SCHOTT North America Inc., 2017 (heruntergeladen: 08.08.2017)

P10 CaF2 (Calcium Fluoride), www.tydexoptics.com/materials1/for_transmission_optics/caf2
Tydex, St. Petersburg, 2016 (heruntergeladen: 10.02.2016)

P11 COMET Die Strahlungsthermometer mit Spiegelreflexoptik - Damit sie wirklich sehen was Sie messen
http://www.mawi-therm.com/fileadmin/bilder/pdf/COMET-Strahlungsthermometer.pdf
(COMET.PMD), mawi-therm GmbH, Monheim, 2002 (heruntergeladen: 13.12.2015)

P12 Cooled Thermographic Solutions - Cooled Infrared Cameras for ultimate precision and NDT applications / Equipment Made in Germany (Vortragsfolien)
InfraTec GmbH, Dresden, 2016 (durch InfraTec bereitgestellt)

P13 Cyclops TI 814 thermal imaging camera (PDS017_TI814/0805)
http://data.etherm.cz/land/termovizni_systemy/ti814/ti814_dat_en.pdf (heruntergeladen: 17.08.2016)
Land Instruments International, Dronfield, 2008

P14 Daphnis MW : the Infrared market's new generation 10µm IR detector
www.sofradir.com/daphnis-mw-infrared-markets-new-generation-10%C2%B5m-ir-detector
Sofradir, Palaiseau, 2015. június 15.

P15 DaySy Daylight Luminiscence System, Measurement Guide
www.solarzentrum-stuttgart.com/uploads/file/DaySy_Measurement_Guide_current.pdf
Solarzentrum Stuttgart GmbH, Stuttgart, 2015 (heruntergeladen: 08.05.2017)

P16 DCN1000W/L series LOW temperature blackbodies
www.hgh-infrared.com/content/download/550/5531/version/7/file/DCN1000W-L.pdf
HGH Infrared Systems, Igny, 2013 (heruntergeladen: 28.03.2016)

P17 Die digitale PalmIR-Serie (PalmIR250D, Radiometric 500D)
Infratec GmbH, Dresden, 2003 (durch InfraTec bereitgestellt)

P18 Die digitale PalmIR-Serie (PalmIR250D2)
Infratec GmbH, Dresden, 2002 (durch InfraTec bereitgestellt)

P19 Digital Infrared Cameras THT 70 60 47 (bsh_Thermocamere2014_EN1-00)
www.ht-instruments.com/en/catalogue/tht-thermal-cameras/ (tht-thermal-cameras.pdf)
HT Italia S.r.l., Faenza, 2014 (heruntergeladen: 20.08.2016)

P20 Engineering 360: Thermal Imager Datasheets, http://datasheets.globalspec.com/ds/100
IEEE GlobalSpec, New York, 2016 (heruntergeladen: 21.08.2016)

P21 Estimating Infrared Camera Spot Size Ratio
Electrophysics Thermal Imaging, Fairfield, 2001, modifiziert Frank Vallese, 2008

Prospekte, Produktblätter, Handbücher, Marketingmaterialien (Fortsetzung)

P23 Extended-Area High-Vacuum Blackbody Source BB900, produced by MEGABOSS
http://d-m00n.chat.ru/vega/products/components/bb_sources/med_temp_bb/ex_ar_hi_v_bb_s.htm
Vega International, Inc., November 2000 (heruntergeladen: 12.09.2015)

P24 EZTherm The EZ Answer, Electrophysics Corp., Fairfield, 2004
www.laseralignment.net/images/EZTherm082004.pdf (heruntergeladen: 23.07.2016)

P25 Feature Spec ThermaCAM™ SC Series, Rev D.DOC/Rev D/Gary Orlove/26-Feb-01
FLIR Systems, Incorporated, North Billerica, 2001 (heruntergeladen: 10.08.2016)

P26 FLIR / Hughes Probeye® 7300 (heruntergeladen: 01.05.2016)
http://helmut-singer.de/stock/hspriv.html2.html javascript:fensterv('../pdf/flirhughesprobeye 7300.pdf')
Helmut Singer Elektronik Vertriebs GmbH, Originaldokument: FLIR Systems Inc., Portland, 2009

P27 FLIR All Legacy Products, www.flir.com/legacy/view/?id=51563
FLIR Systems Inc., Wilsonville, 2016 (heruntergeladen: 18.05.2016)

P28 FLIR Downloads, http://flir.custhelp.com/app/account/fl_downloads
FLIR Systems Inc., Wilsonville, 2016 (heruntergeladen: 07.05.2016)

P29 FLIR SC7000 Series (RND_017_US.pdf)
www.flirmedia.com/MMC/THG/Brochures/RND_017/RND_017_US.pdf (heruntergeladen: 19.08.2016)
FLIR Systems, Inc., Wilsonville, 2014

P30 FLIR T1K (IND_025_US.pdf, 11/2015), FLIR Systems, Inc., Nashua, 2015
www.flirmedia.com/MMC/THG/Brochures/IND_025/IND_025_US.pdf (heruntergeladen: 20.08.2016)

P31 FLIR T650SC (RND_061_US.pdf)
www.flirmedia.com/MMC/THG/Brochures/RND_061/RND_061_US.pdf (heruntergeladen: 20.08.2016)
FLIR Systems, Inc., Wilsonville, 2016

P32 FLIR X6800sc, X6900sc, and X6900sc SLS, www.flir.eu/science/display/?id=73165
FLIR Systems Inc., Wilsonville, 2016 (heruntergeladen: 20.08.2016)

P33 FLIR X8000sc / X6000sc Series, www.flir.eu/science/display/?id=67896
FLIR Systems Inc., Wilsonville, 2016 (heruntergeladen: 19.08.2016)

P34 Fluke 9132 and Fluke 9133 Portable Infrared Calibrators (heruntergeladen: 16.02.2016)
http://us.flukecal.com/products/temperature-calibration/industrial-calibrators/9132-and-9133-portable-infrared-calibrators?quicktabs_product_details=1, Fluke Corporation, Everett, 2016

P35 FPI-Detektoren - Pyroelektrische Detektoren mit Spektrometerfunktion, Infratec GmbH, Dresden
www.infratec.de/downloads/de/sensorik/flyer/infratec-fpi-b-de-mail.pdf (heruntergeladen: 20.08.2018)

P36 Guide Infrated BritIR brochure, Edition_GD_MD140815
Wuhan Guide Infrared Co. Ltd., Wuhan, 2014 (durch Wuhan Guide bereitgestellt)

P37 Gulfstream Vision Systems, www.gulfstream.com/technology/vision-systems
Gulfstream Aerospace Corporation, Savannah, 2017 (heruntergeladen: 09.09.2017)

P38 High Resolution Infrared Image for Professional Thermographer InfReC R5000EX series
www.infrared.avio.co.jp/en/products/ir-thermo/lineup/r500ex/features.html (heruntergeladen: 26.07.2017)
Nippon Avionics Co., Ltd., Thermal Imaging Division, Catalog ref : AV017 U1601A2, Tokyo, 2016

P39 High-End-Kameraserie ImageIR® (InfraTec-ImageIR-b-EN-print.pdf)
InfraTec GmbH Infrarotsensorik und Messtechnik, Dresden, 2009 (durch InfraTec bereitgestellt)

P40 HOTSHOT® HDXT The choice of IT professionals (Edition 11 09 rev09)
http://teplovizo.ru/download/1/HotShot-HD-XT.pdf (heruntergeladen: 23.07.2016)
Electrophysics Corp., Fairfield, 2009

P41 HOTSHOT® The Next Generation Infrared Camera (Edition 06-06 rev03)
http://www.taurustechnologies.nl/downloads/Brochure Hotshot LT.pdf (heruntergeladen: 23.07.2016)
Electrophysics Corp., Fairfield, 2006

P42 HOTSPOT®-HD Serie (Druckausgabe)
Goratec Technology GmbH, Erding, 2008

P43 Human Body Temperature Monitoring System (ADS008-HTMS/0403)
www.lirkorea.com/Landinstruments.net Website/infrared/products/thermal_imaging/body_imager.htm
Land Instruments International, Dronfield, 2004 (heruntergeladen: 16.08.2017)

P44 IFLIRNEWS (Druckausgabe)
FLIR Systems AB, World Wide Thermography Center, Danderyd, 2004

Prospekte, Produktblätter, Handbücher, Marketingmaterialien (Fortsetzung)

P45 IFLIRNEWS (Druckausgabe)
FLIR Systems AB, World Wide Thermography Center, Danderyd, 2005

P46 Imaging Radiometers for Applied Thermography (IRAT-7009-10M-583(4))
www.flir.com/uploadedFiles/CVS/Markets/Legacy/Documents/Imaging Radiometers Inframetrics.pdf
Inframetrics, Bedford, 1983 (heruntergeladen: 09.08.2017)

P47 Indium Antimonide Detectors, www.judsontechnologies.com/indiumant.html
Teledyne Judson, Montgomeryville, 2016 (heruntergeladen: 13.02.2016)

P48 Indium Gallium Arsenide Detectors, www.judsontechnologies.com/InGaAs.html
Teledyne Judson, Montgomeryville, 2016 (heruntergeladen: 10.03.2016)

P49 Infrared Camera Thermography Applications, www.palmir250.com/infrared_applications.htm
Infrarec Camera Depot, 2001 (heruntergeladen: 01.05.2016)

P50 Infrared Cameras (Handheld Intrinsically Safe thermal imagers), www.cord-ex.com/infrared-cameras
CorDEX Instruments, Middlesbrough, 2017 (heruntergeladen: 08.10.2017)

P51 Infrared Detector, www.i3system.com/eng/n_product/product101.html
i3system inc., Daejeon, 2017 (heruntergeladen: 24.07.2017)

P52 Infrared Optics - Catalog Infrared Lenses - Zoom Lenses, www.ophiropt.com/infrared-optics/zoom-lenses
Ophir Optronics Solutions Ltd., North Andover, 2017 (heruntergeladen: 24.07.2017)

P53 Infrared Solutions IR SnapShot® Thermoelectric Infrared Imaging Radiometer (Datasheet Rev. D 3/99)
http://uic.umn.edu/sites/uic.umn.edu/files/infrared-solutions-ir5-25-datasheet.pdf
Infrared Solutions Inc., Minneapolis, 1999 (heruntergeladen: 21.05.2016)

P54 Infrared Thermal Imager Thermo Tracer TH9100 Pro (Catalog ref: 048 / I0506A3)
www.latermografia.it/pdf/th9100pro.pdf (heruntergeladen: 24.07.2016)
NEC San-ei Instruments Ltd., Tokyo, 2006

P55 Infrared Thermal Imaging Camera Discontinued Models, Nippon Avionics Co. Ltd., Tokyo, 2016
www.infrared.avio.co.jp/en/products/ir-thermo/discontinue.html (heruntergeladen: 25.07.2016)

P56 Infrarot Strahlungspyrometer, KT15-Serie Messfeld-Diagramme (MF15D04_NETZ.WPD)
www.mts.ch/documents/KT15D_Messfelddiagramme_DE.pdf (heruntergeladen: 13.12.2015)
HEITRONICS Infrarot Messtechnik GmbH, Stein am Rhein, 2016

P57 Infrarot-Reflexionen, Der Infrarotmesstechnik-/Thermografie-Newsletter der InfraTec GmbH
Ausgabe 01/2010, Infratec GmbH, Dresden, 2010 (durch InfraTec bereitgestellt)

P58 Infrarot-Schlackedetektion bei der Stahlherstellung
www.infratec.de/de/thermografie/automatisierte-thermografie/infrarot-schlackedetektion.html
InfraTec GmbH, Dresden, 2016 (heruntergeladen: 27.07.2017)

P59 InfraTec Dresden Thermography Automation, Automation_applications_PPT.pdf (Vortragsfolien)
InfraTec GmbH, Dresden, 2011 (durch InfraTec bereitgestellt)

P60 Infratec GmbH Infrarotsensorik und Messtechnik: Competitive Analysis, competition.ppt (Vortragsfolien)
InfraTec GmbH, Dresden, 2005 (durch InfraTec bereitgestellt)

P61 Infratec IR-Automatisationslösungen, IT_05_Automationslösungen.ppt (Vortragsfolien)
Infratec GmbH, Dresden, 2009 (durch InfraTec bereitgestellt)

P62 Infratec product overview, product_overview_2006.ppt (Vortragsfolien)
Infratec GmbH, Dresden, 2006 (durch InfraTec bereitgestellt)

P63 Infratec product overview, product_overview.ppt (Vortragsfolien)
Infratec GmbH, Dresden, 2003 (durch InfraTec bereitgestellt)

P64 InfraTec Project Solutions, LIT_&_Active_thermograpy_IT_en.pdf (Vortragsfolien)
InfraTec GmbH, Dresden, 2010 (durch InfraTec bereitgestellt)

P65 InfReC R300BP-TF, www.infrared.avio.co.jp/en/products/ir-thermo/lineup/r300bp-tf/spec.html
Nippon Avionics Co. Ltd., Tokyo, 2017 (heruntergeladen: 26.07.2017)

P66 InfReC R500EX Series, AVIO-r500ex-en.pdf
www.infrared.avio.co.jp/en/products/ir-thermo/lineup/r500ex/features.html (heruntergeladen: 19.08.2016)
Catalog ref: AV017 U1601A2, Nippon Avionics Co. Ltd., Tokyo, 2017

P67 Intelligent ADAS Infrared Night Vision System for Vehicle Navigation
www.guideinfrared.com/Plus/m_default/Cms/docDetail.php?ID=29 (heruntergeladen: 08.08.2017)
Wuhan Guide Infrared Co. Ltd., Wuhan, 2016

Prospekte, Produktblätter, Handbücher, Marketingmaterialien (Fortsetzung)

P68 INV770-P Portable thermal imager (IT 1/6) (Druckausgabe)
IMPAC infrared GmbH, Frankfurt/Main, 2006

P69 IR FlexCam® R2 Portable Infrared System User Manual
www.inspectortools.com/v/vspfiles/downloadables/flexcam_r2_user_manual.pdf
Infrared Solutions, Minneapolis, 2005 (heruntergeladen: 08.08.2017)

P70 IR Photovoltaic Detectors, www.photonicsolutions.co.uk/product-detail.php?prod=5917
Photonic Solutions Ltd, Edinburgh, 2016 (heruntergeladen: 04.03.2016)

P71 IR SnapPro, http://ndtnet.com/m/isi/products/pro.html
Infrared Solutions Inc., Minnesota, 1999 (heruntergeladen: 09.06.2016)

P72 IR Wide Bandpass Filters, www.wavelength-oe.com/en/content.aspx?sid=1571
Wavelength Opto-Electronic (s) Pte Ltd., Singapore, 2014 (heruntergeladen: 09.12.2015)

P73 IR-564 and IR-563 Cavity Blackbody Reference Sources (ISDC black bodies all 2-06-02.p.PDF)
www.boselec.com/products/documents/ISDCIR56x.pdf (heruntergeladen: 27.03.2016)
Boston Electronics Corporation, Brookline, 2003

P74 IR-SC1, www.mitsubishielectric.co.jp/service/ir_camera/sc1/index_b.html
Mitsubishi Electric Co., Tokyo, 2008 (heruntergeladen: 13.08.2017)

P75 IRCON Thermal Imaging System Solutions (Part No. 010133 Rev C), www.aciltd.ca/pdf/Thermal.pdf
Ircon, Inc., Niles, 2003 (heruntergeladen: 03.04.2016)

P76 IRMonitor Thermographic Monitoring Solutions (IRMonitor-Brochure2014_web.cdr)
http://automationtechnology.de/cms/wp-content/uploads/2015/06/IRMonitor-Brochure_web.pdf
AT Automation Technology GmbH, Bad Oldesloe, 2014 (heruntergeladen: 17.11.2016)

P77 IRNDT Systems for Non-Destructive Testing with Active Thermography
http://automationtechnology.de/cms/wp-content/uploads/2015/06/IRNDT_eng_web.pdf
AT Automation Technology GmbH, Bad Oldesloe, 2014 (heruntergeladen: 10.06.2017)

P78 JEOL Product Guide No. 0401F029, промкаталог.рф/PublicDocuments/02-0736-02.pdf
JEOL Ltd., Tokyo, Juni 2000 (heruntergeladen: 13.08.2017)

P79 Jenoptik VarioTHERM™ head flyer, 03/05
Infratec GmbH, Dresden, 2005 (durch InfraTec bereitgestellt)

P80 Jenoptik VarioTHERM™ Manual
Infratec GmbH, Dresden, November 1998 (durch InfraTec bereitgestellt)

P81 KC800 (KC800_Infrared_Camera_Brochure.pdf) (heruntergeladen: 21.08.2016)
http://ipi-infrared.com.au/wp-content/uploads/2015/06/KC800_Infrared_Camera_Brochure.pdf
IPI Industrial Precision Instruments, Mitcham, 2010

P82 Keii KC800, www.keii.com.cn/index.php?m=Product&a=show&id=57&l=en
Guangzhou Keii Electro Optics Technology Co., Ltd., Guangzhaou, 2016 (heruntergeladen: 17.08.2016)

P83 KEII KC800, http://www.ipi-infrared.com.au/product/keii-kc800-infrared-camera
Industrial Precision Instruments Pty Ltd, Vermont, 2015 (heruntergeladen: 21.08.2016)

P84 LAND System 4 (S4T100E/050) (Druckausgabe)
Land Instruments International, Dronfield, 1997

P85 LASER > Blackbody Source > Cavity Blackbody Source
www.mjlinc.com/sub.php?
nc=sub2_1&pcode=1294295344&pcode2=1294796575&pcode3=1299059556
MJL Crystek Inc., Kína, 2010 (heruntergeladen: 23.07.2017)

P86 Luftbildaufnahmen vom Boden und aus der Luft, www.itk-infrarot.de/luftbild.htm
Ingenieurbüro Industrie Thermografie Krüll, Bad Tabarz, 2017 (heruntergeladen: 11.08.2017)

P87 LWIR Detectors, www.sofradir.com/category_product/lwir-detectors
Sofradir, Palaiseau, 2016 (heruntergeladen: 18.03.2016)

P88 M340 Blackbody Calibration Source, Manual
www.lumasenseinc.com/uploads/Products/Mikron/pdf/Manuals/Calibration_Sources/Calibration-source-M340_Manual.pdf (heruntergeladen: 27.03.2016)
LumaSense Technologies, Part No 11180-42 EN, Revision H, Santa Clara, Juli 2014

P89 M390 Blackbody Calibration Source, Manual
www.lumasenseinc.com/uploads/Products/Mikron/pdf/Manuals/Calibration_Sources/Calibration-source-M390_Manual.pdf (heruntergeladen: 27.03.2016)
LumaSense Technologies, Part No 11180-46 - EN, Revision P, Santa Clara, August 2014

Prospekte, Produktblätter, Handbücher, Marketingmaterialien (Fortsetzung)

P90 Maintenance Period, www.infrared.avio.co.jp/en/support/thermo/support-end.html#rSeries Nippon Avionics Co. Ltd., Tokyo, 2016 (heruntergeladen: 21.05.2016)

P91 MATRIX 1024 FPA, www.niteurope.com/matrix-1024-fpa/?lang=en New Infrared Technologies, Madrid, 2017 (heruntergeladen: 24.07.2017)

P92 Max-Viz Enhanced Vision systems EVS, www.max-viz.com Astronics MAX-VIZ, Portland, 2014 (heruntergeladen: 26.03.2016)

P93 Messlösungen für die Stahl- und Metallherstellung und -bearbeitung, www.quasys.ch/index.php?id=18, Quasys AG, Hünenberg, 2017 (heruntergeladen: 23.07.2016)

P94 Mikron MikroSHOT™ Pocket-sized Thermal Imaging Camera, Datasheet Rev. A 030309 www.atecorp.com/ATECorp/media/pdfs/data-sheets/Mikron-MikroSHOT_Datasheet.pdf LumaSense Technologies Inc., Oakland, 2006 (heruntergeladen: 12.05.2016)

P95 Mikron: Calibration Source M390 Ultra-Fast High Temperature Blackbody Calibration Source www.lumasenseinc.com/EN/products/calibration-sources/calibration/calibration-source-m390.html LumaSense Technologies Inc., Santa Clara, 2016 (heruntergeladen: 08.02.2016)

P96 Minolta/Land Cyclops (PDS003_portUK/0702) mediaserver.voxtechnologies.com/FileCach/Minolta-Cyclops-153- Thermometer-datasheet1-237342716.pdf, Land Instruments International, Dronfield, 2007 (heruntergeladen: 12.08.2016)

P97 Minolta/LAND CYCLOPS TI35+ (TI+100(G)/086) Land Infrarot GmbH, Leverkusen, 1986 (Druckausgabe)

P98 MiR640 thermal camera core www.baesystems.com/en/download-en/20151109142009/1434554720005.pdf BAE Systems. PUBS-12-K14-01 MIR640, Lexington, 2013 (heruntergeladen: 16.02.2016)

P99 MobIR-M8 Prospekt, MobIR_M8.pdf Wuhan Guide Infrared Co. Ltd., Wuhan, 2009 (durch Wuhan Guide bereitgestellt)

P100 More! BCAM (Druckausgabe) FLIR Systems AB, World Wide Thermography Center, Danderyd, 2007

P101 New and Used FLIR Infrared Cameras, www.americaninfrared.com American Infrared, Old Forge, 2016 (heruntergeladen: 21.08.2016)

P102 New Era Infrared/FTIR Spectroscopy Supplies and Accessories Catalog www.jpvyas.com/pdf/NewEraIR-FTIRcatalog.pdf (heruntergeladen: 16.03.2016) JPVYAS & Co., New Era Enterprises, Inc., 2007

P103 Night Vision - seeing is believing www.autoliv.com/ProductsAndInnovations/ActiveSafetySystems/Pages/NightVisionSystems.aspx Autoliv Inc., Stockholm, 2015 (heruntergeladen: 27.12.2015)

P104 NIT WDR InGaAs Product Range, www.new-imaging-technologies.com/ingaas-products.html New Imaging Technologies, Verričres-le-Buisson, 2017 (heruntergeladen: 22.07.2017)

P105 Nutzung von Infrarotkameras bei der Brandfrüherkennung, Präventive Überwachung eines Müllbunkers mit einem Infrarotkamera-Komplettsystem (Müllbunker-AN-D2016-03-A) www.optris.de/temperaturueberwachung-im-muellbunker?file=tl_files/pdf/Downloads/Fachartikel/Deutsch/muellbunker-applikationsartikel-d2016-03-a.pdf (heruntergeladen: 10.06.2017) Optris GmbH, Berlin, 2016

P106 Operating Instructions ThermaCAM™ Ultra, Hand-held IR Imaging Radiometers SC2000, PM395, PM295, PM195 (Publ. No. T559098, Rev. A), Inframetrics Inc., North Billerica, 1998 http://support.flir.com/DocDownload/Assets/dl/t559098$a.pdf (heruntergeladen: 08.05.2016)

P107 Operator's Manual MikroScan 7600PRO Thermal Imager, Catalog 11180-94 / V15.4F 050406 www.phenix.bnl.gov/WWW/fvtx/Mechanics/Cooling/thermal/7600PROManual_05_04_06.pdf Mikron Infrared, Oakland, 2009 (heruntergeladen: 08.08.2017)

P108 Optris LS LT Infrarot-Thermometer mit Kreuzlaser-Visier (LSLT-DS-D2012-07-A) LSLT-DS-D2012-07-A.pdf, Optris GmbH, Berlin, 2014 (durch Optris GmbH bereitgestellt)

P109 Optris CTratio Glasfaser-Quotientenpyrometer (optris CTratio – D2013-04-A) CTratio-MA-D2013-04-A.pdf, Optris GmbH, Berlin, 2013 (durch Optris GmbH bereitgestellt)

P110 Photonics Buyers' Guide / Infrared Optics, www.photonics.com/Category.aspx?CatID=32925 Photonics Media / Laurin Publishing Co., Inc., Pittsfield, 2017 (heruntergeladen: 24.07.2017)

P111 Probeye® Infrared Viewer Operational Manual (92008-4888), Hughes Airgraft Company, Carlsbad, 1989, Quelle: Helmut Singer Elektronik, http://helmut-singer.de/pdf/probeye.pdf (heruntergeladen: 30.05.2016)

Prospekte, Produktblätter, Handbücher, Marketingmaterialien (Fortsetzung)

P112 Probeye® Infrared Viewers (5M/6-89/90279R)
www.flir.com/uploadedFiles/Legacy_-_NEW/Thermography/ProbeyeInfraredViewersHughesBrochure.pdf
Hughes Airgraft Company, Carlsbad, 1989 (heruntergeladen: 30.04.2016)

P113 Probeye® Model 3300 Thermal Video System for Clinical Thermography (5M/1-86/55655R)
www.flir.com/uploadedFiles/Legacy_-_NEW/Thermography/ProbeyeModel3300HughesBrochure.pdf
Hughes Airgraft Company, Carlsbad, 1986 (heruntergeladen: 01.05.2016)

P114 Probeye® Series 3000 Thermal Video System (10M/9-87/70646R)
www.flir.com/uploadedFiles/CVS/Markets/Legacy/Documents/Probeye Series 3000 Hughes.pdf
Hughes Airgraft Company, Carlsbad, 1987 (heruntergeladen: 01.05.2016)

P115 Product Data Sheet MiKroScan TH5104, publ. Rev.1 010226
http://www.inessman.com/pdf/MIKRON- TH5104.pdf (heruntergeladen: 08.08.2017)
Mikron Instrument Company Inc., Oakland, 2001

P116 Products / Optics / Optical Filters / Longpass Edge Filters
www.edmundoptics.com/optics/optical-filters/longpass-edge-filters/mounted-infrared-ir-filters
Edmund Optics Inc., Barrington, 2016 (heruntergeladen: 24.07.2017)

P117 Products / Optics / Optical Lenses / IR Lenses,
www.edmundoptics.com/optics/optical-lenses/#f=Categories_ss|314
Edmund Optics Inc., Barrington, 2016 (heruntergeladen: 24.07.2017)

P118 Produktübersicht Pyrometer, Zubehör, Software
www.sensortherm.de/userfiles/file!datenblaetter/de/Sensortherm-Produktuebersicht_Pyrometer.pdf
Sensortherm GmbH, Sulzbach/Ts., 2015.05.07. (heruntergeladen: 22.12.2015)

P119 Pyrotherm CS 110 Infrared calibration source/black body (Prospekt)
www.dias-infrared.de/pdf/pyrotherm_cs110_en.pdf (heruntergeladen: 27.03.2016)
DIAS Infrared GmbH, Dresden, 2014

P120 PYROTHERM CS1500 Infrared calibration source/black body
www.varmekamera.se/Datablad/pyrotherm_cs1500.pdf (heruntergeladen: 27.03.2016)
DIAS Infrared GmbH, Dresden, 20134

P121 R SnapPro, http://ndtnet.com/m/isi/products/pro.html
Infrared Solutions Inc., Minnesota, 1999 (heruntergeladen: 15.07.2016)

P122 Radiometric PalmIR 500 Digital (MSR5054)
www.wanderlodgeownersgroup.com/downloads/PT-42 Files/GPS & ENGINE MONITOR/PalmIR500D.pdf
Raytheon Commercial Infrared, Oktober 2001 (heruntergeladen: 30.10.2002)

P123 Raynger MX The Professional's Solution to Measure Temperature
www.tqc.eu/rsrc/artikel_downloads/te0108_b44.pdf (heruntergeladen: 06.12.2015)
TQC Thermimport Quality Control, Zevenhiuzen, 2004

P124 Raytek MX Series Infrared Thermometer (1-1801/Rev.F) 11/2003 (heruntergeladen: 10.08.2017)
www.instrumart.com/assets/mxbroch_11_05.pdf, Raytek Corporation, Santa Cruz, 2003

P125 Raytheon Explore IR, www.americaninfrared.com/ProductDetail.asp?ID=20
American Infrared, Old Forge, 2016 (heruntergeladen: 26.08.2016)

P126 Readout Integrated Circuits (ROICs) and Components, www.flir.com/cores/display/?id=51859
FLIR Systems Inc., Wilsonville (heruntergeladen: 12.08.2016)

P127 robotron technik.de: Optische Systeme und Kameratechnik
www.robotrontechnik.de/index.htm?/html/sonstiges/optik.htm (heruntergeladen: 02.05.2016)

P128 SeeK™ Thermal launches thermal camera attachment for mobile phones
http://newatlas.com/seek-thermal/33982/?li_source=LI&li_medium=default-widget
Gizmag Pty Ltd, 2017 (heruntergeladen: 27.07.2017)

P129 Sodium Heat Pipe Blackbody Source BB1200, produced by MEGABOSS
http://d-m00n.chat.ru/vega/products/components/bb_sources/med_temp_bb/so_he_pi_bb.htm
Vega International, Inc., 2000. november (heruntergeladen: 28.12.2015)

P130 Softwarefamilie IRBIS®3 (Prospekt)
InfraTec GmbH Infrarotsensorik und Messtechnik, Dresden, 2008 (durch InfraTec bereitgestellt)

P131 Somatoinfra BUHU-I (Prospekt) (Druckausgabe)
Hexium Kft., Budapest, 2007

P132 SPI Infrared: Scientific Thermal Imaging Cameras, www.x20.org/scientific-thermal-imaging-cameras-category
Sierra Pacific Innovations Corp., Las Vegas, 2016, 2017 (heruntergeladen: 26.07.2017)

Prospekte, Produktblätter, Handbücher, Marketingmaterialien (Fortsetzung)

P133 SPI Infrared: Thermal Scope & Infrared Camera Manuals & Downloads
www.x20.org/infrared-thermal-systems-manuals-downloads
Sierra Pacific Innovations Corp., Las Vegas, 2016, 2017 (heruntergeladen: 24.07.2017)

P134 SpyGlass Lens and ViewPorts (SpyGlass_Viewport_datasheet Rev. 121107)
www.infraredsales.com/pdf-fies/SpyGlassLens.pdf (heruntergeladen: 28.10.2016)
Mikron Infrared, Thermal Imaging Division, Oakland, 2007

P135 Stefan Korth: Security Applications by InfraTec (Vortragsfolien)
InfraTec GmbH, Dresden, 2012 (durch InfraTec bereitgestellt)

P136 Technical Note On usage of VarioCAM® high resolution for building inspections
Infratec GmbH, Dresden, 2012 (durch InfraTec bereitgestellt)

P137 Technisches Datenblatt Pyrometermodelle Metis MP (DB_MP_de_10.02.22)
www.iew.eu/de/zusatzgeraete.html?file=files/iew/pdf-Files/Zusatzgeraete/DB_Metis_MP_de.pdf
Sensortherm GmbH, Sulzbach, 2010 (heruntergeladen: 13.12.2015)

P138 Technology Today 2014 ISSUE 1, Raytheon Research Developing Tomorrow's Technology Today
www.raytheon.com/news/technology_today/archive/2014_i1.pdf (heruntergeladen: 16.02.2016)
(GBS_AM_4341185), Raytheon Company, 2014

P139 The VideoTherm 2000 Thermal Imaging Camera (TIC) (Bulletin 3400-03-MC)
www.bpcintl.com/downloads/VT2000Bulletin.pdf (heruntergeladen: 17.07.2016)
MSA International, Pittsburgh, Mai 2000

P140 ThermaCAM™ E2 (Druckausgabe)
FLIR Systems AB, World Wide Thermography Center, Danderyd, 2002

P141 ThermaCAM™ P60 (Druckausgabe)
FLIR Systems AB, World Wide Thermography Center, Danderyd, 2002

P142 ThermaCAM™ P640 (Druckausgabe)
FLIR Systems AB, World Wide Thermography Center, Danderyd, 2006

P143 ThermaCAM™ P65 (Druckausgabe)
FLIR Systems AB, World Wide Thermography Center, Danderyd, 2004

P144 Thermal Detectors, www.drsinfrared.com/Products/ThermalDetectors.aspx
DRS Technologies Inc., Dallas, 2014 (heruntergeladen: 24.07.2017)

P145 Thermal Imaging System - FTI6 (TIFBE/0702)
www.lirkorea.com/Landinstruments.../thermal_imaging_FTI6.pdf
Land Instruments International, Dronfield, Newtown, 2002 (heruntergeladen: 16.08.2017)

P146 Thermo Tracer TH7102MV/WV TH7102MX/WX (italienischer Prospekt)
www.overloadsrl.it/pdf/TH7102.pdf (heruntergeladen: 24.07.2016)
NEC, Overload s.r.l., Genova, 2004

P147 Thermo Tracer TH9100MLN/WLN,
www.infrared.avio.co.jp/en/products/ir-thermo/lineup/th9100mln-wln/index.html
Nippon Avionics Co. Ltd., Tokyo, 2016 (heruntergeladen: 26.07.2017)

P148 Thermo Tracer TH9100MR/WR
www.infrared.avio.co.jp/en/products/ir-thermo/lineup/th9100mr-wr/index.html
Nippon Avionics Co. Ltd., Tokyo, 2016 (heruntergeladen: 13.08.2017)

P149 ThermoCheck-Weld - Zerstörungsfreie Prüfung von Widerstandsschweißpunkten mit Impuls-Thermografie, Einführung_ThermoCheck-Weld.ppt (Vortragsfolien) (durch InfraTec bereitgestellt)
InfraTec GmbH, Dresden, 2009

P150 Thermografie, www.radio101.de/thermographie/verleih.htm
Radio101 int., Gemmenich, 2015 (heruntergeladen: 26.07.2017)

P151 Thermographic Camera Series VarioCAM® High Definition - Precise | Efficient | Convenient
Presentation_VarioCAM_HD_10_Sales_Meeting_2016.pptx
InfraTec GmbH, Dresden, 2016 (durch InfraTec bereitgestellt)

P152 Thermography Automation - Turnkey solutions by InfraTec (Vortragsfolien)
InfraTec GmbH, Dresden, 2012 (durch InfraTec bereitgestellt)

P153 Thermography Automation - Turnkey solutions by InfraTec (Vortragsfolien)
Presentation_Turnkey_Solutions_10_Sales_Meeting_2016.pptx
InfraTec GmbH, Dresden, 2016 (durch InfraTec bereitgestellt)

P154 Thermography Automation (Vortragsfolien)
Infratec GmbH, Dresden, 2011 (durch InfraTec bereitgestellt)

Prospekte, Produktblätter, Handbücher, Marketingmaterialien (Fortsetzung)

P155 Thermography Automation Turnkey solutions by InfraTec, 06_Automation_2012.ppt (Vortragsfolien)
Infratec GmbH, Dresden, 2012 (durch InfraTec bereitgestellt)

P156 Thermography in Electronics - A promissing market (Vortragsfolien)
Presentation_InfraTec_for_Electronics_10_Sales_Meeting_2016.pptx
InfraTec GmbH, Dresden, 2016 (durch InfraTec bereitgestellt)

P157 Thermopile Arrays and Imaging, www.heimannsensor.com/products_imaging.php
Heimann Sensor GmbH, Dresden, 2016 (heruntergeladen: 24.07.2017)

P158 ThermoPro TP9 IR Thermal Camera (User manual)
www.guideinfrared.com/Uploadfiles/m_user/Unit_934823954/User_2010041616344060350/m_temp/TP9%20User Manual.pdf (heruntergeladen 19.08.2016)
Wuhan Guide Infrared Co. Ltd., Wuhan, 2008

P159 Thermovision® 400 & 200 Series (Publication Number 556942, Edition Number 1 English)
http://support.flir.com/DocDownload/Assets/dl/1557569$a.pdf
AGEMA Infrared Systems AB, Danderyd, Oktober 1990 (heruntergeladen: 24.04.2016)

P160 Thermovision® 400 Series Operating Manual (Publication Number 556 556 906)
http://support.flir.com/DocDownload/Assets/dl/1557628$a.pdf
AGEMA Infrared Systems AB, Danderyd, Oktober 1990 (heruntergeladen: 24.04.2016)

P161 Thermovision® 510 (FLIR Systems Post-assigned publ. no.: 1557618, rev. A.)
AGEMA Infrared Systems Inc., Secaucus (heruntergeladen: 24.04.2016)

P162 Thermovision® 550 Operating Manual (Publ. No 557 084, Ed B)
modvid.com/images/flir550man.pdf (heruntergeladen: 30.04.2016)
AGEMA Infrared Systems AB, Danderyd, September 1997

P163 Thermovision® 570, Operating Manual (Publ. No 557 265, Ed A)
http://atecorp.com/atecorp/media/pdfs/data-sheets/Agema-570_Manual.pdf
AGEMA Infrared Systems AB, Danderyd, Aprilis 1997 (heruntergeladen: 25.04.2016)

P164 Torpedo Hot Spot Detection - Thermography based Torpedo Monitoring System
THSD_en_mail.pdf (InfraTec 10/11), InfraTec GmbH, Dresden, 2011 (durch InfraTec bereitgestellt)

P165 TVS 500EXZ Infrarot Videosystem mit optischem Zoom-Objektiv (Druckausgabe)
NEC Avio Infrared Technologies Co. Ltd., Goratec Technology GmbH, Tokyo, Erding, 2008

P166 TWV640 thermal camera core
www.baesystems.com/cn-sa/download-en-sa/20151124130302/1434555688459.pdf
BAE Systems. CS-14-A42-01, Lexington, 2014 (heruntergeladen: 16.02.2016)

P167 UltraMax = Super Resolution + MSX
site2.proffsmagasinet.se/50.0.1.0/804/download_10752.php (UltraMax-ENG.pdf)
Proprietary - Company Confidential, ©2014 FLIR Systems Inc. (heruntergeladen: 25.03.2015)

P168 Uncooled Detectors, www.gst-ir.com/Plus/m_default/Cms/docList.php?Aliases=uncooleddetectors
Wuhan Global Sensor Technology Co. Ltd., 2017 (heruntergeladen: 07.08.2017)

P169 Used Thermal Camera | Hancock Industrial Surplus
http://hancockindustrialsurplus.com/goz5436a2c45d103/used-thermal-camera
Industrial Surplus, Berlin Turnpike, 2016 (heruntergeladen: 07.05.2016)

P170 VarioCAM® high resolution
InfraTec GmbH Infrarotsensorik und Messtechnik, Dresden, 2007 (durch InfraTec bereitgestellt)

P171 VarioCAM® Portables Thermografiesystem für Industrie und Forschung (durch InfraTec bereitgestellt)
(VarioCAM_handheld_Flyer_deutsch_2.FH10 / InfraTec 09/03) InfraTec GmbH, Dresden, 2003

P172 VARIOSCAN 3 PC Thermografie-Kamerakopf für Desktop-/Notebook-PC
(VS301X_PC.pdf) InfraTec GmbH, Dresden, 2003 (durch InfraTec bereitgestellt)

P173 VarioTHERM™ head, Publikation: 014801-007-99-14-0605-en
JENOPTIK Laser, Optik, Systeme GmbH, Jena, 2005 (durch InfraTec bereitgestellt)

P174 Yvonne Schubert: InfraTec - A Passion for Innovation / Your Specialist for Thermographic Measurement Systems introduces itself, InfraTec GmbH, Dresden, 2015 (durch InfraTec bereitgestellt)

P175 Zinkselenid (ZnSe), www.ii-vi.de/Optical-Materials/znse.html
II-VI Deutschland GmbH, Weiterstadt, 2016 (heruntergeladen: 28.01.2016)

P176 Night Navigator by Current - Overview 2019 Q1, als Datei „Night Navigator Overview 2019 Q1.pdf“ von Current Scientific Corp. bereitgestellt, Current Scientific Corporation, Port Moody, Canada, www.currentcorp.com

Prospekte, Produktblätter, Handbücher, Marketingmaterialien (Fortsetzung)

P177 FAST-IR FAMILY | V1*k*, 2020_Fast_V1k_1.pdf, www.telops.com/products/high-speed-cameras/mwir-cameras/item/download/239_455de6e2f8e87476cf926c1efe40d64f (heruntergeladen: 08.11.2020), Telops Inc., Quebec City (QC), Canada, www.telops.com

P178 „Entrance Recognition Device ATM6" als Datei Entrance_Recognition_Device__ATM6-2_.pdf von Shijiazhuang Kang Meter Technology bereitgestellt, Shijiazhuang Kang Meter Technology Co,.Ltd, Shijiazhuang, P.R.China, www.kangmeter.com

P179 „Automatic Human temper screening system AT300" als Datei Infrared_Human_Temper_Screening_camera_AT300_-3.pdf von Shijiazhuang Kang Meter Technology bereitgestellt, 2020, Shijiazhuang Kang Meter Technology Co,.Ltd, Shijiazhuang, P.R.China, www.kangmeter.com

P180 „QT Series IR Fever Warning System", https:/www.guideir.com/product/detail/id/64.html / 6006a28dad175-2.pdf (heruntergeladen 02.07.2021), 2021, Guide Sensmart Tech Co.,Ltd., Wuhan, P.R.China, https:/wwwguideir.com

P181 „Guide Sensmart IR Fever Warning System", als Datei (GUIDE_IR_Fever_Warning_System.pdf) von Guide Sensmart bereitgestellt, 2020, Guide Sensmart Tech Co.,Ltd., Wuhan, P.R.China, https:/wwwguideir.com

P182 Workswell MEDICAS Datasheet, Release date: 30th January 2020, als Datei (Workswell Medicas _V1.0 _ datasheet EN.pdf) von Workswell s.r.o bereitgestellt, 2020, Workswell s.r.o., Prag, Tschechische Republik, www.workswell.eu

P183 Workswell MEDICAS Datasheet, Release date: 8th April 2020, als Datei (Workswell Medicas_v1.5_datasheet EN.pdf) von Workswell s.r.o bereitgestellt, 2020, Workswell s.r.o., Prag, Tschechische Republik, www.workswell.eu

P184 „LEAK-DETECT Leakage Detecting Device for Compressed Air Ring Mains and Pneumatic Systems", (02_EN_LEAK-DETECT Prospekt.pdf) durch Hilger + Kern bereitgestellt, 2013, Hilger u. Kern GmbH, Mannheim, Deutschland, www.hilger-kern.com

P185 „OLIP GAS MONITOR LW", www.olipsystems.com/wp-content/uploads/2016/09/olip-gas-monitor-lw.pdf, (bereitgestellter Download-Link, heruntergeladen 23.02.2019), 2016, OLIP Systems Inc., London, UK, www.olipsystems.com

P186 „FLIR GF306 SF6 Optical Gas Imaging Camera", www.flirmedia.com/MMC/THG/Brochures/OGI_007/OGI_007_US.pdf (heruntergeladen 23.02.2019), ©2015 FLIR Systems, Inc. [Rev. 1, 11/16/15], Wilsonville, USA, www.flir.com

P187 „Optical Gas Imaging Infrared Cameras for Gas Leak Detection", https://maybo.az/wp-content/uploads/17-2691-ins-ogi-gf-series-family-brochure_revise_final_v2_lwrez.pdf (heruntergeladen 23.02.2019), ©2017 FLIR Systems, Inc., 17-2691-INS-OGI, Wilsonville, USA, www.flir.com

P188 „GasCam Service", Broschuere_GasCam_Service.pdf (heruntergeladen 23.02.2019), 2019, Esders GmbH, Haselünne, Deutschland, www.gascam.de

P189 „Gasmesstechnik GasCam® SG kleiner, handlicher und hoch spezialisiert für die Detektion von Methan", www.esders.de/wp-content/uploads/esders_produkts/container/100099/Prospekt_GasCam_SG_02-1.pdf (heruntergeladen 24.02.2019), 2019, Esders GmbH, Haselünne, Deutschland, www.gascam.de

P190 „EyeCGas® for VOC fugitive emissions detection camera" (BR-I-ECG-00A), https://www.opgal.com/wp-content/uploads/2016/04/EyeCGasfor-VOC-Brochure_WEB.pdf (heruntergeladen 24.02.2019), 2016, Opgal Optronic Industries Ltd., Karmiel, Israel, www.opgal.com, www.eyecgas.com

P191 „FLIR SeaFlir 230", www.flir.com/uploadedFiles/flirGS/Surveillance/Products/SeaFLIR/230/flir-seaflir-230-datasheet-ltr.pdf (heruntergeladen: 16.11.2016), © 2019 FLIR Systems, Inc., Wilsonville, USA, www.flir.com

P192 Detection of Elevated Body Temperature, Thermal Imaging Solutions from InfraTec InfraTec GmbH, InfraTec-Short-Guide-THERMAL-CHECK-EN.pdf, durch InfraTec bereitgestellt) © InfraTec 06/2020, Dresden, Deutschland, www.onfratec.de

Eigene Publikationen und Vorlesungsmaterialien (in zeitlicher Abfolge)

R1 Rahne Eric: Termográfiai alaptanfolyam, Schulungsunterlagen
PIM Professionelle Industrie-Meßtechnik GmbH, Ausgabe 1. - 7., Budapest, 2002 - 2013

R2 Rahne Eric: Épület-termográfia elmélete és gyakorlata, Schulungsunterlagen
PIM Professionelle Industrie-Meßtechnik GmbH, Ausgabe 1. - 4., Budapest, 2004 - 2013

R3 Rahne Eric: Termográfiai alapok (gekürzte Lehrgangsunterlagen)
Lehrgang für Gépipari Tudományos Egyesület, Herausgeber: PIM Kft., Budapest, 2004

R4 Rahne Eric: Infravörös-elmélet - Hőképfelvételek készítésének fizikai alapjai
Magyar Műszaki Magazin, 2004/4., 29 - 31. Seite, IPMA Média, Budapest, 2004, ISSN 1588-9300

R5 Rahne Eric: Elvi hibaforrások - A termográfia méréstechnikája
Magyar Műszaki Magazin, 2004/5., 78 - 81. Seite, IPMA Média, Budapest, 2004, ISSN 1588-9300

R6 Rahne Eric: Technológiák versenye - A termográfiai eszközök felépítése és paraméterei
Magyar Műszaki Magazin, 2004/6., 40 - 43. Seite, IPMA Média, Budapest, 2004, ISSN 1588-9300

R7 Rahne Eric: Az egyszerűtől a bonyolultig - Termográfiai felvételek kiértékelése
Magyar Műszaki Magazin, 2004/7-8., 33 - 34. Seite, IPMA Média, Budapest, 2004, ISSN 1588-9300

R8 Rahne Eric: Különleges termográfiai mérések - Termográfiai felvételek kiértékelése (II.)
Magyar Műszaki Magazin, 2004/9., 52 - 54. Seite, IPMA Média, Budapest, 2004, ISSN 1588-9300

R9 Rahne Eric: Termográfia I. rész
Gépgyártás, XLIV. évfolyam 5-6. szám, 58 - 61. Seite, Budapest, 2004, ISSN 1587-4648

R10 Rahne Eric: Termográfia II. rész
Gépgyártás, XLV. évfolyam 2. szám, 33 - 36. Seite, Budapest, 2005, ISSN 1587-4648

R11 Rahne Eric: Termográfia-elmélet - Épületek hőkamerás vizsgálata (I.)
Műszaki Magazin, 2005/12., 36 - 38. Seite, Innova Press, Budapest, 2006, ISSN 1417-0132

R12 Rahne Eric: Termográfiai alapok (gekürzte Lehrangsunterlagen)
Lehrgang für Bánki Donát Hochschule, Herausgeber: PIM Kft., Budapest, 2006

R13 Rahne Eric: Károk és hibák - Épületek hőkamerás vizsgálata (II.)
Műszaki Magazin, 2006/1-2., 26 - 29. Seite, Innova Pressó, Budapest, 2006, ISSN 1417-0132

R14 Rahne Eric: További károk és hibák - Épületek hőkamerás vizsgálata (III.)
Műszaki Magazin, 2006/3., 24 - 26. Seite, Innova Press, Budapest, 2006, ISSN 1417-0132

R15 Rahne Eric: Termográfiai adatok szoftveres analízise - Épületek hőkamerás vizsgálata (IV.)
Műszaki Magazin, 2006/4., 43 - 45. Seite, Innova Press, Budapest, 2006, ISSN 1417-0132

R16 Rahne Eric: Épület-termográfia (Vortragsfolien)
Pannon Egyetem, Nemzetközi Karbantartási Konferencia, Veszprém, 2006

R17 Rahne Eric: Épülettermográfia és villanymotor diagnosztika (Vortragsfolien), Gépipari Tudományos Egyesület, Országos Karbantartási és Munkabiztonsági Konferencia, Nyíregyháza, 2006

R18 Rahne Eric: Betelt a pohár „Szomatoinfra" - diagnosztikai rendszer?
Műszaki Magazin, 2006/9., 13 - 15. Seite, Vogel Burda, Budapest, 2006, ISSN 1417-0132

R19 Rahne Eric: Szellőzés, fűtés, korszerűsítés - Diagnosztikai eljárások energiatakarékos építészethez (I.)
Műszaki Magazin, 2006/10., 36 - 38. Seite, Vogel Burda, Budapest, 2006, ISSN 1417-0132

R20 Rahne Eric: Épület-termográfia - Diagnosztikai eljárások energiatakarékos építészethez (II.)
Műszaki Magazin, 2006/11., 50 - 53. Seite, Vogel Burda, Budapest, 2006, ISSN 1417-0132

R21 Rahne Eric: Kvantitatív módszerek - Diagnosztikai eljárások energiatakarékos építészethez (III.)
Műszaki Magazin, 2006/12., 41 - 53. Seite, Vogel Burda, Budapest, 2006, ISSN 1417-0132

R22 Rahne Eric: Termográfiai szakmai weboldal - elmélet, alkalmazások, eszközök, oktatás
www.termokamera.hu, Budapest 2007 - 2016

R23 Rahne Eric: Régi ingatlanok energiatakarékos korszerűsítése
Magyar Gazdasági Magazin, 44. Seite, MGL KIADÓI Kft., Budapest, 2007

R24 Rahne Eric: Termográfia (Vortragsfolien)
XV. Nemzetközi Hőtechnikai és Termográfiai Konferencia, Budapest, 2007

R25 Rahne Eric: Jó mérés, rossz mérés - Épület-termográfia a gyakorlatban (I.)
Műszaki Magazin, 2007/3., 51 - 53. Seite, Vogel Burda, Budapest, 2007, ISSN 1417-0132

R26 Rahne Eric: Jó mérés, rossz mérés - Épület-termográfia a gyakorlatban (II.)
Műszaki Magazin, 2007/4., 45 - 46. Seite, Vogel Burda, Budapest, 2007, ISSN 1417-0132

R27 Rahne Eric: Jó mérés, rossz mérés - Épület-termográfia a gyakorlatban (III.)
Műszaki Magazin, 2007/5., 38 - 40. Seite, Vogel Burda, Budapest, 2007, ISSN 1417-0132

Eigene Publikationen und Vorlesungsmaterialien (Fortsetzung)

R28 Rahne Eric: Épületdiagnosztika (épület-termográfia és légszigetelési vizsgálat) (Vortragsfolien)
Gépipari Tudományos Egyesület, Országos Karbantartási és Munkabiztonsági Konferencia, Pécs, 2007

R29 Rahne Eric: Jó mérés, rossz mérés - Épület-termográfia a gyakorlatban (IV.)
Műszaki Magazin, 2007/6., 26 - 27. Seite, Vogel Burda, Budapest, 2007, ISSN 1417-0132

R30 Rahne Eric: Melyiket válasszuk? Hőkamerák adott mérési feladatra (I.)
Műszaki Magazin, 2007/9., 34 - 37. Seite, Vogel Burda, Budapest, 2007, ISSN 1417-0132

R31 Rahne Eric: Melyiket válasszuk? Hőkamerák adott mérési feladatra (II.)
Műszaki Magazin, 2007/10., 61 - 62. Seite, Vogel Burda, Budapest, 2007, ISSN 1417-0132

R32 Rahne Eric: Melyiket válasszuk? Hőkamerák adott mérési feladatra (III.)
Műszaki Magazin, 2007/11., 51 - 53. Seite, Vogel Burda, Budapest, 2007, ISSN 1417-0132

R33 Rahne Eric: Melyiket válasszuk? Hőkamerák adott mérési feladatra (IV.)
Műszaki Magazin, 2007/12., 51 - 54. Seite, Vogel Burda, Budapest, 2007, ISSN 1417-0132

R34 Rahne Eric: Milyen hőkamerát kell választanunk? (1. rész)
Gépgyártás, XLVII. évfolyam 5. szám, 31 - 37. Seite, Budapest, 2007, ISSN 1587-4648

R35 Rahne Eric: Milyen hőkamerát kell választanunk? (2. rész)
Gépgyártás, XLVII. évfolyam 6. szám, 42 - 50. Seite, Budapest, 2007, ISSN 1587-4648

R36 Rahne Eric: Termográfiai tapasztalatok - Hőkamerás mérések fizikai határai (I.)
Műszaki Magazin, 2008/1-2., 38 - 39. Seite, Motor-Presse, Budapest, 2008, ISSN 1417-0132

R37 Rahne Eric: Termográfiai tapasztalatok - Hőkamerás mérések fizikai határai (II.)
Műszaki Magazin, 2008/3., 48 - 51. Seite, Motor-Presse, Budapest, 2008, ISSN 1417-0132

R38 Rahne Eric: Épületenergetikai felmérések termográfiai eszközökkel 1. rész
Építés spektrum, VII. évfolyam 5. szám, 45-49. Seite, Spektrum kiadó, Budapest, 2008, ISSN 1587-8724

R39 Rahne Eric: Épületenergetikai felmérések termográfiai eszközökkel 2. rész
Építés spektrum, VII. évfolyam 6. szám, 35-39. Seite, Spektrum kiadó, Budapest, 2008, ISSN 1587-8724

R40 Rahne Eric: Villamos berendezések termográfiai vizsgálata I.
Villanyszerelők Lapja, VII évfolyam 5. szám, M-12/B Kft., Budapest, 2008, ISSN 1588-8770

R41 Rahne Eric: Villamos berendezések termográfiai vizsgálata II.
Villanyszerelők Lapja, VII évfolyam 6. szám, M-12/B Kft., Budapest, 2008, ISSN 1588-8770

R42 Rahne Eric: Épületenergetikai felmérések termográfiai eszközökkel I.
Villanyszerelők Lapja, VII. évfolyam 10. szám, M-12/B Kft., Budapest, 2008, ISSN 1588-8770

R43 Rahne Eric: Épületenergetikai felmérések termográfiai eszközökkel II.
Villanyszerelők Lapja, VII. évfolyam 11. szám, 2-5. Seite, M-12/B Kft., Budapest, 2008, ISSN 1588-8770

R44 Rahne Eric: Termográfia: szakmai képzés nélkül? (Vortragsfolien)
Pannon Egyetem, Nemzetközi Karbantartási Konferencia, Veszprém, 2009

R45 Rahne Eric: Épülethibák felfedezése termográfiával (fejezet Osztoluczky M. „Épületkárok"
című könyvében, 108 -111. Seite), Cser Kiadó, Budapest, 2009, ISBN 978-963-278-187-7

R46 Rahne Eric: Termográfia (Vortragsfolien)
XVI. Nemzetközi Hőtechnikai és Termográfiai Konferencia, Budapest, 2009

R47 Rahne Eric: Termográfia: szakmai képzés nélkül? (Vortragsartikel)
Nemzetközi Hőtechnikai és Termográfiai Konferencia kiadványa, 77. Seite, Budapest, 2009

R48 Rahne Eric: Villamos és ipari berendezések termográfiai állapotfelmérése - elmélet és gyakorlat
PIM Professzionális Ipari Méréstechnika Kft. oktatási jegyzete, 1. - 3. kiadás, Budapest, 2009 - 2015

R49 Rahne Eric: Ipari berendezések a termográfia kameráján keresztül (Vortragsartikel)
Nemzetközi Hőtechnikai és Termográfiai Konferencia kiadványa, 74. Seite, Budapest, 2010

R50 Rahne Eric: Egy univerzális mérési eljárás - a termográfia elmélete és gyakorlata (I.)
GyártásTrend, 2010/12, 35-37. Seite, Professional Publishing Hungary, Budapest, 2010, ISSN 1789-8935

R51 Rahne Eric: Egy univerzális mérési eljárás - a termográfia elvi hibaforrásai (II.)
GyártásTrend, 2011/1-2, 42-43. Seite, Professional Publishing Hungary, Budapest, 2011, ISSN 1789-8935

R52 Rahne Eric: Egy univerzális mérési eljárás - termográfiai eszközök felépítése és paraméterei (III.)
GyártásTrend, 2011/3, 42-44. Seite, Professional Publishing Hungary, Budapest, 2011, ISSN 1789-8935

R53 Rahne Eric: Egy univerzális mérési eljárás - termográfiai felvételek kiértékelése (IV.)
GyártásTrend, 2011/4, 40-41. Seite, Professional Publishing Hungary, Budapest, 2011, ISSN 1789-8935

R54 Rahne Eric: Egy univerzális mérési eljárás - épületek vizsgálata, épületgépészeti termográfia (V.)
GyártásTrend, 2011/5, 54-56. Seite, Professional Publishing Hungary, Budapest, 2011, ISSN 1789-8935

Eigene Publikationen und Vorlesungsmaterialien (Fortsetzung)

R55 Rahne Eric: Egy univerzális mérési eljárás - a szabályokat erősítő hőképkészítési példák (VI.) GyártásTrend, 2011/6, 26-27. Seite, Professional Publishing Hungary, Budapest, 2011, ISSN 1789-8935

R56 Rahne Eric: Egy univerzális mérési eljárás - tipikus épületkárok és - hibák (VII.) GyártásTrend, 2011/7-8, 48-51. Seite, Professional Publishing Hungary, Budapest, 2011, ISSN 1789-8935

R57 Rahne Eric: Egy univerzális mérési eljárás - kvantitatív módszerek (VIII.) GyártásTrend, 2011/9, 30-32. Seite, Professional Publishing Hungary, Budapest, 2011, ISSN 1789-8935

R58 Rahne Eric: Egy univerzális mérési eljárás - üveggel kapcsolatos termográfiai mérések (IX.) GyártásTrend, 2011/10, 46-47. Seite, Professional Publishing Hungary, Budapest, 2011, ISSN 1789-8935

R59 Rahne Eric: Egy univerzális mérési eljárás - milyen hőkamerát válasszunk? (X.) GyártásTrend, 2011/11, 56-58. Seite, Professional Publishing Hungary, Budapest, 2011, ISSN 1789-8935

R60 Rahne Eric: Egy univerzális mérési eljárás - további szempontok a hőkamera kiválasztáshoz (XI.) GyártásTrend, 2011/12, 57-59. Seite, Professional Publishing Hungary, Budapest, 2011, ISSN 1789-8935

R61 Rahne Eric: Villamos berendezések termográfiai vizsgálata Villanyszerelők Lapja, X. évfolyam 6. szám, 32-34. Seite, M-12/B Kft., Budapest, 2011, ISSN 1588-8770

R62 Rahne Eric: Villamos berendezések termográfiai vizsgálata a gyakorlatban Villanyszerelők Lapja, X. évfolyam 9. szám, 34-37. Seite, M-12/B Kft., Budapest, 2011, ISSN 1588-8770

R63 Rahne Eric: Korszerű hőkamerák szakmai szemmel (I): a kezdeti letapogató eszközöktől a mai mátrixos hőkamerákig, GyártásTrend, 2015/1-2, 44-46. Seite, Professional Publishing Hungary, Budapest, 2015, ISSN 1789-8935

R64 Rahne Eric: Korszerű hőkamerák szakmai szemmel (II): a képismétlési gyakoriság kritikus lehet GyártásTrend, 2015/3, 33-34. Seite, Professional Publishing Hungary, Budapest, 2015, ISSN 1789-8935

R65 Rahne Eric: Korszerű hőkamerák szakmai szemmel (III): gyors folyamatok, mozgó tárgyak mérése GyártásTrend, 2015/4, 42-44. Seite, Professional Publishing Hungary, Budapest, 2015, ISSN 1789-8935

R66 Rahne Eric: Korszerű hőkamerák szakmai szemmel (IV): a hőkép-pixelfelbontást növelő eljárások GyártásTrend, 2015/5, 56-57. Seite, Professional Publishing Hungary, Budapest, 2015, ISSN 1789-8935

R67 Rahne Eric: Korszerű hőkamerák szakmai szemmel (V): terjedelmes objektumok megjelenítése egyetlen hőképen GyártásTrend, 2015/6, 46-48. Seite, Professional Publishing Hungary, Budapest, 2015, ISSN 1789-8935

R67 Rahne Eric: Korszerű hőkamerák szakmai szemmel (VI): a képminőségre nézve döntő a hőmérséklet-felbontás GyártásTrend, 2015/7-8, 18-19. Seite, Professional Publishing Hungary, Budapest, 2015, ISSN 1789-8935

R68 Rahne Eric: Korszerű hőkamerák szakmai szemmel (VII): élő kiértékelés hőkamerákba integrált szoftverrel GyártásTrend, 2015/9, 40-42. Seite, Professional Publishing Hungary, Budapest, 2015, ISSN 1789-8935

R69 Rahne Eric: Korszerű hőkamerák szakmai szemmel (VIII): speciális termográfiai szűrők hőkamerákhoz GyártásTrend, 2015/10, 52-54. Seite, Professional Publishing Hungary, Budapest, 2015, ISSN 1789-8935

R70 Rahne Eric: Korszerű hőkamerák szakmai szemmel (IX): kiválasztási szempontok összegezve GyártásTrend, 2015/11, 66-67. Seite, Professional Publishing Hungary, Budapest, 2015, ISSN 1789-8935

R71 Rahne Eric: Hőkamerákról szakmai szemmel I. Villanyszerelők Lapja, XIII. évfolyam 5. szám, 32-36. Seite, M-12/B Kft., Budapest, 2015, ISSN 1588-8770

R72 Rahne Eric: Hőkamerákról szakmai szemmel II. Villanyszerelők Lapja, XIII. évfolyam 6. szám, 16-19. Seite, M-12/B Kft., Budapest, 2015, ISSN 1588-8770

R73 Rahne Eric: Aktív termográfia - roncsolásmentes anyagvizsgálat / elmélete és gyakorlata PIM Professzionális Ipari Méréstechnika Kft. oktatási jegyzete, 1. kiadás, Budapest, 2016

R74 Rahne Eric: Pontos hőmérsékletmérés vagy látványos megjelenítés? Képjavítás hőkameráknál (I.) GyártásTrend, 2016/6, 44-46. Seite, Professional Publishing Hungary, Budapest, 2016, ISSN 1789-8935

R75 Rahne Eric: Pontos hőmérsékletmérés vagy látványos megjelenítés? Képjavítás hőkameráknál (II.) GyártásTrend, 2016/7-8, 50-52. Seite, Professional Publishing Hungary, Budapest, 2016, ISSN 1789-8935

R76 Rahne Eric: Pontos hőmérsékletmérés vagy látványos megjelenítés? Képjavítás hőkameráknál (III.) GyártásTrend, 2016/9, 56-58. Seite, Professional Publishing Hungary, Budapest, 2016, ISSN 1789-8935

R77 Rahne Eric: TERMOGRÁFIA - elmélet és gyakorlati méréstechnika Verlag: Invest-Marketing Bt., Budapest, 2018, ISBN 978-963-87401-6-8

R78 Rahne Eric: Roncsolásmentes anyagvizsgálat aktív termográfiával (Zerstörungsfreie Materialprüfung mittels aktiver Thermografie (Vortragsfolien und Fachartikel), III. Gépészeti szakmakultúra konferencia, Fachkonferenz der ungarischen Wissenschaftliche Vereinigung für Maschinenbau (GTE), Budapest, 01.02.2018

R79 Rahne Eric: Villamos berendezések termográfiai állapotfelmérése I Villanyszerelők Lapja, XVII. évfolyam 7-8. szám, 24-28. Seite, M-12/B Kft., Budapest, 2018, ISSN 1588-8770

Eigene Publikationen und Vorlesungsmaterialien (Fortsetzung)

R80 Rahne Eric: Villamos berendezések termográfiai állapotfelmérése II
Villanyszerelők Lapja, XVII. évfolyam 9. szám, 6-9. Seite, M-12/B Kft., Budapest, 2018, ISSN 1588-8770

R81 Rahne Eric: Villamos berendezések termográfiai állapotfelmérése III
Villanyszerelők Lapja, XVII. évfolyam 10. szám, 16-19. Seite, M-12/B Kft., Budapest, 2018, ISSN 1588-8770

R82 Rahne Eric: Épületszerkezeti és épületgépészeti termográfia I.
Víz-, Gáz, Fűtéstechnikai Épületgépészeti Szaklap, XIX. évfolyam 11. szám, 12-15. Seite, M-12/B Kft., Budapest, 2018, ISSN 1786-8238

R83 Rahne Eric: Épületszerkezeti és épületgépészeti termográfia II.
Víz-, Gáz, Fűtéstechnikai Épületgépészeti Szaklap, XIX. évfolyam 12. szám, 30-33. Seite, M-12/B Kft., Budapest, 2018, ISSN 1786-8238

R84 Rahne Eric: Energetikai rendszerek és a légi termográgfia
Villanyszerelők Lapja, XVII. évfolyam 12. szám, 10-11. Seite, M-12/B Kft., Budapest, 2018, ISSN 1588-8770

R85 Rahne Eric: Roncsolásmentes anyagvizsgálat aktív termográfiával (Zerstörungsfreie Materialprüfung mittels aktiver Thermografie (Vortragsfolien und Fachartikel), XI. Roncsolásmentes anyagvizsgáló konferencia és kiállítás, Fachkonferenz der Ungarischen Vereinigung für Materialprüfung (MAROVISZ), Eger, 20-22.03.2019

R86 Rahne Eric: Épületszerkezeti és épületgépészeti termográfia III.
Víz-, Gáz, Fűtéstechnikai Épületgépészeti Szaklap, XX. évfolyam 1-2. szám, 26-29. Seite, M-12/B Kft., Budapest, 2019, ISSN 1786-8238

R87 Rahne Eric: Napcellás rendszerek termográfiai állapotfelmérése I
Villanyszerelők Lapja, XVIII. évfolyam 3. szám, 26-28. Seite, M-12/B Kft., Budapest, 2019, ISSN 1588-8770

R88 Rahne Eric: Napcellás rendszerek termográfiai állapotfelmérése II - Szolárrendszerek tipikus hibái
Villanyszerelők Lapja, XVIII. évfolyam 4. szám, 31-33. Seite, M-12/B Kft., Budapest, 2019, ISSN 1588-8770

R89 Rahne Eric: Szolármodulok és szolárkollektorok üzem közbeni termográfiai ellenőrzése (Thermografische Prüfung von in Betrieb befindlichen PV-Modulen und Solarkollektoren), IX. Szolár Konferencia, Fachkonferenz der Ungarischen Vereinigung für Solarmodule und Solarkollektoren (MNNSz), Budapest, 24.04.2019

R90 Rahne Eric: Épületszerkezeti és épületgépészeti termográfia IV., Rejtett épületkonstrukciós elemek felderítése, Víz-, Gáz, Fűtéstechnikai Épületgépészeti Szaklap, XX. évfolyam 4. szám, 32-35. Seite, M-12/B Kft., Budapest, 2019, ISSN 1786-8238

R91 Rahne Eric: Épületszerkezeti és épületgépészeti termográfia V., Vízzel és vízgőzzel kapcsolatos épületkárok felfedezése termográfiával, Víz-, Gáz, Fűtéstechnikai Épületgépészeti Szaklap, XX. évfolyam 5. szám, 28-33. Seite, M-12/B Kft., Budapest, 2019, ISSN 1786-8238

R92 Rahne Eric: Kapcsolóberendezések és naperőművek termográfiai ellenőrzése (Thermografische Kontrolle von Elektroanlagen und Solarkraftwerken) (Vortragsfolien und Fachartikel), Fachtagung elektrische Schaltgeräte und Anlagen, Ungarische Elektrotechnische Vereinigung (MEE), Budapest, 22.05.2019

R93 Rahne Eric: Épület állapotfelmérés termográfiával (Zustandsbewertung von Gebäuden mittels Thermografie) (Vortragsfolien), Fachtagung, ungarische Bauwissenschaftliche Vereinigung (ÉTE), Budapest, 24.05.2019

R94 Rahne Eric: Épületszerkezeti és épületgépészeti termográfia VI. Épületgépészeti csövek felderítése, szivárgások keresése, Víz-, Gáz, Fűtéstechnikai Épületgépészeti Szaklap, XX. évfolyam 6. szám, 24-26. Seite, M-12/B Kft., Budapest, 2019, ISSN 1786-8238

Internetquellen mit Links zu genutzten spezifischen Informationen

W1 https://earthobservatory.nasa.gov/Features/Langley/langley.php (heruntergeladen: 08.04.2016)
W2 http://apfmag.mdmpublishing.com/history-thermal-imaging-innovation
W3 http://automationtechnology.de/cms/wp-content/uploads/2015/06/IRMonitor-Brochure_web.pdf (heruntergeladen: 10.06.2017)
W4 http://automationtechnology.de/cms/wp-content/uploads/2015/06/IRNDT_eng_web.pdf (heruntergeladen: 07.11.2016)
W5 http://automationtechnology.de/cms/wp-content/uploads/2015/06/Slag_detection_web_13-06-2015.pdf (heruntergeladen: 07.11.2016)
W6 http://automationtechnology.de/cms/wp-content/uploads/2015/07/C-CheckIR_web2.pdf (heruntergeladen: 07.11.2016)
W7 http://eljbi.ru/opticheskie-materialy-dlya-ik-oblasti-spektra (heruntergeladen: 03.10.2015)
W8 https://de.wikipedia.org/wiki/Abbildungsfehler (heruntergeladen: 13.02.2016)
W9 https://de.wikipedia.org/wiki/Auflösung_(Mikroskopie) (heruntergeladen: 24.07.2017)
W10 https://de.wikipedia.org/wiki/Beugung_(Physik) (heruntergeladen: 27.12.2017)
W11 https://de.wikipedia.org/wiki/Bolometer (heruntergeladen: 01.01.2016)
W12 https://de.wikipedia.org/wiki/Carl_Friedrich_Gauß (heruntergeladen: 07.08.2017)
W13 https://de.wikipedia.org/wiki/Carl_von_Linde (heruntergeladen: 02.12.2015)
W14 https://de.wikipedia.org/wiki/Cos4-Gesetz (heruntergeladen: 17.01.2016)
W15 https://de.wikipedia.org/wiki/Emissionsgrad (heruntergeladen: 21.04.2017)
W16 https://de.wikipedia.org/wiki/Ernst_Abbe (heruntergeladen: 02.03.2016)
W17 https://de.wikipedia.org/wiki/Fotowiderstand (heruntergeladen: 13.01.2016)
W18 https://de.wikipedia.org/wiki/Gustav_Robert_Kirchhoff (heruntergeladen: 03.03.2016)
W19 https://de.wikipedia.org/wiki/Hohlraumstrahlung (heruntergeladen: 11.03.2016)
W20 https://de.wikipedia.org/wiki/Hyperfokale_Entfernung (heruntergeladen: 02.06.2017)
W21 https://de.wikipedia.org/wiki/John_William_Strutt_3_Baron_Rayleigh (heruntergeladen: 07.08.2017)
W22 https://de.wikipedia.org/wiki/Lambert (heruntergeladen: 20.03.2016)
W23 https://de.wikipedia.org/wiki/Mikrobolometer (heruntergeladen: 26.12.2016)
W24 https://de.wikipedia.org/wiki/Niels_Bohr (heruntergeladen: 14.06.2015)
W25 https://de.wikipedia.org/wiki/Photodiode (heruntergeladen: 07.12.2015)
W26 https://de.wikipedia.org/wiki/Photoelektrischer_Effekt (heruntergeladen: 25.12.2015)
W27 https://de.wikipedia.org/wiki/Pyrometer (heruntergeladen: 25.12.2015)
W28 https://de.wikipedia.org/wiki/Quantentopf-Infrarot-Photodetektor (heruntergeladen: 26.12.2015)
W29 https://de.wikipedia.org/wiki/Rayleigh-Kriterium (heruntergeladen: 04.03.2016)
W30 https://de.wikipedia.org/wiki/Schärfentiefe (heruntergeladen: 25.10.2016)
W31 https://de.wikipedia.org/wiki/Schwarzer_Körper (heruntergeladen: 06.08.2017)
W32 https://de.wikipedia.org/wiki/Solarenergie (heruntergeladen: 09.09.2017)
W33 https://de.wikipedia.org/wiki/Solarmodul (heruntergeladen: 13.05.2017)
W34 https://de.wikipedia.org/wiki/Solarzelle (heruntergeladen: 23.04.2017)
W35 https://de.wikipedia.org/wiki/Thermografie (heruntergeladen: 02.07.2015)
W36 https://de.wikipedia.org/wiki/Verzeichnung (heruntergeladen: 07.01.2016)
W37 https://de.wikipedia.org/wiki/Wiensches_Verschiebungsgesetz (heruntergeladen: 15.03.2016)
W38 https://de.wikipedia.org/wiki/Wilhelm_Wien (heruntergeladen: 02.03.2016)
W39 https://en.wikipedia.org/wiki/Aerial_archaeology (heruntergeladen: 28.10.2016)
W40 https://en.wikipedia.org/wiki/AGA_AB (heruntergeladen: 20.07.2015)
W41 https://en.wikipedia.org/wiki/Amplified_piezoelectric_actuator (heruntergeladen: 03.06.2016)
W42 https://en.wikipedia.org/wiki/Automotive_night_vision (heruntergeladen: 07.10.2016)
W43 https://en.wikipedia.org/wiki/Bolometer (heruntergeladen: 26.07.2015)
W44 https://en.wikipedia.org/wiki/Carl_von_Linde (heruntergeladen: 15.12.2015)
W45 https://en.wikipedia.org/wiki/English_Electric_Valve_Company (heruntergeladen: 04.08.2015)
W46 https://en.wikipedia.org/wiki/FLIR_Systems (heruntergeladen: 10.05.2016)
W47 https://en.wikipedia.org/wiki/Fluke_Corporation (heruntergeladen: 11.07.2015)
W48 https://en.wikipedia.org/wiki/Hughes_Aircraft (heruntergeladen: 09.07.2015)
W49 https://en.wikipedia.org/wiki/Hughes_Aircraft_Company (heruntergeladen: 09.07.2015)
W50 https://en.wikipedia.org/wiki/Infrared_camera (heruntergeladen: 02.11.2015)
W51 https://en.wikipedia.org/wiki/Infrared_detector (heruntergeladen: 28.12.2015)
W52 https://en.wikipedia.org/wiki/Infrared_thermometer (heruntergeladen: 03.01.2016)
W53 https://en.wikipedia.org/wiki/Infrared_window (heruntergeladen: 27.11.2015)

Internetquellen mit Links zu genutzten spezifischen Informationen (Fortsetzung)

W54 https://en.wikipedia.org/wiki/Isaac_Newton (heruntergeladen: 06.08.2017)

W55 https://en.wikipedia.org/wiki/Jean_Charles_Athanase_Peltier (heruntergeladen: 27.12.2015)

W56 https://en.wikipedia.org/wiki/JEOL (heruntergeladen: 23.08.2016)

W57 https://en.wikipedia.org/wiki/Johann_Heinrich_Lambert (heruntergeladen: 20.03.2016)

W58 https://en.wikipedia.org/wiki/Josef_Stefan (heruntergeladen: 19.03.2016)

W59 https://en.wikipedia.org/wiki/Joseph_Fourier (heruntergeladen: 07.04.2016)

W60 https://en.wikipedia.org/wiki/Land_Instruments_International (heruntergeladen: 07.06.2016)

W61 https://en.wikipedia.org/wiki/Mitsubishi_Electric (heruntergeladen: 08.07.2015)

W62 https://en.wikipedia.org/wiki/Nicolas_Léonard_Sadi_Carnot (heruntergeladen: 07.08.2017)

W63 https://en.wikipedia.org/wiki/Quantum_well_infrared_photodetector (heruntergeladen: 08.12.2015)

W64 https://en.wikipedia.org/wiki/Raytheon (heruntergeladen: 03.05.2016)

W65 https://en.wikipedia.org/wiki/Robert_Stirling (heruntergeladen: 19.11.2015)

W66 https://en.wikipedia.org/wiki/Rudolf_Clausius (heruntergeladen: 05.03.2016)

W67 https://en.wikipedia.org/wiki/SPRITE_infrared_detector (heruntergeladen: 02.07.2016)

W68 https://en.wikipedia.org/wiki/Teledyne_DALSA (heruntergeladen: 07.05.2016)

W69 https://en.wikipedia.org/wiki/Teledyne_Technologies (heruntergeladen: 07.05.2016)

W70 https://en.wikipedia.org/wiki/Texas_Instruments (heruntergeladen: 09.08.2015)

W71 https://en.wikipedia.org/wiki/Thermographic_camera (heruntergeladen: 04.07.2015)

W72 https://en.wikipedia.org/wiki/Thermography (heruntergeladen: 07.09.2015)

W73 https://en.wikipedia.org/wiki/Thermopile (heruntergeladen: 08.01.2016)

W74 https://en.wikipedia.org/wiki/Thomas_Johann_Seebeck (heruntergeladen: 28.11.2015)

W75 https://hu.wikipedia.org/wiki/Hőmérő (heruntergeladen: 23.02.2016)

W76 https://hu.wikipedia.org/wiki/Ludwig_Boltzmann (heruntergeladen: 12.04.2016)

W77 www.andreziegler.de/c,blende-tiefenschaerfe,3_48.html (heruntergeladen: 27.05.2017)

W78 www.androidpolice.com/2014/09/25/hands-on-with-the-199-seek-thermal-smartphone-infrared-camera-yes-really-actually-this-is-amazing/ (heruntergeladen: 11.08.2016)

W79 www.angelfire.com/or2/infraredinspector/infrared_camera.html (heruntergeladen: 27.06.2015)

W80 www.automationtechnology.de/cms/brandfrueherkennung-mit-infrarotkameras/ (heruntergeladen: 13.11.2016)

W81 www.automationtechnology.de/cms/das-messprinzip-der-aktiven-thermografie/ (heruntergeladen: 13.11.2016)

W82 www.automationtechnology.de/cms/in-service-pruefung-ntms-boeing-airbus/ (heruntergeladen: 13.11.2016)

W83 www.automationtechnology.de/cms/inspektion-von-turbinenschaufeln/ (heruntergeladen: 13.11.2016)

W84 www.automationtechnology.de/cms/mobile-zfp-pruefgeraete-zur-instandhaltung/ (heruntergeladen: 13.11.2016)

W85 www.automationtechnology.de/cms/prozessueberwachung-und-steuerung-im-strangguss/ (heruntergeladen: 13.11.2016)

W86 www.automationtechnology.de/cms/schlackeerkennung/ (heruntergeladen: 13.11.2016)

W87 www.automationtechnology.de/cms/schweissnaht-inspektion/ (heruntergeladen: 13.11.2016)

W88 www.automationtechnology.de/cms/wp-content/uploads/2016/05/c-checkir-sensor_web-.pdf (heruntergeladen: 13.11.2016)

W89 www.automationtechnology.de/cms/zfp-an-verbundwerkstoffen-in-service-und-produktion/ (heruntergeladen: 13.11.2016)

W90 www.automationtechnology.de/cms/zfp-laborsysteme-fuer-die-f-e/ (heruntergeladen: 13.11.2016)

W91 www.automationtechnology.de/cms/zustandsueberwachung-von-giesspfannen/ (heruntergeladen: 13.11.2016)

W92 www.britannica.com/biography/Joseph-Baron-Fourier (heruntergeladen: 06.08.2017)

W93 www.cmv-systems.de/feuerraumtechnik/drehrohroefen/infrarot-ofenmantel-temperaturmessung/ (heruntergeladen: 07.12.2017)

W94 www.cmv-systems.de/feuerraumtechnik/muellverbrennungsanlagen/brandfrueherkennungssystem-muellbunker-und-lagerplatz/ (heruntergeladen: 12.11.2016)

W95 www.ffi.no/no/Rapporter/02-02568.pdf (heruntergeladen: 17.07.2016)

W96 www.fisicachimica.it/atomo.htm (heruntergeladen: 06.08.2017)

W97 www.fotografische.de/kameras/tiefenscharfe-schaerfentiefe (heruntergeladen: 05.06.2017)

W98 www.hipo.gov.hu/en/hungarian-inventors-and-inventions/kalman-tihanyi (heruntergeladen: 14.0.2015)

W99 www.infrared-thermography.com/material-1.htm (heruntergeladen: 07.10.2016)

W100 www.ipht-jena.de/research-units/research-departments/quantum-detection/quantum-radiometry.html (heruntergeladen: 17.02.2016)

W101 www.isfh.de/institut_solarforschung/pruefung-pv-module.php (heruntergeladen: 23.01.2017)

Internetquellen mit Links zu genutzten spezifischen Informationen (Fortsetzung)

W102 www.itema.de/de/Applikationen/Forschung/Echzeit_Thermografie.php (heruntergeladen: 22.03.2017)

W103 www.itema.de/de/Applikationen/Forschung/Flammen.php (heruntergeladen: 22.03.2017)

W104 www.itema.de/de/ITEMA-Systeme/Automation.php (heruntergeladen: 22.03.2017)

W105 www.itema.de/de/ITEMA-Systeme/Hot_Spot_Detektion.php (heruntergeladen: 22.03.2017)

W106 www.itk-infrarot.de/luftbild.htm (heruntergeladen: 14.08.2016)

W107 www.itm.com/files/Thermal-Imager-Comparison-Chart.pdf (heruntergeladen: 24.08.2016)

W108 www.itwissen.info/definition/lexikon/Fotowiderstand-LDR-light-dependent-resistor.html (heruntergeladen: 30.12.2015)

W109 www.kleine-fotoschule.de/tiefenschaerfe.html (heruntergeladen: 27.05.2017)

W110 www.myvintagetv.com/rca_videcon_camera.htm (heruntergeladen: 10.07.2016)

W111 www.physik.uni-wuerzburg.de/video/waermelehre/grundlagen/g05thermsaeuleantw.html (heruntergeladen: 29.12.2015)

W112 www.quickiwiki.com/de/Abbildungsfehler (heruntergeladen: 07.01.2016)

W113 https://en.wikipedia.org/wiki/Nanogenerator (heruntergeladen: 04.12.2015)

W114 www.ruoff-solar.de/index.php/el-messung-114.html (heruntergeladen: 26.12.2016)

W115 www.science.gov/topicpages/u/uncooled+infrared+ir.html (heruntergeladen: 17.05.2016)

W116 www.sonnewindwaerme.de/pressemitteilung-photovoltaik/solaranlagen-check-mit-helikopter-und-thermo-kamera (heruntergeladen: 18.08.2016)

W117 www.spektrum.de/lexikon/geowissenschaften/waermeleitungsgleichung/17907 (heruntergeladen: 03.12.2016)

W118 www.spektrum.de/lexikon/optik/bolometer/449 (heruntergeladen: 30.12.2015)

W119 www.spektrum.de/lexikon/physik/rayleigh-kriterium/12151 (heruntergeladen: 02.01.2016)

W120 www.springer.com/cda/content/document/cda_downloaddocument/9783540314325-c1.pdf (heruntergeladen: 27.11.2016)

W121 www.wikiwand.com/fr/Sadi_Carnot_(physicien) (heruntergeladen: 07.08.2017)

Weitere (informative) Internetquellen

http://alacron.com
http://antonirogalski.com
http://assets.fluke.com
http://assets.tequipment.net
http://atecorp.com
http://cdn3.volusion.com
http://chuko-kau.com
http://cita.org.au
http://crystal-gmbh.com
http://datasheets.globalspec.com
http://de.academic.ru
http://deltroniccrystalindustries.com
http://diagnost.ru
http://dx.doi.org
http://eksmaoptics.com
http://electricaltechno.com
http://eljbi.ru/
http://en-us.fluke.com
http://eom.umicore.com
http://experts.top50-solar.de
http://heraeus-quarzglas.com
http://htl.kaist.ac.kr
http://i.ebayimg.com
http://images-of-elements.com
http://infra.su
http://iopscience.iop.org
http://lzos.ru/en
http://maxtech-intl.com
http://media.fluke.com
http://meditherm.com
www.ebay.com, www.ebay.de
www.ebay.it
www.edmundoptics.de
www.eee.metu.edu.tr
www.eevblog.com
www.electricnet.com
www.electro-optical.com
www.electrophysics.com
www.elektro.net
www.elektrosteklo.ru
www.emi.hu
www.enbausa.de
www.engineering.com
www.envaris.de
www.eoc-inc.com
www.eosd.com.au
www.epowerplus.com
www.excelitas.com
www.fcc.chalmers.se
www.fcu.edu.tw
www.federalsensors.com
www.fire-tics.co.uk
www.fireengineering.com
www.firsensor.com
www.flir.com, www.flir.eu
www.fluke.com
www.fluoride.su
www.fronius.com
www.gcsurplus.ca
www.geo-ndt.ru
www.nec-infrared.ru
www.nec.com
www.neurology.org
www.new-imaging-technologies.com
www.newport.com
www.nightvisioncameras.com
www.niteurope.com
www.nor-pro.dk
www.nortelcoelectronics.no
www.obrabiarki.xtech.pl
www.oezratty.net
www.omega.com
www.opgal.com
www.optics-infrared.com
www.opticsplanet.com
www.opticstechnology.com
www.optikos.com
www.optirenova.ch
www.opto-e.com
www.optotherm.com
www.optris.de, www.optris.com
www.orglmeister.de
www.orion-ir.ru
www.ostech.co.jp
www.osti.gov
www.palmir250.com
www.pfgoptics.com
www.photonetc.com
www.photonic-science.co.uk
www.photonics.com

Weitere (informative) Internetquellen (Fortsetzung)

http://microbolometer.ru
http://mikron.ru/en/
http://mikrosens.com.tr/en
http://monicomptech.com
http://ndtnet.com
http://nightvisionops.com
http://nmerry.com
http://onyxmet.com
http://optics.org
http://possibility.teledynedalsa.com
http://prothermographer.com
http://sds-infrared.com
http://seekcompany.com
http://spectair.com/en
http://sphereoptics.de
http://spie.org
http://sterlingint.com
http://swh.schoolworkhelper.net
http://syntecoptics.com
http://teledyne.com
http://teplonadzor.ru
http://teplovizo.ru
http://thermal-imaging-camera.irpod.net
http://thermalimaging-blog.com
http://thermalinc.com
http://titan.physx.u-szeged.hu
http://totalthermalimaging.com
http://tudasbazis.sulinet.hu
http://vds.de
http://vectronix.ch
http://vespadrones.com
http://what-is-nanotechnology.com
http://wll.kr
http://www.opcolab.com
http://www.thermalvisiondirect.co.uk
http//:calhoun.nps.edu
https://archive.org
https://eu.alliedreliability.com
https://iamtonline.org
https://pbs.twimg.com
https://therm-app.com
https://waermebildkamera.irpod.net
https://workswell.cz
ww.jlgriffin.com/it.html
ww1.prweb.com
www.aaatesters.com
www.abex.co.uk
www.abovenv.com/archaeology
www.academia.edu
www.aga.se
www.aikencolon.com
www.aim-ir.com
www.airbornetechnologies.at
www.alibaba.com
www.alkor.net
www.all-electronics.de
www.alltest.net
www.geog.ucsb.edu
www.globalopticsuk.com
www.go-airs.com
www.gst-ir.com
www.guideinfrared.com
www.gulfstream.com
www.hamamatsu.com
www.hangilco.com
www.heitronics.com
www.hellma-materials.com
www.hgh-infrared.com
www.hofstragroup.com
www.hottec.com.br
www.ht-instruments.com/en/
www.i3system.com
www.ibric.org
www.igi-systems.com
www.igm.nsc.ru
www.ii-vi.de/Optical-Materials
www.iiviinfrared.com
www.ikt.de
www.industrial-needs.com
www.inessman.com
www.infradex.com
www.infrared-certified.com
www.infrared-materials.com
www.infrared.avio.co.jp
www.infraredsales.com
www.infraredsys.com
www.infraredtraining.com
www.infraredtraininginstitute.com
www.infrarottraining.de
www.infraspection.com
www.infratec-infrared.com
www.infratec.de, www.infratec.eu
www.infratherm.com.au
www.ingenious.org
www.inlec.de
www.ino.ca
www.ino.ca/en
www.inspect-online.com
www.inspectortools.com
www.instandhaltung.de
www.institut-thermographie.com
www.instrumart.com
www.internationalcrystal.net
www.ipi-online.com.au
www.ir55.com
www.iranalyzers.com
www.ircameras.com
www.ircon.com
www.irinfo.org
www.irisys.net
www.irsolutions.com
www.isp.nsc.ru
www.ispoptics.com
www.ivytools.com
www.photonicsonline.com
www.photovoltaik.eu
www.photovoltaikbuero.de
www.photovoltaiksolarstrom.de
www.physikinstrumente.com
www.piceramic.com
www.piketech.com
www.planet-schule.de
www.polymer-optics.co.uk
www.postamuzeum.hu
www.ppmpuremetals.de
www.prc68.com
www.prweb.com
www.raptorphotonics.com
www.rath-group.com
www.rayotec.com
www.raytheon.com
www.recycle-hunter.jp
www.reichelt.de
www.renewable-energy-concepts.com
www.resonon.com
www.reynardcorp.com
www.rft-geraete.de
www.robotrontechnik.de
www.rostox-n.ru
www.rpoptics.com
www.rr-optics.com
www.ruselectronics.ru/eng
www.safe-ir.com
www.sagem.com
www.satir-uk.com
www.saxoprint.de
www.sbir.com
www.scd.co.il
www.science.gov
www.sensarrayinfrared.com
www.sensorsinc.com
www.sensorsportal.com
www.sensortherm.de
www.shanghai-optics.com
www.silar.ru
www.silvaco.com
www.sinfrared.com
www.sofradir-ec.com
www.sofradir.com
www.solar-diagnose.de
www.solarbayer.de
www.solarschmiede.de
www.solartechnik-fladung.de
www.solarzentrum-stuttgart.com
www.soriaudio.com
www.spec-net.com.au
www.spectronet.de
www.ssl.berkeley.edu
www.stolz-thermocheck.de
www.surplusglobal.com
www.swinfrared.com

Weitere (informative) Internetquellen (Fortsetzung)

www.almazoptics.com
www.alphathermotec.info
www.altechna.com
www.ama-science.org
www.amaxoptics.com
www.americaninfrared.com
www.americanphotonics.com
www.apoptics.com
www.applied-infrared.com
www.aps.anl.gov
www.archaeology.org
www.armadale.org.uk
www.armstrongoptical.co.uk
www.asphericon.com
www.astrail.de
www.astrohn.ru
www.ausinspect.com
www.autoliv.com
www.autolivnightvision.com
www.automationtechnology.de
www.azosensors.com
www.baesystems.com
www.baltech.biz
www.bartec.de
www.bbc-teplovizor.ru
www.bmisurplus.com
www.boselec.com
www.britannica.com
www.calsensors.com
www.cantronics.com
www.capgo.com
www.casapratica.org
www.chemgapedia.de
www.chemistryland.com
www.chrissie.info
www.clicon.ch/de
www.cmv-systems.de
www.comaroptics.com
www.controp.com/
www.cord-ex.com
www.creatoroptics.com
www.crysmit.com
www.crystal-gmbh.com
www.crystal-material.com
www.crystaltechno.com
www.crystran.co.uk
www.dali-tech.us
www.daytonthermalinspection.com
www.dexterresearch.com
www.dias-infrared.com
www.dias-infrared.de
www.directindustry.com
www.drsinfrared.com
www.dtic.mil

www.janis.com
www.janostech.com
www.jenoptik.com, www.jenoptik.de
www.jeol.co.jp
www.jessen-thermografie.de
www.jetec.com.tw
www.jirka.org/genius.html
www.judsontechnologies.com
www.kangjuoptical.com
www.kantner-praezisionsoptik.de
www.keii.com.cn
www.ketek.net
www.knightoptical.com
www.kolmartech.com
www.konicaminolta.com
www.kreutzpointner.de
www.labo.de
www.landinst.co, www.landinst.com
www.landinst.nl
www.laser2000.de
www.laseralignment.net
www.lasercomponents.com
www.laserfocusworld.com
www.lastek.com.au
www.lehrbuch-photovoltaik.de
www.leibniz-transfer.de
www.lensation.de
www.lirkorea.com
www.lockheedmartin.com
www.lumasenseinc.com
www.made-in-china.com
www.magnity.com.cn
www.maintenance.org
www.manualslib.com
www.mechvac.org
www.medical-universe.net
www.meditherm.com
www.medmis.hu
www.medwayoptics.com
www.melexis.com
www.micro-epsilon.com
www.mikrosens.com.tr
www.milwaukeetool.com
www.mimi.hu
www.mitsubishielectric.com
www.mtholyoke.edu
www.myflukestore.com
www.nap.edu
www.napelemguru.hu
www.napelemklub.hu
www.nationalinfrared.com
www.nauticexpo.com
www.ncbi.nlm.nih.gov
www.ndt.net

www.teledyne-si.com
www.teledynedalsa.com
www.terapeak.com
www.termografia.com
www.testengineeringservices.co.uk
www.testo.com, www.testo.de
www.testolimited.com
www.testoon.com
www.testrent.com
www.thermal.com
www.thermascan.com
www.thermografie-dienstleistung.de
www.thermografie-xtra.de
www.thermografie.co.at
www.thermografiezentrum.de
www.thermokameras.com
www.thermology.com
www.thermosense.co.uk
www.thermotemp.de
www.thermoview.ru
www.thermoworks.com
www.theschoolrun.com
www.thorlabs.com
www.thorlabs.de
www.ti.com
www.tme.eu
www.tmvss.cz
www.tristatemachinerydismantlers.com
www.trotec24.com
www.tvwbuende.de
www.tydexoptics.com
www.u-optics.com
www.ulirvision.co.uk
www.ulis-ir.com
www.unitedinfrared.com
www.us.flukecal.com
www.us.schott.com
www.varmekamera.se
www.vilaglex.hu
www.vision-systems.com
www.vision.fraunhofer.de
www.vitron.de
www.waermebilder.info
www.wavelength-oe.com
www.webklik.nl
www.williamsonir.com
www.workswell-thermal-camera.com
www.x20.org
www.xenics.com
www.yesoptics.com
www.youtube.com
www.zeiss.com, www.zeiss.de
www.zoldvillany.hu/tudastar
www2.l-3com.com/itc

Verzeichnis der Abbildungen

Abb.	Seite	Bezeichnung

Quellen der Abbildungen

Quellen der Abbildungen

A1 Nils Bohr Archive, Photo A114, mit freundlicher Genehmigung des Niels Bohr Archive, Blegdamsvej 17, DK-2100 Copenhagen, Denmark, 2018

A2 Nach Bild von Theo Schafgans (1859–1907), Bonn; Heliogravüre by Meisenbach, Riffarth & Co. Berlin., Eingescannt, bearbeitet und hochgeladen durch Kuebi = Armin Kübelbeck - Zeitschrift für Physikalische Chemie, Band 21, 1896, https://upload.wikimedia.org/wikipedia/commons/d/d4/Rudolf_Clausius_01.jpg (heruntergeladen: 06.08.2017), als gemeinfrei gekennzeichnet, Details unter https://commons.wikimedia.org/w/index.php?curid=12026179 (Ausschnitt, durch Autor bearbeitet)

A3 Jules Boilly „Joseph Fourier", https://commons.wikimedia.org/wiki/File:Joseph_Fourier.jpg (heruntergeladen: 06.08.2017), als gemeinfrei gekennzeichnet, Details unter Wikimedia Commons https://commons.wikimedia.org/wiki/Template:PD-old

A4 Internet Archive Book Images, Image from page 442 of „Library of the world's best literature, ancient and modern" (1902), Identifier: libraryofworldsbv18warn, Title: Library of the world's best literature, ancient and modern, Year: 1902 (1900s), Authors: Warner, Charles Dudley, 1829-1900 Mabie, Hamilton Wright, 1846-1916 Runkle, Lucia Isabella (Gilbert), 1844-, Publisher: New York : J.A. Hill & Company, Contributing Library: Brigham Young University Hawaii, Joseph F. Smith Library, Digitizing Sponsor: Consortium of Church Libraries and Archives, https://www.flickr.com/photos/internetarchivebookimages/14764017612/in/photostream/ (heruntergeladen: 14.12.2018), keine bekannten Urheberrechtseinschränkungen (Ausschnitt, durch Autor bearbeitet)

A5 K. Schönbauer „Jozef Stefan", https://commons.wikimedia.org/wiki/File:Jozef_Stefan.jpg (heruntergeladen: 23.11.2017), als gemeinfrei gekennzeichnet, Details unter Wikimedia Commons: https://commons.wikimedia.org/wiki/Template:PD-1923

A6 Jahr und Autor unbekannt, „Boltzmann2", https://commons.wikimedia.org/wiki/File:Boltzmann2.jpg (heruntergeladen: 23.11.2017), als gemeinfrei gekennzeichnet, Details unter Wikimedia Commons: https://commons.wikimedia.org/wiki/Template:PD-US

A7 erstellt in Anlehnung an mehrere Quellen (Produktbeschreibungen), u.a. http://d-m00n.chat.ru/vega/images/products/components/Bb3200pg.jpg (heruntergeladen: 04.08.2018) VEGA International Inc, 350 Fifth Ave., Suite 6701, New York, NY 10118 (vegaint@aol.com)

A8 Jahr und Autor unbekannt, credited to Transocean Berlin (see imprint in the lower right corner), „Max Planck (1858-1947)", https://commons.wikimedia.org/wiki/File:Max_Planck_(1858-1947).jpg (heruntergeladen: 10.12.2018), als gemeinfrei gekennzeichnet, Details auf Wikimedia Commons: https://commons.wikimedia.org/wiki/Template:PD-anon-70 (Ausschnitt, durch Autor bearbeitet)

A9 https://commons.wikimedia.org/wiki/File:BlackbodySpectrum_loglog_150dpi_de.png (heruntergeladen: 22.07.2015), „BlackbodySpectrum loglog 150dpi de", https://creativecommons.org/licenses/by-sa/3.0/legalcode, Einfügung zusätzlicher Kurve und des Wienschen Verschiebungsgesetzes durch Autor

A10 „Wilhelm Wien 1911", https://commons.wikimedia.org/wiki/File:Wilhelm_Wien_1911.jpg, Jahr und Autor unbekannt (heruntergeladen: 23.11.2017), als gemeinfrei gekennzeichnet, Details unter Wikimedia Commons: https://commons.wikimedia.org/wiki/Template:PD-old

A11 Jahr und Autor unbekannt, „JHLambert", https://commons.wikimedia.org/wiki/File:JHLambert.jpg (heruntergeladen: 23.11.2017), als gemeinfrei gekennzeichnet, Details unter Wikimedia Commons: https://commons.wikimedia.org/wiki/Template:PD-old

A12 erstellt unter Verwendung von „Abb. 3: Spektraler Emissionsgrad einiger Nichtmetalle" aus [T167], mit freundlicher Unterstützung der InfraTec GmbH, Dresden, Deutschland, www.InfraTec.de, Neuzeichnung durch Autor

A13 erstellt unter Verwendung von „Abb. 6: Spektraler Emissionsgrad von Metallen und anderen reinen Stoffen" aus [T167], mit freundlicher Unterstützung der InfraTec GmbH, Dresden, Deutschland, www.InfraTec.de, Neuzeichnung durch Autor

A14 Smithsonian Libraries „Gustav Robert Kirchhoff" (heruntergeladen: 24.11.2017), https://commons.wikimedia.org/wiki/File:Gustav_Robert_Kirchhoff.jpg, als gemeinfrei gekennzeichnet, Details auf Wikimedia Commons: https://commons.wikimedia.org/wiki/Template:PD-old

A15 erstellt unter Verwendung von „Abb. 7: Spektraler Emissions-, Transmissions- und Reflexionsgrad von Glas" aus [T167], mit freundlicher Unterstützung der InfraTec GmbH, Dresden, Deutschland, www.InfraTec.de, Neuzeichnung durch Autor

A16 erstellt unter Verwendung von „Transmission of a 'Midlatitude Summer' Atmosphere (horizontally)" aus [T144], mit freundlicher Genehmigung von Prof. Dr. Lutz Bannehr, Beschriftung durch Autor

Quellen der Abbildungen (Fortsetzung)

A17 erstellt unter Verwendung von „Abb. 12: Strahlungs-Temperatur-Kennlinien für verschiedene Spektralbereiche" aus [T167], mit freundlicher Unterstützung der InfraTec GmbH, Dresden, Deutschland, www.InfraTec.de, Neuzeichnung durch Autor

A18 Christian Albrecht Jensen creator QS:P170,Q21055, „Carl Friedrich Gauss", https://commons.wikimedia.org/wiki/File:Carl_Friedrich_Gauss.jpg (heruntergeladen: 07.08.2017), als gemeinfrei gekennzeichnet, Details auf Wikimedia Commons: https://commons.wikimedia.org/wiki/Template:PD-old (Grautondarstellung durch Autor)

A19 https://commons.wikimedia.org/wiki/File:Verzeichnung3.png (heruntergeladen: 22.11.2015), Fantagu, „Verzeichnung3", als gemeinfrei gekennzeichnet, Details auf Wikimedia Commons: https://commons.wikimedia.org/wiki/Template:PD-self

A20 erstellt unter Verwendung von „Grenzen der Auflösung durch Beugung" aus [T51], mit freundlicher Genehmigung von Dr. Bernd Schönbach, editiert durch Autor

A21 „John William Strutt", https://commons.wikimedia.org/wiki/File:John_William_Strutt.jpg (heruntergeladen: 07.08.2017), als gemeinfrei gekennzeichnet, Details auf Wikimedia Commons: https://commons.wikimedia.org/wiki/Template:PD-US (Ausschnitt durch Autor)

A22 Emil Tesch (1860-1931), German photographer, Heliogravure: Georg Büxenstein & Co., „Ernst Abbe (Heliogravure Emil Tesch)", https://commons.wikimedia.org/wiki/File:Ernst_Abbe_(Heliogravure_Emil_Tesch).png (heruntergeladen: 25.11.2017), als gemeinfrei gekennzeichnet, Details auf Wikimedia Commons: https://commons.wikimedia.org/wiki/Template:PD-1923 (Ausschnitt durch Autor bearbeitet)

A23 erstellt unter Verwendung von „Beugung an einer Kreisblende" aus [T51], mit freundlicher Genehmigung von Dr. Bernd Schönbach, editiert und ergänzt durch Autor

A24 erstellt unter Verwendung von „Beugungsbegrenzte Auflösung - Rayleigh-Kriterium" aus [T51], mit freundlicher Genehmigung von Dr. Bernd Schönbach, editiert durch Autor

A25 „Optiken (umschaltbar)" aus [P108], mit freundlicher Genehmigung der Optris GmbH, Berlin, Deutschland, www.optris.de

A26 „Velleman DVM77N" (heruntergeladen: 07.08.2017), webaruhaz.permanent.hu/termek_kepek/velleman/muszerek/specialis_muszerek/DVM77N/dvm77n.jpg, mit freundlicher Genehmigung von Velleman, Gavere, Belgium www.velleman.eu

A27 „ST485", www.abako.hu/electronic/images/st485_or.jpg (heruntergeladen: 30.12.2016), mit freundlicher Genehmigung der Lombik Kft., Budapest, Ungarn, www.lombik.hu

A28 „optris® LS LT" aus [P108], mit freundlicher Genehmigung der Optris GmbH, Berlin, Deutschland, www.optris.de

A29 „IRK-2_03", www.thermoworks.com/assets/images/products/IRK-2_03.jpg, mit freundlicher Genehmigung von ThermoWorks, American Fork, USA, www.thermoworks.com

A30 „Überblick über Infrarot (IR) Materialien", www.ii-vi.de/Optical-Materials/images/materials.jpg (heruntergeladen: 29.12.2016), mit freundlicher Genehmigung der II-VI GmbH, Weiterstadt, Deutschland, www.ii-vi.com

A31 erstellt unter Verwendung von znse_transmission.jpg aus [P175], mit freundlicher Genehmigung der II-VI GmbH, Weiterstadt, Deutschland, www.ii-vi.com, Neuzeichnung durch Autor

A32 Didier Descouens: Quarz auch Bergkristall genannt, Fundort Minas Gerais Brasilien, 18x15 cm, https://commons.wikimedia.org/wiki/File:Quartz_Brésil.jpg (heruntergeladen: 16.12.2018), https://creativecommons.org/licenses/by-sa/4.0/legalcode

A33 Giovanni Dall'Orto, „9104 - Milano - Museo storia naturale - Fluorite - Foto Giovanni Dall'Orto 22-Apr-2007", https://commons.wikimedia.org/wiki/File:9104_-_Milano_-_Museo_storia_naturale_-_Fluorite_-_Foto_Giovanni_Dall'Orto_22-Apr-2007.jpg (heruntergeladen: 22.11.2017), Details der Lizenz auf https://creativecommons.org/licenses/by-sa/2.5/it/deed.en, mit freundlicher Genehmigung von Giovanni Dall'Orto

A34 Originaler Hochlader: Jlorenz1@web.de auf der deutschen Wikipedia, Originaltext: Ölbild im Familienbesitz (1932), „ThomasSeebeck", https://commons.wikimedia.org/wiki/File:ThomasSeebeck.jpg (heruntergeladen: 07.04.2016), als gemeinfrei gekennzeichnet, Details auf Wikimedia Commons: https://commons.wikimedia.org/wiki/Template:PD-old (Ausschnitt durch Autor)

A35 https://image.slidesharecdn.com/vaisalagm10microglowsemiconeuropa2013-131014232733-phpapp02/95/optical-co2-module-with-chiponboard-mems-components-and-injectionmolded-plastic-optics-13-638.jpg?cb=1381795670 (heruntergeladen: 22.09.2015), mit freundlicher Genehmigung der Vaisala Oyj, Vantaa, Finnland, www.vaisala.com (editiert durch Autor)

Quellen der Abbildungen (Fortsetzung)

A36 „Bild 13.89: Detailaufnahme einer Bi/Sb-Sb-Dünnschicht-Thermokette auf einer 50nm dicken Zelluloseacetatmembran (PTI/IPHT Jena, 1982)" aus [T59], mit freundlicher Genehmigung des Leibniz-Institut für Photonische Technologien, Jena , Deutschland, www.leibniz-ipht.de

A37 Pyroelektrischer Detektor mit Fabry-Perot-Filter, CAD-Darstellung, Infratec GmbH, mit freundlicher Unterstützung der InfraTec GmbH, Dresden, Deutschland, www.InfraTec.de, editiert durch Autor

A38 Infratec GmbH LRM254 Detektor, 52384555f6.jpg (heruntergeladen: 02.04.2016), mit freundlicher Unterstützung der InfraTec GmbH, Dresden, Deutschland, www.InfraTec.de

A39 Abbildung: Figure 5. SEM image of microbolometer device aus Myung-Soo Han, Dae Hyeon Kim, Hang Ju Ko, Heetae Kim: Vanadium Oxide Microbolometer Using ZnO Sandwich Layer (Research Paper Applied Science and Convergence Technology Vol.24 No.5, September 2015, pp.178~183), http://businessdocbox.com/docs-images/74/71390593/images/4-0.jpg (heruntergeladen: 20.08.2018), mit freundl. Genehmigung von Heetae Kim, Rare Isotope Science Project, Institute for Basic Science, Daejeon, Rep. of Korea

A40 Bolometer, https://cdn.sparkfun.com//assets/parts/3/3/5/1/09570-01.jpg (heruntergeladen: 14.12.2016), mit freundlicher Genehmigung der SparkFun Electronics, Colorado, USA, www.sparkfun.com

A41 Thorlabs VML10T0 VML10T4, https://www.thorlabs.com/images/GuideImages/11321_VML10T0_VML10T4_SGL.jpg (heruntergeladen: 17.12.2018), mit freundlicher Genehmigung der Thorlabs GmbH, Dachau/München, Deutschland, www.thorlabs.com

A42 A5-FO with background, als Grafikdatei A5-FO_with_background.jpg von AST bereitgestellt, mit freundlicher Genehmigung von Accurate Sensors Technologies Ltd., Misgav, Israel, www.accuratesensors.com

A43 Optris GmbH CTratio, CT1M_ratiofreigestellt.jpg (heruntergeladen: 08.04.2016), mit freundlicher Genehmigung der Optris GmbH, Berlin, Deutschland, www.optris.de

A44 Quotienten-Pirometer Keller MSR GmbH, quotienten-pirometer-14914-8376220.jpg (heruntergeladen: 08.04.2016), mit freundl. Genehmigung der Keller HCW GmbH, Ibbenbüren, Deutschland, www.keller.de

A45 „Nächtliche Fotografie", mit freundlicher Genehmigung der PIM Professionelle Industrie-Messtechnik GmbH, Budapest, Ungarn, www.pim-ltd.hu

A46 „Nachtaufnahme mit VarioCAM hr research 780", mit freundlicher Genehmigung der PIM Professionelle Industrie-Messtechnik GmbH, Budapest, Ungarn, www.pim-ltd.hu

A47 Automationslösungen von InfraTec, IR-Kamera für Überwachung, 9e3fcc733e.gif (heruntergeladen: 21.04.2016), mit freundl. Unterstützung der InfraTec GmbH, Dresden, Deutschland, www.InfraTec.de

A48 Automationslösungen von InfraTec, IR-Kamera für Wasserschutz, 0df99f1800.gif (heruntergeladen: 21.04.2016), mit freundl. Unterstützung der InfraTec GmbH, Dresden, Deutschland, www.InfraTec.de

A49 BMW Nightvision System, www.bmw.com/_common/shared/newvehicles/x/x5/2013/showroom/driver_assistance/night_vision_dynamic_spot-02.jpg (heruntergeladen: 25.12.2015), mit freundlicher Genehmigung der BMW Group, München, Deutschland, www.bmwgroup.com

A50 www.autoliv.com/ProductsAndnnovations/ActiveSafetySystems/Pages/NightVisionSystems.aspx (heruntergeladen: 17.07.2017), mit freundl. Genehmigung von Veoneer, Stockholm, Schweden, www.veoneer.com

A51 InfraTec GmbH VarioCAM® hr head, InfraTec_VarioCAM_hr_head_web.jpg (heruntergeladen: 12.04.2016), mit freundlicher Unterstützung der InfraTec GmbH, Dresden, Deutschland, www.InfraTec.de

A52 InfraTec GmbH VarioCAM® hr research, InfraTec_VarioCAM_hr_web.jpg (heruntergeladen: 12.04.2016), mit freundlicher Unterstützung der InfraTec GmbH, Dresden, Deutschland, www.InfraTec.de

A53 „Jenoptik VarioSCAN" als Grafikdatei von Infratec bereitgestellt, mit freundlicher Unterstützung der InfraTec GmbH, Dresden, Deutschland, www.InfraTec.de

A54 Guide C640, als Grafikdatei von Guide Infrared bereitgestellt, mit freundlicher Genehmigung von GUIDE Infrared, Wuhan, P.R.China, www.guideir.com

A55 „Jenoptik VarioCAM® HD" als Grafikdatei von Infratec bereitgestellt, mit freundlicher Unterstützung der InfraTec GmbH, Dresden, Deutschland, www.InfraTec.de

A56 „InfraTec ImageIR®" als Grafikdatei von Infratec bereitgestellt, mit freundlicher Unterstützung der InfraTec GmbH, Dresden, Deutschland, www.InfraTec.de

A57 „Fig. 11. Microbolometer as manufactured, and as used a) Scanning electron microscope (SEM)", https://www.jvejournals.com/article/15829/fig28 (heruntergeladen: 20.12.2018), aus [T30] (This is an open access article distributed under the Creative Commons Attribution License, which permits unrestricted use, distribution, and reproduction in any medium, provided the original work is properly cited.)

Quellen der Abbildungen (Fortsetzung)

A58 BAE Systems, Thermokameramodul (heruntergeladen: 12.04.2016), www.baesystems.com/en/download-en/multimediaimage/webImage/20151116093433/1434554908347.jpg, mit freundlicher Genehmigung von BAE Systems, Hampshire, England, www.baesystems.com

A59 „128/spl times/128-pixel microbolometer focal plane array (FPA)", from publication: IEEE Electron Device Letters, Volume: 21 Issue: 5, May 2000 „Performance of microbolometer focal plane arrays under varying pressure", https://encrypted-tbn1.gstatic.com/images?q=tbn:ANd9GcSmmT6QIA3VZ74bKCHPe1hefFvlLIFsr0nrg6g0CIxMfCS4a5OQ (heruntergeladen: 07.08.2017), mit freundlicher Genehmigung von Dr. Pavel Neužil, Central European Institute of Technology, Brno, Tschechische Republik, www.ceitec.vutbr.cz

A60 „Figure 2-2: Enlarged photograph of photosensitive area (bolometer)" aus www.hamamatsu.com/resources/pdf/ssd/e07_handbook_Thermal_detectors.pdf [T179], mit freundlicher Genehmigung von Hamamatsu Photonics K.K., www.hamamatsu.com

A61 „Fig. 26. Commercial bolometer design: (b) a−Si bolometer from Ulis" von Seite 297 aus [T13], mit freundlicher Genehmigung von Prof. Antoni Rogalski

A62 „Fig. 26. Commercial bolometer design: (a) VO x bolometer from BAE" von Seite 297 aus [T13], mit freundlicher Genehmigung von Prof. Antoni Rogalski

A63 25x25µm Si-Dioden-Bolometer von Mitsubishi, aus [T172], mit freundlicher Genehmigung der Wiley-VCH Verlages, Weinheim, Deutschland, www.wiley-vch.de

A64 „Fig. 26. Commercial bolometer design: (c) VO x umbrella design bolometer from DRS" von Seite 297 aus aus [T13], mit freundlicher Genehmigung von Prof. Antoni Rogalski

A65 „Fig. 26. Commercial bolometer design: (d) VO x bolometer from Raytheon" von Seite 297 aus [T13], mit freundlicher Genehmigung von Prof. Antoni Rogalski

A66 „Figure 2: Left: a micrograph of a 12µm array of microbolometers on a VGA array, from the LETI group 2014 (Becker et al 2012 Fig 2). aus [T127], mit freundlicher Genehmigung von SPIE, www.spie.org

A67 „Fig. 39. 2048×1536 uncooled VO x microbolometers with 17−µm pixel pitch on a 200 mm wafer (after Ref. 112)" von Seite 304 aus [T13], mit freundlicher Genehmigung von Prof. Antoni Rogalski

A68 „SEM-Aufnahme: Der Indium-Kugeln-Mittenabstand beträgt 24 µm" aus [T184], mit freundlicher Genehmigung des Leibniz-Institut für Photonische Technologien, Jena, Deutschland, www.leibniz-ipht.de

A69 „Figure 11. Photo of a 1024 x 1024 Si:As IBC SCA. This SCA has been selected for the MIRI instrument on JWST." aus [T171], mit freundlicher Genehmigung von SPIE, www.spie.org

A70 www.flir.com/uploadedImages/OEM/Products/FPAs/FLIR-FPAs.jpg (heruntergeladen: 07.12.2015), © 2019 FLIR Systems, Inc. All rights reserved. Mit freundlicher Genehmigung von FLIR Systems, Inc., Wilsonville, USA, www.flir.com

A71 http://www.scd.co.il/SCD/UploadFiles/pgallery/20144716501521.jpg (heruntergeladen: 17.04.2016), mit freundlicher Genehmigung von SemiConductor Devices, Misgav, Israel, www@scd.co.il

A72 4096x4096 pixel 10 µm MCT (Teledyne), von Teledyne als Grafikdatei bereitgestellt, mit freundlicher Genehmigung von Teledyne Imaging Sensors (TIS), Camarillo, USA, www.teledyne-si.com, Ausschnitt durch Autor bearbeitet

A73 www.teledyne-si.com/images/ps-fpa.jpg (heruntergeladen: 17.04.2016), mit freundlicher Genehmigung von Teledyne Imaging Sensors (TIS), Camarillo, USA, www.teledyne-si.com

A74 Technifab detector-dewar, https://technifab.com/media/cryogenics/2015/09/detector-dewar-photo-2.jpg (heruntergeladen: 06.02.2017), mit freundlicher Genehmigung von Technifab Products, Inc., Brazil, USA, https://Technifab.com

A75 www.hofstragroup.com/media/product_images/productimage-picture-amber-engineering-insb-infrared-focal-plane-array-camera-90_jpg_280x186_q85.jpg (heruntergeladen: 09.07.2016), mit freundlicher Genehmigung von Hofstra Group, Boston, USA, https://hofstragroup.com/

A76 historische Thermokamerasammlung der Infratec GmbH, Dresden, Deutschland, www.InfraTec.de, eigene Fotografie des Autors

A77 Jahr und Autor unbekannt, „Robert Stirling", https://commons.wikimedia.org/wiki/File:Robert_Stirling.jpg (heruntergeladen: 25.11.2017), als gemeinfrei gekennzeichnet, Details auf Wikimedia Commons: https://commons.wikimedia.org/wiki/Template:PD-old (Ausschnitt durch Autor)

A78 Louis-Léopold Boilly creator QS:P170,Q715909 gravure d'après ..., „Sadi Carnot Boilly 1813", https://commons.wikimedia.org/wiki/File:Sadi_Carnot_Boilly_1813.jpg (heruntergeladen: 07.08.2017), als gemeinfrei gekennzeichnet, Details auf Wikimedia Commons: https://commons.wikimedia.org/wiki/Template:PD-old (Ausschnitt durch Autor)

Quellen der Abbildungen (Fortsetzung)

A79 Jahr und Autor unbekannt, „Carl von Linde 1925“, https://commons.wikimedia.org/wiki/File:Carl_von_Linde_1925.jpg (heruntergeladen: 10.11.2015), als gemeinfrei gekennzeichnet, Details auf Wikimedia Commons: https://commons.wikimedia.org/wiki/Template:PD-anon-70 (Ausschnitt durch Autor)

A80 www.sofradir.com/wp-content/uploads/2013/09/mars-lw.jpg (heruntergeladen: 17.12.2015), mit freundlicher Genehmigung von ULIS - SOFRADIR, Veurey Voroize, Frankreich, www.ulis-ir.com

A81 www.sofradir.com/wp-content/uploads/2014/05/DAPHNIS-012-215x248.jpg (heruntergeladen: 11.03.2019), mit freundlicher Genehmigung von ULIS - SOFRADIR, Veurey Voroize, Frankreich, www.ulis-ir.com

A82 SemiConductor Devices Blackbird, www.scd.co.il/SCD/UploadFiles/pgallery/scd-blackbird.jpg (heruntergeladen: 21.04.2016), mit freundlicher Genehmigung von SemiConductor Devices, Misgav, Israel, www@scd.co.il

A83 www.sofradir.com/wp-content/uploads/2014/02/scorpio-mw-033.jpg (heruntergeladen: 27.12.2015), mit freundlicher Genehmigung von ULIS - SOFRADIR, Veurey Voroize, Frankreich, www.ulis-ir.com

A84 Guide PC615-RS046, www.gst-ir.com/Uploadfiles/m_user/Unit_934823954/User_2010041616344060350/PC615-RS046.png (heruntergeladen: 28.12.2015), mit freundlicher Genehmigung von GUIDE Infrared, Wuhan, P.R.China, www.guideir.com

A85 Guide PRS058, www.gst-ir.com/Uploadfiles/m_user/Unit_934823954/User_2010041616344060350/PRS058.png (heruntergeladen: 28.12.2015), mit freundlicher Genehmigung von GUIDE Infrared, Wuhan, P.R.China, www.guideir.com

A86 unbekannter Künstler aus dem XIX Jahrhundert, „Jean Charles Athanase Peltier“, https://commons.wikimedia.org/wiki/File:Jean_Charles_Athanase_Peltier.jpg (heruntergeladen: 21.12.2018), als gemeinfrei gekennzeichnet, Details auf Wikimedia Commons: https://commons.wikimedia.org/wiki/Template:PD-old (Ausschnitt durch Autor)

A87 obere Fotografie auf 2. Seite (Detektor mit dreistufiger Peltierkühlung) aus Produktkatalog „Infrared Detectors Room Temperature and TE-Cooled, VIGO System”, www.boselec.com/wp-content/uploads/Linear/Vigo/VigoLiterature/BEC-Vigo-IR-Detector-Catalog-02-17-18.pdf (heruntergeladen: 26.02.2019), mit freundlicher Genehmigung von VIGO System S.A Ożarów Mazowiecki, Polen, https://vigo.com.pl

A88 Figure 1-6 Transmittance of various optical materials aus [T175], mit freundlicher Genehmigung von Hamamatsu Photonics K.K., Hamamatsu City, Japan, www.hamamatsu.com, editiert/ergänzt durch Autor

A89 „Linsen aus Bariumfluorid”, www.edmundoptics.com/images/catalog/1007471.jpg (heruntergeladen: 11.10.2015), mit freundlicher Genehmigung von Edmund Optics, Mainz, Deutschland, www.edmundoptics.eu

A90 „Kristalliner Cadmium-Barren, Reinheit 99,999 %. Hergestellt in einer Salzschmelze. Für den Größenvergleich wurde ein 1 cm3 Cadmium-Würfel hinzugefügt.” (heruntergeladen: 18.02.2019), https://upload.wikimedia.org/wikipedia/commons/b/b5/Cadmium-crystal_bar.jpg, mit freundlicher Genehmigung von Heinrich Pniok, Deutschland, Lizenz FAL, Details unter http://artlibre.org/licence/lal/de/)

A91 W. Oelen „Gallium arsenide crystal“, https://commons.wikimedia.org/wiki/File:Gallium_arsenide_crystal.jpg (heruntergeladen: 22.12.2018), lizenziert unter CC BY-SA 3.0, Details unter https://creativecommons.org/licenses/by-sa/3.0/legalcode

A92 http://images-of-elements.com/germanium-4.jpg (heruntergeladen: 13.11.2015) von http://images-of-elements.com/germanium.php, lizenziert unter CC BY-SA 3.0, Details unter https://creativecommons.org/licenses/by-sa/3.0/legalcode

A93 „Linsen aus Germanium”, www.edmundoptics.com/images/catalog/1007269.jpg (heruntergeladen: 11.10.2015), mit freundl. Genehmigung von Edmund Optics, Mainz, Deutschland, www.edmundoptics.eu

A94 „Crystal Growth”, www.ispoptics.com/admuploads/image/glass_block.jpg (heruntergeladen: 11.10.2015), mit freundlicher Genehmigung von ISP Optics Corporation, Riga, Littauen, www.ispoptics.com

A95 „Linsen aus Kaliumbromid”, www.edmundoptics.com/images/catalog/1006113.jpg (heruntergeladen: 11.10.2015), mit freundl Genehmigung von Edmund Optics, Mainz, Deutschland, www.edmundoptics.eu

A96 André Karwath aka Aka „Sylvin (aka)“, https://commons.wikimedia.org/wiki/File:Sylvin_(aka).jpg) (heruntergeladen: 22.12.2018), lizenziert unter Creative Commons Attribution-Share Alike 2.5 Generic, Details unter https://creativecommons.org/licenses/by-sa/2.5/legalcode (Ausschnitt durch Autor)

A97 www.knightoptical.com/_public/images/category/fullsize_1383136516_knightoptical13.jpg (heruntergeladen: 11.10.2015), mit freundlicher Genehmigung von Knight Optical (UK) Ltd., Harrietsham, England, www.knightoptical.com

Quellen der Abbildungen (Fortsetzung)

A98 Giovanni Dall'Orto, „9104 - Milano - Museo storia naturale - Fluorite - Foto Giovanni Dall'Orto 22-Apr-2007“, https://commons.wikimedia.org/wiki/File:9104_-_Milano_-_Museo_storia_naturale_-_Fluorite_-_Foto_Giovanni_Dall'Orto_22-Apr-2007.jpg (heruntergeladen: 22.11.2017), mit freundlicher Genehmigung von Giovanni Dall'Orto, Details der Lizenz auf https://creativecommons.org/licenses/by-sa/2.5/it/deed.en

A99 www.knightoptical.com/_public/images/category/fullsize_1383136098_biconvexlensgroup.cat17.jpg (heruntergeladen: 11.10.2015), mit freundlicher Genehmigung von Knight Optical (UK) Ltd., Harrietsham, England, www.knightoptical.com

A100 „Biotain Crystal", www.crystal-material.com/uploads/allimg/131021/1-131021152256231.jpg (heruntergeladen: 11.10.2015), mit freundlicher Genehmigung der Biotain Crystal Hongkong Co. Limited, Hongkong, P.R.China, www.crystal-material.com

A101 „Lences made from magnesium fluoride" als Grafikdatei (P8031658.jpg) durch CRYSTRAN bereitgestellt), mit freundlicher Genehmigung der CRYSTRAN Ltd., Dorset, England, www.crystran.co.uk

A102 http://inherne.net/wp-content/uploads/2014/08/das_weisse_gold_der_kelten_copyright_Thomas-Schmidt_Stadt_Herne_006.jpg (heruntergeladen: 03.11.2018), mit freundlicher Genehmigung von Thomas Schmidt, Stadt Herne, Deutschland

A103 „Linsen aus Natriumchlorid", www.edmundoptics.com/images/catalog/1006116.jpg (heruntergeladen: 11.10.2015), mit freundl. Genehmigung von Edmund Optics, Mainz, Deutschland, www.edmundoptics.eu

A104 Parent Géry „Saphir, amazonite, biotite 4“, https://commons.wikimedia.org/wiki/File:Saphir,_amazonite,_biotite_4.jpg (heruntergeladen: 02.12.2015), lizenziert unter Creative Commons Attribution-Share Alike 3.0 Unported, Details unter https://creativecommons.org/licenses/by-sa/3.0/legalcode (Ausschnitt durch Autor)

A105 Enricoros auf der englischen Wikipedia „SiliconCroda“, https://commons.wikimedia.org/wiki/File:SiliconCroda.jpg (heruntergeladen: 19.04.2016), von Urheber als gemeinfrei veröffentlicht, Details auf Wikimedia Commons: https://commons.wikimedia.org/wiki/Template:PD-user (Ausschnitt durch Autor)

A106 „Edmund Optics, Linsen aus Silizium", www.edmundoptics.com/images/catalog/1007827.jpg (heruntergeladen: 11.10.2015), mit freundlicher Genehmigung von Edmund Optics, Mainz, Deutschland, www.edmundoptics.eu

A107 „KRS-5 Kristall", www.crystaltechno.com/Img/KRS5Blanks.jpg (heruntergeladen: 11.10.2015), mit freundlicher Genehmigung von Crystaltechno Ltd, Moskau, Russland, www.crystaltechno.com

A108 www knightoptical.com/_public/images/category/fullsize_1383135973_590fcs2500thalliumbromide.jpg (heruntergeladen: 11.10.2015), mit freundlicher Genehmigung von Knight Optical (UK) Ltd., Harrietsham, England, www.knightoptical.com

A109 „CVD ZnSe domes and lenses", https://upload.wikimedia.org/wikipedia/commons/a/a9/2_CVD_ZnSe_domes_and_lenses_Crystaltechno.jpg (heruntergeladen: 07.03.2019), mit freundlicher Genehmigung von Crystaltechno Ltd, Moskau, Russland, www.crystaltechno.com (durch Autor bearbeitet)

A110 Andreas Früh (Andel) „Sphalerite4", https://commons.wikimedia.org/wiki/File:Sphalerite4.jpg (heruntergeladen: 11.10.2015), lizenziert unter Creative Commons Attribution-Share Alike 3.0 Unported, Details unter https://creativecommons.org/licenses/by-sa/3.0/legalcode (Ausschnitt durch Autor)

A111 www.vitron.de/english/img/IR-Glas/UF_2_026.jpg (heruntergeladen: 11.10.2015), mit freundlicher Genehmigung von Vitron Spezialwerkstoffe GmbH, Jena-Maua, Deutschland, www.vitron.de

A112 www.schott.com/advanced_optics/images/w1280/scale/20170508-095658/w759/grafik_internal-transmission-of-infrared-glass.jpg (heruntergeladen: 21.12.2015), mit freundlicher Genehmigung der SCHOTT AG, Mainz, Deutschland, www.schott.com/advanced_optics

A113 „Infrared Chalcogenide Glasses", www.us.schott.com/advanced_optics/media/keyvisual/scale/w759/infrared-chalcogenide.jpg (heruntergeladen: 04.12.2015), mit freundlicher Genehmigung der SCHOTT AG, Mainz, Deutschland, www.schott.com/advanced_optics (Ausschnitt durch Autor)

A114 „Infrared Chalcogenide Glasses ©AGC Inc.",http://www.agc.com/en/products/electoric/detail/__icsFiles/afieldfile/2017/05/19/product_electoric10.jpg (heruntergeladen: 03.11.2018), mit freundlicher Genehmigung von AGC Inc. Tokyo, Japan, www.agc.com

A115 „Chalkogenid-Glas", www.edmundoptics.com/images/catalog/1007335.jpg (heruntergeladen: 11.10.2015), mit freundlicher Genehmigung von Edmund Optics, Mainz, Deutschland, www.edmundoptics.eu

A116 „Fig. 1. 2" LEC GaP ingot produced by ITME (Instytut Technologii Materiałów Elektronicznych, Poland)", aus [T100] (This is an open access article distributed under the Creative Commons Attribution License, which permits unrestricted use, distribution, and reproduction in any medium, provided the original work is properly cited.)

Quellen der Abbildungen (Fortsetzung)

A117 „Fig. 2. ZnSe (left) and GaP (rigth) optical elements of bichromatic lenses for VIS and MWIR application“ aus [T100] (This is an open access article distributed under the Creative Commons Attribution License, which permits unrestricted use, distribution, and reproduction in any medium, provided the original work is properly cited.) (Ausschnitt durch Autor)

A118 „Mikron SpyGlass™ Lens“ aus [P134], als Grafikdatei (01 - SpyGlass Viewport.tif) durch Lumasense bereitgestellt, mit freundlicher Unterstützung der LumaSense Technologies GmbH, Frankfurt/M., Deutschland, www.lumasenseinc.com

A119 „SpyGlass Lens in Use“ aus [P134], als Grafikdatei (02 - SpyGlass Viewport.tif) durch Lumasense bereitgestellt, mit freundlicher Unterstützung der LumaSense Technologies GmbH, Frankfurt/M., Deutschland, www.lumasenseinc.com

A120 „Thermal Image as Seen Through SpyGlass™ Lens“ aus [P134], mit freundlicher Unterstützung der LumaSense Technologies GmbH, Frankfurt/M., Deutschland, www.lumasenseinc.com

A121 „Mikron's 7600PRO with SpyGlass™ Lens“ aus [P134], als Grafikdatei (7600pro_w_SpyGlass.tif) durch Lumasense bereitgestellt, mit freundlicher Unterstützung der LumaSense Technologies GmbH, Frankfurt/M., Deutschland, www.lumasenseinc.com

A122 www.knightoptical.com/_public/images/customproduct/fullsize_1383220197_211longpassfilters.jpg (heruntergeladen: 11.10.2015), mit freundlicher Genehmigung von Knight Optical (UK) Ltd., Harrietsham, England, www.knightoptical.com

A123 www.knightoptical.com/_public/images/customproduct/fullsize_1383226143_187bandpassfiltergroup4.jpg (heruntergeladen: 11.10.2015), mit freundlicher Genehmigung von Knight Optical (UK) Ltd., Harrietsham, England, www.knightoptical.com

A124 „Spektralfilter“ als Grafikdatei (Spectral_filter.tif) durch Infratec GmbH bereitgestellt, mit freundlicher Unterstützung der InfraTec GmbH, Dresden, Deutschland, www.InfraTec.de, Ausschnitt durch Autor

A125 „Motorized Variable Two Wheels Attenuator 991-0602“, http://eksmaoptics.com/out/pictures/generated/product/1/420_400_75/991-0602.jpg (heruntergeladen: 11.10.2015), mit freundlicher Genehmigung der EKSMA Optics, Vilnius, Littauen, www.eksmaoptics.com

A126 „Spektralfilter“ als Grafikdatei (Spectral_filter.tif) durch Infratec GmbH bereitgestellt, mit freundlicher Unterstützung der InfraTec GmbH, Dresden, Deutschland, www.InfraTec.de

A127 Foto „EdgeBasic™“ auf Seite 90 aus Semrock Catralog 2019 (SemrockCatalog-2019.pdf, heruntergeladen 03.05.2019), mit freundlicher Genehmigung von IDEX Health & Science LLC (Eigentümer von Semrock), New York, USA, www.semrock.com

A128 Sichtfeld/Auflösungsrechner auf PIM GmbH Webseite, www.pim-kft.hu/szakmai-segitseg/mernoki-segedeszkozok/pixelmeret-latomezo-szamolo (heruntergeladen: 01.01.2016), Verfasser und Rechteinhaber Eric Rahne, mit freundlicher Unterstützung der PIM GmbH

A129 „Objektive“ als Grafikdatei (objektive.jpg) durch Infratec GmbH bereitgestellt, mit freundlicher Unterstützung der InfraTec GmbH, Dresden, Deutschland, www.InfraTec.de

A130 „Makroobjektiv f = 0,6 mm“ aus [T169], mit freundlicher Unterstützung der InfraTec GmbH, Dresden, Deutschland, www.InfraTec.de

A131 „Mikroskopobjektiv f = 1 mm“ aus [T169], mit freundlicher Unterstützung der InfraTec GmbH, Dresden, Deutschland, www.InfraTec.de

A132 „BritIR B1 / Guide B160“, als Grafikdatei durch Guide Infrared bereitgestellt, mit freundlicher Genehmigung von GUIDE Infrared, Wuhan, P.R.China, www.guideir.com

A133 „VarioCAM HD® research“ als Grafikdatei durch Infratec GmbH bereitgestellt, mit freundlicher Unterstützung der InfraTec GmbH, Dresden, Deutschland, www.InfraTec.de

A134 „Blende- und Filterrad“ aus [T169], mit freundlicher Unterstützung der InfraTec GmbH, Dresden, Deutschland, www.InfraTec.de

A135 HGH Infrared Systems DCN1000L Schwarzkörper-Hohlraumstrahler, aus [P16], mit freundlicher Genehmigung von von HGH Infrared System, Igny, Frankreich, www.hgh-infrared.com

A136 „Fluke 9133“ als Grafikdatei (Fc-9133_01a_c.jpg) durch Fluke Corporation Global Marketing Organization bereitgestellt, mit freundlicher Unterstützung der Fluke Corporation, Everett, USA, www.fluke.com

A137 „Lumasense Mikron M340“, als Grafikdatei (05 - Mikron M340 Blackbody.tif) durch Lumasense bereitgestellt, mit freundlicher Unterstützung der LumaSense Technologies GmbH, Frankfurt/M., Deutschland, www.lumasenseinc.com

A138 „DIAS Pyrotherm CS110“, www.industry-plaza.com/medias/9/1/7/000130719_product.jpg (heruntergeladen: 08.08.2017), mit freundlicher Genehmigung der DIAS Infrared GmbH, Dresden, Deutschland, www.dias-infrared.com

Quellen der Abbildungen (Fortsetzung)

A139 „ISOTECH Gemini R Model 976", als Grafikdatei (Gemini Blackbody.jpg) durch ISOTECH bereitgestellt, mit freundlicher Unterstützung durch Isothermal Technology Limited, Southport, England, www.isotech.co.uk

A140 „Heitronics Series SW10C", http://img.directindustry.com/images_di/photo-g/7039-4564301.jpg (heruntergeladen: 08.08.2017), mit freundl. Genehmigung der HEITRONICS Infrarot Messtechnik GmbH, Wiesbaden, Deutschland, www.heitronics.com

A141 „ISDC IR-564", als Grafikdatei (563564LIT.jpg) durch Infrared Systems Development Corp bereitgestellt, mit freundlicher Unterstützung der Infrared Systems Development Corp., Winter Park, USA, www.infraredsystems.com

A142 „Landcal P1600B2", https://www.ametek-land.com/-/media/ameteklandinstruments/products/calibration%20sources/p1600b2_3-4_view_840x630.png?h=630&la=en&w=840&hash=867374EA67CD5DC0CAFD58912DE3CA660196907E (heruntergeladen: 04.11.2018), mit freundlicher Genehmigung der AMETEK, Inc., Berwyn, USA, www.ametek.com

A143 „Lumasense M390", als Grafikdatei (06 - Mikron M390 Blackbody.tif) durch Lumasense bereitgestellt, mit freundlicher Unterstützung der LumaSense Technologies GmbH, Frankfurt/M., Deutschland, www.lumasenseinc.com

A144 Kalibrierlabor mit Referenzstrahlerkarussell und Klimaschrank, Bild1, aus [T167], mit freundlicher Unterstützung der InfraTec GmbH, Dresden, Deutschland, www.InfraTec.de

A145 Kalibrierlabor mit Referenzstrahlerkarussell und Klimaschrank, Bild2, aus [T167], mit freundlicher Unterstützung der InfraTec GmbH, Dresden, Deutschland, www.InfraTec.de

A146 Überlagerung und grafische Aufarbeitung folgender Quellen durch Autor:
Jahr und Autor unbekannt, „PSM V48 D333 Samuel Pierpont Langley", https://commons.wikimedia.org/wiki/File:PSM_V48_D333_Samuel_Pierpont_Langley.jpg (heruntergeladen: 18.12.2018), als gemeinfrei gekennzeichnet, Details auf Wikimedia Commons: https://commons.wikimedia.org/wiki/Template:PD-old, sowie:
Jahr und Autor unbekannt, „PSM V62 D336 Samuel Pierpont Langley", https://commons.wikimedia.org/wiki/File:PSM_V62_D336_Samuel_Pierpont_Langley.png (heruntergeladen: 18.12.2018), als gemeinfrei gekennzeichnet, Details auf Wikimedia Commons: https://commons.wikimedia.org/wiki/Template:PD-US

A147 „Fig.2" aus [T176], gemeinfrei auf Grund Zeitdauer seit Entstehungsdatum (>100 Jahre), durch Autor grafisch bearbeitet

A148 „Tihanyi Kálmán", als Grafikdatei (248 Tihanyi Kálmán.jpg) vom Postamúzeum zur Verfügung gestellt, mit freundlicher Genehmigung vom ungarischen Postmuseum (Postamúzeum), Budapest, Ungarn, www.postamuzeum.hu

A149 www.ti.com/corp/docs/company/history/timeline/defense/1960/images/66-flir_demo.jpg (heruntergeladen: 09.04.2016), mit freundlicher Genehmigung von Texas Instruments Incorporated, Dallas, USA, www.ti.com

A150 „Figure.1- The AGA Thermo vision equipment. Camera unit to the left and display unit to the right", https://encrypted-tbn2.gstatic.com/images?q=tbn:ANd9GcRIuaqTC5N6t9bO6v4wKMpcYKGTEGelfaReclCtekDXKu7ffowl (heruntergeladen: 07.07.2015) aus: Per Tiselius: Studies on Joint Temperature, Joint Stiffness and Muscle Weakness in Rheumatoid Arthritis: An Experimental and Clinical Investigation, Acta Rheumatologica Scandinavica, Vol. 14 (issue suppliment 14) pp. 1-106, DOI: 10.3109/rhe1.1969.14.suppl-14.01, published online: 10 Nov 2014, © Scandinavian Rheumatology Research Foundation, mit freundlicher Genehmigung von Taylor & Francis Ltd, http://www.tandfonline.com on behalf of Scandinavian Rheumatology Research Foundation

A151 „Inspection of a control system for lighthouses." aus: FLIR Systems Photographs from our company archives, © 2011 FLIR Systems, Inc., All rights reserved worldwide. Publ. No. T559629, rev. B, © 2019 FLIR Systems, Inc. All rights reserved. Mit freundlicher Genehmigung von FLIR Systems, Inc., Wilsonville, USA, www.flir.com

A152 „Infrared camera from 1958", von FLIR-AEIT, Trento 26/05/2017, Luca Maraviglia: „FLIR History in commercial IR", http://www.aeit-taa.org/Documenti/AEIT-TAA-2017-05-26-Affid-Man-Macch-Imp-El-FLIR-Maraviglia.pdf (heruntergeladen: 11.10.2017), © 2019 FLIR Systems, Inc. All rights reserved. Mit freundlicher Genehmigung von FLIR Systems, Inc., Wilsonville, USA, www.flir.com

A153 „Inspection of an electrical substation." aus: FLIR Systems Photographs from our company archives, © 2011 FLIR Systems, Inc., All rights reserved worldwide. Publ. No. T559629, rev. B, © 2019 FLIR Systems, Inc. All rights reserved. Mit freundlicher Genehmigung von FLIR Systems, Inc., Wilsonville, USA, www.flir.com

A154 „AGA Thermovision", www.webklik.nl/user_files/11188/1/18_05_2014/x2/X3/X4/KGrHqIOKo0E6e52W4SUBOypWbjo2w60_12.jpg (heruntergeladen: 07.07.2015), mit freundlicher Genehmigung des AGA Museum te Emmen, Emmen, Holland, www.aga-museum.nl (Ausschnitt, bearbeitet durch Autor)

Quellen der Abbildungen (Fortsetzung)

A155 „King Gustaf VI Adolf of Sweden inspecting an infrared camera." aus: FLIR Systems Photographs from our company archives, © 2011 FLIR Systems, Inc., All rights reserved worldwide. Publ. No. T559629, rev. B , © 2019 FLIR Systems, Inc. All rights reserved. Mit freundlicher Genehmigung von FLIR Systems, Inc., Wilsonville, USA, www.flir.com

A156 „Veterenarian inspection of lameness on a horse." aus: FLIR Systems Photographs from our company archives, © 2011 FLIR Systems, Inc., All rights reserved worldwide. Publ. No. T559629, rev. B, © 2019 FLIR Systems, Inc. All rights reserved. Mit freundlicher Genehmigung von FLIR Systems, Inc., Wilsonville, USA, www.flir.com

A157 „Inspection of a control system for lighthouses." aus: FLIR Systems Photographs from our company archives, © 2011 FLIR Systems, Inc., All rights reserved worldwide. Publ. No. T559629, rev. B, © 2019 FLIR Systems, Inc. All rights reserved. Mit freundlicher Genehmigung von FLIR Systems, Inc., Wilsonville, USA, www.flir.com

A158 „Inspection of an electrical substation." aus: FLIR Systems Photographs from our company archives, © 2011 FLIR Systems, Inc., All rights reserved worldwide. Publ. No. T559629, rev. B, © 2019 FLIR Systems, Inc. All rights reserved. Mit freundl. Genehmigung von FLIR Systems, Inc., Wilsonville, USA, www.flir.com

A159 „1. Thermogram (NORMAL mode) showing a power utility transformer" aus [P4], © 2019 FLIR Systems, Inc. All rights reserved. Mit freundlicher Genehmigung von FLIR Systems, Inc., Wilsonville, USA, www.flir.com

A160 „Here a general overview of the substation is shown on a thermo gram taken with the 20° lens" aus [P5], © 2019 FLIR Systems, Inc. All rights reserved. Mit freundlicher Genehmigung von FLIR Systems, Inc., Wilsonville, USA, www.flir.com

A161 „A close-up view for detailed study has been obtained using the 7° lens." aus [P5], © 2019 FLIR Systems, Inc. All rights reserved. Mit freundl. Genehmigung von FLIR Systems, Inc., Wilsonville, USA, www.flir.com

A162 „The thermal picture superimposed on part of the visual picture." aus [P5], © 2019 FLIR Systems, Inc. All rights reserved. Mit freundlicher Genehmigung von FLIR Systems, Inc., Wilsonville, USA, www.flir.com

A163 inneres Filterrad der AGA 750 Wärmebildkamera aus [P5], © 2019 FLIR Systems, Inc. All rights reserved. Mit freundlicher Genehmigung von FLIR Systems, Inc., Wilsonville, USA, www.flir.com

A164 http://teplonadzor.ru/wp-content/uploads/2012/12/image_0080.jpg (heruntergeladen: 04.08.2015), © 2019 FLIR Systems, Inc. All rights reserved. Mit freundlicher Genehmigung von FLIR Systems, Inc., Wilsonville, USA, www.flir.com

A165 „Termovisor AGEMA 470", https://produto.mercadolivre.com.br/MLB-859239310-termografia-termovisor-agema470-500oc-at-bt-lente-angular-_JM (heruntergeladen 11.11.2018), mit freundlicher Genehmigung von Jaques Townsend

A166 https://http2.mlstatic.com/termografia-termovisor-agema470-500oc-at-bt-lente-angular-D_NQ_NP_14474-MLB 20086465105_042014-F.jpg, (heruntergeladen 11.11.2018), mit freundlicher Genehmigung von Jaques Townsend

A167 Fotomontage, erstellt unter Verwendung von www.webklik.nl/user_files/11188/wolfbeck/c/1/2/Varme kamera_Aga_Agema_110_thermovision.jpg (heruntergeladen: 29.03.2016), mit freundlicher Genehmigung des AGA Museum te Emmen, Emmen, Holland, www.aga-museum.nl

A168 Fraser Castle „Agema Thermovision 510", http://www.eevblog.com/forum/thermal-imaging/agema-thermo vision-510-a-look-under-her-clothes-by-fraser/?action=dlattach;attach=294139;image (heruntergeladen: 11.11.2018), mit freundlicher Genehmigung von Fraser Castle, UK (Ausschnitt durch Autor bearbeitet)

A169 www.americaninfrared.com/Product/Images/510-I.jpg (heruntergeladen: 09.04.2016), mit freundlicher Genehmigung von American Infrared, Old Forge, USA, www.americaninfrared.com

A170 Matrixdetektor-Thermokamera AGEMA Thermovision® 550 aus [P162], © 2019 FLIR Systems, Inc. All rights reserved. Mit freundlicher Genehmigung von FLIR Systems, Inc., Wilsonville, USA, www.flir.com

A171 Matrixdetektor-Thermokamera AGEMA Thermovision® 570 aus [P163], © 2019 FLIR Systems, Inc. All rights reserved. Mit freundlicher Genehmigung von FLIR Systems, Inc., Wilsonville, USA, www.flir.com

A172 AGEMA Thermovision® 570, https://naturalgasefficiency.org/files/2016/01/IR_Thermogram_Camera.jpg (heruntergeladen: 04.09.2015), © 2019 FLIR Systems, Inc. All rights reserved. Mit freundlicher Genehmigung von FLIR Systems, Inc., Wilsonville, USA, www.flir.com

A173 Foto auf Folie 8 aus AGEMA570.ppt Version 1 - 30th April 1997, © 2019 FLIR Systems, Inc. All rights reserved. Mit freundlicher Genehmigung von FLIR Systems, Inc., Wilsonville, USA, www.flir.com

A174 www.americaninfrared.com/Product/Images/570-I.jpg (heruntergeladen: 09.04.2016), mit freundlicher Genehmigung von American Infrared, Old Forge, USA, www.americaninfrared.com

Quellen der Abbildungen (Fortsetzung)

A175 „Hughes Probeye Infrared Thermal Viewer, Brooke Clarke© 2009", www.prc68.com/I/Images/ProbEyeCtrlw.jpg (heruntergeladen: 03.07.2015), mit freundlicher Genehmigung von Brooke Clarke

A176 „Hughes Probeye Infrared Thermal Viewer, Brooke Clarke© 2009", www.prc68.com/I/Images/ProbEyeGasw.jpg (heruntergeladen: 03.07.2015), mit freundlicher Genehmigung von Brooke Clarke

A177 „Detect problems, validate repairs." aus [P112], © 2019 FLIR Systems, Inc. All rights reserved. Mit freundlicher Genehmigung von FLIR Systems, Inc., Wilsonville, USA, www.flir.com

A178 „Monitor stem trap efficiency." aus [P112], © 2019 FLIR Systems, Inc. All rights reserved. Mit freundlicher Genehmigung von FLIR Systems, Inc., Wilsonville, USA, www.flir.com

A179 Wärmebild der Probeye® 3300 auf Seite 5 von [P114], © 2019 FLIR Systems, Inc. All rights reserved. Mit freundlicher Genehmigung von FLIR Systems, Inc., Wilsonville, USA, www.flir.com

A180 „Handsome functional design complements any environment." aus [P114], © 2019 FLIR Systems, Inc. All rights reserved. Mit freundl. Genehmigung von FLIR Systems, Inc., Wilsonville, USA, www.flir.com

A181 „Figure. Thermography (Thermoviewer JTG 5310, JEOL Co., Japan) shows a „patchwork pattern" of body surface temperature distribution after exercise." (heruntergeladen: 14.05.2016) http://n.neurology.org/content/neurology/64/12/2084/F1.large.jpg?width=800&height=600&carousel=1 aus: Y. Nakazato,N. Tamura,A. Ohkuma,K. Yoshimaru,K. Shimazu: Thermogram of idiopathic segmental anhidrosis, veröffentlicht in Neurology Juni 2005, 64 (12) 2084; DOI:10.1212/01.WNL.0000176297.56217.92, Abdruck genehmigt durch Copyright-Lizenz 4473200252877 von Wolters Kluwer Health, Inc.

A182 „Normal Image" auf Seite 2 von [P46], © 2019 FLIR Systems, Inc. All rights reserved. Mit freundlicher Genehmigung von FLIR Systems, Inc., Wilsonville, USA, www.flir.com

A183 „Model 520 - economical man-portable system" auf Seite 3 (rechts oben) von [P46], © 2019 FLIR Systems, Inc. All rights reserved. Mit freundlicher Genehmigung von FLIR Systems, Inc., Wilsonville, USA, www.flir.com

A184 „Model 525 - versatility in Infrared Imaging Radiometry" auf Seite 3 (links unten) von [P46], © 2019 FLIR Systems, Inc. All rights reserved. Mit freundlicher Genehmigung von FLIR Systems, Inc., Wilsonville, USA, www.flir.com

A185 www.americaninfrared.com/Product/Images/740-I.jpg (heruntergeladen: 09.04.2016), mit freundlicher Genehmigung von American Infrared, Old Forge, USA, www.americaninfrared.com

A186 www.x20.org/wp-content/uploads/2015/04/FLIR-PM280-8722-01.jpg (heruntergeladen: 28.05.2016) Feature Spec ThermaCAM™ SC Series, Rev D.DOC/Rev D/Gary Orlove/26-Feb-01 FLIR Systems, Incorporated, North Billerica, 2001, © 2019 FLIR Systems, Inc. All rights reserved. Mit freundlicher Genehmigung von FLIR Systems, Inc., Wilsonville, USA, www.flir.com

A187 www.ausinspect.com.au/therma2.jpg (heruntergeladen: 28.05.2016), mit freundlicher Genehmigung von American Infrared, Old Forge, USA, www.americaninfrared.com

A188 ThermaCAM™ ULTRA „Delta Mode crosshair moved" auf Seite 41 von [P106], © 2019 FLIR Systems, Inc. All rights reserved. Mit freundlicher Genehmigung von FLIR Systems, Inc., Wilsonville, USA, www.flir.com

A189 Inframetrics ThermaCAM™ Model PM395 auf Seite 3 (oben) von [P106], © 2019 FLIR Systems, Inc. All rights reserved. Mit freundlicher Genehmigung von FLIR Systems, Inc., Wilsonville, USA, www.flir.com

A190 Condition RED®, Anzeige Barcode-Leser auf Seite 101 (oben) von [P106], © 2019 FLIR Systems, Inc. All rights reserved. Mit freundlicher Genehmigung von FLIR Systems, Inc., Wilsonville, USA, www.flir.com

A191 Condition RED® Ergebnisdarstellung auf Seite 3 (unten) von [P106], © 2019 FLIR Systems, Inc. All rights reserved. Mit freundlicher Genehmigung von FLIR Systems, Inc., Wilsonville, USA, www.flir.com

A192 www.flir.com/uploadedImages/InframetricsInfraCAM_large.jpg (heruntergeladen: 28.05.2016), © 2019 FLIR Systems, Inc. All rights reserved. Mit freundlicher Genehmigung von FLIR Systems, Inc., Wilsonville, USA, www.flir.com

A193 M. W. Wilson / fire-tics.co.uk „P4428 shutter", www.fire-tics.co.uk/images/P4428_shutter.jpg (heruntergeladen: 19.06.2016), mit freundlicher Genehmigung von M. W. Wilson

A194 EEV - M. W. Wilson collection „P4200", www.fire-tics.co.uk/images/P4200.jpg (heruntergeladen: 19.06.2016), mit freundlicher Genehmigung von M. W. Wilson (Ausschnitt durch Autor grafisch bearbeitet)

A195 EEV - M. W. Wilson collection „P4221+P4228), www.fire-tics.co.uk/images/P4221+P4228_large.jpg (heruntergeladen: 19.06.2016), mit freundlicher Genehmigung von M. W. Wilson (Ausschnitt durch Autor grafisch bearbeitet)

Quellen der Abbildungen (Fortsetzung)

A196 M. W. Wilson / fire-tics.co.uk www.fire-tics.co.uk/images/P4222.jpg (heruntergeladen: 19.06.2016), mit freundlicher Genehmigung von M. W. Wilson

A197 EEV - M. W. Wilson collection „P4428", www.fire-tics.co.uk/images/P4428_large.jpg (heruntergeladen: 19.06.2016), mit freundlicher Genehmigung von M. W. Wilson (durch Autor grafisch bearbeitet)

A198 EEV - M. W. Wilson collection „P4428 Thermal Image", www.fire-tics.co.uk/images/P4428_TI.jpg (heruntergeladen: 19.06.2016), mit freundlicher Genehmigung von M. W. Wilson

A199 M. W. Wilson / fire-tics.co.uk „P8227", www.fire-tics.co.uk/images/P8227.jpg (heruntergeladen: 19.06.2016), mit freundlicher Genehmigung von M. W. Wilson (durch Autor grafisch bearbeitet)

A200 EEV - M. W. Wilson collection „P4448", www.fire-tics.co.uk/images/p4448_003.jpg (heruntergeladen: 19.06.2016), mit freundlicher Genehmigung von M. W. Wilson (durch Autor grafisch bearbeitet)

A201 EEV - M. W. Wilson collection „P4448", www.fire-tics.co.uk/images/p4448_002.jpg (heruntergeladen: 19.06.2016), mit freundlicher Genehmigung von M. W. Wilson (durch Autor grafisch bearbeitet)

A202 http://chuko-kau.com/wp-content/uploads/2014/03/6.jpg (heruntergeladen: 28.07.2016)

A203 https://shop26-makeshop.akamaized.net/shopimages/dirwings/0000000061802_zw3XKBo.jpg (heruntergeladen: 01.06.2019)

A204 Fotomontage auf Basis von http://i.ebayimg.com/images/g/bI0AAOSwM4xXaWJu/s-l1600.jpg (heruntergeladen: 12.07.2016) (ebay, atlineur)

A205 „Radiometric 500D" als Grafikdatei (05radiom.tiff, 2002) durch Infratec GmbH bereitgestellt, mit freundl. Genehmigung von Raytheon Space and Airborne Systems, McKinney, USA, www.raytheon.com

A206 „Electrophysics EZ THERM", großes Foto auf Seite 4-5 aus [P24], mit freundlicher Genehmigung von Sofradir EC, Fairfield, USA, www.sofradir-ec.com

A207 www.laseralignment.net/images/260_motor1.gif (heruntergeladen: 10.07.2016), mit freundlicher Genehmigung von Sofradir EC, Fairfield, USA, www.sofradir-ec.com

A208 ww1.prweb.com/prfiles/2005/11/16/311838/PR02HotshotXL.jpg (heruntergeladen: 09.07.2016), mit freundlicher Genehmigung von Sofradir EC, Fairfield, USA, www.sofradir-ec.com

A209 www.federalsensors.com/v/vspfiles/photos/hotshot-hd-s-2.jpg (heruntergeladen: 09.07.2016), mit freundlicher Genehmigung von Sofradir EC, Fairfield, USA, www.sofradir-ec.com

A210 www.aikencolon.com/assets/images/Electrophysics/ElectroPhysics_HotShot_1.jpg (heruntergeladen: 10.07.2016), mit freundlicher Genehmigung von Sofradir EC, Fairfield, USA, www.sofradir-ec.com

A211 http://i.ebayimg.com/00/s/MTI4MFgxNjAw/z/dyUAAOSwHQ9WadSA/$_1.JPG, (heruntergeladen: 29.03.2016), mit freundlicher Genehmigung von electro-mavin (auf ebay)

A212 „Amber Radiance 1 ", www.bmisurplus.com/uploads/product_images/56813.jpg (heruntergeladen: 09.07.2016), mit freundlicher Genehmigung von BMI Surplus Inc., Hanover, USA, www@bmisurplus.com [F168], durch Autor bearbeitet)

A213 Figure (a) aus Arezou Khoshakhlagh, Sarath D. Gunapala, „Infrared imaging: a potential powerful tool for neuroimaging and neurodiagnostics," Neurophoton. 4(1) 011014 (28 March 2017), www.spiedigitallibrary.org/ContentImages/Journals/NEUROW/4/1/011014/FigureImages/NPH_4_1_011014_f003.png (heruntergeladen: 11.11.2018), mit freundlicher Genehmigung von SPIE, www.spie.org

A214 „Hand-held with 320x256 FPA" auf Folie 11 (rechts) aus „III –V Quantum Structures for Infrared Detection S. D. Gunapala" PowerPoint, 10. Oktober 2011, www.bostonphotonics.org/files/seminars/Gunapala-20110110.pdf (heruntergeladen: 18.11.2018), als Foto publiziert unter https://spinoff.nasa.gov/spinoff2002/images/072.jpg, mit freundlicher Genehmigung von NASA/JPL-Caltech (NASA - Jet Propulsion Laboratory, California Institute of Technology), Pasadena, USA, www.jpl.nasa.gov, durch Autor grafisch bearbeitet)

A215 „Palm-size with 256x256 FPA" auf Folie 11 (links) aus „III –V Quantum Structures for Infrared Detection S. D. Gunapala" PowerPoint, 10. Oktober 2011, www.bostonphotonics.org/files/seminars/Gunapala-20110110.pdf (heruntergeladen: 18.11.2018), als Foto publiziert unter www2.jpl.nasa.gov/files/images/ browse/jpl28228.gif, mit freundlicher Genehmigung von NASA/JPL-Caltech (NASA - Jet Propulsion Laboratory, California Institute of Technology), Pasadena, USA, www.jpl.nasa.gov, durch Autor grafisch bearbeitet)

A216 „Indigo Phoenix™ with 640x512 Pixel QWIP-Detektor, unteres Foto auf Folie 25 aus [T97], als Foto publiziert unter https://www.jpl.nasa.gov/images/devices/tech923-1-browse.jpg, mit freundlicher Genehmigung von NASA/JPL-Caltech (NASA - Jet Propulsion Laboratory, California Institute of Technology), Pasadena, USA, www.jpl.nasa.gov, durch Autor grafisch bearbeitet)

Quellen der Abbildungen (Fortsetzung)

A217 „ZEISS Ikotherm" www.vision.fraunhofer.de/de/presse/ files/T562/ausstellung_wki_1.tif (heruntergeladen: 17.08.2016), mit freundlicher Genehmigung von Fraunhofer WKI / Peter Meinlschmidt (grafisch bearbeitet)

A218 „Abb. 5. Gegenüberstellung von Farb- und Grauton-Thermogramm" (linke Darstellung) aus [T78], mit freundlicher Genehmigung von Springer Nature, https://link.springer.com (Lizenz Nr. 4473220340384)

A219 „Abb. 5. Gegenüberstellung von Farb- und Grauton-Thermogramm" (rechte Darstellung) aus [T78], mit freundlicher Genehmigung von Springer Nature, https://link.springer.com (Lizenz Nr. 4473220340384)

A220 „Wärmebildanzeige (VarioScan)" aus [T165], mit freundlicher Unterstützung der InfraTec GmbH, Dresden, Deutschland, www.InfraTec.de

A221 „VarioSCAN 3021 hr ST compact" als Grafikdatei (11vsuni6.tif, 2002) durch Infratec GmbH bereitgestellt, mit freundlicher Unterstützung der InfraTec GmbH, Dresden, Deutschland, www.InfraTec.de

A222 „Live Wärmebild" von Seite 18 aus [P80], mit freundlicher Unterstützung der InfraTec GmbH, Dresden, Deutschland, www.InfraTec.de

A223 „Live Darstellung" von Seite 10 aus „Handbuch Digitalinterface VarioTHERM® (Handbuch Digitalinterface VarioTHERM.doc), mit freundlicher Unterstützung der InfraTec GmbH, Dresden, Deutschland, www.InfraTec.de

A224 „VarioTHERM®" als Grafikdatei (VarioTherm1.tif, 2003) durch Infratec GmbH bereitgestellt, mit freundlicher Unterstützung der InfraTec GmbH, Dresden, Deutschland, www.InfraTec.de

A225 „VarioTHERM® head" als Grafikdatei (VarioTHERM-headII.tif, 2005) durch Infratec GmbH bereitgestellt, mit freundlicher Unterstützung der InfraTec GmbH, Dresden, Deutschland, www.InfraTec.de

A226 „Thermogramm mit Auf-Glas-Filter" aus [P79], mit freundlicher Unterstützung der InfraTec GmbH, Dresden, Deutschland, www.InfraTec.de

A227 „Flammentemperaturerfassung mit Flammenfilter" aus [P79], mit freundlicher Unterstützung der InfraTec GmbH, Dresden, Deutschland, www.InfraTec.de

A228 „Messung an Leiterplatte mit Makrolinse" aus [P79], mit freundlicher Unterstützung der InfraTec GmbH, Dresden, Deutschland, www.InfraTec.de

A229 „Mikroelektronikaufnahme mit Mikroskopobjektiv" aus [P79], mit freundlicher Unterstützung der InfraTec GmbH, Dresden, Deutschland, www.InfraTec.de

A230 „VarioCAM®" als Grafikdatei (VarioCAM.tif, 2003) durch Infratec GmbH bereitgestellt, mit freundlicher Unterstützung der InfraTec GmbH, Dresden, Deutschland, www.InfraTec.de

A231 „VarioCAM® mit Videorekorder" als Grafikdatei (VarioCAM-basic.tif, 2004) durch Infratec GmbH bereitgestellt, mit freundlicher Unterstützung der InfraTec GmbH, Dresden, Deutschland, www.InfraTec.de

A232 „LAND Cyclops Ti 35", www.thermografie-dienstleistung.de/files/projekt/img/zeitreise/scanner-kameras/land.jpg (heruntergeladen: 10.06.2016), mit freundlicher Genehmigung von Thermografie Marx - Ing.-Büro für Technische Messungen, Andernach, Deutschland, www.thermografie-dienstleistung.de

A233 www.thermografie-dienstleistung.de/files/projekt/img/ingenieurbuero/historie/hagen_mit_land.jpg (heruntergeladen: 10.06.2016), mit freundlicher Genehmigung von Thermografie Marx - Ing.-Büro für Technische Messungen, Andernach, Deutschland, www.thermografie-dienstleistung.de

A234 Wärmebild der LAND Cyclops Ti 35 aus [P97], mit freundlicher Genehmigung der AMETEK, Inc., Berwyn, USA, www.ametek.com

A235 Thermokamera Land FTI 6, erstellt unter Verwendung von [P145], mit freundlicher Genehmigung der AMETEK, Inc., Berwyn, USA, www.ametek.com

A236 Thermokamera Land Cyclops TI 814 aus [P13], mit freundlicher Genehmigung der AMETEK, Inc., Berwyn, USA, www.ametek.com

A237 Wärmebild der LAND Cyclops Ti 35 aus [P13], mit freundlicher Genehmigung der AMETEK, Inc., Berwyn, USA, www.ametek.com

A238 Wärmebild der LAND Cyclops Ti 35 aus [P13], mit freundlicher Genehmigung der AMETEK, Inc., Berwyn, USA, www.ametek.com

A239 „PalmIR 250" als Grafikdatei (30palmir.tif, 1998) durch Infratec GmbH bereitgestellt, mit freundlicher Genehmigung von Raytheon Space and Airborne Systems, McKinney, USA, www.raytheon.com

A240 www.palmir250.com/images/PRO_substation_thermal.jpg (heruntergeladen: 07.05.2016), mit freundl. Genehmigung von Raytheon Space and Airborne Systems, McKinney, USA, www.raytheon.com

A241 www.palmir250.com/images/225_handheld_infrared.gif (heruntergeladen: 09.08.2015), mit freundlicher Genehmigung von Raytheon Space and Airborne Systems, McKinney, USA, www.raytheon.com

Quellen der Abbildungen (Fortsetzung)

A242 www.americaninfrared.com/Product/Images/225-I.jpg (heruntergeladen: 08.05.2016), mit freundlicher Genehmigung von American Infrared, Old Forge, USA, www.americaninfrared.com

A243 „Radiometric500", Grafikdatei (08radiom.tif, 2002) durch Infratec GmbH bereitgestellt, mit freundlicher Genehmigung von Raytheon Space and Airborne Systems, McKinney, USA, www.raytheon.com

A244 www.americaninfrared.com/Product/Images/500d-i.jpg (heruntergeladen: 08.05.2016), mit freundlicher Genehmigung von American Infrared, Old Forge, USA, www.americaninfrared.com

A245 www.militaryinfrared.com/images/IR_400_PRO_DX/400D.jpg (heruntergeladen: 16.08.2017), mit freundlicher Genehmigung von Raytheon Space and Airborne Systems, McKinney, USA, www.raytheon.com

A246 Probeye 7300, https://img.auctiva.com/imgdata/6/9/8/2/8/1/webimg/761712473_tp.jpg (heruntergeladen: 07.07.2016), mit freundlicher Genehmigung von Matthew Indovina (Ausschnitt, durch Autor grafisch bearbeitet)

A247 Probeye 7300 Steuereinheit,https://i.ebayimg.com/images/i/292463461148-0-1/s-l1000.jpg (heruntergeladen: 07.07.2016), mit freundlicher Genehmigung von Matthew Indovina (Ausschnitt, durch Autor grafisch bearbeitet)

A248 FSI Prism DS, http://leg.co.ua/images/stati/1/teplovizor/teplovizor.jpg (heruntergeladen: 24.08.2016), © 2019 FLIR Systems, Inc. All rights reserved. Mit freundlicher Genehmigung von FLIR Systems, Inc., Wilsonville, USA, www.flir.com

A249 http://images.pennnet.com/articles/lfw/thm/th_lfw27919-20.gif aus Publikation in LaserFocusWorld 07/01/1995 von Bruce Carocci (FLIR Systems Inc., 16505 S.W. 72nd Ave., Portland, OR 97224) „Focal-plane-array camera eliminates mechanical parts and boosts resolution", © 2019 FLIR Systems, Inc. All rights reserved. Mit freundlicher Genehmigung von FLIR Systems, Inc., Wilsonville, USA, www.flir.com

A250 FLIR ThermaCAM™ PM595 von Seite 2 aus Produktinformation „THERMACAM® PM 595 High Performance Handheld Infrared Camera", Copyright © 1999, FLIR Systems, Incorporated., www.atecorp.com/atecorp/media/.../flir-pm595_datasheet.pdf (heruntergeladen: 24.10.2017), © 2019 FLIR Systems, Inc. All rights reserved. Mit freundlicher Genehmigung von FLIR Systems, Inc., Wilsonville, USA, www.flir.com (Ausschnitt, durch Autor grafisch bearbeitet)

A251 FLIR ThermaCAM™ PM545 aus Produktbeschreibung „THERMACAM 545 High Performance Low-Cost Thermal Imaging System" Copyright © 1999, FLIR Systems, Incorporated, www.termogram.com/pdf/545.pdf (heruntergeladen: 24.10.2017), © 2019 FLIR Systems, Inc. All rights reserved. Mit freundlicher Genehmigung von FLIR Systems, Inc., Wilsonville, USA, www.flir.com (Ausschnitt, durch Autor grafisch bearbeitet)

A252 FLIR ThermaCAM™ PM695 aus Produktinformation „THERMACAM PM 695 High Performance Handheld Thermal Imaging System", I101000PL (2000. okt. 24.), ©Copyright 2000, FLIR Systems,Inc., www.termogram.com/pdf/695.pdf (heruntergeladen: 24.10.2017), © 2019 FLIR Systems, Inc. All rights reserved. Mit freundlicher Genehmigung von FLIR Systems, Inc., Wilsonville, USA, www.flir.com (Ausschnitt, durch Autor grafisch bearbeitet)

A253 FLIR ThermaCAM™ PM595 von Seite 4/5 aus Produktinformation „THERMACAM® PM 595 High Performance Handheld Infrared Camera", Copyright © 1999, FLIR Systems, Incorporated., www.atecorp. com/atecorp/media/pdfs/data-sheets/flir-pm595_datasheet.pdf (heruntergeladen: 24.10.2017), © 2019 FLIR Systems, Inc. All rights reserved. Mit freundlicher Genehmigung von FLIR Systems, Inc., Wilsonville, USA, www.flir.com (Ausschnitt, durch Autor grafisch bearbeitet, Fotomontage des Autors)

A254 Wärmebild der Thermokamera PM695, aus [P25], © 2019 FLIR Systems, Inc. All rights reserved. Mit freundlicher Genehmigung von FLIR Systems, Inc., Wilsonville, USA, www.flir.com

A255 mit PC-Software dargestelltes Wärmebild, aus [P25], © 2019 FLIR Systems, Inc. All rights reserved. Mit freundlicher Genehmigung von FLIR Systems, Inc., Wilsonville, USA, www.flir.com

A256 FLIR ThermaCAM™ SC1000 aus [P25], © 2019 FLIR Systems, Inc. All rights reserved. Mit freundlicher Genehmigung von FLIR Systems, Inc., Wilsonville, USA, www.flir.com

A257 SC1000 mit 3,9 µm „Durch-Glas-Filter", aus [P25], © 2019 FLIR Systems, Inc. All rights reserved. Mit freundlicher Genehmigung von FLIR Systems, Inc., Wilsonville, USA, www.flir.com

A258 SC1000 mit 3,4 µm „Kunststoff-Filter", aus [P25], © 2019 FLIR Systems, Inc. All rights reserved. Mit freundlicher Genehmigung von FLIR Systems, Inc., Wilsonville, USA, www.flir.com

A259 http://d3d71ba2asa5oz.cloudfront.net/82000055/images/q11d013-3.jpg (heruntergeladen: 19.08.2017)

Quellen der Abbildungen (Fortsetzung)

A260 „FLIR ThermaCam SC3000" aus Produktdatenblatt „ThermaCAM ® SC3000 INFRARED CAMERA" © Copyright 2005, FLIR Systems, Inc. All rights reserved. I052705PL (heruntergeladen: 23.11.2016), © 2019 FLIR Systems, Inc. All rights reserved. Mit freundlicher Genehmigung von FLIR Systems, Inc., Wilsonville, USA, www.flir.com

A261 www.irinfo.org/articleofmonth/images/12-01-2013-kochanek09.jpg (heruntergeladen: 15.04.2016) Bernard Lyon, Gary Orlove: „A brief history of 25 years (or more) of infrared imaging radiometers", veröffentlicht in Proc. SPIE. 5073, Thermosense XXV, 1. April 2003, mit freundlicher Genehmigung von SPIE, www.spie.org

A262 Wärmebild der IR-M700, aus [P62], mit freundlicher Unterstützung der InfraTec GmbH, Dresden, Deutschland, www.InfraTec.de

A263 http://i.ebayimg.com/00/s/MTA2M1gxNjAw/z/dwMAAOSwhh5ToGff/$_1.JPG (heruntergeladen: 23.07.2016)

A264 „Figure 4.1. The Cincinnati Electronics IRRIS-256LN" aus Quek, Yew Sing: Characterization of 3 – 5 micron thermal imagers and analysis of narrow band images, Naval Postgraduate School, Monterey, California, www.dtic.mil/dtic/tr/fulltext/u2/a429976.pdf (heruntergeladen: 23.07.2016), mit freundlicher Genehmigung von Yew Sing Quek

A265 http://centurian-surplus-com.3dcartstores.com/assets/images/IMG_6318.JPG (heruntergeladen: 09.08.2017), mit freundlicher Genehmigung von Chris Ahluwalia (Ausschnitt, grafisch bearbeitet)

A266 Fotomontage, unter Verwendung von http://centurian-surplus-com.3dcartstores.com/assets/images/IMG_6312.JPG (heruntergeladen: 09.08.2017), mit freundlicher Genehmigung von Chris Ahluwalia

A267 Thermogramm von Seite 14 aus der Presentation „Evaluation of Infrared and Millimeter-wave Imaging Technologies Applied to Traffic Management", publiziert auf dem SAE Weltkongress 2000, https://courseware.ee.calpoly.edu/~amaccarl/CalPolyPublications/SAE Congress 2000 Presentation Advanced Imaging Technology Assessment (SAE Award Winner).pdf (heruntergeladen: 10.04.2016), mit freundlicher Genehmigung von C. Arthur MacCarley, Ph.D., PE., California Polytechnic State University, San Luis Obispo, USA, www.calpoly.edu

A268 Thermokamera MikroScan TH5104 (Vorderansicht) aus [P115], mit freundlicher Genehmigung der LumaSense Technologies GmbH, Frankfurt/M., Deutschland, www.lumasenseinc.com

A269 Thermokamera MikroScan TH5104 (Rückansicht) aus [P115], mit freundlicher Genehmigung der LumaSense Technologies GmbH, Frankfurt/M., Deutschland, www.lumasenseinc.com

A270 MikroScan 7515 aus www.epowerplus.com/Infrared.htm/Infrared Files/Mikron Microscan 7515.pdf (heruntergeladen: 06.07.2016), mit freundlicher Genehmigung der LumaSense Technologies GmbH, Frankfurt/M., Deutschland, www.lumasenseinc.com

A271 MikroScan 7600PRO Rückansicht, als Grafikdatei (NEW7600PROfrontANDback.jpg) von Lumasense bereitgestellt, mit freundlicher Unterstützung der LumaSense Technologies GmbH, Frankfurt/M., Deutschland, www.lumasenseinc.com

A272 MikroScan 7600PRO Vorderansicht, als Grafikdatei (NEW7600PROfrontANDback.jpg) von Lumasense bereitgestellt, mit freundlicher Unterstützung der LumaSense Technologies GmbH, Frankfurt/M., Deutschland, www.lumasenseinc.com

A273 M7600PRO_datasheet Rev. 121307, oberes Thermogramm auf Seite 2, heruntergeladen von http://www.testequipmentconnection.com/specs/Mikron_M7600.PDF (heruntergeladen: 17.05.2016), mit freundlicher Genehmigung der LumaSense Technologies GmbH, Frankfurt/M., Deutschland, www.lumasenseinc.com

A274 M7600PRO_datasheet Rev. 121307, unteres Thermogramm auf Seite 2, heruntergeladen von http://www.testequipmentconnection.com/specs/Mikron_M7600.PDF (heruntergeladen: 17.05.2016), mit freundlicher Genehmigung der LumaSense Technologies GmbH, Frankfurt/M., Deutschland, www.lumasenseinc.com

A275 Mikron MIDAS Vorderansicht, als Grafikdatei (midasfront-impac.tif) von Lumasense bereitgestellt, mit freundlicher Unterstützung der LumaSense Technologies GmbH, Frankfurt/M., Deutschland, www.lumasenseinc.com

A276 Mikron MIDAS Rückansicht, als Grafikdatei (Midasimpacsystems_e_1_0001.tif) von Lumasense bereitgestellt, mit freundlicher Unterstützung der LumaSense Technologies GmbH, Frankfurt/M., Deutschland, www.lumasenseinc.com

A277 MikroShot™ B Vorderansicht, als Grafikdatei (MikroSHOT-B_R(new2)sm.tif) von Lumasense bereitgestellt, mit freundlicher Unterstützung der LumaSense Technologies GmbH, Frankfurt/M., Deutschland, www.lumasenseinc.com

Quellen der Abbildungen (Fortsetzung)

A278 MikroShot™ B Rückansicht, als Grafikdatei (MikroSHOT_Back_ThermOnVis.tif) von Lumasense bereitgestellt, mit freundlicher Unterstützung der LumaSense Technologies GmbH, Frankfurt/M., Deutschland, www.lumasenseinc.com

A279 MikroShot™ B IR-Bild, als Grafikdatei (IR Original Board.JPG) von Lumasense bereitgestellt, mit freundlicher Unterstützung der LumaSense Technologies GmbH, Frankfurt/M., Deutschland, www.lumasenseinc.com

A280 Thermokamera IR SnapShot® (Vorderseite) aus [P53], mit freundlicher Genehmigung der Fluke Corporation, Everett, USA, www.fluke.com

A281 Thermokamera IR SnapShot® (Rückseite) aus [P53], mit freundlicher Genehmigung der Fluke Corporation, Everett, USA, www.fluke.com

A282 http://ndtnet.com/m/isi/images/substation.gif (heruntergeladen: 21.05.2016), mit freundlicher Genehmiung der Fluke Corporation, Everett, USA, www.fluke.com

A283 http://ndtnet.com/m/isi/images/blower.gif (heruntergeladen: 21.05.2016), mit freundlicher Genehmiung der Fluke Corporation, Everett, USA, www.fluke.com

A284 https://www.researchgate.net/profile/Francisco_Gonzalez8/publication/253685379/figure/fig1/AS:365671067209728@1464194184928/Flexcam-S-Infrared-Camera-Infrared-Solutions-Plymouth-MN.png, mit freundlicher Genehmigung der Fluke Corporation, Everett, USA, www.fluke.com

A285 www.americaninfrared.com/Product/Images/flex-i.jpg (heruntergeladen: 08.05.2016), mit freundlicher Genehmigung von American Infrared, Old Forge, USA, www.americaninfrared.com

A286 IR FlexCam® PRO 320 aus [P69], mit freundlicher Genehmigung der Fluke Corporation, Everett, USA, www.fluke.com

A287 Raytek Ti30, heruntergeladen von www.eevblog.com/forum/thermal-imaging/latest-thermal-camera-purchase-by-fraser/?action=dlattach;attach=223566;image (heruntergeladen: 19.08.2017), mit freundlicher Genehmigung der Fluke Corporation, Everett, USA, www.fluke.com

A288 Fluke Ti30, heruntergeladen von http://static.davis.com/large_images/39715_21.jpg (heruntergeladen: 19.08.2017), mit freundlicher Genehmigung der Fluke Corporation, Everett, USA, www.fluke.com

A289 http://assets.fluke.com/manuals/Ti30____umeng0000.pdf (Ti30 User«s Manual, PN 08100-3, 2005, Rev C) (heruntergeladen: 17.07.2016), mit freundlicher Genehmiung der Fluke Corporation, Everett, USA, www.fluke.com

A290 Fluke Ti40/45 Rückseite, http://www.testequipmentdepot.com/fluke/images/ti50back.jpg (heruntergeladen: 19.08.2017), mit freundli. Genehmigung der Fluke Corporation, Everett, USA, www.fluke.com

A291 Fluke Ti40/45 Vorderansicht, www.instrumart.com/assets/Fluke-Ti40-45-500a.jpg (heruntergeladen: 16.07.2016), mit freundlicher Genehmigung der Fluke Corporation, Everett, USA, www.fluke.com

A292 Fluke Ti55FT, als Grafikdatei (F-ti55ft_05a_c.jpg) von Fluke Corp. bereitgestellt, mit freundlicher Unterstützung der Fluke Corporation, Everett, USA, www.fluke.com

A293 MikroShot™ B Rückansicht, als Grafikdatei (MikroSHOT_Back_TempOnVis.tif) von Lumasense bereitgestellt, mit freundlicher Unterstützung der LumaSense Technologies GmbH, Frankfurt/M., Deutschland, www.lumasenseinc.com

A294 MobIR-M8, als Grafikdatei durch Guide Infrared bereitgestellt, mit freundlicher Genehmigung von GUIDE Infrared, Wuhan, P.R.China, www.guideir.com

A295 IR Blue accessory, http://thermalimaging-blog.com/wp-content/uploads/2014/11/ir-blue-accessory.jpg (heruntergeladen: 23.08.2016), mit freundlicher Genehmigung von RH Workshop LLC, Edwardsville, USA, www.rhworkshop.com

A296 Anzeige IR-Blue, www.firsensor.com/files/fir130429221353-3.png (heruntergeladen: 13.08.2016), mit freundlicher Genehmigung von Marcel Damhuis

A297 www.flir.com/flirone/asset/img/FLIR-ONE-buy.png (heruntergeladen: 09.04.2016), © 2019 FLIR Systems, Inc. All rights reserved. Mit freundlicher Genehmigung von FLIR Systems, Inc., Wilsonville, USA, www.flir.com

A298 „Therm-App™ clipped on", www.opgal.com/Portals/0/g3_horizontal_clipped_on.jpg (heruntergeladen: 20.08.2016), © 2018 Copyrights Opgal Optronic Industries, mit freundlicher Genehmigung der Opgal Optronic Industries Ltd., Karmiel, Israel, www.opgal.com

A299 „How Does Therm-App Compare to the Other Thermal Phone Cameras?", http://nightvisionops.com/wp-content/uploads/2015/02/Therm-App-Comparison.jpg (heruntergeladen: 13.08.2016), linkes Bild, mit freundlicher Genehmigung der Hypocenter Productions LLC, DBA Night Vision Ops, Bountiful, USA, http://nightvisionops.com

Quellen der Abbildungen (Fortsetzung)

A300 „How Does Therm-App Compare to the Other Thermal Phone Cameras?", http://nightvisionops.com/wp-content/uploads/2015/02/Therm-App-Comparison.jpg (heruntergeladen: 13.08.2016), rechtes Bild, mit freundlicher Genehmigung der Hypocenter Productions LLC, DBA Night Vision Ops, Bountiful, USA, http://nightvisionops.com

A301 Seek CompactPRO, https://thermal-review.com/wp-content/uploads/sites/6/2016/08/CompactPRO-iOS-Perspective-150x150.png (heruntergeladen: 24.11.2018), mit freundlicher Genehmigung der SeeK Thermal Inc., Santa Barbara, USA, www.thermal.com

A302 Fotomontage aus 2 Photos der Spezifikation CompactPro (heruntergeladen: 24.11.2018), https://www.thermal.com/uploads/1/0/1/3/101388544/compactpro-sellsheet-website.pdf , mit freundlicher Genehmigung der SeeK Thermal Inc., Santa Barbara, USA, www.thermal.com

A303 Seek Thermal Reveal Wärmebildkamera, https://thermal-review.com/wp-content/uploads/sites/6/2016/01/Seek-Thermal-Reveal-W%C3%A4rmebildkamera-Front-2.jpg (heruntergeladen: 24.11.2018), mit freundlicher Genehmigung der SeeK Thermal Inc., Santa Barbara, USA, www.thermal.com

A304 www.flir.eu/uploadedImages/FLIR_ONE/Buy/FLIR-ONE-Android.png (heruntergeladen: 09.04.2016), © 2019 FLIR Systems, Inc. All rights reserved. Mit freundlicher Genehmigung von FLIR Systems, Inc., Wilsonville, USA, www.flir.com

A305 www.flir.de/globalassets/imported-assets/image/c5-wifi-2v-01.png (heruntergeladen: 30.10.2020), © 2020 FLIR Systems, Inc. All rights reserved. Mit freundlicher Genehmigung von FLIR Systems, Inc., Wilsonville, USA, www.flir.com

A306 „MobIR Air Thermal Imaging Camera for Smartphone", als Datei (MobIR Air.pdf) durch Guide Infrared bereitgestellt, mit freundlicher Genehmigung von GUIDE Infrared, Wuhan, P.R.China, www.guideir.com

A307 „P Series Pocket-Sized Thermal Camera", als Datei (5e045a18b17ad.pdf) durch Guide Infrared bereitgestellt, mit freundlicher Genehmigung von GUIDE Infrared, Wuhan, P.R.China, www.guideir.com

A308 ATH1B, als Datei (ATH1B-5.PNG) durch Kang Meter bereitgestellt, mit freundlicher Genehmigung von Shijiazhuang Kang Meter Technology Co,.Ltd, Shijiazhuang, P.R.China, www.kangmeter.com

A309 DALI T31, http://us.dali-tech.com/upload/2015/08/21/14401408764091qx568.png (heruntergeladen: 24.11.2018), mit freundlicher Genehmigung von Zhejiang Dali Technology Co., Ltd., Hangzhou, P.R.China, www.dali-tech.com

A310 DALI T8, http://us.dali-tech.com/upload/2018/04/12/1523501727227hrtqe.png (heruntergeladen: 24.11.2018), mit freundlicher Genehmigung von Zhejiang Dali Technology Co., Ltd., Hangzhou, P.R.China, www.dali-tech.com

A311 https://www.flir.eu/globalassets/imported-assets/image/e6.png (heruntergeladen: 10.01.2018), © 2019 FLIR Systems, Inc. All rights reserved. Mit freundlicher Genehmigung von FLIR Systems, Inc., Wilsonville, USA, www.flir.com

A312 https://www.flir.eu/globalassets/imported-assets/image/e85.png (heruntergeladen: 10.01.2018), © 2019 FLIR Systems, Inc. All rights reserved. Mit freundlicher Genehmigung von FLIR Systems, Inc., Wilsonville, USA, www.flir.com

A313 https://www.flir.eu/globalassets/imported-assets/image/e95.png (heruntergeladen: 10.01.2018), © 2019 FLIR Systems, Inc. All rights reserved. Mit freundlicher Genehmigung von FLIR Systems, Inc., Wilsonville, USA, www.flir.com

A314 Fluke TiS40, als Grafikdatei (F-tis40_02a_c.jpg) von Fluke Corp. bereitgestellt, mit freundlicher Unterstützung der Fluke Corporation, Everett, USA, www.fluke.com

A315 Fluke TiS75, als Grafikdatei (F-tis75_02a_c.jpg) von Fluke Corp. bereitgestellt, mit freundlicher Unterstützung der Fluke Corporation, Everett, USA, www.fluke.com

A316 Fluke Ti450, als Grafikdatei (F-ti400_15a_c.jpg) von Fluke Corp. bereitgestellt, mit freundlicher Unterstützung der Fluke Corporation, Everett, USA, www.fluke.com

A317 KANG ATB P3, als Grafikdatei (ATB3P.png) durch Kang Meter bereitgestellt, mit freundlicher Genehmigung von Shijiazhuang Kang Meter Technology Co,.Ltd, Shijiazhuang, P.R.China, www.kangmeter.com

A318 KANG ATB85, als Grafikdatei (ATB8-2.jpg) durch Kang Meter bereitgestellt, mit freundlicher Genehmigung von Shijiazhuang Kang Meter Technology Co,.Ltd, Shijiazhuang, P.R.China, www.kangmeter.com

A319 KANG ATB9, als Grafikdatei (ATB9-1.jpg) durch Kang Meter bereitgestellt, mit freundlicher Genehmigung von Shijiazhuang Kang Meter Technology Co,.Ltd, Shijiazhuang, P.R.China, www.kangmeter.com

Quellen der Abbildungen (Fortsetzung)

A320 https://en.keii.com.cn/Uploads/Album/20170808/original_img/201708080625507786.jpg (heruntergeladen: 08.11.2020), mit freundlicher Genehmigung von Guangzhou Keii Electro Optics Technology Co., Ltd., www.keii.com.cn

A321 https://en.keii.com.cn/Uploads/Album/20170620/original_img/201706200730496856.png (heruntergeladen: 08.11.2020), mit freundlicher Genehmigung von Guangzhou Keii Electro Optics Technology Co., Ltd., www.keii.com.cn

A322 testo 869, als Grafikdatei (testo-869-free.jpg) von Testo bereitgestellt, mit freundlicher Unterstützung der Testo SE & Co. KGaA, Titisee-Neustadt, Deutschland, www.testo.de

A323 testo 870-2, als Grafikdatei (testo 870_p_in_the_004350.jpg) von Testo bereitgestellt, mit freundlicher Unterstützung der Testo SE & Co. KGaA, Titisee-Neustadt, Deutschland, www.testo.de

A324 testo 882, als Grafikdatei (testo 882_p_in_the_001606.jpg) von Testo bereitgestellt, mit freundlicher Unterstützung der Testo SE & Co. KGaA, Titisee-Neustadt, Deutschland, www.testo.de

A325 B160V, als Grafikdatei (B160.jpg) durch Guide Infrared bereitgestellt, mit freundlicher Genehmigung von GUIDE Infrared, Wuhan, P.R.China, www.guideir.com

A326 B320V, als Grafikdatei (B320V-2018.jpg) durch Guide Infrared bereitgestellt, mit freundlicher Genehmigung von GUIDE Infrared, Wuhan, P.R.China, www.guideir.com

A327 D400/D384, als Grafikdatei (D400-3.jpg) durch Guide Infrared bereitgestellt, mit freundlicher Genehmigung von GUIDE Infrared, Wuhan, P.R.China, www.guideir.com

A328 FLIR ThermaCAM™ P640 aus Produktbrochure „ThermaCAM® P640 (P640_Brochure_111406updated.pdf), Copyright © 2006, FLIR Systems, Incorporated. THERMACAM P640 I050906PL, © 2019 FLIR Systems, Inc. All rights reserved. Mit freundlicher Genehmigung von FLIR Systems, Inc., Wilsonville, USA, www.flir.com (durch Autor bearbeitet)

A329 FLIR P640 datasheet, Publikation: THERMACAM™ P640 I050906PL, Copyright © 2006, FLIR Systems http://docplayer.net/23256304-New-high-definition-infrared-thermacam-p640-consultants-utilities-manufacturing-simply-the-best-in-infrared.htm (heruntergeladen: 13.08.2016), © 2019 FLIR Systems, Inc. All rights reserved. Mit freundlicher Genehmigung von FLIR Systems, Inc., Wilsonville, USA, www.flir.com

A330 www.dali-tech.us/upfiles/201408150838005.jpg (heruntergeladen: 06.04.2016), mit freundlicher Genehmigung von Zhejiang Dali Technology Co., Ltd., Hangzhou, P.R.China, www.dali-tech.com

A331 www.dali-tech.us/uploads/hongwai02.jpg (heruntergeladen: 07.08.2016), mit freundlicher Genehmigung von Zhejiang Dali Technology Co., Ltd., Hangzhou, P.R.China, www.dali-tech.com

A332 Wuhan Guide ThermoPro TP9 (Vorderansicht), aus [P158], mit freundlicher Genehmigung von GUIDE Infrared, Wuhan, P.R.China, www.guideir.com (grafisch bearbeitet)

A333 Wuhan Guide ThermoPro TP9 (Rückansicht), aus [P158], mit freundlicher Genehmigung von GUIDE Infrared, Wuhan, P.R.China, www.guideir.com (grafisch bearbeitet)

A334 IR-Bild der Wuhan Guide ThermoPro, aus [P158], mit freundlicher Genehmigung von GUIDE Infrared, Wuhan, P.R.China, www.guideir.com

A335 visuelles Bild der Wuhan Guide ThermoPro, aus [P158], mit freundlicher Genehmigung von GUIDE Infrared, Wuhan, P.R.China, www.guideir.com (grafisch bearbeitet)

A336 „VarioCAM® HD" als Grafikdatei (InfraTec_VarioCAM_HD_electronic_print.tif) durch Infratec GmbH bereitgestellt, mit freundlicher Unterstützung der InfraTec GmbH, Dresden, Deutschland, www.InfraTec.de

A337 testo 890 als Grafikdatei (testo 890_p_in_the_002589.jpg) von Testo bereitgestellt, mit freundlicher Unterstützung der Testo SE & Co. KGaA, Titisee-Neustadt, Deutschland, www.testo.de

A338 IR-Bild der testo 890, http://cita.org.au/attachment.php?attachmentid=92&d=1372821496 (heruntergeladen: 13.08.2016), mit freundlicher Genehmigung der Testo SE & Co. KGaA, www.testo.de

A339 Thermokamera FLIR T650sc aus [P31], © 2019 FLIR Systems, Inc. All rights reserved. Mit freundlicher Genehmigung von FLIR Systems, Inc., Wilsonville, USA, www.flir.com

A340 www.flir.com/uploadedImages/Thermography_USA/Products/T-Series/breaker-panel-infrared.jpg (heruntergeladen: 14.08.2016), © 2019 FLIR Systems, Inc. All rights reserved. Mit freundlicher Genehmigung von FLIR Systems, Inc., Wilsonville, USA, www.flir.com

A341 http://a4z9e8u9.stackpathcdn.com/wp-content/uploads/2018/07/201706210821046127.jpg (heruntergeladen: 24.11.2018), mit freundlicher Genehmigung von Guangzhou Keii Electro Optics Technology Co., Ltd., www.keii.com.cn

A342 Wärmebild der Keii KC800, aus [P82], mit freundlicher Genehmigung von Guangzhou Keii Electro Optics Technology Co., Ltd., www.keii.com.cn

Quellen der Abbildungen (Fortsetzung)

A343 iPi Infrared KC800, aus [P83], mit freundlicher Genehmigung von Guangzhou Keii Electro Optics Technology Co., Ltd., www.keii.com.cn

A344 Fluke TiX560, http://newpribor.ru/public/catalog/source/10272_tix560.jpg (heruntergeladen: 06.08.2016), mit freundlicher Genehmigung der Fluke Corporation, Everett, USA, www.fluke.com

A345 https://dam-assets.fluke.com/s3fs-public/ir-00008-1500x1000.jpg (heruntergeladen: 11.01.2019), mit freundlicher Genehmiung der Fluke Corporation, Everett, USA, www.fluke.com, durch Autor mit Anzeigetexten und Farbskala ergänzt

A346 https://www.flir.com/globalassets/imported-assets/image/t1020-science-macro-lens.png (heruntergeladen: 11.01.2019), © 2019 FLIR Systems, Inc. All rights reserved. Mit freundlicher Genehmigung von FLIR Systems, Inc., Wilsonville, USA, www.flir.com

A347 http://www.testequipmentdepot.com/flir/images/t1k-series-2.jpg (heruntergeladen: 14.08.2016), © 2019 FLIR Systems, Inc. All rights reserved. Mit freundlicher Genehmigung von FLIR Systems, Inc., Wilsonville, USA, www.flir.com

A348 www.flir.eu/uploadedImages/Research-Science/Products/X8000-Series/flir-x8000sc.png (heruntergeladen: 14.08.2016), © 2019 FLIR Systems, Inc. All rights reserved. Mit freundlicher Genehmigung von FLIR Systems, Inc., Wilsonville, USA, www.flir.com

A349 „Thermal picture of FLIR X8400sc" aus „The Ultimate Infrared Handbook for R&D Professionals" (FLIR Systems, Inc., www.infraredresearchcameras.com, © Copyright. All rights reserved.), www.tmvss.cz/obrazek.php?id=779-24-7-2015.jpeg (heruntergeladen: 07.08.2016), © 2019 FLIR Systems, Inc. All rights reserved. Mit freundlicher Genehmigung von FLIR Systems, Inc., Wilsonville, USA, www.flir.com

A350 www.flir.com/uploadedImages/Thermography_USA/Industries/Science_and_Research/SC8000-Series_main.jpg (heruntergeladen: 14.08.2016), © 2019 FLIR Systems, Inc. All rights reserved. Mit freundlicher Genehmigung von FLIR Systems, Inc., Wilsonville, USA, www.flir.com

A351 www.flir.eu/uploadedImages/Research-Science/Products/RS6700-Series/Single Angle Low and Close 2.jpeg (heruntergeladen: 07.08.2016), © 2019 FLIR Systems, Inc. All rights reserved. Mit freundlicher Genehmigung von FLIR Systems, Inc., Wilsonville, USA, www.flir.com

A352 https://www.flir.de/globalassets/imported-assets/image/x6800sc-x6900sc-x8500sc.png (heruntergeladen: 08.11.2020), © 2020 FLIR Systems, Inc. All rights reserved. Mit freundlicher Genehmigung von FLIR Systems, Inc., Wilsonville, USA, www.flir.com

A353 „ImageIR® 10300" als Grafikdatei (InfraTec-ImageIR-10300-Druckversion.tif) durch Infratec GmbH bereitgestellt, mit freundlicher Unterstützung der InfraTec GmbH, Dresden, Deutschland, www.InfraTec.de

A354 „Wärmebild der ImageIR® 10300" als Grafikdatei (InfraTec-10300-ImageIR-site-surveillance.jpg) durch Infratec GmbH bereitgestellt, mit freundlicher Unterstützung der InfraTec GmbH, Dresden, Deutschland, www.InfraTec.de

A355 „ImageIR® 9450 hp" als Grafikdatei (InfraTec-ImageIR-9400-keine-Spiegelung.tif) durch Infratec GmbH bereitgestellt, mit freundlicher Unterstützung der InfraTec GmbH, Dresden, Deutschland, www.InfraTec.de

A356 „ImageIR® 8350 hs" als Grafikdatei (InfraTec-ImageIR-8300-hs-ohne-Spiegelung.tif) durch Infratec GmbH bereitgestellt, mit freundlicher Unterstützung der InfraTec GmbH, Dresden, Deutschland, www.InfraTec.de

A357 „VAYU HD" als Grafikdatei (VayuHD_Stacked_1.png) durch Sierra Olympic bereitgestellt, mit freundlicher Unterstützung von Sierra Olympic Technologies Inc., Hood River, Oregon, USA, https://sierraolympic.com

A358 „VAYU HD Thermal Image" als Grafikdatei (Untitled-1.jpg) durch Sierra Olympic bereitgestellt, mit freundlicher Unterstützung von Sierra Olympic Technologies Inc., Hood River, Oregon, USA, https://sierraolympic.com

A359 „The IP-67 certified enclosure" aus [P177] (2020_Fast_V1k_1.pdf), mit freundlicher Genehmigung der Telops Inc., Quebec City (QC), Canada, www.telops.com

A360 „Pulsed detonation rocket engine" aus [P177] (2020_Fast_V1k_1.pdf), mit freundlicher Genehmigung der Telops Inc., Quebec City (QC), Canada, www.telops.com

A361 http://szezsioptika.hu/site/images/stories/emmetropia1.jpg (heruntergeladen: 14.05.2017)

A362 „Az emberi szem geometriai optikája" (heruntergeladen: 02.04.2016), www.tankonyvtar.hu/hu/tartalom/tamop425/2011_0001_524_Biofizika/images/image806.png,, mit freundlicher Genehmigung des Medicina Könyvkiadó Zrt.,1072 Budapest, Ungarn, www.medicina-kiado.hu

Quellen der Abbildungen (Fortsetzung)

A363 Farbmischung, http://tobiw.de/content/8-tbdm/20160101-farben/farbmischung.svg (heruntergeladen: 04.05.2017), aus dem TeX-Beispiel des Monats Januar 2016 (tobiw.de/tbdm/farben) von Tobi Weh mit freundlicher Genehmigung (bearbeitet von E. Rahne)

A364 CIE-Normvalenzsystem Normfarbtafel, mit freundlicher Unterstützung der SAXOPRINT GmbH, Enderstraße 92c, 01277 Dresden, www.saxoprint.de, mit Schraffur ergänzt durch Autor

A365 Abkühlung von Luft bei gegebenem absoluten Wasserdampfgehalt, aus [T134], mit freundlicher Genehmigung von Miklós Osztroluczky (editiert)

A366 http://titan.physx.u-szeged.hu/~julio/images/abra1614.jpg (heruntergeladen: 27.12.2016) mit freundlicher Genehmigung der Universität Szeged, SZTE TTIK, Lehrstuhl Optik und Quantumelektronik, Szeged, Ungarn, http://titan.physx.u-szeged.hu

A367 „A padlásfödém alatti penészesedés a kiváltógerendán, falsarokban", http://m.cdn.blog.hu/pl/plasticbau/image/1_5.jpg (heruntergeladen: 24.11.2016), 141. Bild aus [T133], mit freundlicher Genehmigung von Miklós Osztroluczky

A368 Fernwärmeleitung mit Dämmfehlern, aus [T167], mit freundlicher Unterstützung der InfraTec GmbH, Dresden, Deutschland, www.InfraTec.de

A369 Industriethermografie, https://www.wasserschaden-service.de/content/images/1f1a48b7b4d88bd1e6abc3859d11b954.jpg (heruntergeladen: 26.12.2016), mit freundlicher Genehmigung der Regidor & Dewitz GmbH, Mettmann, Deutschland, www.wasserschaden-service.de

A370 „Dämmerungsaufnahme zur Überprüfung der (einwandfreien) Isolatoren: Wärmestrahlung eines von der Sonne aufgeheizten Strommasts." (heruntergeladen: 12.01.2019), mit freundlicher Genehmigung der RWE Power AG, Essen, Deutschland, www.rwe.com (grafisch aufgebessert)

A371 „Hochspannungsleitungsinspektion per Hubschrauber", www.infratec-infrared.com/uploads/tx_templavoila/Airborne-thermography-VarioCAM_InfraTec-HD_03.jpg (heruntergeladen: 19.03.2017), mit freundlicher Genehmigung der sp swisscontrolling GmbH, Niederteufen, Schweiz, www.swisscontrolling.com

A372 „Prüfung elektrischer Anlagen", https://static-int.testo.com/media/12/99/c1b7a9e0c2bf/location-thermography-004908_master.jpg (heruntergeladen: 13.01.2019), mit freundlicher Genehmigung der Testo SE & Co. KGaA, www.testo.de (bearbeitet)

A373 „Abb. 86: Thermografiebild fehlerhafte Fernleitung" aus [T167], mit freundlicher Unterstützung der InfraTec GmbH, Dresden, Deutschland, www.InfraTec.de

A374 Bild2 aus VarioCAM_HD_x75_EN_print.pdf, von Infratec bereitgestellt, mit freundlicher Unterstützung der InfraTec GmbH, Dresden, Deutschland, www.InfraTec.de

A375 www.testoon.com/images_produit/201606011756059a80b5-trafo-3000x3000.jpg (heruntergeladen: 07.08.2016), mit freundlicher Genehmigung der Fluke Corporation, Everett, USA, www.fluke.com

A376 „Abb. 78: Thermografiebild Tankfüllstand", Folie 154 links, aus [T167], mit freundlicher Unterstützung der InfraTec GmbH, Dresden, Deutschland, www.InfraTec.de

A377 „Gießpfanne" aus LHSD_en_mail.pdf, mit freundlicher Unterstützung der InfraTec GmbH, Dresden, Deutschland, www.InfraTec.de

A378 Thermokameraschutzgehäuse aus [T166], mit freundlicher Unterstützung der InfraTec GmbH, Dresden, Deutschland, www.InfraTec.de

A379 „Torpedowaggon" aus THSD_en_mail.pdf, mit freundlicher Unterstützung der InfraTec GmbH, Dresden, Deutschland, www.InfraTec.de

A380 „Stahlguss", als Grafikdatei (b394962cf6.gif) durch Infratec GmbH bereitgestellt, mit freundlicher Unterstützung der InfraTec GmbH, Dresden, Deutschland, www.InfraTec.de

A381 Thermokamera mit Schutzgehäuse aus [P7], mit freundlicher Unterstützung der InfraTec GmbH, Dresden, Deutschland, www.InfraTec.de

A382 „Folienextrusion", aus [T166] durch Infratec GmbH bereitgestellt, mit freundlicher Genehmigung der Reifenhäuser Blown Film GmbH, Worms, Deutschland, https://reifenhauser.com

A383 „Blasfolientechnologie", als Grafikdatei „Reifenhäuser Technikum.jpg" durch Reifenhäuser bereitgestellt, mit freundlicher Genehmigung der Reifenhäuser Blown Film GmbH, Worms, Deutschland, https://reifenhauser.com

A384 „Abkühlung nach Tiefziehen", aus [T166], mit freundlicher Unterstützung der InfraTec GmbH, Dresden, Deutschland, www.InfraTec.de

A385 „Ausgeformter Mülltonnendeckel", aus [T166], mit freundlicher Unterstützung der InfraTec GmbH, Dresden, Deutschland, www.InfraTec.de

Quellen der Abbildungen (Fortsetzung)

A386 www.us.schott.com/borofloat/media/img/scale/20140822-141536/w298/optical_borofloat_transmission.jpg (heruntergeladen: 28.02.2017), mit freundlicher Genehmigung der SCHOTT AG, Mainz, Deutschland, www.schott.com/advanced_optics (durch Autor bearbeitet)

A387 „Flammenmessung", aus [T166], mit freundlicher Unterstützung der InfraTec GmbH, Dresden, Deutschland, www.InfraTec.de

A388 „Halogenlampe, Auf-Glas-Filter", aus [T167], mit freundlicher Unterstützung der InfraTec GmbH, Dresden, Deutschland, www.InfraTec.de

A389 „Halogenlampe, Durch-Glas-Filter", aus [T167], mit freundlicher Unterstützung der InfraTec GmbH, Dresden, Deutschland, www.InfraTec.de

A390 www.motim.hu/sites/img/h6.jpg (heruntergeladen: 30.09.2017), mit freundlicher Genehmigung der MOTIM Kádkő Kft., Mosonmagyaróvár, Ungarn, www.motim.hu

A391 www.motim.hu/sites/img/h2.jpg (heruntergeladen: 30.09.2017), mit freundlicher Genehmigung der MOTIM Kádkő Kft., Mosonmagyaróvár, Ungarn, www.motim.hu

A392 „ImageIR® 83xx mit Teleobjektiv 100 mm und 500 mm Close-Up", Folie 175 links, aus [T169], mit freundlicher Unterstützung der InfraTec GmbH, Dresden, Deutschland, www.InfraTec.de

A393 „ImageIR® 83xx mit Teleobjektiv 100 mm und 500 mm Close-Up", Folie 175 rechts, aus [T169], mit freundlicher Unterstützung der InfraTec GmbH, Dresden, Deutschland, www.InfraTec.de

A394 „ImageIR® 83xx 1x-Mikroskop, Pixel 15 µm", Folie 176 links, aus [T169], mit freundlicher Unterstützung der InfraTec GmbH, Dresden, Deutschland, www.InfraTec.de

A395 „ImageIR® 83xx 1x-Mikroskop, Pixel 15 µm", Folie 176 rechts, aus [T169], mit freundlicher Unterstützung der InfraTec GmbH, Dresden, Deutschland, www.InfraTec.de

A396 „ImageIR® 83xx 3x-Mikroskop, Pixel 5 µm", Folie 177 links, aus [T169], mit freundlicher Unterstützung der InfraTec GmbH, Dresden, Deutschland, www.InfraTec.de

A397 „ImageIR® 83xx 3x-Mikroskop, Pixel 5 µm", Folie 177 rechts, aus [T169], mit freundlicher Unterstützung der InfraTec GmbH, Dresden, Deutschland, www.InfraTec.de

A398 „Farbstoffsolarmodule der Größe 30 x 30 cm^2 in verschiedenen Designs und Farben." https://upload.wikimedia.org/wikipedia/commons/4/49/Dye.sensitized.solar.cells.jpg (heruntergeladen: 20.01.2019), (original upload date 1997-15-06), Source Transferred from de.wikipedia to Commons, Author Ronald Vera Saavedra Colombia (Bogota) ISE; durch Bildautor als gemeinfrei deklariert

A399 www.napelem.hu/napelem/naphaj/4.jpg (heruntergeladen: 29.12.2016), mit freundlicher Genehmigung der Accusealed GmbH, Budapest, Ungarn, www.napelem.hu

A400 Yulia Galagan: „Flexible non transparent perovskite based solar module", https://www.solliance.eu/wp-content/uploads/2018/05/IMG-6901_15s-600x600-e1538562285796.jpg (heruntergeladen: 20.01.2019), mit freundlicher Genehmigung von Yulia Galagan, Solliance, AE Eindhoven, Holland, www.solliance.eu

A401 Niels van Loon: „Flexible transparent perovskite based module", https://www.solliance.eu/wp-content/uploads/2018/05/NVL150620W8322-500x300-e1538562091245.jpg (heruntergeladen: 20.01.2019), mit freundlicher Genehmigung von Niels van Loon, Solliance, AE Eindhoven, Holland, www.solliance.eu

A402 A roll of perovskite (Doojin Vak CSIRO), www.abc.net.au/radionational/image/6506722-4x3-580x435.jpg (heruntergeladen: 20.01.2019), mit freundlicher Genehmigung von CSIRO, Black Mountain ACT, Australien, www.csiro.au

A403 Fig.1. Some tested Multi-c-Si photovoltaic modules (https://ars.els-cdn.com/content/image/1-s2.0-S0960148117301647-gr1.jpg (heruntergeladen: 22.01.2019) aus: Nabil Kahoul, Rachid Chenni, Hocine Cheghib, Saad Mekhilef „Evaluating the reliability of crystalline silicon photovoltaic modules in harsh environment", Publication: Renewable Energy, Publisher: Elsevier, August 2017, © 2017 Elsevier Ltd. All rights reserved., mit freundlicher Genehmigung von Elsevier (Ausschnitt bearbeitet)

A404 www.sunkauf.de/wp-content/uploads/2017/11/Verfaerbung-Zellverbinder.png (heruntergeladen: 22.01.2019), mit freundlicher Genehmigung der SecondSol GmbH, Meiningen, Deutschland, www.secondsol.com

A405 Bild 14 rechts: Degradationserscheinungen der Antireflexschicht an den Rändern der Solarzellen bei BP-Modulen, aus „20 Jahre 1000-Dächer-Programm: Langzeiterfahrungen in Sachsen, Autor: Prof. Dr. Udo Rindelhardt, Dresden, Deutschland (Abschlussbericht_1000Daecher.pdf, heruntergeladen: 22.01.2019) (stark verändert)

A406 https://www.photovoltaikforum.com/core/attachment/19762-bc9e77c078d13694419-jpg (heruntergeladen: 07.04.2020), mit freundlicher Genehmigung von Stefan Eisenknappl, Deutschland

Quellen der Abbildungen (Fortsetzung)

A407 https://www.photovoltaikforum.com/core/attachment/19757-0181ff31735-jpg (heruntergeladen: 07.04.2020), mit freundlicher Genehmigung von Stefan Eisenknappl, Deutschland

A408 https://www.photovoltaikforum.com/core/attachment/19761-e872d61-jpg (heruntergeladen: 07.04.2020), mit freundlicher Genehmigung von Stefan Eisenknappl, Deutschland

A409 https://www.sunkauf.de/wp-content/uploads/2017/11/Hotspot.png (heruntergeladen: 22.01.2019), mit freundlicher Genehmigung der SecondSol GmbH, Meiningen, Deutschland, www.secondsol.com

A410 www.pi-berlin.com/images/press/big/Korrosionssch%C3%A4den%20verringern%20die%20Leistung %20eines%20Moduls_2592%20x%201936.jpg (heruntergeladen: 22.01.2019), mit freundlicher Genehmigung des Photovoltaik-Institut Berlin, Berlin, Deutschland, www.pi-berlin.com

A411 Bild 10 Fehlerbild der ursprünglich eingesetzten MQ-36-Module der DASA. aus 20 Jahre 1000-Dächer-Programm: Langzeiterfahrungen in Sachsen, Autor: Prof. Dr. Udo Rindelhardt, Dresden, Deutschland, (Abschlussbericht_1000Daecher.pdf, heruntergeladen: 22.01.2019) (bearbeitet)

A412 https://www.sunkauf.de/wp-content/uploads/2017/11/Verschmorungen-Rueckseite-500x313.png, mit freundlicher Genehmigung der SecondSol GmbH, Meiningen, Deutschland, www.secondsol.com

A413 https://www.ingenieur-buero-jahrstorfer.de/s/cc_images/cache_7844723.jpg?t=1417014759 (heruntergeladen: 22.01.2019), mit freundlicher Genehmigung von Sachverständigenbüro Dipl.-Ing. (FH) Robert Jahrstorfer, Aufhausen, Deutschland, www.solargutachter.bayern (Auschnitt, bearbeitet)

A414 Blitzeinschlag (direkt in Solaranlage), http://rietec24.de/media/images/20150731_160117.jpg, (heruntergeladen: 22.01.2019),
mit freundlicher Genehmigung von RieTec, Inh. Stefan Riedel, Selbitz, Deutschland, rietec24.de

A415 Bild 16: MIS-Module von NUKEM (PVA Dresden VII, PVA Altenberg). Neben deutlichen Zellverfärbungen wird Korrosion an den Lötstellen der Modulsammelleiter vor der Moduldose beobachtet. Aus 20 Jahre 1000-Dächer-Programm: Langzeiterfahrungen in Sachsen, Autor: Prof. Dr. Udo Rindelhardt, Dresden, Deutschland, (Abschlussbericht_1000Daecher.pdf, heruntergeladen: 22.01.2019) (durch Autor mit Vergrößerung ergänzt)

A416 www.wohnmobilforum.de/bilderdienst/up/dose_94b7.JPG (heruntergeladen: 26.01.2019), mit freundlicher Genehmigung von www.wohnmobilforum.de, Querfurt, Deutschland

A417 https://blog.secondsol.de/wp-content/uploads/2017/08/Photovoltaik_Defekte_Anschlussdose.jpg (heruntergeladen: 26.01.2019),
mit freundlicher Genehmigung der SecondSol GmbH, Meiningen, Deutschland, www.secondsol.com

A418 www.envaris.de/wp-content/uploads/2014/05/IMG_1648-e1399910531972-300x296.jpg (heruntergeladen: 26.01.2019),
mit freundlicher Genehmigung der Envaris GmbH, Berlin, Deutschland, www.envaris.de

A419 https://getmas.de/wp-content/uploads/2018/08/Reinigung-Solaranlage.jpg (heruntergeladen: 26.06.2021), mit freundlicher Genehmigung der GETMAS GmbH, Höttingen, Deutschland, https://getmas.de

A420 www.envaris.de/wp-content/uploads/2015/07/IMG_0746.jpeg (heruntergeladen: 27.12.2016), mit freundlicher Genehmigung der Envaris GmbH, Berlin, Deutschland, www.envaris.de

A421 www.elektro.net/wp-content/uploads/2015/05/Suncycle_CTUflex.jpg (heruntergeladen: 27.12.2016), mit freundlicher Genehmigung der SUNCYCLE GmbH, Hamburg, Deutschland, www.suncycle.de

A422 www.solarzentrum-stuttgart.com/uploads/pics/nightSy_02.jpg (heruntergeladen: 27.12.2016), mit freundlicher Genehmigung der Solarzentrum Stuttgart GmbH, Stuttgart, Deutschland, www.solarzentrum-stuttgart.com

A423 www.solarzentrum-stuttgart.com/typo3temp/_processed_/csm_IMG_20141030_092409_hell_ 01_bf54333b36.jpg (heruntergeladen: 27.12.2016), mit freundlicher Genehmigung der Solarzentrum Stuttgart GmbH, Stuttgart, Deutschland, www.solarzentrum-stuttgart.com

A424 „Very Far: Whole String", 1. Bild von Seite 7 aus [P15], mit freundlicher Genehmigung der Solarzentrum Stuttgart GmbH, Stuttgart, Deutschland, www.solarzentrum-stuttgart.com

A425 „Figure 0.11: Two PV strings containing Sunpower modules, which are affected by the Polarization effect recognized in the EL images due to the chessboard pattern." von Seite 12 aus [P15], mit freundlicher Genehmigung der Solarzentrum Stuttgart GmbH, Stuttgart, Deutschland, www.solarzentrum-stuttgart.com

A426 „Zelle eines unbekannten Chinamoduls.JPG"
https://plus.google.com/photos/114461302086220776909/album/5811013860630696753/5831157950 413467394 (heruntergeladen: 27.12.2016), mit freundlicher Genehmigung von photovoltaikbuero Ternus & Diehl GbR, Rüsselsheim, Deutschland, http://photovoltaikbuero.de/

Quellen der Abbildungen (Fortsetzung)

A427 www.photovoltaikbuero.de/wp-content/uploads/2017/02/3PID-diagnosis-with-outdoor-electroluminescence.jpg (heruntergeladen: 26.12.2016), mit freundlicher Genehmigung von photovoltaikbuero Ternus & Diehl GbR, Rüsselsheim, Deutschland, http://photovoltaikbuero.de/

A428 https://plus.google.com/u/0/photos/114461302086220776909/album/5811013860630696753/5831157955744930242 (photovoltaikbuero Rüsselsheim) (heruntergeladen: 26.12.2016), mit freundlicher Genehmigung von photovoltaikbuero Ternus & Diehl GbR, Rüsselsheim, Deutschland, http://photovoltaikbuero.de/

A429 https://plus.google.com/u/0/photos/114461302086220776909/album/5811013860630696753/6002575782023858818 (photovoltaikbuero Rüsselsheim) (heruntergeladen: 26.12.2016), mit freundlicher Genehmigung von photovoltaikbuero Ternus & Diehl GbR, Rüsselsheim, Deutschland, http://photovoltaikbuero.de/

A430 https://photovoltaikbuero.de/wp-content/uploads/2017/05/IMG_4229.jpg (heruntergeladen: 01.02.2019), mit freundlicher Genehmigung von photovoltaikbuero Ternus & Diehl GbR, Rüsselsheim, Deutschland, http://photovoltaikbuero.de/

A431 https://photovoltaikbuero.de/wp-content/uploads/2017/05/IMG_4236.jpg (heruntergeladen: 01.02.2019), mit freundlicher Genehmigung von photovoltaikbuero Ternus & Diehl GbR, Rüsselsheim, Deutschland, http://photovoltaikbuero.de/

A432 „Solarkraftwerk-Wärmebild mit Reflexion", aus [T157], mit freundlicher Gemehmigung von HaWe Engineering GmbH, Gauting-Hausen, Deutschland, www.hawe-eng.com

A433 „Sonnenstandsdiagramm", www.renewable-energy-concepts.com/fileadmin/scripts/sonnenstandsdiagramm.php (heruntergeladen: 08.08.2017), mit freundlicher Genehmigung von Stefan Gleis, Hemmingen, Deutschland, www.renewable-energy-concepts.com

A434 „Solarpark-Inspektion mit Hochbühne", aus [T157], mit freundlicher Gemehmigung von HaWe Engineering GmbH, Gauting-Hausen, Deutschland, www.hawe-eng.com

A435 „Hochstativ 12m", www.solartechnik-fladung.de/typo3temp/pics/22e8a36896.jpg (heruntergeladen: 27.12.2016), mit freundlicher Genehmigung von Sachverständigenbüro für Photovoltaik Aachen Andreas Fladung, Aachen, Deutschland, www.solartechnik-fladung.de

A436 „6-rotorige Elektromotor-Drohne mit kleiner Thermokamera und Videokamera, Juli 2016", mit freundlicher Gemehmigung der Rotors & Cams GmbH, Budapest, Ungarn, www.rotorsandcams.com

A437 „6-rotorige Elektromotor-Riesendrohne mit Hochleistungsthermokamera (VarioVAM® HD), August 2020", mit freundlicher Genehmigung der Rotors & Cams GmbH, Budapest, Ungarn, www.rotorsandcams.com

A438 „Strangfehler (Panorama-Wärmebild)", aus [T157], mit freundlicher Gemehmigung von HaWe Engineering GmbH, Gauting-Hausen, Deutschland, www.hawe-eng.com

A439 Photovoltaik-Kraftwerk mit Strangfehler, aus [T157], mit freundlicher Gemehmigung von HaWe Engineering GmbH, Gauting-Hausen, Deutschland, www.hawe-eng.com

A440 Hensel VH3 Hochleitungsblitzlicht, als Datei (22008 VH3_6000.png), bereitgestellt von HENSEL-VISIT GmbH & Co. KG, mit freundlicher Genehmigung von HENSEL-VISIT GmbH & Co. KG, Würzburg, Deutschland, www.hensel.de

A441 kreisförmige Hochleistungslichtquelle, dahinter Thermokamera ImageIR®, aus [T124], mit freundlicher Unterstützung der InfraTec GmbH, Dresden, Deutschland, www.InfraTec.de

A442 http://img.directindustry.de/images_di/photo-mg/9088-2765693.jpg (heruntergeladen: 20.03.2017), mit freundlicher Genehmigung der Leister Technologies AG, Kaegiswil, Schweiz, www.leister.com

A443 Ultraschall Handschweissgerät MS sonxPRO als Grafikdatei (MS sonxPRO_1.jpg) bereitgestellt von MS Ultraschall Technologie GmbH, mit freundlicher Genehmigung der MS Ultraschall Technologie GmbH, Spaichingen, Deutschland, www.ms-ultraschall.de

A444 K2007E01 modalshaker, als Grafikdatei (IMG-0097 high.jpg) von PCB The Modal Shop bereitgestellt, mit freundlicher Unterstützung durch The Modal Shop, Inc.,Cincinnati, USA, www.modalshop.com

A445 Prüfstationen für aktive Thermografie, aus [P64], mit freundlicher Unterstützung der InfraTec GmbH, Dresden, Deutschland, www.InfraTec.de

A446 Prüfstationen für aktive Thermografie, aus [T54], mit freundlicher Unterstützung der InfraTec GmbH, Dresden, Deutschland, www.InfraTec.de

A447 „Live-Bild", aus [T54], mit freundlicher Unterstützung der InfraTec GmbH, Dresden, Deutschland, www.InfraTec.de

A448 „Puls-Phasen-Thermografie (PPT), Amplitudenbild", aus [T54], mit freundlicher Unterstützung der InfraTec GmbH, Dresden, Deutschland, www.InfraTec.de

Quellen der Abbildungen (Fortsetzung)

A449 „Puls-Phasen-Thermografie (PPT), Phasenbild", aus [T54], mit freundlicher Unterstützung der InfraTec GmbH, Dresden, Deutschland, www.InfraTec.de

A450 „Quotientenmethode (QM)", aus [T54], mit freundlicher Unterstützung der InfraTec GmbH, Dresden, Deutschland, www.InfraTec.de

A451 „Lock-In-Thermografie (LIT), Amplitudenbild", aus [T54], mit freundlicher Unterstützung der InfraTec GmbH, Dresden, Deutschland, www.InfraTec.de

A452 „Lock-In-Thermografie (LIT), Phasenbild", aus [T54], mit freundlicher Unterstützung der InfraTec GmbH, Dresden, Deutschland, www.InfraTec.de

A453 durch punktuelle Schlagbelastung hervorgerufene Materialstrukturschädigung in Verbundwerkstoffen (glas- oder kohlefaserverstärkten Laminaten) (Schnittdarstellung) (erstellt unter Verwendung von [T80], mit freundlicher Genehmigung von Gerd Busse, Universität Stuttgart, Deutschland

A454 Nachweis von durch punktuelle Schlagbelastung hervorgerufenen Materialstrukturschädigungen in glasfaserverstärkten Laminaten mittels Lock-In-Thermografie (erstellt unter Verwendung von [T80]), mit freundlicher Genehmigung von Gerd Busse, Universität Stuttgart, Deutschland

A455 Fotomontage unter Verwendung von „Flugzeugrumpf-Wärmebild", als Grafikdatei (Bild7.jpg) von Automation Technology bereitgestellt, mit freundlicher Genehmigung der Automation Technology GmbH, Bad Oldeslohe, Deutschland, www.automationtechnology.de

A456 www.automationtechnology.de/cms/wp-content/uploads/2015/05/C-CheckIR_04_small2.jpg (heruntergeladen: 13.11.2016), mit freundlicher Genehmigung der Automation Technology GmbH, Bad Oldeslohe, Deutschland, www.automationtechnology.de

A457 ILIT Testschrank, als Grafikdatei (InfraTec-ImageIR_im_Schrank.tif) von Infratec bereitgestellt, mit freundlicher Unterstützung der InfraTec GmbH, Dresden, Deutschland, www.InfraTec.de

A458 DLIT Teststand, aus [P64], mit freundlicher Unterstützung der InfraTec GmbH, Dresden, Deutschland, www.InfraTec.de

A459 Auswertung, aus [P64], mit freundlicher Unterstützung der InfraTec GmbH, Dresden, Deutschland, www.InfraTec.de

A460 „Lock-In Amplitudenbild bei Lichtanregung", aus [P64], mit freundlicher Unterstützung der InfraTec GmbH, Dresden, Deutschland, www.InfraTec.de

A461 „Lock-In Amplitudenbild bei elektrischer Anregung", aus [P64], mit freundlicher Unterstützung der InfraTec GmbH, Dresden, Deutschland, www.InfraTec.de

A462 „„normales" Wärmebild (Temperaturwerte)", aus [P64], mit freundlicher Unterstützung der InfraTec GmbH, Dresden, Deutschland, www.InfraTec.de

A463 „Lock-In Amplitudenbild bei Lichtanregung", aus [P64], mit freundlicher Unterstützung der InfraTec GmbH, Dresden, Deutschland, www.InfraTec.de

A464 „gebrochene Zelle bei Lichtanregung", aus [P64], mit freundlicher Unterstützung der InfraTec GmbH, Dresden, Deutschland, www.InfraTec.de

A465 „Lock-In-Auswertung nach 4,8 Sekunden", aus [T168], mit freundlicher Unterstützung der InfraTec GmbH, Dresden, Deutschland, www.InfraTec.de

A466 „Lock-In-Auswertung nach 20 Sekunden", aus [T168], mit freundlicher Unterstützung der InfraTec GmbH, Dresden, Deutschland, www.InfraTec.de

A467 „Lock-In-Auswertung nach 300 Sekunden", aus [T168], mit freundlicher Unterstützung der InfraTec GmbH, Dresden, Deutschland, www.InfraTec.de

A468 Temperaturprofilbeispiele, aus [P149], mit freundlicher Unterstützung der InfraTec GmbH, Dresden, Deutschland, www.InfraTec.de

A469 „Phasenbild einer Schweißnaht", aus [T5], mit freundlicher Unterstützung der InfraTec GmbH, Dresden, Deutschland, www.InfraTec.de

A470 automatische Auswertung, aus [P149], mit freundlicher Unterstützung der InfraTec GmbH, Dresden, Deutschland, www.InfraTec.de

A471 Ultrasound excited lock-in thermography (ULT), Folie 27 aus [T80], mit freundlicher Genehmigung von Gerd Busse, Universität Stuttgart, Deutschland

A472 „ULT on punched rivets", Folie 29, linke untere Abbildung, aus [T80], mit freundlicher Genehmigung von Gerd Busse, Universität Stuttgart, Deutschland

Quellen der Abbildungen (Fortsetzung)

A473 „ULT on punched rivets", Folie 29, rechte untere Abbildung, aus [T80], mit freundlicher Genehmigung von Gerd Busse, Universität Stuttgart, Deutschland

A474 „ULT on punched rivets", Folie 29, linke obere Abbildung aus [T80], mit freundlicher Genehmigung von Gerd Busse, Universität Stuttgart, Deutschland

A475 „ULT on punched rivets", Folie 29, rechte obere Abbildung aus [T80], mit freundlicher Genehmigung von Gerd Busse, Universität Stuttgart, Deutschland

A476 Fotografie unten rechts auf Folie 58 aus [P153], mit freundlicher Unterstützung der InfraTec GmbH, Dresden, Deutschland, www.InfraTec.de

A477 Thermogramm oben rechts auf Folie 58, aus [P153], mit freundlicher Unterstützung der InfraTec GmbH, Dresden, Deutschland, www.InfraTec.de

A478 rechte Bildschirmkopie von Folie 61 aus [P153], mit freundlicher Unterstützung der InfraTec GmbH, Dresden, Deutschland, www.InfraTec.de

A479 Abb. 187 „Unteres Untersuchungsfeld" aus [T38], mit freundlicher Genehmigung vom Institut für Diagnostik und Konservierung an Denkmalen in Sachsen und Sachsen-Anhalt e. V.

A480 Abb. 189 „Unteres Untersuchungsfeld bei Beginn der Abkühlung", aus [T38], mit freundlicher Genehmigung vom Institut für Diagnostik und Konservierung an Denkmalen in Sachsen und Sachsen-Anhalt e. V.

A481 Abb. 190 „Unteres Untersuchungsfeld in fortgeschrittener Abkühlung", aus [T38], mit freundl. Genehmigung vom Institut für Diagnostik und Konservierung an Denkmalen in Sachsen und Sachsen-Anhalt e. V.

A482 Abb. 196 „Nachuntersuchung des unteren Untersuchungsfeldes bei Beginn der Abkühlung", aus [T38], mit freundlicher Genehmigung vom Institut für Diagnostik und Konservierung an Denkmalen in Sachsen und Sachsen-Anhalt e. V.

A483 Abb. 197 „Nachuntersuchung des unteren Untersuchungsfeldes in fortgeschrittener Abkühlung", aus [T38], mit freundlicher Genehmigung vom Institut für Diagnostik und Konservierung an Denkmalen in Sachsen und Sachsen-Anhalt e. V.

A484 Abb. 46 „Detailansicht des Gesichtes vom Johannes dem Täufer", aus [T141], mit freundlicher Genehmigung von Philipp H. Westebbe, Berlin, Deutschland, www.moebelrestaurierung.berlin

A485 Abb. 47 „Das Thermogramm wurde ca. 0,5 sec nach Einwirkung des Blitzlichtes aufgenommen", aus [T141], mit freundlicher Genehmigung von Philipp H. Westebbe, Berlin, Deutschland, www.moebelrestaurierung.berlin

A486 Abb. 49 „Das Thermogramm wurde ca. 1,0 sec nach der Blitzeinwirkung aufgenommen", aus [T141], mit freundlicher Genehmigung von Philipp H. Westebbe, Berlin, Deutschland, www.moebelrestaurierung.berlin

A487 Abb. 51 „Dieses Thermogramm wurde ca. 2,0 sec nach Blitzeinwirkung aufgenommen", aus [T141], mit freundlicher Genehmigung von Philipp H. Westebbe, Berlin, Deutschland, www.moebelrestaurierung.berlin

A488 Abb. 52 „Dieses Thermogramm wurde ca. 2,5 sec nach Blitzeinwirkung aufgenommen", aus [T141], mit freundlicher Genehmigung von Philipp H. Westebbe, Berlin, Deutschland, www.moebelrestaurierung.berlin

A489 Detail des Altarflügelbildes „Saint John the Evangelist", Warschau, Museum Naradowe (Fotografie: Micha Leeflang), www.nap.edu/openbook/0309096251/xhtml/images/p2000d421g92001.jpg (heruntergeladen: 19.06.2017) veröffentlicht in Micha Leeflang: „The Saint Reinhold Altarpiece by Joos van Cleve and his Workshop," in Making and Marketing: Studies of the Painting Process in Fifteenth- and Sixteenth-Century Netherlandish Workshops, ed. M. Faries, Turnhout, Brepols Publishers, 2006, pp. 15-42., mit freundlicher Genehmigung von Dr. Micha Leeflang

A490 Molly Faries: digitale Darstellung der unter dem Gemälde befindlichen Skizze anhand kurzwelliger IR-Reflexion, www.nap.edu/openbook/0309096251/xhtml/images/p2000d421g93001.jpg (heruntergeladen: 19.06.2017), veröffentlicht in Micha Leeflang: „The Saint Reinhold Altarpiece by Joos van Cleve and his Workshop," in Making and Marketing: Studies of the Painting Process in Fifteenth- and Sixteenth-Century Netherlandish Workshops, ed. M. Faries, Turnhout, Brepols Publishers, 2006, pp. 15-42., mit freundlicher Genehmigung von Dr. Molly Ann Faries

A491 Margit Kovács: „Ernte", Ritzzeichung auf Karton, mit freundlicher Genehmigung von Margó Kovács, Budapest, Ungarn (Fotografie durch Autor)

A492 „Thermographic test bench" aus „Thermography for Quality Assurance / ImageIR ® – precise, reliable and fast" (2011) (InfraTec_Quality_Assurance_Siemens_ImageIR_en.pdf), mit freundl. Genehmigung der Siemens AG, Energy Sector, Fossil Power, Generation Division, Deutschland, www.siemens.com

Quellen der Abbildungen (Fortsetzung)

A493 „Thermographic testing of turbine blades" aus „Thermography for Quality Assurance / ImageIR ® – precise, reliable and fast" (2011) (InfraTec_Quality_Assurance_Siemens_ImageIR_en.pdf), mit freundlicher Genehmigung der Siemens AG, Energy Sector, Fossil Power, Generation Division, Deutschland, www.siemens.com

A494 http://w5.siemens.com/web/hu/hu/diviziok/set/gyartas/PublishingImages/K%C3%A9p1.jpg (heruntergeladen: 08.10.2016), mit freundl. Genehmigung der Siemens Zrt., Budapest, Ungarn, www.siemens.hu

A495 Qualitätsüberwachung in der Motorenfertigung, linkes Bild von Folie 69 aus [T20], mit freundlicher Unterstützung der InfraTec GmbH, Dresden, Deutschland, www.InfraTec.de

A496 www.ktw-weisser.de/uploads/tx_slider/laser-schweissen-4.jpg (heruntergeladen: 05.11.2016), mit freundlicher Genehmiung der Kunststofftechnik Weißer, Eschbronn-Locherhof, Deutschland, www.ktw-weisser.de

A497 „Online-Prozesskontrolle beim Laserschweißen von PKW-Dachnähten" von Folie 68 aus [T20], mit freundlicher Unterstützung der InfraTec GmbH, Dresden, Deutschland, www.InfraTec.de

A498 „Hochleistungs-Thermokamera als automatisches Brandschutzüberwachungssystem" aus [P7], mit freundlicher Unterstützung der InfraTec GmbH, Dresden, Deutschland, www.InfraTec.de

A499 „Hochleistungs-Thermokamera als Brandschutzüberwachungssystem" - Detaill aus [P7], mit freundlicher Unterstützung der InfraTec GmbH, Dresden, Deutschland, www.InfraTec.de

A500 „Bildschirmkopie der Systemanzeige" aus [P7], mit freundlicher Unterstützung der InfraTec GmbH, Dresden, Deutschland, www.InfraTec.de

A501 www.dias-infrared.de/wp-content/uploads/2015/04/Entstehungsbrand_in_Papierfabrik _Infrarotkamera_Pyroview_DIAS_Infrared.jpg (heruntergeladen: 10.12.2016), mit freundlicher Genehmigung der DIAS Infrared GmbH, Dresden, Deutschland, www.dias-infrared.de

A502 „Foto 1/3 Brand LKW - Einsatzbericht 65 - 2015 - 23.07.2015 10:30, BAB 20, Richtung Wismar, 360 min", als Grafikdatei (DSC_0754.JPG) bereitgestellt von FFW Bad Doberan, mit freundlicher Genehmigung von Freiwillige Feuerwehr Bad Doberan, Bad Doberan, Deutschland, www.feuerwehr-baddoberan.de

A503 Fotomontage unter Verwendung von www.agrodame.hu/example/1.jpg (heruntergeladen: 05.11.2016), mit freundlicher Genehmigung von Agro Dame Kft., Mesteri, Ungarn, www.agrodame.hu

A504 Hot spot detection for substations, linkes unteres Bild von Folie 42 aus [P155], mit freundlicher Unterstützung der InfraTec GmbH, Dresden, Deutschland, www.InfraTec.de

A505 Hot spot detection for substations, rechtes Bild von Folie 42 aus [P155], mit freundlicher Unterstützung der InfraTec GmbH, Dresden, Deutschland, www.InfraTec.de

A506 INDUSCAN – Peel Scan Quality inspection of heat sealing, linkes Bild von Folie 44 aus [P155], mit freundlicher Unterstützung der InfraTec GmbH, Dresden, Deutschland, www.InfraTec.de

A507 Koza 1983 „PS20 and PS10", https://commons.wikimedia.org/wiki/File:PS20andPS10.jpg (heruntergeladen 11.02.2019), lizenziert unter Creative Commons Attribution-Share Alike 3.0 Unported, Details unter https://creativecommons.org/licenses/by-sa/3.0/legalcode

A508 „Enfoque2" von Álvaro C.E. auf Wikipedia, https://commons.wikimedia.org/wiki/File:Enfoque2.jpg (heruntergeladen 11.02.2019), lizenziert unter Creative Commons Attribution-Share Alike 3.0 Unported, Details unter https://creativecommons.org/licenses/by-sa/3.0/legalcode, mit freundlicher Genehmigung von Álvaro Cantos Encina

A509 „Thermische Optimierung von Turnschuhen", Thermogramm von Folie 61, aus [T20], mit freundlicher Unterstützung der InfraTec GmbH, Dresden, Deutschland, www.InfraTec.de

A510 „Bauelementeoptimierung an Leistungshalbleitern", Thermogramm von Folie 51, aus [T20], mit freundlicher Unterstützung der InfraTec GmbH, Dresden, Deutschland, www.InfraTec.de

A511 Frank C. Müller: „Zwei Stents von schräg vorne mit Zentimetermaß. Ort der Aufnahme: Baden-Baden, Deutschland" „Stent4 fcm" auf Wikipedia, https://commons.wikimedia.org/wiki/File:Stent4_fcm.jpg, (heruntergeladen 23.02.2019), lizenziert unter Creative Commons Attribution-Share Alike 2.5 Generic, Details unter https://creativecommons.org/licenses/by-sa/2.5/legalcode

A512 „Wheel Brake Test Control Unit Screen Shot", als Grafikdatei (InfraTec_Screenshot.tif) von Infratec bereitgestellt, mit freundl. Unterstützung der InfraTec GmbH, Dresden, Deutschland, www.InfraTec.de

A513 „Airbag – Temperaturentwicklung während der Auslösung", unteres Thermogramm von Folie 75 aus [T93], mit freundlicher Unterstützung der InfraTec GmbH, Dresden, Deutschland, www.InfraTec.de

A514 „Galerie des Aufheizvorgangs", oberes Thermogramm von Folie 75 aus [T93], mit freundlicher Unterstützung der InfraTec GmbH, Dresden, Deutschland, www.InfraTec.de

Quellen der Abbildungen (Fortsetzung)

A515 „Dreidimensionales Temperaturprofil" von Folie75 aus [T93], mit freundlicher Unterstützung der InfraTec GmbH, Dresden, Deutschland, www.InfraTec.de

A516 Meditherm full body, als Grafikdatei (Front Full Body CMYK.tif) von Meditherm Inc. bereitgestellt, mit freundlicher Genehmigung von Meditherm Inc., Cheyenne, USA, www@meditherm.com

A517 „Ganzkörper Regulation" als Grafikdatei (Berz Thermo Ganzkörper Regulation.jpg) von Prof. Dr. med. Reinhold Berz bereitgestellt, mit freundlicher Genehmigung von Prof. Dr. med. Reinhold Berz, Independencia, Paraguay

A518 Kang Meter ATM6 Foto aus Prospekt [P178] Seite 2 unten links, mit freundlicher Genehmigung von Shijiazhuang Kang Meter Technology Co.,Ltd, Shijiazhuang, P.R.China, www.kangmeter.com

A519 Kang Meter ATM6 Foto aus Prospekt [P178] Seite 1 rechts, mit freundlicher Genehmigung von Shijiazhuang Kang Meter Technology Co.,Ltd., Shijiazhuang, P.R.China, www.kangmeter.com

A520 Kang Meter Black Body, als Grafikdatei (Black_body_of_AT300.jpg) von Shijiazhuang Kang Meter Technology Co.,Ltd. bereitgestellt, mit freundlicher Genehmigung von Shijiazhuang Kang Meter Technology Co.,Ltd., Shijiazhuang, P.R.China, www.kangmeter.com

A521 Kang Meter AT300 Foto aus Prospekt [P179] Seite 1 oben rechts, mit freundlicher Genehmigung von Shijiazhuang Kang Meter Technology Co.,Ltd., Shijiazhuang, P.R.China, www.kangmeter.com

A522 Guide IR236, als Grafikdatei (3.png) Guide Sensmart Tech bereitgestellt, mit freundlicher Genehmigung von Guide Sensmart Tech Co.,Ltd., Wuhan, P.R.China, https:/www.guideir.com

A523 QT Series Display aus Prospekt [P180] Seite 2 unten, mit freundlicher Genehmigung von Guide Sensmart Tech Co.,Ltd., Wuhan, P.R.China, https:/www.guideir.com

A524 Guide M400A aus Prospekt [P181] Seite 7 oben links, mit freundlicher Genehmigung von Guide Sensmart Tech Co.,Ltd., Wuhan, P.R.China, https:/www.guideir.com

A525 Guide IR236, als Grafikdatei (4.png) von Guide Sensmart Tech bereitgestellt, mit freundlicher Genehmigung von Guide Sensmart Tech Co.,Ltd., Wuhan, P.R.China, https:/www.guideir.com

A526 Guide QT400, als Grafikdatei (2.png) von Guide Sensmart Tech bereitgestellt, mit freundlicher Genehmigung von Guide Sensmart Tech Co.,Ltd., Wuhan, P.R.China, https:/www.guideir.com

A527 Workswell MEDICAS Anzeige aus Prospekt [P183] Seite 1 unten, mit freundlicher Genehmigung von Workswell s.r.o, Prag, Tschechische Republik, www.workswell.eu

A528 Workswell MEDICAS, als Grafikdatei (Workswell MEDICAS_0.jpg) von Workswell s.r.o bereitgestellt, mit freundlicher Genehmigung von Workswell s.r.o, Prag, Tschechische Republik, www.workswell.eu

A529 Workswell BB200 als Grafikdatei (Workswell Blackbody BB200_front.jpg) von Workswell s.r.o bereitgestellt, mit freundl. Genehmigung von Workswell s.r.o, Prag, Tschechische Republik, www.workswell.eu

A530 Workswell Medicas HDMI-Anzeige aus Prospekt [P182] Seite 3 unten links, mit freundlicher Genehmigung von Workswell s.r.o, Prag, Tschechische Republik, www.workswell.eu

A531 Jenoptik VarioCAM® HD head, als Grafikdatei (InfraTec_VarioCAM_HD_head_print.tif) von Infratec bereitgestellt, mit freundlicher Unterstützung der InfraTec GmbH, Dresden, Deutschland, www.InfraTec.de

A532 Thermal-Check OK von Seite 3 unten, aus [P192], mit freundlicher Unterstützung der InfraTec GmbH, Dresden, Deutschland, www.InfraTec.de

A533 Thermal-Check NOK von Seite 4 oben, aus [P192], mit freundlicher Unterstützung der InfraTec GmbH, Dresden, Deutschland, www.InfraTec.de

A534 Quelle liegt beim Autor vor

A535 Quelle liegt beim Autor vor

A536 Ultraleichtflugzeug, aus [P6], mit freundlicher Genehmigung von aerosense Ingenieurbüro, Edesheim, Deutschland, www.aerosense.de

A537 Hubschrauber mit Thermokamera in Gimbal, aus [T168], mit freundlicher Genehmigung von sp swisscontrolling GmbH, Niederteufen, Schweiz, www.swisscontrolling.com

A538 beobachtete Ackerfläche aus Vogt, R. (2008): Visualisation of turbulent exchange using a thermal camera. The 18th Symposium on Boundary Layers and Turbulence, 9–13 June 2008, Stockholm, mit freundlicher Genehmigung von Roland Vogt (Universität Basel, https://www.unibas.ch)

A539 thermografisch aufgezeigte Luftströmungen aus Vogt, R. (2008): Visualisation of turbulent exchange using a thermal camera. The 18th Symposium on Boundary Layers and Turbulence, 9–13 June 2008, Stockholm, mit freundlicher Genehmigung von Roland Vogt (Universität Basel, https://www.unibas.ch)

Quellen der Abbildungen (Fortsetzung)

A540 Stadtplandarstellung aus [P6], mit freundlicher Genehmigung von Ville de Montpellier, Montpellier, Frankreich, https://www.montpellier.fr

A541 https://www.montpellier.fr/uploads/Image/8c/WEB_CHEMIN_8260_1257756709.jpg, (Stadtplandarstellung - Detail), (heruntergeladen 11.02.2018), mit freundlicher Genehmigung von Ville de Montpellier, Montpellier, Frankreich, https://www.montpellier.fr

A542 Flachdach aus [T81], mit freundlicher Genehmigung von Gregory R. Stockton, Stockton Infrared Thermographic Services, Inc., Randleman, USA, www.StocktonInfrared.com

A543 Dampfleitung aus [T81], mit freundlicher Genehmigung von Gregory R. Stockton, Stockton Infrared Thermographic Services, Inc., Randleman, USA, www.StocktonInfrared.com

A544 https://www.ionscience.com/wp-content/uploads/2016/03/Tiger-VOC-detector-overview-33-reduced.png (heruntergeladen: 18.02.2019), mit freundlicher Genehmigung von Ion Science Ltd, Fowlmere, England, www.ionscience.com

A545 https://www.ionscience.com/wp-content/uploads/2016/09/MVI-mercury-detector-overview-reduced.png (heruntergeladen: 18.02.2019), mit freundlicher Genehmigung von Ion Science Ltd, Fowlmere, England, www.ionscience.com

A546 TEK-Mate® Kühlmittel-Lecksucher, als Grafikdatei (TEK-Mate_sil_right_MEDIUM.png) von INFICON bereitgestellt, mit freundl. Unterstützung durch INFICON Inc., East Syracuse, USA, www.inficon.com

A547 Synergys Leakshooter LKS1000-V2, mit freundlicher Genehmigung der PIM Professionelle Industrie-Meßtechnik GmbH, Budapest, Ungarn, www-pim-ltd.hu

A548 „LeakDetect", Bild auf Seite 5 unten links aus [P184], mit freundlicher Genehmigung von Hilger u. Kern GmbH, Mannheim, Deutschland, www.hilger-kern.com

A549 https://www.hilger-kern.de/fileadmin/_processed_/4/e/csm_LEAKDETECT_79d3f7f1cd.jpg (heruntergeladen 17.07.2016), mit freundlicher Genehmigung von Hilger u. Kern GmbH, Mannheim, Deutschland, www.hilger-kern.com

A550 „Gas Monitor", Bild auf Seite 1 rechts oben aus [P185], mit freundlicher Unterstützung der OLIP Systems Inc., London, UK, www.olipsystems.com

A551 „Gas Monitor", Bild auf Seite 1 links oben aus [P185], mit freundlicher Unterstützung der OLIP Systems Inc., London, UK, www.olipsystems.com

A552 https://www.flir.com/globalassets/imported-assets/image/gf306.png (heruntergeladen 23.02.2019), © 2019 FLIR Systems, Inc. All rights reserved. Mit freundlicher Genehmigung von FLIR Systems, Inc., Wilsonville, USA, www.flir.com (durch Autor bearbeitet)

A553 „Visible vs. OGI image of SF 6 leak", 2. Bild von oben auf Seite 1 aus [P186] (heruntergeladen 23.02.2019), ©2015 FLIR Systems, Inc., [Rev. 1, 11/16/15], © 2019 FLIR Systems, Inc. All rights reserved. Mit freundlicher Genehmigung von FLIR Systems, Inc., Wilsonville, USA, www.flir.com

A554 „SF 6 leaking from the bushing of a gas circuit breaker", 3. Bild von oben auf Seite 1 aus [P186] (heruntergeladen 23.02.2019), ©2015 FLIR Systems, Inc., [Rev. 1, 11/16/15], © 2019 FLIR Systems, Inc. All rights reserved. Mit freundlicher Genehmigung von FLIR Systems, Inc., Wilsonville, USA, www.flir.com

A555 „Ammonia (NH 3) gas escaping from pipes", 4. Bild von oben auf Seite 1 aus [P186] (heruntergeladen 23.02.2019), ©2015 FLIR Systems, Inc., [Rev. 1, 11/16/15], © 2019 FLIR Systems, Inc. All rights reserved. Mit freundlicher Genehmigung von FLIR Systems, Inc., Wilsonville, USA, www.flir.com

A556 https://www.flir.com/globalassets/imported-assets/image/gf304.png (heruntergeladen 23.02.2019), © 2019 FLIR Systems, Inc. All rights reserved. Mit freundlicher Genehmigung von FLIR Systems, Inc., Wilsonville, USA, www.flir.com (durch Autor bearbeitet)

A557 „A/C compressor - infrared image" von Seite 4, Mitte, 1. von oben aus [P187], © 2019 FLIR Systems, Inc. All rights reserved. Mit freundlicher Genehmigung von FLIR Systems, Inc., Wilsonville, USA, www.flir.com

A558 „High sensitive mode" von Seite 4, Mitte, 2. von oben, aus [P187], © 2019 FLIR Systems, Inc. All rights reserved. Mit freundlicher Genehmigung von FLIR Systems, Inc., Wilsonville, USA, www.flir.com

A559 „Detect R-124 compressor leaks" von Seite 2, rechts unten aus [P187], © 2019 FLIR Systems, Inc. All rights reserved. Mit freundlicher Genehmigung von FLIR Systems, Inc., Wilsonville, USA, www.flir.com

A560 „GasCam by Esders", linkes Foto auf Seite 1 aus [P188], mit freundlicher Unterstützung durch Esders GmbH, Haselünne, Deutschland, www.gascam.de

A561 Esders GasCam® SG Gasleckdarstellung, als Grafikdatei (2019-02-20_12h33_56.png) von Esders GmbH bereitgestellt, mit freundl. Unterstützung durch Esders GmbH, Haselünne, Deutschland, www.gascam.de

A562 Esders GasCam® SG Gasleckdarstellung, als Grafikdatei (2019-02-20_12h35_06.png) von Esders GmbH bereitgestellt, mit freundl. Unterstützung durch Esders GmbH, Haselünne, Deutschland, www.gascam.de

Quellen der Abbildungen (Fortsetzung)

A563 Esders GasCam® SG Gasleckdarstellung, als Grafikdatei (Rührwerksdurchführung.bmp) von Esders bereitgestellt, mit freundl. Unterstützung durch Esders GmbH, Haselünne, Deutschland, www.gascam.de

A564 Esders GasCam® SG Gasleckdarstellung, Bild Seite 3 Mitte, aus [P189], mit freundlicher Unterstützung durch Esders GmbH, Haselünne, Deutschland, www.gascam.de

A565 „EyeCGas® 2.0 VOC" https://www.opgal.com/wp-content/uploads/2018/10/EyeCGas2.jpg (heruntergeladen 24.02.2019), mit freundlicher Genehmigung von Opgal Optronic Industries Ltd., Karmiel, Israel, www.opgal.com, www.eyecgas.com

A566 „EyeCGas®" Foto von Seite 2 aus [P190], mit freundlicher Genehmigung von Opgal Optronic Industries Ltd., Karmiel, Israel, www.opgal.com, www.eyecgas.com

A567 „Visual Image" , 1. Bild oben links auf Seite 2 aus [P190], mit freundlicher Genehmigung von Opgal Optronic Industries Ltd., Karmiel, Israel, www.opgal.com, www.eyecgas.com

A568 „normal mode" Thermogram, 2. Bild links auf Seite 2 aus [P190], mit freundlicher Genehmigung von Opgal Optronic Industries Ltd., Karmiel, Israel, www.opgal.com, www.eyecgas.com

A569 „detection mode" Thermogram, 3. Bild links auf Seite 2 aus [P190], mit freundlicher Genehmigung von Opgal Optronic Industries Ltd., Karmiel, Israel, www.opgal.com, www.eyecgas.com

A570 https://www.flir.com/globalassets/imported-assets/image/gf346.png (heruntergeladen 23.02.2019), © 2019 FLIR Systems, Inc. All rights reserved.
Mit freundlicher Genehmigung von FLIR Systems, Inc., Wilsonville, USA, www.flir.com

A571 „Natural Gas Leak on Compressor Valve" (Anmerkung vom Autor: falsche Bildunterschrift), 2. Bild Mitte von Seite 5 aus [P187], © 2019 FLIR Systems, Inc. All rights reserved.
Mit freundlicher Genehmigung von FLIR Systems, Inc., Wilsonville, USA, www.flir.com

A572 „Leaking Flange" 3. Bild Mitte von Seite 6 aus [P187], © 2019 FLIR Systems, Inc. All rights reserved.
Mit freundlicher Genehmigung von FLIR Systems, Inc., Wilsonville, USA, www.flir.com

A573 Workswell GIS320, als Grafikdatei von Workswell bereitgestellt, mit freundlicher Genehmigung von Workswell s.r.o., Prag, Republik Tschechien, www.workswell-thermal-camera.com

A574 Abbildung 5.2: Verwendete Roboterplattformen mit montiertem Messmodul. ... (b) Cobham 1 tEODor für Freifeldtests. aus „Schriftenreihe Mess- und Regelungstechnik der Universität Kassel Band 5 / Vol. 5 Herausgegeben von / Edited by Univ.-Prof. Dr.-Ing. Andreas Kroll", Überschrift: Gasleckortungsmethoden für autonome mobile Inspektionsroboter mit optischer Gasfernmesstechnik in industrieller Umgebung, Autor Gero Bonow, mit freundlicher Genehmigung von Dr.-Ing. Gero Bonow (Universität Kassel)

A575 www.armadale.org.uk/thermaluli.jpg (© archaeoflug.de) (heruntergeladen: 17.10.2016), mit freundlicher Genehmigung von archaeoflug.de, Speyer, Deutschland, www.archaeoflug.de

A576 www.armadale.org.uk/thermaluli.jpg (© archaeoflug.de) (heruntergeladen: 16.06.2017), mit freundlicher Genehmigung von archaeoflug.de, Speyer, Deutschland, www.archaeoflug.de

A577 www.airbornetechnologies.at/images/ABT/Archaeology_Thermal.jpg (heruntergeladen: 17.10.2016), mit freundlicher Genehmigung von Airborne Technologies GmbH, Wiener Neustadt, Österreich, www.airbornetechnologies.at

A578 www.airbornetechnologies.at/images/ABT/Archaeology_Thermal.jpg (heruntergeladen: 16.06.2017), mit freundlicher Genehmigung von Airborne Technologies GmbH, Wiener Neustadt, Österreich, www.airbornetechnologies.at

A579 Luftbild der Gebäudereste, aus [T106], mit freundlicher Genehmigung von Prof. Jesse J. Casana, Department of Anthropology, Dartmouth College, Hanover, USA, Jesse.J.Casana@dartmouth.edu

A580 Thermobild der Gebäudereste, aus [T106], mit freundlicher Genehmigung von Prof. Jesse J. Casana, Department of Anthropology, Dartmouth College, Hanover, USA, Jesse.J.Casana@dartmouth.edu

A581 Skizze der Gebäudereste, aus [T106], mit freundlicher Genehmigung von Prof. Jesse J. Casana, Department of Anthropology, Dartmouth College, Hanover, USA, Jesse.J.Casana@dartmouth.edu

A582 „Falcon 8X flying over the Mediterranean coast in southern France", als Grafikdatei (DA00037110_M.jpg) von Dassault bereitgestellt, mit freundlicher Unterstützung durch Dassault Aviation, Saint-Cloud, Frankreich, www.dassault-aviation.com

A583 „CVS Display in Falcon 8X", als Grafikdatei (DA00031627_L.jpg) von Dassault bereitgestellt, mit freundl. Unterstützung durch Dassault Aviation, Saint-Cloud, Frankreich, www.dassault-aviation.com

A584 www.ainonline.com/sites/ainonline.com/files/uploads/2017/05/ghd_citation_longitude.jpg (heruntergeladen: 13.06.2021), mit freundlicher Genehmigung von Garmin Deutschland GmbH, Garching, Deutschland, www.garmin.com

Quellen der Abbildungen (Fortsetzung)

A585 „CVS Display by Night (Falcon 8X)", als Grafikdatei (DA00026231_S.jpg) von Dassault bereitgestellt, mit freundlicher Unterstützung durch Dassault Aviation, Saint-Cloud, Frankreich, www.dassault-aviation.com

A586 http://img.nauticexpo.com/images_ne/photo-mg/27197-10343705.jpg (heruntergeladen: 13.11.2016) (FLIR), © 2019 FLIR Systems, Inc. All rights reserved. Mit freundlicher Genehmigung von FLIR Systems, Inc., Wilsonville, USA, www.flir.com (durch Autor bearbeitet)

A587 „SeaFLIR230 Display" Bild aus [P191], © 2019 FLIR Systems, Inc. All rights reserved. Mit freundlicher Genehmigung von FLIR Systems, Inc., Wilsonville, USA, www.flir.com

A588 LWIR-Display Night Navigator by Current - NN 6000, mittlere obere Abbildung der Titelseite von [P176], von Current Scientific Corp. bereitgestellt, mit freundlicher Unterstützung der Current Scientific Corporation, Port Moody, Canada, www.currentcorp.com

A589 Night Navigator by Current - NN 6000, als Grafikdatei (NN6000 White.png) von Current Scientific Corp. bereitgestellt, mit freundlicher Unterstützung der Current Scientific Corporation, Port Moody, Canada, www.currentcorp.com

A590 www.fcc.chalmers.se/mediadir/2014/07/real-time-video-enhancement-for-automotive-applications-picture6.jpg (heruntergeladen: 17.07.2017), Copyright © Volvo Car Corporation, mit freundlicher Genehmigung der Volvo Car Corporation, Göteborg, Sweden, www.volvocars.com

A591 www.fcc.chalmers.se/mediadir/2014/07/real-time-video-enhancement-for-automotive-applications-picture8.jpg (heruntergeladen: 17.07.2017), Copyright © Volvo Car Corporation, mit freundlicher Genehmigung der Volvo Car Corporation, Göteborg, Sweden, www.volvocars.com

A592 Night Vision, von Veoneer als Datei NIght_Vision.jpg bereitgestellt, mit freundlicher Genehmigung von Veoneer, Stockholm, Schweden, www.veoneer.com (Ausschnitt)

A593 www.autolivnightvision.com/files/cache/0222ff38b6607d9398dcdce66a91977a_f494.jpg (heruntergeladen: 17.07.2017), mit freundl. Genehmigung von Veoneer, Stockholm, Schweden, www.veoneer.com

A594 www.autolivnightvision.com/files/cache/f97f95fe5b62093f828917b52b6af8ad_f394.png (heruntergeladen: 17.07.2017), mit freundl. Genehmigung von Veoneer, Stockholm, Schweden, www.veoneer.com

A595 www.autolivnightvision.com/files/cache/8ea861766c4e6e75ccf1efe700d7cdd7_f372.png (heruntergeladen: 17.07.2017), mit freundl. Genehmigung von Veoneer, Stockholm, Schweden, www.veoneer.com

A596 www.widescreen-centre.co.uk/sites/default/files/kcfinder/images/N-Driver-1.jpg (heruntergeladen: 17.07.2017), mit freundlicher Genehmigung von GUIDE Infrared, Wuhan, P.R.China, www.guideir.com

A597 http://guideinfrared.com/Uploadfiles/20140820133122_34981.jpg (heruntergeladen: 17.07.2017), mit freundlicher Genehmigung von GUIDE Infrared, Wuhan, P.R.China, www.guideir.com

A598 http://guideinfrared.com/Uploadfiles/20140820120308_21961.png (heruntergeladen: 17.07.2017), mit freundlicher Genehmigung von GUIDE Infrared, Wuhan, P.R.China, www.guideir.com

A599 www.guideinfrared.com/Uploadfiles/20140820133301_23460.jpg (heruntergeladen: 17.07.2017), mit freundlicher Genehmigung von GUIDE Infrared, Wuhan, P.R.China, www.guideir.com

A600 http://guideinfrared.com/Uploadfiles/20140820133243_31799.jpg (heruntergeladen: 17.07.2017), mit freundlicher Genehmigung von GUIDE Infrared, Wuhan, P.R.China, www.guideir.com

A601 http://guideinfrared.com/Uploadfiles/20140820133610_18723.png (heruntergeladen: 17.07.2017), mit freundlicher Genehmigung von GUIDE Infrared, Wuhan, P.R.China, www.guideir.com

A602 http://guideinfrared.com/Uploadfiles/20140820133505_83138.jpg (heruntergeladen: 17.07.2017), mit freundlicher Genehmigung von GUIDE Infrared, Wuhan, P.R.China, www.guideir.com

A603 Objektschutz mittels hochauflösenden Thermokameras, als Grafikdatei (InfraTec-IROD-Ueberwachung-Screenshot-DE.tif) von Infratec bereitgestellt, mit freundlicher Unterstützung der InfraTec GmbH, Dresden, Deutschland, www.InfraTec.de

A604 Gebietsüberwachung für Umweltschutz, als Grafikdatei (InfraTec-Ueberwachung-Person.bmp) bereitgestellt, mit freundlicher Unterstützung der InfraTec GmbH, Dresden, Deutschland, www.InfraTec.de

A605 polizeiliche Gebietsüberwachung, aus [P7], mit freundlicher Unterstützung der InfraTec GmbH, Dresden, Deutschland, www.InfraTec.de

A606 Wärmebild der Thermokamera ImageIR® 10300 mit 1920x1536 Pixel (Photonendetektor), aus [P151], mit freundlicher Unterstützung der InfraTec GmbH, Dresden, Deutschland, www.InfraTec.de

A607 Wasserschutzpolizeiliche Beobachtung, aus [P7], mit freundlicher Unterstützung der InfraTec GmbH, Dresden, Deutschland, www.InfraTec.de

A608 thermografische Polizeiaufnahme, aus [P7], mit freundlicher Unterstützung der InfraTec GmbH, Dresden, Deutschland, www.InfraTec.de

Verzeichnis der Tabellen

Verzeichnis der in den Gleichungen verwendeten Symbole

Symbol	Bezeichnung	Einheit
Q	Wärmemenge (Wärmeenergie) oder Wärmestrahlung	J oder Ws
c	spezifische Wärmekapazität (stoffspezifische Wärmekapazität je Masseneinheit)	$J/kg \cdot K$
ϑ	Temperatur	K oder °C
m	Masse eines Stoffes	kg
dU	Änderung der inneren Energie	Ws oder J
dQ	Änderung der Wärmeenergie	J
dW	verrichtete Arbeit	Nm
Φ	Wärmefluss, Strahlstrom, Wärmestrom (Wärmemenge je Zeiteinheit)	W oder J/s
t	Zeit	s
A	Querschnittsfläche des wärmeleitenden Stoffes	m^2
A	umströmte oder in Kontakt befindliche Festkörperoberfläche	m^2
A	Strahleroberfläche oder Empfängeroberfläche (je nach Index)	m^2
A	Detektoroberfläche	cm^2
λ	Wärmeleitfähigkeit	$W/(m \cdot K)$
d	Materialstärke	m
Λ	Wärmedurchlasskoeffizient	$W/m^2\ K$
R	Wärmedurchlasswiderstand	$m^2\ K/W$
α	Wärmeübergangszahl	$W/m^2\ K$
M	Gesamtstrahlungsleistung oder Spezifische Ausstrahlung	W/m^2
σ	Stefan–Boltzmann-Konstante	$W/m^2\ K^4$
T	absolute Temperatur	K
E	Flächenspezifischer Bestrahlungsfluss	W/m^2
H	Bestrahlung	J/m^2
I	Strahlstärke, Strahlstrom	W/sr
k	Boltzmann-Konstante	J/K
c_1, c_2	Plancksche Strahlungskonstanten	Wm^2 ill. $K \cdot m$
λ	Wellenlänge	µm
L	Strahldichte	$W/m^2\ sr$
Ω	Raumwinkel	sr
ε	Emissionsgrad	
β	Beobachtungswinkel	°
α	Absorptionsgrad	
τ	Transmissionsgrad	
ρ	Reflexionsgrad	
f	Brennweite (von Sammellinsen)	m
f'	abbildungsseitige Brennweite	m
n	optischen Brechzahl des Linsenmaterials	
r_1, r_2	Radien der Linsenaußenflächen	m
k	Blendenzahl	
d_{AB}	Durchmesser der Aperturblende	m
l_{hf}	hyperfokale Fokuslänge	m
r_Z	Durchmesser eines Einzelpixels (hier: des Zerstreuungskreises)	m
U	Spannung	V ill. µV

Symbol	Bezeichnung	Einheit
α_s	stoffspezifische Seebeck-Konstante [µV/K]	µV/K
ΔQ	Ladungsänderung	pC
ΔT	Temperaturänderung	K
p	pyroelektrische Materialkonstante	$pC/(cm^2 \cdot K)$
I	Strom	A
α_r	temperaturabhängiger Widerstandskoeffizient	µV/K
I_s	Dunkelstrom	mA
I_t	Sättigungsstrom	mA
q	Elektronladung	pC
I_f	Photostrom	mA
η	Quantum-Wirkungsgrad bzw. Absorptionseffizienz	
h	Plancksches Quantenmoment	Js
G	Leitfähigkeit	$1/\Omega$
I_{fe}	Photoemissionsstrom	mA
q_e	elementare Elektronenladung	pC
g_{fe}	Photoemission-Verstärkungsfaktor	
d_{dx}, d_{dy}	waagerechte bzw. senkrechte Abmessung des Matrixdetektors	mm
α_x, α_y	waagerechter bzw. senkrechter Sichtwinkel (Sichtfeldwinkel)	°
l_x, l_y	waagerechten bzw. senkrechte Abmessung des Sichtfeldes (Breite bzw. Höhe)	m
p_x, p_y	Messfleckbreite bzw. -höhe eines Einzeldetektors auf dem Messobjekt	m
d	Messentfernung	m
x, y	horizontale Pixelauflösung des Detektors, vertikale Pixelauflösung des Detektors	
IFOV	Individual Field Of View, geometrische Auflösung	mrad
h_{min}	minimale Messobjekthöhe in der gegebenen Messentfernung	mm
b_{min}	minimale Messobjektbreite in der gegebenen Messentfernung	mm
ΔT_{min}	kleinster (engster) Temperaturanzeigebereich	°C
ΔT_{kal}	Umfang des aktuellen Kalibrationsbereichs (Messbereichs)	
DA_{kal}	digitale Auflösung des aktuellen Kalibrationsbereichs (Messbereichs)	
DA_{color}	digitale Auflösung der Farbskala	
$l_{Messung}$	Distanz zwischen Objekt und Thermokamera	m
$t_{integration}$, t_{int}	Integrationszeit	ms
$v_{relativ}$	relative Bewegungsgeschwindigkeit (rechtwinklig auf den Beobachtungswinkel)	m/s
l_{Objekt}	Abmessung des Objektes (Objektdetails) in Bewegungsrichtung	mm
ΔR	Widerstandsänderung des Detektors	Ω
R_0	Grundwiderstand des Detektors	Ω
α_λ	spektrale Strahlungsabsorption	
M_m	durch die Themokamera erfasste Wärmestrahlung	W/m^2
M_O	vom Messobjekt ausgesandte Wärmestrahlung	W/m^2
M_R	durch das Messobjekt reflektierte Wärmestrahlung	W/m^2
M_{IS}	dem idealen Strahler entsprechend ausgesandte Wärmestrahlung	W/m^2
M_U	durch die Umgebung abgegebene Wärmestrahlung	W/m^2
ϑ_O	Temperatur des Objektes (hier: wirkliche Temperatur)	°C
ϑ_S	Temperatur des Referenzstrahlers	°C
ϑ_M	von der Wärmekamera (bei $\varepsilon = 1$) erfasster Temperaturwert	°C

Symbol	Bezeichnung	Einheit
k	Stromverdrängungsfaktor (temperaturabhängig)	
S	Stromdichte	A/mm^2
$\rho(\vartheta)$	spezifischer Widerstand (temperaturabhängig)	$\Omega\ mm^2/m$
A	Querschnitt des Leiters oder der Schiene	mm^2
α_S	Wärmeübergangskoeffizient über Strahlung	$W/m^2 \cdot K$
α_K	konvektiver Wärmeübergangskoeffizient	$W/m^2 \cdot K$
V_{+50}	Luftvolumenstrom (Volumen je Stunde) im +50 Pa Zuluftbetrieb des Ventilators	m^3/h
V_{-50}	Luftvolumenstrom (Volumen je Stunde) im -50 Pa Abluftbetrieb des Ventilators	m^3/h
V_{50}	Durchschnittswert des Luftvolumenstrom (Volumen je Stunde) bei 50 Pa Druckdifferenz	m^3/h
V_L	Gesamtluftvolumen des Innenraumes	m^3
n_{50}	Luftwechselrate bei 50 Pa Druckdifferenz	h^{-1}
p_s	Sättigungsdampfdruck	Pa
a, b	Konstanten der empirischen Formel von Magnus-Tetens	
$h_{kapillar,\ max}$	Höhe der kapillaren Wasseraufsaugung	m
r_{Poren}	Radius der Materialporen	m
U	Wärmedurchgangskoeffizient	W/m^2K
q	Wärmestromdichte	W/m^2
T_{Kal}	untere Temperatur des Messbereiches der Thermokamera	K
T_{Objekt}	Temperatur des hinter dem Glas befindlichen Objektes	K
ε_{Objekt}	Emissionsgrad des hinter dem Glas befindlichen Objektes	
τ_{Glas}	mittlerer Transmissionsgrad von Glas (im betrachteten Wellenlängenbereich)	
τ_{Filter}	mittlerer Transmissionsgrad des Filters (im betrachteten Wellenlängenbereich)	
Θ	Temperaturwelle (Temperaturfeld) (zeit- und ortsabhängig)	K
ρ	materialspezifische Dichte (spezifisches Gewicht)	kg/m^3
α	Temperaturleitfähigkeit (Temperaturfeld-Ausbreitungsgeschwindigkeit)	m^2/s
s	Entfernung (Tiefe) der Temperaturwelle (vom Ort der Energiezufuhr)	m
b	Wärmeeindringkoeffizient	$W\sqrt{s/(m^2 \cdot K)}$
ω	Kreisfrequenz	1/s oder Hz
μ	thermische Eindringtiefe	m
F_k	k-te Frequenz	Hz
n	Anzahl der aufgezeichneten Wärmebilder	
Δt	Periodenzeit der Signalabtastung (hier: der Thermogrammspeicherung)	s
Re_k	Realteil der k-ten Frequenzkomponente	
Im_k	Imaginärteil der k-ten Frequenzkomponente	
A_k	Amplitudenwert der k-ten Frequenzkomponente	°C
Φ_k	Phasenwert der k-ten Frequenzkomponente	
ϑ_{korr}	Kreuzkorrelations-Temperaturwerte	°C
$\vartheta_{mess}(t)$	Zeitfunktion der gemessenen Temperatur	°C
$\vartheta_{ref}(t)$	Zeitfunktion der Anregertemperatur	°C
$\vartheta_{mess}(k)$	k-ter Amplitudenwert der gemessenen Temperatur	°C
$\vartheta_{ref}(k)$	k-ter Amplitudenwert der Anregungstemperatur	°C
f_{bf}	Bildwiederholrate (Bildfrequenz) der Thermokamera	Hz
p	Anzahl der Perioden	
$NETD_{korr}$	durch Korrelation erreichter gefilterter NETD-Wert	mK

Sachwortverzeichnis